QUARTA EDIÇÃO

ECKERT

FISIOLOGIA ANIMAL

MECANISMOS E ADAPTAÇÕES

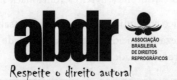

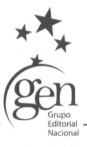

O GEN | Grupo Editorial Nacional – maior plataforma editorial brasileira no segmento científico, técnico e profissional – publica conteúdos nas áreas de ciências da saúde, exatas, humanas, jurídicas e sociais aplicadas, além de prover serviços direcionados à educação continuada e à preparação para concursos.

As editoras que integram o GEN, das mais respeitadas no mercado editorial, construíram catálogos inigualáveis, com obras decisivas para a formação acadêmica e o aperfeiçoamento de várias gerações de profissionais e estudantes, tendo se tornado sinônimo de qualidade e seriedade.

A missão do GEN e dos núcleos de conteúdo que o compõem é prover a melhor informação científica e distribuí-la de maneira flexível e conveniente, a preços justos, gerando benefícios e servindo a autores, docentes, livreiros, funcionários, colaboradores e acionistas.

Nosso comportamento ético incondicional e nossa responsabilidade social e ambiental são reforçados pela natureza educacional de nossa atividade e dão sustentabilidade ao crescimento contínuo e à rentabilidade do grupo.

QUARTA EDIÇÃO

ECKERT
FISIOLOGIA ANIMAL
MECANISMOS E ADAPTAÇÕES

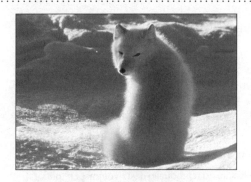

DAVID RANDALL
UNIVERSITY OF BRITISH COLUMBIA

WARREN BURGGREN
UNIVERSITY OF NEVADA, LAS VEGAS

KATHLEEN FRENCH
UNIVERSITY OF CALIFORNIA, SAN DIEGO

COM A COLABORAÇÃO DE

RUSSELL FERNALD
STANFORD UNIVERSITY

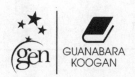

NOTA DA EDITORA: A área da saúde é um campo em constante mudança. As normas de segurança padronizadas precisam ser obedecidas; contudo, à medida que as novas pesquisas ampliam nossos conhecimentos, tornam-se necessárias e adequadas modificações terapêuticas e medicamentosas. Os autores desta obra verificaram cuidadosamente os nomes genéricos e comerciais dos medicamentos mencionados, bem como conferiram os dados referentes à posologia, de modo que as informações fossem precisas e de acordo com os padrões aceitos por ocasião da publicação. Todavia, os leitores devem prestar atenção às informações fornecidas pelos fabricantes, a fim de se certificarem de que as doses preconizadas ou as contra-indicações não sofreram modificações. Isso é importante, sobretudo em relação a substâncias novas ou prescritas com pouca freqüência. Os autores e a editora não podem ser responsabilizados pelo uso impróprio ou pela aplicação incorreta do produto apresentado nesta obra.

Os autores e a editora empenharam-se para citar adequadamente e dar o devido crédito a todos os detentores dos direitos autorais de qualquer material utilizado neste livro, dispondo-se a possíveis acertos caso, inadvertidamente, a identificação de algum deles tenha sido omitida.

First published in the United States
By
W.H. FREEMAN AND COMPANY, New York, New York and Basingstoke
Copyright 1978, 1983, 1988, 1997 by W.H. Freeman and Company
All Rights Reserved

Publicado originalmente nos Estados Unidos
Por
W.H. FREEMAN AND COMPANY, New York, New York and Basingstoke
Copyright 1978, 1983, 1988, 1997 by W.H. Freeman and Company
Todos os Direitos Reservados

Direitos exclusivos para a língua portuguesa
Copyright © 2000 by
EDITORA GUANABARA KOOGAN LTDA.
Uma editora integrante do GEN | Grupo Editorial Nacional

Reservados todos os direitos. É proibida a duplicação ou reprodução deste volume, no todo ou em parte, sob quaisquer formas ou por quaisquer meios (eletrônico, mecânico, gravação, fotocópia, distribuição na internet ou outros), sem permissão expressa da Editora.

Travessa do Ouvidor, 11
Rio de Janeiro – RJ – CEP 20040-040
Tels.: (21) 3543-0770/(11) 5080-0770 | Fax: (21) 3543-0896
www.grupogen.com.br | faleconosco@grupogen.com.br

CIP-BRASIL. CATALOGAÇÃO NA FONTE
SINDICATO NACIONAL DOS EDITORES DE LIVROS, RJ.

R153e

Randall, David J. (David John), 1938-
Eckert, fisiologia animal : mecanismos e adaptações / David Randall, Warren Burggren, Kathleen French ; com a colaboração de Russell Fernald ; [revisão técnica Carlos Eduardo Lobato de Menezes... et al. ; tradução Carlos Eduardo Lobato de Menezes... et al.]. - [reimpr.]. - [Reimpr.]. - Rio de Janeiro : Guanabara Koogan, 2019.
il.

Tradução de: Eckert, animal physiology : mechanisms and adaptations, 4th ed
Contém questões de revisão
Apêndices
Inclui bibliografia
ISBN 978-85-277-0594-3

1. Fisiologia animal. I. Eckert, Roger, 1934-1986. II. Burggren, Warren W., 1951-. III. French, Kathleen. IV. Fernald, Russell. V. Título: Fisiologia animal.

08-2422.

CDD: 571.1
CDU: 591.1

Revisão Técnica

CARLOS EDUARDO LOBATO DE MENEZES
Professor Titular do Departamento de Fisiologia
do Instituto de Biociências, UNESP – Campus de Botucatu
Caps. 5, 6, 7, 10, 11, 16 e Apêndices 1 a 3

CARLOS ROBERTO RUBIO
Professor Assistente-Doutor do Departamento de Fisiologia
do Instituto de Biociências, UNESP – Campus de Botucatu
Caps. 4 e 14

JOSÉ ALBERTO DA SILVA VEIGA
Professor Titular do Departamento de Fisiologia
do Instituto de Biociências, UNESP – Campus de Botucatu
Caps. 1, 3, 12, 13 e Glossário

JOSÉ LUIZ DE MOURA
Professor Titular do Departamento de Fisiologia
do Instituto de Biociências, UNESP – Campus de Botucatu
Caps. 8 e 9

MARIA DE LOURDES MENDES VICENTINI PAULINO
Professora Assistente-Doutora do Departamento de Fisiologia
do Instituto de Biociências, UNESP – Campus de Botucatu
Caps. 2 e 15

Tradução

CARLOS EDUARDO LOBATO DE MENEZES
Caps. 5, 6, 7, 10, 11, 16 e Apêndices 1 a 3

JOSÉ ALBERTO DA SILVA VEIGA
Caps. 3, 12, 13 e Glossário

LUCIANA CARICATI DA SILVA VEIGA
Caps. 1, 8 e 9

MARIA DE LOURDES MENDES VICENTINI PAULINO
Caps. 2, 4, 14 e 15

Dedicado a nossas famílias e, é claro,
a Roger

SOBRE OS AUTORES

DAVID RANDALL

Proeminente fisiologista de peixes e primeiro especialista em fisiologia respiratória e circulatória, David Randall trabalhou em conjunto com o recentemente falecido Roger Eckert nas primeiras edições de *Fisiologia Animal*, estendendo sua admirável contribuição a esta quarta edição. Membro da faculdade na University of British Columbia em Vancouver, Canadá, desde 1963, e professor titular desde 1973, Randall foi nomeado Associate Dean of Graduate Studies em 1990. Eleito membro da Royal Society of Canada em 1981, foi membro da Guggenheim e Killam, tendo sido agraciado com a renomada Fry Medal pela Canadian Society of Zoology, em 1993, por suas contribuições em pesquisa para zoologia. Em 1995, recebeu a Award of Excellence da American Fisheries Society em reconhecimento aos seus estudos no campo da fisiologia de peixes. Participou inúmeras vezes como conferencista de simpósios sobre fisiologia de peixes e outros assuntos, mais recentemente no Brasil, França, Alemanha, Itália, República Popular da China, Rússia e Estados Unidos. Trabalhou com a World Health Organization e com a United States Environmental Protection Agency, desenvolvendo critérios sobre amônia. Publicou vários artigos como autor e co-autor em importantes revistas, sendo co-autor da famosa série *Fish Physiology* (Academic Press), da qual foram publicados 15 volumes. O volume 16, com o subtítulo "Deep-Sea Fish", foi publicado em 1997. Randall também colaborou no ensino ministrando cursos em nível de terceiro ano sobre fisiologia de vertebrados e fisiologia ambiental. Seus interesses pela pesquisa concernem a interações entre troca de gás e íons através das guelras de peixes.

WARREN BURGGREN

Warren Burggren ensinou fisiologia durante 23 anos, e atualmente é professor de ciências biológicas na University of Nevada, em Las Vegas, desde 1992. Os cursos que lecionou na UNLV e na University of Massachusetts, onde foi professor de Zoologia de 1987 a 1991, incluem Anatomia e Fisiologia Humanas, Bioenergética, Zoologia Introdutória e Fisiologia Comparativa. O interesse de Burggren pela pesquisa abrange a fisiologia do crescimento, a fisiologia animal comparativa e as fisiologias ambiental e ecológica. Em particular, sua pesquisa enfoca a ontogenia dos sistemas respiratório e cardiovascular, explicando como os sistemas que os regulam mudam durante o curso do desenvolvimento. Burggren participou ativamente de simpósios, seminários e pesquisa formal extramural/atividades de treinamento em muitos países. Co-autor de *The Evolution of Air Breathing in Vertebrates* (Cambridge University Press, 1981), tem colaborado com freqüência, desde 1980, para as coleções de fisiologia editadas, incluindo Prosser's *Comparative Animal Physiology, Fourth Edition* (Wiley-Liss, 1991). Burggren co-editou *Environmental Physiology of the Amphibia* (University of Chicago Press, 1992) e, recentemente, co-editou *Development of Cardiovascular Systems; Molecules to Organisms* (Cambridge University Press, 1997).

KATHLEEN FRENCH

Neurobióloga na University of California, em San Diego, desde 1985, Kathleen French leciona há 10 anos na divisão de cursos superiores em embriologia, fisiologia de mamíferos para estudantes pré-médicos e em neurobiologia celular. Além disso, na UCSD, a autora participa de um programa de treinamento para instruir assistentes no ensino da ciência nas técnicas e filosofia do ensino. Trabalha também na faculdade de Neuroscience and Behavior Course no Marine Biological Laboratories, em Woods Hole, Massachusetts, um curso intensivo designado primariamente para estudantes de graduação e estagiários de pós-doutoramento. French traz de sua experiência — e com amor — no ensino as credenciais para o seu desempenho como co-autora da edição de *Fisiologia Animal*, demonstrando também um interesse contínuo pelo sistema nervoso de organismos de uma ampla variedade de filos. Como Associate Project Scientist na UCSD, French enfoca em sua pesquisa o controle do desenvolvimento neural, um tópico que tem estudado em várias espécies de invertebrados. Sua pesquisa atual diz respeito aos eventos celulares que controlam a diferenciação de neurônios identificados na sanguessuga medicinal, com ênfase na fisiologia celular de neurônios embrionários e nos efeitos dos contatos célula-célula. Contribuiu como autora e co-autora em numerosas pesquisas publicadas e artigos de revisão em revistas, incluindo o *Journal of Neuroscience* e o *Journal of Neurophysiology*.

CONTEÚDO RESUMIDO

PARTE I   PRINCÍPIOS DE FISIOLOGIA, 1

1 ESTUDANDO FISIOLOGIA ANIMAL, 3

2 MÉTODOS EXPERIMENTAIS PARA PESQUISA EM FISIOLOGIA, 14

3 MOLÉCULAS, ENERGIA E BIOSSÍNTESE, 34

4 MEMBRANAS, CANAIS E TRANSPORTE, 85

PARTE II   PROCESSOS FISIOLÓGICOS, 115

5 AS BASES FÍSICAS DA FUNÇÃO NEURONAL, 117

6 COMUNICAÇÃO NOS NEURÔNIOS E ENTRE NEURÔNIOS, 150

7 A RECEPÇÃO DE ESTÍMULOS DO AMBIENTE, 200

8 GLÂNDULAS: MECANISMOS E CUSTOS DA SECREÇÃO, 252

9 HORMÔNIOS: REGULAÇÃO E AÇÃO, 278

10 MÚSCULOS E MOVIMENTO DO ANIMAL, 323

11 COMPORTAMENTO: INICIAÇÃO, PADRÕES E CONTROLE, 374

PARTE III   INTEGRAÇÃO DE SISTEMAS FISIOLÓGICOS, 431

12 CIRCULAÇÃO, 433

13 TROCAS GASOSAS E EQUILÍBRIO ÁCIDO-BÁSICO, 480

14 EQUILÍBRIO OSMÓTICO E IÔNICO, 531

15 ADQUIRINDO ENERGIA: INGESTÃO DE ALIMENTOS, DIGESTÃO E METABOLISMO, 582

16 USANDO A ENERGIA: ENFRENTANDO DESAFIOS AMBIENTAIS, 619

CONTEÚDO

PARTE I PRINCÍPIOS DE FISIOLOGIA, 1

CAPÍTULO 1 ESTUDANDO FISIOLOGIA ANIMAL, 3

AS SUBDISCIPLINAS DA FISIOLOGIA ANIMAL, 3
POR QUE ESTUDAR FISIOLOGIA ANIMAL?, 4
Curiosidade Científica, 4
Aplicações Comerciais e Agrícolas, 4
Compreensão da Fisiologia Humana, 4
TEMAS CENTRAIS NA FISIOLOGIA ANIMAL, 4
Relações Estrutura–Função, 4
Adaptação, Aclimatização e Aclimatação, 5
Homeostasia, 7
Sistemas de Controle de *Feedback*, 7
Conformidade e Regulação, 9
LITERATURA DAS CIÊNCIAS FISIOLÓGICAS, 9

DESTAQUE 1.1 CONCEITO DE *FEEDBACK*, 11

EXPERIMENTAÇÃO ANIMAL EM FISIOLOGIA, 12
Resumo, 12
Questões de Revisão, 13
Leituras Sugeridas, 13

CAPÍTULO 2 MÉTODOS EXPERIMENTAIS PARA PESQUISA EM FISIOLOGIA, 14

FORMULANDO E TESTANDO HIPÓTESES, 14
O Princípio de August Krogh, 14
Delineamento Experimental e Nível Fisiológico, 15
TÉCNICAS MOLECULARES, 15
Determinando Moléculas com Radioisótopos, 15
Determinando Moléculas com Anticorpos Monoclonais, 16
Engenharia Genética, 18
TÉCNICAS CELULARES, 19
Uso de Microeletrodos e Micropipetas, 20
Análise Estrutural de Células, 21
Cultura Celular, 25
ANÁLISE BIOQUÍMICA, 26
Medindo a Composição: O Que Está Presente, 26
Medindo a Concentração: Quanto Está Presente, 28
EXPERIMENTOS COM ÓRGÃOS ISOLADOS E COM SISTEMAS DE ÓRGÃOS, 28
OBSERVANDO E MEDINDO O COMPORTAMENTO ANIMAL, 29
O Poder de Experimentos Sobre o Comportamento, 29
Métodos de Pesquisa em Comportamento, 30

IMPORTÂNCIA DO ESTADO FISIOLÓGICO NA PESQUISA, 31
Resumo, 32
Questões de Revisão, 33
Leituras Sugeridas, 33

CAPÍTULO 3 MOLÉCULAS, ENERGIA E BIOSSÍNTESE, 34

ORIGEM DAS MOLÉCULAS BIOQUÍMICAS CHAVES, 34
ÁTOMOS, LIGAÇÕES E MOLÉCULAS, 35
PAPÉIS ESPECIAIS DO H, O, N E C NOS PROCESSOS VITAIS, 37
ÁGUA: O SOLVENTE ÚNICO, 38
A Molécula de Água, 38
Propriedades da Água, 39
A Água como Solvente, 39
PROPRIEDADES DAS SOLUÇÕES, 40
Concentração, Propriedades Coligativas e Atividade, 40
Ionização da Água, 42
Ácidos e Bases, 43
A Importância Biológica do pH, 44
Equação de Henderson-Hasselbalch, 44
Sistemas Tampões, 45
Corrente Elétrica em Solução Aquosa, 45

DESTAQUE 3.1 TERMINOLOGIA ELÉTRICA E CONVENÇÕES, 46

Ligação dos Íons a Macromoléculas, 47
MOLÉCULAS BIOLÓGICAS, 49
Lipídios, 49
Carboidratos, 50
Proteínas, 50
Ácidos Nucleicos, 55
ENERGÉTICA DAS CÉLULAS VIVAS, 56
Energia: Conceitos e Definições, 58
Transferência de Energia Química por Reações Acopladas, 60
ATP: Transportador de Energia da Célula, 61
Temperatura e Velocidades de Reação, 62
ENZIMAS: PROPRIEDADES GERAIS, 64
Especificidade Enzimática e Sítios Ativos, 64
Mecanismo de Catálise por Enzimas, 65
Efeito da Temperatura e do pH sobre as Reações Enzimáticas, 65
Co-fatores, 66
Cinética Enzimática, 66
Inibição Enzimática, 68
REGULAÇÃO DAS REAÇÕES METABÓLICAS, 70
Controle da Síntese Enzimática, 70
Controle da Atividade Enzimática, 71

xiv CONTEÚDO

PRODUÇÃO METABÓLICA DO ATP, 72
Oxidação, Fosforilação e Transferência de Energia, 74
Glicólise, 78
Ciclo do Ácido Cítrico, 80
Eficiência do Metabolismo Energético, 81
Débito de Oxigênio, 82
Resumo, 83
Questões de Revisão, 84
Leituras Sugeridas, 84

CAPÍTULO 4   MEMBRANAS, CANAIS E TRANSPORTE, 85

ESTRUTURA E ORGANIZAÇÃO DA MEMBRANA, 85
Composição da Membrana, 86
Membranas de Mosaico Líquido, 88

DESTAQUE 4.1   AS EVIDÊNCIAS PARA A EXISTÊNCIA DE UMA MEMBRANA DE BICAMADA LIPÍDICA, 90

Variação da Forma da Membrana, 90
ATRAVESSANDO A MEMBRANA: UMA REVISÃO, 90
Difusão, 90
Fluxo na Membrana, 90
Osmose, 91
Osmolaridade e Tonicidade, 92
Influências Elétricas sobre a Distribuição Iônica, 93
Equilíbrio de Donnan, 93
PROPRIEDADES OSMÓTICAS DAS CÉLULAS, 94
Estado de Equilíbrio Iônico, 94
Volume Celular, 95
MOVIMENTOS PASSIVOS ATRAVÉS DA MEMBRANA, 96
Difusão Simples Através da Bicamada de Lipídio, 96
Difusão Através de Canais da Membrana, 99

DESTAQUE 4.2   BICAMADAS ARTIFICIAIS, 99

Transporte Facilitado Através das Membranas, 100
TRANSPORTE ATIVO, 100
A Bomba de Na^+/K^+ como Modelo de Transporte Ativo, 101
Gradientes de Íons como Fonte de Energia para Célula, 102
Transporte Acoplado, 103
SELETIVIDADE DA MEMBRANA, 105
Seletividade a Eletrólitos, 105
Seletividade a Não-eletrólitos, 105
ENDOCITOSE E EXOCITOSE, 106
Mecanismos de Endocitose, 106
Mecanismos de Exocitose, 106
JUNÇÕES ENTRE CÉLULAS, 108
Junções Abertas, 108
Junções Fechadas, 109
TRANSPORTE EPITELIAL, 109
Transporte Ativo de Sal Através do Epitélio, 109
Transporte de Água, 112
Resumo, 113
Questões de Revisão, 113
Leituras Sugeridas, 114

PARTE II   PROCESSOS FISIOLÓGICOS, 115

CAPÍTULO 5   AS BASES FÍSICAS DA FUNÇÃO NEURONAL, 117

RESUMO DA ESTRUTURA, DA FUNÇÃO E DA ORGANIZAÇÃO NEURONAL, 117
Transmissão de Sinais em um Único Neurônio, 118
Transmissão de Sinais entre os Neurônios, 119
Organização do Sistema Nervoso, 120

EXCITAÇÃO DA MEMBRANA, 122

DESTAQUE 5.1   A DESCOBERTA DA "ELETRICIDADE ANIMAL", 122

Medindo os Potenciais de Membrana, 123
Características das Propriedades Elétricas Passiva e Ativa da Membrana, 124
Papel dos Canais Iônicos, 126
PROPRIEDADES ELÉTRICAS PASSIVAS DA MEMBRANA, 126
Resistência e Condutância da Membrana, 126
Capacitância da Membrana, 128
POTENCIAIS ELETROQUÍMICOS, 129
A Equação de Nernst: Cálculo do Potencial de Equilíbrio para Íons Individuais, 130

DESTAQUE 5.2   UMA ANÁLISE QUANTITATIVA DA SEPARAÇÃO DE CARGAS ATRAVÉS DAS MEMBRANAS, 131

A Equação de Goldman: Calculando o Potencial de Equilíbrio para Múltiplos Íons, 131
O POTENCIAL DE REPOUSO, 132
Papel dos Gradientes e dos Canais Iônicos, 132
Papel do Transporte Ativo, 133
POTENCIAIS DE AÇÃO, 134
Propriedades Gerais dos Potenciais de Ação, 134
Bases Iônicas do Potencial de Ação, 136

DESTAQUE 5.3   O MÉTODO DE FIXAÇÃO DE VOLTAGEM, 140

Variações na Concentração Iônica durante a Excitação, 145
OUTROS CANAIS ESTIMULADOS ELETRICAMENTE, 147
Resumo, 148
Questões de Revisão, 148
Leituras Sugeridas, 149

CAPÍTULO 6   COMUNICAÇÃO NOS NEURÔNIOS E ENTRE NEURÔNIOS, 150

TRANSMISSÃO DE SINAIS NO SISTEMA NERVOSO: UM RESUMO, 150
TRANSMISSÃO DA INFORMAÇÃO POR UM ÚNICO NEURÔNIO, 152
Propagação Passiva dos Sinais Elétricos, 152
Propagação dos Potenciais de Ação, 153
Velocidade de Propagação, 156

DESTAQUE 6.1   SINAIS EXTRACELULARES DA CONDUÇÃO DO IMPULSO, 157

Condução Rápida Saltatória em Axônios Mielínicos, 158

DESTAQUE 6.2   DIÂMETRO DO AXÔNIO E VELOCIDADE DE CONDUÇÃO, 159

TRANSMISSÃO DA INFORMAÇÃO ENTRE NEURÔNIOS: SINAPSES, 160
Estrutura e Função Sináptica: Sinapses Elétricas, 161
Estrutura e Função Sináptica: Sinapses Químicas, 163
Sinapses Químicas Rápidas, 164

DESTAQUE 6.3   AGENTES FARMACOLÓGICOS ÚTEIS NO ESTUDO DAS SINAPSES, 167

DESTAQUE 6.4   CÁLCULO DO POTENCIAL DE INVERSÃO, 170

LIBERAÇÃO PRÉ-SINÁPTICA DE NEUROTRANSMISSORES, 174
Liberação Quântica dos Neurotransmissores, 174
Acoplamento Despolarização–Liberação, 175
Liberação sem Potencial de Ação, 178

A NATUREZA QUÍMICA DOS
NEUROTRANSMISSORES, 178
Neurotransmissão Rápida Direta, 179
Neurotransmissão Lenta Indireta, 180
MECANISMOS PÓS-SINÁPTICOS, 183
Receptores e Canais na Neurotransmissão Rápida e Direta, 183
Receptores na Neurotransmissão Lenta Indireta, 186
Neuromodulação, 187
INTEGRAÇÃO NAS SINAPSES, 189
PLASTICIDADE SINÁPTICA, 194
Modulação Homossináptica: Facilitação, 194
Modulação Homossináptica: Potenciação Pós-tetânica, 195
Modulação Heterossináptica, 196
Potenciação de Longa Duração, 197
Resumo, 198
Questões de Revisão, 199
Leituras Sugeridas, 199

CAPÍTULO 7   A RECEPÇÃO DE ESTÍMULOS DO AMBIENTE, 200

PROPRIEDADES GERAIS DA RECEPÇÃO
SENSORIAL, 201
Propriedades das Células Receptoras, 201
Mecanismos e Moléculas Comuns da Transdução Sensorial, 202
Da Transdução à Eferência Neuronal, 204
Codificando as Intensidades dos Estímulos, 206
Relações de Aferência–Eferência, 207
Faixa de Fracionamento, 208
Controle da Sensibilidade Sensorial, 209
AS SENSAÇÕES POR ESTIMULAÇÃO QUÍMICA:
GUSTAÇÃO E OLFAÇÃO, 213
Mecanismos de Recepção da Gustação, 214
Mecanismos de Recepção da Olfação, 216
MECANORRECEPÇÃO, 220
Células Ciliadas, 220
Órgãos de Equilíbrio, 223
O Ouvido dos Vertebrados, 223
O Ouvido de um Inseto, 229
RECEPÇÃO ELÉTRICA, 229
RECEPÇÃO TÉRMICA, 231
VISÃO, 232
Mecanismos Ópticos: Evolução e Função, 233
Olhos Compostos, 234
O Olho dos Vertebrados, 236

DESTAQUE 7.1   CORRELAÇÕES SUBJETIVAS DAS
FOTORRESPOSTAS PRIMÁRIAS, 237

Fotorrecepção: Convertendo Fótons em Sinais Neuronais, 242

DESTAQUE 7.2   O ELETRORRETINOGRAMA, 243

DESTAQUE 7.3   LUZ, PINTURA E VISÃO COLORIDA, 246

LIMITAÇÕES PARA A RECEPÇÃO SENSORIAL, 248
Resumo, 249
Questões de Revisão, 250
Leituras Sugeridas, 251

CAPÍTULO 8   GLÂNDULAS: MECANISMOS E CUSTOS DA SECREÇÃO, 252

SECREÇÕES CELULARES, 252
Tipos e Funções das Secreções, 252
Secreções de Superfície: O Revestimento Celular e o Muco, 254
Armazenamento e Transporte do Material Secretado, 254

DESTAQUE 8.1   SUBSTÂNCIAS COM ESTRUTURAS E FUNÇÕES
SIMILARES SECRETADAS POR DIFERENTES ORGANISMOS, 255

Armazenamento de Substâncias Secretadas, 259
Mecanismos Secretores, 259
SECREÇÕES GLANDULARES, 260
Tipos e Propriedades Gerais das Glândulas, 261
Glândulas Endócrinas, 263
Glândulas Exócrinas, 270
CUSTO ENERGÉTICO DA ATIVIDADE GLANDULAR, 273
Resumo, 276
Questões de Revisão, 276
Leituras Sugeridas, 277

CAPÍTULO 9   HORMÔNIOS: REGULAÇÃO E AÇÃO, 278

SISTEMAS ENDÓCRINOS: VISÃO GERAL, 279
Tipos Químicos e Funções Gerais dos Hormônios, 279
Regulação da Secreção de Hormônios, 279
SISTEMAS NEUROENDÓCRINOS, 281
Controle Hipotalâmico da Glândula Pituitária Anterior, 282
Hormônios Glandulares Liberados da Glândula Pituitária
Anterior, 283
Neuro-hormônios Liberados da Glândula Pituitária Posterior, 285

DESTAQUE 9.1   HORMÔNIOS PEPTÍDEOS, 286

MECANISMOS CELULARES DA AÇÃO HORMONAL, 287
Hormônios Lipossolúveis e Receptores Citoplasmáticos, 288
Hormônios Lipoinsolúveis e Sinalização Intracelular, 288

DESTAQUE 9.2   AMPLIFICAÇÃO POR CASCATAS
ENZIMÁTICAS, 298

EFEITOS FISIOLÓGICOS DOS HORMÔNIOS, 303
Hormônios Metabólicos e do Desenvolvimento, 303
Hormônios que Regulam a Água e o Equilíbrio Eletrolítico, 310
Hormônios Reprodutivos, 312
Prostaglandinas, 316
AÇÃO HORMONAL EM INVERTEBRADOS, 316
Resumo, 320
Questões de Revisão, 322
Leituras Sugeridas, 322

CAPÍTULO 10   MÚSCULOS E MOVIMENTO DO ANIMAL, 323

BASES ESTRUTURAIS DA CONTRAÇÃO
MUSCULAR, 323
Subestrutura do Miofilamento, 326
Contração dos Sarcômeros: A Teoria do Deslizamento dos
Filamentos, 327

DESTAQUE 10.1   ARRANJOS PARALELO E EM SÉRIE: A
GEOMETRIA DO MÚSCULO, 329

Pontes Cruzadas e a Produção de Força, 331

DESTAQUE 10.2   FIBRAS MUSCULARES NUAS, 333

MECÂNICA DA CONTRAÇÃO MUSCULAR, 334
Relação entre a Força e a Velocidade de Encurtamento, 334
Efeitos das Pontes Cruzadas sobre a Relação Força–Velocidade, 335
REGULAÇÃO DA CONTRAÇÃO, 337
Papel do Cálcio na Ligação das Pontes Cruzadas, 337
Acoplamento Excitação–Contração, 339
Ciclo de Contração–Relaxamento, 344
A PRODUÇÃO DE FORÇA TRANSITÓRIA, 345
Componente Elástico em Série, 345
O Estado Ativo, 345
Abalos e Tétano, 346

xvi CONTEÚDO

ENERGÉTICA DA CONTRAÇÃO MUSCULAR, 347
Uso do ATP pela ATPase da Miosina e pelas Bombas de Cálcio, 348
Regeneração do ATP durante a Atividade Muscular, 348
TIPOS DE FIBRAS NO MÚSCULO ESQUELÉTICO DOS
VERTEBRADOS, 349
Classificação dos Tipos de Fibras, 349
Princípios de Controle Funcional para Diferentes Tipos de
Fibras, 350
ADAPTAÇÃO DOS MÚSCULOS PARA VÁRIAS
ATIVIDADES, 351
Adaptação para a Potência: Salto das Rãs, 351
Diversidade de Função: Natação nos Peixes, 354
Adaptação para a Velocidade: Produção de Som, 358
Músculos de Alta Potência e Alta Freqüência: Músculos
Assincrônicos do Vôo, 362
CONTROLE NEURONAL DA CONTRAÇÃO
MUSCULAR, 364
Controle Motor nos Vertebrados, 364
Controle Motor em Artrópodes, 365
MÚSCULO CARDÍACO, 367
MÚSCULO LISO, 369
Resumo, 371
Questões de Revisão, 372
Leituras Sugeridas, 373

CAPÍTULO 11 COMPORTAMENTO: INICIAÇÃO, PADRÕES E CONTROLE, 374

DESTAQUE 11.1 COMPORTAMENTO EM ANIMAIS QUE
NÃO POSSUEM SISTEMA NERVOSO, 376

EVOLUÇÃO DOS SISTEMAS NERVOSOS, 377
ORGANIZAÇÃO DO SISTEMA NERVOSO DOS
VERTEBRADOS, 380
Principais Divisões do Sistema Nervoso Central, 381
O Sistema Nervoso Autônomo, 388
COMPORTAMENTO ANIMAL, 391
Conceitos Comportamentais Básicos, 391
Exemplos de Comportamento, 393
PROPRIEDADES DOS CIRCUITOS NEURONAIS, 400
Peças do Quebra-cabeça Neuronal, 401
Redes Sensoriais, 402

DESTAQUE 11.2 CURVAS DE SINTONIZAÇÃO: A RESPOSTA
DE UM NEURÔNIO PLOTADA CONTRA OS PARÂMETROS DE
UM ESTÍMULO, 404

DESTAQUE 11.3 ESPECIFICIDADE DAS CONEXÕES E DAS
INTERAÇÕES NEURONAIS, 414

Redes Motoras, 418
Resumo, 426
Questões de Revisão, 429
Leituras Sugeridas, 429

PARTE III INTEGRAÇÃO DE SISTEMAS FISIOLÓGICOS, 431

CAPÍTULO 12 CIRCULAÇÃO, 433

PLANO GERAL DO SISTEMA CIRCULATÓRIO, 433
Circulações Abertas, 433
Circulações Fechadas, 435
O CORAÇÃO, 436
Atividade Elétrica do Coração, 437
Circulação Coronária, 440
Propriedades Mecânicas do Coração, 441

DESTAQUE 12.1 MECANISMO DE FRANK-STARLING, 441

Pericárdio, 444
Corações de Vertebrados: Morfologia Funcional Comparativa, 445
HEMODINÂMICA, 452
Fluxo Laminar e Turbulento, 453
Relação entre Pressão e Fluxo, 454
A CIRCULAÇÃO PERIFÉRICA, 456
Sistema Arterial, 456
Sistema Venoso, 461
Capilares e a Microcirculação, 462
O SISTEMA LINFÁTICO, 466
CIRCULAÇÃO E A RESPOSTA IMUNE, 467
REGULAÇÃO DA CIRCULAÇÃO, 468
Controle do Sistema Cardiovascular Central, 468
Controle da Microcirculação, 473
RESPOSTAS CARDIOVASCULARES A CONDIÇÕES
EXTREMAS, 475
Exercício, 475
Mergulho, 476
Hemorragia, 477
Resumo, 477
Questões de Revisão, 478
Leituras Sugeridas, 479

CAPÍTULO 13 TROCAS GASOSAS E EQUILÍBRIO ÁCIDO-BÁSICO, 480

CONSIDERAÇÕES GERAIS, 480

DESTAQUE 13.1 PRIMEIROS EXPERIMENTOS SOBRE TROCAS
GASOSAS EM ANIMAIS, 481

OXIGÊNIO E DIÓXIDO DE CARBONO NO SANGUE, 482
Pigmentos Respiratórios, 482

DESTAQUE 13.2 LEIS DOS GASES, 483

Transporte de Oxigênio no Sangue, 483
Transporte de Dióxido de Carbono no Sangue, 487
Transferências de Gases do Sangue e para o Sangue, 488
REGULAÇÃO DO pH CORPÓREO, 492
Produção e Excreção do Íon Hidrogênio, 492
Distribuições dos Íons Hidrogênio entre os Compartimentos, 493
Fatores que Influenciam o pH Intracelular, 495
Fatores que Influenciam o pH Corpóreo, 496
TRANSFERÊNCIA DE GÁS NO AR: PULMÕES E
OUTROS SISTEMAS, 497
Anatomia Funcional do Pulmão, 497
Circulação Pulmonar, 501

DESTAQUE 13.3 VOLUMES PULMONARES, 502

Ventilação do Pulmão, 504
Surfactantes Pulmonares, 507
Aquecimento e Perda de Água Através dos Pulmões, 508
Transferência de Gás em Ovos de Pássaros, 509
Sistema Traqueal de Insetos, 509
TRANSFERÊNCIA DE GÁS NA ÁGUA: GUELRAS, 512
Fluxo e Trocas Gasosas Através das Guelras, 512
Anatomia Funcional das Guelras, 514
REGULAÇÃO DA TRANSFERÊNCIA DE GÁS E DA
RESPIRAÇÃO, 515
Taxas de Ventilação–Perfusão, 515
Regulação Neural da Respiração, 518
RESPOSTAS RESPIRATÓRIAS A CONDIÇÕES
EXTREMAS, 522
Níveis de Oxigênio Reduzidos (Hipoxia), 522
Níveis Aumentados de Dióxido de Carbono (Hipercapnia), 523

O Mergulho por Animais de Respiração Aérea, 523
Exercício, 524
BEXIGAS NATATÓRIAS: ACÚMULO DE OXIGÊNIO
CONTRA GRANDES GRADIENTES, 525
A Rede Admirável, 526
Secreção de Oxigênio, 526
Resumo, 528
Questões de Revisão, 529
Leituras Sugeridas, 529

CAPÍTULO 14   EQUILÍBRIO OSMÓTICO E IÔNICO, 531

PROBLEMAS DE OSMORREGULAÇÃO, 531
TROCA OBRIGATÓRIA DE ÍONS E ÁGUA, 534
Gradientes entre o Animal e Seu Meio, 534
Razão Superfície –Volume, 534
Permeabilidade da Epiderme, 534
Ingestão de Alimentos, Fatores Metabólicos e Excreção, 536
Temperatura, Exercício e Respiração, 537
OSMORREGULADORES E OSMOCONFORMADORES, 539
OSMORREGULAÇÃO EM AMBIENTES AQUÁTICOS E
TERRESTRES, 540
Animais que Respiram Água, 540
Animais que Respiram Ar, 543
ÓRGÃOS OSMORREGULADORES, 546
RIM DE MAMÍFERO, 546
Anatomia do Rim de Mamífero, 547
Produção de Urina, 549

DESTAQUE 14.1   DEPURAÇÃO RENAL, 553

Regulação de pH pelo Rim, 558
Mecanismo de Concentração de Urina, 560

DESTAQUE 14.2   SISTEMAS DE CONTRACORRENTE, 561

Controle da Reabsorção de Água, 563
RINS DE VERTEBRADOS NÃO-MAMÍFEROS, 565
ÓRGÃOS OSMORREGULADORES EXTRA-RENAIS EM
VERTEBRADOS, 565
Glândulas de Sal, 565
Brânquias dos Peixes, 569
ÓRGÃOS OSMORREGULADORES DE
INVERTEBRADOS, 572
Sistemas de Filtração e Reabsorção, 572
Sistemas de Secreção–Reabsorção, 573
EXCREÇÃO DE RESÍDUOS NITROGENADOS, 575
Animais que Excretam Amônia (Amoniotélicos), 577
Animais que Excretam Uréia (Ureotélicos), 578
Animais que Excretam Ácido Úrico (Uricotélicos), 580
Resumo, 580
Questões de Revisão, 581
Leituras Sugeridas, 581

CAPÍTULO 15   ADQUIRINDO ENERGIA: INGESTÃO DE ALIMENTOS, DIGESTÃO E METABOLISMO, 582

MÉTODOS DE INGESTÃO DE ALIMENTOS, 582
Absorção de Alimentos Através da Superfície Corpórea Externa,
583
Endocitose, 583
Ingestão por Filtração, 584
Ingestão de Líquidos, 585
Captura da Presa, 586
Ingestão de Vegetais e Pastagem para a Coleta de Alimento, 588
RESUMO DOS SISTEMAS ALIMENTARES, 588
Trato Digestório Cefálico: Recepção de Alimento, 591

Trato Digestório Proximal: Condução, Armazenamento e
Digestão do Alimento, 591
Trato Digestório Médio: Digestão Química e Absorção, 595
Intestino Distal: Absorção de Água e de Íons e Defecação, 596
Dinâmica da Estrutura Gastrointestinal — Influência da Dieta, 598
MOTILIDADE DO CANAL ALIMENTAR, 599
Motilidade Muscular e Ciliar, 599
Peristalse, 599
Controle da Motilidade, 599
SECREÇÕES GASTROINTESTINAIS, 601
Secreções Exócrinas do Canal Alimentar, 601
Controle das Secreções Digestivas, 607

DESTAQUE 15.1   CONDICIONAMENTO DO COMPORTAMENTO NA INGESTÃO E NA DIGESTÃO, 608

ABSORÇÃO, 611
Absorção de Nutrientes no Intestino, 611
Transporte dos Nutrientes no Sangue, 612
Equilíbrio de Água e Eletrólitos no Trato Gastrointestinal, 612
EXIGÊNCIAS NUTRICIONAIS, 614
Equilíbrio Energético, 614
Moléculas Nutrientes, 615
Resumo, 616
Questões de Revisão, 617
Leituras Sugeridas, 618

CAPÍTULO 16   USANDO A ENERGIA: ENFRENTANDO DESAFIOS AMBIENTAIS, 619

O CONCEITO DE METABOLISMO ENERGÉTICO, 619
MEDIDA DA TAXA METABÓLICA, 620
Taxas Metabólicas Basal e Padrão, 620
Extensão Metabólica, 621
Calorimetria Direta, 621

DESTAQUE 16.1   UNIDADES DE ENERGIA (OU QUANDO UMA CALORIA NÃO É UMA CALORIA?), 622

Calorimetria Indireta: Medição Através da Ingestão de Alimento e
da Perda por Excreção, 622
Medidas Indiretas da Taxa Metabólica, 623
Quociente Respiratório, 623
Energia Armazenada, 625
Ação Dinâmica Específica, 625
TAMANHO CORPORAL E TAXA METABÓLICA, 626

DESTAQUE 16.2   O NÚMERO DE REYNOLDS: IMPLICAÇÕES PARA OS ANIMAIS GRANDES E PEQUENOS, 629

TEMPERATURA E A ATIVIDADE ANIMAL, 630
Dependência da Temperatura da Taxa Metabólica, 630
Determinantes do Aquecimento e da Temperatura Corporal, 633
Classificação dos Animais em Relação à Temperatura, 635
RELAÇÕES TÉRMICAS DOS ECTOTERMOS, 638
Ectotermos em Ambientes de Congelamento e Frios, 638
Ectotermos em Ambientes Tépidos e Quentes, 638
Custos e Benefícios da Ectotermia: Uma Comparação com a
Endotermia, 639
RELAÇÕES TÉRMICAS DOS HETEROTERMOS, 641
RELAÇÕES TÉRMICAS DOS ENDOTERMOS, 643
Mecanismos para a Regulação da Temperatura Corporal, 644
Regulação Termostática da Temperatura Corporal, 651
Febre, 654
DORMÊNCIA: ESTADOS METABÓLICOS
ESPECIALIZADOS, 656
Sono, 656
Torpor, 656
Hibernação e Sono de Inverno, 657
Estivação, 658

xviii CONTEÚDO

ENERGÉTICA DA LOCOMOÇÃO, 658
    Tamanho do Animal, Velocidade e Custo da Locomoção, 658
    Fatores Físicos que Afetam a Locomoção, 660
    Locomoção Aquática, Aérea e Terrestre, 661
RITMOS CORPORAIS E A ENERGIA, 665
    Ritmos Circadianos, 665
    Ritmos Endógenos Não-circadianos, 666
    Regulação da Temperatura, do Metabolismo e dos Ritmos
      Biológicos, 667
ENERGÉTICA DA REPRODUÇÃO, 669
    Padrões de Investimento Energético na Reprodução, 669
    O "Custo" da Produção de Gametas, 670
    Cuidado Parenteral como Custo Energético da Reprodução, 671

ENERGIA, AMBIENTE E EVOLUÇÃO, 671
Resumo, 672
Questões de Revisão, 673
Leituras Sugeridas, 674

Apêndice 1: Unidades do SI, 675
Apêndice 2: Logaritmos e Exponenciais, 676
Apêndice 3: Conversões, Fórmulas, Constantes Físicas e
              Químicas, Definições, 677
Referências Citadas, 679
Glossário, 688
Índice Alfabético, 717

PREFÁCIO

Há aproximadamente 10 anos, aparecia a terceira edição de *Fisiologia Animal*, escrita por Roger Eckert com a colaboração de David Randall. Roger veio a falecer em 1986, enquanto revisava a terceira edição, que foi assim completada por George Augustine e David Randall. Esse livro formou as bases da quarta edição, que é propriamente referida como *Eckert/Fisiologia Animal*. Embora esta nova edição tenha sido amplamente revisada e desenhada novamente, a abordagem que caracterizou com tanto sucesso as primeiras edições foi mantida: o uso de exemplos comparativos para ilustrar princípios gerais, freqüentemente apoiados em dados experimentais. Além disso, enfatizamos o princípio da homeostase, tendo também atualizado as abordagens celular e molecular. Ficou preservada, nesta edição, a ampla revisão sobre tecidos, órgãos e sistemas de órgãos. Os tópicos moleculares e celulares estão integrados no começo do livro, tanto que as linhas comuns são desenvolvidas para explicar e comparar as interações entre sistemas fisiológicos regulados, que produzem respostas coordenadas a mudanças comportamentais em uma ampla variedade de grupos animais. Os princípios e os mecanismos básicos da fisiologia animal e as adaptações dos animais que os tornam capazes de existir em tantos ambientes diferentes formam o tema central deste livro.

A diversidade e as adaptações de milhões de espécies que compõem o reino animal oferecem interminável fascinação e prazer àqueles que amam a natureza. De modo algum esse prazer deriva de uma consideração de como o corpo dos animais funciona. A princípio poderia parecer que, com tantas espécies de animais adaptados a tão grande variedade de estilos de vida e ambientes, a tarefa de entender e apreciar a fisiologia animal fosse extenuante. Felizmente (tanto para os cientistas como para os estudantes), os conceitos e os princípios básicos para o entendimento da função animal são relativamente escassos, porque a evolução tem sido conservadora além de inventiva.

Um curso inicial em fisiologia é um desafio para professor e estudante, devido à natureza interdisciplinar do assunto, que integra química, física e biologia. A maioria dos estudantes está ansiosa para entender os conteúdos e obter sucesso com os níveis mais excitantes da pesquisa científica moderna. Por essa razão, *Eckert/Fisiologia Animal* foi organizado para apresentar os elementos práticos essenciais de modo a permitir ao estudante revisá-los por si mesmo e continuar a estudar a função animal, compreendendo sua elucidação por meio de experiências.

Eckert/Fisiologia Animal desenvolve os conceitos principais de maneira simples e direta, enfatizando princípios e mecanismos compilados de informações e ilustrando as estratégias funcionais de animais que se desenvolveram dentro dos limites das possibilidades químicas e físicas. Mais do que as exceções, os padrões e os princípios comuns são enfatizados. Os exemplos foram selecionados do amplo espectro da vida animal, ilustrando intencionalmente semelhanças entre os organismos; assim, componentes semelhantes são associados à reprodução tanto em humanos como em levedura. Desse modo, os detalhes mais ocultos e periféricos recebem apenas atenção passageira, ou são desprezados, evitando-se o desvio das idéias centrais. Usamos neste texto o recurso da narrativa, descrevendo experimentos, para fornecer uma percepção dos métodos de investigação enquanto os informes são apresentados.

ORGANIZAÇÃO DO LIVRO

Pela primeira vez, os capítulos estão organizados em três partes, pois foi nossa intenção promover um entendimento dos animais como sistemas integrados em cada nível de organização. Cada parte apresenta uma declaração introdutória, oferecendo ao estudante uma visão geral do material a seguir. A Parte I contém quatro capítulos e ocupa-se dos princípios centrais de fisiologia. A Parte II (Caps. 5 – 11) lida com processos fisiológicos, e a Parte III (Caps. 12 – 16) discute como esses processos básicos estão integrados na vida animal em uma variedade de ambientes. Todos os 16 capítulos foram extensivamente revisados e reorganizados à altura dos novos desenvolvimentos científicos.

NOVIDADE NESTA EDIÇÃO

- Um novo capítulo sobre metodologia (Cap. 2) na Parte I, onde algumas das mais recentes técnicas moleculares são discutidas e ilustradas, juntamente com os métodos tradicionais.

- Esta ênfase na abordagem molecular continua através do livro; os Caps. 5, 6 e 7, por exemplo, estão atualizados com pesquisas recentes nas bases celulares e moleculares de excitação de membrana, transmissão sináptica e transdução sensorial.

- A Parte II apresenta um novo capítulo (Cap. 8, Glândulas: Mecanismos e Custos da Secreção), que traz informação sobre um importante sistema efetor, muitas vezes negligenciado.

PREFÁCIO

- Na Parte II, o Cap. 11 (Comportamento: Iniciação, Padrões e Controle) preserva e expande as descrições de sistemas nervosos de vertebrados e invertebrados encontradas em edições anteriores, apresentando uma visão atualizada dos sistemas em neurobiologia, uma das áreas da neurobiologia de crescimento mais rápido. Muitos conceitos da neuroetologia, a qual atravessa a fronteira entre o estudo puro do comportamento e o estudo da função celular no sistema nervoso, são introduzidos, juntamente com exemplos de estudos neuroetológicos recentes.

- O papel do sistema nervoso em manter a homeostase através da modulação de todos os sistemas foi incorporado à Parte III, que favorece sobremaneira a abordagem integrada do livro.

- Há uma ênfase reforçada por todo o livro em adaptações ambientais, e exemplos específicos de adaptação ambiental (tais como o balanço da água na foca-elefante, no Cap. 14) ilustram os princípios gerais da fisiologia comparativa.

- Alguns dos novos tópicos introduzidos na quarta edição incluem uma seção sobre resposta imune no Cap. 12 (Circulação) e uma seção sobre biorritmos no Cap. 16 (Usando a Energia: Enfrentando Desafios Ambientais).

PEDAGOGIA

- As idéias desenvolvidas no texto são iluminadas e argumentadas pelo uso liberal de ilustrações e legendas de figuras. Pela primeira vez, desenhos completamente coloridos foram adicionados, criando um programa de alta qualidade visual para ajudar a motivar os estudantes.

- Destaques fornecem informações aprofundadas sobre os experimentos e os indivíduos, associados com avanços importantes no assunto, a derivação de algumas equações ou, simplesmente, conhecimento histórico sobre um tópico em discussão.

- Através de Questões, o texto (procure a) encoraja o aprendizado baseado em problema e estimula a discussão sobre vários aspectos do assunto apresentado.

O texto inclui exemplos integrados e efetivos que sustentam os princípios expostos; ao mesmo tempo que apresenta a informação, fornece cobertura temática consistente, mostrando-se sempre sensível aos métodos de investigação. São feitas poucas referências à literatura, na parte principal do texto e nas legendas das figuras, mas com freqüência suficiente para que os estudantes possam-se inteirar da importância dos cientistas e de suas produções enquanto o assunto é desenvolvido. Apoio pedagógico adicional inclui termos-chave com as respectivas explicações, aparecendo em negrito sempre que mencionados pela primeira vez no texto. Posteriormente, esses termos são formalmente definidos em um glossário amplo e útil. Ao final de cada capítulo, o estudante encontra um resumo para uma revisão rápida dos pontos importantes abordados no capítulo, questões de revisão e uma lista comentada de leituras adicionais sugeridas. Os estudantes irão encontrar os seguintes recursos no final do livro: apêndices com informações sobre as unidades, equações e fórmulas; o glossário; e uma bibliografia que inclui a relação completa das referências citadas nos capítulos. Nosso objetivo foi apresentar um tratamento atual e balanceado da função animal, preocupados sempre com a clareza de exposição. Esperamos que os leitores considerem *Eckert/Fisiologia Animal* um estudo valioso, e estaremos receptivos às suas críticas construtivas e sugestões para o aperfeiçoamento do livro.

setembro 1996   DAVID RANDALL
WARREN BURGGREN
KATHLEEN FRENCH

AGRADECIMENTOS

Eckert/Fisiologia Animal foi grandemente enriquecido pelas contribuições de muitas pessoas, cujos devotados esforços aqui reconhecemos com apreço. Russell Fernald, Stanford University, participou do planejamento e reorganização do livro e da revisão inicial de grande número de capítulos. Consultamos Lawrence C. Rome, University of Pennsylvania, na atualização e expansão do Cap. 10 (Músculos e Movimento do Animal). Harold Atwood, University of Toronto, opinou em algumas discussões iniciais da revisão. Somos igualmente gratos pelas observações informais de colaboradores em todo o mundo, bem como pelas revisões formais do original, que foram gentilmente fornecidas pelos seguintes colegas:

Joseph Bastian, *University of Oklahoma*

Robert B. Barlow, *Institute for Sensory Research, Syracuse University*

Francisco Bezanilla, *UCLA School of Medicine — Center for the Health Sciences*

Phillip Brownell, *Oregon State University*

Richard Bruch, *Louisiana State University*

Wayne W. Carley, *National Association of Biology Teachers*

Ingrith Deyrup-Olsen, *University of Washington*

Dale Erskine, *Lebanon Valley College*

A. Verdi Farmanfarmaian, *Rutgers University*

Robert Full, *University of California at Berkeley*

Carl Gans, *University of Michigan*

Edwin R. Griff, *University of Cincinnati*

Kimberly Hammond, *University of California at Riverside*

David F. Hanes, *Sonoma State University*

Michael Hedrick, *California State University — Hayward*

James W. Hicks, *University of California at Irvine*

Sara M. Hiebert, *Swarthmore College*

William H. Karasov, *University of Wisconsin at Madison*

Mark Konishi, *California Institute of Technology*

Bill Kristan, *University of California at San Diego*

Paul Lennard, *Emory University*

Jon E. Levine, *Northwestern University*

Harvey B. Lillywhite, *University of Florida, Gainesville*

Duane R. McPherson, *SUNY at Genesco*

Duncan S. MacKenzie, *Texas A&M University*

Eric Mundall, late, *University of California at Los Angeles*

Kenneth Nagy, *University of California at Los Angeles*

Richard A. Nyhoff, *Calvin College*

Richard W. Olsen, *UCLA School of Medicine*

C. Leo Ortiz, *University of California at Santa Cruz*

Harry Peery, *University of Toronto*

J. Larry Renfro, *University of Connecticut*

Marc M. Roy, *Beloit College*

Roland Roy, *Brain Research Institute, UCLA School of Medicine*

Jonathon Scholey, *University of California at Davis*

C. Eugene Settle, *University of Arizona*

Michael P. Sheetz, *Washington University School of Medicine*

Gregory Snyder, *University of Colorado at Boulder*

Joe Henry Steinbach, *Washington University School of Medicine*

Curt Swanson, *Wayne State University*

Malcolm H. Taylor, *University of Delaware — School of Life and Health Sciences*

Ulrich A. Walker, *Columbia University — College of Physicians*

Eric P. Widmaier, *Boston University*

Andrea H. Worthington, *Siena College*

Ernest M. Wright, *UCLA School of Medicine — Center for the Health Sciences*

Também o bom senso e a linguagem amável de Kay Ueno e Kate Ahr, nossos editores, aperfeiçoaram muito o livro e garantiram sua publicação.

DAVID RANDALL
WARREN BURGGREN
KATHLEEN FRENCH

QUARTA EDIÇÃO

ECKERT

FISIOLOGIA ANIMAL

MECANISMOS E ADAPTAÇÕES

ENCARTE COLORIDO

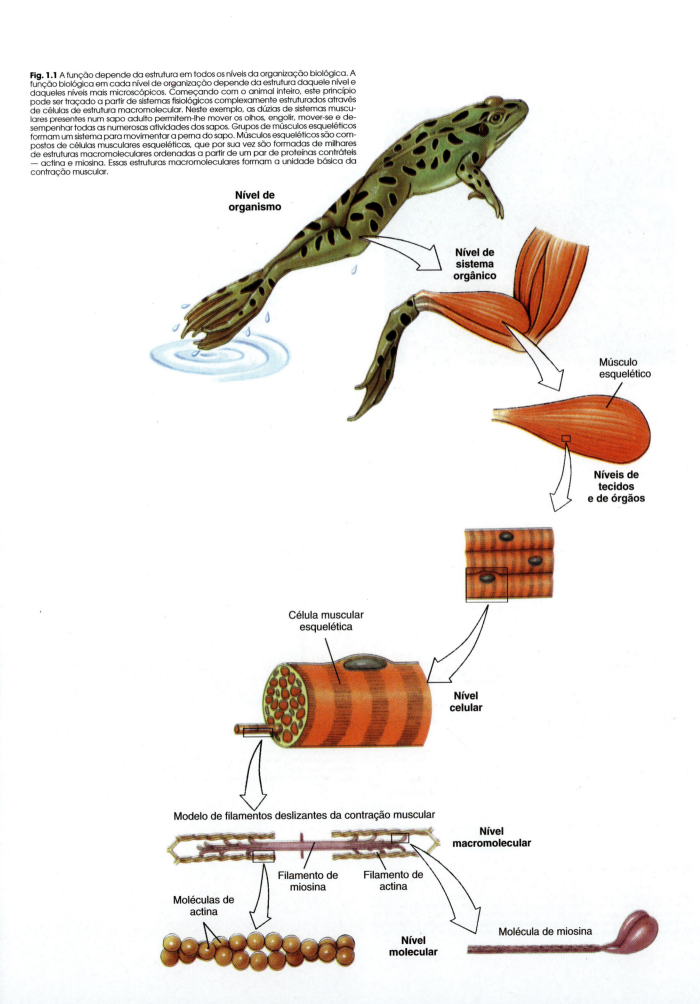

Fig. 1.1 A função depende da estrutura em todos os níveis da organização biológica. A função biológica em cada nível de organização depende da estrutura daquele nível e daqueles níveis mais microscópicos. Começando com o animal inteiro, este princípio pode ser traçado a partir de sistemas fisiológicos complexamente estruturados através de células de estrutura macromolecular. Neste exemplo, as dúzias de sistemas musculares presentes num sapo adulto permitem-lhe mover os olhos, engolir, mover-se e desempenhar todas as numerosas atividades dos sapos. Grupos de músculos esqueléticos formam um sistema para movimentar a perna do sapo. Músculos esqueléticos são compostos de células musculares esqueléticas, que por sua vez são formadas de milhares de estruturas macromoleculares ordenadas a partir de um par de proteínas contráteis — actina e miosina. Essas estruturas macromoleculares formam a unidade básica da contração muscular.

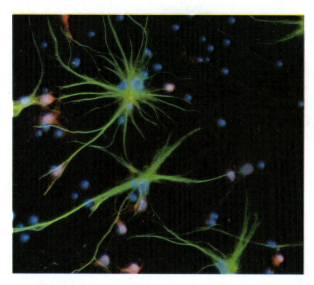

Fig. 2.2 Anticorpos monoclonais e policlonais são usados freqüentemente na coloração de anticorpos. Nesta micrografia de imunofluorescência de medula espinal de rato cultivada por 10 dias foram usados um anticorpo monoclonal de camundongo (em verde) e um anticorpo policlonal de coelho (em vermelho), específicos para proteína isolada, juntos com um corante azul que se liga diretamente ao DNA. Aqui vemos neurônios (em vermelho), astrócitos (em verde) e DNA (em azul). (Cortesia de Nancy L. Kedersha/Immuno Gen.)

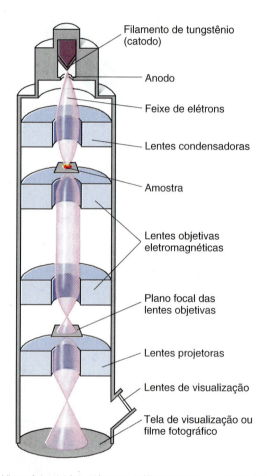

Fig. 2.11 Microscópios eletrônicos têm características comuns com o microscópio óptico composto tais como lentes, mas usam um feixe de elétrons em vez de um feixe de luz para iluminar a amostra. Em um microscópio eletrônico de transmissão, mostrado aqui, uma imagem é formada pela passagem de elétrons através de um objeto e pela sua projeção em uma tela fluorescente. Em um microscópio eletrônico de varredura, os elétrons refletidos da superfície de uma amostra recoberta com uma película de metal refletora são coletados por lentes e vistos sobre um tubo de raios catódicos.

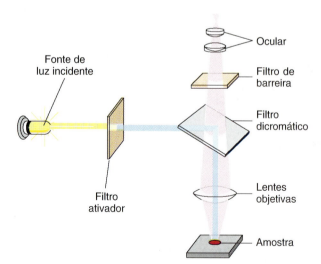

Fig. 2.8 Uma amostra corada com marcador fluorescente é vista através de um microscópio de fluorescência, que produz uma imagem somente das estruturas às quais o marcador se liga. A fonte de luz incidente atravessa um filtro que permite a passagem de luz azul (450-490 nm) para dar iluminação ótima para a amostra. A luz incidente é dirigida para a amostra por um espelho que reflete a luz que está abaixo de 510 nm mas transmite a luz acima de 510 nm. Os sinais fluorescentes emitidos da amostra marcada passam através de um filtro de barreira que remove os sinais fluorescentes indesejáveis que não correspondem ao comprimento de onda emitido pelo marcador usado para corar a amostra.

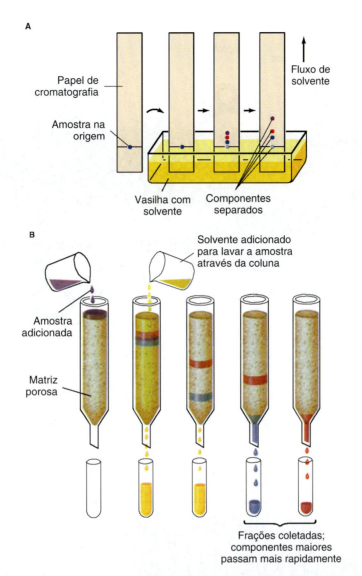

Fig. 2.14 A cromatografia é uma poderosa técnica para separar os componentes de uma mistura em solução. **(A)** Na cromatografia de papel, a amostra é aplicada em uma das extremidades do papel cromatográfico e submetida a secagem. O papel é então colocado em uma solução contendo dois ou mais solventes, que fluem para cima através do papel por capilaridade. Os diferentes componentes da amostra se movem em diferentes velocidades no papel porque eles têm diferentes solubilidades relativas na mistura solvente. Após várias horas, o papel é secado e corado para determinar a localização e a quantidade relativa dos componentes separados. **(B)** Na cromatografia de coluna, a amostra é aplicada na extremidade superior de uma coluna que contém uma matriz permeável de esferas através da qual o solvente flui. O solvente é então bombeado lentamente através da coluna e é coletado em tubos separados (chamados frações) conforme ele sai na extremidade inferior. Os componentes da amostra passam pela coluna em diferentes velocidades e assim são separados em diferentes frações.

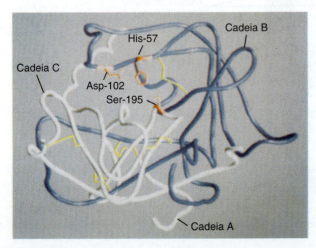

Fig. 3.43 Este modelo da enzima quimotripsina gerado por computador ilustra como resíduos de aminoácidos que são amplamente separados na estrutura primária são aproximados por dobras da proteína para formar sítios ativos. Na quimotripsina, os três resíduos mostrados em vermelho são necessários para a atividade catalítica. Essa proteína globular contém três cadeias polipeptídicas (A, B e C) e cinco pontes de dissulfeto mostradas em amarelo. (Adaptado de Tsukada e Blow, 1995; cortesia de Gareth White.)

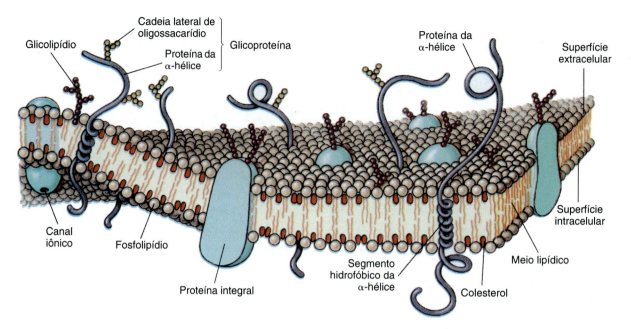

Fig. 4.2 O modelo do mosaico líquido da membrana de Singer-Nicolson é amplamente aceito. As proteínas integrais globulares embebidas na bicamada de lipídios possibilitam o mecanismo de transporte transmembrana. A membrana mitocondrial interna teria um conteúdo constante maior de proteína e, assim, uma bicamada de lipídio menor do que o representado na figura. As glicoproteínas possuem cadeias laterais de oligossacarídios e são vitais para o reconhecimento e a comunicação celulares. As moléculas de colesterol permanecem próximas às cabeças das moléculas de fosfolipídios, reduzindo a flexibilidade da membrana. As extremidades internas das caudas de fosfolipídio são altamente móveis, dando fluidez à membrana.

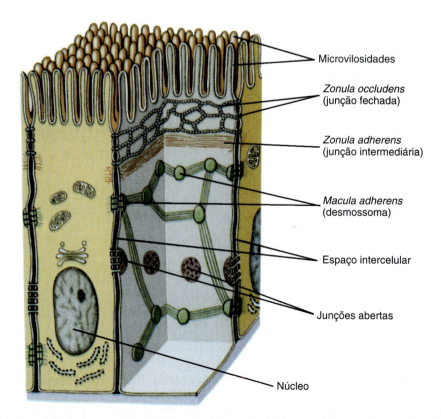

Fig. 4.35 Células epiteliais adjacentes semelhantes às que revestem o intestino delgado de mamífero são conectadas por junções intercelulares. As membranas e as estruturas associadas são desenhadas em tamanho desproporcional nesta reconstrução das junções célula a célula.

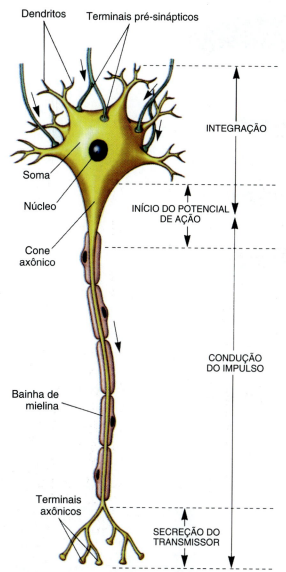

Fig. 5.2 Um neurônio motor espinal de vertebrados exemplifica as regiões funcionalmente especializadas de um neurônio típico. O fluxo de informação é indicado pelas setas em negrito pequenas. A informação é recebida e integrada pela membrana dos dendritos. Em alguns neurônios, o soma também recebe informação e contribui para a integração. Em neurônios motores espinais, os potenciais de ação iniciam-se na zona de deflagração do potencial em ponta, no cone axônico ou próximo dele, e então percorre o axônio até o terminal axônico, de onde um neurotransmissor químico é liberado para levar o sinal para outra célula. Em outros tipos de neurônios, a zona de deflagração do potencial em ponta pode ter localização diferente. O axônio e as células da bainha de mielina que o envolvem são mostrados em secção longitudinal.

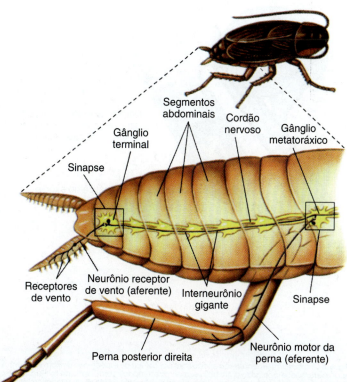

Fig. 5.3 Em um circuito neuronal simples, um neurônio aferente conduz informações sensoriais para interneurônios no sistema nervoso central e um neurônio eferente conduz as informações processadas para os órgãos efetores. Esta figura da porção posterior da barata ilustra o circuito neuronal que consiste em neurônios receptores de vento (aferentes) na cauda, interneurônios gigantes no sistema nervoso central e neurônios motores (eferentes) que controlam os músculos das pernas. Os neurônios receptores de vento fazem contato com os interneurônios gigantes através de sinapses no gânglio terminal do sistema nervoso central, e os interneurônios gigantes fazem contato com os neurônios motores das pernas através de sinapses no gânglio torácico. A estimulação dos neurônios receptores de vento provoca o afastamento da barata do estímulo.

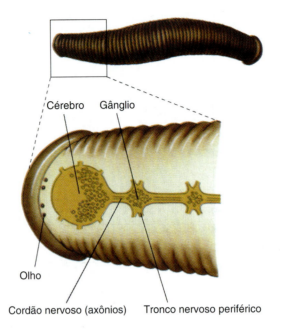

Vista dorsal – Extremidade anterior

Fig. 5.5 O sistema nervoso central, tipicamente formado pelo cérebro e pelo cordão nervoso, é o local de maior processamento das informações e usualmente contém a maioria dos corpos celulares neuronais de um animal bem como muitos axônios. O cérebro, em geral na cabeça do animal, contém grande número de neurônios e de suas interconexões. Em muitos animais, tal como a sanguessuga medicinal *Hirudo medicinalis* mostrada nesta figura, os somas de outros neurônios estão agrupados dentro do cordão nervoso, em estruturas chamadas gânglios. Em um animal segmentado como a sanguessuga, cada segmento comumente contém um gânglio. Os nervos contendo axônios interligam estruturas dentro do sistema nervoso e conectam o SNC a estruturas periféricas.

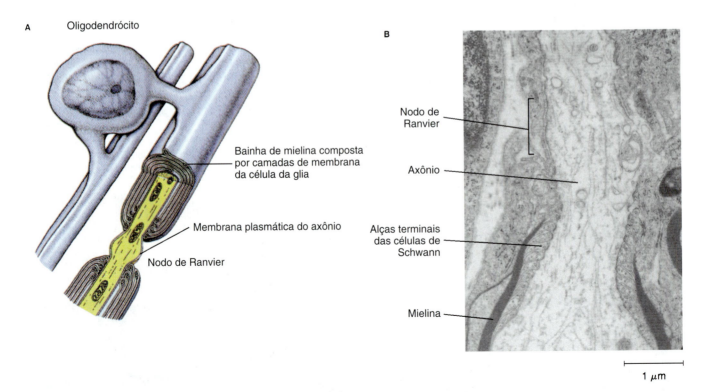

Fig. 6.8 Os axônios mielinizados são encapados por células de suporte que deixam segmentos curtos expostos nos nodos de Ranvier. **(A)** Um segmento curto do axônio, chamado nodo de Ranvier e localizado entre dois segmentos internodais com bainha de mielina, fica exposto ao líquido extracelular. Somente a membrana em tais nodos se torna excitada durante a condução saltatória. Uma única célula da oligodendróglia pode fornecer mielina para até 50 internodos em vários axônios adjacentes. Esta ilustração esquemática não mostra o quão compactamente as camadas de mielina encapam o axônio. **(B)** Micrografia eletrônica de um nodo de Ranvier em uma raiz espinal de um rato jovem. Nestes nervos, um segmento da membrana axonal de cerca de 2 μm de comprimento é exposto ao líquido extracelular. (A parte B foi cortesia de Mark Ellisman.)

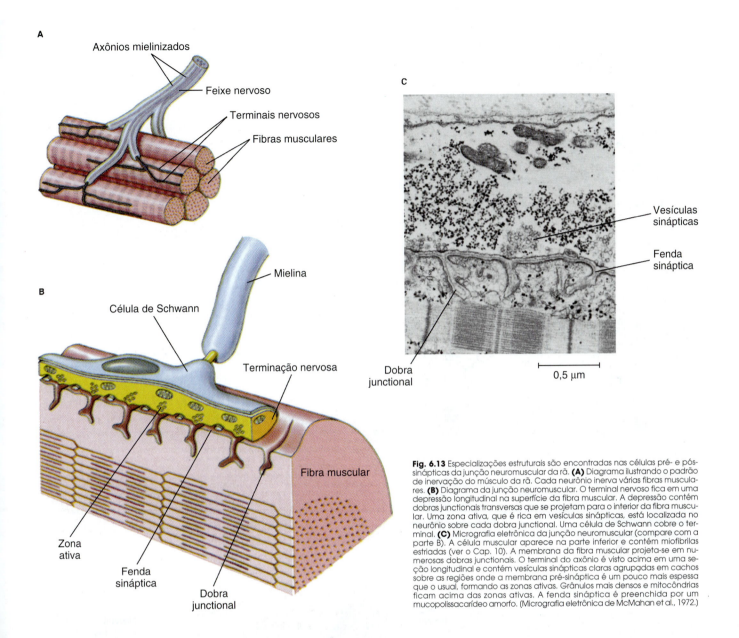

Fig. 6.13 Especializações estruturais são encontradas nas células pré- e pós-sinápticas da junção neuromuscular da rã. **(A)** Diagrama ilustrando o padrão de inervação do músculo da rã. Cada neurônio inerva várias fibras musculares. **(B)** Diagrama da junção neuromuscular. O terminal nervoso fica em uma depressão longitudinal na superfície da fibra muscular. A depressão contém dobras junctionais transversas que se projetam para o interior da fibra muscular. Uma zona ativa, que é rica em vesículas sinápticas, está localizada no neurônio sobre cada dobra junctional. Uma célula de Schwann cobre o terminal. **(C)** Micrografia eletrônica da junção neuromuscular (compare com a parte B). A célula muscular aparece na parte inferior e contém miofibrilas estriadas (ver o Cap. 10). A membrana da fibra muscular projeta-se em numerosas dobras junctionais. O terminal do axônio é visto acima em uma seção longitudinal e contém vesículas sinápticas claras agrupadas em cachos sobre as regiões onde a membrana pré-sináptica é um pouco mais espessa que o usual, formando as zonas ativas. Grânulos mais densos e mitocôndrias ficam acima das zonas ativas. A fenda sináptica é preenchida por um mucopolissacarídeo amorfo. (Micrografia eletrônica de McMahan et al., 1972.)

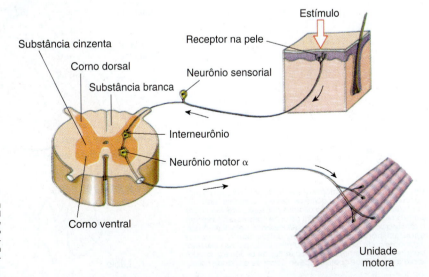

Fig. 6.42 Neurônios conectados por sinapses trabalham juntos para processar informação. Neste diagrama, um neurônio motor espinal α, cujo soma está localizado na medula espinal ventral, é parte de um arco reflexo com duas sinapses (chamado reflexo de flexão) no qual um estímulo nocivo aplicado à pele causa excitação de um neurônio motor que controla um músculo flexor. A via inclui um interneurônio entre os neurônios sensorial e motor. A ativação do neurônio motor causa contração das fibras musculares que ele inerva.

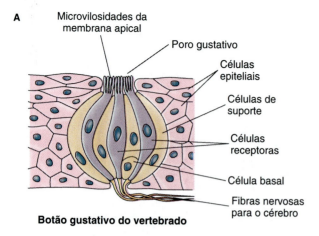

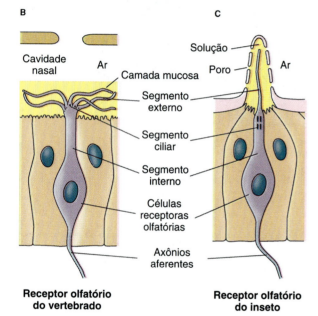

Fig. 7.20 Os órgãos quimiorreceptores consistem tipicamente em células receptoras rodeadas por estruturas de suporte. **(A)** Nos botões gustativos dos vertebrados, as células receptoras são rodeadas pelas células basais, que geram novas células receptoras, e pelas células de suporte. A transdução ocorre na membrana apical. As células receptoras não enviam axônios para o sistema nervoso central, embora possam produzir PA. Em vez disso, elas excitam sinapticamente neurônios aferentes que conduzem a informação ao sistema nervoso central. Ao contrário, os receptores olfatórios de vertebrados **(B)** e de insetos **(C)** enviam eles mesmos axônios aferentes primários ao SNC. As estruturas que são análogas entre os vertebrados e os insetos foram desenhadas similarmente nas partes B e C. Todos os três tipos de receptores estendem prolongamentos finos para dentro de uma camada mucosa que cobre o epitélio. Nos insetos, esses prolongamentos finos são dendritos verdadeiros. (Parte A adaptada de Murray e Murray, 1970; parte C adaptada de Steinbrecht, 1969.)

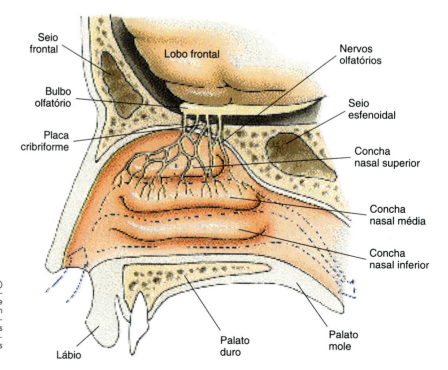

Fig. 7.23 Nos órgãos olfatórios dos vertebrados, o ar (ou a água) conduzindo substâncias odoríferas move-se passando pelos receptores olfatórios. O epitélio olfatório dos seres humanos cobre parte da superfície da passagem do ar no nariz. As setas indicam a rota seguida pelo ar quando ele é inspirado pelo nariz. A porção pontilhada das setas mostra o movimento do ar nos turbinados onde os receptores olfatórios estão localizados. Também indicam os remoinhos das correntes de ar que são criados sobre o epitélio que cobre o recesso dorsal da cavidade nasal.

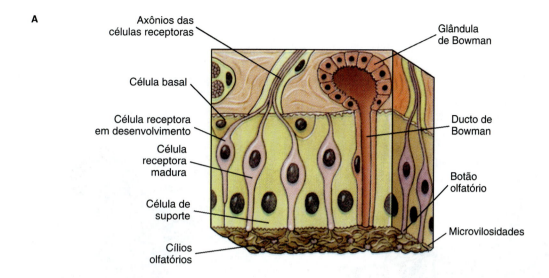

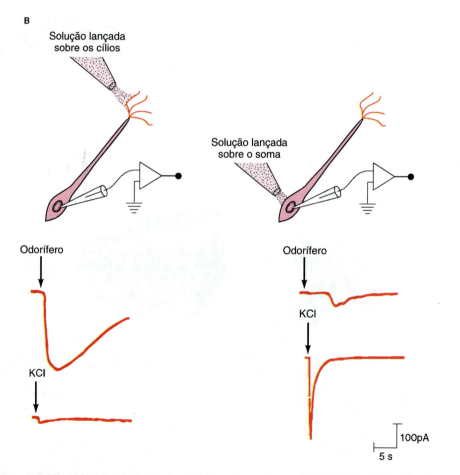

Fig. 7.24 Os receptores do epitélio olfatório dos vertebrados despolarizam-se em resposta a moléculas odoríferas. **(A)** Organização das células dentro do epitélio olfatório de mamíferos. **(B)** Resposta do esquema de um neurônio receptor olfatório de salamandra frente a um pulso focal de um odorífero. (*Esquerda*) Quando o pulso químico estimulante foi dirigido à membrana receptiva no cílio, ele produziu uma grande corrente (registro superior). Quando uma solução contendo alta concentração de K^+ foi focalizada sobre o mesmo local, a resposta foi pequena (registro inferior). (*Direita*) Quando o pulso químico estimulante foi dirigido para o soma, e não para os cílios, a resposta foi pequena (registro superior). Entretanto, quando a solução contendo alta concentração de K^+ foi dirigida para o soma, ela produziu uma grande resposta (registro inferior). (Parte A adaptada de Shepherd, 1994; parte B adaptada de Firestein et al., 1990.)

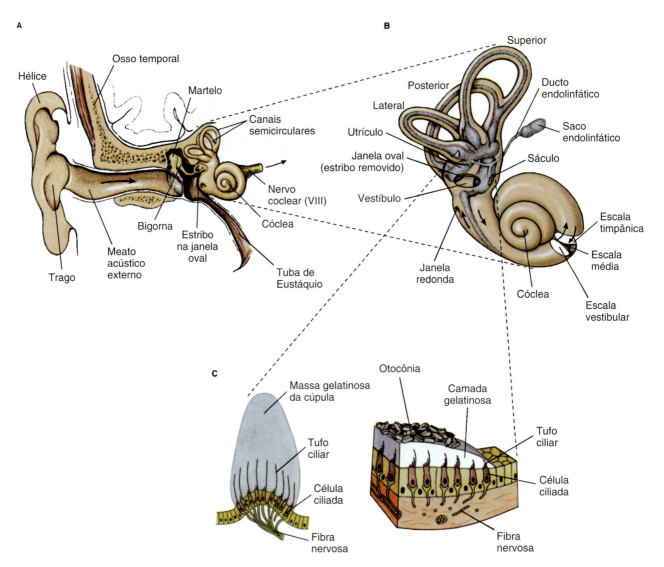

Fig. 7.31 Os órgãos auditivos humanos e os órgãos de equilíbrio estão localizados na orelha. **(A)** As principais partes da orelha. **(B)** Os canais semicirculares e a cóclea. O estribo foi removido para revelar a janela oval. A via seguida pelos sinais auditivos é mostrada pelas setas. Na extremidade direita, foi removida uma secção da cóclea para revelar a estrutura interna. (A Fig. 7.33 mostra esta estrutura em mais detalhes.) **(C)** Estrutura detalhada de duas partes dos órgãos de equilíbrio. Os cílios dos receptores de um canal semicircular estão mergulhados na cúpula gelatinosa. Quando o líquido se move no canal, a cúpula inclina os cílios (*esquerda*). Partículas chamadas otocônias repousam sobre os cílios dos receptores no sáculo (uma das máculas). Mudanças na posição da cabeça causam a mudança de posição das otocônias, mudando a inclinação dos cílios (*direita*). (Partes A e B adaptadas de Beck, 1971; parte C adaptada de Williams et al., 1995.)

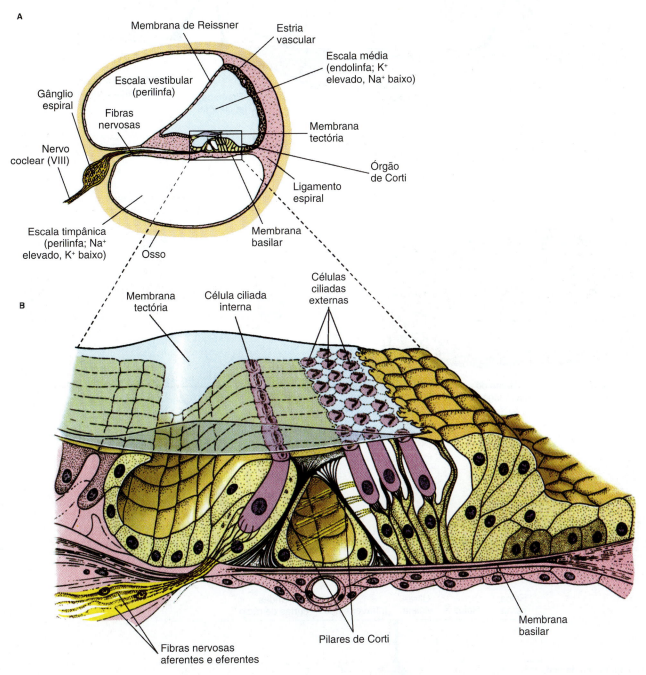

Fig. 7.33 Os estímulos sonoros são transduzidos por células ciliadas na cóclea. **(A)** Secção transversal do canal coclear, feita próxima do local ilustrado na Fig. 7.31B, mostrando as duas câmaras externas (a escala vestibular e a escala timpânica) e o órgão de Corti preso à membrana basilar no canal central. **(B)** Aumento do órgão de Corti. Os cílios das células ciliadas estão mergulhados na camada gelatinosa da membrana tectória, ao passo que seus corpos celulares estão fixados sobre a membrana basilar.

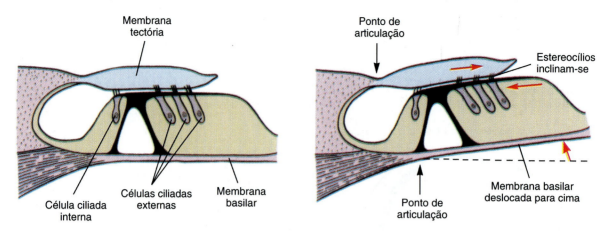

Fig. 7.34 O movimento da membrana basilar em relação à membrana tectória produz um deslocamento nos estereocílios das células ciliadas da cóclea. A membrana tectória desliza sobre o órgão de Corti, porque a membrana tectória e a membrana basilar movimentam-se em eixos dispostos em pontos diferentes quando elas são deslocadas pelas ondas viajantes ao longo da cóclea. Os movimentos foram muito exagerados neste diagrama. (Adaptado de Davis, 1968.)

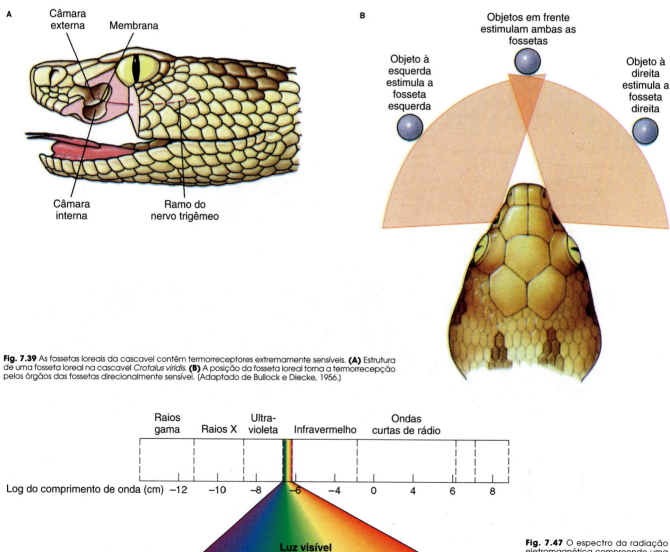

Fig. 7.39 As fossetas loreais da cascavel contêm termorreceptores extremamente sensíveis. **(A)** Estrutura de uma fosseta loreal na cascavel *Crotalus viridis*. **(B)** A posição da fosseta loreal torna a termorrecepção pelos órgãos das fossetas direcionalmente sensível. (Adaptado de Bullock e Diecke, 1956.)

Fig. 7.47 O espectro da radiação eletromagnética compreende uma larga faixa de energia que é detectada por várias modalidades sensoriais. A maioria dos receptores visuais detecta a energia na faixa visível, mas alguns podem detectar também dentro do ultravioleta. Os órgãos da fosseta de algumas cobras podem detectar a radiação infravermelha. (Adaptado de Lehninger, 1993.)

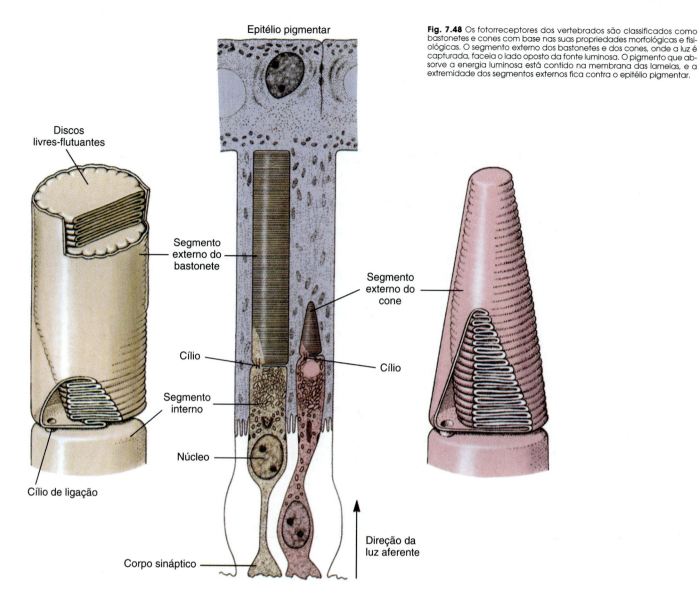

Fig. 7.48 Os fotorreceptores dos vertebrados são classificados como bastonetes e cones com base nas suas propriedades morfológicas e fisiológicas. O segmento externo dos bastonetes e dos cones, onde a luz é capturada, faceia o lado oposto da fonte luminosa. O pigmento que absorve a energia luminosa está contido na membrana das lamelas, e a extremidade dos segmentos externos fica contra o epitélio pigmentar.

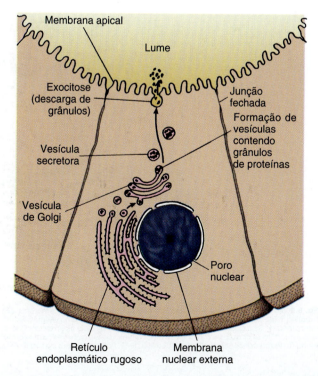

Fig. 8.2 As proteínas secretoras são sintetizadas no retículo endoplasmático rugoso (RE), transferidas em vesículas para o complexo de Golgi e liberadas na superfície apical. Depois que as proteínas estão concentradas em vesículas secretoras, as vesículas movem-se e se fundem com a membrana da superfície apical, liberando seu conteúdo no lume da glândula por exocitose.

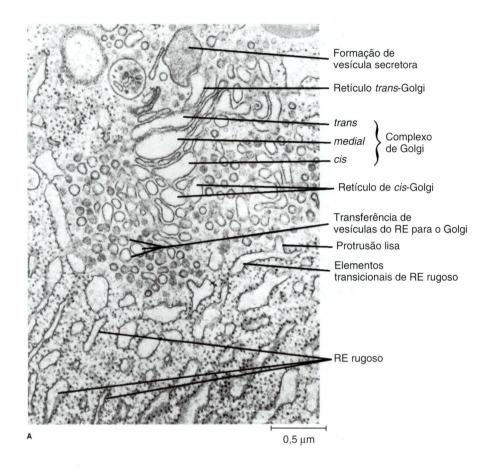

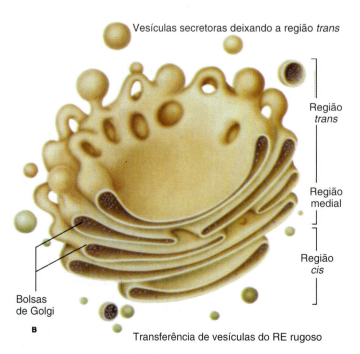

Fig. 8.5 Vesículas intracelulares transportam proteínas secretoras de membrana. **(A)** Micrografia eletrônica do complexo de Golgi e do RE rugoso em uma célula pancreática exócrina. Note as camadas empilhadas do complexo de Golgi e uma vesícula secretora formadora, bem como as vesículas de transferência que levam proteínas secretoras e de membrana do RE rugoso para o complexo de Golgi. **(B)** Modelo tridimensional do complexo de Golgi e vesículas intracelulares. Vesículas de transferência que derivaram do RE rugoso fundem-se com as membranas *cis* do complexo de Golgi. As vesículas secretoras que derivam de bolsas nas membranas *trans* armazenam proteínas secretoras e de membrana na forma concentrada. (Parte A cortesia de G. Palade; parte B de Lodish et al., 1995, segundo um modelo de J. Kephardt.)

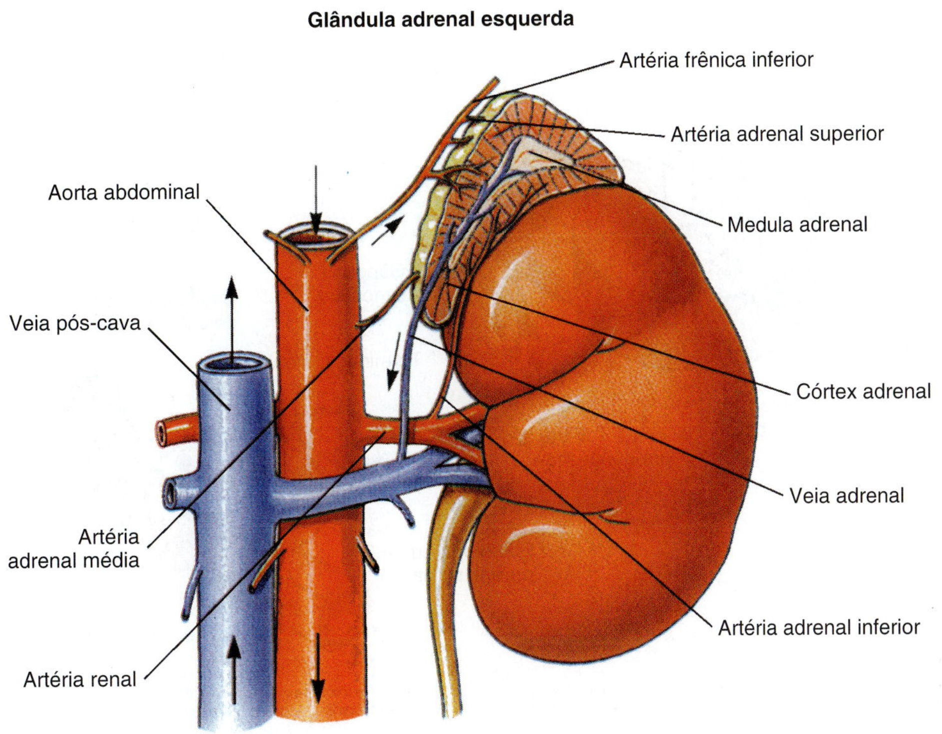

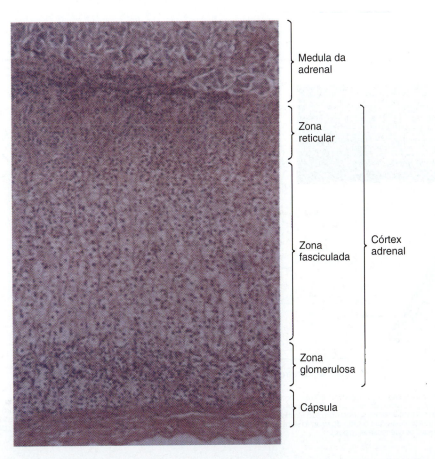

Fig. 8.11 As glândulas adrenais em mamíferos são fixadas nas terminações rostrais dos rins. Duas artérias entram nas glândulas através da cápsula e se ramificam em vasos menores, que se dirigem para a medula localizada centralmente. Assim, hormônios produzidos no córtex e liberados no sangue são dirigidos para a medula, que é drenada pela veia frênica inferior.

Fig. 8.12 Glândulas adrenais de mamíferos apresentam córtex e medula identificáveis, que produzem diferentes hormônios. Esta micrografia óptica revela a cápsula externa, as três camadas concêntricas do córtex e a medula subjacente. A zona glomerulosa, a camada cortical mais externa, secreta mineralocorticóides; a zona fasciculada e a zona reticular secretam glicocorticóides. A medula da adrenal secreta duas catecolaminas: epinefrina e norepinefrina. (Cortesia de Frederic H. Martini.)

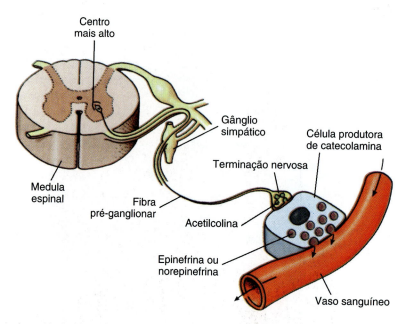

Fig. 8.15 A secreção de hormônios pela medula da adrenal é regulada pelos estímulos neurais. Axônios de nervos simpáticos originados na medula espinal passam através dos gânglios simpáticos sem a formação de sinapse, o que farão nas células produtoras de catecolaminas. A acetilcolina liberada dessas terminações nervosas pré-ganglionares estimula a secreção de hormônios medulares.

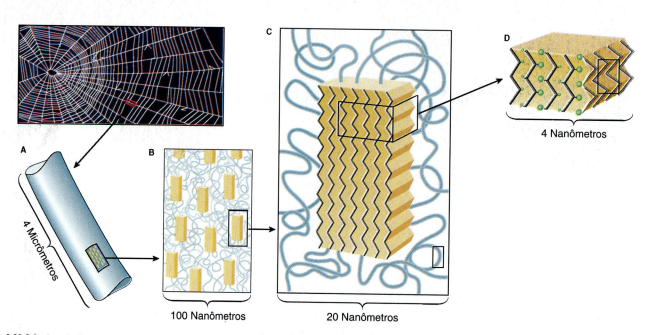

Fig. 8.20 O fio de seda de aranha **(A)** é um material complexo composto de cristais de alfa-queratina embutidos numa matriz desordenada de cadeias de aminoácidos **(B e C)**. Cada cristal de alfa-queratina é composto de muitas cadeias de aminoácidos que são comprimidas em uma estrutura semelhante a acordeão chamada lâmina pregueada β **(D)**. O desalinho contraído da matriz fornece seda com sua elasticidade. A maioria do que é conhecido sobre a estrutura molecular da seda vem de estudos da seda do bicho-da-seda. Nesta ilustração, presume-se que a seda da aranha se assemelha à do bicho-da-seda. (Adaptado de "Teias de Aranha e Sedas", por Fritz Vollrath. Copyright © 1992 por Scientific American, Inc. Todos os direitos reservados.)

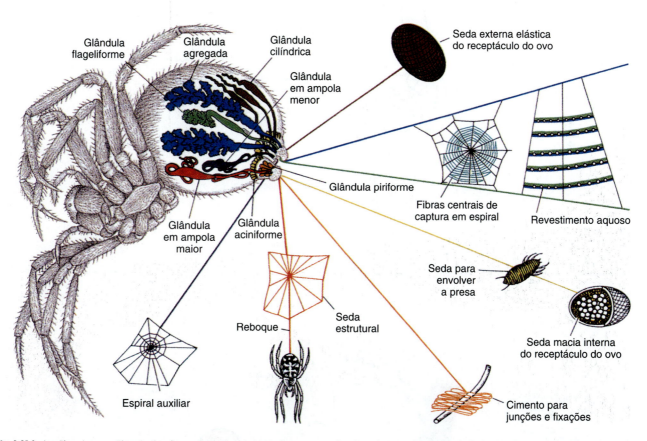

Fig. 8.21 Sedas diferentes com diferentes funções podem ser produzidas pela mesma aranha. A aranha que cruza jardim, *A. diadematus*, tem sete glândulas abdominais diferentes, e cada uma produz seda com uma matriz de aminoácidos característica. As várias glândulas abrem-se em poros comuns, mas a seda de apenas uma glândula é expelida de cada vez. Pela ligação de uma glândula a outra, uma aranha pode produzir a seda apropriada para o trabalho a mão. (Adaptado de "Teias de Aranha e Sedas", por Fritz Vollrath. Copyright © 1992 por Scientific American, Inc. Todos os direitos reservados.)

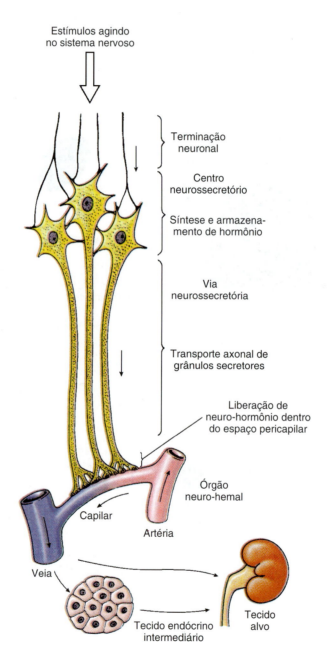

Fig. 9.3 Neuro-hormônios são liberados das terminações de células neurossecretoras num leito de capilares, formando um órgão neuro-hemal. Após a entrada na corrente sanguínea, alguns neuro-hormônios (p. ex., ocitocina) agem diretamente num órgão alvo somático, mas a maioria ativa uma glândula endócrina intermediária, estimulando a secreção de outros hormônios que atuam no tecido alvo.

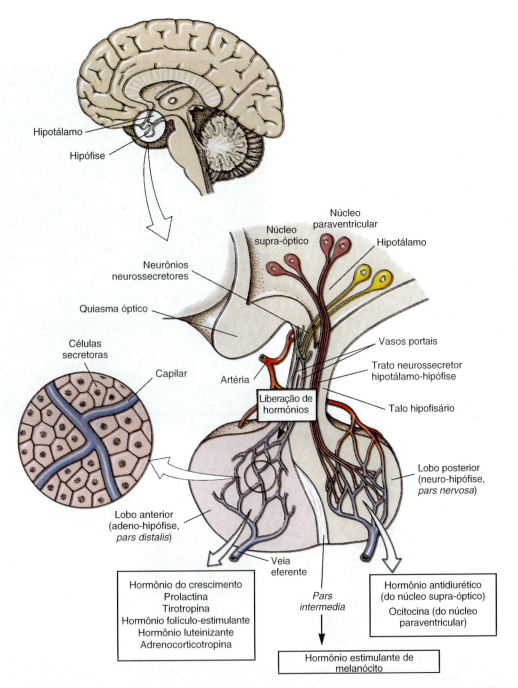

Fig. 9.5 A secreção hormonal da glândula pituitária de primata (hipófise) é controlada pelo hipotálamo. O lobo anterior da glândula pituitária (adeno-hipófise) consiste na *pars distalis*, na *pars intermedia* e na *pars tuberalis*. (A *pars tuberalis*, não mostrada, consiste em uma fina camada de células que circunda a base da pituitária.) O lobo posterior (neuro-hipófise), uma extensão do cérebro, consiste em tecido neural, enquanto o lobo anterior consiste em tecido glandular não-neural. Hormônios liberadores ou inibidores de liberação secretados pelas terminações neurossecretoras hipotalâmicas na eminência média são transportados por vasos porta (sistema hipotalâmico porta-hipofisário) para a glândula pituitária anterior, onde estimulam (ou inibem) a secreção de vários hormônios glandulares. Dois neuro-hormônios produzidos em corpos celulares hipotalâmicos são liberados das terminações das células neurossecretoras nas glândulas pituitárias posteriores.

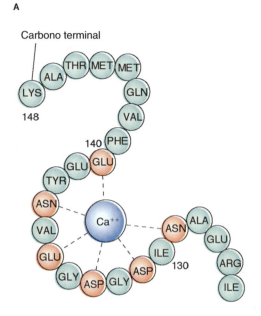
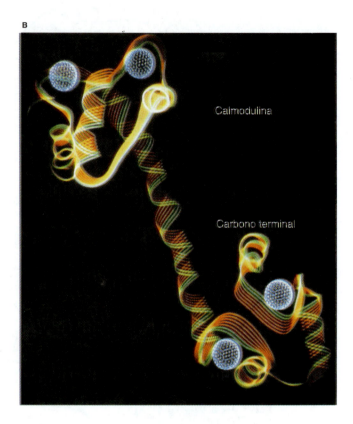
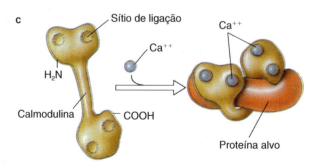

Fig. 9.17 A calmodulina, uma proteína citossólica com quatro sítios de ligação ao Ca^{++}, forma o complexo Ca^{++}/calmodulina, um importante regulador intracelular. **(A)** Seqüência de aminoácidos do sítio ligado ao Ca^{++} na terminação C da calmodulina. Cada sítio de ligação contém resíduos de aspartato, glutamato e asparagina, mostrado em laranja, cujas cadeias laterais formam ligações iônicas com um íon Ca^{++}, formando uma alça na coluna dorsal. Outros sítios de ligação também contêm resíduos de treonina e serina, cuja cadeia lateral de átomos de oxigênio também se associa ao íon Ca^{++}. **(B)** Modelo da molécula de calmodulina com quatro íons Ca^{++} ligados (esferas azuis). **(C)** Diagrama ilustrando alteração conformacional induzida por Ca^{++} na calmodulina. A calmodulina passa por uma alteração conformacional quando todos os quatro sítios ligadores de Ca^{++} estão ocupados. O complexo Ca^{++}/calmodulina resultante pode ligar-se a numerosas proteínas alvos, modulando sua atividade. (Parte B cortesia de Y.S. Babu e W.J. Cook; partes A e C adaptadas de Lodish et al., 1995.)

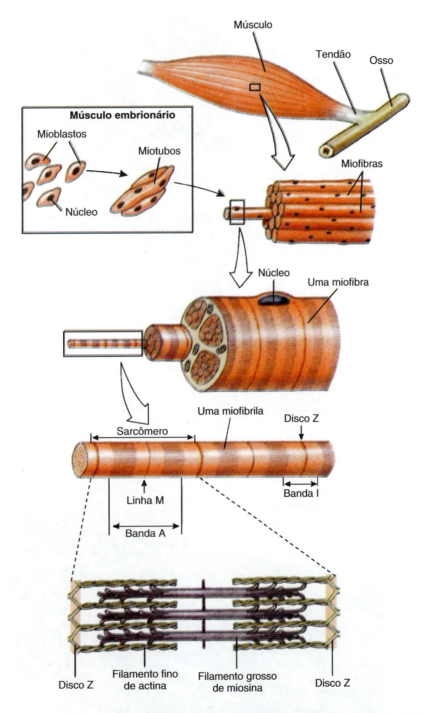

Fig. 10.1 Todos os músculos esqueléticos de vertebrados são organizados em uma hierarquia estereotipada. O órgão chamado músculo consiste em fibras multinucleadas paralelas, cada uma das quais contém muitas miofibrilas. Os músculos são ligados aos ossos ou a outros pontos de ancoragem através de feixes de tecido conjuntivo chamados tendões. Cada fibra muscular é derivada embriologicamente de um grupo de mioblastos que se funde e forma miotubos. Um miotubo então sintetiza as proteínas características das fibras musculares e se diferencia na forma adulta. As miofibrilas são formadas em sarcômeros, dispostos em seqüência. Cada sarcômero contém filamentos finos de actina e filamentos grossos de miosina, que se interdigitam em uma inter-relação geométrica precisa (ver a Fig. 10.3). Os filamentos finos estão ancorados em regiões chamadas discos Z. (Adaptado de Lodish et al., 1995.)

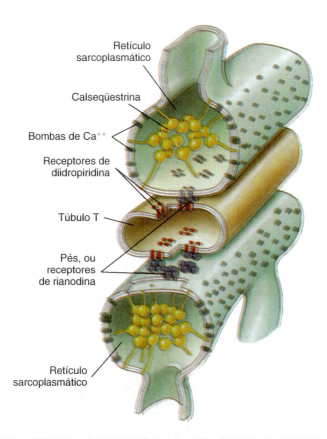

Fig. 10.25 Em uma tríade intacta, várias moléculas contribuem para o controle do cálcio mioplasmático. O receptor de diidropiridina sensível a voltagem e o receptor de rianodina trabalham juntos ligando a despolarização do túbulo T à abertura de canais seletivos de cálcio na membrana do RS por onde o Ca^{++} se move do lume do RS para dentro do mioplasma. Os pés dos receptores de rianodina estendem-se para a fenda entre os túbulos T e o retículo sarcoplasmático. Uma ATPase de cálcio (bomba de cálcio) na membrana do RS recapta o Ca^{++} do mioplasma, e a calseqüestrina dentro do RS combina-se com o Ca^{++}, reduzindo a concentração de Ca^{++} iônico livre dentro do RS. (Adaptado de Block et al., 1988.)

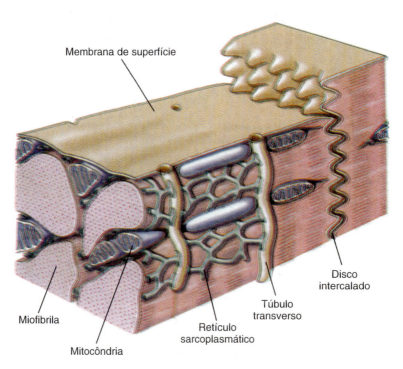

Fig. 10.50 O músculo cardíaco ventricular de mamífero adulto tem um extenso retículo sarcoplasmático. As células são conectadas eletricamente através de discos intercalados, nos quais as extensas membranas de células vizinhas são ligadas por numerosas junções abertas e desmossomos. (Adaptado de Threadgold, 1967.)

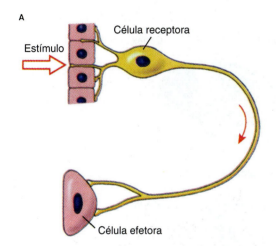
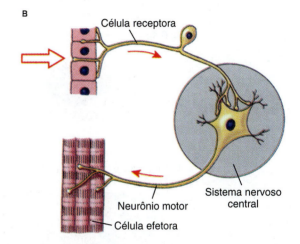
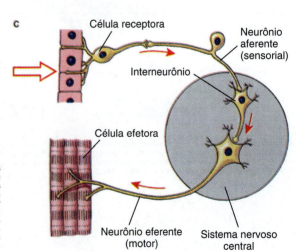

Fig. 11.1 Em arcos reflexos simples, receptores sensoriais ativam células efetoras através de um pequeno número de sinapses. **(A)** Neste reflexo primitivo, a célula receptora inerva diretamente e ativa uma célula efetora. Algumas células quimiorreceptoras na faringe do nematóide *C. elegans* provavelmente executam esta função. **(B)** Um arco reflexo monossináptico consiste em um neurônio receptor que faz sinapse com um neurônio motor, o qual por sua vez ativa fibras musculares. Este tipo de reflexo é chamado monossináptico porque ele inclui apenas uma única sinapse dentro do sistema nervoso central. **(C)** Este reflexo mais complicado utiliza várias sinapses em série. Na parte B e C, os círculos escurecidos englobam a parte do reflexo que fica dentro do sistema nervoso central.

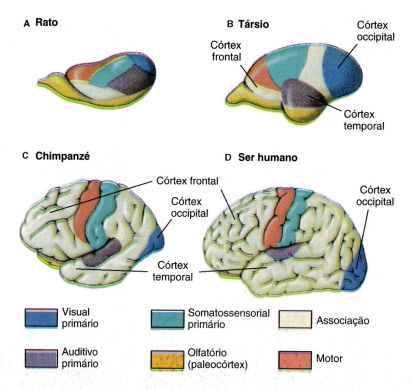

Fig. 11.11 O córtex cerebral dos mamíferos é composto por regiões que têm funções específicas. Vistas laterais do córtex cerebral de quatro diferentes mamíferos, mostrando as divisões funcionais no córtex. As regiões que têm função puramente sensorial ou puramente motora estão coloridas. As regiões não coloridas têm funções de "associação". Note que a quantidade relativa de córtex de associação aumenta do rato para os seres humanos. As regiões frontal, temporal e occipital são indicadas nos três cérebros de primatas. Em todos os desenhos, a porção posterior do cérebro está à direita.

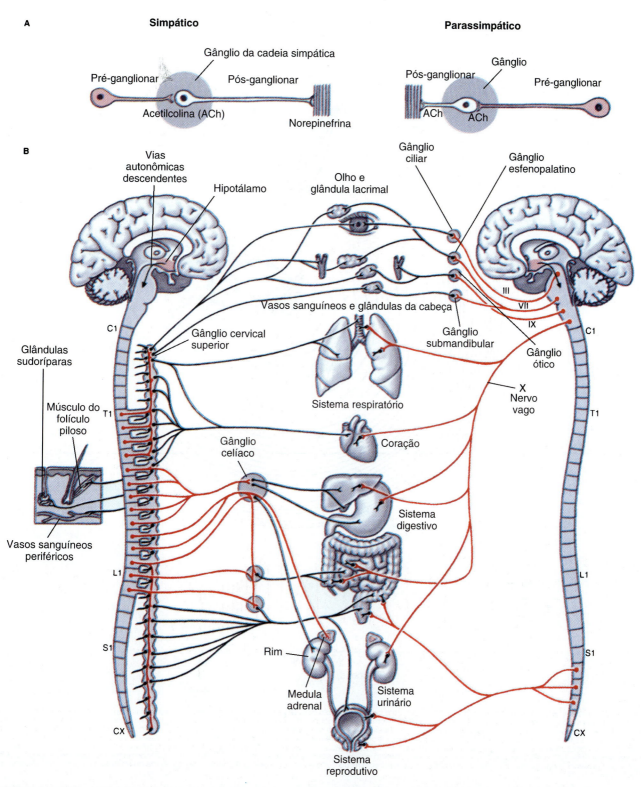

Fig. 11.15 As duas divisões do sistema nervoso autônomo compartilham muitos alvos. **(A)** As divisões simpática e parassimpática inervam seus alvos por meio de uma cadeia de dois neurônios. O soma de cada neurônio pré-ganglionar situa-se dentro do sistema nervoso central. O neurônio pré-ganglionar faz sinapse no gânglio periférico com neurônios pós-ganglionares que contactam seus órgãos alvos. As duas divisões diferem farmacologicamente. Os neurônios pré-ganglionares de ambas as divisões são colinérgicos. Os neurônios pós-ganglionares da divisão parassimpática também são colinérgicos, mas os neurônios pós-ganglionares do sistema simpático são adrenérgicos, primariamente usando norepinefrina como seu transmissor. Abreviação: ACh, acetilcolina. **(B)** Locais e alvos dos ramos dos neurônios do sistema nervoso autônomo pré- e pós-ganglionares do simpático (*esquerda*) e do parassimpático (*direita*). Os neurônios pré-ganglionares são coloridos; os neurônios pós-ganglionares são mostrados como linhas pretas. Este diagrama ilustra o sistema nervoso autônomo humano, mas o sistema é semelhante na maioria dos vertebrados. Abreviações: C1, primeiro segmento cervical da medula espinal; T1, primeiro segmento torácico; L1, primeiro segmento lombar; S1, primeiro segmento sacral; CX, segmento coccígeo. No sistema nervoso parassimpático, várias vias trafegam pelos nervos cranianos, que são indicados por algarismos romanos.

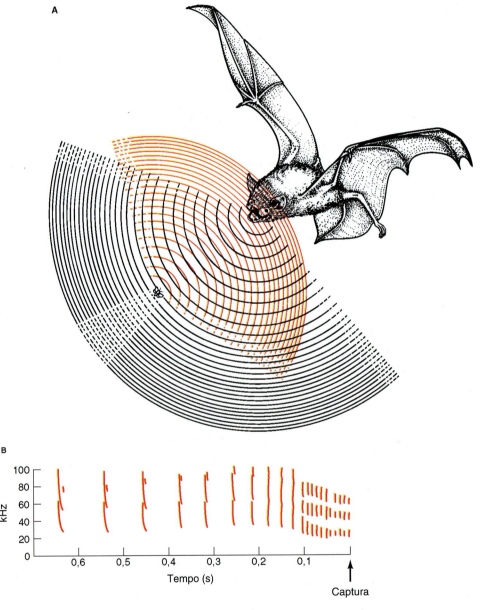

Fig. 11.20 Os morcegos encontram e capturam sua presa usando a localização pelo eco. **(A)** Figura de um pequeno morcego marrom, que tem estruturas especializadas no focinho e nos pavilhões auditivos das orelhas. O morcego emite um som de freqüência modulada, que é refletido nos objetos do seu ambiente, incluindo os insetos que ele está caçando. O espaçamento das curvas neste desenho indica a mudança de freqüência dos sons emitidos e refletidos durante a duração de um pulso sonoro. Somente pequena fração do som emitido (curvas pretas) é refletida de volta para o morcego (curvas vermelhas) e somente pequena fração do som refletido é interceptada pelo morcego. **(B)** Três fases de localização pelo eco na perseguição de um inseto pelo morcego *Eptesicus*. Na fase inicial, os gritos são distanciados no tempo e varrem o ambiente com freqüências decrescentes entre 100 e cerca de 40 kHz. Quando o morcego detecta um inseto, os gritos tornam-se mais freqüentes, ainda varrendo na mesma faixa de freqüências. Quando estão mais próximos, os gritos mudam para um zumbido, com um período muito curto entre cada grito e uma faixa de freqüência de varredura menor. (Parte B adaptada de Simmons et al., 1979.)

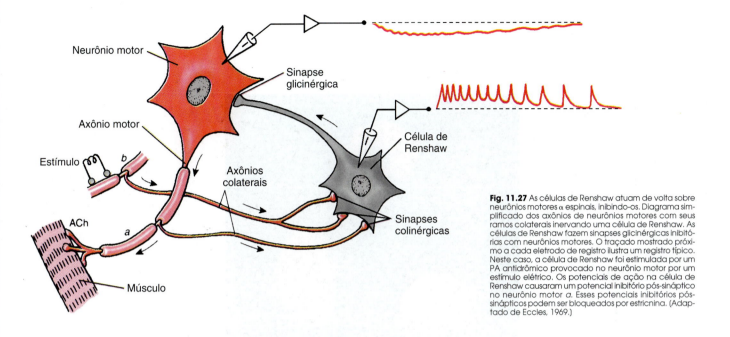

Fig. 11.27 As células de Renshaw atuam de volta sobre neurônios motores α espinais, inibindo-os. Diagrama simplificado dos axônios de neurônios motores com seus ramos colaterais inervando uma célula de Renshaw. As células de Renshaw fazem sinapses glicinérgicas inibitórias com neurônios motores. O traçado mostrado próximo a cada eletrodo de registro ilustra um registro típico. Neste caso, a célula de Renshaw foi estimulada por um PA antidrômico provocado no neurônio motor por um estímulo elétrico. Os potenciais de ação na célula de Renshaw causaram um potencial inibitório pós-sináptico no neurônio motor *a*. Esses potenciais inibitórios pós-sinápticos podem ser bloqueados por estricnina. (Adaptado de Eccles, 1969.)

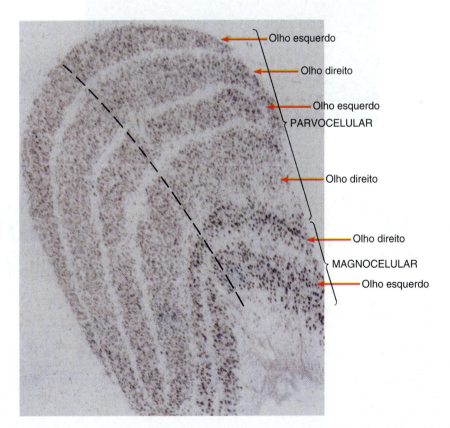

Fig. 11.37 As células do corpo geniculado lateral dos mamíferos estão organizadas em camadas, cada uma das quais recebendo informações de somente um olho. Secção histológica do corpo geniculado lateral esquerdo de um macaco asiático; a secção é paralela à face. As células das quatro camadas externas têm soma pequeno e são chamadas parvocelulares. As células das camadas mais profundas são magnocelulares. No geniculado lateral esquerdo, todas as células recebem informações sobre o campo visual direito. Além disso, a camada mais externa recebe impulsos apenas do olho esquerdo, enquanto que as células da camada seguinte recebem impulsos apenas do olho direito, e assim por diante. Um eletrodo de registro passado de uma camada para outra revela que as células ao longo do caminho indicado pela linha tracejada respondem precisamente à mesma localização no espaço visual, mas o olho que recebe a informação alterna-se. (Adaptado de Hubel, 1995.)

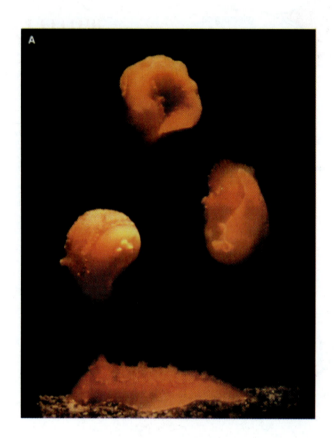

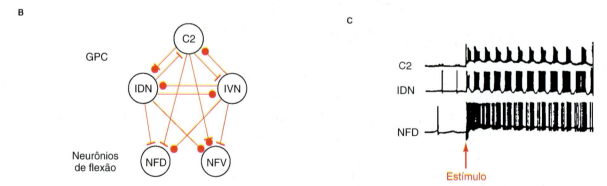

Fig. 11.52 A natação do molusco nudibrânquio *Tritonia* é controlada por um gerador de padrão central que consiste em três tipos de neurônios. **(A)** Se a *Tritonia* é assustada (como por exemplo pela estrela-do-mar comedora de nudibrânquios), ela se eleva do substrato e nada ritmicamente contraindo os músculos flexores dorsal e ventral. **(B)** Três tipos de neurônios interconectados agem juntos para gerar o padrão motor de natação. Uma sinapse excitatória é representada por uma barra; uma sinapse inibitória é representada por um círculo sólido; a combinação dos dois símbolos representa uma sinapse multifuncional. As propriedades da membrana e as interações sinápticas determinam o padrão motor de natação, que muda se estes parâmetros mudam. **(C)** Registros da atividade dos neurônios geradores de padrão central da natação (GPC) em um cérebro isolado após a estimulação elétrica do nervo pedal. Abreviações: C2, neurônio cerebral; IDN, interneurônios dorsais de natação; IVN, interneurônios ventrais de natação; NFD, neurônios de flexão dorsais; NFV, neurônios de flexão ventrais. (Parte A cortesia de P. Katz; partes B e C adaptadas de Katz et al., 1994.)

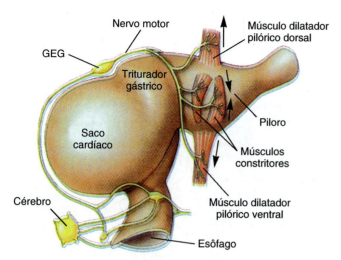

Fig. 11.54 O sistema nervoso estomatogástrico controla a atividade do esôfago, do triturador gástrico e do piloro na lagosta. O gânglio estomatogástrico (GEG, um dos quatro gânglios no sistema) contém apenas 30 neurônios, a maioria dos quais é de neurônios motores e todos os quais já foram identificados e caracterizados. Os impulsos desses neurônios controlam a contração de músculos que causam a deglutição, a mastigação e a movimentação do alimento pelo restante do sistema digestivo. (São mostrados os músculos que controlam o piloro. Músculos constritores fecham o piloro, impedindo a saída da comida. Músculos dilatadores abrem o piloro, permitindo a movimentação da comida para o próximo segmento do sistema digestivo. Esses músculos recebem impulsos dos neurônios do GEG.) (Adaptado de Hall, 1992.)

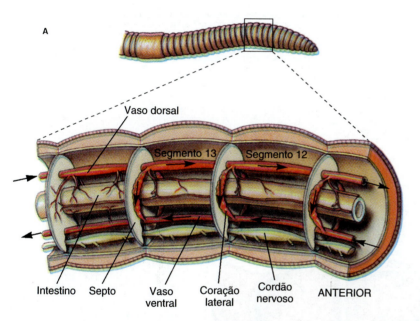

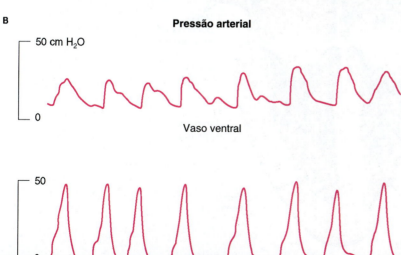

Fig. 12.1 Na minhoca gigante, *Megascolides australis*, as contrações peristálticas do vaso dorsal e o bombeamento pelos corações laterais são ambos importantes para movimentar o sangue. **(A)** O sangue flui do vaso dorsal até os corações laterais, presentes nos 13 segmentos anteriores, e então é bombeado até o vaso ventral. **(B)** O pico de pressão do sangue é cerca de duas vezes mais alto no vaso dorsal, em razão de suas contrações peristálticas, do que no vaso ventral. (Adaptado de Jones et al., 1994.)

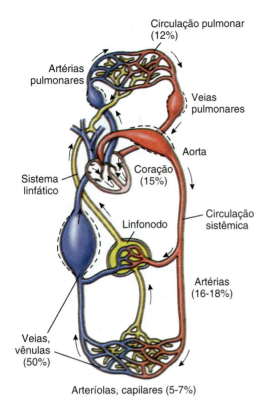

Fig. 12.3 A circulação fechada em mamíferos inclui um coração completamente dividido, que permite pressões diferentes nas porções pulmonar e sistêmica. Esse diagrama ilustra os principais componentes da circulação em mamíferos, com sangue oxigenado no sistema somático e o sistema pulmonar mostrado em vermelho e o sangue desoxigenado mostrado em azul. O sistema linfático associado (amarelo) retorna o líquido do espaço extracelular para a corrente sanguínea pelo ducto torácico. As percentagens indicam a proporção relativa de sangue nas diferentes partes da circulação. O sistema linfático e os nodos linfáticos associados também desempenham um papel chave na resposta imune.

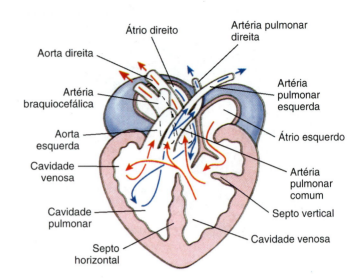

Fig. 12.19 Nos corações dos não-crocodilianos (quelonianos), o ventrículo é parcialmente dividido por um septo horizontal em cavidade venosa e cavidade pulmonar ventral. A artéria pulmonar comum origina-se da cavidade pulmonar, ao passo que as artérias sistêmicas originam-se da cavidade venosa. Neste plano ventral do coração da tartaruga, as setas indicam esquematicamente o movimento do sangue oxigenado (setas vermelhas) e do sangue desoxigenado (setas azuis), mas não representam o fluxo das correntes sanguíneas separadas através do coração. (Adaptado de Shelton e Burggren, 1976.)

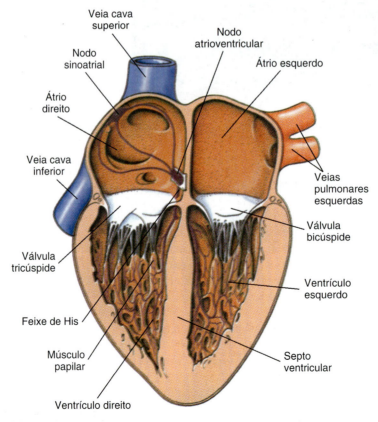

Fig. 12.4 O coração com múltiplas câmaras de mamíferos permite que a pressão aumente quando o sangue se move do lado venoso para o arterial. Este corte longitudinal representa a porção posterior do coração humano com as vias de impulso mostradas em cor. Os impulsos originados no marcapasso localizado no nodo sinoatrial espalham-se pelo nodo atrioventricular, de onde são transmitidos para os ventrículos. As células do marcapasso em alguns invertebrados são células nervosas modificadas; em outros invertebrados e em todos os vertebrados, elas são geralmente descritas como fibras musculares modificadas. (Adaptado de E. F. Adolph, 1967. Copyright © 1967 por Scientific American, Inc. Todos os direitos reservados.)

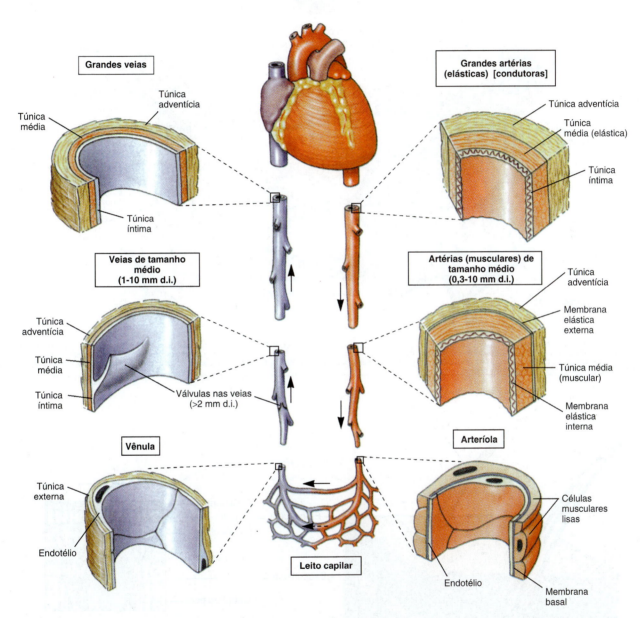

Fig. 12.27 Na circulação periférica de mamífero, o sangue flui do coração através de artérias progressivamente menores, então através da microcirculação e finalmente de volta para o coração pelas veias progressivamente maiores. Uma camada de células endoteliais, o endotélio, reveste o lume de todos os vasos. Nos grandes vasos, o endotélio é envolvido por uma camada muscular (túnica média) e uma camada fibrosa externa (túnica adventícia). d.i., diâmetro interno. (Adaptado de Martini e Timmons, 1995.)

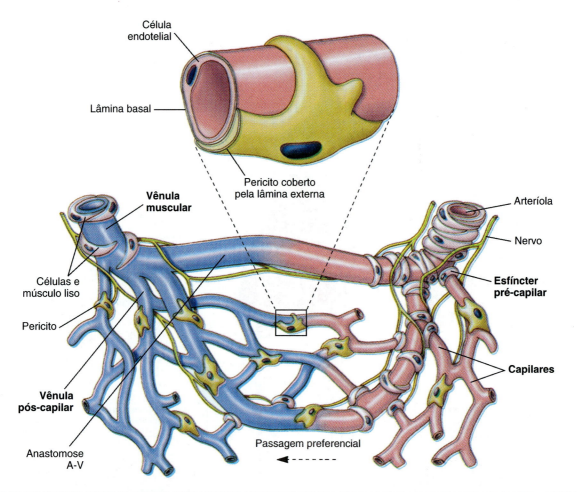

Fig. 12.36 O leito microcirculatório consiste em pequenas artérias (arteríolas), capilares e vênulas. Os capilares consistem em uma única camada de células endoteliais circundadas por uma membrana basal e têm ocasionalmente células pericíticas contráteis em volta deles. O fluxo direto do sistema arterial para o venoso pode ocorrer através de canais* de passagem direta, mas a maioria do sangue flui através de uma rede de capilares. O esfíncter pré-capilar ajuda a regular o fluxo no leito capilar. Veja também as Figs. 12.27 e 12.37. (*N.T.: Também chamados canais preferenciais.)

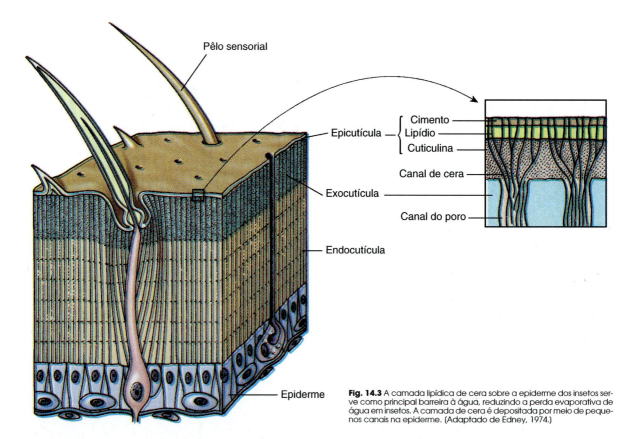

Fig. 14.3 A camada lipídica de cera sobre a epiderme dos insetos serve como principal barreira à água, reduzindo a perda evaporativa de água em insetos. A camada de cera é depositada por meio de pequenos canais na epiderme. (Adaptado de Edney, 1974.)

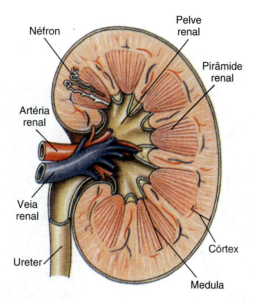

Fig. 14.13 As unidades funcionais do rim de mamíferos, chamadas de néfrons, são arranjadas de forma radiada dentro das pirâmides renais. A extremidade distal de cada néfron dentro da pirâmide esvazia-se em um ducto coletor, que passa por uma papila e vai para o cálice. Os cálices renais drenam para uma cavidade central chamada de pelve renal. A urina passa da pelve para o ureter, que a leva para a bexiga. Neste desenho, de secção transversa, somente um néfron é mostrado, embora cada pirâmide contenha muitos néfrons.

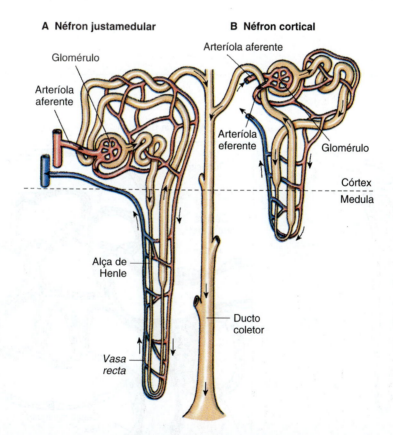

Fig. 14.14 O néfron de mamífero é uma longa estrutura tubular, que é fechada no seu início na cápsula de Bowman mas aberta no seu término, onde se esvazia em um ducto coletor. O túbulo renal e o ducto coletor são mostrados em amarelo; os elementos vasculares, em vermelho ou azul. Os néfrons justamedulares **(A)** têm alça de Henle longa, que passa profundamente na medula renal e é associada com os *vasa recta*. O sangue passa primeiro pelos capilares dos glomérulos e então flui pelas alças dos *vasa recta*, que mergulham na medula do rim junto com a alça de Henle. Os néfrons corticais mais comuns **(B)** têm alça de Henle curta, somente pequena porção da alça entra na medula e os *vasa recta* estão ausentes. Nesses néfrons, o sangue passa da arteríola aferente para os capilares glomerulares e então deixa o néfron pela arteríola eferente.

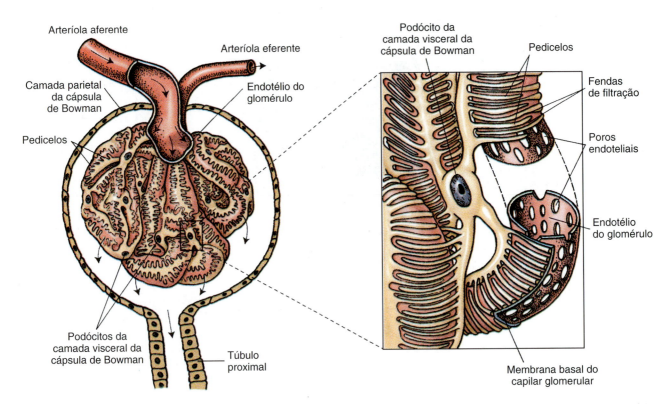

Fig. 14.19 A superfície interna (visceral) da cápsula de Bowman é especializada na filtração do sangue nos capilares glomerulares. **(A)** Visão geral do glomérulo. Os podócitos que compõem a camada visceral têm longas projeções, chamadas pedicelos, que cobrem o epitélio vascular. **(B)** Maior aumento da parte A mostrado em um quadro. Substâncias vindas do sangue passam pelos poros endoteliais, cruzam a membrana basal e então passam pelas fendas de filtração entre os pedicelos.

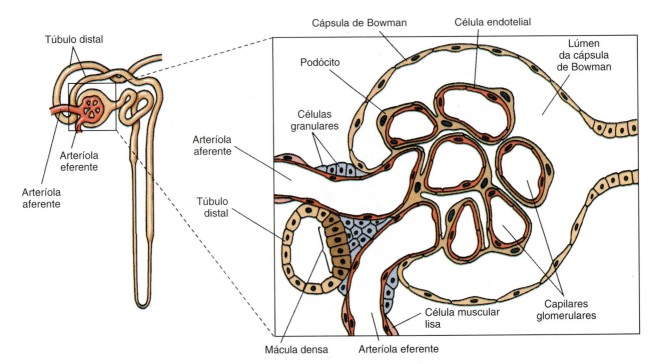

Fig. 14.20 O aparelho justamedular desempenha um papel chave no controle do fluxo de sangue através do glomérulo. Esta estrutura é composta de vários tipos de células incluindo células modificadas do túbulo distal, que constituem a mácula densa, células secretoras justaglomerulares na parede da arteríola aferente e células granulares. (Adaptado de Sherwood, 1993.)

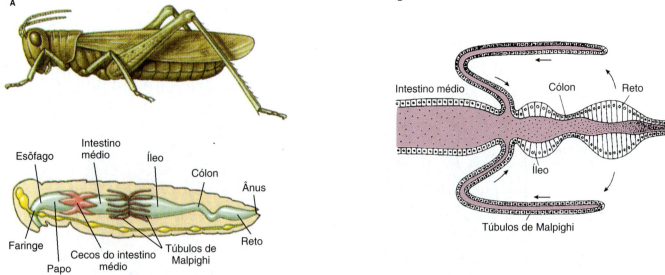

Fig. 14.45 A osmorregulação em insetos envolve um mecanismo de secreção-reabsorção. **(A)** Visão lateral externa e corte longitudinal de um gafanhoto. **(B)** Diagrama simplificado mostrando a relação dos túbulos de Malpighi com o trato gastrointestinal do gafanhoto. A pré-urina é produzida por secreção na luz dos túbulos de Malpighi, que ficam na hemocele que contém sangue. A pré-urina flui para o reto, onde ela é concentrada pela reabsorção de água; embora os íons também sejam reabsorvidos, a urina excretada é hipertônica em relação à hemolinfa. As setas indicam a via circular da água e o movimento de íons. O corpo do inseto contém numerosos túbulos de Malpighi, embora somente dois deles estejam mostrados.

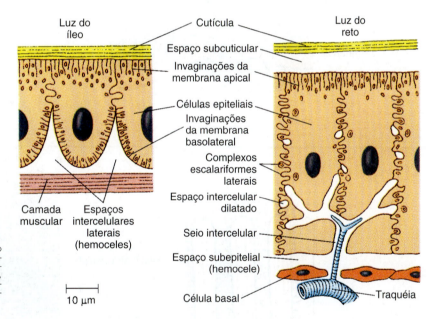

Fig. 14.46 O trato digestivo posterior dos insetos é especializado no transporte de água e íons do lúmen para a hemocele circundante. Aqui são mostradas a organização estrutural e as dimensões macroscópicas do epitélio do íleo e do reto de gafanhoto, ambos envolvidos em reabsorção. Note o pregueamento extensivo da membrana apical os extensos espaços laterais intercelulares. (Adaptado de Irvine et al., 1988.)

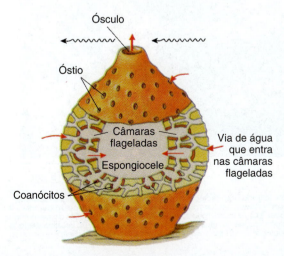

Fig. 15.2 Fluxo de água em uma forma organizada através de esponjas siconóides. Neste corte diagramático, as setas vermelhas indicam o fluxo de água. Uma proporção significativa desse fluxo resulta de redução na pressão hidrostática no ósculo em virtude do efeito de Bernoulli, produzido pelas correntes transversas de água (setas pretas) que fluem sobre o ósculo em alta velocidade. O fluxo de água é também gerado pela atividade de coanócitos flagelados que recobrem as câmaras flageladas (e dão a elas seu nome). Os coanócitos são encontrados nas regiões das câmaras flageladas destacadas em vermelho. A água que entra na esponja através do óstio passa através das câmaras flageladas e vai para a cavidade mais interna, a espongiocele. Os nutrientes são então absorvidos por células individuais através de endocitose. (Adaptado de Hyman, 1940; Vogel, 1978.)

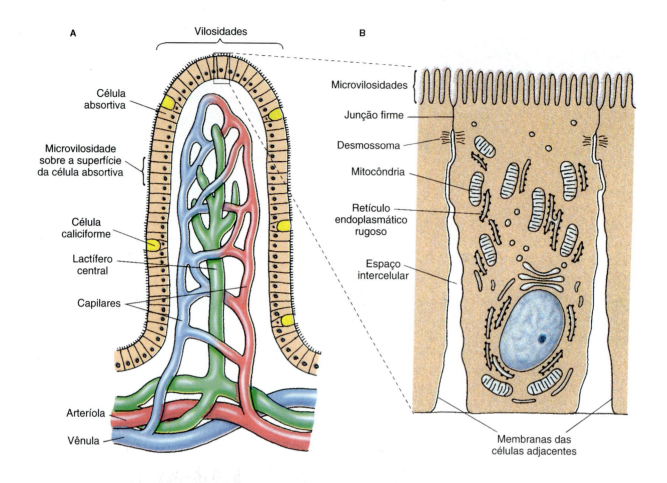
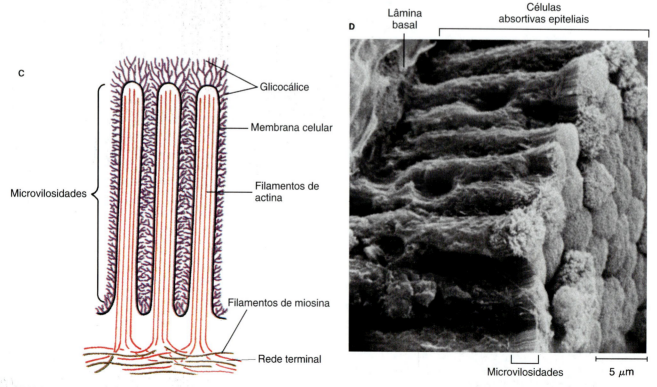

Fig. 15.21 O revestimento do intestino delgado dos mamíferos tem uma microanatomia complexa especializada para secreção e absorção. A superfície luminal é mostrada em cores. **(A)** Uma vilosidade coberta com o epitélio mucoso, que consiste principalmente em células absortivas e células caliciformes ocasionais. **(B)** Uma célula absortiva. A superfície luminal ou apical da célula absortiva apresenta uma bordadura em escova de microvilosidades. **(C)** As microvilosidades consistem em invaginações da membrana superficial que apresentam feixes de filamentos de actina. **(D)** Micrografia, por meio de microscopia eletrônica, de um grupo de células absortivas da luz do intestino delgado, mostrando a bordadura em escova. (Partes A—C de "The Lining of the Small Intestine", por F. Moog. Copyright © 1981 por Scientific American, Inc. Todos os direitos reservados. Parte D de Lodish et al., 1995.)

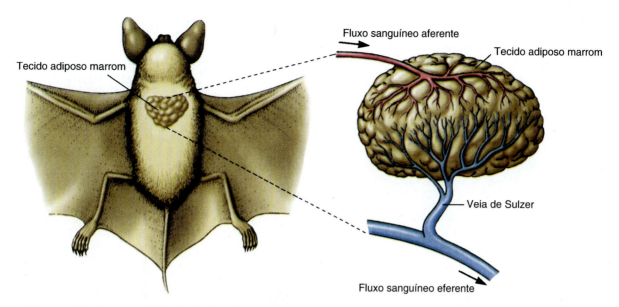

Fig. 16.26 Depósitos de tecido adiposo marrom são encontrados entre as escápulas em morcegos e em muitos outros mamíferos. O detalhe mostra a vascularização especial deste tecido. Durante a oxidação do tecido adiposo marrom, este tecido é detectado como uma região quente por sua emissão infravermelha.

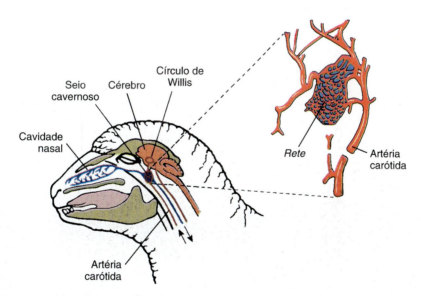

Fig. 16.40 A ovelha tem uma rede carotídea para o resfriamento do sangue da carótida por contracorrente. A rede carotídea, encontrada na ovelha e em alguns outros mamíferos, é mostrada em vermelho. Uma rede de pequenas artérias age como trocador de calor para o suprimento sanguíneo do cérebro. O sangue venoso frio que retorna da cavidade nasal banha a rede carotídea contida em um seio cavernoso, removendo calor do sangue arterial que flui para o círculo de Willis e então para o cérebro. (Adaptado de Hayward e Baker, 1969.)

PARTE I

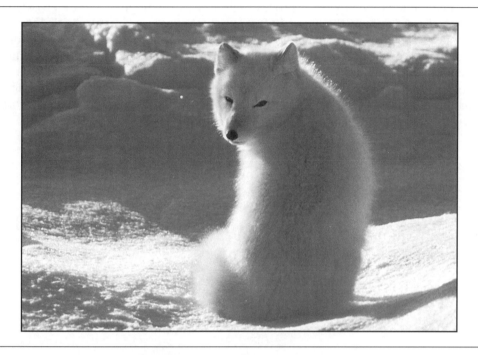

PRINCÍPIOS DE FISIOLOGIA

Fisiologia animal é o estudo da maneira como os animais vivos agem. Tanto a corrida de uma chita atrás de uma gazela quanto o ataque de uma cascavel a um rato do deserto coordenam aspectos anatômicos especializados e processos fisiológicos para capturar suas presas e, a seguir, para fugir de predadores e prolongar a vida. A raposa ártica da ilustração acima possui um exuberante casaco de peles, bem como mecanismos fisiológicos finamente adaptados, para protegê-la do rigoroso frio de seu meio ambiente. Mesmo animais que vivem em ambientes aparentemente ideais, com temperaturas boas durante o ano, ampla fonte de alimentos e ciclos dia/noite regulares, enfrentam desafios, que incluem a pressão de dividir o habitat com membros de sua própria espécie e de outras espécies. O contato com as exigências da sobrevivência resultou em numerosas variações evolucionárias no tema básico da vida, e os ambientes nos quais a vida se expressa são igualmente variados. Como resultado, fisiologistas do reino animal têm uma vasta lista de animais e ambientes disponíveis para investigar o modo como os animais agem. (Há agora algumas indicações de que pode ter existido vida em Marte, de modo que os ambientes abertos para estudos fisiológicos não devem estar limitados à Terra.) Ainda assim, o amplo alcance de abordagens filosóficas e tecnológicas no estudo da fisiologia animal repousa em um número relativamente pequeno de conceitos fundamentais, que são apresentados na Parte I deste livro. Tais conceitos são essenciais para o entendimento de processos fisiológicos que são a base do comportamento de predadores como a chita e a cascavel e da evolução de mecanismos de controle fisiológico que permitem aos animais — como o rato do deserto e a raposa ártica — manter as condições internas do corpo que os possibilitam sobreviver, mesmo em ambientes muito hostis.

O Cap. 1 explora os temas centrais na fisiologia animal, incluindo as relações íntimas entre estrutura e função, os processos de adaptação e aclimatação e os conceitos de homeostasia e sua manutenção através de sistemas de controle de retroalimentação. Em ciência, todo conhecimento é baseado em experimentos; conseqüentemente, no Cap. 2 discutimos a natureza da experimentação e as várias perspectivas que fisiologistas do reino animal adotam no delineamento de hipóteses e em seus testes. Descrevemos brevemente muitos dos principais métodos experimentais usados por fisiologistas, incluindo as novas e rapidamente desenvolvidas técnicas moleculares.

Desde o início, a fisiologia foi fundamentada na Física e na Química, e o Cap. 3 revisa princípios físicos e químicos fundamentais que são a base dos mecanismos fisiológicos discutidos no restante do livro. Este capítulo enfoca particularmente o processo do metabolismo, as reações bioquímicas que são a base de todos os processos fisiológicos. As membranas que envolvem as células e suas organelas internas proporcionam um exemplo importante do modo como mecanismos físicos e químicos se combinam em células vivas para produzir processos biológicos. No Cap. 4, investigamos a natureza das membranas celulares. Damos atenção especial neste capítulo à forma como a membrana externa de uma célula ajuda a estabilizar seu meio interno. O transporte ativo de materiais através das membranas celulares é discutido em detalhes, porque esse processo é crucial para numerosos processos fisiológicos tão diversos como condução de impulsos nervosos, regulação de líquidos corporais e assimilação de nutrientes, todos discutidos em seções posteriores. Os mecanismos pelos quais os processos bioquímicos, moleculares e celulares fundamentais são combinados para produzir a regulação integrada de sistemas fisiológicos por toda parte do corpo do animal são discutidos nas Partes II e III do livro.

CAPÍTULO

1

ESTUDANDO FISIOLOGIA ANIMAL

A fisiologia animal enfoca a *função* dos tecidos, dos órgãos e dos sistemas orgânicos de animais multicelulares. O fisiologista do reino animal atenta para o entendimento, em termos físicos e químicos, dos mecanismos que operam em organismos vivos em todos os níveis, variando desde o subcelular ao organismo totalmente integrado. Entender como os animais agem requer conhecimento detalhado de interações moleculares que regulam o estágio de processos celulares. Armados desse conhecimento, fisiologistas do reino animal desenvolvem experimentos e testam hipóteses para aprender sobre o controle e a regulação de processos em grupos de células e sobre como todas as atividades desses grupos de células afetam a função total do animal. As atividades coordenadas das células, reunidas em órgãos especializados, fornecem a base para as capacidades comportamentais e os processos fisiológicos que distinguem animais de plantas. Esses aspectos distintos incluem movimento, independência relativa das condições ambientais, informação sensorial sofisticada sobre o mundo e interações sociais complexas, para citar algumas.

Acima de tudo, a fisiologia animal é uma *ciência integrativa*. Fisiologistas examinam e tentam entender como sistemas fisiológicos (geralmente o sistema nervoso central) se classificam e se diferenciam entre a vasta quantidade de informações sobre o meio externo e o interno tipicamente experimentadas por um animal. Por exemplo, o processo direto conveniente para um mamífero manter a temperatura corporal estável requer um sistema de controle de temperatura no cérebro para integrar as informações sobre a multiplicidade de fatores que afetam a temperatura corporal: o excesso ou a diminuição de calor do meio externo; a taxa de produção de calor por tecidos metabolicamente ativos; o transporte de calor pelo fluxo do sangue entre o centro do corpo e sua periferia; a contribuição do resfriamento evaporativo; a natureza isolante de sua pele; e muitos outros tais como variáveis fisiológicas e anatômicas. É este tema de integração que separa a fisiologia de outras ciências — adicionando a sua complexidade mas também o seu fascínio.

A fisiologia é firmemente consolidada nas leis e nos conceitos da química e da física. O conhecimento dessas disciplinas ajudará notavelmente o aprendizado e a compreensão da fisiologia animal. Considere as seguintes leis e conceitos químicos e físicos que dizem respeito a vários processos fisiológicos:

- Lei de Ohm — fluxo e pressão sangüíneos; corrente iônica; capacitância de membranas
- Lei de Boyle e a Lei do Gás Ideal — respiração
- Gravidade — fluxo sangüíneo
- Energia cinética e potencial — contração muscular; movimentos torácicos durante a expiração
- Inércia, quantidade de movimento, velocidade e arraste — locomoção animal

Esses são apenas alguns dos muitos conceitos e leis químicas e físicas que você usará durante todo este livro.

Os princípios da evolução — seleção natural e especiação — constituem a base da fisiologia animal, da mesma forma que de qualquer outro estudo da vida na Terra. Por exemplo, a seleção natural resultou na tolerância das enzimas de mamíferos e pássaros à alta temperatura corporal, no uso de brânquias modificadas de caranguejos terrestres para respiração aérea e na tolerância do salmão migrante tanto à água doce como à salgada. A organização de todas as possíveis adaptações fisiológicas a todos os possíveis ambientes distintos, dentro de mais de um milhão de espécies animais descritas, é surpreendente. A história da fisiologia animal é rica em estudos das adaptações de determinadas espécies à violência e às exigências ambientais particulares; tais estudos produziram uma grande "matriz de conhecimento" de ambientes e adaptações. Mais recentemente, entretanto, fisiologistas do reino animal procuraram identificar *padrões* nesta vasta lista de dados fisiológicos pela incorporação de novas e poderosas ferramentas da biologia evolutiva e da biologia molecular dentro de seus estudos. Uma das metas deste livro é descrever os padrões gerais da fisiologia animal mesmo usando exemplos específicos para ilustrar princípios fisiológicos.

AS SUBDISCIPLINAS DA FISIOLOGIA ANIMAL

A disciplina completa de fisiologia animal tem várias subdisciplinas ou campos importantes. *Fisiologia comparada* compreende a área da fisiologia que usa comparações entre espécies para dife-

ESTUDANDO FISIOLOGIA ANIMAL

renciar padrões fisiológicos e evolutivos; tal "abordagem comparativa" é descrita mais adiante. Isto também é comumente utilizado em referência a estudos fisiológicos em animais à exceção daqueles tipicamente pesquisados por fisiologistas médicos (p.ex., ratos, camundongos, gatos, coelhos). Assim, um fisiologista que trabalha com função renal em ratos não pensaria nessa função como um fisiologista comparado, ao passo que um fisiologista que trabalha com função renal em tatus ou trutas deveria escolher essa classificação. A *fisiologia ambiental* examina animais no contexto do meio ambiente em que eles habitam. A fisiologia ambiental enfoca as adaptações evolutivas (p.ex., o denso pêlo dos animais árticos; o alto volume sangüíneo de focas mergulhadoras; a cutícula à prova d'água das baratas) a ambientes que podem variar de benignos até extremamente hostis. A *fisiologia evolutiva*, relativamente recente no bloco fisiológico, usa métodos e técnicas da biologia evolutiva e sistemáticas (p.ex., a construção de árvores taxonômicas familiares, ou **cladogramas**) para entender a evolução de animais do ponto de vista fisiológico usando marcadores fisiológicos (p.ex., manutenção da temperatura corporal constante) em vez de marcadores anatômicos (p.ex., plumagem).

POR QUE ESTUDAR FISIOLOGIA ANIMAL?

O estudo da fisiologia animal pode ser traçado desde os escritos mais antigos de estudiosos. Aristóteles documentou a freqüência dos batimentos cardíacos num embrião de galinha em desenvolvimento. Químicos renascentistas da Europa freqüentemente observavam o metabolismo de animais e plantas para entender as reações de consumo e produção de oxigênio. Várias razões contribuem para a grande fascinação que a fisiologia animal tem despertado através de milênios.

Curiosidade Científica

Tomando por base todos os estudos de fisiologia animal — mesmo aqueles com propósitos muito práticos e aplicados —, é de interesse saber como os animais agem.

> *Como o coração de um beija-flor pode bater 20 vezes por segundo durante o vôo?*
>
> *Como os insetos enxergam no espectro ultravioleta?*
>
> *Como ratos cangurus sobrevivem no deserto sem acesso à água?*

Tais questões alimentam a curiosidade de fisiologistas do reino animal. Não há limites para a busca desse conhecimento científico porque a opinião comum entre fisiologistas do reino animal é de que, quanto mais aprendemos, mais percebemos o quão pouco sabemos sobre sistemas fisiológicos de animais.

Aplicações Comerciais e Agrícolas

Estudos da fisiologia animal produziram conhecimento central para muitos avanços comerciais e agrícolas durante as últimas décadas. Veterinários, por exemplo, agora podem oferecer assistência que em muitos casos é comparável a tratamentos médicos direcionados para humanos. Fazendeiros são capazes de melhorar o lucro e a qualidade do leite, de ovos e da carne que produzem. E o melhoramento de técnicas de criação animal agora inclui o uso difundido de inseminação artificial.

Compreensão da Fisiologia Humana

Finalmente, a fisiologia animal pode ensinar-nos muito sobre processos fisiológicos em humanos. Isto é surpreendente, porque a espécie humana compartilha com todas as outras espécies animais (a) os mesmos processos biológicos fundamentais que, no total, são chamados "vida"; (b) um conjunto comum de leis da Física e Química; (c) os mesmos princípios e mecanismos da genética mendeliana e molecular; e (d) uma história evolutiva relacionada. Assim, o batimento cardíaco no corpo humano resulta de mecanismos fisiológicos fundamentalmente não diferentes daqueles que servem como base para a função cardíaca em peixes, sapos, cobras, pássaros ou macacos. Do mesmo modo, os eventos moleculares que produzem um impulso nervoso elétrico no cérebro humano são fundamentalmente os mesmos que produzem um impulso no nervo de uma lula, de um caranguejo ou de um rato. Por estas razões, a fisiologia animal tem dado inumeráveis contribuições para o entendimento da fisiologia humana. De fato, a maioria do que aprendemos sobre a função de células, tecidos e órgãos humanos foi primeiro conhecida (ou é ainda apenas conhecida) através do estudo de várias espécies de animais vertebrados e invertebrados.

A fisiologia animal, especialmente como se aplica ao corpo humano, é a pedra angular da prática médico-científica. O entendimento do funcionamento normal e anormal de tecidos vivos proporciona a base para o desenvolvimento da terapia eficaz e cientificamente segura para as doenças humanas. As contribuições da fisiologia animal para a medicina têm sido muito expandidas por meio de novas técnicas, que criam modelos animais únicos para doenças humanas específicas (p.ex., camundongos diabéticos, obesidade congênita em ratos, embriões de peixe-zebra com defeitos no coração). Tais modelos permitem ampla gama de experimentos que foram previamente apenas imaginados. Os critérios transmitidos por tais modelos animais dependem de entendimentos fundamentais de processos fisiológicos básicos. Um pesquisador clínico ou médico que entende a fisiologia animal — tanto sua contribuição potencial quanto suas limitações — está mais bem equipado para fazer uso inteligente e perceptivo da informação de tais modelos de sistemas.

TEMAS CENTRAIS NA FISIOLOGIA ANIMAL

Nossos objetivos neste livro são explorar processos fisiológicos que são básicos para todos os grupos animais e mostrar como eles têm sido formados por forças seletivas durante a evolução. A comparação e o contraste entre como organismos diferentes se adaptam para sobreviver a desafios ambientais similares proporcionam critérios úteis sobre padrões de evolução fisiológica e valores adaptativos de processos fisiológicos. Conforme você estudar fisiologia animal e adaptação fisiológica, perceberá vários princípios básicos, ou temas, surgindo repetitivamente. Aqui discutiremos brevemente alguns dos principais temas. Outros se tornarão óbvios à medida que você progredir através dos capítulos.

Relações Estrutura-Função

A função é baseada na estrutura. Podemos ilustrar este princípio central da fisiologia animal com um exemplo familiar. Um sapo pula em direção à mosca que está passando contraindo poderosos músculos esqueléticos ligados aos ossos da perna de seu esqueleto. Uma vez que a mosca foi comida, o músculo liso do estômago do sapo massageia lentamente e mistura o conteúdo do estômago. Os nutrientes derivados da mosca são absorvidos na circulação que, por meio da energia fornecida pelo batimento regular do músculo cardíaco, impulsiona sangue pelo corpo. Durante toda essa ocorrência diária na vida de um sapo, três formas estruturalmente distintas de músculo executam três funções diferentes. Tais relações entre a estrutura e a função do tecido são encontradas não somente em músculos mas também em outros tecidos (como osso, epitélio, tecido glandular) e, de fato, em todo tecido do corpo de um animal.

Que a função depende da estrutura, pode-se demonstrar em todos os níveis da organização biológica. Como mostrado na Fig. 1.1, relações estrutura-função são claramente evidentes em níveis moleculares do tecido muscular. De fato, a maquinaria contrátil da musculatura esquelética representa um dos exemplos mais intensivamente estudados da dependência da função em relação à estrutura em níveis molecular e bioquímico. Como você aprenderá no Cap. 10 (sobre músculos), o movimento da perna de um sapo é o auge de uma cadeia de eventos biológicos que dependem criticamente de interações entre milhares de estruturas semelhantes a hastes compostas pelas proteínas contráteis actina e miosina dentro de cada célula muscular. Cada uma dessas proteínas tem uma estrutura molecular que lhe permite interagir temporariamente de modo a mover uma proteína em relação a outra. Esses movimentos de proteínas resultam em contração (encurtamento) de células musculares individuais ativadas. Através da combinação de milhares de células musculares que formam cada músculo da perna, a contração da célula muscular causa encurtamento total do músculo da perna. Por causa da relação estrutural entre a contração muscular potente e os ossos longos da perna do sapo, o encurtamento do músculo move a perna. Isto produz um movimento de salto, que move o corpo inteiro do sapo.

O princípio de que a função depende da estrutura confirma-se ao longo de toda a variação de processos fisiológicos. De fato, você verá que uma consideração da relação estrutura-função é virtualmente inevitável para cada processo fisiológico explorado neste livro.

Adaptação, Aclimatização e Aclimatação

A fisiologia de um animal é geralmente muito bem combinada com o ambiente que ele ocupa, desse modo assegurando sua sobrevivência. Evolução por seleção natural é a explicação aceita para esta condição, chamada **adaptação**. A adaptação ocorre de forma extremamente lenta nas espécies por milhares de gerações; geralmente não é reversível. A adaptação é freqüentemente confundida com outros dois processos, aclimatização e aclimatação. **Aclimatização** é uma mudança fisiológica, bioquímica ou anatômica dentro de determinado animal que resulta de sua exposição crônica a condições ambientais novas e que ocorrem naturalmente no ambiente nativo do animal. **Aclimatação** refere-se aos mesmos processos da aclimatização, mas as mudanças são induzidas experimentalmente no laboratório ou no campo pelo investigador.

Em geral, tanto a aclimatação quanto a aclimatização são reversíveis. Por exemplo, se um animal voluntariamente migra de um vale montanhoso para altas escarpas de uma grande montanha (uma mudança voluntária no ambiente natural), sua taxa de ventilação pulmonar típica aumentará inicialmente para conseguir o oxigênio adequado. Dentro de poucos dias ou semanas, entretanto, a ventilação pulmonar começa a diminuir em direção às taxas do nível do mar do mesmo modo como outros mecanismos fisiológicos que facilitam a troca gasosa em altitudes elevadas começam a operar. Depois de vários dias, aquele animal é dito como *aclimatizado* às novas condições de altitude elevada. Entretanto, se um fisiologista do reino animal coloca aquele mesmo animal numa câmara hipobárica, dessa forma simulando as condições de altitude elevada, o animal torna-se *aclimatado* às condições experimentais dentro de poucos dias. Contraste essas respostas a curto prazo com o ganso de cabeça listrada, que é capaz de voar sobre os picos do Monte Everest. Esta espécie de ganso tornou-se *adaptada* a altitudes elevadas em virtude da seleção natural nas espécies.

Até a última década, mais ou menos, fisiologistas do reino animal trabalharam sob a hipótese de que os animais estavam muito bem adaptados e que todo processo fisiológico que eles observaram era de algum modo maximizado para assegurar a sobrevivência do animal. Mais recentemente, armados com teorias e observações desenvolvidas por biólogos evolucionários, fisiologistas do reino animal estão percebendo agora que, embora a evolução pela seleção natural resulte em alterações nos processos fisiológicos, muitas dessas alterações são boas o suficiente para assegurar a sobrevivência do animal, mas não estão necessariamente em perfeita harmonia com a tarefa. Por exemplo, mamíferos tipicamente controlam sua temperatura corporal com uma variação de 1-2 °C. Dada a precisão de alguns sistemas fisiológicos de controle conhecidos, é concebível que um sistema de controle de temperatura mais preciso possa existir, mas ele não foi estabelecido por seleção. Isto é, uma variação de 1-2 °C na temperatura é tolerável ou boa o suficiente para a sobrevivência.

 A seleção natural beneficia características anatômicas e fisiológicas que asseguram a sobrevivência do animal. Que razões podem contribuir para o fato de que qualquer característica fisiológica dada pode não estar "otimamente envolvida" para desempenhar sua função? (Dica: Muitos sistemas fisiológicos desempenham funções múltiplas, e todos os processos fisiológicos têm custos metabólicos.)

Claramente, a adaptação é um conceito central na fisiologia animal, mas estabelecer se alguma característica de um animal é na verdade um valor adaptativo pode na prática ser difícil. Um processo fisiológico é **adaptativo** se está presente em alta freqüência na população, porque resulta em maior probabilidade de sobrevivência e reprodução que as condições alternativas. A prova definitiva do valor adaptativo de alguns processos fisiológicos pode ser difícil de se obter, mas a abordagem comparativa pode produzir evidências para sustentar o valor adaptativo de um processo. Nesta abordagem, o pesquisador examina um processo fisiológico em *espécies distantemente relacionadas que vivem em ambientes idênticos* e/ou em *espécies intimamente relacionadas que vivem em ambientes impressionantemente diferentes*.

A presença de um processo fisiológico similar sustentado por uma estrutura anatômica similar em várias espécies animais distantemente relacionadas que ocupam um ambiente único poderia sugerir que essa combinação processo-estrutura é adap-

6   ESTUDANDO FISIOLOGIA ANIMAL

Fig. 1.1 A função depende da estrutura em todos os níveis da organização biológica. A função biológica em cada nível de organização depende da estrutura daquele nível e daqueles níveis mais microscópicos. Começando com o animal inteiro, este princípio pode ser traçado a partir de sistemas fisiológicos complexamente estruturados através de células de estrutura macromolecular. Neste exemplo, as dúzias de sistemas musculares presentes num sapo adulto permitem-lhe mover os olhos, engolir, mover-se e desempenhar todas as numerosas atividades dos sapos. Grupos de músculos esqueléticos formam um sistema para movimentar a perna do sapo. Músculos esqueléticos são compostos de células musculares esqueléticas, que por sua vez são formadas de milhares de estruturas macromoleculares ordenadas a partir de um par de proteínas contráteis — actina e miosina. Essas estruturas macromoleculares formam a unidade básica da contração muscular. (Ver Encarte colorido.)

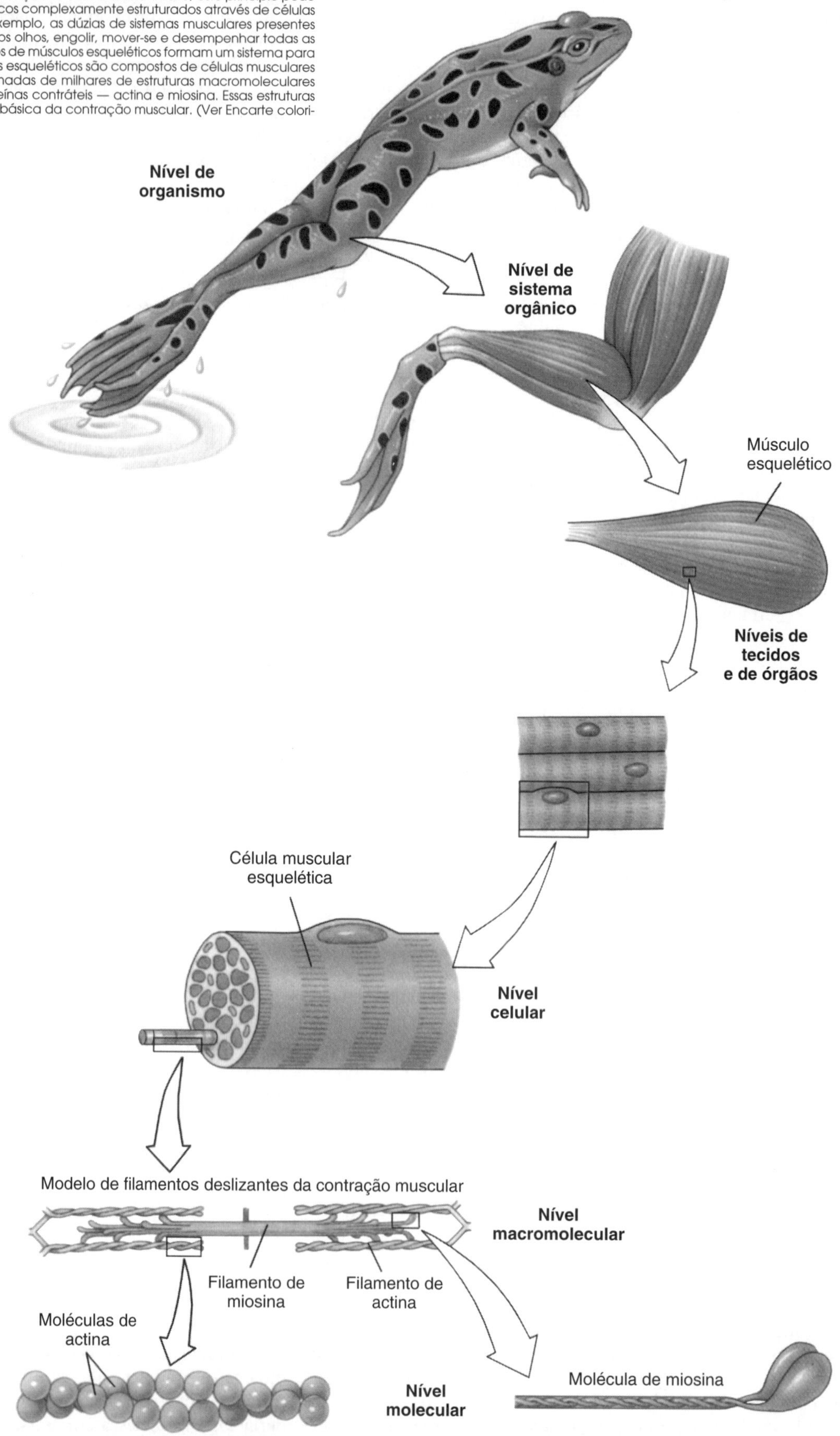

Nível de organismo

Nível de sistema orgânico

Músculo esquelético

Níveis de tecidos e de órgãos

Célula muscular esquelética

Nível celular

Modelo de filamentos deslizantes da contração muscular

Nível macromolecular

Filamento de miosina

Filamento de actina

Moléculas de actina

Nível molecular

Molécula de miosina

tativa. Tais estudos comparativos são mais poderosos se estiverem acoplados com o exame de espécies intimamente relacionadas em ambientes diferentes. Um exemplo clássico da força dessa abordagem envolve a lhama e sua íntima relação com o camelo. Originalmente, os pesquisadores estavam convencidos de que a grande afinidade incomum do sangue da lhama por oxigênio era uma adaptação ao ar rarefeito das altitudes elevadas nas quais a lhama vive. Para sua surpresa, fisiologistas do reino animal descobriram que camelos, que vivem em baixas altitudes, também têm sangue com alta afinidade pelo oxigênio. Assim, o sangue com alta afinidade pelo oxigênio das lhamas *não* é uma adaptação específica a altitude elevada. Isto é, as características do sangue das lhamas e dos camelos têm pouco a ver com a altitude na qual eles vivem e muito a ver com sua natureza da família dos camelos. Tais critérios indiretos para adaptabilidade de traços fisiológicos particulares são tipicamente aceitos no julgamento da adaptabilidade, sobretudo quando agrupados na estrutura de um estudo comparativo cuidadosamente delineado.

Adaptações fisiológicas e anatômicas aos ambientes são geneticamente transmitidas de geração a geração e constantemente formadas e mantidas com base na seleção natural. Animais herdam esta informação genética de seus pais na forma de moléculas de **ácido desoxirribonucleico (DNA)**. Alterações espontâneas (**mutações**) podem ocorrer na seqüência nucleotídica do DNA, causando mudanças potenciais nas propriedades das proteínas codificadas ou ácidos ribonucleicos (RNA). Mutações na linhagem germinativa do DNA que aumentam a sobrevivência de organismos e, assim, suas chances de se reproduzir são conservadas por seleção e aumento na freqüência de ocorrência na população de organismos através do tempo. Por outro lado, as mutações que geram organismos menos bem adaptados a seu ambiente reduzirão suas chances de reprodução; se suficientemente deletérias, tais mutações geralmente são eliminadas através do tempo. Uma proporção pequena de mutações "neutras" parece não aumentar nem reduzir as chances de sobrevivência.

Material genético na forma de DNA é passado a partir de pais multicelulares para seus descendentes. Esse DNA está contido numa linhagem de células germinativas que, em cada geração, são derivadas diretamente de células germinativas parentais, criando uma linhagem ininterrupta. O processo de evolução não direcionado cego é centrado na sobrevivência da linhagem germinativa do DNA, desde que a informação que ela codifica defina uma espécie. A falha da reprodução da informação genética em uma espécie resulta em extinção imediata e irreversível da espécie. Do ponto de vista biológico, o objetivo principal na vida de um animal é reproduzir e propagar seu DNA, e todos os processos comportamentais e fisiológicos e estruturas anatômicas são úteis para a sobrevivência da linhagem germinativa. A adaptação à violência e à demanda do ambiente é mais bem compreendida no contexto do esforço do animal para manter e reproduzir seu DNA.

Homeostasia

Apesar do fato de muitos animais parecerem viver confortavelmente em seus ambientes, a maioria dos habitats é na verdade muito hostil às células animais. Para muitos animais aquáticos, por exemplo, a água circundante é mais diluída (água doce) ou mais salgada (água do mar) que seus próprios líquidos corporais. Tanto animais terrestres quanto aquáticos podem viver em ambientes que são muito quentes ou muito frios. Além disso, com apenas poucas exceções (p.ex., a profundeza abissal dos ocea-

nos), a maioria dos ambientes é caracterizada por pelo menos pequenas oscilações em suas propriedades físicas e químicas (especialmente temperatura). As alterações ambientais que atuam sobre o exterior de um animal poderiam ser a principal força de ruptura do meio interno celular, tecidual e da função do órgão, não fosse pelos sistemas de controle fisiológico que são direcionados para a manutenção das *condições relativamente estáveis dentro dos tecidos do corpo de um animal*. Esta tendência dos organismos a manter uma relativa estabilidade interna é chamada **homeostasia.**

Claude Bernard, o pioneiro francês da fisiologia moderna do século dezenove, primeiramente reconheceu a importância para a função animal de manter a estabilidade do *milieu intérieur,* ou meio interno. Bernard percebeu a capacidade dos mamíferos de regular as condições de seu meio interno dentro de limites estreitos. A medida de nossa temperatura corporal, que em indivíduos saudáveis é mantida a 37 ºC, torna essa capacidade familiar à maioria de nós. Células em nosso corpo experimentam um ambiente relativamente coerente com respeito não somente à temperatura, mas também à concentração de glicose, ao pH, à pressão osmótica, ao nível de oxigênio, à concentração iônica e assim por diante. Bernard (1872) concluiu: "A constância do meio interno é a condição da vida livre", argumentando que a capacidade dos animais de sobreviver é freqüentemente estressante, e vários ambientes refletem diretamente sua capacidade de manter um ambiente interno estável. No início dos anos de 1900, Walter Cannon estendeu a idéia de Bernard da estabilidade interna para a organização e a função dentro de células, tecidos e órgãos. Foi Cannon (1929), de fato, quem inventou o termo *homeostasia* para descrever a tendência para a estabilidade interna, e sua pesquisa sobre como sistemas fisiológicos mantêm a homeostasia rendeu-lhe um Prêmio Nobel (veja Cap. 9).

Homeostasia, um dos conceitos mais influentes na história da Biologia, fornece uma trama conceitual em que se interpreta uma ampla variação de dados fisiológicos. Este fenômeno é quase universal em sistemas vivos, permitindo que animais e plantas sobrevivam em ambientes estressantes e variados (Fig. 1.2). A evolução da homeostasia e dos sistemas fisiológicos que a mantêm parece ser o fator essencial que permite aos animais se arriscar a deixar ambientes fisiologicamente favoráveis e invadir ambientes mais hostis aos processos vitais. O fascínio da fisiologia é descobrir como diferentes grupos de animais se adaptaram por meio da seleção natural para manter a homeostasia em face dos desafios ambientais específicos.

Embora complexos, mecanismos fisiológicos de vários órgãos são freqüentemente envolvidos na manutenção da homeostasia, evidente em nível celular. De fato, um grau variável de homeostasia é encontrado nos mais simples organismos unicelulares. Protozoários, por exemplo, foram capazes de invadir a água doce e outros ambientes osmoticamente estressantes, porque as concentrações de sais, açúcares, aminoácidos e outros solutos em seu citoplasma são reguladas pela permeabilidade seletiva da membrana, por transporte ativo e por outros mecanismos. Esses processos mantêm as condições intracelulares, tipicamente muito diferentes do ambiente extracelular, dentro de limites favoráveis às necessidades metabólicas de todas as células, incluindo os protozoários unicelulares.

Sistemas de Controle de *Feedback*

Os processos regulatórios que mantêm a homeostasia em células e organismos multicelulares dependem do *feedback*, que

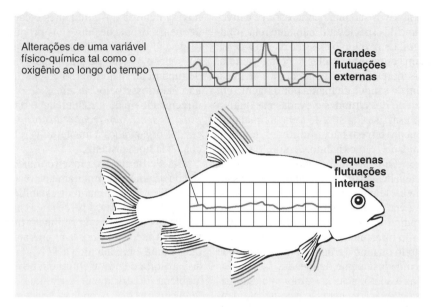

Fig. 1.2 Sistemas regulatórios fisiológicos mantêm as condições internas dentro de variações relativamente pequenas. Grandes variações no ambiente externo induzem igualmente grandes respostas do sistema de controle para compensar o distúrbio. O efeito resultante é que flutuações internas de uma variável em um animal são usualmente muito menores que as flutuações ambientais naquela variável. Em outras palavras, a homeostasia é mantida.

ocorre quando uma informação sensorial sobre uma variável particular (p.ex., temperatura, salinidade, pH) é usada para controlar processos em células, tecidos e órgãos que influenciam o nível interno dessa variável. A regulação homeostática requer amostragem contínua de variáveis controladas e ação corretiva, um processo chamado *feedback* **negativo**. Por exemplo, suponha que um motorista experiente em um carro numa reta absoluta com 16 km de extensão em uma estrada de trânsito livre tenha os olhos vendados e seja solicitado que dirija os 16 km sem desviar de sua reta. A assimetria mais leve tanto nos sistemas neuromusculares como nos sensoriais do motorista e no mecanismo de direção do carro — para não mencionar vento ou irregularidades da pista — torna esta tarefa impossível. Por outro lado, se a venda for removida, o motorista usará a informação visual para permanecer na reta. Um desvio gradual para um lado ou outro da reta por qualquer perturbação interna ou externa será corrigido por um movimento compensatório aplicado à direção da roda. O sistema visual do motorista atua como o **sensor** neste caso, e o sistema neuromuscular, por causar um movimento corretivo na direção oposta ao erro percebido, age como um amplificador invertido que corrige desvios do **ponto de equilíbrio** (*i.e.*, o centro da reta, neste caso).

Outro exemplo de regulação por *feedback* negativo pode ser demonstrado com um dispositivo termostático que mantém a temperatura de um banho quente no ponto de equilíbrio ou próximo dele (Fig. 1.3). Quando a temperatura da água está abaixo do ponto de equilíbrio, o sensor mantém o interruptor de aquecimento na posição "ligado". Assim que a temperatura do ponto de equilíbrio é alcançada, o interruptor de calor se abre, e o aquecimento adicional cessa até a temperatura cair novamente abaixo do ponto de equilíbrio. Este exemplo sugere que a regulação da temperatura corporal requer um "termostato" cuja informação deve ser fornecida para um sistema de controle de temperatura, que tanto aquece como esfria o corpo dependendo do sinal da temperatura. Pesquisas fisiológicas descobriram uma grande quantidade de informações sobre a regulação da temperatura, incluindo o local do termostato, como discutiremos no Cap. 16.

As características do *feedback* positivo e negativo estão resumidas no Destaque 1.1, no final deste capítulo. Você encontrará sistemas de controle de *feedback* aparecendo no decorrer deste texto, especialmente em nossas discussões sobre metabolismo intermediário (Cap. 3), controle endócrino (Cap. 9), controle neural do músculo (Cap. 11), controle circulatório e respiratório (Cap.

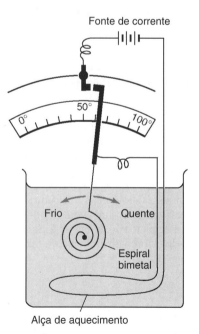

Fig. 1.3 A temperatura de um banho de água termorregulado é mantida por um sistema de controle de *feedback* negativo. A espiral bimetal, cujo centro é ligado à parede do banho de água, enrola-se levemente conforme a temperatura da água do banho cai abaixo da temperatura desejada (ponto de equilíbrio). Essa ação de enrolar causa contato elétrico, completando um circuito e permitindo que a corrente elétrica passe através de uma espiral de aquecimento no banho. À medida que a água esquenta, a espiral desenrola-se levemente, e os contatos se separam. A temperatura da água, no ponto de equilíbrio ou levemente abaixo dele, agora pára de subir. Quando o banho começa a esfriar de novo, o ciclo é repetido. Muitos sistemas de controle fisiológicos conceitualmente operam do mesmo modo que este banho de água termorregulado.

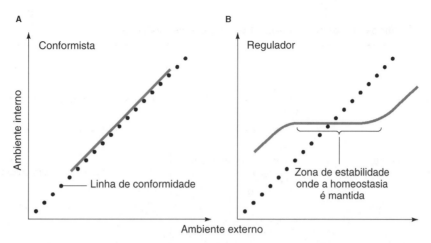

Fig. 1.4 Conformistas ajustam suas condições internas para refletir condições ambientais externas, enquanto os reguladores mantêm a estabilidade interna mesmo quando as condições externas mudam. **(A)** O diagrama dos valores ambientais externos de uma variável (p.ex., salinidade, disponibilidade de oxigênio) *versus* seus valores internos para os conformistas (linha reta) caracteristicamente é uma linha reta com um declive de 1. Quando um animal é incapaz de ajustar as respostas fisiológicas ou outras necessárias para neutralizar alterações externas em uma variável, então seus valores internos variam diretamente com seus valores externos, e assim a resposta irá imitar a "linha de conformidade" (linha pontilhada). **(B)** O diagrama dos valores externos *versus* os valores internos de uma variável para os reguladores (linha sinuosa) mostra que eles são capazes de manter a estabilidade interna sobre uma ampla faixa de alterações externas. A linha de conformidade (linha pontilhada) é mostrada para comparação. Em ambientes extremos, entretanto, reguladores não são incapazes de regular as condições internas e se tornam conformistas. A extensão da zona de estabilidade de um regulador depende da espécie e da variação ambiental.

13) e regulação do equilíbrio iônico (Cap. 14). De fato, o conceito de *feedback* está difundido no estudo de sistemas fisiológicos.

Conformidade e Regulação

Quando um animal é confrontado com mudanças em seu ambiente (p.ex., alterações na disponibilidade de oxigênio ou na salinidade), ele mostra uma de duas amplas categorias de respostas: conformidade ou regulação. Em algumas espécies, esses desafios induzem alterações corporais internas que se assemelham às condições externas (Fig. 1.4). Tais animais, chamados *conformistas*,* são incapazes de manter a homeostasia para condições internas como salinidade dos líquidos corporais ou oxigenação tecidual. Por exemplo, equinodermos como a estrela-do-mar *Asterias* são **osmoconformistas,** cujos líquidos corporais internos atingem o equilíbrio com seu ambiente, mostrando aumento na salinidade do líquido corporal quando colocado em água muito salgada e diminuição na salinidade do líquido corporal quando colocado em água pouco salgada. Similarmente, o consumo de oxigênio de **oxiconformistas** como os vermes anelídeos aumenta ou diminui conforme a disponibilidade de oxigênio aumenta ou diminui. O grau em que conformistas sobrevivem a essas alterações ambientais depende da tolerância de seus tecidos corporais a alterações internas.

Reguladores, como seu nome já diz, usam mecanismos bioquímicos, fisiológicos, comportamentais e outros para regular seu meio interno sobre uma ampla variação de alterações ambientais externas — isto é, para manter a homeostasia. Assim, um **osmorregulador** mantém as concentrações iônicas dos líquidos corporais acima dos níveis ambientais quando colocados em água diluída e abaixo dos níveis ambientais quando colocados em água concentrada. **Oxirreguladores**, que incluem o camarão de água doce, a maioria dos moluscos e quase todos os vertebrados, mantêm seu consumo de oxigênio em níveis quase estáveis à medida que o oxigênio ambiental disponível diminui. Entretanto, o oxigênio pode às vezes tornar-se tão limitado que o consumo de oxigênio pode não ser mantido, e o animal se reverte para conformista em relação ao oxigênio.

É tentador fazer amplas generalizações sobre a taxonomia com base na condição conformista ou reguladora dos animais. Embora a maioria dos invertebrados seja conformista e quase todos os vertebrados sejam reguladores, há muitas exceções. Por exemplo, crustáceos decápodes (p.ex., caranguejo, camarão de água doce, camarões, lagostas) tendem a ser reguladores perfeitos, como muitos moluscos e a maioria dos insetos. Além disso, a zona de estabilidade na qual a homeostasia é mantida nos reguladores pode ser muito ampla ou muito estreita dependendo das espécies.

LITERATURA DAS CIÊNCIAS FISIOLÓGICAS

Toda a informação descrita neste livro é baseada em resultados experimentais de cientistas como descrito em relatórios e artigos publicados, comumente citados como *trabalhos científicos*. Tais trabalhos científicos, que incluem descrições de métodos experimentais, resumo dos resultados e discussão dos resultados, são publicados em revistas científicas, muitas das quais enfocam disciplinas específicas ou áreas de pesquisa especializadas. Antes da publicação, o editor da revista manda cada original oferecido para dois ou mais cientistas experientes na área do trabalho para revisão e comentário crítico. Os revisores recomendam aceitação ou rejeição por motivos de qualidade científica e freqüentemente fazem numerosas sugestões para o aperfeiçoamento de documentos aceitáveis. Este processo, chamado *peer review*,* ajuda a assegurar que trabalhos publicados sejam baseados em métodos de pesquisa aceitos e que suas conclusões sejam válidas. Uma vez que um trabalho é publicado, membros da comunidade científica estão livres para testar suas conclusões repe-

---

*N.R.: *Conformistas* também são denominados conformadores. Ex. osmoconformistas = osmoconformadores.

*N.R.: *Peer review* = revisão do original por cientistas da mesma área do trabalho.

QUADRO 1.1
Amostragem de revistas científicas que publicam trabalhos de pesquisa fisiológica

Nome	Abreviação*	Tópicos abordados
Revistas gerais		
American Journal of Physiology	*Am. J. Physiol.*	Amplas áreas da fisiologia da célula para sistemas orgânicos
Pflügers Archive für Physiologie (atualmente, European Journal of Physiology)	*Pflugers Arch. Physiol. (Eur. J. Physiol.)*	
Journal of General Physiology	*J. Gen. Physiol.*	Estudos fisiológicos e biofísicos em nível celular e subcelular
Journal of Physiology	*J. Physiol.*	Muitas áreas diferentes com ênfase em vertebrados inferiores e invertebrados
Comparative Physiology and Biochemistry	*Comp. Physiol. Biochem*	
Journal of Comparative Physiology	*J. Comp. Physiol.*	
Journal of Experimental Biology	*J. Exp. Biol.*	
Physiological Zoology	*Physiol. Zool.*	
Revistas especializadas		
Brain, Behavior and Evolution Cell	*Brain Behav. Evol.*	Pesquisa relacionada a áreas específicas ou métodos indicados pelo nome da revista
Circulation Research	*Circ. Res.*	
Endocrinology		
Gastroenterology		
Journal of Cell Physiology	*J. Cell Physiol.*	
Journal of Membrane Biology	*J. Membr. Res.*	
Journal of Neurophysiology	*J. Neurophysiol.*	
Journal of Neuroscience	*J. Neurosci.*	
Molecular Endocrinology	*Mol. Endocrinol.*	
Nephron		
Respiration Physiology	*Respir. Physiol.*	
Revisões anuais		
Annual Review of Neuroscience	*Annu. Rev. Neurosci.*	Resumos e avaliações de trabalhos originais em tópicos particulares publicados em outras revistas
Annual Review of Physiology	*Annu. Rev. Physiol.*	
Federation Proceedings	*Fed. Proc.*	
Physiological Reviews	*Physiol. Rev.*	
Revistas orientadas por taxonomia		
Auk		Fisiologia e outros tópicos relacionados a pássaros
Condor		
Emu		
Crustaceana		Fisiologia e outros tópicos relacionados a crustáceos
Copeia		Fisiologia de anfíbios e répteis
Herpetologica		
Journal of Herpetology	*J. Herpetol.*	
Journal of Mammology	*J. Mammol.*	Fisiologia e outros tópicos relacionados a mamíferos
Revistas semanais		
Nature		Relatórios preliminares sobre tópicos de interesse geral para a comunidade científica
Science		

*Nomes de revistas com uma palavra não são abreviados.

tindo experimentos chaves, e aceitar ou rejeitar individualmente as conclusões relatadas no trabalho. Ceticismo saudável e tentativas de melhorar o trabalho de outros cientistas são de importância central para a natureza de autocorreção de uma ciência experimental como a Fisiologia.

Numerosas revistas científicas publicam trabalhos de pesquisa em fisiologia animal. Muitas das revistas mais amplamente lidas estão enumeradas no Quadro 1.1. Algumas revistas aceitam trabalhos que envolvem ampla variação de tópicos, enquanto numerosas revistas especializadas fornecem profunda cobertura de áreas de interesse mais limitadas. Além disso, várias revistas de revisão, que chegam anualmente, publicam artigos que resumem e avaliam os achados relatados em tópicos particulares que foram publicados anteriormente em outras revistas. Outra categoria de revistas trata de organismos principalmente em uma perspectiva taxonômica e publicam trabalhos sobre fisiologia e outras pesquisas envolvendo grupos de animais específicos. Finalmente, as revistas científicas semanais publicam relatórios preliminares em pesquisa fisiológica

que os editores acreditam que irão atrair o interesse da comunidade científica geral.

Assim que você se familiarizar com a literatura da pesquisa fisiológica, esteja atento para revistas, que, como os animais, passaram por uma evolução de suas formas originais. Isto é sobretudo aparente quando consideramos os nomes das revistas, que em poucos exemplos parecem somente refletir seu conteúdo. Por exemplo, o *Journal of General Physiology* publica principalmente fisiologia celular e biofísica, enquanto o *Journal of Experimental Biology* publica trabalhos com animais apenas, excluindo a fisiologia de plantas. Do mesmo modo, o *Proceedings of the New York Academy of Sciences,* o *Midland Naturalist,* o *Canadian Journal of Zoology,* o *Australian Journal of Zoology* e o *Israel Journal of Zoology* publicam trabalhos de cientistas de todo o mundo mesmo que conservando seus temas regionais.

A amostragem dos periódicos listados no Quadro 1.1 representa somente uma percentagem muito pequena das milhares de revistas que atualmente publicam trabalhos de pesquisa biológi-

DESTAQUE 1.1
CONCEITO DE *FEEDBACK*

Qualquer sistema de controle efetivo, seja o cérebro humano, um computador ou um termostato doméstico, é vitalmente dependente do **feedback**, que é o retorno da informação sensorial para um controlador que regula uma variável controlada. O *feedback* pode ser tanto positivo como negativo, cada um produzindo efeitos profundamente diferentes. O *feedback* é amplamente empregado por sistemas de controle biológicos e de engenharia para manter um nível pré-selecionado da variável controlada.

Feedback Negativo

Considere o sistema modelo mostrado na parte A da figura associada. Admita para o momento que o *sistema controlado* experimente um novo *distúrbio* (p.ex., uma alteração no comprimento, na temperatura, na voltagem, na concentração). O rendimento desse sistema é detectado por um *sensor*, que manda um sinal para um *amplificador*. Agora, imagine um amplificador que inverte o sinal que recebe, de modo que o "sinal" de seu rendimento é oposto ao de seu consumo (p.ex., mais alterado para menos ou vice-versa). Essa *inversão de sinais* fornece a base para o *feedback* negativo, que pode ser usado para regular a *variável controlada* (p. ex., comprimento, temperatura, voltagem, concentração) dentro de uma variação limitada.

Quando o sensor detecta uma alteração no estado (p.ex., alteração no comprimento, na temperatura, na voltagem, na concentração) do sistema controlado, ele produz um *sinal de erro* proporcional à diferença entre o *ponto de equilíbrio* ao qual o sistema é ligado e o estado atual do sistema. O sinal de erro é então amplificado e invertido (*i.e.* alterações no sinal). O impulso invertido do amplificador, retroalimentado pelo sistema, neutraliza o distúrbio. A inversão do sinal é o aspecto mais fundamental do controle de *feedback* negativo. O impulso invertido do amplificador, por neutralização do distúrbio, reduz o erro do sinal, e o sistema tende a se estabilizar próximo ao ponto de equilíbrio.

Uma alça hipotética de *feedback* negativo com amplificação ilimitada seguraria o sistema precisamente no ponto de equilíbrio, porque o menor sinal de erro resultaria em impulso excessivo do amplificador para neutralizar o distúrbio. Uma vez que nenhum amplificador, eletrônico ou biológico, produz amplificação ilimitada, o *feedback* negativo apenas aproxima o ponto de equilíbrio durante o distúrbio. Quanto menos amplificação o sistema tiver, menos exato é seu controle.

Feedback Positivo

No sistema modelo mostrado na parte B da figura, um distúrbio aplicado atua no sistema controlado como na parte A. Entretanto, agora suponha que o sinal de estímulo é amplificado mas que seu sinal (mais ou menos) permanece inalterado. Neste caso, o impulso do amplificador, quando retroalimentado pelo sistema controlado, tem o mesmo efeito do distúrbio original, reforçando o distúrbio para o sistema controlado. Esse sistema de *feedback* positivo é altamente instável, porque o impulso se torna progressivamente mais forte conforme é retroalimentado e reamplificado. Um exemplo familiar envolve sistemas de alto-falantes. Quando o impulso do alto-falante é captado e reamplificado pelo microfone, um som estridente e alto é gerado. Assim, o mínimo distúrbio no estímulo pode causar um efeito muito maior no impulso. O impulso do sistema é geralmente limitado de alguma forma. Por exemplo, no sistema de alto-falante, a intensidade do impulso é limitada pela força do amplificador de áudio e dos alto-falantes ou por saturação do sinal do microfone. Em sistemas biológicos, a resposta pode ser limitada pela quantidade de energia ou substrato disponível.

Em animais saudáveis, normais, o *feedback* positivo geralmente é usado para produzir um efeito regenerativo, explosivo ou autocatalítico. Este tipo de controle freqüentemente é usado para gerar a fase de progressão de um evento cíclico, como o curso ascendente de um impulso nervoso ou o crescimento explosivo de um coágulo sangüíneo para prevenir a perda de sangue. O esvaziamento rápido de uma cavidade corporal (p.ex., expulsão do feto do útero, vômito, ato de engolir) também freqüentemente começa com processos de *feedback* positivo.

Feedback positivo, entretanto, é encontrado em maior freqüência em condições patológicas que afetam o controle normal do *feedback* negativo. A insuficiência cardíaca congestiva possibilita um exemplo clássico. Nesta enfermidade, a incapacidade do coração de bombear o sangue causa acúmulo de sangue nos ventrículos, que prejudica sua capacidade de bombear sangue, que causa acúmulo de sangue nos ventrículos, que prejudica sua capacidade de bombear, e assim por diante. A menos que esses círculos viciosos de *feedback* positivo sejam interrompidos, eles irão rapidamente causar falência completa do sistema controlado.

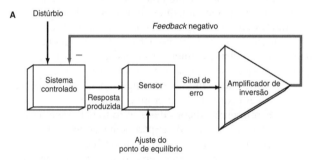

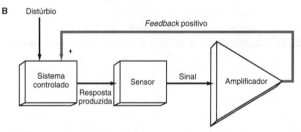

Sistemas de controle biológico dependem do *feedback* negativo ou positivo. Os únicos aspectos dos sistemas de *feedback* negativo **(A)** são geração de um sinal de erro e inversão do sinal pelo amplificador. Sistemas de *feedback* positivo **(B)**, que amplificam o sinal sem inversão de sinal, promovem rápido aumento na variável controlada. Os elementos básicos ilustrados aqui ocorrem com algumas variações em sistemas biológicos. Em alguns casos, funções de sensor e amplificador são desempenhadas por um elemento único (p.ex., resposta de uma única célula a distúrbios ambientais). Outra variação ocorre no meio do ciclo estral de fêmeas de mamíferos, quando a inversão de sinais se altera do amplificador para o sensor, que tem o efeito de converter um sistema de *feedback* negativo para *feedback* positivo.

---

ca e bioquímica, com dúzias de novas revistas sendo instituídas todos os anos. Como pode qualquer pessoa — estudante ou pesquisador — esperar desenvolver-se numa área específica de biologia? Felizmente, junto com a explosão da informação durante as últimas décadas, foi desenvolvida tecnologia que nos permite sentar em frente a um computador e, com pouco esforço, procurar centenas de milhares de trabalhos, viajando livremente através de bibliotecas de milhares de universidades e institutos de pesquisa mundiais. Além disso, a rápida expansão do uso da Internet durante os últimos anos está proporcionando lenta mas implacável mudança no modo como a informação científica é disseminada. Revistas tradicionais entregues a pessoas através do correio gradualmente estão sendo suplementadas, ou substituídas, por revistas eletrônicas que enviam novos artigos assim que eles são aceitos. Juntemos isto às páginas do *World Wide Web*, que traz notícias de projetos de pesquisa e descobertas recentes dos laboratórios para quem quer acessar tal informação, e veremos uma revolução que mostra como a informação é acessada e processada.

O que não foi substituído pela tecnologia é a necessidade do estudante ler e entender descrições de experimentos originais para compreender o processo que gera os dados fisiológicos. Conseqüentemente, ao fim de cada capítulo deste texto você encontrará uma seção Leituras Sugeridas que lista uns poucos artigos chaves que oferecem maiores detalhes em certos tópicos. Além disso, as fontes originais para a maioria do material apresentado no texto, nas figuras e nas tabelas estão listadas nas Referências citadas no final do livro. Embora reconheçamos que como estudante você tem apenas o tempo limitado para usar em qualquer curso, nós todavia encorajamos você a visitar a seção de periódicos de sua biblioteca e examinar alguns desses artigos.

EXPERIMENTAÇÃO ANIMAL EM FISIOLOGIA

A maioria das informações apresentadas neste livro veio de experimentos em que animais foram utilizados para responder a questões específicas sobre como os processos fisiológicos funcionam. Como as propriedades fisiológicas básicas são similares entre diferentes espécies animais, os resultados de experimentos animais são amplamente aplicáveis em outras espécies, incluindo humanos. De fato, quase todos os tratamentos médicos importantes em uso hoje em dia são baseados diretamente na experimentação animal. Embora dados de experimentos em humanos fossem cientificamente os mais seguros, na maioria dos casos tal pesquisa seria eticamente inaceitável. Conseqüentemente, a experimentação animal é de importância central na pesquisa médica bem como em seu próprio benefício.

As três primeiras edições deste livro trabalharam na suposição de que os benefícios da experimentação animal foram entendidos por todos, mas tal suposição não pôde ser feita por muito tempo. Apesar dos benefícios gerais que a pesquisa animal produziu para todos os humanos, surgiram controvérsias sobre a ética do uso de animais em experimentos. Na descrição desta controvérsia, é importante a princípio distinguir entre o *bem-estar animal* e os *direitos do animal*. O primeiro refere-se ao tratamento respeitoso aos animais, em relação a seu conforto e bem-estar. O último refere-se à idéia de que animais têm "direitos" à "vida, à liberdade e ao bem-estar intrínsecos e incontestáveis", exatamente como os inalienáveis direitos humanos contidos na Declaração de Independência. O conceito dos direitos animais, em sua interpretação mais extrema, proibiria a domesticação de animais para produção de alimentos e sua condição de animais de estimação.

A comunidade científica sustenta fortemente o conceito de bem-estar animal. Os cientistas reconhecem suas obrigações profissionais para preservar e melhorar o bem-estar de animais de laboratório. De fato, pesquisadores científicos preocupados com o cuidado e o tratamento dos animais de laboratório foram os primeiros a estabelecer voluntariamente padrões de cuidados na virada do século, muito antes de regulamentações federais terem sido instituídas nos Estados Unidos. Agora, regulamentações governamentais controlam estritamente a pesquisa animal, exigindo todas as facilidades de cuidado animal para encontrar padrões estritos de higiene e cuidado animal. As sociedades profissionais bem como as revistas científicas têm severas exigências considerando a experimentação animal, e a publicação do resultado de pesquisas exige evidências de que essas regulamentações foram cumpridas.

Todas as instituições de pesquisa que recebem investimento federal precisam ter Comitês de Cuidado com Animais de Laboratório, que avaliam os experimentos propostos para assegurar que eles sejam desempenhados com o mínimo de sofrimento e desconforto para o animal e que usem o mínimo de animais necessários para alcançar resultados conclusivos. Tais comitês incluem cientistas, veterinários e representantes da comunidade. Esses indivíduos têm o poder de limitar ou proibir experimentos que não tratem adequadamente da questão do sofrimento do animal, e tais experimentos propostos, se mal compreendidos, são rapidamente rejeitados. Os próprios cientistas estão preocupados com o cuidado animal e percebem que experimentos desenvolvidos em animais que estão sofrendo de algum modo podem não produzir resultados significativos ou úteis. O próprio cuidado do animal é essencial na procura por dados científicos precisos.

Apesar de proteções efetivas internas e externas, o problema dos "direitos" dos animais apela para indivíduos que se opõem à pesquisa animal de alguma forma. A presença de garantias confirmadas do cuidado animal e de regulamentações estritamente reforçadas não satisfaz aqueles que defendem os direitos animais, nem a irresistível evidência dos benefícios da pesquisa animal os convence. O progresso dos debates sobre o bem-estar animal *versus* os direitos do animal é saudável, se os dados disponíveis são avaliados objetivamente, e as intenções dos participantes são claras. Através desse debate e avaliação, podemos assegurar que as necessidades para a experimentação animal são balanceadas por interesses amplamente divididos para o bem-estar dos animais.

RESUMO

A fisiologia animal trabalha com a função dos tecidos, dos órgãos e dos sistemas orgânicos, particularmente a maneira como essas funções são controladas e reguladas. Embora este texto se concentre em apresentar a base funcional da fisiologia animal, um tema principal é entender a ação ambiental que delineia a evolução de processos fisiológicos através da seleção natural.

Os biólogos estudam a fisiologia animal porque têm curiosidade sobre como os animais vivem e também porque podem aprender muito sobre a fisiologia humana por meio da observação de outros animais. A fisiologia animal é um alicerce da prática médico-científica bem como da prática veterinária, e o estudo dos animais com aspectos fisiológicos e evolutivos comuns possibilitou grandes discernimentos na fisiologia humana.

Vários temas principais caracterizam a fisiologia animal. Primeiro, a função depende da estrutura em todos os níveis, dos átomos aos organismos. Estruturas especializadas freqüentemente produzem funções especializadas. Segundo, a seleção natural resultou na adaptação fisiológica, isto é, processos bem adequados para ajudar animais a sobreviver em ambientes desafiadores. As funções adaptativas das células, dos tecidos e dos órgãos que surgiram durante a evolução são geneticamente determinadas e codificadas no DNA. Terceiro, muitos animais são homeostáticos, a tendência a estabilizar relativamente o meio interno de um organismo. Sem homeostasia, flutuações e níveis subótimos de temperatura, pH, oxigênio e outras características físico-químicas podem romper as reações químicas básicas que são o fundamento da fisiologia, da anatomia e do comportamento. Quarto, os sistemas de controle de *feedback* são decisivos para manter a homeostasia. Finalmente, animais podem responder a alterações das condições ambientais externas de duas formas gerais. Em conformistas, o meio interno ajusta-se para refletir as condições externas, isto é, eles não conseguem manter a homeostasia. Por outro lado, os reguladores podem ajustar seu meio interno dentro de limites estreitos como alterações nas condições ambientais; isto é, eles conseguem manter a homeostasia.

Entender as técnicas experimentais usadas na pesquisa fisiológica é essencial para perceber a maneira como o conhecimento fisiológico avança. Resultados de pesquisas são publicados em revistas *peer-reviewed*, muitas das quais podem agora ser prontamente acessadas por pesquisas eletrônicas disponíveis em bibliotecas. Ler trabalhos de pesquisa originais que apresentam resultados específicos bem como artigos revisados ajudará você a compreender a essência da pesquisa científica.

Quase todos os dados sobre fisiologia animal — e a maioria do que sabemos sobre a fisiologia humana — são derivados de estudos com animais de experimentação usados para responder a questões específicas sobre como os processos fisiológicos funcionam. Resultados significativos podem somente ser adquiridos se animais forem bem cuidados e sofrimento e desconforto minimizados. Numerosas regulamentações, estritamente impostas por agências locais, estaduais e federais foram adotadas para assegurar que pesquisadores sigam padrões aceitos para experimentação animal.

QUESTÕES DE REVISÃO

1. Dê um exemplo de relação estrutura-função simples em fisiologia e descreva suas condições de funcionamento.
2. Qual a vantagem evolutiva que a manutenção bem-sucedida da estabilidade interna relativa confere a um animal?

3. Compare e contraste o *feedback* negativo com o positivo, dando um exemplo de cada. Explique por que o *feedback* negativo é preferível ao positivo para a manutenção da homeostasia.
4. Vá a sua biblioteca e use um *data base* eletrônico para procurar a palavra *homeostasia* entre os livros e artigos catalogados.
5. Diferencie os conceitos de bem-estar animal e direitos animais. Pergunte ao seu professor sobre a composição do Comitê de Cuidados com Animais de Laboratório em seu colégio ou universidade.

LEITURAS SUGERIDAS

Benison, S. A., A. C. Barger, and E. L. Wolfe. 1987. *Walter B. Cannon: The Life and Times of a Young Scientist.* Cambridge: Harvard University Press. (An intriguing, insightful biography about a distinguished scientist who introduced the concept of homeostasis in 1929.)

Dworkin, B. R. 1993. *Learning and Physiological Regulation.* Chicago: University of Chicago Press. (A very thorough treatment of the theory and mechanisms underlying physiological regulation and behaviors.)

Futuyama, D. J. 1986. *Evolutionary Biology.* 2d ed. Sunderland, Mass.: Sinauer Associates. (One of several comprehensive undergraduate textbooks that introduce the basic concepts of evolutionary biology as they apply to physiological process.)

CAPÍTULO

2

MÉTODOS EXPERIMENTAIS PARA PESQUISA EM FISIOLOGIA

Nosso conhecimento de fisiologia animal é baseado em informações (*dados*) provenientes de experimentação. Como o objetivo final da fisiologia animal é compreender como ocorrem os processos no organismo, os experimentos devem ser delineados para permitir a medida de *variáveis* chaves (p. ex., taxa metabólica, fluxo sangüíneo, fluxo urinário, contração muscular) em animais (ou em suas células ou tecidos) enquanto eles estão em determinados estados como repouso, exercício, digestão ou sono. Esta espécie de experimentação é particularmente desafiadora e requer a aplicação de uma variedade de técnicas e métodos. Muitas das técnicas experimentais e dos dispositivos de medidas comuns em fisiologia animal foram perpetuados ao longo do tempo. Estes incluem transdutores para medir pressão, implantação de cateter para colher sangue ou injetar substâncias, respirômetros para determinar taxas metabólicas e inúmeros outros. A descrição de cada um desses procedimentos está fora do objetivo deste capítulo, mesmo porque essas técnicas estão bem descritas em textos como *Principles of Physiological Measurement*, de J. N. Cameron. Neste capítulo, focalizaremos algumas das muitas técnicas moleculares e celulares que têm sido recentemente incluídas entre as ferramentas dos fisiologistas, sucintamente descrevendo-as e ilustrando seus usos na pesquisa fisiológica. Primeiro, contudo, consideraremos a natureza das hipóteses e os princípios gerais para testá-las.

Conhecendo como e por que os experimentos de fisiologia são feitos — se eles empregam métodos tradicionais ou emergentes —, você será capaz de avaliar muito melhor a intensidade e as limitações das informações que aprenderá neste livro.

FORMULANDO E TESTANDO HIPÓTESES

Os cientistas usam dados experimentais para criar leis gerais de fisiologia — algumas literalmente com séculos de idade e algumas outras ainda emergindo. Essas leis gerais, por sua vez, servem como base para formular **hipóteses**, que são predições específicas que podem ser testadas através de experimentos posteriores. Um exemplo de "lei" geral confirmada por muitos dados que existem é a de que animais de respiração aquática regulam o equilíbrio ácido-básico modificando a excreção de HCO_3^- na

água exalada, enquanto animais de respiração aérea regulam o equilíbrio ácido-básico modificando a eliminação do gás CO_2 no ar exalado. A seguinte hipótese a ser testada poderia ser derivada desta lei geral: *Uma transição da eliminação de HCO_3^- para a eliminação de CO_2 ocorre na metamorfose de girinos de respiração aquática para rãs de respiração aérea.* Embora as hipóteses sejam colocadas como afirmativas e não como questões, o objetivo da experimentação é testar a validade das hipóteses e, deste modo, responder às questões implícitas.

Os experimentos fisiológicos devem começar com hipóteses específicas e bem-formuladas que focalizam sobre um particular nível de análise e que sejam passíveis de verificação em abordagem experimental. Embora uma hipótese tal como *baleias assassinas têm débito cardíaco muito alto enquanto perseguem focas* possa ser interessante e, de fato, verdadeira, sugerir esta hipótese é meramente um exercício intelectual, a menos que exista uma abordagem experimental factível para obter dados necessários para aceitá-la (aprovar) ou rejeitá-la (refutar). Contudo, a busca por instrumentos para testar hipóteses originais tem sido um importante estímulo para o desenvolvimento de novas técnicas experimentais e de instrumentos de medida. Por exemplo, dispositivos de telemetria disponíveis atualmente para a obtenção de dados sobre o fluxo sangüíneo em animais de tamanho pequeno a médio como patos, peixes e focas estão sendo modificados para o uso em animais muito maiores.

O Princípio de August Krogh

August Krogh foi um fisiologista dinamarquês com interesse extremamente amplo em fisiologia comparada. Dúzias de importantes artigos de pesquisa que trazem seu nome serviram como base para experimentações posteriores na área da respiração e da troca de gases. De fato, o trabalho de Krogh no fim dos anos de 1800 e no começo dos anos 1900 culminou com a sua premiação com o Prêmio Nobel em fisiologia. Uma das razões para o extraordinário sucesso de Krogh como fisiologista foi sua excepcional capacidade de escolher o animal experimental certo para testar suas hipóteses. Sua opinião era de que para cada problema fisiológico definido havia um animal extremamente adequado que poderia ser mais eficiente para dar a resposta.

A proposição de experimentos baseados em características raras de um animal passou a ser conhecida como o princípio de August Krogh (Krebs, 1975). Existem várias ilustrações de seu princípio neste livro e na fisiologia animal moderna. Por exemplo, nos anos de 1970, um grupo de fisiologistas, interessados na evolução da respiração aérea em crustáceos, estudaram caranguejos relativamente pequenos, mas frustraram-se porque o pequeno tamanho desses animais impedia que fossem revelados seus segredos fisiológicos. Evocando o princípio de August Krogh, que sugeriu que haveria um animal ideal para realizar seus estudos, esses fisiologistas organizaram uma expedição para as Ilhas Palau no Pacífico Sul. Nessas ilhas pode ser encontrado o caranguejo "coco" ou "ladrão", um caranguejo ermitão que pesa até 3 kg. O tamanho monstruoso desses animais (para um caranguejo terrestre) permitiu numerosos experimentos que produziram importantes dados durante a expedição de um mês.

Outro exemplo é o de fisiologistas interessados no desempenho cardíaco de peixes que freqüentemente têm dificuldade para medir pressão e fluxo sangüíneo e para retirar amostras de sangue do coração por causa de sua localização típica no peixe ósseo (*i.e.*, teleósteo). Já o *sea robin*, um teleósteo marinho de águas profundas (bênticos) que é muito comum na maioria dos aspectos (embora ele seja absolutamente feio!), tem o coração extraordinariamente grande, que é muito mais fácil de acessar do que o de outros peixes. Seguindo o princípio de August Krogh e usando o *sea robin* como base de seus experimentos, os fisiologistas comparativos cardiovasculares agora sabem mais a respeito da função cardíaca em peixes do que saberiam se tivessem continuado a lutar com a anatomia relativamente implacável da truta, do salmão ou do bagre.

Delineamento Experimental e Nível Fisiológico

No delineamento de um experimento, a primeira e mais importante decisão que um fisiologista deve tomar é com relação ao nível em que o problema fisiológico será analisado. A escolha do nível determina a metodologia (e a escolha do animal) apropriada para medir as variáveis experimentais de interesse.

Historicamente, as técnicas para explorar os problemas fisiológicos no animal como um todo foram desenvolvidas primeiro; subseqüentemente, e com rapidez aumentada nas décadas recentes, vieram novas técnicas para experimentação em nível celular e agora em nível molecular. Conceitualmente, contudo, nós geralmente trabalhamos na ordem inversa: começamos no nível molecular e então nos movemos sucessivamente para o nível da célula, do tecido, do órgão e finalmente do animal como um todo, como mostrado na Fig. 1.1. Conseqüentemente, nas seções seguintes, descreveremos alguns métodos experimentais representativos para estudar os processos fisiológicos, começando no nível molecular. Muitas das informações apresentadas nos outros capítulos deste livro são baseadas em resultados experimentais obtidos com várias destas técnicas. Somente aprendendo como e por que tais métodos funcionam, bem como suas limitações, você poderá avaliar adequadamente a informação apresentada.

Note que nenhum nível de análise é intrinsecamente mais valioso ou importante do que outro. De fato, a melhor compreensão da fisiologia animal vem da integração do conhecimento dos componentes que contribuem desde o nível molecular até o nível de órgão e sistema. Tendo dito isto, reconhecemos que na última década ocorreu uma forte tendência em fisiologia animal (como em toda a biologia) para o "reducionismo", o estudo dos mecanismos celular e molecular na tentativa de explicar processos mais complexos em níveis organizacionais superiores. Por fim, alguns dos experimentos mais importantes são aqueles em um nível de análise que permita esclarecimentos acerca de processos em níveis organizacionais próximos.

Embora pesquisadores e estudantes sejam freqüentemente fascinados por metodologias novas e muitas vezes caras, resultados incisivos podem ser obtidos com experimentos bem-delineados que usam técnicas e instrumentos relativamente simples. Em outras palavras, um delineamento experimental bem concebido pode, freqüentemente, compensar a falta de equipamentos e técnicas de última geração.

TÉCNICAS MOLECULARES

As últimas décadas têm assistido a uma verdadeira explosão no número e na sofisticação de técnicas disponíveis para investigar eventos moleculares, com o aparecimento de novos métodos e de constantes refinamentos. A variedade de técnicas moleculares disponíveis tem tido importantes implicações para a pesquisa biológica em geral, e a fisiologia animal certamente tem-se beneficiado das abordagens moleculares. Nesta seção, descreveremos algumas das poderosas técnicas moleculares que têm sido usadas para responder a perguntas em fisiologia animal. Discussão mais detalhada destas técnicas e de outras relacionadas a ela são apresentadas em publicações tais como *Molecular Cell Biology* de H. D. Lodish e col.

Determinando Moléculas com Radioisótopos

Maiores conhecimentos dos processos fisiológicos podem ser freqüentemente alcançados pelo conhecimento dos movimentos de moléculas dentro e entre as células. Por exemplo, nós poderemos entender mais facilmente o papel de um dado neuro-hormônio no controle de processos fisiológicos se seu movimento puder ser seguido desde seu local de síntese até seu lo-

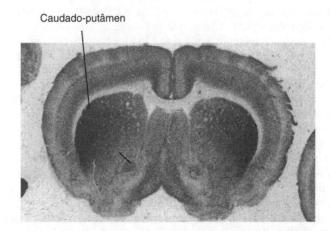

Fig. 2.1 Auto-radiogramas podem revelar detalhes bioquímicos e estruturais que não podem ser vistos com técnicas tradicionais para fixação e coloração de tecidos. Esta auto-radiografia mostra um corte frontal de cérebro de rato após os receptores canabinóides terem sido ligados por uma canabinóide sintética radiomarcada (que se assemelha intimamente ao gradiente ativo da maconha). As áreas mais radioativas (isto é, as áreas com a maioria dos receptores canabinóides) se expuseram mais fortemente ao filme fotográfico no qual estavam colocados os cortes de cérebros e são mostradas como áreas escuras no estriado (caudado-putâmen), que está relacionado com funções motoras. (Cortesia de Miles Herkenham, NIMH.)

cal de liberação e depois no seu sítio de ação. Muitos tipos de experimentos que seguem o movimento de moléculas fisiologicamente importantes empregam **radioisótopos**, que são isótopos radioativos relativamente instáveis de elementos químicos e que se desintegram. A desintegração natural dos radioisótopos é acompanhada pela liberação de partículas de alta energia, que podem ser detectadas por instrumentos apropriados. Com a exceção do ^{125}I, que emite partículas γ, os isótopos comumente usados em pesquisa biológica emitem partículas β.

Embora radioisótopos ocorram naturalmente, aqueles usados normalmente em estudos experimentais são produzidos em reatores nucleares. Os isótopos mais comumente usados em pesquisas biológicas são ^{32}P, ^{125}I, ^{35}S, ^{14}C, ^{45}Ca e ^{3}H. O radioisótopo de um elemento normalmente presente na molécula de interesse pode ser incorporado, *in vitro* ou *in vivo*, diretamente na molécula ou em uma molécula precursora que por fim será convertida na molécula de interesse. A molécula resultante *radiomarcada* tem as mesmas propriedades químicas e bioquímicas que a molécula não marcada. Atualmente, existem arranjos das assim chamadas moléculas biologicamente ativas radiomarcadas (p. ex., aminoácidos, açúcares, hormônios, proteínas) prontamente disponíveis (a preço substancial) em firmas que se especializam em sua produção. Após a molécula ter sido radiomarcada, as partículas emitidas dos radioisótopos podem ser usadas para detectar a presença da molécula, mesmo em concentrações muito baixas.

Em um tipo de experimento com traçador, a molécula radiomarcada de interesse, ou seu precursor, é administrada a um animal, a um órgão isolado ou à célula em crescimento em culturas *in vitro*, e então amostras periódicas são retiradas para medir a emissão de partículas. Dois tipos de instrumentos são utilizados para detectar as partículas emitidas. Um **contador Geiger** detecta a ionização produzida em um gás pela energia emitida. Um **contador de cintilação** detecta e conta pequenos sinais luminosos que essas partículas criam quando elas passam através do "líquido de cintilação" especializado. A quantidade de radiação detectada por cada instrumento é relacionada diretamente com a quantidade de molécula radiomarcada presente na amostra.

Em outro tipo de experimento, a presença de moléculas radiomarcadas dentro de um corte de tecido é localizada por **auto-radiografia**. Nesta técnica, que literalmente "faz uma fotografia" dos radioisótopos em um tecido, um corte fino de tecido contendo um radioisótopo é depositado em uma emulsão fotográfica. Durante um período de dias ou semanas, as partículas emitidas do radioisótopo exposto à emulsão fotográfica produz grãos pretos que correspondem à localização das moléculas marcadas no tecido (Fig. 2.1). Este registro qualitativo pode ser quantificado por medição da quantidade de exposição da emulsão em um **densitômetro** e por comparação com exposições causadas por padrões de concentrações conhecidas; desta maneira, a concentração real de uma molécula radiomarcada no tecido ou em partes dele pode ser determinada. A auto-radiografia tem sido particularmente útil em neurobiologia, endocrinologia, imunologia e outras áreas da fisiologia que envolvem a comunicação de célula a célula.

Determinando Moléculas com Anticorpos Monoclonais

O exame de uma estrutura biológica em um corte de tecido fixo sobre uma lâmina de microscópio pode ser desanimador. Mes-

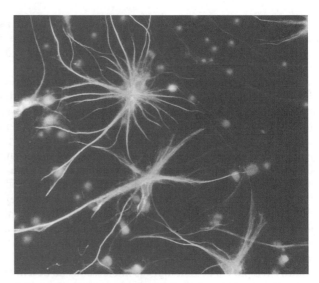

Fig. 2.2 Anticorpos monoclonais e policlonais são usados freqüentemente na coloração de anticorpos. Nesta micrografia de imunofluorescência de medula espinal de rato cultivada por 10 dias, foram usados um anticorpo monoclonal de camundongo (em verde) e um anticorpo policlonal de coelho (em vermelho), específicos para proteína isolada, juntos com um corante azul que se liga diretamente ao DNA. Aqui vemos neurônios (em vermelho), astrócitos (em verde) e DNA (em azul). (Cortesia de Nancy L. Kedersha/Immuno Gen.) (Ver Encarte colorido.)

mo quando o tecido foi corado de modo que o núcleo da célula esteja rosa-forte e as membranas celulares em um tom um pouco mais claro, por exemplo, a dificuldade em discernir os detalhes do tecido permanece. Visualização muito melhor dos detalhes estruturais das células é possível por *coloração do anticorpo*. Esta técnica surpreendente permite a localização de moléculas presentes em concentrações tão baixas que são difíceis de estudar por qualquer outra técnica.

Coloração do anticorpo geralmente envolve ligar covalentemente um corante fluorescente a um anticorpo que reconhece um determinante específico em uma molécula de antígeno. (Nós freqüentemente consideramos antígeno como micróbios que causam doenças ou como materiais estranhos invasivos como pólen, porém moléculas biologicamente ativas e normais, tais como neurotransmissores e reguladores do crescimento celular, podem agir como antígeno e induzir a produção de anticorpos específicos quando injetados em um animal apropriado.) Anticorpos idênticos produzidos em resposta a um antígeno são chamados **anticorpos monoclonais**; contudo, a maioria dos antígenos naturais tem determinantes múltiplos em vez de únicos, de modo que é provável que ocorra produção de vários anticorpos diferentes. Uma mistura de anticorpos que reconhece diferentes determinantes em um mesmo antígeno é chamada **policlonal**. Uma vez que anticorpos que reconhecem sítios discretos em uma molécula tenham sido produzidos e ligados a um corante fluorescente, eles podem ser injetados em células ou tecidos em estudo. Na última década, pesquisadores têm usado de forma crescente uma combinação de anticorpos monoclonais e policlonais para corar anticorpos, particularmente em microscopia por imunofluorescência (Fig. 2.2).

Alternativamente, podem ser usados anticorpos monoclonais radiomarcados, e a localização do complexo antígeno-anticorpo que se forma na amostra pode ser detectada por auto-radiografia. Esta abordagem foi usada para localizar os hormônios adrenalina e noradrenalina dentro de certas células da medula adrenal, como descrito no Cap. 8 sobre glândulas. Anticorpos monoclonais podem ser usados não somente para rastrear moléculas específicas dentro de células mas também para purificá-las, como descrito na seção posterior. Tais moléculas purificadas são adequadas para estudos detalhados de sua estrutura e função.

O avanço crucial que tornou possível a coloração de anticorpo foi o desenvolvimento de um método para produzir grandes quantidades de anticorpo monoclonal. Isolamento e purificação de um único tipo de anticorpo monoclonal a partir de anti-soro obtido de animais expostos ao antígeno correspondente não é prático, porque cada tipo de anticorpo está presente somente em quantidades muito pequenas. Além disso, os linfócitos B (ou células B) que produzem anticorpos normalmente morrem dentro de poucos dias e, assim, não podem estar crescendo em cultura durante longos períodos. Em meados dos anos 70, G. Kohler e C. Milstein descobriram que células B normais poderiam ser fundidas com linfócitos cancerosos, chamados células mieloma, que crescem indefinidamente em cultura (*i.e.*, elas formam uma linhagem de célula "imortal"). As células híbridas resultantes, chamadas **hibridomas**, são espalhadas sobre um meio de crescimento sólido em um disco de cultura. Cada célula cresce em um **clone** de células idênticas, com cada clone secretando um único anticorpo monoclonal. Os clones são então selecionados para identificar aqueles que secretam o anticorpo desejado; essas linhagens de células que se autoperpetuam podem ser mantidas em cultura e usadas para obter grandes quantidades de anticorpos monoclonais homogêneos (Fig. 2.3). Embora pesquisadores individuais possam fazer e manter suas próprias linhagens de células hibridomas, muitos atualmente escolhem ter anticorpos monoclonais específicos preparados por firmas que se especializam em sua produção. (A próxima vez que você estiver na livraria de sua Universidade ou Faculdade, encontre a revista *Science* e dê uma olhada na capa de trás nos anúncios classificados.) O desenvolvimento da tecnologia de anticorpos monoclonais por Kohler e Milstein revolucionou de tal modo os estudos moleculares que eles receberam o Prêmio Nobel por suas pesquisas.

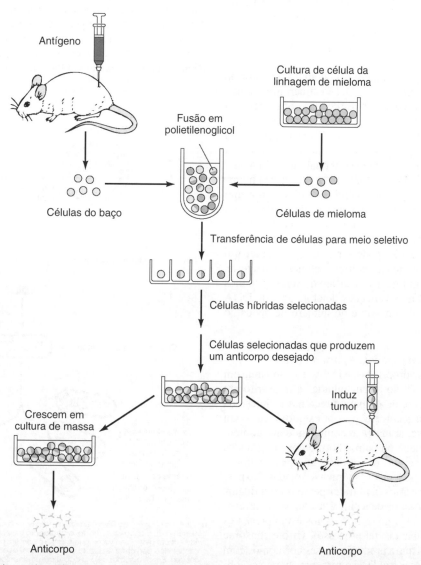

Fig. 2.3 Linhagem de células híbridas secretam anticorpos monoclonais "puros" (homogêneos). Para preparar anticorpos monoclonais, células do baço que produzem anticorpos são primeiramente fundidas com células de mieloma derivadas originalmente de linfócitos B. As células híbridas, ou hibridomas, que secretam anticorpos específicos para a proteína de interesse são separadas. Elas podem ser mantidas em cultura de células, onde secretam grandes quantidades de anticorpos específicos, ou ser injetadas em um camundongo hospedeiro, onde induzem a produção de anticorpos.

Engenharia Genética

Engenharia genética abrange várias técnicas para manipular o material genético de um organismo. Esta abordagem está sendo usada de forma crescente na agricultura e na medicina e oferece consideráveis promessas para pesquisadores em fisiologia animal. Tais técnicas tornaram possível produzir grandes quantidades de moléculas biologicamente importantes (p. ex., hormônios) normalmente presentes em concentrações muito pequenas, animais com mutações que afetam processos fisiológicos específicos e animais que sintetizam quantidades abaixo ou acima do normal de produtos específicos de genes.

A engenharia genética começa com a identificação do gene estrutural que codifica uma proteína específica dentro do DNA isolado de um organismo de interesse. Por exemplo, o gene que codifica a insulina humana pode ser identificado no DNA isolado de células humanas. A parte do DNA que contém o gene de interesse da insulina pode ser "cortada" do filamento original muito longo do DNA humano e então inserida em um *vetor de clonagem*, que é um elemento do DNA que pode replicar dentro de células hospedeiras apropriadas independente do DNA da célula hospedeira. A inserção de um fragmento de DNA estranho (p. ex., o gene da insulina humana) em um vetor de clonagem produz um **DNA recombinante,** que é qualquer molécula de DNA que contém o DNA de duas ou mais fontes diferentes.

Os *plasmídeos* bacterianos são um tipo comum de vetor de clonagem. São moléculas circulares de DNA extracromossômico que se replicam dentro das bactérias. Em certas condições, um plasmídeo recombinante contendo um gene de interesse é captado pela bactéria comum *Escherichia coli*, em um processo chamado *transformação* (Fig. 2.4). Normalmente, apenas uma única molécula de plasmídeo é captada por qualquer célula bacteriana. Dentro de uma célula transformada, o plasmídeo incorporado pode replicar-se, e quando a célula se divide um grupo de células idênticas, ou clone, se desenvolve. Cada célula em um clone contém pelo menos um plasmídeo com o gene de interesse. Este procedimento geral de engenharia genética, chamado *clonagem de gene* ou *de DNA,* pode ser usado para obter um "banco" de DNA que consiste em múltiplos clones de bactéria, cada um deles contendo um gene específico de seres humanos ou de outras espécies. Muitas variações de clonagem de DNA são usadas dependendo do tamanho e do número de genes no organismo a ser estudado.

Populações de clones para medicina e para pesquisa
Em condições ambientais apropriadas, o DNA recombinante em um clone de *E. coli* submetido a "engenharia" é transcrito em um RNA mensageiro, que é usado para direcionar a síntese da proteína codificada. Firmas comerciais, por exemplo, cultivam células de *E. coli* que carregam DNA recombinante que contém o gene para insulina humana ou outros hormônios em grandes cubas; após a morte das células bacterianas, grandes quantidades do hormônio humano podem ser facilmente isoladas. No passado, os hormônios necessários para tratar pessoas com distúrbios endócrinos eram extraídos de tecidos de outros mamíferos tais como vacas e porcos. Como os hormônios estão presentes em concentrações muito baixas, tal processo é caro e consome tempo. Tem sido provado que a produção desses hormônios com bactérias geneticamente construídas é muito mais barata e é obtido um produto mais puro. Além disso, os hormônios isolados de outras espécies de mamíferos freqüentemente induzem uma resposta imune no homem, uma complicação que não ocorre quando os hormônios são obtidos por meio de bactérias construídas por engenharia.

A tecnologia do DNA recombinante é também um instrumento poderoso na pesquisa básica das alterações genéticas. Isolando e estudando os genes associados às doenças hereditárias, os cientistas podem determinar as bases moleculares dessas doenças. Isto certamente resultará em melhores métodos de controle ou de cura dessas doenças. Durante os últimos anos, numerosos laboratórios do mundo tinham sido engajados em um grande projeto para "mapear" as localizações de todos os genes humanos nas fitas longas de DNA dos cromossomos humanos e para determinar suas seqüências de nucleotídeo. Este Projeto Genoma Humano tem fornecido dados valiosos para pesquisadores que estudam as doenças genéticas.

A clonagem do DNA e a tecnologia do DNA recombinante também formam as bases da *terapia genética.* Nesta abordagem para o tratamento de alterações genéticas, a forma normal do gene que está faltando ou que apresenta defeito é introduzida no paciente. Por exemplo, pessoas com fibrose cística têm o gene *CFTR* com defeito e, deste modo, não podem produzir a proteína normal codificada por este gene. Uma das consequências desta alteração é a produção, nas vias aéreas pulmonares, de um muco muito espesso que causa problemas respiratórios potencialmente letais. Biologistas moleculares têm produzido vírus do resfri-

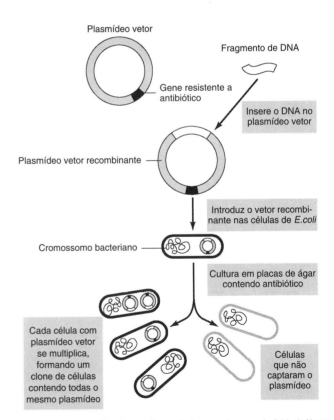

Fig. 2.4 A clonagem do DNA é um meio para isolar e manter genes individuais. No procedimento de clonagem ilustrado, o fragmento específico de DNA a ser clonado é inserido em um plasmídeo vetor, que também contém um gene que confere resistência ao antibiótico penicilina. Quando os plasmídeos recombinantes resultantes são misturados com *E. coli*, algumas células capturam os plasmídeos, que podem replicar-se dentro da célula. Se as células são colocadas em um meio que contém ampicilina, somente aquelas que tinham capturado os plasmídeos crescerão. À medida que cada célula selecionada se multiplica, ela por fim forma uma colônia de células (clone), todas contendo o mesmo plasmídeo recombinante.

ado comum com o gene *CFTR* normal. Quando alguns pacientes com fibrose cística foram infectados com um vírus de resfriado criado por engenharia, as partículas virais carregaram o gene humano normal para as células pulmonares dos pacientes, onde ele se estabeleceu. A síntese posterior do produto do gene normal ajudou a aliviar a maior parte dos sintomas de fibrose cística nos pacientes tratados.

Têm surgido muitas controvérsias sobre o uso da engenharia genética na produção de produtos bioquímicos, principalmente por causa do medo de que microrganismos geneticamente modificados possam escapar para o ambiente e produzir efeitos indesejáveis tais como doenças humanas ou em animais domésticos. Contudo, muitos microrganismos criados geneticamente são modificados para torná-los incapazes de viver fora da fábrica química para a qual eles foram projetados. Assumindo que você pudesse modificar alguma coisa da fisiologia ou da bioquímica de uma bactéria (p. ex., a faixa de temperatura que ela tolera ou as substâncias químicas que ela usa como substrato metabólico), como você poderia assegurar que a bactéria geneticamente construída não poderia desenvolver-se no ambiente natural se ela escapasse?

Mutantes encomendados
Como mencionado no Cap. 1, as **mutações** são mudanças permanentes na seqüência de nucleotídeos do DNA. Mutações, que podem ocorrer espontaneamente ou ser induzidas experimentalmente, são duplicadas e passam para as células filhas no momento da divisão celular. Os genes mutantes podem ensinar-nos muito a respeito de como ocorrem os processos fisiológicos. A interrupção de um processo fisiológico específico resultante de um único gene mutante pode apontar as funções controladas por determinados genes, informações estas que podem não ser reveladas pelas técnicas fisiológicas convencionais.

Por exemplo, fisiologistas cardiovasculares estão produzindo e analisando os efeitos de mutação em *zebrafish* para compreender o desenvolvimento do coração. Nas pesquisas descritas por J.-N. Chen e M. Fishman (1997), dezenas de mutações cardiovasculares específicas foram produzidas no *zebrafish*. O processo começa quando *zebrafish* adultos são expostos a *mutagênicos* poderosos — compostos que produzem mutações permanentes na linhagem das células germinativas. Cruzamentos subseqüentes das gerações F_1 e F_2 produzem embriões com grande número de mutações. Muito raramente, um embrião aparecerá apenas com uma mutação específica em uma estrutura ou processo de interesse. O grupo de Fishman, por exemplo, identificou mutações que dão origem à formação de um coração com paredes ventriculares anormalmente finas e de outro com constrição das vias de efluxo arterial do coração. Ambas as condições mimetizam estados de doenças humanas.

Mutações produzem freqüentemente efeitos anormais somente no estado homozigoto (*i.e.*, quando um indivíduo recebe de cada pai uma mesma forma mudada do gene). Mesmo quando uma mutação causa uma condição letal incompatível com sobrevivência a longo prazo, ela pode ser "preservada" nos pais, que são heterozigotos para a mutação, carregando uma forma normal do gene e uma forma mudada. Cada vez que esses pais reproduzem, algum dos filhos será homozigoto e apresentará o efeito anormal. Assim, os pais heterozigotos são um "banco de genes vivos" dessas mutações.

Animais transgênicos
Animais transgênicos são um outro tipo de organismo construído geneticamente que tem a possibilidade de dar grandes contribuições à fisiologia. **Animal transgênico** é aquele cuja constituição genética foi alterada experimentalmente por adição ou substituição de genes originados em outro animal da mesma ou de outra espécie. Os animais transgênicos (especialmente camundongos) estão na linha de frente de modelos animais que estão ajudando os pesquisadores a compreender os processos fisiológicos básicos e os estados de doenças que resultam de suas disfunções.

Numerosas técnicas foram empregadas para produzir animais transgênicos. Em um método, o DNA "estranho" contendo um gene de interesse, chamado *transgênico*, é injetado no pró-núcleo de ovos fertilizados (comumente de camundongos), os quais então são implantados em fêmeas pseudoprenhes. Em uma freqüência relativamente baixa, o transgene é incorporado no DNA do cromossomo dos embriões em desenvolvimento, sendo levado pela prole que carrega o transgene em todas as suas células somáticas e germinativas (Fig. 2.5). Os camundongos que expressam o transgene são acasalados para produzir uma linhagem transgênica. Esta abordagem é usada para adicionar genes funcionais, ou cópias extras de um gene já presente no animal ou de um gene que normalmente não está presente, resultando em uma superexpressão do produto do gene. Análises subseqüentes da morfologia ou da fisiologia dos animais transgênicos podem dar consideráveis esclarecimentos sobre processos fisiológicos que não podem ser facilmente pesquisados por outros modos.

Animais transgênicos caracterizados por subexpressão ou completa falta de expressão de um gene particular podem também dar informações. M. R. Capecchi (1994) reviu um procedimento para substituir um gene funcional por um defeituoso, deste modo produzindo o *camundongo nocaute*. Esses camundongos não podem expressar a proteína originalmente codificada pelo gene substituído e assim não ocorrem as funções mediadas pela proteína que está ausente. A base genética e molecular dos processos fisiológicos pode ser determinada examinando-se o efeito da retirada funcional de genes. Camundongos nocautes são utilizados extensivamente para pesquisar processos fisiológicos humanos, porque mais de 98% dos genes humanos e de camundongos são idênticos. Para citar um par de exemplos, pesquisadores estão investigando os genes normais que regulam o desenvolvimento inicial do coração no embrião e os oncogenes responsáveis por alguns tipos de câncer em estudos com camundongos nocautes.

TÉCNICAS CELULARES

Compreender as células e o comportamento celular são os objetivos de muitos experimentos em fisiologia. Com conhecimento do comportamento e da comunicação celular, nós podemos começar a entender o modo pelo qual conjuntos de células funcionam como tecido e os tecidos como órgãos. Análises fisiológicas mais intensas em nível celular foram possíveis usando-se várias técnicas agora padronizadas. Nesta seção, discutiremos três técnicas celulares muito comuns e produtivas: registro com microeletrodos, microscopia e cultura celular.

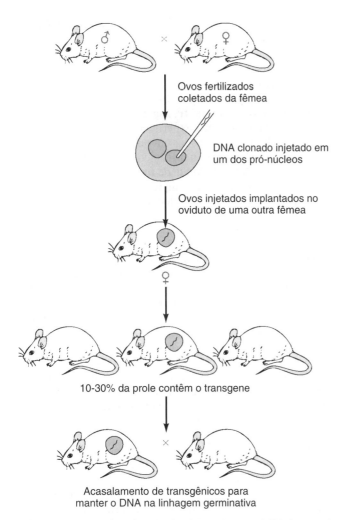

Fig. 2.5 Um animal transgênico é produzido adicionando-se ou substituindo genes de outro animal da mesma espécie ou de espécie diferente. Para introduzir um transgene em camundongo, um DNA "estranho" clonado é injetado em ovos fertilizados, que então são implantados em uma fêmea. Uma proporção da prole viável reterá o transgene, que pode ser mantido na linhagem germinativa por acasalamento seletivo.

Uso de Microeletrodos e Micropipetas

Muitos experimentos em fisiologia celular fazem uso de micropipetas ou de vários tipos de microeletrodos. Essas finas "agulhas" de vidro, que podem ser inseridas em tecidos ou mesmo em células individuais, são usadas para medir várias propriedades ou injetar substâncias nessas células. Embora os fisiologistas celulares empreguem tais dispositivos em uma variedade de modos, a tecnologia usada para construí-los existe há décadas. Essencialmente, uma região média de um tubo de vidro capilar é aquecida até o ponto de fusão. As extremidades do tubo são então puxadas, esticando-o, o que afina o vidro na região aquecida, de modo que neste ponto o diâmetro se torna muito pequeno, o vidro se quebra e as partes se separam. Como resultado, são produzidas duas micropipetas, cada uma com ponta muito fina de cerca de um mícron de diâmetro. Quando uma micropipeta é preenchida com uma solução apropriada, ela pode funcionar como microeletrodo. Tipicamente, uma micropipeta (ou microeletrodo) é montada em um *micromanipulador*, um dispositivo mecânico que mantém a pipeta fixa e permite que sua ponta seja movida em três diferentes planos.

Medindo propriedades elétricas

Como os neurônios se comunicam por sinais elétricos, os microeletrodos podem ser usados para "bisbilhotar" suas comunicações por meio da mensuração dos sinais elétricos através da membrana celular e das alterações nesses sinais em diferentes condições experimentais. Os microeletrodos utilizados para medir o potencial elétrico (voltagem) através da membrana celular não provocam fluxo de corrente da célula para o eletrodo. Assim, ocorre pequena ou nenhuma lesão da célula nervosa mesmo quando sua comunicação com a célula vizinha está sendo registrada.

Um microeletrodo para registrar sinais elétricos de neurônios ou de células musculares é feito preenchendo-se uma micropipeta com uma solução condutora iônica (tipicamente KCl) e conectando-o a um amplificador apropriado. Um segundo eletrodo conectado ao amplificador é colocado na vizinhança do primeiro eletrodo. Quando a ponta do primeiro eletrodo é introduzida no citoplasma através da membrana celular, ela completa um circuito elétrico cujas propriedades (voltagem, fluxo de corrente) podem ser medidas. Desde os anos 50, em que as técnicas de registro de microeletrodos foram introduzidas, nossa compreensão a respeito das atividades elétricas dentro da célula tem aumentado dramaticamente.

Um dos avanços mais revolucionários na metodologia de registro por microeletrodos é o *patch clamping*. Com esta técnica, o comportamento de uma única molécula de proteína que constitui um canal iônico pode ser registrado *in situ* (expressão latina para "em seu lugar normal"), como ilustrado na Fig. 2.6. Este método encontra-se no centro da recente explosão de conhecimento acerca de membranas, incluindo seus canais e como é regulado o movimento de substâncias através da membrana (ver Caps. 4–6).

Medindo as concentrações de íons e de gás

Microeletrodos especialmente construídos podem ser usados para pesquisar a concentração intracelular de íons orgânicos comuns incluindo H^+, Na^+, K^+, Cl^-, Ca^{++} e Mg^{++}. Como as células usam os movimentos de íons através das membranas celulares para comunicação e funcionamento, a magnitude, a direção e o tempo dos movimentos de íons dão importantes informações acerca de certos processos. Microeletrodos que medem a pressão parcial de gases (p. ex., O_2 e CO_2) dissolvidos em um líquido também já estão disponíveis.

A ponta do microeletrodo para medir a concentração de um íon em particular (p. ex., Na^+) é preenchida com uma resina trocadora de íon que é permeável apenas àquele íon. O restante do eletrodo (o "corpo") é preenchido com uma concentração conhecida daquele mesmo íon. O potencial elétrico medido pelo microeletrodo quando nenhuma corrente está passando reflete a razão entre as concentrações do íon nos dois lados da barreira trocadora de íon da ponta. Microeletrodos seletivos a próton são particularmente úteis para medir o pH do sangue e de outros líquidos corporais.

Medindo pressão sangüínea e intracelular

Microeletrodos estão sendo usados para medir pressão hidrostática dentro de células individuais e de vasos microscópicos — de fato, em qualquer espaço preenchido por líquido no qual a ponta de um microeletrodo possa ser inserida. Para compreender o princípio de tal sistema de micropressão, vamos considerar um pequeno vaso sangüíneo. Um microeletrodo, preenchido com uma solução de NaCl pelo menos 0,5 M e montado em um micromanipulador, é inserido no vaso de interesse. A pressão mais alta dentro do vaso faz com que a interface entre o plasma

MÉTODOS EXPERIMENTAIS PARA PESQUISA EM FISIOLOGIA   21

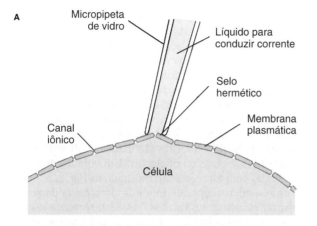

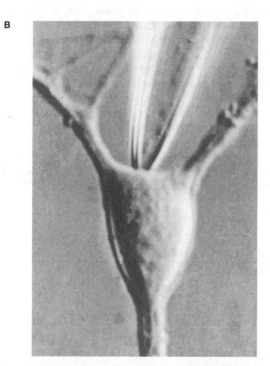

Fig. 2.6 O registro *patch-clamp* permite a determinação do movimento de íons através de um pequeno retalho que contém canais de íons que atravessam a membrana. **(A)** Diagrama do *patch-clamp*. Quando um microeletrodo polido no fogo é colocado contra a superfície da célula, um selo de alta resistência se forma entre a ponta do eletrodo e a membrana. Esse selo hermético permite a medida direta das características da membrana que está embaixo da ponta. Tipicamente, apenas poucos canais iônicos transmembrânicos estão sob a ponta, o que permite que o fluxo de corrente através deles seja medido diretamente. **(B)** Fotomicrografia mostrando a ponta de uma micropipeta tocando o corpo celular de uma célula nervosa. A ponta tem diâmetro de cerca de 0,5 μm. (Parte B de Sakmann, 1992.)

e a solução que preenche o eletrodo se move para dentro do eletrodo. Isto resulta em resistência aumentada através da ponta do eletrodo, porque a resistência do plasma é mais alta do que a da solução de NaCl. Essa variação na resistência é medida e é proporcional à variação na pressão sangüínea. Uma bomba motora associada com o sistema de micropressão produz uma pressão no microeletrodo que apenas compensa a pressão no vaso. Essa pressão em oposição mantém a interface em uma posição estacionária; portanto, ela é chamada sistema de pressão nula. A pressão de compensação requerida gerada no sistema de micropressão é então monitorada com um transdutor de pressão convencional tal como seria usado para medir a pressão em vasos sangüíneos mais largos.

Os sistemas de micropressão têm aumentado muito nossos conhecimentos sobre a função cardiovascular em embriões e larvas em desenvolvimento. Essas técnicas têm também permitido medidas cardiovasculares diretas em animais adultos muito pequenos tais como insetos.

Microinjetando substâncias em células
Além de seu uso como microeletrodos, as micropipetas podem também ser usadas para injetar substâncias em células individuais. Tais substâncias podem ser moléculas ativas que produzem uma variação mensurável na função da célula ou do tecido. Por exemplo, drogas que influenciam a pressão sangüínea e o ritmo cardíaco podem ser injetadas em vasos sangüíneos muito pequenos (p. ex., aqueles que revestem a casca de um ovo de pássaro) ou no coração microscópico de um embrião de rã.

Alternativamente, a substância injetada pode ser um corante usado para marcar as células injetadas, ajudando a revelar os processos celulares ou traçar células quando elas se dividem. Uma variação clássica desta técnica envolve a horseradish-peroxidase, uma enzima derivada do rábano picante que forma um produto colorido a partir de substratos específicos sem cor. Quando esta enzima é injetada por uma micropipeta no prolongamento de neurônios (especialmente em axônios), ela é captada e transportada retrogradamente para o corpo celular; injeções subseqüentes do substrato geram uma "trilha" colorida entre o local da injeção e o corpo celular. Por esta técnica, os nervos periféricos podem ser traçados até seu local de origem no sistema nervoso central, uma tarefa que poderia desafiar mesmo o mais hábil neuroanatomista que usasse técnicas mais tradicionais.

Análise Estrutural de Células

A função celular é dependente da estrutura celular, reafirmando o tema central discutido no Cap. 1 de que uma forte relação estrutura-função governa a fisiologia animal. Os fisiologistas comumente usam análises estruturais em nível celular para complementar as medidas fisiológicas na descoberta do modo como os animais funcionam. Tais análises dependem de vários tipos de *microscopia*, porque as células animais têm tipicamente cerca de 10-30 μm de diâmetro, o que está bem abaixo da menor partícula visível ao olho humano.

Microscopia de luz
Microscopia de luz, como seu nome implica, usa fótons de luz visível ou quase visível para iluminar células especialmente preparadas. Em condições ótimas, a *resolução*, ou poder de resolução, dos microscópios de luz é de poucos microns; se a distância entre dois objetos for menor do que a resolução de um microscópio, eles parecerão ser um só. Como a resolução dos microscópios tem aumentado, nossa compreensão das estruturas das células e de seus componentes também tem aumentado.

Uma vez que as células retiradas de um animal vivo morrem rapidamente, o tecido deve ser preparado imediatamente para impedir a degradação dos constituintes celulares. A *fixação* é a adição de drogas especializadas (p. ex., formalina) que mata as células e imobiliza seus constituintes, tipicamente por fazer uma ligação cruzada entre o grupamento amina das proteínas com ligações covalentes. As células fixadas são então tratadas com corantes e outros reagentes que *coram* determinadas características celulares, permitindo a visualização das células, que não possuem cor e são translúcidas.

A fixação e a coloração de grandes blocos de tecido são impraticáveis e não permitem a visualização de células individualmente. Tipicamente, pequenos blocos de tecido são cortados em fatias ultrafinas de 1-10 μm de espessura usando uma faca especial chamada *micrótomo*. Como a maioria dos tecidos é frágil mesmo quando fixados, eles são embebidos em algum meio (p. ex., cera, plástico, gelatina) para suportá-los enquanto são cortados. Tais meios rodeiam e infiltram o tecido e então o tornam enrijecido para possibilitar o corte. Os cortes de tecido são então colocados sobre lâminas de vidro para ser corados e posteriormente vistos no microscópio (Fig. 2.7A). Em algumas ocasiões, o embebimento do tecido compromete a estrutura da célula ou de seus componentes de modo que eles não podem mais ser corados ou marcados com compostos especiais antes de ser visualizados. Um método alternativo é congelar o tecido antes de embebê-lo, permitindo que o gelo dê suporte ao tecido quando ele for seccionado. Uma vez preparado, o tecido é examinado em um microscópio óptico composto, o tipo mais simples de microscópio de luz (Fig. 2.7B).

Como têm ocorrido avanços nas técnicas ópticas disponíveis, as técnicas de coloração também têm avançado. Muitos corantes orgânicos, originalmente desenvolvidos para o uso na indústria têxtil, foram descobertos através de tentativa e erro para corar seletivamente constituintes particulares das células. Alguns desses corantes coram de acordo com a carga, como a hematoxilina, que marca moléculas carregadas negativamente como DNA, RNA e proteínas ácidas. Contudo, as bases da especificidade de muitos corantes não são conhecidas.

Corar com agentes de marcação fluorescente, e não com corantes tradicionais, aumenta a sensibilidade de visualização. Marcadores fluorescentes moleculares absorvem luz de um comprimento de onda e a emitem em outro comprimento de onda mais longo. Quando uma amostra tratada com um reagente fluorescente é vista através de *microscopia de fluorescência*, somente aquelas células ou constituintes celulares nos quais o marcador se liga são visualizadas (Fig. 2.8). Provavelmente o tipo mais comum e útil de microscopia de fluorescência é a *microscopia de imunofluorescência* na qual as amostras são tratadas com anticorpos fluorescentes monoclonais e policlonais. Um bom exemplo de imagens obtidas com esta técnica é mostrado na Fig. 2.2.

Como a microscopia de imunofluorescência dá resultados insuficientes com cortes fixados finos, esta técnica é usualmente aplicada a células inteiras. Contudo, as imagens obtidas da célula inteira por microscópio de fluorescência padrão representam uma sobreposição da luz emitida que se origina em várias moléculas localizadas em diferentes profundidades na célula. Por esta razão, as imagens estão freqüentemente borradas. O *microscópio confocal de varredura* elimina este problema, dando imagens mais precisas de amostras fluorescentes sem necessidade de cortes finos. No microscópio, a amostra é iluminada com luz de um canhão de *laser*, que rapidamente varre as diferentes áreas da amostra em um único plano. A luz emitida daquele plano é arranjada por um computador em uma imagem composta. Varreduras repetidas de uma amostra em diferentes planos fornecem dados com os quais o computador pode criar cortes seriados de imagens fluorescentes. A Fig. 2.9

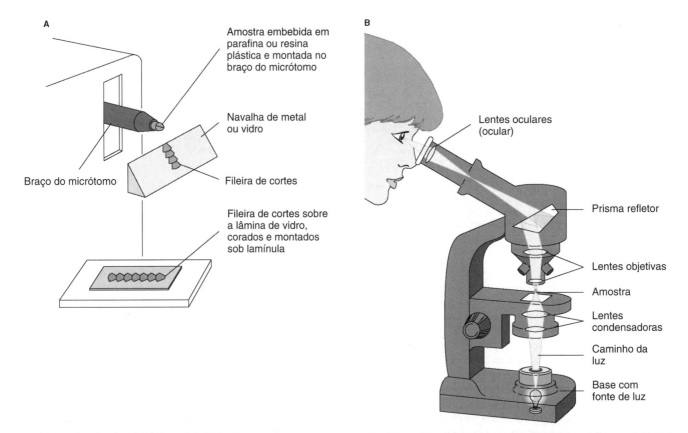

Fig. 2.7 Na preparação para análise em microscópio de luz as amostras são cortadas e coradas. **(A)** As células e os tecidos removidos de organismos vivos são primeiro fixados para preservar suas estruturas e então são cortados em fatias finas com navalhas de vidro ou de metal. Esses cortes são montados em uma lâmina de vidro, na qual podem ser corados para subseqüentemente ser visualizados através de um microscópio de luz composto. **(B)** O microscópio óptico composto transmite a luz verticalmente que atravessa uma lente condensadora, a amostra sobre a lâmina, uma lente objetiva e finalmente a lente da ocular, onde a amostra é vista. (Adaptado de Lodish et al., 1995.)

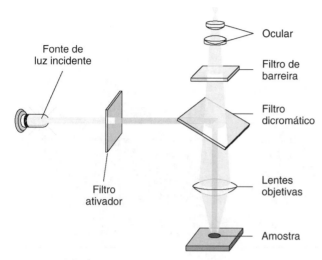

Fig. 2.8 Uma amostra corada com marcador fluorescente é vista através de um microscópio de fluorescência, que produz uma imagem somente das estruturas às quais o marcador se liga. A fonte de luz incidente atravessa um filtro que permite a passagem de luz azul (450-490 nm) para dar iluminação ótima para a amostra. A luz incidente é dirigida para a amostra por um espelho que reflete a luz que está abaixo de 510 nm mas transmite a luz acima de 510 nm. Os sinais fluorescentes emitidos da amostra marcada passam através de um filtro de barreira que remove os sinais fluorescentes indesejáveis que não correspondem ao comprimento de onda emitido pelo marcador usado para corar a amostra. (Ver Encarte colorido.)

compara as imagens obtidas com microscópios de fluorescência tradicional e confocal.

A visualização por outros tipos de microscopia depende da amostra alterar uma ou mais propriedades da luz que passa através do tecido na lâmina, e não da fixação ou da coloração. Como tais métodos não requerem coloração, eles podem ser usados em tecidos vivos que forem finos o bastante para permitir que a luz os atravesse. A *microscopia de campo brilhante* (Fig. 2.10A) revela poucos detalhes comparada com a *microscopia de contraste de fase*, na qual a imagem tem vários graus de brilho e direção em virtude da refração diferencial da luz por diferentes componentes da amostra (Fig. 2.10B). Na *microscopia Nomarski*, também chamada *microscopia de contraste de interferência diferencial*, um feixe iluminador de luz plana polarizada é separado em feixes paralelos próximos antes de passar através do tecido, e os feixes que saem são reunidos em uma única imagem. Pequenas diferenças no índice de refração ou na espessura das partes adjacentes da amostra são convertidas em uma imagem brilhante, se os feixes estiverem em fase quando eles se reúnem, ou em uma imagem escura, se eles estiverem fora de fase. A imagem final dá uma ilusão de profundidade da amostra (Fig. 2.10C). Em *microscopia de campo escuro* a luz é dirigida para a amostra pelo lado de modo que o observador vê somente a luz dos constituintes celulares. A imagem portanto parece como se a amostra tivesse numerosas fontes de luz dentro dela.

Além da visão direta através do microscópio, as imagens podem ser armazenadas eletronicamente após serem coletadas por câmaras digital ou de vídeo. Com uma câmara digital, uma imagem colorida é coletada no todo em um arranjo bidimensional de elementos fotossensíveis. Embora as câmaras digitais possibilitem alta resolução, a intensidade de luz requerida pode ser alta. Alternativamente, uma vídeo-câmara, que requer menos luz, pode ser usada para coletar a imagem de acordo com um padrão de varredura preestabelecido. Em razão da alta sensibilidade da vídeo-câmara à luz, ela permite a visão de células por longos períodos sem danos provenientes da luz. Tal intensificação de imagem é particularmente importante para a visualização de células vivas que contêm marcadores fluorescentes, que podem ser tóxicos para as células em altas intensidades de luz.

Microscopia eletrônica

Para todos os dispositivos de imagem, o limite de resolução é diretamente relacionado ao comprimento de onda da luz que ilumina. Isto é, quanto mais curto o comprimento de onda da iluminação, mais curta a distância mínima entre dois objetos distintos (*i.e.*, maior a resolução). Em microscopia eletrônica, é usado para iluminação um feixe de elétron de alta velocidade, em vez de luz visível. Como o comprimento de luz dos feixes de elétrons é muito mais curto do que o da luz visível, os microscópios eletrônicos tem resolução muito melhor. De fato, microscópios eletrônicos modernos têm tipicamente resolução de 0,5 nm (5 ångströns, Å), ao passo que microscópios ópticos têm resolução de não menos que 1.000 nm (1 μm). Como o comprimento de onda efetivo de um feixe de elétron diminui quando sua velocidade aumenta, o limite de resolução de um microscópio eletrônico depende da voltagem disponível para acelerar os elétrons iluminadores.

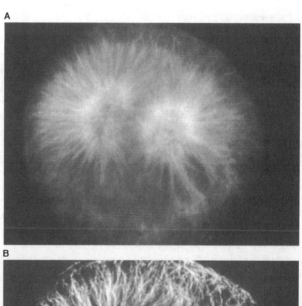

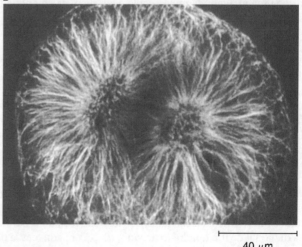

Fig. 2.9 Microscopia convencional e confocal dão diferentes imagens do material biológico. Essas fotomicrografias são de um ovo fertilizado mitótico de um ouriço-do-mar. Um anticorpo marcado com fluoresceína foi usado para ligar o anticorpo à tubulina, um importante componente estrutural do feixe mitótico. **(A)** A microscopia de fluorescência convencional mostra uma imagem borrada como resultado da molécula de fluoresceína acima ou abaixo do plano do foco. **(B)** A microscopia confocal, que detecta fluorescência somente dentro do plano de foco, produz uma imagem muito mais nítida do mesmo ovo de ouriço-do-mar. (De White et al., 1987.)

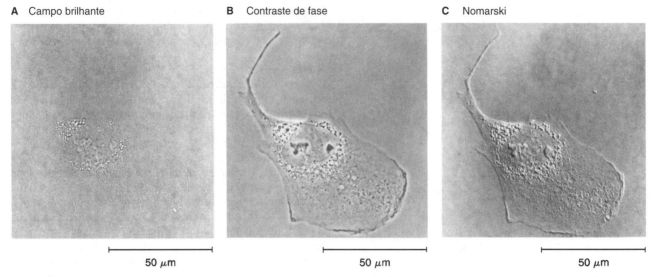

Fig. 2.10 Diferentes técnicas de microscopia dão imagens surpreendentemente diferentes. **(A)** A imagem de campo brilhante de uma célula, típica das obtidas com uma amostra não corada vista através de um microscópio de luz composto, exibe pouco contraste e poucos detalhes. **(B)** A imagem de contraste de fase intensifica o contraste visual entre as diferentes regiões da amostra. **(C)** A microscopia Nomarski (contraste de interferência diferencial) dá a sensação de profundidade da imagem. (Cortesia de Matthew J. Footer.)

A *microscopia eletrônica de transmissão* forma imagens enviando elétrons através de uma amostra e focalizando a imagem resultante sobre uma tela fluorescente elétron-sensível ou sobre um filme fotográfico (Fig. 2.11). O feixe de elétron é modificado por magnetos ou ímãs, que mantêm os elétrons em alinhamento e os focaliza sobre a amostra, de modo semelhante a lentes condensadoras em um microscópio de luz composto. A formação da imagem depende da forma com que os elétrons se espalham por diferentes regiões da amostra; os elétrons espalhados não podem ser focalizados por lentes objetivas e assim não incidem sobre o visor da tela. Como o feixe de elétron passa uniformemente através de uma amostra não corada, é possível pouca diferenciação dos constituintes da amostra sem coloração. Os corantes mais comuns para microscopia eletrônica são sais de metais pesados (p. ex., ósmio, chumbo ou urânio), que espalham mais os elétrons. Nas fotografias de uma imagem de microscópio eletrônico, os componentes corados com estes materiais eletrondensos aparecem escuros.

Como o ar pode refletir o feixe de elétron dirigido para a amostra, a amostra deve ser mantida no vácuo durante a aquisição de imagem. As amostras devem ser fixadas para preservar suas estruturas biológicas durante a visualização na microscopia eletrônica. O glutaraldeído é utilizado para proteínas ligadas covalentemente e o tetróxido de ósmio para estabilizar as bicamadas lipídicas. Após a fixação, as amostras são infiltradas com uma resina plástica. Cortes finos do bloco de resina são então corados e finalmente colocados sobre uma grade de metal no microscópio de transmissão eletrônica. As amostras devem ser cortadas em fatias finas (50 a 100 nm de espessura) para permitir a penetração do feixe de elétron. Somente navalhas de vidro ou de diamante são suficientemente afiadas para fazer cortes de tecidos muito finos. As navalhas de vidro são formadas por quebra diagonal de um quadrado de vidro de 2,5 cm com cerca de 5 mm de espessura. Como o vidro é realmente um líquido que se move lentamente, a ponta formada é afiada o bastante somente para cortar tecidos por poucas horas antes que o fluxo molecular do vidro tire o fio da ponta. Embora extremamente caras, as navalhas de diamante não sofrem este problema e assim são os instrumentos preferidos para fazer cortes finos.

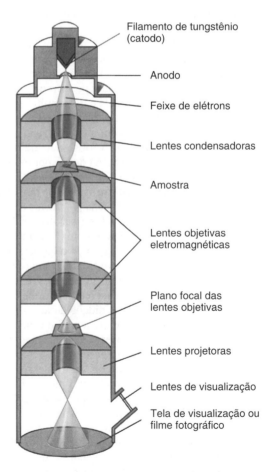

Fig. 2.11 Microscópios eletrônicos têm características comuns com o microscópio óptico composto tais como lentes, mas usam um feixe de elétrons em vez de um feixe de luz para iluminar a amostra. Em um microscópio eletrônico de transmissão, mostrado aqui, uma imagem é formada pela passagem de elétrons através de um objeto e pela sua projeção em uma tela fluorescente. Em um microscópio eletrônico de varredura, os elétrons refletidos da superfície de uma amostra recoberta com uma película de metal refletora são coletados por lentes e vistos sobre um tubo de raios catódicos. (Ver Encarte colorido.)

O detalhe fino disponível a partir da microscopia de transmissão eletrônica pode dar importante informação sobre a estrutura do tecido biológico (Fig. 2.12A). Infelizmente, o tamanho da amostra que pode ser examinada é muito pequeno, uma vez que devem ser feitos cortes finos. Conseqüentemente, é difícil compreender a estrutura tridimensional sem o procedimento verdadeiramente entediante de reconstruir uma imagem a partir de uma série de cortes individuais. O desenvolvimento de várias técnicas para preparar as amostras para microscopia de transmissão eletrônica tem aumentado a lista de objetos que podem ser visualizados e o número de informações disponíveis nas imagens.

O *microscópio eletrônico de varredura,* como o microscópio de transmissão eletrônica, usa elétrons em vez de fótons para formar imagens da amostra. Contudo, o microscópio eletrônico de varredura coleta elétrons espalhados da superfície de uma amostra preparada especialmente. Este instrumento fornece excelentes imagens tridimensionais da superfície das células e dos tecidos, mas não pode revelar características da superfície (Fig. 2.12B). Antes de ser examinada em um microscópio eletrônico de varredura, a amostra é recoberta por filme extraordinariamente fino de um metal pesado como a platina. Este tecido é então dissolvido com ácido, deixando uma réplica metálica da superfície do tecido, que é visualizada no microscópio. Os microscópios eletrônicos de varredura têm resolução de cerca de 10 nm, consideravelmente menor que a resolução dos microscópios de transmissão eletrônica.

Cultura Celular

A produção de células *in vitro* (expressão latina que significa "em vidro") em recipientes de vidro ou plástico é conhecida como *cultura celular.* Esta técnica revolucionou nossa capacidade de estudar células e os processos fisiológicos que elas realizam nos tecidos ou nos órgãos. Historicamente, retalhos (pequenas peças de tecido removidas de um animal doador) eram mantidos vivos e cresciam em um frasco preenchido com uma mistura apropriada de nutrientes e outras substâncias. Hoje, o procedimento mais comum é separar (dissociar) pequenos cortes de tecidos e então suspender as células isoladas em um nutriente químico no qual elas crescem e se dividem como entidades separadas. O sucesso no crescimento das células *in vitro* requer o *meio de cultura* certo, o líquido no qual as células serão suspensas. Até o início dos anos 70, as células de todos os animais cresciam rotineiramente em um meio líquido que consistia principalmente em *soro* (um componente claro do plasma sangüíneo) de cavalo ou de fetos de bezerros ou em um extrato químico não refinado feito de embriões de galinha. Contudo, esses meios tinham características químicas mal conhecidas, contendo numerosos compostos não identificados. Além disso, era difícil predizer se células de uma fonte particular cresceriam em um desses meios ou que componentes deveriam ser adicionados se a primeira tentativa não tivesse sucesso. O crescimento de células *in vitro* foi objeto de muita tentativa e erro (e sorte). Hoje, são disponíveis para pesquisa meios de culturas definidos feitos de acordo com fórmulas químicas precisas. Contudo, o sucesso da cultura de muitos tipos de células requer a adição de traços (menos de 5%) de soro de cavalo ao tal meio definido. Esta observação sugere que é necessário algum fator de crescimento do sangue para crescimento e divisão da célula animal *in vitro* (Fig. 2.13).

Mesmo com a disponibilidade de meios de cultura definidos, o crescimento de célula animal *in vitro* requer técnica. A célula animal normal geralmente pode crescer apenas por uns poucos dias *in vitro,* a partir do que a multiplicação cessa e a célula por fim morre. Uma população relativamente homogênea de tais células é referida como uma *linhagem de células.* Linhagens de células cultivadas são úteis para muitos tipos de experimentos, mas seu ciclo de vida limitado as torna inadequadas para outros estudos. Além disso, muitos tipos de células animais ainda não foram cultivadas com sucesso. Contudo, a lista de células que podem ser cultivadas está em constante crescimento, graças aos

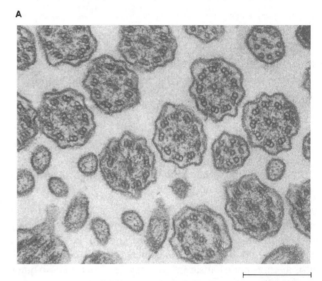

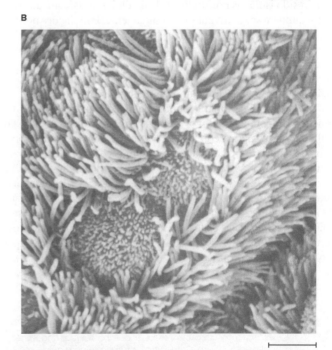

Fig. 2.12 A microscopia eletrônica de transmissão dá uma visão do interior do tecido biológico, enquanto que a microscopia eletrônica de varredura enfatiza as características da superfície. **(A)** Micrografia eletrônica de transmissão de cílios no oviduto de camundongos. **(B)** Micrografia eletrônica de varredura de cílios no oviduto de camundongos. (Cortesia de E. R. Dirksen.)

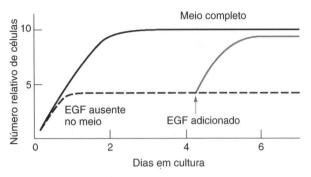

Fig. 2.13 Células crescidas em cultura freqüentemente requerem fatores específicos para estimular as taxas máximas de divisão e crescimento. Na cultura indicada, o número máximo de células é alcançado somente na presença de fator de crescimento epidérmico (EGF). A adição de EGF (seta) a uma cultura que não tinha esta substância resulta em crescimento imediato da colônia de células. (Adaptado de Lodish et al., 1995.)

refinamentos no meio e às técnicas de cultura. Por exemplo, linhagens de células derivadas dos seguintes tecidos e órgãos podem ser cultivadas:

- Osso e tecido conjuntivo
- Músculos esquelético, cardíaco e liso
- Tecidos epiteliais de fígado, pulmões, mama, pele, bexiga e rim
- Alguns tecidos neurais
- Algumas glândulas endócrinas (p. ex., adrenal, hipófise, ilhotas de Langerhans no pâncreas)

Ao contrário das células animais normais, as células cancerígenas comumente apresentam crescimento rápido e descontrolado no corpo e são capazes de crescer indefinidamente em cultura. O tratamento de algumas células normais cultivadas com certos agentes pode causar transformações, um processo que faz com que elas se comportem como células cancerígenas que tenham sido isoladas dos tumores. Tais células transformadas podem também ser cultivadas indefinidamente. Populações homogêneas de tais células "imortais" são chamadas *linhas de células*. Embora as células normais difiram das células cancerígenas e das células transformadas de muitas maneiras, a cultura de células destas últimas tem permitido certos tipos de estudos que não eram possíveis com cultura primária de células normais.

Em fisiologia animal, a cultura celular tem numerosas utilizações em potencial. Novos dispositivos tais como sensores de silicones finos para medir a acidez e outras variáveis foram combinados com técnica de cultura de células para fornecer importantes informações em fisiologia celular e do organismo. Por exemplo, a regulação hormonal da secreção de H^+ de uma variedade de células crescidas *in vitro* pode ser estudada estimulando-se as células cultivadas com agonistas e antagonistas e medindo-se as variações da taxa de acidificação do meio. Esta abordagem também tem sido usada para estudar tecidos e órgãos que exibem taxas ou propriedades não usuais de secreção de H^+, tais como o tecido da bexiga natatória de peixes.

 Células musculares lisas, esqueléticas e cardíacas podem ser cultivadas *in vitro*. Como você avaliaria se uma célula muscular individual que você está observando em microscópio e que foi colocada em uma placa de cultura tem ainda capacidade de se contrair ou perdeu tal capacidade como conseqüência de estar crescendo em uma cultura celular?

ANÁLISE BIOQUÍMICA

A maioria dos processos bioquímicos ocorre em soluções aquosas e requer a troca de gases. Por esta razão fisiologistas freqüentemente precisam medir a composição química do líquido de vários compartimentos e/ou a concentração de seus constituintes. Por exemplo, para avaliar se um caranguejo pode regular sua concentração interna de sal quando nada em águas estuarinas diluídas, um fisiologista precisaria conhecer a concentração de sal na água que rodeia o caranguejo, na hemolinfa do caranguejo (sangue) e na urina produzida pelo caranguejo. Com estes dados, poderia ser avaliada a capacidade do caranguejo de manter a homeostase. Análises bioquímicas de líquidos, gases e estruturas biologicamente relevantes são costumeiramente baseadas em algumas propriedades físicas ou químicas do material de interesse (p. ex., Na^+ na urina do caranguejo). O aumento substancial na sensibilidade e na precisão de tais medidas no passado recente tem permitido aos fisiologistas responder a questões acerca de funções fisiológicas sutis que previamente não poderiam nem mesmo ser medidas.

Análises qualitativa e quantitativa podem ser importantes para estudos fisiológicos. O objetivo da primeira é determinar a *composição* de algum líquido ou estrutura — isto é, os elementos, os íons e os compostos que o compõem. O objetivo da segunda abordagem analítica é medir a *concentração* de determinadas substâncias no líquido ou na estrutura de interesse. Muitos instrumentos e técnicas analíticas fornecem tanto os dados de composição como de concentração.

Medindo a Composição: O Que Está Presente

Numerosos métodos consagrados pelo tempo e emergentes estão disponíveis para medir a composição química. Algumas vezes, os fisiologistas de animais estão interessados somente em saber se uma substância em particular (p. ex., amônia ou hemoglobina) está presente em uma amostra. Outras vezes, eles podem querer identificar todas as proteínas ou os carboidratos ou outra molécula especial em uma amostra. Em outras palavras, a natureza do problema a ser estudado determina quais dados da composição da amostra são relevantes. Raramente uma amostra biológica é submetida a análise da composição total semelhante ao que ocorre em um curso inicial de laboratório de química.

Uma grande variedade de *ensaios colorimétricos* foi desenvolvida para determinar a presença ou a ausência de substâncias específicas em uma solução. Esses ensaios dependem da substância de interesse ser submetida a uma reação química que altera sua capacidade de absorver luz visível ou radiação ultravioleta (UV) de diferentes comprimentos de onda. Como resultado, a transmissão de luz ou de radiação UV pela solução se altera, o que pode ser detectado por um *espectrofotômetro*. Muitos ensaios biológicos empregam uma enzima que catalisa uma reação que envolve a substância de interesse. Por exemplo, um ensaio comum para lactato (um produto do metabolismo anaeróbio da glicose) faz uso de uma enzima que converte lactato em produtos com diferentes propriedades de absorção ultravioleta. Para fazer esse ensaio, uma solução suspeita de conter lactato é colocada em um pequeno frasco junto com a enzima e outros componentes da reação. Após um tempo curto, o frasco é colocado em um espectrofotômetro e a transmissão de UV da solução é medida. A transmissão de uma reação controle em um frasco sem a enzima é também medida. Uma diferença na transmissão UV entre o ensaio e o controle indica que lactato está presente na amostra.

Cromatografia é uma técnica largamente usada para separar proteínas, ácidos nucleicos, açúcares e outras moléculas presentes em uma mistura. Na sua forma mais simples, a *cromatografia de papel*, os componentes da amostra se movem em velocidades diferentes, dependendo da sua solubilidade relativa no solvente, como ilustrado na Fig. 2.14A. Para visualizar os componentes separados, o cromatograma comumente é colorido com um reagente colorimétrico que produz uma cor visível nos componentes de interesse. Misturas mais complexas podem ser separadas por *cromatografia de coluna,* na qual a amostra da solução é passada através de uma coluna formada por esferas de material poroso (Fig. 2.14B). Os diferentes componentes da amostra passam através da coluna em velocidades variadas e as frações resultantes são coletadas em uma série de tubos. Dependendo da natureza da amostra, ensaios diferentes são usados para determinar a presença de componentes separados nas frações coletadas.

Muitas espécies diferentes de matrizes são empregadas na cromatografia de coluna dependendo da composição da solução a ser separada. Por exemplo, são disponíveis matrizes que selecionam os componentes de acordo com tamanho, carga, insolubilidade na água (hidrofobicidade) ou afinidade de ligação com a matriz. Este último tipo de matriz é usado na *cromatografia por afinidade*, na qual as esferas da matriz são recobertas com moléculas (p. ex., anticorpo ou receptores) que se ligam ao componente de interesse. Quando uma mistura é aplicada à coluna, todos os componentes passam por ela, exceto aquele reconhecido pela afinidade com a matriz. Esta é uma técnica muito poderosa para purificar proteínas e outras moléculas biológicas presentes em concentrações muito baixas.

Eletroforese é uma técnica geral para separar moléculas em uma mistura que se baseia na velocidade das moléculas em um campo elétrico. A carga resultante de uma molécula, bem como seu tamanho e forma, determina sua velocidade de migração durante a eletroforese. Moléculas pequenas tais como aminoácidos e nucleotídeos são bem separadas por esta técnica, mas o emprego mais comum da eletroforese é na separação de misturas de proteínas ou ácidos nucleicos. Neste caso, a amostra é colocada em uma extremidade de um gel de agarose ou poliacrilamida, uma matriz inerte com poros de diâmetros fixos que impedem ou permitem a migração quando um campo elétrico é aplicado. As misturas de proteínas usualmente são expostas ao SDS, um detergente negativamente carregado, antes e durante a eletroforese. A taxa de migração das proteínas recobertas por SDS no gel é proporcional a seus pesos moleculares; quanto mais baixo o peso molecular de uma proteína, mais rapidamente ela se move pelo gel (Fig. 2.15). Quando um corante que se liga à proteína é aplicado ao gel, as proteínas separadas são visualizadas como bandas distintas.

Três procedimentos levemente diferentes, mas basicamente semelhantes, que empregam eletroforese por gel são utilizados para separar e detectar fragmentos de DNA, RNA mensageiros (RNAm) ou proteínas. Cada um desses procedimentos envolve três etapas (Fig. 2.16):

1. Separação da mistura por eletroforese de gel.
2. Transferência das bandas separadas para uma camada (papel) de nitrocelulose ou outro tipo de polímero, um processo chamado *blotting* (transferência).
3. Tratamento da camada ou papel com uma "sonda" que reage especificamente com o componente de interesse.

O primeiro desses procedimentos a ser desenvolvido, chamado *Southern blotting* em homenagem ao seu inventor Edward Southern, é usado para identificar fragmentos de DNA que contêm seqüências nucleotídicas específicas. *Northern blotting* é usado para detectar RNAm um particular dentro de uma mistura de RNAm. Proteínas específicas dentro de uma mistura complexa podem ser detectadas por *Western blotting*, também conhecido como *immunoblotting*. (Como visto, não existe *Eastern* ou *South-*

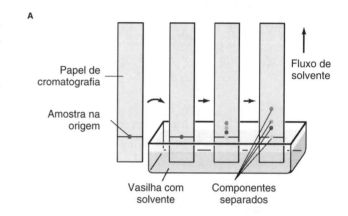

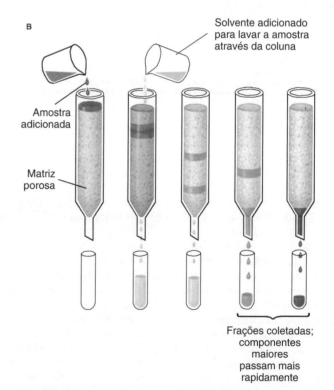

Fig. 2.14 A cromatografia é uma poderosa técnica para separar os componentes de uma mistura em solução. **(A)** Na cromatografia de papel, a amostra é aplicada em uma das extremidades do papel cromatográfico e submetida a secagem. O papel é então colocado em uma solução contendo dois ou mais solventes, que fluem para cima através do papel por capilaridade. Os diferentes componentes da amostra se movem em diferentes velocidades no papel porque eles têm diferentes solubilidades relativas na mistura solvente. Após várias horas, o papel é secado e corado para determinar a localização e a quantidade relativa dos componentes separados. **(B)** Na cromatografia de coluna, a amostra é aplicada na extremidade superior de uma coluna que contém uma matriz permeável de esferas através da qual o solvente flui. O solvente é então bombeado lentamente através da coluna e é coletado em tubos separados (chamados frações) conforme ele sai na extremidade inferior. Os componentes da amostra passam pela coluna em diferentes velocidades e assim são separados em diferentes frações. (Ver Encarte colorido.)

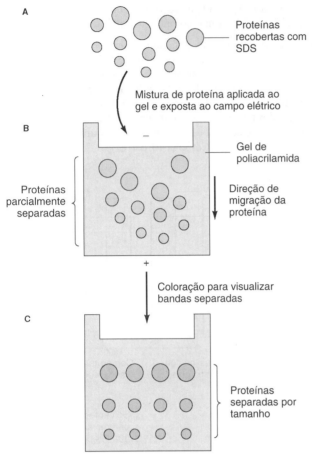

Fig. 2.15 A eletroforese em gel separa os componentes de uma mistura com base em suas cargas e suas massas. As proteínas comumente são separadas por eletroforese em gel SDS-poliacrilamida, como ilustrado aqui. **(A)** O SDS, um detergente carregado negativamente, é adicionado a uma amostra para recobrir as proteínas. **(B)** A amostra é então colocada no gel de poliacrilamida e um campo elétrico é aplicado. Proteínas pequenas movem-se mais facilmente e mais rápido no gel do que as proteínas maiores. **(C)** Após certo período, as proteínas na mistura são separadas em bandas compostas de proteínas de diferentes tamanhos. Elas podem ser visualizadas por vários reagentes que coram proteínas. (Adaptado de Lodish et al., 1995.)

Western blotting, mas é provavelmente uma questão de tempo.) O Quadro 2.1 sumariza as características próprias dos três procedimentos de *blotting*.

Muitos dos métodos comuns de determinar a composição são aplicados às soluções mas não aos gases. O *espectrômetro de massa*, contudo, pode distinguir os diferentes gases que compõem uma mistura de gases com base em suas massas e cargas. Fisiologistas de animais freqüentemente usam este instrumento para determinar a composição dos gases respiratórios enquanto um animal está em repouso ou em exercício durante um experimento. A Fig. 2.17 ilustra o esquema básico de um espectrômetro de massa. A amostra de gás é primeiro ionizada por aquecimento intenso e pela passagem através de um feixe de elétrons. Os íons carregados são então direcionados e acelerados por um campo elétrico em um analisador onde o feixe de íons é defletido ou por um campo magnético aplicado ou pela passagem através de um tubo que emite freqüências específicas que defletem os íons. Quanto mais leve a massa do íon e menor sua carga, menor será a deflexão de íons do caminho padrão quando eles se dirigem para o analisador. O grau de deflexão é detectado pelo arranjo dos detectores, que então permitem determinar a presença e a quantidade de gases na amostra gasosa introduzida no espectrômetro de massa.

As várias técnicas para medir a composição química descrita neste capítulo são largamente utilizadas por fisiologistas, mas muitas outras também são empregadas na pesquisa fisiológica. Para aprender acerca de outros métodos e mais detalhes a respeito do que foi discutido aqui, você pode referir-se a livros de química e bioquímica.

Medindo a Concentração: Quanto Está Presente

A maioria dos instrumentos ou técnicas analíticas utilizados para determinar a composição de uma mistura de líquidos ou de gases também fornece dados acerca da concentração dos componentes presentes. Por exemplo, o grau de alteração de cor produzido em um ensaio colorimétrico depende da quantidade da substância que está sendo medida na amostra. Do mesmo modo, o sinal produzido em um espectrômetro de massa depende não somente dos tipos de gases presentes na mistura mas também da quantidade de cada um que está presente. Assim, o sinal produzido por um instrumento analítico — seja ele um espectrômetro de transmissão, um densitômetro ou um espectrômetro de massa — é diretamente relacionado à concentração da substância responsável pelo sinal.

Tipicamente, a técnica analítica a ser empregada para determinar a concentração de uma dada substância é utilizada para várias amostras da substância em diferentes concentrações; o sinal produzido é então correlacionado com as diferentes concentrações, produzindo uma *curva padrão*. A concentração real de uma amostra experimental que corresponde ao sinal produzido é determinada por comparação com esta curva padrão.

EXPERIMENTOS COM ÓRGÃOS ISOLADOS E COM SISTEMAS DE ÓRGÃOS

Todos os animais têm vários sistemas de órgãos importantes que devem ser coordenados e controlados para ajudar a manter a homeostase. Como poderemos examinar nos últimos capítulos, as funções desses sistemas de órgãos são reguladas primariamente por estímulos neurais e/ou hormonais. Para compreender os mecanismos de controle fisiológicos, os principais estímulos e suas origens devem ser caracterizados. Em muitos casos, é difícil, se não impossível, fazer isto estudando os órgãos isolados *in situ*; assim, são realizados experimentos em órgãos isolados removidos dos animais por cirurgia e mantidos em meio artificial *in vitro*. Dois exemplos ilustrarão o poder desta abordagem experimental.

Quando o coração de quase todos os vertebrados, incluindo os mamíferos, é isolado e colocado em um banho com salina, ele continua a bater e trabalhar, bombeando a salina ou outro líquido contido nele. O coração isolado do vertebrado continuará a bater na ausência de estímulo neural se ele for mantido em uma temperatura apropriada e perfundido com uma solução oxigenada que tem composição iônica correta e contém uma fonte energética tal como glicose. Com o coração isolado, os fisiologistas podem medir o efeito da estimulação química por drogas e hormônios ou da estimulação elétrica de nervos sobre ritmo cardíaco, amplitude, taxa de fluxo e movimentos mecânicos. Experimentos realizados com corações isolados têm sido fundamentais no avanço do conhecimento do sistema cardiovascular.

MÉTODOS EXPERIMENTAIS PARA PESQUISA EM FISIOLOGIA

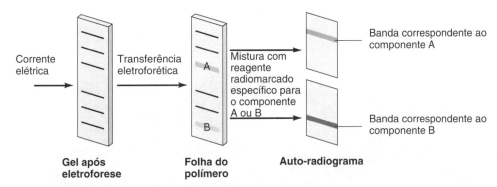

Fig. 2.16 *Southern, Northern* e *Western blotting* são procedimentos semelhantes para separar e identificar fragmentos específicos de DNA, RNAm e proteínas, respectivamente, dentro de uma mistura. Em cada método, os componentes de uma amostra são separados por eletroforese em gel; as bandas separadas são transferidas para um papel ou folha de um polímero, que então é lavado com um reagente radiomarcado específico para o componente de interesse. A presença e, em alguns casos, a quantidade do componente marcado é determinada por auto-radiografia. Ver Quadro 2.1 para detalhes de cada procedimento.

Um segundo exemplo é a glândula pineal dos vertebrados, um pequeno órgão encontrado no cérebro do vertebrado. A pineal, que desempenha um papel chave na regulação do ritmo diário (circadiano) dos processos fisiológicos, é sensível a estímulos relacionados à luz e libera várias quantidades de substâncias reguladoras na corrente sangüínea em função da hora do dia. Quando a glândula pineal é isolada e colocada em um sistema de cultura apropriado, ela continua a exibir um ritmo circadiano. Experimentação direta com esta preparação *in vitro* tem fornecido respostas a questões específicas relacionadas à regulação dos sistemas fisiológicos pela glândula pineal.

OBSERVANDO E MEDINDO O COMPORTAMENTO ANIMAL

Os cientistas que estudam o comportamento animal freqüentemente complementam seus experimentos com observações do comportamento animal. Porém experimentos úteis sobre comportamento geralmente são difíceis de fazer, porque os animais devem estar em um estado fisiológico apropriado (p. ex., acasalando, em crescimento, digerindo uma refeição, para relacionar apenas uns poucos). Além disso, o experimento deve explorar a tendência do comportamento natural do animal. A despeito destas dificuldades, os métodos experimentais para controlar e estimular estados comportamentais específicos podem dar informações importantes sobre os processos fisiológicos que não são sempre passíveis de investigação fisiológica direta. O pré-requisito para tais experimentos é um conhecimento profundo do comportamento natural do animal em seu *habitat*.

O Poder de Experimentos Sobre o Comportamento

As pesquisas dos anos 50 e 60 sobre o comportamento de busca de pássaros que fazem ninhos no chão ilustram como os estudos de comportamento podem contribuir para o conhecimento fisiológico. K. Z. Lorenz e N. Tinbergen descobriram que gansos não somente podem reconhecer seus ovos e recuperá-los se eles estiverem fora do ninho como também recuperam uma grande variedade de objetos (p. ex., *grapefruit*, lâmpadas, bolinhas de beisebol) colocadas perto do ninho. Tinbergen e seus estudantes posteriormente conduziram experimentos engenhosos com gaivotas nos quais eles ofereciam pares de objetos aos pássaros e registravam qual deles foi recuperado primeiro. Explorando o processo com comparação aos pares, eles puderam definir as propriedades que as gaivotas usam para escolher o que pegar. Embora os pássaros possam selecionar muitos objetos diferentes, esses expe-

QUADRO 2.1
Procedimentos eletroforéticos de *blotting*

	Moléculas detectadas	Procedimento de separação e detecção*
Southern blotting	Fragmentos de DNA produzidos por clivagem de DNA com enzimas de restrição	Eletroforese de DNAfd sobre agarose ou gel de poliacrilamida; desnatura fragmentos separados em DNAfs e transfere as bandas para um papel ou folha de polímero; usa RNA ou DNAfs radiomarcado para marcar o fragmento de interesse; detecta a banda marcada com auto-radiografia
Northern blotting	RNA mensageiros	Desnatura misturas de amostras; eletroforese em gel de poliacrilamida e transfere bandas separadas para folhas de polímero; usa DNAfs radiomarcado para marcar o RNAm de interesse; detecta a banda marcada com auto-radiografia
Western blotting	Proteínas	Eletroforese de mistura de amostras em gel SDS-poliacrilamida e transfere bandas separadas às folhas de polímeros; usa anticorpo monoclonal radiomarcado para marcar proteínas de interesse; detecta banda marcada com auto-radiografia[†]

*DNAfd = DNA de fita dupla; DNAfs = DNA de fita simples.
[†]Se anticorpo monoclonal radiomarcado não está disponível, então a banda que contém o complexo anticorpo-proteína pode ser detectada adicionando-se um anticorpo secundário que se liga a qualquer anticorpo monoclonal. Este anticorpo secundário é covalentemente ligado a uma enzima, tal como a fosfatase alcalina, que catalisa uma reação colorimétrica. Quando o substrato é adicionado, um produto colorido se forma sobre a banda com a proteína de interesse, gerando uma mancha visivelmente colorida nesta região do borrão (*blot*).

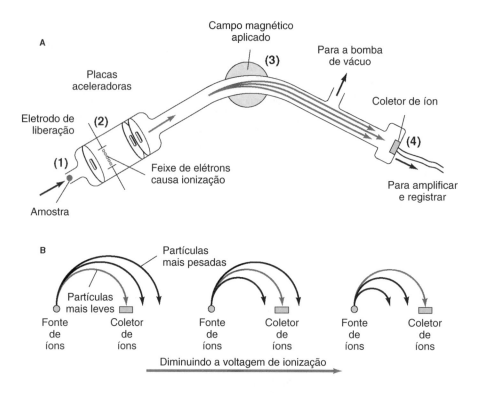

Fig. 2.17 A identidade de gases em uma mistura e sua concentração podem ser determinadas por espectrometria de massa. **(A)** O espectrômetro de massa coletor fixo, que detecta quanto uma amostra ionizada é defletida por um campo magnético imposto, tem quatro partes essenciais. A primeira é um dispositivo de entrada cuidadosamente construído (1) através do qual a amostra é liberada para o sistema com fluxo viscoso constante. A segunda é uma câmara de ionização (2), mantida no vácuo e em alta temperatura (cerca de 190°C), onde a amostra passa através de um feixe de elétrons e é acelerada pela aplicação de um campo elétrico. As moléculas de gás deixam a câmara como íons carregados negativamente. A terceira é um tubo analisador em que os feixes acelerados de íons são submetidos a um campo magnético que faz com que os íons passem por uma via curva (3). Finalmente, o feixe de íons é detectado por um coletor de íon situado no fim do tubo analisador (4). A extensão pela qual um íon é curvado no campo magnético aplicado depende da intensidade do campo e da massa, da carga e da velocidade dos íons. Somente as espécies de íons que são curvados de modo que suas trajetórias se tornam paralelas às laterais do tubo analisador alcançarão os coletores de íons e serão detectadas. **(B)** Em um campo magnético constante, o tipo específico de partículas detectadas no espectrômetro de massa é determinado pela intensidade da voltagem de ionização, que pode ser variada. Quanto mais baixa a voltagem de ionização, mais pesada é a partícula detectada. (Adaptado de Fessenden e Fessenden, 1982.)

rimentos mostraram que ovos reais são sempre preferidos a outros objetos não naturais. Foi verificado que o tamanho relativo, a cor e as manchas de um ovo podem contribuir independentemente para a probabilidade de um ovo ser escolhido. Tomados juntos, esses experimentos revelam que, para gaivotas, os ovos são um poderoso estímulo natural que induz ao comportamento especializado de seleção. Munidos com o conhecimento das propriedades exatas do estímulo que causa determinado comportamento, os fisiologistas têm tido maior capacidade de conduzir experimentos fisiológicos sobre a natureza da visão dos pássaros.

Experimentos sobre comportamento freqüentemente analisam o tempo total que o animal em estudo gasta fazendo cada comportamento e a seqüência temporal dos comportamentos. Esses dados, em conjunto com informações a respeito do comportamento de outros animais e das variáveis ambientais importantes, freqüentemente revelam o quanto um comportamento é intimamente relacionado com o estado interno do animal. A maior parte das informações a respeito do comportamento animal coletadas deste modo tratam da reprodução e da ingestão de alimentos, dois dos mais importantes comportamentos realizados por qualquer animal; os comportamentos de reprodução e de ingestão são amplamente afetados pelo estado fisiológico do animal. Observações cuidadosas usualmente podem revelar qual padrão comportamental de um indivíduo pode influenciar outro e pode sugerir por que isto deve ser assim. Por exemplo, para o peixe esgana-gata, a exibição do abdômen vermelho por um macho sinaliza para outro macho que ele está defendendo um ninho e para as fêmeas que ele está interessado na procriação. Assim, o significado deste sinal depende do sexo do observador. O abdômen vermelho origina-se dos processos fisiológicos acionados pelo início da estação de acasalamento. A coordenação entre o comportamento e a fisiologia desta espécie foi investigada usando-se a análise do comportamento para guiar a investigação fisiológica.

Métodos de Pesquisa em Comportamento

Uma variedade de instrumentos são utilizados para registrar e analisar as bases fisiológicas de atos comportamentais específicos. Em alguns experimentos, câmeras de vídeo de alta velocidade são utilizadas em conjunto com detectores eletrofisiológicos de atividades neurais e comportamentais para adquirir simultaneamente o comportamento e seu suporte fisiológico. Como as ações comportamentais de interesse são freqüentemente rápidas e passageiras, esses eventos tipicamente são registrados em alta velocidade e o videoteipe é acionado em baixa velocidade para auxiliar as análises. O uso de câmeras de raios X permite análise da interação dos componentes esqueléticos durante comportamentos específicos (p. ex., ingestão, correr sobre uma esteira). Como em muitos outros aspectos da fisiologia, a disponibilidade de computadores rápidos e baratos com capacidade crescente de estocar dados tem revolucionado a aquisição e a análise dos dados.

A Fig. 2.18 ilustra quantas técnicas, entre as comumente utilizadas para estudar o comportamento animal e os processos fisiológicos que o suportam, podem estar envolvidas no estudo de um único comportamento — o bote de uma cobra venenosa para a captura de alimento. Para descobrir como ocorre o bote, o movimento do corpo e das mandíbulas deve ser relacionado com as forças exercidas pela contração dos músculos da mandíbula. O bote rápido é registrado em duas visões, lateral e dorsal, usando-se uma câmera de vídeo que registra o animal diretamente e por meio de um espelho posicionado em 45° acima da cobra. A quantificação da posição do animal é possível por causa da imagem de grade no fundo incluída na imagem do vídeo. A cobra é colocada sobre uma plataforma que registra a força exercida ao longo de três eixos ortogonais. Medindo esse conjunto de parâmetros externos, o pesquisador pode registrar as forças associadas com o movimento da cobra na superfície. A força exercida pelas mandíbulas da cobra é registrada por um registrador de pressão montado sobre a cabeça, e a atividade muscular é medida por eletrodos nos quatro músculos laterais das mandíbulas. Todos os dados são registrados em fita (teipe) e em um computador usando-se programas de aquisição de dados (*hardware* e *software*).

Os valores obtidos das variáveis são apresentados em função do tempo e relacionados às análises do comportamento registrado em videoteipe. Os dados de tais experimentos revelam como a contração dos músculos resulta em posicionamento da presa (dente) e no fechamento das mandíbulas em torno da presa (animal). Essas medidas experimentais podem ser utilizadas para testar hipóteses a respeito de quais estruturas e músculos estão envolvidos em um ataque e como suas relações temporais variam durante o comportamento. O experimento também sugere quantos sistemas fisiológicos contribuem para a produção de um comportamento complexo. Uma análise funcional mais completa desse comportamento de captura de presa e uma maior compreensão do desempenho do animal são possíveis se outras variáveis forem medidas em experimentos repetidos feitos em condições idênticas. Tal estrutura experimental poderia ser utilizada para medir diferenças no comportamento de ataque em função do tamanho e do tipo de presas. Tais medidas também podem formar a base para a formulação de hipóteses a respeito do controle neural da atividade muscular, da atividade visual que guia o comportamento e de uma série de outros tópicos interessantes.

Seres humanos podem ser instruídos para se comportar de certa maneira durante experimentos fisiológicos (p. ex., respirar profundamente, correr ou flexionar músculos). Alguns animais podem ser treinados a ter uma atividade necessária a determinado experimento (p. ex., correr sobre uma esteira), enquanto que outros somente se envolverão no comportamento de interesse em intervalos irregulares enquanto o pesquisador observa e espera para obter dados no momento certo. Quais são os pontos fortes e as limitações dos dados de experimentos nos quais o indivíduo é instruído para desempenhar determinada função, é treinado para esta função ou simplesmente se comporta espontaneamente?

IMPORTÂNCIA DO ESTADO FISIOLÓGICO NA PESQUISA

As pesquisas em todos os níveis fisiológicos — do molecular ao comportamental — devem levar em conta o *estado fisiológico* do animal no momento da experimentação (amostragem tecidual). Alguns estados fisiológicos são muito óbvios para o pesquisador, como quando o animal está mergulhando (prendendo a respiração), se movendo ativamente ou hibernando. Outros estados fisiológicos podem ser muito mais discretos, mas também têm grande influência sobre os processos fisiológicos. De fato, a natureza óbvia ou discreta de um estado fisiológico depende do animal. Por exemplo, se um camundongo está encolhido com os olhos fechados e exibe respiração relativamente regular sem nenhuma atividade loco-

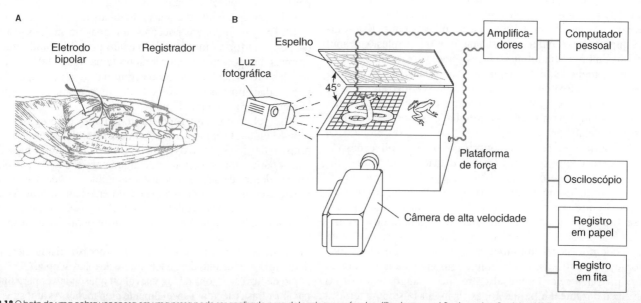

Fig. 2.18 O bote de uma cobra venenosa em uma presa pode ser analisado para determinar os músculos utilizados e o padrão de contração deles. **(A)** Para registrar os potenciais elétricos da musculatura da mandíbula, eletrodos de arame bipolares finos são colocados cirurgicamente nos quatro músculos laterais da mandíbula em um procedimento que é realizado com anestesia. Um registrador é também colocado na cabeça da cobra para medir o movimento dos ossos que suportam a cabeça. **(B)** A cobra é colocada sobre uma mesa registradora de força e é filmada quando salta sobre sua presa. Os cabos dos eletrodos e do registrador são conectados a amplificadores eletrônicos, que aumentam seus sinais de baixa voltagem. Os sinais amplificados são mostrados em um osciloscópio e um registrador gráfico e estocados em fita e em computador.

32 MÉTODOS EXPERIMENTAIS PARA PESQUISA EM FISIOLOGIA

motora, pode-se assumir que ele está dormindo. Mas e com uma espécie relativamente lenta de peixe que não apresenta movimento? Estará ele dormindo ou meramente não mostra atividade locomotora? O estado fisiológico pode ser amplamente influenciado pelas variáveis ambientais tais como a estação do ano e a hora do dia. Para ilustrar, a estimulação do nervo vago causa diminuição muito maior do ritmo cardíaco em rãs de clima temperado examinadas à noite na primavera do que em rãs examinadas à tarde no outono. Assim, o resultado de um experimento pode ser sobremaneira influenciado pela hora do dia e do ano no qual ele é feito.

Para caracterizar os estados fisiológicos dos animais, uma ou mais variáveis podem ser medidas e seus valores comparados enquanto o animal está em diferentes estados comportamentais. Por exemplo, a pressão arterial, a freqüência de pulso e a atividade muscular esquelética podem todas ser medidas simultaneamente enquanto o animal é observado em diferentes estados tais como dormindo, movendo-se, digerindo uma refeição ou hibernando. Tais medidas usualmente não permitem identificar a relação causa-efeito entre as variáveis medidas. Contudo, podem ser tiradas inferências e podem surgir hipóteses a respeito das relações entre as variáveis medidas formuladas com base em tais dados. Uma vez que os múltiplos estados fisiológicos podem existir simultaneamente (p. ex., dormir no inverno, diminuir a respiração durante a hibernação), os experimentos para determinar os estados fisiológicos são freqüentemente complexos e consomem tempo. Contudo, tais experimentos, se cuidadosamente planejados para revelar as influências dos estados fisiológicos com base nos processos fisiológicos de um animal, podem aumentar acentuadamente nosso conhecimento sobre os sistemas fisiológicos.

Um experimento típico, por exemplo, pode medir variáveis fisiológicas importantes durante surtos intermitentes de hibernação de um esquilo. A comparação da temperatura corpórea e da taxa metabólica registradas no tempo com a atividade comportamental observada revela que uma atividade aumentada no estado de alerta está correlacionada com a taxa metabólica e com a temperatura corpórea aumentadas. Esta correlação sugere que, quando o animal se torna ativo, os sistemas fisiológicos importantes também se tornam ativos quase que ao mesmo tempo. Embora seja intuitivo pensar que o animal necessitará de mais sangue circulando quando ele estiver fisicamente ativo, não está claro com esses dados o modo como o aumento de fluxo sangüíneo é alcançado ou como ele é regulado. As variações fisiológicas precedem a atividade comportamental ou resultam dela?

A distinção entre estas e outras possíveis explicações requer experimentos que focalizem a relação causal entre comportamentos específicos e os sistemas fisiológicos que suportam as variações no estado fisiológico. Observações de correlações entre fisiologia e comportamento tais como aquelas discutidas aqui usualmente formam a base para tais experimentos subseqüentes. Eles são também importantes, uma vez que podem fornecer um modo para caracterizar estados fisiológicos específicos. Por exemplo, em um estudo delineado para provar a relação causal entre fluxo sangüíneo e ritmo cardíaco durante a hibernação, as variáveis tais como temperatura corpórea ou taxa metabólica poderiam ser usadas para assegurar que o animal estava de fato hibernando durante os testes experimentais.

RESUMO

A pesquisa fisiológica deve começar com uma hipótese específica e bem formulada relacionada a um particular nível de análise e deve ser passível de ser testada experimentalmente. O teste de hipóteses é amplamente facilitado pelo emprego do princípio de August Krogh, isto é, a escolha do animal ideal adequado para a realização dos experimentos necessários para responder às perguntas formuladas. Um ponto chave no delineamento de experimentos fisiológicos é o nível no qual cada problema fisiológico estudado será analisado. A escolha do nível determina a metodologia e o animal experimental apropriado para medir as variáveis fisiológicas de interesse.

As técnicas que detectam ou analisam eventos em nível molecular têm beneficiado acentuadamente a fisiologia animal. Radioisótopos podem ser incorporados em moléculas fisiologicamente importantes ou em seus precursores. Após uma molécula radiomarcada ser injetada no animal, seus movimentos podem ser determinados por amostragem subseqüente do tecido e determinação das partículas emitidas pelo radioisótopo usando ou um contador Geiger ou um contador de cintilação. A presença e a localização de moléculas radiomarcadas em fatias finas de tecidos podem ser detectadas por auto-radiografia. Anticorpos monoclonais covalentemente marcados com um corante fluorescente ou com radioisótopo são outros poderosos instrumentos para traçar os movimentos de proteínas específicas dentro de sistemas fisiológicos. Graças à sua grande especificidade, os anticorpos monoclonais permitem detectar uma única proteína (p. ex., fator de crescimento nervoso ou um neurotransmissor) mesmo quando ele está presente em concentração muito baixa nas células ou nos tecidos em estudo.

A engenharia genética, que envolve a tecnologia do DNA recombinante e a clonagem de genes, está também revolucionando a fisiologia animal. Os genes clonados em células de bactérias que crescem facilmente podem ser usados para produzir grandes quantidades de produtos genéticos (p. ex., insulina humana e outros hormônios). As técnicas de engenharia genética também permitem a produção de animais transgênicos (comumente camundongo) que contêm cópias adicionais de um gene de interesse. Em camundongos nocautes, um gene normal é substituído por uma forma mutante do mesmo gene, de modo que os animais não podem produzir uma proteína funcional. As análises dos efeitos da adição ou da retirada de genes específicos podem dar informações a respeito dos mecanismos e da regulação de um processo fisiológico.

Microeletrodos e micropipetas têm muitos empregos na fisiologia celular. O emprego mais comum dos microeletrodos é no registro de sinais elétricos de neurônios ou de células musculares. A concentração de íons e de alguns gases e a pressão de líquidos dentro de células ou vasos sangüíneos podem ser determinadas com microeletrodos especialmente construídos. Micropipetas são usadas para injetar substâncias (p. ex., corantes, compostos radiomarcados) em células individuais ou em espaços teciduais cheios de líquido.

A análise estrutural de células e os processos fisiológicos que derivam dessas células dependem muito de microscopia. O microscópio de luz usa fótons de luz visível ou quase visível para iluminar amostras de tecidos especialmente preparadas. As amostras são primeiramente fixadas (preservadas), embebidas em plástico ou cera e então cortadas em fatias extremamente finas (cortes) com um micrótomo. Finalmente, os cortes são tratados com corantes orgânicos ou anticorpos fluorescentes que se ligam diferencialmente a vários componentes celulares corando-os. Uma vez preparado, o tecido pode ser visto com um dos muitos microscópios de luz. O advento dos microscópios eletrônicos, que usam elétrons para formar as imagens, aumentou acentuadamente a resolução nas análises microscópicas, permitindo a visualização de detalhes de estruturas intracelulares que não apareciam nos microscópios de luz. No microscópio de transmissão eletrônica um feixe de elétrons é dirigido diretamente para fatias ultrafinas de tecido coradas com metais pesados eletrondensos. Na microscopia eletrônica de varredura, os elétrons são refletidos pela superfície da amostra, produzindo uma imagem tridimensional das características superficiais das células e de outras estruturas.

A cultura celular, ou seja, a produção de células *in vitro*, permite a propagação de linhagens de células de vida relativamente curta e linhagem de células "imortais", que podem crescer indefinidamente. As células cultivadas, usualmente muito homogêneas, têm grande utilidade em experimentos delineados para examinar funções, secreções, respostas e outras propriedades de tipos particulares de células. Tais experimentos dependem de análises bioquímicas para determinar a composição das amostras de misturas derivadas de células bem como a concentração dos constituintes presentes. Entre as técnicas mais comumente utilizadas estão os ensaios colorimétricos, a espectrofotometria de transmissão, a cromatografia de coluna e de papel, a eletroforese e a espectrometria de massa.

Em um nível crescente de estrutura organizacional, a manutenção de órgãos isolados ou de sistemas inteiros de órgãos *in vitro* permite que a função do tecido intacto seja examinada em meio artificial controlado. Variáveis importantes tais como temperatura, disponibilidade de oxigênio e níveis de nutrientes podem ser controladas, mimetizando a homeostase, ou podem ser alteradas para testar determinadas hipóteses.

Os fisiologistas freqüentemente complementam seus experimentos com observações do comportamento animal. Métodos experimentais para controlar e estimular comportamentos específicos podem fornecer importantes informações sobre os processos fisiológicos que nem sempre permitem investigação direta. Além disso, a análise do tempo total gasto desempenhando cada comportamento e a seqüência temporal de comportamentos em conjunto com informações a respeito do comportamento de outros animais e das variáveis ambientais importantes podem revelar quão intimamente um comportamento está relacionado com o estado interno do animal.

Finalmente, em todas as abordagens experimentais, desde aquelas conduzidas em níveis mais simples (molecular) até aquelas adequadas a níveis mais complexos (comportamentais), o estado fisiológico do animal na época do experimento (ou da amostragem de tecido) deve ser considerado. O estado fisiológico pode depender de fatores regulados internamente (sono, hibernação, atividade etc.) ou de influências ambientais. Para caracterizar os estados fisiológicos de um animal, uma ou mais variáveis podem ser medidas e os valores dessas variáveis chaves correlacionados com os diferentes estados comportamentais.

QUESTÕES DE REVISÃO

1. Qual é a diferença entre uma questão científica, uma hipótese, uma teoria e uma lei?

2. Um pesquisador está realizando experimentos com grilo, rãtouro e cascavel, mas está testando uma única hipótese relacionada a um único processo fisiológico. Explique como ele poderia ter adotado o princípio de August Krogh.

3. Que são radioisótopos e anticorpos monoclonais? Que características comuns fazem com que eles sejam usados por fisiologistas?

4. O que é um clone e como ele é produzido?

5. Se uma mutação interessante e útil para um sistema fisiológico se torna letal antes que o animal alcance o estágio reprodutivo de seu ciclo de vida, como ela pode ser perpetuada no laboratório para permitir experimentos repetidos para seu estudo a longo prazo?

6. Por que uma bolha de ar dentro de um microeletrodo usado para registrar potenciais de ação de um nervo poderia prejudicar o registro?

7. Quais são as principais diferenças entre microscopia de luz e microscopia eletrônica? Quais são as principais vantagens e desvantagens de cada uma?

8. Descreva a diferença entre um experimento feito *in vivo, in vitro* e *in situ*. Quais são as vantagens e as desvantagens de cada abordagem experimental?

9. Como você determinaria se o ritmo cardíaco de repouso de um animal foi influenciado pelos ritmos diários?

LEITURAS SUGERIDAS

Burggren, W. W. 1987. Invasive and noninvasive methodologies in physiological ecology: a plea for integration. In M. E. Feder, A. F. Bennett, W. W. Burggren, and R. Huey, eds., *New Directions in Physiological Ecology.* New York: Cambridge University Press, pp. 251–272. (Description of two major approaches to animal experimentation.)

Burggren, W. W., and R. Fritsche. 1995. Cardiovascular measurements in animals in the milligram body mass range. *Brazil. J. Med. Biol. Res.* 28:1291–1305. (Description of methods for extending cardiovascular techniques to microscopic animals.)

Cameron, J. N. 1986. *Principles of Physiological Measurement.* New York: Academic Press. (A short but detailed introduction to several important methods of physiological measurement.)

Hall, Z. 1992. *An Introduction to Molecular Neurobiology.* Sunderland, Mass.: Sinauer Associates. (A comprehensive discussion of how a molecular approach can provide rich insight into a vitally important organ system.)

Lodish, H., et al. 1995. *Molecular Cell Biology.* 3d ed. New York: Scientific American Books. (A well-written, very comprehensive text that describes many techniques used for molecular analyses of the cell.)

Lorenz, K. Z. 1970. *Studies in Animal and Human Behavior.* Vol. 1. Cambridge, Mass.: Harvard University Press. (Collection of research papers, translated from the original German, describing the early research of Lorenz, who won the Noble Prize in physiology in 1973.)

CAPÍTULO
3

MOLÉCULAS, ENERGIA E BIOSSÍNTESE

Os organismos vivos existentes em nosso planeta formam uma vasta e diversa ordem, variando de vírus, bactérias e protozoários até plantas florescentes, invertebrados e os animais "superiores". Apesar dessa imensa diversidade, todas as formas de vida que conhecemos consistem nos mesmos elementos químicos e compartilham tipos semelhantes de moléculas orgânicas. Além disso, todos os processos vitais se desenvolvem em um meio aquoso e dependem das propriedades físico-químicas desse solvente muito especial e extremamente abundante. Todos os organismos vivos compartilham uma bioquímica comum — uma das evidências mais poderosas na sustentação de sua afinidade evolucionária —, a linha geral que corre através de todas as áreas do estudo biológico.

ORIGEM DAS MOLÉCULAS BIOQUÍMICAS CHAVES

Os biólogos geralmente concordam em que a vida surgiu através de processos casuais e de seleção natural em condições ambientais apropriadas na Terra primitiva. Os primeiros experimentos realizados por Stanley Miller em 1953 mostraram que certas moléculas essenciais para a vida primitiva (p. ex., aminoácidos, peptídios, ácidos nucleicos) podem ser formadas pela ação de descargas elétricas como raios em uma atmosfera experimental de metano, amônia e água. Acredita-se que essa atmosfera simples seja semelhante àquela atmosfera primitiva da Terra cerca de 4 bilhões de anos atrás. A atmosfera primitiva da Terra foi modificada durante as eras subseqüentes pela fotossíntese das plantas, que adicionaram as imensas quantidades atuais de oxigênio e que usaram compostos de nitrogênio para incorporação em compostos biológicos nitrogenados.

A formação experimental de uma molécula orgânica simples em condições semelhantes àquelas que podem ter prevalecido na atmosfera primitiva sugere que tais moléculas podem ter-se acumulado nos mares antigos pouco profundos, formando um "caldo orgânico" no qual a vida pode então ter sofrido seus primeiros estágios evolucionários de organização. A combinação e a recombinação dessas moléculas por fim tornaram as formas de vida mais simples capazes de produzir e adaptar moléculas mais complexas em conjuntos informacionais como ácidos nucleicos e enzimas. O ponto essencial no processo de produção de organismos primitivos semelhantes a células foi a formação de pequenas gotas líquidas envoltas com membranas. Moléculas de lipídios (gordura) formaram espontaneamente uma dupla camada de "pele molecular" em volta das microscópicas gotículas de líquido. Quando essas peles começaram a incorporar outros materiais (nucleotídios simples etc.), então os primeiros passos foram dados no sentido da formação de uma membrana celular verdadeira — estruturas delgadas que envolvem o conteúdo das células, controlam o movimento das moléculas entre o interior da célula e o ambiente circundante e fornecem uma estrutura potencial para organizar seus conteúdos. Muitos, muitos desses passos adicionais definiram o caminho em direção à vasta e generalizada ordem de espécies em mais de 35 filos encontrados agora na Terra.

Este cenário hipotético dos primeiros estágios em direção à evolução da vida levanta muitas questões. Em que grau a origem da vida dependeu de condições "adequadas"? A vida de outra espécie poderia ter aparecido na Terra se o ambiente químico e físico tivesse sido muito diferente? Como teria sido se não houvesse o átomo de carbono? Como veremos em breve, a ocorrência de vida como a que nós conhecemos (e podemos imaginá-la) depende extremamente da natureza química do ambiente terrestre. A vida poderia ou não existir ou pelo menos ser muito diferente se alguma das propriedades da matéria da atmosfera primitiva tivesse sido diferente.

Houve outrora uma controvérsia furiosa entre os vitalistas, que acreditavam que a vida era baseada em princípios "vitais" especiais não encontrados no mundo inanimado, e os mecanicistas, que sustentavam que a vida pode ser enfim explicada em termos químicos e físicos. Até o início do século dezenove, os estudantes do mundo natural supunham que a composição química da matéria viva diferia fundamentalmente daquela dos minerais inanimados. A visão dos vitalistas sustentava que substâncias "orgânicas" poderiam ser produzidas somente por organismos vivos, colocando-as de um modo misterioso separadas do mundo inorgânico. Este conceito encontrou seu final em 1828, quando Friedrich Wöhler induziu a reação entre o cianato e a amônia, ambos obtidos de fontes minerais sem vida, para sintetizar uma molécula orgânica simples de **uréia**:

$$NH_2-\overset{\overset{\textstyle O}{\|}}{C}-NH_2$$

Essa síntese orgânica bem-sucedida estabeleceu o cenário para os estudos físicos e químicos modernos dirigidos para elucidar os mecanismos dos processos vitais. Os bioquímicos modernos podem agora duplicar *in vitro* em sistemas de células livres isoladas aproximadamente todas as reações sintéticas e metabólicas normalmente efetuadas pelas células vivas.

Os processos bioquímicos e fisiológicos dos organismos vivos dependem fundamentalmente das propriedades físicas e químicas dos elementos e dos compostos que eles contêm. À primeira vista, as propriedades dos sistemas vivos parecem decididamente maravilhosas e complexas demais para ser explicadas por uma mera mistura de elementos e compostos. Contudo, os sistemas vivos não são simples "caldos" químicos; em vez disso, eles são estruturas altamente organizadas e complexas chamadas de *macromoléculas*. Macromoléculas de muitas espécies participam na regulação e na direção das atividades químicas dentro das células vivas. *Organelas* tais como a membrana plasmática, os lisossomas e as mitrocôndrias fornecem a organização estrutural para a *célula*, a unidade básica dos sistemas vivos, diferenciando-a do ambiente que a circunda e internamente separando-a em compartimentos e subcompartimentos. As organelas também mantêm as moléculas em relações espaciais funcionalmente importantes umas com as outras. As células são organizadas em tecidos, os tecidos em órgãos e estes em sistemas interativos. Assim, o organismo consiste em uma hierarquia organizacional com cada nível superior resultando em uma complexidade adicional funcional do todo (veja Fig. 1.1). Neste capítulo, iniciamos com o nível mais básico — o nível químico — e aprendemos como os princípios simples das reações químicas se aplicam ao conjunto de macromoléculas e organelas celulares mais complexas que constituem a célula.

ÁTOMOS, LIGAÇÕES E MOLÉCULAS

Toda matéria é composta de elementos químicos, que podem ser dispostos em tabela periódica íntima de elementos que ocorrem naturalmente e dúzias de elementos sintetizados artificialmente em laboratório (Fig. 3.1). De todos os elementos químicos, somente um subconjunto muito pequeno ocorre naturalmente no tecido animal. O Quadro 3.1 compara os principais componentes da crosta mineral da Terra e da água do mar com aqueles do corpo humano. Cerca de 99% do corpo humano é constituído somente de quatro elementos: hidrogênio, oxigênio, nitrogênio e carbono. Isto é verdadeiro para todos os organismos. A preponderância desses elementos nos sistemas vivos é meramente um produto do acaso ou há uma explicação mecanicista para sua prevalência uniforme na grande diversidade de organismos que se desenvolveram 3 bilhões de anos atrás?

George Wald, um biólogo que contribuiu muito para nossa compreensão das bases químicas da visão, sugeriu que a predominância biológica do hidrogênio, do oxigênio, do nitrogênio e do carbono não é completamente um produto do acaso, mas o resultado inevitável de certas propriedades atômicas fundamentais desses elementos — propriedades que os tornam então especialmente convenientes para a química da vida. Revisaremos brevemente os fatores que influenciam o comportamento químico dos átomos e então tornaremos a considerar as idéias de Wald.

A estrutura atômica é muito mais complexa e engenhosa do que pode ser descrita completamente aqui; para nossos propósitos, precisaremos considerar somente algumas características básicas que afetam a formação das ligações químicas entre átomos e moléculas. Blocos básicos da estrutura química de toda matéria, os elementos são constituídos de partículas ainda menores, cada qual com propriedades distintas. É importante o entendimento do comportamento de três dessas partículas — *prótons*, *nêutrons* e *elétrons* — para a fisiologia animal porque elas dominam a interação entre os elementos centrais da vida orgânica. De fato, a interação entre essas três partículas estabelece a atração entre os elementos necessários para sua própria vida.

Cada *átomo* consiste em um núcleo denso de prótons e nêutrons circundado por uma "nuvem" de elétrons em número igual

Primeira camada	1 H																	2 He
Segunda camada	3 Li	4 Be											5 B	6 C	7 N	8 O	9 F	10 Ne
Terceira camada	11 Na	12 Mg											13 Al	14 Si	15 P	16 S	17 Cl	18 Ar
Quarta camada	19 K	20 Ca	21 Sc	22 Ti	23 V	24 Cr	25 Mn	26 Fe	27 Co	28 Ni	29 Cu	30 Zn	31 Ga	32 Ge	33 As	34 Se	35 Br	36 Kr
Quinta camada	37 Rb	38 Sr	39 Y	40 Zr	41 Nb	42 Mo	43 Tc	44 Ru	45 Rh	46 Pd	47 Ag	48 Cd	49 In	50 Sn	51 Sb	52 Te	53 I	54 Xe
Sexta camada	55 Cs	56 Ba	57 La	72 Hf	73 Ta	74 W	75 Re	76 Os	77 Ir	78 Pt	79 Au	80 Hg	81 Tl	82 Pb	83 Bi	84 Po	85 At	86 Rn
Sétima camada	87 Fr	88 Ra	89 Ac	104	105	106												

58 Ce	59 Pr	60 Nd	61 Pm	62 Sm	63 Eu	64 Gd	65 Tb	66 Dy	67 Ho	68 Er	69 Tm	70 Yb	71 Lu
90 Th	91 Pa	92 U	93 Np	94 Pu	95 Am	96 Cm	97 Bk	98 Cf	99 E3	100 Fm	101 Md	102 No	103 Lw

Fig. 3.1 Na tabela periódica dos elementos, cada fileira corresponde a uma camada orbital eletrônica diferente. Os elementos em **letras coloridas** são fisiologicamente importantes em suas formas iônicas.

QUADRO 3.1
Comparação da composição química do corpo humano com a da água do mar e da crosta terrestre*

Corpo humano		Água do mar		Crosta terrestre	
H	63	H	66	O	47
O	25,5	O	33	Si	28
C	9,5	Cl	0,33	Al	7,9
N	1,4	Na	0,28	Fe	4,5
Ca	0,31	Mg	0,033	Ca	3,5
P	0,22	S	0,017	Na	2,5
Cl	0,03	Ca	0,006	K	2,5
K	0,06	K	0,006	Mg	2,2
S	0,05	C	0,0014	Ti	0,46
Na	0,03	Br	0,0005	H	0,22
Mg	0,01			C	0,19
Todos os outros	<0,01	Todos os outros	<0,1	Todos os outros	<0,1

* Os valores são percentagens do total dos números de átomos. Como os números foram arredondados, os totais não equivalem a 100.
Fonte: Biology: *An Appreciation of Life*, 1972.

ao de prótons no núcleo. As partículas atômicas têm a seguinte carga e massa (em dáltons, Da):

- Próton: +1; 1,672 Da
- Nêutron: 0; 1,674 Da
- Elétron: −1; 0,001 Da

Visto que os elétrons carregados negativamente são iguais em número aos prótons carregados positivamente, cada átomo em seu estado elementar não apresenta carga elétrica final. Embora a massa de um átomo seja amplamente determinada pelo número de prótons e nêutrons no núcleo, sua reatividade química depende dos elétrons circundantes. Os elétrons não ocupam órbitas fixas, mas sua distribuição estatística é tal que eles ocupam algumas posições com maiores probabilidades que outras. Essa distribuição é muito sistemática, de modo que em um átomo com um ou dois elétrons, as vias orbitais são virtualmente confinadas em uma única "camada" em volta do núcleo, como nos átomos de hidrogênio e hélio (Fig. 3.2). Em átomos com 3 a 10 elétrons (p. ex., carbono, nitrogênio e oxigênio), essa primeira camada é ocupada por dois elétrons; os elétrons restantes ocupam a segunda camada, que pode conter até oito elétrons, localizados mais distantes do núcleo. Em átomos com 11 a 18 elétrons (p. ex., sódio, fósforo e cloro), uma terceira camada é formada, que também pode acomodar até oito elétrons. A quarta e quinta camadas podem manter cada uma até 18 elétrons (Fig. 3.3).

Quando a camada mais externa de um átomo contém o número máximo de elétrons possível naquela camada — isto é, quando ela não pode acomodar elétrons adicionais —, o átomo é altamente estável e resiste a reações com outros átomos. Isto é verdadeiro para todos os gases nobres, tais como o hélio e o neon, que aparecem afastados à direita da tabela periódica. A maioria dos elementos, entretanto, tem órbitas eletrônicas externas incompletas e são portanto reativos com alguns outros átomos. O hidrogênio, por exemplo, tem mais propriamente um do que dois elétrons em sua camada única, e o oxigênio tem somente seis, em vez de oito, elétrons em sua camada mais externa. Assim, o

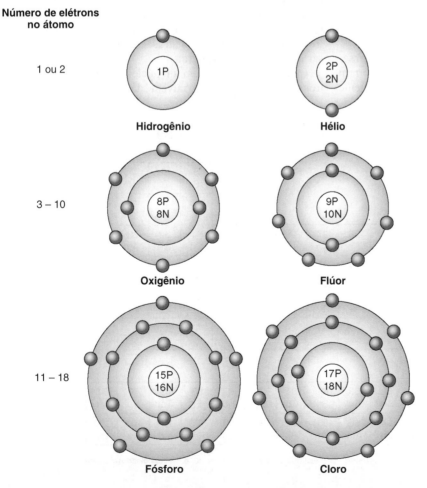

Fig. 3.2 Os elétrons que envolvem o núcleo de cada átomo estão estatisticamente distribuídos em camadas orbitais. Se a órbita externa de um átomo não contém o número máximo de elétrons, o átomo tende a compartilhar elétrons com outros átomos, formando, portanto, ligações químicas. Em contraste, átomos nos quais a órbita externa está completa (p. ex., hélio) são quimicamente inertes. A reatividade química também é influenciada pelo tamanho de um átomo. Tudo o mais sendo igual, o átomo menor (p. ex., flúor) é mais reativo e forma ligações químicas mais estáveis e fortes do que os átomos maiores (p. ex., cloro).

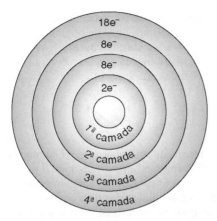

Fig. 3.3 Cada camada orbital na estrutura atômica pode acomodar um conjunto com número máximo de elétrons carregados negativamente, como mostrado aqui para as quatro primeiras camadas orbitais (numeradas 1, 2, 3 e 4). Átomos com mais elétrons que os necessários para completar, por exemplo, as camadas 1 e 2 formarão uma camada ou camadas adicionais.

átomo de hidrogênio e o átomo de oxigênio têm ambos a tendência a compartilhar elétrons tantos quantos forem necessários para completar suas camadas externas respectivas e dotá-los de configurações mais estáveis.

Embora o número de elétrons na camada externa tenha uma influência importante nas características físicas e na reatividade de um átomo, outros aspectos físicos são também importantes na determinação das propriedades químicas. Um deles é o tamanho (ou peso) do átomo. Quanto mais pesado o átomo (i. e., mais prótons e nêutrons existem em seu núcleo), mais elétrons circundam o núcleo. Quando o número de elétrons excede dez e uma terceira camada de elétrons aparece, os *elétrons de valência* (i. e., aqueles na camada mais externa) estão correspondentemente mais distantes do núcleo compacto e conseqüentemente menos fortemente atraídos por ele do que os elétrons de valência de átomos com somente duas camadas. Isto porque as interações eletrostáticas entre elétrons carregados e prótons (**monopolos**) diminuem com o quadrado da distância entre eles. Assim, o cloro, com sete elétrons em sua terceira camada externa, é menos reativo que o flúor, que tem sete elétrons em sua segunda camada externa (veja Fig. 3.2). Os dois átomos têm tendência a ganhar um elétron para completar a camada mais externa, mas essa tendência é maior no flúor, visto que sua camada mais externa é submetida a maior atração eletrostática de seu núcleo que o átomo de cloro, que é maior. Como resultado, com tudo o mais sendo igual, um átomo pequeno constitui uma ligação mais forte e portanto mais estável com outros átomos que um átomo grande.

PAPÉIS ESPECIAIS DO H, O, N E C NOS PROCESSOS VITAIS

Vamos retornar ao conceito de Wald de que o hidrogênio (H), o oxigênio (O), o carbono (C) e o nitrogênio (N) dominam a composição dos sistemas biológicos porque se prestam especialmente bem para a química dos sistemas vitais. O exame da tabela periódica revela que esses quatro elementos têm uma ou duas camadas eletrônicas. Dos outros elementos com somente uma ou duas camadas eletrônicas, o hélio e o neon são realmente inertes, gases raros; boro e flúor formam sais relativamente raros; e os metais lítio e berílio formam ligações iônicas facilmente disso-

ciáveis. Em contraste, H, O, N e C formarão ligações covalentes fortes pelo compartilhamento de um, dois, três e quatro elétrons, respectivamente, para completar suas camadas eletrônicas mais externas.

Por que as ligações fortes são importantes nos sistemas vivos? Sem ligações fortes, alterações discretas na temperatura, no pH ou em outras variáveis no ambiente que circunda uma molécula poderiam provocar sua quebra ou reajuste. Considere, por exemplo, o caos biológico que poderia resultar se as ligações químicas no material hereditário formado pelo DNA fossem facilmente dissociadas e submetidas a alterações (i. e., mutações). De fato, mutações são muito raras (menos que uma por gene em cada 10.000 replicações) porque os átomos que compõem o DNA são fortemente ligados uns aos outros em múltiplas combinações. A integridade limitada de cada organismo e cada espécie depende de ligações estáveis para manter juntas as estruturas de DNA e outras macromoléculas.

Dos quatro principais elementos biologicamente importantes, três (O, N, C) estão entre os muito raros que formam ligações duplas ou triplas. Essas ligações múltiplas não somente aumentam a estabilidade das moléculas que as contêm como também aumentam amplamente a variedade de configurações que podem ser formadas pela reação desses elementos (Fig. 3.4). Por exemplo, o oxigênio pode reagir com o carbono para formar dióxido de carbono, CO_2. Uma vez que as ligações duplas que conectam os átomos de O aos de C satisfazem as tendências desses átomos em reagir, a molécula de CO_2 é relativamente inerte. Portanto, o CO_2 pode difundir-se prontamente da sua fonte de produção para tornar-se disponível para a reciclagem através de processos fotossintéticos de plantas verdes. Como o átomo de carbono tem **valência** de quatro, ele pode formar quatro ligações simples, duas ligações duplas e combinações de simples com ligações dupla ou tripla, dotando-o da capacidade de formar uma grande diversidade de combinações atômicas entre eles mesmos e com outros átomos, incluindo cadeias retas e ramificadas, bem como com estruturas em anel (veja Fig. 3.4).

O silício (Si), que está na mesma coluna e logo abaixo do carbono na tabela periódica, tem algumas propriedades semelhantes às do carbono. Diferente do carbono, entretanto, ele é maior

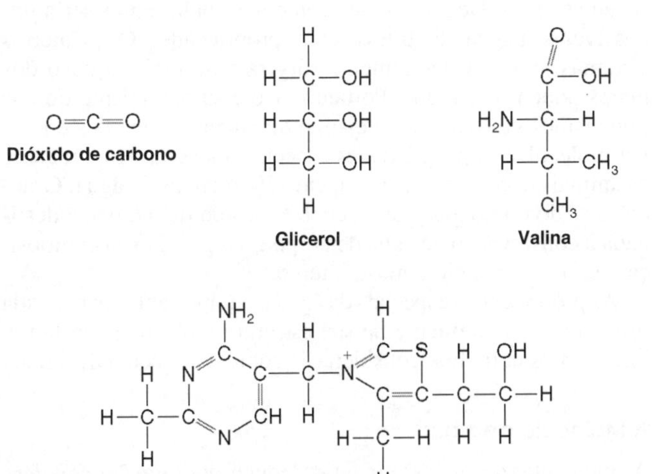

Fig. 3.4 A capacidade do carbono, do oxigênio e do nitrogênio de formar ligações duplas, além de ligações simples, aumenta amplamente a diversidade das estruturas moleculares incluindo esses elementos. O glicerol é um constituinte das gorduras, e a valina é um constituinte dos aminoácidos presentes nas proteínas naturais.

e não forma ligações duplas. Portanto, ele se combina com dois átomos de oxigênio por duas ligações simples somente:

$$O-Si-O$$

Como as camadas eletrônicas externas nos três átomos de dióxido de silício (SiO_2) não estão preenchidas, a molécula de SiO_2 prontamente se liga a outras de sua espécie, formando enormes moléculas poliméricas que constituem as rochas de silício e a areia. Assim, é evidente que o silício, mesmo embora tenha algumas propriedades semelhantes às do carbono, é muito mais adaptado à formação de pedra do que para participar em grande escala na organização das moléculas biológicas.

Além do seu importante papel na combinação com o hidrogênio para formar água, o oxigênio atua como receptor final de elétron na seqüência das reações de **oxidação** através das quais energia química é liberada pelo metabolismo da célula. Essa capacidade importante de oxidar (receptor de elétrons) outros átomos e outras moléculas deve-se à camada eletrônica externa incompleta do átomo de oxigênio e ao seu peso atômico relativamente baixo.

Além dos quatro principais elementos biológicos, outros numerosos elementos participam da química celular, embora em números menores (veja Quadro 3.1). Estes incluem o fósforo (P) e o enxofre (S), os íons de quatro elementos metálicos (Na^+, K^+, Mg^{++} e Ca^{++}) e o íon cloro (Cl^-). Posteriormente retornaremos a eles.

ÁGUA: O SOLVENTE ÚNICO

Vivemos no "planeta água". Em razão de a água ser tão comum, freqüentemente é vista com indiferença, como uma espécie de suplente inerte que ocupa espaços nos sistemas vivos. A verdade é que a água está direta e intimamente envolvida em todos os detalhes da fisiologia animal. A água é uma substância altamente reativa, muito diferente tanto fisiológica quanto quimicamente da maioria dos outros líquidos. A água possui diversas propriedades especiais e notáveis de grande importância para os sistemas vivos. De fato, a vida como nós conhecemos seria impossível se a água não tivesse essas propriedades. Os primeiros sistemas vivos provavelmente surgiram no meio aquoso dos mares pouco profundos. Portanto, não é surpreendente que os organismos vivos atuais estejam intimamente adaptados em nível molecular às propriedades especiais da água. Hoje mesmo os animais terrestres consistem em 75% ou mais de água. Grande parte do nosso gasto energético e esforço fisiológico é destinada à conservação da água do corpo e à regulação da composição química do meio aquoso interno.

As propriedades especiais da água tão importantes para a vida originam-se diretamente de sua estrutura molecular. Portanto, iniciaremos com uma consideração sobre a molécula de água.

A Molécula de Água

As moléculas de água são mantidas juntas por *ligações covalentes polares* entre um átomo de O e dois átomos de H. A polaridade (*i. e.*, distribuição desigual de carga) das ligações covalentes resulta da forte tendência do átomo de O em adquirir elétrons de outros átomos, tais como o H. Essa alta **eletronegatividade** faz com que os elétrons dos dois átomos de H na molécula de água ocupem posições estatisticamente mais próximas do átomo de O do que dos átomos de H de origem. A ligação O—H é por isso cerca de 40% iônica em natureza, e a molécula de água tem as seguintes distribuições parciais de carga (δ representa a carga parcial local de cada átomo):

$$H^{\delta^+} \quad H^{\delta^+}$$
$$O_{2\delta^-}$$

O ângulo entre as duas ligações O—H na molécula de água, em vez de ser 90° como prognosticado para ligações puramente covalentes, é de 104,5° (Fig. 3.5). O ângulo aumentado pode ser descrito pela repulsão mútua dos dois núcleos de H carregados positivamente, que tendem a forçá-los a se separar. Em contraste, as ligações S—H no hidreto de enxofre, H_2S, são puramente covalentes; então, não há distribuição de carga assimétrica como na H_2O. Assim, o ângulo da ligação no H_2S é próximo a 90°. Em virtude da natureza semipolar das ligações O—H, a H_2O difere sobremaneira, tanto química quanto fisicamente, do H_2S e de outros hidretos relacionados. Por que isto?

A distribuição desigual dos elétrons na molécula de água faz com que ela atue como um **dipolo**. Isto é, ela age um tanto semelhante a uma barra magnética, mas em vez de ter dois pólos magnéticos opostos, ela tem dois pólos elétricos opostos, positivo e negativo (veja Fig. 3.5). Como resultado, a molécula de água tende a se alinhar com o campo eletrostático. O **momento dipolo** é a força angular exercida sobre a molécula por um campo externo. O alto momento dipolo da água (4,8 debyes) é a característica física mais importante da molécula e explica muitas de suas propriedades especiais.

A característica química mais importante da água é sua capacidade de formar **pontes de hidrogênio** entre os prótons (átomos de H) carregados positivamente, quase sem elétrons, de uma molécula de água e o átomo de oxigênio rico em elétrons carregados negativamente das moléculas de água vizinhas (Fig. 3.6). Em cada molécula de água, quatro dos oito elétrons na camada externa do átomo de oxigênio são ligados covalentemente com os dois átomos de hidrogênio. Isso deixa dois pares de elétrons livres para interagir eletrostaticamente (*i. e.*, para formar pontes de hidrogênio) com os átomos de H pobres em elétrons das moléculas de água vizinhas. Uma vez que o ângulo entre as duas ligações covalentes da água é cerca de 105°, grupos de molécu-

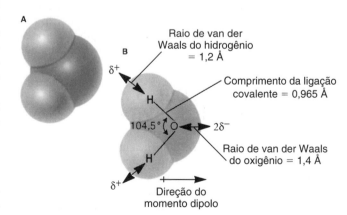

Fig. 3.5 Na molécula de água, a densidade do elétron é maior em volta do átomo de oxigênio do que em volta dos átomos de hidrogênio, dando à ligação O—H um caráter semipolar. A repulsão mútua entre as cargas positivas parciais resultantes nos átomos de hidrogênio faz com que o ângulo entre as duas ligações O—H seja maior do que o característico das ligações puramente covalentes. δ^+ e δ^- indicam uma carga parcial positiva e negativa, respectivamente.

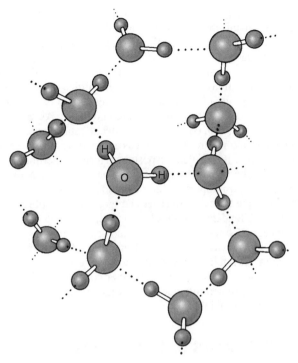

Fig. 3.6 Em face da natureza semipolar das ligações O—H na água, moléculas adjacentes de água formam pontes de hidrogênio. Essas ligações não-covalentes (indicadas por pontos pretos) representam a interação eletrostática entre os hidrogênios parcialmente carregados positivamente em uma molécula e oxigênios eletronegativos nas moléculas vizinhas.

las de água ligadas ao hidrogênio formam arranjos tetraédricos. Esse arranjo é a base para a estrutura cristalina da forma mais comum de gelo.

Propriedades da Água

A estrutura ligada ao hidrogênio da água é altamente lábil e transitória, e o tempo de vida de uma ligação de hidrogênio em água líquida é somente cerca de 10^{-10} a 10^{-11} segundos. Essa transição é decorrente da natureza relativamente fraca das ligações de hidrogênio. Ela consome somente $4,5 \times 10^3$ **calorias** (4,5 kcal) de energia para quebrar um mol de ligações de hidrogênio, enquanto 110 kcal·mol^{-1} são necessárias para romper as ligações O—H covalentes dentro da molécula de água. Como resultado da fragilidade das pontes de hidrogênio, nenhum grupo específico de moléculas de H$_2$O permanece ligado ao hidrogênio por mais que um breve instante. Estatisticamente falando, entretanto, uma fração constante da população é mantida junta pela ligação de hidrogênio por todo o tempo em dada temperatura.

Apesar da apenas modesta força da ligação do hidrogênio, ela aumenta a energia total (*i. e.*, calor) exigida para separar as moléculas individuais do resto da população. Por esta razão, o **ponto de fusão**, o **ponto de ebulição** e o **calor de evaporação** da água são mais altos do que aqueles de outros hidretos de elementos comuns relacionados ao O (p. ex., NH$_3$, HF, H$_2$S). Dos hidretos comuns, somente a água tem ponto de ebulição (100°C) acima das temperaturas comuns à superfície da Terra.

As amplas ligações estatísticas entre as moléculas de água também dotam a água de alta **tensão superficial** invulgar e de natureza coesiva, que tem maiores implicações para os eventos bioquímicos e biológicos que ocorrem ou dependem de interfaces ar/água. O gelo possui disposição cristalina aberta, ao passo que a água líquida tem uma organização molecular muito mais ao acaso, dando a ela um arranjo molecular denso e mais intimamente armazenado. Como resultado, a água em sua forma sólida, gelo, é incomum, pois é menos densa que na sua forma líquida. Se o gelo fosse mais denso (pesado) que a água líquida, seria amplamente aceito que os oceanos e os lagos se tivessem tornado gelo sólido, exceto na superfície, como se o gelo tivesse sido formado do fundo para cima. Claramente, esta propriedade da água teria tido um impacto maior na vida sobre a Terra.

A Água como Solvente

Os alquimistas medievais, procurando o solvente universal, nunca foram capazes de encontrar um solvente mais eficaz e "universal" do que a água. As características de solvente da água são oriundas largamente de sua alta **constante dielétrica**, uma manifestação da sua polaridade eletrostática. A constante dielétrica é a medida do efeito que a água ou alguma substância dielétrica polar tem de diminuir a força eletrostática entre duas cargas separadas pela água ou outro meio dielétrico.* Isto é particularmente bem ilustrado pelo comportamento de compostos iônicos, ou **eletrólitos**, que se dissociam (ionizam) quando colocados na água, desse modo aumentando a condutividade da solução. Os eletrólitos comuns incluem sais, ácidos e bases. Em contraste, os solutos que não se dissociam, e portanto não aumentam a condutividade de uma solução, são chamados não-eletrólitos. Exemplos comuns de não-eletrólitos são açúcares, álcoois e óleos.

A Fig. 3.7A ilustra o arranjo dos íons Na$^+$ e Cl$^-$ em um cristal de cloreto de sódio. O arranjo altamente estruturado é mantido firmemente junto pela atração eletrostática entre os íons sódio carregados positivamente e os íons cloro carregados negativamente. Um líquido *não-polar*, tal como hexana, não pode dissolver o cristal, porque não existe fonte de energia no solvente não-polar para separar um íon do resto do cristal. A água, entretanto, pode dissolver o cristal de NaCl, exatamente como ela pode dissolver a maioria dos outros compostos iônicos. O poder dissolvente da água eleva-se porque as moléculas dipolares de água podem superar as interações eletrostáticas entre os íons individuais (Fig. 3.7B). Ligações eletrostáticas fracas ocorrem entre a carga negativa parcial dos átomos de oxigênio e os cátions carregados positivamente (Na$^+$ neste caso). Tais ligações também ocorrem entre a carga positiva parcial nos átomos de hidrogênio e os íons carregados negativamente (nesse caso o Cl$^-$). O feixe de moléculas de água em volta de íons de moléculas polares é chamado **solvatação** ou **hidratação**.

À medida que as moléculas de água envolvem o íon, elas se orientam de tal modo que seus pólos positivos faceiam os **ânions** (íons carregados negativamente) e seus pólos negativos faceiam os **cátions** (íons carregados positivamente). Essa orientação além disso reduz a atração eletrostática entre os cátions dissolvidos e os ânions de um composto iônico. De certo modo, as moléculas de H$_2$O atuam como "isolantes". A primeira camada de moléculas de água que envolve um íon atrai uma segunda camada de

---

* A força eletrostática entre duas cargas separadas pela água ou outro meio dielétrico é dada pela lei de Coulomb:

$$f = \frac{q_1 q_2}{\epsilon d^2}$$

onde f é a força (em dinas) entre as duas cargas eletrostáticas q_1 e q_2 (em unidades eletrostáticas), d é a distância (em centímetros) entre as cargas e ϵ é a constante dielétrica.

40   MOLÉCULAS, ENERGIA E BIOSSÍNTESE

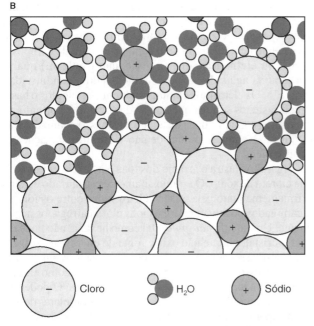

Fig. 3.7 A água rompe a estrutura cristalina dos sais pela interação eletrostática com os íons que compõem o sal. **(A)** Representação da estrutura cristalina altamente organizada do cloreto de sódio mostrando os tamanhos iônicos relativos do Na⁺ e Cl⁻. **(B)** Hidratação do cloreto de sódio. Os átomos de oxigênio das moléculas de água são atraídos pelos cátions e os átomos de hidrogênio são atraídos pelos ânions.

moléculas de água opostamente orientada e de ligação menos tensa. A segunda camada pode mesmo atrair mais água em uma terceira camada. Assim, o íon pode carregar uma quantidade considerável de *água de hidratação*. O diâmetro efetivo dos íons hidratados de uma dada carga varia inversamente com seu diâmetro. Por exemplo, os raios iônicos do Na⁺ e do K⁺ são 0,095 e 0,133 nm, respectivamente, enquanto seus raios hidratados efetivos são 0,24 e 0,17 nm, respectivamente. A razão para essa relação inversa é que a força eletrostática entre os núcleos dos íons e a molécula de água bipolar diminui acentuadamente com a distância entre a molécula de água e os núcleos dos íons (Fig. 3.8). Assim, o íon menor capta a água mais fortemente e por isso carrega um grande número de moléculas de água com ele.

A água também dissolve certas substâncias orgânicas (p. ex., álcoois e açúcares) que não se dissociam em íons na solução mas têm propriedades polares. Em contraste, a água não dissolve compostos que são completamente não-polares (p. ex., gorduras e óleos) nem se dissolve neles, pois ela não pode formar pontes de hidrogênio com tais moléculas. A água pode, entretanto, reagir parcialmente com compostos **anfipáticos**, que têm um grupo polar e um grupo não-polar. Bom exemplo é o oleato de sódio, um constituinte comum do sabão, que tem uma cabeça polar **hidrofílica** (atrai a água) e uma cauda não-polar **hidrofóbica** (repele a água) (Fig. 3.9A). Se uma mistura de água e oleato de sódio é agitada, a água dispersará o último em pequenas gotículas. As moléculas de oleato de sódio em tal gotícula, ou **micela**, estão dispostas com suas caudas não-polares hidrofóbicas agrupadas no centro e suas cabeças polares hidrofílicas dispostas em torno do perímetro com suas faces voltadas para fora, de modo a interagir com a água (Fig. 3.9B). O mesmo comportamento é exibido pelas moléculas de **fosfolipídios**, que também consistem em grupos hidrofóbicos e hidrofílicos. A tendência das moléculas anfipáticas de formar micelas na água é importante na formação das membranas biológicas em células vivas. A formação de micela pode ter fornecido as bases para a primeira organização semelhante à célula dos sistemas vivos nos mares pouco profundos ricos em substâncias orgânicas, onde se acredita que a vida tenha passado seus primeiros estágios evolucionários.

PROPRIEDADES DAS SOLUÇÕES

Como observado anteriormente, a água desempenha um papel essencial nos sistemas vivos. De fato, muitos dos processos químicos e físicos da célula ocorrem em solução aquosa. Os líquidos dentro das células e dos tecidos dos animais, bem como o ambiente aquoso no qual os animais aquáticos vivem, são influenciados sobretudo pelos solutos — particularmente os eletrólitos — que eles contêm.

Concentração, Propriedades Coligativas e Atividade

Convencionalmente, a quantidade de uma substância pura é expressa em **moles** (mol abreviado). Um mole é o número de Avogadro de moléculas ($6,022 \times 10^{23}$) de um elemento ou composto; é equivalente ao peso molecular expresso em gramas. Assim, 1 mol de ¹²C consiste em 12,00 g do nuclídio puro ¹²C, ou $6,022 \times 10^{23}$ átomos de carbono. Do mesmo modo, há $6,022 \times 10^{23}$ moléculas em 2,00 g (1 mol) de H₂, em 28 g (1 mol) de N₂ e em 32 g (1 mol) de O₂.

Para processos biológicos que envolvem moléculas em solução, a quantidade de um soluto em relação à quantidade do solvente — isto é, a concentração — é a medida mais relevante da quantidade do soluto. Algumas vezes, fisiologistas exprimem concentração de soluto em termos de **molalidade** (m) — o número de moles do soluto em 1.000 g de solvente (solução *não* total). Por exemplo, uma solução de sacarose 1 molal é produzida dissolvendo-se 1 mol (342,3 g) de sacarose em 1.000 g de água. Embora 1 litro (l) de água seja igual a 1.000 g, o volume total de 1.000 g de água mais 1 mol de soluto será um tanto maior ou menor que 1 litro por alguma quantidade imprevisível. A molalidade, portanto, é geralmente um modo impróprio de estabelecer a concentração. Uma medida mais conveniente da concentração em fisiologia é a **molaridade** (M). Uma solução 1 molar é uma solução na qual 1 mol do soluto é dissolvido em um volume total final de 1 litro; isto é escrito como 1 mol/l, 1 mol·l⁻¹ ou 1 M. Em laboratório, uma solução 1 M é feita simplesmente adicionando-se água a 1 mol do soluto o suficiente para se obter um litro de solução final. Uma solução milimolar (mM)

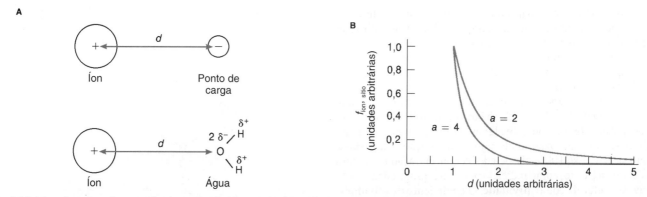

Fig. 3.8 As interações entre os íons e os sítios carregados são influenciadas pela distância que os separa. A força eletrostática, f, entre um íon e um sítio de carga oposta varia inversamente com a distância, d, elevada a uma potência, a, entre eles: $f \propto 1/d^a$. **(A)** Para um ponto de carga, ou monopolo, o expoente a é igual a 2,0, de modo que a força cai inversamente com o quadrado da distância. Para um dipolo tal como a molécula de água, o valor de a pode ser tão alto quanto 4,0. **(B)** A queda na força eletrostática como função da distância é ilustrada para esses dois valores de a. No caso da água e um ponto de carga positivo, o valor real de a é próximo de 3,0.

contém 1/1.000 mole por litro, e uma solução micromolar (μM) contém 10^{-6} mole por litro. Se uma solução contém concentrações equimolares de dois solutos, então o número de moléculas de um soluto se iguala ao número de moléculas do outro soluto por unidade de volume da solução.

As **propriedades coligativas** de uma solução dependem do número de partículas do soluto em dado volume, sem restrição a sua natureza química. Essas propriedades incluem pressão osmótica, depressão do ponto de congelamento, elevação do ponto de ebulição e depressão da pressão de vapor da água. Todas essas propriedades coligativas estão intimamente relacionadas umas às outras, e são todas quantitativamente relacionadas ao número de partículas do soluto dissolvido em dado volume de solvente. Assim, 1 mol de um soluto ideal — isto é, no qual as partículas não se dissociam nem se associam — dissolvido em 1.000 g de água em pressão padrão (760 mm Hg) diminui 1,86°C no ponto de congelamento, eleva 0,54°C no ponto de ebulição e exibe pressão osmótica de 22,4 atm em temperatura padrão (0°C) quando medida em um dispositivo ideal. A medida de qualquer uma dessas propriedades coligativas pode ser usada para determinar a soma das concentrações dos solutos em uma solução. Concentrações determinadas desse modo são expressas em **osmoles** por litro, ou a osmolaridade (osM). Na teoria, osmolaridade e molaridade são equivalentes para soluções de solutos não-dissociativos ideais que exibem as mesmas propriedades coligativas.

A equivalência teórica da osmolaridade e da molaridade, entretanto, não é válida para soluções eletrolíticas por causa da dissociação iônica. Isto é verdade porque uma solução de eletrólitos que se dissocia conterá mais partículas individuais que uma solução não-eletrolítica da mesma molaridade. Como exemplo, uma solução de NaCl 10 mM contém aproximada-

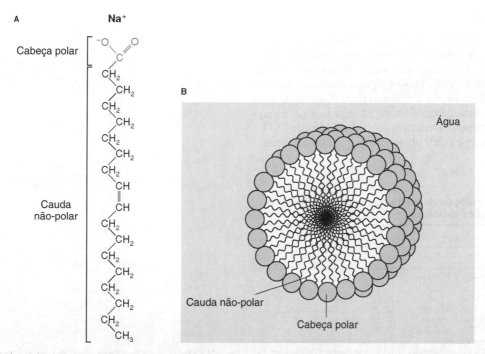

Fig. 3.9 O oleato de sódio é um lipídio anfipático que forma estruturas circulares chamadas micelas em um solvente polar, tal como a água. **(A)** São mostradas a estrutura química do oleato de sódio com a cabeça (hidrofílica) polar e a cauda longa (hidrofóbica) não-polar. **(B)** Diagrama de uma micela com moléculas de lipídios anfipáticas representada por símbolos convencionais. As extremidades hidrofóbicas da molécula tendem a evitar contato com o solvente polar agrupando-se no centro da micela.

42 MOLÉCULAS, ENERGIA E BIOSSÍNTESE

mente duas vezes mais partículas do que o mesmo volume de uma solução 10 mM de glicose, porque o NaCl é eletrólito fortemente dissociável. Assim, as propriedades coligativas, e conseqüentemente a osmolaridade, de uma solução 10 mM de NaCl serão aproximadamente equivalentes àquelas de uma solução de glicose a 20 mM.

Em face da interação eletrostática entre os cátions e os ânions de um eletrólito dissolvido, há uma probabilidade estatística de que em algum momento alguns cátions estarão associados a ânions. Por esta razão, o eletrólito em solução comporta-se como se estivesse 100% dissociado. A concentração livre efetiva de um eletrólito, como indicado pelas suas propriedades coligativas, é referida como **atividade**. O **coeficiente de atividade**, γ, de um eletrólito é definido como a taxa da sua atividade, a, em relação a sua concentração molal (*não* molar), m ($\gamma = a/m$). Como vimos anteriormente, entretanto, a força eletrostática entre íons diminui com a distância entre eles (veja Fig. 3.8A). Assim, quando uma solução eletrolítica se torna mais diluída, a extensão da dissociação aumenta. Em outras palavras, a atividade do eletrólito e o coeficiente de atividade dependem da sua tendência em se dissociar em solução e da sua concentração total. Quanto mais baixa é a concentração, mais alto é o coeficiente de atividade. O Quadro 3.2 registra os coeficientes de atividade de alguns eletrólitos comuns. Aqueles eletrólitos que se dissociam em larga extensão (*i. e.*, têm grande coeficiente de atividade) são denominados *eletrólitos fortes* (p. ex., KCl, NaCl, HCl); aqueles que se dissociam apenas fracamente são chamados *eletrólitos fracos* (p. ex., $MgSO_4$). Deveria ser observado que, embora o coeficiente de atividade seja utilizado como índice da tendência do soluto em dissociar-se e assim da sua capacidade de apresentar propriedades coligativas em uma solução, o coeficiente de atividade não está relacionado diretamente à pressão osmótica ou outras propriedades coligativas desse soluto. Esse valor é dado pelo coeficiente osmótico, que deve ser determinado empiricamente para cada solução.

Ionização da Água

A ligação entre moléculas de água é muito dinâmica, com ligações covalentes e de hidrogênio alternando-se de um instante para o outro. Em face da natureza de constantes alterações nas relações de ligações entre moléculas de água adjacentes, há uma probabilidade limitada de que um átomo de hidrogênio de uma molécula de água se torne covalentemente ligado a um átomo de oxigênio de outra molécula, formando um **íon hidrônio**, H_3O^+. A molécula de água que perde um átomo hidrogênio é converti-

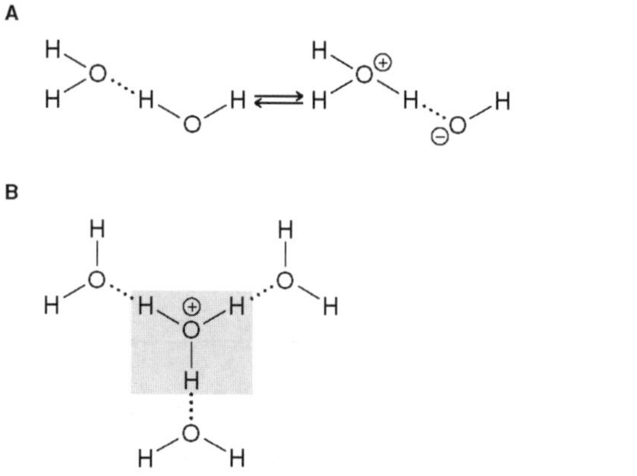

Fig. 3.10 A ligação entre moléculas de água adjacentes é altamente dinâmica. **(A)** A ressonância pode causar a separação de cargas, produzindo íons hidrônio, H_3O^+ e íons hidroxila, OH^-. **(B)** Em solução, o íon hidrônio (destacado) é associado pelas pontes de hidrogênio (linhas pontilhadas) a três moléculas de água.

da em **íon hidroxila**, OH^- (Fig. 3.10A). A probabilidade dos íons H_3O^+ e OH^- se formarem é realmente muito pequena. Em dado tempo, um litro de água pura a 25°C contém somente $1,0 \times 10^{-7}$ mol de H_3O^+ e um número igual de íons OH^-. As cargas positivas nos átomos de hidrogênio do íon hidrônio formam ligações de hidrogênio com as extremidades (oxigênio) eletronegativas das moléculas de água não-dissociadas circundantes, produzindo um íon hidrônio hidratado estável (Fig. 3.10B).

A dissociação da água é convencionalmente escrita como:

$$H_2O \rightleftharpoons H^+ + OH^-$$

Não obstante, tenha em mente que o próton (H^+) não está, de fato, livre em solução mas se torna parte do íon hidrônio. Um próton pode, entretanto, migrar para uma molécula de H_2O circundante, convertendo-a brevemente em um íon H_3O^+, que por sua vez perde um dos seus prótons para outra molécula de água (Fig.

QUADRO 3.2
Coeficientes de atividade de eletrólitos representativos em várias concentrações molales*

Eletrólito	Concentração molal				
	0,01	0,05	0,10	1,00	2,00
KCl	0,899	0,815	0,764	0,597	0,569
NaCl	0,903	0,821	0,778	0,656	0,670
HCl	0,904	0,829	0,796	0,810	1,019
$CaCl_2$	0,732	0,582	0,528	0,725	1,555
H_2SO_4	0,617	0,397	0,313	1,150	0,147
$MgSO_4$	0,150	0,068	0,049	—	—

*Coeficientes de atividade são apresentados em várias concentrações molales. Em baixas concentrações, entretanto, molalidade e molaridade são aproximadamente idênticas.
Fonte: West, 1964.

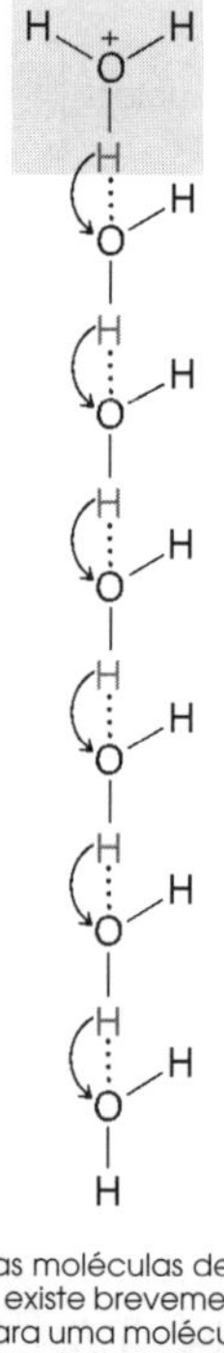

Fig. 3.11 Os prótons migram entre as moléculas de água. No processo de condução de próton, cada molécula de água existe brevemente como um íon hidrônio (*no alto*), mas logo doa um de seus prótons para uma molécula de água vizinha, convertendo-a por isso em íon hidrônio. (Adaptado de Lehninger, 1975.)

3.11). Uma seqüência de tais migrações e deslocamentos pode, tal como dominós que caem, ser conduzida em distâncias relativamente longas, com alguns prótons movendo-se mas em curta distância. Há alguma evidência de que tal *condução de próton* pode desempenhar um papel importante em alguns processos bioquímicos, tais como fotossíntese e fosforilação da cadeia respiratória.

Ácidos e Bases

Qualquer substância que possa doar um próton é chamada **ácido** e qualquer substância que combine com um próton é chamada **base**. Uma reação ácido-base sempre envolve tal *par ácido-base conjugado* — o doador de próton e o receptor de próton (H_3O^+ e OH^- no caso da água). Diz-se que a água é **anfótera**, o que significa que ela pode atuar ou como ácido ou como base. Os aminoácidos também apresentam propriedades anfóteras. Os ácidos comuns incluem o ácido clorídrico, o ácido carbônico, o íon amônio e a água:

$$\text{ácido clorídrico} \quad HCl \rightleftharpoons H^+ + Cl^-$$
$$\text{ácido carbônico} \quad H_2CO_3 \rightleftharpoons H^+ + HCO_3^-$$
$$\text{amônio} \quad NH_4^+ \rightleftharpoons H^+ + NH_3$$
$$\text{água} \quad H_2O \rightleftharpoons H^+ + OH^-$$

As bases comuns incluem a amônia, o hidróxido de sódio, o íon fosfato e a água:

$$\text{amônia} \quad NH_3 + H^+ \rightleftharpoons NH_4^+$$
$$\text{hidróxido de sódio} \quad NaOH + H^+ \rightleftharpoons Na^+ + H_2O$$
$$\text{fosfato} \quad HPO_4^{2-} + H^+ \rightleftharpoons H_2PO_4^-$$
$$\text{água} \quad H_2O + H^+ \rightleftharpoons H_3O^+$$

A dissociação da água em íons H^+ e OH^- é um processo em equilíbrio que pode ser descrito pela *lei de ação das massas*. Esta lei estabelece que a velocidade de uma reação química é proporcional às massas ativas das substâncias reagentes. Por exemplo, a constante de equilíbrio para a reação

$$H_2O \rightleftharpoons H^+ + OH^-$$

é dada por

$$K_{eq} = \frac{[H^+][OH^-]}{[H_2O]} \quad (3.1)$$

A concentração da água permanece virtualmente inalterada por sua dissociação parcial em H^+ e OH^-, visto que a concentração de cada um dos produtos dissociados é somente 10^{-7} M (10^{-7} mol·l^{-1}), enquanto a concentração molar da água em um litro de água pura (igual a 1.000 g) é 1.000 g·l^{-1} dividido pelo peso molecular em gramas da água (18 g·l^{-1}), ou 55,5 M (55,5 mol·l^{-1}). A Equação 3.1 pode assim ser simplificada para

$$55,5\, K_{eq} = [H^+][OH^-]$$

Lembre-se de que uma consequência da lei de ação das massas é a relação recíproca entre a concentração de dois compostos em um sistema de equilíbrio. Essa reciprocidade à aparente na cons-

QUADRO 3.3
A escala de pH

		pH	$[H^+]$ (mol·l^{-1})	$[OH^-]$ (mol·l^{-1})	Exemplos
		0	10^0	10^{-14}	
		1	10^{-1}	10^{-13}	Líquidos gástricos humanos
⇑	Aumento de acidez	2	10^{-2}	10^{-12}	
		3	10^{-3}	10^{-11}	Vinagre caseiro
		4	10^{-4}	10^{-10}	
		5	10^{-5}	10^{-9}	Interior dos lisossomas
		6	10^{-6}	10^{-8}	Citoplasma dos músculos em contração
Neutralidade		**7**	$\mathbf{10^{-7}}$	$\mathbf{10^{-7}}$	Água pura a 25°C
		8	10^{-8}	10^{-6}	Água do mar
		9	10^{-9}	10^{-5}	
⇓	Aumento da alcalinidade	10	10^{-10}	10^{-4}	Lagos alcalinos
		11	10^{-11}	10^{-3}	Amônia caseira
		12	10^{-12}	10^{-2}	Solução saturada de lima
		13	10^{-13}	10^{-1}	
		14	10^{-14}	10^0	

tante $[H^+][OH^-]$, que pode ser englobada com a molaridade da água (55,5) em uma constante que será chamada *produto iônico da água*, K_w. A 25°C ela tem um valor de 1×10^{-14}:

$$K_w = [H^+][OH^-] = 10^{-14}$$

Esta equação resulta do fato, observado anteriormente, de que $[H^+]$ e $[OH^-]$ são cada um igual a 10^{-7} mol·l^{-1}. Se $[H^+]$ aumenta por alguma razão, por exemplo quando uma substância ácida é dissolvida em água, $[OH^-]$ diminuirá o suficiente para manter $K_w = 10^{-14}$. Esta reação é a base para a **escala do pH**, o padrão para acidez e basicidade, medida como a concentração de H^+ (realmente H_3O^+) e definida como

$$pH = -\log_{10}[H^+]$$

Observe que a escala de pH é logarítmica e tipicamente varia de 1,0 M H^+ a 10^{-14} M H^+ (Quadro 3.3). Assim, uma solução 10^{-3} M de um ácido forte tal como HCl, que se dissocia completamente em água, tem pH de 3,0. Uma solução em que $[H^+] = [OH^-] = 10^{-7}$ M tem pH de 7;0, e assim por diante. Diz-se que uma solução com pH de 7 é neutra — isto é, nem ácida nem básica. Entretanto, a taxa de $[H^+]$ para $[OH^-]$ depende da temperatura, de modo que o verdadeiro "pH neutro" (chamado **pN**) no qual $[H^+] = [OH^-]$ realmente se eleva acima de 7,0 em temperaturas abaixo de 25°C e cai abaixo de 7,0 em temperaturas acima de 25°C. O pH de uma solução pode ser convenientemente medido como a voltagem produzida por H^+ que se difunde através de um envoltório de vidro seletivo ao próton de um eletrodo imerso em uma solução (Fig. 3.12).

O pN (pH na neutralidade) eleva-se quando a temperatura cai. Muitos animais que normalmente experimentam flutuações de temperatura em seus líquidos corpóreos têm mecanismos homeostáticos para manter o pH em fração constante de uma unidade de pH acima do pH neutro, e não em pH fixo *per se*. Alguns tipos de cirurgia de coração aberto em humanos exigem vários graus de resfriamento do corpo, o que muda o pH neutro de líquidos aquosos como o sangue. O anestesiologista deve manter o pH sanguíneo do paciente em 7,4, o nível normal para humanos, ou permitir que o pH sanguíneo se eleve quando a temperatura cai?

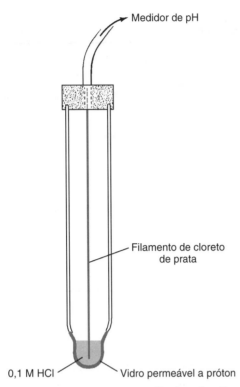

Fig. 3.12 Um eletrodo com uma ponta seletiva a próton é um dispositivo conveniente para a medida do pH de soluções. A ponta de um eletrodo de pH contém uma solução de pH = 7 (i. e., [H⁺] = 10⁻⁷ M). Quando a ponta é imersa em uma solução de diferente [H⁺], a diferença potencial estabelecida através do envoltório de vidro seletivo a próton é proporcional ao log das taxas de concentração do H⁺ nos dois lados do vidro.

A Importância Biológica do pH

As concentrações dos íons H⁺ e OH⁻ são importantes nos sistemas biológicos porque os prótons se movem livremente do H₃O⁺ para se associar aos grupos carregados negativamente e por isso neutralizá-los, e os íons OH⁻ são disponíveis para neutralizar os grupos carregados positivamente. Essa capacidade de neutralizar é especialmente importante nos aminoácidos e nas proteínas, que são moléculas anfóteras contendo o grupo carboxila (i. e., —COOH) e o grupo amino (i. e., —NH₂).

Em solução, os aminoácidos existem normalmente em uma configuração dipolar denominada *zwitterion**:

Não dissociados   Zwitterion

Cada aminoácido e outras moléculas anfóteras têm um **ponto isoelétrico** característico, que é o pH no qual a carga final de ambas as formas, a não dissociada e o *zwitterion*, é zero. Se o pH de uma solução de aminoácido é diminuído, a concentração de H⁺ da solução aumenta. Como resultado, a probabilidade de um próton neutralizar um grupo carboxila será maior do que a probabilidade de um íon hidroxila remover o próton extra de um grupo amino. Uma grande proporção de moléculas de aminoácidos então exibirá carga positiva final:

---

* **N.T.:** *Zwitterion*: palavra alemã que significa íon dipolar, íons com cargas positivas e negativas separadas espacialmente.

A elevação do pH, naturalmente, terá efeito oposto, com muitas das moléculas de aminoácidos carregando uma carga negativa final.

Os únicos grupos anfóteros em alguns aminoácidos são —COOH e —NH₃ ligados ao átomo de carbono alfa (C$_\alpha$); esses grupos se unem nas ligações peptídicas. Outros aminoácidos, entretanto, têm grupos carboxila ou amino laterais adicionais que podem tornar-se acídicos ou básicos. Grupos laterais dissociáveis em uma macromolécula determinarão em grande parte as propriedades elétricas da molécula e adicionalmente farão com que ela se torne sensível ao pH do seu meio. Esta sensibilidade é dramaticamente evidente na influência do pH sobre propriedades de um sítio ativo de uma enzima. Visto que a ligação de um substrato a um sítio ativo de uma enzima geralmente inclui interações eletrostáticas, a formação do complexo enzima-substrato depende altamente do pH. A probabilidade mais alta de ligação ocorre em um pH particular, o pH ótimo.

Equação de Henderson-Hasselbalch

Alguns ácidos, tais como o HCl, se dissociam completamente, enquanto que outros, tais como o ácido acético, se dissociam apenas parcialmente. A equação química geral para a dissociação de um ácido pode ser escrita como

$$HA \rightleftharpoons H^+ + A^-$$

na qual A⁻ é o ânion do ácido HA. Conseqüentemente, a constante de dissociação derivada da lei de ação das massas é dada por

$$K' = \frac{[H^+][A^-]}{[HA]} \quad (3.2)$$

É conveniente usar a transformação logarítmica de K', denominada pK', que é análoga ao pH:

$$pK' = -\log_{10} K'$$

Portanto, se pK' = 11, então K' = 10⁻¹¹. Um pK' baixo indica ácido forte; um pK' alto indica ácido fraco.

Problemas ácido-básicos podem ser simplificados reajustando-se a equação 3.2. Tomando-se o log de ambos os lados, obtemos

$$\log K' = \log[H^+] + \log \frac{[A^-]}{[HA]} \quad (3.3)$$

Reajustando, temos

$$-\log[H^+] = -\log K' + \log \frac{[A^-]}{[HA]} \quad (3.4)$$

Substituindo pH por $-\log [H^+]$ e pK' por $-\log K'$, obtemos

$$pH = pK' + \log \frac{[A^-]}{[HA]} \quad (3.5)$$

Em outras palavras,

$$pH = pK' + \log \frac{[\text{receptor de próton}]}{[\text{doador de próton}]}$$

A equação 3.5 é a **equação de Henderson-Hasselbalch**, que permite o cálculo do pH de um par ácido-base conjugado, dado o pK' e a taxa molar do par. Por outro lado, ela permite o cálculo do pK', dado o pH de uma solução de taxa molar conhecida.

Sistemas Tampões

Alterações no pH afetam a ionização dos grupos básicos e ácidos em enzimas e outras moléculas biológicas. Conseqüentemente, o pH dos líquidos intra- e extracelulares deve ser mantido dentro de limites estreitos nos quais sistemas enzimáticos se desenvolvem se essas enzimas desempenharem suas funções normais. Desvios de uma ou mais unidades de pH geralmente interrompem a bioquímica dos organismos. Essa sensibilidade ao pH do meio aquoso intracelular existe em parte porque velocidades de reações de diferentes sistemas enzimáticos se tornam desiguais e descoordenadas. Manter o pH do sangue é a principal meta dos mecanismos homeostáticos do corpo, porque grandes alterações no pH sanguíneo podem ser rapidamente transmitidas para outros líquidos do corpo incluindo os líquidos intracelulares.

O pH dos líquidos do corpo é mantido dentro de variações normais com a ajuda de **tampões** naturais de pH. Um sistema tamponado é aquele que tolera a adição de quantidades relativamente grandes de um ácido ou uma base com pequena alteração no pH dentro de certa variação de pH. Um tampão deve conter um ácido (HA) para neutralizar as bases adicionadas e uma base (A$^-$) para neutralizar os ácidos adicionados. (Já vimos que HA é um ácido porque atua como doador de H$^+$ e que A$^-$ é uma base porque atua como receptor de H$^+$.) As propriedades dos sistemas tamponados são determinadas adicionando-se pequenas quantidades de um ácido ou uma base e registrando-se o pH após cada adição. Uma curva de pH *versus* a quantidade do ácido ou da base adicionada é a *curva de titulação*. A maior capacidade tamponante de um par conjugado ácido-base ocorre quando [HA] e [A$^-$] são ambos grandes e iguais. Com referência à equação 3.5, vimos que essa situação existe quando pH = pK' (desde que $\log_{10}1 = 0$). Esse ponto corresponde àquela parte de uma curva de titulação ao longo da qual há uma alteração menor no pH (Fig. 3.13).

Os sistemas de tampão mais eficazes são combinações de ácidos fracos e seus sais. Ácidos fracos dissociam-se apenas levemente, assegurando assim um grande reservatório de HA. Os sais de ácidos fracos dissociam-se completamente, fornecendo um grande reservatório de A$^-$. O H$^+$ adicionado portanto combina-se com A$^-$ para formar HA, e o OH$^-$ adicionado combina-se com o H$^+$ para formar H$_2$O. Conforme o H$^+$ é então removido, ele é substituído pela dissociação de HA. Os sistemas tampões inorgânicos mais importantes nos líquidos corpóreos são os bicarbonatos e os fosfatos. Aminoácidos, peptídios e proteínas, graças aos seus radicais laterais de ácido fraco, formam uma classe importante de tampões orgânicos no citoplasma e no plasma extracelular.

Corrente Elétrica em Solução Aquosa

A água conduz **corrente elétrica**, e por isso estamos freqüentemente nos precavendo contra o uso de dispositivos elétricos em condições úmidas. A **condutividade** da água, a taxa de transferência de carga provocada pela migração de íons sob um dado potencial, é muito maior do que a do óleo ou outros líquidos não-polares. A condutividade da água depende inteiramente da presença de átomos carregados ou moléculas (íons) em solução. Elétrons, que carregam corrente elétrica em metais e semicondutores, não desempenham um papel direto no fluxo de corrente elétrica em soluções aquosas. Como as concentrações de H$^+$ e OH$^-$, os íons presentes na água pura, são muito baixas (10^{-7} M a 25°C), a condutividade elétrica da água pura é relativamente baixa, mas ainda muito maior do que a dos líquidos não-polares. A condutividade da água é em grande parte aumentada pela adição de eletrólitos, que se dissociam em cátions (íons positivos) e ânions (íons negativos) na água (veja Fig. 3.7B). Assim, a água do mar conduz corrente elétrica muito mais prontamente do que a água doce. O Destaque 3.1 revê alguns termos comuns, unidades e convenções que se aplicam às propriedades elétricas.

O papel dos íons na condução da corrente elétrica em solução é ilustrado na Fig. 3.14. Nesse exemplo, dois eletrodos são imersos em uma solução de KCl e conectados por fios de metal a uma fonte de força eletromotiva (fem), sendo os dois terminais marcados com + e −. A fem faz uma corrente (*i. e.*, um deslocamento unidirecional de carga elétrica positiva) fluir através da solução eletrolítica de um eletrodo para outro. Em que essa corrente elétrica consiste? Em um fio metálico, ela consiste no deslocamento de elétrons da camada externa de um átomo metálico para outro, então para outro, e assim por diante. Na solução de KCl, a carga elétrica é trans-

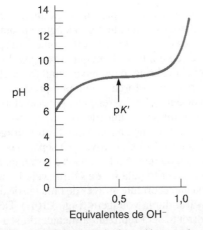

Fig. 3.13 A maior capacidade tamponante de um sistema conjugado ácido-base é obtida quando pH = pK'. No gráfico, esse ponto corresponde à parte mais horizontal da curva (pequenas alterações de pH com grandes quantidades de OH$^-$ adicionadas).

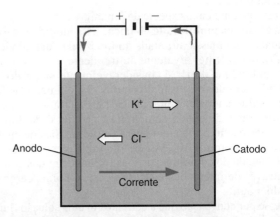

Fig. 3.14 Em solução aquosa, a corrente elétrica é transportada pelo movimento dos íons dissociados dos eletrólitos. As setas pretas indicam a direção do fluxo da corrente. As setas brancas indicam a direção do fluxo de íon.

DESTAQUE 3.1
TERMINOLOGIA ELÉTRICA E CONVENÇÕES

As principais propriedades elétricas e suas unidades que você encontrará neste e nos capítulos posteriores são aqui definidas. Símbolos comuns usados em diagramas de circuitos elétricos são mostrados nas figuras abaixo.

- **Carga elétrica**, q, é medida em unidades de **coulombs** (C). A conversão de um equivalente g de um íon monovalente para sua forma elementar (ou vice-versa) requer uma carga de 96.500 C (1 **faraday**, 1 F). Assim, em termos gerais, um coulomb é equivalente a 1/96.500 equivalente grama de elétrons. A carga de um elétron é $-1,6 \times 10^{-19}$ C. Se este valor for multiplicado pelo número de Avogadro, a carga total é um faraday (i. e., -96.487 C·mol^{-1}).
- **Corrente**, I, é o fluxo de carga, que é medido em **ampères** (A). Uma corrente de 1 C·s^{-1} é igual a 1 ampère. Por convenção, a direção do fluxo de corrente é a direção na qual uma carga positiva se move (i. e., do anodo para o catodo).
- **Voltagem**, V ou E, é a força eletromotriz (fem) ou potencial elétrico expresso em **volts**. Quando o trabalho requerido para mover uma carga de 1 C de um ponto para outro ponto de potencial superior é 1 joule (J), ou cerca de 0,24 caloria (cal) diz-se que a diferença de potencial entre esses pontos é de 1 volt (V).
- **Resistência**, R, é a propriedade, medida em **ohms** (Ω), de impedir o fluxo de corrente. Uma resistência de 1 Ω permite que uma corrente de exatamente 1 A flua quando ocorre queda do potencial de 1 V através da resistência. Um ohm é equivalente à resistência de uma coluna de mercúrio de área de secção transversal de 1 mm^2 e 106,3 cm de comprimento. R = resistividade × comprimento/área de secção transversal.
- **Resistividade**, ρ, é a resistência de um condutor de 1 cm de comprimento e 1 cm^2 de área de secção transversal.
- **Condutância**, g, é a recíproca da resistência, g = 1/R. A unidade é a **siemens** (S) (antigamente chamada mho).
- **Condutividade** é a recíproca da resistividade.

A lei de Ohm estabelece que a corrente é diretamente proporcional à voltagem e inversamente proporcional à resistência:

$$I = \frac{V}{R} \text{ ou } V = I \times R$$

Assim, um potencial de 1 V através de uma resistência de 1 Ω resultará em uma corrente de 1 A. Inversamente, uma corrente de 1 A que flui através de uma resistência de 1 Ω produz uma diferença de potencial de 1 V através daquela resistência.

Capacitância, C, é a propriedade de um não-condutor de armazenar carga elétrica. Um capacitor (ou condutor) consiste em duas placas separadas por um isolante. Se uma bateria é conectada em paralelo com as duas placas, cargas se moverão de uma placa para outra até que a diferença de potencial entre as placas seja igual à fem da bateria ou até que o isolamento seja interrompido. Nenhuma carga se move "fisicamente" através do isolante entre as placas em um capacitor ideal, mas as cargas de um sinal que se acumula em uma placa repelem eletrostaticamente as cargas semelhantes na placa oposta. A **capacidade**, ou o poder de armazenar carga de um capacitor, é dada em **farads** (F). Se um potencial de 1 V é aplicado através de um capacitor e 1 C de carga positiva é portanto acumulado por uma placa e perdido pela outra placa, diz-se que o capacitor tem capacidade de 1 F:

$$c = \frac{q}{V} = \frac{1 \text{ coulomb (C)}}{1 \text{ volt (V)}} = 1 \text{ farad (F)}$$

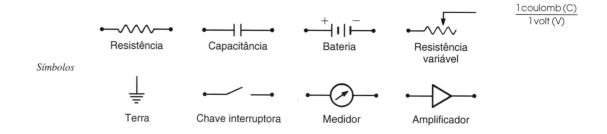

Símbolos: Resistência, Capacitância, Bateria, Resistência variável $\left(\frac{1 \text{ coulomb (C)}}{1 \text{ volt (V)}}\right)$, Terra, Chave interruptora, Medidor, Amplificador

---

portada primariamente por K$^+$ e Cl$^-$; como as concentrações de OH$^-$, H$_3$O$^+$ e H$^+$ são muito baixas, sua contribuição para a corrente será ignorada. Quando uma diferença de potencial (voltagem) é aplicada a uma solução eletrolítica, os cátions migram em direção ao **catodo** (eletrodo com potencial negativo) e os ânions migram em direção ao **anodo** (eletrodo com potencial positivo).

A taxa na qual cada espécie de íon migra em solução é referida como sua **mobilidade elétrica**. Essa mobilidade é determinada pela massa hidratada do íon e pela quantidade de carga (monovalente, divalente ou trivalente) que ele carrega. A mobilidade do H$^+$ é consideravelmente maior do que as mobilidades dos outros íons comuns. O movimento de íons que constituem uma corrente iônica é grosseiramente análogo a uma onda de queda de dominós, na qual cada dominó (íon) é deslocado o suficiente para causar um deslocamento do próximo dominó. Em vez de interagir mecanicamente, como a queda dos dominós, os íons influenciam uns aos outros através de interações eletrostáticas, com uma carga repelindo a outra.

Diz-se por convenção que a corrente em uma solução flui na direção da migração do cátion. Os ânions fluem em direção oposta. A taxa na qual cargas positivas são deslocadas além de um dado ponto na solução, mais a taxa em que cargas negativas são deslocadas na direção oposta, determina a *intensidade* da corrente elétrica, isto é, o número de unidades de carga que fluem além de um ponto em 1 segundo. Assim, a corrente elétrica é análoga a um volume de água que flui em 1 segundo além de um ponto em um tubo (Fig. 3.15).

Uma corrente elétrica sempre encontra alguma **resistência** elétrica a seu fluxo, exatamente como a água encontra uma resistência mecânica decorrente de fatores como a fricção durante seu fluxo através de um tubo. Para que as cargas fluam através de uma resistência elétrica, deve haver uma força eletrostática atuando nas cargas. Essa força (análoga à pressão hidrostática em tubo cheio de água) é a diferença na pressão elétrica, ou potencial, V, entre as duas extremidades da via de resistência (veja Fig. 3.15A). Uma diferença no potencial, ou **voltagem**, existe entre cargas negativa (−) e positiva (+) separadas. Essa diferença de potencial, ou fem, é relacionada à corrente, I, e à resistência, R, como descrito pela **lei de Ohm** (veja Destaque 3.1). Para forçar uma dada corrente através de uma via de dupla resistência é necessário dupla voltagem (Fig. 3.16A). De modo semelhante, a corrente será reduzida à metade do seu valor se a resistência que ela encontrar for o dobro enquanto a voltagem é mantida constante (Fig. 3.16B).

MOLÉCULAS, ENERGIA E BIOSSÍNTESE   47

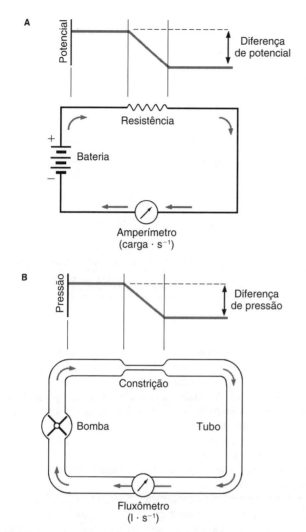

Fig. 3.15 O fluxo de elétrons de um fio metálico **(A)** pode ser comparado ao fluxo de água em um tubo **(B)**. Uma corrente elétrica sempre encontra alguma resistência, análoga a uma constrição em um tubo de água.

Três fatores principais determinam a resistência ao fluxo de corrente em uma solução:

1. A disponibilidade de transportadores de carga na solução (*i. e.*, a concentração de íon): Quanto mais diluída é a solução eletrolítica, maior sua resistência e assim menor sua condutividade (Destaque 3.1). Isto faz sentido, visto que menor número de íons está disponível para transportar a corrente.
2. A área de secção transversal de uma solução em um plano perpendicular à direção de um fluxo de corrente: Quanto menor essa área de secção transversal, maior é a resistência encontrada pela corrente. Isto, novamente, é análogo ao efeito da área de secção transversal de um tubo que conduz água.
3. A distância atravessada pela corrente em uma solução: A resistência total encontrada por uma corrente que passa através de uma solução eletrolítica é diretamente proporcional à distância que a corrente atravessa.

Os íons que conduzem a corrente são distribuídos de modo uniforme por toda a parte da solução. Todavia, a corrente entre dois eletrodos flui seguindo um caminho curvo, e não reto (Fig. 3.17). Esse procedimento põe em jogo muito mais íons do que os que estão presentes na via direta entre os eletrodos, fornecendo assim

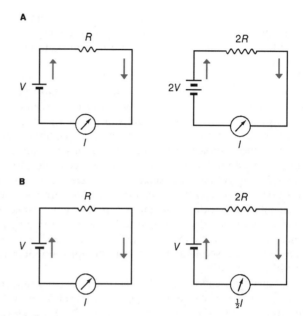

Fig. 3.16 A lei de Ohm descreve a relação entre a corrente elétrica, I (número de cargas que passam por um ponto por unidade de tempo), a diferença de potencial, V, e a resistência, R. **(A)** A intensidade da corrente, indicada pela leitura em um amperímetro, permanece inalterada se a voltagem e a resistência forem dobradas. **(B)** A corrente cai à metade se apenas a resistência for dobrada.

resistência efetiva menor ao fluxo de corrente elétrica (fator 1, anteriormente), mesmo embora a via curva seja mais longa.

A importância do fenômeno elétrico na fisiologia animal se tornará bastante aparente nos capítulos posteriores, especialmente naquele que trata do sistema nervoso. A familiaridade com os conceitos básicos da eletricidade é também muito útil para a avaliação dos instrumentos de laboratório.

Ligação dos Íons a Macromoléculas

Os íons livres em solução dentro ou fora das células vivas interagem eletrostaticamente uns com os outros e com uma variedade de porções de moléculas ionizadas ou parcialmente ionizadas, especialmente proteínas. Os **sítios ligadores de íons** das macromoléculas conduzem cargas elétricas, e suas interações com íons inorgânicos livres são baseadas nos mesmos princípios que determinam a troca de íons em sítios em certos materiais não-biológicos como partículas de terra, vidro e alguns plásticos. Interações entre sítios fixos que ligam

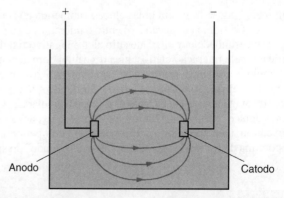

Fig. 3.17 Um fluxo de corrente através de um volume de solução eletrolítica se propaga de modo que a densidade da corrente diminui.

íons e entre vários íons são altamente importantes em certos mecanismos fisiológicos, tais como ativação enzimática e a seletividade de canais de membrana e transportadores para íons particulares.

A base energética para a interação entre um íon e um sítio de ligação iônica é a atração eletrostática entre os dois e possui princípio idêntico ao da interação que ocorre entre ânions e cátions em solução livre. Assim, um sítio com carga negativa ou carga negativa parcial (lembre-se da carga parcial no átomo de oxigênio da molécula de água) atrai cátions; um sítio com carga positiva atrai ânions. Duas ou mais espécies de cátions em solução competirão entre si para se ligar eletrostaticamente ao sítio aniônico (*i.e.*, eletronegativo). O sítio carregado negativamente mostrará uma ordem preferencial entre espécies de cátions, variando daqueles que se ligam mais firmemente àqueles que se ligam menos firmemente. Essa ordem de preferência é chamada **seqüência de afinidade**, ou **seqüência de seletividade**, do sítio.

Sítios que ligam cátions às moléculas orgânicas são geralmente átomos de oxigênio em certos grupos como silicatos (—SiO$^-$), carbonilas (R—C=O), carboxilatos (R—COO$^-$) e éteres (R$_1$—O—R$_2$). Como observado anteriormente, o átomo de oxigênio é intensamente ávido por elétrons e atrai elétrons dos átomos circundantes na molécula. Os átomos de oxigênio em tais grupos neutros como as carbonilas ou éteres podem ser tratados como tendo carga negativa parcial pelo número estatisticamente superior de elétrons ao redor dele (Fig. 3.18). Visto que o grupo por si mesmo é neutro, naturalmente deve haver também cargas positivas parciais de outros átomos. Quando grupos de carboxilatos e silicatos são ionizados, seus átomos de oxigênio transportam carga negativa completa.

A energética da interação eletrostática de um sítio com um íon é expressa em termos de energia potencial — a saber, a energia, U, por aproximar duas cargas, q^+ e q^-, em um vácuo de uma separação infinita a uma nova distância de separação d:*

$$d = \frac{(q^+ q^-)}{d^a} \qquad (3.6)$$

O expoente a é igual a 1 no caso de dois monopolos cada um com uma carga completa (*i. e.*, um ânion monovalente e um cátion monovalente). Para uma molécula dipolar tal como a água, na qual há centros de cargas positiva e negativa (mas não carga resultante), a energia de interação declina mais rapidamente com a distância (*i. e.*, a na Equação 3.6 é maior que 1). Isto desempenha um papel importante no "cabo de guerra" eletrostático experimentado por um íon dissolvido em água atraído para um sítio de carga oposta.

Em meio aquoso (*i. e.*, em uma solução submetida a vácuo), a relação de Coulomb (Equação 3.6) entre o raio atômico de um cátion e sua afinidade por um dado sítio eletronegativo fixado é modificada pela interação eletrostática do cátion com as moléculas dipolares de água. O cátion é atraído tanto para o átomo de oxigênio rico em elétrons do sítio monopolar fixado quanto para o átomo de oxigênio rico em elétrons da molécula dipolar de água. Assim, a água e o sítio empenham-se na competição para a ligação do cátion. Quanto maior o êxito do sítio em competir com a água por uma dada classe iônica, maior a "seletividade" do sítio

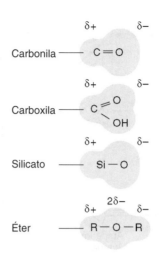

Fig. 3.18 Muitas moléculas biológicas contêm grupos que exibem uma separação parcial de carga. Os mais comuns são os grupos que contêm oxigênio em que o átomo de oxigênio altamente eletronegativo atrai elétrons dos átomos vizinhos. As distribuições de nuvens de elétrons de muitos radicais laterais moleculares são indicadas pelos sombreados. Embora não esteja presente nos animais, o silicato é o principal componente do esqueleto de diatomáceas.

por aquela classe iônica (Fig. 3.19). A seqüência seletiva de um sítio para um grupo de diferentes íons será determinada pelo campo de força e pela distribuição polar/multipolar dos elétrons próximos ao sítio. Além disso, o núcleo de um pequeno átomo pode aproximar-se mais perto de outro átomo do que o núcleo de um grande átomo. Assim, *pequenos* cátions monovalentes irão interagir mais fortemente com um sítio eletronegativo particular do que *grandes* cátions monovalentes porque eles conduzem a mesma unidade de carga mas têm distância menor da aproximação mais íntima.

Além dos princípios de interação eletrostática aqui brevemente descritos, há compressão espacial na ligação de íons com alguns sítios. Se, por exemplo, um sítio está localizado de tal modo que um íon que interage deve comprimir-se em uma depressão estreita ou concavidade ou entre moléculas, o tamanho de um

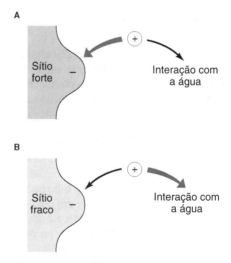

Fig. 3.19 A capacidade de um sítio aniônico fixado de competir com moléculas de água por um cátion depende da força de atração iônica do sítio bem como do tamanho do cátion, porque cátions menores permitem distância menor de aproximação mais íntima. **(A)** A força de atração de um cátion monovalente pequeno por um sítio aniônico forte é maior que sua atração pela água (e vice-versa para um cátion monovalente grande). **(B)** A força de atração de um cátion monovalente pequeno por um sítio pontual fraco é menor que sua atração pela água (e vice-versa para um cátion monovalente grande).

---

* A equação 3.6 não deve ser confundida com a lei de Coulomb, que foi apresentada em rodapé anteriormente.

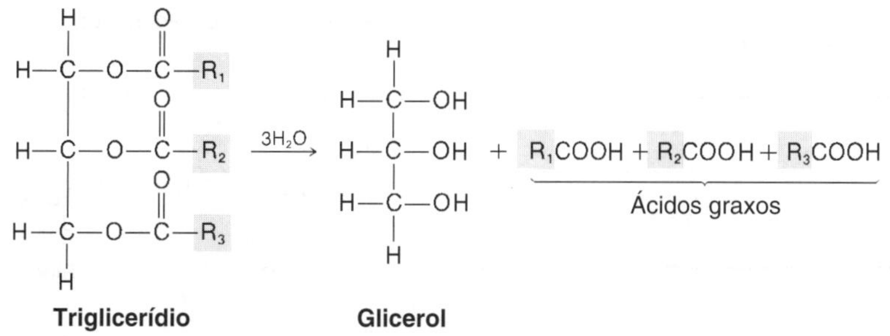

MOLÉCULAS, ENERGIA E BIOSSÍNTESE   49

Fig. 3.20 Gorduras são compostas por moléculas e triglicerídios, que são hidrolisados em glicerol e ácidos graxos. Esta reação é catalisada pela enzima lipase. R representa um radical de ácido graxo. Os radicais de ácidos graxos em um triglicerídio particular podem ser os mesmos ou diferentes.

íon hidratado terá também um efeito na energia total necessária para atingir o sítio e interagir com ele.

Tendo discutido alguns dos fundamentos das interações dos átomos, dos elementos e das moléculas, vamos agora voltar nossa atenção para as moléculas de importância específica para os organismos.

MOLÉCULAS BIOLÓGICAS

Mesmo um "simples" organismo unicelular tem uma composição molecular complexa quase indescritível. Essa complexidade é além disso constituída pelo fato de que duas espécies animais não têm a mesma composição molecular. De fato, a composição molecular de nenhum indivíduo de uma espécie é idêntica àquela de algum outro da mesma espécie exceto naqueles reproduzidos por divisão celular (p. ex., as duas células filhas de uma ameba ou gêmeos monozigotos de mamíferos). Tal diversidade bioquímica é o principal fator na evolução, porque fornece um número enorme de variáveis em uma população de organismos e atua como material não trabalhado, por assim dizer, sobre o qual a seleção natural opera. Essa diversidade é em parte possível pelo grande potencial de variabilidade estrutural exibida pelo átomo de carbono, com sua capacidade de formar quatro ligações altamente estáveis. De fato, o carbono é a "espinha dorsal" da molécula para as quatro principais classes de compostos orgânicos encontradas nos organismos vivos: **lipídios**, **carboidratos**, **proteínas** e **ácidos nucleicos**. Revisaremos as estruturas químicas dessas quatro classes de substâncias e consideraremos algumas propriedades importantes para seus papéis na fisiologia. Textos mais especializados em bioquímica devem ser consultados para detalhes adicionais (veja Leituras Sugeridas).

Lipídios

Os lipídios compreendem um grupo diverso de moléculas biológicas insolúveis em água com estruturas químicas relativamente simples. Os diversos lipídios têm uma variedade de funções. Por exemplo, as gorduras servem como depósitos de energia, enquanto os fosfolipídios e os esteróis são os principais componentes das membranas (veja Cap. 4).

As gorduras são compostas de moléculas de **triglicerídios**, cada qual consistindo em uma molécula de glicerol conectada através de ligações ester com três cadeias de ácidos graxos. Quando os triglicerídios são hidrolisados (*i. e.*, digeridos) pela inserção de H^+ e OH^- nas ligações ester, eles se rompem em glicerol e três moléculas de ácidos graxos (Fig. 3.20). Os três

ácidos graxos em um triglicerídio podem ou não ser os mesmos, mas todos contêm um mesmo número de átomos de carbono. Se todos os átomos de carbono em uma cadeia de ácido graxo são unidos por ligações simples (*i. e.*, cada carbono com exceção do carbono da carboxila suporta dois hidrogênios), diz-se que o ácido graxo é **saturado**. Se a cadeia de ácido graxo contém uma ou mais ligações duplas entre os átomos de carbono, diz-se que o ácido graxo é **insaturado**. O grau de saturação e o comprimento dos ácidos graxos (*i. e.*, número de átomos de carbono) que compõem uma gordura determinam suas propriedades físicas.

Gorduras que contêm ácidos graxos insaturados geralmente possuem pontos de fusão baixos e formam óleos ou gorduras moles em temperatura ambiente, enquanto gorduras com ácidos graxos saturados formam gorduras sólidas em temperaturas ambientes (Quadro 3.4). Isto porque os processos de hidrogenação (saturação de cadeias de ácidos graxos com hidrogênio e portanto rompimento das duplas ligações) convertem óleo vegetal em Crisco, por exemplo. Além disso, se o número de ligações duplas é constante, quanto mais curto o comprimento da cadeia de ácido graxo, mais baixo é seu ponto de fusão, como ilustrado pelos ácidos graxos saturados no Quadro 3.4. Ácidos graxos saturados são convertidos mais rapidamente pelos processos metabólicos em **esteróis** tais como o colesterol. Como o excesso de colesterol parece ser um fator de risco para doenças cardiovasculares em humanos, muitos princípios dietéticos recomendam consumo limitado de gorduras saturadas. O colesterol, entretanto, é um componente das membranas biológicas e também é o precursor para a síntese de hormônios esteróides (veja Fig. 9.23).

Os triglicerídios tipicamente se acumulam em vacúolos de gordura de células **adiposas** especializadas de vertebrados. Em face da sua baixa solubilidade em água, tais moléculas ricas em energia podem ser armazenadas em grandes concentrações no

QUADRO 3.4
Pontos de fusão de vários ácidos graxos

Ácidos graxos	N.º de átomos de carbono	N.º de ligações duplas	Ponto de fusão (°C)
Saturados			
Ácido láurico	11	0	44
Ácido palmítico	16	0	63
Ácido eicosanóico	20	0	75
Ácido linocérico	24	0	84
Insaturados			
Ácido oléico	18	1	13
Ácido linoléico	18	2	−5
Ácido araquidônico	20	4	−50

QUADRO 3.5
Conteúdo de energia das três principais categorias de alimento

Substrato	Conteúdo de energia (kcal·g^{-1})
Carboidratos	4,0
Proteínas	4,5
Gorduras	9,5

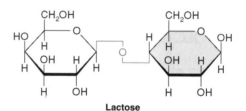

corpo sem exigir grandes quantidades de água como solvente. Os depósitos energéticos de triglicerídios tornam-se também altamente compactos pelas proporções de hidrogênio e carbono relativamente altas e pelas proporções baixas de oxigênio na molécula. Assim, a oxidação de 1 g de triglicerídio produzirá cerca de duas vezes mais energia do que a oxidação de 1 g de carboidrato (Quadro 3.5).

Nos **fosfolipídios**, uma das cadeias de ácidos graxos externas de um triglicerídio é substituída por um grupo contendo fosfato (veja Fig. 4.3). Assim, os fosfolipídios são moléculas anfipáticas, com uma porção hidrofílica (o radical contendo fosfato) e uma porção hidrofóbica (ou cadeias de ácidos graxos), solúvel em lipídios (ou **lipofílica**). Esta propriedade permite às moléculas de fosfolipídios nas membranas biológicas formar uma camada de transição entre a fase aquosa e a fase lipídica. Como será discutido no próximo capítulo, as membranas biológicas consistem amplamente em duas camadas de fosfolipídios, com as "caudas" não-polares de cada camada orientadas em direção ao interior uma da outra e todas as "cabeças" polares orientadas em direção às fases aquosas (veja Fig. 4.6).

Outros tipos de lipídios encontrados nas membranas são os glicolipídios, que contêm um ou mais grupos de açúcar, e os esfingolipídios, que contêm um álcool amino de cadeia longa chamado esfingosina. Os esfingolipídios estão presentes em concentrações particularmente altas no cérebro e no tecido nervoso. As ceras constituem outro grupo de lipídios; elas formam uma importante camada a prova d'água em certos insetos (veja Cap. 14).

Carboidratos

Os carboidratos são aldeídos poliidroxílicos e cetonas com fórmula química geral $(CH_2O)_n$. Os carboidratos mais simples são os **açúcares monossacarídeos**, o mais comum deles contendo seis carbonos (**hexoses**) ou cinco carbonos (**pentoses**). Os monossacarídeos existem tipicamente como estruturas em anel contendo quatro ou cinco átomos de carbono e um oxigênio, com o(s) carbono(s) remanescente(s) do lado de fora do anel (Fig. 3.21A). Plantas verdes produzem a hexose **glicose** a partir de H_2O e CO_2 pelo processo da fotossíntese. Toda energia capturada pela fotossíntese e transmitida como energia química para o mundo vivo (i. e., todas as plantas e tecidos animais) é canalizada através de açúcares de seis carbonos como a glicose. Como observado posteriormente neste capítulo, a degradação parcial ou completa da glicose em H_2O e CO_2 durante a respiração celular libera a energia química que foi armazenada em sua estrutura molecular durante a fotossíntese. As duas pentoses mais importantes são a **ribose** e a **2-desoxirribose** (veja Fig. 3.21A). Estas pentoses, que ocorrem nas colunas dorsais de todas as moléculas de ácido nucleico, são essenciais para a replicação do DNA e a síntese de proteínas.

Fig. 3.21 Os açúcares simples são monossacarídeos e dissacarídeos. **(A)** Glicose, a hexose que mais prevalece nas células, é degradada para fornecer energia. Os grupos hidroxila podem formar uma ligação covalente com outra molécula de açúcar, formando um dissacarídio. Duas pentoses, ribose e 2-desoxirribose, são constituintes de ácidos nucleicos. **(B)** Os dissacarídios são formados pela condensação de duas unidades de monossacarídeos. A sacarose e a lactose contêm ambas uma unidade de glicose (sombreada) mais um segundo monossacarídeo. A ligação glicosídica ligando duas unidades de monossacarídeo pode ter duas orientações diferentes designadas α e β.

As células contêm enzimas que podem converter glicose em outros monossacarídeos ou ligar duas moléculas de monossacarídeos para formar um **açúcar dissacarídeo** tal como a sacarose ou a lactose (Fig. 3.21B). As células podem também sintetizar vários **polímeros** de carboidratos contendo grande número de unidades de monossacarídeos. Dois polímeros ramificados de D-glicose — **amido** nas células vegetais e **glicogênio** em células animais — são as formas primárias para o armazenamento de carboidrato (Fig. 3.22). Como as gorduras, esses polímeros de carboidratos de alto peso molecular necessitam de um mínimo de água como solvente e constituem a forma concentrada de reserva de alimento na célula. Em vertebrados, o glicogênio é encontrado na forma de diminutos grânulos intracelulares, principalmente no fígado e nas células musculares.

Polímeros de carboidrato também formam substâncias estruturais. A principal substância estrutural em plantas, por exemplo, é a celulose — um polímero não ramificado da D-glicose. A **quitina**, que é o principal constituinte do exoesqueleto de insetos e crustáceos, é um polímero da N-acetilglucosamina semelhante à celulose, um amino derivado da D-glicose (Fig. 3.23). Tanto o polímero das plantas celulose como a quitina são flexíveis, elásticos e insolúveis em água.

Proteínas

As proteínas são as moléculas orgânicas mais complexas e mais abundantes na célula viva, constituindo mais que a meta-

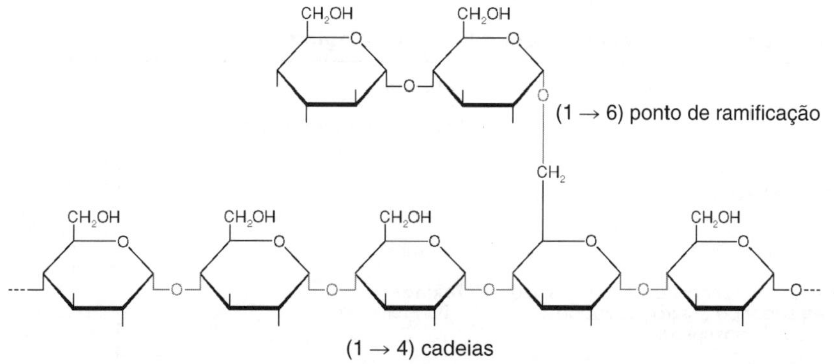

MOLÉCULAS, ENERGIA E BIOSSÍNTESE   51

Fig. 3.22 Glicogênio, um grande polímero da glicose, é a forma primária de armazenamento nas células animais. Uma molécula de glicogênio é uma longa cadeia de resíduos de glicose, na qual os carbonos 1 e 4 em moléculas adjacentes são ligados, com ramos se estendendo do carbono 6 a cada oito a dez resíduos de glicose. Somente pequena porção de uma molécula de glicogênio é representada.

de da massa de uma célula quando medida pelo seu peso seco. Embora a estrutura básica de todas as proteínas seja semelhante, uma vasta gama de diferentes proteínas com diversas funções é encontrada nos sistemas biológicos. O Quadro 3.6 relaciona os principais tipos funcionais de proteínas com muitos exemplos de cada tipo. As enzimas constituem o maior grupo de proteínas funcionais, com mais de 1.000 já identificadas e muitas desconhecidas que provavelmente serão descobertas.

Estrutura primária

As proteínas são constituídas de cadeias lineares de aminoácidos, que são moléculas anfóteras contendo pelo menos um grupo carboxila e um grupo amino. Os 20 aminoácidos comuns que constituem as proteínas são todos alfa-aminoácidos, nos quais o grupo amino está ligado ao átomo de carbono alfa (C_α), isto é, o átomo de carbono adjacente ao grupo carboxila. Os aminoácidos diferem uns dos outros na estrutura de seus grupos laterais, referidos genericamente como grupos R (Fig. 3.24A). A maquinaria de síntese de proteína das células une moléculas de aminoácidos através de **ligações peptídicas** covalentes, formando **cadeias polipeptídicas** longas. Os átomos de C_α adjacentes em uma cadeia polipeptídica são separados por um **grupo amida** plano (Fig. 3.24B). A seqüência linear específica dos resíduos de aminoácidos de um polipeptídio é referida como sua **estrutura primária**. Uma vez que os resíduos de aminoácidos de uma cadeia polipeptídica diferem somente em seus grupos laterais, esses grupos são como letras em um alfabeto de proteínas, definindo a estrutura primária de uma proteína (Quadro 3.7). A molécula de proteína pode consistir em uma, duas ou muitas cadeias polipeptídicas, ligadas de modo covalente ou mantidas juntas por ligações mais fracas.

A seqüência de aminoácidos de um polipeptídio (*i. e.*, sua estrutura primária) é codificada em um material genético do organismo. De fato, todas as informações hereditárias transportadas no material genético são traduzidas inicialmente em moléculas de proteína: a seqüência de aminoácidos delineada durante a síntese de proteínas é a expressão da sua informação e é o determinante primário das proteínas de qualquer molécula de proteína. Visto que há cerca de 20 diferentes "blocos" de aminoácidos, uma impressionante variedade de diferentes seqüências de aminoácidos é possível. Suponha, por exemplo, que tivéssemos que construir uma molécula de polipeptídio que consistisse em cada um daqueles 20 "blocos". Quantos arranjos lineares diferentes poderíamos realizar sem jamais repetir a mesma seqüência de aminoácidos? Isto é determinado multiplicando-se $20 \times 19 \times 18 \times 17 \times 16 \times ... \times 2 \times 1$ (*i. e.*, 20!), ou 10^{18}. Mas este número surpreendentemente grande, que se aplica para uma proteína relativamente pequena com peso molecular de cerca de 2.400, "empalidece" em comparação com as possibilidades de uma proteína mais típica com peso molecular de 35.000. Para uma proteína desse tamanho, contendo exatamente 12 espécies de aminoácidos, o número de seqüências possíveis excede 10^{300}.

Níveis mais altos da estrutura

A estrutura primária de uma cadeia polipeptídica determina a conformação tridimensional, ou a forma, que ela assume em um dado ambiente. Essa conformação depende da natureza e da posição dos grupos laterais que se projetam da espinha dorsal peptídica. Além da estrutura primária (*i. e.*, a seqüência de aminoácidos), as proteínas exibem níveis de estruturas adicionais, designadas secundária, terciária e quaternária. A **estrutura secundária** refere-se à organização local das partes da cadeia

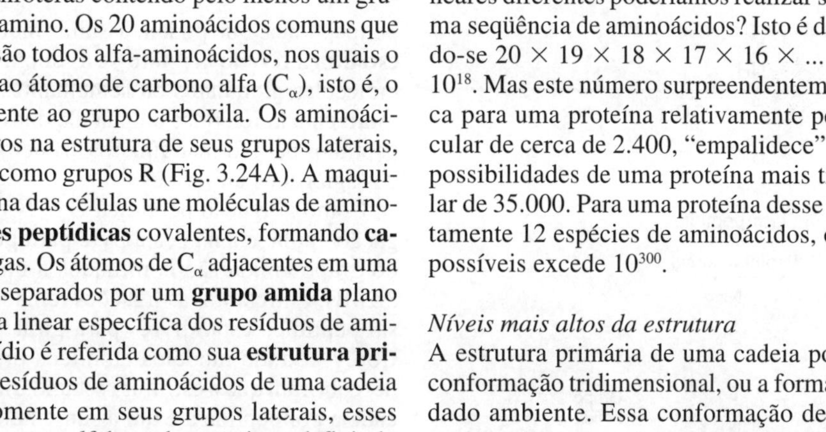

Fig. 3.23 A quitina, um polímero de carboidrato estrutural, consiste em unidades de *N*-acetilglicosamina unidas por ligações glicosídicas 1 → 4. Na *N*-acetilglicosamina, um grupo acetamida (sombreado) substitui o grupo hidroxila no carbono 2 da glicose.

QUADRO 3.6
Classificação de proteínas e peptídios de acordo com a função biológica

Tipo/exemplos	Ocorrência ou função	Tipo/exemplos	Ocorrência ou função
Enzimas		**Proteínas protetoras em sangue de vertebrados**	
Citocromo C	Transferência de elétrons	Anticorpos	Forma complexos com proteínas estranhas ao organismo
Ribonuclease	Hidrolisa o RNA	Fibrinogênio	Precursor da fibrina no sangue coagulado
Tripsina	Hidrolisa alguns peptídios	Trombina	Componente do mecanismo de coagulação
Proteínas reguladoras			
Calmodulina	Modulador ligado ao cálcio intracelular	**Toxinas**	
Tropomiosina	Regulador da contração no músculo	Bungarotoxina	Agente no veneno da cobra que bloqueia receptores neurotransmissores
Troponina C	Regulador da contração ligado ao cálcio no músculo	Toxina do *Clostridium botulinum*	Bloqueia a liberação de neurotransmissores
Proteínas armazenadas		**Hormônios**	
Caseína	Proteína do leite	Hormônio adrenocorticotrópico	Regula a síntese de corticosteróide
Ferritina	Deposita ferro no baço	Hormônio do crescimento	Induz o crescimento de ossos
Mioglobina	Armazena O_2 no músculo	Insulina	Regula o metabolismo de glicose
Ovalbumina	Proteína branca da ovalbumina		
Transporte de proteínas		**Proteínas estruturais**	
Hemocianina	Transporte de O_2 na hemolinfa de alguns invertebrados	Alfa-ceratina	Pele, penas, unhas, cascos
Hemoglobina	Transporte de O_2 no sangue de vertebrados	Colágeno	Tecido conjuntivo fibroso (tendões, ossos, cartilagens)
Soroalbumina	Transporte de ácidos graxos no sangue	Elastina	Tecido conjuntivo elástico (ligamentos)
Proteínas contráteis		Esclerotina	Exoesqueleto de insetos
Actina	Movimenta filamentos na miofibrila	Fibroína (beta-ceratina)	Seda de casulos, teias de aranha
Dineína	Cílios e flagelos	Glicoproteínas	Células de membranas e paredes
Miosina	Filamentos estacionários na miofibrila		

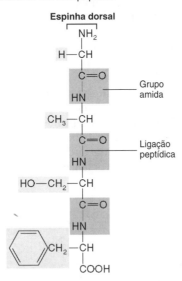

Fig. 3.24 A estrutura primária das proteínas é uma seqüência linear de alfa-aminoácidos unidos por ligações peptídicas. **(A)** Todos os aminoácidos encontrados nas proteínas têm estrutura comum. Cada um tem um grupo lateral característico comumente indicado por R (veja Quadro 3.7). **(B)** As ligações peptídicas que unem os resíduos de aminoácidos em polipeptídios têm um caráter de dupla ligação parcial. Como resultado, o grupo amida (sombreado mais escura) é plano. Embora a coluna dorsal do polipeptídio seja a mesma em todas as proteínas, ela difere na seqüência dos grupos laterais. Essa seqüência, a estrutura primária, é a propriedade definidora de cada proteína.

polipeptídica, que podem assumir muitos arranjos diferentes; a **estrutura terciária** refere-se às dobras da cadeia para produzir moléculas globulares ou semelhantes a hastes; e a **estrutura quaternária** refere-se à união de duas ou mais cadeias de polipeptídios para formar dímeros, trímeros e ocasionalmente grandes agregados uniformes.

Como a ligação peptídica C_α—N tem caráter parcial de ligação dupla, ela não está livre para girar; portanto, os átomos do grupo amida são confinados a um plano único (veja Fig. 3.24B). Entretanto, as ligações remanescentes da espinha dorsal peptídica estão livres para girar. Linus Pauling e Robert Corey, usando modelos atômicos precisamente construídos, descobriram que a estrutura secundária estável mais simples da cadeia polipeptídica é um arranjo helicoidal denominado **alfa (α)-hélice** (Fig. 3.25). Nesta estrutura, o plano de cada grupo amida é paralelo ao eixo principal da hélice, e há 3,6 resíduos de aminoácidos por turno. O grupo lateral de cada resíduo estende-se para fora da espinha dorsal helicoidal, livre para se interar com outros grupos laterais ou outras moléculas. A estabilidade da α-hélice é aumentada substancialmente pela ponte de hidrogênio entre o átomo de oxigênio de um grupo carbonila e o átomo de hidrogênio do grupo amida quatro resíduos adiante. Por causa da estabilidade da α-hélice, uma cadeia polipeptídica assume espontaneamente essa conformação, contanto que os grupos laterais não interfiram. No aminoácido prolina, por exemplo, o grupo lateral é um anel rígido que inclui o átomo alfa-nitrogênio (veja Quadro 3.7). Assim, a ligação C_α—N na prolina (e na hidroxiprolina) não pode girar; como resultado, sempre que a prolina (ou a hidroxiprolina) está presente na cadeia peptídica, ela interrompe a α-hélice, fazendo com que a espinha dorsal peptídica se encurve.

QUADRO 3.7
Grupos ou radicais laterais de 20 alfa-aminoácidos comuns

Aminoácido	Fórmula
Glicina (Gly)	$-H$
Alanina (Ala)	$-CH_3$
Valina (Val)	$CH(CH_3)_2$
Leucina (Leu)	$-CH_2-CH(CH_3)_2$
Isoleucina (Ile)	$-CH(CH_2-CH_3)(CH_3)$
Fenilalanina (Phe)	$-CH_2-C_6H_5$
Prolina (Pro)	$O=C-CH-CH_2-CH_2-CH_2-N$
Triptofano (Trp)	$-CH_2-$ (indol)
Serina (Ser)	$-CH_2-OH$
Treonina (Thr)	$-CH(CH_3)(OH)$
Cisteína (Cys)	$-CH_2-SH$
Metionina (Met)	$-CH_2-CH_2-S-CH_3$
Ácido aspártico (Asp)	$-CH_2-C(=O)-O^-$
Ácido glutâmico (Glu)	$-CH_2-CH_2-C(=O)-O^-$
Asparagina (Asn)	$-CH_2-C(=O)-NH_2$
Glutamina (Glu)	$-CH_2-CH_2-C(=O)-NH_2$
Tirosina (Tyr)	$-CH_2-C_6H_4-OH$
Histidina (His)	$-CH_2-C=CH(NH-N=CH)$
Lisina (Lys)	$-CH_2-CH_2-CH_2-CH_2-\overset{+}{N}H_3$
Arginina (Arg)	$-CH_2-CH_2-CH_2-NH_3-C(NH_2)(\overset{+}{N}H_2)$

Fonte: Haggis et al., 1965.

Outro tipo principal de proteína de estrutura secundária é a **folha beta (β) pregueada** (Fig. 3.26). Esta conformação consiste em fitas β associadas lateralmente, que são razoavelmente curtas e extensões da cadeia polipeptídica quase completamente estendidas. A ponte de hidrogênio entre os átomos de oxigênio da carbonila e os átomos de hidrogênio da amida em fitas β adjacentes forma uma folha pregueada com os grupos laterais dos resíduos de aminoácidos projetan-

do-se para cima e para baixo do plano da folha. A associação das fitas β com alguma cadeia polipeptídica contribui para a estrutura secundária, enquanto a associação das fitas β em diferentes cadeias polipeptídicas contribui para a estrutura quaternária.

Cadeias polipeptídicas longas com conformação α-hélice ininterrupta são características de proteínas fibrosas, tais como as **alfa-ceratinas** que formam o cabelo, as unhas, as garras, os pê-

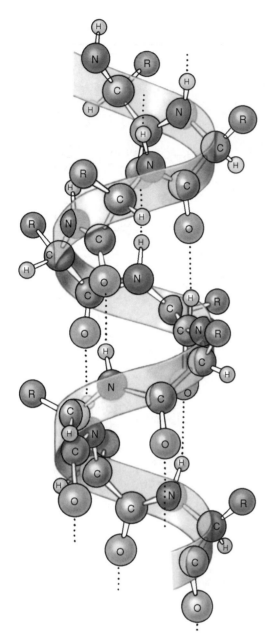

Fig. 3.25 A α-hélice é um tipo comum e muito estável de estrutura secundária nas proteínas. O arranjo helicoidal, contendo 3,6 aminoácidos por turno, é estabilizado por pontes de hidrogênio (pontos pretos) entre o átomo de oxigênio de um grupo carbonila e o átomo de hidrogênio do grupo amida quatro resíduos distantes da coluna dorsal. Os grupos laterais (R) estendem-se para fora do eixo da coluna dorsal.

los, os chifres e as penas. As **beta-ceratinas** são exceção, tendo estrutura secundária que consiste em folhas β pregueadas, e não em α-hélices. As beta-ceratinas são os principais constituintes das teias de aranhas e das sedas produzidas pelas lagartas. Proteínas intracelulares não-estruturais têm tipicamente estrutura secundária enrolada em espiral ao acaso, ainda que essas proteínas possam conter segmentos curtos na conformação α-hélice ou de folha β pregueada.

Regiões de uma cadeia polipeptídica com α-hélices longas freqüentemente admitem uma estrutura terciária em forma de hastes, enquanto as que não têm esta característica têm estrutura terciária globular. Dois tipos de interações não-covalentes relativamente fracas ajudam a estabilizar a estrutura terciária: interações de Coulomb (eletrostáticas) entre grupos laterais carregados e **forças de van der Waals** entre grupos laterais hidrofóbicos. Outro contribuinte importante para a conformação das proteínas é o grupo lateral sulfidrila (—SH) do aminoácido cisteína. A reação de dois resíduos de cisteína forma uma **ponte de dissulfeto** (S—S), que une os resíduos através de ligação covalente (Fig. 3.27). Uma ponte de dissulfeto pode de modo covalente unir de forma cruzada diferentes porções de uma cadeia polipeptídica, desse modo estabilizando sua estrutura terciária dobrada, ou conectar duas cadeias separadas. Como o grupo sulfidrila é altamente reativo, não é surpreendente que um ou mais resíduos de cisteína freqüentemente ocupem os sítios ativos das enzimas. A toxicidade do mercúrio e de outros metais pesados decorre, em parte, de sua reação com o átomo de enxofre da cisteína, substituindo os átomos de hidrogênio. Essa reação pode "envenenar" (*i. e.*, tornar cataliticamente inoperante) o sítio ativo de uma enzima.

Algumas proteínas, mas não todas, sofrem *automontagem*, formando uma estrutura quaternária. A seqüência de aminoácidos de uma cadeia polipeptídica — e conseqüentemente as posições dos diferentes grupos laterais de aminoácidos — não apenas determina a estrutura secundária e terciária da molécula como também pode permitir a interação com outras cadeias polipeptídicas, formando, portanto, moléculas com duas ou mais subunidades. A associação de subunidades pode envolver pontes de dissulfeto covalentes entre elas bem como interações não-covalentes entre regiões complementares em suas superfícies. Por exemplo, grupos carregados negativamente de uma subunidade ajustam-se contra grupos carregados positivamente de outra subunidade; grupos laterais não-polares hidrofóbicos nas subunidades ajuntam-se para a exclusão mútua das moléculas de água; ou resíduos em cada subunidade são orientados de modo que podem formar pontes de hidrogênio. Algumas enzimas, o pigmento respiratório hemoglobina e muitas outras proteínas são constituídos de mais de uma cadeia polipeptídica mantidas juntas por ligações não-covalentes. Em algumas proteínas de múltiplas subunidades, folhas β pregueadas conectam as subunidades. As três subunidades do colágeno, as principais proteínas no tecido conjuntivo, são entrelaçadas em uma super-hélice característica (Fig. 3.28). As subunidades de todas essas proteínas irão reunir-se espontaneamente se adicionadas separadamente a uma solução aquosa e misturadas. As subunidades associadas e dissociadas da hemoglobina são ilustradas na Fig. 13.2A.

Exceto para ligações dissulfídicas covalentes entre resíduos de cisteína, as estruturas secundária, terciária e quaternária de proteínas dependem de interações de Coulomb, pontes de hidrogênio e forças de van der Waals. Todas essas interações não-covalentes são relativamente fracas e termolábeis. O aquecimento de uma proteína rompe essas interações causando alterações em

 As proteínas da maioria dos animais começam a desnaturar-se em temperaturas acima de 43-45°C. Todavia, algumas espécies de peixes, insetos, algas e bactérias habitam fontes de água quente em temperaturas que variam na faixa de 48°C. Poucas espécies de bactérias vivem em temperaturas acima de 54°C! Quais as especializações estruturais que você acha que poderiam contribuir para a função contínua das proteínas em altas temperaturas dessas espécies tolerantes ao calor?

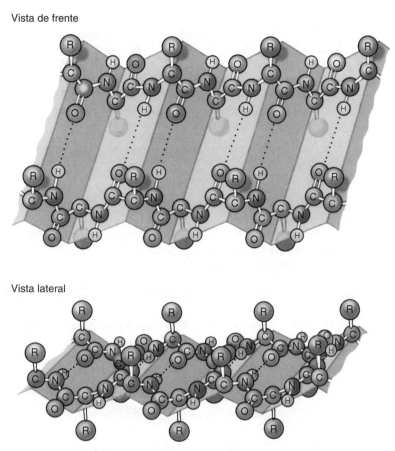

Fig. 3.26 A folha β pregueada é um elemento de estrutura secundária nas fibras de seda e algumas outras proteínas fibrosas. As folhas pregueadas são formadas pela associação lateral de duas fitas β estabilizadas por pontes de hidrogênio (pontilhados pretos). Os grupos laterais (R) estendem-se acima e abaixo do plano da folha. As setas largas representam as fitas β. (Adaptado de Lodish *et al.*, 1995.)

sua conformação, chamadas **desnaturação**. A ondulação de cabelo com ferro funciona desse modo, temporariamente aquecendo as proteínas no feixe de cabelo e então deixando-as esfriar em configurações levemente novas que alteram a orientação do feixe. Do mesmo modo, temperaturas altas podem alterar a forma das enzimas, tornando-as inativas e destruindo as células nas quais elas residem.

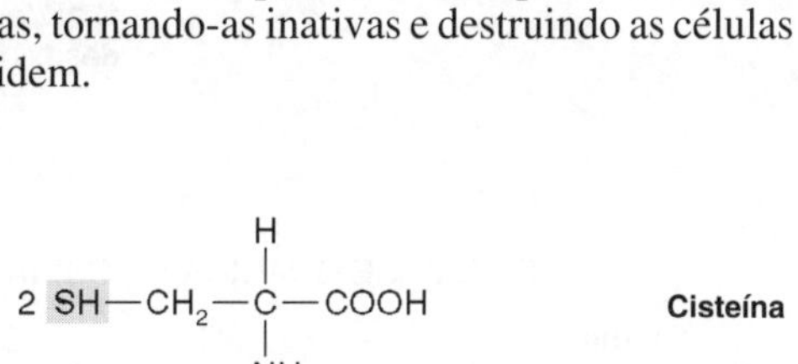

Fig. 3.27 Uma ponte de dissulfeto pode contribuir para a estrutura terciária de proteínas pela ligação de resíduos de cisteína presentes em porções diferentes da mesma cadeia polipeptídica. Pontes de dissulfeto também podem formar-se entre resíduos de cisteína em cadeias polipeptídicas diferentes, contribuindo portanto para a estrutura quaternária.

Ácidos Nucleicos

O **ácido desoxirribonucleico** (DNA) foi isolado primeiro de células sanguíneas brancas e do esperma de peixes em 1869 por Friedrich Miescher. Durante as décadas seguintes, a composição química do DNA foi gradualmente estabelecida, e evidências de que ele estaria envolvido nos mecanismos da hereditariedade foram lentamente acumuladas. Sabemos agora que o DNA, que é associado com os cromossomos, carrega a informação codificada, ordenada nos **genes**, que é passada de cada célula para suas células filhas e de uma geração de organismos para a próxima. Um segundo grupo de ácidos nucleicos, o **ácido ribonucleico** (RNA), foi descoberto subseqüentemente. Sabe-se agora que o RNA é útil para traduzir a mensagem codificada do DNA nas seqüências de aminoácidos durante a síntese de moléculas de proteínas.

Os ácidos nucleicos são polímeros dos **nucleotídios**, que consistem em uma base **pirimidina** ou **purina**, um açúcar pentose e um resíduo de ácido fosfórico (Fig. 3.29). Os nucleotídios que compõem o DNA contêm desoxirribose, enquanto os que compõem o RNA contêm ribose (veja Fig. 3.21A). Os principais nucleotídios encontrados nos ácidos nucleicos contêm as seguintes bases: **adenina, timina, guanina, citosina** e **uracila**. A timina ocorre somente no DNA e a uracila somente no RNA; as outras três bases são encontradas em ambos os ácidos nucleicos. *Bases pareadas* estáveis, ligadas por pontes de hidrogênio, podem formar-se entre a adenina e a timina (A—T), a guanina e a citosina (G—C) e a adenina e a uracila (A—U),

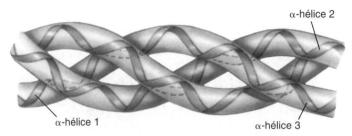

Fig. 3.28 A estrutura quaternária do colágeno é uma "super-hélice" composta de três cadeias polipeptídicas, cada uma na conformação α-helicoidal. Pontes de hidrogênio (não mostradas) mantêm as três cadeias juntas.

tal como representado na Fig. 3.30. Em uma cadeia polinucleotídica, **ligações fosfodiésteres** unem o carbono 3' de um anel de pentose a um carbono 5' da próxima pentose (Fig. 3.31). As bases purina e pirimidina estendem-se para fora da espinha dorsal do polinucleotídio e não estão incluídas na espinha dorsal repetitiva não-variante.

O DNA endógeno consiste em duas cadeias (ou fitas) nas quais a seqüência das bases é *complementar* (p. ex., uma adenina em uma fita é unida a uma tiamina na outra). Cada fita complementar é enrolada em uma escada helicoidal, e as duas fitas são entrelaçadas, formando a *dupla hélice* característica do DNA, com as pontes de hidrogênio entre os pares de base por dentro da molécula (Fig. 3.32). Durante a replicação do DNA, as fitas se separam uma da outra, e cada uma das cadeias atua como um gabarito para a formação da sua cadeia complementar, produzindo assim duas moléculas de dupla cadeia de DNA.

A informação genética de um organismo é codificada na seqüência das bases do seu DNA. Em um processo chamado **transcrição**, uma fita de DNA atua como um gabarito para a síntese do **RNA mensageiro** (RNAm) no núcleo (veja Fig. 3.32, *parte inferior*). A fita de RNAm, que contém a seqüência informacional presente no seu molde de DNA, deixa o núcleo e entra no citoplasma para ser decodificada por um ribossomo em uma seqüência de aminoácido de uma cadeia polipeptídica. Nesse processo de **translação**, certas seqüências de três bases no DNA codificam certos aminoácidos. Por exemplo, GGU, GGC, CGA e GGC codificam o aminoácido glicina; e GCU, GCC, GCA e GCT codificam o aminoácido alanina. Assim, o código genético consiste em um alfabeto de quatro letras (A, G, C, T) combinadas em palavras de três letras.

Como discutido na seção anterior, a estrutura primária (seqüência de aminoácido) de um polipeptídio determina sua conformação tridimensional final. Assim, uma vez que a cadeia polipeptídica é sintetizada, ela se enrola e se dobra, assumindo as estruturas secundária e terciária características de uma molécula de proteína e em alguns casos associada a outras cadeias para formar uma proteína de múltiplas subunidades.

Considerações mais detalhadas sobre as principais etapas relacionando a síntese de proteínas aos ácidos nucleicos podem ser encontradas nas referências listadas em Leituras Sugeridas no final do capítulo.

ENERGÉTICA DAS CÉLULAS VIVAS

As reações bioquímicas das células animais são em muitos sentidos semelhantes às de uma máquina química. Como em todas

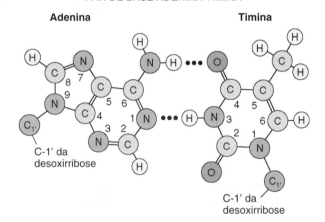

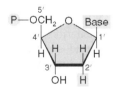

Fig. 3.29 Os quatro nucleotídios que compõem os ácidos nucleicos têm estrutura comum que consiste em uma base purina ou pirimidina, um açúcar pentose e um resíduo de ácido fosfórico P_i. No DNA, a pentose é a 2-desoxirribose, que tem dois átomos de hidrogênio ligados ao átomo C_2; no RNA, um desses hidrogênios, indicado pelo sombreamento, é substituído por um grupo hidroxila.

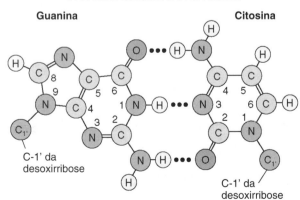

Fig. 3.30 Nos ácidos nucleicos, a ponte de hidrogênio (pontos pretos) entre as bases purina e pirimidina forma os pares de bases estáveis G-C, A-T (no DNA) e A-U (no RNA). A estrutura da uracila (U) é a mesma que a da timina exceto que o grupo metil (—CH_3) no C_5 é substituído por um hidrogênio.

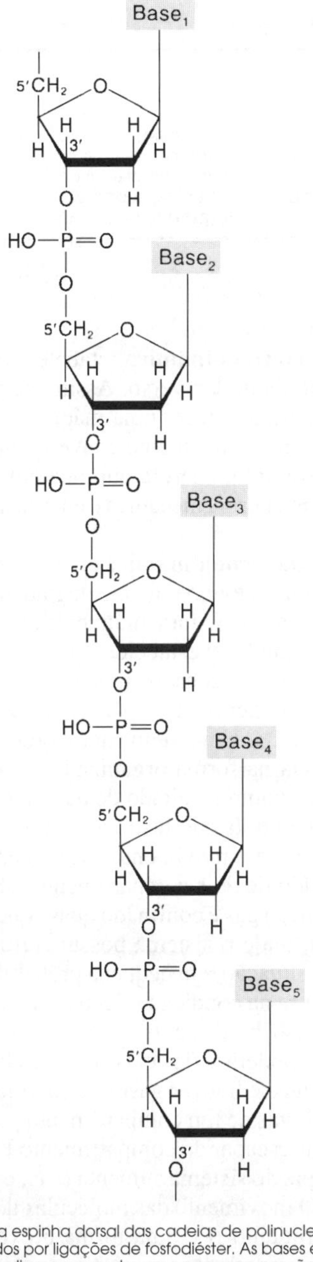

MOLÉCULAS, ENERGIA E BIOSSÍNTESE 57

Fig. 3.31 A estrutura da espinha dorsal das cadeias de polinucleotídios consiste em resíduos de pentose unidos por ligações de fosfodiéster. As bases estendem-se para fora da espinha dorsal. Este diagrama mostra uma pequena porção de uma única fita de DNA. (Lehninger, 1975.)

biológicas complexas a partir de simples blocos de estrutura química e para a subseqüente organização dessas moléculas em organelas, células, tecidos, sistemas orgânicos e organismos completos. Um organismo vivo deve receber energia freqüentemente e gastar energia continuamente para manter sua função e estrutura em todos os níveis de organização. Se a captação de energia cai abaixo da quantidade necessária para a manutenção, o organismo consumirá suas próprias energias armazenadas. Quando estas se exaurem, ele não tem mais nenhuma fonte de energia. O organismo morre porque não pode mais evitar a tendência de tornar-se desorganizado, nem pode continuar a executar as funções que exigem energia.

As transações de material e energia que ocorrem nos organismos constituem seu **metabolismo**. Nas células, essas transações ocorrem através de uma seqüência de reações intrincadas denominadas **vias metabólicas**, que em uma única célula

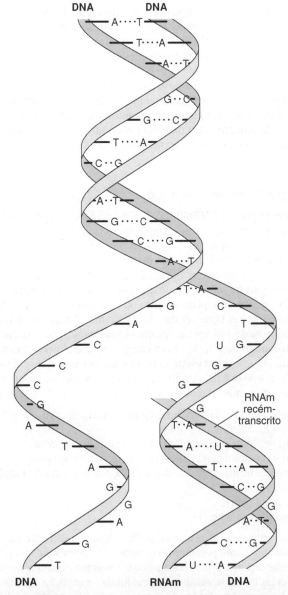

Fig. 3.32 O DNA endógeno contém duas fitas que se enrolam uma na outra em uma hélice dupla. As pontes de hidrogênio (pontos pretos) entre as bases complementares estabilizam a estrutura. A molécula não se enrola durante a transcrição, e uma das fitas atua como molde para a síntese do RNAm complementar ao DNA.

as máquinas, cada evento é acompanhado de um ajuste de energia. Para uma máquina ou uma célula realizar trabalho, energia deve ser transferida de uma parte do sistema para outra, geralmente com a conversão de pelo menos uma parte da energia de uma forma para outra. Isto se verifica mesmo quando partes do sistema são tão diminutas como moléculas reagentes.

Os animais são alimentados por ingestão de moléculas de alimentos orgânicos e sua degradação subseqüente pelos processos digestivos e metabólicos. Durante esses processos, a energia química inerente às estruturas moleculares dos alimentos é liberada e colocada à disposição para as necessidades energéticas do organismo. A energia é exigida para tais atividades óbvias como contração muscular, movimento ciliar e transporte ativo de moléculas pelas membranas. Entretanto, a energia química é também exigida para a síntese de moléculas

58 MOLÉCULAS, ENERGIA E BIOSSÍNTESE

pode envolver milhares de diferentes espécies de reações. Essas reações não ocorrem ao acaso, mas em seqüências ordenadas, reguladas por uma variedade de mecanismos de controles genéticos e químicos. A organização dos átomos e das moléculas em estruturas altamente específicas mais a capacidade de efetuar o metabolismo celular distinguem os sistemas vivos dos não-vivos.

Os processos do metabolismo celular em animais ocorrem de duas maneiras:

- *Extração* da energia química das moléculas dos gêneros alimentícios e canalização da energia para as funções convenientes.
- *Alteração* e *reajuste* químicos das moléculas de nutrientes em pequenos precursores de outras espécies de moléculas biológicas.

Um exemplo de extração é a aquisição de aminoácidos durante a digestão das proteínas dos alimentos e sua subseqüente oxidação dentro das células, que libera sua energia química. Um exemplo de alteração e ajuste é a incorporação de aminoácidos em moléculas de proteínas recém-sintetizadas de acordo com as especificações da informação genética da célula. Estamos interessados aqui menos com os detalhes bioquímicos do metabolismo celular do que com os princípios termodinâmicos e químicos que formam a base da transferência e da utilização da energia química dentro da célula. Assim, consideraremos os mecanismos pelos quais a energia química é extraída das moléculas de alimentos e a maneira pela qual ela se torna utilizável para os processos que exigem energia discutidos nos capítulos subseqüentes.

Energia: Conceitos e Definições

A **energia** pode ser definida como a capacidade de executar **trabalho**. O trabalho por sua vez pode ser definido como o produto da força pela distância ($T = F \times d$). Como exemplo, quando uma força levanta 1 kg de massa a uma altura de 1 m, a força é 1 kg, e o trabalho mecânico realizado é 1 m·kg. A energia gasta para realizar esse trabalho (*i. e.*, a energia utilizada, não incluindo aquela gasta para superar o atrito ou consumida como calor) é também 1 m·kg. Uma vez que o quilograma de massa é elevado a uma altura de 1 m, ele possui, em virtude da sua posição, **energia potencial** de 1 m·kg. Essa energia potencial pode ser convertida em **energia cinética** (energia de movimento) se é permitido à massa cair. Assim, notamos que a energia existe em formas diferentes, incluindo as seguintes:

- Energia potencial mecânica (p. ex., uma mola estirada ou um peso levantado)
- Energia potencial química (p. ex., gasolina, glicose)
- Energia cinética mecânica (p. ex., queda de um peso)
- Energia térmica (realmente energia cinética em nível molecular)
- Energia elétrica
- Energia radiante

As várias formas de energia podem capacitar diferentes tipos de trabalho, como resumido no Quadro 3.8. Iremos nos preocupar neste capítulo primariamente com a **energia química**, a energia potencial armazenada na estrutura das moléculas. Antes de investigarmos as relações da energia envolvida nas reações bioquímicas do metabolismo celular, será útil revermos a primeira e a segunda leis da termodinâmica e o conceito de energia livre.

QUADRO 3.8
Vários tipos de trabalho

Tipo de trabalho	Força motriz	Deslocamento variável
Trabalho em expansão	P (pressão)	Volume
Trabalho mecânico	F (força)	Comprimento
Trabalho elétrico	E (potencial elétrico)	Carga elétrica
Trabalho de superfície	Γ (tensão superficial)	Área de superfície
Trabalho químico	μ (potencial químico)	Número de moles

Leis da termodinâmica

A **primeira lei da termodinâmica** estabelece que a energia não é criada nem perdida no Universo. Assim, se queimarmos madeira ou carvão para abastecer uma máquina a vapor, isso não cria nova energia, mas meramente converte uma forma em outra — e, nesse exemplo, energia química em energia térmica, energia térmica em energia mecânica e energia mecânica em trabalho.

A **segunda lei da termodinâmica** estabelece que toda a energia do Universo será inevitavelmente degradada em calor e que a organização da matéria se fará totalmente ao acaso. Em termos mais formais, a segunda lei estabelece que a **entropia**, a medida do acaso, de um sistema fechado aumentará progressivamente e que a quantidade de energia dentro do sistema capaz de realizar trabalho útil diminuirá. Um sistema que é ordenado (não ao acaso) contém energia na forma organizada, porque ao se tornar desordenada (*i. e.*, como resultado de aumento na entropia) ela pode realizar trabalho. Isto é ilustrado na Fig. 3.33A, que mostra moléculas de gás em movimento térmico em um sistema hipotético constituído de dois compartimentos abertos um para o outro. Inicialmente, o gás é confinado quase que inteiramente no compartimento I, onde o sistema possui certo grau de ordem. Claramente, esta situação tem pequena probabilidade de ocorrer espontaneamente se na condição inicial as moléculas de gás são uniformemente distribuídas entre os dois compartimentos. As moléculas de gás podem todas elas ser forçadas para um compartimento somente se houver gasto de energia (p. ex., um pistão que empurra o gás de um compartimento para outro). Como é permitido ao gás escapar do compartimento I para o compartimento II, a entropia do sistema aumenta (*i. e.*, o sistema torna-se mais aleatório). O movimento das moléculas do compartimento I para o compartimento II é uma forma proveitosa de utilizar energia para realizar trabalho em um dispositivo adequado colocado próximo à abertura entre os dois compartimentos. Uma vez que o sistema esteja completamente aleatório (*i. e.*, a entropia é máxima), nenhum trabalho posterior pode ser obtido do sistema, mesmo embora as moléculas de gás permaneçam em movimento térmico constante (Fig. 3.33B).

Aumentos ordenados ocorrem quando o organismo se desenvolve de um ovo fertilizado para a fase adulta. Neste sentido, sistemas vivos desobedecem temporariamente à segunda lei. Deve-se lembrar, entretanto, de que a segunda lei se refere a um sistema *fechado* (p. ex., o Universo), e animais não são sistemas fechados. Organismos vivos mantêm uma entropia relativamente baixa no gasto da energia obtida de seu ambiente. Por exemplo, um rinoceronte que está comendo, digerindo e metabolizando grama em quantidades exatas o suficiente para manter o peso constante em última análise aumenta a entropia da matéria que ele ingere. As moléculas de gordura, proteína e carboidrato altamente ordenadas na grama são convertidas no animal em CO_2, H_2O e compostos nitrogenados de baixo peso molecular, liberando a energia

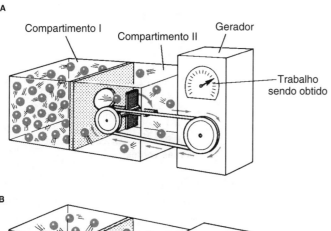

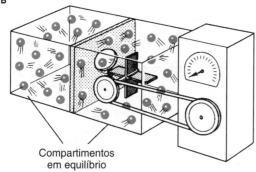

Fig. 3.33 Estados de baixa e alta entropia podem ser explicados por analogia mecânica. Em **(A)**, aproximadamente todas as moléculas de gás estão no compartimento I, um estado de alta energia organizado. Como é permitido às moléculas difundir-se até o compartimento II, a entropia do sistema aumenta e a energia útil diminui até atingir o equilíbrio **(B)**. A mudança de um estado de baixa entropia para um de alta entropia libera energia útil, que nessa forma é aproveitada pela pá da roda. A capacidade de realizar trabalho aproxima-se de zero quando o sistema atinge o equilíbrio. (Adaptado de Baker e Allen, 1965.)

capturada na organização das grandes moléculas (Fig. 3.34). Os átomos de carbono, hidrogênio e oxigênio na celulose, por exemplo, estão em um estado muito mais ordenado do que no CO_2 e na H_2O; assim, a quebra metabólica da celulose na grama representa um aumento da entropia. Ao mesmo tempo, as células do rinoceronte utilizam para suas próprias necessidades energéticas uma porção da energia química armazenada na organização molecular das moléculas do alimento. Isto não é conflitante com a segunda lei porque a diminuição na entropia que resulta da síntese de moléculas complexas do animal ocorre à custa de aumento da entropia das moléculas de alimento produzidas pelas plantas com a energia do sol. No final, naturalmente, o rinoceronte morre, e a entropia do seu corpo aumenta sobremaneira quando ele apodrece ou é consumido por outros animais.

Energia livre

Os sistemas vivos devem funcionar em temperaturas e pressões relativamente uniformes, para que possa haver somente gradientes de pressão e temperatura mínimos entre as várias partes do organismo. Por esta razão, sistemas biológicos podem utilizar somente o componente da energia química total disponível capaz de realizar trabalho sob condições isotérmicas. Esse componente é chamado **energia livre**, simbolizado pela letra G. Alterações na energia livre estão relacionadas a alterações no calor e na entropia pela equação

$$\Delta G = \Delta C - T \Delta S \qquad (3.7)$$

na qual ΔC é o calor (ou *entalpia*) produzido ou utilizado pela reação, T é a temperatura absoluta e ΔS é a alteração na entropia (em unidades de cal·mol·K^{-1}). Desta equação fica evidente que em uma reação química que não produz alteração na temperatura ($\Delta C = 0$), haverá declínio na energia livre (*i. e.*, ΔG é negativa) se há aumento na entropia (*i. e.*, ΔS é positiva) e vice-versa. Visto que a direção da energia flui no sentido da entropia aumentada (segunda lei), reações químicas ocorrem espontaneamente se elas produzem aumento na entropia (e assim diminuição na energia livre). Em outras palavras, a redução da energia livre é a força indutora nas reações químicas.

A tendência inevitável no sentido de aumento na entropia, com a inevitável degradação da energia química útil em energia térmica inútil, exige que os sistemas vivos prendam ou capturem energia nova repetidas vezes para manter seu *status quo* estrutural e funcional. De fato, a capacidade de extrair energia útil de seu ambiente é uma das características marcantes que distinguem os sistemas vivos da matéria inanimada.

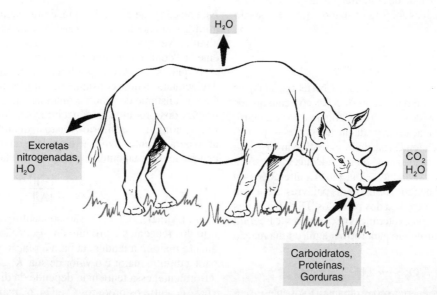

Fig. 3.34 A ingestão e a digestão do alimento por um animal aumenta a entropia pela quebra das moléculas do alimento em moléculas menores de baixo conteúdo de energia livre, que por fim são perdidas no ambiente. A energia livre liberada nessas transformações é utilizada pelas células do animal para produzir as reações que requerem energia.

Com exceção das bactérias quimioautotróficas e das algas, que obtêm energia oxidando compostos inorgânicos, e dos animais que obtêm sua alimentação desses organismos, toda vida na terra em última instância depende da energia radiante do sol. Essa energia eletromagnética (incluindo a luz visível) tem sua origem na fusão nuclear, um processo no qual a energia da estrutura atômica é convertida em energia radiante. Nesse processo, quatro núcleos de hidrogênio são fundidos para formar um núcleo de hélio, com a liberação de enorme quantidade de energia radiante. Uma fração muito pequena dessa energia radiante atinge o planeta Terra, e pequena porção dela é absorvida pelas moléculas de clorofila nas plantas verdes e nas algas. A energia captada por moléculas de clorofila ativadas pela luz posteriormente é usada na síntese de glicose a partir de H_2O e CO_2, processo que exige energia. A energia química armazenada na estrutura da glicose está disponível para a planta por liberação controlada durante os processos de respiração celular.

Todos os animais direta ou indiretamente obtêm a energia de que necessitam de carboidratos, lipídios e proteínas manufaturados pelas plantas verdes. Os herbívoros (p. ex., gafanhotos, bovinos) obtêm esses compostos ricos em energia alimentando-se diretamente desses materiais vegetais, enquanto os predadores (p. ex., aranhas, gatos) e os animais que se alimentam de carniça (como lagostas, abutres) os obtêm de segunda, terceira ou quarta mão. A transferência de energia química entre vários *níveis tróficos* do mundo vivo está delineada na Fig. 3.35.

Posteriormente neste capítulo, consideraremos as vias metabólicas pelas quais as células dos animais liberam energia por meio da oxidação das moléculas de alimento. Primeiro, entretanto, será útil examinar alguns princípios gerais da transferência de energia em reações bioquímicas e também algumas características das enzimas, as proteínas celulares que permitem que as reações bioquímicas procedam rapidamente em temperaturas biológicas.

Transferência de Energia Química por Reações Acopladas

Há muitas categorias de reações bioquímicas, mas as características das velocidades e das cinéticas das reações podem ser ilustradas por uma simples reação de combinação na qual duas moléculas reagentes, A e B, reagem para formar duas moléculas do novo produto, C e D:

$$A + B \rightleftharpoons C + D \qquad (3.8)$$
$$\text{(produtos)} \qquad \text{(reagentes)}$$

Como as setas indicam, esta reação é *reversível*. Na teoria, qualquer reação química pode seguir em ambas as direções contanto que os produtos não sejam removidos da solução. Algumas vezes, entretanto, a tendência de uma reação em ir adiante (reagentes → produtos) é tão maior do que sua tendência em ir no sentido inverso que para propósitos práticos a reação pode ser considerada irreversível.

Uma reação tende a ir adiante se ela mostra alterações na energia livre, ΔG, que é negativa. Em outras palavras, a energia livre total dos reagentes excede a dos produtos. Diz-se que tais reações são **exergônicas** (ou exotérmicas) e tipicamente liberam calor. A oxidação do hidrogênio para formar água é uma reação exergônica simples:

$$2\,H_2 + O_2 \longrightarrow 2\,H_2O + calor$$

A reação inversa que exige energia ocorre durante a fotossíntese, sendo a energia suprida pelos *quanta* de luz capturada pela clorofila:

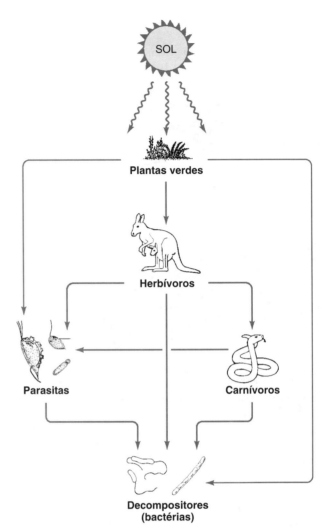

Fig. 3.35 Os níveis de energia trófica são altamente interligados por fluxo de energia (setas). Note a posição central das plantas verdes e dos herbívoros. Decomposições bacterianas são importantes na reciclagem da matéria orgânica.

$$2\,H_2O \xrightarrow{\text{quantum de luz}} 2\,H_2 + O_2$$

Esta reação, que exige energia, é um exemplo de reação **endergônica** (ou endotérmica). Reações exergônicas e endergônicas algumas vezes são referidas como reações "no sentido do gradiente" e "contra o gradiente" respectivamente.

A quantidade de energia liberada ou captada por uma reação é relacionada a uma constante de equilíbrio, K'_{eq}, da reação. Esta é uma constante de proporcionalidade que relaciona as concentrações dos produtos às concentrações dos reagentes quando a reação atingiu o equilíbrio — isto é, quando a velocidade da reação para a frente é igual à velocidade da reação inversa e a concentração dos reagentes e produtos se estabilizaram:

$$K'_{eq} = \frac{[C][D]}{[A][B]} \qquad (3.8a)$$

Aqui, [A], [B], [C] e [D] são concentrações molares de equilíbrio dos reagentes e produtos na Equação 3.8. É evidente que, quanto maior é a tendência para a reação na Equação 3.8 em ir para a direita, maior é o valor de sua K'_{eq}. Como observado anteriormente, essa tendência depende da diferença na energia livre, ΔG, entre os produtos C e D e os reagentes A e B. Quanto maior é a queda na energia livre, mais completamente a reação prossegue para a direita e mais alta é sua K'_{eq}. A constante de equilíbrio é relacionada a alterações no padrão de energia livre, $\Delta G°$, do sistema pela equação

$$\Delta G° = -RT \ln K'_{eq} \quad (3.9)$$

É evidente a partir desta equação que, se K'_{eq} é maior que 1,0, $\Delta G°$ será negativa; e se K'_{eq} é menor que 1,0, $\Delta G°$ será positiva. Reações exergônicas têm $\Delta G°$ negativa e portanto ocorrem espontaneamente sem a necessidade de energia externa para "induzi-las". Reações endergônicas têm $\Delta G°$ positiva; isto é, elas necessitam de energia de uma fonte à exceção dos reagentes.

Alguns processos bioquímicos nas células vivas são exergônicos e outros são endergônicos. Processos exergônicos, desde que prossigam por si próprios em condições apropriadas, apresentam relativamente poucos problemas na energética celular. Processos endergônicos, entretanto, devem ser "dirigidos". Isto é feito geralmente na célula por meio de *reações acopladas*, nas quais *intermediários comuns* transferem energia química de uma molécula de conteúdo energético relativamente alto para um reagente de menor conteúdo energético. Como resultado, o reagente é convertido em moléculas de conteúdo energético mais alto e pode passar pela reação necessária para liberação de parte de sua energia.

Uma analogia mecânica de uma reação acoplada é vista na Fig. 3.36. O peso de 10 kg na esquerda pode perder sua energia potencial (10 m·kg) caindo de uma altura de 1 m, caso em que ele levantará o peso de 3 kg à direita na mesma distância. Como os dois pesos estão conectados por uma corda sobre uma roldana, a queda do peso de 10 kg é acoplada à elevação do peso de 3

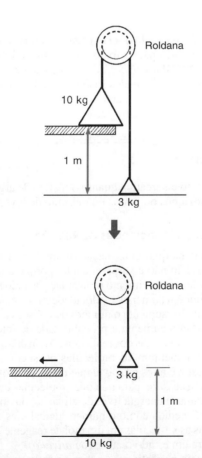

Fig. 3.36 Nesta analogia mecânica de uma reação acoplada, a queda de um peso de 10 kg fornece a energia necessária para levantar um peso de 3 kg. A roldana e a corda que conectam os dois pesos são o mecanismo para acoplar a energia da queda do peso de 10 kg ao outro peso.

kg, que inicialmente não tinha energia potencial por si próprio. É evidente que a queda do peso pode elevar o outro somente se ele pesar mais. Do mesmo modo, uma reação exergônica pode conduzir uma reação endergônica somente se a anterior liberar mais energia livre de que o último precisa. Como conseqüência, alguma energia é perdida, e a eficiência é, necessariamente, menor que 100%.

ATP: Transportador de Energia da Célula

O intermediário comum rico em energia mais ubíquo no metabolismo celular é o nucleotídio **adenosina-trifosfato** (ATP), que pode doar seu grupo fosfato terminal rico em energia para qualquer uma de um grande número de moléculas receptoras orgânicas (p. ex., açúcares, aminoácidos, nucleotídios). Essa reação de **fosforilação** eleva os níveis de energia livre da molécula receptora, permitindo a ela reagir exergonicamente em reações bioquímicas catalisadas por enzimas.

As moléculas de ATP consistem em um grupo adenosina, constituído da base pirimidina-adenina, do resíduo de açúcar de cinco carbonos ribose e de três grupos fosfatos ligados (Fig. 3.37A). A maior parte da energia livre da molécula reside na mútua repulsão eletrostática das três unidades de fosfatos com seus átomos de fósforo carregados positivamente e átomos de oxigênio carregados negativamente. A repulsão mútua dessas unidades de fosfato é análoga à repulsão de barras de ímã, com seus pólos norte e sul alinhados, mantidos juntos por bastão de cera (Fig. 3.38). Se a cera, que é análoga às ligações O ~ P no ATP, é amolecida por aquecimento, a energia armazenada por meio da proximidade dos ímãs que se repelem mutuamente é liberada quando os ímãs se separam. Do mesmo modo, a quebra das ligações entre as unidades de fosfato do ATP resulta na liberação de energia livre (Fig. 3.37B). Uma vez que o grupo fosfato terminal do ATP é removido por hidrólise, a repulsão mútua dos dois produtos, adenosina-difosfato (ADP) e fosfato inorgânico (P_i), é tal que a probabilidade de sua recombinação é muito baixa. Isto é, sua recombinação é altamente endergônica. A alteração da energia livre padrão, $\Delta G°$, para a hidrólise do ATP sob condições clássicas é $-7,3$ kcal·mol^{-1}.

O papel do ATP na indução de outra reação endergônica por meio de reações acopladas é ilustrado pela condensação dos dois compostos X e Y para produzir Z:

$$X + ATP \rightleftharpoons X\text{---fosfato} + ADP$$
$$\Delta G° = -3,0 \text{ kcal} \cdot \text{mol}^{-1}$$

$$X\text{---fosfato} + Y \rightleftharpoons Z + P_i$$
$$\Delta G° = -2,3 \text{ kcal} \cdot \text{mol}^{-1}$$

A energia livre total liberada nessas duas reações ($-5,3$ kcal·mol^{-1}) será igual à soma das alterações livres de energia das duas reações de origem:

$$ATP + HOH \rightleftharpoons ADP + P_i$$
$$\Delta G° = -7,3 \text{ kcal} \cdot \text{mol}^{-1}$$
$$X + Y \rightleftharpoons Z$$
$$\Delta G° = \frac{+2,0 \text{ kcal} \cdot \text{mol}^{-1}}{-5,3 \text{ kcal} \cdot \text{mol}^{-1}}$$

Note que $\Delta G°$ para a condensação de X e Y tem valor positivo (+2,0 kcal·mol^{-1}); assim, normalmente essa reação não pros-

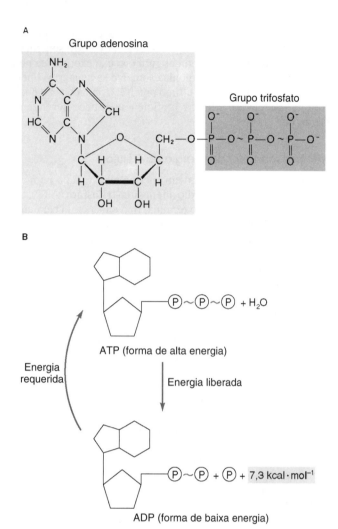

Fig. 3.37 O ATP — o transportador de energia mais comum nas células — contém duas ligações de fosfato de alta energia (~). **(A)** Fórmula estrutural do ATP com a adenosina e grupos trifosfato realçados. **(B)** Representação esquemática da interconversão das formas carregada e não carregada do ATP. A hidrólise do ATP em ADP e fosfato inorgânico, P$_i$, libera cerca de 7,3 kcal de energia livre por mole de ATP. Essa reação é convenientemente monitorada pela medida da concentração de fosfato inorgânico.

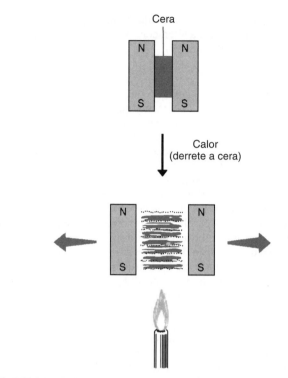

Fig. 3.38 A ligação fosfato de alta energia pode ser representada em uma analogia magnética. A energia é armazenada empurrando-se os ímãs juntos contra uma ligação de cera. Quando a cera derrete (ou o ATP é hidrolisado), os ímãs se separam, liberando a energia. Nesta analogia, a chama supre a energia de ativação para derreter a cera.

seguiria. Entretanto, como $\Delta G°$ para hidrólise do ATP é maior e negativa ($-7,3$ kcal·mol^{-1}), a $\Delta G°$ final da reação acoplada é negativa, permitindo que ela prossiga.

Embora o ATP e outros nucleotídios trifosfatos (p. ex., **guanosina-trifosfato**, GTP) sejam responsáveis pela transferência de energia em muitas reações acopladas, deveria ser enfatizado que o mecanismo de um intermediário comum é largamente empregado em seqüências de reações bioquímicas. Assim, porções das moléculas — e mesmo átomos, tal como o hidrogênio — são transferidas, juntamente com energia química, de uma molécula para outra através de intermediários comuns em reações consecutivas. Os nucleotídios de alta energia são especiais somente onde atuam como *moeda circulante de energia geral* em grande número de reações que exigem energia. Nesse papel, o ADP é a forma "descarregada" e o ATP é a forma "carregada" (veja Fig. 3.37B). Outros numerosos compostos fosforilados de alta energia ocorrem na célula, alguns com maiores energias livres de hidrólise do que o ATP (Fig. 3.39). As células podem usar esses compostos na formação de ATP. Como veremos mais tarde, a célula também tem outros mecanismos bioquímicos para canalizar a energia química até a formação de ATP.

Fosfoarginina e a **fosfocreatina** são reservatórios especiais de energia química para a fosforilação rápida do ADP para reconstituir o ATP durante contrações musculares vigorosas. Estes compostos são chamados **fosfogênios**. Em músculo de vertebrados, que contém somente fosfato de creatina, ocorre a seguinte reação de transfosforilação:

$$\text{fosfato de creatina} + \text{ADP} \xrightleftharpoons{\text{enzima transfosforilase}} \text{creatina} + \text{ATP}$$

$$\Delta G° = -3,0 \text{ kcal} \cdot \text{mol}^{-1}$$

Tanto o fosfato de creatina quanto o fosfato de arginina são encontrados sozinhos ou juntos no músculo de invertebrados.

Temperatura e Velocidades de Reação

A velocidade na qual uma reação química ocorre depende da temperatura. Isto não é surpreendente, porque a temperatura é uma expressão do movimento molecular. Quando a temperatura aumenta, também aumenta a velocidade molecular média. Essa velocidade maior aumenta o número de colisões por unidade de tempo e portanto aumenta a probabilidade de interações bem-sucedidas das moléculas dos reagentes. Além disso, quando suas velocidades aumentam, as moléculas possuem maior energia cinética e assim é mais provável que reajam na colisão. A energia cinética necessária para que duas moléculas que se colidem reajam é chamada energia livre de ativação, ou **energia de ativação**. Ela é medida como o número de calorias exigidas para induzir todas as moléculas em um mol de reagente em dada temperatura para um estado reativo (ou *ativado*).

A exigência para ativação aplica-se para as reações exotérmicas bem como para as reações endotérmicas. Embora uma reação possa ter potencial para liberar energia livre, ela não pros-

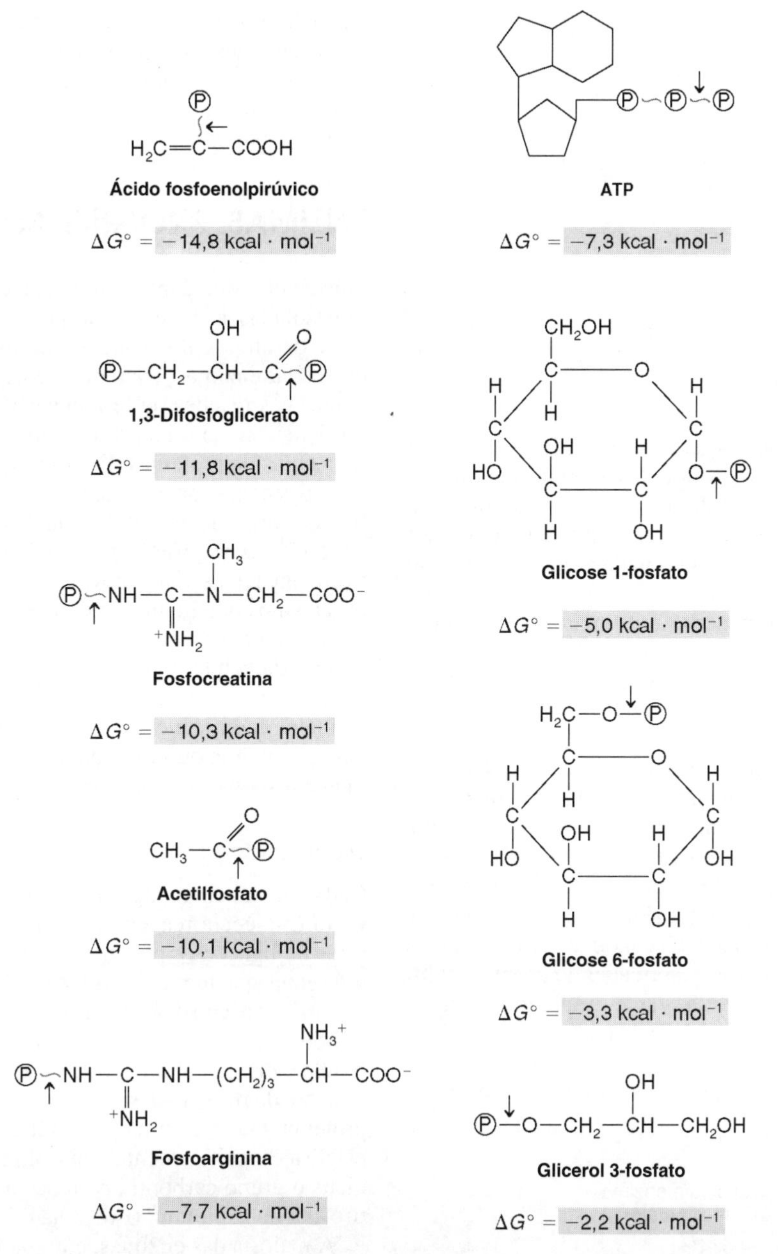

MOLÉCULAS, ENERGIA E BIOSSÍNTESE   63

Ácido fosfoenolpirúvico

$\Delta G^\circ = -14{,}8 \text{ kcal} \cdot \text{mol}^{-1}$

ATP

$\Delta G^\circ = -7{,}3 \text{ kcal} \cdot \text{mol}^{-1}$

1,3-Difosfoglicerato

$\Delta G^\circ = -11{,}8 \text{ kcal} \cdot \text{mol}^{-1}$

Glicose 1-fosfato

$\Delta G^\circ = -5{,}0 \text{ kcal} \cdot \text{mol}^{-1}$

Fosfocreatina

$\Delta G^\circ = -10{,}3 \text{ kcal} \cdot \text{mol}^{-1}$

Acetilfosfato

$\Delta G^\circ = -10{,}1 \text{ kcal} \cdot \text{mol}^{-1}$

Glicose 6-fosfato

$\Delta G^\circ = -3{,}3 \text{ kcal} \cdot \text{mol}^{-1}$

Fosfoarginina

$\Delta G^\circ = -7{,}7 \text{ kcal} \cdot \text{mol}^{-1}$

Glicerol 3-fosfato

$\Delta G^\circ = -2{,}2 \text{ kcal} \cdot \text{mol}^{-1}$

Fig. 3.39 A hidrólise de compostos contendo ligações fosfato de alta energia (~) provê células com energia para reações e processos que requerem energia. Embora o ATP seja a moeda corrente de energia mais comum nos sistemas biológicos, muitos outros compostos fosforilados têm energia livre mais alta da hidrólise. Esses compostos, mostrados à esquerda, podem ser usados por células para sintetizar ATP a partir de ADP e fosfato inorgânico. Os valores de ΔG° são energias livres padrões em pH = 7 para hidrólise das ligações indicadas pelas setas pequenas.

seguirá a menos que as moléculas possuam a energia cinética necessária. Esta situação pode ser comparada àquela na qual é necessário empurrar um objeto para cima de uma pequena elevação antes que ele esteja livre para rolar morro abaixo (Fig. 3.40).

A curva tracejada na Fig. 3.41 mostra a relação entre a energia livre e o progresso de uma reação na qual um reagente, ou substrato (S), é convertido em um produto (P). O substrato deve primeiro ser elevado a um estado de energia suficiente para ativá-lo, permitindo que ele reaja. Uma vez que a reação produz energia livre, o estado de energia do produto é mais baixo do que o do substrato. Note que a alteração da energia livre total de uma reação é independente da energia de ativação requerida para produzir a reação.

Em muitos processos industriais, tanto a velocidade da reação quanto a energia de ativação (*i. e.*, a temperatura) são reduzidas de modo significativo pelo uso de **catalisadores** — substâncias que não são nem consumidas nem alteradas por uma reação, mas facilitam a interação das partículas reagentes. As reações nas células vivas são da mesma maneira auxiliadas por catalisadores biológicos denominados **enzimas**. A curva sólida na Fig. 3.41 mostra como uma enzima afeta o progresso da reação S → P. Note que a presença da enzima não tem efeito na alteração da energia livre total (e portanto o equilíbrio constante) da reação; ela simplesmente reduz a energia de ativação da reação e por isso aumenta a velocidade da reação.

O aumento nas velocidades de reação produzido por enzimas é extremamente útil biologicamente porque permite que reações,

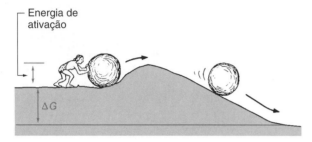

Fig. 3.40 A energia de ativação é a energia necessária para colocar os reagentes em posição de interagir. Nesta analogia, a energia potencial da pedra não pode ser liberada até que alguma energia, referida como energia de ativação, seja gasta para levá-la à posição no topo do morro.

que de outra maneira se processariam em velocidades imperceptivelmente baixas, ocorram em velocidades muito maiores em temperaturas biologicamente toleráveis. Dentro de qualquer população de moléculas reagentes em dada temperatura, somente reagirão aquelas que possuem energia cinética suficiente para ser ativadas. Se uma enzima que reduz a energia requerida para a ativação é adicionada, um número muito maior de moléculas pode reagir em um dado tempo na mesma temperatura. As velocidades de várias reações catalisadas por enzimas variam de 10^8 a 10^{20} vezes a velocidade das reações correspondentes não catalisadas, uma aceleração enorme das velocidades das reações.

Uma vantagem extremamente importante das reações catalisadas é a possibilidade de se regular a velocidade da reação variando-se a concentração do catalisador. Por exemplo, quando H_2 e O_2 são queimados não-cataliticamente, eles explodem de maneira incontrolada, porque a liberação de calor pela combustão rápida de H_2 produz ignição rápida do H_2 remanescente não queimado. Em contraste, quando o H_2 é oxidado lentamente em baixa temperatura com pequenas quantidades do agente catalítico platina, a liberação de calor é bastante diminuída, de modo que não ocorre explosão. A quantidade de platina em relação ao combustível (H_2) e ao oxidante (O_2) regula a taxa de combustão. Do mesmo modo, a maioria das reações biológicas são reguladas pela modulação da quantidade ou da eficácia catalítica de certas enzimas. Nas próximas duas seções, primeiro discutiremos como as enzimas operam e então como as células regulam suas reações metabólicas controlando a síntese e a atividade catalítica das enzimas.

ENZIMAS: PROPRIEDADES GERAIS

Substâncias que aumentam a taxa de fermentação alcoólica foram isoladas de células vivas pela extração de água do levedo há cerca de um século. Foi descoberto que tais substâncias, agora chamadas enzimas, eram inativadas pelo calor, enquanto os reagentes nas reações de fermentação não eram afetados pelo calor. Este achado foi a primeira indicação de que as enzimas são moléculas de proteínas. Foi subseqüentemente descoberto que, sem exceção, cada espécie de molécula de enzima é uma proteína de composição e seqüência de aminoácidos muito específica. Todas essas proteínas, ou pelo menos suas porções enzimaticamente ativas, têm conformação globular. Cada célula em um organismo contém literalmente milhares de espécies de moléculas de enzimas que catalisam todas as reações sintéticas e metabólicas da célula. O trabalho dos geneticistas moleculares tem demonstrado que enzimas são os produtos primários dos genes de maior significância. Especificando a estrutura de cada molécula de enzima que é produzida, o aparato genético é indiretamente responsável por todas as reações enzimáticas na célula.

Especificidade Enzimática e Sítios Ativos

Cada enzima é, em algum grau, específica para um certo **substrato** (molécula reagente). Algumas enzimas atuam em certos tipos de ligações e podem portanto atuar em muitos substratos diferentes que têm essas ligações. Por exemplo, a tripsina, uma **enzima proteolítica** encontrada no trato digestivo, catalisa a hidrólise de algumas ligações peptídicas nas quais o grupo carbonila é parte de um resíduo de arginina ou lisina, independentemente da posição das ligações na cadeia polipeptídica de uma proteína. Outra enzima proteolítica intestinal, a quimotripsina, catalisa especificamente a hidrólise das ligações peptídicas nas quais o grupo carbonila pertence a um resíduo de fenilalanina, tirosina ou triptofano (Fig. 3.42).

A maioria das enzimas, entretanto, exibe muito mais especificidade a um substrato do que as enzimas proteolíticas. Por exemplo, a enzima sacarase catalisa a hidrólise do dissacarídio sacarose em glicose e frutose, mas ela não pode atacar outros dissacarídios, tais como a lactose e a maltose. Tais substratos são hidrolisados por enzimas específicas para eles (lactase e maltase, respectivamente). Muitas enzimas se diferenciam entre isômeros ópticos, isto é, moléculas que são química e estruturalmente idênticas com exceção de que uma é a imagem refletida da outra. Por exemplo, a enzima L-amino-oxidase catalisa a oxidação do L-isômero de um α-ceto ácido, mas é totalmente ineficaz para o D-isômero dessas moléculas.

A natureza altamente específica da maioria das enzimas vistas até aqui é coerente com o conceito de que uma molécula de substrato "se encaixa" em uma porção especial da superfície da enzima chamada **sítio ativo**. A molécula de enzima é constituída de uma ou mais cadeias peptídicas dobradas entre si de tal modo a formar a estrutura terciária de uma proteína mais ou menos globular de conformação específica. Acredita-se que o sítio ativo seja constituído de grupos laterais de certos resí-

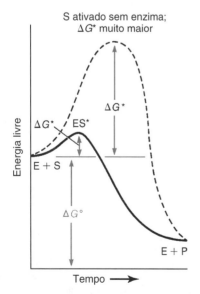

Fig. 3.41 A energia de ativação, ΔG^*, de uma reação é diminuída pela ação catalítica de uma enzima. Note que a alteração na energia livre total, $\Delta G°$, é a mesma na reação não-enzimática (curva tracejada) e na reação enzimática (curva sólida). E, enzima; S, substrato; ES*, complexo substrato-enzima ativado; P, produto.

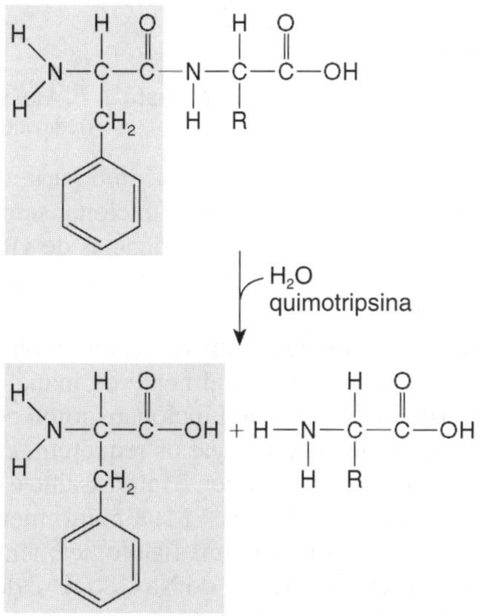

MOLÉCULAS, ENERGIA E BIOSSÍNTESE 65

Mecanismo de Catálise por Enzimas

A **atividade enzimática**, a potência catalítica de uma enzima, pode ser expressa como o *número de* turnover, que é o número de moléculas do substrato por segundo com o qual uma molécula da enzima reage para produzir moléculas do produto. Em uma reação enzimática, o(s) substrato(s) primeiro interage(m) com o sítio ativo da enzima, formando um *complexo enzima-substrato (ES)*. Como observado anteriormente, essa reação reduz a energia de ativação da reação, aumentando portanto a probabilidade e a velocidade da reação (veja Fig. 3.41).

Muitos mecanismos catalíticos são empregados para acelerar as velocidades de reação das reações enzimáticas:

- Uma enzima pode manter as moléculas do substrato em uma orientação particular na qual os grupos reagentes estão suficientemente próximos uns dos outros para aumentar a probabilidade da reação.
- Uma enzima pode reagir com a molécula do substrato para formar um intermediário instável que então prontamente passa por uma segunda reação, formando os produtos finais.
- Grupos laterais dentro do sítio ativo podem atuar como doadores ou receptores de prótons para produzir reações ácido-geral ou básico-geral.
- A ligação da enzima ao substrato pode causar uma tensão interna em ligações suscetíveis do substrato, aumentando sua probabilidade de quebrar.

Qualquer que seja o mecanismo catalítico preciso para uma reação particular, uma vez que as moléculas de substrato tenham reagido, a enzima separa-se dos produtos, libertando a molécula de enzima para formar um complexo ES com uma nova molécula de substrato. Visto que o ES persiste por tempo finito, todas as enzimas podem tornar-se presas como ES se a concentração de substrato é alta o bastante para a concentração de enzima.

Efeito da Temperatura e do pH sobre as Reações Enzimáticas

Qualquer fator que influencie a conformação de uma enzima, e portanto o arranjo dos grupos laterais de aminoácidos no sítio ativo, alterará a atividade da enzima. A temperatura e o pH são dois fatores comuns que influenciam desse modo as velocidades das reações enzimáticas.

Como vimos anteriormente, uma elevação na temperatura aumenta a probabilidade de desnaturação da proteína, que rompe a conformação das cadeias polipeptídicas. No caso das enzimas, a desnaturação destrói a atividade catalítica. Por esta razão, reações catalisadas por enzimas exibem uma curva característica da velocidade de reação *versus* temperatura (Fig. 3.44A). Quando a temperatura aumenta, a velocidade da reação inicialmente aumenta em virtude da energia cinética aumentada das moléculas do substrato. Quando posteriormente a temperatura se eleva, entretanto, a velocidade de inativação da enzima também aumenta em conseqüência da desnaturação. Em temperatura ótima, a velocidade de destruição da enzima pelo calor é equilibrada pelo aumento na reatividade enzima-substrato, e os dois efeitos da temperatura elevada são anulados. Nessa temperatura, a velocidade de reação é máxima. Em temperaturas mais elevadas, a destruição da enzima torna-se dominante, e a velocidade da reação diminui rapidamente. A sensibilidade das enzimas e de outras moléculas de proteína à temperatura contribui para os efeitos letais das temperaturas excessivas.

Fig. 3.42 A quimotripsina hidrolisa qualquer ligação peptídica na qual o carbono carbonila pertença a um resíduo fenilalanina, tirosina ou triptofano. Aqui é mostrada sua ação sobre um peptídio contendo fenilalanina (sombreado).

duos de aminoácidos que são trazidos para perto da estrutura terciária, mesmo se sabendo que eles podem estar muitíssimo separados na seqüência de aminoácido da enzima (Fig. 3.43). Como a interação do sítio ativo com o substrato envolve forças de atração relativamente fracas (*i. e.*, ligações eletrostáticas, forças de van der Waals e pontes de hidrogênio), a molécula de substrato deve ter uma conformação que se encaixa justamente no sítio ativo.

A especificidade espacial dos sítios ativos das enzimas tem sido bem estabelecida pelos experimentos com substratos análogos (*i. e.*, moléculas semelhantes à molécula de substrato, mas levemente diferentes). A capacidade do sítio ativo de uma enzima de interagir com análogos diminui com as distâncias interatômicas, o número e a posição de grupos carregados e ligações angulares de moléculas análogas derivadas daquelas do substrato normal.

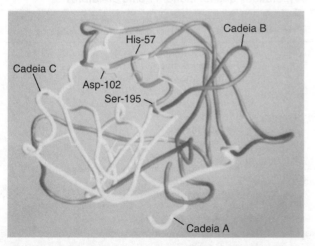

Fig. 3.43 Este modelo da enzima quimotripsina gerado por computador ilustra como resíduos de aminoácidos que são amplamente separados na estrutura primária são aproximados por dobras da proteína para formar sítios ativos. Na quimotripsina, os três resíduos mostrados em vermelho são necessários para a atividade catalítica. Essa proteína globular contém três cadeias polipeptídicas (A, B e C) e cinco pontes de dissulfeto mostradas em amarelo. (Adaptado de Tsukada e Blow, 1995; cortesia de Gareth White.) (Ver Encarte colorido.)

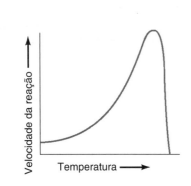

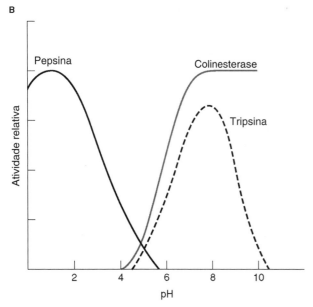

Fig. 3.44 Tanto a temperatura como o pH influenciam a atividade das enzimas. **(A)** O efeito da temperatura na velocidade da reação é geralmente semelhante para a maioria das enzimas. **(B)** O efeito do pH sobre a atividade catalítica varia entre as enzimas, mas quase todas têm um pH ótimo distinto.

Ligações eletrostáticas freqüentemente participam da formação de um ES. Uma vez que o H^+ e o OH^- podem agir como íons de carga oposta para os sítios eletrostáticos, queda no pH expõe mais sítios positivos em uma enzima para a interação com grupos negativos na molécula de substrato. De modo contrário, aumento no pH facilita a ligação de grupos positivos em um substrato com sítios negativos na enzima. Assim, não é surpreendente que a atividade das enzimas varie tipicamente com o pH do meio e que cada enzima tenha uma variação de pH ótimo (Fig. 3.44B).

Co-fatores

Algumas enzimas requerem a participação de pequenas moléculas chamadas **co-fatores** para realizar sua função catalítica. Nesse caso, a metade protéica é chamada **apoenzima**. Uma classe de co-fatores consiste em pequenas moléculas orgânicas denominadas **coenzimas**, que ativam suas apoenzimas pela captação de átomos de hidrogênio (prótons) do substrato. Por exemplo, a enzima glutamato-desidrogenase requer a coenzima **nicotinamida-adenina-dinucleotídio** (NAD) para catalisar a desaminação oxidativa do aminoácido ácido glutâmico:

$$\text{glutamato} + \underset{\text{(oxidado)}}{NAD^+} \rightleftharpoons$$

$$\alpha\text{-cetoglutarato} + \underset{\text{(reduzido)}}{NADH + NH_4^+}$$

Muitas coenzimas contêm vitaminas como parte da molécula. Uma vez que a apoenzima não pode funcionar sem sua coenzima, não é surpreendente que as deficiências de vitaminas possam ter efeitos patológicos profundos por causa da sua ação no arsenal enzimático.

Outras enzimas requerem íons de metais monovalentes ou divalentes como co-fatores, geralmente de maneira altamente seletiva. Os principais íons que funcionam como co-fatores, ao lado dos exemplos de enzimas que os requerem, estão relacionados no Quadro 3.9. Especialmente interessante é o Ca^{++}, cuja concentração intracelular ($< 10^{-6}$ M) é muito menor do que a da maioria dos outros íons comuns fisiologicamente importantes. De modo diferente do Mg^{++}, do Na^+, do K^+ e de outros íons co-fatores, que geralmente estão presentes em concentrações não-limitantes, o Ca^{++} está presente em concentrações limitantes para certas enzimas. Como discutido no Cap. 9, a concentração de Ca^{++} do citossol é regulada pela superfície da membrana e por organelas internas, tal como o retículo endoplasmático. Desse modo, a atividade das enzimas ativadas por cálcio pode ser regulada pela célula. Processos celulares regulados pela concentração de Ca^{++} incluem a contração muscular, a secreção de neurotransmissores e hormônios, a atividade ciliar, a reunião de microtúbulos e os movimentos amebóides.

Cinética Enzimática

A velocidade na qual a reação enzimática se processa depende das concentrações do substrato, do produto e da enzima ativa. Por questões de simplicidade, admitiremos que o produto é removido tão rapidamente quanto é formado. Nesse caso, a velocidade da reação será limitada pela concentração ou da enzima ou do substrato. Se além disso presumirmos que a enzima está

QUADRO 3.9
Íons metálicos que funcionam como co-fatores

Íon metálico	Algumas enzimas que requerem co-fatores metálicos
Ca^{++}	Fosfodiesterase
	Proteína-cinase C
	Troponina
Cu^{++} (Cu^+)	Citocromo-oxidase
	Tirosinase
Fe^{++} ou Fe^{+++}	Catalase
	Citocromos
	Ferredoxina
	Peroxidase
K^+	Piruvato fosfocinase (também requer Mg^{++})
Mg^{++}	Fosfoidrolases
	Fosfotransferases
Mn^{++}	Arginase
	Fosfotransferases
Na^+	ATPase da membrana plasmática (também requer K^+ e Mg^{++})
Zn^{++}	Desidrogenase alcoólica
	Anidrase carbônica
	Carboxipeptidase

Fonte: Lehninger, 1975.

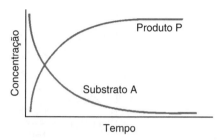

Fig. 3.45 As concentrações do substrato A e do produto P mudam em um modelo não-linear durante a reação A → P.

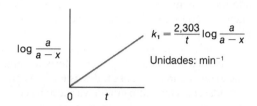

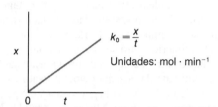

Fig. 3.46 A ordem cinética das reações enzimáticas é revelada em traçados gráficos. Nesses traçados, o *x* representa a quantidade de substrato A que reage dentro de um tempo *t*, e *a* representa a quantidade inicial de A no tempo zero. A inclinação é proporcional à constante de velocidade. **(A)** Como a reação de primeira ordem tem tempo de reação exponencial (veja Fig. 3.45), um traçado do log (*a/a* − *x*) versus *t* dá uma linha reta. **(B)** Quando a concentração da enzima é limitante, a reação exibe cinética de ordem zero, que dá uma linha reta no traçado do *x* versus *t*.

presente em excesso, então a velocidade na qual um único substrato, A, é convertido em um produto, P, é determinada pela concentração de A:

$$A \xrightarrow{k} P$$

onde *k* é a **constante de velocidade** da reação. A taxa de conversão de A para P pode ser matematicamente expressa como

$$\frac{-d[A]}{dt} = k[A] \quad (3.10)$$

na qual [A] é a concentração instantânea do substrato, *k* é a constante de velocidade da reação e *d*[A]/*dt* é a taxa na qual A é convertido em P em relação ao tempo. O desaparecimento de A e o aparecimento de P são traçados como funções do tempo na Fig. 3.45. Note que a concentração de A diminui exponencialmente quando a concentração de P aumenta exponencialmente. Uma função exponencial do tempo é sempre gerada quando a taxa de alteração de uma quantidade (*d*[A]/*dt* neste exemplo) é proporcional ao valor instantâneo daquela quantidade ([A] neste exemplo).

A relação que é expressa pela Equação 3.10 é mais convenientemente apresentada como

$$\log \frac{a}{a-x} = \frac{k_1 t}{2,303} \quad (3.10a)$$

onde *a* é a concentração inicial do substrato e *x* é a quantidade de substrato que reagiu dentro de um tempo *t*. Um traçado do lado esquerdo da Equação 3.10a *versus* o tempo produz uma linha reta cuja inclinação é proporcional à constante de velocidade, k_1 (Fig. 3.46A). Diz-se que uma reação que exibe esse comportamento possui **cinética de primeira ordem**. A constante de velocidade de uma reação de primeira ordem tem a dimensão do tempo recíproco — isto é, "por segundo", ou s^{-1}. A constante de velocidade pode ser invertida para produzir a **constante de tempo**, que tem a dimensão do tempo. Assim, uma reação de primeira ordem com constante de velocidade de $10 \cdot s^{-1}$ possui constante de tempo de 0,1 segundo.

Na reação com dois substratos, A e B, na qual enzima em excesso está presente e o produto, P, não se acumula, a velocidade do desaparecimento de A será proporcional ao produto [A] [B].

$$A + B \xrightarrow{k} P$$

Esta reação se processará com **cinética de segunda ordem**. É notável que a ordem da reação não é determinada pelo número de espécies de substratos que participam como reagentes, mas pelo número de espécies presentes em concentrações *limitantes da velocidade*. Assim, se B estiver presente em grande excesso sobre A, a reação A + B → P se tornaria de primeira ordem, uma vez que sua velocidade estaria limitada por somente uma concentração de substrato.

A velocidade de uma reação enzimática é independente das concentrações de substratos quando a enzima está presente em concentrações limitantes e todas as moléculas da enzima formam complexos com o substrato (*i. e.*, a enzima está *saturada*). Tais reações se processam com **cinéticas de ordem zero** (Fig. 3.46B).

A Fig. 3.47 mostra curvas da velocidade inicial, v_0, de uma reação enzimática (S → P) como função da concentração de substrato, [S], em duas concentrações diferentes da enzima. Em ambos os níveis da enzima, a reação é de primeira ordem (*i. e.*, v_0 é proporcional a [S]) em baixas concentrações de substrato. Em concentrações mais altas de substrato, entretanto, a reação torna-se da ordem zero, porque todas as moléculas da enzima são unidas com substratos; nessa situação, a concentração da enzima, e não a do substrato, limita v_0. Na célula viva, toda ordem de reações, bem como as reações de ordem misturada, ocorre.

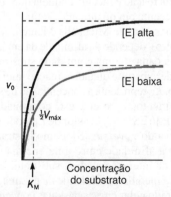

Fig. 3.47 Em uma dada concentração de enzima, a velocidade inicial, v_0, da reação S→P aumenta linearmente com o aumento da concentração de substrato. Conseqüentemente, toda a enzima se torna saturada, momento no qual a enzima (E) se torna limitante da velocidade. A constante de Michaelis-Menten, K_M, é igual à concentração de substrato na qual a velocidade da reação é metade da máxima. As curvas são de diferentes concentrações de enzima. Note que K_M é independente da concentração da enzima, (E), enquanto $V_{máx}$ depende diretamente da (E).

A velocidade máxima de uma reação enzimática, $V_{máx}$, ocorre quando todas as moléculas da enzima que catalisa a reação estão vinculadas, ou saturadas, com moléculas de substrato, isto é, quando o substrato está presente em excesso e a concentração da enzima é limitante da velocidade (veja Fig. 3.47). Para cada reação enzimática, há uma relação característica entre $V_{máx}$ e concentração da enzima. Embora todas as enzimas possam tornar-se saturadas, elas mostram grande variação na concentração de um dado substrato que produzirá saturação. A razão para isto é que as enzimas têm afinidade diferente por seus substratos. Quanto maior a tendência de uma enzima e seu substrato em formar um complexo, ES, maior é a percentagem total da enzima, E_t, vinculada ao ES em dada concentração de substrato. Assim, quanto maior sua afinidade, menor a concentração de substrato requerida para saturar a enzima.

A relação entre a cinética de uma reação catalisada por enzima e a afinidade da enzima pelo substrato foi estabelecida no início do século 20. A teoria geral da ação e da cinética da enzima foi proposta por Leonor Michaelis e Maud L. Menten em 1913 e mais tarde aplicada por George E. Briggs e John B. S. Haldane. A **equação de Michaelis-Menten** é a equação da velocidade para uma reação catalisada por uma única enzima:

$$v_0 = \frac{V_{máx} [S]}{K_M + [S]} \quad (3.11)$$

onde v_0 é a velocidade inicial da reação em uma concentração de substrato [S], $V_{máx}$ é a velocidade da reação com substrato em excesso e K_M é a **constante de Michaelis-Menten**. Considere o caso especial quando $v_0 = 1/2\ V_{máx}$. Substituindo por v_0, temos

$$\frac{V_{máx}}{2} = \frac{V_{máx} [S]}{K_M + [S]} \quad (3.12)$$

Dividindo por $V_{máx}$ teremos

$$\frac{1}{2} = \frac{[S]}{K_M + [S]} \quad (3.13)$$

Reajustando, obtemos

$$K_M + [S] = 2\,[S] \quad (3.14)$$

ou

$$K_M = [S] \quad (3.15)$$

Portanto, K_M é igual à concentração de substrato quando a velocidade inicial da reação é metade daquela que seria se o substrato estivesse presente em quantidades saturantes.

Assim, a constante de Michaelis-Menten, K_M (em unidades de moles por litro), depende da afinidade da enzima por um substrato. Para uma dada enzima e um dado substrato, K_M é igual à concentração de substrato quando a reação inicial é $1/2\ V_{máx}$. Por dedução, então, K_M representa a concentração de substrato na qual metade da enzima total presente está combinada com substrato no ES; isto é, $[E_t]/[ES] = 2$. O valor de K_M pode ser determinado a partir da curva do v_0 versus [S], como ilustrado na Fig. 3.47. Quanto maior a afinidade entre uma enzima e seu substrato, menor é a K_M da interação enzima-substrato. Exposto inversamente, $1/K_M$ é a medida da afinidade da enzima por seu substrato. Como ilustrado pelas curvas das duas concentrações da enzima na Fig. 3.47, K_M é independente da concentração da enzima, enquanto $V_{máx}$ é dependente da concentração da enzima.

A relação entre v_0 e a concentração de substrato descrita pela equação de Michaelis-Menten (Equação 3.11) é uma função hi-

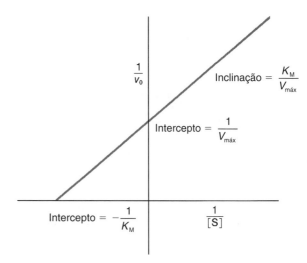

Fig. 3.48 No traçado de Lineweaver-Burk, a recíproca da velocidade de reação, $1/v_0$, é plotada contra a recíproca da concentração do substrato, $1/[S]$. Para uma reação enzimática com cinética de primeira ordem, esse traçado intercepta o eixo horizontal em $-1/K_M$ e o eixo vertical em $1/V_{máx}$.

perbólica. Por esta razão, inúmeros pontos de valores são requeridos para se traçar uma curva mais precisa de v_0 contra [S] como na Fig. 3.47. A equação de Michaelis-Menten pode ser algebricamente transformada, entretanto, em uma forma linear chamada **equação de Lineweaver-Burk**:

$$\frac{1}{v_0} = \frac{K_M}{V_{máx} [S]} + \frac{1}{V_{máx}} \quad (3.16)$$

Torna-se claro a partir desta equação que um traçado da curva de $1/v_0$ versus $1/[S]$ dará uma linha reta com inclinação de $K_M/V_{máx}$ e com a intercepção de $1/V_{máx}$ no eixo vertical e $-1/K_M$ no eixo horizontal (Fig. 3.48). Graças à natureza linear dessa curva, somente dois dados experimentais (i. e., v_0 nos dois valores de [S]) são necessários para construir uma curva de Lineweaver-Burk. $V_{máx}$ e K_M podem ser determinadas a partir das duas intercepções.

Note que a análise de Michaelis-Menten não é limitada por interações enzima-substrato, mas pode ser (e freqüentemente é) aplicada a qualquer sistema que exiba cinética hiperbólica de saturação como ilustrado na Fig. 3.47.

Inibição Enzimática

A atividade da maioria das enzimas pode ser inibida por certas moléculas, e, como veremos na próxima seção, esta propriedade das enzimas é usada na célula viva como meio de controlar as reações enzimáticas. Estudando os mecanismos moleculares de inibição, usando tanto inibidores fisiológicos como não-fisiológicos, enzimologistas têm descoberto características importantes de sítios ativos de enzimas e de mecanismos de ação de enzimas. O efeito terapêutico de muitas drogas depende de sua capacidade de inibir enzimas específicas, para isso bloqueando processos metabólicos ou fisiológicos envolvidos nas doenças. Por exemplo, a droga saralasina bloqueia a ação da enzima angiotensina II e ajuda a abaixar a pressão arterial em humanos com hipertensão grave.

Enzimas podem ser "envenenadas" por agentes que formam ligações covalentes altamente estáveis com grupos dentro dos sítios ativos e portanto bloqueiam a formação do complexo enzima-substrato, ES. Tais agentes podem produzir *inibição irre-*

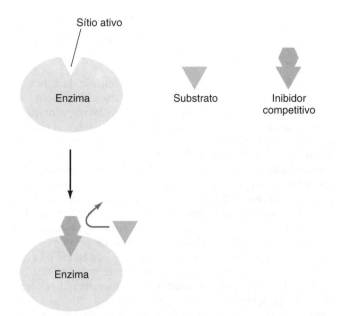

Fig. 3.49 A ligação de um inibidor competitivo a um sítio ativo de uma enzima interfere na ligação do substrato. Se a concentração do substrato for aumentada, entretanto, as moléculas do substrato podem deslocar as moléculas inibidoras. Assim, a inibição competitiva é reversível. As setas pequenas indicam as concentrações relativas do substrato e do inibidor.

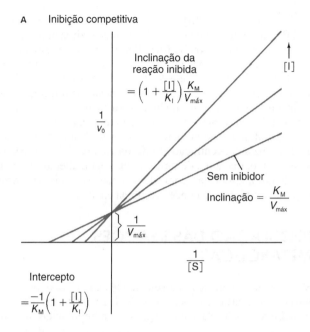

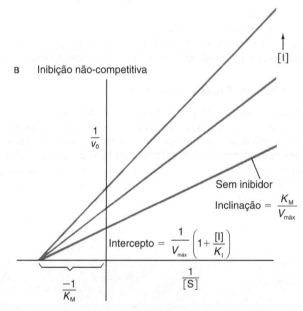

Fig. 3.50 Os inibidores competitivos e não-competitivos produzem efeitos diferentes nos traçados de Lineweaver-Burk. **(A)** Um inibidor competitivo aumenta a K_M mas não afeta a $V_{máx}$ de uma enzima. **(B)** Contrariamente, um inibidor não-competitivo não produz alteração na K_M, mas diminui a $V_{máx}$. É cineticamente semelhante a uma redução na concentração da enzima. (I), concentração do inibidor; (S), concentração do substrato; K_I, constante de dissociação do complexo inibidor-enzima.

versível, que não pode ser aliviada pela remoção do inibidor; isto é, a enzima, com efeito, torna-se permanentemente inativa. Mais relevante para a função normal da célula, entretanto, são os dois fatores de *inibição reversível*:

- A **inibição competitiva** é causada pelas substâncias que parecem reagir diretamente com o sítio ativo da enzima; pode ser revertida por aumento na concentração do substrato.
- A **inibição não-competitiva** parece ser causada por substâncias que se ligam à(s) região(ões) da enzima fora do sítio ativo; não é revertida por aumento na concentração do substrato, mas pode ser revertida por diluição ou remoção do competidor.

A maioria dos inibidores competitivos são substratos análogos e competem com moléculas do substrato pelo sítio ativo (Fig. 3.49). Assim, o aumento na concentração do substrato reduz a probabilidade do inibidor ligar-se; é por isso que a inibição competitiva é reversível por aumento na concentração do substrato. Como os inibidores não-competitivos não se ligam ao sítio ativo, sua estrutura química tipicamente difere daquela do substrato. Além disso, quando um inibidor não-competitivo e o substrato interagem com diferentes sítios na enzima, eles não competem diretamente; por isso é que a inibição não-competitiva não é revertida por aumento na concentração do substrato. Como ilustrado na Fig. 3.50, inibidores competitivos e não-competitivos produzem prontamente alterações perceptíveis no traçado de Lineweaver-Burk. Embora ambos os tipos de inibidores aumentem a inclinação do traçado de Lineweaver-Burk, refletindo a diminuição na velocidade da reação, eles têm efeitos opostos nas intercepções.

Um inibidor competitivo não muda a $V_{máx}$ da reação enzimática; isto é, quando a concentração do substrato é extrapolada de modo que 1/[S] se aproxima de 0, o substrato deslocará todas as moléculas inibidoras da enzima. Assim a intercepção no eixo $1/v_0$ de um traçado de Lineweaver-Burk, que se iguala a $1/V_{máx}$, não é afetada por um inibidor competitivo (veja Fig. 3.50A). Por outro lado, a intercepção no eixo 1/[S] é desviada em direção a uma concentração maior de substrato na presença de um inibidor competitivo. Isto é, ele recebe uma concentração maior de substrato na presença do inibidor competitivo para manter metade das moléculas da enzima a qualquer instante ligadas ao substrato. Com efeito, um inibidor competitivo aumenta a K_M "aparente" pela quantidade relacionada à concentração do inibidor, [I] e à constante de dissociação, K_I, do complexo inibidor-enzima. Conforme [I] aumenta e/ou K_I diminui (*i. e.*, quanto mais estreita é a ligação do inibidor à enzima), maior é o deslocamento da intercepção em 1/[S] em direção a um valor mais alto de [S].

Como um inibidor não-competitivo não interfere diretamente na ligação do substrato a uma enzima, ele não tem efeito na interceção no eixo 1/[S] no traçado de Lineweaver-Burk (Fig. 3.50B). Em outras palavras, a K_M de uma enzima não é afetada por um inibidor não-competitivo. Por outro lado, o valor de $V_{máx}$, indicado pela interceção no eixo $1/v_0$, aumenta por uma quantidade relacionada a [I] e à K_I. Este efeito resulta da falha do substrato em altas concentrações em deslocar o inibidor não-competitivo de seus sítios de ligação na enzima. Assim, o efeito cinético de um inibidor não-competitivo está em reduzir a potência catalítica, ou o número de *turnover*, de uma enzima; isto é, ele reduz a concentração efetiva da enzima. Não é surpreendente, então, que a K_M de uma enzima seja inalterada pela adição de um inibidor não-competitivo, pois, como já observado, K_M é independente da concentração da enzima.

REGULAÇÃO DAS REAÇÕES METABÓLICAS

Sem nenhuma regulação da velocidade de reação, o metabolismo celular seria descoordenado e não direcionado. O crescimento, a diferenciação e a manutenção seriam impossíveis, para não dizer nada das respostas homeostáticas compensatórias sutis da máquina biológica ao estresse imposto pelo meio externo. A maioria do controle metabólico é exercida através de mecanismos que regulam a quantidade ou a atividade das várias enzimas que catalisam quase todas as reações bioquímicas. Iremos considerar agora os principais tipos de controle metabólico.

Controle da Síntese Enzimática

A quantidade de uma enzima presente em uma célula é uma função da taxa de síntese e da taxa de destruição das moléculas da enzima. Como discutido anteriormente, as enzimas são desnaturadas em temperaturas elevadas e são quebradas por enzimas proteolíticas. A taxa de síntese de uma enzima pode ser limitada em certas condições (p. ex., dieta inadequada ou indisponibilidade de precursores de aminoácidos) que geralmente reduzem a síntese de proteínas. Quase sempre, entretanto, a taxa de síntese de uma enzima particular é regulada no plano molecular pela modulação da taxa de transcrição do gene que a codifica.

A Fig. 3.51 representa o modelo do controle da síntese de enzimas proposto por Francois Jacob e Jacques Monod em 1961 com base em estudos com bactérias. Eles descobriram que os **genes estruturais** que codificam muitas enzimas envolvidas em algumas vias metabólicas estão localizados próximos uns dos outros no DNA da célula. Próximo ao primeiro de tais genes ligados há uma curta extensão de DNA chamada **operador**. Um operador e seus genes estruturais associados contíguos constituem um **operon**. A transcrição dos genes estruturais no RNAm, que é necessária para a síntese de enzimas, pode ser "desligada" ou "ligada" pela ação de uma **proteína repressora**, codificada por um **gene regulador**. A ligação da proteína repressora a um operador controla a transcrição de todos os genes estruturais associados. Assim, a síntese de todas as enzimas codificadas pelo operon é controlada coletivamente pela interação da proteína repressora com o operador. No caso de alguns operons, a combinação da proteína repressora com uma pequena molécula orgânica particular, chamada **indutor**, a torna incapaz de ligar-se a um operador (como ilustrado na Fig. 3.51). Em outros operons, a proteína repressora pode ligar-se ao operador somente quando está associada a uma pequena molécula chamada **co-repressor**.

Algumas células sintetizam certas enzimas (p. ex., aquelas envolvidas na metabolização da lactose) somente após elas estarem expostas a um substrato inicial (ou moléculas relacionadas) na via da reação, um fenômeno chamado **indução enzimática**. Este fenômeno pode ser explicado em termos do modelo de Jacob-Monod. Neste caso, o substrato atua como indutor, e a ligação do substrato à proteína repressora alivia a repressão dos genes estruturais. Como resultado, as células começam a sintetizar as enzimas necessárias para metabolizar o substrato, que tinha sido previamente reprimido. Esse processo é um exemplo de economia metabólica, pois enzimas induzí-

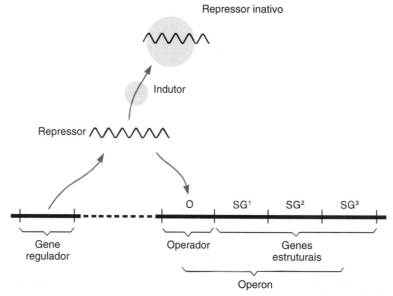

Fig. 3.51 O modelo do operon de Jacob-Monod pode explicar a indução e a repressão da síntese de enzimas. Como ilustrado aqui, a ligação da proteína repressora ao operador evita a transcrição dos genes estruturais adjacentes. Na presença de um indutor, essa repressão é aliviada e as enzimas codificadas pelos genes estruturais são produzidas. Em alguns operons, o repressor é inativo até combinar-se com uma pequena molécula co-repressora. Nesse caso, a síntese de enzima se processa contanto que a concentração do co-repressor seja baixa. Veja texto para discussão mais detalhada. (Adaptado de Goldsby, 1967.)

veis são sintetizadas somente quando necessário (*i. e.*, quando o substrato está presente).

A síntese das enzimas envolvidas em uma seqüência de reações biossintéticas pode ser regulada pelo produto final da via. Nesta situação, a proteína repressora, chamada **aporrepressor**, é inativa até que ela se combine com uma pequena molécula orgânica — o co-repressor — produzida no final da seqüência de reação biossintética. A ligação do repressor ativo (*i. e.*, complexo aporrepressor/co-repressor) ao operador previne a transcrição dos genes estruturais no operon, e a síntese de todas as enzimas codificadas diminui. Algumas vezes, os genes para todas as enzimas na reação biossintética não estão localizados próximos uns dos outros em um operon. Mas se a síntese de uma enzima que atua no início da via biossintética é regulada, então a operação da via sintética inteira e a taxa de produção dos seus produtos finais são mantidas sob controle. Novamente este é um exemplo de economia metabólica. Se o produto começa a se acumular por alguma razão, tal como uma redução na sua taxa de incorporação nas estruturas celulares, a via sintética inteira é retardada por queda na taxa de síntese da enzima regulada (Fig. 3.52).

Além desses mecanismos, as células possuem outros mecanismos de regulação da transcrição de genes codificadores de enzimas, e portanto a quantidade de várias enzimas está presente nas células. Todos esses mecanismos são de grande importância no desenvolvimento do organismo. Cada célula somática no organismo contém a mesma informação codificada em seu DNA. Tipos de células diferentes em diferentes tecidos, entretanto, contêm quantidades amplamente divergentes de enzimas diferentes codificadas por material genético. É evidente que em determinado tecido alguns genes estão "ligados", enquanto outros estão "desligados". Esta situação pode ocorrer em parte através de mecanismos de indução e repressão de enzimas em resposta a diferenças nos meios químicos locais de células diferentes e tecidos no organismo em desenvolvimento.

Controle da Atividade Enzimática

A atividade de algumas enzimas pode ser regulada por moléculas *moduladoras* (reguladoras), que interagem com uma parte da molécula de enzima distinta do sítio ativo. Essa parte da enzima, chamada **sítio alostérico**, pode ligar-se a uma molécula moduladora, provocando uma mudança na estrutura terciária da enzima que irá alterar a conformação do sítio ativo (Fig. 3.53). Como resultado, a afinidade da enzima pelo seu substrato diminui ou aumenta. Enzimas reguladas alostericamente operam em pontos chaves nas vias metabólicas, e a modulação das suas atividades desempenha um papel importante na regulação dessas vias. Vamos ver mais de perto os vários mecanismos de controle da atividade enzimática.

Inibição pelo produto final (feedback)

Algumas vias metabólicas têm mecanismos embutidos para regular a velocidade de uma seqüência de reações, independente da quantidade de enzimas presentes. Nessas vias, geralmente é a primeira enzima da seqüência que atua como enzima reguladora. Mais comumente, a interação do produto final da via com essa enzima inibe a atividade da enzima (Fig. 3.54). Tal **inibição pelo produto final** limita a taxa de acúmulo do produto final retardando a seqüência inteira. Na maioria dos casos, uma enzima reguladora catalisa uma reação que é virtualmente irreversível em condições celulares; por esta razão, o acúmulo do produto não diminui a velocidade da reação.

Mostrou-se que a interação do produto final em uma via biossintética com uma enzima reguladora ocorre em um sítio alostérico. Assim, o produto final atua como um inibidor alostérico (veja Fig. 3.53A). Um exemplo desse mecanismo de controle ocorre na biossíntese da catecolamina noradrenalina, que funciona tanto como neurotransmissor quanto como hormônio. Concentrações altas de catecolaminas inibem a enzima tirosina-

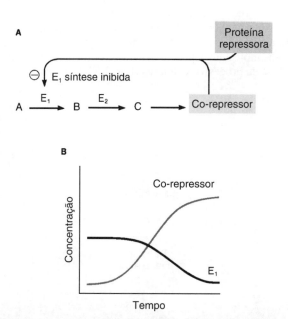

Fig. 3.52 O produto final na via biossintética pode ter um efeito repressivo na síntese de uma enzima no início da via. **(A)** Exemplo de uma alça de *feedback* negativo na qual a síntese de E_1 é reprimida pelo acúmulo do produto (C) muitas etapas à frente. O produto final atua como co-repressor, que se liga à proteína repressora (ou aporrepressor). A ligação desse complexo ao gene para E_1, inibe a transcrição do gene. **(B)** Tempo de reação de E_1 e concentração do co-repressor. O nível de E_1 cai quando o nível do produto final co-repressor aumenta.

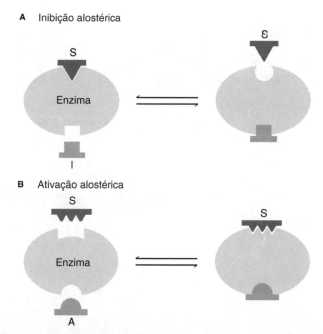

Fig. 3.53 As interações alostéricas podem resultar na ativação ou na inibição da atividade enzimática. **(A)** A ligação de uma molécula inibidora alostérica (I) a um sítio alostérico pode alterar indiretamente a configuração do sítio ativo de uma enzima (E), tornando, por isso, a enzima inativa. Inibidores não-competitivos atuam por esse mecanismo. **(B)** Inversamente, a ligação de um ativador alostérico (A) pode alterar o sítio ativo de tal modo que a enzima se torne cataliticamente ativa.

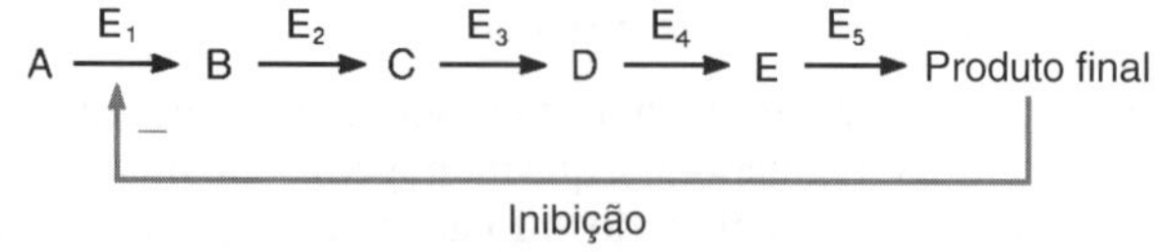

A $\xrightarrow{E_1}$ B $\xrightarrow{E_2}$ C $\xrightarrow{E_3}$ D $\xrightarrow{E_4}$ E $\xrightarrow{E_5}$ Produto final

Inibição

Fig. 3.54 Os produtos de uma seqüência de reações podem inibir alostericamente uma enzima velocidade-limitante na via. O produto metabólico final nesse caso afeta diretamente a atividade da enzima inicial, como ilustrado na Fig. 3.53A. Em contraste, no mecanismo representado na Fig. 3.52, o produto final afeta a quantidade de enzima que controla a transcrição de seu gene.

hidroxilase, uma enzima essencial na seqüência de reações que resultam na produção de noradrenalina.

Ativação enzimática
A exigência de co-fatores exibida por algumas enzimas fornece à célula outro meio de regulação da atividade enzimática e portanto da velocidade das reações bioquímicas. Como observado anteriormente, o Ca^{++} e vários outros cátions atuam como co-fatores para várias enzimas (veja Quadro 3.9). No caso de algumas enzimas, cátions co-fatores parecem atuar como ativadores alostéricos (veja Fig. 3.53B). Entretanto, nenhum mecanismo parece explicar o efeito dos íons co-fatores sobre a atividade enzimática.

A concentração livre intracelular de certos íons depende de difusão e transporte ativo através de membranas que separam o exterior da célula dos sítios intracelulares de armazenagem de íons. Pela regulação dos níveis de íons co-fatores, a célula pode modular a concentração de íons co-fatores e, por sua vez, a atividade de certas enzimas. Um co-fator regulatório importante e comum é o Ca^{++}, que está presente em concentrações muito menores que outros cátions co-fatores dentro do **citossol**, a fase líquida não estruturada do citoplasma na qual muitas reações metabólicas ocorrem. Como as concentrações extracelulares de Ca^{++} são tipicamente 1.000 vezes mais altas que sua concentração no citossol (geralmente muito menos que $10^{-6}M$), alterações extremamente pequenas no fluxo final de Ca^{++} através da membrana celular (ou das membranas das organelas citoplasmáticas) podem produzir alterações substanciais da *percentagem* nas concentrações de Ca^{++} livre intracelular (veja Fig. 9.16). O papel especial do Ca^{++} como molécula reguladora é discutido no Cap. 9.

Agora que nós discutimos os princípios básicos da energética celular e as características das reações catalisadas por enzimas, iremos considerar em detalhes como as células produzem ATP, a molécula chave nas transações de energia das células.

PRODUÇÃO METABÓLICA DO ATP

Se compararmos a utilização de energia de um animal com a de um automóvel (continuando nossa analogia entre o animal e a máquina), observamos que ambos os tipos de máquinas requerem consumo intermitente de combustível químico para energizar suas atividades. Seu uso do combustível difere, entretanto, em pelo menos um aspecto muito importante. No motor do automóvel, as moléculas de combustível orgânico são oxidadas (de maneira ideal) em CO_2 e H_2O numa etapa explosiva. O calor gerado pela rápida oxidação produz grande aumento na pressão dos gases nos cilindros do motor. Desse modo, a energia química do combustível é convertida em movimento mecânico (energia cinética). Essa conversão depende das altas temperaturas produzidas pela queima da gasolina, para que a energia química da gasolina seja convertida diretamente em calor e o calor possa ser usado para realizar trabalho somente se houver diferença de temperatura e pressão entre duas partes da máquina.

Visto que os sistemas vivos são capazes de suportar somente temperaturas baixas e gradientes de pressão pequenos, o calor fornecido pela simples combustão de grau um do combustível seria essencialmente inútil para capacitar suas atividades. Por esta razão, as células têm desenvolvido mecanismos metabólicos com uma série de discretas reações para conversão gradual da energia química. A energia das moléculas de alimento é aproveitada para o trabalho útil através da formação de compostos intermediários de conteúdo energético progressivamente menores. A cada grau exergônico, parte da energia química é liberada como calor, enquanto o restante é transferido como energia livre para os produtos da reação. A energia química conservada e armazenada nas estruturas de compostos intermediários é então transferida a intermediários do ATP de alta energia para utilização geral e a outros intermediários de alta energia. A energia química dessas moléculas é prontamente disponível para uma ampla variedade de processos celulares (Fig. 3.55).

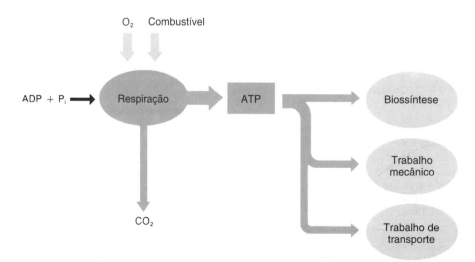

Fig. 3.55 A hidrólise do ATP fornece energia a numerosos processos que requerem energia nos sistemas biológicos. O ADP produzido pela hidrólise é reciclado a ATP por refosforilação energizada através da oxidação das moléculas de alimento a CO_2 e H_2O.

Como mencionado anteriormente, carboidratos, lipídios e proteínas ingeridos através dos alimentos são os combustíveis primários para os animais. Após a digestão, essas moléculas geralmente entram no sistema circulatório como açúcares de cinco ou seis carbonos, ácidos graxos e aminoácidos, respectivamente (Fig. 3.56). Tais moléculas pequenas entram então nos tecidos e nas células dos animais, onde podem (1) ser imediatamente quebradas em moléculas menores para extração de energia química ou reorganização e recombinação em outros tipos de moléculas ou (2) compostas como moléculas maiores tais como polissacarídios (p. ex., glicogênio), gorduras ou proteínas. Com poucas exceções, esses também serão por fim quebrados e eliminados como CO_2, H_2O e uréia. Aproximadamente todos os constituintes moleculares de uma célula estão em equilíbrio dinâmico, sendo constantemente substituídos por componentes recém-sintetizados de moléculas orgânicas mais simples.

Alguns organismos simples, incluindo certas bactérias e leveduras, bem como poucas espécies de invertebrados, podem viver indefinidamente em condições totalmente **anaeróbias** (*i. e.*, essencialmente livres de oxigênio). Os anaeróbios são divididos em dois grupos: os anaeróbios obrigatórios, que não podem crescer na presença de oxigênio (p. ex., bactéria do botulismo, *Clostridium botulinum*) e os anaeróbios facultativos, que sobrevivem e se reproduzem bem na ausência ou na presença de

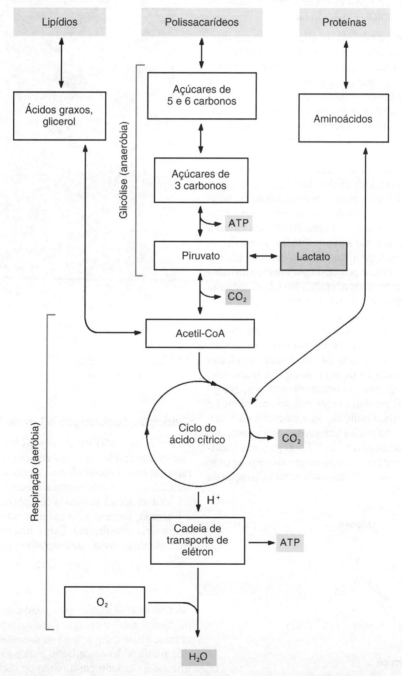

Fig. 3.56 Carboidratos, lipídios e proteínas podem todos ser degradados pelas células para produzir energia utilizável na forma de ATP. Todas as três classes de matérias alimentícias são interligadas no metabolismo intermediário e suprem intermediários no ciclo do ácido cítrico (veja Fig. 3.68), que é ligado à cadeia de transporte de elétrons. Durante o metabolismo aeróbio, ocorre a oxidação completa em CO_2 e H_2O. Durante o metabolismo anaeróbio, entretanto, a respiração celular é impossível, e o lactato acumula-se.

oxigênio (p. ex., levedos). Todos os vertebrados e a maioria dos invertebrados, entretanto, requerem oxigênio molecular para a respiração celular e são portanto denominados de **aeróbios**. Mesmo esses animais aeróbios geralmente possuem tecidos que podem metabolizar anaerobiamente por períodos de tempo, acumulando um **débito de oxigênio** que é reposto quando oxigênio suficiente se torna disponível.

Como sugerem tais observações, há duas espécies de vias metabólicas que produzem energia nos tecidos animais (Fig. 3.57):

- **Metabolismo aeróbio**, no qual moléculas de alimentos são por fim oxidadas completamente pelo oxigênio molecular em dióxido de carbono e água
- **Metabolismo anaeróbio**, no qual moléculas de alimentos são oxidadas de modo incompleto em ácido láctico.

A energia produzida pela molécula de glicose no metabolismo anaeróbio é somente uma fração da energia produzida no metabolismo aeróbio. Por esta razão, células com altas taxas metabólicas e baixos depósitos de energia sobrevivem somente por breve tempo quando privadas de oxigênio. As células nervosas do cérebro de mamíferos são um exemplo comum. Uma deficiência de oxigênio que perdure somente por poucos minutos resultará em morte maciça de células e danos permanentes na função cerebral.

O metabolismo aeróbio nas células animais está intimamente associado às **mitocôndrias**. Descrições detalhadas dessas organelas, que são apenas visíveis em microscópios ópticos, tiveram de esperar o desenvolvimento do microscópio eletrônico (Fig. 3.58). A mitocôndria consiste em uma membrana externa e uma membrana interna, que não são conectadas uma à outra. Essas duas membranas desempenham funções completamente diferentes. A membrana interna é projetada para dentro formando pregas chamadas **cristas**, que aumentam a área da membrana interna em relação à membrana externa. O espaço interior limitado pela membrana interna é chamado compartimento da matriz, e o espaço entre as duas membranas é o espaço intermembrana. Como veremos mais tarde, a membrana interna e o compartimento da matriz contêm enzimas que catalisam a oxidação final dos alimentos e a produção de ATP durante a respiração celular. O compartimento da matriz contém ribossomos, grânulos densos (que consistem primariamente em sais de cálcio) e DNA mitocondrial, que está envolvido na replicação da mitocôndria. As mitocôndrias são muito numerosas na maioria das células, com estimativa variando de 800 a 2.500 para uma célula hepática. Elas também tendem a se congregar mais densamente nas porções de uma célula que são mais ativas na utilização de ATP.

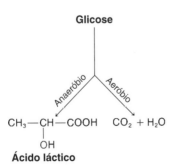

Fig. 3.57 O catabolismo da glicose pode dar-se através da via anaeróbia ou aeróbia. A energia produzida a partir do metabolismo aeróbio é muito maior do que aquela originária do metabolismo anaeróbio.

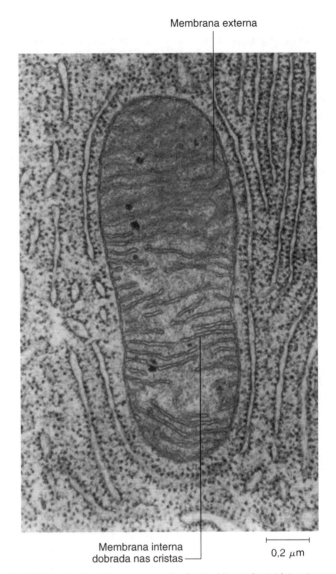

Fig. 3.58 A respiração celular ocorre nas mitocôndrias. Micrografia eletrônica de uma mitocôndria em uma célula de pâncreas de morcego revelando a membrana externa e a membrana interna, que é dobrada para formar as cristas. (Cortesia de K. R. Porter.)

Oxidação, Fosforilação e Transferência de Energia

Antes de considerarmos as vias bioquímicas no metabolismo energético celular, examinaremos como a energia química, liberada durante o metabolismo, é conservada e canalizada para intermediários de alta energia. Vocês se lembrarão de que, quando uma molécula orgânica complexa é separada, a energia livre é liberada, aumentando assim a entropia (grau de casualidade) da matéria constituinte. Esta situação ocorre quando a glicose é oxidada em dióxido de carbono e água na reação completa

$$C_6H_{12}O_6 + 6\,O_2 \longrightarrow 6\,CO_2 + 6\,H_2O$$

$$\Delta G° = -686\,\text{kcal}\cdot\text{mol}^{-1}$$

As 686 kcal liberadas pela oxidação de 1 mol de glicose são a diferença entre a energia livre incorporada à estrutura da molécula de glicose durante a fotossíntese e a energia livre total contida no dióxido de carbono e na água produzidos. Se 1 mol de glicose é oxidado em dióxido de carbono e água em uma combustão de grau único (*i. e.*, se ele é queimado), a alteração na energia livre aparecerá simplesmente como 686 kcal de calor.

Durante a respiração celular, entretanto, a porção dessa energia, em vez de aparecer como calor, é conservada como energia química útil e é canalizada até ATP através da fosforilação do ADP. A reação total para a oxidação metabólica de glicose pela célula, incluindo a conversão acoplada de ADP em ATP, pode ser escrita como

$$C_6H_{12}O_6 + 38\ P_i + 38\ ADP + 6\ O_2 \longrightarrow$$
$$6\ CO_2 + 6\ H_2O + 38\ ATP$$

$$\Delta G° = -420\ \text{kcal (como calor)}$$

Assim, 266 kcal (686 − 420) são incorporadas em 38 mol de ATP (7 kcal·mol^{-1} ATP).

Como é que a energia livre da molécula de glicose é transferida para o ATP? Para entender isto, devemos primeiro relembrar que a oxidação de uma molécula é mais amplamente definida como a transferência de elétrons dessa molécula para outra molécula; por outro lado, **redução** de uma molécula é a recepção do elétron de outra molécula. Nessa reação de oxidação-redução, o **redutor** (doador de elétron) é oxidado pelo **oxidante** (receptor de elétron). Juntos eles formam um **par redox**:

$$\text{doador de elétron} \rightleftharpoons e^- + \text{receptor de elétron}$$

ou

$$\text{redutor} \rightleftharpoons n\ e^- + \text{oxidante}$$

onde n é o número de elétrons transferidos. Sempre que elétrons são aceitos de um redutor por um oxidante, energia é liberada, para os elétrons se moverem em uma situação mais estável (maior entropia) quando transferidos para o oxidante. Isto é semelhante à água que cai de um nível para um nível mais baixo. É a diferença entre os dois níveis que determina a quantidade de energia liberada.

Assim, a energia química é liberada quando elétrons são transferidos de um composto de uma dada *pressão de elétron* (tendência em doar elétrons) para uma pressão de elétron menor. Se uma molécula tem pressão de elétrons maior do que a molécula com a qual ela passa por uma reação redox, diz-se que tem um **potencial de redução** maior e atuará como agente redutor; se ela tem menos pressão de elétron, atuará como oxidante. A mudança na energia livre em cada reação é proporcional à diferença entre as pressões de elétrons das duas moléculas do par redox.

No metabolismo celular aeróbio, os elétrons movem-se seqüencialmente dos compostos de maior pressão de elétrons para compostos de menor pressão de elétrons. O *receptor final de elétron* no metabolismo aeróbio é o oxigênio molecular. Visto que o oxigênio atua meramente como receptor de elétrons, é possível na teoria manter metabolismo aeróbio sem oxigênio, desde que um receptor de elétrons adequado seja suprido no lugar do oxigênio.

Ao serem transferidos da glicose para o oxigênio, os elétrons sofrem uma enorme queda tanto no potencial de redução quanto na energia livre. Uma das funções do metabolismo celular é transportar elétrons da glicose para o oxigênio em uma série de pequenas etapas em vez de em uma grande queda. Esse transporte é implementado por dois mecanismos encontrados em todas as células. Primeiro, como já foi observado anteriormente, a conversão química das moléculas de alimento tais como a glicose para produtos finais oxidados completamente (p. ex., CO_2 e H_2O) ocorre por etapas e envolve muitos compostos intermediários. Segundo, elétrons removidos de moléculas de substrato são transferidos para o oxigênio através de uma série de receptores e doadores de elétrons de pressões de elétrons progressivamente menores. Como veremos brevemente, esses mecanismos permitem que a energia seja canalizada para a síntese de ATP em "pacotes" de tamanho apropriado.

Que razões você pode considerar para explicar por que a vida animal se desenvolveu tendo o O_2 como receptor final de elétrons?

Coenzimas transferidoras de elétrons
Durante certas reações bioquímicas, elétrons, juntamente com prótons (p. ex., hidrogênio), são removidos das moléculas de substratos por enzimas chamadas coletivamente **desidrogenases**. Todas essas enzimas funcionam em conjunção com as coenzimas piridina ou flavina. As mais comuns são a nicotinamida-adenina-dinucleotídio (NAD$^+$), já vista, e a **flavina-adenina-dinucleotídio** (FAD). Suas fórmulas são mostradas na Fig. 3.59. Essas coenzimas atuam como receptores de elétrons em sua forma oxidada e como doadores de elétrons em sua forma reduzida:

$$\text{substrato reduzido} + NAD^+ \rightleftharpoons$$
$$NADH + H^+ + \text{substrato oxidado}$$

$$\text{substrato reduzido} + FAD \rightleftharpoons$$
$$FADH_2 + \text{substrato oxidado}$$

Uma propriedade muito conveniente dessas coenzimas para propósitos experimentais é que suas formas reduzidas e oxidadas têm espectros de absorção ultravioleta diferentes (Fig. 3.60). Elas também sofrem alteração na fluorescência excitada por ultravioleta na oxidação e na redução. Estas duas propriedades têm permitido que fisiologistas e bioquímicos usem métodos fotométricos para monitorar alterações na quantidade de coenzima reduzida em condições experimentais em células vivas.

A energia livre de formas reduzidas de ambas as coenzimas, NADH e FADH$_2$, é muito alta em relação ao oxigênio. Como resultado, a transferência de elétrons de coenzimas reduzidas para o oxigênio é acompanhada de grande diminuição na energia livre. Por exemplo, a $\Delta G°$ para a reação $NADH + 1/2\ O_2 \to NAD^+ + H_2O$, na qual dois elétrons são transferidos do NADH para o O_2, é cerca de -52 kcal·mol^{-1}. A $\Delta G°$ para transferência de elétrons do FADH$_2$ para o oxigênio é aproximadamente a mesma. Durante a oxidação de 1 mol de glicose nas células, 10 mol de NAD reduzido e 2 mol de FAD reduzido são produzidos. Assim, das 686 kcal de energia livre disponíveis a partir da oxidação de 1 mol de glicose, cerca de 624 kcal (12 × 52), ou 91%, são transferidas para coenzimas que transferem elétrons para serem liberados em estágios subseqüentes de transferência de elétrons. Como observado anteriormente, 266 kcal dessa energia livre são por fim conservados pela síntese de ATP.

Cadeia transportadora de elétrons
Apesar da grande diferença na pressão de elétrons entre o NADH ou o FADH$_2$ e o oxigênio, não há mecanismos enzimáticos pelos quais essas coenzimas reduzidas podem ser oxidadas diretamente pelo oxigênio. Em vez disso, foi desenvolvida uma **ca-**

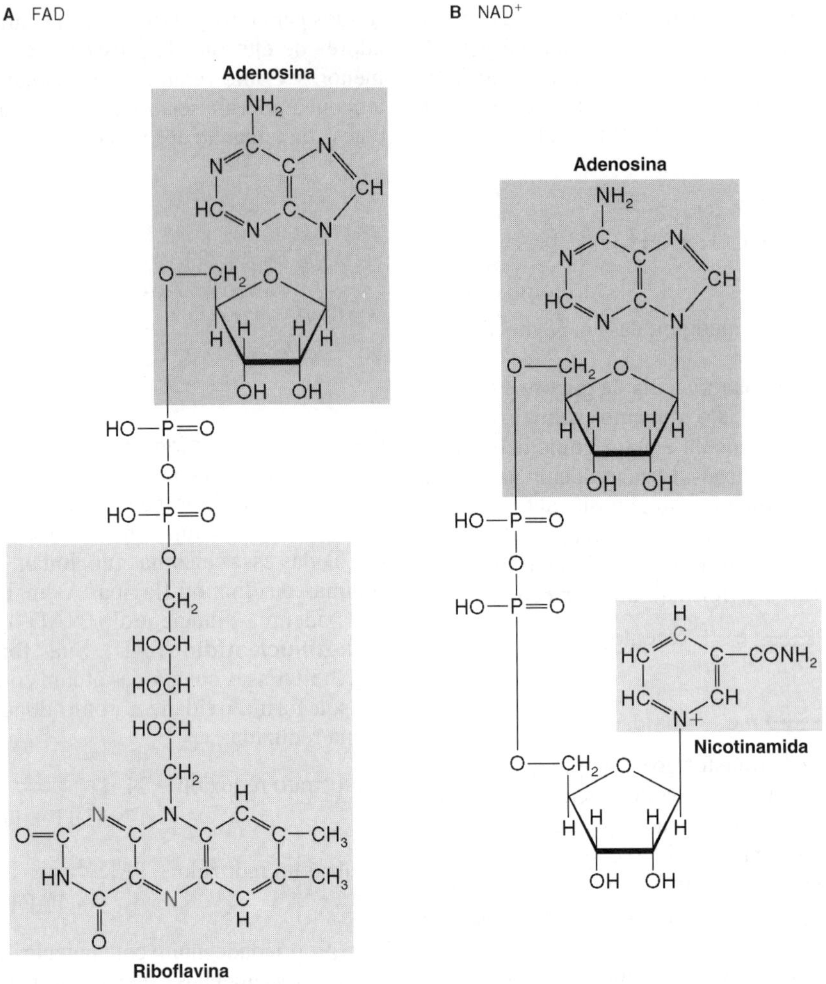

76 MOLÉCULAS, ENERGIA E BIOSSÍNTESE

A FAD
B NAD⁺

Fig. 3.59 As duas coenzimas transportadoras de elétrons mais comuns — flavina-adenina-dinucleotídio (FAD) e nicotinamida-adenina-dinucleotídio (NAD⁺) — contêm um grupo adenosina e um grupo derivado de vitamina (sombreados inferiores). A riboflavina, uma das vitaminas do complexo B, é parte do FAD, e a nicotinamida, uma forma da vitamina niacina, é parte do NAD⁺. Nas moléculas de coenzima oxidadas, mostradas aqui, os átomos podem receber prótons e elétrons.

deia transportadora de elétrons elaborada, ou **cadeia respiratória**, na qual os elétrons se movem através de sete etapas discretas do potencial de alta redução do NADH e do FADH$_2$ para o receptor final de elétrons, a molécula de oxigênio. Essa seqüência de transferência de elétrons é a via comum final para todos os elétrons durante o metabolismo aeróbio. Sua função, como veremos, é utilizar a energia da transferência de elétron eficientemente para a fosforilação do ADP em ATP.

A cadeia transportadora de elétrons consiste em uma série de proteínas e coenzimas que podem existir nas formas oxidada

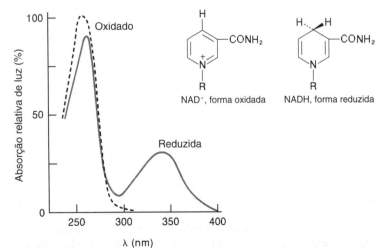

Fig. 3.60 As formas oxidada e reduzida do NAD⁺ têm espectros de absorção diferentes. Visto que a diferença na absorção é no máximo 340 nm, esse comprimento de onda é usado para monitorar a redução do NAD⁺ em NADH, e vice-versa. (Adaptado de Lehninger, 1975.)

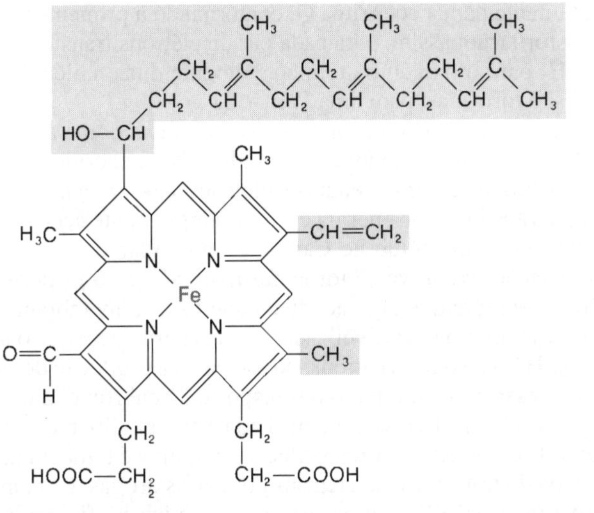

MOLÉCULAS, ENERGIA E BIOSSÍNTESE 77

Fig. 3.61 O heme A atua como um grupo receptor-doador de elétrons do citocromo aa_3. No centro do anel de porfirina está o átomo de ferro que é oxidado ou reduzido durante o transporte. Os grupos laterais destacados diferem nos outros citocromos.

e reduzida. Muitos dos transportadores de elétrons na cadeia são proteínas que contêm ferro chamadas **citocromos**, cada qual contendo um grupo **heme** substituto. O grupo heme intensamente colorido consiste, essencialmente, em um anel de **porfirina** com um átomo de ferro em seu centro; o grupo heme está presente também na molécula de hemoglobina das células sanguíneas vermelhas de vertebrados (veja Fig. 13.2B). Os grupos heme substituídos em vários citocromos diferem nas cadeias laterais ligadas ao anel de porfirina (Fig. 3.61). Os citocromos mostram espectro de absorção característico em suas formas oxidada e reduzida, absorvendo mais fortemente no vermelho quando na forma reduzida. Esse comportamento levou à primeira descoberta

de sua função por David Keilin em 1925. Usando um espectroscópio, descobriu que os músculos do vôo de insetos contêm compostos que são oxidados e reduzidos durante a respiração. Ele denominou esses compostos de *citocromos* e levantou a hipótese de que eles transferiam elétrons de substratos ricos em energia para o oxigênio.

A ordem funcional dos componentes da cadeia de transporte de elétrons está diagramada na Fig. 3.62. Da esquerda para a direita nessa figura, cada transportador de elétron sucessivo tem uma pressão de elétron menor que seu predecessor. Como resultado, elétrons são transferidos do NADH de modo descendente na cadeia transportadora de elétron em uma série de reações acopladas, terminando com a redução do oxigênio molecular. Somente a última enzima na cadeia, citocromo aa_3, é capaz de transferir seus elétrons diretamente para o oxigênio. A ordem na qual vários transportadores de elétrons funcionam foi determinada em estudos com diversos venenos que bloqueiam o fluxo de elétrons em pontos específicos na cadeia. Nesses estudos, a presença das formas oxidada e reduzida dos transportadores de elétrons foi monitorada por métodos espectrofotométricos. Por exemplo, quando a etapa final — transferência de elétron pela *citocromo-oxidase* (composta de subunidades de a e a_3) para o O_2 — é bloqueada pelo cianeto, o efeito no transporte de elétrons é idêntico à remoção do oxigênio molecular (veja Fig. 3.62). Os elétrons empilham-se, por assim dizer, porque o transporte é ininterrupto ao longo da cadeia, reduzindo todos os citocromos e outros transportadores de elétrons acima do ponto de bloqueio. Um outro veneno, a antimicina, bloqueia o fluxo de elétrons do citocromo b para o c, fazendo com que os transportadores de elétrons acima do bloqueio se tornem completamente reduzidos e aqueles abaixo do bloqueio se tornem completamente oxidados.

A cascata de elétrons através de uma série de pequenas etapas discretas, contrastada com a redução direta do oxigênio pelo NADH e pelo $FADH_2$, confere grande vantagem energética à célula. A "lógica" do sistema de transporte de elétrons torna-se

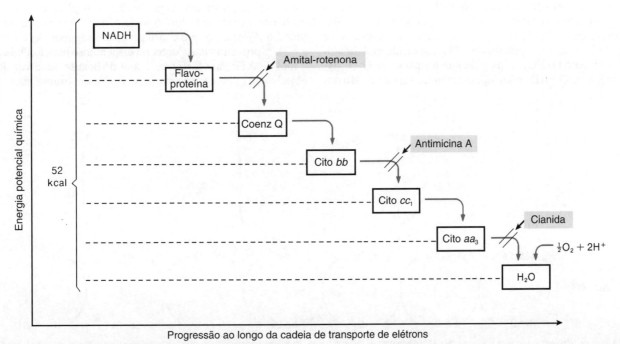

Fig. 3.62 Na cadeia de transporte de elétrons, a cascata de elétrons de um transportador para o próximo em ordem decrescente de suas pressões de elétron. Venenos respiratórios (em sombreado), que bloqueiam etapas específicas nesta seqüência, foram úteis na determinação da ordem na qual os transportadores de elétrons agem.

aparente quando é lembrado que a energia requerida para converter o ADP em ATP, a moeda padrão na troca de energia biológica, é pequena comparada à alteração total na energia produzida pela transferência de elétrons do NADH para o oxigênio. Como vimos anteriormente, ela requer um mínimo de 7,3 kcal para sintetizar ATP a partir do ADP e de fosfato inorgânico, enquanto 52 kcal são liberadas na transferência de dois elétrons do NADH para o oxigênio. A oxidação do NADH em uma reação de grau um estaria acoplada à formação de somente uma molécula de ATP. Tal reação acoplada seria muito ineficiente, conservando somente 14% (7,3/52) da energia livre disponível no NADH sob a forma de ATP, sendo o restante perdido com o calor. Em contraste, o sistema de transporte de elétrons é um mecanismo muito mais eficiente que libera a energia total disponível no NADH (e no $FADH_2$) em pequenas doses grandes o suficiente para a síntese de ATP.

A síntese real de ATP a partir do ADP e de fosfato inorgânico (P_i) durante o transporte de elétrons é chamada **fosforilação oxidativa**, ou fosforilação da cadeia respiratória. A fosforilação do ADP em ATP ocorre como conseqüência da transferência de elétrons entre três pares de transportadores de elétrons:

- Flavoproteína para coenzima Q
- Citocromo b para citocromos c e c_1
- Citocromos aa_3 (citocromo-oxidase) para oxigênio molecular

Em cada uma dessas três etapas na cadeia transportadora de elétrons, a queda na energia livre é adequada para dirigir a fosforilação do ADP (Fig. 3.63). Assim, para cada par de elétrons que passa ao longo da cadeia inteira, três moléculas de ATP são geradas a partir de três moléculas de ADP e três moléculas de P_i. Cada par de elétrons reduz finalmente metade da molécula de O_2 para formar uma molécula de água:

$$2e^- + 2H^+ + \tfrac{1}{2}O_2 \rightleftharpoons H_2O$$

Comparando a quantidade de O_2 consumido (*i. e.*, convertido em água) e a quantidade de P_i consumido (*i. e.*, incorporado ao ATP), podemos estabelecer a *taxa de P/O* (taxa de P_i em relação ao oxigênio atômico). Por exemplo, se uma fosforilação oxidativa ocorre em cada uma das três etapas recém-observadas, 3 moles de P_i serão incorporados ao ATP para cada mol de átomo de oxigênio ($1/2\ O_2$) consumido na formação de H_2O. Assim, P/O = 3. O FAD reduzido, entretanto, transfere elétrons diretamente para a coenzima Q, contornando a primeira reação de fosforilação; assim, para cada par de elétrons transferido do $FADH_2$ para o oxigênio atômico, somente duas moléculas de ATP são formadas, para uma P/O = 2.

Das diversas teorias propostas para explicar como a síntese de ATP é *acoplada* no nível molecular para a energia livre liberada durante a transferência de elétrons, a *teoria quimiosmótica* da transdução de energia é a mais amplamente aceita. Este mecanismo é discutido no Cap. 4. É interessante notar que a fosforilação oxidativa se torna *desacoplada* do transporte de elétrons sempre que algo acontece que torna a membrana mitocondrial interna "vazável", isto é, mais permeável que o normal ao H^+ ou a outros cátions. Nesse caso, a produção de ATP cai ou cessa enquanto tanto o transporte de elétron como a redução de O_2 em H_2O continuam. Toda a energia liberada é desprendida como calor. A fosforilação oxidativa é também desacoplada do transporte de elétrons por certas drogas, tal como o dinitrofenol (DNP). Como esta droga reduz a eficiência do metabolismo energético, foi outrora prescrita pelos médicos para ajudar pacientes que perdem peso. Seu uso como droga redutora de peso foi suspenso quando se descobriu que ela produz efeitos colaterais patológicos.

Glicólise

O termo **glicólise**, que significa "quebra de açúcar", diz respeito à seqüência de reações pelas quais a glicose, um açúcar de seis carbonos, é convertida em ácido pirúvico, uma molécula de três carbonos (veja Fig. 3.56). Essa seqüência de reações, a mais fundamental no metabolismo energético de células animais, é requerida tanto pela liberação aeróbia como pela anaeróbia de energia dos alimentos. A via glicolítica foi também chamada **via de Embden-Meyerhof** após os dois bioquímicos alemães terem estudado em detalhes a glicólise nos anos trinta.

A primeira etapa na via glicolítica é a fosforilação da glicose pelo ATP para formar *glicose 6-fosfato* (Fig. 3.64). A quebra do glicogênio também produz glicose fosforilada, que então pode entrar na via glicolítica (veja Fig. 9.13). A glicose 6-fosfato é então convertida em frutose 6-fosfato, que é fosforilada em *frutose 1,6-difosfato* com o consumo de um segundo ATP (etapas 2 e 3). À primeira vista, pareceria dispendioso para a célula usar 2 mol de ATP para fosforilar 1 mol de hexose, uma vez que o objetivo da glicólise é produzir ATP. Em um exame mais aten-

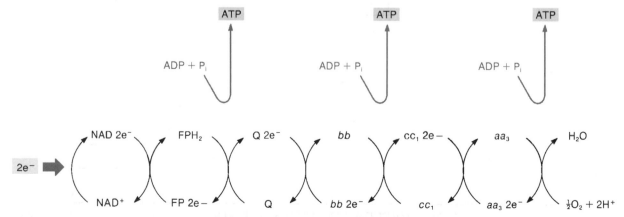

Fig. 3.63 Quando dois elétrons de uma molécula de NADH fluem através de uma cadeia inteira de transporte de oxigênio, três moléculas de ADP são fosforiladas em ATP. A formação de ATP ocorre nas etapas indicadas. FP, flavoproteína; Q, coenzima Q. As letras *b*, *c*, c_1, *a* e a_3 referem-se aos citocromos respectivos, mostrando que agem aos pares transportando pares de elétrons.

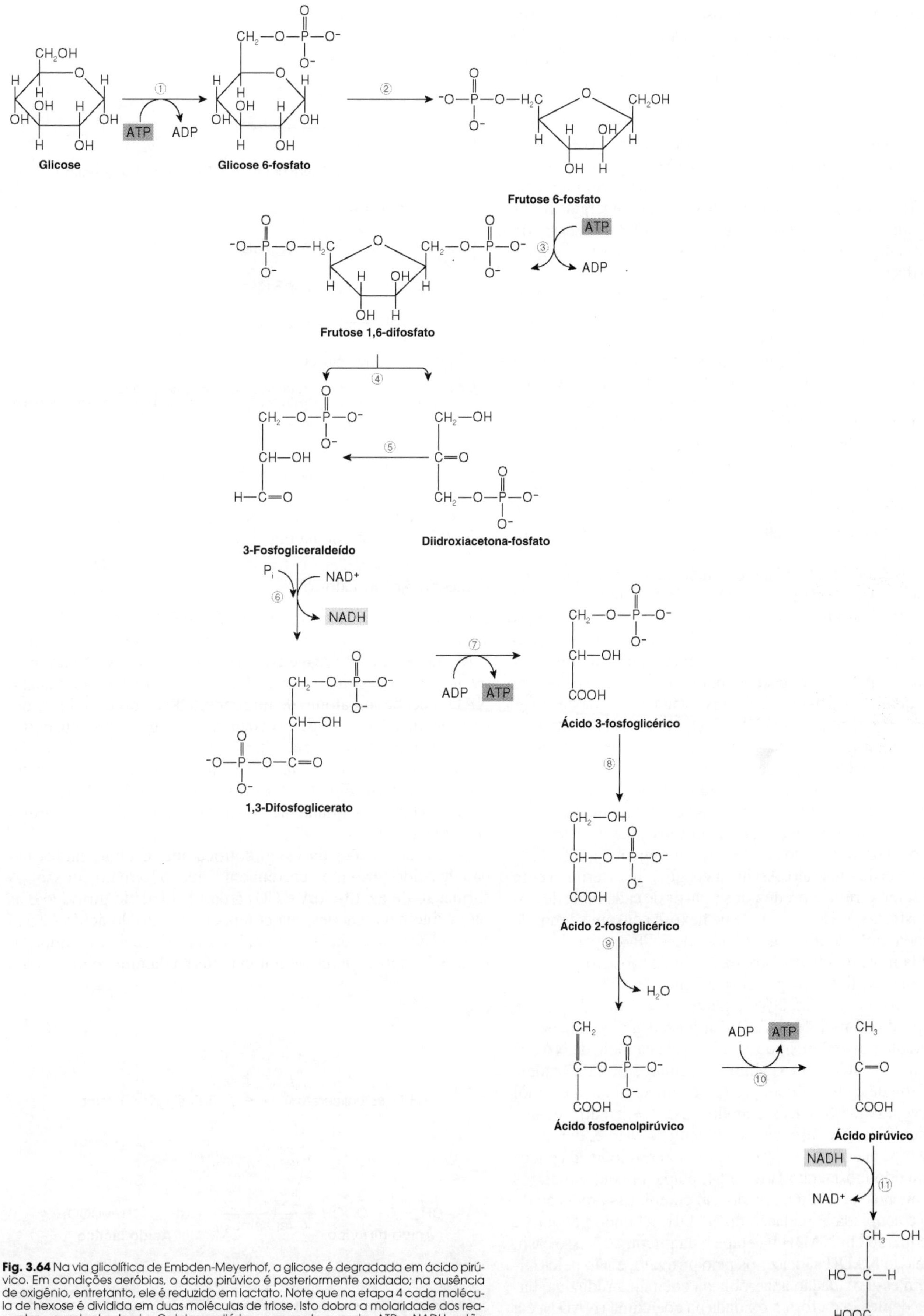

MOLÉCULAS, ENERGIA E BIOSSÍNTESE   79

Fig. 3.64 Na via glicolítica de Embden-Meyerhof, a glicose é degradada em ácido pirúvico. Em condições aeróbias, o ácido pirúvico é posteriormente oxidado; na ausência de oxigênio, entretanto, ele é reduzido em lactato. Note que na etapa 4 cada molécula de hexose é dividida em duas moléculas de triose. Isto dobra a molaridade dos reagentes no restante da via. Os intermediários comuns de energia, ATP e NADH, estão sombreados.

to, entretanto, a fosforilação da glicose faz sentido. Em pH fisiológico, a hexose fosforilada e moléculas de **triose** (açúcar de três carbonos) tornam-se ionizadas e assim têm permeabilidades muito baixas de membrana. Embora a glicose não fosforilada seja livre para entrar (ou deixar) a célula por difusão através da superfície da membrana, a forma fosforilada é convenientemente presa junto com seus derivados fosforilados dentro da célula. Os 2 mol de ATP gastos nessas assim chamadas *primeiras fosforilações* não são, de fato, realmente perdidos, e posteriormente na via glicolítica esses grupos fosforilados — e suas energias livres intramoleculares — são usados para gerar ATP, conservando portanto a energia dos grupos fosforilados utilizados nas primeiras fosforilações.

A frutose 1,6-difosfato é clivada na 4.ª etapa em dois açúcares trioses, o *gliceraldeído 3-fosfato* e a *diidroxiacetona-fosfato*. A última molécula é enzimaticamente reajustada na anterior, de modo que cada mole de glicose produz 2 mol de gliceraldeído 3-fosfato. Isto completa o primeiro estágio da glicólise, no qual 1 mol de glicose de seis carbonos é convertido em 2 mol de gliceraldeído 3-fosfato de três carbonos (etapas 1-5 na Fig. 3.64).

O segundo estágio da glicólise começa com a oxidação do gliceraldeído 3-fosfato e a adição de um grupo fosfato para produzir *1,3-difosfoglicerato* (etapa 6). Nesta reação crucial, a energia que de outro modo seria liberada pela oxidação do grupo aldeído, é capturada em um laço acil-fosfato de alta energia ligando o segundo grupo fosfato ao átomo de carbono da carbonila (veja Fig. 3.39). A elucidação do mecanismo desta reação e da seguinte (etapa 7), na qual o ADP é diretamente fosforilado em ATP pelo substrato, é considerada entre as mais importantes contribuições para a biologia moderna. Através dessas descobertas, Otto Warburg e seus colaboradores forneceram, no final dos anos 30, as primeiras explicações sobre o mecanismo pelo qual a energia química da oxidação é conservada na forma de ATP. Esse processo é denominado **fosforilação em nível de substrato** para distingui-lo do processo de fosforilação oxidativa acoplada ao fluxo de elétrons na cadeia respiratória.

Nas etapas 8-10 da glicólise, o ácido 3-fosfoglicérico é convertido em *ácido 2-fosfoglicérico*, a água é removida para formar *fosfoenolpiruvato* e finalmente o último cede seu grupo fosfato para o ADP, formando ATP e ácido pirúvico, outra fosforilação em nível de substrato. Assim, a via glicolítica termina com 2 mol de ácido pirúvico produzidos a partir de cada mole de glicose. A fosforilação de cada mole de hexose consome 2 mol de ATP, e cada mole de triose gera 2 mol de ATP (etapas 7 e 10). Como cada mole de glicose produz 2 mol de triose, o ganho final por mole de glicose na glicólise é 2 mol de ATP.

Como indicado na Fig. 3.65, a glicólise de 1 mol de glicose também produz 2 mol de NADH. Na presença de oxigênio — isto é, durante o metabolismo aeróbio —, cada mole de NADH é finalmente oxidado por oxigênio molecular, através da cadeia de transporte de elétrons, com produção concomitante de 3 mol de ATP (veja Fig. 3.63). Desse modo, NAD⁺ é gerado para uso na via glicolítica. Na ausência de oxigênio — isto é, durante o metabolismo anaeróbio —, o ácido pirúvico resultante da glicólise é reduzido em lactato (Fig. 3.64, etapa 11) ou, em certos microrganismos tal como o levedo, em etanol. Essa redução do substrato é acoplada à oxidação do NADH, repondo portanto o NAD⁺ reduzido em NADH na etapa 6 da glicólise. Nesse caso, os elétrons do NADH são aceitos pelo piruvato, e não pelo oxigênio. Sem essa oxidação anaeróbia da coenzima reduzida, haveria uma depleção da forma oxidada da coenzima (NAD⁺), e a glicólise seria bloqueada pela ausência de um receptor de elé-

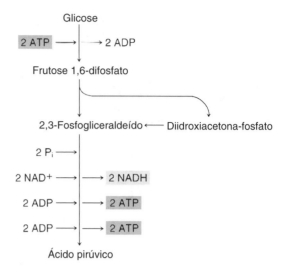

Fig. 3.65 O ATP é tanto consumido como produzido durante a glicólise. A oxidação de 1 mol de glicose em ácido pirúvico produz 2 mol finais de ATP bem como 2 mol de NADH.

tron na etapa 6 (a oxidação do 3-fosfogliceraldeído em 1,3 difosfoglicerato) na ausência de oxigênio molecular. O ciclo anaeróbio NAD⁺ ⇌ NADH que opera entre as etapas 6 e 11 da via glicolítica é mostrado na Fig. 3.66.

Ciclo do Ácido Cítrico

Em condições aeróbias, o ácido pirúvico é descarboxilado (*i. e.*, 1 mol de CO₂ é removido), deixando um resíduo *acetato* de dois carbonos, que então reage com a **coenzima A** (CoA) para produzir acetilcoenzima A (acetil-CoA). Nesta reação acoplada, o NAD⁺ recebe um átomo de hidrogênio do ácido pirúvico e um da coenzima A (Fig. 3.67). A coenzima A atua como transportador para o resíduo de acetato, transferindo-o para o *ácido oxaloacético* para formar o *ácido cítrico* na primeira reação do **ciclo do ácido cítrico** (Fig. 3.68). Essa reação libera CoA livre, que é reciclada para repetidamente transferir resíduos de ácido pirúvico para oxaloacetato.

Todas as reações da via glicolítica que resultam na formação de ácido pirúvico ocorrem em solução livre no citosol. A formação de acetil-CoA e CO₂ a partir do ácido pirúvico e as oito principais reações que compõem o ciclo do ácido cítrico são todas catalisadas pelas enzimas confinadas no compartimento da matriz ou na membrana interna da mitocôndria. Para

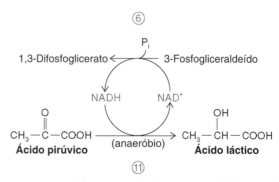

Fig. 3.66 Em condições anaeróbias, o NAD⁺ consumido na quebra da glicose em ácido pirúvico é reposto pela redução do ácido pirúvico em lactato. Esse ciclo NAD⁺ ↔ NADH permite que a glicólise ocorra na ausência de oxigênio. Os números dentro dos círculos referem-se às etapas na via glicolítica mostradas na Fig. 3.64.

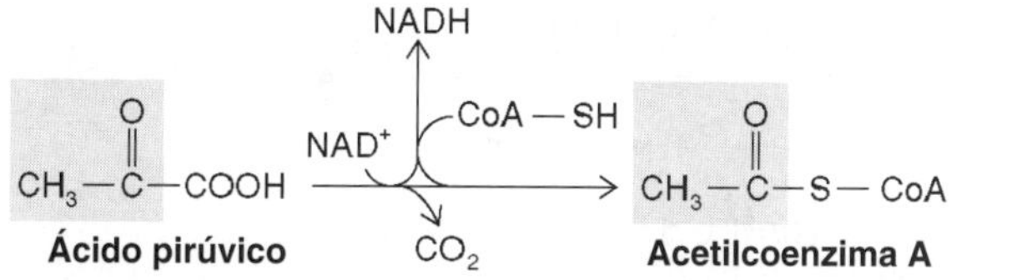

MOLÉCULAS, ENERGIA E BIOSSÍNTESE   81

Fig. 3.67 O ácido pirúvico é descarboxilado e seu grupo acetil de dois carbonos (sombreado) é transferido para a coenzima A (CoA) em uma reação acoplada que produz acetil-CoA. Essa reação ocorre no compartimento da matriz da mitocôndria; ela liga a glicólise, que ocorre no citossol, à respiração celular dentro da mitocôndria.

cada resíduo de acetato que entra no ciclo, são produzidas duas moléculas adicionais de CO_2 e duas moléculas de H_2O. A reação total para a oxidação completa do piruvato por meio do ciclo do ácido cítrico e da cadeia transportadora de elétron é escrita como segue:

$$2\ CH_3COCOOH + 5\ O_2 \longrightarrow 6\ CO_2 + 4\ H_2O$$

O ciclo do ácido cítrico é também conhecido como **ciclo de Krebs** em homenagem a Hans Krebs, que no início dos anos 40 elucidou as principais características da seqüência de reações e sua natureza cíclica. (Ele é também conhecido como ciclo do ácido tricarboxílico porque vários intermediários têm três grupos carboxílicos.) O resíduo acetato de dois carbonos da acetil-CoA primeiro se condensa com o ácido oxaloacético de quatro carbonos para formar o ácido cítrico de seis carbonos (veja Fig. 3.68, etapa 1). Nas etapas 4 e 5, dois grupos carboxila do ácido isocítrico são removidos para formar duas moléculas de CO_2. Além disso, quatro átomos de hidrogênio são transferidos para

o NAD^+ para formar duas moléculas de NADH. A etapa 6 é catalisada pela desidrogenase succínica, que está ligada à membrana mitocondrial interna. Nessa reação, dois átomos de hidrogênio são transferidos do ácido succínico para o FAD, formando ácido fumárico e $FADH_2$. Outra oxidação ocorre quando o ácido málico é convertido em ácido oxaloacético pela transferência de dois átomos de hidrogênio para o NAD^+ (etapa 8). Um novo resíduo de acetato condensa-se então com o oxaloacetato para reconstituir a molécula de ácido cítrico, iniciando assim a repetição de outro ciclo.

Cada vez que um circuito do ciclo do ácido cítrico é completado, dois átomos de carbono e quatro átomos de oxigênio são removidos como duas moléculas de CO_2 e oito átomos de hidrogênio são removidos, dois de cada vez (Fig. 3.69). Esses hidrogênios (como elétrons acompanhados por prótons), transportados por NADH e $FADH_2$, são alimentados na cadeia respiratória e finalmente oxidados em H_2O pelo oxigênio molecular (veja Fig. 3.62). O CO_2 deixa a mitocôndria e então a célula por difusão simples; finalmente é eliminado como gás através dos sistemas circulatório e respiratório (veja Cap. 13).

Eficiência do Metabolismo Energético

A oxidação direta (queima) da glicose e sua oxidação metabólica liberam ambas a mesma quantidade de energia livre — isto é, $686\ kcal \cdot mol^{-1}$. Se a água é fervida pelo calor da queima da glicose para produzir pressão de vapor para um motor a vapor, o débito mecânico do motor dividido pela queda de energia livre de $686\ kcal \cdot mol^{-1}$ representa a eficiência da conversão da ener-

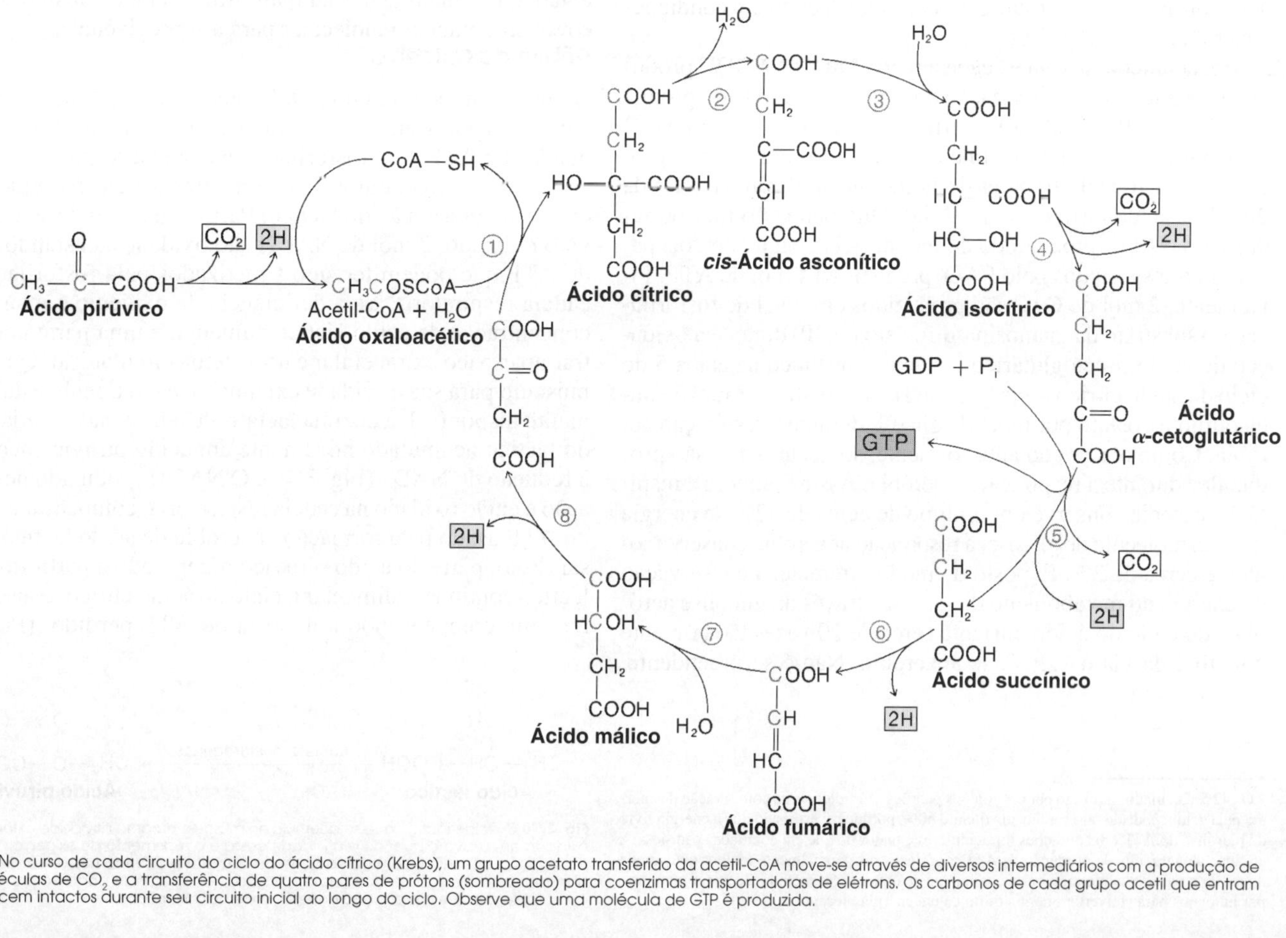

Fig. 3.68 No curso de cada circuito do ciclo do ácido cítrico (Krebs), um grupo acetato transferido da acetil-CoA move-se através de diversos intermediários com a produção de duas moléculas de CO_2 e a transferência de quatro pares de prótons (sombreado) para coenzimas transportadoras de elétrons. Os carbonos de cada grupo acetil que entram permanecem intactos durante seu circuito inicial ao longo do ciclo. Observe que uma molécula de GTP é produzida.

gia química para energia mecânica. Máquinas a vapor têm atingido eficiências de aproximadamente 30%. Agora vamos ver de que maneira a célula viva eficientemente transfere energia química da glicose para o ATP.

Em condições padrões, ela consome cerca de 7 kcal para fosforilar 1 mol de ADP para formar ATP. Se a energia livre da glicose for conservada com eficiência de 100%, cada mol de glicose energizaria a síntese de 98 mol de ATP (686/7 = 98) a partir do ADP e do fosfato inorgânico. De fato, durante a oxidação metabólica de 1 mol de glicose, somente 38 mol de ATP são sintetizados, dando uma eficiência total de cerca de 42% ou mais.* A energia livre remanescente é liberada como calor metabólico, que contribui para uma parte do calor que aquece o tecido e portanto aumenta sua taxa metabólica. Essencialmente, toda energia incorporada em ATP e transferida para outras moléculas é por fim degradada pelo calor. A oxidação do combustível fóssil representa um retorno a longo prazo de energia armazenada para o estado original de baixa energia e alta entropia de CO_2 e água.

É interessante comparar a eficiência do metabolismo anaeróbio com a do aeróbio da glicose, tendo em mente que, uma vez que cada mol de glicose produz 2 mol de derivados de três carbonos, é necessário dobrar todas as molaridades acima da etapa 5 da glicólise. Na glicólise anaeróbia, há produção final de 2 mol de ATP por mol de glicose (veja Fig. 3.65) porque 2 dos 4 mol de ATP produzidos ao nível de fosforilação do substrato do ADP são consumidos nas primeiras fosforilações. Como observado previamente, os 2 mol de NADH produzidos pela oxidação do 3-fosfogliceraldeído são reoxidados em NAD^+ quando os dois pares de átomos de hidrogênio são transferidos para 2 mol de ácido pirúvico para formar 2 mol de ácido láctico em condições anaeróbias (veja Fig. 3.66).

Em condições aeróbias, cada um dos 2 mol de NADH produzidos na glicólise pela oxidação do 3-fosfogliceraldeído produz 3 mol de ATP durante a fosforilação oxidativa (Fig. 3.63). O ácido pirúvico continua a alimentar o ciclo do ácido cítrico, produzindo um total de 10 pares de átomos de hidrogênio para cada 2 mol de ácido pirúvico (Fig. 3.69). Oito pares são transportados pelo NAD^+, produzindo 24 mol de ATP, enquanto dois pares são transportados pelo FAD, produzindo 4 mol de ATP. Finalmente, 2 mol de GTP são produzidos em nível de fosforilação do substrato da guanosina-difosfato (GDP) durante a oxidação do ácido α-cetoglutárico em ácido succínico na etapa 5 do ciclo do ácido cítrico (veja Fig. 3.68). Isto totaliza 38 mol de nucleotídio trifosfato por mole de glicose durante a respiração aeróbia. Como observado anteriormente, somente 2 mol são produzidos durante a respiração anaeróbia. Assim, embora a respiração aeróbia conserve um mínimo de cerca de 42% de energia livre da molécula de glicose, a respiração anaeróbia conserva somente cerca de 2%. Exposto de modo diferente, a conservação de energia do metabolismo da glicose através da glicólise aeróbia e do ciclo do ácido cítrico é cerca de 20 vezes tão eficiente quanto a da via da glicólise anaeróbia. Não é surpreendente,

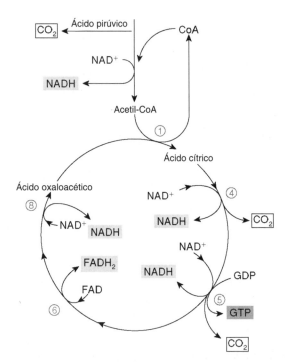

Fig. 3.69 A oxidação do ácido pirúvico produz CO_2, NADH, $FADH_2$ e GTP. O CO_2, um produto de excreção, é eliminado. Tanto o NADH quanto o $FADH_2$ entram na cadeia transportadora de elétrons onde sua pressão de elétron é convertida em ATP durante a fosforilação oxidativa (veja Fig. 3.63). GTP é formado em uma fosforilação em nível de substrato e da mesma forma que o ATP pode conduzir reações que requerem energia. Os números dentro dos círculos referem-se às etapas correspondentes na Fig. 3.68. (Adaptado de Vander et al., 1975.)

então, que a maioria dos animais utilize o metabolismo aeróbio e requeira oxigênio molecular para a sobrevivência.

Débito de Oxigênio

Quando um tecido animal, tal como o músculo ativo, recebe menos oxigênio que o necessário para produzir quantidades adequadas de ATP pela fosforilação na cadeia respiratória, parte do ácido pirúvico, em vez de alimentar o ciclo do ácido cítrico, é reduzida em ácido láctico. Para cada 2 mol de ácido pirúvico reduzido, 2 mol de NADH são oxidados, custando 6 mol de ATP que podem ter sido sintetizados pela fosforilação na cadeia respiratória. Se a deficiência de oxigênio é mantida, a concentração de ácido láctico aumenta, e uma parte pode entrar no espaço extracelular e no sistema circulatório. Quando o músculo pára sua atividade extenuante e o oxigênio está novamente disponível, a enzima lactato-desidrogenase oxida o ácido láctico acumulado novamente em ácido pirúvico acoplado à redução do NAD^+ (Fig. 3.70). O NADH produzido nessa reação é então oxidado na cadeia respiratória, compensando parte do ATP usado pela formação anaeróbia de ácido láctico. Apesar disso, parte do ácido pirúvico regenerado a partir do ácido láctico continua a alimentar o ciclo do ácido cítrico, conseqüentemente compensando a maioria do ATP perdido. (Parte do

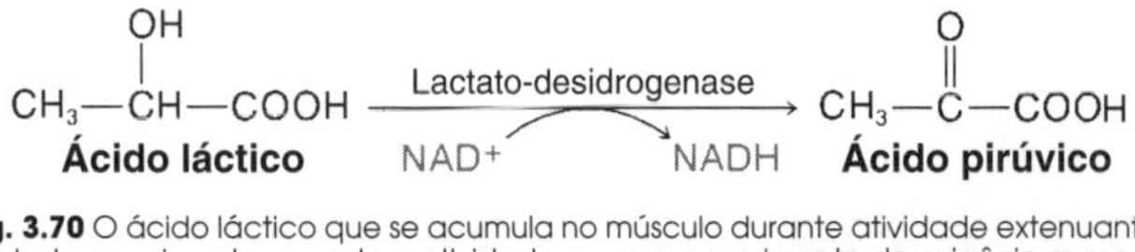

---

*Os 42% calculados aqui são para condições padrões. A eficiência da conservação de energia pela célula pode de fato ser tão alta quanto 60%, porque foi estimado que a energia livre da hidrólise do ATP em condições intracelulares é maior do que em condições padrões. A eficiência energética da produção de ATP é portanto substancialmente melhor que aquela do motor a vapor, de fato melhor que aquela de qualquer outro método até agora projetado por humanos para converter energia química em energia mecânica.

Fig. 3.70 O ácido láctico que se acumula no músculo durante atividade extenuante é oxidado em piruvato quando a atividade cessa e o suprimento de oxigênio aumenta. A oxidação do NADH, bem como parte do piruvato produzido nessa reação, por fim alimenta a fosforilação na cadeia respiratória, recuperando portanto parte do ATP consumido durante a produção anaeróbia de ácido láctico.

ácido pirúvico recuperado pode ser usada para a síntese de alanina e glicose.)

Em outras palavras, quando o músculo é privado de oxigênio, ele muda para o metabolismo anaeróbio no qual o ATP é formado com baixa eficiência. Mas a energia química não utilizada é armazenada no tecido como ácido láctico e mais tarde se torna disponível para o metabolismo aeróbio quando oxigênio suficiente estiver disponível. Quando o exercício pesado cessa, os sistemas respiratório e circulatório continuam por algum tempo a suprir grandes quantidades de oxigênio para "reembolsar" o débito de oxigênio que foi acumulado como ácido láctico.

RESUMO

Os biologistas geralmente aceitam a hipótese de que a vida na Terra surgiu espontaneamente em mares pouco profundos sob condições especiais que há muito não existem. Acreditava-se que moléculas orgânicas, sintetizadas na atmosfera primitiva por reações energizadas por descargas dos raios ou radiações, acumuladas na água por longos períodos, forneceram a matéria-prima para as células vivas primordiais.

A matéria viva é composta primariamente de carbono, nitrogênio, oxigênio e hidrogênio em associações estáveis (ligados covalentemente). O carbono, o nitrogênio e o oxigênio são capazes de formar ligações duplas ou triplas, que aumentam amplamente a variedade estrutural das moléculas biológicas.

A polaridade da molécula de água é responsável pela ponte de hidrogênio. Além das ligações dos átomos de hidrogênio e oxigênio das moléculas de água adjacentes, as pontes de hidrogênio conferem à água muitas propriedades especiais que têm modelado profundamente a evolução e a sobrevivência dos organismos animais. A água dissocia-se espontaneamente em H^+ e OH^-; em 1 litro de água pura há 10^{-7} mol de cada íon. Muitas substâncias em solução contribuem para o desequilíbrio nas concentrações de H^+ e OH^-, dando origem ao comportamento ácido-básico (*i. e.*, doação e recepção de prótons). Suas concentrações são medidas pelo sistema pH. O pH dos líquidos biológicos influencia as cargas transportadas pelos grupos laterais de aminoácidos e portanto a conformação e a atividade das proteínas. Sistemas de tampões fisiológicos mantêm o pH intra- e extracelular dentro de limites estreitos.

A força eletrostática que atrai um íon para um sítio de carga oposta é determinada pela distância da estreitíssima aproximação do íon ao sítio. A seletividade iônica de um sítio depende da capacidade relativa do sítio de competir com as moléculas dipolares de água na ligação de diferentes espécies de íons.

Quatro principais grupos de moléculas orgânicas compõem as células animais. Os lipídios, que incluem triglicerídios (gorduras), ácidos graxos, ceras, esteróis e fosfolipídios, são importantes como depósitos de energia e como constituintes das membranas biológicas. Os carboidratos incluem açúcares, depósitos de carboidratos (glicogênio e amido) e polímeros estruturais tais como a quitina e a celulose. Os açúcares, o glicogênio e o amido são as principais fontes de substrato para o metabolismo energético nas células. Proteínas, constituídas de resíduos de aminoácidos dispostos linearmente, formam muitos materiais estruturais tais como colágeno, ceratina e fibrilas e túbulos subcelulares. Enzimas são proteínas especializadas que exibem sítios cataliticamente ativos e são importantes em quase todas as reações biológicas. Os ácidos nucleicos DNA e RNA codificam a infor-

mação genética necessária para a síntese regular de todas as moléculas de proteínas na célula.

Uma característica principal dos sistemas biológicos é que eles mantêm um baixo estado de entropia — isto é, eles são altamente e improvavelmente organizados. Um consumo contínuo de energia deve, portanto, ser derivado de moléculas de alimento pelos processos do metabolismo energético. Na célula viva, o metabolismo ocorre como seqüências ordenadas reguladas de reações químicas catalisadas por enzimas. As reações químicas tendem espontaneamente a seguir segundo um gradiente energético descendente, diminuindo a energia livre e aumentando a entropia. Os sistemas vivos parecem desafiar a entropia, mas eles não o fazem; eles meramente existem à custa de energia química obtida do seu meio ambiente.

Reações biológicas que requerem energia utilizam ATP, um nucleotídio triplamente fosforilado que serve como intermediário capaz de contribuir com energia química armazenada na forma de suas ligações terminais de fosfato. Essa transferência de energia é acompanhada por meio de reações acopladas nas quais uma reação endergônica (que requer energia) é dirigida por uma reação exergônica (que libera energia). O ATP é reconstituído a partir do ADP pela oxidação de moléculas de alimento, que amplamente têm sua origem na energia solar radiante capturada durante o processo de fotossíntese em plantas verdes. Assim, os animais dependem, no final das contas, de energia derivada do sol.

As enzimas atuam como catalisadores biológicos; isto é, elas reduzem a energia necessária para ativar suficientemente reagentes para reações e portanto aumentam a taxa de reação em dada temperatura. Com a ajuda de enzimas, a química celular pode ocorrer em temperaturas corpóreas razoáveis. A ação catalítica de uma enzima surge da sua capacidade de ligar moléculas específicas de reagentes a sítios ativos; a estreita adaptação espacial exigida para essa interação é amplamente responsável pela especificidade enzimática. Essas ligações produzem relações espaciais favoráveis entre as moléculas reagentes. A regulação de concentrações de enzimas apropriadas às necessidades, à função e ao ambiente da célula é realizada pelo DNA por meio de indução e repressão enzimáticas. A atividade de algumas enzimas pode também ser controlada pela ligação de moléculas reguladoras ou íons a moléculas de enzimas em sítios alostéricos que são distintos dos sítios ativos da enzima. Essa ligação resulta em mudanças conformacionais que afetam as propriedades do sítio ativo.

A liberação da energia livre armazenada nos alimentos durante o metabolismo ocorre pela transferência de elétrons de um doador de elétrons (redutor) para um oxidante. A liberação de energia livre na célula é orçada em pequenas etapas compatíveis com as quantidades de energia livre requeridas para fosforilar ADP em ATP. Por exemplo, elétrons das coenzimas reduzidas NADH e $FADH_2$ são transportados em incrementos ao longo de uma cadeia de receptores de elétrons e doadores de elétrons, produzindo energia suficiente para a síntese do ATP em três pontos da cadeia. Um gradiente de pressão de elétron existe ao longo da cadeia transportadora de elétrons dos citocromos, de modo que os elétrons fluem para o último receptor de elétron, o oxigênio molecular. É a natureza de avidez por elétrons do átomo de oxigênio, e sua abundância na superfície da Terra, que faz dele o receptor de elétron ideal nos sistemas vivos.

Durante a glicólise, cada molécula de glicose é quebrada em duas moléculas de ácido pirúvico de três carbonos com formação final de 2 moléculas de ATP e 2 moléculas de NADH. Durante o

84 MOLÉCULAS, ENERGIA E BIOSSÍNTESE

metabolismo anaeróbio, o ácido pirúvico é reduzido em lactato, regenerando o NAD^+ consumido durante a glicólise. No metabolismo aeróbio, o ácido pirúvico produzido pela glicólise é oxidado completamente em CO_2 e H_2O, por meio do ciclo do ácido cítrico e da cadeia respiratória. A oxidação de 2 moléculas de ácido pirúvico é acompanhada pela formação de mais 34 moléculas de ATP e 2 moléculas de GTP. Os sistemas biológicos portanto chegam a alcançar eficiências de pelo menos 42%, consideravelmente melhores que aquelas de alguns motores manufaturados energizados pela oxidação de combustíveis orgânicos.

QUESTÕES DE REVISÃO

1. Que evidências há de que os blocos de construção molecular da vida podem ter surgido espontaneamente nos primórdios da Terra?
2. O que determina a reatividade de um dado átomo? Por quê?
3. Quais as propriedades do carbono, do hidrogênio, do oxigênio e do nitrogênio que os tornam especialmente bem adaptados para a construção de moléculas biológicas?
4. Por que o oxigênio é de tanta importância biológica?
5. Que importantes características físicas e químicas da H_2O podem estar diretamente relacionadas à natureza dipolar da molécula de água?
6. Qual é o pH de uma solução 1 M de um ácido que está 10% dissociado?
7. Por que um sistema de tampão de pH requer preferencialmente um ácido fraco em vez de um ácido forte?
8. Qual a diferença entre molalidade e molaridade?
9. Quantos gramas pesa um mole de CO_2?
10. Quantas partículas existem aproximadamente em uma solução 1 M de NaCl?
11. Qual é o ponto aproximado de ebulição de uma solução 1 molal de NaCl?
12. Por que alguns líquidos conduzem eletricidade enquanto outros não?
13. Quantos íons fluem próximo a um ponto (equivalentes por segundo) em uma corrente de 1 mA?
14. Quais são os fatores primários que governam a ligação de dois cátions, *a* e *b*, a um sítio de ligação eletronegativo? Escreva a expressão que integra esses fatores em uma quantidade significativa.
15. A força de atração diminui mais rapidamente com a distância entre um cátion monovalente e (a) um sítio de ligação monopolar ou (b) um sítio multipolar? Dê a expressão relacionando força e distância para cada sítio.
16. Quais os fatores que determinam cada nível da estrutura protéica — estrutura protéica primária, secundária, terciária e quaternária?
17. Quais as características especiais que fazem da cisteína um provável participante nos sítios ativos de moléculas enzimáticas?
18. Por que as proteínas se tornam desnaturadas (estruturalmente desorganizadas) em temperaturas elevadas?
19. Os sistemas vivos poderiam parecer desafiar a segunda lei da termodinâmica em razão de seu alto grau de ordem sustentada. Como você reconcilia a baixa entropia de um organismo com esta lei física fundamental?
20. Em uma dada temperatura, uma reação $\Delta S > \Delta C$ será endergônica ou exergônica?
21. Em quais condições uma reação endergônica ocorrerá?
22. Qual é a ΔG para um sistema em equilíbrio?
23. Como o ATP "doa" energia química armazenada para uma reação endergônica?
24. O que se entende pelo termo *reação acoplada*?
25. Como uma temperatura elevada aumenta a taxa de uma reação química?
26. Que fatores podem influenciar a temperatura ótima para uma reação enzimática?
27. Como um catalisador aumenta a velocidade de uma reação?
28. Por que a catálise é necessária em organismos vivos?
29. Como as enzimas exibem substrato ou especificidade de ligação?
30. Como o pH afeta a atividade de uma enzima?
31. Como se mostrou correta a teoria da "adaptação espacial" da especificidade de um sítio ativo?
32. Que fatores podem influenciar a velocidade de reações catalisadas por enzimas?
33. A constante de Michaelis-Menten, K_M, é igual à concentração de substrato na qual uma dada reação ocorre na metade de sua velocidade máxima, $V_{máx}$. K_M alta indica maior ou menor afinidade enzima-substrato?
34. Por que uma alta concentração de substrato reverte os efeitos de um inibidor competitivo e também não exerce nenhum efeito sobre um inibidor não-competitivo?
35. Como cada tipo de inibição afeta a constante de Michaelis-Menten, K_M? Explique por quê.
36. Por que o metabolismo aeróbio produz muito mais energia por molécula de glicose que o metabolismo anaeróbio?
37. Qual é a vantagem de quedas incrementais na pressão de elétron comparadas a uma única grande queda na pressão de elétron na cadeia transportadora de elétron?
38. Como a energia é liberada em quantidades discretas na cadeia transportadora de elétrons?
39. Como o mecanismo de liberação de energia pelo ciclo do ácido cítrico difere daquele durante a glicólise?

LEITURAS SUGERIDAS

Atkins, P. W. 1994. *Physical Chemistry*. New York : W. H. Freeman and Company. (A complete treatment at the undergraduate level of many of the basic concepts introduced in this chapter.)

Lehninger, A. L., et al. 1993. *Principles of Biochemistry*. 2d ed. New York: Worth. (A short, straightforward book about biochemical principles.)

Lodish, H. D., et al. 1995. *Molecular Cell Biology*. 3d ed. New York: Scientific American Books. (Comprehensive textbook describing many of the basic biochemical processes that occur in the cell.)

Stryer, L. 1995. *Biochemistry*. 4th ed. New York: W. H. Freeman and Co. (Highly readable reference for information about biochemical structures and mechanism.)

CAPÍTULO

4

MEMBRANAS, CANAIS E TRANSPORTE

As complexas reações químicas que são, em última análise, responsáveis pela vida animal ocorrem apenas em condições estáveis e restritas. Tal constância dentro da célula é mantida em grande parte pela ação de membranas biológicas que formam uma barreira protetora que permite que somente certas substâncias passem para dentro ou para fora da célula. O tecido animal contém uma quantidade surpreendente de membranas biológicas. Por exemplo, é estimado que o cérebro do chimpanzé possui cerca de 100.000 m^2 de membrana celular, uma área igual a três campos de futebol. Embora as membranas celulares sejam constituintes importantes de toda matéria viva e essenciais para todos os processos vitais, sua existência foi questionada até a década de 1930. Até então, as evidências anatômicas diretas eram poucas ou ausentes, de modo que a existência das membranas podia ser somente inferida de estudos fisiológicos. As primeiras observações importantes sobre as propriedades da superfície da célula que limitavam a difusão foram feitas em meados do século dezenove por Karl Wilhelm von Nägeli, que notou que a superfície celular agia como barreira à livre difusão de corantes da célula para o líquido extracelular. A partir desses experimentos, ele deduziu a presença de uma "membrana plasmática". Ele também descobriu o comportamento osmótico das células, notando que elas inchavam quando colocadas em soluções diluídas e murchavam em soluções concentradas. Evidências estruturais para a existência de uma membrana celular distinta foram possíveis após o desenvolvimento da microscopia eletrônica (ver Cap. 2). Na superfície de cada tipo celular existe uma membrana contínua de dupla camada cuja espessura varia de 6 a 23 nm (Fig. 4.1).

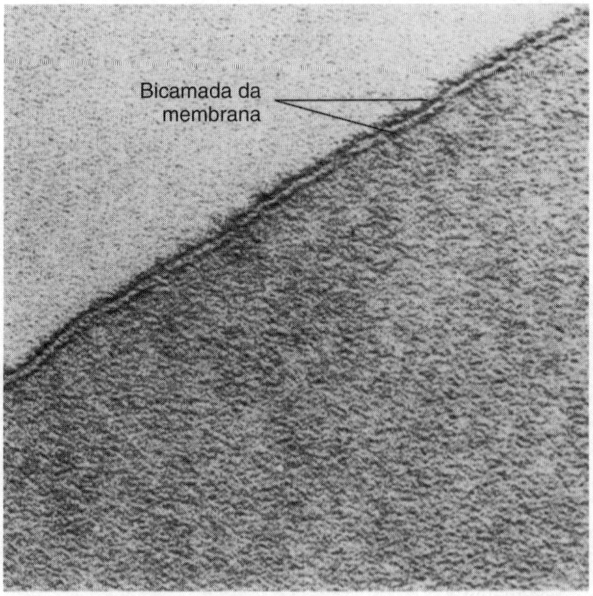

A compreensão da estrutura e da função da membrana é fundamental para o estudo da fisiologia animal. Neste capítulo discutiremos as características estruturais da membrana e seu papel fundamental na manutenção da integridade celular e no controle das atividades da célula. No próximo capítulo, discutiremos o comportamento elétrico das membranas celulares, responsável pela sinalização de célula para célula que, por sua vez, coordena a ação em animais.

Fig. 4.1 A membrana plasmática cria uma barreira entre o interior e o exterior da célula, como revelado nesta microfotografia eletrônica. O interior da célula (embaixo, à direita) é separado do exterior pela membrana de superfície de bicamada, que é vista no corte transversal como um perfil claro-escuro de cerca de 10 nm de espessura. O aspecto claro-escuro semelhante a sanduíche é decorrente da coloração diferenciada da "unidade de membrana" por uma substância elétron-opaca durante a preparação do tecido. (Cortesia de J.D. Robertson.)

ESTRUTURA E ORGANIZAÇÃO DA MEMBRANA

As células são rodeadas em suas superfícies pela **membrana plasmática**, uma estrutura lipídica complexa extraordinariamente fina que envolve o **citoplasma** (que inclui o **citossol** e todas as organelas celulares) e o núcleo da célula. (As organelas internas tais como as mitocôndrias produtoras de ATP, que discutimos no Cap. 3, têm suas próprias membranas de superfície.) Esta característica da membrana plasmática de envolver o citoplasma é sua função mais óbvia e também a mais essencial. Com a ajuda de vários mecanismos metabólicos, descritos posteriormente, a membrana regula o transporte de moléculas entre o meio interno ordenado das células e o meio externo desordenado e potencialmente sujeito a modificações.

Composição da Membrana

A membrana celular é atravessada por **proteínas integrais**. Essas proteínas agem como filtros seletivos e dispositivos de transporte ativo responsáveis pela entrada de nutrientes na célula e pela saída de restos da célula para o meio. Outras proteínas contidas na membrana recebem sinais externos que orientam as respostas celulares às variações do meio ambiente.

As membranas celulares suportam diferentes concentrações de certos íons nos seus dois lados, resultando em um **gradiente de concentração** de várias espécies iônicas através da membrana. Os canais protéicos contidos nas membranas celulares participam ativamente na translocação de substâncias entre compartimentos e regulam precisamente a concentração citoplasmática dos íons dissolvidos e de outras moléculas. Isto permite a manutenção de um **meio intracelular** requerido para as reações celulares metabólicas precisamente balanceadas e as reações celulares químicas de síntese.

Todas as membranas biológicas, incluindo as membranas internas de organelas de células eucarióticas, têm essencialmente a mesma estrutura: moléculas lipídicas e protéicas mantidas juntas por interações não-covalentes. As moléculas lipídicas são arranjadas em uma camada contínua dupla, chamada **bicamada lipídica**, que é relativamente impermeável à passagem da maioria das moléculas hidrossolúveis. Em 1925, Gorter e Grendel, usando um experimento simples e elegante, propiciaram a primeira evidência de que as membranas celulares são bicamadas de lipídio. Primeiro, eles dissolveram os lipídios de "esqueletos" de células sanguíneas vermelhas, os sacos vazios de membrana resultantes do rompimento induzido da célula. Os lipídios extraídos da membrana se espalharam sobre a superfície da água. Por causa de sua assimetria, os lipídios tornaram-se orientados de modo que os grupos polares de suas extremidades formaram ligações de hidrogênio com a água, e suas cadeias hidrofóbicas de hidrocarbonetos projetaram-se para o ar. Quando a película dispersa de moléculas de lipídios foi brandamente comprimida em uma película monomolecular contínua, ela ocupou uma área cerca de duas vezes a área superficial das células sanguíneas vermelhas originais. Como a única membrana nas células sanguíneas vermelhas de mamíferos é a membrana plasmática, foi concluído que as moléculas de lipídio na membrana devem estar em uma bicamada contínua. Como visto na Fig. 4.1, a bicamada foi visualizada em corte transversal em microscópio eletrônico, bem como com métodos de criofratura, nos quais a membrana é rompida no centro da bicamada (ver Cap. 2). As propriedades químicas das moléculas de lipídios, que as fazem agrupar-se espontaneamente em bicamadas mesmo em condições artificiais (ver Cap. 3), são responsáveis pela estrutura das membranas.

As membranas são estruturas acentuadamente líquidas, nas quais a maioria das moléculas de lipídios e proteínas "flutuam" em torno do plano da bicamada (Fig. 4.2). A proporção relativa de lipídios e de proteínas presentes na membrana depende da espécie de célula ou organela que a membrana envolve. Lipídios, que são moléculas muito mais simples e menores do que proteínas, são responsáveis pela estrutura primária da membrana. As proteínas integrais embebidas na membrana desempenham papéis mais especializados tais como transportar moléculas através da membrana, catalisar reações e traduzir sinais químicos. Outras proteínas conectam a membrana ao citoesqueleto ou às células adjacentes. Algumas proteínas são intimamente associadas com moléculas de lipídios por causa dos grupos lipofílicos expostos sobre a superfície da molécula protéica. O complexo proteína-lipídio é chamado de **lipoproteína**.

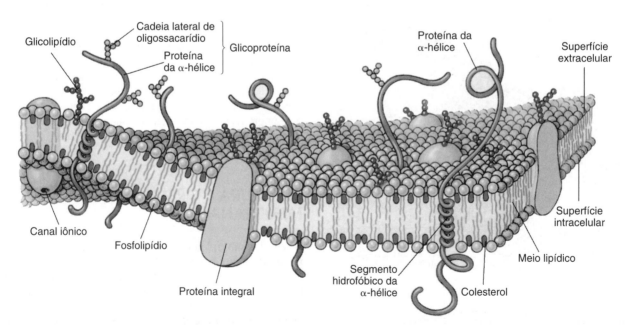

Fig. 4.2 O modelo do mosaico líquido da membrana de Singer-Nicolson é amplamente aceito. As proteínas integrais globulares embebidas na bicamada de lipídios possibilitam o mecanismo de transporte transmembrana. A membrana mitocondrial interna teria um conteúdo constante maior de proteína e, assim, uma bicamada de lipídio menor do que o representado na figura. As glicoproteínas possuem cadeias laterais de oligossacarídios e são vitais para o reconhecimento e a comunicação celulares. As moléculas de colesterol permanecem próximas às cabeças das moléculas de fosfolipídios, reduzindo a flexibilidade da membrana. As extremidades internas das caudas de fosfolipídio são altamente móveis, dando fluidez à membrana. (Ver Encarte colorido.)

As moléculas de lipídios são insolúveis em água, mas podem ser dissolvidas em solventes orgânicos. Elas compreendem cerca de metade da massa de membranas plasmáticas das células animais, sendo o restante essencialmente proteína. Cada mícron quadrado de membrana tem cerca de 10^6 moléculas de lipídios, o que significa que células pequenas têm cerca de 10^9 moléculas de lipídios. Os três tipos principais de lipídios nas membranas celulares são:

- **Fosfoglicerídios**, caracterizados por um núcleo glicerol
- **Esfingolipídios**, que têm um núcleo constituído por esfingosinas
- **Esteróis**, tais como o colesterol, que são apolares e apenas ligeiramente solúveis em água.

Os primeiros dois tipos de lipídios são **anfipáticos**, o que significa que eles têm uma extremidade hidrofílica (solúvel em água) e uma extremidade hidrofóbica (insolúvel em água) (Fig. 4.3). A dupla natureza dessas membranas lipídicas anfipáticas, com suas cabeças hidrofílicas e caudas hidrofóbicas, é crucial para a organização das membranas biológicas. Suas cabeças polarizadas têm afinidade por água e suas caudas não-polares procuram umas às outras (Fig. 3.14), sendo atraídas por forças de van der Waals. Assim, tais moléculas são especialmente adequadas para formar uma interface entre o meio (fase) lipídico não-aquoso dentro da própria membrana e as fases aquosas intra- e extracelulares em contato com as superfícies interna e externa da membrana. Essas mesmas forças fazem as membranas fundir-se quando são rasgadas, o que dá às células uma **capacidade de auto-reparo**. Diferenças no comprimento das duas cadeias de ácidos graxos e nas suas composições (ver Fig. 3.20) influenciam a ligação entre lipídios e, assim, a fluidez, causando diferenças nas características da bicamada lipídica. As propriedades hidrofóbicas das caudas de hidrocarbonetos dos fosfolipídios são respon-

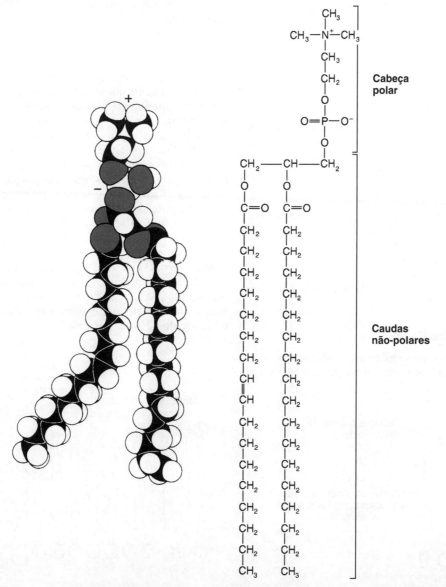

Fig. 4.3 A fosfatidilcolina, um fosfoglicerídio, tem cargas que dão característica polar ao grupo da cabeça. Note que a cadeia de hidrocarboneto, à esquerda nesta figura, é insaturada. Para distinguir, nesta figura (e naquelas que se seguem), a cadeia de ácido graxo saturado da cadeia insaturada, esta é apresentada com formato diferente. Realmente, no ácido graxo insaturado somente a ligação dupla é rígida. Como as cadeias de carbono no resto da cadeia são livres para fazer rotação, as cadeias de ácidos graxos saturados e insaturados tendem a se manter em arranjos paralelos em cada uma das monocamadas de fosfolipídio. (Stryer, 1988.)

88 MEMBRANAS, CANAIS E TRANSPORTE

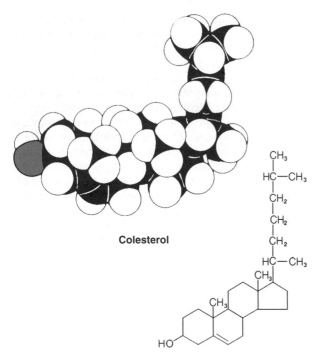

Fig. 4.4 O colesterol, um esterol, é um componente importante da membrana lipídica. (De Lehninger, 1975.)

sáveis pela permeabilidade baixa das membranas às substâncias polares (p. ex., íons inorgânicos e não-eletrólitos polares tais como a sacarose e a inulina) e por sua permeabilidade correspondentemente maior às substâncias não-polares (p. ex., hormônios esteróides).

A terceira classe de lipídios da membrana, os esteróis, é amplamente não-polar e apenas ligeiramente solúvel em água (Fig. 4.4). Em solução aquosa, eles formam complexos com proteínas que são muito mais hidrossolúveis do que quando isoladas. Uma vez na membrana, a molécula de esterol se encaixa entre as caudas de hidrocarbonetos dos fosfolipídios e glicolipídios (Fig. 4.5) e aumenta a viscosidade do núcleo de hidrocarboneto da membrana.

Membranas de Mosaico Líquido

O conceito de uma membrana de bicamada lipídica envolvendo a maioria das células ganhou grande aceitação nos inícios dos anos 50, por causa das evidências a partir de diferentes técnicas de medidas (Destaque 4.1). O fracionamento químico das membranas e os estudos imunoquímicos confirmaram que as proteínas são também componentes importantes das membranas. Além disso, as propriedades enzimáticas das membranas, tais como o transporte ativo e outras funções metabólicas, requerem a participação de proteínas. Um exemplo disto é o complexo de proteínas responsável pelo transporte de elétrons e pela fosforilação oxidativa descritos no Cap. 3.

A despeito deste progresso inicial na caracterização da membrana, foi apenas 20 anos mais tarde que pesquisadores reconheceram quão líquidas e heterogêneas eram realmente as membranas. Foi descoberto que algumas das moléculas de proteínas estão livres para difundir-se lateralmente ao longo da membrana, presumivelmente por causa da fluidez da matriz lipídica. Ademais, estudos com marcadores demonstraram que as moléculas de proteínas ou partes das moléculas que estão de um lado da membrana diferem daquelas que estão do outro lado e que elas normalmente não deslizam através da membrana como previamente era suposto. Além disso, em muitas membranas a distribuição de espécies de lipídios difere nas duas camadas.

O modelo de mosaico líquido

Com base nas evidências que tinham surgido durante os anos 50 e especialmente nos anos 60, Singer e Nicolson (1972) propuseram o **modelo de mosaico líquido** para a membrana, no qual as proteínas globulares estão integradas com a bicamada lipídica, com algumas moléculas de proteínas penetrando a bicamada completamente e outras a penetrando apenas parcialmente (ver Fig. 4.2). Acredita-se que essas proteínas integrais sejam anfipáticas, que suas porções não-polares estejam mergulhadas no núcleo de hidrocarbonetos da bicamada e que sua porção polar sobressaia do núcleo para formar uma superfície hidrofílica com grupos laterais de aminoácidos carregados na fase aquosa. Grupos hidrofóbicos não carregados, por outro lado, estão associados com a bicamada de hidrocarbonetos (Fig. 4.6). A natureza hidrofóbica desses grupos laterais é importante na fixação das proteínas integrais na bicamada lipídica. Continuam a surgir evidências para confirmar este modelo, que é agora amplamente aceito um quarto de século após ser descrito.

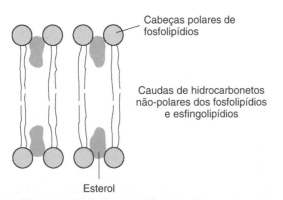

Fig. 4.5 Esteróis não-polares inserem-se entre as caudas de hidrocarbonetos e as cabeças polares dos fosfolipídios nas membranas.

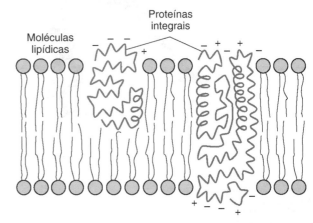

Fig. 4.6 Figura em corte transversal mostra a complexidade do modelo da bicamada lipídica. Os grupos laterais de aminoácidos hidrofílicos carregados das proteínas projetam-se na fase aquosa e os grupos hidrofóbicos são mergulhados na fase lipídica da bicamada.

Fluidez da membrana

Uma variedade de técnicas têm sido usadas para demonstrar que as moléculas lipídicas na membrana muito raramente (cerca de uma vez por mês) se movem de um lado da membrana para outro, mas trocam de lugar com moléculas adjacentes em uma monocamada cerca de 10^7 vezes por segundo. Esta rápida troca de lipídio dentro da membrana resulta em migração rápida ao longo do plano da membrana mas não através dela.

A fluidez da membrana depende de sua composição, e o **colesterol** desempenha um importante papel na coordenação destas características da membrana. As membranas plasmáticas em organismos eucariontes contêm grande quantidade de colesterol, até uma molécula para cada fosfolipídio. O colesterol, quando presente, liga-se fracamente a lipídios adjacentes, tornando as bicamadas de lipídio significativamente menos líquidas, porém mais fortes (Fig. 4.7). A incorporação de excessivo colesterol nas membranas celulares, contudo, causa perda de flexibilidade da membrana. Este é o mecanismo que causa o "endurecimento das artérias", uma importante causa de doença cardiovascular, na qual as membranas celulares das células endoteliais das artérias se tornam anormalmente rígidas (com placas adicionais de colesterol alojadas também nas camadas mais internas).

A composição lipídica das membranas biológicas varia entre os tipos de tecidos. Enquanto que a maioria das membranas contém uma fração significativa de colesterol (>18%), outros tipos de lipídios podem estar presentes em frações muito maiores ou muito menores. Os lipídios também diferem quanto aos seus grupos de cabeça (ver Fig. 3.13), o que por sua vez influencia suas interações com as proteínas. De fato, algumas proteínas integrais funcionam somente na presença de uma relação específica de tipos de lipídios. Assim, a célula deve regular a distribuição das espécies de lipídios em suas membranas durante o desenvolvimento celular e rearranjar a concentração de lipídios de acordo com as necessidades funcionais específicas.

Heterogeneidade das proteínas integrais da membrana

As proteínas integrais encontradas na membrana plasmática (ver Fig. 4.2) tomam muitas formas funcionais, incluindo as de canais iônicos, vários transportadores e bombas de membrana, moléculas receptoras e moléculas de reconhecimento. O número de proteínas integrais varia, mas em algumas membranas o conteúdo de proteína é tão alto que somente cerca de três moléculas de lipídios separam as proteínas em locais de maior aproximação.

Evidência morfológica para o arranjo de **mosaico** heterogêneo das proteínas globulares em uma bicamada lipídica é vista em microfotografias eletrônicas de congelamento de superfície de uma membrana (Fig. 4.8). Quando submetidas a digestão por enzimas proteolíticas (que digerem proteínas), as unidades globulares vistas na membrana são progressivamente removidas, demonstrando que elas são, de fato, proteínas.

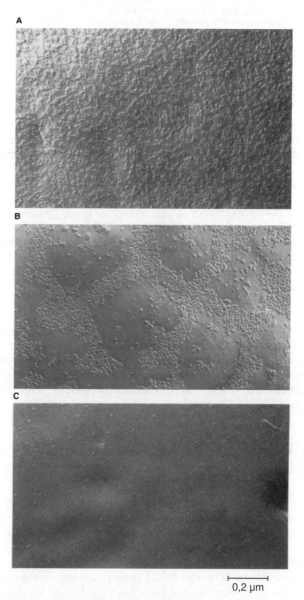

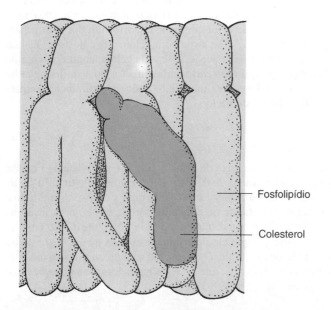

Fig. 4.7 O colesterol interage fracamente com os fosfolipídios adjacentes na membrana, imobilizando parcialmente suas cadeias acil gordurosas. Como resultado, a membrana é menos líquida mas mecanicamente mais forte. A quantidade de colesterol presente na bicamada lipídica varia amplamente com o tipo de célula. Em algumas células, as membranas têm aproximadamente tantas moléculas de colesterol quantas de fosfolipídios, ao passo que as membranas de outras células são quase que desprovidas de colesterol. A fórmula estrutural do colesterol é mostrada na Fig. 4.4.

Fig. 4.8 Métodos de microscopia eletrônica por congelação fornecem evidências morfológicas para o modelo de mosaico da membrana. Nessas microfotografias eletrônicas por congelação, a membrana plasmática foi retirada ao longo do meio da bicamada, expondo partículas embebidas na membrana com diâmetros de 5 a 8 nm. A digestão com uma enzima proteolítica produz perda progressiva dessas partículas, indicando que elas são proteínas globulares inseridas na fase lipídica da membrana. **(A)** Controle. **(B)** 45% das partículas digeridas. **(C)** 70% digeridas. (Cortesia de L.H. Engstrom e D. Branton.)

DESTAQUE 4.1

AS EVIDÊNCIAS PARA A EXISTÊNCIA DE UMA MEMBRANA DE BICAMADA LIPÍDICA

Há grande número de evidências que apontam para a existência de uma membrana de bicamada lipídica.

1. O **conteúdo de lipídio das membranas** é compatível com a existência de uma bicamada de moléculas lipídicas orientadas, como primeiro demonstrado por Gorter e Grendel em 1925.
2. A **facilidade de passagem** de não-eletrólitos através da membrana é compatível com a presença de uma barreira lipídica da membrana, dada a tendência de tais moléculas a deixar uma fase aquosa para uma fase lipídica, como acontece quando óleo e água se separam. Quanto maior esta tendência, mais permeante é a molécula. Além disso, certas substâncias insolúveis em lipídios devem ser primeiro convertidas em uma forma solúvel de lipídio (por ligação de uma molécula de lipídio) antes que elas possam atravessar a membrana.
3. A **capacitância** das membranas biológicas, tipicamente $10^{-6} F \cdot cm^{-2}$, é a mesma de uma camada de lipídios com espessura de duas moléculas de fosfolipídios colocadas em série (i.e., 6,0-7,5 nm).
4. Quando fixadas com permanganato, as membranas aparecem com um perfil de três camadas: uma zona central suavemente corada prensada entre duas camadas externas eletrondensas (ver Fig. 4.1), com espessura total de cerca de 7,5 nm. Em 1955, J. David Robertson (1960) chamou esta estrutura de três camadas de **unidade de membrana**. O conceito de unidade de membrana é compatível com uma camada bimolecular de lipídios entre duas camadas de proteína.
5. A **espessura** de uma bicamada lipídica, calculada como duas vezes o comprimento de uma única molécula de lipídio, está de acordo com as dimensões da unidade de membrana vista em microfotografias eletrônicas.
6. A microscopia eletrônica por congelamento mostra que a membrana tem um **plano preferencial de separação** no meio, que é compatível com a separação de uma bicamada em duas monocamadas.
7. **Bicamadas lipídicas artificiais** (ver Destaque 4.2.), bicamadas lipídicas reconstituídas de espessura e estrutura presumivelmente similares ao núcleo lipídico bimolecular do modelo de membrana do mosaico líquido, têm permeabilidade e propriedade elétrica fundamentalmente semelhantes àquelas das membranas celulares. Tais diferenças que existem podem ser atribuídas a canais e transportadores especiais presentes nas membranas naturais.

Variação na Forma da Membrana

A composição da membrana varia amplamente entre os tipos celulares. Em um extremo está a bainha de mielina metabolicamente inerte rodeando os axônios de algumas células nervosas, nas quais a bicamada de lipídio é, em grande parte, ininterrupta. Em outro extremo estão células com membranas que têm estruturas unitárias macromoleculares não-lipídicas em seqüência que quase obliteram as bicamadas de lipídios. Tais membranas evoluíram para finalidades altamente especializadas tais como sinalização ou atividade enzimática. Em células receptoras visuais, por exemplo, as unidades macromoleculares em seqüência são moléculas do pigmento visual opsina. As membranas das mitocôndrias, especializadas em atividade enzimática, são compostas quase que inteiramente de subunidades repetidas de agregados enzimáticos ordenados. Entre esses extremos estão a membrana plasmática e a maioria das membranas intracelulares, nas quais a bicamada lipídica é interrompida freqüentemente por moléculas de proteínas integrais. Assim, a estrutura básica da bicamada lipídica com proteínas integrais é altamente modificada conforme requerido para especialização funcional.

ATRAVESSANDO A MEMBRANA: UMA REVISÃO

A estrutura das membranas as torna muito seletivas com respeito às moléculas que podem atravessá-las. O interior hidrofóbico da bicamada de lipídios torna a membrana altamente impermeável à maioria das moléculas polares. Isto impede que componentes hidrossolúveis da célula possam facilmente entrar ou sair dela. Contudo, tais movimentos podem às vezes ser necessários ou desejáveis, de modo que mecanismos para a transferência dessas moléculas através da membrana têm evoluído em todas as células. Macromoléculas como proteínas e grandes partículas devem também ser transportadas através da membrana plasmática por meio de mecanismos especializados.

Para compreender esses meios especiais de transporte através da célula viva, vamos rever inicialmente os princípios de deslocamento de solutos e solventes em solução e através de membranas semipermeáveis. Tais membranas assemelham-se intimamente àquelas encontradas em células vivas, e os princípios explicados aqui se aplicam a muitas situações fisiológicas.

Difusão

O movimento térmico ao acaso de moléculas em suspensão ou dissolvidas causa sua dispersão de regiões de concentrações mais altas para regiões de concentrações mais baixas, um processo chamado de **difusão**. A difusão é extremamente lenta quando vista em escala tecidual em vez de celular. Por exemplo, um cristal de sulfato de cobre dissolve-se tão lentamente em uma camada estacionária de água que pode decorrer um dia inteiro para que um litro de água se torne completamente colorido. Quando visto em dimensões microscópicas da célula, contudo, o tempo de difusão pode ser tão curto como uma fração de milissegundo.

A taxa de difusão de um soluto pode ser definida pela **equação de difusão de Fick**:

$$\frac{dQ_s}{dt} = D_s A \frac{dC_s}{dx} \quad (4.1)$$

na qual dQ_s/dt é a taxa de difusão (i.e., a quantidade de s que se difunde por unidade de tempo), D_s é o **coeficiente de difusão** de s, A é a área transversal através da qual s está-se difundindo e dC_s/dx é o gradiente de concentração de s (i.e., a variação na concentração com a distância). O fator gradiente dC_s/dx é muito importante, porque ele determina a taxa na qual s se difundirá em favor do gradiente. D_s varia com a natureza e o peso molecular de s e do solvente, que é a água na maioria das situações fisiológicas.

Fluxo na Membrana

Se um soluto ocorre em ambos os lados de uma membrana através da qual ele pode difundir-se, ele exibirá fluxo unidirecional em ambas as direções (Fig. 4.9A). O fluxo, ou taxa de difusão, J

é a quantidade do soluto que passa através da unidade de área da membrana a cada segundo em uma direção, de modo que

$$J = \frac{dQ_s}{dt} \quad (4.2)$$

onde a unidade J será expressa em moles por centímetro quadrado por segundo ($M \cdot cm^{-2} \cdot s^{-1}$). O fluxo em uma direção (por exemplo, do exterior para o interior da célula) é considerado *independente* do fluxo na direção oposta. Assim, se o **influxo** e o **efluxo** são iguais, o **fluxo resultante** é zero. Se o fluxo unidirecional é maior em uma direção, há fluxo resultante, que é a diferença entre os dois fluxos unidirecionais (Fig. 4.9B).

A **permeabilidade** da membrana a uma substância é o ritmo pelo qual tal substância penetra passivamente na membrana sob um conjunto específico de condições. Maior permeabilidade será acompanhada por maior fluxo se outros fatores permanecerem iguais. Se assumirmos que a membrana é uma barreira homogênea e que existe um gradiente de concentração contínuo entre o lado de maior concentração (I) e o lado de menor concentração (II) para uma substância não-eletrolítica, teremos

$$\frac{dQ_s}{dt} = P(C_I - C_{II}) \quad (4.3)$$

na qual dQ_s/dt é, outra vez, a quantidade de substância s que atravessa uma unidade de área da membrana por unidade de tempo (p. ex., moles por centímetro quadrado por segundo), C_I e C_{II} são as concentrações respectivas (p. ex., $M \cdot cm^{-2}$) da substância nos dois lados da membrana e P é a **constante de permeabilidade** da substância, com a dimensão de velocidade ($cm \cdot s^{-1}$).

Note que a equação 4.3 se aplica *somente* a moléculas que não estão sendo ativamente transportadas ou influenciadas por quaisquer forças além de difusão simples. Isto exclui eletrólitos, visto que eles são carregados eletricamente quando dissociados e, conseqüentemente, seus fluxos dependem não somente de gradiente de concentração, mas também de gradiente elétrico (*i.e.*, a diferença de potencial elétrico através da membrana). Como é evidente a partir da equação 4.3, o fluxo de um não-eletrólito deveria ser uma função linear do gradiente de concentração ($C_I - C_{II}$). Esta relação linear é característica de difusão simples e pode ser usada em experimentos para distinguir entre difusão passiva de uma substância e qualquer outro mecanismo. A constante de permeabilidade incorpora todos os fatores inerentes da membrana e da substância em questão. Esses fatores determinarão a probabilidade de uma molécula de uma substância particular atravessar a membrana. Esta relação pode ser expressa formalmente como

$$P = \frac{D_m K}{x} \quad (4.4)$$

onde D_m é o **coeficiente de difusão** da substância na membrana, K é o coeficiente de partição da substância e x é a espessura da membrana. Quanto mais viscosa a membrana ou maior a molécula, menor será o valor de D_m.

A constante de permeabilidade para substâncias diferentes varia muito. Por exemplo, a permeabilidade de células sanguíneas vermelhas em diferentes solutos varia de 10^{-12} $cm \cdot s^{-1}$ a 10^{-2} $cm \cdot s^{-1}$. A permeabilidade de algumas membranas a certas substâncias pode ser bastante alterada por hormônios e outras moléculas que reagem com sítios receptores na membrana e deste modo influenciar o tamanho do canal ou o mecanismo do transportador. O hormônio antidiurético, por exemplo, pode aumentar em mais de 10 vezes a permeabilidade à água do ducto coletor renal em mamíferos. Do mesmo modo, neurotransmissores, agindo sobre proteínas integrais especializadas na membrana de células nervosas e musculares, induzem grandes aumentos na permeabilidade a íons tais como Na^+, K^+, Ca^{++} e Cl^-.

Osmose

Em 1748, Abbé Jean Antoine Nollet notou que se água pura for colocada em um lado da membrana animal (p. ex., a parede da bexiga) e uma solução de água contendo eletrólitos ou outras moléculas for colocada no outro lado, a água passa através da membrana para a solução. Esse movimento de água em favor de seu gradiente de concentração foi chamado **osmose** (do grego *osmos*, empurrar). Nós não pensamos usualmente em "concentração de água", mas de fato a água age justamente como outra substância que se difunde em favor de seu gradiente de concentração. Mais tarde foi verificado que a osmose produz um gradiente de pressão hidrostática. A osmose é a propriedade coligativa de maior importância para os sistemas vivos. Como pode ser visto na Fig. 4.10, a diferença de pressão causa aumento no nível da solução conforme a água se difunde através da **membrana semipermeável** para a solução. O aumento no nível de solução continua até que a taxa resultante do movimento de água (fluxo resultante) através da membrana se torna zero. Isto ocorre quando a pressão hidrostática da solução no compartimento II é suficiente para forçar as moléculas de água de volta para o compartimento I à mesma velocidade que a osmose força as moléculas de água a se difundir do compartimento I para o II. A pressão hidrostática retrógrada requerida para cancelar a difusão osmó-

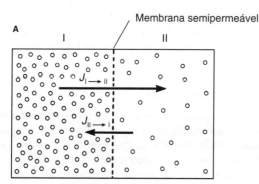

Fig. 4.9 Solutos podem mover-se através da membrana em qualquer direção, dependendo das condições físicas e químicas prevalentes. **(A)** As setas representam os fluxos reais de uma substância entre os compartimentos I e II. **(B)** A seta isolada indica o fluxo resultante, do compartimento I para o II.

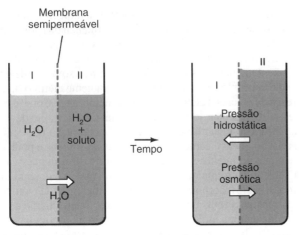

Fig. 4.10 Fluxo de água produzido por osmose através de uma membrana semipermeável gera pressão osmótica. O compartimento I contém água pura; o compartimento II, água com soluto impermeante. A pressão osmótica força a água do compartimento I a entrar no compartimento II até que a diferença de pressão hidrostática se iguale à diferença de pressão osmótica oposta. Quando as pressões se igualam, o fluxo é zero.

tica de água do compartimento I para o compartimento II é chamada **pressão osmótica** da solução do compartimento II.

Em 1877, Wilhelm Pfeller fez o primeiro estudo quantitativo de pressão osmótica. Ele depositou uma "membrana" de ferrocianeto de cobre sobre a superfície porosa de xícaras de barro, produzindo membranas que poderiam permitir que moléculas de água se difundissem através dela muito mais livremente do que moléculas de sacarose. Essas membranas artificiais eram também fortes o bastante para suportar pressões relativamente altas sem romper-se por causa do substrato de barro. Usando essas membranas, Pfeller foi capaz de fazer a primeira medida direta de pressão osmótica. Alguns dos seus resultados são mostrados no Quadro 4.1. Note no quadro que a pressão osmótica é proporcional à concentração de soluto.

A osmose é responsável pelo movimento resultante de água através de membranas celulares e epitélios. Para compreender isto, considere uma solução aquosa de sacarose 1,0 M cuidadosamente colocada sob uma solução aquosa de sacarose 0,01 M. Haveria difusão resultante de moléculas de água da solução de sacarose de concentração mais baixa (a solução 0,01 M) para a solução de sacarose 1,0 M, e a sacarose mostraria difusão resultante na direção oposta até que o equilíbrio fosse alcançado. Se estas duas soluções fossem separadas por uma membrana permeável à água mas não à sacarose, as moléculas de água ainda mostrariam uma difusão resultante da solução na qual a H_2O é mais concentrada (a solução de sacarose 0,01 M) para a solução de sacarose 1,0 M, na qual a concentração de H_2O é mais baixa.

QUADRO 4.1
Pressão osmótica de soluções de sacarose de várias concentrações*

Sacarose (%)	Pressão osmótica (atm)	Razão entre a pressão osmótica e a percentagem de sacarose
1	0,70	0,70
2	1,34	0,67
4	2,74	0,68
6	4,10	0,68

*Os resultados foram obtidos por Pfeffer (1877) em medidas experimentais.

Como a sacarose não pode cruzar a membrana, haveria uma difusão resultante de água (**fluxo osmótico**) através da membrana da solução de concentração de soluto mais baixa para a solução de concentração de soluto mais alta.

A pressão osmótica π é proporcional não somente à concentração do soluto, C (moles de partículas de soluto por litro de solvente = osmolaridade), mas também à sua temperatura absoluta T:

$$\pi = K_1 C \quad (4.5)$$

e

$$\pi = K_2 T \quad (4.6)$$

onde K_1 e K_2 são constantes de proporcionalidade. Jacobus van't Hoff relacionou tais observações com as leis dos gases e mostrou que moléculas de soluto em solução se comportam termodinamicamente como moléculas de gás. Assim,

$$\pi = RTC$$

ou

$$\pi = \frac{nRT}{V} \quad (4.7)$$

onde n é o número de moles equivalentes de um soluto, R é a constante molar dos gases (0,082 1 · atm · K^{-1} · mol^{-1})* e V é o volume em litros. Do mesmo modo que a lei dos gases, contudo, esta expressão para pressão osmótica se mantém verdadeira somente para soluções diluídas e para eletrólitos completamente dissociados.

Altos gradientes de concentração através da membrana celular podem gerar pressões osmóticas surpreendentemente altas — na ordem de várias atmosferas. Tais pressões, se permitidas desenvolver, seriam grandes o suficiente para literalmente explodir uma célula. Conseqüentemente, os mecanismos para regular o equilíbrio osmótico evoluíram no sentido de minimizar gradientes de pressão osmótica através das membranas das células e através dos tecidos (ver Cap. 14).

Osmolaridade e Tonicidade

Diz-se que duas soluções que exercem a mesma pressão osmótica através de uma membrana permeável somente à água são **isosmóticas** entre si. Se uma solução exerce menos pressão osmótica do que a outra, ela é **hiposmótica** com respeito à outra solução; se ela exerce maior pressão osmótica, ela é **hiperosmótica**. **Osmolaridade** é portanto definida com base em um osmômetro ideal no qual a membrana osmótica permite a passagem de água mas impede completamente a passagem de soluto. Todas as soluções com o mesmo número de partículas dissolvidas por unidade de volume têm a mesma osmolaridade e assim são chamadas isosmóticas.

A **tonicidade** de uma solução, em contraste com sua osmolaridade, é definida pela resposta de células ou tecidos imersos na solução. Uma solução é considerada **isotônica** com uma dada célula ou o tecido se a célula ou o tecido imersos nela nem murcham nem incham. Se o tecido incha, diz-se que a solução é **hipotônica** em relação ao tecido; se ele murcha, diz-se que a solução é **hipertônica** em relação a ele. Esses efeitos resultam do

---

* R é uma constante de proporcionalidade na equação dos gases $PV/T = R$ quando se refere a 1 mol de um gás perfeito e tem o valor de 1,985 cal · mol^{-1} · K^{-1}; P é expresso em atmosferas e V em litros.

movimento de água através da membrana celular em resposta à diferença de pressão osmótica entre o interior da célula e a solução extracelular.

Se as células realmente se comportassem como osmômetros ideais, a tonicidade e a osmolaridade seriam equivalentes, mas isto geralmente não ocorre. Por exemplo, ovos de ouriço-do-mar mantêm um volume constante em uma solução de NaCl que é isosmótica em relação à água do mar, mas eles incham se mergulhados em uma solução de $CaCl_2$ que é isosmótica em relação à água do mar. A solução de NaCl portanto se comporta isotonicamente em relação aos ovos de ouriço-do-mar, enquanto que a solução de $CaCl_2$ se comporta hipotonicamente. A tonicidade de uma solução depende da taxa de acúmulo de soluto intracelular no tecido em questão, bem como da concentração da solução. Quanto mais rapidamente o soluto se acumula, mais baixa a tonicidade de uma solução de uma dada concentração ou osmolaridade. Isto porque, à medida que a célula se enche com o soluto, a água segue de acordo com os princípios osmóticos, fazendo a célula inchar. Assim, os termos isotônico, hipertônico e hipotônico são significativos somente em referência a determinações experimentais reais em células ou em tecidos vivos.

Influências Elétricas sobre a Distribuição Iônica

A permeabilidade da membrana a partículas eletricamente carregadas depende da constante de permeabilidade da membrana e do potencial elétrico através da membrana. Compreender a interação entre as partículas carregadas e as membranas é extremamente importante para compreender como as células eletricamente excitáveis funcionam. Entre essas células, os neurônios são os mais altamente especializados. Como os neurônios serão discutidos nos próximos dois capítulos, somente poucas observações importantes serão resumidas aqui.

Duas forças podem agir sobre átomos e moléculas carregados (tais como Na^+, K^+, Cl^-, Ca^{++}, aminoácidos) para produzir difusão passiva de cada espécie através da membrana:

1. O gradiente químico que se origina das diferenças na concentração da substância nos dois lados da membrana
2. O campo elétrico, ou diferença de potencial elétrico, através da membrana

Um íon se moverá para longe de regiões de alta concentração, e se esse íon for carregado positivamente ele também se moverá para locais com potencial negativo crescente. A soma das forças combinadas de gradiente de concentração e de gradiente elétrico determina o **gradiente eletroquímico** resultante que age sobre esse íon.

Quando um íon está em equilíbrio em relação a uma membrana (isto é, quando não existe fluxo transmembrana resultante dessa espécie de íon), existirá uma diferença de potencial exatamente suficiente para balancear e contrapor-se ao gradiente químico que age sobre esse íon. O potencial no qual tal íon está em equilíbrio eletroquímico é chamado de **potencial de equilíbrio,** medido em volts (ou milivolts). Vários fatores influenciam o valor do potencial de equilíbrio, mas o mais proeminente é a razão das concentrações dos íons nos lados opostos da membrana. Para íons monovalentes tais como Na^+ ou K^+ a 18°C, o potencial de equilíbrio (em volts) é igual a $0,058 \times \log_{10}$ da razão das concentrações intra- e extracelular dos íons. Assim, uma diferença de potencial de 58 mV através da membrana tem o mesmo efeito sobre a difusão resultante daquele íon como uma razão de concentração transmembrana de 10:1.

Portanto, surge uma situação aparentemente paradoxal na qual uma espécie de íon pode difundir-se passivamente *contra* seu gradiente de concentração químico (isto é, move-se "montanha acima" para uma área de concentração mais alta) *se* o gradiente elétrico (*i.e.*, a diferença de potencial) através da membrana está em direção oposta e excede o gradiente de concentração. Por exemplo, se o interior de uma célula tem carga negativa maior do que o potencial de equilíbrio para K^+, os íons potássio se difundirão para a célula mesmo se a concentração intracelular de K^+ for muito mais alta do que a concentração extracelular. A distribuição de íons através das membranas e o potencial de equilíbrio resultante são descritos pela relação de Nernst, que é discutida em detalhe no capítulo seguinte.

Forças elétricas não podem agir diretamente sobre moléculas não carregadas tais como açúcares. Tais substâncias serão influenciadas principalmente pelo gradiente de concentração que elas experimentam.

Equilíbrio de Donnan

Se solutos que se difundem são separados por uma membrana que é livremente permeável à água e a eletrólitos mas totalmente impermeável a uma espécie de íon, os solutos que se difundem tornam-se desigualmente distribuídos entre os dois compartimentos. Este fenômeno foi descoberto em 1911 por Frederick Donnan, que primeiro descreveu como os solutos seriam distribuídos, e para homenageá-lo o estado de equilíbrio recebeu seu nome.

Para compreender o equilíbrio de Donnan, imagine ter dois compartimentos com água pura e adicionar KCl em um deles (Fig. 4.11). O sal dissolvido (K^+ e Cl^-) se difundirá através da membrana até que o sistema esteja em equilíbrio — isto é, até que as concentrações de K^+ e Cl^- se tornem iguais de ambos os lados da membrana (Fig. 4.11A). Agora, imagine adicionar à solução do compartimento I um sal de potássio formado com um ânion que não se difunde (uma macromolécula A^-, tendo múltiplas cargas negativas). O K^+ e o Cl^- rapidamente se redistribuirão até que um novo equilíbrio seja estabelecido pelo movimento de alguns K^+ e alguns Cl^- do compartimento I para o compartimento II (Fig. 4.11B). O **equilíbrio de Donnan** é caracterizado pela distribuição recíproca de ânions e cátions de modo que

$$\frac{[K^+]_I}{[K^+]_{II}} = \frac{[Cl^-]_{II}}{[Cl^-]_I}$$

Em equilíbrio, o cátion difusível, K^+, está mais concentrado no compartimento no qual o ânion não difusível, A^-, está confinado do que no outro, ao passo que o ânion difusível, Cl^-, se torna menos concentrado naquele compartimento do que no outro.

Podemos compreender esta situação considerando as conseqüências dos seguintes princípios físicos:

1. Deve existir eletroneutralidade dentro dos compartimentos; isto é, em cada compartimento, o número total de cargas positivas deve ser igual ao número total de cargas negativas. Assim, neste exemplo, $[K^+] = [Cl^-]$ no compartimento II.
2. Estatisticamente considerando, os íons K^+ e Cl^- que se difundem cruzam a membrana em pares para manter a neutralidade elétrica. A probabilidade de que eles cruzem juntos é proporcional ao produto $[K^+] \times [Cl^-]$.
3. Em equilíbrio, a taxa de difusão de KCl em uma direção através da membrana deve ser igual à taxa de difusão na direção

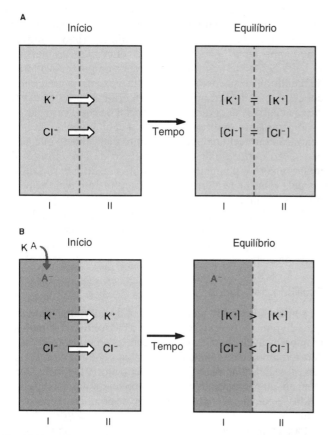

Fig. 4.11 O equilíbrio de Donnan descreve a distribuição de um íon através de uma membrana semipermeável. **(A)** Quando o KCl é adicionado ao compartimento I de um recipiente dividido por uma membrana permeável, K⁺ e Cl⁻ se difundem através da membrana até que as concentrações sejam iguais em ambos os lados. **(B)** Se sal de potássio de um ânion impermeante é adicionado ao compartimento I, alguns íons K⁺ e Cl⁻ se difundem para o compartimento II até que o equilíbrio eletroquímico seja restabelecido. Deve ser notado que essas câmaras (diferentemente das células vivas) não são distensíveis.

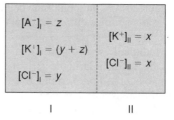

Fig. 4.12 O equilíbrio de Donnan pode ser descrito algebricamente. É mostrada a condição de equilíbrio estabelecida na Fig. 4.11B após o sal de um ânion impermeante ser adicionado.

oposta. Portanto, em equilíbrio o produto [K⁺] × [Cl⁻] em um compartimento deve ser igual ao produto no outro compartimento. Considerando x, y e z como as concentrações dos íons nos compartimentos I e II, como mostrado na Fig. 4.12, podemos expressar algebricamente a condição de equilíbrio (*i.e.*, igualdade do produto [K⁺] × [Cl⁻] nos dois compartimentos) como:

$$x^2 = y(y+z) \qquad (4.8)$$

Esta equação se mantém, de fato, se A⁻ não estiver presente. Neste caso, K⁺ e Cl⁻ são igualmente distribuídos, e $z = 0$ e $x = y$. Rearranjando a equação 4.8, podemos ver que, em equilíbrio, a distribuição dos íons que podem difundir-se nos dois compartimentos é recíproca:

$$\frac{y+z}{x} = \frac{x}{y} \quad \text{ou} \quad \frac{[K^+]_I}{[K^+]_{II}} = \frac{[Cl^-]_{II}}{[Cl^-]_I} \qquad (4.9)$$

Desta relação está claro que, quando a concentração do ânion não difusível, z, é aumentada, as concentrações dos íons difusíveis (x e y) se tornarão cada vez mais divergentes. Esta distribuição desigual dos íons difusíveis é característica do equilíbrio de Donnan.

No equilíbrio de Donnan, a distribuição osmoticamente desigual de partículas de soluto faz a água mover-se na direção do compartimento de osmolaridade mais alta (compartimento I na Fig. 4.11). Esta diferença de pressão osmótica mais qualquer aumento resultante na pressão hidrostática daquele compartimento é chamada **pressão oncótica**. Este conceito é importante na compreensão do equilíbrio das pressões hidrostática e osmótica através de certas barreiras biológicas tais como as paredes dos capilares.

A explicação do equilíbrio de Donnan depende de um conjunto ideal de condições para chegar à simplicidade. A célula viva e sua membrana superficial são, de fato, muito mais complexas. Por exemplo, a membrana celular é parcialmente permeável a uma variedade de íons e moléculas, e quase nunca haverá apenas um "ânion não-difusível", o que aqui representa vários grupos aniônicos de proteínas e outras moléculas grandes. Embora os princípios físicos e matemáticos reconhecidos por Donnan desempenhem um papel na regulação da distribuição de eletrólitos nas células vivas, mecanismos de não-equilíbrio podem modificar a distribuição de muitas substâncias através da membrana celular. Em particular, a permeabilidade da membrana celular a certos íons pode variar com o tempo, alterando as condições dramaticamente. Assim, as células não podem ser consideradas "osmômetros" passivos, e a distribuição de substâncias através de membranas biológicas não pode ser inteiramente predita pelo equilíbrio de Donnan exceto em certos casos.

PROPRIEDADES OSMÓTICAS DAS CÉLULAS

Podemos usar os princípios físicos delineados anteriormente para analisar as propriedades da membrana celular que mantêm concentrações diferentes de íons dentro e fora da célula (Fig. 4.13). As membranas celulares devem regular finamente o volume celular e, assim, a pressão osmótica intracelular.

Estado de Equilíbrio Iônico

Toda célula mantém concentrações de solutos inorgânicos dentro dela que são diferentes daquelas do lado de fora (Quadro 4.2). O íon inorgânico mais concentrado no citosol é o K⁺, que está 10 a 30 vezes mais concentrado do que no líquido extracelular. Pelo contrário, as concentrações internas de Na⁺ e Cl⁻ livres são tipicamente menores do que as concentrações externas (aproximadamente um décimo ou menos). Outra generalização importante é que a concentração intracelular de Ca⁺⁺ é mantida várias ordens de magnitude abaixo da concentração extracelular. Esta diferença é causada em parte pelo transporte ativo de Ca⁺⁺ para fora através da membrana celular e em parte pelo seqüestro deste íon dentro de organelas tais como mitocôndrias e retículo

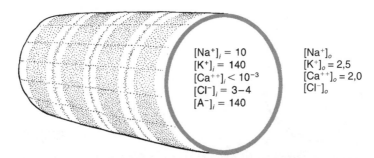

Fig. 4.13 Concentrações de íons comuns são muito diferentes dentro e fora das células musculares esqueléticas de vertebrados. As concentrações mostradas estão em milimoles por litro. A concentração dada para o Ca^{++} intracelular é para o íon livre, não ligado e não seqüestrado no mioplasma. Uma vez que a lista de íons está incompleta, os totais não são perfeitamente balanceados. $(A^-)_i$ representa o equivalente molar das cargas negativas de vários ânions impermeantes.

endoplasmático. Como resultado, a concentração de Ca^{++} no citossol está geralmente bem abaixo de 10^{-6} M.

As membranas celulares são tipicamente cerca de 30 vezes mais permeáveis ao K^+ do que ao Na^+. A permeabilidade da membrana ao íon cloreto varia. Em algumas células, é semelhante à do K^+, enquanto que em outras é mais baixa. A permeabilidade da membrana celular ao Na^+ é baixa, mas não é baixa o bastante para impedir a constante fuga de Na^+ para dentro da célula.

Certas características da membrana celular, particularmente a permeabilidade diferencial da membrana às diferentes espécies de íons, sugerem que o equilíbrio de Donnan pode ser aplicado em algumas condições. Para compreender quando o equilíbrio de Donnan é útil para determinar as características de membrana das células vivas, três fatores relacionados são importantes:

1. Dentro das células, sítios carboxilas e outros sítios aniônicos encontrados sobre peptídios não-permeantes e moléculas de proteínas contribuem mais para a carga negativa resultante. Essas cargas devem ser balanceadas por contra-íons carregados positivamente tais como Na^+, K^+, Mg^{++} e Ca^{++}.
2. Esses sítios aniônicos presos no interior da célula a tornam semelhante ao caso artificial apresentado anteriormente (ver Fig. 4.11) no qual o equilíbrio de Donnan se aplica. Se K^+ e Cl^- fossem os únicos íons a se difundir, uma situação de equilíbrio semelhante àquela mostrada na Fig. 4.11B de fato se desenvolveria dentro da célula. Contudo, a membrana celular permite a passagem de Na^+ e outros íons inorgânicos, e com o tempo a célula poderia ficar repleta com esses íons se fosse permitido que eles simplesmente se acumulassem. Isto, por sua vez, poderia causar um movimento osmótico de água para dentro da célula, fazendo com que ela inchasse.
3. Tais desastres osmóticos são evitados porque a célula envia para fora (através de bomba) Na^+, Ca^{++} e alguns outros íons na mesma velocidade que eles entram, mantendo a concentração intracelular de Na^+ cerca de uma ordem de magnitude mais baixa do que a concentração extracelular. Esse bombeamento ativo, que será discutido mais tarde, é equivalente à impermeabilidade efetiva ao Na^+ e ao Ca^{++}. Como resultado, não é permitido que as concentrações desses íons entrem em equilíbrio, e a célula de fato se comporta muito mais como se estivesse em equilíbrio de Donnan. Realmente, uma distribuição desigual de íons representa um **equilíbrio dinâmico** (*steady state*) que requer gasto contínuo de energia (bomba de íons), e não um equilíbrio verdadeiro.

Como K^+ e Cl^- são os íons mais concentrados e mais permeantes dos tecidos, eles se distribuem em modo semelhante àquele de um equilíbrio de Donnan ideal. Isto é, o produto do KCl $[K^+] \times [Cl^-]$ no interior da célula será aproximadamente igual ao produto do KCl da solução extracelular (Fig. 4.14), desde que a permeabilidade da membrana ao K^+ e ao Cl^- seja alta em relação a estes e a outros íons presentes.

Volume Celular

Células de plantas e de bactérias têm paredes rígidas secretadas pela membrana celular. Essas paredes ocupam um espaço superior ao tamanho da célula, permitindo o desenvolvimento de pressão de turgidez nessas células. Em contraste, as células animais não têm paredes rígidas e portanto não podem resistir ao desenvolvimento de grandes pressões intracelulares. Como resultado, as células mudarão de tamanho quando colocadas em concentrações diferentes de substâncias impermeáveis dissolvidas na água. Esse inchaço ou encolhimento é causado pelo movimento osmótico de água (Fig. 4.15). Existem dois modos pelos quais a membrana superficial pode impedir o inchaço osmótico da célula. Um é enviando água para fora à medida que ela entra. Não há evidência de que isto ocorra, embora um efeito semelhante seja alcançado pelos vacúolos contráteis de certos protozoários. O outro, que parece ser o principal mecanismo para a regulação

---

QUADRO 4.2
Concentrações internas e externas de alguns eletrólitos em tecidos muscular e nervoso

Tecido	Concentrações internas (mM)			Concentrações externas (mM)			Razões, interior/exterior		
	Na^+	K^+	Cl^-	Na^+	K^+	Cl^-	Na^+	K^+	Cl^-
Nervo de lula	49	410	40-100	440	22	560	1/9	19/1	1/14-1/6
Nervo da perna de caranguejo	52	410	26	510	12	540	1/10	34/1	1/21
Músculo sartório de rã	10	140	4	120	2,5	120	1/12	56/1	1/30

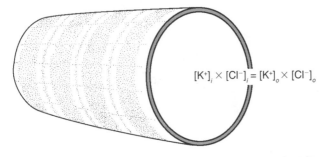

Fig. 4.14 O produto KCl é governado pelo equilíbrio de Donnan. A distribuição de K⁺ e Cl⁻ segue os princípios do equilíbrio de Donnan, uma vez que a membrana é permeável ao K⁺ e ao Cl⁻.

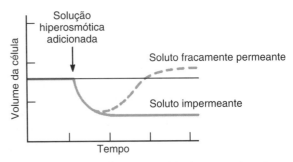

Fig. 4.16 Soluções hiperosmóticas com solutos impermeantes e fracamente impermeantes provocam um murchamento inicial da célula. Se o soluto é completamente impermeante, ele faz com que a célula se mantenha murcha porque a solução é basicamente hipertônica nesta situação. Se o soluto é apenas fracamente impermeante, entretanto, a solução é hipotônica e entra na célula seguida lentamente pelo fluxo osmótico de água. Este processo por fim produz distensão, a despeito do fato de que a solução é hiperosmótica.

do volume celular, é bombear os solutos que entram na célula (Fig. 4.16). Assim, em equilíbrio dinâmico, o Na⁺, o principal constituinte osmótico de fora da célula, é expelido da célula por transporte ativo tão rapidamente quanto ele entra nela. De fato, não há entrada resultante. A situação é osmoticamente equivalente à impermeabilidade completa ao sódio, com concentração de Na⁺ relativamente fixa no interior da célula. Uma vez que não é permitido o acúmulo de Na⁺ na célula, não há influxo de água compensatório.

A baixa concentração de sódio intracelular (em relação ao extracelular) é importante para balancear os outros solutos osmoticamente ativos no citoplasma. A importância do transporte ativo em manter o gradiente de sódio, e deste modo a osmolaridade da célula e o volume celular, é percebida quando o metabolismo energético da célula é interrompido por venenos metabólicos (Fig. 4.17). Sem ATP para fornecer energia para extrusão de Na⁺ contra um gradiente de concentração, o íon sódio, junto com seu contra-íon cloreto, entraria na célula seguido osmoticamente por água, fazendo a célula aumentar de volume.

MOVIMENTOS PASSIVOS ATRAVÉS DA MEMBRANA

Moléculas podem cruzar as membranas passivamente, isto é, sem o envolvimento direto de energia, de diferentes formas. Note que, enquanto esses meios de transporte não requerem diretamente processos que usem energia metabólica, eles dependem de gradiente de concentração ou gradiente elétrico através da membrana celular que, em alguma fase, necessitou de energia para sua criação e manutenção. A energia estocada em tais gradientes é a responsável final pelo transporte de moléculas através da membrana. Contudo, é útil e apropriado pensar nesse processo como passivo.

Existem três rotas básicas para o movimento passivo transmembrana de moléculas ou íons (Fig. 4.18). No primeiro, uma molécula simplesmente se difunde através da membrana. Ela deixa a fase aquosa em um lado da membrana, dissolve-se na camada lipídica da membrana, difunde-se através da camada de proteína ou lipídio e finalmente entra na fase aquosa do outro lado da membrana. No segundo, a molécula de soluto permanece na fase aquosa e se difunde através de *canais de água*, poros na membrana cheios de água. Na terceira rota, a molécula de soluto combina-se com uma **molécula carregadora** dissolvida na membrana. Esse carregador "intermedeia" ou "facilita" o movimento da molécula de soluto através da membrana. Os carregadores podem mesmo "mascarar" um soluto polarizado e por causa de sua solubilidade em lipídio permitem ao soluto difundir-se mais rapidamente através da membrana, em favor de seu gradiente elétrico ou químico. Isto é chamado de **transporte mediado por carregador** (ou facilitado) e pode ocorrer de várias formas diferentes. Vamos agora considerar cada uma dessas três vias principais.

Difusão Simples Através da Bicamada de Lipídio

Se uma molécula de soluto entra em contato com a camada lipídica da membrana e sua energia térmica é suficientemente alta, ela

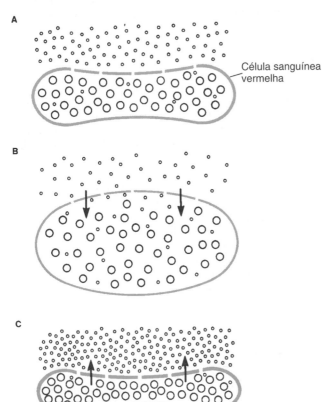

Fig. 4.15 As variações osmóticas alteram o volume de uma célula sanguínea vermelha. **(A)** Solução isotônica: o volume celular permanece inalterado. **(B)** Solução hipotônica: a água (setas) entra na célula por causa da maior osmolaridade do citoplasma com relação à solução, produzindo inchaço. **(C)** Solução hipertônica: em um meio mais concentrado, a água deixa a célula, causando murchamento.

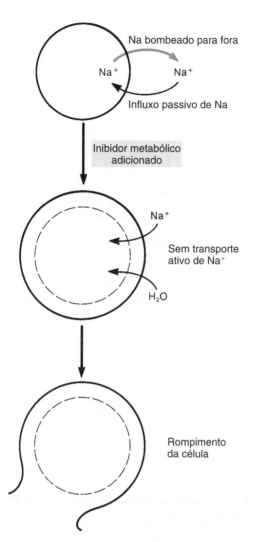

Fig. 4.17 Um inibidor metabólico interfere no bombeamento de Na⁺ e, portanto, na manutenção do volume celular. Em circunstâncias normais, os níveis de Na⁺ são mantidos em equilíbrio no lado de fora e de dentro da célula. O íon entra passivamente na célula e então é bombeado para fora da célula. Com a adição de um inibidor metabólico, contudo, a célula se torna incapaz de bombear o Na⁺ que constantemente entra na célula. Como resultado, (Na⁺) aumenta no interior da célula e a água flui osmoticamente, aumentado o volume celular acima de seu volume inicial (linhas tracejadas). Finalmente, a célula se rompe por causa da grande distensão.

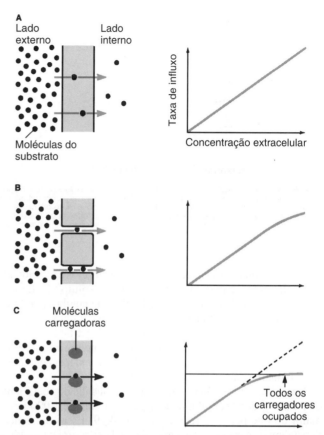

Fig. 4.18 Substâncias cruzam as membranas por três métodos principais. **(A)** Dissolvendo-se na fase lipídica. **(B)** Por difusão através de canais aquosos móveis ou fixos. **(C)** Por transporte mediado por carregador (transporte facilitado ou transporte ativo).

pode entrar e cruzar a fase lipídica e, finalmente, entrar na fase aquosa do outro lado da membrana. Para deixar a fase aquosa e entrar na fase lipídica, um soluto deve primeiro romper todas suas pontes de hidrogênio com a água. Isto requer cerca de 5 kcal de energia cinética por ligação de hidrogênio. Além disso, a molécula de soluto que cruza a fase lipídica da membrana deve dissolver-se na camada lipídica. Assim, sua solubilidade em lipídio também terá um papel importante que vai influenciar sua passagem através da membrana. Conseqüentemente, as moléculas que têm um mínimo de hidrogênio ligado com a água entrarão mais prontamente na bicamada lipídica, enquanto que as moléculas polarizadas tais como íons inorgânicos muito dificilmente se dissolverão na bicamada.

Vários outros fatores, tais como peso molecular e forma molecular, influenciam a mobilidade de não-eletrólitos dentro da membrana, mas o **coeficiente de partição** medido empiricamente é o previsor primário da difusão de um não-eletrólito através da bicamada lipídica. Para medir tal propriedade, uma substância teste é agitada em um tubo fechado contendo quantidades iguais de água e óleo de oliva, e o coeficiente K é determinado pela relação entre a solubilidade na água e no óleo em equilíbrio, usando-se a equação

$$K = \frac{\text{(concentração de soluto no lipídio)}}{\text{(concentração de soluto na água)}} \quad (4.10)$$

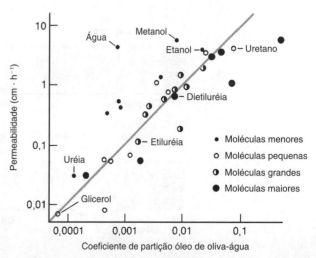

Fig. 4.19 A permeabilidade da membrana a não-eletrólitos é linearmente relacionada com seus respectivos coeficientes de partição óleo-água. Note que a permeabilidade de não-eletrólitos é independente do tamanho molecular.

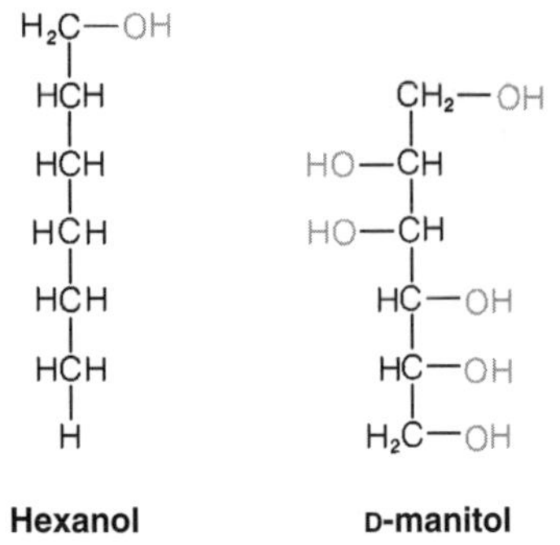

Hexanol   **D-manitol**

Fig. 4.20 A estrutura de moléculas de seis carbonos determina sua solubilidade em água e lipídio. Note a diferença entre o hexanol e o manitol no número de grupos hidroxila. O hexanol, com sua fraca capacidade de se ligar ao hidrogênio, é muito pouco solúvel em água e altamente solúvel em lipídios; o manitol, com sua forte capacidade de se ligar ao hidrogênio, é altamente solúvel em água e muito pouco solúvel em lipídios.

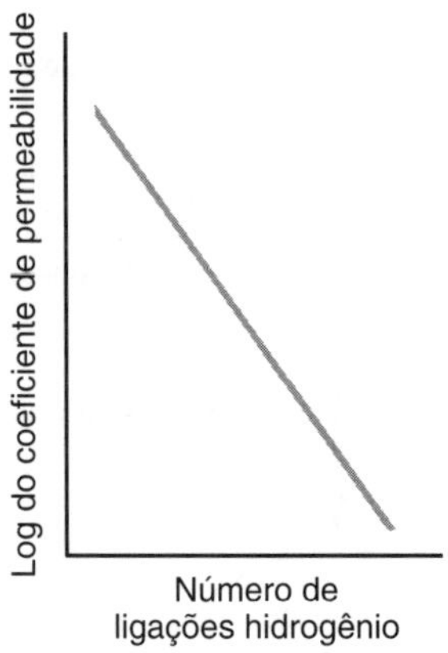

Fig. 4.21 Ligações de hidrogênio diminuem amplamente a solubilidade em lipídio e, assim, a permeabilidade da membrana.

A permeabilidade da membrana a não-eletrólitos é relacionada ao coeficiente de partição lipídio-água do soluto? Collander (1937) testou sistematicamente esta idéia na célula gigante da alga *Chara* fazendo uma correlação entre o coeficiente de permeabilidade (equação 4.4) e o coeficiente de partição (equação 4.10). Existe uma correlação quase que linear entre a solubilidade do lipídio e a permeabilidade da substância, independentemente do tamanho da molécula (Fig. 4.19).

Não-eletrólitos exibem uma grande variedade de coeficiente de partição. Por exemplo, o valor para o uretano é 1.000 vezes maior do que para o glicerol (ver Fig. 4.19) Essas diferenças dependem de caraterísticas particulares da estrutura da molécula, como ilustrado na Fig. 4.20, que compara duas moléculas com diferentes solubilidades. Hexanol e manitol têm estruturas semelhantes exceto que o hexanol contém somente um grupo —OH ao passo que o manitol contém seis. Esses grupos —OH facilitam a ligação do hidrogênio com a água e portanto diminuem a solubilidade em lipídio. De fato, cada ligação adicional de hidrogênio resulta em diminuição de quarenta vezes no coeficiente de partição, que é refletido na diminuição da permeabilidade (Fig. 4.21). Conseqüentemente, o hexanol se difunde através da membrana muito mais rapidamente do que o manitol.

A água exibe permeabilidade muito maior através da membrana celular do que seria esperado de seu coeficiente de partição (ver Fig. 4.19). Isto ocorre parcialmente porque a água pode passar através de canais seletivos permeantes que penetram a bicamada lipídica. Evidências estruturais disto é visto em certas células epiteliais, onde a permeabilidade à água depende de canais de água na membrana plasmática. Contudo, mesmo em bicamadas lipídicas artificiais livres de canais, a permeabilidade à água é ainda várias vezes mais alta do que se espera da solubilidade da água em hidrocarbonetos de cadeia longa. Uma explicação possível é que as moléculas de água pequenas e sem cargas passam por canais temporários entre as moléculas lipídicas. Outras moléculas polares pequenas e sem carga, tais como CO_2, NO e CO, também têm permeabilidades relativamente altas através de membranas artificiais e naturais, porém não se sabe se isto se deve a canais especializados ou a canais que não apresentam seletividade.

A difusão simples através da bicamada lipídica exibe **cinética de não-saturação** (ver Fig. 4.18A), o que significa que a taxa de influxo aumenta em proporção à concentração do soluto no líquido extracelular. Isto é porque a taxa resultante de influxo é determinada somente pela diferença no número de moléculas de soluto nos dois lados da membrana celular. Tal proporcionalidade entre a concentração externa e a taxa de influxo sobre uma grande faixa de concentrações distingue difusão simples de permeação por canal ou mecanismos de transporte mediados por carregadores (Fig. 4.18B e C).

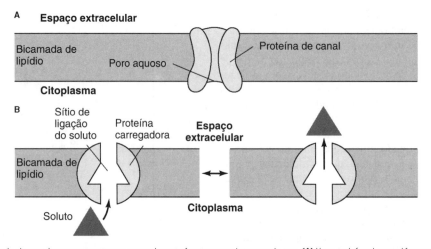

Fig. 4.22 As proteínas de transporte da membrana agem como carregadores ou formam canais na membrana. **(A)** Uma proteína de canal forma um poro cheio de água através da bicamada, por meio do qual íons específicos podem difundir-se. **(B)** Em contraste, uma proteína carregadora se alterna entre duas conformações, de modo que o sítio de ligação do soluto é seqüencialmente acessível de um lado da bicamada e depois no outro.

Difusão Através de Canais da Membrana

As moléculas carregadas podem cruzar as membranas difundindo-se através de canais específicos preenchidos com água. Como íons inorgânicos simples tais como Na^+, K^+, Ca^{++} e Cl^- não podem difundir-se através de bicamadas lipídicas, surgiram moléculas protéicas especiais que se estendem através da membrana celular e agem como poros. Quando esses poros estão abertos, eles permitem a passagem de solutos específicos através deles (Fig. 4.22A).

O funcionamento de canais de membrana pode ser demonstrado diretamente em membranas de bicamadas lipídicas artificiais que são altamente impermeáveis até as menores moléculas carregadas (Destaque 4.2). Aumento dramático na permeabilidade iônica ocorre com a adição de pequenas quantidades de proteínas de canais extraídas de membranas celulares. Esse aumento é medido como pulsos discretos de correntes carregadas por íons de um lado da membrana para outro, justamente como aquelas medidas em membranas biológicas.

Essas **correntes unitárias** são causadas pela súbita abertura de canais individuais que permitem o fluxo, em favor de seu gradiente, de milhares de íons por segundo que atravessam a membrana.

Estudos da permeabilidade das membranas celulares para outras substâncias polares dão um valor estimado de 0,7 nm para o **tamanho equivalente do poro** — o diâmetro do poro que pode explicar a taxa de difusão através da membrana. Assim, os canais de membrana presumivelmente têm diâmetros de 1,0 nm, próximo ao limite prático de resolução dos microscópios eletrônicos contemporâneos e dos métodos de fixação.

Como exemplo, moléculas em forma de bastão do antibiótico nistatina aplicadas em ambos os lados de uma membrana artificial ou natural agregam-se para formar canais. Esses poros permitem a passagem de água, uréia e cloreto, todos com menos de 0,4 nm de diâmetro. Moléculas maiores não podem penetrar nos canais. Cátions também são excluídos, possivelmente porque existem locais positivos fixos ao longo das pa-

---

DESTAQUE 4.2

BICAMADAS ARTIFICIAIS

Grande parte de nossos conhecimentos a respeito de como as moléculas e os íons passam através das membranas tem surgido de experimentos e observações sobre bicamadas artificiais que são semelhantes a lâminas bimoleculares que formam a base da membrana celular. Bicamadas artificiais são extremamente úteis em estudos de mecanismos de transporte porque podem ser feitas de misturas de lipídios quimicamente conhecidos. Substâncias selecionadas podem ser adicionadas para testar seus efeitos sobre a permeabilidade. Substâncias que formam canais, tais como os antibióticos ionóforos (moléculas que facilitam a difusão de íons através de membranas) e componentes de canais de membrana de tecidos excitá-veis, têm sido incorporados em bicamadas artificiais, permitindo que suas propriedades sejam estudadas isoladamente em condições altamente controladas mostradas na figura a seguir.

O princípio da formação da bicamada é mostrado na figura (parte B). A configuração mais estável alcançada consiste em duas camadas de moléculas lipídicas cujas extremidades hidrofóbicas e de hidrocarboneto lipofílicas são associadas para formar uma fase lipídica líquida prensada entre as extremidades polares hidrofílicas das moléculas, que são voltadas para fora em direção ao meio aquoso. A espessura da camada de lipídio é facilmente determinada pela cor da interferência da luz refletida das duas superfícies da camada. Membranas com espessura de aproximadamente 7 nm (cor de interferência preta) são as mais comumente usadas. Essas membranas têm condutâncias elétricas (permeabilidades iônicas) e capacitâncias consistentes com sua espessura e composição lipídica. Embora a permeabilidade a íons destas membranas seja muito menor do que a das membranas celulares, ela pode ser aumentada para valores característicos destas últimas pela adição de ionóforos.

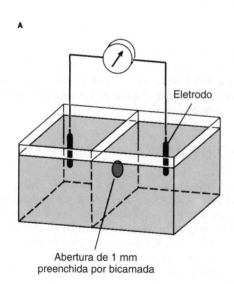

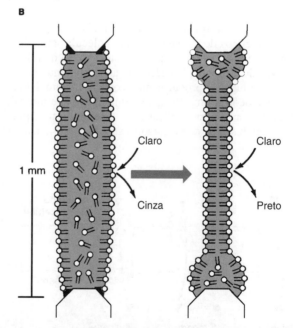

As bicamadas lipídicas podem ser induzidas a se formar através de uma abertura de 1 mm entre duas câmaras cheias de líquido. **(A)** A permeabilidade da bicamada a eletrólitos na câmara pode ser medida eletricamente colocando-se uma solução teste com diferentes concentrações de eletrólitos em cada uma das câmaras. **(B)** A bicamada é formada preenchendo-se a abertura com uma pequena quantidade de lipídio em um solvente tal como a hexana. Inicialmente, enquanto a bicamada está-se formando, sua cor de interferência é cinza (esquerda). Quando a membrana assume a configuração mais estável da bicamada (direita) a cor de interferência muda para preto. (De Kotyk e Janácek, 1970.)

redes dos canais. A incorporação de nistatina nas membranas artificiais produz um aumento desprezível na área da membrana ocupada pelos canais fixos (0,001 a 0,01%), mas isto produz aumento de 100.000 vezes na permeabilidade da membrana aos íons cloreto. Isto significa que muito pouco da área da membrana precisa ser destinado a canais para explicar a permeabilidade das membranas naturais. Esta conclusão é confirmada pelo fato de que a capacitância elétrica da membrana celular permanece relativamente imutável durante as variações na permeabilidade exibidas no decorrer da excitação de algumas membranas. (Este fenômeno é discutido mais tarde no Cap. 5.)

Transporte Facilitado Através das Membranas

As membranas são permeáveis a várias moléculas polarizadas tais como açúcares, aminoácidos, nucleotídios e certos metabólitos celulares que poderiam cruzar a bicamada lipídica por difusão apenas muito lentamente. Essa permeabilidade é decorrente do transporte facilitado, o movimento de moléculas através de membranas pela ação de **proteínas transportadoras de membrana** (ver Fig. 4.22B). O transporte facilitado, diferente do transporte ativo discutido mais tarde, não requer energia na forma de ATP. As proteínas transportadoras de membrana, que existem em muitas formas em todos os tipos de membrana, são extremamente seletivas com as espécies de moléculas que elas transportam. Proteínas carregadoras que transportam um único soluto de um lado da membrana para outro são chamadas de **uniportes**, enquanto aquelas que transferem um soluto e simultaneamente ou seqüencialmente transferem um segundo soluto são chamadas de **transportadores acoplados**. Transportadores acoplados que transferem dois solutos em uma mesma direção são chamados de **simportes**, enquanto aqueles que transferem solutos em direções opostas são denominados **antiportes** (Fig. 4.23). Esses termos podem também ser aplicados aos sistemas de transporte ativo.

A existência de tais transportadores foi inicialmente inferida de estudos cinéticos de transferência de moléculas através de membranas (Fig. 4.24). Para alguns solutos, a taxa de influxo medida pode alcançar um platô além do qual o aumento na concentração do soluto não produz nenhum outro aumento. Isto revela que deve ocorrer uma etapa taxa-limitante na permeabilidade. Experimentos para explicar a cinética de tal transporte levaram à conclusão de que ele ocorre através da formação de

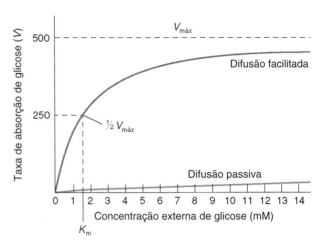

Fig. 4.24 As cinéticas da difusão simples diferem daquelas da difusão mediada por transportador (facilitada). Neste exemplo de movimento de glicose, a taxa da difusão simples é sempre proporcional à concentração de glicose. Contudo, a taxa de difusão de glicose mediada por carregador alcança um máximo ($V_{máx}$) quando a proteína transportadora de glicose está saturada. A constante de ligação do carregador de glicose (K_m), que é análoga à K_m de uma enzima para seu substrato, é medida quando o transporte está na metade do seu valor máximo. (Adaptado de Lodish et al., 1995.)

um complexo carregador-substrato semelhante em conceito ao complexo enzima-substrato. Cada proteína carregadora tem uma constante de ligação característica para seu soluto igual à concentração do soluto quando a taxa de transporte é metade de seu valor máximo (ver Fig. 4.24). Como nas reações enzimáticas, a ligação do soluto pode ser bloqueada por inibidores competitivos específicos bem como por inibidores não-competitivos. O carregador e a molécula do soluto formam temporariamente um complexo com base na ligação e/ou na estereoespecificidade.

A especificidade desses transportadores foi primeiro estabelecida em estudos em que mutações genéticas isoladas aboliram a capacidade da bactéria de transportar açúcares específicos através de suas membranas celulares. Mutações semelhantes foram agora encontradas em muitos casos, incluindo doenças hereditárias humanas que afetam o transporte de solutos específicos através do rim, do intestino ou dos pulmões. Por exemplo, na fibrose cística, um defeito na proteína do canal que transporta cloreto (PCTC) parece ser responsável pelo desequilíbrio de líquidos nos pulmões.

TRANSPORTE ATIVO

Todas as proteínas de canais e a maioria das proteínas carregadoras permitem que solutos atravessem a membrana passivamente com nenhum custo energético (além do custo original de gerar a energia potencial na forma de diferentes concentrações de solutos nos lados opostos da membrana, como mencionado inicialmente). O gradiente de concentração determina a direção do transporte passivo. Conforme a difusão ocorre, a concentração de solutos nos dois compartimentos se aproxima do equilíbrio, um ponto além do qual não mais ocorre difusão resultante.

Para moléculas eletricamente carregadas, o transporte é influenciado pelo gradiente de concentração e pelo gradiente elétrico (i.e., o gradiente eletroquímico) através da membrana. Todas as membranas plasmáticas têm uma diferença de potencial elétrico através delas, com o lado interno sendo negativo em

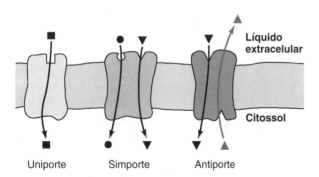

Fig. 4.23 As proteínas carregadoras da membrana podem estar configuradas como uniportes, simportes ou antiportes. Uniportes transportam um único tipo de íon em uma direção através da membrana, enquanto simportes transportam simultaneamente dois diferentes íons em uma mesma direção. Antiportes também transportam dois íons, mas criam uma troca de íons movendo os dois em direções opostas através da membrana.

relação ao lado externo da célula. Isto favorece a entrada de íons carregados positivamente e se opõe à entrada de íons carregados negativamente. Neste caso, como anteriormente, o processo passivo continuará até que a membrana esteja em equilíbrio.

A distribuição de íons através da membrana está em equilíbrio verdadeiro somente nas células mortas. Todas as células vivas gastam continuamente energia para manter a concentração transmembrana de solutos longe do equilíbrio. Essa energia é tipicamente suprida na forma de ATP. Mecanismos que transportam ativamente substâncias contra um gradiente são coletivamente chamados de **bombas de membrana**. Quando a fonte de energia de tais bombas é interrompida, o transporte ativo contragradiente cessa e a difusão passiva governa a distribuição de substâncias. As concentrações dessas substâncias gradualmente se redistribuem em direção ao equilíbrio.

A Bomba de Na+/K+ como Modelo de Transporte Ativo

Muitas das características de transporte ativo são demonstradas no sistema que mantém acentuados gradientes de concentração para Na^+ e K^+ na célula. A concentração de K^+ é cerca de 10 a 20 vezes mais alta no interior da célula do que fora, enquanto que o oposto é verdade para o Na^+ (ver Fig. 4.13). Tais diferenças de concentração são sustentadas por uma **bomba de Na^+/K^+** localizada na membrana plasmática de virtualmente todas as células animais. Essa bomba é uma ATPase com sítios de ligação para Na^+ e ATP na sua superfície citoplasmática e sítios de ligação para K^+ na sua superfície externa. Em estado de equilíbrio, o número de íons Na^+ bombeados ou transportados para fora da célula é igual ao número de íons Na^+ que entram na célula. Assim, mesmo que haja circulação de Na^+ (e outras espécies iônicas) através da membrana, o fluxo resultante de Na^+ durante qualquer período de tempo é zero. Existem dois fatores que determinam o gradiente de concentração de Na^+ que será estabelecido entre o interior e o exterior da célula: a taxa de transporte ativo de Na^+ e a taxa pela qual o Na^+ pode voltar para a célula (*i.e.*, difundir-se passivamente). A taxa pela qual a membrana permite que o Na^+ volte para a célula determina, de fato, a taxa pela qual a bomba de Na^+ tem de trabalhar para manter uma dada proporção intracelular-extracelular de Na^+. Há evidência de que aumento na concentração intracelular de Na^+ promove aumento na taxa de expulsão de Na^+ pela bomba (que pode meramente ter um efeito de ação de massa em face da disponibilidade aumentada de Na^+ intracelular para as moléculas carregadoras na membrana).

Várias características importantes do transporte ativo devem ser destacadas:

1. *O transporte pode ocorrer contra substanciais gradientes de concentração.* A bomba de membrana mais freqüentemente estudada é a que transporta Na^+ do interior da célula para o líquido externo contra um gradiente de concentração de Na^+ de 10:1.
2. *O sistema de transporte ativo geralmente exibe alto grau de seletividade.* A bomba de Na^+, por exemplo, não transporta íons lítio, que têm propriedades iônicas muito similares às dos íons sódio.
3. *ATP ou outras fontes de energia química são requeridos.* Venenos metabólicos que interrompem a produção de ATP interrompem o transporte ativo.
4. *Certas bombas de membrana trocam uma espécie de molécula ou íons de um lado da membrana por outra espécie de molécula ou íons do outro lado.* As características do antiporte Na^+/K^+ ativam, por meio da bomba de Na^+/K^+, o transporte de Na^+ para fora da célula concomitantemente com o transporte de K^+ para dentro. Este processo envolve a troca obrigatória de dois íons potássio do lado de fora da célula por três íons sódio do lado de dentro da célula (Fig. 4.25). Quando K^+ externo está ausente, os íons Na^+ que normalmente teriam sido trocados por íons K^+ não mais serão bombeados para fora.
5. *Algumas bombas realizam trabalho elétrico produzindo um fluxo resultante de carga.* Por exemplo, a bomba que troca Na^+/K^+, já mencionada, produz um fluxo resultante de uma carga positiva para fora por ciclo na forma de três Na^+ trocados por somente dois K^+. Bombas iônicas que produzem movimento de carga resultante são denominadas **reogênicas** porque elas produzem uma corrente elétrica transmembrana. Se a corrente produz um efeito mensurável sobre a voltagem através da membrana, a bomba é também chamada de **eletrogênica**.
6. *O transporte ativo pode ser seletivamente inibido por agentes bloqueadores específicos.* O glicosídio cardíaco ouabaína, aplicado à superfície extracelular da membrana, bloqueia a extrusão ativa de Na^+ dependente de potássio da célula. Ele faz isto competindo pelos sítios ligadores de K^+ da bomba de Na^+/K^+ na superfície externa da célula.
7. *A energia para o transporte ativo é liberada pela hidrólise de ATP por enzimas (ATPases) presentes na membrana.* O transporte ativo exibe cinética de Michaelis-Menten e inibição competitiva por moléculas análogas. Ambos os comportamentos são característicos de reações enzimáticas. As ATPases ativadas por cálcio foram associadas com membranas que bombeiam cálcio. Associadas com a bomba Na^+/K^+ estão as ATPases ativadas por Na^+ e K^+ isoladas das membranas de células sanguíneas vermelhas e de outros tecidos. Essas enzimas catalisam a hidrólise de ATP em ADP e fosfato inorgânico somente na presença de Na^+ e K^+ e elas se ligam ao inibidor específico da bomba de Na^+ ouabaína. O fato de que a ouabaína se liga à membrana e bloqueia a bomba de Na^+/K^+ é evidência de que essas ATPases estão envolvidas no transporte ativo de Na^+ e K^+.

Acredita-se que a operação da ATPase de Na^+/K^+ dependa de uma série de variações conformacionais na proteína de transporte que permite o co-transporte de K^+ e Na^+ através da membrana da célula (ver Fig. 4.25).

O processo real de transporte energizado metabolicamente ocorre através da membrana celular, bombeando moléculas ou para dentro ou para fora da célula. Contudo, a organização das células em superfícies epiteliais torna possível o transporte ativo de substâncias de um lado da superfície epitelial para o outro porque as superfícies das células em cada lado são assimétricas nas suas propriedades de transporte. Um lado da célula pode tender a importar substâncias, enquanto que o outro lado tende a exportar, fazendo assim a transferência da substância para o lado oposto da célula. Esta característica capacita o epitélio da pele e da bexiga de anfíbios, as brânquias de peixes e a córnea, os túbulos renais e o intestino dos vertebrados, além de muitos outros tecidos, a transportar sais e outras substâncias através dos tecidos.

 O transporte ativo e o transporte facilitado apresentam cinética de saturação. O que isto diz a você com relação aos mecanismos que dão suporte a estas duas espécies de transporte?

102 MEMBRANAS, CANAIS E TRANSPORTE

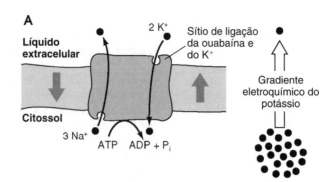

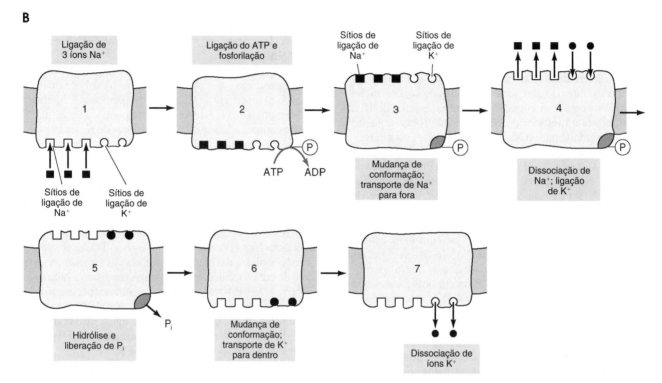

Fig. 4.25 A ATPase de Na+/K+ bombeia ativamente Na+ para fora da célula e K+ para dentro contra seus respectivos gradientes eletroquímicos. **(A)** Para cada molécula de ATP hidrolisada diretamente para fornecer energia para o transporte transmembrana, três íons Na+ são bombeados para fora e dois íons K+ para dentro. O inibidor específico da bomba ouabaína e o K+ competem pelos mesmos locais no lado externo da ATPase. **(B)** Este modelo esquemático da ATPase de Na+/K+ mostra o movimento de Na+ e K+ por uma única proteína. A ligação de Na+ (etapa 1) e a subseqüente fosforilação da face citoplasmática da ATPase pelo ATP (etapa 2) causam alteração conformacional na proteína que resulta na transferência de Na+ através da membrana (etapa 3). O Na+ é liberado para o exterior da célula e o K+ é ligado (etapa 4). A desfosforilação subseqüente da proteína (etapa 5) induz retorno à conformação original das proteínas e conseqüente transferência de K+ através da membrana (etapa 6), por onde é liberado no citossol (etapa 7).

Gradientes de Íons como Fonte de Energia para Célula

Gradientes eletroquímicos através de membranas biológicas fornecem para as células uma importante fonte de energia imediatamente disponível. Essa energia pode ser usada para o transporte passivo ou o transporte ativo secundário e é também usada para estocar ou conduzir informação ao longo da superfície das membranas celulares (ver Cap. 5). A quantidade de energia livre estocada no gradiente eletroquímico depende da razão entre a concentração de íons — ou, mais precisamente, da razão entre as atividades químicas de espécies iônicas — nos dois lados da membrana. A liberação de energia ocorre quando é permitido que os íons atravessem a membrana em favor de seu gradiente. Três processos celulares importantes utilizam a energia livre de gradientes biológicos: produção de sinais elétricos, transdução de energia quimiosmótica e transporte de outras moléculas contragradiente.

Produção de sinais elétricos
A energia eletroquímica é estocada através da membrana principalmente como gradientes de Na+ e Ca++. A liberação dessa energia está sob controle de canais com "portões". Esses canais estão normalmente fechados, mas em resposta a certos sinais elétricos e químicos eles se tornam abertos e exibem permeabilidade seletiva a íons específicos. Esses íons então passam pela membrana passivamente em favor de seus gradientes eletroquímicos. Em virtude da carga que carregam, conforme tais íons atravessam a membrana eles produzem uma corrente elétrica, já que são espécies iônicas, e alteram a diferença de potencial que existe através da membrana. Essa atividade elétrica é a base funcional do sistema nervoso (o assunto do Cap. 5).

Transdução quimiosmótica de energia
A energia liberada pelo metabolismo dos alimentos culmina na passagem de elétrons ao longo da cadeia respiratória nas mito-

côndrias. Estas, por sua vez, liberam sua energia, que é estocada como um gradiente eletroquímico de próton através da membrana interna mitocondrial (ver Cap. 3). Este mecanismo original de estocar energia, que não usa os intermediários químicos de alta energia convencionais, confundiu os biologistas celulares por muitos anos até Peter Mitchell propor a hipótese de acoplamento quimiosmótico. O termo *quimiosmótico* refere-se à ligação direta entre processo químico (*quimi*) e processo de transporte (*osmótico*).

Duas idéias são centrais na teoria quimiosmótica:

- As enzimas redox são orientadas dentro da membrana interna da mitocôndria de modo que o sistema de transporte de elétrons da cadeia respiratória bombeia os íons hidrogênio do lado de dentro da matriz mitocondrial através da membrana interna para o espaço intermembrana (Fig. 4.26). A membrana interna mitocondrial tem baixa permeabilidade intrínseca ao H^+, de modo que o bombeamento ativo produz excesso de OH^- (e, portanto, pH alto) dentro da matriz mitocondrial e excesso de H^+ (e pH baixo) dentro do espaço intermembranas.
- O gradiente de H^+ rico em energia estabelecido desta maneira através da membrana interna fornece a energia livre que remove HOH do ADP + P_i, como requerido para a produção do ATP:

$$ADP + P_i \longrightarrow ATP + H_2O$$
$$\Delta G^{o\prime} = + 7{,}3 \text{ kcal} \cdot \text{mol}^{-1}$$

Esta reação também requer que um complexo ATPase seja orientado sobre a membrana mitocondrial interna para que se obtenha vantagem da separação de H^+ e OH^- através da membrana. Acredita-se que o H^+ que é enzimaticamente removido do ADP seja "sifonado" para o interior mitocondrial rico em OH^- para formar HOH (Fig. 4.27). O OH^- removido da molécula de fosfato inorgânico é desviado para fora da mitocôndria para reagir com o excesso de H^+ para formar HOH. Assim, o gradiente H^+/OH^- fornece a energia necessária para remover a água durante a fosforilação. Após a desidratação, ocorre a formação da ligação fosfato sobre os sítios ativos da ATPase sem necessidade de influxos de energia adicionais.

$$ADP + P_i \longrightarrow ATP$$

Transdução quimiosmótica de energia semelhante à proposta para fosforilação oxidativa na mitocôndria tem sido implicada nos mecanismos para transdução de energia durante a fotossíntese em cloroplastos e bactérias fotossintéticas. Além disso, há evidência de que a bomba Na^+/K^+, que normalmente utiliza ATP para produzir o gradiente de Na^+, pode em circunstâncias especiais funcionar de modo reverso, e assim o movimento de Na^+ em favor de seu gradiente faz com que a bomba sintetize ATP a partir de ADP e P_i.

Transporte Acoplado

O movimento de algumas moléculas contra um gradiente de concentração é direcionado pelo movimento de outra substância *em favor* de seu gradiente de concentração. Assim, o gradiente de Na^+ onipresente é usado para carregar certos açúcares e aminoácidos pela membrana por um mecanismo que usa um *simporte* e para enviar Ca^{++} para fora da célula por um mecanismo que usa um *antiporte*. A próxima seção irá considerar este mecanismo de transporte acoplado em detalhe.

Simportes

Simportes são uma forma de sistema de transporte ativo acoplado que usa energia estocada em gradientes iônicos. Um exem-

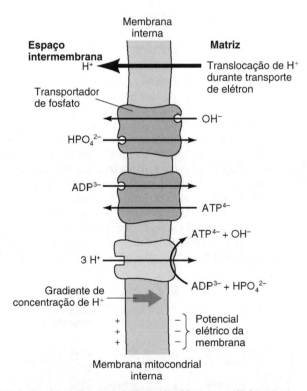

Fig. 4.26 O sistema de transporte de fosfato e ATP-ADP que gera ATP é localizado na membrana interna da mitocôndria. O transportador de fosfato acopla a captação de um HPO_4^{2-} (fosfato inorgânico) ao movimento para fora de um ânion OH^-. Ao mesmo tempo, o antiporte ATP-ADP troca um ADP^{3-} que entra por um ATP^{4-} exportado da matriz. O OH^- exportado combina-se com um H^+ translocado para fora pela respiração. Como resultado, há absorção de um ADP^{3-} e um HPO_4^{2-} em troca de um ATP^{4-}. Este processo é potencializado pela translocação para fora de um H^+ durante o transporte de elétrons. Para cada quatro H^+ translocados para fora, três são usados para sintetizar uma molécula de ATP e um é usado para exportar ATP em troca de ADP e P_i. (Adaptado de Lodish et al., 1995.)

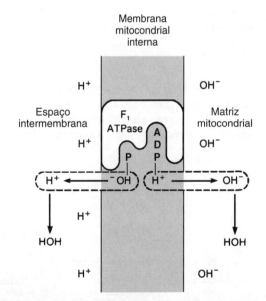

Fig. 4.27 A segunda fase da teoria quimiosmótica de Mitchell explica a transdução de energia na mitocôndria. Com a ajuda catalítica da ATPase F_1 localizada na membrana interna da mitocôndria, o H^+ e o OH^- do ADP e do P_i, respectivamente, são enviados para fora pelos altos níveis de OH^- na matriz mitocondrial e pelas concentrações relativamente altas de H^+ no espaço intermembrana. Este processo permite ao P_i condensar-se com o ADP para formar ATP.

plo é o transporte do aminoácido alanina, que é acoplado ao Na⁺ (Fig. 4.28). Na presença de Na⁺, o aminoácido é absorvido pela célula até que a concentração interna seja 7-10 vezes maior que a concentração externa. Na ausência de Na⁺, a concentração intracelular da alanina meramente se aproxima da concentração extracelular. Em ambos os casos, a taxa de influxo mostra cinética de saturação, indicando um mecanismo mediado por carregador. O efeito do Na⁺ extracelular é aumentar a atividade do transportador de alanina. Aumento na concentração intracelular de Na⁺ por bloqueio da bomba de Na⁺ com ouabaína tem o mesmo efeito que redução na concentração extracelular de Na⁺. Assim, parece que o importante para o transporte de alanina para dentro é o gradiente de Na⁺, e não meramente a presença de Na⁺ no líquido extracelular.

O transporte de aminoácidos e açúcares é acoplado à entrada de Na⁺ por meio de um **carregador comum**. A molécula carregadora deve ligar-se ao Na⁺ e à molécula do substrato orgânico antes que ela possa transportar qualquer um deles (Fig. 4.29). A tendência do Na⁺ de se difundir em favor de seu gradiente de concentração impulsiona o sistema carregador. Qualquer coisa que reduza o gradiente de concentração do Na⁺ (Na⁺ extracelular baixo ou Na⁺ intracelular alto) reduz a força que dirige para o interior e deste modo reduz o transporte acoplado de aminoácidos e açúcares para a célula. Se a direção do gradiente de Na⁺ é experimentalmente invertida, a direção do transporte dessas moléculas também é invertida. Neste caso, o transporte de Na⁺ mediado por carregador também depende da presença de aminoácidos e açúcares. Na ausência de aminoácidos e açúcares, a eficiência do carregador comum para transportar Na⁺ é bastante diminuída, e como resultado o vazamento de Na⁺ do interior é reduzido.

O carregador comum parece mover-se entre os dois lados da membrana passivamente, sem utilização direta de energia metabólica. O transporte acoplado de moléculas orgânicas contra-gradiente deriva sua energia da difusão de Na⁺ em favor de um gradiente. Contudo, a energia potencial estocada no gradiente de Na⁺ é basicamente derivada da energia metabólica que impulsiona a bomba de Na⁺. O gradiente de concentração de Na⁺ é assim uma forma intermediária de energia que pode ser usada para impulsionar vários processos na membrana que requerem energia.

Antiportes
O gradiente de concentração de Na⁺ também desempenha, em certas células, um papel na manutenção de concentração intracelular muito baixa de Ca⁺⁺ por meio do sistema antiporte Na⁺/Ca⁺⁺. Na maioria das células se não em todas, a concentração intracelu-

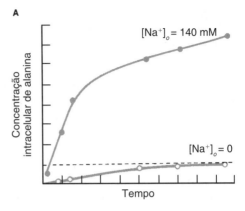

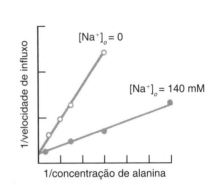

Fig. 4.28 A captação celular de um aminoácido tal como alanina depende da concentração de Na⁺. **(A)** Concentração intracelular de alanina, um aminoácido, em função do tempo com e sem Na⁺ extracelular presente. A linha interrompida representa a concentração extracelular de alanina. **(B)** Gráfico de Lineweaver-Burk do influxo de alanina com e sem Na⁺ extracelular presente. A abscissa é a recíproca da concentração de alanina extracelular. O cruzamento comum indica que em concentração infinita de alanina a taxa de transporte é independente do (Na⁺). (De Schultz and Curran, 1969.)

lar de Ca⁺⁺ está várias ordens de grandeza abaixo da concentração extracelular (menos que 10^{-6} M), e as funções de muitas células são reguladas por variações na concentração intracelular de Ca⁺⁺. O efluxo de Ca⁺⁺ das células é reduzido quando o Na⁺ extracelular é removido, porque o Ca⁺⁺ é expelido da célula em troca do Na⁺ que entra. O movimento desses dois íons em sentido oposto é acoplado por um **antiporte**. Uma teoria é a de que o Ca⁺⁺ e o Na⁺ competem pelo mesmo carregador, mas que o Ca⁺⁺ compete com mais sucesso do lado de dentro da célula do que na superfície externa, de modo que existe um efluxo resultante de Ca⁺⁺. Aqui, outra vez, a fonte imediata de energia é o gradiente de Na⁺, que depende basicamente do transporte ativo de Na⁺ energizado por ATP. Ca⁺⁺ também é transportado independen-

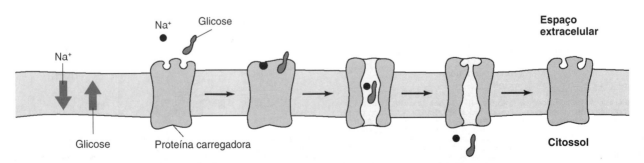

Fig. 4.29 O transporte de açúcar e aminoácido pode ser alcançado pelo co-transporte mediado por sódio. A proteína transportadora deve ligar-se ao Na⁺ e ao substrato orgânico antes que um deles seja transportado. O transporte é para dentro por causa do gradiente de Na⁺, indicado pela seta. Note que a glicose se move contra seu gradiente.

temente do gradiente de Na^+ por uma bomba de Ca^{++}, energizada por ATP, que é a principal fonte de extrusão de Ca^{++} em condições normais.

O antiporte Na^+/H^+ no túbulo proximal do rim de mamíferos é outro exemplo de co-transporte em direções opostas (ver Cap. 14). A extrusão de H^+ do lado de dentro das células que revestem o túbulo renal para a urina contida dentro do túbulo é acoplada à reabsorção de Na^+ pela célula em uma relação estequiométrica de 1:1. Isto é, para cada H^+ expelido, um Na^+ é tomado pela célula. Isto tem a vantagem de (1) evitar o gasto de energia para desenvolver trabalho elétrico, visto que duas cargas positivas equivalentes são trocadas, e (2) capacitar o rim a recuperar Na^+ da urina e excretar o excesso de prótons. O trocador Na^+/H^+, diferentemente da bomba de Na^+/K^+, é orientado de modo a levar Na^+ para fora do lúmen e para dentro da célula. Também diferentemente da bomba de Na^+/K^+, este mecanismo não é um exemplo de transporte ativo primário, no qual o ATP é a fonte imediata de energia. Em vez disto, o trocador Na^+/H^+ é um exemplo de transporte ativo secundário, no qual a fonte de energia é o gradiente eletroquímico de um ou de ambos os íons trocados. Neste caso, a energia que impulsiona a troca se origina do gradiente de concentração de Na^+, direcionado do lúmen para a célula. Esse gradiente é mantido pela remoção de Na^+ da célula pela bomba de Na^+/K^+ localizada na membrana do outro lado da célula, que fica em contato com o plasma e o sangue.

SELETIVIDADE DA MEMBRANA

A utilidade da membrana celular apóia-se na sua seletividade — sua capacidade de permitir a passagem de somente tipos específicos de moléculas. Essa seletividade é importante porque uma membrana não-seletiva não protegerá o conteúdo da célula da entrada de substâncias químicas indesejáveis. Cada espécie de sistema de transporte da membrana também apresenta seletividade, que difere em uma dada membrana para diferentes sistemas de transporte. Por exemplo, quando o Na^+ em uma solução salina fisiológica usada para banhar uma célula nervosa é substituído por íons lítio, o Li^+ passa prontamente através dos canais de Na^+, que se abrem durante a excitação elétrica da membrana celular. Os outros cátions metálicos alcalinos, K^+, Rb^+ e Cs^+, são essencialmente impermeantes através desses canais. Por outro lado, a ATPase da bomba de Na^+ na mesma membrana é altamente específica para o Na^+ intracelular e não é ativada por Li^+. Os íons lítio, passando através dos canais de Na^+, gradualmente vão acumular-se dentro da célula até que alcancem o equilíbrio eletroquímico. Isto é um exemplo da seletividade dos eletrólitos pelo sistema de transporte, mas não pelos canais da membrana. Vamos considerar agora como esta seletividade para eletrólitos e não-eletrólitos é alcançada.

Seletividade a Eletrólitos

De que modo os canais discriminam íons diferentes? Embora enzimas reconheçam substratos por meio de formas ou estruturas químicas distintas, as membranas podem distinguir íons de forma e tamanho essencialmente idênticos. Por exemplo, Na^+ e K^+ têm quase a mesma forma e o mesmo tamanho (K^+ é um pouco mais largo), mas a membrana da célula nervosa em repouso é cerca de 30 vezes mais permeável ao K^+ do que ao Na^+. À primeira vista, podemos concluir que esses íons são dis-

QUADRO 4.3
Raios iônicos e energia de hidratação de cátions metálicos alcalinos

Cátion	Raio do íon (Å)	Energia livre de hidratação (kcal · mol^{-1})
Li^+	0,60	−122
Na^+	0,95	−98
K^+	1,33	−80
Rb^+	1,48	−75
Cs^+	1,69	−67

tinguidos tomando por base seus tamanhos hidratados, com K^+ passando livremente através de canais que são muito pequenos para o Na^+. O tamanho pode explicar como o canal de K^+ exclui Cs^+ ou Rb^+ (Quadro 4.3) mas não Na^+, particularmente levando-se em conta que a permeabilidade ao Na^+ pode variar dramaticamente. Por exemplo, durante a excitação da membrana nervosa ou muscular, a permeabilidade ao Na^+ aumenta cerca de 300 vezes atingindo valores cerca de 10 vezes maiores do que a permeabilidade ao K^+ em repouso. Se, durante a excitação, a membrana subitamente desenvolvesse canais que permitissem a passagem do íon Na^+ com base apenas no tamanho, haveria aumento simultâneo na permeabilidade ao K^+ através dos mesmos canais, dados os seus tamanhos comparáveis. Como esse aumento não ocorre, a seletividade da membrana deve residir sobre outras propriedades exceto o tamanho. De fato, o tamanho estimado dos poros de diferentes canais de membrana ilustra que tamanho apenas não pode ser o agente da seletividade da membrana.

Duas interessantes características à exceção do tamanho parecem ser importantes para determinar a seletividade dos poros da membrana: facilidade de desidratação e interação com cargas dentro do poro. Para um íon entrar em um poro, ele deve dissociar-se das moléculas de água. Facilidade de desidratação parece ser um fator importante para governar a seletividade, particularmente se as cargas dentro do poro são fracas. Como grandes íons se desidratam mais facilmente do que os pequenos (ver Quadro 4.3), um poro com sítios polares fracos ao longo dele admitirá íons maiores preferencialmente aos menores.

Em canais com sítios fortemente carregados, a interação dos íons desidratados com esses sítios pode ser mais importante para conferir especificidade do que a facilidade de desidratação. Assim, um canal revestido predominantemente com resíduos carregados positivamente irá repelir seletivamente os íons carregados positivamente, mas permitirá que os íons carregados negativamente passem através dele (Fig. 4.30). Em tais casos, íons menores podem aproximar-se dos sítios polares mais intimamente e, assim, interagir mais fortemente do que íons grandes, exagerando o efeito.

Seletividade a Não-eletrólitos

Virtualmente todos os não-eletrólitos cruzam a membrana dissolvendo-se na camada lipídica e simplesmente se difundindo através dela. Como a relação entre permeabilidade e coeficiente de partição K é essencialmente linear (ver Fig. 4.19), a seletividade é completamente determinada pelas propriedades moleculares responsáveis pelo coeficiente de partição. Os poucos não-eletrólitos que se desviam da relação linear entre o coeficiente de partição e a permeabilidade têm todos maior permeabilidade do que a prevista. Algumas dessas substâncias

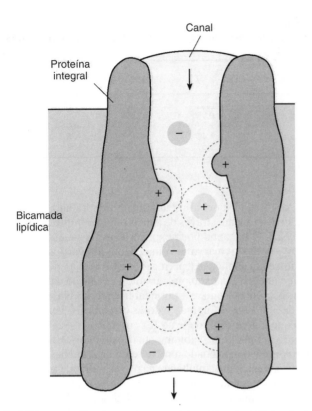

Fig. 4.30 Cargas positivas que revestem o canal da membrana permitem a passagem de ânions, mas retardam a difusão de cátions através do canal, como mostrado neste corte transversal hipotético através de um canal de membrana altamente simplificado.

cruzam a membrana por transporte mediado por carregador. Alternativamente, moléculas pequenas tais como álcool etílico, álcool metílico e uréia podem cruzar a membrana por meio da camada de lipídio e de canais cheios de água. Todas essas moléculas desviantes são pequenas e solúveis em água a despeito de suas solubilidades relativas em água e lipídios (*i.e.*, seus coeficientes de partição). É importante notar que não surgiram mecanismos para o controle preciso do acesso de não-eletrólitos através das membranas, tornando as células vulneráveis à penetração por essas moléculas. Drogas aplicadas à pele humana, tais como anti-heméticos liberados por adesivos de pele colocados atrás da orelha, podem usar esta rota para entrar no corpo.

ENDOCITOSE E EXOCITOSE

Os processos de transporte já descritos para moléculas polarizadas pequenas atravessarem a membrana não podem transportar macromoléculas tais como proteínas, polinucleotídios ou polissacarídios. Porém as células absorvem e secretam macromoléculas usando mecanismos muito diferentes daqueles usados para solutos pequenos e íons. O movimento transmembrana de macromoléculas é realizado através de formação e subseqüente fusão de vesículas ligadas à membrana. A entrada de material para dentro da célula recebe o nome de **endocitose**. O processo recebe o nome de **pinocitose** se a absorção for específica para líquido e de **fagocitose** quando o material ingerido for sólido. A secreção de macromoléculas pela célula recebe o nome de **exocitose**. Na exocitose e na endocitose, a fusão de regiões separadas da bicamada de lipídio ocorre em pelo menos dois estágios: as bicamadas aproximam-se e então se fundem. Acredita-se que ambos os processos sejam controlados por proteínas especializadas.

Mecanismos de Endocitose

A transferência de macromoléculas através das membranas por endocitose requer mecanismos de controle especializados. A **endocitose mediada por receptor** depende da presença de moléculas receptoras mergulhadas na membrana celular (Fig. 4.31A). Elas unem certas moléculas ou partículas ligantes, incluindo proteínas plasmáticas, hormônios, vírus, toxinas e imunoglobulinas e certas outras substâncias que não podem passar através dos canais da membrana. Os receptores são livres para se difundir lateralmente no plano da membrana, mas após unir-se ao ligante o complexo receptor-ligante tende a se acumular dentro de depressões das membranas chamadas de **cavidades revestidas.** A cavidade revestida tem no seu interior um ligante. Uma teoria é a de que isto acontece pela formação de uma vesícula que penetra no citoplasma, como mostrado (Fig. 4.31B). Isto é chamado **vesícula revestida** por causa de uma camada da proteína **clatrina** que cobre a superfície citoplasmática da membrana da vesícula. A clatrina é organizada sobre a superfície da membrana em arranjos hexagonais ou pentagonais semelhantes a treliça e parece ter várias funções, que incluem a ligação de moléculas de receptores ocupadas por ligantes e os brotamentos subseqüentes de vesículas da superfície da membrana. Acredita-se que, uma vez que a vesícula revestida entra no citoplasma, ela se funde com outras organelas tais como lisossomos e libera nelas seu conteúdo. A clatrina e os receptores são reciclados na membrana de superfície.

Mecanismos de Exocitose

A liberação de substâncias químicas das membranas celulares através de exocitose desempenha um papel crucial nos sistemas nervoso e endócrino. Por exemplo, os terminais pré-sinápticos de células nervosas contêm muitas vesículas internas de cerca de 50 nm de diâmetro delimitadas por membranas que contêm substâncias neurotransmissoras. Essas vesículas coalescem com a membrana de superfície da terminação nervosa e liberam seus conteúdos para o exterior da célula, o típico método de exocitose. Esta atividade ocorre com probabilidade amplamente aumentada quando a terminação é invadida por impulsos nervosos e serve para liberar o transmissor sináptico que interage com a membrana pós-sináptica. Mecanismos semelhantes são envolvidos na secreção de hormônios.

Uma característica importante da exocitose (bem como da endocitose) é que as macromoléculas secretadas ou absorvidas são seqüestradas em vesículas e, assim, não se misturam com macromoléculas ou organelas das células. Como as vesículas podem fundir-se somente com membranas específicas, elas asseguram a transferência direta de seus conteúdos para a célula. Na exocitose, uma vez que a membrana da vesícula é incorporada na membrana de superfície, o conteúdo liberado — hormônios, neurotransmissores e moléculas acessórias — difunde-se para o espaço intersticial.

A exocitose requer um método para recuperar a quantidade relativamente grande de membrana da vesícula secretora que inicialmente rodeava as macromoléculas que foram expelidas.

MEMBRANAS, CANAIS E TRANSPORTE 107

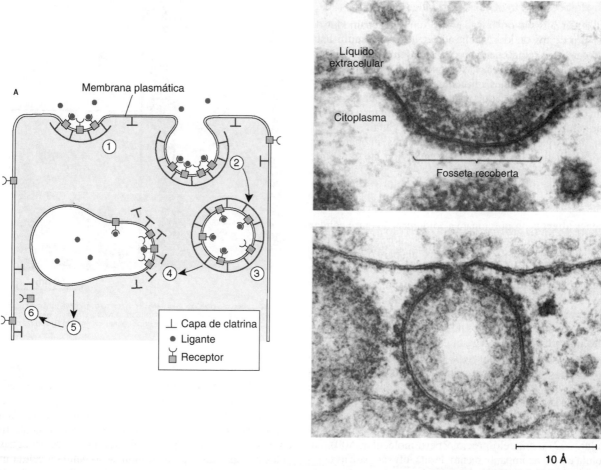

Fig. 4.31 Vesículas recobertas formam-se durante a endocitose mediada por receptor. **(A)** Seis principais etapas estão envolvidas no processo: (1) moléculas ligantes unem-se a moléculas receptoras de superfície localizadas em cavidades revestidas formadas por moléculas de clatrina que são ligadas à membrana de superfície; (2) a cavidade recoberta é invaginada; (3) a vesícula revestida é formada; (4) a vesícula revestida funde-se com vacúolos existentes, liberando as moléculas de clatrina; (5) o complexo fundido sofre processamento posterior, dependendo de seu conteúdo, enquanto (6) a clatrina e as moléculas receptoras são recicladas para reutilização na membrana plasmática. **(B)** Microfotografia eletrônica da cavidade revestida (em cima) e da vesícula revestida (embaixo). Esses dois estágios, tomados de um oócito de galinha, mostram a densa capa de clatrina sobre a superfície citoplasmática da membrana. A membrana de superfície pode ser vista liberando a vesícula. (Parte A de Pearse, 1980; parte B de Bretscher, 1985.)

Na ausência de recuperação desta membrana novamente incorporada, a área superficial da membrana plasmática cresceria continuamente. Contudo, acredita-se que a exocitose seja responsável pela recuperação final desse excesso de membrana através de sua reforma em novas vesículas secretoras. Evidências para tal **reciclagem de membrana** através da endocitose vêm de experimentos nos quais moléculas de proteínas elétron-opacas, tais como a **horseradish-peroxidase**, são introduzidas no líquido extracelular, e seu movimento para o interior da célula é determinado por métodos de microscopia eletrônica. Nesses experimentos, a *horseradish-peroxidase* aparece dentro da célula, mas somente dentro de vesículas. Como o tamanho grande da molécula da *horseradish-peroxidase* impede sua penetração pela passagem direta através de membranas biológicas, ela deve ter sido absorvida durante a formação endocítica de vesículas que brotaram da membrana plasmática para dentro do citoplasma.

O íon cálcio é responsável pela secreção por exocitose de substâncias neurotransmissoras das células nervosas e de hormônios pelas células endócrinas. Embora o papel preciso do Ca^{++} em iniciar a secreção seja desconhecido, parece que uma elevação do Ca^{++} intracelular aumenta de algum modo a probabilidade de atividade exocítica, talvez permitindo a coalescência de vesículas com a superfície interna da membrana. A membrana regula a atividade exocítica pela regulação do acúmulo intracelular de Ca^{++}. Conforme o influxo aumentado de cálcio permite que o nível de Ca^{++} aumente, a taxa de secreção exocítica também aumenta.

A membrana vesicular pode participar ativamente nas etapas iniciais que resultam em exocitose. Foi descoberto que os grânulos secretores (ou vesículas) da medula da adrenal são ricos em um fosfolipídio não usual, a **lisolecitina**, que facilita a fusão das membranas e, assim, pode ajudar a membrana da vesícula a se fundir com a membrana da superfície. Antes de ocorrer a fusão das duas membranas, os grânulos secretores devem estar em contato com o plasmalema. A liberação dos produtos secretores das células secretoras glandulares pode ser bloqueada pela **colchicina**, um agente antimitótico que provoca desarranjo dos microtúbulos, ou pela **citocalasina**, um agente que desarranja os microfilamentos. Estas evidências farmacológicas levaram à sugestão de que microtúbulos ou microfilamentos participam no movimento dos grânulos secretores para junto dos locais de liberação exocítica na superfície interna da membrana de superfície.

JUNÇÕES ENTRE CÉLULAS

As células animais são organizadas em conjuntos chamados de **tecidos**. Em certos tecidos, incluindo epitélio, músculo liso, músculo cardíaco, tecido nervoso central e muitos tecidos embrionários, as células vizinhas são conectadas por adaptações especiais de suas superfícies adjacentes. Essas superfícies especializadas são divididas em dois grupos principais: junções abertas e junções fechadas. As junções abertas aumentam a comunicação de célula a célula através de minúsculos canais, preenchidos com água, que conectam células adjacentes, enquanto que as junções fechadas "ligam" as células envolvidas no transporte epitelial em uma única camada.

Junções Abertas

As **junções abertas** proporcionam a comunicação entre células permitindo que íons inorgânicos e moléculas hidrossolúveis passem diretamente do citoplasma de uma célula para o citoplasma da outra. Essas junções acoplam as células eletricamente e metabolicamente, com conseqüências funcionais importantes para o tecido. A distância entre duas membranas de uma junção aberta é de somente 2 nm (Fig. 4.32). Cada uma das duas membranas justapostas contém aglomerados de arranjos hexagonais de seis unidades que atravessam o estreito espaço entre as duas membranas (Fig. 4.33A). Os arranjos subunitários têm cerca de 5 nm de diâmetro e se assemelham a pequenos anéis cujo centro vazio forma as vias de passagem entre o interior das células vizinhas (Fig. 4.33B). A continuidade das vias de passagem de célula a célula através das junções abertas foi demonstrada pela injeção de corantes fluorescentes, tais como fluoresceína (peso molecular, 332) e amarelo-procion (peso molecular, 500), em uma célula e pelo acompanhamento de sua difusão para as células vizinhas (Fig. 4.34). Essa continuidade para a troca direta de íons foi corroborada pelo achado de que a corrente elétrica passa direta e rapidamente de uma célula para outra se as junções

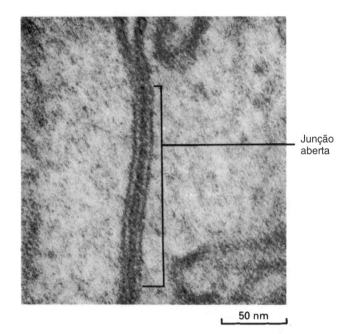

Fig. 4.32 O intervalo da junção aberta (2 nm) entre células vizinhas está no limite inferior para resolução por microscopia eletrônica. A microfotografia eletrônica revela uma junção aberta entre membranas de duas células vizinhas de fígado de camundongo. (Cortesia de D. Goodenough.)

abertas estiverem presentes. Os canais intracelulares nessas junções permitem a passagem de partículas com peso molecular de pelo menos 500, de modo que pequenas moléculas tais como íons, aminoácidos, açúcares e nucleotídios são facilmente trocadas entre as células (ver Fig. 4.33B). Essa troca de pequenas moléculas é responsável pela comunicação célula a célula mediada pelas junções abertas.

As junções abertas são lábeis e se fecham rapidamente (dentro de segundos) em resposta a qualquer tratamento que aumen-

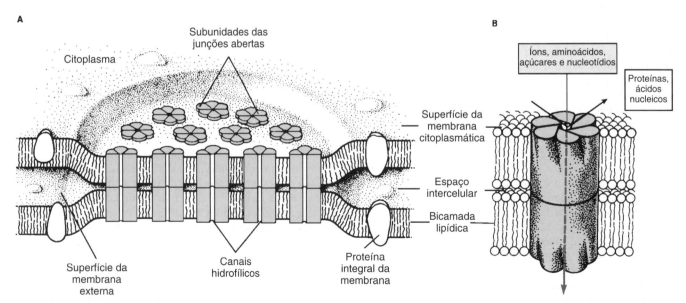

Fig. 4.33 Junções abertas permitem a passagem de moléculas entre células vizinhas. **(A)** As duas membranas que pertencem a células vizinhas acopladas contêm um arranjo de subunidades hexagonais, cada uma das quais se conecta com uma subunidade correspondente na membrana oposta. Um canal central penetra nas duas subunidades, fornecendo uma via de comunicação entre as células conectadas. **(B)** Detalhe de um complexo de canal. Moléculas menores de 2 nm podem passar entre as células acopladas através do canal. Moléculas maiores de 2 nm, tais como proteínas e ácidos nucleicos, são muito largas para penetrar nos canais. (Parte A adaptada de Staehelin, 1974; parte B adaptada de Bretscher, 1985.)

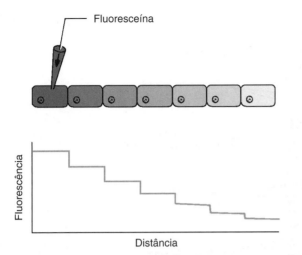

Fig. 4.34 Junções abertas entre células acopladas podem ser demonstradas seguindo-se o fluxo de corante fluorescente injetado em um grupo de células epiteliais acopladas. A difusão subseqüente de corante nas células vizinhas sem perda para o espaço extracelular indica que existem vias diretas do citoplasma de uma célula para o citoplasma da célula adjacente.

te a concentração intracelular de Ca^{++} ou H^+. O desacoplamento de células vizinhas pode ser produzido por injeção de Ca^{++} ou H^+ dentro da célula acoplada, baixando a temperatura ou pelo uso de venenos que inibem o metabolismo energético. A perda subseqüente de transmissão elétrica entre células confirma o desacoplamento. Assim, as junções abertas são mantidas intactas somente se a atividade metabólica da membrana de superfície mantiver concentrações intracelulares suficientemente baixas de Ca^{++} e H^+ livre. O mecanismo de fechamento do canal da junção aberta não é claramente compreendido, mas os canais parecem abrir-se ou fechar-se dependendo das posições relativas das seis subunidades do canal.

 Junções abertas, que são comuns no sistema nervoso de invertebrados, permitem a troca de muitos tipos de material citoplasmático entre as células adjacentes. De que forma um conjunto de células ligadas por junções abertas — que trocam livremente íons, aminoácidos, açúcares e nucleotídios — desafia o conceito de células? Qual é a diferença funcional entre uma célula isolada, uma série de células ligadas por junções abertas e um tecido?

Junções Fechadas

As **junções fechadas** mantêm as células de um epitélio tão juntas que mesmo pequenas moléculas não podem passar de um lado para outro da camada de células. As duas membranas celulares justapostas fazem contato íntimo, ocluindo totalmente o espaço extracelular entre elas. As junções fechadas são mais freqüentemente encontradas em tecidos epiteliais como a *zonula occludens*, uma faixa fina de moléculas protéicas que envolve a célula como uma junta de vedação. A *zonula occludens* está em íntimo contato com as zônulas que rodeiam as células, formando uma vedação impermeável que impede a passagem de substâncias de um lado do epitélio para o outro ao longo das laterais das células (Fig. 4.35). Considerada em massa, as zônulas são conceitualmente semelhantes a uma camada contínua de borracha, penetrada somente pelas extremidades das células epiteliais. As substâncias podem passar através das extremidades das células (a **via transcelular**), mas não em volta delas (a **via paracelular**). Em tecidos tais como o intestino delgado de mamíferos, a vesícula biliar e o túbulo proximal do néfron, essas zônulas não são totalmente contínuas e, assim, não são realmente muito "fechadas". Esses tecidos são tão frouxos que eles não produzem uma diferença de potencial transepitelial, embora suas células contenham bombas iônicas capazes de gerar fluxos de íons transepiteliais. Diferentemente das junções abertas, as junções fechadas parecem não ter canais especiais para comunicação célula a célula.

Dois outros tipos de junções celulares são mostrados na Fig. 4.35: a *zonula adherens* e o **desmossomo,** que servem principalmente para ajudar a ligação estrutural de células vizinhas.

TRANSPORTE EPITELIAL

Camadas de células epiteliais revestem as cavidades e as superfícies livres do organismo animal e formam barreiras ao movimento de água, solutos e células de um compartimento do corpo para outro. Cada órgão ou compartimento dentro de um animal tem um revestimento de células de superfície. Algumas dessas camadas servem somente como barreiras passivas entre compartimentos e não transportam preferencialmente solutos e água. Em outros casos, elas são envolvidas em transporte ativo, desempenhando funções reguladoras. Por exemplo, atividades osmorreguladoras de animais são realizadas por epitélios transportadores ativos em uma variedade de tecidos e órgãos especializados (ver Cap. 15).

Os epitélios têm muitas características em comum. Primeiro, eles ocorrem em superfícies que separam o espaço interno do organismo do ambiente. Incluídas entre eles estão as superfícies que revestem invaginações profundas tais como a luz do intestino, as quais, contudo, compreendem o espaço externo. Segundo, as células que formam a camada mais externa do epitélio geralmente são mantidas unidas por junções fechadas, que obliteram, em diferentes graus, dependendo do epitélio, as vias paracelulares entre as superfícies **serosa** (interna) e **mucosa** (externa) do epitélio (Fig. 4.36). Em epitélios tais como os das paredes capilares, junções frouxas permitem que moléculas de solutos e água passem pela camada epitelial por difusão dentro de vias que existem entre as células. Tal difusão através das vias paracelulares não é acoplada a nenhum mecanismo de transporte metabolicamente energizado, de modo que tais vias permitem somente movimento passivo de água e íons. Substâncias que são transportadas *ativamente* através do epitélio devem seguir as vias transcelulares, nas quais a membrana celular participa. Tais substâncias devem cruzar a membrana celular primeiro em um lado da célula e então no outro. Como discutido na próxima seção, as propriedades funcionais da membrana de superfície de uma célula epitelial são diferentes em alguns aspectos nas superfícies serosa e mucosa. Essa assimetria é importante para o transporte ativo epitelial.

Transporte Ativo de Sal Através do Epitélio

O transporte de íons dependente de energia de um lado do epitélio para o outro foi demonstrado em vários tecidos epiteliais, incluindo pele e bexiga urinária de anfíbio, brânquias de peixes e invertebrados aquáticos, intestino de insetos e de vertebrados

110 MEMBRANAS, CANAIS E TRANSPORTE

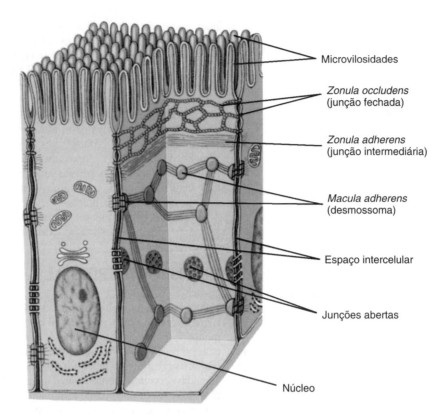

Fig. 4.35 Células epiteliais adjacentes semelhantes às que revestem o intestino delgado de mamífero são conectadas por junções intercelulares. As membranas e as estruturas associadas são desenhadas em tamanho desproporcional nesta reconstrução das junções célula a célula. (Ver Encarte colorido.)

e túbulo renal e vesícula biliar de vertebrados. Muitos dos trabalhos iniciais sobre transporte ativo epitelial foram feitos em pele de rã. Em anfíbios, a pele age como o principal órgão osmorregulador. O sal é ativamente transportado do lado mucoso (*i.e.*, o lado que está em contato com a água do lago) para o lado seroso da pele para compensar o sal que sai da pele para a água doce que está em volta da rã. Absorção semelhante ocorre no trato gastrointestinal. A água que entra na pele por causa do gradiente osmótico entre a água hipotônica do lago e a água mais concentrada no líquido interno é eliminada na forma de uma volu-

mosa urina diluída que é hipotônica em relação aos líquidos do organismo (ver Cap. 14).

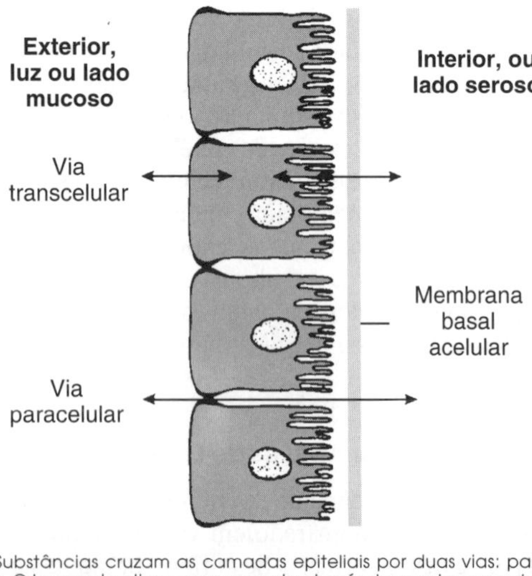

A pele de rã foi usada pela primeira vez em estudos de transporte epitelial nos anos 30 e 40 pelo fisiologista alemão Ernst Huf e pelo dinamarquês Hans Ussing. Em seus procedimentos, um retalho da pele abdominal de vários centímetros quadrados é removido de uma rã anestesiada e decaptada e colocado entre duas metades de uma **câmara de Ussing** (Fig. 4.37). A dissecção é muito simples, visto que a pele da rã fica solta sobre um grande espaço linfático. Após a pele ser gentilmente clampeada entre as duas hemicâmaras, uma solução teste — por exemplo, solução de Ringer para rã (uma solução que mimetiza a composição iônica do plasma de rã) — é introduzida, com a pele da rã agindo como uma separação entre os dois compartimentos. O compartimento em contato com o lado mucoso da pele pode ser designado como o compartimento externo e o que está em contato com a serosa como compartimento interno. As duas soluções são aeradas para mantê-las bem oxigenadas.

Em 1947, Ussing descreveu o primeiro experimento no qual dois isótopos do mesmo íon foram usados para medir fluxos bidirecionais (*i.e.*, movimento simultâneo daquela espécie iônica em direções opostas através do epitélio). A solução de Ringer do compartimento externo foi preparada usando-se o isótopo $^{22}Na^+$ e o Ringer do compartimento interno foi preparado usando-se o isótopo $^{24}Na^+$. O aparecimento de cada um dos dois isótopos no lado oposto da pele foi rastreado no tempo. Os dois isótopos foram mudados em experimentos do mesmo tipo para excluir qualquer efeito decorrente de possíveis (mas improváveis) diferenças nas taxas de transporte inerentes aos próprios isótopos. Em todos os experimentos foi encontrado que o Na^+ mostra movimento resultante através da pele, indo do compartimen-

Fig. 4.36 Substâncias cruzam as camadas epiteliais por duas vias: paracelular e transcelular. O transporte ativo ocorre somente através de membranas celulares, sugerindo que todas as moléculas transportadas ativamente seguem a via transcelular.

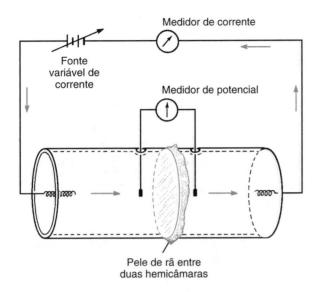

Fig. 4.37 Uma pele de rã separa as duas metades desta câmara de Ussing. Cada metade é preenchida com solução salina ou outra solução teste. A fonte de corrente é ajustada até que a diferença de potencial através da pele seja zero. Nessas condições, a corrente que flui através do circuito (e assim através da pele) é equivalente à taxa da carga transferida pelo movimento ativo de íons sódio através da pele.

to externo para o interno. O fluxo de Na^+ é o resultado de transporte ativo pelo fato de que:

- Ocorre sem nenhum gradiente de concentração e mesmo contra gradiente eletroquímico.
- É inibido por inibidores metabólicos gerais, tais como cianeto e ácido iodoacético, e por inibidores de transporte específicos tal como ouabaína.
- Apresenta uma forte dependência da temperatura.
- Exibe cinética de saturação.
- Mostra especificidade química. Por exemplo, Na^+ é transportado enquanto o íon lítio, estruturalmente muito semelhante, não o é.

Como um movimento ativo de íons pode ser produzido através de uma camada de células contidas em um epitélio? Células adjacentes de epitélio de transporte são mantidas intimamente unidas com junções firmes. Assuma, para simplificar, que essa proximidade elimina todas as passagens extracelulares para a difusão de íons entre os dois lados do epitélio. Isto forçaria todas as substâncias que cruzassem o epitélio a atravessar a membrana epitelial da célula duas vezes, primeiro cruzando a membrana de um lado da célula e então deixando a membrana no outro lado da célula. O transporte ativo por esta rota requer que a membrana de superfície de cada célula epitelial seja diferenciada, de modo que a porção da célula que fica em contato com o lado seroso do epitélio difere em propriedades funcionais da porção que fica em contato com o lado mucoso. Experimentos com pele de rã em câmara de Ussing têm fornecido várias evidências para confirmar uma hipótese de membrana diferenciada. Por exemplo,

- A ouabaína, que bloqueia a bomba de Na^+/K^+, inibe o transporte de sódio transepitelial somente quando aplicada no lado interno (seroso) do epitélio. Não tem efeito se aplicada no lado externo (mucoso). Por outro lado, a droga amilorida, um poderoso inibidor do transporte facilitado mediado por carregador, bloqueia o movimento de Na^+ através da pele somente quando aplicada no lado externo da pele.
- Para que ocorra transporte ativo de Na^+, o K^+ deve estar presente na solução do lado interno da câmara, mas não é requerido do lado externo.
- O transporte de Na^+ exibe cinética de saturação como função da concentração de Na^+ na solução externa; não é afetado pela concentração de Na^+ na solução interna.

Tais evidências levaram ao modelo do transporte de Na^+ mostrado na Fig. 4.38. De acordo com este modelo, existe uma bomba trocadora de Na^+/K^+ localizada na membrana do lado seroso da célula epitelial (junto com bombas trocadoras de Na^+/H^+ e Na^+/NH_4^+ no animal intacto). Essa membrana comporta-se da maneira típica de muitas membranas celulares, bombeando Na^+ para fora em troca de K^+, assim mantendo alta concentração intracelular de K^+ e baixa concentração intracelular de Na^+. A difusão de K^+ para fora através da membrana deste lado da célula produz um potencial de repouso negativo dentro dela.

A situação do lado mucoso deve ser diferente. A membrana celular desse lado da célula é relativamente impermeável ao K^+. Além disso, a difusão de Na^+ através dessa membrana (aparentemente facilitada por carregadores ou através de canais na membrana) substitui o Na^+ bombeado para fora da célula no lado seroso. Este modelo explica por que os inibidores da bomba de Na^+ exercem efeito somente no lado seroso do epitélio e por que somente variações na concentração de K^+ naquele lado influenciam a taxa de transporte de Na^+.

Assim, há fluxo resultante de Na^+ através da pele de rã do lado mucoso para o lado seroso como resultado da assimetria funcional das membranas dos dois lados. A força propulsora não é outra senão o transporte ativo de Na^+ que é comum às membranas celulares de todos os tecidos.

A pele de rã tem servido como modelo para o problema geral de transporte de sal em epitélios. Embora os detalhes possam diferir de um tipo de tecido para outro, as características principais, listadas adiante, são provavelmente comuns a todos os epitélios de transporte.

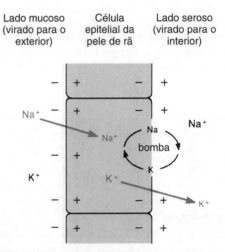

Fig. 4.38 O transporte de sódio transepitelial depende da combinação entre difusão e transporte ativo. Neste modelo de pele de rã isolada que foi banhada por solução de Ringer, o sódio se difunde passivamente em favor de seu gradiente de concentração para a célula a partir da solução mucosa. O K^+ difunde-se para fora da célula no espaço seroso conforme ele é deslocado pelo influxo de Na^+. Em face destes escapes, uma bomba trocadora de Na^+/K^+ na membrana serosa da célula mantém a alta concentração interna de K^+ e baixa a concentração interna de Na^+. (De Koefoed-Johnsen e Ussing, 1958.)

1. Em diferentes graus, as junções firmes obstruem as vias paracelulares. Como resultado, o transporte através das vias transcelulares assume grande importância no transporte em epitélios.
2. As porções mucosa e serosa das membranas celulares exibem diferenças funcionais, sendo assimétricas na atividade das bombas e na permeabilidade das membranas.
3. Transporte ativo de cátions através de um epitélio é tipicamente acompanhado por transporte (ativo ou passivo) de ânions na mesma direção ou por troca por uma outra espécie de cátion, minimizando o estabelecimento de potenciais elétricos. O contrário se aplica para ânions transportados ativamente.
4. O transporte epitelial não é limitado ao bombeamento de íons Na^+ e Cl^-. Sabe-se que vários epitélios transportam H^+, HCO_3^-, K^+ e outros íons.

Transporte de Água

Para funcionar adequadamente, os tecidos animais requerem uma quantidade certa de água no lugar certo a todo tempo. Isto é alcançado pela regulação de água por meio de camadas epiteliais. Vários epitélios absorvem ou secretam líquidos. Por exemplo, o estômago secreta suco gástrico, o plexo coróide secreta líquido cerebroespinal, a vesícula biliar e o intestino transportam água e os túbulos renais de pássaros e mamíferos reabsorvem água do filtrado glomerular. Em alguns desses tecidos, a água se move através do epitélio na ausência de um gradiente osmótico existente entre as soluções de cada lado do epitélio ou contra esse gradiente. Têm sido dadas várias explicações possíveis para o movimento contragradiente de água, mas todas as hipóteses podem ser colocadas em uma das duas categorias principais:

- A água é transportada por um mecanismo específico de carregador de água impulsionado por energia metabólica.
- A água é transportada secundariamente como conseqüência do transporte de soluto.

A última inclui osmose clássica, na qual a água sofre difusão resultante em uma direção de acordo com o gradiente de concentração estabelecido pelo transporte de soluto. De fato, não existe nenhuma evidência convincente para indicar que a água seja transportada ativamente por uma bomba carregadora de água primária.

A hipótese osmótica de transporte de água recebeu apoio de Curran, que mostrou que um gradiente osmótico produzido por transporte ativo de sal de um subcompartimento do epitélio para

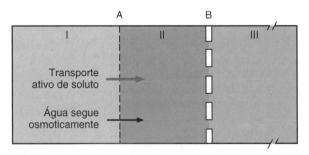

Fig. 4.39 O modelo de Curran para transporte de água ligada ao soluto depende do transporte ativo de um soluto através de uma membrana permeável à água. Um soluto (p. ex., Na^+) é bombeado através da barreira A do compartimento I para o compartimento II. A semibarreira B diminui a velocidade de difusão do soluto para o compartimento III e deste modo mantém alta a osmolaridade no II. O aumento da osmolaridade no compartimento II faz a água ir de I para II. Em equilíbrio dinâmico (*steady state*) a água e o soluto se difundem para o compartimento III na mesma velocidade que eles aparecem no II. O compartimento III é muito maior do que o II, como indicado pelas interrupções nas paredes do compartimento. (De Curran, 1965.)

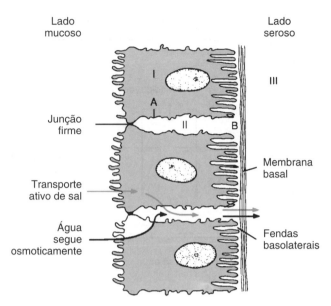

Fig. 4.40 O modelo de Curran para o transporte de água ligada ao soluto tem uma contrapartida biológica. Os compartimentos que correspondem àqueles na Fig. 4.39 são numerados I, II e III. O sal transportado ativamente para os espaços intercelulares produz aumento da osmolaridade nos espaços. A água flui osmoticamente para os espaços através das células, e a solução flui através da membrana basal livremente permeável para dentro do líquido intersticial. As barreiras A e B são análogas às representações A e B na Fig. 4.39. (De Diamond e Tormey, 1966.)

o outro poderia, em teoria, resultar em fluxo resultante de água através do epitélio (Fig. 4.39). Correlatos biológicos do modelo de Curran foram posteriormente encontrados no epitélio de vesícula biliar de mamífero. Este achado levou à **hipótese do gradiente *standing*** de transporte de soluto acoplado à água, apresentado por Diamond e Bossert (1967). Uma versão esquemática simplificada é mostrada na Fig. 4.40. Duas características anatômicas são de grande importância. Primeiro, as junções fechadas próximas da superfície luminal (mucosa) bloqueiam as vias extracelulares através do epitélio. Segundo, os espaços intercelulares, ou **fendas** intercelulares, entre células adjacentes são restritos nas extremidades luminais pelas junções fechadas e são abertos livremente nas extremidades basais.

A base para a hipótese do gradiente *standing* é o transporte ativo de sais através das porções das membranas das células epiteliais que ficam em contato com as fendas intercelulares. Tem sido mostrado que as membranas que delimitam as fendas laterais são especialmente ativas no bombeamento de Na^+ para fora da célula. É sugerido que, conforme o sal é transportado para fora da célula para essas fendas longas e estreitas, a concentração de sal cria um gradiente osmótico entre os espaços extracelulares de cada lado da junção fechada que une as células epiteliais. Pode também existir um gradiente osmótico dentro da fenda, com a concentração de sal mais alta próximo às extremidades fechadas da fenda, diminuindo em direção das extremidades abertas das fendas, onde elas entram em equilíbrio com a fase líquida. Como conseqüência da alta osmolaridade extracelular nas fendas, a água é osmoticamente puxada para dentro da fenda através das junções fechadas "não tão fechadas" ou, possivelmente, de dentro das células através da membrana celular para o espaço intercelular. A água que deixa a célula teria de ser reposta pela água puxada osmoticamente da superfície mucosa para o interior da célula. A água que entra nas fendas gradualmente se move, junto com o soluto, em direção à fase líquida. Deste modo, a extrusão ativa de sal, constante na membrana superficial da célula, produz concentração elevada nos espaços intercelulares estreitos. Isto, por sua vez, resulta em fluxo osmótico constante de água de um lado do epitélio para o outro.

A aplicabilidade geral do mecanismo de gradiente *standing* de transporte de água acoplado ao soluto é confirmada por estudos ultra-estruturais que mostram que a geometria celular necessária — ou seja, espaços intercelulares estreitos fechados na extremidade luminal por junções fechadas — está presente em todos os epitélios transportadores de água que foram examinados. Também importantes a este respeito são as fendas basolaterais profundas e as invaginações típicas de células epiteliais transportadoras (ver Fig. 4.40). Esses espaços são dilatados nos epitélios fixados durante condições que produzem transporte de água. Em epitélios fixados na ausência de transporte de água, as fendas intercelulares estão amplamente obliteradas.

RESUMO

Membranas de bicamadas lipídicas são estruturas fundamentais na formação de várias organelas celulares, bem como das membranas superficiais. Seus papéis incluem (1) compartimentalização celular e subcelular, (2) manutenção do meio intracelular usando permeabilidade e mecanismos de transporte seletivos, (3) regulação do metabolismo intracelular pela manutenção de concentrações de cofatores enzimáticos e substratos intracelulares, (4) atividades metabólicas realizadas por moléculas enzimáticas presentes em arranjos ordenados dentro da membrana ou sobre ela, (5) captação e transdução de sinais químicos extracelulares por meio de moléculas receptoras de superfície e moléculas reguladoras localizadas na membrana, (6) propagação de sinais elétricos que conduzem mensagens e/ou regulam o transporte de substâncias através da membrana, (7) endo- e exocitose de material da fase líquida. A estrutura básica das membranas é uma bicamada lipídica na qual as extremidades hidrofílicas das moléculas de fosfolipídio estão direcionadas para fora e as extremidades lipofílicas direcionadas para dentro, junto ao centro da bicamada. O modelo mais largamente aceito de estrutura da membrana propõe que um mosaico de proteínas globulares, incluindo enzimas, penetra na bicamada.

Em face da distribuição desigual de solutos entre o interior e o exterior da célula, a água entra na célula, seguindo sua tendência de fluir de uma região de pressão osmótica mais baixa para uma região de pressão osmótica mais alta. A pressão osmótica é igual à pressão hidrostática necessária para balancear o fluxo osmótico (movimento de água através de uma membrana semipermeável) em favor de um gradiente de concentração em equilíbrio. O conceito de tonicidade descreve os efeitos osmóticos que uma solução tem sobre um dado tecido, enquanto que a osmolaridade descreve o número de partículas dissolvidas por volume de solvente, bem como o comportamento de uma solução em um osmômetro ideal.

A permeabilidade é a medida da facilidade com a qual uma substância atravessa uma membrana. Existem vários caminhos pelos quais as substâncias cruzam as membranas. Moléculas não-polares podem difundir-se facilmente através da fase lipídica da membrana. Água e algumas pequenas moléculas polarizadas se difundem através de canais aquosos transitórios criados por movimento térmico. Existe um grande conjunto de evidências para a existência de canais fixos que são mais ou menos específicos para certos íons e moléculas. A difusão de algumas substâncias através da membrana pode ocorrer por meio de molécu-

las carregadoras que formam complexos com a substância, facilitando seu transporte através da membrana movendo-as dentro da fase lipídica da membrana. Além desses mecanismos passivos, vários processos de transporte ativo também movem substâncias através da membrana.

O transporte ativo de uma substância ocorre por meio de carregadores e requer energia metabólica, usualmente fornecida pelo ATP. Ele é responsável pelo movimento de uma substância através da membrana contra um gradiente de concentração. O sistema de transporte ativo mais comum é a bomba de sódio-potássio, que mantém a concentração intracelular de Na^+ abaixo daquela do exterior da célula. A energia estocada na forma de um gradiente de concentração de Na^+ extracelular-intracelular é utilizada para impulsionar o movimento contragradiente de várias outras substâncias, tais como íons cálcio, aminoácidos e açúcares, por meio de troca por difusão e transporte acoplado. Os gradientes de Na^+ e K^+ são também importantes para a produção de sinais elétricos, tais como impulsos nervosos.

Outra importante função do transporte ativo é compensar a tendência de certas substâncias, tais como o Na^+, de passar para dentro da célula e, deste modo, causar aumento descontrolado na pressão osmótica e subseqüente inchaço da célula. A remoção contínua de Na^+ pela bomba de Na^+/K^+ é portanto um fator importante no controle do volume celular. O transporte transepitelial depende da assimetria na permeabilidade e nas atividades de bombeamento das porções mucosa e serosa das membranas das células epiteliais. Do lado seroso da célula, os íons são ativamente transportados através da membrana contra um gradiente eletroquímico; do lado mucoso, os íons cruzam a membrana por difusão ou transporte facilitado. A difusão dos íons de volta através da camada epitelial é lenta porque os espaços entre as células são limitados pelas junções fechadas. A água é transportada através de alguns epitélios por atração osmótica por um gradiente de sal estabelecido pelo transporte ativo de sal entre o interior da célula epitelial e as fendas intercelulares. Não há evidência para transporte ativo verdadeiro de água.

QUESTÕES DE REVISÃO

1. Quais são algumas das funções fisiológicas das membranas?
2. Qual é a evidência para a existência de membranas como barreiras físicas reais?
3. Qual é a evidência para um modelo da membrana de bicamada de lipídio?
4. Qual é a evidência para um mosaico de proteínas globulares dentro da membrana de bicamada de lipídio?
5. Explique o significado de isotônico e isosmótico. Como uma solução pode ser isosmótica mas não isotônica em relação a outra solução?
6. Quais fatores determinam a permeabilidade da membrana a um dado eletrólito? E a um não-eletrólito?
7. Descreva os prováveis mecanismos pelos quais a água e outras moléculas polarizadas pequenas (de menos de 1 nm de diâmetro) passam através da membrana.
8. Por que substâncias não-polares se difundem mais facilmente através da membrana do que substâncias polares?
9. Não existem evidências convincentes para transporte ativo direto de água. Explique um modo pelo qual a água se move pelo epitélio contra um gradiente de concentração, isto é, de uma solução concentrada de sal para uma solução diluída.
10. Em que o transporte facilitado difere da difusão simples?

114 MEMBRANAS, CANAIS E TRANSPORTE

11. Que fatores influenciam a taxa de transporte facilitado de íons através de uma membrana?
12. Em que o transporte ativo difere do transporte facilitado?
13. Por que o gradiente de concentração do íon sódio pode ser considerado um valor corrente de energia celular?
14. Quais são os parâmetros pelos quais a membrana discrimina entre íons da mesma carga?
15. Explique as conseqüências osmóticas de bloquear o metabolismo de uma célula.
16. Como a célula mantém no seu interior uma concentração de K^+ mais alta do que no líquido extracelular?
17. Quais são as diferenças morfológicas e funcionais entre junções fechadas e junções abertas?
18. Uma dada célula é 40 vezes mais permeável ao K^+ e ao Cl^- do que a quaisquer outros íons presentes. Se a razão de K^+ entre o interior e o exterior é de 25, qual deveria ser a razão aproximada de Cl^- entre o interior e o exterior?
19. Sabendo-se que as membranas celulares podem transportar substâncias somente para dentro ou para fora de uma célula, explique como substâncias são transportadas *através* das células.
20. Descreva os experimentos que primeiro demonstraram o transporte ativo de Na^+ através de um epitélio.
21. Qual é a evidência de que o transporte ativo de Na^+ e K^+ ocorre somente através da membrana serosa das células epiteliais?

LEITURAS SUGERIDAS

Bretscher, M. S. 1985. The molecules of the cell membrane. *Sci. Am.* 253:100–108. (The complex, heterogeneous nature of the cell membrane is explored in this well-illustrated article.)

Goodsell, D. S. 1991. Inside a living cell. *Trends in Biochem. Sci.* 16:203–206. (This article takes the reader on a tour through the amazing structures and processes found in the living cell.)

Lodish, H., et al. 1995. *Molecular Cell Biology.* 3d ed. New York: W. H. Freeman. (This comprehensive textbook describes many of the basic biochemical processes that occur in the cell.)

Singer, S. J., and G. L. Nicolson. 1972. The fluid mosaic model of the structure of cell membranes. *Science* 175:720–731. (This is the original paper proposing the fluid mosaic model of the structure of cell membranes.)

Verkman, A. S. 1992. Water channels in cell membranes. Ann. Rev. Physiol. 54:97–108. (This review focuses specifically on the channels involved in transmembrane movements.)

Yeagle, P. L. 1993. *The Membranes of Cells.* (Both the morphology and the molecular physiology of plasma and organelle membranes are highlighted in this book.)

PARTE II

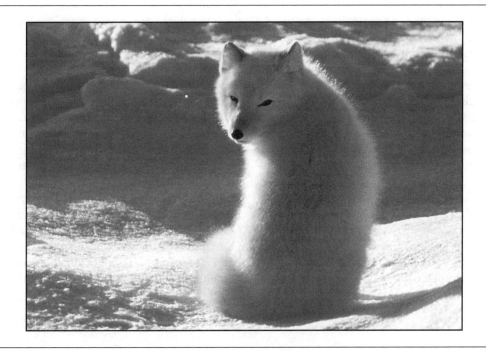

PROCESSOS FISIOLÓGICOS

Para um animal sobreviver e crescer, ele deve responder apropriada e eficazmente ao seu ambiente e ao seu próprio meio interno. As respostas eficazes requerem freqüentemente que diferentes partes do corpo, que podem estar bem distantes, ajam de modo coordenado. Os sistemas nervoso e endócrino atuam juntos para iniciar e coordenar respostas, e os músculos e glândulas geram as respostas comportamentais de um animal. Na Parte II, focalizaremos os sistemas sinalizadores (nervoso e endócrino) e os sistemas efetores (músculos e glândulas). Estes diferentes tipos de tecidos são compostos por células altamente especializadas que trabalham juntas em grupos para integrar informações e gerar respostas que são adequadas para a situação percebida.

A tarefa de coletar informações do ambiente e do meio interno e a tarefa de integrar tais informações pertencem em grande parte às células do sistema nervoso. No Cap. 5, discutiremos as propriedades das células nervosas que as permitem coletar, transformar e transmitir as informações. Os neurônios em todas as espécies que têm sido estudadas compartilham um número considerável de características, da natureza das moléculas que executam as suas funções aos princípios físicos que determinam como eles trabalham. Assim, tem sido possível estudar as células nervosas que são particularmente convenientes para manipulações experimentais com a convicção de que o conhecimento obtido será largamente aplicável.

Todos os sistemas nervosos consistem em um grande número de células, que devem compartilhar informações para funcionar eficazmente. No Cap. 6, examinaremos os processos que permitem aos sinais trafegar pela membrana celular de um simples neurônio e os processos que permitem a passagem dos sinais entre neurônios. Em um simples neurônio, um sinal é codificado eletricamente, e em alguns casos a transmissão entre neurônios também é realizada eletricamente. Entretanto, na maioria dos casos, o sinal elétrico em um neurônio tem de ser transformado em um sinal químico para ser transmitido a outra célula. O entendimento dos mecanismos que permitem aos neurônios comunicar-se entre si e com outras células fornece a base para o entendimento do poder e das limitações do sistema nervoso.

Na interface entre um animal e seu ambiente há muitas células nervosas que estão especialmente preparadas para receber a informação; outras células nervosas especializadas monitoram as condições internas do corpo. Tais células, cujas propriedades as tornam particularmente adequadas para captar as informações, são chamadas neurônios sensoriais e são estudadas no Cap. 7.

O segundo importante sistema que contribui para coordenar os processos dentro do corpo de um animal é o sistema endócrino. As células deste sistema estão localizadas em órgãos chamados glândulas endócrinas, e seus sinais são moléculas que são liberadas na corrente sanguínea do animal, um processo chamado secreção. Outras glândulas, as glândulas exócrinas, produzem substâncias químicas que são secretadas em locais particulares. As propriedades das glândulas endócrinas e exócrinas são discutidas no Cap. 8.

As moléculas sinalizadoras das glândulas endócrinas, chamadas hormônios, podem influenciar simultaneamente porções muito distantes do corpo porque são transportadas por todo o corpo pelo sistema circulatório. Os hormônios agem em suas células alvos através de moléculas receptoras específicas, e o efeito de um hormônio em seu alvo depende da natureza das moléculas receptoras e de seus efeitos nos processos internos da célula alvo. Os mecanismos que controlam a liberação de hormônios e os mecanismos pelos quais os hormônios agem em seus alvos são discutidos no Cap. 9.

A expressão visível do comportamento de um animal, bem como muito da atividade que ocorre dentro do corpo, depende da contração das células musculares. No Cap. 10, discutiremos as propriedades celulares dos músculos que os permitem movimentar o corpo ou alterar a forma de órgãos internos. Nós então ponderaremos como os movimentos musculares podem ser coordenados para produzir um comportamento eficaz.

Finalmente, no Cap. 11 analisaremos alguns exemplos de como comportamentos específicos são realmente produzidos. Investigações experimentais intensivas têm esclarecido detalhes de como comportamentos particulares são iniciados e moldados, seguindo informações de impulsos sensoriais, passando pelo processamento no sistema nervoso, para a produção de movimentos que permitem ao animal encontrar comida ou um parceiro ou escapar de um predador potencial.

Na Parte II, é dada ênfase sobre as propriedades de células individuais que as permitem executar suas tarefas particulares e trabalhar juntas com eficiência e em harmonia. Outra ênfase está nos mecanismos que coordenam a função celular em níveis mais elevados de organização que aumentam a adaptação geral de um animal.

C A P Í T U L O
5

AS BASES FÍSICAS DA FUNÇÃO NEURONAL

A atividade de um animal depende da *performance* de muitas células individuais coordenada precisamente. Talvez as células mais importantes para produzir essa coordenação sejam as células nervosas, chamadas **neurônios**, que transmitem as informações usando uma combinação de sinais elétricos e químicos. As membranas da maioria dos neurônios são *eletricamente excitáveis*; ou seja, os sinais são gerados e transmitidos por elas sem perda como resultado do movimento de partículas carregadas (**íons**). As propriedades dos sinais elétricos permitem aos neurônios conduzir as informações rápida e precisamente para coordenar ações que envolvem muitas partes ou mesmo todo o corpo de um animal. Todos os neurônios no corpo de um organismo, juntamente com as células de suporte chamadas **células gliais** (ou neuróglia), formam o **sistema nervoso**, que recebe e processa a informação, analisa-a e gera respostas coordenadas para controlar comportamentos complexos.

Embora os padrões completos de atividade neuronal que servem de base ao comportamento sejam entendidos apenas para alguns circuitos muito pequenos e relativamente simples (ver o Cap. 11), os neurônios estão entre os mais exaustivamente estudados de todos os tipos celulares por várias razões. Primeira, os neurônios transmitem as informações eletricamente, o que permite aos pesquisadores monitorar a atividade de neurônios individuais pela utilização de vários instrumentos desenvolvidos originalmente para as ciências físicas. Essas técnicas de medida, algumas das quais são descritas no Cap. 2, têm facilitado a pesquisa sobre os neurônios, e as informações disponíveis sobre os neurônios aumentaram consideravelmente. Segunda, o registro da atividade elétrica nos neurônios tem revelado que as propriedades de neurônios individuais são muito semelhantes em todos os animais. Em outras palavras, os mecanismos envolvidos na transmissão das informações nos neurônios e entre eles são essencialmente os mesmos, seja no neurônio de uma formiga ou no de um tamanduá. Finalmente, os neurônios processam as informações de modo altamente sofisticado, mas ao fazê-lo eles utilizam um número surpreendentemente pequeno de processos físicos e químicos, tornando possível formular princípios gerais sobre sua função. Neste capítulo, introduzimos os mecanismos físicos e moleculares que permitem aos neurônios funcionar tão eficazmente na captação e na transmissão da informação.

RESUMO DA ESTRUTURA, DA FUNÇÃO E DA ORGANIZAÇÃO NEURONAL

Os neurônios desenvolveram propriedades especializadas que os permitem receber informações, processá-las e transmiti-las para outras células. Essas funções, que são demonstradas em todas as formas e tamanhos de neurônios, são realizadas por regiões destas células que são identificáveis e anatomicamente distintas, caracterizadas por especializações na membrana e na arquitetura subcelular. Embora os neurônios variem enormemente de forma e tamanho, cada neurônio tem tipicamente um **soma**, ou corpo celular, que é responsável pela manutenção metabólica da célula e de onde se originam vários prolongamentos finos (Fig. 5.1). Existem dois tipos principais de prolongamentos: dendritos e axônios. A maioria dos neurônios possui múltiplos dendritos e um único axônio.

Dendritos são geralmente ramificados, projetam-se do corpo celular e servem como superfície receptora que traz os sinais de outros neurônios *para* o corpo celular. A informação dos outros neurônios é usualmente transmitida para os dendritos e o soma de um neurônio, e assim os neurônios com uma árvore dendrítica extensa e complexa recebem comumente muitos impulsos aferentes.* A localização e o padrão de ramificação dos dendritos podem revelar de onde cada neurônio recebe sua informação.

Axônios (também chamados *fibras nervosas*) são prolongamentos especializados que conduzem os sinais *do* corpo celular. Embora muitos neurônios tenham axônios relativamente curtos, os axônios de algumas células nervosas podem estender-se a distâncias surpreendentemente longas. Os axônios desenvolveram mecanismos que os permitem conduzir informações a grandes distâncias com alta fidelidade e sem perda. Na baleia, por exemplo, o axônio de um único **neurônio motor** (ou motoneurônio), que conduz impulsos do sistema nervoso para as fibras musculares, pode estender-se por muitos metros das porções inferiores da medula espinal aos músculos que ele controla na barbatana da cauda. (Observar que os feixes de axônios que percorrem os

---

* **N.T.:** No original, *input*. Literalmente, "o que chega". Por analogia, preferiu-se usar os termos: "impulsos aferentes" ou "impulsos", que serão utilizados também em outros trechos deste livro.

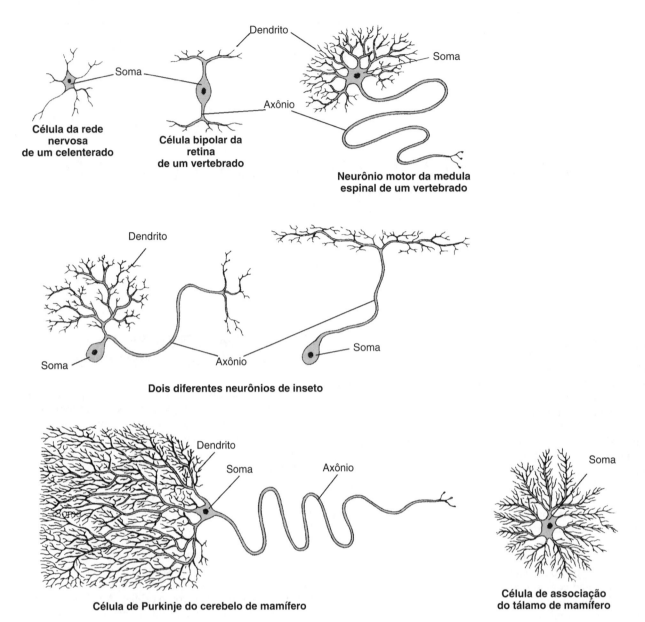

Fig. 5.1 A morfologia geral dos neurônios varia de simples a muito complexa, mas a maioria dos neurônios tem certas regiões identificáveis, incluindo os dendritos, o soma e um axônio. Notar que existe pouca correlação entre a filogenia e a complexidade da estrutura neuronal. Embora animais simples tenham neurônios simples (p. ex., o neurônio dos celenterados), alguns neurônios em animais mais superiores também têm estrutura simples (como a célula bipolar da retina dos vertebrados). Animais mais superiores também têm neurônios com estrutura muito complexa (como as células de Purkinje do cerebelo dos mamíferos), mas insetos e outros animais mais simples também possuem. Em alguns neurônios (como as células cerebelares de Purkinje e os neurônios motores dos vertebrados), os dendritos e os axônios são facilmente distinguíveis. Em outros neurônios (como as células bipolares da retina e as células de associação dos mamíferos), nenhuma característica morfológica permite distinguir facilmente o axônio dos dendritos.

tecidos do corpo de um animal são chamados **nervos**.) No seu término, cada axônio pode dividir-se em numerosos ramos, permitindo que seus sinais sejam enviados simultaneamente para muitos outros neurônios, para glândulas ou para fibras musculares (ver a Fig. 5.1).

Durante o desenvolvimento embrionário de cada neurônio, os dendritos e o axônio crescem a partir do soma. Por toda a vida da célula, a manutenção dessas estruturas depende de fluxo lento, mas constante, de proteínas e outros constituintes pelos prolongamentos que são sintetizados no soma. Se um axônio em um indivíduo adulto é lesado com gravidade ou seccionado, ele degenera em poucos dias ou semanas em uma evolução bem característica. Em mamíferos, a regeneração, ou o novo crescimento do axônio, é limitada aos nervos do sistema nervoso periférico, enquanto que nos vertebrados de sangue frio* pode ocorrer alguma regeneração no sistema nervoso central (isto é, cérebro e medula espinal). Os neurônios lesados em alguns invertebrados regeneram-se rapidamente e reinervam seus alvos originais.

Transmissão de Sinais em um Único Neurônio

Um típico neurônio motor espinal de vertebrado, que tem seu soma na medula espinal e conduz impulsos para as fibras

---

*N.T.: Animais de sangue frio são também conhecidos como poiquilotermos, pescilotermos ou, mais modernamente, como ectotermos, uma denominação mais apropriada, que se define como um animal cujo balanço térmico tem predomínio de fontes externas de calor.

musculares esqueléticas, exibe as características estruturais e funcionais que caracterizam muitos neurônios (Fig. 5.2). A membrana da superfície dos dendritos dos motoneurônios e a membrana do soma recebem impulsos de, ou *são inervadas por*, terminais de outras células nervosas. Tipicamente, mas nem sempre, o corpo celular integra (somação) mensagens de muitos impulsos aferentes de neurônios para determinar se o motoneurônio iniciará uma resposta, um **potencial de ação** (PA), também chamado *impulso nervoso*. O axônio conduz um PA do seu ponto de origem, a **zona de disparo do potencial de ação**,* para o **terminal axônico,** que faz sinapse com as fibras musculares esqueléticas no caso dos motoneurônios. Usualmente a zona de disparo do potencial está localizada próxima ao **cone axônico**, a junção do axônio com o corpo celular, embora em muitos neurônios a zona de disparo fique em um outro local. Muitos axônios são rodeados por células de sustentação, que fornecem uma camada isolante chamada **bainha de mielina** (ver Cap. 6).

O comportamento fisiológico de um neurônio depende das propriedades de sua membrana. Todas as estruturas que podem conduzir sinais elétricos, incluindo fios elétricos e membranas celulares, possuem *propriedades elétricas passivas* como capacitância e resistência. Diferentemente dos fios elétricos, as membranas dos neurônios também possuem *propriedades elétricas ativas* que permitem a tais células conduzir sinais elétricos sem perda de amplitude. As respostas elétricas ativas dos neurônios e de outras células excitáveis dependem da presença de proteínas especializadas, conhecidas como **canais iônicos voltagem-dependentes**,** na membrana celular.

Os canais iônicos voltagem-dependentes permitem aos íons atravessar a membrana celular em resposta a alterações do campo elétrico através da membrana. Os neurônios possuem vários tipos de canais iônicos, cada um permitindo a passagem de uma espécie iônica particular. Os diferentes tipos de canais iônicos encontrados nos neurônios não estão distribuídos uniformemente sobre a superfície da célula. Em vez disso, eles estão localizados em diferentes regiões que têm funções de sinalização especializadas. Por exemplo, a membrana axonal é especializada na condução de PA em virtude dos seus canais iônicos rápidos voltagem-dependentes que permitem ao Na^+ e ao K^+ atravessar a membrana seletivamente. Além disso, a membrana dos terminais axônicos contém canais de Ca^{++} voltagem-dependentes e outras especializações que permitem aos neurônios transmitir sinais para outras células quando os PA invadem os seus terminais.

Transmissão de Sinais entre os Neurônios

O processamento da informação por qualquer sistema nervoso começa quando *neurônios sensoriais* captam os estímulos e os enviam para outros neurônios. O axônio de um neurônio especializado em captar informações é chamado **fibra aferente**. Os neurônios sensoriais passam a informação para outros neurônios, e o sinal é transferido de neurônio para neurônio no sistema nervoso do animal. Os **interneurônios** ficam inteiramente den-

---

* **N.T.:** No original, *spike*. Genericamente representa uma variação de potencial de forma triangular ou em espícula. Preferiu-se utilizar os termos "potencial de ação" ou "potencial em ponta", que representam o fenômeno descrito.
** **N.T.:** No original *voltage-gated ion channels*, que significa canais iônicos com "portão" ou com "comporta" acionado (a) por voltagem. Preferimos usar o termo "voltagem-dependente", que indica sua abertura por variação de voltagem e que será usado no restante do texto.

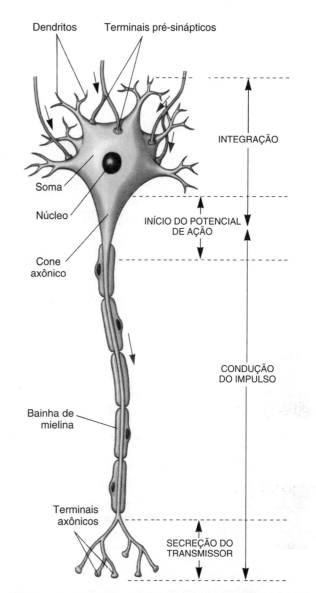

Fig. 5.2 Um neurônio motor espinal de vertebrados exemplifica as regiões funcionalmente especializadas de um neurônio típico. O fluxo de informação é indicado pelas setas em negrito pequenas. A informação é recebida e integrada pela membrana dos dendritos. Em alguns neurônios, o soma também recebe informação e contribui para a integração. Em neurônios motores espinais, os potenciais de ação iniciam-se na zona de deflagração do potencial em ponta, no cone axônico ou próximo dele, e então percorre o axônio até o terminal axônico, de onde um neurotransmissor químico é liberado para levar o sinal para outra célula. Em outros tipos de neurônios, a zona de deflagração do potencial em ponta pode ter localização diferente. O axônio e as células da bainha de mielina que o envolvem são mostrados em secção longitudinal. (Ver encarte colorido.)

tro do sistema nervoso central e transportam a informação entre outros neurônios. A informação é passada entre neurônios, ou entre neurônios e outras células alvo, em locais especializados chamados **sinapses**. Finalmente, se o animal precisa responder de qualquer modo à informação sensorial, os estímulos têm de ativar neurônios que controlam órgãos efetores, como músculos ou glândulas. Os neurônios que transportam a informação para os efetores são chamados **neurônios eferentes**. Juntos, os neurônios aferentes e os eferentes, bem como qualquer interneurônio que participe do processamento da informação, perfazem um **circuito neuronal** (Fig. 5.3).

Uma célula que conduz informação *para* um neurônio particular é chamada **pré-sináptica** a este neurônio, enquanto que uma célula que recebe informação transmitida por uma sinapse *de* um

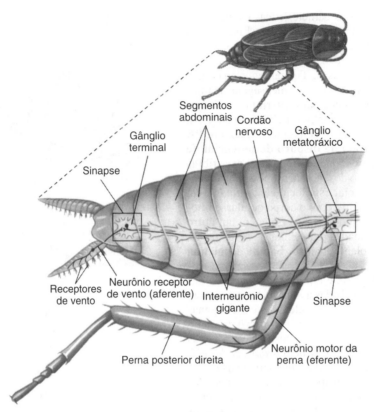

Fig. 5.3 Em um circuito neuronal simples, um neurônio aferente conduz informações sensoriais para interneurônios no sistema nervoso central e um neurônio eferente conduz as informações processadas para os órgãos efetores. Esta figura da porção posterior da barata ilustra o circuito neuronal que consiste em neurônios receptores de vento (aferentes) na cauda, interneurônios gigantes no sistema nervoso central e neurônios motores (eferentes) que controlam os músculos das pernas. Os neurônios receptores de vento fazem contato com os interneurônios gigantes através de sinapses no gânglio terminal do sistema nervoso central, e os interneurônios gigantes fazem contato com os neurônios motores das pernas através de sinapses no gânglio torácico. A estimulação dos neurônios receptores de vento provoca o afastamento da barata do estímulo. (Ver encarte colorido.)

neurônio particular é chamada **pós-sináptica** a este neurônio. A transmissão sináptica afeta o neurônio pós-sináptico por meio de um mecanismo discutido no Cap. 6. Rapidamente, a maioria das transmissões sinápticas é realizada por **neurotransmissores**, que são moléculas específicas liberadas pelos terminais axônicos do neurônio pré-sináptico em resposta a PA vindos pelo axônio. A membrana dos dendritos dos neurônios pós-sinápticos e no soma, a porção da célula pós-sináptica que tipicamente recebe os impulsos sinápticos, contém **canais iônicos ligante-dependentes**, que ligam os neurotransmissores e reagem a eles. Os efeitos pós-sinápticos dos numerosos impulsos sinápticos são integrados de modo a produzir um potencial pós-sináptico resultante nos dendritos, do soma e do cone axônico. Conforme indicado na Fig. 5.4, a informação é conduzida pelos circuitos neuronais através de sinais elétricos graduados ou do tipo tudo-ou-nada.

Organização do Sistema Nervoso

O sistema nervoso é formado por dois tipos celulares básicos: neurônios e células gliais de suporte. Como já vimos, os neurônios são classificados funcionalmente em três tipos:

- Neurônios sensoriais, que transmitem as informações captadas de estímulos externos (p. ex., som, luz, pressão e sinais químicos) ou respondem a estímulos do interior do corpo (p. ex., o nível de oxigênio sanguíneo, a posição de uma articulação ou a orientação da cabeça)
- Interneurônios, que conectam outros neurônios dentro do sistema nervoso central
- Neurônios motores, que conduzem sinais aos órgãos efetores, causando contração de músculos ou secreção de células glandulares

A função essencial dos neurônios sensoriais é transformar a energia física existente em um estímulo em impulsos elétricos usados pelo sistema nervoso. Redes de interneurônios, que são os tipos de neurônios mais numerosos, transferem a informação e executam a maior parte dos cálculos complexos que produzem o comportamento. Os neurônios motores constituem a porção de saída de um circuito neuronal, conduzindo instruções específicas para músculos ou outros órgãos efetores que eles inervam. (Os neurônios que inervam células glandulares e outros alvos efetores também são chamados células "motoras", mesmo que eles não controlem o movimento corporal.)

Os neurônios são reunidos em agrupamentos em quase todos os filos. Tipicamente, os corpos celulares de muitos neurônios — senão todos — estão contidos no sistema nervoso central (SNC), embora os corpos celulares de alguns neurônios estejam localizados na periferia. Na maioria dos animais, o SNC consiste em um cérebro, localizado na cabeça, e um cordão nervoso, que se estende posteriormente ao longo da linha média do animal. Muitos invertebrados têm um cérebro localizado na cabeça e coleções de corpos celulares neuronais, chamados **gânglios**, distribuídos ao longo do cordão nervoso; eles controlam regiões locais do animal (Fig. 5.5). Os vertebrados também têm gânglios, que consistem em corpos celulares neuronais periféricos, fora do SNC. Nos vertebrados, o cordão nervoso, chamado **medula espinal**, está localizado ao longo da linha média dorsal, enquanto que em muitos invertebrados (como insetos, crustáceos e anelídeos) o principal

AS BASES FÍSICAS DA FUNÇÃO NEURONAL 121

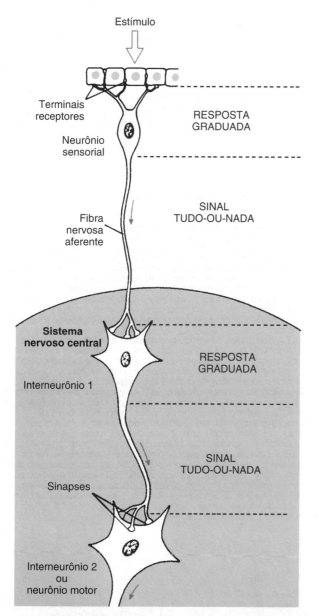

Fig. 5.4 A informação é tipicamente conduzida através de um circuito neuronal por meio de potenciais de ação e potenciais sinápticos químicos. As setas indicam a direção do fluxo de informação. Em resposta a um estímulo, os terminais receptores do neurônio sensorial produzem uma resposta graduada que é proporcional à intensidade do estímulo, embora ela não seja nem linearmente proporcional ao estímulo nem idêntica na forma. Esse potencial graduado espalha-se até uma zona de disparo do potencial de ação, onde ele pode provocar um ou mais sinais do tipo tudo-ou-nada (potenciais de ação, ou PA), que se propagam pelo axônio. Quando esses potenciais chegam aos terminais, eles promovem a liberação de uma substância neurotransmissora química da célula pré-sináptica. O neurotransmissor produz um potencial graduado no próximo neurônio (pós-sináptico). Se a alteração do potencial de membrana no neurônio pós-sináptico é grande o suficiente, um ou mais PA tudo-ou-nada vão ocorrer no neurônio pós-sináptico. Assim, sinais elétricos graduados e tudo-ou-nada se alternam nesta via. Uma única via através do sistema nervoso central pode incluir somente alguns ou grande número de neurônios conectados por sinapses. O neurônio sensorial é pré-sináptico ao interneurônio 1; o interneurônio 2 (ou o neurônio motor) é pós-sináptico ao interneurônio 1. Assim, o interneurônio 1 pode ser tanto pós-sináptico como pré-sináptico a outros neurônios.

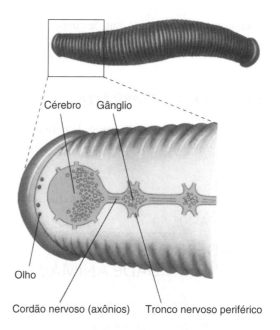

Vista dorsal – Extremidade anterior

Fig. 5.5 O sistema nervoso central, tipicamente formado pelo cérebro e pelo cordão nervoso, é o local de maior processamento das informações e usualmente contém a maioria dos corpos celulares neuronais de um animal bem como muitos axônios. O cérebro, em geral na cabeça do animal, contém grande número de neurônios e de suas interconexões. Em muitos animais, tal como a sanguessuga medicinal *Hirudo medicinalis* mostrada nesta figura, os somas de outros neurônios estão agrupados dentro do cordão nervoso, em estruturas chamadas gânglios. Em um animal segmentado como a sanguessuga, cada segmento comumente contém um gânglio. Os nervos contendo axônios interligam estruturas dentro do sistema nervoso e conectam o SNC a estruturas periféricas. (Ver encarte colorido.)

um espaço extracelular muito estreito (cerca de 20 nm de largura) que separa as membranas gliais e neuronais. Em geral, os animais mais complexos têm um número mais elevado de células gliais em relação aos neurônios do que os animais menos complexos. O sistema nervoso central dos vertebrados, por exemplo, contém 10 a 50 vezes mais células gliais do que neurônios, e essas células ocupam cerca da metade do volume do sistema nervoso. A proporção de células gliais para os neurônios é consideravelmente menor na maioria dos invertebrados.

As células gliais proporcionam um íntimo suporte estrutural, e talvez metabólico, para os neurônios. Vários diferentes tipos celulares funcionam como células gliais. Nos vertebrados, por exemplo, os **oligodendrócitos** no SNC e as **células de Schwann** na periferia envolvem cada axônio em uma camada isolante de mielina, que contribui para assegurar transmissão dos PA segura e rápida (ver Fig. 5.2). Embora algumas células gliais tenham canais iônicos voltagem-dependentes nas suas membranas, elas geralmente não produzem PA, e seu papel no sistema nervoso há muito tempo vem sendo um enigma. Uma sugestão é que as células gliais ajudam a regular as concentrações de K^+ e o pH do fluido extracelular do sistema nervoso. As membranas das células gliais são altamente permeáveis ao K^+, e as células gliais adjacentes são freqüentemente acopladas eletricamente por junções que facultam ao K^+ fluir entre elas. Esse fluxo permite às células gliais captar e redistribuir o K^+ extracelular, que de outro modo poderia elevar as suas concentrações nos estreitos espaços extracelulares após a atividade dos neurônios. As células gliais também capturam moléculas de neurotransmissores do espaço extracelular, limitando desse modo o tempo que um neurotransmissor pode dispor para agir nas sinapses. As pesqui-

cordão nervoso fica ao longo da linha média ventral. Muitos neurônios que têm corpos celulares no SNC enviam fibras para o resto do corpo (a periferia) para captar informações sensoriais ou para emitir informações motoras com a finalidade de controlar a atividade de músculos ou glândulas.

O outro tipo principal de célula no sistema nervoso, as células da glia, preenche todo o espaço entre os neurônios, exceto sas continuam para esclarecer as funções das células gliais, e parece provável que maior número de funções será descoberto para estes importantes componentes do sistema nervoso.

EXCITAÇÃO DA MEMBRANA

Embora exista uma **voltagem** (diferença de potencial) estável ao nível da membrana plasmática de todas as células animais, somente as membranas das células eletricamente excitáveis (como neurônios, células musculares e células sensoriais) podem responder a alterações nas diferenças de potencial gerando PA. O estudo dos tecidos eletricamente excitáveis tem longa história, que é revista no Destaque 5.1. Para entender as bases desta excitabilidade e suas consequências para a função neuronal, temos que ser capazes de medir as particularidades das alterações elétricas através da membrana em função do tempo.

DESTAQUE 5.1
A DESCOBERTA DA "ELETRICIDADE ANIMAL"

A excitabilidade elétrica é uma propriedade fundamental dos neurônios e dos músculos. Hoje conhecemos este fenômeno em grandes detalhes, mas os tecidos animais eletricamente excitáveis foram estudados por séculos. O estudo da "eletricidade animal" e a origem da teoria eletroquímica podem ser reportados a observações feitas no final do século 18 por Luigi Galvani, um professor de anatomia em Bolonha, Itália. Trabalhando com uma preparação nervo-músculo dissecada da perna de uma rã, Galvani percebeu que os músculos se contraíam se o nervo e o músculo fossem tocados por bastões de metal de um modo particular. Os dois bastões tinham de ser feitos de metais diferentes (p. ex., um de cobre e outro de zinco). No arranjo experimental de Galvani, um bastão contactava o músculo e o outro fazia contato com o nervo daquele músculo; quando os dois bastões se tocavam, o músculo se contraía, conforme ilustrado no diagrama A. Galvani e seu sobrinho Giovanni Aldini, um físico, atribuíram esta resposta a uma descarga da "eletricidade animal" que estava armazenada no músculo e era liberada pelos nervos. Eles propuseram que um "fluido elétrico" passava do músculo para o metal e voltava pelo nervo e que a descarga da eletricidade do músculo deflagrava a contração. Agora nós entendemos que essa interpretação criativa, que foi publicada em 1791, está bastante incorreta. Entretanto, este trabalho estimulou muitos curiosos amadores e cientistas da época a investigar duas novas e importantes áreas da ciência: a fisiologia da excitação no nervo e no músculo e a origem química da eletricidade.

Alessandro Volta, um físico em Pavia, Itália, analisou os experimentos de Galvani. Em 1792, ele propôs uma explicação alternativa para os resultados de Galvani. Ele sugeriu que o estímulo elétrico que causava a contração muscular nos experimentos de Galvani era gerado fora do tecido pelo contato entre metais diferentes e a solução salina do tecido. Passaram-se vários anos até que Volta conseguisse demonstrar inequivocamente a origem eletrolítica da corrente elétrica de metais diferentes, porque naquela época não havia instrumentos físicos disponíveis que fossem suficientemente sensíveis para detectar essas fracas correntes. De fato, a preparação neuromuscular da perna da rã era provavelmente o indicador mais sensível da corrente elétrica disponível naquela época e por muitos anos após.

Em sua busca de um método para produzir corrente elétrica mais forte, Volta descobriu que ele podia aumentar a quantidade de eletricidade produzida eletroliticamente colocando células de metal e salina em série. O fruto de seu trabalho foi a assim chamada pilha voltaica, um amontoado de placas alternadas de prata e zinco separadas por papéis embebidos em salina. Essa primeira bateria de "célula-úmida" produzia voltagens mais elevadas do que poderia ser produzido por uma simples célula prata-zinco, e o projeto ainda é usado comumente nas baterias atuais.

Embora os experimentos de Galvani não tenham realmente provado a existência da "eletricidade animal", eles demonstraram que alguns tecidos vivos podiam responder a pequenas correntes elétricas. Em 1840, Carlo Matteucci avançou o estudo sobre a eletricidade em tecido usando a atividade elétrica de um músculo em contração para estimular uma segunda preparação nervo-músculo (diagrama B). Seu experimento foi a primeira demonstração registrada de que os tecidos excitáveis realmente produziam corrente elétrica. Desde o século 19, tornou-se evidente que a produção de sinais no sistema nervoso e em outros tecidos excitáveis depende das propriedades elétricas das membranas celulares.

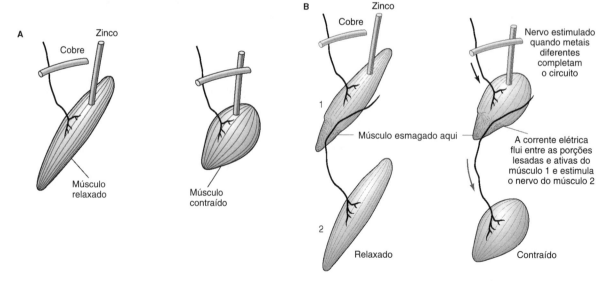

Nos experimentos de Galvani **(A)**, um músculo e seu nervo foram contactados por bastões de dois metais diferentes, como cobre e zinco. Quando os dois bastões foram postos em contato um com o outro, o músculo contraiu-se. **(B)** Matteucci aperfeiçoou o experimento de Galvani conectando uma preparação de nervo-músculo (1) a uma segunda (2). Quando o músculo 1 foi estimulado através da colocação dos dois bastões de metais diferentes em contato um com o outro, a atividade elétrica do músculo 1 estimulou o nervo para o músculo 2, causando a sua contração. Neste experimento, o músculo 1 teve de ser lesado no ponto de contato com o nervo do músculo 2 para que as correntes iônicas que fluíam pelas fibras do músculo 1 estimulassem o nervo.

Medindo os Potenciais de Membrana

As correntes elétricas são geradas nos tecidos vivos onde exista um *fluxo resultante de partículas carregadas* através da membrana. Tais correntes podem ser detectadas diretamente pela utilização de dois eletrodos para medir as alterações no potencial elétrico que é causado pelo fluxo de corrente através da membrana celular. Um dos eletrodos sensores é colocado em contato elétrico com o líquido no interior da célula e o outro é colocado em contato com o meio extracelular, de modo que os dois eletrodos indicam a voltagem, ou diferença de potencial, entre o citossol e o fluido extracelular. A diferença de potencial medida através da membrana (o **potencial de membrana**, V_m) é amplificada eletronicamente e exibida em um instrumento de registro. Até recentemente, o registro dos potenciais de membrana eram visualizados tipicamente usando-se um osciloscópio, mas os pesquisadores atualmente contam com o uso em grande escala de computadores digitais para controlar o equipamento e mostrar dados durante os experimentos bem como analisar e estocar dados (Fig. 5.6).

Muito do que conhecemos sobre como os PA são gerados baseia-se nos experimentos realizados por A. L. Hodgkin e A. F. Huxley nas décadas de 1940 e 1950. Eles registraram os po-

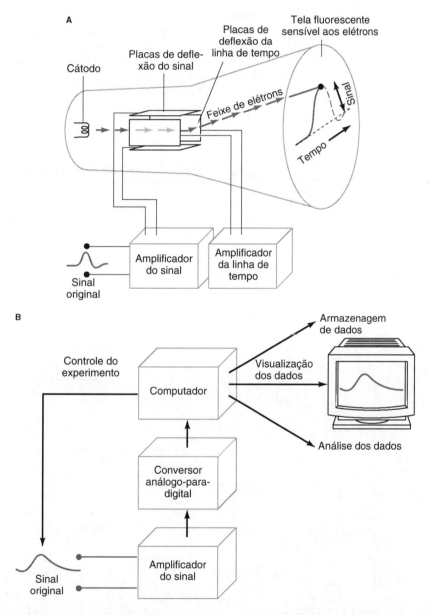

Fig. 5.6 Diferenças de potencial registradas através da membrana celular são tipicamente amplificadas e mostradas usando-se um ou dois tipos de equipamentos elétricos. **(A)** Um osciloscópio amplifica e plota a amplitude de um sinal elétrico em um deslocamento vertical de um feixe de elétrons emitido por um tubo de raios catódicos; o tempo decorrido é indicado ao longo do eixo horizontal. O feixe de elétrons é deslocado da esquerda para a direita por um gerador de linha de tempo, e sua posição é visualizada enquanto ele "escreve" em uma tela fluorescente. Assim, a amplitude de um sinal lançado no osciloscópio é plotada na tela em função do tempo. **(B)** Um computador digital pode ser usado para simular as funções essenciais de um osciloscópio com a vantagem de que os dados podem ser digitalizados e estocados diretamente à medida que eles são registrados. Um sinal analógico captado pelos eletrodos colocados através de uma membrana celular é convertido em informação digital por amostragens do sinal a intervalos discretos de tempo que são suficientemente curtos para capturar todas as informações necessárias. Uma vez que os dados foram estocados no computador, eles podem ser prontamente visualizados ou processados conforme desejado. Os computadores também podem ser usados para *controlar* diversos aspectos de um experimento, incluindo o padrão de estimulação para as células.

tenciais de membrana em axônios de lula, que são suficientemente grandes para a introdução de um fio de prata no interior deste processo cilíndrico no sentido longitudinal (Hodgkin e Huxley, 1952). A atividade elétrica dos neurônios que são menores que o axônio gigante de lula foi estudada usando-se microeletrodos de capilares de vidro, que são descritos no Cap. 2. Uma célula não é lesada quando introduzimos um microeletrodo porque a dupla camada lipídica da membrana fecha o espaço ao redor da ponta da pipeta após sua penetração. A introdução da ponta do eletrodo através da membrana plasmática para o interior da célula faz com que este local fique em continuidade elétrica com o amplificador que registra a voltagem. Por convenção, o potencial de membrana é sempre considerado como o potencial intracelular em relação ao potencial extracelular. Em outras palavras, o potencial extracelular é definido arbitrariamente como zero. Na prática, o amplificador subtrai o potencial extracelular do potencial intracelular para dar a diferença de potencial.

Um arranjo simples para medir o potencial da membrana é mostrado na Fig. 5.7. Neste experimento, os neurônios são submersos em uma solução fisiológica salina que está em contato com um *eletrodo de referência*. Antes que a ponta do *microeletrodo de registro* entre na célula, tanto o microeletrodo como o eletrodo de referência estão na solução salina e desse modo no mesmo potencial elétrico; a diferença de potencial registrada entre os dois eletrodos é zero (ver a Fig. 5.7A). Quando a ponta do microeletrodo atravessa a membrana da célula e entra no citosol, aparece uma súbita queda no traço de registro da voltagem, indicando que o eletrodo entrou na célula e está agora medindo a diferença de voltagem através da membrana celular (ver a Fig. 5.7B). Por convenção eletrofisiológica, potenciais intracelulares negativos são mostrados como deslocamentos *para baixo* no traçado do osciloscópio. O potencial negativo estável registrado pela ponta do eletrodo após sua entrada no citosol é o **potencial de repouso**, V_{rep}, da membrana celular e é expresso mais convenientemente em milivolts (mV, ou milésimos de um **volt**). Esse potencial de repouso é o potencial de membrana medido quando nenhum evento ativo ou evento pós-sináptico está ocorrendo. Virtualmente todas as células que foram investigadas têm um potencial de repouso negativo com um valor entre -20 mV e -100 mV.

O potencial registrado pelo eletrodo intracelular não se altera quando a ponta do eletrodo avança mais profundamente na célula, porque no estado de repouso o interior da célula possui o mesmo potencial em toda parte. Assim, a diferença de potencial total entre o interior da célula e o exterior é localizada através da superfície da membrana celular e na região imediatamente adjacente às superfícies interna e externa da membrana. Essa diferença de potencial constitui um gradiente elétrico que está disponível como fonte de energia para a movimentação de íons através da membrana. O campo elétrico, E, é igual à voltagem em volts dividida pela distância, d, em metros ($E = V/d$). Como d, a espessura da membrana, é aproximadamente 5 nm (5×10^{-9} m), o campo elétrico real através da membrana celular é muito grande.

Características das Propriedades Elétricas Passiva e Ativa da Membrana

Conforme visto anteriormente, a membrana dos neurônios e de outras células excitáveis apresenta propriedades elétricas passi-

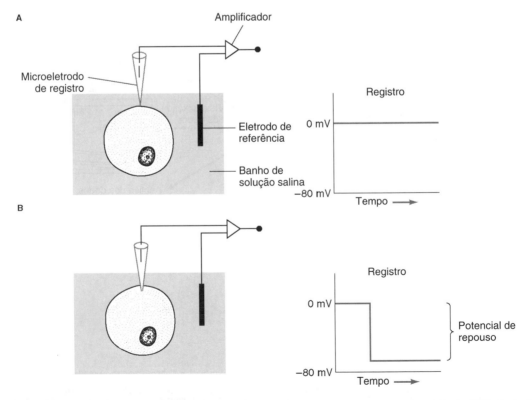

Fig. 5.7 Quando um microeletrodo penetra na membrana celular de um neurônio, há um deslocamento na diferença de potencial registrada. **(A)** Nenhuma diferença de potencial é registrada entre o eletrodo de referência e o microeletrodo de registro quando ambos estão na solução salina onde o neurônio está mergulhado. **(B)** Assim que o microeletrodo penetra na membrana do neurônio, o eletrodo registra um brusco deslocamento na direção negativa, que é mostrado como uma deflexão para baixo na tela do osciloscópio ou no monitor do computador. Essa deflexão corresponde ao potencial de repouso através da membrana.

va e ativa. Para entender as bases da integração elétrica e a comunicação nos neurônios, suas propriedades elétricas passiva e ativa devem ser medidas.

As propriedades elétricas passivas da membrana celular podem ser medidas pela passagem de uma corrente de pulso através da membrana com a finalidade de produzir leve perturbação no potencial de membrana. Para isto, são inseridos dois microeletrodos em uma célula, conforme ilustrado na Fig. 5.8. Um deles, o *eletrodo de corrente*, libera uma corrente que se pode fazer fluir através da membrana em duas direções, uma de fora para dentro (solução salina-citossol) e outra de dentro para fora (citossol-solução salina), dependendo da polaridade (direção) da corrente elétrica que é passada pelo eletrodo. O outro eletrodo, o eletrodo de registro, reproduz os efeitos desta corrente sobre o V_m. Lembrar que toda corrente conduzida em solução e através da membrana está na forma de movimentação de íons. Por convenção, o fluxo da corrente iônica dá-se de uma região de positividade relativa para uma de negatividade relativa e corresponde à direção do deslocamento de cátions. Assim, se tornarmos o eletrodo positivo, essa corrente irá fluir, por definição, diretamente do eletrodo de corrente *para dentro* da célula e sairá da célula através de sua membrana. Por outro lado, se tornarmos o eletrodo negativo, ele atrairá cargas positivas da célula e causará um fluxo de corrente para dentro da célula através da membrana; esta situação é representada na Fig. 5.8A.

Quando um pulso de corrente remove cargas positivas de dentro da célula através do eletrodo de corrente (isto é, quando tornarmos o eletrodo de corrente mais negativo), o interior da célula que já é negativo se torna ainda mais negativo; isto aumenta a diferença de potencial através da membrana celular e é chamado **hiperpolarização**. Por exemplo, a magnitude do potencial intracelular pode mudar de um potencial de repouso de -60 mV para um novo potencial hiperpolarizado de -70 mV. As membranas neuronais em geral respondem passivamente à hiperpolarização, não produzindo outra resposta exceto a alteração do potencial causada pela corrente aplicada (Fig. 5.9, curvas 1 e 2). Conforme discutido na próxima seção, a variação do potencial de membrana que acompanha a passagem de uma corrente aplicada obedece à lei de Ohm (equação 5.1), que relaciona o potencial em volts à magnitude da corrente em ampères que flui através da membrana e à resistência da membrana em ohms. Assim, as propriedades elétricas passivas da membrana podem ser representadas pelos elementos convencionais dos circuitos elétricos.

Quando um pulso de corrente adiciona cargas positivas ao interior da célula pelo eletrodo de corrente, as cargas positivas adicionais diminuirão a diferença de potencial através da membrana, causando **despolarização** da membrana (Fig. 5.9, curva 3). Ou seja, o potencial intracelular torna-se menos negativo (p. ex., pode mudar de -60 mV para -50 mV). Quando a quantidade de corrente aplicada aumenta, o grau de despolarização também aumenta. A despolarização de um neurônio desencadeia o início da abertura de canais que são seletivamente permeáveis aos íons sódio (Na^+). Quando as células eletricamente excitáveis se tornam suficientemente despolarizadas para abrir um número crítico de canais seletivos ao Na^+, um PA é desencadeado (Fig. 5.9, curva 4a). O valor do potencial de membrana que dispara um PA é chamado **potencial limiar**. A abertura de canais de Na^+

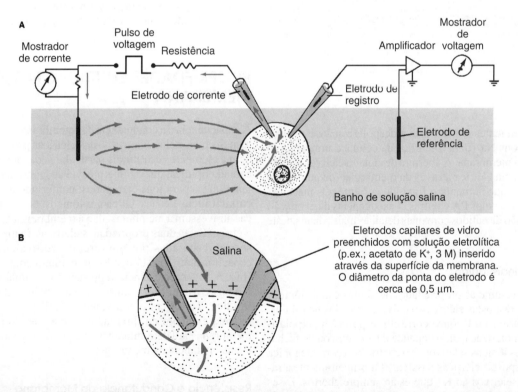

Fig. 5.8 A Penetração de uma célula com dois eletrodos permite que as propriedades elétricas passivas da membrana possam ser registradas. **(A)** Diagrama de um arranjo experimental para medir as propriedades passivas da membrana. A corrente flui em um circuito através de fios, solução salina de imersão, resistor, eletrodo de corrente e membrana celular. Para se manter a corrente de estimulação constante, o resistor é selecionado para ter resistência muito maior que outros elementos do circuito de estimulação. O amplificador de registro tem resistência de entrada muito elevada, impedindo que qualquer quantidade apreciável de corrente deixe a célula pelo eletrodo de registro. **(B)** Detalhe aumentado dos microeletrodos capilares de vidro inseridos através da membrana da célula. O eletrodo da esquerda é usado para passar a corrente para o interior, ou para o exterior, da célula. A corrente altera o potencial de membrana, V_m, assim que atravessa a membrana plasmática.

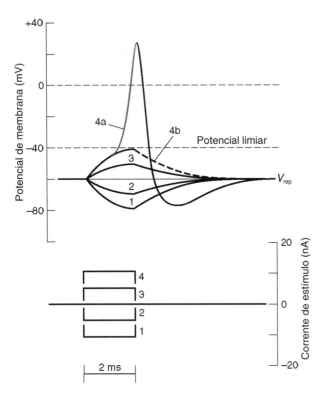

Fig. 5.9 Alguns estímulos evocam somente respostas passivas na membrana; outros estímulos podem provocar também respostas ativas. Aqui são mostrados registros típicos de um experimento em que correntes de diferentes intensidades usadas para estimular uma célula excitável usando o arranjo experimental mostrado na Fig. 5.8. Os traçados das correntes de estímulo (*embaixo*) e as alterações correspondentes no potencial de membrana (*em cima*) são indicados por números. Se a corrente faz com que o potencial de membrana se torne mais negativo em relação ao lado externo da célula, ela é chamada hiperpolarizante (curvas 1 e 2). Se a corrente introduzida faz com que o potencial de membrana se torne mais positivo em relação ao lado externo, ela é chamada despolarizante (curvas 3 e 4). Correntes hiperpolarizantes e pequenas correntes de despolarização produzem um deslocamento passivo no V_m (curvas de 1 a 3). Com despolarização suficiente, uma corrente adicional entra na célula, produzindo uma repentina resposta elétrica ativa, o PA (curva 4a). Note que a amplitude das respostas passivas é mais ou menos linearmente proporcional à corrente de estímulo, enquanto que na resposta ativa a alteração no potencial de membrana é muito maior do que seria esperado para uma resposta linear. No limiar, alguns estímulos produzem PA, enquanto que outros estímulos de mesma magnitude produzirão apenas uma resposta passiva (curva 4b).

voltagem-dependentes em resposta à despolarização, e o fluxo resultante de íons Na⁺ para o interior da célula, é um exemplo de excitação da membrana. A abertura de canais seletivos ao Na⁺ reduz a resistência elétrica através da membrana (ou aumenta a condutância), o que aumenta o fluxo de corrente. Os mecanismos responsáveis pelos PA e outras conseqüências da excitação da membrana são discutidos com mais detalhes mais adiante neste capítulo.

Papel dos Canais Iônicos

O Quadro 5.1 resume as propriedades de alguns canais iônicos que atuam nas respostas elétricas passiva e ativa dos neurônios. A mudança passiva no V_m que ocorre em resposta à hiperpolarização ou à despolarização *não* depende da abertura ou do fechamento de canais iônicos seletivos. Ao contrário, a corrente iônica que produz respostas elétricas passivas flui primeiramente através de canais seletivos ao K⁺ que estão sempre abertos. Esses *canais de potássio de repouso* são os principais responsáveis pela manutenção do potencial de repouso, V_{rep}, através da membrana celular. Esses canais estão uniformemente distribuídos sobre toda a superfície da membrana das células excitáveis.

A alteração ativa no V_m que ocorre nas células excitáveis depende da abertura ou do fechamento de numerosos canais iônicos seletivos (*canais com comporta*) que respondem à despolarização da membrana. A abertura (ou fechamento) de uma população de canais iônicos controla o fluxo de uma corrente iônica que é atraída de um lado da membrana para outro pelo gradiente eletroquímico para os íons que permeiam os canais. Essa abertura das comportas de canais iônicos é a causa imediata de praticamente todos os sinais elétricos ativos nos tecidos vivos. A abertura simultânea de muitos canais iônicos gera as correntes que são medidas através das membranas celulares. Os canais iônicos voltagem-dependentes que medeiam as respostas elétricas podem estar localizados em áreas particulares (p. ex., o cone axônico ou a membrana do axônio nos neurônios).

A maioria dos canais na membrana permite a passagem de um ou de poucas espécies de íons mais eficientemente que outros; isto é, eles exibem certo grau de seletividade. Os canais iônicos que tornam as membranas celulares excitáveis são nomeados de acordo com o íon que normalmente se move por eles. Por exemplo, Na⁺ é o íon que normalmente atravessa pelos canais rápidos, *canais de sódio voltagem-dependentes*, que se abrem em resposta à despolarização da membrana, mas alguns outros íons (como o lítio) também podem passar por esses canais. Além dos canais voltagem-dependentes, que respondem a alterações no V_m, outros canais iônicos são abertos quando moléculas de transmissores (p. ex., neurotransmissores) se ligam a proteínas receptoras na superfície da célula. Esses canais ligante-dependentes são discutidos no Cap. 6. Ainda existem outros canais iônicos encontrados em células receptoras sensoriais, que são ativados por estímulos de formas específicas de energia como a luz (fotorreceptores), substâncias químicas (receptores gustativos e neurônios olfativos) ou estiramento mecânico (mecanorreceptores). Esses canais são discutidos no Cap. 7.

PROPRIEDADES ELÉTRICAS PASSIVAS DA MEMBRANA

A capacitância e a condutância das membranas celulares, que são responsáveis pelas suas respostas elétricas passivas, correspondem a elementos estruturais particulares da membrana. A dupla camada lipídica, que é impermeável aos íons, age como um isolante que separa íons carregados, conferindo à membrana uma **capacitância** elétrica. Os canais iônicos, por onde cargas elétricas atravessam a membrana, dão à membrana a sua **condutância** elétrica. Estas duas propriedades elétricas da membrana podem ser representadas por um circuito equivalente em que um capacitor elétrico está ligado em paralelo com uma resistência (Fig. 5.10). A resistência representa a condutância dos canais iônicos, e o capacitor representa a capacitância da dupla camada lipídica. Tal circuito equivalente é útil para se construir um modelo explícito do fluxo de corrente medido através de uma membrana para determinar valores prováveis para a condutância e a capacitância da membrana.

Resistência e Condutância da Membrana

A **resistência** de uma membrana é a medida de sua impermeabilidade aos íons, enquanto que a condutância é a medida de sua permeabilidade aos íons. Para uma dada voltagem transmembrâ-

QUADRO 5.1
Exemplos de canais iônicos encontrados em axônios

Canal	Corrente através do canal	Características	Bloqueadores seletivos	Função
Canal de K^+ de repouso (aberto no axônio em repouso)	$I_{K(vazamento)}$	Produz P_K relativamente alta na célula em repouso	Bloqueado parcialmente por tetraetilamônia (TEA)	Altamente responsável pelo V_m
Canal de Na^+ voltagem-dependente	I_{Na}	Ativado rapidamente pela despolarização; torna-se inativado mesmo se o V_m permanece despolarizado	Tetrodotoxina (TTX)	Produz a fase ascendente do PA
Canal de Ca^{++} voltagem-dependente	I_{Ca}	Ativado pela despolarização porém mais lentamente que o canal de Na^+; é inativado em função da (Ca^{++}) citoplasmática ou do V_m	Verapamil, D600, Co^{++}, Cd^{++}, Mn^{++}, Ni^{++}, La^{+++}	Produz despolarização lenta; permite a entrada de Ca^{++} na célula, onde ele pode agir como segundo mensageiro
Canal de K^+ voltagem-dependente ("retificador retardado")	$I_{K(V)}$	Ativado pela despolarização porém mais lentamente que o canal de Na^+; é inativado lenta e incompletamente se o V_m permanece despolarizado	TEA intra- e extracelular, aminopiridinas	Conduz a corrente que rapidamente repolariza a membrana ao término de um PA
Canal de K^+ ativado por Ca^{++}	$I_{K(Ca)}$	Ativado pela despolarização e (Ca^{++}) citoplasmática elevada; permanece aberto enquanto a (Ca^{++}) citoplasmática estiver mais elevada que o normal	TEA extracelular	Conduz a corrente que repolariza a célula pós os PA produzidos por Na^+ ou Ca^{++} equilibrando a I_{Ca} limitando assim a despolarização produzida pela I_{Ca}

nica, quanto menor a resistência da membrana (isto é, maior a sua condutância), maior número de cargas iônicas irão atravessar a membrana pelos canais iônicos por unidade de tempo. A inter-relação entre corrente, resistência e voltagem estável através da membrana é descrita pela **lei de Ohm**, que enuncia que a queda de voltagem produzida através da membrana por uma corrente passada por ela é diretamente proporcional à corrente multiplicada pela resistência da membrana:

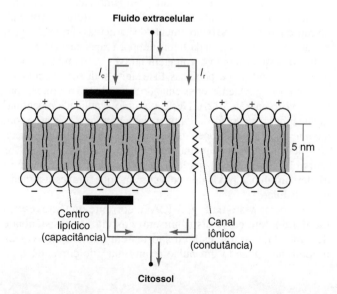

Fig. 5.10 As propriedades elétricas passivas da membrana de uma célula podem ser representadas por um circuito elétrico simples. A membrana tem uma capacitância porque a porção lipídica interna é um isolante. A condutância iônica da membrana depende da presença de canais iônicos abertos. As setas indicam o fluxo da corrente de capacitância, I_c, e da corrente de resistência, I_r.

$$\Delta V_m = \Delta I \times R \quad (5.1)$$

onde ΔV_m é a queda de voltagem através da membrana, ΔI é a corrente (em **ampères**) que atravessa a membrana e R (em **ohms, Ω**) é a resistência elétrica da membrana. A *resistência aferente* de uma célula (isto é, a resistência total encontrada pela corrente para entrar ou sair da célula) é uma função de sua área da membrana, A, porque a membrana de uma célula maior contém mais canais iônicos do que a membrana de uma célula menor. Desse modo, quando membranas de diferentes células são comparadas, é necessário levar em conta o efeito da área da membrana. Para fazer isto, definimos a *resistência específica*, R_m, da membrana como

$$R_m = R \times A \quad (5.2a)$$

onde A é a área da membrana e R_m é a resistência de uma área unitária da membrana. Reformulando a lei de Ohm temos

$$R = \frac{\Delta V_m}{\Delta I} \quad (5.2b)$$

substituindo então os valores

$$R_m = \frac{\Delta V_m}{\Delta I} \times A \quad (5.2c)$$

onde $\Delta V_m/\Delta I$ é dado em ohms e a área em centímetros quadrados; de modo que R_m é dado em ohms $\cdot$ cm². Notar que a área da membrana e a resistência aferente, R, são reciprocamente relacionadas. A resistência específica da membrana, R_m, é uma propriedade da população de canais iônicos por onde passa a corrente iônica através da membrana. As resistências específicas das várias membranas celulares variam de centenas a dezenas de milhares de ohms $\cdot$ cm².

O inverso da resistência, R, é a condutância, g (em unidades de **siemens, S**):

$$g = \frac{1}{R} \qquad (5.3a)$$

Substituindo esta equação na lei de Ohm, temos

$$\Delta V_m = \frac{\Delta I}{g_{\text{influxo}}} \qquad (5.3b)$$

O inverso da resistência específica é a *condutância específica*, g_m (em unidades de siemens · cm^{-2}). A condutância está estreitamente relacionada à permeabilidade iônica da membrana, mas não é exatamente sinônimo dela. A condutância para uma dada espécie de íon é definida pela lei de Ohm como a corrente conduzida por aquela espécie de íon dividida pela força elétrica que age sobre aquela espécie:

$$g_x = \frac{I_x}{\text{fem}_x} \qquad (5.3c)$$

onde g_x é a condutância da membrana para o íon X, I_x é a corrente conduzida por aquela espécie e fem$_x$ é a **força eletromotriz** (em volts) que atua naquela espécie. Embora a fem$_x$ varie com o potencial de membrana, ela não é idêntica a ele, como será discutido mais adiante.

Mesmo que a membrana possa ser permeável ao íon X, a condutância, g_x, depende da presença e da concentração desta espécie em solução, porque as espécies iônicas não podem conduzir corrente a menos que estejam presentes. Além disso, a permeabilidade da membrana aos não-eletrólitos não contribui para a condutância, porque os não-eletrólitos não são carregados e assim não podem conduzir corrente. Desse modo, os termos condutância e permeabilidade não são exatamente sinônimos.

Capacitância da Membrana

Embora os íons não atravessem a dupla camada lipídica exceto através dos canais iônicos, eles podem interagir através da membrana, que é uma camada isolante fina, para produzir uma **corrente de capacitância** (ou deslocamento de carga) mesmo quando nenhuma carga atravessa fisicamente a membrana neste processo. Quando se aplica uma voltagem através da membrana, os íons positivos tendem a se mover para o lado negativo (*catódico*) vindos do lado positivo (*anódico*) em resposta à força do campo elétrico aplicado. Como os íons não podem atravessar a camada lipídica, eles se acumulam nas duas superfícies da membrana, os cátions no lado anódico e os ânions no lado catódico, produzindo um excesso resultante de íons carregados opostamente em lados opostos da membrana. A membrana assim estoca cargas do mesmo modo pelo qual as cargas são estocadas em um capacitor num circuito elétrico (Fig. 5.11). Íons de cargas opostas que se acumularam nos dois lados da membrana podem interagir eletrostaticamente uns com os outros porque a membrana é muito fina.

A capacidade da dupla camada de separar ou estocar cargas desse modo é a sua capacitância, que é medida em unidades de coulombs por volt, ou **farads** (F). A quantidade de cargas que pode ser separada pela dupla camada de material isolante depende da sua espessura e da sua **constante dielétrica**, uma propriedade que reflete a capacidade de um isolante de estocar cargas. É possível calcular um valor esperado para a capacitância das membranas das células nervosas se são conhecidas a espessura da membrana e a constante dielétrica dos seus lipídios. Com base em uma camada lipídica de 5 nm e uma constante dielétrica de

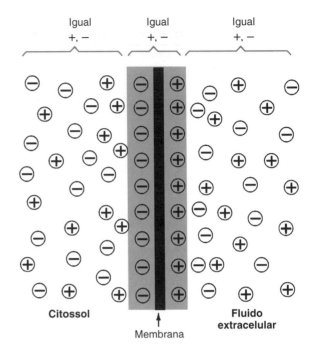

Fig. 5.11 A membrana celular age como um capacitor. A membrana celular pode separar cargas, com cátions e ânions formando uma camada difusa nos lados opostos da membrana e interagindo eletrostaticamente através da fina barreira lipídica. Essa interação eletrostática segura as cargas em uma estreita região imediatamente adjacente às duas superfícies da membrana celular. Exceto por estes poucos cátions ou ânions em excesso em cada lado, o restante da solução em ambos os lados da membrana segue o princípio de eletroneutralidade, assim como ocorre na região sombreada nas proximidades da membrana.

3, que é aproximadamente a de uma formada por ácidos graxos de 18 carbonos, a capacitância da membrana é calculada como sendo cerca de 1 microfarad (μF) por centímetro quadrado (1 μF = 10^{-6} F). Realmente, os valores da capacitância das membranas biológicas medidos têm mostrado estar geralmente próximos a 1 μF · cm^{-2}.

A capacitância da membrana afeta seu modo de responder a uma mudança na voltagem ou na corrente aplicada. Íons positivos que se acumulam em um lado da membrana repelem íons positivos do outro lado, gerando um fluxo transitório de corrente de capacitância. Como o movimento de partículas carregadas próximas à membrana demanda algum tempo, a capacitância realmente limita o quão rápido a voltagem através da membrana pode mudar em condições específicas. Este efeito pode ser ilustrado por um circuito equivalente representando a membrana neuronal, conforme visto na Fig. 5.12A. Neste exemplo, é aplicada repentinamente uma corrente, I_m, de 1 ampère à membrana. De acordo com a equação 5.1a, a aplicação dessa corrente vai causar uma queda de voltagem através da membrana conforme visto na Fig. 5.12B (curva V_m). Tal mudança passiva de potencial, chamada **potencial eletrotônico**, é produzida pela corrente que atravessa a membrana celular.

Conforme visto na Fig. 5.12A, a corrente que atravessa a membrana tem de se distribuir entre as vias de resistência e de capacitância, que estão dispostas em paralelo através da membrana. Quando um pulso retangular* de corrente, I_m, é

---

* **N.T.:** No original *steplike*, que significa "semelhante a degrau". Os dois tipos de estímulos comumente usados em eletrofisiologia são um pulso retangular ou *steplike*, com ascensão vertical da intensidade e a sua manutenção até o fechamento, e o exponencial, com ascensão vertical da intensidade e decaimento exponencial.

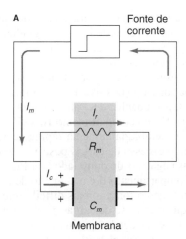

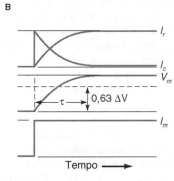

Fig. 5.12 A capacitância e a resistência da membrana celular são responsáveis pela alteração de potencial passiva (potencial eletrotônico) em resposta à aplicação de uma corrente. **(A)** Um circuito equivalente para uma membrana celular mostrando o fluxo de corrente (setas) quando um pulso de corrente constante repentino e sustentado é passado através da membrana. **(B)** Deslocamento das correntes e da voltagem em função do tempo produzido pela estimulação sustentada mostrada na parte A. O registro superior mostra como a corrente total é dividida entre a corrente de resistência, I_r, e a corrente de capacitância, I_c. O registro da parte central mostra o potencial de membrana, V_m, (isto é, o potencial através da resistência e da capacitância da membrana). A parte inferior do registro mostra a corrente total através da membrana, $I_m = I_c + I_r$. O tempo requerido para que I_r e V_m alcancem 63% dos seus valores assintóticos é proporcional ao produto da resistência pela capacitância da membrana. Este produto é a constante de tempo, τ, da membrana.

passado através da membrana, a distribuição da corrente entre a capacitância da membrana e a resistência muda com o tempo. Inicialmente, as cargas movem-se com relativa facilidade para o capacitor do circuito, e assim a maior parte da corrente é conduzida pela capacitância enquanto ela carrega, e pouca corrente flui pela resistência da membrana. O acúmulo de carga no capacitor é uma forma de corrente elétrica, embora nenhuma carga se mova fisicamente através do capacitor. Em vez disso, a corrente de capacitância, I_c, é conduzida pelo deslocamento de cargas em direção à membrana no lado interno, e afastando-se da membrana no lado externo, nos lados opostos da dupla camada lipídica. Com o passar do tempo e com o carregamento do capacitor, aparece uma voltagem através do capacitor, que diminui progressivamente. Essa redução na taxa em que as cargas se movimentam para o capacitor libera uma fração de corrente, de amplitude crescente, que flui pela resistência da membrana. Em conseqüência, a corrente de capacitância, I_c, cai de forma exponencial, ao passo que o potencial de membrana, V_m, *aumenta* com a mesma forma (ver Fig. 5.12B). Ao mesmo tempo, a corrente de resistência, I_r, que passa pela condutância da membrana (isto é, por canais iônicos), aumenta exponencialmente, em virtude da soma de I_r e I_c ser necessariamente igual ao total da corrente aplicada.

A relação entre o potencial e o tempo durante o carregamento do capacitor é dada pela equação

$$V_t = V_\infty (1 - e^{-t/RC}) \tag{5.4}$$

onde V_∞ é o potencial através de um capacitor em um momento $t = \infty$ produzido por uma corrente constante aplicada ao circuito, t é o tempo em segundos após o início do pulso de corrente, R é a resistência do circuito em ohms, C é a capacitância do circuito em farads, e V_t é o potencial através do capacitor em qualquer tempo, t.

Quando t é igual ao produto RC, então $V_t = V_\infty (1 - 1/e) = 0,63 V_\infty$. O valor de t (em segundos) que é igual a RC é chamado **constante de tempo** (τ) do processo. Notar que τ é independente de V_∞ e da intensidade da corrente. É o tempo requerido para a voltagem atravessar um capacitor que está sendo carregado até alcançar 63% do valor assintótico, V_∞ (ver Fig. 5.12B, curva V_m).

Em resumo, as propriedades elétricas passivas da membrana celular são sua resistência e sua capacitância equivalentes, que estão conectadas em paralelo. Juntas elas dão à membrana uma resposta tempo-dependente para variações de voltagem; o tamanho e a duração da resposta depende dos valores da resistência e da capacitância. Para entender como tais parâmetros influenciam as alterações no potencial de membrana, temos que examinar a origem das diferenças de potencial através da membrana.

POTENCIAIS ELETROQUÍMICOS

Todos os fenômenos elétricos nos neurônios e em outras células dependem da diferença de potencial transmembrânico, V_m. Essa diferença de voltagem através da membrana celular é um **potencial eletroquímico** que se origina de duas características encontradas em todas as células eucarióticas. Primeira, as concentrações de vários íons dentro da célula são diferentes das concentrações dos mesmos íons nos fluidos fora da célula, e esses gradientes de concentração são mantidos à custa da energia metabólica. Segunda, os canais iônicos que se espalham pela membrana são seletivamente permeáveis às diferentes espécies iônicas. Estas duas propriedades resultam no potencial transmembrana, V_m, que juntamente com as propriedades elétricas da membrana que foram discutidas anteriormente produz os sinais que os neurônios usam para a comunicação. Nesta seção, examinaremos o modo como o potencial eletroquímico da membrana se origina e o que determina a sua magnitude.

Inicialmente, considere a situação mostrada na Fig. 5.13. Uma câmara contendo KCl 0,01M é dividida em dois compartimentos por uma membrana permeável apenas aos íons K^+. Nestas condições, a voltagem registrada através da membrana é zero. Essa membrana hipotética é permeável ao K^+ mas *não* ao Cl^-, de modo que o K^+ atravessa a membrana por difusão sem o *íon de carga oposta** (a espécie de íon que contrabalan-

---

* **N.T.**: no original, *counterion*, que significa "íon oposto" mas que aparentemente ainda não tem uma palavra que o defina com precisão em português.

ça a sua carga positiva, no caso o Cl⁻). Entretanto, o fluxo resultante de K⁺ é zero, porque as concentrações nos dois compartimentos são iguais, de modo que em média, para cada íon K⁺ que passa em uma direção através da membrana, um outro passa na direção oposta. Como resultado, não haverá fluxo resultante de íons K⁺, e o potencial transmembrana será zero (ver Fig. 5.13A). Se agora aumentarmos em dez vezes a concentração de K⁺ no compartimento I para 0,1 M, o K⁺ vai difundir-se do compartimento I para o compartimento II, produzindo aumento nas cargas positivas do segundo (ver Fig. 5.13B). Um potencial positivo irá então desenvolver-se rapidamente no compartimento II, e o voltímetro indicará uma diferença de potencial entre os dois compartimentos (ver Fig. 5.13C). Essa diferença de potencial alcançará um valor de equilíbrio que será mantido indefinidamente, desde que não haja vazamento de Cl⁻ pela membrana.

Como nós explicamos a manutenção dessa diferença de potencial? Após termos aumentado a concentração de KCl no compartimento I, para cada K⁺ que está estatisticamente disponível para a difusão pelos canais de K⁺ do compartimento II para o compartimento I, estão disponíveis 10 íons K⁺ no compartimento I para atravessar a membrana em direção ao compartimento II. A diferença nas concentrações de K⁺ — um gradiente químico, ou *diferença de potencial química* — causa difusão resultante inicial através da membrana de I para II. Entretanto, cada K⁺ adicional que se difunde do compartimento I para o compartimento II adiciona sua carga positiva a este compartimento, porque o Cl⁻ não pode acompanhar o K⁺ através da membrana. Com o acúmulo de íons K⁺ no compartimento II, a diferença de potencial através da membrana aumenta rapidamente, porque a membrana separa o excesso de cargas positivas de um lado do excesso de cargas negativas do outro lado (ver Fig. 5.11). A entrada de K⁺ no compartimento II e o aumento de cargas positivas nesse compartimento tornam mais difícil a movimentação de mais K⁺, porque o excesso de cargas positivas no compartimento II repele íons carregados positivamente adicionais, ao mesmo tempo que a atração eletrostática do excesso de cargas negativas no compartimento I atrai o K⁺ de volta.

Nesta situação, cada K⁺ que passa pelos canais da membrana tem duas forças que atuam sobre ele: (1) um *gradiente químico* que favorece um fluxo resultante de K⁺ de I para II e (2) uma *diferença de potencial elétrico* que favorece um fluxo resultante de K⁺ de II para I. Após algum tempo, as forças opostas entram em equilíbrio e permanecem balanceadas, com a força eletromotriz decorrente da diferença de potencial elétrico através da membrana equilibrando precisamente a tendência do K⁺ a se difundir em favor de seu gradiente de concentração (ver Fig. 5.13C). Neste ponto, o K⁺ está em **equilíbrio eletroquímico**. Uma diferença de potencial através da membrana que é estabelecida desse modo é chamada **potencial de equilíbrio** para o íon em questão — neste caso, o potencial de equilíbrio do potássio, E_K.

Quando um íon está em equilíbrio eletroquímico, ele não mostra mais fluxo *resultante* através da membrana, mesmo que a membrana seja livremente permeável a esse íon. Por outro lado, se um íon presente no sistema não pode difundir-se através da membrana, sua presença não influencia o estado de equilíbrio. Assim, em nosso sistema hipotético, o Cl⁻ não contribuiria em nada para o potencial de membrana, mesmo que ele esteja muito longe de seu equilíbrio eletroquímico (seu gradiente de concentração favoreceria uma movimentação do compartimento I para o compartimento II), porque ele é incapaz de atravessar a membrana.

É importante notar que o processo do estabelecimento do estado de equilíbrio envolve a difusão de um número muito pequeno de íons através da membrana, de um compartimento para outro, comparado com o número total de íons presentes na solução. Virtualmente não acontece nenhuma alteração nas *concentrações* de KCl nos dois compartimentos durante este processo, porque o número de íons K⁺ que atravessa para o compartimento II é insignificante comparado com o número originalmente presente na solução. Esta situação é discutida em maior profundidade no Destaque 5.2.

A Equação de Nernst: Cálculo do Potencial de Equilíbrio para Íons Individuais

À medida que o gradiente de concentração de um íon através da membrana aumenta, seu potencial de equilíbrio também aumenta: um gradiente químico mais elevado através da membrana requer maior diferença de potencial através dela para compensar a tendência aumentada do íon a se difundir em favor de seu gradiente de concentração. De fato, o potencial de equilíbrio é proporcio-

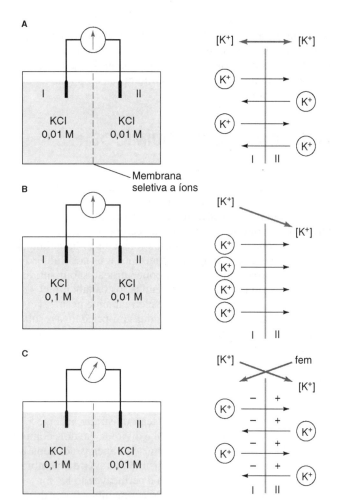

Fig. 5.13 No equilíbrio eletroquímico, uma diferença de potencial elétrico compensa exatamente o gradiente de concentração químico. **(A)** Uma membrana que é permeável somente ao K⁺ separa os compartimentos I e II, cada um dos quais contém KCl 0,01 M. **(B)** Quando a concentração de KCl é aumentada no compartimento I para 0,1 M, há pequeno movimento resultante de K⁺ para o compartimento II. **(C)** A força eletromotriz (fem) correspondente à separação de carga resultante age impedindo que mais K⁺ se desloque. Quando a fem compensa o gradiente de concentração, o movimento resultante de K⁺ torna-se novamente zero.

DESTAQUE 5.2

UMA ANÁLISE QUANTITATIVA DA SEPARAÇÃO DE CARGAS ATRAVÉS DAS MEMBRANAS

É preciso apenas pequeno número de íons difundindo-se através de 1 cm² da membrana na Fig. 5.13B para fazer com que o potencial de membrana alcance o E_K. De fato, o número efetivo dos íons excedentes que atravessam a membrana pode ser calculado para um sistema que contém somente um íon difusível. O número de íons K⁺ excedentes que se acumulam no compartimento II (e portanto o número de íons Cl⁻ excedentes deixados para trás no compartimento I) depende de dois fatores: E_K e capacitância, C, da membrana. A carga, Q, que se acumula através de um capacitor é igual à capacitância vezes a voltagem, V:

$$Q = C \times V$$

onde Q está em **coulombs** (C), C está em farads (F) e V está em volts (V).

As membranas biológicas têm tipicamente capacitância de cerca de 1 µF · cm⁻². De acordo com a equação de Nernst (equação 5.6), a voltagem no equilíbrio, E_K, quando a membrana separa uma diferença de concentração de dez vezes de um cátion monovalente como o K⁺ é 58 mV. Substituindo estes valores na equação acima, podemos calcular os coulombs de carga que atravessam 1 cm² de uma membrana biológica quando a membrana separa uma diferença de dez vezes na concentração de K⁺:

$$Q = (10^{-6} F \cdot cm^{-2})(5,8 \times 10^{-2} V)$$
$$= 5,8 \times 10^{-8} C \cdot cm^{-2}$$

Existe um Farad de carga (= 96.500 coulombs) em um equivalente grama de peso (1 mol) de um íon monovalente. Assim, o número de moles de K⁺ necessários para transferir $5,8 \times 10^{-8}$ C de carga através de cada 1 cm² da membrana é calculado como se segue:

$$\frac{5,8 \times 10^{-8} C \cdot cm^{-2}}{9,65 \times 10^{4} C \cdot (mol\, K^+)^{-1}} = 6 \times 10^{-13} mol\, K^+ \text{ por } cm^2$$

O número de íons K⁺ excedentes que se acumulam no compartimento II no equilíbrio na Fig. 5.13C é encontrado multiplicando-se o número de moles de K⁺ pelo número de Avogadro (6×10^{23} moléculas/mol):

$$(6 \times 10^{-13} mol\, K^+)(6 \times 10^{23}) = 3,6 \times 10^{11}\, K^+ \text{ por } cm^2$$

Um número igual de íons Cl⁻ permanece em excesso no compartimento I. Esse número é mais que 10.000.000 de vezes menor que o número de íons K⁺ em um centímetro cúbico da solução II (que você pode calcular e é 6×10^{18} íons K⁺ por cm³). Assim, as concentrações nos compartimentos I e II são essencialmente as mesmas com o resultado da separação de cargas através da membrana. Mesmo que exista uma mínima separação de ânions dos cátions através da membrana, a segregação existe somente em uma escala microscópica, separada por uma distância da espessura da membrana. A eletroneutralidade (isto é, número igual de cargas + e de cargas −) é mantida na escala macroscópica.

---

nal ao *logaritmo* da diferença de concentração nos dois compartimentos (para breve revisão sobre logaritmos veja o Apêndice 2). A relação entre o gradiente químico e a diferença de potencial elétrico através da membrana deriva-se das leis aplicadas para os gases formuladas por Walther Nernst no final do século dezenove. A **equação de Nernst** estabelece que o potencial de equilíbrio depende da temperatura absoluta, da valência do íon difusível e, de modo muito importante, da diferença de concentrações nos dois lados da membrana:

$$E_x = \frac{RT}{zF} \ln \frac{[X]_I}{[X]_{II}} \quad (5.5)$$

Onde R é a constante dos gases, T é a temperatura absoluta (em graus Kelvin); F é a constante de Faraday (96.500 coulombs/equivalente grama); z é a valência do íon X; $[X]_I$ e $[X]_{II}$ são as concentrações (mais precisamente, as atividades químicas) do íon X nos lados I e II da membrana; e E_x é o potencial de equilíbrio para o íon X (potencial do lado I menos o do lado II). A uma temperatura de 18°C, para um íon monovalente, e convertendo-se o ln em log, a equação de Nernst fica reduzida a

$$E_x = \frac{0,058}{z} \log \frac{[X]_I}{[X]_{II}} \quad (5.6)$$

onde E_x é expresso em volts. (A 38°C, que é aproximadamente a temperatura corporal de muitos mamíferos, o fator de multiplicação é $0,061/z$.) Notar que E_x será positivo se X é um cátion e a relação de $[X]_I$ para $[X]_{II}$ é maior que um. O sinal será negativo se a relação for menor que 1. De modo semelhante, o sinal será revertido se X é um ânion, em vez de um cátion, porque z será negativo.

Por convenção, o potencial elétrico dentro de uma célula viva, V_i, é expresso em relação ao potencial externo da célula, V_o. Ou seja, o potencial de membrana, V_m, é dado como $V_i - V_o$, de modo que o potencial do lado externo da célula é arbitrariamente definido como zero. Por esta razão, quando se determina o potencial de equilíbrio em uma membrana celular, coloca-se a concentração extracelular do íon no numerador e a concentração intracelular no denominador da relação. Aplicando-se a equação de Nernst (equação 5.6), podemos calcular o potencial de equilíbrio para o potássio, E_K, em uma célula hipotética em que $[K]_o = 0,01$ M e $[K]_i = 0,1$ M:

$$E_K = \frac{0,058}{z} \log \frac{[K^+]_o}{[K^+]_i}$$
$$= \frac{0,058}{1} \log \frac{0,01}{0,1}$$
$$= 0,058 \times (-1) = -0,058\, V - -58\, mV$$

Note que E_K tem sinal negativo. O interior da célula será negativo quando pequena quantidade de K⁺ sair da célula, atraída pelo gradiente de concentração do K⁺. A equação de Nernst prevê uma elevação de 58 mV no potencial de equilíbrio quando a diferença de concentração do íon permeante aumentar em um fator de 10. Quando E_K é plotado como função do log $[K^+]_o / [K^+]_i$, a relação tem uma inclinação de 58 mV quando a diferença de concentração é de dez vezes (Fig. 5.14A). A equação 5.6 também implica que, se o íon em questão é um cátion divalente (isto é, z = +2), a inclinação da relação será 29 mV por dez vezes de aumento na diferença de concentração.

A Equação de Goldman: Calculando o Potencial de Equilíbrio para Múltiplos Íons

Se existe um gradiente de concentração através da membrana para um íon particular, a equação de Nernst dá o potencial de equilíbrio para esse íon. Entretanto, a equação de Nernst pode ser usada apenas para uma espécie iônica de cada vez. Em contraste, essencialmente todas as membranas celulares são permeáveis a várias espécies iônicas, que estão distribuídas assimetricamente através de suas membranas plasmáticas. Se mais de uma espécie iônica pode atravessar a membrana, todas espécies de íons permeantes podem contribuir para o ajuste da diferença de po-

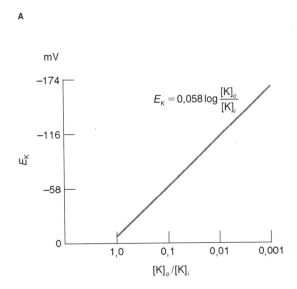
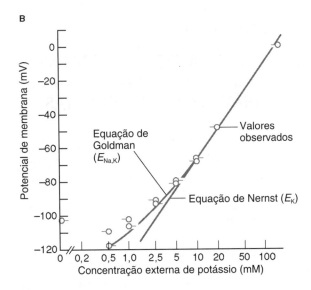

Fig. 5.14 A diferença de concentração de K⁺ através da membrana celular afeta o potencial de membrana calculado e o V_{rep} medido experimentalmente. **(A)** Curva do semilogaritmo da relação entre o potencial de equilíbrio para o K⁺, E_k, e a razão da concentração de K⁺ nos dois lados da membrana, $[K]_o/[K]_i$, calculada pela equação de Nernst. A 20 °C, a inclinação da reta é 58 mV para cada aumento de dez vezes na diferença de concentração. **(B)** Curva do semilogaritmo comparando a dependência da concentração externa de K⁺ sobre o $E_{Na,K}$ calculado e o V_{rep} medido no músculo da rã (valores observados). Os valores de $E_{Na,K}$ foram calculados pela equação de Goldman considerando que a P_{Na} é 1% da P_k, (K⁺), é 140 mM e ignorando-se qualquer contribuição feita pelo Cl⁻. A linha reta representa a alteração no E_k prevista frente às variações de [K⁺]$_o$, calculadas pela equação de Nernst. Note que tanto a relação prevista pela equação de Goldman quanto os valores experimentais de V_{rep} desviam-se desta linha reta em baixas [K⁺]$_o$. Em [K⁺]$_o$ mais elevadas, o E_k e o $E_{Na,K}$ calculados são quase idênticos. (A parte B foi adaptada de Hodgkin e Horowicz, 1960.)

tencial através da membrana. Nestas situações mais complicadas, a equação de Nernst não se aplica, e uma equação diferente tem de ser usada para calcular o potencial de equilíbrio que deve desenvolver-se.

Com base na noção de que o potencial transmembrana está diretamente relacionado à permeabilidade do íon, D. E. Goldman (1943) estabeleceu uma representação quantitativa do potencial de membrana quando mais de que uma espécie iônica pode atravessar a membrana. A **equação de Goldman** pode ser considerada uma generalização aproximada da equação de Nernst que foi ampliada para incluir a permeabilidade relativa de cada espécie de íon:

$$E_{ions} = \frac{RT}{F} \ln \frac{P_K[K^+]_o + P_{Na}[Na^+]_o + P_{Cl}[Cl^-]_i}{P_K[K^+]_i + P_{Na}[Na^+]_i + P_{Cl}[Cl^-]_o} \quad (5.7)$$

onde P_K, P_{Na} e P_{Cl} são as constantes de permeabilidade para as principais espécies de íons nos compartimentos intracelular e extracelular e [K⁺]$_o$ e [K⁺]$_i$ indicam, respectivamente, as concentrações fora e dentro da célula.

Nesta equação, a probabilidade de que uma espécie iônica atravessará a membrana é tida como sendo proporcional ao produto de sua concentração (mais precisamente, sua atividade termodinâmica) naquele lado pela permeabilidade da membrana naquela espécie iônica. Nas células do músculo da rã, a constante de permeabilidade para o sódio é cerca de 1/100 da do potássio, e a membrana é quase impermeável ao cloro. Nesta situação, a equação de Goldman pode ser simplificada como se segue:

$$E_{Na,K} = \frac{RT}{F} \ln \frac{1[K^+]_o + 0,01[Na^+]_o}{1[K^+]_i + 0,01[Na^+]_i}$$

Se agora substituirmos nesta equação as concentrações milimolares de K⁺ e de Na⁺ dentro e fora da célula do músculo da rã, temos

$$E_{Na,K} = 0,058 \log \frac{2,5 + (0,01 \times 120)}{140 + (0,01 \times 10)}$$
$$= -0,092 \text{ V} = -92 \text{ mV}$$

Se o potencial de membrana da célula do músculo da rã depende principalmente da difusão de Na⁺ e de K⁺, então a equação de Goldman prediz que o valor de V_m deve ser próximo de -92 mV. De fato, os valores de V_m medidos no músculo da rã estão próximos deste número, mas é possível testar com maior precisão a hipótese de que V_m depende da difusão de espécies iônicas específicas.

O POTENCIAL DE REPOUSO

No equilíbrio, cada célula que está em um estado não-excitado ou "em repouso" tem uma diferença de potencial, V_{rep}, através da membrana. Tipicamente, o V_{rep} fica entre -30 e -100 mV, dependendo do tipo da célula e do movimento iônico. Dois fatores governam esse potencial: primeiro, os canais iônicos na membrana que são permeáveis a algumas — mas não a todas — as espécies iônicas presentes e, segundo, a distribuição desigual dos íons inorgânicos entre o interior e o exterior das células, mantida por transporte ativo através da membrana e pela distribuição de Donnan (ver Cap. 4). A distribuição desigual de íons fornece a força química de atração que resulta no estabelecimento de um potencial de equilíbrio.

Papel dos Gradientes e dos Canais Iônicos

Conforme previsto pela equação de Goldman, os íons influenciam o potencial de membrana grosseiramente em relação à permeabilidade da membrana para cada espécie de íon presente. No limite extremo, se a membrana é impermeável a uma espécie particular de íon (como o é para grandes íons orgânicos no interior da célula), então o gradiente eletroquímico dessas espécies não tem efeito sobre o potencial de membrana, pois os íons não-permeantes não podem transportar cargas de um lado da membrana para o outro. Por outro lado, se a membrana é permeável somente a uma espécie de íon, a sua distribuição regerá o potencial transmembrana, que pode ser calculado pela equação de Nernst para aquela espécie iônica. Se a membrana é permeável mais de um íon — e a maioria das membranas biológicas — e suas permeabilidades são conhecidas, é possível calcular o valor do V_{rep} usando a equação de Goldman. Na seção anterior calculamos um valor previsto $E_{Na,K}$ de -92 mV usando valores medidos para as permeabilidades e concentrações iônicas nas fibras do músculo esquelético da rã. Realmente, medidas de V_{rep} nas fibras musculares esqueléticas da rã mostram valores de -90 a -100 mV, dando suporte à hipótese de que o potencial de repouso depende muito da difusão dos íons Na^+ e K^+.

A contribuição que uma espécie iônica particular apresenta para o potencial de membrana diminui à medida que seu gradiente de concentração se reduz. Este ponto é ilustrado na Fig. 5.14B, em que valores do potencial de membrana calculados através da equação de Goldman são plotados contra a concentração externa de K^+, presumindo $P_{Na} = 0,01\ P_K$. Em concentrações externas de K^+ mais elevadas, a inclinação da curva é cerca de 58 mV a cada aumento de dez vezes na $[K^+]_o$, um valor que é calculado pela equação de Nernst para o K^+. Entretanto, em baixas concentrações externas de K^+, a curva desvia-se desta inclinação porque o produto $P_{Na}[Na^+]_o$ se aproxima do valor do produto $P_K[K^+]_o$, fazendo com que o Na^+ assuma uma contribuição maior para o potencial apesar da baixa permeabilidade da membrana ao Na^+. Os valores medidos para o V_{rep} de células musculares vivas de rã estão muito próximos dos valores calculados pela equação de Goldman. É interessante notar que esta relação se aplica igualmente a neurônios e a células musculares, sugerindo a manutenção de importantes elementos funcionais entre células excitáveis durante a evolução.

Alguns animais aquáticos não controlam sua osmolaridade interna; em vez disso, a concentração osmótica dos seus fluidos internos muda se eles se movem para uma água de concentração diferente. Você espera que o V_{rep} de suas células mude quando seus fluidos internos mudam? O que seria necessário para manter o V_{rep} constante?

Os potenciais de repouso das células musculares, nervosas e da maioria das outras células têm-se mostrado muito mais sensíveis a alterações na $[K^+]_o$ do que a alterações das concentrações dos outros cátions. Este resultado experimental é compatível com a permeabilidade relativamente alta das membranas celulares ao K^+ comparada com as dos outros cátions. Essa alta permeabilidade é tida como dependente de um conjunto de canais seletivos ao K^+ que permanecem abertos na membrana em repouso. Grandes alterações na $[Na^+]_o$ têm pouco efeito no potencial de repouso, porque a membrana em repouso é relativamente impermeável ao Na^+.

Papel do Transporte Ativo

O segundo fator que contribui para o V_{rep} é a distribuição assimétrica dos íons através das membranas celulares, que depende do transporte ativo de íons particulares através da membrana. Como as membranas biológicas são mais ou menos permeáveis aos solutos, as células devem despender energia para manter uma distribuição assimétrica dos íons inorgânicos que atravessam suas membranas plasmáticas. Os íons chave são ativamente transportados na direção oposta ao seu movimento em favor do seu gradiente de concentração.

Considere o Na^+ no músculo da rã. As concentrações extracelulares e intracelulares de Na^+ são cerca de 120 mM e 10 mM, respectivamente. Com tais valores, podemos calcular o potencial de equilíbrio para o sódio, E_{Na}, através da equação de Nernst (5.6) como se segue:

$$E_{Na} = \frac{0,058}{1} \log \frac{120}{10}$$

$$= 0,063\ V = +63\ mV$$

Considerando que o V_m no músculo da rã varia de -90 a -100 mV, os íons sódio estão mais de -150 mV ($V_m - E_{Na}$) fora do seu equilíbrio. Ou seja, existe forte atração elétrica para a entrada do Na^+ na célula. Mesmo com a baixa permeabilidade ao Na^+, existe um influxo constante de Na^+, produzido pelo grande potencial elétrico que atua sobre estes íons. Se o Na^+ não fosse removido do interior das células na mesma taxa em que ele penetra, haveria acúmulo gradual dentro da célula. Esse aumento na concentração intracelular de Na^+ despolarizaria a célula; a redução na negatividade interna resultante seria menos hábil em segurar o K^+ internamente, e o K^+ interno sairia, movendo-se em favor de seu gradiente de concentração. De fato, a alta concentração intracelular de K^+ e a baixa concentração intracelular de Na^+ são mantidas pela ação de uma proteína específica da membrana, freqüentemente chamada **bomba de sódio**. Essa proteína é uma *ATPase de Na^+/K^+*, que transporta o Na^+ para fora e o K^+ para dentro da célula, à custa da hidrólise do ATP. Esse transporte ativo entretanto não é balanceado estequiometricamente pois, para cada molécula de ATP hidrolisada, três íons Na^+ são transportados para fora e dois íons K^+ são transportados para o interior da célula.

A estequiometria desigual da bomba de sódio tem algumas conseqüências importantes para o V_{rep} (Fig. 5.15). Como a bomba produz um transporte resultante de carga através da membrana, ela é chamada **eletrogênica** e poderia contribuir para o potencial de membrana. A magnitude real da contribuição da bomba para o valor do V_{rep} depende da taxa com que as cargas, geralmente na forma de íons K^+ ou Cl^-, podem atravessar a membrana e compensar parcialmente o número desigual de cargas transportadas para o interior e o exterior da célula pela bomba. O efeito resultante da bomba seria causar aumento da negatividade do V_{rep} em relação ao potencial de equilíbrio calculado, usando-se a equação de Goldman, para os íons K^+ altamente permeantes e os íons Cl^- menos permeantes. Entretanto, sabe-se que a bomba de sódio raramente contribui para o valor do V_{rep} maior que vários milivolts. Esta observação implica que algumas cargas positivas atravessam de volta para o interior da célula (ou que cargas negativas saem da célula), compensando parcialmente os efeitos da bomba de sódio.

Uma segunda conseqüência da estequiometria desigual da bomba é que os fluxos passivos de Na^+ e de K^+ têm de ser desi-

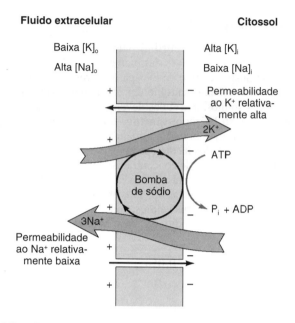

Fig. 5.15 A ATPase de Na⁺/K⁺ contribui para o V_{rep} de dois modos. A bomba contribui *indiretamente* para o potencial de repouso pela manutenção da concentração interna de K⁺ elevada. A maior fonte para o V_{rep} é a alta permeabilidade da membrana ao K⁺ (relativo às permeabilidades a outros íons em repouso), de modo que o K⁺ se difunde para fora da célula até que sua saída é compensada pelo excesso de cargas negativas que ele deixa para trás na célula. Além disso, como a ATPase de Na⁺/K⁺ transporta Na⁺ e K⁺ em uma proporção de 3Na:2K, ela também contribui *diretamente* para o potencial de repouso pela remoção de uma pequena quantidade resultante de cargas positivas do interior da célula.

guais. O influxo de Na⁺ pelos canais iônicos deve igualar o efluxo de sódio gerado pela bomba e, de modo correspondente, o efluxo de K⁺ pelos canais deve igualar o influxo de K⁺ gerado pela bomba. A estequiometria da bomba requer assim que a corrente da entrada passiva de Na⁺ deva ser 1,5 vez a corrente da saída de K⁺, mesmo que a permeabilidade passiva da membrana ao K⁺ seja maior que a permeabilidade passiva ao Na⁺. Essa discrepância entre os fluxos iônicos de Na⁺ e de K⁺ pode ocorrer porque o potencial de equilíbrio para o Na⁺ está tão longe do V_m que a força resultante que age sobre o Na⁺ ($V_m - E_{Na}$) é muito maior que a pequena condutância do Na⁺ no repouso.

Quando o transporte ativo de sódio é eliminado por um inibidor do metabolismo oxidativo (p. ex., cianeto ou azida) ou por um inibidor específico do transporte de sódio (p. ex., ouabaína), ocorre um influxo resultante de Na⁺, e o K⁺ interno é gradualmente deslocado. Como conseqüência, o potencial de repouso cai na medida em que a relação da $[K^+]_i$ para a $[K^+]_o$ diminui gradualmente. Assim, a longo prazo, é o transporte de Na⁺ e de K⁺, mantido metabolicamente, que evita que os gradientes de concentração de Na⁺ e K⁺ façam com que esses íons atravessem a membrana para atingir um equilíbrio em que $V_m = 0$. Pela manutenção contínua do gradiente de concentração de K⁺, a bomba de sódio desempenha importante papel *indireto* no estabelecimento do potencial de repouso.

Resumindo, a maior parte do potencial negativo V_{rep} através da membrana celular origina-se diretamente da alta concentração interna de K⁺ em relação ao K⁺ extracelular, combinada com alta P_K. Em conseqüência, o K⁺ tende a sair da célula pelos numerosos canais seletivos ao K⁺ que estão abertos no repouso, deixando cargas negativas para trás. Como a membrana em repouso tem relativamente poucos canais seletivos ao Na⁺ abertos, o Na⁺ contribui muito pouco para o potencial de repouso. Em algumas células, a P_{Cl} e o gradiente eletroquímico para o Cl⁻ são tão pequenos que o Cl⁻ tem pouca contribuição para o V_{rep}. Em outras células, a membrana é bem permeável ao Cl⁻, e o fluxo de Cl⁻ através da membrana contribui para estabilizar o V_{rep}. A base indireta mas em última análise a responsável pelo potencial de repouso é o transporte ativo de Na⁺, mantido pela energia metabólica, para fora da célula em troca com o K⁺. Através da manutenção de baixa concentração intracelular de Na⁺, a bomba que troca Na⁺/K⁺ permite ao K⁺ ser o cátion intracelular predominante. Além disso, pequena fração do potencial de repouso origina-se diretamente do bombeamento resultante de cargas positivas (Na⁺) para fora da célula.

POTENCIAIS DE AÇÃO

Todos os neurônios usam um tipo de sinal, o potencial de ação (PA), para transmitir informações para e através dos segmentos eferentes da célula, freqüentemente a longas distâncias. Os potenciais de ação são alterações grandes e rápidas no V_m que se propagam pelo axônio sem diminuição. Ou seja, uma vez que um PA se inicia em um neurônio, o sinal percorre a membrana celular, produzindo a mesma quantidade de alteração no V_m em cada ponto. Além disso, o tempo demandado pela alteração de voltagem é constante à medida que o PA se desloca pela membrana do axônio. Em um único axônio, todo início de PA produzirá a mesma quantidade de variação no V_m, com o mesmo tempo de duração; não existem PA de tamanho intermediário. Como conseqüência, os PA são chamados eventos "tudo-ou-nada". Tais alterações de potencial transportam informações a longas distâncias no tecido nervoso e muscular e podem controlar respostas efetoras, incluindo ativação de canais iônicos voltagem-dependentes, contração muscular e exocitose.

A produção de um PA depende de três elementos chave:

- O transporte ativo de íons, por proteínas específicas da membrana, gera concentrações desiguais de espécies iônicas através da membrana.
- Essa distribuição desigual de íons gera um gradiente eletroquímico através da membrana que fornece uma fonte de energia potencial.
- Os canais iônicos com comporta que são seletivos para espécies iônicas particulares originam correntes iônicas que fluem pelos canais através da membrana, atraídos por gradientes eletroquímicos.

Dois tipos de canais iônicos voltagem-dependentes, canais de Na⁺ e canais de K⁺, são os mais importantes na produção dos PA. Estes dois tipos de canais são bem diferentes dos canais passivos discutidos em relação ao V_{rep}. Os canais de Na⁺ e de K⁺ responsáveis pelo PA diferem entre si, e sua atividade interdependente é responsável por essencialmente todas as características do PA. Como os PA no sistema nervoso são responsáveis por cada sensação, cada memória, cada pensamento — de fato, cada estímulo do meio ambiente —, é importante conhecer como eles são formados e regulados nas células vivas.

Propriedades Gerais dos Potenciais de Ação

Os potenciais de ação (também chamados *potenciais em pico* e *impulsos nervosos*) são gerados pelas membranas dos neurônios e por células musculares, bem como por algumas células receptoras, células secretoras e protozoários. A forma, a magnitude e a duração de todos os PA produzidos por tipos particulares de células são essencialmente idênticas. A despolarização de uma membrana excitável após passar um valor limiar dispara uma despolarização rápida e que aumenta continuamente até que a célula se torna positiva internamente, por breve período, e então se repolariza até um potencial próximo ao V_{rep}. Em muitos tipos de células, a repolarização continua até que a célula fica transitoriamente hiperpolarizada (*pós-potencial positivo*),* e então o V_m retorna lentamente ao seu valor de repouso original.

Para ilustrar as características de um PA, pressuponha que curtos pulsos de corrente despolarizante são passados através da membrana de uma célula nervosa (Fig. 5.16). Esses pulsos vão produzir uma despolarização passiva até que a corrente liberada seja forte o suficiente para despolarizar a membrana até o seu potencial limiar, de onde um PA é deflagrado. Se a despolarização é muito pequena para alcançar o limiar, ocorre uma excitação malograda e não-propagada chamada *resposta local*, que é simplesmente o início de um PA que terminou antes que ele pudesse atingir um ponto irreversível.

A *corrente limiar* é a intensidade da corrente de estimulação que é suficiente para levar a membrana ao potencial limiar e desencadear um PA. Embora a maioria dos neurônios tenha potenciais limiares entre $-30\,mV$ e $-50\,mV$, não existe um valor que possa ser fixado tanto para a intensidade da corrente limiar quanto para o potencial limiar, porque o limiar depende dos eventos elétricos que acabaram de ocorrer e que podem modificar o estado da membrana.

Uma vez alcançado o potencial limiar, o PA torna-se *regenerativo*; isto é, o evento torna-se uma retroalimentação positiva, e o V_m continua a mudar sem a necessidade de mais estimulação. À medida que o interior da célula ganha rapidamente íons positivos, o V_m torna-se menos negativo até que o potencial intracelular ultrapasse o zero (isto é, inverta a polaridade). O interior continua a se tornar progressivamente mais positivo até alcançar um pico de $+10\,mV$ a $+50\,mV$. O breve período em que V_m é positivo internamente é chamado *ultrapassagem* (ver a Fig. 5.16). Nos neurônios dos mamíferos, os PA usualmente duram apenas cerca de um milissegundo, embora em muitas espécies de invertebrados os PA possam durar tanto quanto 10 — ou mesmo 100 — milissegundos. Em outros tipos de células excitáveis em animais vertebrados (como células musculares cardíacas), cada PA pode durar até meio segundo (ver Fig. 12.7). Quando o intervalo entre dois PA é reduzido, o segundo PA torna-se progressivamente menor, e falha completamente se o estímulo é dado logo após o primeiro PA. Durante esse **período refratário absoluto**, os neurônios não respondem a estímulos de nenhuma intensidade.

A descarga de um vaso sanitário** ilustra algumas das características de um PA. Uma vez iniciada, a descarga (PA) continua até o fim, independente da pressão (estímulo) aplicada à alavanca do depósito de água. O fluxo de água é assim um fenôme-

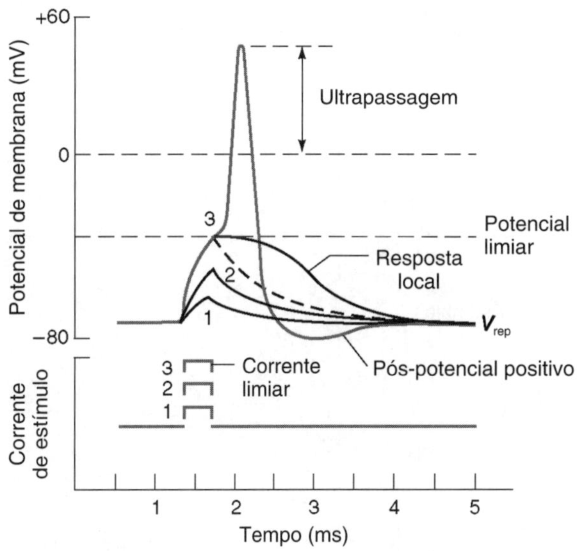

Fig. 5.16 Um neurônio produz um potencial de ação quando um estímulo muda o V_m o suficiente para ultrapassar o potencial limiar. As magnitudes de três estímulos são mostradas na parte inferior da figura, e as respostas correspondentes em um neurônio são mostradas acima. Os números indicam qual estímulo produziu qual resposta. O estímulo 3 despolariza a membrana o suficiente para deflagrar um PA. Alterações menores no V_m provocam respostas muito menores no neurônio (curvas 1 e 2). A curva pontilhada ilustra as alterações no V_m que ocorreriam se o neurônio produzisse apenas uma resposta passiva ao estímulo 3, em vez de um PA. Algumas vezes um estímulo que está justamente no valor limiar evoca uma excitação malograda, não propagada, chamada *resposta local*, em vez de um PA tudo-ou-nada.

no do tipo tudo-ou-nada, como um PA. Por outro lado, se após a descarga a alavanca é pressionada antes que o depósito se tenha enchido completamente, a segunda descarga que é desencadeada será menor que a normal. Se a alavanca é pressionada muito cedo após uma descarga, uma segunda pode não ocorrer.

Em um neurônio, a situação é mais complicada do que a analogia da descarga do vaso sanitário. Nenhum estímulo, mesmo de grande intensidade, é capaz de deflagrar um segundo PA durante o *período refratário absoluto*, que existe durante e por curto período após um PA (Fig. 5.17A). Após esse período, a membrana da célula excitável entra no *período refratário relativo*, durante o qual o potencial limiar é elevado acima do normal mas no qual um estímulo forte pode evocar um PA. Um PA iniciado durante este período pode ter amplitude reduzida (a ultrapassagem é menor). A excitabilidade progressivamente aumenta (e o potencial limiar diminui) durante o período refratário relativo até que ele retorna aos níveis característicos da membrana em repouso de antes da estimulação (Fig. 5.17B). *Refratariedade*, ou excitabilidade diminuída, durante e imediatamente após o PA previne a fusão dos impulsos, mas permite a propagação de impulsos discretos.

Se um neurônio é estimulado por uma série de despolarizações sublimiares, ocorre diminuição na excitabilidade de duração limitada (isto é, o potencial limiar aumenta). Por exemplo, se a membrana é despolarizada gradualmente com uma corrente de intensidade crescente, é necessária uma despolarização maior para se obter um PA do que quando o estímulo tem início repentino (Fig. 5.18). Quanto menor a taxa de aumento da intensidade da corrente de estimulação, maior o aumento do potencial limiar. Esta característica das membranas excitáveis, chamada **acomodação**, resulta de modificações tempo-dependentes na sensibilidade dos canais da membrana à despolarização.

Quando eles são estimulados continuamente por uma corrente de intensidade constante, alguns neurônios acomodam-se rapi-

---

* **N.T.:** No original, *after-hyperpolarization*, que se tem erroneamente chamado "pós-potencial positivo", pois na realidade é mais negativo que o potencial de repouso. O motivo pelo qual ele tem sido chamado de positivo é que as primeiras coletas de potenciais foram realizadas na superfície externa da membrana, e não no seu interior. Quando medido desta forma, causa uma deflexão positiva no registro, em vez de negativa.

** **N.T.:** Esse exemplo só serve como tal se considerarmos aqueles vasos sanitários com um depósito de água localizado pouco acima da bacia e que são acionados por uma corda ou por uma alavanca. Não serve para aqueles vasos sanitários que utilizam válvulas do tipo Hidra ou similares.

136   AS BASES FÍSICAS DA FUNÇÃO NEURONAL

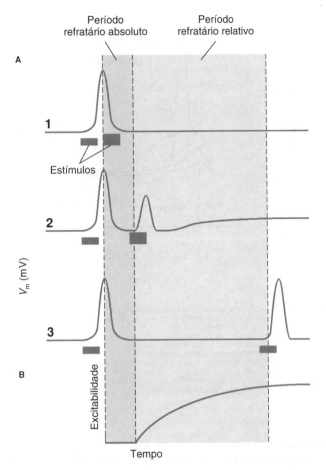

Fig. 5.17 Durante e após um PA, o neurônio fica refratário à produção de um novo PA. **(A)** Mudanças no V_m registradas em resposta a três pares de estímulos aplicados sobre um neurônio. O momento de cada estímulo é representado pelas barras cinzentas sob as curvas do V_m; a espessura destas barras indica a intensidade do estímulo necessária para produzir um PA. Na curva 1, o segundo estímulo não produz um PA, indicando que ele foi dado durante o período refratário absoluto. Na curva 2, o segundo PA foi menor, e um estímulo de intensidade maior que a normal foi necessário para atingir o limiar, indicando que o segundo estímulo foi aplicado durante o período refratário relativo. Quando os dois estímulos são separados por um intervalo suficientemente longo, ambos os estímulos produzem PA de tamanho normal (curva 3). **(B)** Deslocamento da alteração da excitabilidade da membrana em função do tempo durante o período refratário. Durante o período refratário absoluto, o neurônio não pode ser excitado para produzir outro PA, qualquer que seja a intensidade do estímulo. Durante o período refratário relativo, a excitabilidade é reduzida (isto é, o limiar é elevado), de modo que estímulos mais intensos são necessários para alcançar o limiar. Com o tempo, a excitabilidade da membrana retorna ao normal.

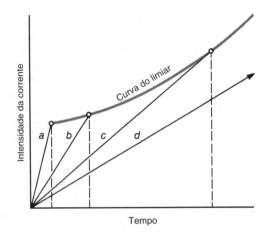

Fig. 5.18 Quando um neurônio é submetido a estimulações sublimiares cuja intensidade aumenta lentamente, o potencial limiar aumenta. O fenômeno é chamado acomodação. Neste experimento, uma corrente de estimulação com ascensão inclinada e cuja intensidade é aumentada gradualmente é passada em uma célula nervosa, com diferentes taxas de aumento e em diferentes ensaios (a – d). Na taxa de aumento mais rápido (linha a), o limiar foi o mais próximo do potencial limiar normal. Quando a intensidade da corrente de estimulação é aumentada mais lentamente, a intensidade da corrente necessária para atingir o limiar é mais elevada (linhas b e c). Se a intensidade da corrente de estimulação aumenta muito lentamente, o limiar nunca é alcançado (linha d).

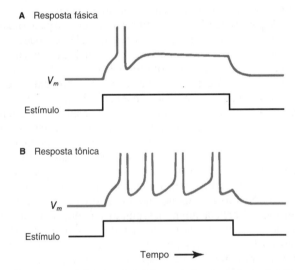

Fig. 5.19 Muitos — mas nem todos — neurônios se adaptam com estimulação sustentada. **(A)** Alguns neurônios mostram forte adaptação a um estímulo prolongado, produzindo somente um ou dois impulsos no início da estimulação, uma resposta fásica. **(B)** Outros neurônios adaptam-se muito pouco, exceto por um distanciamento do intervalo entre os potenciais em ponta, uma resposta tônica. Notar que nesta figura a ultrapassagem dos PA foi cortada pelo equipamento de registro.

damente e deflagram apenas um ou dois PA no início do período de estimulação (Fig. 5.19A). Estes neurônios têm uma *resposta fásica*. Outros neurônios acomodam-se mais lentamente e, desse modo, disparam repetidamente, embora a freqüência diminua gradualmente, em resposta a uma corrente de estímulo prolongada (Fig. 5.19B). Tais neurônios têm uma *resposta tônica*. Essa diferença entre neurônios tem um papel chave no modo pelo qual os neurônios sensoriais transmitem as informações (ver Cap. 7). A redução na freqüência dos PA que é vista tipicamente em um neurônio que responde tonicamente a um estímulo constante é chamada **adaptação**.

Todas as características elétricas do PA que foram descritas podem ser explicadas ao nível da estrutura molecular da estrutura da membrana. Realmente, todas elas dependem da regulação seletiva dos canais iônicos na membrana das células nervosas.

Bases Iônicas do Potencial de Ação

A característica elétrica de um PA é a despolarização rápida da membrana. Nós sabemos agora que essa alteração no V_m depende de uma corrente de entrada de Na^+ causada por grande aumento repentino na condutância da membrana (g_{Na}) ao Na^+ (Fig. 5.20). Durante a fase de ascensão do PA, a g_{Na} excede a g_K (condutância do K^+), e a corrente resultante que penetra na célula move o potencial de membrana para o E_{Na}. Assim que o PA alcança o pico, a g_{Na} diminui e a g_K aumenta. Rapidamente, a corrente de saída de K^+ excede a corrente de entrada de Na^+, provocando a repolarização do potencial de membrana de vol-

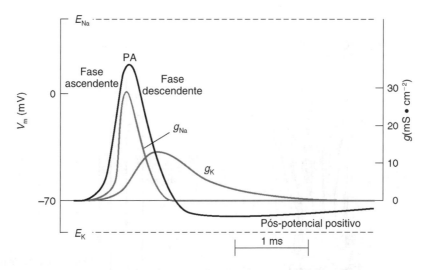

Fig. 5.20 Um potencial de ação é desencadeado por alterações transitórias nas condutâncias iônicas através da membrana. Inicialmente, aumenta a g_{Na}; depois, com algum retardo, também aumenta a g_K. O PA nesta figura, registrado em um axônio gigante de lula, consiste em três fases: uma fase ascendente que depende do aumento da g_{Na}; uma fase descendente que depende de súbita queda na g_{Na} e de aumento da g_K; e de uma fase de pós-potencial positivo que ocorre quando a g_K permanece elevada por algum tempo. A diminuição da g_{Na} deve-se à inativação dos canais de Na⁺, enquanto que a diminuição da g_K é causada pela repolarização. Quando a g_{Na} é alta, o V_m aproxima-se do E_{Na}; quando g_K é alta, o V_m aproxima-se do E_K.

ta ao E_K. Tais alterações dramáticas nas condutâncias iônicas resultam de alterações moleculares na membrana. Resumindo, em repouso a membrana é mais permeável ao K⁺, mas na fase inicial de um PA ela se torna muito mais permeável ao Na⁺. Quando a permeabilidade ao Na⁺ se torna novamente pequena, a membrana fica inicialmente muito permeável ao K⁺ porque os canais de K⁺ voltagem-dependentes estão abertos. Posteriormente, a permeabilidade ao K⁺ cai porque apenas os canais de K⁺ de repouso da membrana permanecem abertos. A permeabilidade da membrana ao Cl⁻ não muda durante um PA. Essa breve revisão dos mecanismos responsáveis pelos PA envolve décadas de trabalho cuidadoso de muitos cientistas que, através de inteligentes manipulações dos ambientes elétricos e químicos dos axônios, descobriram as bases físicas da sinalização no sistema nervoso.

Para entender como as alterações nas características da membrana resultam no PA, seria útil retornar ao modelo de uma membrana como sendo composta por uma capacitância disposta em paralelo com uma condutância (ver Fig. 5.12A), com uma modificação para incluir em separado condutâncias paralelas para cada espécie de íon. Essas condutâncias iônicas representam canais abertos por moléculas de proteína, canais que promovem a passagem de correntes de Na⁺ e de K⁺ através da membrana. A exemplo de qualquer corrente que se origina de partículas carregadas eletricamente, as correntes iônicas da membrana por canais protéicos obedecem à lei de Ohm (equação 5.1). Assim, a corrente promovida pelo íon X, I_x, é dada por

$$I_x = g_x \times \text{fem}_x \quad (5.8)$$

onde g_x é a condutância da membrana para X, que é proporcional ao número de canais seletivos para X abertos, e fem_x é a força eletromotriz que atua em X. Essa força é a diferença entre o potencial de membrana, V_m, e o potencial de equilíbrio de X, E_x:

$$\text{fem}_x = V_m - E_x \quad (5.9)$$

Se E_x é diferente de V_m, vai ocorrer uma força de atração sobre X para atraí-lo através da membrana em uma direção ou na outra; a direção na qual o íon vai deslocar-se depende do sinal de fem_x. Substituindo a expressão para fem_x na equação 5.8, teremos uma nova forma da lei de Ohm:

$$I_x = g_x (V_m - E_x) \quad (5.10)$$

Esta equação significa que haverá uma corrente iônica através da membrana *somente* se houver uma força de atração e uma condutância para o íon X. Se g_x ou se a fem para X for zero, não haverá I_x. Por exemplo, se muitos canais seletivos para X estiverem abertos, então g_x vai ser elevada. Entretanto, se $V_m = E_x$, não haverá nenhuma fem atraindo X através da membrana, e I_x será igual a zero. Do mesmo modo, se g_x é zero (ou seja, nenhum canal iônico para X está aberto), I_x será zero não importando a fem que possa existir.

O que pode ser responsável pelas alterações na corrente iônica através da membrana? Para responder a esta pergunta, vamos considerar os elementos da equação 5.10. E_x, o potencial de equilíbrio para X, não pode mudar rapidamente porque depende do gradiente de concentração para o íon X, e as concentrações de X dentro e fora da célula permanecem essencialmente inalteradas durante um potencial de ação. A variável na equação 5.10 que é mais sujeita a mudanças é a condutância iônica, g_x, que permite ao íon X cruzar a membrana. Portanto, alterações na condutância iônica (isto é, mudança no número de canais iônicos que estão abertos na membrana) têm um papel crucial no controle da corrente elétrica que passa através das membranas biológicas. Note que alterações no V_m também afetarão a corrente iônica produzida por X, porque a força de atração sobre X é igual a $V_m - E_x$.

Nosso conhecimento sobre como as mudanças no estado de abertura de canais iônicos geram PA devem-se sobremodo aos esforços de vários fisiologistas pioneiros. Em 1936, um distinto zoólogo inglês, J. Z. Young, trabalhando na estação marinha de Nápoles, Itália, foi o primeiro a descrever que as estruturas longitudinais que haviam sido descritas na lula e na siba não eram vasos sanguíneos, como havia sido previamente relatado, mas eram sim grossos axônios (Fig. 5. 21A). Concluiu-se que esses axônios, que controlam a rápida resposta de escape do animal, evoluíram para esse grosso calibre com a finalidade de facilitar a rápida condução dos potenciais de ação. Eles vieram a ser cha-

138   AS BASES FÍSICAS DA FUNÇÃO NEURONAL

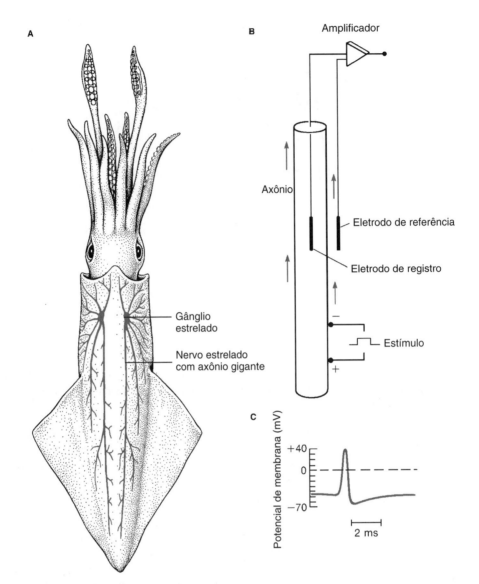

Fig. 5.21 Axônios gigantes de lula, *Loligo*, desempenharam um importante papel nos estudos biofísicos iniciais sobre o PA. **(A)** Ilustração da lula mostrando os axônios gigantes. Cada nervo estrelado contém um axônio gigante que tem muitos centímetros de comprimento e tem diâmetro de até 1 mm. Em virtude do seu grande tamanho, os axônios gigantes conduzem PA rapidamente e asseguram uma ativação relativamente sincrônica de todos os músculos no manto. Quando a lula é assustada e os axônios gigantes são ativados, os músculos do manto contraem-se subitamente, produzindo um jato de água e propelindo rapidamente a lula para trás e longe dos predadores potenciais. **(B)** Diagrama esquemático do arranjo experimental usado por Hodgkin e Huxley (1939) para descobrir que o V_m inverte seu sinal durante um PA. As setas indicam a direção da propagação de um PA que passa pelos eletrodos de registro. **(C)** Curva do V_m registrada em função do tempo mostrando o PA quando ele passa pelo local dos dois eletrodos ilustrados na parte B. (A parte A é adaptada de Keynes, 1958.)

mados de *axônios gigantes* e demonstraram ser uma dádiva para os biofísicos em virtude do seu largo diâmetro — até 1 mm — o que permite a introdução do fio do eletrodo no interior desta estrutura, no sentido longitudinal, para a estimulação e para o registro (Fig. 5.21B).

Trabalhando com axônios gigantes, dois grupos de pesquisadores — K. S. Cole e H. J. Curtis em Woods Hole, Massachusetts, e Alan Hodgkin e Andrew Huxley em Plymouth, Inglaterra — realizaram as principais descobertas em 1939 sobre os mecanismos responsáveis pelos PA. Cole e Curtis demonstraram que durante um PA a condutância da membrana aumenta, mas a capacitância da membrana permanece constante. Esta descoberta implica que uma alteração na condutância deve ser inteiramente responsável pelas mudanças nas correntes iônicas. Hodgkin e Huxley descobriram que o V_m não vai simplesmente a zero durante um PA, mas na verdade inverte o sinal durante o impulso (Fig. 5.21C). Embora esta observação fosse inicialmente tida como um mero detalhe, ela foi uma disputa com a crença comum no momento de que o aumento da corrente iônica medido durante a excitação era inespecífico, permitindo que todos os íons presentes se movimentassem de acordo com suas fem. Assim, antes de Hodgkin e Huxley observarem que o V_m ultrapassava o zero durante um PA, acreditava-se que um impulso nervoso consistia em simples queda do V_m a zero. Na verdade, a ultrapassagem do PA aproxima-se da E_{Na} calculada através da equação de Nernst (equação 5.6) considerando uma proporção de 10:1 das concentrações de Na$^+$ externas para internas:

$$E_{Na} = \frac{0{,}058}{1} \log 10 = 0{,}058 \text{ V} = +58 \text{ mV}$$

Confirmações posteriores do papel do Na⁺ no PA foram obtidas através dos experimentos de Hodgkin e Bernard Katz (1949). Nos seus experimentos, um axônio gigante de lula era mergulhado em água do mar artificial onde o cloreto de colina substituía o NaCl. A colina, um grande cátion orgânico, não consegue atravessar a membrana, e sua presença diminuía a amplitude do PA, exatamente conforme previsto para o Na⁺ como sendo o principal cátion responsável por transportar a corrente iônica através da membrana (Fig. 5.22).

Os resultados destes experimentos biofísicos iniciais com o axônio gigante de lula forneceram quatro itens de evidência de que o Na⁺ é a principal espécie iônica responsável pelo PA:

- Como o $[Na^+]_{ext}$ excede o $[Na^+]_{int}$ por um fator de cerca de 10, o E_{Na} calculado pela equação de Nernst é cerca de +55 mV a +60 mV. Assim, a fem que atua sobre o Na⁺ ($V_m - E_{Na}$) será grande (cerca de 100 mV) e tenderá a atrair o Na⁺ para o interior da célula através da membrana.
- A entrada do Na⁺ carregado positivamente na célula produziria a inversão positiva no V_m que foi descrita por Hodgkin e Huxley em 1939.
- A ultrapassagem observada no PA aproxima-se do E_{Na} calculado.
- A magnitude da ultrapassagem altera-se em função da concentração extracelular de Na⁺.

Após a II Grande Guerra, Hodgkin e Huxley (1952a, 1952b) continuaram suas medidas elétricas dos potenciais de ação no axônio gigante de lula e foram capazes de medir diretamente as correntes conduzidas por espécies iônicas individuais. Eles realizaram isto usando uma técnica eletrônica inédita que havia sido inventada chamada **fixação de voltagem** (Destaque 5.3). Este método, aplicado pela primeira vez no axônio gigante de lula, emprega um circuito de retroalimentação que permite ao experimentador mudar abruptamente o V_m e então mantê-lo em qualquer valor pré-selecionado. Enquanto V_m é mantido constante, a corrente iônica transmembrânica que é produzida pela voltagem imposta, pode ser medida. Este método supera um problema central que a torna difícil de estudar que é a rapidez com que ocorre um PA, especialmente porque as correntes iônicas não podem ser medidas com precisão. Além disso, como o V_m pode ser mantido constante e a corrente pode ser medida, a lei de Ohm pode ser usada para calcular as alterações nas condutâncias da membrana que ocorrem durante o PA. Por essas razões, a fixação de voltagem tem se provado inestimável para os estudos do comportamento desses canais voltagem-dependentes por onde íons como Na⁺ e K⁺ atravessam a membrana produzindo sinais elétricos.

Nos seus experimentos, Hodgkin e Huxley mediram as correntes que fluem pela membrana do axônio quando V_m é repentinamente mudado do seu valor de repouso (Fig. 5.23A). Quando V_m é despolarizado, há inicialmente uma corrente de entrada transitória, seguida por uma corrente de saída sustentada (Fig. 5.23B, curva *a*). Este registro é a corrente total característica associada com um potencial de ação. Em um experimento chave, Hodgkin e Huxley demonstraram que a corrente de entrada transitória é resultante da passagem de íons Na⁺ através da membrana. Neste experimento, eles fixaram a voltagem na E_{Na}, um valor em que não há força de atração para o Na⁺ porque $V_m - E_{Na}$ é igual a zero. Ademais, eles abaixaram a concentração externa de Na⁺ pela substituição de Na⁺ por colina na solução de água do mar no lado externo do axônio, de modo que menos Na⁺ estivesse disponível. Quando a voltagem da membrana foi então fixada em E_{Na}, não se obtinha a corrente de entrada, mas após certa latência ocorria uma corrente de saída (Fig. 5.23B, curva *b*). Hodgkin e Huxley encontraram então que essa corrente de saída era influenciada, mas não eliminada, pela mudança do potencial de membrana para o E_{Cl}, de modo que eles propuseram que a corrente de saída era conduzida pelo K⁺. Retornando o axônio à água do mar com concentração normal de Na⁺ havia o retorno a corrente de entrada. O reaparecimento da corrente de entrada quando o Na⁺ estava novamente presente indica que essa corrente era produzida por um influxo transitório de Na⁺ através da membrana para dentro da célula. Experimentos posteriores mostraram que a corrente de saída retardada era conduzida pelo K⁺ (veja adiante). Quando se subtraiu a corrente retardada da complexa corrente total obtida na água do mar normal, a diferença entre as duas correntes (área sombreada, Fig. 5.23B) mostrou o comportamento temporal da corrente de entrada conduzida pelo Na⁺, que é plotada na Fig. 5.23C.

Estes experimentos levaram à hipótese de que uma despolarização repentina causa a abertura breve de um significante número de canais seletivos ao Na⁺, produzindo aumento na condutância do Na⁺ através da membrana e permitindo seu fluxo para o interior do axônio. No ambiente extracelular normal, o gradiente eletroquímico que atua sobre o Na⁺ ($V_m - E_{Na}$) atrai o Na⁺ para dentro da célula. Assim, de acordo com a lei de Ohm, quando a g_{Na} aumenta, assim também o faz a I_{Na}:

$$I_{Na} = g_{Na}(V_m - E_{Na}) \tag{5.11}$$

O que a curva da corrente de Na⁺ nos diz sobre o comportamento da membrana? Com base na equação 5.11, o deslocamento da I_{Na} depende de mudança na condutância da membrana ao Na⁺, g_{Na}, e de alterações na fem que age sobre o Na⁺, que é igual a $V_m - E_{Na}$. A fixação de V_m em um valor constante mantém a fem do Na⁺ constante, porque as concentrações de Na⁺ dentro e fora da célula não mudam. Como conseqüência, a evolução temporal de I_{Na} deve refletir diretamente o modo como a g_{Na} muda com o tempo em resposta à despolarização. Uma importante característica da I_{Na}, ilustrada na Fig. 5.23C, é que mesmo quando V_m é manti-

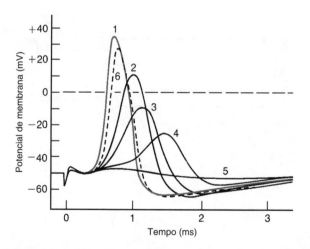

Fig. 5.22 A amplitude da fase ascendente de um PA depende da presença de Na⁺ na solução que banha o lado externo de um axônio. A curva 1 mostra um PA controle registrado em um axônio gigante de lula mergulhado em água do mar normal. As curvas de 2 a 5 mostram as alterações progressivas na amplitude e na forma dos PA neste axônio após a água do mar normal (que contém aproximadamente NaCl 470 mM) ter sido substituída por água do mar artificial contendo cloreto de colina, em vez de NaCl, ao longo do tempo. O axônio gigante é encoberto por uma camada de células, e com o passar do tempo a concentração de Na⁺ dentro da cobertura e próximo da membrana diminui gradualmente. A curva 6 foi registrada após o axônio ser colocado na água do mar normal novamente ao final do experimento. (Adaptado de Hodgkin e Katz, 1949.)

DESTAQUE 5.3
O MÉTODO DE FIXAÇÃO DE VOLTAGEM

A descoberta de que era possível manter a diferença de voltagem através da membrana em um nível constante por retroalimentação eletrônica contribuiu muito para nosso entendimento da transmissão de sinais pelos axônios. Este método, chamado fixação de voltagem, foi descrito inicialmente por Kenneth Cole em 1949. Em um circuito elétrico muito bem sintonizado e controlado com precisão, são aplicadas à membrana alterações na voltagem em um padrão de onda retangular; este procedimento permite o registro experimental da corrente iônica que flui através da membrana quando os canais iônicos são ativados. Os resultados são interpretados com base na lei de Ohm, $I = V/R$. Se a voltagem é mantida constante, qualquer mudança na corrente, I, deve refletir alterações na condutância. Nós agora sabemos que as alterações na condutância que ocorrem durante um PA dependem da abertura e do fechamento de canais iônicos particulares. Estimulando a membrana com uma série de voltagens diferentes e mantendo-a em cada voltagem por algum tempo, promove-se um registro da *dependência da voltagem* pela condutância do canal. Executando os experimentos com fixação de voltagem em neurônios que foram expostos a soluções de diferentes composições, ou a agentes que bloqueiam especificamente canais iônicos particulares, os pesquisadores determinaram diretamente as correntes iônicas que suportam a atividade neuronal.

Em um experimento de fixação de voltagem, um eletrodo é inserido em um neurônio, e o potencial registrado através da membrana é comparado por um amplificador de controle com um potencial "de comando" gerado eletronicamente (diagrama A). O experimentador pode escolher o potencial de comando de uma larga margem de valores. Se o V_m é diferente do sinal de comando, o amplificador produz uma corrente que passa pela membrana na direção que tornará o V_m igual ao sinal de comando. O ajuste do V_m ocorre rapidamente — em fração de um milissegundo depois que o pulso de comando é iniciado. Os experimentos incluem tipicamente potenciais de comando que produzem valores de V_m de hiperpolarização e de despolarização. Quando os canais de Na⁺ (ou outros canais) se abrem em resposta a um estímulo despolarizante, os íons se movem através da membrana atraídos por seu gradiente eletroquímico. Se íons carregados positivamente entram no neurônio despolarizado, em circunstâncias normais eles fariam o V_m mais positivo. Entretanto, em um neurônio em fixação de voltagem, o circuito fixado fará passar uma corrente que compensa exatamente a corrente iônica, mantendo o V_m constante. A corrente fornecida, ou removida, pelo amplificador de controle com a finalidade de manter o potencial de membrana selecionado é registrada, e, como ela é exatamente igual (e oposta) à corrente iônica, ela reflete essa corrente iônica que se desenvolve em um certo tempo. São mostrados exemplos no diagrama B.

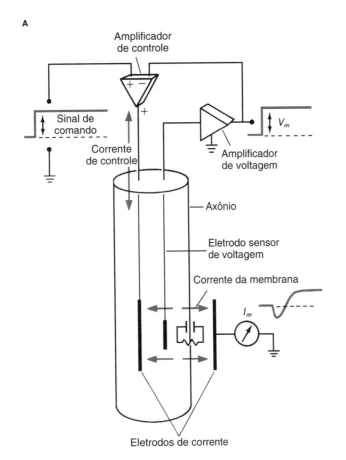

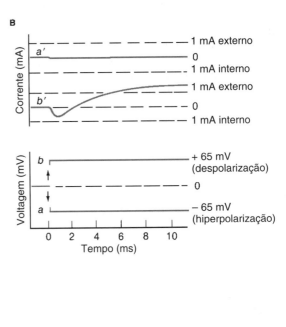

Na fixação de voltagem, um circuito eletrônico de retroalimentação permite que o potencial de membrana, V_m, seja mantido constante. **(A)** O amplificador de controle compara o V_m com o sinal de comando. Se o V_m é diferente do potencial de comando pré-ajustado, uma corrente elétrica é passada rapidamente através da membrana para fazer com que V_m se iguale ao potencial de comando. Se a permeabilidade da membrana aos íons muda, será necessária mais ou menos corrente para manter o V_m em um nível constante. **(B)** Resultados de um experimento com fixação de voltagem ilustram os efeitos diferentes de estímulos hiperpolarizantes e despolarizantes. Quando o V_m foi hiperpolarizado (*a*), foi induzida pequena e constante corrente de membrana (*a'*). Quando o V_m foi despolarizado (*b*) a corrente iônica induzida inicialmente era de influxo; posteriormente, a corrente iônica passou a ser de efluxo (*b'*). (Por convenção, os influxos de íons positivos são plotados abaixo do 0.) Nós sabemos agora que a corrente de influxo inicial é conduzida pelos íons Na⁺ e que a corrente posterior de efluxo é conduzida pelos íons K⁺. (A parte B foi adaptada de Hodgkin, Huxley e Katz, 1952.)

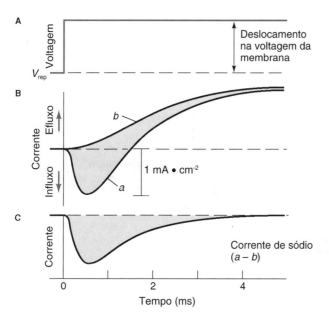

Fig. 5.23 Experimentos de fixação de voltagem permitem a determinação das correntes iônicas ao longo do tempo durante um PA. **(A)** Neste experimento, a membrana de um axônio gigante de lula teve seu potencial fixado em +60 mV por pelo menos 5 ms. **(B)** A curva *a* mostra a corrente transmembrânica total durante o pulso de fixação de voltagem mostrado em A; essa corrente é conduzida por Na^+ e por K^+. A curva *b* mostra a corrente conduzida por K^+ sozinho, registrada em água do mar com baixa concentração de Na^+ com V_m mantido em E_{Na} pela fixação de voltagem. Com este protocolo, a corrente de sódio, I_{Na}, é igual a zero, porque não existe a fem agindo sobre o Na^+. **(C)** Subtraindo-se a curva *b* da curva *a*, temos o desenvolvimento da I_{Na} em função do tempo. (Adaptado de Hodgkin e Huxley, 1952a.)

do constante em um potencial despolarizado, I_{Na} alcança um máximo em 1 ms e então retorna rapidamente a seus níveis baixos de pré-estímulo. Assim, I_{Na} e portanto g_{Na} devem ser constituídas por dois processos separados: *ativação*, o aumento de g_{Na} tempo-dependente causado por uma despolarização, e *inativação*, o retorno tempo-dependente de g_{Na} a seus níveis basais.

Hodgkin e Huxley usaram a técnica de fixação de voltagem para realizar medidas tempo-dependentes das correntes iônicas distintas que contribuem para a corrente total durante um PA, concluindo que cada corrente iônica refletia uma condutância separada através da membrana que era seletiva para o íon particular que conduzia aquela corrente. Usando tais dados, eles formularam equações para expressar cada condutância como uma função de V_m e do tempo. Essas equações predisseram o comportamento elétrico da membrana de uma célula nervosa em muitas condições diferentes e demonstraram que as propriedades de muitas membranas excitáveis poderiam ser inteiramente responsáveis pelas mudanças tempo-dependentes nos canais de Na^+ e nos canais de K^+ da membrana.

Canais de sódio voltagem-dependentes

Os detalhados registros elétricos de Hodgkin e Huxley no axônio gigante de lula revelaram que a g_{Na} e a g_K mudam durante um PA. Eles formularam a hipótese de que tais alterações na condutância permitiam aos íons mover-se através da membrana e que as correntes iônicas resultantes desencadeavam o PA. Seus elegantes experimentos definiram claramente o conjunto, as propriedades macroscópicas que devem caracterizar os canais da membrana nos neurônios. Entretanto, tais experimentos não poderiam revelar a natureza precisa desses canais de condutância voltagem-dependente, as bases para sua seletividade ou o modo como eles são ativados. Desde que Hodgkin e Huxley realizaram seus experimentos, dois avanços importantes contribuíram significativamente para o nosso entendimento sobre os canais da membrana. Primeiro, foram desenvolvidas técnicas para se medir correntes iônicas através de pequenas regiões da membrana celular, mesmo a partir de um único canal iônico. Além disso, as técnicas de química de proteínas e de biologia molecular tornaram possível identificar as proteínas da membrana que constituem os canais. Em conseqüência, agora temos uma visão clara e consistente da natureza molecular dos canais iônicos e estamos desenvolvendo uma descrição da maneira como modificações na estrutura molecular permitem aos canais alterar a condutância de uma membrana a espécies iônicas particulares.

Para relacionar as propriedades moleculares dos canais com o seu papel na produção de PA, precisamos entender quatro características chave dos canais iônicos: (1) a distribuição dos canais iônicos na membrana neuronal; (2) a natureza do fluxo de corrente através de um único canal; (3) o mecanismo pelo qual a despolarização da membrana pode abrir um canal voltagem-dependente; e (4) as bases físicas da forma como os canais podem selecionar os íons. Nesta seção, discutiremos cada uma destas características, particularmente em relação aos canais de Na^+ voltagem-dependentes.

A localização e a caracterização dos canais voltagem-dependentes têm sido facilitadas por várias neurotoxinas que existem na natureza e que se ligam a canais específicos. Uma dessas toxinas particularmente potente e de grande utilidade é a **tetrodotoxina** (TTX) extraída das vísceras do baiacu japonês, *Sphoeroides rubripes*, e de espécies semelhantes. A TTX bloqueia seletivamente os canais rápidos de Na^+ voltagem-dependentes. Quando moléculas de TTX marcadas radioativamente são adicionadas ao líquido extracelular, elas se ligam aos canais de Na^+. O exame dos neurônios marcados por esta técnica permite verificar a quantidade de moléculas ligadas, e desse modo pode-se estimar a quantidade de canais de Na^+. Mais recentemente, foram desenvolvidos anticorpos contra as proteínas dos canais, permitindo a marcação e a visualização direta das moléculas (ver Cap. 2). Em axônios amielínicos de vários tipos diferentes de neurônios, a densidade dos canais de Na^+ que foi medida é de aproximadamente 500 canais de Na^+ por μm^2; nesses axônios, os canais de Na^+ ocupam cerca de 1/100 do total da área de superfície. Embora este valor possa parecer constituir uma densidade de canais surpreendentemente pequena, outros cálculos indicam que por cada um deles podem passar até 10^7 íons Na^+ por segundo, fornecendo quantidade de I_{Na} suficiente para as correntes macroscópicas que têm sido medidas em vários neurônios.

Observar as propriedades do fluxo de corrente através de um único canal na membrana é difícil, porque as técnicas usuais de fixação de voltagem não permitem registrar correntes através de um único canal. Um equipamento convencional de fixação de voltagem registra sempre a corrente de milhares de canais contidos em uma extensa área da membrana, e a precisão da medida é limitada pelo substancial ruído elétrico de fundo que provém do fluxo de corrente passivo de outros canais da membrana. Entretanto, no final dos anos 70, os trabalhos pioneiros de E. Neher e B. Sakmann resultaram no desenvolvimento da **fixação de placa,**[*] uma técnica de registro de canais iônicos individuais que usa uma modificação das micropipetas de vidro de registro. Neste método, uma micropipeta com a ponta de diâmetro de 1-2 μm é colocada em contato íntimo com a membrana e é aplicada uma sucção leve,

---

[*]**N.T.:** No original, *patch clamping* — *patch* tem sido traduzido por placa, representando pequena área de superfície.

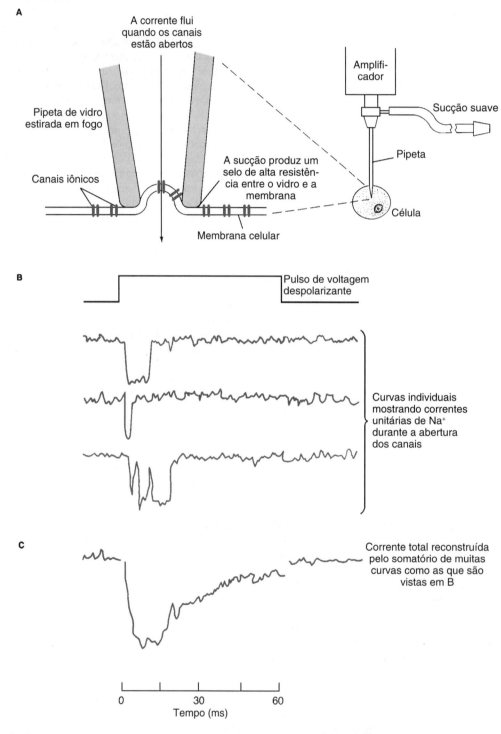

Fig. 5.24 A técnica de fixação de placa permite o registro da corrente através de um único canal da membrana. **(A)** Uma pipeta de placa estirada em fogo, com diâmetro na ponta de cerca de 2 μm e contendo a mesma solução que banha o restante do neurônio, é selada contra a superfície descoberta de um neurônio até que um contato de alta resistência é encontrado, o que impede a perda de corrente da pipeta para a solução salina externa adjacente. O fluxo de corrente através de um canal aberto é detectado por um circuito eletrônico sensível. A voltagem através da placa de membrana que é rodeada pela ponta da pipeta é fixada usando-se um circuito de retroalimentação eletrônica semelhante em princípio ao que é usado nos experimentos de fixação de voltagem originais descritos no Destaque 5.3. **(B)** A despolarização (linha em negrito) de uma placa da membrana da fibra muscular do rato causa a abertura transitória de um único canal de sódio por várias vezes, produzindo uma corrente unitária de sódio que varia em duração e em latência (três curvas). **(C)** Somatório de 144 de tais registros de uma placa produzindo uma "corrente total", cuja distribuição no tempo reflete as aberturas de canal individuais *daquele* canal seguindo-se à despolarização. Esta distribuição no tempo assemelha-se à da corrente de sódio macroscópica, que depende da atividade de *muitos* canais em resposta a um único estímulo despolarizante (ver Fig. 5.23C). (Partes B e C adaptadas de Patlack e Horn, 1982.)

produzindo uma aderência muito estreita, um selo de alta resistência entre a pipeta e a superfície da célula (Fig. 5.24A; ver também a Fig. 2.6). Esse notável avanço técnico influenciou profundamente nosso modo de pensar a respeito dos canais da membrana. A técnica de fixação de placa tornou possível registrar a atividade de canais iônicos nas membranas de muitos tipos de neurônios e de muitas espécies. Os resultados desses experimentos têm indicado marcante quantidade de preservação ao longo da filogenia. Os neurônios nos animais tão distantes como a medusa e o camundongo compartilham mecanismos iônicos que promovem seus PA.

Usando a técnica de fixação de placa, os pesquisadores podem registrar correntes iônicas através de um único canal da membrana enquanto o V_m naquela pequena região é fixado em um valor escolhido. Quando um pulso despolarizante de voltagem suficientemente intensa é aplicado, os eventos registrados ocorrem como correntes tudo-ou-nada com uma forma quadrada que indica a brusca abertura e fechamento do canal iônico cuja atividade está sendo registrada (Fig. 5.24B). As correntes são semelhantes em amplitude para canais individuais que compartilham seletividade e cinética iônica particular. A semelhança observada nos registros de canais com diferentes especificidades iônicas sugere que todos os canais iônicos voltagem-dependentes funcionam do mesmo modo geral. O tempo que canais individuais permanecem abertos varia ao acaso em larga escala. A condutância de um único canal de Na^+ não depende significativamente do V_m; seu valor varia de 5 a 25 pico-siemens, pS (10 pS = 10×10^{-12} S, ou 10^{11} Ω de resistência), para canais diferentes.

A partir da lei de Ohm, da constante de Faraday e do número de Avogadro, pode-se calcular que um canal de Na^+ ativado conduz íons Na^+ a uma taxa de cerca de *6.000 íons por milissegundo* a uma fem ($V_m - E_{Na}$) de -100 mV (aproximadamente a força propulsora que um PA tem em seu percurso). O somatório da atividade (isto é, aberturas e fechamentos) de milhares de canais de Na^+, cada um contribuindo com pequena *corrente unitária* pulsátil, origina a I_{Na} macroscópica que produz a fase ascendente do PA (Fig. 5.24C). O número de canais de Na^+ abertos a qualquer momento depende do tempo (em razão do desenvolvimento temporal do processo que resulta em ativação e inativação do canal) bem como do V_m. Assim, as alterações macroscópicas de g_{Na} da membrana, que ocorrem em função do tempo e de V_m, refletem o comportamento de milhares de canais de Na^+, cada um abrindo-se e fechando-se durante a despolarização de acordo com certos princípios probabilísticos.

Como pode a despolarização da membrana influenciar a abertura de canais iônicos voltagem-dependentes? Hodgkin e Huxley originalmente sugeriram que alterações na V_m poderiam regular g_{Na} e g_K por uma alteração conformacional na molécula da comporta. De acordo com sua teoria, a molécula da comporta poderia possuir uma carga em pH de valores fisiológicos, e uma mudança no potencial de membrana produziria uma fem sobre a carga, provocando o seu deslocamento e assim produzindo uma alteração conformacional na molécula. Considere um neurônio típico em repouso com uma diferença de potencial de cerca de -75 mV através da membrana. Uma despolarização de 50 mV (até -25 mV) geralmente ativa uma grande fração de canais de Na^+ presentes em sua membrana. Esses canais consistem em moléculas de proteínas inseridas através da dupla camada lipídica da membrana, que tem cerca de 5 nm de espessura. Pode-se calcular que as porções das proteínas do canal dentro desta camada de membrana de 5 nm são sensíveis a uma alteração de voltagem de 10^{-3} V por 10^{-8} cm, ou 100.000 V $\cdot$ cm^{-1}, durante a despolarização de 50 mV. Grupos carregados nas proteínas dos canais certamente devem mover-se, frente a este gigantesco cam-

po elétrico na membrana, produzindo alterações conformacionais nas proteínas.

Quando Hodgkin e Huxley propuseram que a despolarização da membrana provocaria a movimentação da carga da comporta do lado interno para o externo da membrana, eles também sugeriram que este movimento de carga deveria corresponder a uma pequena *corrente de comporta* (I_g) que estaria associada com o momento de abertura e fechamento dos canais de Na^+. Por razões técnicas, essa I_g hipotética não foi detectada até o início dos anos 70, quando o desenvolvimento de técnicas muito sensíveis permitiu o seu registro. A I_g pode ser observada quando a corrente iônica muito maior através dos canais de Na^+, a I_{Na}, é bloqueada farmacologicamente por tetrodotoxina ou por um agente semelhante. Correntes de comporta também foram detectadas para os canais de K^+ e para os canais de Ca^{++} em vários tecidos.

A Fig. 5.25 apresenta um modelo de abertura e de fechamento de um canal de Na^+ voltagem-dependente quando um pulso de voltagem despolarizante é aplicado à membrana. A análise detalhada da corrente de comporta do canal de Na^+ revelou que (1) a modificação da comporta do canal ocorre em vários passos distintos, cada um dos quais associado a movimento de carga, e (2) a ativação e a inativação do canal são um processo acoplado. Parece que mesmo que a inativação não esteja associada com uma corrente de comporta, a dependência da voltagem de inativação (ver Fig. 5.25, item *e*) ocorre porque os processos de ativação e de inativação são acoplados.

Quando um canal de Na^+ é aberto, somente certos íons podem passar por ele. A seletividade de um canal é indicada pela sua permeabilidade relativa a várias espécies iônicas. Por exemplo, se a permeabilidade do canal de Na^+ para o Na^+ for considerada como sendo 1,00, então a permeabilidade ao Li^+ é 0,93 e ao K^+ é somente 0,09. O canal age como se ele tivesse um filtro que seleciona parcialmente com base no tamanho, mas estimativas do tamanho do canal em relação ao tamanho dos íons permeantes sugere que o tamanho relativo não é a única explicação (Fig. 5.26A). Hipóteses atuais para explicar como um canal seleciona os íons são baseadas parcialmente no tamanho iônico e parcialmente em outras propriedades das espécies permeantes. Cargas negativas localizadas na abertura externa de um canal seletivo para cátions, como canais de Na^+ e de K^+, atraem cátions e repelem ânions. Cátions maiores que 4 Å de diâmetro são muito grandes para passar pelos poros dos canais de Na^+ ou de K^+. Cátions menores que 4 Å passam pelo poro, mas apenas se eles perderem a camada das moléculas de água (a *água de hidratação*) que normalmente envolve partículas carregadas livres em uma solução aquosa (Fig. 5.26B). A maneira como rapidamente o oxigênio polar ou grupos funcionais carregados que revestem o poro do canal podem substituir a camada de hidratação determinará a facilidade com que os íons do tamanho correto podem passar pelo canal. De acordo com esta hipótese, deve existir algum mecanismo nos canais de Na^+ para substituir seletivamente a água de hidratação que envolve os íons Na^+, tornando o canal mais permeável ao Na^+.

Em resumo, em um PA os canais de Na^+ respondem a uma despolarização inicial com uma abertura, permitindo ao Na^+ entrar na célula, o que despolariza ainda mais a membrana. Essa despolarização promove a abertura de mais canais, fazendo com que mais Na^+ entre na célula e deflagre um evento explosivo regenerativo. Esta relação entre o potencial de membrana e a condutância ao sódio, chamada **ciclo de Hodgkin**, representa um tipo de sistema de retroalimentação positiva (Fig. 5.27). Tais sistemas são raramente encontrados em tecidos biológicos porque eles são inerentemente instáveis. Como visto anteriormente, uma vez que um PA se inicia, ele não necessita de estimulação adicional para continuar. Os efeitos deste sistema de retroa-

144 AS BASES FÍSICAS DA FUNÇÃO NEURONAL

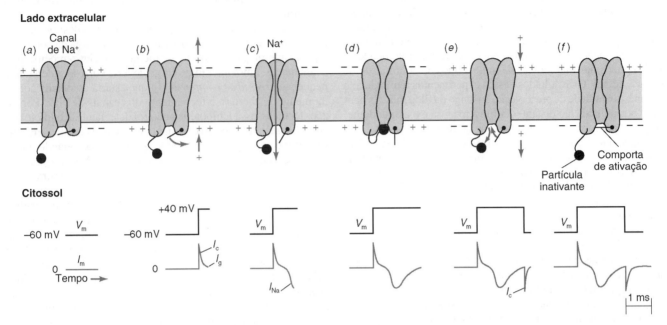

Fig. 5.25 A conformação dos canais de Na+ voltagem-dependentes muda durante a excitação da membrana. Um modelo esquemático representando a abertura e o fechamento do canal é mostrado, com os registros cumulativos da corrente correspondentes a cada fase abaixo. No estado de repouso (a), a comporta de ativação está fechada e a partícula de inativação está localizada longe do poro. Quando o V_m é fixado em uma voltagem de despolarização (b), as cargas da comporta (setas verticais) movem-se em resposta ao novo campo elétrico através da membrana, produzindo pequena corrente de comporta I_g e ativação da comporta para a mudança do canal para a configuração aberta. I_g é superada por uma corrente de capacitância inicial, I_c, através da capacitância da membrana (c). Quando a maioria dos canais de Na+ estiver aberta, a corrente de influxo de Na+, I_{Na}, é máxima. Com a continuação da despolarização (d), os canais abertos começam a se fechar, porque a partícula de inativação se move para bloquear cada canal aberto. Após a repolarização da membrana (e), as cargas da comporta do canal de Na+ reorientam-se, dando origem a outra corrente de capacitância de comporta. A partícula de inativação move-se para fora do canal, e a partícula de ativação move-se para longe do poro, e o canal retorna ao seu estado de repouso (f).

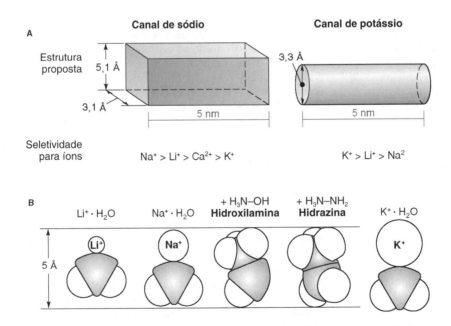

Fig. 5.26 A seletividade iônica dos canais é relativamente específica e provavelmente depende do tamanho relativo de uma porção crítica do canal, juntamente com a facilidade de desidratar os íons permeantes. **(A)** Diagramas esquemáticos dos canais de Na+ e de K+ baseados na permeabilidade relativa de vários íons. O canal de K+ parece ter um filtro de seletividade redondo que é menor em pelo menos uma dimensão do que o filtro de seletividade do canal de Na+. Os tamanhos e as formas dos íons orgânicos que podem passar pelo filtro de seletividade do canal de Na+ indicam que o canal pode ser mais retangular do que redondo. Acredita-se que o filtro de seletividade entre diretamente em contato com os íons desidratados, de modo que o canal deve retirar a água de hidratação dos íons. **(B)** Diagramas esquemáticos de vários íons inorgânicos e orgânicos parcialmente hidratados. Todos esses íons podem atravessar o canal de Na+, mas somente o K+ pode passar pelo canal de K+. Os tamanhos dos canais e dos íons foram desenhados na mesma escala. (A parte B foi adaptada de "Ion channels in the nerve cell membrane" de Richard D. Keynes. Copyright © 1979 by Scientific American, Inc. Todos os direitos reservados.)

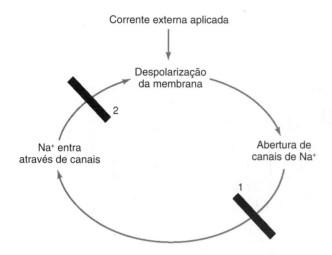

Fig. 5.27 O ciclo de Hodgkin é a retroalimentação positiva entre a despolarização da membrana e a condutância ao sódio responsável pela fase ascendente de um PA. O ciclo é normalmente iniciado por uma despolarização da membrana que chega do lado externo do neurônio e ocorre independentemente dos canais de Na+ voltagem-dependentes. A retroalimentação positiva é interrompida usualmente pela inativação intrínseca dos canais de Na+, o que termina com a fase ascendente (traço em negrito 1). Alternativamente, ela pode ser interrompida durante um experimento de fixação de voltagem com os canais de Na+ abertos (traço em negrito 2).

limentação positiva na membrana são limitados, entretanto, de dois modos. Primeiro, assim que o potencial de membrana se aproxima do E_{Na}, a força de atração sobre o Na+ diminui. Segundo, os canais de Na+ abertos são inativados, *independentemente* de V_m, após curto espaço de tempo, e não respondem mais à despolarização. O término espontâneo da corrente de Na+ pela inativação intrínseca dos canais de Na+ seria suficiente para cessar um PA. Entretanto, os canais de K+ da membrana aceleram a recuperação do potencial de membrana após a despolarização.

Canais de potássio voltagem-dependentes
A membrana neuronal também contém canais de potássio voltagem-dependentes cuja probabilidade de abertura é aumentada pela despolarização. Em comparação com os canais de Na+ voltagem-dependentes, entretanto, esses canais de K+ respondem mais lentamente a variações de voltagem. A g_K da membrana não começa a aumentar até que o PA está próximo do seu pico, e a g_K permanece elevada na fase descendente. A saída da corrente pelos canais de K+ trás o V_m de volta ao seu valor de repouso, e em neurônios que têm pós-potencial positivo, o potencial de membrana move-se mais para perto do E_K do que do potencial de repouso (ver Fig. 5.20).

Muitos tipos de canais de K+ voltagem-dependentes não se inativam intrinsecamente, como o fazem os canais de Na+ voltagem-dependentes. Em vez disso, sua condutância aos íons depende somente do V_m, de modo que, quando a I_K faz o V_m voltar ao seu valor de repouso, a g_K diminui. Quando um neurônio se despolariza, seus canais de K+ se abrem, apressando desse modo a repolarização. Quando a célula se repolariza, os canais de K+ fecham-se novamente. Conforme já descrito, os canais de K+ não são necessários para a membrana gerar PA, e mesmo em alguns neurônios mielínicos de mamíferos eles parecem totalmente ausentes. Entretanto, a aceleração da repolarização da membrana mediada pelos canais de K+ encurta o PA, permitindo aos neurônios gerar PA a uma freqüência mais elevada do que eles poderiam do outro modo.

Períodos refratários absoluto e relativo
Conforme vimos anteriormente, logo após um PA a membrana neuronal é inicialmente não-responsiva e depois menos responsiva aos estímulos do que o é em repouso (ver Fig. 5.17). Esses períodos refratários absoluto e relativo resultam dos mesmos mecanismos responsáveis pelo pós-potencial positivo: inativação dos canais de Na+ e ativação continuada dos canais de K+. A maioria dos canais de Na+ que participou de um PA permanece inativada, e assim não pode ser aberta pela despolarização, durante a fase descendente e por breve período logo após. Muito pouco tempo depois — muitos, mas não todos — os canais de Na+ deixam de ser inativos, e a despolarização pode abrir uns poucos canais. Entretanto, como esse baixo número de canais produz muito menos corrente de entrada, uma despolarização acima do usual é necessária para gerar corrente de entrada suficiente para iniciar um PA durante esse período. Além disso, uma corrente de saída pelos canais de K+ que ainda estão abertos pelo PA prévio também se opõe à corrente de entrada do Na+. Juntos, esses dois mecanismos iônicos produzem os efeitos macroscópicos registrados como períodos refratários.

Estrutura molecular dos canais iônicos voltagem-dependentes
Uma combinação de química de proteínas e de biologia molecular permitiu informações detalhadas sobre os canais que conduzem potenciais de ação. Canais de Na+ e de K+ voltagem-dependentes já foram identificados, clonados e seqüenciados em uma variedade de espécies da *Drosophila* ao camundongo e aos seres humanos, e a homologia entre os canais de espécies diferentes é surpreendente. Mais ainda, há considerável homologia entre os vários tipos de canais de cátions voltagem-dependentes.

Um canal de Na+ consiste em uma grande proteína α (com cerca de 260 kilodaltons, kD) que contém quatro porções transmembrânicas homólogas (Fig. 5.28A, *esquerda*). Embora a proteína α esteja normalmente associada com várias pequenas proteínas β, ela pode, por ela mesma, exibir uma função de canal voltagem-dependente quando é expressada nos oócitos de *Xenopus*.* Supõe-se que as porções transmembrânicas da proteína α estejam arranjadas em torno de um poro central, formando desse modo o canal por onde os íons Na+ podem fluir (Fig. 5.28A, *direita*). Análises mais profundas identificaram aminoácidos particulares que são tidos como os responsáveis pela propriedade de inativação nesses canais.

Este modelo de canal de Na+ é reforçado pela estrutura da proteína dos canais de K+. Com uma massa molecular de cerca de 70 kD, a proteína do canal de K+ é muito menor do que a proteína α do canal de Na+, mas ela apresenta forte homologia com as porções transmembrânicas da proteína α do canal de Na+. Um canal de K+ é tido como sendo formado pela associação de quatro destas proteínas menores de maneira muito semelhante àquela em que as quatro porções transmembrânicas da proteína α se associam para formar um canal de Na+ (Fig. 5.28C). Investigações mais profundas em biologia molecular empregando mutagênese de *site-directed* têm sido utilizadas para observar os detalhes da seletividade iônica, da comporta voltagem-dependente e de outras propriedades desses canais voltagem-dependentes envolvidos na produção de potenciais de ação.

Variações na Concentração Iônica durante a Excitação

Conforme já mencionado, apenas uns poucos íons movimentam-se através da membrana celular para produzir as alterações de voltagem que ocorrem durante um único PA, e eles *não*

---
*N.T.: Rã sul-africana.

146   AS BASES FÍSICAS DA FUNÇÃO NEURONAL

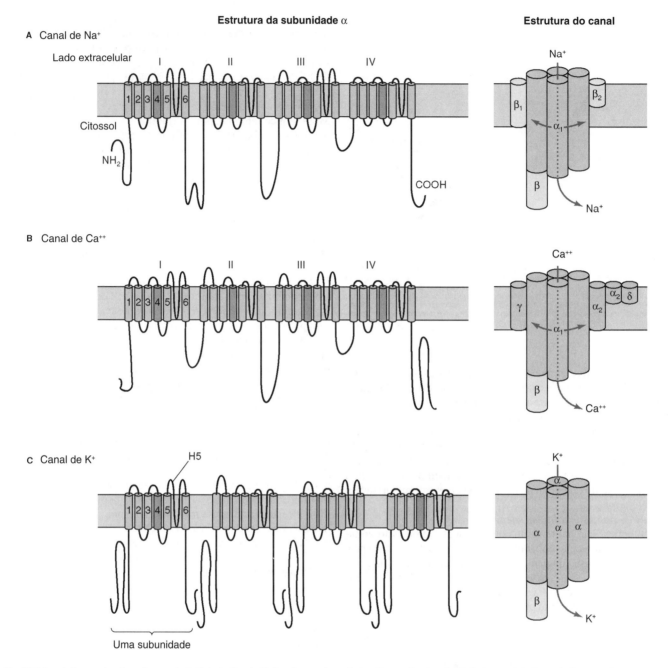

Fig. 5.28 As estruturas moleculares dos canais de Na+, de K+ e de Ca++ voltagem-dependentes são semelhantes. **(A, B)** Cada canal de Na+ e de Ca++ contém uma grande subunidade protéica (α ou α_1) que pode formar canais funcionais quando repetida como nos oócitos de *Xenopus* (*esquerda*). A subunidade α em cada canal contém quatro repetições homólogas (I – IV) de regiões α-hélice (1 – 6), cada uma das quais deve atravessar a dupla camada lipídica da membrana. O sensor de voltagem deve estar localizado na α-hélice de número 4. As quatro regiões α-hélice repetidas devem estar associadas umas com as outras para formar o poro do canal por onde os íons atravessam (*direita*). Cada cilindro longo nos diagramas do canal corresponde a uma das subunidades α que se repetem. Ademais, uma ou mais proteínas menores (designadas por várias letras gregas) associam-se normalmente com a subunidade α para formar o completo complexo do canal. Essas pequenas subunidades, que são diferentes nos canais de Na+ e de Ca++, contribuem para as propriedades fisiológicas dos canais. **(C)** A subunidade α do canal de K+ é cerca de um quarto do tamanho das subunidades α dos canais de Na+ e de Ca++. Ela contém seis regiões α-hélice que são homólogas a uma das regiões de hélice transmembrânica que se repetem nas subunidades α dos canais de Na+ e de Ca++. Diversas variações nas seqüências das α-hélice são conhecidas para os canais de K+. Um canal de K+ funcional é formado pela associação de quatro subunidades α, que podem ter seqüências idênticas ou diferentes (*direita*). As subunidades β menores que acompanham as subunidades α nos canais de K+ em canais neuronais originais ajudam a determinar as propriedades fisiológicas desses canais. (Adaptado de Lodish et al., 1995, e de Hall, 1992.)

mudam apreciavelmente a concentração iônica intracelular (ver o Destaque 5.2). Por exemplo, 10^{-12} mol de Na+ atravessando 1 cm² de membrana com capacitância de 1 µF · **cm²** é suficiente para produzir um PA de 100 mV de amplitude. Ou seja, precisa-se somente de 160 íons Na+ por µm² de membrana. Considerando que um único canal de Na+ deixa passar 10^7 íons Na+ por segundo, a I_{Na} necessária para um PA pode ser atingida com um número notavelmente pequeno de canais abertos.

O cálculo do número de íons Na+ que atravessam a membrana durante um PA está provavelmente subestimado, porque alguns íons K+ se movem para fora da célula, cancelando parcialmente o influxo de Na+. O número real de íons deve estar mais próximo de 500 íons Na+/µm²/impulso. Se este valor está correto, durante um único PA em um axônio gigante de lula com diâmetro de 1 mm, a concentração intracelular de Na+ mudaria em somente 1 parte para mais de 100.000. Por esse motivo, um axônio de lula pode gerar milhares de impulsos após sua bomba de Na$^+$ ter sido inativada por um inibidor metabólico. Por fim, naturalmente, em um axônio inibido, as concentrações, e portanto o potencial de equilíbrio, de Na$^+$ e de K$^+$ mudarão, e o axônio não será mais capaz de manter os potenciais de ação normais.

Em axônios menores, que têm maior área de superfície em relação ao volume do que o axônio gigante de lula, ocorre uma alteração mais significativa na concentração iônica mesmo após um único PA. Por exemplo, as fibras C em mamíferos têm diâmetro de cerca de apenas 1 μm; nesses axônios, os fluxos iônicos de um único impulso altera as concentrações intracelulares de Na$^+$ e de K$^+$ em cerca de 1 por cento. O resultado é queda no potencial de repouso, V_{rep}, de cerca de 0,3 mV; após 10 potenciais de ação em estreita sucessão, há uma despolarização acumulada de cerca de 2 mV. Assim, a capacidade desses axônios de pequeno diâmetro de continuar a gerar PA depende da rápida restauração das concentrações intracelulares e extracelulares de repouso de Na$^+$ e de K$^+$ por transporte ativo ou por outros mecanismos antes que os fluxos iônicos cumulativos produzam alterações significativas nos gradientes iônicos. Notar que o bombeamento metabólico de íons através da membrana não entra diretamente na produção e na repolarização de um PA, mas serve para manter os gradientes de concentrações iônicas necessários para a produção de todas as correntes na membrana.

As células gliais contribuem para manter o V_{rep} dos neurônios pela captação de K$^+$ do fluido extracelular que rodeia os axônios. Eles então liberam lentamente o K$^+$, permitindo que ele seja recaptado pelos neurônios. Como o V_{rep} de todas as células depende intensamente das concentrações extracelulares de K$^+$, o registro do potencial de membrana das células gliais tem sido uma medida útil para as alterações das concentrações extracelulares de K$^+$ que são produzidas quando os neurônios adjacentes conduzem PA. As alterações no V_m das células gliais, que refletem o acúmulo de K$^+$ nos espaços extracelulares após a atividade neuronal, cessa dentro de vários segundos, indicando que o excesso de K$^+$ é rapidamente removido do espaço extracelular muito restrito. Essa remoção parece depender, pelo menos em parte, da captação de K$^+$ através da superfície da membrana de neurônios e de células gliais. Assim, as células gliais provavelmente ajudam a prevenir o acúmulo de K$^+$ no espaço extracelular, que de outro modo despolarizaria os neurônios.

OUTROS CANAIS ESTIMULADOS ELETRICAMENTE

Canais iônicos transmembrânicos ocorrem em virtualmente todos os tipos celulares. Embora os canais de Na$^+$ e de K$^+$ voltagem-dependentes colaborem na produção de PA típicos, os canais de Ca^{++} podem ser de importância mais disseminada na função celular (ver Quadro 5.1). Os canais seletivos ao Ca^{++} conduzem pelo menos parte da corrente regenerativa despolarizante nas fibras musculares de crustáceos; nas células dos músculos lisos dos vertebrados e nas células dos músculos cardíacos; nos corpos celulares, nos dendritos e nos terminais de muitas células nervosas; nos neurônios embrionários; e em ciliados como o *Paramecium*, para citar alguns poucos exemplos. Em muitas dessas membranas, o Ca^{++} conduz uma corrente de entrada juntamente com o Na$^+$, mas em umas poucas

células ele conduz toda a corrente de entrada. A I_{Ca} tipicamente não é forte o bastante para produzir um PA tudo-ou-nada sem a ajuda da I_{Na}, e na maioria das membranas que contêm canais de Ca^{++} voltagem-dependentes a fase ascendente de um PA tudo-ou-nada é gerada em grande parte por uma forte I_{Na} que despolariza rapidamente a membrana. Os canais de Ca^{++}, que se abrem mais lentamente e conduzem menos corrente, são ativados por essa despolarização. Os íons Ca^{++} que entram na célula pelos canais de Ca^{++} têm freqüentemente duas funções: propagar um sinal elétrico e atuar como mensageiro intracelular que deflagra eventos intracelulares subseqüentes. Por exemplo, o Ca^{++} é responsável pela liberação de substâncias neurotransmissoras dos terminais pré-sinápticos e podem também contribuir para promover a contração dos músculos (ver Caps. 6 e 10).

A estrutura molecular dos canais de Ca^{++} voltagem-dependentes é notavelmente semelhante à dos canais de Na$^+$ voltagem-dependentes. Como os canais de Na$^+$, os canais de Ca^{++} consistem em uma grande proteína (α_1) que inclui quatro porções transmembrânicas homólogas, que estão associadas para formar o poro que conduz os íons de modo semelhante à proteína α do canal de Na$^+$. A proteína α_1 do canal de Ca^{++} também se associa tipicamente com várias proteínas menores (Fig. 5.28B). Neurônios embrionários freqüentemente expressam os canais de Na$^+$ voltagem-dependentes e os canais de Ca^{++} voltagem-dependentes. Usualmente os canais de Ca^{++} aparecem primeiro, e os canais de Na$^+$ tornam-se funcionais mais tarde. A estrutura molecular notavelmente homóloga dos canais de Na$^+$ e de Ca^{++}, a freqüência com que os dois tipos de canais aparecem nas mesmas células e a maior predominância dos canais de Ca^{++} nos organismos mais simples como os protozoários sugerem que os canais de Na$^+$ podem ser uma especialização evolucionária mais recente para a condução dos impulsos. Além disso, o Ca^{++} age como um mensageiro intracelular na *maioria* dos tipos celulares, fornecendo mais evidências de que os canais de Ca^{++} devem ter origem evolucionária mais primitiva que os canais que conduzem cátions monovalentes.

Diferentemente dos canais de Na$^+$ voltagem-dependentes, muitos tipos de canal de Ca^{++} não se inativam completamente frente a uma despolarização mantida. Em vez disso, em pelo menos um tipo de canal de Ca^{++}, a probabilidade de inativação aumenta com o aumento da concentração intracelular de Ca^{++} livre. Esses canais de Ca^{++} inativam-se durante a despolarização mantida porque a I_{Ca} através dos canais aumenta a concentração intracelular de Ca^{++} próximo da membrana.

A concentração intracelular de Ca^{++} livre também regula a função de uma classe de canais de K$^+$ voltagem-dependentes que são diferentes dos canais de K$^+$ voltagem-dependentes que se abrem com latência que foram discutidos anteriormente. Esses canais de K$^+$, que são encontrados em muitos tecidos diferentes, são ativados pela despolarização da membrana, mas somente se a concentração intracelular de Ca^{++} livre é mais elevada que o normal (ver Quadro 5.1). Nessas células, o Ca^{++} entra por canais de Ca^{++} e se acumula próximo à superfície interna da membrana, promovendo então a abertura desses *canais de K$^+$ voltagem-dependentes Ca^{++}-dependentes* se o V_m está despolarizado. Onde esses canais estão presentes, a entrada de Ca^{++} auxilia a repolarização em conseqüência da I_K aumentada, que leva cargas positivas (K$^+$) para fora da célula. Essa I_K também contribui para a produção de um pós-potencial positivo e para a refratariedade do neurônio, ajustando assim os limites da freqüência máxima com que os PA podem ser produzidos pelos neurônios.

Cada um desses quatro tipos de canais iônicos voltagem-dependentes é altamente seletivo para um íon particular. Os canais de Na$^+$ e de Ca^{++} normalmente conduzem corrente para dentro das células, porque há uma forte fem atraindo ambos os íons para dentro da célula. Os canais de K$^+$ voltagem-dependentes retardados e os canais de K$^+$ e Ca^{++}-dependentes em geral levam a corrente para fora da célula, porque a fem para o K$^+$ o atrai para fora da célula. A distribuição desses e de outros tipos de canais voltagem-dependentes determina o comportamento elétrico dos tecidos excitáveis.

Alguns neurônios têm PA baseados em canais de Ca^{++} voltagem-dependentes, mas a maioria não. Que tipos de efeitos poderiam ocorrer em neurônios com PA baseados em Ca^{++}? Poderiam estes efeitos provocar alterações importantes para mudar a base iônica dos PA com correntes conduzidas por cátions monovalentes?

RESUMO

As propriedades específicas das membranas celulares afetam a capacidade dos neurônios de conduzir as informações; tais propriedades elétricas dependem do arranjo molecular da membrana. A dupla camada lipídica da membrana age como um capacitor elétrico: embora ela não deixe os portadores de carga (íons) passar prontamente, ela é muito fina (cerca de 5 nm) e assim pode acumular e estocar carga por interação eletrostática entre os cátions e os ânions nos lados opostos da membrana. Os canais compostos por moléculas de proteínas mergulhadas na dupla camada lipídica fornecem condutâncias elétricas seletivas. Esses canais permitem a passagem física de certos íons inorgânicos através da membrana; o fluxo de íons através de tais canais iônicos seletivos constitui uma corrente elétrica. Estas duas propriedades, capacitância e condutância, determinam a seqüência das alterações de voltagem que são produzidas pelo fluxo de corrente através das membranas celulares eletricamente ativas.

Uma distribuição assimétrica de íons em solução nos dois lados da membrana pode desencadear um potencial elétrico através da membrana, dependendo de quanto a membrana é permeável aos íons presentes. A magnitude do potencial elétrico pode ser calculada pela equação de Nernst ou pela equação de Goldman. Como as membranas celulares em repouso são mais permeáveis ao K$^+$ e ao Cl$^-$, o potencial de repouso é tipicamente próximo ao potencial de equilíbrio desses dois íons, usualmente entre -40 e -100 mV (o lado interno negativo em relação ao lado externo).

O transporte ativo de Na$^+$ e de Ca^{++} faz com que esses íons estejam menos concentrados no citoplasma do que no lado externo da célula. Para cada um destes íons, há uma força de atração dentro da célula e baixa permeabilidade, de modo que para manter a baixa concentração intracelular eles têm de ser continuamente bombeados para fora. Os estímulos que aumentam a permeabilidade normalmente baixa ao Na$^+$ ou ao Ca^{++} resultam em influxo de um ou de outro, o que torna o interior da célula menos negativo. Por exemplo, a abertura transitória de canais de Na$^+$ é responsável pela fase ascendente (despolarização) do potencial de ação (impulso nervoso). Como o aumento da permeabilidade ao Na$^+$ é provocado pela despolarização da membrana, a súbita ascensão do impulso nervoso é regenerativa e promove brevemente a aproximação do potencial de membrana ao potencial de equilíbrio do sódio de $+50$ a $+60$ mV no pico do impulso nervoso. Um aumento retardado da permeabilidade ao K$^+$ é promovido pela alteração da voltagem através da membrana, e, juntamente com rápida inativação dos canais de Na$^+$, traz a membrana de volta ao potencial de repouso, terminando assim o potencial de ação.

Assim o comportamento elétrico das membranas excitáveis depende das propriedades passivas da capacitância da membrana e da condutância em repouso, do gradiente iônico através da membrana mantido à custa da energia metabólica e da presença de proteínas que formam canais seletivos na membrana, alguns dos quais são ativados pela despolarização da membrana. Atualmente é possível explicar os detalhes das alterações no potencial de membrana que ocorrem durante um PA em termos de propriedades moleculares desses canais iônicos.

QUESTÕES DE REVISÃO

1. Quais são as principais regiões anatômicas de um neurônio e qual é o fundamento da função fisiológica de cada uma?
2. Um sinal que chega ao cérebro codifica precisamente todas as características do estímulo original? Por que ou por que não?
3. A membrana celular separa cargas elétricas e desse modo apresenta uma diferença de potencial através dela. Isto viola o requerimento físico geral para a eletroneutralidade? Por que ou por que não?
4. Qual é a base estrutural para a capacitância da membrana? Para a condutância da membrana?
5. Como se desenvolvem as alterações de potencial através da membrana celular relacionadas com a resistência e com a capacitância da membrana?
6. As células são tipicamente negativas no seu interior. Explique esta afirmativa em termos de potenciais de difusão.
7. Você tem no seu balcão de laboratório um sistema artificial de solução aquosa separada por uma membrana semipermeável. As soluções separadas pela membrana contêm os mesmos íons, mas em diferentes concentrações, e a membrana é permeável a somente um dos íons em solução. Vai desenvolver-se uma diferença de potencial elétrico estável através da membrana? Por que ou por que não?
8. As células vivas são tipicamente bastante permeáveis ao K$^+$ e também pelo menos levemente permeáveis a outros cátions. O que mantém as elevadas concentrações de K$^+$ dentro da célula e que previne que o K$^+$ interno seja gradualmente trocado por outros cátions?
9. Quais são os potenciais de equilíbrio para cada um dos seguintes íons nestas concentrações? (a) $[K^+]_o = 3$ mM, $[K^+]_i = 150$ mM; (b) $[Na^+]_o = 100$ mM, $[Na^+]_i = 10$ mM; e (c) $[Ca^{++}]_o = 10$ mM, $[Ca^{++}]_i = 10^{-3}$ mM.
10. Para uma célula típica que é 100 vezes mais permeável ao K$^+$ do que a outros íons, use a equação de Goldman para determinar as alterações de potencial que seriam produzidas pelo dobro da concentração extracelular de K$^+$.
11. Em 1939, Cole e Curtis relataram que a condutância da membrana aumenta mas a capacitância permanece essencial-

mente inalterada durante um PA. Relacione estes achados à estrutura da membrana e a alterações na estrutura que devem ocorrer durante a excitação.

12. Quais são as duas observações que sugerem que o Na^+ conduz a corrente de entrada responsável pela brusca ascensão do potencial de ação?

13. A bomba de sódio desempenha um papel *direto* em qualquer momento de um PA? Explique. Como a bomba de sódio é *indiretamente* importante na produção de um PA?

14. O que limita o fluxo de Na^+ através da membrana durante um PA? O que limita o fluxo de K^+ durante um PA?

15. Calcule o número aproximado de íons sódio que penetram em cada centímetro quadrado da superfície do axônio durante um PA com amplitude de 100 mV. (Recorde que 96.500 C é equivalente a 1 mol-equivalente de carga, que as membranas têm capacitância típica de 10^{-6} F $\cdot$ cm^{-2} e que o número de Avogadro é $6,022 \times 10^{23}$ átomos $\cdot$ mol^{-1}.)

16. As seguintes propriedades dos potenciais de ação foram descobertas décadas antes que os fisiologistas conhecessem os canais iônicos e seu papel nos potenciais de ação. Explique cada uma das propriedades em termos de comportamento do canal iônico: (a) potencial limiar; (b) ultrapassagem tudo-ou-nada; (c) refratariedade; e (d) acomodação.

17. Por que um axônio de grande diâmetro não apresenta essencialmente nenhuma alteração na concentração iônica durante vários PA, enquanto os mais finos axônios podem suportar alterações significativas na concentração durante vários impulsos? Como tais alterações afetariam a função de axônios pequenos e que mecanismos ajudariam a prevenir as mudanças na concentração iônica?

18. A fase ascendente de um PA é um exemplo de retroalimentação positiva em um sistema biológico. Como a retroalimentação positiva ocorre nesta situação? A retroalimentação positiva é inerentemente instável, e assim como você pode explicar a amplitude limitada de uma rápida ascendência?

19. Como as propriedades das correntes iônicas através de um único canal representam as propriedades das correntes iônicas macroscópicas medidas através da membrana de células de verdade?

20. Cite quatro tipos de canais iônicos voltagem-dependentes que contribuem para a função neuronal. Como os canais selecionam espécies iônicas particulares?

LEITURAS SUGERIDAS

Aidley, D. J. 1989. *The Physiology of Excitable Cells*. 3d ed. New York: Cambridge University Press. (A thorough examination of the physiology of nerves, muscles, and unusual features such as the electric organs of some fishes.)

Catterall, W. A. 1993. Structure and function of voltage-gated ion channels. *Trends Neurosci*. 16:500–506. (A readable review of recent work on the molecular features of ion channels written by a major contributer to the field.)

Hall, Z. 1992. *An Introduction to Molecular Neurobiology*. Sunderland, Mass.: Sinauer. (A description of neurophysiology that emphasizes the roles and properties of proteins and the regulation of their expression.)

Hille, B. 1992. *Ionic Channels of Excitable Membranes*. 2d ed. Sunderland, Mass.: Sinauer. (An excellent compendium of information about the biophysics of ion channels.)

Hodgkin, A. L. 1964. *The Conduction of the Nervous Impulse*. Springfield, Ill.: Thomas. (A classic description of the electrophysiology of signal conduction in neurons.)

Hodgkin, A. L. 1976. Chance and design in electrophysiology: An informal account of certain experiments on nerve carried out between 1934 and 1952. *J. Physiol.* (London) 263:1–21. (An insider's view of biophysical history.)

Kandel, E. R., J. H. Schwartz, and T. M. Jessell. 1991. *Principles of Neural Science*. 3d ed. New York: Elsevier. (An enormous and authoritative compendium of information about the function of the nervous system, from the biophysics of membrane channels to the physiological basis of memory and learning.)

CAPÍTULO

6

COMUNICAÇÃO NOS NEURÔNIOS E ENTRE NEURÔNIOS

A sobrevivência de todos os animais depende de sua capacidade de responder a desafios de outros animais e do ambiente. Freqüentemente, a resposta tem de ser rápida e bem coordenada para ser eficiente, e os animais podem produzir tais respostas somente quando a informação é analisada, organizada e transmitida rapidamente pelo corpo. O sistema nervoso desenvolveu-se para permitir a ocorrência dessas respostas rápidas e adaptativas. Elas são encontradas em todos os animais, do celenterado mais simples ao mamífero mais complexo.

A complexidade do sistema nervoso é amplamente ilustrada pelo sistema nervoso do ser humano, que contém mais de 10^{11} neurônios, além de um número ainda mais elevado de células de suporte (*células gliais*, ou *neuróglia*). As unidades funcionais que permitem aos animais responder eficientemente aos seus ambientes são conjuntos de neurônios que estão conectados entre si de modo a permitir que as informações passem entre as células. Esses arranjos são chamados **circuitos neuronais**, e suas conexões são análogas em vários aspectos aos circuitos elétricos. Todas as capacidades complexas do sistema nervoso — movimento, percepção, aprendizagem, memória e consciência — provêm de processos físicos e químicos que foram considerados no Cap. 5 e serão examinados mais profundamente neste capítulo. A compreensão de como a atividade neuronal resulta no comportamento é sem dúvida um dos maiores desafios para os biólogos, e permanece a questão sobre se algum dia nós chegaremos a entender completamente as bases físicas e químicas da consciência e do pensamento criativo.

Apesar da enorme complexidade da maioria dos sistemas nervosos, muito já foi aprendido sobre a fisiologia e a biofísica de um único neurônio, conforme descrito no Cap. 5. Nós sabemos que todos os neurônios conduzem informações através de sinais elétricos que se baseiam em movimentos de íons particulares através da membrana celular. As correntes iônicas (ver Cap. 5) codificam sinais que percorrem os axônios por mecanismos que constituem o primeiro tópico deste capítulo. Embora consideremos os eventos em neurônios isolados quando examinamos a transmissão da informação pelos potenciais de ação (PA), o comportamento nunca é produzido pela atividade de um único neurônio. Mesmo em animais muito simples, o comportamento depende da atividade de muitos neurônios trabalhando juntos; assim, se o sinal conduzido por qualquer neurônio é gerar comportamento eficiente e adaptativo, ele tem de ser transmitido para outros neurônios. A informação é passada para outros neurônios em estruturas chamadas de sinapses, e **transmissão sináptica** (isto é, os mecanismos que permitem a passagem da informação de um neurônio para o seguinte nas sinapses) constitui o segundo tópico principal deste capítulo.

TRANSMISSÃO DE SINAIS NO SISTEMA NERVOSO: UM RESUMO

Os sinais movem-se de ponto para ponto ao longo da membrana plasmática de um único neurônio por meio de um de dois modos: *potenciais graduados conduzidos eletrotonicamente* e *potenciais de ação* (impulsos tudo-ou-nada). Estes dois métodos básicos de transmissão alternam-se à medida que a informação passa ao longo de um neurônio e é transferida para um outro neurônio, conforme ilustrado esquematicamente na Fig. 6.1, que mostra a via percorrida por uma informação recebida na interface entre um animal e o meio que o rodeia (p. ex., na pele). A energia de um estímulo físico é recebida e altera o potencial de membrana, V_m, num tipo especializado de membrana em um neurônio sensorial (ver o Cap. 7 para maiores detalhes deste processo), produzindo um *potencial receptor** que é graduado (isto é, varia em uma forma contínua) em proporção à intensidade do estímulo. Um estímulo de baixa intensidade produz pequena alteração no V_m; um estímulo mais intenso produz uma alteração maior no V_m. Essa mudança no V_m na membrana do receptor geralmente continua, freqüentemente com alguma atenuação, enquanto se mantiver o estímulo. Como a duração e a amplitude de um potencial receptor estão estreitamente relacionadas à duração e à intensidade do estímulo, o potencial receptor é uma atividade elétrica neuronal análoga ao estímulo. Por exemplo, um estímulo de pressão que persiste por longo tempo produz tipicamente longa despolarização, levemente atenuada, nos terminais receptores. Esse sinal espalha-se pela membrana celular afastan-

---

* **N.T.:** Alguns autores utilizam o nome "potencial gerador" para a alteração do potencial de membrana.

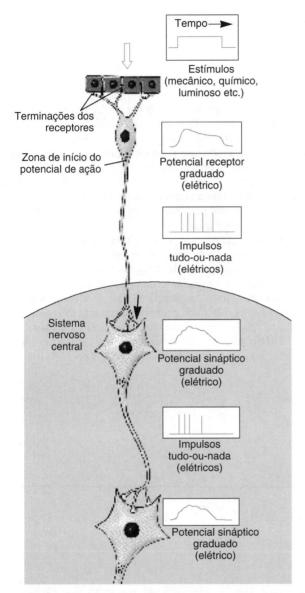

Fig. 6.1 Sinais graduados e elétricos tudo-ou-nada se alternam uns com os outros à medida que o sinal é conduzido por um circuito neural. Um estímulo aplicado às terminações receptoras de um neurônio sensorial produz um potencial graduado que reflete a amplitude e a duração do estímulo, embora ele não seja nem linearmente proporcional ao estímulo nem idêntico na forma. Esse potencial difunde-se passivamente pela primeira parte do neurônio sensorial e, se a alteração no V_m é suficientemente intensa na zona de início do potencial de ação, ela promove PA tudo-ou-nada propagados pelo axônio. Quando chegam aos terminais dos neurônios sensoriais, os PA causam liberação do neurotransmissor químico que induz uma alteração graduada no V_m do neurônio seguinte. Se o potencial no segundo neurônio alcança o limiar, um PA ou uma série de PA serão produzidos. Assim, potenciais graduados e tudo-ou-nada se alternam ao longo da via, e a informação é conduzida alternadamente por sinais elétricos e químicos. Dentro de cada neurônio o sinal é conduzido eletricamente, enquanto que entre neurônios o sinal é conduzido por substâncias químicas. As setas indicam os locais da transmissão por sinais químicos.

do-se do local do estímulo de modo muito semelhante ao modo como um sinal elétrico se desloca por um fio. A membrana que é especializada em receber estímulos sensoriais não possui os canais iônicos voltagem-dependentes que produzem PA tudo-ou-nada, de modo que os sinais não podem ser propagados regenerativamente nesta parte de um neurônio sensorial. Do mesmo modo que os sinais elétricos decaem quando são conduzidos para longe do local do estímulo por um condutor elétrico que não é uma estrutura viva, esses potenciais receptores também decaem progressivamente com a distância do local de origem. Este tipo de transmissão de sinal é chamado **transmissão eletrotônica passiva**, para distingui-la da transmissão regenerativa dos PA. Os sinais transmitidos passivamente dos terminais receptores decaem em distâncias relativamente curtas, de modo que a transmissão passiva não é eficiente para conduzir sinais a locais distantes do corpo. Para a transmissão de longa distância, os sinais sensoriais devem ser transformados em PA, que podem conduzir sinais sem decremento por longas distâncias. A membrana na zona de início do potencial de ação de um neurônio sensorial contém os canais iônicos voltagem-dependentes que permitem o início dos PA, de modo que se a despolarização propagada passivamente de um potencial receptor é intensa o suficiente na zona de início do potencial em ponta, o sinal será transformado de propagação passiva em ativa e será conduzido sem decremento através do axônio dos neurônios sensoriais, que podem medir muitos metros.

A próxima transformação do sinal tem lugar nos terminais axônicos do neurônio sensorial, onde ele deve ser passado através das sinapses para outros neurônios. Essa transferência de informação entre neurônios é tipicamente (mas nem sempre) realizada através de sinais químicos conduzidos por moléculas chamadas *neurotransmissores*. Para que a transferência da informação através da sinapse seja eficiente, o neurotransmissor tem de causar uma alteração no potencial de membrana, V_m, no neurônio pós-sináptico. A quantidade de neurotransmissor liberada, e assim a amplitude da resposta no neurônio seguinte desta via, depende do número e da freqüência dos PA que chegam aos terminais do neurônio sensorial (chamado *neurônio pré-sináptico*). Dentro de certos limites, quanto maior a freqüência e quanto mais PA no neurônio pré-sináptico, maior a quantidade de moléculas de neurotransmissor que vai ser liberada, produzindo maior alteração no V_m do neurônio que recebe o estímulo (chamado *neurônio pós-sináptico*). A mudança do V_m nos neurônios pós-sinápticos, chamada *potencial pós-sináptico* (pps), é um sinal graduado, refletindo pelo menos algumas das propriedades do estímulo original, embora possam estar bem distorcidas. Se a intensidade é suficiente, esse potencial pós-sináptico graduado pode fazer com que a zona de início do potencial de ação atinja o limiar, deflagrando um ou mais PA tudo-ou-nada no neurônio pós-sináptico.

Assim, quando um sinal é recebido do ambiente e transmitido por neurônios, ele é codificado alternadamente em potenciais graduados e em PA tudo-ou-nada. Os potenciais graduados são produzidos nas membranas sensoriais e pós-sinápticas, e os impulsos tudo-ou-nada estão confinados principalmente a estruturas que são especializadas na condução a longas distâncias, como os axônios. Com poucas exceções, todos os sinais que caem nestas duas categorias principais de transmissão de sinal — alterações nos impulsos tudo-ou-nada e nos potenciais graduados — são gerados por comportas de canais específicos na membrana (ver também os Caps. 5 e 7).

Enquanto a informação percorre o sistema nervoso, ela é transformada diversas vezes. Algumas vezes, ela é conduzida por mudanças graduadas no V_m, que podem ser transformadas em PA tudo-ou-nada, conduzidos ativamente. Nas sinapses, os sinais codificados eletricamente são transformados em sinais químicos sob a forma de moléculas neurotransmissoras, que conduzem as informações de uma célula para a próxima. O sinal químico é então reconvertido em um sinal elétrico no neurônio pós-sináptico. As interconversões entre processos elétricos e químicos para a condução de sinais através de uma cadeia de neurônios muda a característica do sinal enquanto ele é transmitido pelo sistema nervoso. As modificações nas conexões sinápticas dão suporte a comportamentos complexos como a aprendizagem. Nosso entendimento sobre sinapses e sobre o modo pelo qual elas podem influenciar a comunicação neuronal no corpo está aumentando rapidamente com o maior conhecimento, pela identificação de mais neurotransmissores e pelo extenso alcance de suas atividades.

TRANSMISSÃO DA INFORMAÇÃO POR UM ÚNICO NEURÔNIO

A informação espalha-se por um neurônio, para longe do seu local de origem, pela interação de dois mecanismos básicos: condução eletrotônica passiva e PA ativos regenerativos. A condução eletrotônica acontece em todos os neurônios, enquanto que apenas aqueles neurônios com canais iônicos voltagem-dependentes funcionais podem conduzir PA (ver Cap. 5). A condução eletrotônica depende das propriedades físicas da membrana do neurônio. Em contraste, os PA de um neurônio dependem da combinação de suas propriedades físicas e da natureza de seus canais iônicos voltagem-dependentes.

Propagação Passiva dos Sinais Elétricos

A propagação passiva de alterações no V_m ocorre em todos os neurônios. A resistência e a capacitância da membrana plasmática governam o modo como os potenciais e as correntes se propagam pelo interior de uma célula. Em uma célula esférica hipotética, os potenciais propagar-se-iam uniformemente com um mínimo de decaimento, porque a resistência elétrica do citossol salino seria muito menor que a resistência elétrica da membrana celular (que depende do número de canais iônicos abertos — ver Cap. 5). Conseqüentemente, uma corrente injetada no interior de uma célula esférica propagar-se-ia para fora e passaria pela membrana com uma densidade relativamente uniforme sobre a superfície total da célula. Os neurônios, entretanto, têm formas mais complicadas, de modo que a propagação de uma alteração no V_m é mais complexa. Muitos neurônios têm longos prolongamentos que conduzem sinais por grandes distâncias. Se a corrente é injetada em um ponto da membrana de uma região longa, fina e cilíndrica (p. ex., em um axônio, um dendrito ou em uma fibra muscular), um sinal elétrico pode propagar-se para longe deste ponto porque a célula possui **propriedades de cabo** (Fig. 6.2). As propriedades de cabo dependem dos parâmetros físicos das células e implicam que qualquer corrente que flui longitudinalmente ao longo de um axônio (ou outro cilindro longo e estreito) decai com a distância porque (1) existe alguma resistência ao fluxo de sinais elétricos pelo citoplasma e (2) a resistência da membrana celular à passagem dos sinais elétricos é elevada mas finita. Diferentemente da corrente em um fio elétrico, onde o isolamento que envolve o fio assegura que a corrente longitudi-

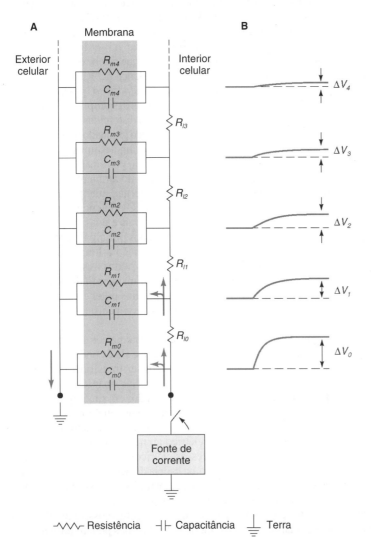

Fig. 6.2 As propriedades de cabo de um cilindro longo e fino determinam o modo como a corrente se espalha ao longo do cilindro. **(A)** Circuito equivalente de um único axônio. Elementos de resistência e capacitância, representando as propriedades da membrana, são ligados pelas resistências logitudinais externas e internas. A resistência da membrana, R_m, a resistência longitudinal, R_l, e a capacitância, C_m, são divididas arbitrariamente em elementos de circuito separados, 0, 1, 2, 3, 4. As setas mostram a direção do fluxo de corrente. **(B)** As respostas elétricas que poderiam ser registradas através de cada um dos elementos de resistência e capacitância na membrana em resposta a um pulso retangular de corrente produzido por uma fonte de corrente quando o interruptor (mostrado na parte A) é fechado. As amplitudes das alterações do potencial, ΔV_0 a ΔV_4, diminuem exponencialmente com a distância da fonte; além disso, os sinais ascendem mais lentamente quanto mais longe da fonte.

COMUNICAÇÃO NOS NEURÔNIOS E ENTRE NEURÔNIOS   153

nal seja uniforme, a corrente longitudinal em uma célula nervosa diminui à medida que ela se propaga porque parte da corrente pode vazar para fora da célula através da membrana plasmática em cada ponto ao longo do cilindro. A fração que vaza não flui mais pelo citoplasma; em vez disso, ela retorna pelo meio extracelular para completar o circuito elétrico. O entendimento das implicações das propriedades de cabo dos neurônios é importante para a compreensão de como a corrente se propaga pelas células e como os impulsos são conduzidos ao longo dos axônios.

Podemos entender melhor como a corrente se distribui no axônio construindo um circuito elétrico que tenha as propriedades equivalentes àquelas encontradas no axônio. Por razões que se tornarão claras muito em breve, a corrente que flui ao longo do axônio trafega significativamente de forma mais lenta do que a corrente elétrica nos fios. Todavia, a corrente nos axônios pode ser reproduzida com o uso de elementos do circuito que têm propriedades que combinam com as das correntes iônicas. A reprodução das características elétricas dos axônios contribuiu significativamente para os modelos experimentais que ajudaram a elucidar o funcionamento dos neurônios.

A corrente que entra em um axônio distribui-se por ele de acordo com as propriedades elétricas passivas representadas no circuito equivalente mostrado na Fig. 6.2. Os componentes R_m e C_m são os mesmos que aqueles ilustrados na Fig. 5.10 e representam a resistência passiva distribuída uniformemente e a capacitância da membrana em repouso. (Na Fig. 6.2, os elementos são representados como entidades separadas por conveniência.)

Em um circuito elétrico, como em qualquer sistema físico, a energia tem de ser conservada. A conservação da energia em um circuito elétrico requer que a soma de todas as correntes que deixam um ponto em um circuito deve ser igual à soma de todas as correntes que entram naquele ponto (primeira lei de Kirchhoff). Além de obedecer aos requisitos de conservação de energia, o fluxo de corrente deve satisfazer a lei de Ohm, que estabelece que em um circuito a voltagem é igual à corrente vezes a resistência (ver Equação 5.1). A lei de Ohm implica que a corrente se distribui de modo inversamente proporcional às resistências das várias linhas que ela percorre em cada ramificação. Desse modo, quando se fecha o interruptor no circuito equivalente da Fig. 6.2, o pulso, ΔI, da corrente de intensidade constante fluirá através da "membrana equivalente", dividindo-se em cada ramificação (0, 1, 2, 3, 4). Em cada ponto de ramificação, uma parte da corrente passará pela resistência da membrana (R_m), e o restante passará pela resistência longitudinal (R_1). A corrente ao longo do axônio diminuirá a cada aumento de R_1 encontrado, porque a resistência longitudinal é cumulativa. A alteração de V_m que resulta do fluxo de corrente não é instantânea; ela demanda um tempo curto, mas finito, para se desenvolver (ver Fig. 5.12). O tempo necessário para V_m se estabilizar depende da capacitância da membrana, porque as cargas têm de se acumular nos dois lados da membrana para produzir um dado V_m. Por causa da capacitância da membrana, o pulso retangular liberado em $x = 0$ aparece poucos milímetros adiante como um potencial lento, com elevação e queda graduais. Assim, a capacitância da membrana lentifica a transmissão passiva dos sinais ao longo do axônio e os distorce, e a corrente transmembrânica através das R_m decai exponencialmente com a distância do ponto de injeção da corrente. Como todas as R_m neste modelo de circuito têm o mesmo valor, pela lei de Ohm o potencial desenvolvido através delas também decai exponencialmente com a distância. Portanto, o potencial transmembrânico estável (ΔV_m) diminuirá exponencialmente com a distância ao longo do axônio (Fig. 6.3).

Esse decaimento com a distância pode ser descrito matematicamente como

$$V_x = V_0 e^{-x/\lambda} \qquad (6.1)$$

Onde V_x é a variação de potencial medida a uma distância x do ponto onde a corrente é injetada e V_0 é a variação de potencial no ponto $x = 0$. O símbolo λ indica a **constante de comprimento**, ou *constante de espaço*, que está relacionada às resistências da membrana axonal, do citoplasma e da solução externa pela expressão

$$\lambda = \sqrt{\frac{R_m}{R_i + R_0}} = \sqrt{\frac{R_m}{R_1}} \qquad (6.2)$$

onde R_m é a resistência de uma unidade de comprimento da membrana do axônio e R_1 é a somatória das resistências longitudinais externas e internas ($R_i + R_0$) por uma unidade de comprimento. A equação 6.1 mostra que, quando $x = \lambda$,

$$V_x = V_0 e^{-1} = V_0 \frac{1}{e} = 0,37 \, V_0 \qquad (6.3)$$

Em consequência, λ é definido como a distância na qual o potencial desenvolvido mostra uma queda de 63% na amplitude (ver Fig. 6.3). Constantes de comprimento para axônios verdadeiros dependem criticamente da R_m e variam de 0,1 mm para pequenos axônios com baixa resistência na membrana a 5 mm para grandes axônios com alta resistência na membrana (impermeável).

Observe que o valor de λ é diretamente proporcional à raiz quadrada de R_m e de $1/R_1$ (Equação 6.2), de modo que a propagação da corrente elétrica ao longo do interior do axônio é aumentada por alta resistência da membrana ou por baixa resistência longitudinal. As propriedades de cabo do neurônio afetam muitos aspectos da função neuronal. Por exemplo, nós veremos rapidamente que a velocidade com que os PA são conduzidos pelo axônio está estreitamente relacionada à maneira como a corrente pode propagar-se efetivamente pelo interior do axônio. As propriedades de cabo das células nervosas também moldarão a forma como as informações sensoriais são processadas no sistema nervoso (ver Cap. 7).

Propagação dos Potenciais de Ação

As células nervosas têm tipicamente axônios longos (ver, p. ex., a Fig. 6.1), de modo que elas podem conduzir as informações captadas em uma parte do corpo para outra, freqüentemente distante, pela propagação dos PA. Entretanto, alguns neurônios são tão pequenos que podem realizar muitas — mesmo todas — das suas funções elétricas normais sem a ajuda dos PA. De fato, muitas destas células são incapazes de produzir PA e são chamadas **neurônios sem potenciais de ação**.* Seus sinais graduados são conduzidos eletrotonicamente para os terminais axônicos sem a ajuda de impulsos tudo-ou-nada. Nesses neurônios sem potenciais de ação, ou neurônios de *circuito local*, a amplitude dos sinais é atenuada à medida que eles se propagam pela célula, mas os sinais ainda têm intensidade grande o suficiente nos terminais para promover a liberação do neurotransmissor. Os neurônios de circuito local são distribuídos em larga escala no reino animal. Por exemplo, eles podem ser encontrados em locais tão

---

* **N.T.:** No original, *nonspiking*, que literalmente quer dizer "sem espícula" — uma variação de potencial de forma triangular. Preferiu-se usar o termo "sem potencial de ação", que representa o fenômeno descrito.

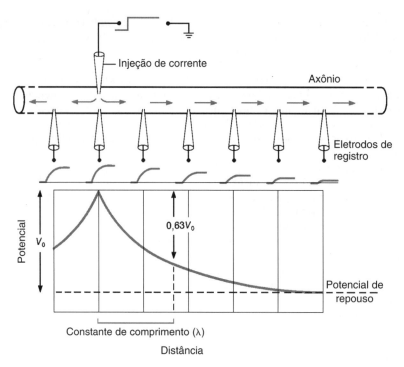

Fig. 6.3 Quando a corrente é transmitida passivamente, a alteração no potencial transmembrânico estável decai exponencialmente com a distância da fonte. O ΔV_m estável que é causado por um pulso retangular de corrente injetada em um ponto diminui ao longo de um nervo ou de uma fibra muscular com o aumento da distância ao longo da fibra desde o ponto da injeção da corrente. A constante de comprimento, λ, é definida como a distância na qual o potencial cai de $1 - (1/e)$, uma redução de 63% de seu valor inicial no ponto da injeção (V_0).

diferentes como a retina dos vertebrados e em outras partes do sistema nervoso central dos vertebrados, no olho da craca, no sistema nervoso central dos insetos e no gânglio estomatogástrico dos crustáceos. Os neurônios de circuito local raramente têm mais do que uns poucos milímetros de comprimento total e são caracterizados geralmente por alta resistência específica na membrana, o que contribui para uma grande constante de comprimento e, portanto, para uma propagação de sinais eletrotônicos eficiente e relativamente sem decremento.

Em geral, entretanto, a comunicação entre as diferentes partes do sistema nervoso depende fundamentalmente da propagação de PA pelos axônios dos neurônios, porque as distâncias são muito grandes para que a propagação eletrotônica dos sinais seja eficiente. Propagação semelhante também tem lugar em muitas células musculares. Conforme discutido no Cap. 5, os PA são grandes alterações de voltagem através da membrana neuronal que têm uma forma constante quando plotados em função do tempo e que se propagam pelos axônios sem nenhum decremento. No Cap. 5, consideramos os eventos que produzem um PA num único local em uma célula excitável. Para que os PA conduzam informações, tais eventos devem ocorrer inúmeras vezes ao longo do axônio. Basicamente, o sinal é propagado quando cada placa* da membrana ativada excita as placas vizinhas. Tipicamente, a alteração do V_m que ocorre em um PA é cerca de cinco vezes mais intensa do que o limiar de despolarização, e uma placa de membrana axônica que está produzindo um PA é capaz de excitar a placa em repouso adiante dela, causando desse modo a propagação do PA pelo axônio. A diferença entre a intensidade da despolarização durante um potencial de ação e o limiar é conhecida como **fator de segurança** do neurônio.

O potencial de ação é produzido por duas classes de canais iônicos, um seletivo para o Na^+ e o outro seletivo para o K^+; esses canais se abrem e se fecham com uma precisão temporal para produzir uma inversão transitória do potencial de membrana (ver Cap. 5). Essa inversão da polaridade do V_m pode percorrer o axônio em alta velocidade (p. ex., tão elevada quanto $120 \, m \cdot s^{-1}$ em alguns grandes axônios de mamíferos). No início de um PA, os canais voltagem-dependentes seletivos para Na^+ se abrem, aumentando a permeabilidade da membrana plasmática para o Na^+. Quando os canais de Na^+ estão abertos, os íons Na^+ conduzem uma corrente elevada, mas transitória, na região subjacente do axônio. Esse influxo de corrente espalha-se longitudinalmente ao longo do axônio e então escapa para fora, atravessando a membrana para completar o circuito do fluxo de corrente. A propagação eletrotônica longitudinal da corrente depende das propriedades de cabo do axônio descritas anteriormente. Assim, o influxo de Na^+ que produz a fase ascendente do PA (ver Fig. 6.4A) suporta a corrente que se espalha longitudinalmente, para frente e potencialmente para trás, do ponto de origem no axônio (Fig. 6.4B). A propagação eletrotônica da corrente para longe das placas ativas da membrana é responsável pela propagação dos PA.

Quando íons positivamente carregados entram em uma placa da membrana axonal que está imediatamente adiante do PA, aquela placa de membrana despolariza-se parcialmente (comparar Figs. 5.16 e 6.4A). De fato, ainda como estudante em 1937, Alan Hodgkin confirmou a hipótese de que a membrana em repouso adiante de um PA torna-se despolarizada por corrente conduzida eletrotonicamente. Seu experimento está ilustrado na Fig. 6.5. A corrente elétrica pode fluir em um circuito somente se esse circui-

---

* **N.T.:** No original, *patch*, que foi traduzido como "placa" quando da descrição do método de "fixação de placa" (Cap. 5), que quer dizer uma pequena porção, tão pequena que pode incluir apenas um canal iônico.

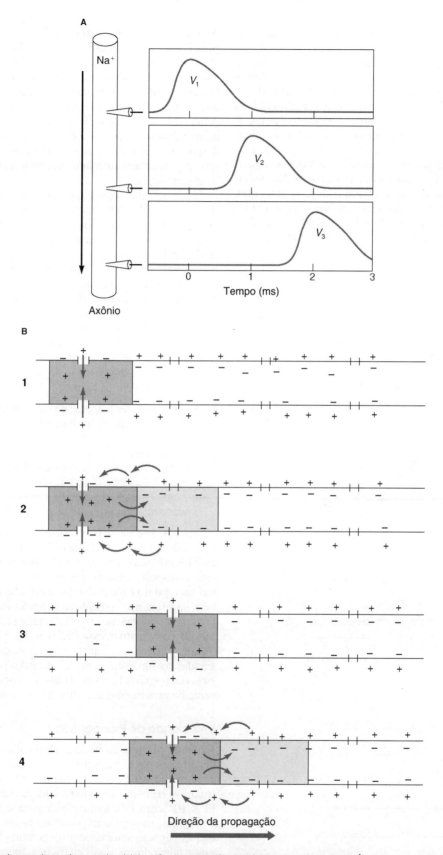

Fig. 6.4 A difusão eletrotônica de corrente conduz um potencial de ação de uma região do axônio para a adjacente. **(A)** À medida que um PA percorre um axônio, eletrodos colocados ao longo do axônio registram as alterações de mesma amplitude no V_m em tempos sucessivos. **(B)** Um PA propaga-se ao longo de um axônio à medida que a corrente de (1) uma porção* ativa da membrana (sombreado escuro) se espalha eletrotonicamente para (2) uma porção vizinha inativa da membrana, despolarizando-a (sombreado claro) e trazendo-a para o limiar. Então, a corrente através (3) da nova porção ativa da membrana espalha-se para (4) uma nova porção inativa da membrana adiante, despolarizando-a e trazendo-a para o limiar. Este processo repete-se inúmeras vezes ao longo do axônio. Nesta figura, o PA está caminhando da esquerda para a direita. Uma porção de membrana que acabou de retornar ao seu estado polarizado é transitoriamente incapaz de ser ativada novamente, de modo que o PA se propaga apenas em uma direção. (Ver o texto para uma discussão mais detalhada.)

---

* **N.T.:** No original, *patch*, traduzido como "porção", que representa uma área de superfície muito pequena.

to está completo, e tal lei física também tem de ser obedecida nos axônios. A corrente que flui longitudinalmente no interior de um axônio — isto é, na direção da propagação do impulso (para a direita na Fig. 6.4B) — deve fluir para fora do axônio — através de regiões não excitadas da membrana que ficam adiante da região do influxo de Na^+ — e então voltar para a região ativa do axônio para completar o circuito. (Como a condutância da membrana em repouso depende primariamente de canais de K^+ abertos, a corrente de efluxo é conduzida primariamente por K^+.)

Quando a membrana adiante do impulso se torna despolarizada por uma corrente de circuito local, os canais de Na^+ voltagem-dependentes da membrana se abrem (isto é, g_{Na} aumenta), iniciando um PA nesta nova placa da membrana. A região recém-excitada então gera uma corrente de circuito local que despolariza, e desse modo excita, porções do axônio adiante dela.

Assim, correntes de circuito local de cada região excitada despolarizam e excitam uma região imediatamente adiante dela. Desta maneira, o sinal é continuamente estimulado e mantido com intensidade total à medida que ele trafega pelo axônio. Observe como este método de transmissão do sinal é diferente da condução eletrotônica decrementada na transmissão passiva. A quantidade de despolarização necessária para atingir o limiar da membrana em repouso é cerca de 20 mV, enquanto que a despolarização total durante um PA é cerca de 100 mV. Assim, um PA produz aproximadamente cinco vezes o "estímulo" de um sinal eletrotônico.

Uma parte da corrente que entra no axônio na região excitada espalha-se de volta dentro do axônio — isto é, na direção de onde o impulso se originou. Entretanto, em condições normais, esta movimentação de volta não pode excitar a membrana e produzir um PA em direção contrária, porque a membrana exatamente atrás de uma região de excitação em progresso está no período refratário (ver Cap. 5). Os canais de Na^+ naquela região estão inativados, e os canais de K^+ ainda estão abertos; assim, a corrente é levada para fora da célula por um efluxo de K^+, impedindo a despolarização daquela região. A ativação retardada dos canais de K^+ também é importante porque ela acelera a repolarização da membrana, deixando-a apta para futuros PA.

Em resumo, a propagação de um impulso nervoso depende primariamente de dois fatores:

1. As propriedades passivas de cabo de um axônio, que permitem a propagação eletrotônica de corrente de circuito local de uma região de influxo de Na^+ para regiões adjacentes da membrana em repouso.
2. A excitabilidade elétrica dos canais de Na^+ na membrana do axônio. Esses canais de Na^+ conduzem a corrente que produz amplificação regenerativa da despolarização passiva desencadeada pela corrente de circuito local.

Você pode estar-se perguntando por que as correntes extracelulares de um axônio que está conduzindo PA não excitam outros axônios próximos, criando uma "conversa cruzada" entre os axônios. A resposta, resumidamente, é que a resistência das membranas em repouso é tão maior que a resistência da corrente extracelular da placa que somente uma fração ínfima da corrente total produzida por uma membrana ativa flui para o interior de um axônio adjacente inativo; essa fração ínfima é insuficiente para levar o axônio vizinho ao limiar. Entretanto, correntes extracelulares geradas por um PA podem ser detectadas por eletrodos extracelulares (Destaque 6.1), o que dá aos fisiologistas um caminho conveniente para monitorar a atividade no sistema nervoso.

Velocidade de Propagação

Johannes Müller, um importante fisiologista do século dezenove, afirmou por volta de 1830 que a velocidade de um PA nunca seria medida. Ele concluiu que um PA, sendo um impulso elétrico, deveria ser conduzido a uma velocidade próxima à da luz (3×10^{10} cm $\cdot$ s^{-1}), muito rápida para se analisar em distâncias biológicas, mesmo com os melhores instrumentos disponíveis naquela época. Seu raciocínio é compreensível porque ele imaginou que todos os sinais elétricos seriam os mesmos. Entretanto, conforme mencionado previamente, o PA é uma corrente elétrica conduzida por íons que fluem por poros e carregam a capacitância da membrana, e este tipo de sinal caminha muito mais lentamente do que a eletricidade, que é conduzida por elétrons que fluem longitudinalmente por um fio condutor.

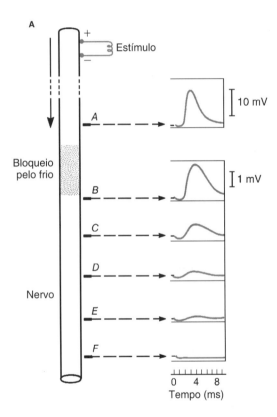

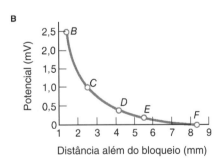

Fig. 6.5 Ainda como estudante, Alan Hodgkin demonstrou que a membrana adiante de um PA torna-se despolarizada eletrotonicamente. **(A)** Neste experimento, Hodgkin bloqueou a condução dos PA congelando uma pequena parte de um nervo (área pontilhada). Ele então registrou os potenciais em pontos (B-F) sucessivamente mais distantes da região bloqueada. Como nenhum PA consegue atravessar o bloqueio do congelamento, qualquer alteração de potencial registrada além da região bloqueada deve ter sido conduzida eletrotonicamente. **(B)** Nestas condições, a despolarização da membrana decai exponencialmente com a distância da região do bloqueio. (Adaptado de Hodgkin, 1937.)

DESTAQUE 6.1
SINAIS EXTRACELULARES DA CONDUÇÃO DO IMPULSO

Os impulsos nervosos podem ser registrados com um par de eletrodos extracelulares (diagramas de A–C). Os registros eletrônicos são organizados de modo que um potencial negativo no eletrodo 1 causará um desvio para cima no registro do osciloscópio, enquanto que um potencial semelhante registrado pelo eletrodo 2 ocasionará um desvio para baixo; os potenciais positivos farão o inverso. Um PA que percorre o axônio é visto do lado externo como uma onda de potencial negativo, porque o exterior da célula se torna mais negativo do que suas adjacências quando íons Na⁺ fluem para o seu interior durante a fase ascendente do PA. Em conseqüência, quando um PA passa pelos dois eletrodos, ele produz uma onda bifásica no osciloscópio (diagrama A).

O registro é simplificado se o PA é impedido de atingir a parte do axônio que está em contato com o eletrodo 2, o que pode ser realizado por anestesia, resfriamento ou esmagamento daquela porção do axônio (diagrama B). Um efeito semelhante pode ser obtido pela colocação do eletrodo 2 no banho, a alguma distância do axônio (diagrama C).

Registros no lado extracelular são feitos freqüentemente em feixes ou tratos nervosos que contêm muitos axônios (diagrama D). Nesta situação, a atividade somada de muitos axônios dá um registro composto, cujas características dependem do número de axônios condutores e de sua velocidade relativa e intensidade de corrente. Axônios maiores geram correntes extracelulares maiores, porque a quantidade da corrente que flui pela membrana aumenta em proporção direta com a área da membrana. A amplitude de um PA registrado com eletrodos extracelulares é proporcional à quantidade de corrente que flui pelo líquido extracelular, de modo que os PA de axônios de diâmetro maior aparecem maiores quando registrados extracelularmente, mesmo que o valor de ΔV_m medido no interior dos axônios possa não ser mais elevado do que o ΔV_m das fibras menores. Por causa dessas diferenças de amplitude nos PA registrados extracelularmente, os sinais conduzidos por um axônio particular podem freqüentemente ser distinguidos pelo seu tamanho.

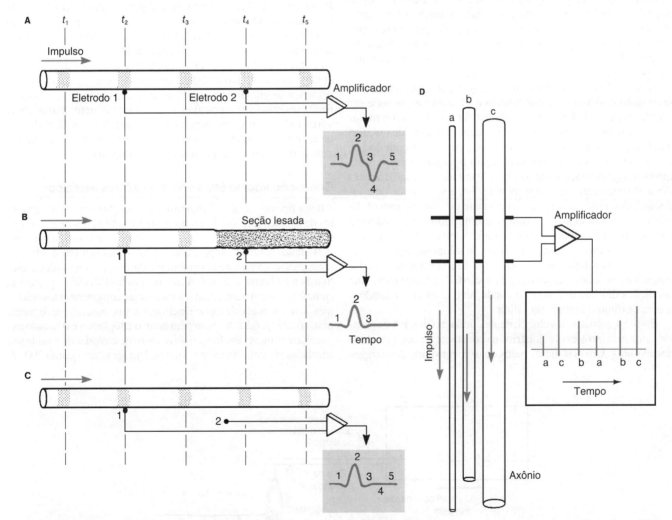

A atividade dos axônios em um feixe nervoso pode ser registrada com eletrodos extracelulares. As áreas pontilhadas em cada diagrama mostram a localização da membrana despolarizada em cinco tempos diferentes, de t_1 a t_5. Os traçados mostram o que poderia ser visto — por exemplo, em um osciloscópio — para cada método de registro. Os números nos registros correspondem aos cinco diferentes tempos. Em todos os casos, o sinal no osciloscópio é produzido pela subtração eletrônica do potencial medido pelo eletrodo 2 do potencial medido pelo eletrodo 1. **(A)** Um registro bifásico compara o potencial elétrico em dois locais ao longo do feixe nervoso. À medida que um PA passa pelos axônios, primeiro um e depois o outro eletrodo registra o PA. **(B)** Registro com um eletrodo sobre uma parte do nervo esmagada. **(C)** Registro do potencial elétrico próximo ao axônio em relação ao potencial em um ponto distante no banho. **(D)** Os registros extracelulares captam sinais de múltiplos axônios em um feixe nervoso. Algumas vezes, as amplitudes dos sinais extracelulares permitem ao experimentador distinguir as fibras de diferentes diâmetros. Por exemplo, o sinal do axônio *c* é sempre maior no registro mostrado aqui, enquanto que o sinal do axônio *a* é pequeno. Uma corrente mais elevada que flui por um axônio maior pode produzir voltagem mais intensa entre os eletrodos de registro. (Note, entretanto, que a distância entre o eletrodo e o axônio também pode afetar a amplitude do sinal.)

De fato, em 15 anos, um dos alunos de Müller, Hermann von Helmholtz, mediu a velocidade da propagação do impulso nos nervos da rã, usando um método elegantemente simples (Fig. 6.6) que podia ser facilmente reproduzido em um laboratório de graduação usando a preparação nervo-músculo de rã. O nervo é estimulado em dois locais que estão distantes 3 cm, e é medida a latência entre os dois picos de abalos musculares. Suponha que a latência aumente em 1 ms quando o eletrodo de estimulação é movido do local 1 para o local 2 na figura. A velocidade de propagação, v_p, pode ser calculada como

$$v_p = \frac{\Delta d}{\Delta t} = \frac{3 \text{ cm}}{1 \text{ ms}} = 3 \times 10^3 \text{cm} \cdot \text{s}^{-1} = 30 \text{ m} \cdot \text{s}^{-1}.$$

Este valor é sete ordens de magnitude mais lento que a velocidade com que a corrente flui por um fio de cobre ou em uma solução de eletrólito. Destes experimentos, Helmholtz concluiu corretamente que o impulso nervoso é mais complexo que um simples fluxo de corrente longitudinal por uma fibra nervosa.

A velocidade de propagação do impulso varia em função do diâmetro do axônio e da presença da bainha de mielina. Por exemplo, em grandes axônios de vertebrados, os PA podem ser conduzidos tão rápido quanto $120 \text{ m} \cdot \text{s}^{-1}$; ao passo que, em axônios muito finos, eles são conduzidos somente a vários centímetros por segundo (Quadro 6.1 e Fig. 6.7).

A velocidade de condução de um PA depende primariamente de quão rápido a membrana adiante da região ativa pode ser levada ao limiar pelas correntes de circuito local. Quanto maior a constante de comprimento, mais longe a corrente de circuito local flui antes que se torne muito fraca para fazer com que as regiões próximas da membrana atinjam o limiar e mais rapidamente a membrana adiante da região excitada se despolariza. O efeito da constante de comprimento sobre a velocidade de condução é demonstrado quando a constante de comprimento é diminuída colocando-se um axônio em um fluido cuja resistência é maior que a da salina — por exemplo, óleo ou ar. Este procedimento deixa somente um fino filme de salina na superfície do axônio, e a constante de comprimento diminui porque a resistência longitudinal externa (R_o na Equação 6.2) é aumentada. Tais condições diminuem a taxa de condução dos valores quando o mesmo axônio é imerso em salina.

Entre os animais, a velocidade de condução dos PA aumentou com aumentos evolucionários na constante de comprimento dos axônios. Um dos meios pelos quais a constante de compri-

QUADRO 6.1
O diâmetro dos axônios da rã e a presença ou a ausência de mielinização controlam a velocidade de condução

Tipo de fibra	Diâmetro do axônio (μm)	Velocidade de condução (m · s⁻¹)
Fibras mielinizadas		
Aα	18,5	42
Aβ	14,0	25
Aγ	11,0	17
B	~3,0	4,2
Fibras não-mielinizadas		
C	2,5	0,4 – 0,5

Fonte: *Fiber classification*, de Erlanger e Gasser, 1937. Adaptado de Davson, 1964.

mento aumentou — exemplificado pelos axônios gigantes de lula, artrópodes, anelídeos e teleósteos — é o aumento do diâmetro do axônio, o que reduz a resistência longitudinal interna (R_i na Equação 6.2). Ver o Destaque 6.2 para uma explicação mais detalhada deste efeito. Os axônios gigantes produzem ativação rápida e sincrônica dos reflexos locomotores com papel importante no escape ou na resposta de fuga de muitas espécies, entre elas alguns moluscos (p. ex., a lula), alguns artrópodes (p. ex., o caranguejo, a barata) e alguns anelídeos (p. ex., a minhoca). A presença de grande número de axônios em um feixe, entretanto, limita severamente o possível aumento no diâmetro axonal. Nos vertebrados, um único nervo consiste em dezenas de milhares de axônios, e um outro mecanismo, a **mielinização**, desenvolveu-se para aumentar a constante de comprimento.

Condução Rápida Saltatória em Axônios Mielínicos

Alguns tipos de células gliais enrolam-se muitas vezes em segmentos de axônios (Fig. 6.8A) produzindo camadas de membranas lipídicas (coletivamente chamadas *mielina*). Essas camadas lipídicas têm dois efeitos sobre as propriedades elétricas dos neurônios: elas aumentam a resistência transmembrana e diminuem a capacitância efetiva da membrana neuronal. A mielina produz tais efeitos porque as camadas de membrana atuam eletricamente como elementos adicionais de resistência e de capacitância no circuito equivalente da membrana (ver Fig. 6.2). A resistência entre o citoplasma e o líquido extracelular aumenta em função do número de camadas de membrana enroladas em volta do axônio, que podem ser tantas quanto 200. A

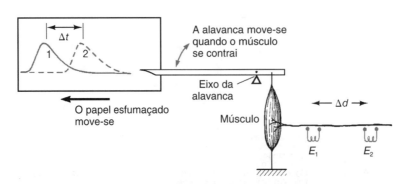

Fig. 6.6 Hermann von Helmholtz mediu o tempo do estímulo até a contração em uma preparação nervo-músculo da rã para determinar a velocidade de condução ao longo de um nervo. Os eletrodos para a estimulação do nervo foram colocados inicialmente na posição E_1, e a contração do músculo movia uma alavanca que riscava um registro em uma folha de papel esfumaçado que se movia rapidamente. (Notar que o tempo é plotado quando o papel se move.) Então, os eletrodos foram movidos para a posição E_2, e o papel foi alinhado de modo que o tempo do segundo estímulo coincidisse exatamente com o tempo do primeiro estímulo. Os traçados feitos pela alavanca mostraram uma mudança na latência, Δt, quando o local dos eletrodos foi mudado. A velocidade de condução pode ser calculada pela diferença na latência do abalo muscular evocado pela estimulação do nervo nos dois locais diferentes.

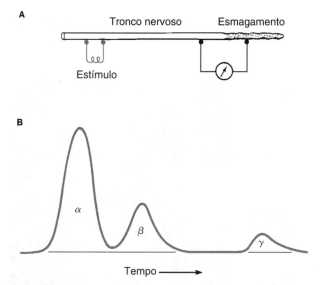

Fig. 6.7 Um nervo de rã único contém axônios com muitas velocidades de condução diferentes. **(A)** Arranjo experimental para estimulação e registro em um nervo, que contém muitos axônios. **(B)** "PA compostos" registrados externamente (isto é, somatório dos sinais de todas as fibras ativas no grupo). As fibras α têm o maior diâmetro e a velocidade de condução mais elevada. As fibras γ têm o menor diâmetro e a menor velocidade de condução entre as mostradas aqui (Quadro 6.1). O nervo foi estimulado antes do início do registro mostrado aqui. Na prática, uma das extremidades do nervo é esmagada para agir como o pólo neutro (ver o Destaque 6.1).

capacitância diminui porque a camada de mielina é muito grossa. Essa redução em C_m significa que menos corrente de capacitância é necessária para mudar o V_m, de modo que mais carga pode fluir pelo axônio para despolarizar os segmentos seguintes. As variações na resistência e na capacitância aumentam muito a constante de comprimento, λ, da membrana do axônio que é coberta pela mielina, aumentando assim a eficiência com que a corrente longitudinal se propaga. Entretanto, esse isolamento não teria tal efeito se cobrisse completamente o axônio, porque a corrente conduzida eletrotonicamente por fim diminuiria a zero em função da distância. Em vez disso, os comprimentos dos segmentos mielinizados têm cerca de 100 vezes o diâmetro externo do axônio, variando de 200 μm a 2 mm de comprimento, e os segmentos são interrompidos por estreitas fendas amielínicas chamadas **nodos de Ranvier**, nos quais cerca de 10 μm de axônio excitável são expostos ao líquido extracelular (Fig. 6.8B). Os segmentos do axônio que ficam sob a bainha de mielina são chamados **internodos**.

Durante o desenvolvimento, a mielina é enrolada nos axônios dos tratos periféricos e centrais em vertebrados por dois tipos de células gliais: as *células de Schwann* nos nervos periféricos e os *oligodendrócitos* no sistema nervoso central. Entre os nodos de Ranvier, a bainha está tão próxima da membrana do axônio que ela praticamente elimina o espaço extracelular em volta da membrana do axônio. Além disso, verificou-se que a membrana axônica internodal não apresenta canais de Na^+ voltagem-dependentes. Assim, quando uma corrente de circuito local flui adiante de um PA, ela deixa o axônio quase que exclusivamente através dos nodos de Ranvier. Conforme observado anteriormente, muito pouca corrente é gasta para descarregar a capacitância da membrana nos internodos, por causa da baixa capacitância da grossa bainha de mielina. Um PA que se inicia em um nodo despolariza eletrotonicamente a membrana no nodo seguinte; desse modo, nos axônios mielínicos, os PA não se propagam continuamente ao longo da membrana do axônio, como o fazem nas fibras nervosas amielínicas. Em vez disso, os PA são produzidos somente nas pequenas áreas da membrana exposta nos nodos de Ranvier. O resultado e a **condução saltatória**, uma série de despolarizações descontínuas e regenerativas que têm lugar apenas nos nodos de Ranvier, conforme ilustrado na Fig. 6.9. A velocidade da transmissão do sinal é bastante aumentada porque a propagação eletrotônica das correntes de circuito local ocorre rapidamente pelos segmentos internodais. A velocidade de condução das fibras mielínicas varia de uns poucos milímetros por segundo a mais de 100 m · s^{-1}, em contraste com as fibras amielínicas de diâmetro semelhante, que conduzem a uma fração de um metro por segundo (ver Quadro 6.1).

A evolução da condução saltatória e a velocidade mais elevada da propagação do PA resultante foi provavelmente crucial para a coordenação bem-sucedida da atividade dos grandes músculos dos vertebrados. A mielinização permite aos PA percorrer rapidamente muitos axônios dentro de um tronco nervoso compacto. A importância do isolamento especializado realizado pela mielina para a coordenação da informação neuronal é particularmente evidente em doenças desmielinizantes como a esclero-

---

DESTAQUE 6.2

DIÂMETRO DO AXÔNIO E VELOCIDADE DE CONDUÇÃO

A velocidade com que um PA se propaga depende em parte da distância que uma corrente originária do influxo de Na^+ pode percorrer a cada instante. Essa distância depende da relação entre a resistência longitudinal (dentro do axônio) e a resistência transversa (através da membrana do axônio) encontrada pelas correntes que fluem em uma unidade de comprimento do axônio (Equação 6.2). A resistência transversa, R_m, de uma unidade de comprimento, l, da membrana do axônio é *inversamente proporcional* ao raio, r, do axônio, porque a área, A_s, de um cilindro de comprimento unitário é igual a 2 πrl. A resistência longitudinal, R_l, de uma unidade de comprimento do axoplasma é inversamente proporcional à área de seção transversa, A_x, do axônio. Como $A = πr^2$, a resistência R_l é *inversamente proporcional ao quadrado do raio*. Segue-se então que, para qualquer aumento no raio, a queda da R_l será maior que a queda na R_m.

A constante de comprimento é $λ = \sqrt{R_m/(R_i + R_o)}$ (Equação 6.2), de modo que a queda maior na resistência longitudinal, R_i, que acompanha aumento no diâmetro do axônio produz aumento de λ. Tipicamente, $R_i \gg R_o$, e assim λ é proporcional a k vezes a raiz quadrada de r, onde k é simplesmente uma constante; em outras palavras, a constante de comprimento aumenta em proporção ao raio do axônio. À medida que o raio aumenta, λ se eleva.

Como a velocidade de propagação depende da *taxa* de despolarização em cada ponto adiante do PA, a capacitância da membrana não pode ser ignorada. Note que a constante de tempo ($R_m × C_m$) de uma unidade de comprimento da membrana do axônio permanece constante quando o diâmetro do axônio muda, porque a capacitância (C_m) *aumenta* em proporção direta com a área de superfície, enquanto que a resistência (R_m) *diminui* em proporção a um aumento da área da membrana. O aumento da λ que acompanha o aumento do diâmetro do axônio desse modo ocorre sem mudança na constante de tempo da membrana. Assim, um aumento no diâmetro produz maior efluxo da corrente da membrana a uma distância x sem aumento na constante de tempo da membrana, e o aumento da taxa de despolarização leva a membrana ao limiar mais cedo a cada distância e aumenta a velocidade de condução.

160 COMUNICAÇÃO NOS NEURÔNIOS E ENTRE NEURÔNIOS

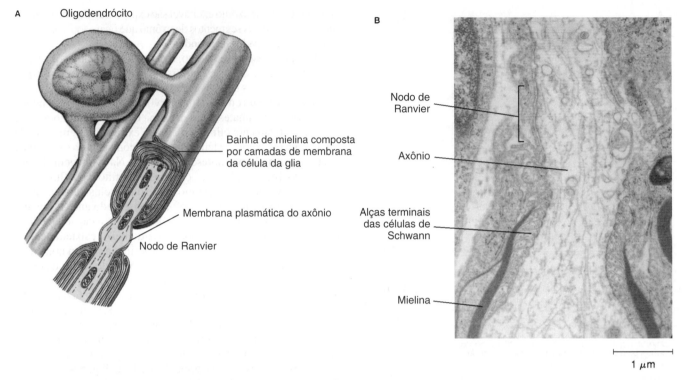

Fig. 6.8 Os axônios mielinizados são encapados por células de suporte que deixam segmentos curtos expostos nos nodos de Ranvier. **(A)** Um segmento curto do axônio, chamado nodo de Ranvier e localizado entre dois segmentos internodais com bainha de mielina, fica exposto ao líquido extracelular. Somente a membrana em tais nodos se torna excitada durante a condução saltatória. Uma única célula da oligodendróglia pode fornecer mielina para até 50 internodos em vários axônios adjacentes. Esta ilustração esquemática não mostra o quão compactamente as camadas de mielina encapam o axônio. **(B)** Micrografia eletrônica de um nodo de Ranvier em uma raiz espinal de um rato jovem. Nestes nervos, um segmento da membrana axonal de cerca de 2 μm de comprimento é exposto ao líquido extracelular. (A parte B foi cortesia de Mark Ellisman.) (Ver Encarte colorido.)

se múltipla. Nesta doença, a bainha de mielina é reduzida ou eliminada em alguns nervos, tornando a velocidade da transmissão neuronal altamente variável entre os neurônios, o que compromete severamente o controle do movimento coordenado.

TRANSMISSÃO DA INFORMAÇÃO ENTRE NEURÔNIOS: SINAPSES

Todo o processamento da informação realizado pelos neurônios depende da transmissão dos sinais de um neurônio para outro, que é realizada em estruturas chamadas de *sinapses*. Nas **sinapses elétricas**, o neurônio pré-sináptico é acoplado eletricamente ao neurônio pós-sináptico por proteínas particulares dentro das membranas. A transmissão por sinapses elétricas comporta-se muito como a transmissão do sinal por um único axônio. Entretanto, as sinapses elétricas são relativamente raras. A maioria da sinalização entre neurônios tem lugar em **sinapses químicas**. Nas sinapses químicas, os PA no neurônio pré-sináptico causam a liberação das moléculas do neurotransmissor que se difundem através de um espaço estreito (cerca de 20 nm de distância), chamado **fenda sináptica**, que separa as membranas dos neurônios

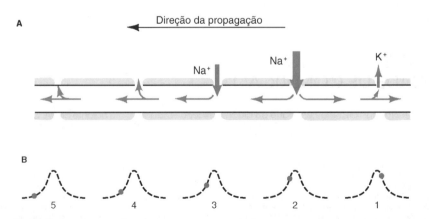

Fig. 6.9 Na condução saltatória, o potencial de ação salta de nodo a nodo. **(A)** A corrente difunde-se longitudinalmente entre os nodos. As setas mais largas indicam o influxo de Na⁺ através de canais de Na⁺ ativados que estão localizados nos nodos. A seta menor representa o efluxo tardio de K⁺ por canais de K⁺ ativados. **(B)** Os pontos indicam o valor de V_m em um único momento em cada nodo mostrado na parte A. No ponto 1, a membrana está na fase descendente de um PA; no ponto 2, a membrana está na fase ascendente. Nos pontos 3, 4 e 5, a membrana está nas fases cada vez mais iniciais de um PA.

pré- e pós-sinápticos. Até recentemente nos anos 70, apenas um grupo de substâncias químicas era conhecido como transmissores sinápticos. Imaginava-se que todos eles agiam de modo semelhante, de acordo com os resultados obtidos em estudos de transmissão nas sinapses, chamadas **junções neuromusculares** (JNM), entre neurônios motores e músculos esqueléticos que eles controlam. Atualmente, mais de 50 neurotransmissores foram identificados em uma extensa faixa de animais estudados, outros estão sendo descobertos constantemente e nós agora sabemos que seu modo de agir varia sobremaneira. Inicialmente, imaginava-se que os neurotransmissores agiam somente alterando a voltagem na célula pós-sináptica, hiperpolarizando-a ou despolarizando-a. Entretanto, os neurotransmissores também podem aumentar ou diminuir o número de canais iônicos inseridos na membrana da célula pós-sináptica, alterar a excitabilidade da célula pós-sináptica por modificação na taxa com que os canais iônicos se abrem ou se fecham ou mudar a sua sensibilidade aos sinais ativadores. A descoberta desses modos variados de ação alargou enormemente nosso entendimento sobre o papel das sinapses na comunicação neuronal.

A transmissão sináptica foi objeto de controvérsia por muito tempo. No início do século vinte, o grande histologista Santiago Ramon y Cajal usou o microscópio óptico e uma técnica de coloração à base de prata desenvolvida pelo neuroanatomista Camillo Golgi para mostrar que os neurônios se coram como unidades discretas. Apesar de suas observações, muitos neuroanatomistas continuavam a acreditar que o sistema nervoso era um retículo contínuo, em vez de um conjunto de células nervosas separadas morfologicamente. Apenas quando a microscopia eletrônica foi desenvolvida nos anos 40 é que a evidência inequívoca foi obtida para confirmar a noção de que os neurônios são realmente separados uns dos outros e que regiões particulares dos neurônios são especializadas na comunicação entre as células.

Entretanto, em 1897, muito antes que a base estrutural da interação entre neurônios fosse determinada, a junção funcional entre eles recebeu o nome de *sinapse* (do grego, significando "abraçar") por Sir Charles Sherrington, que é tido como o fundador da neurofisiologia moderna. Sua conclusão era de que "... o neurônio é visivelmente contínuo de ponta a ponta, mas a continuidade não pode ser demonstrada onde neurônio encontra neurônio — na sinapse. Ali deve ocorrer um tipo diferente de transmissão" (Sherrington, 1906). Embora Sherrington não tivesse nenhuma informação direta sobre a estrutura microscópica ou a microfisiologia dessas regiões especializadas de interação entre as células excitáveis, ele tinha um discernimento extraordinário, cuja fonte eram os seus experimentos inteligentemente idealizados sobre os reflexos espinais em animais, a maioria dos quais era mamífero. Entre outras coisas, ele deduziu que algumas sinapses são *excitatórias*, aumentando a probabilidade de ocorrerem PA na célula pós-sináptica, e que outras são *inibitórias*, reduzindo a probabilidade de PA na célula pós-sináptica.

Nesta seção, iniciaremos estudando a transmissão em sinapses elétricas, que é semelhante à condução do sinal ao longo dos axônios. Em seguida estudaremos as sinapses químicas, tratando primeiro da junção neuromuscular e posteriormente de outros tipos de sinapses químicas descobertas mais recentemente.

Estrutura e Função Sináptica: Sinapses Elétricas

As sinapses elétricas transferem informações entre as células por acoplamento iônico direto. Nas sinapses elétricas, as membranas plasmáticas das células pré- e pós-sinápticas estão em estreita aposição e são ligadas por estruturas protéicas chamadas **junções abertas*** (Fig. 6.10A) através das quais a corrente elétrica pode fluir diretamente de uma célula para outra (Fig. 6.10B; ver também o Cap. 4). Como a corrente atravessa por uma junção aberta, um sinal elétrico da célula pré-sináptica produz um sinal semelhante, embora um pouco atenuado, na célula pós-sináptica por simples condução elétrica através da junção (Fig. 6.10C). Assim, em uma sinapse elétrica, a transferência de informação ocorre por meios puramente elétricos, sem a intervenção de um neurotransmissor químico, e uma característica chave da transmissão sináptica elétrica é a sua rapidez. Como nós veremos em breve, a transmissão de sinal através de sinapses químicas é sempre mais lenta que a transmissão de sinal puramente elétrica.

A transmissão elétrica pode ser ilustrada experimentalmente pela injeção de corrente dentro de uma célula e medindo-se o efeito em uma célula conectada (ver Fig. 6.10C). Um pulso de corrente sublimiar injetado na célula A promove alteração transitória no potencial de membrana desta célula. Se uma fração significativa de corrente injetada na célula A se espalha por junções abertas para a célula B, ela também causará alteração detectável no V_m da célula B. Como existe queda de potencial quando a corrente cruza as junções abertas, a alteração de potencial registrada através da membrana da célula B será sempre menor que a registrada na célula A. As junções abertas por onde flui a corrente de uma célula para outra são geralmente, mas nem sempre, simétricas em resistência à passagem da corrente — ou seja, a corrente geralmente encontra a mesma resistência quando passa em qualquer direção entre as duas células. Entretanto, em algumas sinapses especializadas, a transferência de corrente entre duas células acopladas ocorre prontamente em uma direção, mas não na outra (Fig. 6.10D). Tais junções são chamadas *retificadoras*.

A transmissão de um PA através de uma sinapse elétrica não é basicamente diferente da propagação dentro de uma célula, porque o fenômeno depende da propagação passiva da corrente de circuito local além de um PA para despolarizar e excitar a região adiante. Como o fator de segurança de um PA (a razão da alteração no V_m durante um PA sobre a alteração no V_m necessária para atingir o limiar) é cerca de 5, a atenuação da alteração no V_m de uma célula para a seguinte não pode ser maior que o fator de segurança se a despolarização da célula pós-sináptica tem de alcançar o limiar para iniciar um impulso. Portanto, um único potencial de ação pré-sináptico pode ser incapaz de produzir corrente de circuito local suficiente através de uma sinapse elétrica para deflagrar um potencial de ação na célula pós-sináptica, o que pode esclarecer por que as sinapses elétricas são mais raras do que as químicas. Entretanto, o fato de as sinapses elétricas conduzirem sinais mais rapidamente do que as químicas dá a elas uma vantagem definida onde a transmissão rápida é importante.

A transmissão elétrica entre células excitáveis foi descoberta inicialmente por Edwin J. Furshpan e David D. Potter, em 1959, quando estudavam o sistema nervoso do caranguejo. Eles descobriram que uma sinapse elétrica entre a fibra nervosa gigante do caranguejo e um grande axônio motor tinha a propriedade pouco comum de passar a corrente em uma direção (ver a Fig. 6.10D). Desde seus trabalhos iniciais, a transmissão elétrica foi descoberta entre células no sistema nervoso de vertebrados e na retina dos vertebrados, entre fibras musculares lisas, entre fibras musculares cardíacas, entre células receptoras e entre axônios. A rapidez com que a corrente cruza as sinapses elétricas faz este

---

* **N.T.:** No original, *gap junctions*.

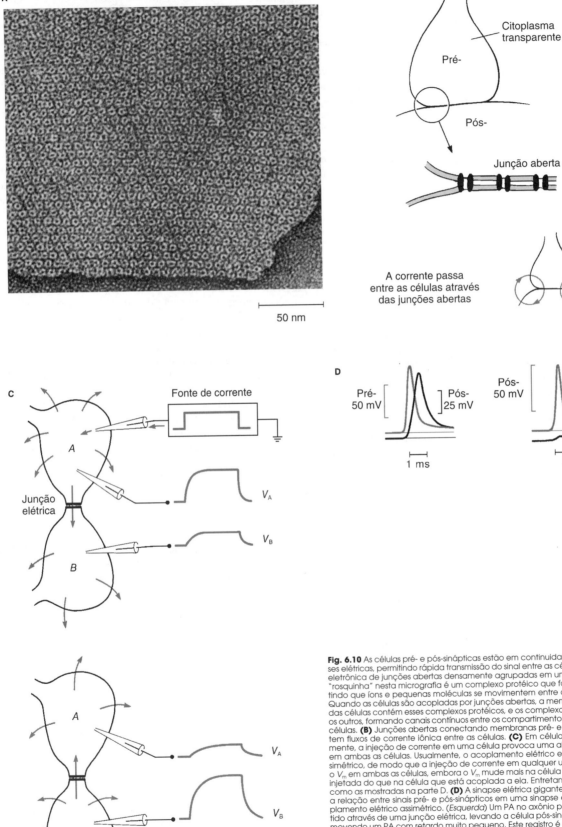

Fig. 6.10 As células pré- e pós-sinápticas estão em continuidade elétrica nas sinapses elétricas, permitindo rápida transmissão do sinal entre as células. **(A)** Micrografia eletrônica de junções abertas densamente agrupadas em uma membrana. Cada "rosquinha" nesta micrografia é um complexo protéico que forma um poro, permitindo que íons e pequenas moléculas se movimentem entre as células acopladas. Quando as células são acopladas por junções abertas, a membrana de cada uma das células contém esses complexos protéicos, e os complexos alinham-se uns com os outros, formando canais contínuos entre os compartimentos citossólicos das duas células. **(B)** Junções abertas conectando membranas pré- e pós-sinápticas permitem fluxos de corrente iônica entre as células. **(C)** Em células acopladas eletricamente, a injeção de corrente em uma célula provoca uma alteração no potencial em ambas as células. Usualmente, o acoplamento elétrico em sinapses elétricas é simétrico, de modo que a injeção de corrente em qualquer uma das células muda o V_m em ambas as células, embora o V_m mude mais na célula em que a corrente foi injetada do que na célula que está acoplada a ela. Entretanto, existem exceções, como as mostradas na parte D. **(D)** A sinapse elétrica gigante no caranguejo ilustra a relação entre sinais pré- e pós-sinápticos em uma sinapse elétrica que tem acoplamento elétrico assimétrico. (*Esquerda*) Um PA no axônio pré-sináptico é transmitido através de uma junção elétrica, levando a célula pós-sináptica ao limiar e promovendo um PA com retardo muito pequeno. Este registro é um exemplo típico da transmissão do sinal em uma sinapse elétrica. (*Direita*) Nessa sinapse elétrica assimétrica, entretanto, um PA no axônio que era pós-sináptico no registro da esquerda falhou em produzir uma mudança de potencial significativa no neurônio que era pré-sináptico no registro da esquerda. A injeção de pulsos de corrente em uma célula e depois em outra mostra que existe um fluxo de corrente preferencial em uma direção entre esses dois neurônios, um arranjo que não é usual em uma sinapse elétrica. (A parte A foi cortesia de N. Gilula; a parte D foi adaptada de Furshpan e Potter, 1959.)

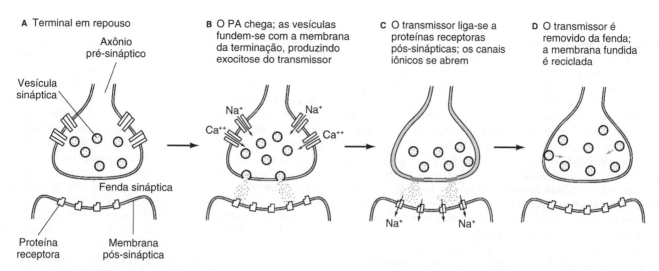

Fig. 6.11 Na transmissão sináptica química rápida, os sinais entre as células pré- e pós-sinápticas são mediados por neurotransmissores químicos. As células pré- e pós-sinápticas não estão acopladas eletricamente, e não existe fluxo de corrente direto entre elas. A corrente iônica flui pela membrana pós-sináptica apenas quando os canais iônicos ativados por ligante são abertos na membrana pós-sináptica. **(A)** Em repouso, as moléculas do transmissor são acondicionadas em vesículas formadas por membranas localizadas nos terminais do axônio. **(B)** Quando um PA entra no terminal pré-sináptico, ele causa abertura de canais de Ca^{++} voltagem-dependentes na membrana, permitindo a entrada de íons Ca^{++} na terminação. O aumento do Ca^{++} livre intracelular causa fusão das vesículas sinápticas com a membrana pré-sináptica, liberando o neurotransmissor na fenda sináptica por exocitose. **(C)** As moléculas de neurotransmissor difundem-se pela fenda sináptica atraídas pelo seu gradiente de concentração e se ligam a proteínas receptoras na membrana pós-sináptica, abrindo canais iônicos ativados por ligante. Neste caso, o Na^+ flui pelos canais abertos para o interior da célula pós-sináptica. A membrana da vesícula permanece fundida com a membrana da terminação, mas ela se move para os lados da terminação. **(D)** As moléculas de transmissor são removidas da fenda, os canais iônicos pós-sinápticos se fecham e a membrana que foi adicionada ao terminal pré-sináptico quando as vesículas se fundiram é então reciclada dentro da terminação (setas pequenas) e pode ser reutilizada para formar mais vesículas.

meio de transferência de informação particularmente eficiente na sincronização da atividade elétrica em um grupo de células. Também é eficiente na transmissão rápida da informação através de uma série de junções de célula para célula — por exemplo, nas fibras nervosas gigantes da minhoca, que são compostas por muitos axônios segmentares conectados em série ao longo do corpo do animal, e no miocárdio do coração dos vertebrados, onde os sinais são passados entre células musculares.

Em algumas sinapses, a transmissão é elétrica e química. Tais sinapses combinadas foram identificadas inicialmente em células do gânglio ciliar das aves e também foram encontradas em um circuito de controle da resposta de fuga em peixes, em sinapses feitas por alguns neurônios sobre os interneurônios espinais na lampréia e em sinapses sobre os neurônios motores na rã. Entretanto, mesmo que sejam muito interessantes, as sinapses combinadas são um fenômeno pouco usual.

Estrutura e Função Sináptica: Sinapses Químicas

Um modo usual de transmissão sináptica é conhecido como *transmissão sináptica química rápida*, que é encontrada em muitas sinapses no sistema nervoso central e na junção neuromuscular. (Embora essa transmissão seja chamada "rápida", ela é de fato consideravelmente mais lenta que a transmissão através das sinapses elétricas.) Nas junções neuromusculares, o neurotransmissor **acetilcolina** (ACh) é estocado em vesículas formadas por membrana e é secretado por exocitose no líquido extracelular que separa o neurônio e o músculo. A seqüência de eventos nesses terminais nervosos é mostrada na Fig. 6.11. Resumidamente, quando um PA desce por um axônio e se espalha pelo terminal axônico, as moléculas do neurotransmissor que estão estocadas em esferas formadas por membrana, chamadas **vesículas sinápticas**, dentro do terminal são liberadas na fenda sináptica, o espaço preenchido por líquido que separa as células pré-sinápticas e pós-sinápticas. As moléculas do neurotransmissor liberadas ligam-se a moléculas protéicas específicas do receptor na membrana pós-sináptica, que na Fig. 6.11 inclui os canais iônicos quimicamente ativados.* Quando as moléculas do neurotransmissor se ligam às proteínas receptoras, o resultado é uma breve corrente iônica através da membrana da célula pós-sináptica. Este mecanismo é a base para a transmissão sináptica em todos os animais.

A existência de transmissão química e de substâncias transmissoras foi objeto de intenso debate científico nas primeiras seis décadas do século vinte. A primeira evidência direta de uma substância química transmissora foi obtida por Otto Loewi em 1921. Em seus experimentos, ele isolou um coração de rã juntamente com o seu nervo vago. Quando o nervo vago era estimulado eletricamente, a freqüência cardíaca diminuía, mas ele também descobriu que, quando o nervo vago estimulado causava diminuição dos batimentos cardíacos, uma substância era liberada na solução salina circundante que poderia causar também diminuição dos batimentos de um segundo coração de rã. Os achados de Loewi levaram à descoberta subseqüente de que a acetilcolina era a substância transmissora liberada pelos neurônios pós-ganglionares do sistema nervoso parassimpático em resposta à estimulação do nervo vago (ver Cap. 11) e pelos neurônios motores que inervam o músculo esquelético nos vertebrados.

Durante décadas, imaginou-se que toda a transmissão sináptica operava por mecanismos que eram muito semelhantes aos da transmissão na junção neuromuscular. Entretanto, esta visão mudou. Sabe-se agora que, além das sinapses químicas rápidas, a maioria das espécies também tem sinapses que produzem *transmissão sináptica química lenta*, nas quais a comunicação entre as células pré- e pós-sinápticas é mais lenta do que na junção neuromuscular e utiliza um mecanismo pós-sináptico diferente. Além disso, embora os fisiologistas imaginassem por décadas que cada sinapse contivesse somente um único neurotransmissor,

---

* **N.T.:** No original, *ligand-gated ion channels*, que serão chamados de "quimicamente ativados" ou de "canais ativados por ligantes".

recentemente foi descoberto que muitos neurônios sintetizam e liberam mais de uma substância transmissora; em tais neurônios, uma das substâncias pode produzir a transmissão rápida enquanto que outra produz a transmissão lenta. Em muitos aspectos, a transmissão sináptica lenta é semelhante à transmissão sináptica química rápida (Fig. 6.12). As moléculas do neurotransmissor são acondicionadas em vesículas nos terminais pré-sinápticos e são liberadas por exocitose que é desencadeada por PA. Entretanto, existem diferenças significativas entre estes dois mecanismos sinápticos. Na transmissão sináptica lenta, os neurotransmissores são sintetizados por um ou mais aminoácidos e são chamados **aminas biogênicas**, se eles contêm um único aminoácido, ou **neuropeptídeos**, se eles consistem em vários resíduos de aminoácidos. Como o nome sugere, o início da resposta pós-sináptica é mais lento (centenas de milissegundos) e pode durar bastante (de segundos a horas). As vesículas utilizadas nos sistemas rápidos são sintetizadas e preenchidas nos terminais nervosos, enquanto que as vesículas dos sistemas lentos são maiores e usualmente sintetizadas no corpo celular, após o que elas são transportadas para o terminal nervoso. As vesículas que mediam a transmissão sináptica lenta podem liberar suas moléculas transmissoras em muitos locais do terminal pré-sináptico e usualmente afetam a célula pós-sináptica, não através de canais ativados por ligantes, mas sim por alteração dos níveis intracelulares de segundos mensageiros através de moléculas intermediárias chamadas proteínas G. Evidências fisiológicas e anatômicas indicam que o mesmo neurônio pré-sináptico pode participar dos dois tipos de neurotransmissão.

A liberação do neurotransmissor na fenda sináptica é controlada por mecanismos que são comuns às transmissões sinápticas rápida e lenta. Quando um PA chega ao terminal axônico, ele ativa canais de Ca^{++} voltagem-dependentes na membrana dos terminais, permitindo a entrada de Ca^{++} no terminal (ver Fig. 6.11B). O aumento da concentração de Ca^{++} dentro do terminal inicia a exocitose das vesículas que contêm a substância transmissora, lançando moléculas neurotransmissoras na fenda sináptica onde elas se difundem para longe do terminal pré-sináptico. Na transmissão sináptica rápida, as vesículas sinápticas que contêm o neurotransmissor fundem-se com a membrana plasmática em locais especializados chamados **zonas ativas**. Após cruzar a fenda sináptica, algumas moléculas do neurotransmissor ligam-se a moléculas receptoras na membrana pós-sináptica. Quando as moléculas do transmissor se ligam a essas moléculas receptoras, elas modificam as correntes iônicas através de canais que estão associados com as moléculas receptoras, permitindo aos íons permeantes conduzir uma corrente pós-sináptica atraída por gradientes eletroquímicos. Na transmissão lenta, o neurotransmissor afeta a célula pós-sináptica através de proteínas G intermediárias para modificar atividades de segundos mensageiros intracelulares que então atuam sobre canais iônicos ou outros processos intracelulares (ver Fig. 6.12). A corrente pós-sináptica produzida pelo neurotransmissor causa uma mudança no potencial da membrana da célula pós-sináptica. Se a soma das alterações de potencial causada por diversos desses eventos sinápticos é suficiente para exceder o potencial limiar na célula pós-sináptica, será iniciado um PA na célula pós-sináptica.

De fato, as correntes que são geradas na célula pós-sináptica podem aumentar ou diminuir a probabilidade com que os PA ocorrerão naquela célula; isto é, os efeitos sinápticos podem ser excitatórios ou inibitórios. O que faz o efeito sináptico agir de um ou de outro modo será examinado posteriormente neste capítulo.

Quais são algumas vantagens e desvantagens relativas da transmissão sináptica química comparada com a transmissão sináptica elétrica? Da transmissão química rápida comparada com a lenta? Por que se teriam desenvolvido essas diferentes formas de transmissão sináptica?

Sinapses Químicas Rápidas

Os mais amplos estudos sobre a transmissão sináptica foram realizados sobre as transmissões químicas rápidas nas junções neuromusculares (também chamadas *terminais motores* ou *placas motoras*) do músculo esquelético dos vertebrados, onde se demonstrou que o neurotransmissor é a acetilcolina. Usaremos a

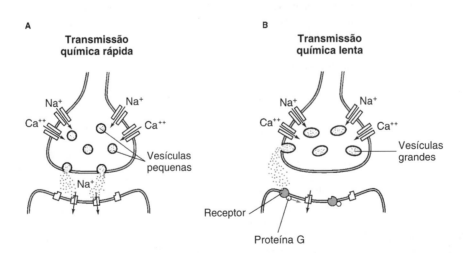

Fig. 6.12 As transmissões sinápticas químicas rápidas e as transmissões sinápticas químicas lentas agem através de diferentes mecanismos pós-sinápticos. **(A)** Na transmissão química rápida, os neurotransmissores são sintetizados nos terminais e estocados em vesículas pequenas e claras. Esses transmissores são tipicamente moléculas pequenas. As vesículas estão localizadas próximo da membrana plasmática, e os transmissores são liberados por exocitose para a fenda sináptica por locais especializados da membrana. Após sua liberação, esses neurotransmissores agem sobre canais ativados por ligante na membrana pós-sináptica. **(B)** Na transmissão sináptica lenta, os transmissores são tipicamente moléculas maiores — por exemplo, peptídeos contendo muitos aminoácidos. Esses transmissores são estocados em vesículas grandes e características e são liberados de locais que não possuem especializações morfológicas e que estão localizados longe dos locais onde os neurotransmissores rápidos são liberados. Na célula pós-sináptica, esses neurotransmissores agem tipicamente de modo indireto através de receptores ligados à proteína G para modificar canais e outros processos intracelulares. Um único neurônio pode produzir ambos os tipos de transmissão, e um único neurotransmissor pode afetar neurônios pós-sinápticos por meio de canais ativados por ligante e por meio de receptores acoplados à proteína G.

junção neuromuscular como nosso exemplo primário, porque é muito bem estudada. Ela constitui bom exemplo porque a transmissão química rápida entre neurônios dentro do sistema nervoso central é muito semelhante à da junção neuromuscular, embora em muitos casos os transmissores sejam diferentes.

Características estruturais

A placa motora da rã (Fig. 6.13) inclui especializações estruturais do terminal pré-sináptico, da membrana pós-sináptica e das células de Schwann associadas. O terminal do axônio do neurônio motor pré-sináptico bifurca-se, e os ramos, cada um dos quais com aproximadamente 2 μm de diâmetro, ficam em uma depressão longitudinal ao longo da superfície da fibra muscular. A membrana do músculo que cobre a depressão é preagueada em **dobras junctionais** transversas em intervalos de 1 a 2 μm. Diretamente acima dessas dobras dentro dos terminais nervosos estão as zonas ativas — regiões transversas ligeiramente espessadas na membrana pré-sináptica sobre as quais se acumulam muitas vesículas sinápticas. As vesículas são liberadas ao longo das zonas ativas pelo processo de exocitose (Fig. 6.14). Existem milhares de vesículas em um terminal pré-sináptico, cada uma com cerca de 50 nm de diâmetro. Por exemplo, os ramos do terminal nervoso que inervam um única fibra muscular da rã contêm um total de cerca de 10^5 vesículas sinápticas. Quando as vesículas se fundem com a membrana plasmática e liberam as moléculas na fenda sináptica, as moléculas do transmissor alcançam a mem-

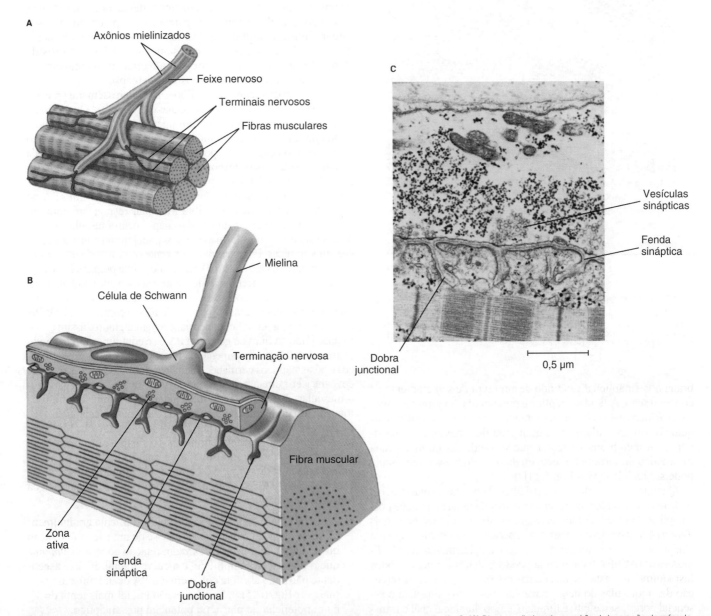

Fig. 6.13 Especializações estruturais são encontradas nas células pré- e pós-sinápticas da junção neuromuscular da rã. **(A)** Diagrama ilustrando o padrão de inervação do músculo da rã. Cada neurônio inerva várias fibras musculares. **(B)** Diagrama da junção neuromuscular. O terminal nervoso fica em uma depressão longitudinal na superfície da fibra muscular. A depressão contém dobras junctionais transversas que se projetam para o interior da fibra muscular. Uma zona ativa, que é rica em vesículas sinápticas, está localizada no neurônio sobre cada dobra junctional. Uma célula de Schwann cobre o terminal. **(C)** Micrografia eletrônica da junção neuromuscular (compare com a parte B). A célula muscular aparece na parte inferior e contém miofibrilas estriadas (ver o Cap. 10). A membrana da fibra muscular projeta-se em numerosas dobras junctionais. O terminal do axônio é visto acima em uma seção longitudinal e contém vesículas sinápticas claras agrupadas em cachos sobre as regiões onde a membrana pré-sináptica é um pouco mais espessa que o usual, formando as zonas ativas. Grânulos mais densos e mitocôndrias ficam acima das zonas ativas. A fenda sináptica é preenchida por um mucopolissacarídeo amorfo. (Micrografia eletrônica de McMahan et al., 1972.) (Ver Encarte colorido.)

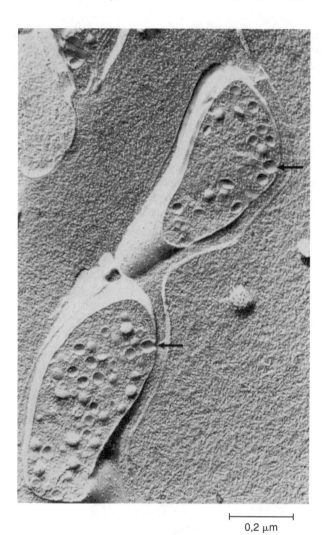

Fig. 6.14 O terminal pré-sináptico em uma junção neuromuscular contém milhares de vesículas. Uma seção transversa de uma amostra de órgão elétrico da arraia *Torpedo*, pela técnica de demarcação com ácido a frio (freeze-etch). As vesículas sinápticas podem ser vistas no terminal. Duas vesículas (setas) já se haviam fundido com a membrana pré-sináptica quando o tecido foi fixado, ilustrando o processo de exocitose. Barra de calibração = 0,2 μm. (De Nickel e Potter, 1970.)

brana pós-sináptica difundindo-se em favor de seu gradiente de concentração. A fenda sináptica é preenchida com um mucopolissacarídeo que "cola" as membranas pré- e pós-sinápticas, as quais mostram usualmente algum grau de espessamento na sinapse. A membrana vesicular que se funde com a membrana plasmática do terminal é recuperada de volta para o terminal e pode ser reciclada (ver Fig. 6.11D).

Quando a acetilcolina (ACh) é liberada na fenda sináptica, ela pode ligar-se a moléculas receptoras específicas na membrana pós-sináptica da placa motora, causando a abertura breve de canais iônicos que são seletivos para Na^+ e para K^+. Entretanto, na fenda sináptica, a ACh é submetida a hidrólise pela enzima *acetilcolinesterase* (AChE). Esta enzima pode ser detectada por métodos histoquímicos e está localizada nas dobras junctionais. A remoção das moléculas do neurotransmissor da fenda sináptica é essencial porque seu efeito é limitar o tempo durante o qual o transmissor pode ficar ativo. Em uma sinapse colinérgica, a hidrólise da ACh inativa o transmissor e acaba o efeito de transmissão sináptica. Enquanto muitos neurotransmissores são inativados por ação enzimática, outros são captados pelos terminais pré-sinápticos e transportados por moléculas carreadoras especializadas.

Potenciais sinápticos

Em 1942, Stephen W. Kuffler registrou potenciais elétricos de fibras isoladas no músculo da rã e encontrou despolarizações que estavam intimamente associadas com a placa motora. Essas despolarizações ocorriam em resposta a PA de motoneurônios e precediam o PA gerado na célula muscular. As alterações de potencial, registradas com eletrodos extracelulares, tinham uma amplitude mais elevada na placa motora e se tornavam gradualmente menores com a distância, sendo chamadas **potenciais da placa** (pp) ou, de modo mais genérico, *potenciais pós-sinápticos* (pps). Kuffler concluiu corretamente que a chegada de um PA ao terminal pré-sináptico poderia causar a despolarização local da membrana pós-sináptica e assim iniciar a propagação de um PA pelo músculo.

O desenvolvimento do eletrodo capilar de vidro no final dos anos 40 tornou possível registrar potenciais produzidos dentro de um volume de tecido muito menor e, desse modo, identificar com mais exatidão a fonte dos potenciais da placa. Numerosos estudos intracelulares da transmissão sináptica na junção neuromuscular da rã, realizados intensamente nos laboratórios de Bernard Katz na Inglaterra, forneceram uma visão notavelmente completa dos eventos elétricos nessa sinapse.

A exemplo dos neurônios, as fibras musculares têm um potencial de repouso através de suas membranas (ver Cap. 10). Quando uma fibra muscular é penetrada por um microeletrodo em um ponto a vários milímetros da placa motora, o microeletrodo registra não apenas esse potencial de repouso, mas também PA tudo-ou-nada no músculo que aparecem com um retardo de vários milissegundos após chegarem os PA nos terminais do axônio motor que inerva este músculo. Cada vez que o axônio motor é estimulado, um PA no músculo será registrado, e a fibra muscular responderá com um abalo. Para entender a natureza da sinapse neuromuscular, Katz e outros usaram agentes farmacológicos para interferir nas suas reações bioquímicas. Por exemplo, se o veneno sul-americano curare (D-tubocurarina, Destaque 6.3) é aplicado a uma preparação nervo-músculo de rã e a concentração do curare é aumentada gradualmente, em dada concentração ocorrerá falha súbita tudo-ou-nada do PA do músculo, e simultaneamente o músculo não se contrai mais. Os PA no axônio motor, entretanto, permanecem inalterados, assim como a capacidade da fibra de gerar um PA e se contrair se um estímulo elétrico é aplicado diretamente na fibra. Como os PA pré-sinápticos e pós-sinápticos permanecem inalterados pelo veneno, o curare deve interferir diretamente na transmissão sináptica na junção neuromuscular. A descoberta da maneira como o curare age foi uma fonte de discernimento no processo da transmissão sináptica.

Por exemplo, em um experimento idealizado para revelar o modo como o curare afeta a transmissão sináptica, é inserido um microeletrodo muito próximo (isto é, menos de 0,1 mm) na região da placa (Fig. 6.15), e o curare é adicionado à preparação. O que os resultados a seguir nos dizem a respeito da natureza da transmissão sináptica?

- À medida que a concentração do curare aumenta gradualmente, vê-se o PA do músculo originar-se de uma despolarização que é distintamente *mais lenta* em relação ao tempo e *menor* que o normal em amplitude, e a curva inicial da fase ascendente não é tão abrupta como em um PA de um músculo normal (ver Fig. 6.15B). Essa ascensão inicial mais lenta do V_m é um potencial de placa, ou potencial pós-sináptico.
- Aumentando-se ainda mais a concentração do curare, há diminuição da amplitude dos potenciais de placa.
- O potencial sináptico deve atingir um nível mínimo (o potencial limiar) para deflagrar o PA do músculo; assim, quando aumento na concentração do curare causa diminuição na am-

DESTAQUE 6.3

AGENTES FARMACOLÓGICOS ÚTEIS NO ESTUDO DAS SINAPSES

Os estudos da transmissão axonal e sináptica tê sido muito auxiliados pela descoberta e pela aplicação de toxinas naturais — de animais, plantas ou fungos — que interferem seletivamente em, ou imitam parcialmente, certas etapas no processo de transmissão. Foram encontradas toxinas que interagem com canais iônicos, com receptores e com enzimas importantes para a função do sistema nervoso. Alguns dos agentes que têm sido empregados nos estudos da transmissão sináptica são descritos aqui.

Toxinas para os Canais

Várias toxinas são específicas para tipos particulares de canais iônicos. A tetrodotoxina (TTX) do baiacu (*Sphoeroides* sp.) liga-se a locais nos canais de Na^+ voltagem-dependentes e bloqueia a corrente de Na^+ através da membrana. De modo semelhante, a saxitoxina (STX), derivada de dinoflagelados, bloqueia canais de Na^+ voltagem-dependentes, embora por um mecanismo ligeiramente diferente. Os canais do íon potássio podem ser bloqueados por vários agentes. Por exemplo, o tetraetilamônio (TEA), um composto orgânico sintético, bloqueia a maioria dos tipos de canais de K^+ do lado interno ou externo da membrana, e a 4-aminopiridina bloqueia vários tipos. Os canais do íon cálcio podem ser bloqueados por qualquer uma de várias ω-conotoxinas derivadas do caramujo cônico (*Conus geographus*) piscívoro (comedor de peixes). Os vários subtipos desta toxina bloqueiam diferentes classes de canais de Ca^{++}.

Toxinas dos canais de glutamato têm-se mostrado valiosíssimas na distinção entre a variedade de tipos de canais. O ácido caínico, derivado de uma alga vermelha (*Digenea simplex*), é um agonista eficaz para um subtipo de receptores do glutamato. O ácido quisquálico, derivado da semente da planta *Quisqualis indica*, é um segundo agonista potente que é seletivo para um outro subtipo. Um antagonista importante é a conatocina, do caramujo cônico, que é um antagonista não-competitivo de uma terceira classe de receptores do glutamato, chamados receptores NMDA para o N-metil-D-aspartato, que os ativa.

Toxinas Pré-sinápticas

Várias toxinas agem em terminais pré-sinápticos inibindo a liberação do transmissor. A β-bungarotoxina, derivada do veneno de cobra, inibe a liberação do transmissor permeabilizando a terminação nervosa. A notexina da serpente tigre também inibe a liberação de transmissor, causando paralisia letal. A evolução destas toxinas tornou-as altamente eficientes para incapacitar uma vítima (isto é, são necessárias quantidades muito pequenas), e elas devem ser manuseadas com grande cautela no laboratório.

Toxinas para os Receptores Pós-sinápticos

Os agonistas e os antagonistas para os subtipos dos receptores têm contribuído de maneira importante na definição do papel desses receptores no processamento neuronal. O ácido γ-aminobutírico (GABA), um neurotransmissor em grande parte inibitório, foi estudado extensivamente através de um par de substâncias químicas, uma agonista do GABA e outra antagonista. O agonista, o muscimol, é derivado do cogumelo *Amanita muscaria*. Ele ativa especificamente canais de Cl^- do tipo $GABA_A$. A bicuculina, produzida pela planta *Dicentra cucullaria*, é um antagonista competitivo do mesmo canal.

Existe uma coleção imensa de reagentes para os receptores da ACh. A muscarina e outros agentes, incluindo a pilocarpina, ativam receptores muscarínicos da ACh. Nos vertebrados, os receptores muscarínicos da ACh são os mais encontrados nos tecidos viscerais que são inervados pelos axônios colinérgicos do sistema parassimpático. A atropina (*beladona*) é um alcalóide derivado de uma planta que bloqueia a transmissão sináptica muscarínica.

A nicotina, outro alcalóide extraído de planta, e outros agentes como o carbacol agem como agonistas de receptores nicotínicos da ACh. A D-tubocurarina é o princípio ativo do curare, o veneno das zarabatanas na América do Sul, produzido pela planta *Chondodendron tomentosum*. Esta molécula bloqueia a transmissão pós-sinapticamente competindo com a ACh pelos locais de ligação da ACh nos receptores nicotínicos. Ela se liga competitivamente a estes locais sem abrir os canais e interfere, desse modo, na geração de uma corrente pós-sináptica. De modo semelhante, a α-bungarotoxina (α-BuTX) é isolada do veneno da naja, um membro da família das cobras. Esta molécula de proteína liga-se irreversivelmente e com alta especificidade a receptores nicotínicos da ACh. Com o uso de α-BuTX marcada radioativamente, foi possível determinar o número de receptores da ACh presentes em uma membrana bem como isolar e purificar a proteína receptora.

A eserina (fisostigmina) é uma anticolinesterase; isto é, ela bloqueia a ação da acetilcolinesterase. O uso deste alcalóide permitiu aos fisiologistas medir a quantidade de ACh liberada em uma sinapse pelo impedimento da rápida destruição enzimática das moléculas do transmissor. Doses parciais acentuam o potencial pós-sináptico em sinapses colinérgicas.

---

plitude do potencial de placa abaixo do limiar, há falha súbita do PA.

Estes resultados sugerem que o curare interfere na transmissão sináptica por bloqueio dos potenciais de placa proporcionalmente à sua concentração. Se a concentração do curare é suficiente para reduzir a intensidade do potencial sináptico no músculo abaixo do limiar, o PA é eliminado, e o potencial sináptico é registrado sem a sobreposição do PA (ver Fig. 6.15C). Se o eletrodo de registro é agora reintroduzido na fibra muscular algumas vezes a distâncias progressivamente maiores da placa motora, a amplitude do potencial pós-sináptico registrado cai quase exponencialmente com a distância da placa (Fig. 6.16). Ao contrário do PA, que se propaga de modo não atenuado por ser regenerativo, o potencial sináptico espalha-se passivamente e assim decai com a distância. Em experimentos como o aqui descrito, o curare possibilita aos fisiologistas diferenciar os elementos da resposta sináptica nas fibras musculares dos vertebrados.

Correntes sinápticas
Conforme descrito no Cap. 5, uma mudança na permeabilidade da membrana para uma ou mais espécies de íon (isto é, abrindo ou fechando uma população de canais da membrana que deixa passar seletivamente aqueles íons) tipicamente movimenta o potencial de membrana para um novo nível. Esta alteração no V_m ocorre porque quando os canais se abrem eles permitem um fluxo de íons que transfere carga de um lado da membrana para o outro, o que por sua vez causa mudança na voltagem transmembrânica medida. Nas transmissões sinápticas químicas, os canais pós-sinápticos na membrana abrem-se quando o neurotransmissor se liga às proteínas receptoras, e uma **corrente sináptica** pode então fluir através desses canais pós-sinápticos que acabaram de se abrir. (Em alguns casos, os canais pós-sinápticos se fecham, reduzindo o fluxo de íons através da membrana.) A direção e a intensidade da corrente sináptica, que é controlada pela magnitude da condutância através dos canais abertos e pela força de atração eletroquímica bem como pela carga dos íons permeantes, determinam a polaridade e a amplitude do potencial pós-sináptico. Como os neurotransmissores ativam canais com permeabilidades iônicas *seletivas*, eles conferem especificidade ao sinal da transmissão sináptica, pois permitem apenas que certas espécies iônicas cruzem a membrana pós-sináptica em resposta a neurotransmissores particulares.

As correntes iônicas que produzem os potenciais pós-sinápticos podem ser registradas através da fixação da voltagem na membrana pós-sináptica, mantendo assim o potencial pós-sináptico constante (ver o Destaque 5.3). Em uma preparação nervo-músculo, este procedimento tem de ser realizado próximo à placa motora (Fig. 6.17A). O nervo motor (o elemento pré-sinápti-

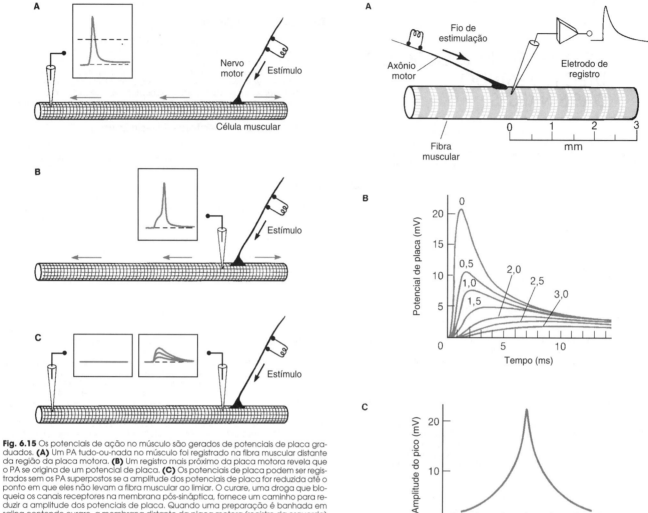

Fig. 6.15 Os potenciais de ação no músculo são gerados de potenciais de placa graduados. **(A)** Um PA tudo-ou-nada no músculo foi registrado na fibra muscular distante da região da placa motora. **(B)** Um registro mais próximo da placa motora revela que o PA se origina de um potencial de placa. **(C)** Os potenciais de placa podem ser registrados sem os PA superpostos se a amplitude dos potenciais de placa for reduzida até o ponto em que eles não levam a fibra muscular ao limiar. O curare, uma droga que bloqueia os canais receptores na membrana pós-sináptica, fornece um caminho para reduzir a amplitude dos potenciais de placa. Quando uma preparação é banhada em salina contendo curare, a membrana distante da placa motora (registro da esquerda) permanece em seu potencial de repouso quando o neurônio motor deflagra, enquanto que algumas vezes potenciais de placa graduados podem ser registrados próximo à placa motora.

Fig. 6.16 A amplitude de um potencial de placa decai exponencialmente com a distância da placa motora. **(A)** O potencial de placa foi registrado com um microeletrodo que foi introduzido seqüencialmente a 0; 0,5; 1,0; 1,5; 2,0; 2,5 e 3,0 mm de distância da placa motora em uma fibra muscular da rã parcialmente curarizada. **(B)** Registros dos potenciais de placa em cada um dos pontos. A distância da placa motora (em milímetros) é dada em cada registro. **(C)** Uma curva com o pico do potencial de cada registro mostra que a amplitude do potencial de placa decai aproximadamente de modo exponencial com a distância da placa motora. (Adaptado de Fatt e Katz, 1951.)

co) é estimulado enquanto o V_m da membrana pós-sináptica tem sua voltagem fixada a algum valor pré-determinado. A liberação do transmissor pelos terminais pré-sinápticos é seguida rapidamente por uma corrente sináptica (Fig. 6.17B) que é produzida quando os íons fluem em favor de seus gradientes eletroquímicos pelos canais abertos na membrana pós-sináptica.

Os íons responsáveis por conduzir a corrente sináptica em sinapses particulares foram identificados através de experimentos em que as concentrações extracelulares de íons específicos é alterada e os efeitos resultantes na corrente sináptica são medidos. Tais medidas demonstraram que a corrente sináptica despolarizante na junção neuromuscular dos vertebrados consiste em influxo de Na^+ que é parcialmente cancelado por um simultâneo e, um pouco menor, efluxo de K^+. Nesta sinapse, os íons Na^+ e K^+ passam pelos mesmos canais ativados por ACh, indicando que esses canais têm maior seletividade iônica que os canais de Na^+ e de K^+ voltagem-dependentes altamente seletivos que dão base aos PA (ver Fig. 5.26).

As correntes sinápticas demandam tempo consideravelmente mais curto que os potenciais sinápticos (ver Fig. 6.17B). Os canais ativados por acetilcolina abrem-se brevemente, porque o transmissor na junção neuromuscular é removido rapidamente da fenda por destruição enzimática, após o que os canais se fecham e a corrente sináptica pára de fluir. Um potencial pós-sináptico demora-se mais do que a corrente sináptica porque sua duração depende da constante de tempo da membrana bem como da duração da corrente sináptica.

Potencial de inversão Em sinapses químicas muito rápidas, uma (ou mais) espécie de íon conduz a corrente através da membrana pós-sináptica, e a alteração no V_m causada por esta corrente determina se a sinapse é excitatória ou inibitória. A medida das propriedades da corrente sináptica fornece ao experimentador a indicação da identidade dos íons que conduzem a corrente sináptica. Tais medidas são feitas por injeção de corrente na célula pós-sináptica para trazer o potencial de membrana até valores diferentes e então por observação do sinal e da amplitude do potencial pós-sináptico produzido pelas aferências sinápticas (Fig. 6.18A e B). A amplitude e o sinal do potencial pós-sináptico dependem da voltagem trans-

COMUNICAÇÃO NOS NEURÔNIOS E ENTRE NEURÔNIOS   169

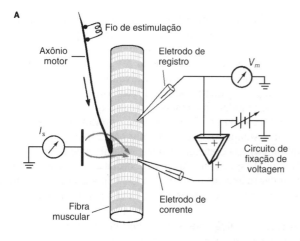

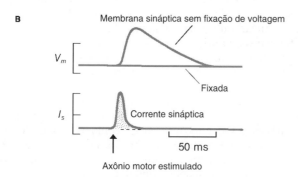

Fig. 6.17 A fixação de voltagem na membrana pós-sináptica permite a medida da corrente sináptica. **(A)** Arranjo experimental para fixar a voltagem da membrana muscular, que mantém o potencial pós-sináptico constante enquanto são registradas as correntes iônicas que fluem pela membrana pós-sináptica através de canais abertos por um neurotransmissor (ver o Destaque 5.3). **(B)** O registro na parte superior mostra um potencial de placa quando o neurônio é estimulado e a voltagem no músculo não foi fixada. O registro na parte inferior mostra uma corrente sináptica quando a fibra muscular tem a sua voltagem fixada sob as mesmas condições. A corrente sináptica decai muito mais rápido do que o potencial de placa.

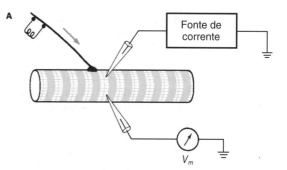

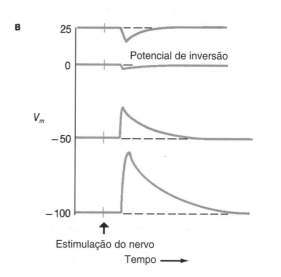

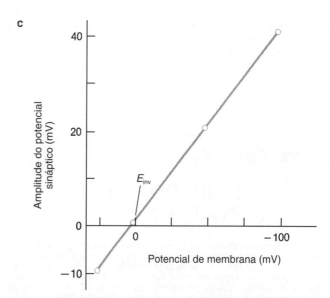

Fig. 6.18 O potencial sináptico de inversão é medido pela alteração do potencial de membrana e pelo registro do potencial pós-sináptico. **(A)** Método para determinar o potencial de inversão (E_{inv}) na sinapse. Uma corrente constante é injetada na célula pós-sináptica com um eletrodo para se manter o V_m em diferentes valores. Em cada valor de V_m, um potencial de placa é produzido pela estimulação do nervo pré-sináptico. Os potenciais de placa são registrados com um segundo eletrodo na fibra muscular pós-sináptica. **(B)** Inicialmente (curva inferior), o V_m é ajustado em valores que são mais negativos que o potencial de equilíbrio, E_x, para os íons que conduzem a corrente sináptica. Quando o V_m é ajustado em um valor igual a E_x, não há fluxo de corrente sináptica, e a amplitude do potencial pós-sináptico é zero, mesmo que os canais iônicos pós-sinápticos estejam abertos. Quando o V_m é ajustado em valores que são mais positivos que o E_x, a força de atração sobre os íons que conduzem a corrente sináptica é oposta à direção da força de atração de quando o V_m é mais negativo que o E_x. Em conseqüência, quando o V_m é mais positivo que o E_x, os íons fluem pelos canais sinápticos em direção oposta à sua direção de quando o V_m é mais negativo que o E_x, e o sinal do potencial de placa se inverte. **(C)** Os resultados deste tipo de experimento podem ser plotados para mostrar a amplitude do potencial de placa em função dos valores de V_m. A reta formada pelos pontos experimentais cruza a abscissa no E_{inv}. Neste caso, $E_{inv} = 0$ mV.

membrânica e das espécies de íon ou íons que conduzem a corrente. Lembrar que a ativação dos canais da membrana que selecionam uma espécie iônica, X, causa mudança do V_m para um valor próximo ao potencial de equilíbrio, E_x, deste íon (ver Cap. 5).

Considere o experimento que é ilustrado na Fig. 6.18 para uma sinapse em que apenas uma espécie iônica, X, conduz a corrente sináptica. Quando o potencial de membrana, V_m, é desviado para o potencial de equilíbrio, E_x, a força de atração sobre X ($V_m - E_x$) diminuirá. Quando $V_m = E_x$, nenhuma corrente fluirá através da membrana, mesmo que os canais estejam abertos, porque não haverá mais força de atração sobre os íons. Se no experimento V_m é ajustado para o inverso de E_x, a corrente fluirá novamente, porque $V_m - E_x$ será novamente diferente de zero, mas o sinal mudará, indicando que a força de atração está na direção oposta. Como conseqüência, X fluirá pelos canais abertos na direção oposta ao seu fluxo prévio, e o sinal do potencial pós-sináptico será oposto ao do valor prévio (Fig. 6.18B e C). Como a direção da corrente iônica e o sinal do potencial pós-sináptico são invertidos quando o V_m passa para E_x, E_x é chamado **potencial de inversão**, E_{inv}. Quando os canais sinápticos se abrem, a corrente sináptica causa um desvio de V_m para o E_{inv} da corrente, não importando onde o V_m foi ajustado experimentalmente antes da sinapse ser ativada. O potencial de inversão mostrou ser uma propriedade útil da corrente sináptica porque ele fornece uma sugestão sobre que íon conduz a corrente. De fato, antes da introdução da fixação de placa, a medida do potencial de inversão da corrente era o método primário para se distinguir as espécies iônicas que produziam um potencial pós-sináptico particular, embora não fosse — por ele mesmo — conclusivo.

Se um único íon conduz a corrente sináptica, o potencial de inversão, E_{inv}, pode ser calculado usando-se a equação de Nernst para aquela espécie iônica (ver *Equação de Nernst* no Cap. 5). Entretanto, se os canais sinápticos são permeáveis a várias espécies iônicas, como o canal da acetilcolina, o E_{inv} depende das concentrações e das permeabilidades relativas de todos os íons participantes. Se as concentrações e as permeabilidades das várias espécies iônicas são conhecidas, o E_{inv} pode ser previsto pela equação de Goldman (ver *Equação de Goldman* no Cap. 5), em vez da equação de Nernst. Alternativamente, se a corrente é conduzida por somente duas espécies iônicas, o E_{inv} pode ser calculado pela lei de Ohm para duas espécies iônicas (Destaque 6.4). Os canais ativados por ACh na junção neuromuscular dos vertebrados fornece um exemplo. Quando esses canais se abrem, eles se tornam permeáveis ao Na^+ e ao K^+. Neste caso, o potencial de inversão, E_{inv}, da corrente ficará entre os potenciais de equilíbrio para os dois íons permeantes (Fig. 6.19). Na Fig. 6.19, V_m foi fixado eletronicamente em vários valores diferentes e então a sinapse foi ativada. Quando o V_m foi fixado em E_{Na} (curva *a*), a força de atração para Na^+ era zero ($V_m - E_{Na} = 0$), mas havia grande força de atração para o K^+ ($V_m - E_K$). Assim, a corrente sináptica em E_{Na} é conduzida inteiramente por um efluxo de K^+, o que torna o V_m mais negativo. Em contraste, quando o V_m é ajustado em E_K (curva *e*), não há força de atração para o K^+, mas haverá uma grande força de atração para o Na^+. Neste caso, toda a corrente pelo canal ativado por ACh será conduzida pelo influxo de Na^+, e o V_m se tornará mais positivo. Em algum ponto entre E_{Na} e E_K, deve haver, então, um valor de V_m em que as correntes de Na^+ e de K^+ através deste canal serão iguais e opostas uma frente a outra, de modo que, embora ambos íons fluam pelo canal, não haverá corrente resultante (curva *c*). Este valor de V_m é o potencial de inversão para a corrente ativada por ACh. No canal da placa motora da rã, as condutâncias para os dois íons permeantes, Na^+ e K^+, são aproximadamente iguais. Observe que a corrente sináptica não pode levar o V_m acima de E_{inv}, não importando quantos canais se tornem ativados. Quando o V_m alcança o E_{inv}, a força resultante sobre os íons permeantes cai a zero, e o V_m não pode mudar ainda mais. Em consequência, o E_{inv} limita a mudança máxima de V_m que pode ser produzida pela ativação dos canais sinápticos (ou realmente pela ativação de qualquer canal iônico). O potencial de inversão também tem um significado funcional especial nas sinapses, porque a relação entre o E_{inv} e o limiar para a excitação na célula pós-sináptica determina o modo como os eventos sinápticos afetam a célula pós-sináptica.

Excitação e inibição pós-sinápticas Qualquer evento sináptico que aumente a probabilidade de iniciar um PA na célula pós-sináptica é chamado **potencial excitatório pós-sináptico** (peps); inversamente, qualquer evento sináptico que reduz a probabilidade de iniciar um PA na célula pós-sináptica é um **potencial inibitório pós-sináptico** (pips). Se o potencial de inversão (E_{inv}) de uma corrente sináptica é mais positivo que o limiar da célula pós-sináptica, aquela sinapse é excitatória (Figs. 6.20A e 6.21A). Se E_{inv} é mais negativo que o limiar, a sinapse é inibitória. Em sinapses químicas rápidas, as correntes excitatórias são conduzidas tipicamente por canais de Na^+ ou de Ca^{++}. Esses canais também podem ser permeáveis ao K^+, como o é o canal de ACh na junção neuromuscular dos vertebrados, mas a corrente de K^+ por si não contribui para a natureza excitatória da sinapse (ver Fig. 6.19). Correntes sinápticas inibitórias são conduzidas tipicamente por canais que são permeáveis ao K^+ ou ao Cl^-. O potencial de inversão, E_{inv}, para K^+ ou Cl^- fica tipicamente próximo ao V_{rep}, de modo que ele é mais negativo que o limiar. Se o E_{inv} para os canais inibitórios é mais negativo que o V_{rep} na célula pós-sináptica, a corrente sináptica tornará o V_m mais negativo que o V_{rep}, hiperpolarizando a célula em direção ao E_{inv} (ver Fig. 6.20A). Correntes sinápticas hiperpolarizantes podem opor-se às

---

DESTAQUE 6.4

CÁLCULO DO POTENCIAL DE INVERSÃO

O valor do potencial de inversão de uma corrente iônica produzida por um estímulo ou por um neurotransmissor depende das condutâncias relativas dos íons que conduzem a corrente bem como de seus potenciais de equilíbrio. Se presumirmos que somente o Na^+ e o K^+ conduzem a corrente em resposta ao estímulo, o potencial de inversão pode ser relacionado às condutâncias desses íons usando a equação 5.10, com os valores de g_K e g_{Na} representando as alterações transitórias respectivas nas duas condutâncias.

$$I_K = g_K \times (V_m - E_K) \quad (1)$$

$$I_{Na} = g_{Na} \times (V_m - E_{Na}) \quad (2)$$

No potencial de inversão, I_K e I_{Na} devem ser iguais e opostos não importando as condutâncias relativas, porque a corrente resultante deve ser zero. Assim, quando V_m está no potencial de inversão, E_{inv},

$$-I_K = I_{Na} \quad (3)$$

Substituindo nas equações 1 e 2, no potencial de inversão nós temos

$$-g_K (V_m - E_K) = g_{Na} (V_m - E_{Na}) \quad (4)$$

Desta equação, se g_K é maior que g_{Na}, então o V_m deve estar mais perto de E_K do que do E_{Na}, e vice-versa. Resolvendo a equação 4 para $V_m = E_{inv}$ temos

$$E_{inv} = \frac{g_K}{g_{Na} + g_K} E_K + \frac{g_K}{g_{Na} + g_K} E_{Na} \quad (5)$$

Da equação 5, é aparente que o E_{inv} não será simplesmente a soma algébrica de E_{Na} e E_K, mas cairá em algum ponto entre os dois, dependendo da relação g_{Na}/g_K. Assim, se g_{Na} e g_K se tornarem iguais (isto é, como pode acontecer quando os canais da placa motora são ativados pela ACh no músculo da rã), o potencial de membrana sofrerá um desvio em direção ao potencial de inversão que fica exatamente na metade entre o g_{Na} e o g_K:

$$E_{inv} = \left(\frac{1}{2}\right) E_K + \left(\frac{1}{2}\right) E_{Na} = \left(\frac{1}{2}\right) (E_K + E_{Na})$$

Para o músculo da rã, E_K é cerca de -100 mV e E_{Na} é cerca de $+60$ mV. Então, podemos prever que durante a ativação sináptica de um músculo de rã, $E_{inv} = \frac{1}{2}(-100 + 60) = -20$ mV. A medida do potencial de inversão da corrente na sinapse neuromuscular da rã, -10 mV, é de algum modo mais positiva do que este valor, possivelmente porque g_{Na} é um pouco maior que o g_K.

Resumindo, os potenciais de inversão das correntes da membrana diferem de acordo com as espécies de íons que participam, com o potencial de equilíbrio desses íons e com as condutâncias relativas de cada uma das espécies iônicas que participam da corrente.

COMUNICAÇÃO NOS NEURÔNIOS E ENTRE NEURÔNIOS   171

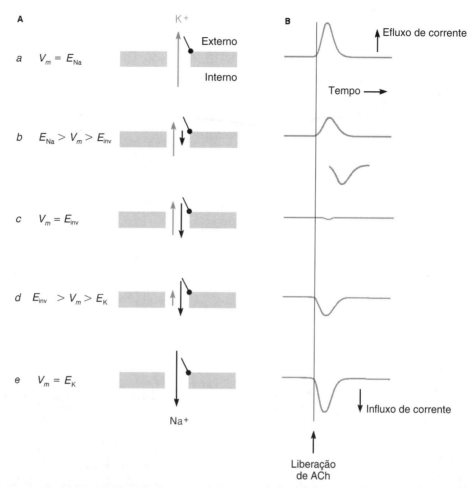

Fig. 6.19 A corrente sináptica na junção neuromuscular dos vertebrados é conduzida pelos íons sódio e potássio. **(A)** Correntes de sódio e potássio através de canais de acetilcolina (ACh) ativados em diferentes potenciais de membrana, iniciando com o E_{Na}. Os canais ativados por ACh são semelhantemente permeáveis ao Na⁺ e ao K⁺, de modo que a magnitude da I_{Na} e da I_K depende da força de atração de cada íon. As magnitudes relativas das correntes de Na⁺ e de K⁺ são representadas pelo comprimento das setas. **(B)** A amplitude e o período de tempo das correntes resultantes pelos canais ativados por ACh são mostrados em função do tempo. No E_{inv} para as correntes combinadas, a corrente resultante pelos canais é zero.

correntes sinápticas despolarizantes, reduzindo a quantidade total de despolarização na célula pós-sináptica.

Embora todas as sinapses excitatórias gerem correntes pós-sinápticas despolarizantes, existem casos especiais entre as sinapses inibitórias. Por exemplo, se E_{inv} para um circuito sináptico for idêntico ao V_{rep} ($V_m - E_{inv} = 0$), nenhuma corrente sináptica resultante fluirá mesmo que os canais pós-sinápticos estejam abertos. A corrente resultante será zero porque a força de atração sobre o íon, ou íons, que pode passar pelo canal será zero. Neste caso, quando os canais sinápticos estão abertos, o V_m não mudará. Em alguns casos, o E_{inv} é mais positivo que o V_{rep} porém mais negativo que o limiar (Fig. 6.21B). Nesta situação, o potencial pós-sináptico é despolarizante, mas ele é, todavia, *inibitório* porque aumenta a dificuldade de trazer o V_m até o limiar. Em cada um destes dois casos especiais, as sinapses têm ação inibitória, porque a ativação desses canais pode ir contra uma ativação excitatória simultânea de canais excitatórios (Fig. 6.21C). Com efeito, a abertura de canais inibitórios pós-sinápticos faz um "curto-circuito" com as correntes excitatórias, porque as cargas positivas carreadas para dentro da célula pelas correntes excitatórias podem deixar a célula por canais inibitórios, impedindo que as cargas positivas tragam o V_m para o limiar.

Observe que não existe nada *inerentemente* excitatório ou inibitório sobre nenhuma substância transmissora particular. Em vez disso, as propriedades dos canais que são abertos pelo transmissor e as identidades dos íons que fluem por estes canais determinam a maneira como um transmissor afeta a célula pós-sináptica. Por exemplo, ACh é um transmissor excitatório nas sinapses das junções neuromusculares dos vertebrados, onde ela abre canais que permitem aos íons Na⁺ e K⁺ cruzar a membrana pós-sináptica. Em contraste, a ACh é inibitória nos terminais dos neurônios parassimpáticos que inervam o coração dos vertebrados, onde ela afeta os canais seletivos ao K⁺.

Desta descrição, conclui-se que um transmissor inibitório pode tornar-se excitatório se os gradientes iônicos através da membrana pós-sináptica mudarem. Essa manipulação experimental tem sido realizada para os neurônios da medula espinal de mamíferos e para neurônios de um caracol (Fig. 6.22). Em certos neurônios do caracol, a ACh aumenta a g_{Cl} da membrana pós-sináptica. Em um grupo destas células (chamadas células H, ou células hiperpolarizantes), a concentração intracelular de Cl⁻ é relativamente baixa, fazendo o E_{Cl} mais negativo que o V_{rep}. Quando a ACh é aplicada às células H, ela abre canais de Cl⁻, permitindo ao Cl⁻ fluir para o interior da célula em favor de seu gradiente eletroquímico. O resultado é um desvio do V_m para o E_{Cl}, hiperpolarizando a célula (ver Fig. 6.22A). Se todo o Cl⁻ extracelular é trocado por SO_4^{2-}, que não pode atravessar os canais de cloro, a aplicação de ACh resulta em efluxo de Cl⁻, porque

172   COMUNICAÇÃO NOS NEURÔNIOS E ENTRE NEURÔNIOS

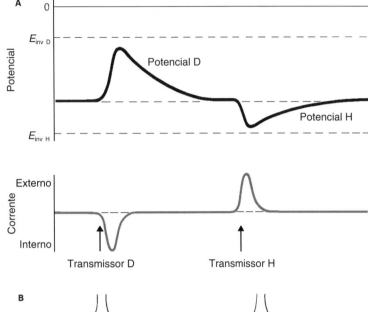

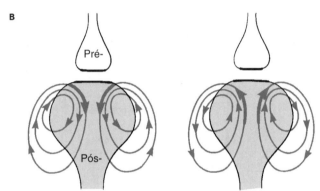

Fig. 6.20 As correntes sinápticas podem ser excitatórias ou inibitórias. **(A)** O transmissor D evoca um potencial excitatório pós-sináptico despolarizante, porque ele aumenta a condutância iônica gerando um influxo de corrente resultante que adiciona cargas positivas ao interior da célula. Por exemplo, o transmissor D poderia aumentar a permeabilidade ao Na^+. O transmissor H produz um potencial inibitório pós-sináptico hiperpolarizante, porque ele aumenta a condutância a íons que causam perda resultante de carga positiva pela célula. Por exemplo, o transmissor H poderia aumentar a permeabilidade ao K^+ ou ao Cl^-. **(B)** A direção na qual a corrente positiva flui através dos canais abertos pelo transmissor D é oposta à direção na qual a corrente positiva flui através dos canais abertos pelo transmissor H.

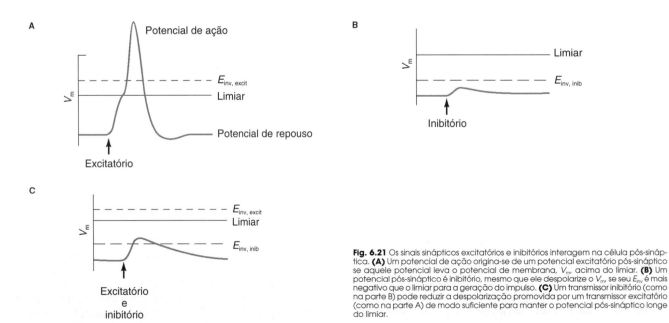

Fig. 6.21 Os sinais sinápticos excitatórios e inibitórios interagem na célula pós-sináptica. **(A)** Um potencial de ação origina-se de um potencial excitatório pós-sináptico se aquele potencial leva o potencial de membrana, V_m, acima do limiar. **(B)** Um potencial pós-sináptico é inibitório, mesmo que ele despolarize o V_m, se seu E_{inv} é mais negativo que o limiar para a geração do impulso. **(C)** Um transmissor inibitório (como na parte B) pode reduzir a despolarização promovida por um transmissor excitatório (como na parte A) de modo suficiente para manter o potencial pós-sináptico longe do limiar.

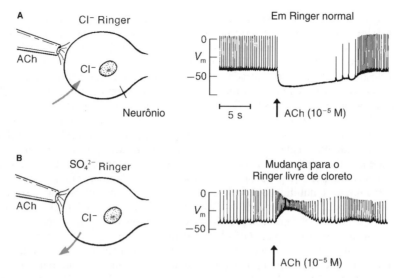

Fig. 6.22 A mudança experimental dos gradientes iônicos através da membrana de uma célula pós-sináptica pode mudar o sinal de uma sinapse. **(A)** Acetilcolina (ACh) aplicada a células do tipo H no cérebro do caracol ativa canais de Cl⁻, produzindo hiperpolarização porque o Cl⁻ traz cargas negativas para o interior da célula quando se move em favor de seu gradiente eletroquímico. **(B)** Quando os íons Cl⁻ extracelulares são substituídos completamente por SO_4^{2-}, deixando o Cl⁻ dentro da célula, o gradiente eletroquímico para o Cl⁻ é invertido. A inversão do gradiente eletroquímico causa inversão na direção da corrente sináptica. Em consequência, o potencial pós-sináptico se torna despolarizante, e a sinapse se torna excitatória. A atividade elétrica da célula antes, durante e depois da ativação sináptica é vista à direita. (Adaptado de Kerkut e Thomas, 1964.)

ele agora tem um gradiente eletroquímico dirigido para fora. Esse efluxo de carga negativa produz despolarização e aumento na freqüência dos potenciais de ação (ver Fig. 6.22B). Assim, a ACh é normalmente inibitória para tais células, mas ela pode produzir excitação se o gradiente eletroquímico para o Cl⁻ é invertido. Na verdade, nesta espécie de caracol, há outras células cerebrais (chamadas células D, ou células despolarizantes) que mantêm naturalmente alta concentração intracelular de Cl⁻ por acúmulo ativo de Cl⁻. A acetilcolina causa aumento na g_{Cl} nestas células, da mesma forma que nas células H. Entretanto, nas células D o efeito resultante é a despolarização, porque o gradiente eletroquímico para o Cl⁻ é normalmente para fora. Portanto, neste exemplo, a excitação e a inibição dependem criticamente da natureza dos gradientes iônicos, e não da identidade da molécula sinalizadora.

Inibição pré-sináptica Experimentos realizados nos anos 60 com neurônios da medula espinal de mamíferos e com a junção neuromuscular de crustáceos revelaram um mecanismo inibitório adicional em algumas sinapses. Nesse mecanismo, chamado **inibição pré-sináptica**, um transmissor inibitório é liberado de uma terminação nervosa *sobre o terminal pré-sináptico* de um axônio excitatório (Fig. 6.23). Neste caso, o terminal pré-sináptico do axônio excitatório é ele mesmo um elemento pós-sináptico. Durante a inibição pré-sináptica, a quantidade de transmissor liberada do terminal excitatório é reduzida, o que reduz a excitação sináptica na célula que é pós-sináptica para o neurônio excitatório (ver Fig. 6.23B). Em alguns casos, o transmissor inibitório pré-sináptico aumenta a g_K ou a g_{Cl} no terminal pré-sináptico do axônio excitatório, o que reduz a amplitude de qualquer PA que chega ao terminal excitatório e assim diminui a

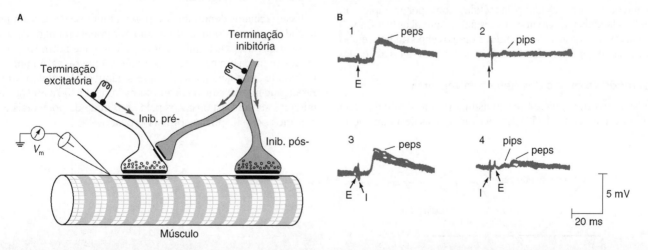

Fig. 6.23 Neurônios que produzem inibição na junção neuromuscular de crustáceos também inibem neurônios motores excitatórios pré-sinapticamente. **(A)** O arranjo morfológico dos terminais excitatório e inibitório, mostrando a localização de uma sinapse inibitória que produz inibição pré-sináptica, e o arranjo para o experimento ilustrado na parte B. **(B)** Registro intracelular da fibra muscular inervada por neurônios motores excitatórios e inibitórios. (1) A estimulação do axônio excitatório (marcado por E no registro) produz um potencial excitatório pós-sináptico (peps) de 2 mV. (2) Estimulação do axônio inibitório (marcado por I no registro) produz um potencial inibitório pós-sináptico (pips) despolarizante de cerca de 0,2 mV. (3) Se o neurônio inibitório for estimulado poucos milissegundos após o neurônio excitatório, o potencial excitatório não é afetado. (4) Entretanto, se o neurônio inibitório for estimulado poucos milissegundos *antes* do neurônio excitatório, o potencial excitatório pós-sináptico é quase que totalmente abolido. (Adaptado de Dudel e Kuffler, 1961.)

quantidade de transmissor liberado do terminal. Em outros exemplos de inibição pré-sináptica, o transmissor inibitório modifica algumas propriedades dos canais de Ca^{++} na membrana pré-sináptica, tornando-os menos sensíveis à despolarização. Como a liberação das moléculas do transmissor depende da entrada de Ca^{++} no terminal (ver a próxima seção neste capítulo), a redução da entrada de Ca^{++} reduz a liberação do transmissor. Qualquer que seja o mecanismo, o efeito resultante da inibição pré-sináptica é que a célula pós-sináptica recebe menos transmissor e assim é gerado um potencial pós-sináptico menor.

As inibições pós-sinápticas e pré-sinápticas produzem conseqüências bem diferentes para a célula pós-sináptica. A inibição pós-sináptica reduz globalmente a excitabilidade da célula pós-sináptica, tornando-a menos capaz de responder a todos os impulsos excitatórios aferentes. Em contraste, a inibição pré-sináptica age somente sobre aferências específicas para a célula, permitindo que ela permaneça normalmente responsiva a outros impulsos aferentes. Assim, a inibição pré-sináptica fornece um mecanismo para estreitar a ação e para o controle fino da **eficácia sináptica** (a eficiência de um impulso pré-sináptico em produzir uma mudança no potencial pós-sináptico) entre as várias conexões sinápticas para um neurônio particular.

LIBERAÇÃO PRÉ-SINÁPTICA DE NEUROTRANSMISSORES

As propriedades dos neurotransmissores liberados dos terminais pré-sinápticos determinam a eficácia da transmissão sináptica, porque o número de moléculas do transmissor liberadas afeta a intensidade da resposta pós-sináptica. Assim, o entendimento da liberação do transmissor tem importância fundamental para o entendimento da transmissão sináptica e de seu papel normal na comunicação neuronal. Além de sua importância para a fisiologia, a história da experimentação sobre a liberação dos neurotransmissores fornece exemplos clássicos do método científico e da estratégia experimental. Um exemplo particularmente admirável é a demonstração, por Sir Bernard Katz e seus colaboradores, de que os neurotransmissores são liberados geralmente em quantidades ínfimas chamadas *quanta*. Experimentos mais recentes mostraram que a liberação sináptica está estreitamente relacionada a outras formas de exocitose usadas pelas células, como por exemplo a das células glandulares, para liberar substâncias químicas (ver Cap. 9). A conservação deste mecanismo facilitou os experimentos elaborados para entender os detalhes da exocitose em todas as células.

Liberação Quântica dos Neurotransmissores

Em suas investigações sobre a transmissão neuromuscular, Paul Fatt e Bernard Katz (1952) descobriram que as despolarizações espontâneas "em miniatura" (< 1 mV de amplitude) podiam ser registradas nas vizinhanças da membrana pós-sináptica da placa motora no músculo da rã (Fig. 6.24). Esses sinais espontâneos tornam-se progressivamente menores quando o eletrodo de registro intracelular é inserido a distâncias maiores da placa motora e por fim desaparecem se o eletrodo é colocado suficientemente distante da placa motora. Como esses potenciais têm forma, duração e sensibilidade a drogas semelhantes às dos potenciais da placa motora, eles foram chamados **potenciais de placa em miniatura** (ppm). As medidas dos potenciais de placa em miniatura têm um papel chave na análise e no entendimento dos mecanismos de liberação dos neurotransmissores.

Uma idéia notável de Katz e seus colaboradores foi perguntar como esses potenciais espontâneos em miniatura poderiam estar relacionados com os potenciais de placa promovidos pela estimulação de um nervo motor. Eles se perguntaram se os potenciais espontâneos em miniatura poderiam representar uma "unidade" de liberação do transmissor. Caso isto fosse verdade, então os potenciais de placa provocados pela estimulação do nervo motor poderiam ser simplesmente o resultado de muitas dessas unidades sendo liberadas em uníssono subseqüentemente aos PA pré-sinápticos. Havia sido descoberto anteriormente que o aumento progressivo da concentração extracelular de Mg^{++} e/ou da diminuição do Ca^{++} extracelular produzia redução na amplitude do potencial de placa evocado. Katz e seus colaboradores usaram tais observações para encontrar as concentrações desses cátions nas quais o potencial de placa evocado se torna tão pequeno quanto, ou um pequeno múltiplo de, um único potencial espontâneo em miniatura. Eles então registraram as respostas pós-sinápticas aos impulsos pré-sinápticos de nervos motores nestas soluções com Mg^{++} elevado e Ca^{++} baixo e obtiveram as seguintes evidências estatísticas:

- Alguns impulsos de nervos motores não promovem respostas. Eles chamaram tais condições de "falhas".
- Alguns impulsos produzem potenciais de placa que têm aproximadamente a mesma amplitude daqueles potenciais espontâneos em miniatura únicos.
- Alguns impulsos produzem potenciais de placa com amplitudes que eram múltiplos integrais (p. ex., dois, três, quatro etc.) da amplitude média de um potencial espontâneo em miniatura único (Fig. 6.25).

Esses achados deram mais suporte à hipótese de que um potencial de placa normal é produzido por grande número de unidades transmissoras (equivalente à unidade que promove o potencial de placa em miniatura espontâneo) liberadas em uníssono durante um potencial de ação pré-sináptico. Os cálculos mostraram que no músculo da rã aproximadamente 100 a 300 de tais unidades seriam responsáveis pela amplitude de potenciais excitatórios pós-sinápticos normais evocados.

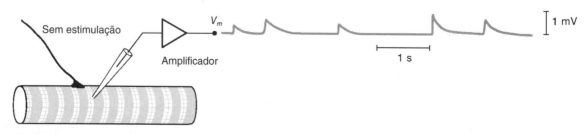

Fig. 6.24 Potenciais de placa em miniatura espontâneos podem ser registrados na região da placa motora de uma fibra muscular esquelética. Note que as amplitudes dos potenciais de placa em miniatura são pequenas e variáveis.

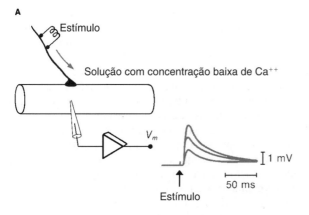

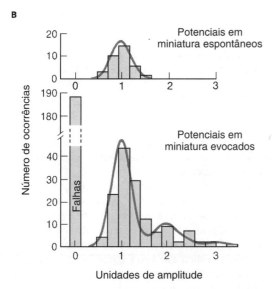

Fig. 6.25 Em condições apropriadas, os potenciais de ação em um nervo motor produzem pequenos potenciais de placa, semelhantes aos potenciais de placa em miniatura, na fibra muscular pós-sináptica. **(A)** Uma preparação nervo-músculo é colocada em uma solução com baixa concentração de Ca^{++}, que reduz a quantidade de transmissor que é liberado na junção neuromuscular quando o nervo é estimulado. Os potenciais de placa evocados têm amplitudes pequenas e variáveis. **(B)** Distribuição das amplitudes dos potenciais de placa em miniatura espontâneos (*no alto*) e dos potenciais de placa (*embaixo*) que foram evocados pela estimulação do nervo motor em salina com baixa concentração de Ca^{++}. Note as diversas falhas na distribuição inferior. A maioria dos potenciais de placa evocados tem distribuição de amplitude semelhante à de um único potencial de placa em miniatura espontâneo. As curvas contínuas nos histogramas superior e inferior foram calculadas pela distribuição teórica de Poisson, presumindo que os potenciais de placa evocados são formados por unidades correspondentes aos potenciais de placa em miniatura espontâneos. (Parte B adaptada de Del Castillo e Katz, 1954.)

Como a liberação sináptica parece ocorrer na forma de unidades discretas — pacotes, ou *quanta*, de moléculas de transmissor —, Katz e seus associados chamaram este processo de **liberação quântica**. Eles fizeram então outra pergunta simples, direta e importante: O que compõe a unidade, ou *quantum*, da liberação do transmissor? Seria uma única molécula de ACh? Se não é, quantas moléculas há em um *quantum*? Se a causa do potencial de placa espontâneo em miniatura é uma única molécula de ACh que escapa do terminal pré-sináptico, então a adição de concentrações muito baixas de ACh à solução salina que rodeia o músculo deveria aumentar bastante o número de potenciais de placa em miniatura. Começando com concentrações muito baixas de ACh e elevando-se as concentrações, eles nunca encontraram aumento nos potenciais de placa em miniatura, mas observaram uma despolarização na fibra muscular

pós-sináptica que aumentava ligeiramente de tamanho com o aumento da concentração de ACh. Eles concluíram que os potenciais de placa em miniatura não eram produzidos em resposta a moléculas de ACh únicas. Realmente, eles calcularam que cada potencial de placa em miniatura era produzido por um pacote de moléculas de transmissor que consiste em cerca de 10.000 moléculas de ACh e que essas moléculas ativavam cerca de 2.000 canais pós-sinápticos. Naquela época, os estudos de microscopia eletrônica revelaram nas terminações pré-sinápticas a presença de pacotes, ou vesículas, ligados à membrana (ver Fig. 6.13C). As vesículas constituíam a base anatômica para os pacotes de transmissores que haviam sido deduzidos fisiologicamente por Katz e seu grupo. A liberação do transmissor das vesículas pré-sinápticas (ver Fig. 6.14) poderia ser a base para os potenciais de placa em miniatura (cada um causado pela liberação de uma única vesícula) e pelos potenciais de placa evocados (cada um causado quando muitas vesículas são liberadas simultaneamente). Várias linhas de evidência apoiaram esta visão, incluindo medidas elétricas da capacitância da membrana no terminal pré-sináptico, que aumenta durante a exocitose em razão da fusão de vesículas na membrana plasmática e do aumento da sua área de superfície.

É impossível estudar um *quantum* individual, de modo que a liberação quântica de transmissor na placa motora da rã foi estudada extensivamente por análise estatística, e nós agora temos uma descrição coerente dos eventos que têm lugar durante a liberação do transmissor. Em dado momento, somente uma fração da população de vesículas dentro da terminação nervosa está disponível para liberação imediata. Para qualquer arranjo particular de condições fisiológicas (p. ex., concentrações de Ca^{++} e Mg^{++}, temperatura), há alguma possibilidade particular de que qualquer uma das vesículas disponíveis seja liberada. (Na transmissão rápida, as vesículas disponíveis parecem ser aquelas localizadas nas zonas ativas.) Se a concentração de Ca^{++} no líquido extracelular é reduzida, a entrada de Ca^{++} no terminal pré-sináptico em resposta a um PA é reduzida. O influxo de Ca^{++} no terminal é essencial para a liberação do transmissor; desse modo, quando o influxo de Ca^{++} cai, assim também o faz a probabilidade de qualquer vesícula sináptica ser liberada. Se a probabilidade é suficientemente baixa, ela produz a condição ilustrada na Fig. 6.25B, em que a estimulação pré-sináptica resulta em muitas falhas (isto é, nenhuma vesícula é liberada) ou na liberação de somente uma, duas ou umas poucas vesículas para produzir potenciais de placa com amplitudes que correspondem aos múltiplos de um, dois, três potenciais de placa em miniatura e assim por diante. Quando o número normal de *quanta* em um potencial de placa, chamado seu **conteúdo quântico**, é reduzido pela baixa concentração de Ca^{++} extracelular, é possível determinar o número de vesículas que são liberadas em resposta a cada estímulo em uma série extensa. A análise estatística desses números mostrou que a probabilidade da liberação de vesículas segue a **distribuição de Poisson** (ver Fig. 6.25B), o que implica que a liberação é um processo casuístico.

Acoplamento Despolarização-Liberação

De acordo com a teoria quântica de liberação do transmissor, a probabilidade de que uma dada vesícula irá sofrer exocitose e liberar seu conteúdo em um dado instante é bem menor quando o potencial da membrana pré-sináptica, V_m, está em nível de repouso. Quando o neurônio pré-sináptico está em repouso, os potenciais de placa em miniatura são relativamente raros e ocorrem ao acaso; entretanto, quando a membrana pré-sináptica está despolarizada, a probabilidade de liberação quântica aumenta dramaticamente. A probabilidade aumentada de liberação pode ser vista pelo aumento da freqüência dos potenciais de placa em miniatura que acompanham uma despolarização estável no neurônio pré-sináptico (Fig. 6.26).

A relação entre o potencial de membrana pré-sináptico e a liberação de transmissor foi estudada por Bernard Katz e Ricardo Miledi em uma sinapse extraordinariamente grande no axônio gigante de lula (Fig. 6.27A). Em virtude do grande tamanho do terminal pré-sináptico, podem ser inseridos microeletrodos para a passagem de corrente e para o registro do potencial de membrana no terminal próximo à região sináptica. Este arranjo seria tecnicamente impossível na maioria das outras sinapses, porque a maioria dos outros terminais pré-sinápticos é muito pequena. Neste experimento, os canais de Na^+ são bloqueados com *tetrodotoxina* (TTX) e os canais de K^+ são bloqueados com *tetraetilamônia* (TEA), de modo que o V_m do terminal pré-sináptico pode ser controlado sem interferência dos PA tudo-ou-nada. O potencial pós-sináptico, registrado com um terceiro microeletrodo inserido próximo à sinapse, fornece um ensaio biológico altamente sensível para determinar a quantidade de transmissor que é liberada da célula pré-sináptica. Os seguintes resultados são mostrados na Fig. 6.27B e C.

- Quando a membrana pré-sináptica é despolarizada, o transmissor é liberado (detectado como uma despolarização na célula pós-sináptica) mesmo que os mecanismos normais de PA tenham sido eliminados.
- À medida que a membrana pré-sináptica se torna progressivamente despolarizada, a amplitude do potencial pós-sináptico aumenta, implicando que a quantidade do transmissor liberado varia diretamente com a despolarização do terminal pré-sináptico: mais despolarização causa mais liberação do transmissor.
- Uma certa quantidade de despolarização pré-sináptica produz uma resposta menor quando a concentração de Ca^{++} é reduzida no líquido extracelular.

Estes três resultados suportam a hipótese de que os eventos nos terminais pré-sinápticos dependem da despolarização da membrana, mas não dos íons específicos que causam a despolarização, e que os íons Ca^{++} desempenham um papel na liberação do neurotransmissor. Outras confirmações para a hipótese de que os íons Ca^{++} são responsáveis pela liberação do neurotransmissor vêm de um experimento no qual os terminais pré-sinápticos são mantidos despolarizados pelo potencial de equilíbrio de Ca^{++}, E_{Ca} (ver a *Equação de Nernst* no Cap. 5). Nesta condição, não pode haver fluxo resultante pelos canais de Ca^{++} abertos nos terminais pré-sinápticos, porque não há força de atração sobre os íons Ca^{++}. Conseqüentemente, não há liberação de transmissor até que o potencial de membrana, V_m, possa voltar ao nível de repouso após a despolarização. Este resultado confirma a idéia de que o Ca^{++} desempenha papel crucial na liberação do neurotransmissor.

Uma relação direta entre a entrada de Ca^{++} e a liberação do transmissor foi demonstrada na sinapse gigante do axônio de lula. A concentração dos íons cálcio foi medida usando-se a *aequorin*, que é uma proteína sensível ao Ca^{++}, extraída de uma medusa bioluminescente, que emite luz na presença de Ca^{++} livre. Aequorin foi injetada no terminal pré-sináptico, e o V_m foi registrado nas células pré- e pós-sinápticas ao passo que a emissão de luz foi monitorada por um fototubo (Fig. 6.28). Quando a corrente de despolarização foi injetada no terminal pré-sináptico, um potencial pós-sináptico foi obtido somente quando a luz foi produzida pela aequorin, indicando que os íons Ca^{++} haviam entrado no terminal pré-sináptico.

Outros experimentos confirmaram este resultado. A concentração de Ca^{++} dentro do terminal pré-sináptico da junção neuromuscular deve subir depois da chegada do PA para que o transmissor possa ser liberado. Se alguma condição interfere na entrada de Ca^{++} no terminal (p. ex., baixa concentração extracelular de Ca^{++} ou a presença de íons que competem com ele, como o Mg^{++} e o La^{+++}), nenhum transmissor é liberado. Finalmente, a injeção de Ca^{++} no terminal pré-sináptico do axônio gigante de lula provoca a liberação do transmissor.

Considerando todos esses dados, há a indicação de que os íons Ca^{++} entram no terminal pré-sináptico após a chegada do PA, e sua entrada é necessária para deflagrar a liberação do transmissor. Estudos em terminais sinápticos individuais demonstram que as vesículas sinápticas se fundem com a superfície interna da membrana celular somente se a concentração intracelular de Ca^{++} livre aumenta. A exocitose das vesículas sinápticas pode ser vista ocasionalmente em micrografias eletrônicas (Fig. 6.29). Tão essencial quanto o rápido aumento da concentração dentro do terminal pré-sináptico, a sua rápida diminuição tem no mínimo a mesma importância. Embora em última instância os íons Ca^{++} que entram tenham de ser removidos de volta para o espaço extracelular por uma bomba na membrana da célula, este processo é muito lento para o desaparecimento necessariamente rápido dos íons Ca^{++} do citosol do terminal. Parece provável que os íons Ca^{++} em excesso são estocados em compartimentos internos até que eles possam ser expulsos.

Recentemente, ocorreram várias descobertas significativas relacionadas com os mecanismos da liberação sináptica. Várias proteínas que participam em alguma parte do processo foram identificadas, clonadas e seqüenciadas. Os processos de liberação ocorrem em etapas identificáveis. As vesículas sinápticas preenchidas estão ancoradas preferencialmente em zonas ativas após o que um processo de maturação faz as vesículas sinápticas passíveis de sofrer rápida fusão da membrana Ca^{++}-dependente. A exocitose dura menos de 0,3 ms, mas somente uma das muitas vesículas ancoradas se funde em uma zona ativa e nem todos os PA resultam em exocitose em uma zona ativa. Recentemente, Dieter Bruns e Reinhard Jahn (1995) descreveram a primeira medida em tempo real da liberação do transmissor de vesículas sinápticas únicas em uma cultura de neurônios de sanguessuga que contêm dois tipos de vesículas. Vesículas pequenas claras descarregam cerca de 4.700 moléculas de transmissor com uma constante de tempo de cerca de 260 μs, e vesículas grandes, de núcleo denso, liberam cerca de 80×10^3 moléculas com uma constante de tempo de cerca de 1,3 ms. Esse

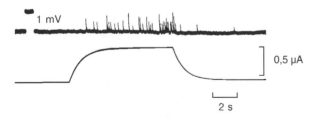

Fig. 6.26 Quando o terminal pré-sináptico é despolarizado, os potenciais de placa em miniatura na fibra muscular pós-sináptica tornam-se mais freqüentes. A despolarização do terminal pré-sináptico pela aplicação de corrente (traçado inferior) aumenta a probabilidade de liberação de transmissor, mostrada por aumento na freqüência dos potenciais de placa em miniatura registrados na fibra muscular (traçado superior). (Adaptado de Katz e Miledi, 1967.)

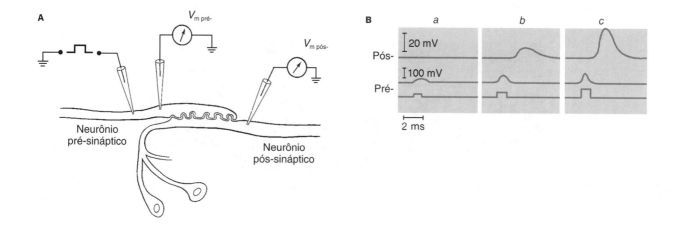

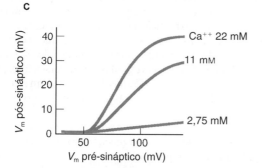

Fig. 6.27 A relação entre a despolarização pré-sináptica e a liberação de transmissor pode ser estudada diretamente na sinapse gigante de lula. **(A)** Arranjo experimental que permite a despolarização da membrana pré-sináptica pela corrente de um eletrodo intracelular enquanto que os V_m das regiões pré-sinápticas e pós-sinápticas são registrados com outros dois microeletrodos. **(B)** Corrente despolarizante dentro do terminal pré-sináptico aumentada de *a* para *b* e para *c*, produzindo potenciais pós-sinápticos maiores no neurônio pós-sináptico. **(C)** A despolarização do elemento pré-sináptico ou o aumento da concentração extracelular de Ca^{++}, ou ambos, aumentam as amplitudes dos potenciais pós-sinápticos registrados. Para um valor constante da $(Ca^{++})_{externo}$, uma despolarização maior produz maior liberação de transmissor e portanto potenciais pós-sinápticos maiores. Quando a concentração de Ca^{++} é diminuída na solução extracelular, a amplitude dos potenciais pós-sinápticos cai. (Adaptado de Katz e Miledi, 1966; 1970.)

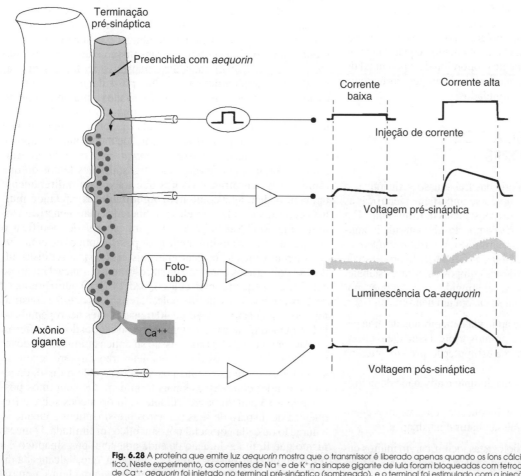

Fig. 6.28 A proteína que emite luz *aequorin* mostra que o transmissor é liberado apenas quando os íons cálcio podem entrar no terminal pré-sináptico. Neste experimento, as correntes de Na^+ e de K^+ na sinapse gigante de lula foram bloqueadas com tetrodotoxina e tetraetilamônio. O indicador de Ca^{++} *aequorin* foi injetado no terminal pré-sináptico (sombreado), e o terminal foi estimulado com a injeção de uma corrente despolarizante. Os potenciais pré- e pós-sinápticos foram registrados com microeletrodos intracelulares. As respostas às estimulações pré-sinápticas com correntes fraca e forte são mostradas à direita. Um potencial pós-sináptico foi registrado somente quando a *aequorin* produziu luz, indicando que o Ca^{++} entrou no terminal pré-sináptico. As vesículas sinápticas no terminal são mostradas como pequenos círculos. (Adaptado de Llinás e Nicholson, 1975.)

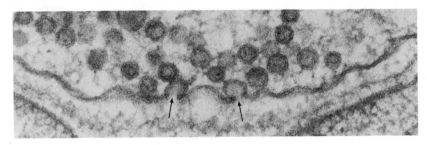

Fig. 6.29 Exocitose no terminal pré-sináptico pode ser vista com um microscópio eletrônico. Exocitose em um terminal nervoso de uma junção neuromuscular da rã. As setas apontam as vesículas esvaziando na fenda sináptica. (Cortesia de J. Heuser.)

avanço técnico sugere que detalhes moleculares da liberação brevemente serão descobertos para muitos tipos de sinapses, o que vai expandir nosso entendimento sobre como a transmissão sináptica regula a comunicação neuronal.

Liberação sem Potencial de Ação

Mostrou-se que alguns neurônios em vertebrados e invertebrados liberam neurotransmissores de seus terminais mesmo na ausência de PA, o que é chamado **liberação sem potencial de ação**.* Pelo menos alguns desses neurônios são pouco comuns, pois eles podem nunca conduzir PA; toda a informação é transferida por sinais de voltagem conduzidos eletrotonicamente. A quantidade de transmissor que é liberada na fenda sináptica dessas células depende do potencial de membrana, V_m. Quando as células são despolarizadas mais fortemente, elas liberam mais transmissor; quando elas são despolarizadas menos fortemente, menos transmissor é liberado. Como resultado, a quantidade de transmissor liberado é diretamente proporcional ao potencial de membrana dos neurônios, V_m, que pode indicar quão fortemente os próprios neurônios foram estimulados.

A NATUREZA QUÍMICA DOS NEUROTRANSMISSORES

Quando ficou claro que a maioria das transmissões sinápticas é realizada por sinais químicos, tornou-se importante identificar as características moleculares dessas substâncias transmissoras. Em meados dos anos 60, somente três compostos tinham sido inequivocamente identificados como neurotransmissores: *acetilcolina*, *norepinefrina* e *ácido γ-aminobutírico* (GABA). No processo de identificação e caracterização destes compostos, foram estabelecidos três critérios que tinham de ser atingidos por qualquer molécula candidata para determinar se ela era um neurotransmissor:

1. Se a substância candidata é aplicada à membrana de uma célula pós-sináptica, ela deve promover precisamente os mesmos efeitos fisiológicos que a estimulação pré-sináptica na célula pós-sináptica.
2. A substância deve ser liberada durante a atividade do neurônio pré-sináptico.
3. A ação da substância deve ser bloqueada pelos mesmos agentes que bloqueiam a transmissão natural na sinapse.

Usando tais critérios, os fisiologistas identificaram muitos outros neurotransmissores, mas foram requeridos enormes esforços.

A identificação dos transmissores na maioria das sinapses do sistema nervoso central dos vertebrados tem sido difícil, porque muito pouco transmissor é liberado na maioria das sinapses somente cerca de 10^4 moléculas por sinapse por PA compare este número com o de Avogadro). Além disso, o tecido neuronal é uma coleção não-homogênea de células com poucas vesículas e de diversos tipos, o que complica a obtenção dessas moléculas. Entretanto, um número suficiente de substâncias transmissoras já foi identificado cujos padrões já começam a aparecer.

O efeito que um neurotransmissor exerce sobre uma célula pós-sináptica pode depender de dois mecanismos diferentes, e esta diferença forma a base para um esquema de classificação dos neurotransmissores. Todos os transmissores em última instância modificam a condutância de canais iônicos, mas a mudança na condutância é produzida por uma série de caminhos. Alguns transmissores agem diretamente nas proteínas do canal iônico para mudar a condutância na membrana pós-sináptica e desse modo mudar o V_m; este tipo de transmissão é uma *transmissão sináptica rápida*, ou *direta*. Outros transmissores trabalham através de uma via bioquímica na célula pós-sináptica, mudando o estado de segundos mensageiros associados à membrana ou no citosol e assim produzem alterações nas proteínas dos canais iônicos. Tais alterações no V_m geradas por esse segundo tipo de transmissor ocorrem mais lentamente, de modo que este tipo de transmissão é uma *transmissão sináptica lenta*, ou *indireta*. Atualmente foram identificados mais transmissores lentos do que rápidos. Os neurotransmissores que trabalham indiretamente também podem agir como **neuromoduladores**, afetando muitos neurônios vizinhos, se eles são liberados mais genericamente no líquido extracelular e são assim capazes de modificar o comportamento de muitos neurônios pós-sinápticos de uma vez.

Alternativamente, os neurotransmissores podem ser distribuídos em dois grupos com base na sua estrutura química. Um grupo consiste em pequenas moléculas (Quadro 6.2). O outro grupo, os neuropeptídeos, consiste em moléculas maiores que são constituídas por aminoácidos. Mais de 40 transmissores neuropeptídicos já foram identificados no sistema nervoso central dos mamíferos.

Para entendermos a transmissão sináptica química, nós devemos entender como os diferentes neurotransmissores exercem seus efeitos sobre as células pós-sinápticas. Além disso, devemos entender como esses sinais terminam. Os neurônios pós-sinápticos só podem passar adiante as informações sobre a freqüência de disparo de seus parceiros pré-sinápticos somente se a duração de cada potencial pós-sináptico for limitada. O mecanismo que limita a duração de cada potencial pós-sináptico é a remoção do transmissor da fenda sináptica, que é alcançada diferentemente por transmissores diferentes. Para alguns, como a ACh, uma enzima específica hidrolisa a molécula do transmissor, tornando-a inativa. Outros neurotransmissores, como a se-

---

* **N.T.:** No original, *nonspiking*.

QUADRO 6.2
Neurotransmissores pequenos e moléculas neuromoduladoras são distribuídos largamente por muitos filos

Transmissor	Local de ação	Ação
Acetilcolina (ACh)	JNM dos vertebrados	E
	Sistema nervoso autônomo dos vertebrados: dos neurônios pré-para pós-ganglionares	E
	Neurônios parassimpáticos	E ou I
	SNC dos vertebrados	E
	Muitos invertebrados	E ou I
Norepinefrina	Neurônios simpáticos pós-ganglionares dos vertebrados	E ou I
	SNC dos vertebrados	E ou I
Ácido glutâmico	SNC dos vertebrados	E
	SNC e SNP dos crustáceos	E
Ácido γ-aminobutírico (GABA)	SNC dos vertebrados	I
	SNC e SNP dos crustáceos	I
	SNC e SNP dos anelídeos	I
Serotonina (5-hidroxitriptamina)	SNC dos vertebrados e invertebrados	I, M
Dopamina	SNC, SNP ou ambos de vertebrados, anelídeos e artrópodes	E ou I (?)
Glicina	Medula espinal dos vertebrados	I

Abreviações: JNM, junção neuromuscular; SNC, sistema nervoso central; SNP, sistema nervoso periférico; E, excitatório; I, inibitório; M, modulador.

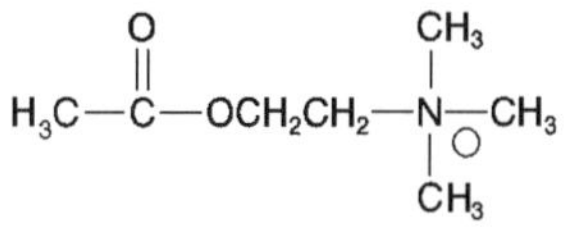

rotonina, são recaptados da fenda sináptica para o neurônio pré-sináptico e, pelo menos potencialmente, reutilizados.

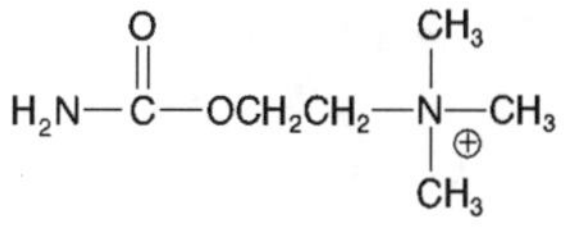

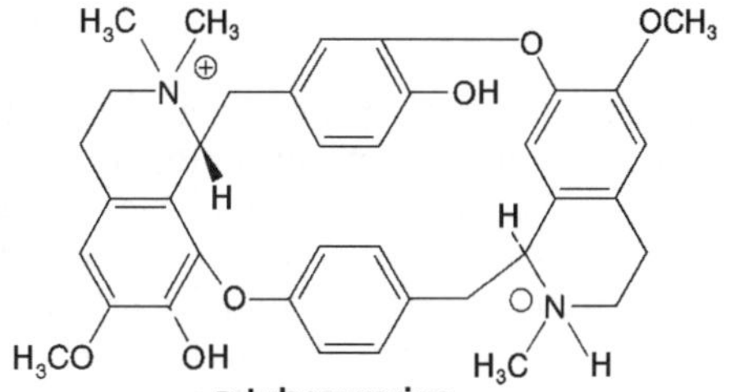

Os mesmos transmissores foram encontrados por todo o reino animal dos nematóides aos gnus, revelando que essas moléculas foram muito preservadas durante a evolução. Nesta seção, nós analisaremos vários transmissores identificados e os tipos de transmissão sináptica para os quais eles contribuem.

Neurotransmissão Rápida Direta

Dentre os neurotransmissores de baixo peso molecular, somente uns poucos medeiam a neurotransmissão rápida. Acetilcolina, glutamato, aspartato e trifosfato de adenosina (ATP) usualmente, mas nem sempre, participam da transmissão sináptica excitatória rápida. O ácido γ-aminobutírico e a glicina medeiam a inibição rápida. Demonstrou-se que todos esses transmissores, exceto aspartato e ATP, abrem canais iônicos na membrana da célula pós-sináptica, e espera-se que o aspartato e o ATP também venham a demonstrar essa ação.

A acetilcolina (Fig. 6.30) é a mais conhecida das substâncias transmissoras confirmadas. Os neurônios que liberam a ACh, chamados *colinérgicos*, são largamente distribuídos em todo o reino animal. Apenas para listar alguns exemplos conhecidos, a ACh é o neurotransmissor usado pelos neurônios motores dos vertebrados, pelos neurônios pré-ganglionares do sistema nervoso autônomo dos vertebrados, pelos neurônios pós-ganglionares da divisão parassimpática do sistema nervoso autônomo e por muitos neurônios do sistema nervoso central dos vertebrados. A acetilcolina é também o transmissor em inúmeros neurônios dos invertebrados, incluindo células do sistema nervoso central de moluscos, neurônios motores de anelídeos e neurônios sensoriais de artrópodes. Moléculas que têm características estruturais cruciais em comum com a ACh também podem atuar em sinapses colinérgicas (ver Fig. 6.30). Por exemplo, muitas moléculas, como o carbacol, podem ativar sinapses colinérgicas; moléculas que imi-

Fig. 6.30 Várias espécies moleculares diferentes podem interagir com receptores pós-sinápticos em sinapses rápidas da acetilcolina. A acetilcolina (ACh) é o ligante natural. O análogo da ACh carbacol é um agonista; ele imita a ação da ACh nas sinapses rápidas de ACh. A D-tubocurarina bloqueia a ativação dos receptores nessas sinapses.

tam a ação de um neurotransmissor são chamadas **agonistas** na sinapse. Alternativamente, moléculas que têm características estruturais em comum com o transmissor podem bloquear a transmissão. Por exemplo, a D-tubocurarina, o agente ativo do veneno de flechas usado na América do Sul, *curare*, bloqueia a transmissão em muitas sinapses colinérgicas por competição com a ACh por locais de ligação nos receptores. As moléculas que bloqueiam a ação de um neurotransmissor são chamadas **antagonistas**.

A transmissão termina nas sinapses colinérgicas quando a ACh é hidrolisada em colina e acetato pela enzima acetilcolinesterase (AChE), que está presente em grande quantidade na fenda sináptica perto da superfície da membrana pós-sináptica (Fig. 6.31). A colina que permanece na fenda é reabsorvida ativamente pela membrana pré-sináptica e reciclada por condensação com a acetilcoenzima A (acetil CoA) para formar novas moléculas de ACh. O bloqueio da atividade da AChE produz efeitos dramáticos e perigosos, conforme ilustrado pela ação de certos gases nervosos (como o sarin, que foi liberado em um metrô de Tóquio na primavera de 1995) e muitos inseticidas. Esses agentes bloqueiam a atividade da AChE; como resultado, a ACh demora-se na fenda sináptica, e sua concentração pode elevar-se. Em alguns casos, a célula pós-sináptica não consegue repolarizar-se; mas, em muitas sinapses, as moléculas receptoras para a ACh tornam-se inativadas. Em ambos os casos, a função do sistema nervoso e do sistema neuromuscular é rompida, e pode sobrevir a morte. (Nos vertebrados, a morte é tipicamente causada pela paralisia dos músculos respiratórios.)

Vários aminoácidos agem como neurotransmissores rápidos (Fig. 6.32; ver também o Quadro 6.2). Glutamato (ácido glutâmico) é liberado de sinapses excitatórias no sistema nervoso central de vertebrados e em junções neuromusculares rápidas em

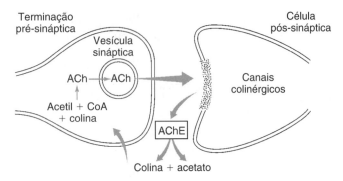

Fig. 6.31 A colina é reciclada em sinapses colinérgicas rápidas. A acetilcolina (ACh) que é liberada do terminal é hidrolisada em acetato e colina pela enzima acetilcolinesterase (AChE), que existe em grande quantidade na fenda sináptica. A colina liberada é captada pelo terminal pré-sináptico e reacetilada para formar novas moléculas de ACh. (Adaptado de Mountcastle e Baldessarini, 1968.)

insetos e crustáceos. O ácido γ-aminobutírico é o transmissor em sinapses motoras inibitórias em músculos de crustáceos e anelídeos e desempenha papel muito importante como transmissor inibitório no sistema nervoso central dos vertebrados.

Foi verificado que cada neurônio sintetiza somente um neurotransmissor rápido, e cada neurônio libera esse transmissor em todas as suas sinapses. Entretanto, muitos neurônios parecem sintetizar também outros agentes sinapticamente ativos, como as moléculas que serão consideradas a seguir.

Neurotransmissão Lenta Indireta

As aminas biogênicas constituem uma importante classe de neurotransmissores (Fig. 6.33) que agem através de segundos mensageiros para produzir transmissão sináptica lenta. Esta classe de neurotransmissores inclui:

- *Epinefrina, norepinefrina* e *dopamina*, classificadas como catecolaminas com base em sua estrutura química
- *Serotonina* (5-hidroxitriptamina, ou 5-HT), uma indolamina
- *Histamina*, uma substância imidazólica

Tais substâncias podem ser detectadas visualmente em neurônios individuais porque elas emitem fluorescência sob luz ultravioleta após o tecido ser fixado com formaldeído. Elas agem como neurotransmissores em alguns neurônios de invertebrados e no sistema nervoso central e autônomo dos vertebrados (ver Quadro 6.2).

A norepinefrina (também conhecida como noradrenalina) é o transmissor excitatório primário liberado pelas células pós-ganglionares do sistema nervoso simpático dos vertebrados (ver Cap. 11). Ela também é liberada pelas células cromafins da medula adrenal dos vertebrados (ver Cap. 8). As células cromafins são derivadas embriologicamente dos neurônios pós-gangliona-

Glicina

Ácido γ-aminobutírico (GABA)

Glutamato

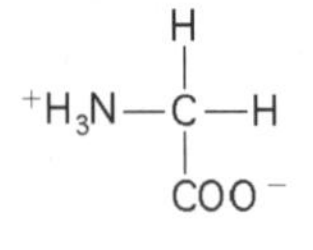

Fig. 6.32 Vários aminoácidos agem como neurotransmissores rápidos. Estruturas químicas da glicina, do ácido γ-aminobutírico (GABA) e do glutamato. Glicina e GABA agem tipicamente como neurotransmissores inibitórios, enquanto que o glutamato é freqüentemente excitatório.

Epinefrina
(Adrenalina)

Norepinefrina
(Noradrenalina)

Dopamina

Catecolaminas

Mescalina

Serotonina
(5-Hidroxitriptamina)

Histamina

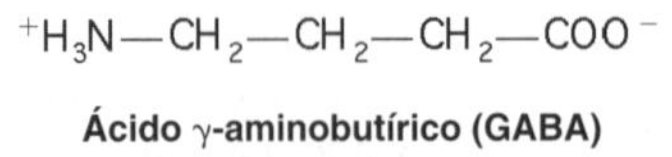

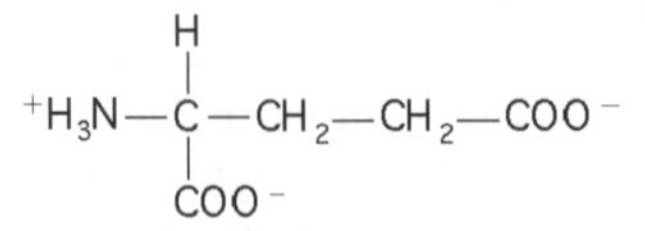

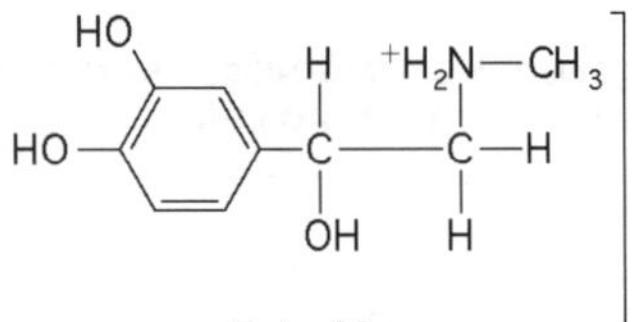

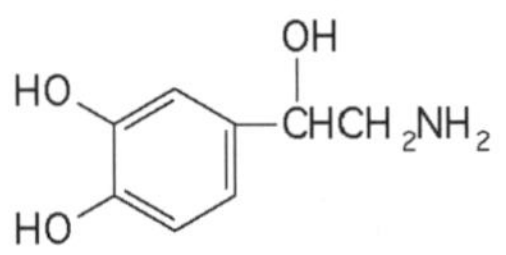

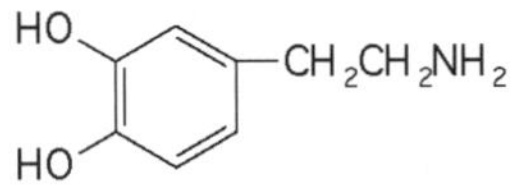

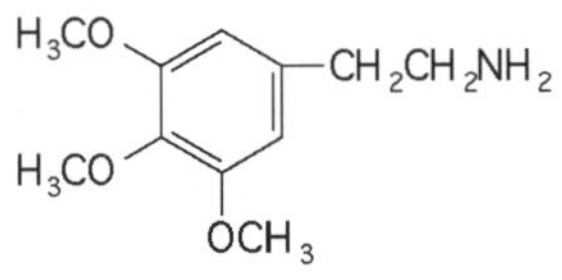

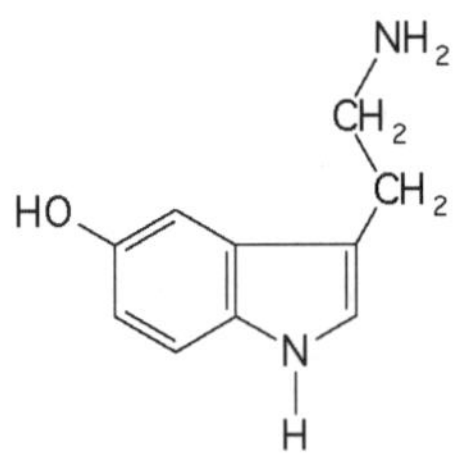

Fig. 6.33 Vários neurotransmissores são monoaminas. Esses transmissores são sintetizados de moléculas únicas de aminoácidos e são classificados de acordo com sua estrutura molecular. A epinefrina, a norepinefrina e a dopamina constituem um grupo, as catecolaminas. A mescalina, uma droga alucinogênica, tem características estruturais em comum com as catecolaminas e parece produzir seus efeitos pela interação com os receptores das catecolaminas no sistema nervoso central. A serotonina (5-hidroxitriptamina) é uma indolamina, e a histamina é um imidazol. Estes transmissores são encontrados no sistema nervoso de vertebrados bem como no de muitos invertebrados.

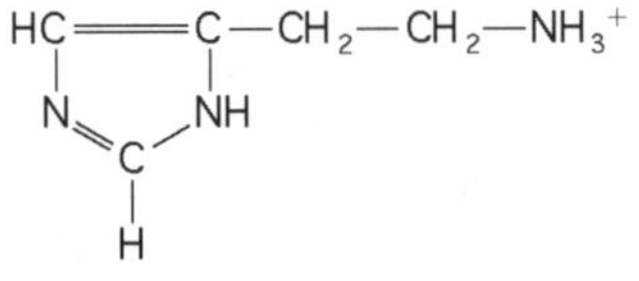

res e secretam epinefrina (adrenalina) bem como norepinefrina. A epinefrina e a norepinefrina são muito semelhantes estruturalmente (ver Fig. 6.33) e têm ações farmacológicas semelhantes. Os neurônios que usam epinefrina ou norepinefrina como transmissores são os *neurônios adrenérgicos*. Em algumas sinapses, a epinefrina é excitatória; em outras, é inibitória. Seus efeitos dependem das propriedades da membrana pós-sináptica.

A norepinefrina é sintetizada do aminoácido fenilalanina (Fig. 6.34A) e é inativada de vários modos. É recaptada para o citoplasma do terminal pré-sináptico, onde parte dela é reacondicionada em vesículas sinápticas para ser liberada novamente e parte é inativada pela monoamina-oxidase. Além disso, ela é desativada por metilação na fenda sináptica (Fig. 6.34B). Várias drogas psicoativas têm estruturas moleculares que são semelhantes às das aminas biogênicas, o que as permite agir em sinapses usadas por esses transmissores. Por exemplo, a mescalina (ver Fig. 6.33), uma droga psicoativa que é extraída do cacto mescal, induz alucinações, aparentemente por interferir no seu análogo norepinefrina em sinapses no sistema nervoso central. As anfetaminas e a cocaína exercem seus efeitos interagindo com a neurotransmissão adrenérgica — anfetaminas por mimetizar a norepinefrina e a cocaína por interferir na inativação da norepinefrina.

Além das relativamente pequenas moléculas transmissoras "clássicas", há uma crescente lista (atualmente mais de 40) de moléculas peptídicas que são produzidas e liberadas no sistema nervoso central dos vertebrados. Muitas dessas moléculas, ou análogos muito semelhantes, também foram encontradas no sistema nervoso de invertebrados. Alguns desses peptídeos agem como transmissores; outros agem como moduladores que influenciam a transmissão sináptica. É interessante que vários desses neuropeptídeos são produzidos em diversos tecidos, não apenas em neurônios. Assim, uma única espécie molecular pode ser liberada de células endócrinas intestinais, de neurônios autonômicos, de vários neurônios sensoriais e em várias partes do sistema nervoso central. De fato, alguns neuropeptídeos foram descobertos inicialmente em tecidos viscerais e somente mais tarde foram identificados em neurônios. Os hormônios gastrointestinais glucagon, gastrina e colecistocinina (ver Cap. 15) são os primeiros exemplos.

Ainda não se sabe ao certo quantos desses neurotransmissores peptídicos existem. Sabemos que alguns neuropeptídeos agem de forma *neurossecretória*; isto é, eles são liberados na circulação e conduzidos pelo sangue para seus alvos, em vez de ser liberados no espaço confinado de uma fenda sináptica. Os fatores de liberação dos hormônios da hipófise no hipotálamo agem por neurossecreção (ver Cap. 9). Existem evidências de que uma única espécie de neuropeptídeo pode ser liberada como transmissor em alguns neurônios, como substância neurossecretória em outros neurônios e como um hormônio em tecidos não-neurais. Esta multiplicidade de funções não é verdadeiramente uma novidade. Há muito se sabe que a norepinefrina (bem como sua parente próxima, a epinefrina) age como hormônio quando liberada pela medula adrenal e como transmissor quando liberada por sinapses. Recentemente, entretanto, tornou-se claro — para surpresa de muitos neurofisiologistas — que um neuropeptídeo pode ser liberado como **co-transmissor** de terminais nervosos que também liberam um transmissor mais familiar como a ACh, a serotonina, ou a norepinefrina. Várias combinações de um transmissor clássico com um co-transmissor pareado foram identificadas no cérebro de mamíferos (Quadro 6.3).

O primeiro neuropeptídeo foi descoberto em 1931 por U.S. von Euler e John H. Gaddum enquanto trabalhavam com a ACh e com extratos de cérebro e intestino de coelho. Os extratos estimulavam a contração do intestino isolado, muito mais do que a ACh, mas a contração resultante não era bloqueada por antagonistas da ACh. Esta observação levou von Euler e Gaddum a descobrir que a contração era produzida em resposta a um polipeptídeo, que os pesquisadores chamaram *substância P*. Desde então, a substância P e uma crescente lista de neuropeptídeos foram encontradas em várias partes do sistema nervoso central, periférico e autônomo de vertebrados e no sistema nervoso de muitos invertebrados. Para explorar a localização dessas moléculas, os pesquisadores usaram tipicamente marcação imunológica com anticorpos fluorescentes que reconhecem neuropeptídeos específicos. Em seções histológicas, essa marcação pode ser detectada com microscópio de fluorescência, revelando a distribuição desses peptídeos específicos no sistema nervoso. Alguns neuropeptídeos bem conhecidos são o hormônio antidiurético (ver Cap. 14), os hormônios liberadores hipotalâmicos (ver Cap. 9), e vários hormônios gástricos (ver Cap. 15).

Diferentemente dos pequenos neurotransmissores, que podem ser sintetizados nos terminais sinápticos, os neuropeptídeos são produzidos no corpo celular e são transportados ao longo dos axônios para os terminais. Os neuropeptídeos são tipicamente sintetizados a partir de proteínas maiores, chamadas **pró-peptídeos**, que podem conter as seqüências de muitas moléculas biologicamente ativas. Enzimas específicas quebram o pró-peptídeo em moléculas de peptídeos individuais. Este método de produção pode limitar a quantidade de peptídeo neurotransmissor disponível em uma sinapse comparado com um neurotransmissor sintetizado no local. Os peptídeos são, entretanto, mais potentes que os pequenos neurotransmissores por três razões. Primeira, eles se ligam aos receptores em concentrações muito mais baixas que os outros neurotransmissores (cerca de 10^{-9} M contra 10^{-5} M para os neurotransmissores típicos), de modo que quantidades muito pequenas de neuropeptídeo podem ser eficientes. Segunda, eles agem através de vias intracelulares que podem promover uma amplificação significativa. Assim, mesmo uma pequena quantidade pode produzir um grande efeito. Terceira, os mecanismos que terminam sua ação são mais lentos que aqueles para outros neurotransmissores, de modo que eles permanecem disponíveis para seus receptores por tempo mais prolongado.

Pesquisas recentes focalizaram dois grupos de neuropeptídeos que ocorrem naturalmente, conhecidos como **endorfinas** e **encefalinas**, que diminuem a percepção da dor e induzem euforia, como o fazem opiáceos exógenos como ópio e heroína. Há aumento dos níveis das moléculas de endorfina e de encefalina no cérebro em resposta à ingestão de alimentos, ao escutar uma música agradável e em outras atividades geralmente recebidas como prazerosas. Em virtude das suas propriedades e desses neuropeptídeos se ligarem aos mesmos receptores no sistema nervoso onde se ligam os **opiáceos** como o ópio e seus derivados, eles são chamados **opióides endógenos**. Até a descoberta desses neuropeptídeos endógenos, foi muito difícil entender a maneira como alcalóides derivados de plantas — como ópio, morfina e heroína — podiam afetar tão intensamente o sistema nervoso dos animais. Atualmente sabemos que a superfície das membranas de muitos neurônios centrais contém *receptores opióides*, e esta classe de receptores normalmente liga as encefalinas e as endorfinas que são produzidas no sistema nervoso central. Apenas secundariamente, e talvez coincidentemente, eles ligam os opióides exógenos. Entretanto, quando as moléculas dos opióides se ligam aos receptores, elas promovem sensações de prazer tão intensas que as pessoas aprenderam a usar os narcóticos opiáceos para estimular os receptores. Há entretanto um pro-

182 COMUNICAÇÃO NOS NEURÔNIOS E ENTRE NEURÔNIOS

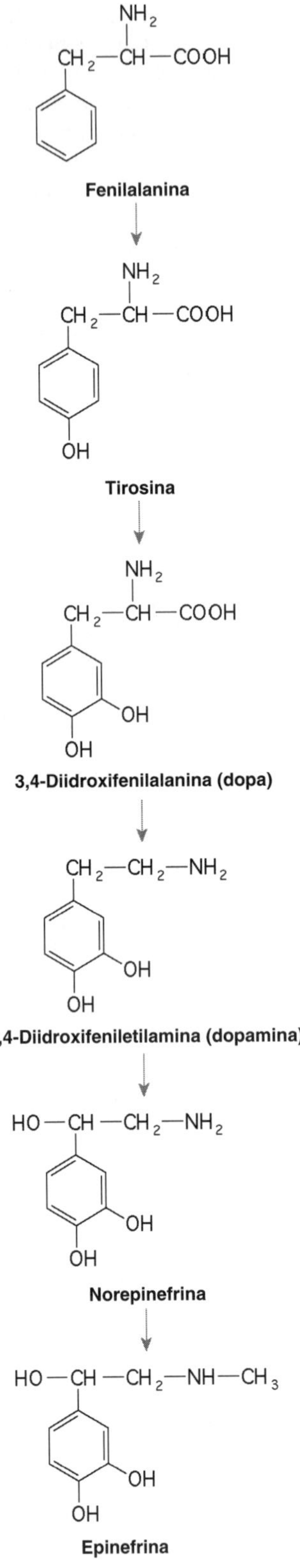

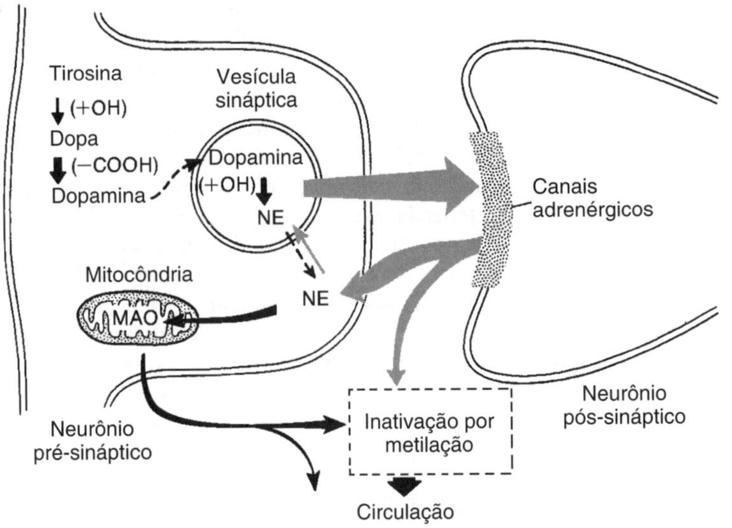

Fig. 6.34 A epinefrina é sintetizada a partir da fenilalanina, sendo a dopamina e a norepinefrina os intermediários, e é inativada por recaptação ou metilação. **(A)** Via da biossíntese até a epinefrina. Cada uma das três últimas moléculas é usada como neurotransmissor por alguns neurônios. **(B)** A norepinefrina é sintetizada do aminoácido fenilalanina, pela sua conversão em tirosina, e estocada em vesículas sinápticas. Após sua liberação na fenda sináptica, parte da norepinefrina é captada de volta ao terminal pré-sináptico e parte é inativada por metilação e conduzida para longe pela corrente sangüínea. A norepinefrina citoplasmática pode ser recondicionada em vesículas sinápticas ou é degradada pela monoamino-oxidase (MAO). (A parte A foi adaptada de Eiduson, 1974; a parte B foi adaptada de Mountcastle e Baldessarini, 1968.)

A droga *naloxona*, que atua como bloqueador competitivo no receptor opióide, demonstrou ser uma ferramenta útil no estudo dos receptores opióides. Como a naloxona interfere na capacidade dos opiáceos ou dos peptídeos opióides de atuar sobre suas células alvos, ela permitiu aos pesquisadores determinar se a resposta é mediada por receptores opióides. Por exemplo, a naloxona bloqueia o efeito analgésico que é produzido por um **placebo** (substância inerte dada aos pacientes com a sugestão de que irá aliviar a dor). Aparentemente, o fato de uma pessoa acreditar que uma medicação ou outro tratamento aliviará a dor pode induzir a liberação de peptídeos opióides endógenos, e esta observação pode revelar as bases fisiológicas para o bem conhecido "efeito placebo" (isto é, quase tudo que você faz para as pessoas sob experimentação produzirá aquele efeito que você prometeu, ao menos para algumas pessoas). De modo semelhante, a naloxona torna a acupuntura incapaz de aliviar a dor, o que sugere que a estimulação da acupuntura causa liberação de peptídeos opióides naturais dentro do sistema nervoso central.

Há alguma indicação de que as propriedades analgésicas dos opióides endógenos podem depender da capacidade desses neuropeptídeos de bloquear a liberação de transmissores de certas terminações nervosas. Por exemplo, a sensação de dor pode diminuir se os neuropeptídeos interferirem na transmissão sináptica ao longo da via aferente que conduz a informação sobre estímulos nocivos. Realmente, as encefalinas e as endorfinas foram encontradas no corno dorsal da medula espinal dos vertebrados, parte da via que conduz as informações sensoriais na medula espinal.

blema fisiológico associado com esse prazer intenso: doses repetidas de opiáceos exógenos provocam alterações compensatórias no metabolismo neuronal, de modo que a falta do opiáceo induz no sistema nervoso um estado que é percebido como angústia extrema até que o opiáceo seja readministrado. Essa dependência metabolicamente induzida é chamada **vício**.

A maioria das espécies de vertebrados e de invertebrados tem a neurotransmissão rápida e lenta. Que tipos de processamento de informação seriam mais bem executados pela neurotransmissão rápida? Que tipos pela neurotransmissão lenta?

QUADRO 6.3
Exemplos de moléculas neurotransmissoras pequenas e grandes que têm sido encontradas juntas nos neurônios

Neurotransmissor pequeno	Peptídeo no mesmo neurônio
Acetilcolina	CGRP
	Encefalina
	Galanina
	GnRH
	Neurotensina
	Somatostatina
	Substância P
	VIP
Dopamina	CCK
	Encefalina
	Neurotensina
Epinefrina	Encefalina
	Neuropeptídeo Y
	Neurotensina
	Substância P
Norepinefrina	Encefalina
	Neuropeptídeo Y
	Neurotensina
	Somatostatina
	Vasopressina
Ácido γ-aminobutírico	CCK
	Encefalina
	Somatostatina
	Neuropeptídeo Y
	Substância P
	VIP

A maioria destes dados está baseada na imunocitoquímica, e a natureza química precisa do peptídeo imunorreativo ainda não foi determinada. *Abreviações:* CCK, colecistocinina; CGRP, peptídeo relacionado ao gene da calcitonina; GnRH, hormônio liberador das gonadotrofinas; VIP, peptídeo intestinal vasoativo.
Fonte: Adaptado de Hall, 1992.

MECANISMOS PÓS-SINÁPTICOS

As moléculas dos neurotransmissores agem através de proteínas receptoras específicas na membrana das células pós-sinápticas. As propriedades dessas moléculas pós-sinápticas formam assim um elo crucial na corrente de eventos que se inicia quando um potencial de ação chega ao terminal de um neurônio pré-sináptico e termina quando a resposta do neurônio pós-sináptico está concluída. Nesta seção, estudaremos em detalhes as moléculas receptoras que medeiam as duas classes principais da transmissão sináptica química — rápida e lenta — e os eventos que ocorrem depois que a molécula de um neurotransmissor se ligou a esses receptores.

Receptores e Canais na Neurotransmissão Rápida e Direta

Conforme vem sendo visto, os transmissores químicos agem por alteração direta da permeabilidade da membrana pós-sináptica a certos íons. (Tipicamente, a permeabilidade aumenta.) Essa interação requer dois eventos principais:

1. As moléculas transmissoras têm que se ligar a moléculas receptoras na membrana pós-sináptica.
2. Quando as moléculas transmissoras se ligam aos receptores, os canais fechados devem abrir-se transitoriamente (ou, mais raramente, os canais abertos devem fechar-se). O receptor pode estar localizado no mesmo complexo molecular que forma o canal ou pode ser uma molécula que está separada das que formam o canal.

Quando um canal sináptico se abre, uma corrente iônica pequena passa pelo canal aberto. Muitas dessas correntes de canal isoladas normalmente se somam para formar uma corrente sináptica macroscópica que produz os potenciais pós-sinápticos em resposta à liberação de dezenas — ou mesmo centenas — de milhares de moléculas de transmissor do terminal pré-sináptico. A maior parte do que nós conhecemos sobre estes eventos tem sido revelada pelos estudos dos canais ativados por ACh na junção neuromuscular dos vertebrados.

O canal receptor de acetilcolina

O número de moléculas protéicas nos canais pós-sinápticos é muito pequeno em relação às outras proteínas em uma membrana; em conseqüência, o isolamento, a identificação e a caracterização destas importantes proteínas foram difíceis. Nas pesquisas iniciais, os fisiologistas usaram inúmeros agentes farmacológicos para fazer a distinção entre os tipos de receptores, criando uma taxonomia farmacológica para tipos de receptores. Assim, vários canais iônicos foram nomeados de acordo com a substância que poderia modificar a atividade dos canais. Por exemplo, existem dois tipos de receptores para a acetilcolina. A *nicotina*, um alcalóide produzido por algumas plantas, imita a ação da ACh nos canais encontrados na junção neuromuscular dos vertebrados, de modo que esses receptores da ACh (RACh) são chamados **RACh nicotínicos**. A *muscarina*, uma toxina isolada de certos cogumelos, ativa o outro tipo de RACh, que é encontrado em células alvos dos neurônios parassimpáticos no sistema nervoso autônomo dos vertebrados. Esses RACh são chamados **RACh muscarínicos**.

Nosso conhecimento sobre os RACh nicotínicos teve um impulso enorme quando se descobriu que órgãos especializados de certos peixes elasmobrânquios e teleósteos contêm densidades extremamente elevadas desses receptores. Os receptores são encontrados em um dos lados das **eletroplacas**, que consistem em muitas células achatadas que se originam do tecido muscular embrionário e produzem uma intensidade muito elevada de descargas elétricas usadas por tais espécies para atordoar a presa e para enviar sinais de orientação. A densidade elevada pouco comum dos RACh nicotínicos nos tecidos das eletroplacas permitiu que o RACh nicotínico fosse o primeiro canal ativado por ligante a ser purificado quimicamente e estudado eletricamente. Mais recentemente, sua estrutura molecular foi estabelecida, e temos mesmo imagens da forma do canal receptor quando ele está aberto.

Uma segunda ajuda importante para a análise do RACh é sua sensibilidade à α-*bungarotoxina* (αBuTX; ver Destaque 6.3), um componente do veneno de cobra que se liga irreversivelmente e com alta especificidade aos RACh nicotínicos. A α-bungarotoxina pode ser marcada isotopicamente e usada para identificar as moléculas do RACh, facilitando seu isolamento e sua purificação química. Estudos fisiológicos e bioquímicos mostraram que o RACh e o canal pós-sináptico que é ativado pela ACh são idênticos; o local do receptor onde as moléculas de ACh se ligam é parte integral do complexo protéico do canal.

Cada RACh nicotínico consiste em cinco subunidades homólogas que se associam e formam um canal no centro do complexo (Fig. 6.35). Existem duas subunidades α idênticas mais três subunidades diferentes chamadas de β, γ e δ. Cada subunidade é uma glicoproteína com massa molecular de cerca de 55 kD, dando ao complexo inteiro a massa molecular de cerca de 275 kD. Esse peso molecular coincide perfeitamente com o tamanho das estruturas do canal que têm sido vistas, através da microscopia eletrônica, penetrando na superfície da membrana. Os canais projetam-se para fora de ambos os lados da membrana, com uma abertura em forma de funil salientando-se na superfície externa.

A acetilcolina liga-se ao RACh onde a molécula do receptor se projeta para o espaço extracelular. Essa localização foi deduzida

184 COMUNICAÇÃO NOS NEURÔNIOS E ENTRE NEURÔNIOS

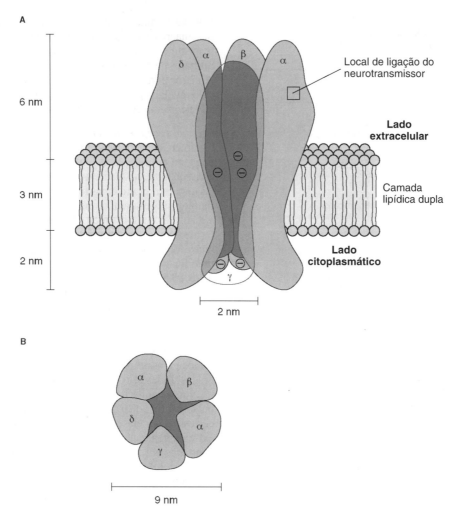

Fig. 6.35 Receptores nicotínicos para a acetilcolina na junção neuromuscular consistem em cinco subunidades protéicas associadas para formar um canal transmembrânico. **(A)** O canal é inserido através da camada lipídica dupla, projetando-se para o espaço extracelular e para o citoplasma. As subunidades α contêm os locais nos quais as moléculas de acetilcolina se ligam para ativar o canal. A entrada para o canal no lado externo da célula é um largo funil que se vai estreitando e possui carga negativa em direção ao citoplasma, formando um filtro seletivo — a região do poro que controla qual íon será permeável prontamente. Neste diagrama, a parte interna do canal é mais escura que a região que a rodeia. A subunidade mais próxima de você é uma subunidade γ. **(B)** Vista superior mostrando as cinco subunidades associadas para formar o canal. Estas características estruturais têm sido deduzidas com base na microscopia eletrônica e na análise por difração de raios X. (Adaptado de Unwin, 1993.)

inicialmente porque quando a ACh é *injetada* em uma célula muscular próximo à placa motora ela não produz efeitos elétricos. Desde então, os experimentos mostraram que existem locais de ligação no receptor em cada uma das duas subunidades α. Quando os dois locais estão ocupados por moléculas *ligantes* (isto é, ACh ou outro agonista, como o carbacol ou a nicotina, que ativam o canal), os canais mostram uma alta probabilidade de mudar de um estado fechado para um estado aberto. A natureza deste processo de comporta foi estudada mais extensivamente na junção neuromuscular do músculo esquelético da rã.

Conforme descrito anteriormente, os canais iônicos pós-sinápticos da junção neuromuscular da rã tornam-se permeáveis ao Na^+ e ao K^+ quando eles são ativados pela ACh. O aumento da permeabilidade permite o fluxo de uma corrente de influxo com um potencial reverso de cerca de -10 mV. Normalmente, esses canais e os RACh associados estão confinados à membrana pós-sináptica da região da placa motora. A densidade dos canais ativados por ACh na membrana pós-sináptica da placa motora da rã é cerca de 10^4 por micrômetro quadrado. Embora essa elevada densidade de canais se tenha mostrado útil para a análise do somatório da atividade de muitos canais de ACh, por muito tempo se conhecia bem pouco a respeito da atividade de canais individuais. A análise de canais individuais só foi possível pela invenção do método de fixação de placa por Erwin Neher e Bert Sakmann (1976; ver Fig. 5.24), pelo que eles ganharam o Prêmio Nobel em 1992. Seu trabalho sobre canais de RACh isolados foi possível graças ao desenvolvimento da técnica de fixação de placa (ver Cap. 2 e Fig. 5.24) e pela descoberta de uma região do músculo que tinha a distribuição de canais RACh suficientemente espalhada para que eles pudessem isolar e registrar um único canal. Eles produziram esta distribuição espalhada como conseqüência das alterações que ocorrem no músculo esquelético da rã após a secção do nervo motor que controla o músculo.

Quando um músculo é *desnervado* (isto é, ele perde sua aferência neuronal — experimentalmente os axônios são esmagados), a região da membrana que responde à ACh gradualmente se espalha pela superfície. Inicialmente, apenas a membrana da região da placa motora pode responder, mas eventualmente a maioria ou toda a membrana contém RACh e pode responder à ACh. (A supressão normal desses *RACh extrajuncionais* parece depender de dois fatores: primeiro, a ação trófica do neurônio motor que inerva cada fibra muscular e, segundo, a atividade elétrica e contrátil que se desenvolve em uma fibra muscular inervada. Se o axônio motor é colocado para reinervar o músculo, os receptores extrajuncionais desaparecem, e a sensibilidade à ACh fica novamente confinada à placa motora.)

A distribuição extensa, porém espalhada, de canais extrajuncionais ativados por ACh que se desenvolve no músculo da rã desnervado foi investigada por Neher e Sakmann para explorar a comporta do canal, usando seu método de fixação de placa recentemente descoberto. A membrana do músculo teve sua voltagem fixada (ver Destaque 5.3) em um potencial hiperpolarizado para aumentar a força de atração para a corrente de influxo. Eles usaram uma micropipeta que tinha uma ponta com alto polimento e com diâmetro de 10 μm, que eles preencheram com uma solução de Ringer contendo baixa concentração de ACh ou de um de seus agonistas. Eles então encostaram a ponta da pipeta na superfície da fibra muscular, expondo algum dos RACh sob a ponta da pipeta à ACh. A pipeta estava conectada a um amplificador altamente sensível de baixo ruído (Fig. 6.36A) com o qual eles podiam registrar as correntes que fluíam na pipeta extracelular. Quando aplicada de modo bem ajustado à superfície da fibra muscular desnervada, a pipeta detectou uma corrente de influxo pequena (menos de 5×10^{-12} A) e transitória (Fig. 6.36B) produzida por uma abertura passageira do canal ativado por ACh. Com este experimento, Neher e Sakmann produziram o primeiro registro de corrente realizado em um único canal iônico em uma membrana biológica. Realmente, este experimento produziu a primeira evidência direta de que as correntes iônicas atravessam a membrana através de discretos canais com comporta, e não por outros meios, tais como moléculas carreadoras.

Correntes através de canais isolados como aquelas registradas pela primeira vez por Neher e Sakmann em 1976 têm forma aproximadamente retangular; elas se iniciam abruptamente e depois terminam também abruptamente, sendo do tipo tudo-ou-nada. Esta observação sugere fortemente que os canais só podem existir em um de dois estados, completamente fechados ou completamente abertos. Ainda mais, as correntes unitárias registradas em cada canal nicotínico ativado por ACh têm aproximadamente a mesma amplitude que as correntes registradas em todos os outros canais nicotínicos ativados por ACh, comprovando que a força eletroquímica de atração é mantida constante. A lei de Ohm indica que este resultado deve significar que todos os canais ativados por ACh individuais têm condutâncias semelhantes. Quando dois ou mais canais na placa que está sendo registrada se abrem em tempos que se sobrepõem, as correntes dos canais unitários individuais se somam linearmente, produzindo uma corrente duas (ou três etc.) vezes mais elevada que a corrente unitária individual. Essas correntes não estão presentes a menos que a pipeta contenha ACh ou um agonista, e a freqüência da sua ocorrência depende da concentração do transmissor ou agonista na pipeta. Pela lei de Ohm, a condutância de um único canal RACh nicotínico aberto foi calculada em cerca de 2×10^{-11} S, que é usualmente expressa como 20 picossiemens (20×10^{-12} S; isto é, os canais têm resistência de 5×10^{10} Ω).

Desde os estudos pioneiros de fixação de placa de Neher e Sakmann, foram estudados intensivamente muitos canais iônicos pós-sinápticos ativados por ligantes com este método de registro de corrente em canal isolado. As análises estatísticas dessas correntes unitárias indicam que os canais podem flutuar entre vários estados de fechamento e pelo menos um estado aberto. A ligação de uma molécula agonista ao receptor do canal fechado aumenta muito a probabilidade de que o canal passará para um estado aberto e deixará fluir íons pelo canal por breve período. O canal permanece aberto por cerca de 1 ms e então se fecha, mesmo que a ACh continue ligada ao receptor. Após curto período, as moléculas do agonista deixam o local de ligação, e o canal permanece fechado até que mais moléculas de ACh se liguem (Fig. 6.37). As correntes macroscópicas e os potenciais pós-sinápticos registrados em uma sinapse representam a soma de muitos eventos de canais isolados na membrana pós-sináptica.

Outros canais ativados por ligantes

Desde a purificação das proteínas dos canais de ACh das eletroplacas, vários tipos de canais ativados por ligantes foram isolados de neurônios e caracterizados, incluindo o da glicina, do GABA$_A$, e os receptores neuronais da ACh, todos os quais medeiam respostas pós-sinápticas rápidas. Esses receptores têm uma estrutura protéica pentamérica comum, e cada um é composto por dois a quatro tipos diferentes de subunidades. A exemplo do canal receptor muscular para a ACh, somente um tipo de subunidade liga o ligante. A notável homologia entre estas diferentes proteínas dos canais permitiu a caracterização da diversidade dos tipos de subunidades e sua distribuição no sistema nervoso em nível molecular. É surpreendente que, para cada tipo de receptor — ACh, glicina e GABA$_A$ —, certo número de diferentes subunidades encontra-se reunido em diferentes combinações para produzir receptores com propriedades ligeiramente diferentes. Além disso, cada tipo de receptor é expresso em um padrão único e característico dentro do sistema nervoso dos mamíferos, in-

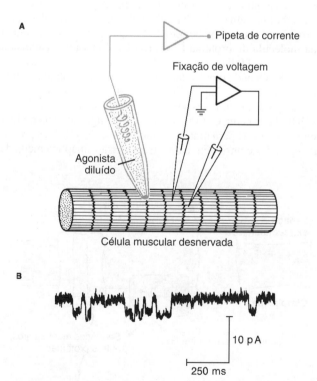

Fig. 6.36 A técnica de fixação de placa revela correntes iônicas através de um único canal receptor de acetilcolina. **(A)** A membrana do músculo é mantida em um potencial hiperpolarizado (–120 mV) por um circuito de fixação de voltagem, o que aumenta muito a força de atração sobre os íons pelos canais receptores de acetilcolina (RACh), enquanto que a superfície do músculo é explorada com uma pipeta de placa preenchida com uma solução de Ringer contendo suberilcolina (um agonista da ACh) 2×10^{-7} M. **(B)** Quando a ponta da pipeta é selada hermeticamente contra a membrana, são registrados influxos de corrente breves e pequenos. Neste experimento, são registrados os fluxos de corrente pelos canais iônicos, através da pipeta, de um único complexo protéico do RACh que se abre transitoriamente quando as moléculas do agonista se aderem aos locais de ligação no receptor. (Adaptado de Neher e Sakmann, 1976.)

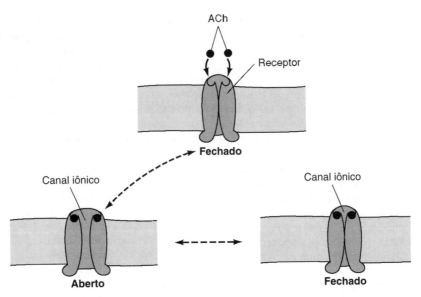

Fig. 6.37 Os canais receptores nicotínicos da acetilcolina existem em três estados funcionais. O canal iônico através do receptor abre-se quando a acetilcolina (ACh) ou moléculas de agonistas se ligam ao complexo protéico. Após cerca de 1 ms, o canal iônico fecha-se, mesmo que as moléculas de acetilcolina ainda estejam ligadas. O canal pode "flutuar" entre os estados aberto e fechado enquanto as moléculas de ACh permanecerem ligadas. Então as moléculas de ACh desligam-se e o canal se fecha, permanecendo no estado fechado até que mais duas moléculas de ACh se liguem.

dicando que a expressão dos subtipos de receptores é regulada diferentemente em diferentes regiões do sistema nervoso. Conhecer o grande número de permutações que são possíveis, mesmo entre receptores que respondem a um único transmissor, tem-nos ajudado a entender o modo como os mecanismos que permitem ao cérebro chegar aos seus estados funcionais altamente diferenciados podem ser tão engenhosos. Além disso, uma comparação nas seqüências de DNA dos receptores para ACh, GABA e glicina revela que eles são estreitamente relacionados, sugerindo que todos os canais iônicos ativados por ligante podem ter uma origem ancestral comum.

A análise da seqüência do DNA revelou que os receptores do glutamato pertencem a uma família separada tendo apenas uma leve semelhança com os receptores nicotínicos. Atualmente, existe um grande interesse nesta família de receptores, porque o glutamato é o neurotransmissor excitatório mais comum no sistema nervoso central de mamíferos e porque os receptores do glutamato participam das modificações na força sináptica, que devem dar base à memória e ao aprendizado. Até o momento, três tipos de receptores rápidos para o glutamato já foram identificados e receberam seus nomes de acordo com sua sensibilidade a agonistas específicos. Os agonistas que caracterizam as três classes de receptores são *cainato*, *quisqualato* (ácido α-amino-3-hidroxi-5-metil-isoxazol-4-propiônico) e *NMDA* (*N*-metil-D-aspartato). Estes tipos de receptores serão considerados com mais profundidade mais adiante neste capítulo na seção relacionada aos mecanismos das modificações sinápticas (ver *Potenciação de longa duração*).

Receptores na Neurotransmissão Lenta Indireta

Uma grande família de receptores responde à família dos neurotransmissores lentos. É interessante que tais receptores têm muitas características em comum com os receptores que respondem à luz, ao odor, aos hormônios e a outros mensageiros extracelulares. A maioria de tais receptores age ativando membros de um grupo de proteínas, conhecidas como *proteínas G*, que estão associadas com a membrana celular e que ligam o trifosfato de guanosina (GTP). Uma proteína G consiste em três subunidades, chamadas α, β e γ. A via de sinalização pela proteína G transmembrânica foi descoberta e descrita por Alfred Gilman e Martin Rodbell, que estudaram seu papel na transdução da sinalização de hormônio não-esteróide (para uma exposição mais completa sobre proteínas G, veja o Cap. 9); pelo seu trabalho, eles receberam o Prêmio Nobel em 1994. Quando o GTP se liga a uma molécula de proteína G, a proteína é ativada e catalisa a hidrólise do GTP ligado em GDP, o que termina a sua ativação (Fig. 6.38). Quando uma molécula receptora da membrana se liga ao seu ligante, este ciclo de ligação e hidrolisação do GTP é facilitado, porque o complexo receptor-ligante catalisa a liberação do GDP da proteína G, tornando o local de ligação mais rapidamente disponível para uma nova molécula de GTP. Três proteínas separadas contribuem para a transmissão sináptica mediada

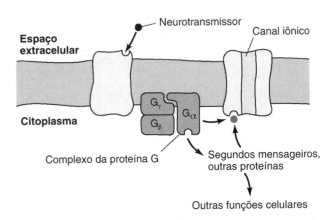

Fig. 6.38 Os segundos mensageiros intracelulares modificam a condutância dos canais em sinapses químicas lentas. As proteínas G participam da transmissão do sinal em muitas sinapses químicas lentas. Neste tipo de sinapse, as proteínas do receptor trespassam a membrana plasmática. As moléculas dos neurotransmissores ligam-se à porção extracelular do receptor, que ativa uma proteína G que se localiza no lado citoplasmático da membrana. A proteína G ativada regula a atividade de outras proteínas intracelulares, que mudam direta ou indiretamente a condutância de canais iônicos da membrana. As proteínas G ativadas podem também modificar outras funções celulares, alterando as vias metabólicas ou as estruturas do citoesqueleto.

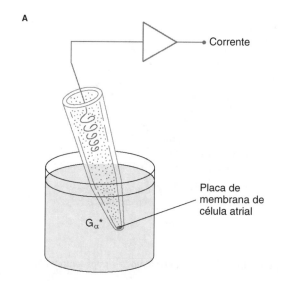
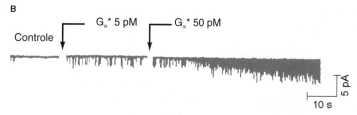

Fig. 6.39 Os receptores muscarínicos da acetilcolina nas células cardíacas promovem a abertura de canais para os íons potássio. **(A)** Arranjo experimental para medir o efeito da ativação sináptica lenta nas células atriais do coração do porco. Um análogo do GTP não-hidrolisável, o GTPγS, foi ligado às subunidades α da proteína G para ativá-las, e as subunidades α ativadas (o estado ativado é indicado por um asterisco) foram aplicadas à superfície intracelular de uma placa isolada da membrana das células atriais. Essas condições imitam o resultado da ativação da proteína G endógena mediada pelo receptor. **(B)** Registros típicos de um experimento como o mostrado na parte A. Quando a concentração das subunidades α ativadas aumenta, os canais de K^+ se abrem com uma freqüência maior, produzindo maior freqüência de pulsos de corrente nos registros de canais isolados. **(C)** Representação esquemática de eventos em uma sinapse muscarínica em uma célula intacta. Quando a ACh se liga aos receptores muscarínicos, as proteínas G da membrana são ativadas, e as subunidades α das proteínas G da membrana se ligam a canais de K^+, promovendo a sua abertura. (Dados adaptados de Covina et al., 1987.)

por proteína G. As moléculas receptoras dos neurotransmissores atravessam a membrana, ligando o neurotransmissor na face extracelular e catalisando a ativação da proteína G na face citoplasmática. A proteína G ativada pode regular a atividade de proteínas efetoras, que podem ser canais iônicos ou enzimas que controlam as concentrações de segundos mensageiros intracelulares ou ambos. Atualmente, conhecemos mais de 100 receptores que agem através de proteínas G, e essas moléculas sinalizadoras respondem a uma extensa variedade de estímulos externos que variam de peptídeos à luz e a odores. As próprias proteínas G constituem uma família de pelo menos 20 proteínas diferentes. A riqueza de combinações deste sistema fornece ainda um outro mecanismo para a produção de um controle fino dentro do sistema nervoso.

Um exemplo bem estudado de neurotransmissão indireta que regula canais iônicos é encontrado nas células atriais cardíacas, o sistema que Otto Loewi usou há mais de 75 anos na primeira demonstração de que os neurônios podiam transferir informações por meio de sinais químicos. A acetilcolina age sobre receptores muscarínicos no coração para manter abertos canais seletivos ao K^+, prolongando uma hiperpolarização. Vários diferentes tipos de experimentos foram necessários para demonstrar que esta ação dependia de uma proteína G.

Alguns dos resultados experimentais são descritos aqui. A acetilcolina age sobre as células atriais cardíacas somente se o GTP estiver dentro das células, e sabe-se que a ativação muscarínica dos canais de K^+ pode ser bloqueada pela toxina do agente causador da coqueluche, que inativa numerosas proteínas G. Testando diretamente a hipótese de que a ACh age nestas células por meio de uma proteína G, Codina e colaboradores (1987) aplicaram subunidades α de proteína G que havia sido ativada por GTPγS, um análogo não-hidrolisável do GTP, no lado interno de placas de membrana de células do músculo cardíaco (Fig. 6.39A). O resultado imitava a ativação estável de proteínas G na membrana. À medida que a quantidade da subunidade α foi aumentada na solução do banho, o número de canais abertos aumentou, conforme demonstrado pelo aumento do número de correntes por canais individuais (Fig. 6.39B). Experimentos semelhantes identificaram uma grande variedade de canais de K^+, Na^+ e Ca^{++} cuja atividade é regulada de modo semelhante por subunidades α de proteínas G por receptores ativados.

Neuromodulação

A resposta pós-sináptica a transmissores sinápticos rápidos é imediata, breve e localizada em pontos especializados na célula pós-sináptica. Em contraste, a transmissão sináptica lenta não é somente mais demorada e duradoura, mas também pode ser espalhada espacialmente. Em alguns casos, a transmissão sináptica lenta, ou indireta, pode interagir e modular os efeitos da transmissão sináptica rápida. A interação pode afetar apenas um neurônio pós-sináptico ou pode afetar muitos neurônios pós-sinápticos, um fenômeno chamado **neuromodulação**. Neuromodulação (ou, mais precisamente, modulação da transmissão sináptica) refere-se a alterações transitórias na eficiência de um neurônio pré-sináptico para controlar eventos no neurônio pós-sináptico (isto é, sua eficácia sináptica). As alterações neuromoduladoras na eficácia sináptica duram de segundos a minutos, e esse decurso de tempo distingue a neuromodulação da *plasticidade sináptica*, que será descrita mais adiante neste capítulo, na qual os efeitos são muito mais duradouros ou mesmo permanentes.

Um dos exemplos mais bem entendidos de neuromodulação e seu papel na excitação sináptica normal é encontrado nas células dos gânglios simpáticos da rã. O sistema é complexo porque tais células recebem três classes de aferências sinápticas distintas que são mediadas por dois neurotransmissores diferentes que agem sobre três tipos de receptores distintos. São produzidas três respostas pós-sinápticas distintas: um peps rápido, um peps lento e um peps lento tardio. Um arranjo experimental típico é mostrado na Fig. 6.40A. Os potenciais excitatórios pós-sinápticos rápido e lento são produzidos pela ACh dos terminais nervosos pré-sinápticos. As células pós-sinápticas têm em suas membranas receptores nicotínicos (a resposta rápida) e muscarínicos (a resposta lenta). Em contraste, o potencial excitatório pós-sináptico lento tardio é produzido por um neuropeptídeo que é muito semelhante ao hormônio liberador das gonadotrofinas (GnRH — ver Cap. 9) dos mamíferos e que também é liberado de neurônios pré-sinápticos, mas não diretamente sobre os neurônios pós-sinápticos. Os três potenciais pós-sinápticos despolarizam a célula pós-sináptica em diferentes intensidades e em tempos diferentes após a estimulação e agem por mecanismos diferentes, mas não inteiramente independentes.

Quando a ACh se liga a um receptor nicotínico, o canal iônico no complexo do receptor se abre e o Na^+ e o K^+ podem passar através dele, produzindo a resposta rápida (Fig. 6.40B). Este tipo de potencial excitatório pós-sináptico pode ser desencadeado por um único estímulo que dura somente umas poucas dezenas de milissegundos. O potencial excitatório pós-sináptico lento é produzido quando a ACh se liga aos receptores muscarínicos e só pode ser obtido após a chegada de várias séries de PA no terminal pré-sináptico e da liberação da ACh. Os receptores muscarínicos agem através de uma proteína G que promove o fechamento de um tipo de canal de K^+, chamado canal M (Fig. 6.41A). Quando esses canais de K^+ se fecham, o influxo contínuo de Na^+ deixa de ser balanceado por um efluxo de K^+, e, como conseqüência, a célula se despolariza. A despolarização é pequena (cerca de apenas 10 mV; ver Fig. 6.40B), porque ele depende da pequena corrente de influxo contínuo de Na^+. Ele não consegue, por si só, produzir um PA na célula pós-sináptica, mas ele pode alterar significativamente a resposta da célula aos sinais sinápticos rápidos, particularmente quando ele age em conjunto com o potencial excitatório pós-sináptico lento tardio. O peps lento tardio resulta da liberação de um tipo diferente de neurotransmissor, o peptídeo semelhante ao GnRH, que age através de um receptor transmembrânico e fecha os mesmos canais M que são afetados pelos receptores muscarínicos. A adição de

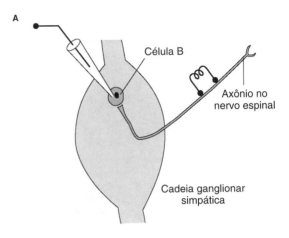

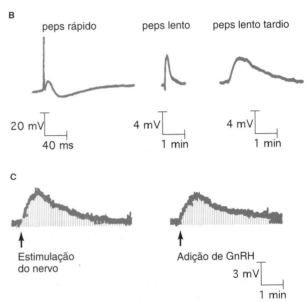

Fig. 6.40 Os potenciais pós-sinápticos com evoluções temporais muito diferentes podem ser registrados nas células ganglionares simpáticas do sapo. **(A)** A cadeia ganglionar simpática está localizada em ambos os lados da medula espinal (ver Cap. 11), e as respostas das grandes células B (uma classe de neurônios nos gânglios) podem ser registradas quando os nervos que inervam os gânglios são estimulados. Isto pode ser visto na *parte superior* do diagrama. **(B)** Três tipos diferentes de respostas sinápticas podem ser registradas nas células B: (1) um potencial excitatório pós-sináptico rápido (com latência de 30-50 ms) quando a ACh ativa receptores nicotínicos na membrana pós-sináptica; (2) um peps lento (com latência de 30-60 ms) quando a ACh se liga a receptores muscarínicos na membrana pós-sináptica; e (3) um peps lento tardio (com latência de mais de 100 ms) causado por um mensageiro decapeptídico — encontrado no cérebro de vertebrados de sangue frio — que está estreitamente associado ao fator liberador hipotalâmico de GnRH. Quando o GnRH se liga a receptores pós-sinápticos, ele produz uma despolarização nas células B que dura muitos minutos. (Note as barras de calibração abaixo do registro.) **(C)** Quando o GnRH exógeno é aplicado às células B, o efeito é idêntico ao início, à magnitude e à duração do peps lento tardio mostrado na parte B. (Adaptado de Jan e Jan, 1982.)

GnRH exógeno aos neurônios pós-sinápticos produz o mesmo tipo de resposta (ver a Fig. 6.40C). O desenvolvimento da resposta ao GnRH é ainda mais lento que a resposta muscarínica; ele começa 100 ms após o estímulo e pode durar por 40 min (ver a Fig. 6.40B).

As semelhanças e as diferenças entre estas duas respostas mais lentas são importantes para se entender como a neuromodulação pode agir nos animais. Para explorar o papel do potencial excitatório pós-sináptico lento nestas células dos gânglios simpáticos, foi avaliada a eficácia de uma injeção de corrente na célula pré-sináptica antes e durante um peps lento (Fig. 6.41B). Antes do peps lento, um estímulo pré-sináptico causou um PA pós-si-

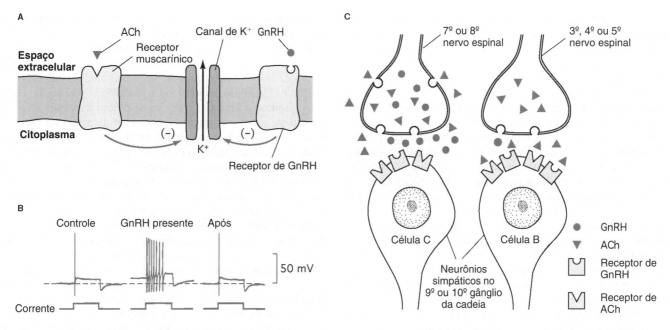

Fig. 6.41 Os receptores muscarínicos para a acetilcolina e para o GnRH despolarizam uma célula pós-sináptica fechando os canais iônicos do tipo M para o potássio. **(A)** Quando a acetilcolina (ACh) se liga aos receptores muscarínicos ou quando o neuropeptídeo semelhante ao GnRH se liga ao seu receptor, os canais do tipo M fecham-se, reduzindo assim a corrente de K⁺ através da membrana e despolarizando o neurônio. **(B)** Efeito do potencial excitatório pós-sináptico rápido (peps) em uma célula pós-sináptica B antes, durante e após um peps lento. Durante o peps lento, a diminuição da corrente de K⁺ através dos canais M aumenta a excitabilidade das células B, produzindo uma série de potenciais de ação em resposta ao peps rápido. **(C)** Neurônios colinérgicos do sétimo e oitavo nervos espinais inervam as células C do nono e do décimo gânglios simpáticos, enquanto que neurônios do terceiro, quarto e quinto nervos inervam somente as células B nesses gânglios. Somente as células C recebem terminais que são imunorreativos para GnRH, mas a estimulação do sétimo e do oitavo nervos espinais produz um peps lento tardio nas células B e nas células C, sugerindo que o GnRH se difunde do seu local de liberação na superfície das células C e ativa receptores nas células B. (A parte B foi adaptada de James e Adams, 1987; a parte C foi adaptada de Jan e Jan, 1982.)

náptico único; enquanto que, durante o peps lento, o mesmo estímulo provocou um surto de PA. Claramente, o peps lento modificou a transmissão do sinal através desta sinapse. Normalmente a corrente de K⁺ através dos canais M é ativada pela despolarização da membrana e tende a repolarizar a célula opondo-se às correntes de despolarização que entram através dos canais sinápticos, reduzindo assim a eficácia de qualquer potencial excitatório pós-sináptico. Quando os canais M são mantidos fechados pelos receptores muscarínicos da ACh, a repolarização da membrana pela corrente de K⁺ é bloqueada e uma excitação maior é potencializada. O potencial excitatório pós-sináptico tardio age de modo semelhante, mas com latência mais longa e por tempo mais prolongado e compartilha o canal M como uma via final comum. Entretanto, há um efeito adicional porque o neurotransmissor peptídico se difunde para os neurônios adjacentes, os quais ele pode influenciar se estiverem presentes os receptores apropriados (Fig. 6.41C). Somente alguns dos terminais pré-sinápticos podem liberar GnRH, mas a maioria das células pós-sinápticas parece ter receptores do GnRH, o que sugere fortemente que a neuromodulação é uma função normal deste circuito neuronal. Considerados em conjunto, tais mecanismos podem produzir uma variedade de efeitos pós-sinápticos após a estimulação pré-sináptica. Um breve disparo de atividade nas células pré-sinápticas pode gerar tipicamente apenas a resposta excitatória pós-sináptica rápida. Uma estimulação mais prolongada poderia ativar também a via lenta, o que poderia amplificar efetivamente a resposta da célula pós-sináptica aos seus potenciais excitatórios pós-sinápticos rápidos. Com uma estimulação ainda maior, a via lenta tardia poderia aumentar ainda mais a eficácia dos potenciais excitatórios pós-sinápticos e poderia também potencializar as respostas nos neurônios vizinhos (ver a Fig. 6.41C), aumentando a eficácia da neurotransmissão em células que não são diretamente pós-sinápticas para os neurônios liberadores de GnRH. Além disso, essa modulação poderia ser relativamente duradoura, considerando a longa constante de tempo da resposta lenta tardia.

Nos últimos anos, estudos nos gânglios estomatogástricos de crustáceos demonstraram o grande poder dos mecanismos neuromoduladores. Esses gânglios contêm somente 30-40 neurônios identificados, cujas interconexões foram caracterizadas em detalhe e cujos padrões eferentes são bem conhecidos. Quando certas substâncias neuromoduladoras, como a proctolina ou a colecistocinina, são adicionadas ao banho de salina onde estão os gânglios estomatogástricos, as propriedades de pelo menos alguns dos canais da membrana mudam drasticamente, ligando efetivamente todo o gânglio e gerando circuitos e eferências que nunca são vistos na ausência do neuromodulador. Assim, os neuromoduladores fornecem um meio de remodelar os circuitos neuronais, permitindo a um conjunto de neurônios interagir de vários e diferentes meios, mesmo que suas relações sinápticas físicas permaneçam inalteradas.

INTEGRAÇÃO NAS SINAPSES

Apenas raramente neurônios únicos são capazes de produzir comportamento. Mesmo o comportamento mais simples requer que várias centenas a muitos milhares de neurônios ajam de modo coordenado. Essa coordenação entre neurônios é chamada **integração neuronal**. Usado neste sentido, "integrar" significa "combinar como um todo". Num neurônio único, a integração consiste em responder aos impulsos sinápticos aferentes produzindo um PA ou não produzindo nenhum, e todos os neurônios integram os vários sinais excitatórios e inibitórios que chegam a eles. O processo de integração depende muito das propriedades passivas da membrana que está entre as sinapses e a zona de início de um potencial de ação. Além disso, a densidade e a sensibilidade da voltagem dos canais de Na^+ e de K^+ determinam o limiar e a taxa de disparo que é produzida em resposta a uma dada despolarização sináptica.

Muito do que nós sabemos a respeito da integração neuronal tem sido obtido de estudos com os grandes *neurônios motores* α (Fig. 6.42) da medula espinal dos vertebrados. Esses neurônios inervam grupos de fibras musculares esqueléticas em junções neuromusculares. Nos vertebrados, estes são os únicos neurônios que fazem sinapse diretamente com fibras musculares esqueléticas e desse modo eles têm um papel excepcionalmente importante para gerar um comportamento visível (ver Cap. 10). Milhares de terminais sinápticos inibitórios e excitatórios contactam os dendritos e corpos celulares de cada neurônio motor α. O efeito resultante de toda a atividade sináptica é controlar a freqüência com que os PA são gerados na célula. Essa freqüência de disparo (medida tipicamente em impulsos por segundo) determina a força da contração em um conjunto de fibras musculares inervadas pelo neurônio motor.

Toda a atividade de integração em um neurônio é centralizada na produção de PA (isto é, excitação) ou na sua supressão (isto é, inibição). Como os PA são os únicos eventos que podem conduzir as informações a distâncias maiores que alguns milímetros, somente impulsos sinápticos que causam PA nos neurônios motores α podem gerar o comportamento. Qualquer impulso excitatório que falha em conduzir o neurônio motor ao limiar, por si só ou por somação com outros impulsos, é perdido porque nenhum PA será produzido na célula pós-sináptica e o sinal termina aí.

Em um neurônio motor α, os PA são gerados no segmento inicial do axônio além do cone axônico (ver a Fig. 5.2). Essa região é mais sensível à despolarização do que o soma e os dendritos (talvez a membrana tenha densidade maior de canais de Na^+ neste local), e assim ela possui um limiar menor para produzir PA. Para gerar PA na célula, uma corrente sináptica deve ser capaz de levar a zona de início dos potenciais de ação ao limiar.

De que modo os muitos milhares de impulsos sinápticos individuais em um neurônio motor influenciam a sua atividade? As correntes sinápticas espalham-se eletrotonicamente das sinapses para os dendritos e o soma. O quanto da corrente que decai com a distância é determinado pelas propriedades de cabo do neurônio (Fig. 6.43), mas em todos os casos os potenciais sinápticos diminuem à medida que eles se difundem do seu local de origem até a zona de início do potencial de ação (ver *Difusão Passiva de Sinais Elétricos* anteriormente neste capítulo e a Fig. 6.16). Como o decaimento depende da distância, uma corrente sináptica que começa na extremidade de um dendrito comprido e fino decairá mais que as correntes mais próximas à zona de início dos potenciais de ação, de modo que sinapses mais distantes exercem uma influência relativamente menor na atividade de neurônios pós-sinápticos. Em conseqüência, a localização da sinapse, bem como a intensidade inicial das correntes sinápticas, pode influenciar o quanto de controle as sinapses particulares possuem. (É interessante que evidências recentes sugerem que pelo menos em alguns neurônios do cérebro dos mamíferos, pode haver alguns canais de Na^+ nas membranas de dendritos, e esses canais podem reforçar as correntes sinápticas, impedindo que o seu decaimento seja tão rápido como seria se elas fossem conduzidas apenas eletrotonicamente.) Em muitos casos, a densidade das sinapses inibitórias é mais elevada próximo ao cone axônico, onde essas sinapses podem ser mais eficientes em bloquear as correntes sinápticas excitatórias que despolarizam a zona de início de disparo dos potenciais de ação para atingir o limiar.

Nós aprendemos muitos desses conceitos de experimentos com rãs do gênero *Rana*. Por exemplo, em um experimento, vários segmentos da medula espinal de uma rã anestesiada foram expostos através da abertura da coluna vertebral. Em seguida, um microeletrodo é introduzido até o corno ventral da substância cinzenta e inserido no soma de um único neurônio motor α. Pequenos feixes de axônios aferentes dissecados na via dorsal são colocados sobre eletrodos estimuladores de fio de prata, de modo que a estimulação de alguns axônios causa excitação de neurônios motores α e a estimulação de outros causa sua inibição.

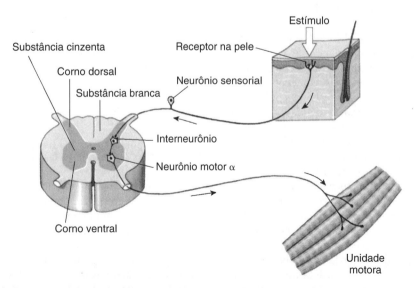

Fig. 6.42 Neurônios conectados por sinapses trabalham juntos para processar informação. Neste diagrama, um neurônio motor espinal α, cujo soma está localizado na medula espinal ventral, é parte de um arco reflexo com duas sinapses (chamado reflexo de flexão) no qual um estímulo nocivo aplicado à pele causa excitação de um neurônio motor que controla um músculo flexor. A via inclui um interneurônio entre os neurônios sensorial e motor. A ativação do neurônio motor causa contração das fibras musculares que ele inerva. (Ver Encarte colorido).

COMUNICAÇÃO NOS NEURÔNIOS E ENTRE NEURÔNIOS

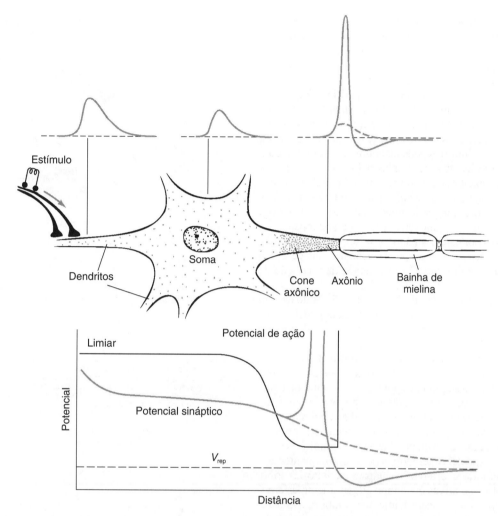

Fig. 6.43 Cada impulso sináptico decai com a distância à medida que ele caminha em direção à zona de início do potencial de ação. Um potencial excitatório pós-sináptico originado em um dendrito espalha-se eletrotonicamente e fica menor com a distância (*no alto*). A densidade dos canais de Na$^+$ (pontículos) na membrana determina o limiar (traço *embaixo*) para gerar um PA. O potencial sináptico fica menor à medida que ele se espalha pelo axônio, e nenhum PA é gerado até que a corrente alcance a distribuição donsa dos canais do Na$^+$ na zona de início do potencial de ação do cone axônico (ou do primeiro nodo de Ranvier), onde o limiar de deflagração é o mais baixo. As curvas mostram os valores relativos do potencial limiar e do potencial sináptico ao longo da membrana entre a sinapse e a zona de início do potencial de ação. A linha pontilhada mostra qual seria a amplitude do potencial excitatório pós-sináptico se o PA fosse bloqueado.

Inicialmente, os eletrodos de registro intracelular irão captar potenciais pós-sinápticos que estão ocorrendo ao acaso. Esses sinais são causados por impulsos sinápticos aferentes ao neurônio motor que não está sob controle experimental. A atividade consiste tipicamente em potenciais sinápticos com amplitudes de cerca de 1 mV, que são semelhantes aos potenciais de placa em miniatura registrados na placa motora muscular (ver Fig. 6.24). Foi demonstrado que a estimulação de um único neurônio que é pré-sináptico a esses neurônios motores libera somente de um a vários *quanta* de transmissor em resposta a um PA pré-sináptico. Neste aspecto, as terminações sinápticas excitatórias que chegam a um neurônio motor são quantitativamente diferentes das da junção neuromuscular, onde um único terminal de neurônio motor libera aproximadamente de 100 a 300 *quanta* em resposta a um único impulso pré-sináptico e produz um potencial excitatório pós-sináptico de 60 mV ou mais. A liberação do transmissor de uma única terminação pré-sináptica num neurônio motor α despolariza o neurônio em cerca de apenas 1 mV, muito menos que a quantidade necessária para alterar o potencial de membrana de deflagração. Enquanto que a junção neuromuscular dos vertebrados age como uma simples sinapse de relé, trans-mitindo de um modo um-para-um (isto é, um impulso pós-sináptico para cada impulso pré-sináptico), um neurônio motor requer a ativação somada de *numerosos* impulsos aferentes sinápticos excitatórios para alcançar o limiar de disparo para o início de um PA pós-sináptico. Assim, a decisão de deflagrar é uma resposta a uma coleção de impulsos pré-sinápticos, e, embora cada pequena corrente sináptica seja ineficaz sozinha, a atividade de uma única terminação pode contribuir significativamente para o comportamento integrativo do neurônio. Esse comportamento democrático impede a ativação de neurônios motores por impulsos sem importância ou pela atividade espontânea de seus neurônios aferentes. Mais importante ainda, ele fornece um modo de integrar impulsos aferentes de várias fontes, tanto excitatórias como inibitórias, para determinar quando o neurônio produzirá PA e quantos serão.

Quanto maior a intensidade da corrente de estímulo aplicada ao axônio pré-sináptico da via dorsal, maior o número de axônios excitatórios ativados; isto é, eles são *recrutados* pelo aumento da intensidade do estímulo. Quando esses neurônios deflagram em uníssono, a quantidade total de transmissor liberado sobre o neurônio motor aumenta, produzindo mais correntes sinápticas individuais que se somam para desencadear um potencial excitatório pós-sináptico maior. Quando impulsos aferentes de várias sinapses individuais se somam para mudar simultaneamente o V_m no neurônio pós-sináptico, o processo é chamado **somação espacial**. Os impulsos sinápticos somados podem promover maior despolarização se eles são todos excitatórios (Fig. 6.44). Se é liberado transmissor inibitório simultaneamente com transmissor excitatório, ele também produz correntes sinápticas que se somam com as correntes excitatórias (Fig. 6.45). A abertura de canais sinápticos inibitórios pode fazer um curto-circuito com as correntes despolarizantes conduzidas pelos íons Na^+ que se movem por canais excitatórios; isto é, à medida que cargas positivas despolarizantes são conduzidas para o interior da célula pelos íons Na^+, algumas cargas são imediatamente removidas da célula quando os íons K^+ se movem para fora ou os íons Cl^- se movem para dentro por canais sinápticos inibitórios. A ativação de sinapses inibitórias reduz a despolarização na zona de início do potencial de ação e diminui a probabilidade da produção de um PA.

Quando um segundo potencial pós-sináptico é obtido em um espaço de tempo muito curto após o primeiro, ele pode somar-se ao primeiro ou "cavalgar"* sobre ele, mesmo que os dois eventos sinápticos tenham sido causados pelo mesmo neurônio pré-sináptico. Este efeito é chamado **somação temporal** (Fig. 6.46). Quanto mais curto o intervalo entre dois potenciais pós-sinápticos sucessivos, maior a segunda resposta que se sobrepõe à primeira desse, e modo maior será o potencial pós-sináptico. Uma somação maior pode ser obtida se os estímulos adicionais chegam em rápida sucessão, com o terceiro potencial sináptico se sobrepondo ao segundo, e assim por diante. Em condições naturais, as somações espaciais e temporais ocorrem freqüentemente juntas. Por exemplo, se diferentes sinapses excitatórias sobre um neurônio motor são ativas em tempos ligeiramente diferentes, os efeitos irão somar-se espacialmente e temporalmente.

As somações espaciais e temporais de potenciais sinápticos dependem das propriedades elétricas passivas dos neurônios. A somação espacial ocorre porque as correntes sinápticas que se originam ao mesmo tempo, mas de diferentes sinapses, espalham-se eletrotonicamente a partir da sinapse (ver a Fig. 6.43), de modo que seus efeitos sobre o V_m podem somar-se na zona de início do potencial de ação. As somações temporais, por outro lado, não requerem a somação de *correntes* sinápticas e podem ocorrer mesmo que as correntes individuais não se sobreponham (ver Fig. 6.46C), porque a constante elétrica de tempo da membrana é longa em relação ao desenvolvimento temporal das correntes sinápticas. A primeira corrente sináptica conduz cargas positivas para dentro da célula, descarregando parcialmente o potencial de repouso negativo da membrana da célula. As cargas positivas conduzidas para o interior do neurônio pela corrente sináptica então vazam para fora lentamente (pela resistência — canais de K^+ — e pela capacitância da membrana), e o V_m retorna gradualmente ao repouso depois que cessa a corrente sináptica. Assim, os *potenciais* sinápticos ultrapassam as *correntes* sinápticas por milissegundos e, se uma segunda *corrente* sináptica flui antes que o primeiro *potencial* sináptico tenha desaparecido, ela causará uma segunda despolarização que se adiciona à fase descendente do primeiro, mesmo que as duas correntes sinápticas não se sobreponham no tempo. Desse modo, a capacidade da membrana de estocar carga

---

* **N.T.:** No original, *ride piggyback*.

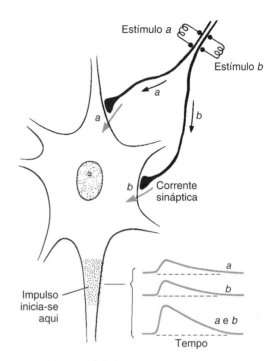

Fig. 6.44 Impulsos sinápticos de vários neurônios pré-sinápticos produzem uma somação espacial em um neurônio motor. Duas correntes sinápticas excitatórias, de dois neurônios separados *a* e *b*, chegam em duas sinapses separadas espacialmente. As curvas embaixo à direita mostram potenciais sinápticos registrados na zona de início do potencial de ação quando os dois impulsos atuam sozinhos e quando os dois impulsos atuam simultaneamente, produzindo somação espacial. A somação espacial de correntes de muitas sinapses é necessária para produzir um potencial sináptico que exceda o limiar de um neurônio motor. Se muito poucos impulsos excitatórios são ativos simultaneamente, o V_m na zona de início do potencial de ação não alcança o limiar, e nenhum PA é produzido.

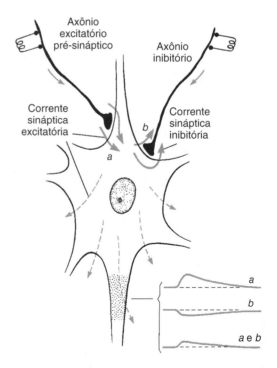

Fig. 6.45 Soma de correntes sinápticas excitatórias e inibitórias. A estimulação de vias pré-sinápticas separadas origina correntes sinápticas excitatórias (*a*) e inibitórias (*b*). As curvas embaixo à direita mostram os potenciais sinápticos registrados na zona de início do potencial de ação quando *a* ou *b* são estimulados individualmente e então quando são estimulados simultaneamente, ilustrando os efeitos da somação. As setas pontilhadas indicam que parte da corrente sináptica excitatória é diminuída pelos canais inibitórios abertos.

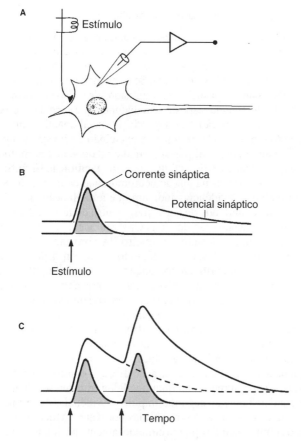

Fig. 6.46 Na somação temporal, os sinais pré-sinápticos chegam à sinapse em sucessão rápida. **(A)** Arranjo experimental para registro dos eventos pós-sinápticos. **(B)** Um único estímulo evoca uma corrente sináptica (área sombreada) e um potencial sináptico com decaimento mais lento. **(C)** A somação de correntes sinápticas não é necessária para a somação de potenciais sinápticos, porque a constante de tempo do *potencial* sináptico é mais prolongada que a duração da *corrente* sináptica. As setas indicam o momento em que os impulsos pré-sinápticos chegam à sinapse.

permite a soma dos efeitos de voltagem das correntes sinápticas ao longo do tempo. Quanto maior a constante de tempo da membrana, menor o decaimento dos potenciais pós-sinápticos e mais eficiente será a somação temporal de impulsos assincrônicos. A constante de tempo da membrana, (τ), dos neurônios motores dos vertebrados é cerca de 10 ms e pode variar de 1 ms a 100 ms em outros neurônios.

Registros através de microeletrodos revelam que, sob condições normais, os neurônios motores quase nunca são eletricamente silenciosos, mas em vez disso eles sempre exibem algum **ruído sináptico** (flutuações irregulares no potencial de membrana) causados por atividade aferente dos neurônios pré-sinápticos. O resultado é uma mudança constante, mas ao acaso, no V_m. A todo instante, impulsos excitatórios aferentes se somam para deflagrar um PA no neurônio, que por sua vez promove um PA e um abalo em cada uma das fibras musculares inervadas pelo neurônio. O resultado desta atividade é um fundo constante de nível baixo de tensão nos músculos esqueléticos à medida que primeiro um e depois outro neurônio motor dispara e causa a contração das fibras musculares que ele inerva. (Ver o Cap. 10 para uma discussão mais profunda sobre as fibras musculares e seu controle.)

A membrana na zona de início do potencial de ação nos neurônios motores tipicamente nunca se acomoda completamente sob despolarização mantida. Neste caso, se impulsos sinápticos são fortes e mantidos, eles podem causar a deflagração de séries sustentadas de PA nos neurônios motores. A freqüência dos impulsos em uma série depende do quão despolarizada a zona de início do potencial está (Fig. 6.47), que por sua vez depende da amplitude dos impulsos sinápticos somados. Assim o número e a freqüência dos PA produzidos no neurônio motor conduzem informações sobre os impulsos aferentes para o neurônio. De fato, a maioria das transferências de informações no sistema nervoso depende deste código de freqüência.

Resumindo, os PA são gerados em um neurônio quando o segmento inicial de baixo limiar ou o cone axônico é despolarizado até o limiar ou além dele. A freqüência dos PA no neurônio aumenta à medida que a despolarização se eleva até alguma freqüência de deflagração máxima. A quantidade de despolarização na zona de início do potencial de ação depende do momento relativo da chegada das correntes sinápticas excitatórias e inibitórias e de onde essas correntes se originam.

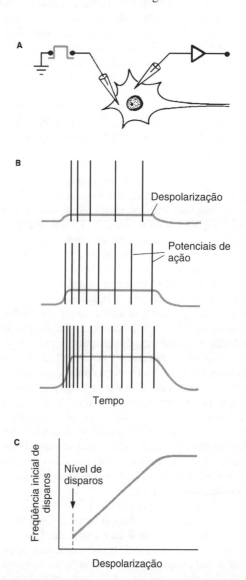

Fig. 6.47 A freqüência inicial dos impulsos gerados em um neurônio motor é aproximadamente proporcional à amplitude da despolarização da membrana. **(A)** Dois eletrodos, um para passar uma corrente de despolarização e um para registrar o potencial de membrana, são inseridos em um neurônio motor espinal α. **(B)** Três traçados idealizados mostram que o aumento da despolarização (*do alto para baixo*) causa aumento na freqüência dos disparos. **(C)** Freqüência de disparo inicial plotada contra a quantidade de despolarização. À medida que a despolarização aumenta, a freqüência dos PA se eleva, até atingir algum valor máximo.

PLASTICIDADE SINÁPTICA

O sistema nervoso seria muito menos útil a um animal se ele não pudesse mudar pela experiência. A **plasticidade neuronal**, a modificação da função neuronal em decorrência da experiência, é de importância fundamental para a sobrevivência de qualquer organismo. Exemplos comuns de plasticidade neuronal em nossas vidas são a aprendizagem e o desenvolvimento de habilidades e hábitos motores. Essa plasticidade fica por trás da inteligência humana, bem como a capacidade de todos os animais superiores de responder adaptativamente aos estímulos de um modo que os permite ir além de reflexos fixos programados em seus sistemas nervosos em desenvolvimento por mecanismos genéticos. Virtualmente todos os animais demonstram um grau de plasticidade comportamental, e os mecanismos que dão base à plasticidade sináptica são ordinariamente o objeto de muitos experimentos. A plasticidade sináptica também acontece como resultado de eventos que ocorrem durante o transcorrer da vida. As conexões sinápticas que são estabelecidas no embrião são refinadas mais tarde em padrões adultos e, mesmo depois, as alterações nas forças sinápticas são tidas como mecanismos importantes para a aprendizagem e a memória em sinapses maduras. É interessante que a moldagem do desenvolvimento para sinapses maduras e sua modificação na aprendizagem e na memória parecem depender de um sinal retrógrado que é enviado do neurônio pós-sináptico para o neurônio pré-sináptico.

Em organismos adultos completamente desenvolvidos, a plasticidade neuronal requer alterações na *eficácia sináptica*. Uma mudança na eficácia sináptica não é a única maneira de se mudar a função neuronal mas, no momento, é aquela sobre a qual existe maior suporte experimental. D. O. Hebb sugeriu em 1949 que a eficiência de uma sinapse excitatória aumentaria se a atividade nessa sinapse fosse consistente e positivamente correlacionada com a atividade do neurônio pós-sináptico. Desde então, um desafio tem sido identificar os mecanismos que poderiam estar envolvidos neste tipo de mudança.

Duas grandes categorias de mecanismos que poderiam preencher este papel são (1) mudanças nos terminais pré-sinápticos e (2) mudanças no neurônio pós-sináptico. Um exemplo de mecanismo pré-sináptico poderia ser uma alteração na quantidade de transmissor liberado dos terminais pré-sinápticos em resposta a um PA pré-sináptico. Um exemplo de mecanismo pós-sináptico poderia ser uma alteração no aparato pós-sináptico que modifica a amplitude de despolarização produzida quando certa quantidade de transmissor é liberada dos terminais pré-sinápticos. Relativamente pouco se sabe sobre os mecanismos da plasticidade pós-sináptica, embora ela tenha sido demonstrada em diversos tecidos. Nós consideraremos os mecanismos pré-sinápticos da plasticidade neuronal.

Existem duas categorias principais de mecanismos pré-sinápticos que mudam a eficácia sináptica. Em uma classe, a própria atividade do terminal causa uma mudança, que é dependente do uso, na liberação do transmissor, de modo que esses mecanismos são chamados **modulação homossináptica**. Em outra classe, as alterações na função pré-sináptica são induzidas pela ação de uma substância moduladora liberada de um outro terminal nervoso estreitamente justaposto, e esses mecanismos são chamados **modulação heterossináptica**. Tipicamente, a modulação heterossináptica dura mais que a modulação homossináptica.

Modulação Homossináptica: Facilitação

Uma alteração uso-dependente na eficácia sináptica pode ser vista em uma placa motora parcialmente curarizada de uma fibra muscular esquelética de rã quando dois estímulos são aplicados no axônio motor em sucessão rápida. Se o segundo potencial sináptico começa antes do primeiro ter terminado, eles se somarão, mas a amplitude da segunda resposta será maior do que seria de se esperar apenas pela somação. Se o segundo potencial sináptico começa logo após o primeiro ter terminado, excluindo a somação temporal, o segundo potencial pós-sináptico ainda pode ter amplitude maior que o primeiro. Este efeito, chamado **facilitação sináptica**, dura de 100 a 200 ms na junção neuromuscular da rã (Fig. 6.48).

As melhores evidências indicam que a facilitação sináptica depende da quantidade de Ca^{++} livre dentro do terminal pré-sináptico. A concentração dos íons Ca^{++} intracelulares livres aumenta no terminal quando o primeiro PA abre canais de Ca^{++} voltagem-dependentes, e esse aumento na concentração de íons Ca^{++} persiste por curto tempo. Quando o segundo impulso chega ao terminal, a concentração de Ca^{++} ainda é um pouco mais elevada, e os íons Ca^{++} que entram como resultado do segundo PA se somam aos íons Ca^{++} remanescentes, gerando uma concentração de Ca^{++} no terminal ainda mais elevada. Como a liberação do transmissor depende intensamente da concentração intracelular de Ca^{++} próximo aos locais de liberação sináptica, este pequeno acréscimo na concentração de Ca^{++} dentro do terminal produz grande aumento na quantidade de transmissor liberado subseqüentemente ao segundo impulso. Evidências experimentais para esta hipótese foram obtidas por Katz e Miledi (1968). Eles usaram uma micropipeta cuidadosamente posicionada para fornecer pulsos de íons Ca^{++} para a solução externa próximo à placa motora de um músculo de rã que estava imerso em uma solução de Ringer livre de Ca^{++} (Fig. 6.49A). Eles descobriram que a facilitação do potencial pós-sináptico evocado pelo segundo estímulo era maior quando um pulso de íons Ca^{++} extracelular

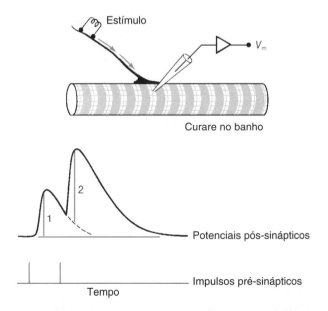

Fig. 6.48 A facilitação sináptica ocorre na junção neuromuscular da rã. Neste experimento, o curare no banho de salina bloqueou alguns receptores de ACh, reduzindo a amplitude dos potenciais excitatórios pós-sinápticos abaixo do limiar de disparo. Dois estímulos foram aplicados ao nervo em rápida sucessão. O segundo potencial sináptico somado à fase descendente do primeiro produz um potencial pós-sináptico maior, mas, além disso, a amplitude da segunda resposta (indicada pela linha marcada com o número 2) foi maior do que poderia ser esperado pela somação apenas.

COMUNICAÇÃO NOS NEURÔNIOS E ENTRE NEURÔNIOS 195

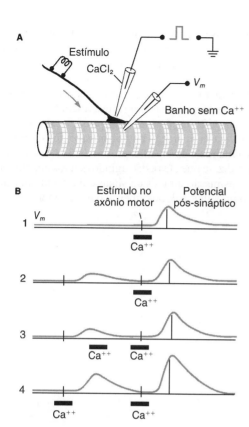

Fig. 6.49 A facilitação sináptica depende da presença de íons cálcio no líquido extracelular. **(A)** O neurônio motor que inerva a fibra muscular foi estimulado, e o potencial pós-sináptico resultante foi registrado. A solução do banho não contém cálcio, mas pequenos pulsos de CaCl₂ foram liberados através de uma pipeta contendo solução de CaCl₂ e posicionada junto à região da placa motora. Neste experimento, variou-se o momento relativo entre o estímulo do neurônio motor e a liberação de CaCl₂. **(B)** Registros dos potenciais pós-sinápticos na fibra muscular. As barras pretas horizontais mostram o momento dos pulsos de Ca⁺⁺. As linhas finas verticais indicam os estímulos nos neurônios pré-sinápticos. O traçado 1 mostra a amplitude de um potencial pós-sináptico em resposta a um único PA no neurônio motor. Nos outros três traçados, a relação temporal entre o primeiro PA e o pulso de CaCl₂ variou. Em todos os casos, íons Ca⁺⁺ ficaram disponíveis no momento do segundo PA. A facilitação ocorreu apenas quando os íons Ca⁺⁺ estavam presentes na placa motora no momento em que ambos PA chegavam à placa motora. (Adaptado de Katz e Miledi, 1968.)

era dado para coincidir com a chegada do primeiro PA (Fig. 6.49B). O primeiro pulso de Ca⁺⁺ não aumentava significativamente a facilitação se fosse dado depois que o primeiro PA tivesse chegado ao terminal (ver Fig. 6.49B). Assim, para a facilitação sináptica ocorrer, o Ca⁺⁺ deve estar disponível para entrar no terminal pré-sináptico quando um PA o invade. Se os íons Ca⁺⁺ podem entrar no terminal provenientes do líquido extracelular, os íons Ca⁺⁺ do segundo PA se somam a qualquer quantidade de íons Ca⁺⁺ remanescentes do primeiro, resultando na liberação de mais transmissor.

Modulação Homossináptica: Potenciação Pós-tetânica

Quando um axônio motor da rã é estimulado *tetanicamente* (isto é, a uma freqüência elevada por tempo relativamente prolongado), a transmissão sináptica na junção neuromuscular é deprimida inicialmente após a estimulação. Entretanto, pulsos aplicados algum tempo após a estimulação provocam respostas mais intensas que o normal. Esse aumento na amplitude das respostas tem duração tão prolongada quanto vários minutos, e durante esse tempo as respostas são consideradas como *potenciadas*. Essa **potenciação pós-tetânica** é outro exemplo de alteração dependente do uso na eficácia pré-sináptica e é encontrada de uma for-

ma ou de outra em muitos tipos de sinapses. A Fig. 6.50 ilustra os resultados de um destes experimentos. Inicialmente, os potenciais excitatórios pós-sinápticos (peps) foram evocados em uma junção neuromuscular de rã pela estimulação do nervo motor com baixa freqüência (um estímulo a cada 30 segundos). A freqüência de estimulação foi então elevada para 50 por segundo por um período de 20 segundos, após o que uma série de estímulos testes foi aplicada com a freqüência inicial de um a cada 30 segundos. Na solução de Ringer que continha a concentração normal de Ca⁺⁺ (ver Fig. 6.50, em cima), a depressão pós-tetânica dos peps evocados ocorreu imediatamente após a estimulação tetânica. Entretanto, dentro de 1 minuto, a amplitude dos peps aumentou; em outras palavras, ocorreu potenciação pós-tetânica. A amplitude dos peps voltou ao nível controle após cerca de 10 minutos. Na solução de Ringer que continha uma concentração de Ca⁺⁺ menor que o normal (ver Fig. 6.50, embaixo), não houve depressão, e a potenciação pós-tetânica ocorreu mais rapidamente.

Acredita-se que tais resultados dependem de eventos dentro dos terminais. Durante a estimulação de alta freqüência em concentrações normais de Ca⁺⁺ extracelular (1,8 mM), as vesículas sinápticas disponíveis são liberadas mais rapidamente do que podem ser substituídas, de modo que a quantidade de transmissor disponível para liberação é depletada e se mantém baixa por algum tempo imediatamente após a estimulação de alta freqüência. Mais tarde no período pós-tetânico, maior quantidade de transmissor se torna disponível para liberação, e a depressão desaparece. Durante a estimulação tetânica, os íons Ca⁺⁺ que entraram no terminal acumulam-se, sobrecarregando os locais de ligação deste íon disponíveis que normalmente tamponam a concentração intracelular de Ca⁺⁺ e que os mantém presos no terminal até que possam ser bombeados gradualmente para fora por transporte ativo através da membrana. Acredita-se que a potenciação pós-tetânica e seu lento decaimento reflitam esse aumento e subseqüente diminuição na concentração de Ca⁺⁺ dentro dos terminais. Em solução de Ringer com baixa concentração de Ca⁺⁺, menor quantidade de íons Ca⁺⁺ está disponível para entrar no terminal, de modo que menos vesículas sinápti-

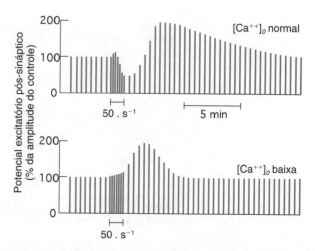

Fig. 6.50 A estimulação tetânica de um nervo motor de rã promove depressão e potenciação dos potenciais excitatórios pós-sinápticos em fibras musculares. O curare foi usado para reduzir a amplitude dos potenciais pós-sinápticos, bloqueando a produção de PA e permitindo a visualização da amplitude dos potenciais sinápticos. Quando o nervo e o músculo estavam mergulhados em solução de Ringer normal para rã, que tem concentração de Ca⁺⁺ de cerca de 2 mM (*no alto*), a estimulação do nervo motor com 50 estímulos por segundo por cerca de um minuto produziu inicialmente depressão dos potenciais excitatórios pós-sinápticos subseqüentes e depois potenciação. Quando a concentração de Ca⁺⁺ extracelular foi reduzida para 0,225 mM, apenas a potenciação foi vista após a estimulação com alta freqüência. (Adaptado de Rosenthal, 1969.)

cas podem ligar-se à membrana e liberar transmissor. Conseqüentemente, há menos depleção de vesículas sinápticas disponíveis, e não há a depressão pós-tetânica. A potenciação pós-tetânica é também elevada, porque a estimulação repetida traz íons Ca^{++} para os terminais, mas a potenciação decai mais rápido, talvez porque a concentração de Ca^{++} dentro dos terminais é menos elevada ou porque o terminal pré-sináptico é capaz de bombear o Ca^{++} extra mais rapidamente em virtude de menor acúmulo.

Modulação Heterossináptica

A liberação do transmissor de terminais nervosos pode ser influenciada em algumas sinapses pela presença de certos neuromoduladores. Esses agentes moduladores incluem *serotonina* nos moluscos e em vertebrados, *octopamina* em insetos e *norepinefrina* e *GABA* em vertebrados. Todos esses agentes são também neurotransmissores (ver Quadro 6.2). Além disso, opióides endógenos também mostraram agir como agentes moduladores em neurônios de vertebrados. Tais agentes, liberados na circulação ou liberados de terminações nervosas próximas de uma sinapse, devem modificar a liberação do transmissor dos terminais pré-sinápticos. Quando eles são liberados perto da — mas não na — pré-sinapse, diz-se que eles estão agindo heterossinapticamente, porque a transmissão através da sinapse é alterada por um terceiro neurônio adicional, que liberou o modulador. Uma classe

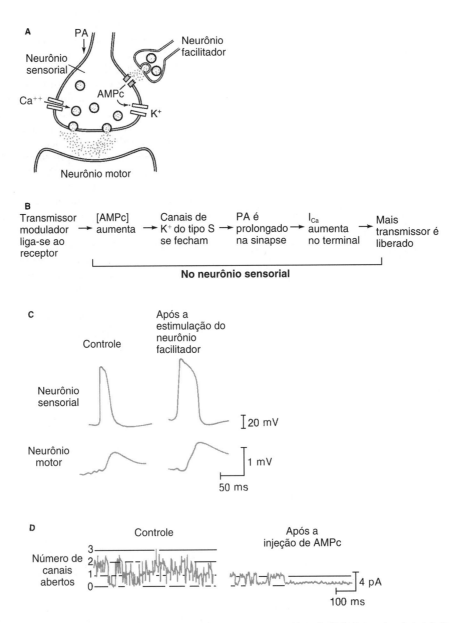

Fig. 6.51 A facilitação heterossináptica em uma sinapse de *Aplysia* ocorre quando os canais iônicos de potássio são fechados nos terminais sinápticos, permitindo maior entrada de íons cálcio e causando maior liberação de transmissor. **(A)** Se o neurônio facilitador é ativado ao mesmo tempo em que os PA chegam aos terminais do neurônio sensorial, o efeito resultante é aumento na quantidade de transmissor liberado pelo neurônio sensorial. O transmissor do neurônio facilitador liga-se a um receptor e causa aumento nos níveis de AMPc no terminal. A elevação do AMPc causa fechamento dos canais de K^+ do tipo S no terminal, prolongando a despolarização do PA e mantendo abertos os canais de Ca^{++} voltagem-dependentes. **(B)** Resumo dos eventos nos terminais dos neurônios sensoriais. **(C)** Um PA produzido no neurônio sensorial (*registro superior*) produz um potencial excitatório pós-sináptico no neurônio motor (*registro inferior*). A estimulação do neurônio facilitador prolonga o PA no neurônio sensorial e produz uma facilitação concomitante na resposta sináptica do neurônio motor. **(D)** Correntes através de um único canal na membrana pré-sináptica do neurônio sensorial, registradas pela técnica de fixação de placa. Os registros foram feitos antes e depois a injeção de AMPc nos neurônios. A atividade dos canais de K^+ do tipo S foi reduzida após a injeção de AMPc. (A parte C foi adaptada de Kandel et al., 1983; a parte D foi adaptada de Siegelbaum et al., 1982.)

de ação heterossináptica que já foi discutida neste capítulo é a inibição pré-sináptica; uma outra, em que a quantidade de transmissor liberado é *aumentada* pela presença do modulador, é chamada **facilitação heterossináptica**.

Na modulação heterossináptica, o modulador deve alterar o número de íons Ca^{++} que entram nos terminais após um PA pré-sináptico. Os moduladores sinápticos em geral não abrem diretamente (ou fecham) os canais iônicos. Em vez disso, eles modificam o modo como os canais iônicos respondem a outros estímulos e, ao fazer isto, eles aumentam ou diminuem as correntes iônicas conduzidas pelos canais que são ativados por um PA pré-sináptico. Esta ação pelos moduladores é mediada tipicamente por um ou mais mensageiros intracelulares que agem sobre os canais iônicos. Em contraste, os neurotransmissores rápidos ligam-se aos receptores da membrana e abrem (ou fecham) canais.

O exemplo mais exaustivamente estudado de modulação heterossináptica é encontrado na lebre-do-mar *Aplysia californica*, um molusco gastrópodo semelhante a uma lesma que foi usado em estudos de plasticidade neuronal. Eric Kandel e colaboradores encontraram que a transmissão excitatória entre neurônios específicos identificados no sistema nervoso central da *Aplysia* é aumentada durante a sensibilização comportamental. Eles descobriram que esse aumento ocorre por facilitação heterossináptica da liberação do transmissor deflagrada pela liberação de serotonina perto da sinapse (Fig. 6.51). Neste caso, a serotonina parece elevar a concentração do mensageiro intracelular 3',5'-monofosfato de adenosina cíclico (AMPc), que influencia a abertura de um tipo específico de canal de K^+, conhecido como canal S. Especificamente, quando o AMPc se eleva no neurônio pré-sináptico, a probabilidade de que os canais se fechem em qualquer V_m aumenta. O efluxo de K^+ pelos canais S contribui para a repolarização após um PA, e assim o fechamento dos canais S prolongará o PA pré-sináptico e permitirá maior entrada de íons Ca^{++} no terminal através de canais de Ca^{++} voltagem-dependentes. Um aumento no influxo de íons Ca^{++} permite maior liberação de transmissor e aumenta a amplitude e a duração do potencial pós-sináptico.

Potenciação de Longa Duração

Nos últimos anos, um interesse intenso tem sido dirigido para as alterações de longa duração na eficácia sináptica identificadas no hipocampo de mamíferos, o local de certas memórias. Estímulos de alta freqüência aferentes ao hipocampo produzem aumento na amplitude dos potenciais excitatórios pós-sinápticos registrados nos neurônios pós-sinápticos do hipocampo. Em um animal intacto, a amplitude aumentada pode durar por horas — mesmo dias ou semanas — após a estimulação de potenciação. Essa facilitação prolongada da transmissão sináptica, chamada **potenciação de longa duração**, foi demonstrada em muitas vias sinápticas. Em diferentes locais, a potenciação de longa duração pode requerer diferentes padrões de estimulação, pode decair em diferentes freqüências e pode depender de diferentes mecanismos de origem. Nos casos estudados, o glutamato ou uma substância semelhante parece ser o principal transmissor excitatório. Dos três receptores de glutamato farmacologicamente distintos (ver *Outros canais ativados por ligantes*, abordado anteriormente neste capítulo), somente o tipo que responde ao *N*-metil-D-aspartato (NMDA) é o receptor que exerce papel significativo na potenciação de longa duração. Em muitas sinapses no hipocam-

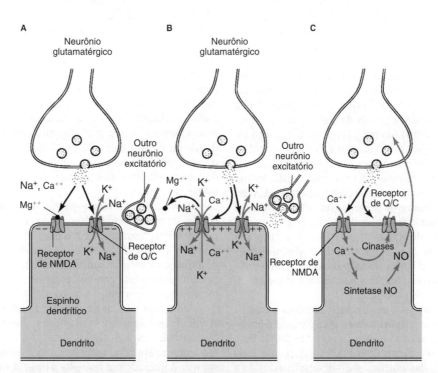

Fig. 6.52 A potenciação de longa duração no hipocampo depende de receptores NMDA, uma classe de receptores para o glutamato, na membrana pós-sináptica. Papel proposto para os receptores NMDA na potenciação de longa duração em espinhos dendríticos hipocampais. O glutamato é liberado de terminais pré-sinápticos e se liga aos receptores do glutamato do tipo NMDA e do tipo quisqualato/cainato (Q/C) na membrana pós-sináptica. **(A)** Se o dendrito pós-sináptico não está despolarizado, o Na^+ e o K^+ fluem pelos canais receptores Q/C, mas não pelos canais receptores NMDA, porque os íons Mg^{++} bloqueiam os canais NMDA quando o V_m está perto do V_{rep}. **(B)** Quando o dendrito é despolarizado, como ocorre quando o neurônio pré-sináptico é estimulado tetanicamente por outra fonte, o bloqueio dos canais NMDA pelo Mg^{++} é removido, permitindo o fluxo dos íons Na^+, K^+ e Ca^{++} pelos canais NMDA. **(C)** O aumento resultante da concentração de Ca^{++} citoplasmático dentro do espinho dendrítico ativa segundos mensageiros intracelulares, incluindo cinases, os quais podem produzir modificações duradouras nos canais quisqualato/cainato, e sintetase para o óxido nítrico, a qual catalisa o aumento da produção de óxido nítrico (NO). Acredita-se que o óxido nítrico se difunda de volta ao terminal pré-sináptico e potencialize a liberação de transmissor em resposta a PA subseqüentes.

po, a ativação de receptores NMDA é necessária para a indução da potenciação de longa duração, embora não seja necessária para a neurotransmissão normal. Até o momento, somente alguns experimentos foram realizados em animais intactos, mas os resultados têm sido compatíveis com a hipótese de que devem ocorrer alterações nas propriedades dos receptores NMDA se a força das conexões sinápticas for modificada. Além disso, os resultados de vários experimentos sugerem que, na potenciação de longa duração, um sinal retrógrado da célula pós-sináptica atravessa de volta ao terminal pré-sináptico, produzindo uma alteração no comportamento da célula pré-sináptica. Experimentos recentes sugerem que um de tais mensageiros retrógrados poderia ser o gás *óxido nítrico* (NO, Fig. 6.52). O óxido nítrico pode agir no terminal pré-sináptico modificando a ativação de enzimas, como a guanilil-ciclase ou a ADP-ribosiltransferase. Ainda não está claro se este mecanismo pode ser o responsável pelas modificações na função neuronal que suportam a aprendizagem, mas progressos recentes na identificação dos substratos moleculares para a memória têm sido encorajadores, e o assunto continua a ser o alvo de enormes esforços de pesquisa.

RESUMO

Em um único neurônio, a informação pode ser conduzida por dois modos: (1) por alterações de potencial graduadas e conduzidas passivamente e (2) por potenciais de ação (PA) regenerativos tudo-ou-nada. Entre neurônios, as informações são conduzidas tipicamente por moléculas mensageiras químicas, embora existam também algumas sinapses elétricas. Em um neurônio, os potenciais graduados ocorrem em regiões especializadas da célula — por exemplo, receptores sensoriais e membranas pós-sinápticas. Os potenciais de ação estão confinados aos axônios e aos terminais axônicos. As informações sobre a intensidade dos sinais são codificadas pela amplitude dos potenciais graduados e pela freqüência dos PA.

A propagação ao longo do axônio depende de dois fenômenos: (1) da propagação longitudinal da corrente, que depende das propriedades de cabo do axônio; e (2) da regeneração contínua do sinal pela excitação de novos canais de Na$^+$ quando a membrana em repouso é despolarizada por correntes de circuito local à medida que fluem ao longo do axônio à frente do impulso. Como os PA são propagados sem decremento pelos axônios, eles levam as informações mesmo entre locais muito distantes no sistema nervoso. A velocidade com que os PA se propagam depende do diâmetro do axônio e da presença (em alguns axônios dos vertebrados) de segmentos isolados de bainha de mielina que são separados por nodos de Ranvier — seções da membrana axonal descobertas, curtas. Nos axônios mielinizados, a condução saltatória passa de nodo para nodo, pulando as partes intimamente revestidas do axônio que ficam entre os nodos e assim aumentando a velocidade de condução.

Existem dois tipos principais de sinapses: elétricas e químicas. O princípio da transmissão sináptica elétrica é essencialmente idêntico ao da propagação do impulso; a corrente flui de uma célula para outra através de canais de baixa resistência em regiões especializadas chamadas junções abertas, despolarizando a segunda célula. Existem dois tipos de transmissão química: rápida e lenta. Na transmissão sináptica rápida, os terminais présinápticos liberam um neurotransmissor que interage com canais iônicos ativados por ligante na membrana pós-sináptica, causando a abertura dos canais e permitindo o fluxo da corrente iônica,

que produz um potencial sináptico através da membrana. Na transmissão sináptica lenta e em uma variante chamada neuromodulação, os neurotransmissores ligam-se a receptores, mudando o estado de proteínas G associadas com a membrana e modulando indiretamente a função de canais iônicos. Os canais iônicos podem ser regulados diretamente pelas subunidades da proteína G. Alternativamente, os neurotransmissores podem modificar a função de canais iônicos indiretamente através de nucleotídeos cíclicos ou através de proteínas-cinases ativadas por nucleotídeos cíclicos que fosforilam porções intracelulares dos canais.

As sinapses químicas têm três vantagens sobre a transmissão elétrica: (1) a corrente pós-sináptica pode produzir uma ação excitatória ou inibitória; (2) a membrana pós-sináptica é a fonte da corrente sináptica, e portanto um axônio pré-sináptico fino pode produzir grandes correntes pós-sinápticas através da influência de seus transmissores sobre canais pós-sinápticos; e (3) existe maior possibilidade de integração sináptica.

Nas sinapses excitatórias, o transmissor muda a permeabilidade da membrana aos íons, tendendo a tornar o V_m mais positivo que o limiar para o início de um PA. Os neurotransmissores inibitórios mudam a condutância de modo a impedir que o V_m alcance o limiar. As propriedades de excitação e de inibição não são inerentes às substâncias transmissoras; ao contrário, a excitação e a inibição dependem da seletividade iônica dos canais pós-sinápticos ativados pelos transmissores e dos potenciais de inversão das correntes conduzidas por esses canais. Os neurotransmissores rápidos podem agir em milissegundos, e seus efeitos são transitórios. A neurotransmissão lenta ou a neuromodulação mudam o V_m da célula pós-sináptica por segundos ou minutos, e não por milissegundos.

Os transmissores excitatórios e inibitórios são estocados em, e liberados de, vesículas sinápticas no terminal nervoso. A chegada de um PA despolariza a membrana pré-sináptica, permitindo a entrada de Ca^{++} no terminal. Os íons Ca^{++}, de um modo ainda não completamente conhecido, aumentam a probabilidade de que as vesículas sinápticas se fundam com a membrana da terminação e liberem seus conteúdos na fenda sináptica. As membranas das vesículas subseqüentemente sofrem endocitose e são recicladas como novas vesículas. As vesículas que contêm neurotransmissores que são responsáveis pela transmissão rápida liberam seus conteúdos nas fendas sinápticas estreitas entre os neurônios pré- e pós-sinápticos; os transmissores neuromoduladores são liberados tipicamente pela porção lateral dos terminais sinápticos.

A somação espacial e temporal dos potenciais sinápticos depende das propriedades elétricas passivas da célula pós-sináptica, e o efeito resultante de todas as correntes sinápticas é determinar se a membrana na zona de início do potencial de ação será despolarizada suficientemente para alcançar o limiar. A constante de tempo da célula pós-sináptica permite a somação temporal, mesmo que as correntes sinápticas não se sobreponham.

Algumas mudanças na eficiência sináptica são decorrentes da atividade prévia na mesma sinapse, que é chamada modulação homossináptica. Em alguns casos, foi demonstrado que ocorre mudança na eficácia sináptica quando a quantidade do transmissor que é liberado em resposta a um PA pré-sináptico se altera. Agentes moduladores liberados de um terceiro neurônio e de glândulas endócrinas podem alterar a eficácia da transmissão sináptica influenciando a quantidade de Ca^{++} que entra na terminação durante o impulso pré-sináptico e desse modo aumentando a quantidade de transmissor que é liberada da terminação.

QUESTÕES DE REVISÃO

1. Compare e diferencie os dois modos básicos de transmissão de sinais encontrados no sistema nervoso.
2. Os potenciais de ação são conduzidos pelos neurônios por correntes elétricas. Por que eles são tão mais lentos que a eletricidade que percorre um fio?
3. Como pode um PA percorrer grandes distâncias sem decremento enquanto os potenciais sinápticos não podem?
4. Explique por que, se tudo mais é igual, um axônio de grande diâmetro conduz impulsos a uma velocidade maior que os axônios de pequeno diâmetro.
5. Calcule as velocidades de condução relativas para axônios não-mielinizados que têm 10 µm e 25 µm de diâmetro, sendo todos os outros parâmetros iguais nos dois tipos de axônio.
6. Explique por que, se tudo mais é igual, um axônio mielinizado conduz impulsos a uma velocidade maior que um axônio não-mielinizado.
7. Explique por que a perda da mielinização, que acontece na doença desmielinizante esclerose múltipla, destrói a transmissão de sinal no sistema nervoso.
8. Idealize um experimento para testar se a sinapse entre dois neurônios é elétrica ou química.
9. O que determina se um neurotransmissor é excitatório ou inibitório?
10. Que fatores determinam se um transmissor despolariza ou hiperpolariza a membrana pós-sináptica?
11. Invertebrados marinhos têm tipicamente concentrações muito maiores de íons inorgânicos em seus líquidos corporais que os invertebrados de água doce. Por exemplo, o quadro adiante dá as concentrações intracelulares e extracelulares de K^+ para dois moluscos: *Limnaea*, um caracol de água doce, e *Sepia*, a siba marinha.

	Limnaea	Sepia
Intracelular	14,8 mM	188,3 mM
Extracelular	1,8 mM	21,9 mM

Se essas duas espécies têm um neurotransmissor comum que abre canais de K^+ na membrana pós-sináptica, como podem os valores de E_{inv} nestas sinapses ser comparáveis nas duas espécies? Se os neurônios pós-sinápticos têm um potencial de repouso de -70 mV e têm voltagem limiar de -55 mV, poderia o transmissor ser excitatório ou inibitório em cada uma das duas espécies?
12. Como pode uma sinapse produzir um potencial pós-sináptico despolarizante e continuar inibitória?
13. Qual é a prova de que um potencial de placa é composto por pequenas unidades chamadas potenciais de placa em miniatura?
14. O que limita a amplitude de um potencial pós-sináptico?
15. O que impede que a liberação de ACh do terminal pré-sináptico continue e interfira na transmissão sináptica subseqüente? O que acontece se a ACh permanecer na fenda sináptica?
16. A amplitude dos potenciais pós-sinápticos decai com a distância. Assim, onde em um neurônio é o local mais eficiente para a sinapse estar localizada?
17. Compare e diferencie a neurotransmissão química rápida e lenta.
18. O que se entende por neuromodulação?
19. Discuta o papel do Ca^{++} em cada um dos seguintes eventos: acoplamento despolarização-liberação, facilitação, potenciação pós-tetânica, modulação heterossináptica de liberação do transmissor, potenciação de longa duração.
20. De que modo a intensidade de um sinal é codificada em sinais graduados, tal como ocorre com os potenciais receptores e potenciais sinápticos?
21. Compare os efeitos sinápticos da ACh na junção neuromuscular e nas células atriais cardíacas.

LEITURAS SUGERIDAS

Cooper J. R., F. E. Bloom, and R. H. Roth. 1996. *The Biochemical Basis of Neuropharmacology.* 7th ed. New York: Oxford University Press. (A classic book describing the chemistry of neurotransmission and neuromodulation.)

Hall, Z. H. 1992. *Molecular Neurobiology.* Sunderland, Mass.: Sinauer. (A thorough description of the molecular basis of signal transmission along axons and across synapses.)

Hille, B. 1992. *Ionic Channels in Excitable Membranes.* 2d ed. Sunderland, Mass.: Sinauer. (An authoritative survey of the original work that revealed the mechanisms of axonal conduction.)

Hille, B. 1994. Modulation of ion-channel function by G-protein–coupled receptors. *Trends Neurosci.* 17:531–536.

Hodgkin, A. L. 1964. *The Conduction of the Nervous Impulse.* Springfield, Ill.: Thomas. (A summary of the original work on how APs are initiated and conducted, written by one of the primary contributors to the field.)

Kaczmarek, L. D., and I. B. Levitan. 1987. *Neuromodulation: The Biochemical Control of Neuronal Excitability.* New York: Oxford University Press. (A summary of this field written by two experts.)

Levitan, I. B., and L. K. Kaczmarek. 1997. *The Neuron: Cell and Molecular Biology.* 2d ed. New York: Oxford University Press. (This has particularly good chapters on synaptic transmission and neuromodulation, written by researchers who have contributed greatly to this field.)

Nicholls, J. A., R. Martin, and B. G. Wallace. 1992. *From Neuron to Brain.* 3d ed. Sunderland, Mass.: Sinauer. (A comprehensive treatment of function in the nervous system.)

Snyder, S. H. 1985. The molecular basis of communication between cells. *Scientific American* 253:114–123. (An introduction to the process of chemical synaptic transmission.)

Sudhof, T. C. 1995. The synaptic vesicle cycle: A cascade of protein–protein interactions. *Nature* 375:645–653. (A recent review of vesicular neurotransmitter release.)

Unwin, N. 1989. The structure of ion channels in membranes of excitable cells. *Neuron* 3:665–676. (An overview of the structure of ion channels in neurons and muscles.)

Unwin, N. 1995. Acetylcholine receptor channel imaged in the open state. *Nature* 373:37–43. (High resolution images of the nicotinic acetylcholine receptor channel as it opens.)

CAPÍTULO

7

A RECEPÇÃO DE ESTÍMULOS DO AMBIENTE

Tudo que um animal realiza depende da recepção e da interpretação correta da informação de seus ambientes externo e interno. Um pássaro ouvindo os chamados de seus rivais, uma gazela cheirando o ar quando um leão passa contra o vento e um falcão voltejando sobre um prado e examinando com um olho e então com o outro o matagal abaixo — todos necessitam de informações precisas sobre seus ambientes para decidir o que fazer a seguir. Suas decisões podem ser adequadas somente se as informações obtidas do ambiente puderem ser recebidas e processadas pelos neurônios no cérebro.

De fato, os órgãos sensoriais fornecem os *únicos* canais de comunicação do mundo externo para o sistema nervoso. O impulso sensorial é coletado constantemente do ambiente e interage com a organização e as propriedades do sistema nervoso, que são herdadas geneticamente e organizadas durante a embriogênese, para fornecer a cada animal todo seu estoque de "conhecimento". Este conceito foi reconhecido dois milênios atrás por Aristóteles quando disse: "Não existe nada na mente que não passe pelos sentidos." Um conhecimento da maneira como a informação ambiental é convertida em sinais neurais e como esses sinais são então processados é assim de profundo interesse filosófico bem como científico.

A **recepção sensorial** começa em órgãos contendo células, chamadas **células receptoras**, que são especializadas em responder a tipos particulares de estímulos. Os órgãos sensoriais são posicionados em muitos locais tanto na superfície quanto no interior do corpo e constituem o primeiro passo na captação da informação sensorial. (Os neurônios que conduzem a informação da periferia para o sistema nervoso central são chamados **neurônios aferentes**. Os neurônios que conduzem a informação a partir do sistema nervoso central são chamados **neurônios eferentes**.) Em contraste com esta etapa de codificação inicial, as **sensações** são parte de nossa experiência subjetiva e aparecem quando os sinais que se iniciam nas células receptoras sensoriais são transmitidos através do sistema nervoso central a partes particulares do cérebro, produzindo sinais no cérebro que percebemos como um fenômeno subjetivo associado estreitamente com o estímulo.

Os diversos tipos de estímulos possuem características que os tornam distintos uns dos outros. Por exemplo, a estimulação mecânica que produz a sensação de tato é diferente da luz que produz uma resposta visual. Além disso, estímulos de um tipo particular podem diferir em algumas características. A luz pode ser vermelha ou azul; os sons podem ser agudos ou graves. As características que caracterizam os estímulos são chamadas **qualidades**.

Os seres humanos são capazes de descrever a sensação percebida resultante de um tipo particular de estímulo, e pessoas diferentes geralmente concordam com o tipo de sensação que é produzida por aquele estímulo, mesmo que tais sensações subjetivas não sejam realmente inerentes aos próprios estímulos. Por exemplo, quando o açúcar é colocado sobre a língua de muitas pessoas, provavelmente todas respondem que ele é "doce". Similarmente, a luz com comprimento de onda de 650-700 nm é descrita pela maioria das pessoas como sendo "vermelha". Em ambos os casos, estas percepções não são inerentes aos estímulos em si. Em vez disso, a percepção depende inteiramente do processamento neuronal do estímulo. Assim, uma descrição da fisiologia sensorial deve incluir as propriedades das células receptoras que lhes permitem receber informações do ambiente e uma consideração da forma como o sistema nervoso processa as informações das células sensoriais para produzir sensações reconhecíveis. Note que quaisquer distorções que são produzidas pelas células sensoriais ou pelo processamento subseqüente darão a forma à nossa percepção dos estímulos e parecerão ser intrínsecas aos próprios estímulos.

Uma listagem de **modalidades sensoriais** (isto é, tipos de informação sensorial que podemos distinguir) inclui tipicamente a visão, a audição, o tato, a gustação e a olfação, mas esta lista deixa de fora importantes sistemas sensoriais internos, bem como modalidades sensoriais que os animais não-humanos possuem. Por exemplo, muitos **receptores interoceptivos** (internos) respondem a sinais de dentro do corpo e comunicam as informações ao cérebro por vias que freqüentemente não levam ao nível de consciência. Por exemplo, os **proprioceptores** monitoram a posição dos músculos e das articulações, e outros receptores monitoram a orientação e o estado químico e térmico do corpo. Tais sistemas de receptores internos desempenham papéis cruciais em fornecer ao cérebro informações sobre o estado do corpo e sua posição no espaço, mas nós normalmente não estamos conscientes desses sinais. Imagine como seria complicado andar se tivéssemos que prestar atenção consciente à posição de cada músculo e articulação que toma parte no processo.

Muitas espécies de animais usam modalidades sensoriais que não estão disponíveis para os seres humanos. Por exemplo, algumas espécies de serpentes, as víboras das cavernas, podem detectar a energia térmica emitida (radiação infravermelha), que usam para localizar os mamíferos que caçam porque esses animais de corpo quente se destacam em um ambiente frio. As espécies de peixes que são chamadas "peixes fracamente elétricos" (para distingui-los dos peixes elétricos que podem estontear ou matar uma presa usando choques elétricos) usam sinais elétricos de freqüência muito baixa para se comunicar em águas turvas, que lhes permitem encontrar-se e interagirem uns com os outros para reprodução e sentido territorial. Alguns animais parecem sentir o campo magnético da Terra e o usam como guia de navegação. (Esses exemplos serão considerados adiante neste capítulo.) Obviamente, nós podemos ter muito pouca idéia sobre a qualidade *subjetiva* de tais informações sensoriais, porque não possuímos esses receptores, mas princípios importantes de organização que se aplicam a esses sistemas também se aplicam a outros sistemas discutidos neste capítulo. Estudaremos, portanto, os **quimiorreceptores**, os **mecanorreceptores**, os **eletrorreceptores**, os **termorreceptores** e os **fotorreceptores**, neste capítulo. Os nomes dos receptores baseiam-se nas formas de energia a que eles são mais sensíveis: química, mecânica, elétrica, térmica e luminosa.

No curso da evolução, os sistemas sensoriais desenvolveram-se a partir de receptores únicos e independentes em órgãos sensoriais especializados nos quais as células receptoras são dispostas em arranjos espaciais bem organizados e estão associadas a estruturas acessórias. A organização celular dos órgãos sensoriais permite a análise dos estímulos de modo mais preciso do que poderia ser realizado por células receptoras isoladas. O olho dos vertebrados inclui várias adaptações estruturais (consideradas mais adiante neste capítulo) que melhoram a nossa sensibilidade visual e a nossa capacidade de perceber as imagens. O olho dos vertebrados pode ser comparado aos olhos mais simples de muitos invertebrados — por exemplo, as cracas. Sem uma lente para formar uma imagem, o olho da craca pode detectar alterações na luz, mas não pode formar imagens. Os fotorreceptores da craca podem perceber informações somente sobre alterações na intensidade da luz, de modo que as respostas da craca a impulsos visuais só podem ser baseadas nesta forma simples de informação. Em contraste, o olho dos vertebrados proporciona uma imagem óptica de notável qualidade para as células receptoras. Tais células, por sua vez, codificam as características da cena e as transferem para o cérebro para serem interpretadas, o que resulta na nossa experiência subjetiva de "visão". Enxergar bem parece ter sido uma importante contribuição para o sucesso evolucionário, porque cerca de 85% das espécies animais existentes têm olhos que formam imagens.

Até recentemente, a extraordinária diversidade de estímulos e os tipos de receptores correspondentes eram considerados uma contribuição para a grande variedade de soluções que poderiam ser geradas pela seleção natural, porque não havia princípios unificadores aparentes entre tais receptores. Entretanto, evidências recentes revelaram semelhanças surpreendentes entre os mecanismos celulares nos receptores sensoriais. Este capítulo apresenta os princípios gerais da forma como os receptores sensoriais codificam e transmitem as informações e compara os eventos nos receptores de vários dos principais sistemas sensoriais. São considerados no Cap. 11 os caminhos pelos quais as informações sensoriais são usadas para gerar e moldar o comportamento.

PROPRIEDADES GERAIS DA RECEPÇÃO SENSORIAL

Até recentemente, os fisiologistas estavam surpresos ante a imensa variedade de receptores sensoriais e as grandes diferenças funcionais observadas entre as células receptoras nas diferentes modalidades sensoriais. Entretanto, nós agora sabemos que várias características são compartilhadas por muitos — mesmo pela maioria — dos receptores sensoriais, independentemente da modalidade. Nós iniciamos este capítulo com uma discussão de várias dessas características comuns para fornecer uma base para as considerações sobre algumas modalidades sensoriais específicas que se seguem.

Propriedades das Células Receptoras

A sensação começa em células receptoras ou, mais exatamente, nas membranas especializadas dessas células (Fig. 7.1). Duas características gerais são comuns às células receptoras sensoriais. A primeira é que cada tipo de célula receptora é altamente *seletivo* para um tipo específico de energia. A segunda é que os receptores são perfeitamente *sensíveis* aos seus estímulos seletivos porque podem amplificar o sinal que está sendo recebido. A forma de energia (isto é, luz, som, pressão mecânica etc.) à qual

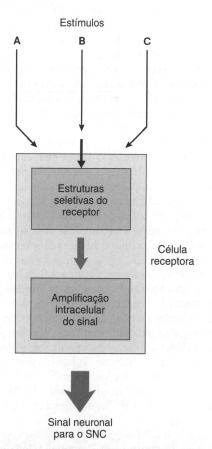

Fig. 7.1 Os receptores sensoriais são especializados em responder somente a certos estímulos. Embora muitas formas de energia possam atingir um receptor (representado pelas setas A, B e C), somente uma forma — neste caso, o estímulo B — ativa efetivamente o receptor em níveis de energia de estímulo de fraca a moderada. Outros tipos de estímulo não ativam o receptor em tais níveis de baixa energia. Em geral, o sinal é amplificado quimicamente dentro da célula receptora e, para ser eficaz, o sinal químico intracelular deve causar a abertura de canais na membrana (ou, em alguns casos, o fechamento), produzindo um sinal neuronal que pode ser transmitido para o sistema nervoso central (SNC).

um receptor sensorial é mais sensível constitui a sua *modalidade sensorial*, e diz-se que as células receptoras *transduzem* o impulso sensorial, porque elas mudam a energia do estímulo para a energia de um impulso nervoso.

As células receptoras sensoriais são seletivas porque suas membranas — ou estruturas que estão associadas com suas membranas — respondem diferencialmente a diferentes tipos de energia. A energia externa, como a luz, pode atingir qualquer parte externa do corpo; mas, nos mamíferos, somente os olhos e a glândula pineal (uma pequena glândula localizada no cérebro) contêm células sensoriais que podem transduzir fótons em energia neuronal. Freqüentemente, a transdução depende de uma alteração conformacional de moléculas receptoras particulares, que são tipicamente proteínas.

Por exemplo, a membrana celular de uma célula fotorreceptora contém um pigmento visual formado por moléculas de proteína chamadas **opsinas**. Uma molécula de pigmento funcional, chamada **rodopsina**, consiste em uma opsina mais uma molécula de composto orgânico que absorve luz. As moléculas de rodopsina absorvem fótons, capturando a sua energia. Quando um fóton é capturado, ele produz uma alteração estrutural transitória que ativa uma cascata de moléculas associadas, mudando, em última instância, o estado funcional de canais iônicos na membrana celular do receptor. (Para mais detalhes deste processo, ver *Visão* mais adiante neste capítulo.) De modo semelhante, as membranas dos mecanorreceptores contêm moléculas que respondem a ligeiras distorções na membrana celular. Evidências de estudos biológicos moleculares dessas moléculas receptoras indicam que muitos deles têm estruturas relacionadas e eles devem ter evoluído de ancestrais comuns.

As células receptoras podem receber sinais muito fracos de sua forma de energia selecionada e transduzem esses sinais para sinais nervosos que contêm quantidades de energia muito maiores, porque as células receptoras contêm um mecanismo intracelular que amplifica os estímulos fracos. A ativação inicial das moléculas do receptor promove diferentes tipos de eventos intracelulares, dependendo do tipo de receptor. Em alguns receptores, a ativação das moléculas do receptor na membrana inicia uma cascata de reações químicas na célula que amplifica efetivamente o sinal em muitas ordens de magnitude. O passo final em todas as células receptoras é a abertura (ou o fechamento) de canais iônicos, que mudam a quantidade de corrente iônica que atravessa a membrana celular e modificam sobremaneira o número de potenciais de ação (PA) produzidos nas células receptoras. (Como veremos em breve, algumas células receptoras produzem apenas alterações em potenciais graduados em resposta ao estímulo sensorial.) Em resumo, cada célula receptora transduz uma forma particular de energia do estímulo em uma corrente de membrana que produz uma mudança no potencial de membrana, V_m, da célula receptora. Neste particular, os receptores são análogos a dispositivos elétricos comuns — por exemplo, um microfone ou uma fotocélula. Um microfone transduz a energia mecânica do som em sinais elétricos modulados, que podem ser amplificados. De modo semelhante, uma fotocélula converte a luz em um sinal elétrico.

Mais uma vez, as células fotorreceptoras dos vertebrados fornecem um exemplo conveniente. Um fóton de luz vermelha contém cerca de 3×10^{-19} joules (J) de energia radiante, mas a captura de um único fóton por uma célula receptora pode produzir uma corrente de receptor equivalente a cerca de 5×10^{-14} J de energia elétrica. A célula amplifica o sinal em um fator de $1,7 \times 10^5$. A extraordinária sensibilidade das células fotorreceptoras

humanas permite que um ser humano adaptado ao escuro detecte uma cintilação contendo tão pouco quanto 10 fótons que chegam simultaneamente sobre uma pequena região da retina, uma proeza que é equivalente a ser capaz de ver a luz da chama de uma vela que está a 30,5 quilômetros de distância.

Mecanismos e Moléculas Comuns da Transdução Sensorial

Todos os sistemas sensoriais de transdução executam as mesmas operações básicas para detecção, amplificação e transmissão; está claro agora que muitos tipos de receptores sensoriais operam através de mecanismos semelhantes e contêm moléculas parecidas. O Quadro 7.1 resume os eventos típicos na transdução sensorial que é executada por tipos muitos diferentes de receptores. Alguns desses processos ocorrem dentro de células receptoras únicas, enquanto que outros dependem da interação entre muitas células. Os eventos básicos em uma célula receptora são detecção, amplificação e codificação do estímulo sensorial.

O evento inicial em todas as transduções sensoriais é a *detecção*, e a menor quantidade de energia de estimulação que produz uma resposta em um receptor em 50% das apresentações é chamada *limiar de detecção*. Avanços técnicos significativos permitiram aos fisiologistas medir os eventos da transdução em intensidades de estímulo extremamente baixas, fornecendo uma avaliação acurada do limiar absoluto para detecção e da constante de tempo para a resposta. Muitos receptores sensoriais são capazes de detectar impulsos que estão muito próximos dos limites teóricos da energia de estimulação: fotorreceptores podem ser ativados por um único fóton, mecanorreceptores de células ciliadas por deslocamentos iguais ao diâmetro de um átomo de hidrogênio e receptores do odor pela ligação de poucas moléculas da espécie correta. A constante de tempo da recepção sensorial é importante porque, para que o sistema sensorial transmita com precisão a informação sobre a rápida mudança de estímulo, os receptores devem ser capazes de responder rápida e repetidamente. De modo alternativo, os receptores devem estar interconectados para que seja permitido à população dos receptores extrair informações sobre eventos muito rápidos com base em sua atividade coletiva. É interessante que as latências de respostas das várias células receptoras conhecidas variem em cerca de cinco unidades logarítmicas. As células ciliadas do sistema auditivo respondem dentro de vários microssegundos; receptores olfativos respondem somente após várias centenas de milissegundos. É intrigante especular sobre como diferenças tão grandes nas constantes de tempo podem refletir diferenças fundamentais nos papéis desempenhados na vida de um animal pelas diferentes modalidades sensoriais.

Evidências recentes indicam que nos vertebrados os receptores para três dos sentidos — visão, olfação e provavelmente os sabores doce e amargo — têm em suas membranas celulares proteínas receptoras com uma estrutura principal comum. Os componentes secundários dessas proteínas da membrana incluem sete estruturas α-hélice transmembrânicas, e a transdução em todos os três sentidos requer proteínas G como intermediários (Fig. 7.2). Tal padrão também é encontrado em várias moléculas receptoras de neurotransmissores, incluindo o receptor muscarínico da acetilcolina (ver Cap. 6).

De fato, o conhecimento mais detalhado disponível é aquele sobre as moléculas responsáveis pela detecção de fótons: a proteína opsina e suas moléculas associadas (Fig. 7.3), que será discutido em mais detalhes adiante neste capítulo. Entretanto, a

A RECEPÇÃO DE ESTÍMULOS DO AMBIENTE

QUADRO 7.1
Características gerais e processos comuns a muitos tipos de receptores sensoriais

Operações de transdução*	Encontrado dentro de células únicas	Encontrado em populações celulares
Detecção	Mecanismos que selecionam modalidades de estímulo: filtros, carreadores, sintonização, inativação	Mecanismos que selecionam modalidades de estímulo: filtros, carreadores, sintonização, inativação
Amplificação	Retroalimentação positiva entre reações químicas ou canais de membrana Aumento sinal/ruído Processos ativos nas membranas	Retroalimentação positiva entre células Aumento sinal/ruído
Codificação e discriminação	Codificação de intensidade Diferenciação temporal Codificação de qualidade	Faixas dinâmicas diferentes entre células Codificação independente de qualidade e intensidade Antagonismos centro-periferia Mecanismos oponentes
Adaptação e limitação	Dessensibilização Retroalimentação negativa Discriminação temporal Respostas repetitivas	Discriminação temporal
Portão de canais iônicos	Canais abrem-se ou se fecham	
Resposta elétrica da membrana	Despolarização ou hiperpolarização	
Transmissão para o cérebro	Difusão eletrônica Potenciais de ação; número e freqüência Transmissão sináptica	Padrões espaciais: mapas e formação de imagens Padrões temporais; seletividade direcional etc.

* As setas indicam que essas operações ocorrem em uma série de etapas.

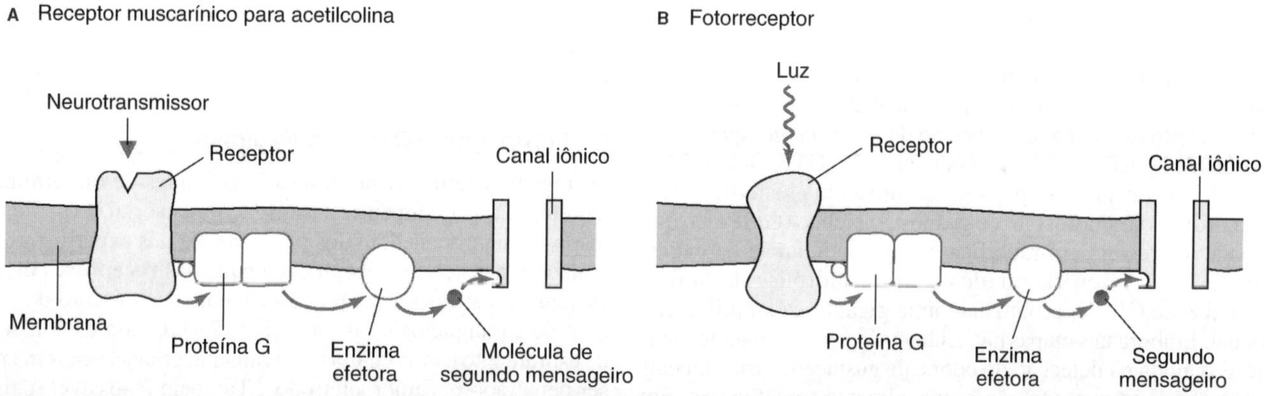

A Receptor muscarínico para acetilcolina

B Fotorreceptor

Fig. 7.2 Os mecanismos moleculares da recepção sensorial nos receptores visuais são parecidos com os mecanismos moleculares da transmissão em muitas sinapses. Para os exemplos mostrados, ambos os processos se iniciam com uma alteração estrutural em uma proteína transmembrânica (a molécula receptora), a qual interage com uma proteína que se liga ao GTP (proteína G) para alterar as vias de segundos mensageiros intracelulares. Os segundos mensageiros modificam a condutância de canais iônicos, direta ou indiretamente, e podem assim modificar o padrão de PA nos neurônios aferentes. (Adaptado de Bear et al., 1996.)

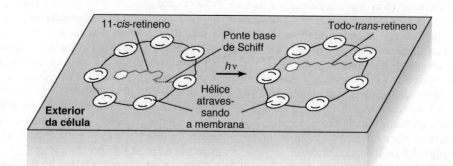

Fig. 7.3 O pigmento visual rodopsina consiste em uma proteína, a opsina, e uma molécula associada que capta a luz, o 11-*cis*-retineno. O diagrama mostra a rodopsina como ela apareceria do lado externo da célula. O arranjo principal deste receptor transmembrânico de sete hélices é encontrado em outras proteínas receptoras e em moléculas receptoras que respondem a hormônios ou a neurotransmissores (ver a Fig. 7.2). A molécula de 11-*cis*-retineno está localizada dentro da porção transmembrânica da proteína opsina, próximo ao centro da dupla camada. A luz é capturada pelo 11-*cis*-retineno, o que causa a mudança da molécula para a configuração todo-*trans*, iniciando uma cascata de eventos intracelulares que finalmente produzem uma mudança na condutância de um canal iônico (ver a Fig. 7.53A).

relação estreita entre receptores sensoriais foi salientada recentemente quando a seqüência de DNA que codifica a opsina foi usada para identificar possíveis moléculas receptoras para a olfação (Chess *et al.*, 1992). As seqüências nesta nova família de moléculas de receptores olfativos são expressas somente nas células do epitélio olfatório, e a família parece ser muito grande (contendo várias centenas de diferentes produtos de genes — talvez mesmo tantos quanto um milhar). As seqüências dessas moléculas diferem significativamente umas das outras somente em uma região particular que é tida como sendo o local onde se ligam as moléculas estimuladoras.

A detecção dos sabores salgado e azedo ocorre por meio de caminhos muito mais simples que aqueles que promovem a visão e a olfação. A detecção destes sabores depende de canais iônicos que são encontrados em células em todo o corpo. A sensação de azedo é mediada por um canal de K^+ comum sensível ao pH, e a resposta ao sal é causada pelo movimento passivo do Na^+ através da membrana celular, despolarizando diretamente a célula da gustação. Em ambos os casos, como os próprios estímulos são íons e existem em grande abundância, não existe necessidade da etapa de amplificação intermediária.

Em alguns sistemas sensoriais, a *amplificação* dos sinais sensoriais ocorre dentro da célula receptora, mediada por vários mecanismos intracelulares diferentes que serão discutidos com mais detalhes adiante neste capítulo. É interessante que essa amplificação ocorre freqüentemente ao mesmo tempo em que o ruído é suprimido, de modo que, quanto maior a relação sinal-ruído, melhor é o processo. A amplificação é mais bem entendida nos fotorreceptores dos vertebrados (estudada freqüentemente no olho dos bovinos). Quando um fóton é capturado por uma molécula de pigmento visual (discutido mais adiante neste capítulo), o efeito resultante é a ativação da *transducina*, que é uma proteína de ligação do GTP, ou uma proteína G (ver a Fig. 7.2 e o Cap. 9). A transducina, por sua vez, ativa uma fosfodiesterase que hidrolisa o monofosfato de guanosina cíclico (GMPc), o que por sua vez resulta em modificação na condutância de canais iônicos. Cada fóton capturado promove hidrólise de muitas moléculas de GMPc, produzindo uma gigantesca amplificação do sinal. Embora tais etapas não tenham sido positivamente identificadas ainda na detecção do odor e da gustação, várias facetas da cascata de transdução são provavelmente semelhantes. Em cada caso, a energia disponível a partir de um estímulo unitário nos receptores é tão pequena que a amplificação dentro da célula receptora é necessária para gerar impulsos neuronais que possam conduzir o sinal para dentro do sistema nervoso.

A *codificação* da informação sensorial em um sinal neuronal para que seja transmitida ao cérebro depende de mudanças na condutância através de canais iônicos da membrana. Quando a condutância do canal muda, ela pode desencadear a possibilidade de que o neurônio produzirá um PA, embora deva ser lembrado que nem todos os receptores transmitem a informação através de PA. Nos fotorreceptores, o GMPc pode agir diretamente sobre uma classe de canais da membrana aumentando a sua condutância. Os mecanismos correspondentes para olfação e sabor (também chamado **gustação**) ainda são desconhecidos, embora canais que respondem a nucleotídeos cíclicos tenham sido recentemente encontrados no sistema olfatório.

Respostas dentro de um único neurônio receptor codificam a informação sobre a intensidade do estímulo, mas elas não podem informar diretamente a qualidade do estímulo. Por exemplo, um único fotorreceptor não pode informar se a luz estimulante é vermelha ou azul. Informações adicionais, como o comprimento de onda da luz ou a freqüência de um som, são obtidas pelos padrões de atividade ocasionados através de *combinações* das células receptoras que são ativadas pelo estímulo. Tipicamente, os órgãos sensoriais contêm uma variedade de células receptoras que respondem diferencialmente aos estímulos de diferentes qualidades. Por exemplo, certos fotorreceptores respondem maximamente à luz vermelha, enquanto que outros respondem maximamente à luz azul. Assim, quando as células receptoras estão agrupadas em órgãos, é produzida maior quantidade de informações significativas sobre o estímulo, incluindo sua intensidade absoluta, sua distribuição espacial e outras características tais como a qualidade.

Cada sistema sensorial deve ser capaz de detectar estímulos duradouros, enquanto que ao mesmo tempo retém a capacidade de responder a alterações posteriores. O processo de adaptação, descrito no Cap. 5 para neurônios isolados, também ocorre na resposta de muitas células receptoras. Da perspectiva de um organismo, a adaptação permite a detecção de um novo estímulo sensorial na presença de uma estimulação que já está ocorrendo e assim torna o sistema sensorial muito mais útil. Por exemplo, o uso de uma roupa estimula os receptores do tato em todos os pontos onde a vestimenta toca a pele, e nós nos adaptamos aos estímulos de toque das nossas roupas. Ainda assim, podemos detectar facilmente qualquer *novo* estímulo de toque que chegue à nossa pele, mesmo em locais cobertos pela nossa vestimenta. Muitos mecanismos que originam a adaptação têm lugar em células receptoras individuais, e várias delas parecem depender de Ca^{++} (p. ex., visão, olfação e mecanorrecepção). Além disso, algumas adaptações dependem de retroalimentação negativa de centros nervosos superiores.

Da Transdução à Eferência Neuronal

Os registros elétricos são fontes importantes de discernimento nas etapas que ficam entre a transdução sensorial e a geração de respostas neuronais. Um dos primeiros de tais experimentos foi realizado nas células receptoras, chamadas **receptores de estiramento**, que informam o comprimento do músculo do abdômen de caranguejos e lagostas (Fig. 7.4). Como cada receptor de estiramento é uma célula relativamente grande, seu soma pode ser penetrado por microeletrodos. Também é possível registrar extracelularmente do axônio da célula. Os dendritos de cada receptor de estiramento estão presos na superfície das fibras musculares, e, se o músculo é estirado, um trem estável de impulsos pode ser registrado no axônio. A freqüência dos PA varia diretamente com a quantidade de estiramento aplicado. Para entender a origem dos PA, o potencial intracelular pode ser registrado pela inserção do microeletrodo no corpo celular. Um pequeno estiramento aplicado a um músculo relaxado causa pequena despolarização chamada **potencial receptor** (ver a Fig. 7.4). Um estiramento mais forte produz um potencial receptor de despolarização mais elevado. Esta mudança do V_m indica que uma **corrente de receptor** subjacente deve fluir através da membrana e que esta corrente de receptor deve conduzir carga positiva para o interior da célula para produzir a despolarização. Se os potenciais de receptor são suficientemente intensos, eles deflagram um ou mais PA na célula (Fig. 7.5).

Qual é a relação entre estímulo, corrente de receptor, potencial receptor e PA? Os potenciais de ação podem ser eliminados (ver a Fig. 7.5B) pelo bloqueio dos canais de sódio eletricamente excitáveis com tetrodotoxina. Quando os PA são bloqueados, o potencial receptor permanece, indicando que ele deve ser produ-

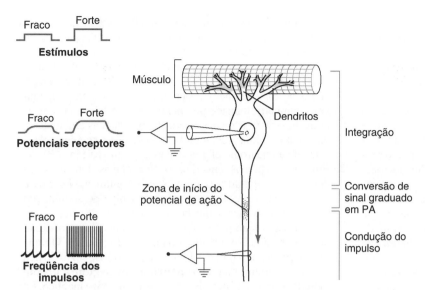

Fig. 7.4 Receptores de estiramento no abdômen de um caranguejo transmitem a informação sobre a intensidade com que os músculos do abdômen são estirados. O receptor consiste em um neurônio sensorial que tem dendritos sensíveis ao estiramento mergulhados em um feixe muscular especial localizado na superfície dorsal dos músculos do abdômen. Quando o abdômen do caranguejo se dobra, o músculo é estirado, e o receptor é ativado. No lado esquerdo do diagrama, registros intracelulares do soma e registros extracelulares do axônio mostram como o receptor responde a pequenos e grandes estiramentos do músculo. As porções do neurônio são diferenciadas funcionalmente, conforme anotado na direita. Potenciais receptores graduados da membrana dos dendritos sensível ao estiramento são convertidos em PA tudo-ou-nada na zona de início dos potenciais de ação. A seta indica a direção da propagação do PA.

zido por mecanismo diferente daquele que gera os impulsos tudo-ou-nada do PA. Além disso, a amplitude do potencial receptor varia com a intensidade do estímulo, em contraste com os PA que são tudo-ou-nada. Neste aspecto, os potenciais receptores lembram os potenciais excitatórios pós-sinápticos na membrana pós-sináptica das células nervosas e musculares e são bem diferentes dos PA.

Os receptores sensoriais diferem no quão fielmente eles podem reproduzir as características temporais de um estímulo. Um receptor **fásico** produz PA somente durante parte da estimulação — em geral somente no início ou no término do estímulo — e assim não pode por si conduzir a informação sobre a duração do estímulo. Em contrapartida, os receptores **tônicos** continuam a disparar PA durante todo o tempo de estimulação e podem assim conduzir diretamente informação acerca da duração do estímulo. (Ver *Mecanismos de Adaptação*, mais adiante neste capítulo, para uma discussão mais completa.) A estimulação local da célula receptora de estiramento foi usada para testar a capacidade de várias partes de uma única célula de produzir trens sustentados de PA. Nesses experimentos (Fig. 7.6), uma corrente de estímulo estável produziu uma descarga sustentada somente

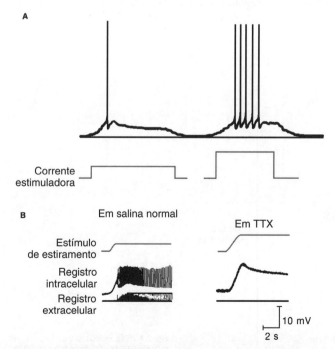

Fig. 7.5 A resposta de alguns receptores de estiramento do caranguejo é fásica; a resposta de outros é tônica. **(A)** Respostas de um receptor de estiramento *fásico* aos estímulos fraco (*à esquerda*) e forte (*à direita*). Um estímulo mais forte gera mais PA que um estímulo mais fraco. Mesmo quando o estímulo é mantido, a célula produz apenas um ou poucos PA. **(B)** Respostas de um receptor de estiramento *tônico* em salina normal (*à esquerda*) e após a adição de tetrodotoxina (TTX, *à direita*). A tetrodotoxina bloqueia os PA, revelando o potencial receptor subjacente. (Parte A adaptada de Eyzaguirre e Kuffler, 1955; parte B adaptada de Loewenstein, 1971.)

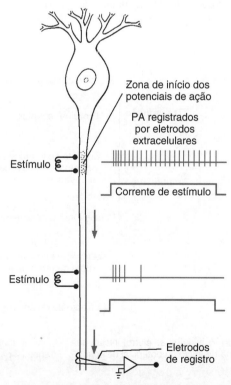

Fig. 7.6 A estimulação mantida de um receptor de estiramento do caranguejo produz um longo trem de PA somente quando o estímulo despolariza a zona de início dos potenciais de ação. Outras áreas da célula adaptam-se rapidamente com a estimulação constante. (Adaptado de Nakajima e Onodera, 1969.)

quando a corrente despolarizava a zona de baixo limiar, de início do potencial de ação, do receptor. Quando outras regiões da célula eram estimuladas, PA eram produzidos, mas não havia trens de impulsos sustentados. Esta diferença implica que os canais iônicos na zona de início do potencial de ação têm propriedades diferentes dos canais iônicos do resto do axônio.

Em resumo, uma seqüência geral de etapas que resulta do estímulo a um trem de impulsos em um neurônio sensorial pode ser formulada a partir dos resultados obtidos com o receptor de estiramento do caranguejo (Fig. 7.7). A energia do estímulo produz uma alteração em uma proteína receptora, geralmente localizada em uma membrana. A proteína do receptor pode ser parte de um canal iônico ou pode modular a atividade de canais da membrana indiretamente através de uma cascata enzimática, que amplifica o sinal. Em ambos os casos, a absorção da energia do estímulo pela molécula receptora finalmente causa a abertura ou o fechamento de uma população de canais iônicos. Essa alteração na permeabilidade da membrana promove um desvio do V_m de acordo com os princípios apresentados no Cap. 5. À medida que a intensidade do estímulo aumenta, mais canais respondem, produzindo aumento (ou diminuição) da corrente do receptor e desse modo um potencial receptor maior. Assim, todas as etapas que resultam no potencial receptor, e o incluem, têm amplitude graduada. Diferentemente da corrente conduzida pelo sódio durante um PA, a corrente do receptor não é regenerativa, mesmo que ela seja conduzida pelo Na^+, e desse modo ela deve propagar-se pela célula eletrotonicamente (ver o Cap. 6). Se a informação sensorial deve propagar-se por grandes distâncias dentro do sistema nervoso central, a informação contida no potencial receptor deve ser convertida em PA. Essa conversão ocorre por um de dois processos:

1. Em alguns receptores, um potencial receptor de despolarização propaga-se eletrotonicamente de seu local de origem na zona receptora para a zona de início do potencial de ação na membrana do axônio, que gera então PA. A zona de recepção pode ser parte do mesmo neurônio que conduz PA para o sistema nervoso central (Fig. 7.8A e B). Quando o potencial receptor se propaga pela membrana eletricamente excitável sem a intervenção de uma sinapse e modula diretamente a geração de PA na zona de início dos potenciais de ação, ele é algumas vezes também chamado **potencial gerador**. Em uma variação deste tema, a zona receptora em alguns sistemas está localizada em uma célula receptora inexcitável que é acoplada eletricamente ao neurônio aferente (não mostrado na Fig. 7.8).

2. Em outros sistemas sensoriais, o receptor e os elementos condutores são separados por uma sinapse química. Neste caso, um potencial receptor despolarizante ou hiperpolarizante propaga-se eletrotonicamente da região sensorial da célula receptora para a porção pré-sináptica da mesma célula, modulando a liberação de um neurotransmissor (Fig. 7.8C). O transmissor produz um potencial pós-sináptico nesse segundo neurônio da cadeia, chamado **neurônio de segunda ordem**, modulando a freqüência de PA no neurônio pós-sináptico. Em todos os casos, a célula que contém a membrana receptora é chamada **neurônio sensorial primário**. O axônio que conduz os PA para o sistema nervoso central pode ser referido como uma *fibra sensorial*, uma *fibra aferente* ou um *neurônio sensorial*.

Codificando as Intensidades dos Estímulos

PA individuais originários de diferentes órgãos sensoriais são indistinguíveis uns dos outros, conforme foi observado na década de 1830 por Johannes Müller, que chamou esta característica de *lei das energias nervosas específicas*. Müller formulou a hipótese de que a modalidade de um estímulo não é codificada por nenhuma característica inerente de um PA individual, mas depende sim da região anatômica do cérebro para a qual a informação é enviada. Assim, a estimulação dos fotorreceptores no

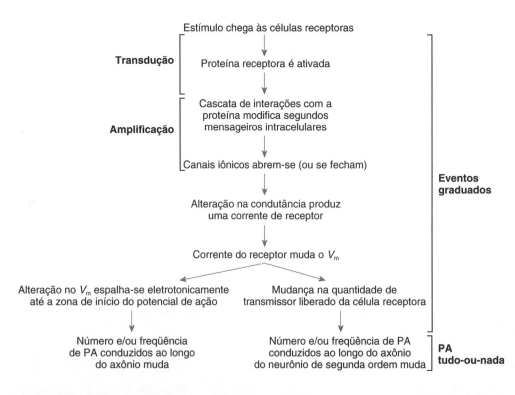

Fig. 7.7 Várias etapas ligam o início de um estímulo à produção de PA em uma via sensorial. Em alguns sistemas sensoriais, a própria célula receptora gera e conduz PA para o sistema nervoso central (*embaixo, à esquerda*). Em outros sistemas, as células receptoras modulam sinapticamente PA em outros neurônios que conduzem o sinal para o sistema nervoso central (*embaixo, à direita*).

A RECEPÇÃO DE ESTÍMULOS DO AMBIENTE   207

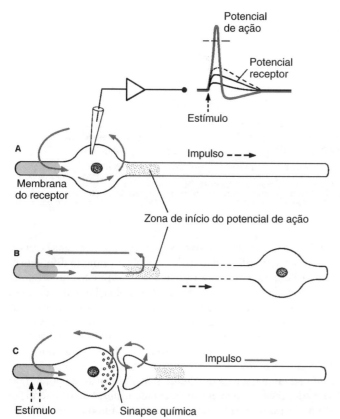

Fig. 7.8 Os sinais sensoriais são conduzidos para o sistema nervoso central por potenciais de ação. Em dois tipos de neurônio sensorial primário (**A** e **B**), a corrente do receptor origina-se na membrana do receptor e se espalha eletrotonicamente para despolarizar a zona de início dos potenciais de ação. Em ambos os tipos celulares, o axônio da célula receptora estende-se em direção ao sistema nervoso central. A diferença entre as células A e B é que o corpo celular da célula A está localizado relativamente longe do sistema nervoso central, ao passo que o da célula B está localizado próximo ao sistema nervoso central. Muitos neurônios sensoriais de invertebrados são como a célula A. Os receptores de tato dos vertebrados são como a célula B. (**C**) Neste arranjo, a célula receptora não produz impulsos mas, em vez disto, libera transmissor em uma sinapse que modula a produção de PA em um neurônio aferente. Este arranjo é encontrado nos sistemas auditivo e visual de mamíferos. As setas contínuas mostram o padrão do fluxo de corrente, e os registros na parte superior do lado direito foram feitos através de um eletrodo intracelular no soma do neurônio A.

olho produz a sensação de luz, sejam os receptores estimulados pela via normal de luz incidente ou anormalmente por um estímulo mecânico no olho.

Como os PA são um fenômeno tudo-ou-nada, o único modo pelo qual a informação conduzida por uma única fibra pode ser codificada, além da especificidade das ligações anatômicas, é através do número e da adaptação dos impulsos. Assim, freqüência elevada de impulsos normalmente representa um estímulo intenso, e redução na freqüência dos impulsos aferentes assinala uma redução na intensidade do estímulo. Não existe uma regra simples para a codificação sensorial, porque as relações entre um estímulo e a resposta sensorial variam em diferentes tipos de receptores. Por exemplo, alguns receptores que recebem um tipo particular de informação do estímulo são tônicos, ao passo que outros são fásicos. Mesmo assim, algumas generalizações podem ser feitas sobre como a intensidade do estímulo pode ser codificada. Quando a intensidade aumenta, a corrente do receptor aumenta, e é produzida uma despolarização maior (ou, em alguns casos, hiperpolarização). Em muitos receptores, a zona de início do potencial de ação (ver Fig. 7.4) continuará a produzir um trem estável de impulsos enquanto ela se mantiver despolarizada.

Relações de Aferência-Eferência

Um sistema sensorial ideal deve ser capaz de traduzir estímulos de todas as intensidades em sinais úteis. Entretanto, os sistemas sensoriais biológicos só podem codificar a intensidade dos estímulos em uma faixa limitada. A faixa das intensidades de estímulo em que um receptor pode codificar uma elevação da intensidade pela produção de mais PA numa freqüência mais elevada é chamada **faixa dinâmica** do receptor (ou órgão sensorial). Três fatores principais servem para ajustar a resposta máxima que um receptor pode produzir frente a um estímulo intenso:

1. Existe um limite superior na corrente do receptor que pode fluir em resposta a estímulos intensos porque há um número finito de canais de corrente do receptor.
2. Existe um limite superior na amplitude do potencial receptor porque ele não pode exceder o potencial de inversão da corrente do receptor (ver *Potencial de Inversão* no Cap. 6).
3. Existe um limite superior na freqüência dos PA conduzidos ao longo de cada axônio, porque a refratariedade (ver *Propriedades Gerais dos Potenciais de Ação*, Cap. 5) determina o tempo mínimo entre os PA que se propagam ao longo do axônio. Tipicamente, a freqüência máxima dos PA é várias centenas de PA por segundo ou menos.

As propriedades biofísicas fazem com que a maioria das respostas sensoriais tenha uma relação linear com o logaritmo da intensidade do estímulo. A amplitude do potencial receptor na maioria das células receptoras é aproximadamente proporcional ao logaritmo da intensidade do estímulo (Fig. 7.9A), e a freqüência dos impulsos sensoriais varia aproximadamente de forma linear com a amplitude do potencial receptor (Fig. 7.9B), até o limite permitido pela duração do período refratário. Em conseqüência destas duas relações, a freqüência dos PA em um receptor de adaptação lenta está tipicamente em função do logaritmo da intensidade do estímulo (Fig. 7.9C). Quando os PA alcançam as terminações centrais dos neurônios sensoriais, eles geram potenciais pós-sinápticos que se somam e desenvolvem facilitação sináptica em função da freqüência dos impulsos. Assim, os potenciais pós-sinápticos produzidos no neurônio sensorial central são graduados em função da intensidade do estímulo e permanecem análogos aos estímulos, embora com as características alteradas em certo grau.

A relação logarítmica entre a energia do estímulo e a freqüência dos impulsos sensoriais que é encontrada em muitos sistemas sensoriais tem importantes implicações sobre como a informação sensorial é processada. A maioria dos sistemas sensoriais encontra uma faixa enorme de intensidades de estímulo. Por exemplo, a luz do sol é 10^9 vezes mais intensa que a luz da lua, e o sistema auditivo humano pode perceber sem distorção significativa sons numa faixa de mais de doze vezes na ordem de magnitude. Esta capacidade dos órgãos dos sentidos de funcionar nestas enormes faixas de intensidade de estímulo é notável e se baseia em vários mecanismos fisiológicos. Primeiro, o processo de transdução em si tem uma enorme faixa dinâmica. Ademais, a exposição prolongada a um estímulo causa alteração na amplificação dos eventos receptores, mudando as características de codificação de intensidade do receptor, um processo chamado **adaptação**. Mais ainda, a rede neuronal que processa os sinais sensoriais tem características que estendem a faixa dinâmica além da capacidade dos neurônios receptores individuais.

Em baixas intensidades de estímulo, o potencial receptor em um neurônio receptor não-adaptado representa uma amplifica-

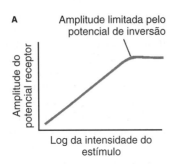 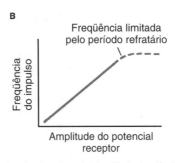 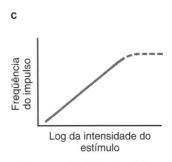

Fig. 7.9 A resposta na maioria dos receptores sensoriais é proporcional ao logaritmo da intensidade do estímulo. **(A)** Em muitos receptores, a amplitude do potencial receptor está relacionada linearmente ao logaritmo da intensidade do estímulo por uma faixa extensa — mas finita. A amplitude do potencial receptor não pode aumentar infinitamente, porque ela é limitada pelo potencial de inversão da corrente do receptor e por outras propriedades físicas da célula receptora. **(B)** Dentro de certa faixa, a freqüência dos PA em um neurônio receptor depende linearmente da amplitude do potencial receptor. O período refratário do neurônio ajusta um limite superior de freqüência. **(C)** Como resultado das relações ilustradas nas partes A e B, a freqüência dos PA em muitos axônios sensoriais varia linearmente com o log da intensidade do estímulo. A porção pontilhada das curvas B e C indica que a refratariedade limita a freqüência máxima de PA.

ção de energia muito grande. O fator de amplificação, entretanto, é reduzido progressivamente à medida que a intensidade do estímulo aumenta. A relação logarítmica entre a intensidade de um estímulo e a amplitude do potencial receptor é explicada, pelo menos em parte, pela equação de Goldman (ver o Cap. 5), que prediz que o V_m deve variar com o log da permeabilidade da membrana ao íon (ou íons), $P_{íon}$, envolvido no potencial receptor. Após estimulação, a alteração no V_m deve ser proporcional ao log da mudança na permeabilidade ao sódio, (P_{Na}), que é produzida pelo estímulo. Intensidades normais de estímulo caem na parte logarítmica da curva impulso-amplitude do potencial (ver Fig. 7.9A). Nem todos os receptores seguem esta regra geral. Em alguns receptores, há, em vez disso, uma relação de força-função: o log da amplitude da resposta é proporcional ao log da intensidade do estímulo. Para propósitos práticos, tanto a função logarítmica quanto uma função de força descrevem a relação entre a intensidade do estímulo e a resposta do receptor muito bem na faixa de intensidades de estímulo encontradas comumente em animais. As diferenças entre as duas funções tornam-se aparentes somente em valores extremos de intensidade de estimulação.

Como conseqüência da relação logarítmica entre a intensidade do estímulo e a amplitude do potencial receptor, qualquer *percentagem* de mudança na intensidade do estímulo evoca o mesmo *incremento* de alteração (isto é, o mesmo número de milivolts) no potencial receptor numa grande faixa de intensidades. Em outras palavras, a duplicação da intensidade do estímulo na parte mais baixa da faixa de intensidades evocará o mesmo incremento na amplitude do potencial receptor do mesmo modo que a duplicação da intensidade do estímulo próximo à extremidade mais elevada da faixa de intensidades até um limite em que o potencial receptor não pode mais aumentar. Assim, temos

$$\frac{\Delta I}{I} = K$$

onde I é a intensidade do estímulo e K é uma constante. A relação logarítmica entre a intensidade do estímulo e a intensidade da resposta (Fig. 7.9C) então "comprime" a extremidade da intensidade mais elevada da escala, o que estende muito a faixa de discriminação. Essa relação é semelhante à que governa a percepção subjetiva das mudanças na intensidade do estímulo, uma relação conhecida em psicologia como a **lei de Weber-Fechner**.

Tal característica dos sistemas sensoriais confere-lhes uma grande vantagem. Por exemplo, esta propriedade permite-nos reconhecer os objetos em uma cena particular, mesmo quando vemos essa cena em diferentes condições de luminosidade. Se observamos a cena sob a luz do sol brilhante, cada objeto é distinguido pelo seu brilho relativo. Se observamos a mesma cena sob a luz da lua, o brilho relativo de cada objeto é muito diferente do seu brilho sob a luz do sol — de fato, a diferença no brilho de um objeto sob as duas condições de iluminação pode ser muito maior que a diferença de brilho dos vários objetos na cena quando iluminada pela luz do sol. Entretanto, somos capazes de reconhecer os objetos na cena com base em suas intensidades relativas, independentemente do nível absoluto de iluminação. A detecção das *intensidades relativas* e das *mudanças na intensidade* em uma dada cena é muito mais informativa para um observador do que a percepção do conteúdo absoluto de energia de cada estímulo. Assim, um cervo em um campo ou em uma floresta está sintonizado agudamente com os movimentos (mudanças na distribuição de estímulos visuais) independentemente das alterações nas condições de iluminação.

Faixa de Fracionamento

A faixa dinâmica de um sistema sensorial multineuronal é tipicamente muito maior do que a de um único receptor ou fibra aferente sensorial. A ampliação da faixa dinâmica para todo o sistema é possível porque as fibras aferentes individuais de um sistema sensorial cobrem partes diferentes de um espectro total de sensibilidade. Os receptores mais sensíveis produzem resposta máxima em intensidades de estímulo que estão abaixo do limiar, ou no caso de outros receptores apenas ligeiramente acima do limiar, de receptores menos sensíveis na população. Acima daquela intensidade, os receptores mais sensíveis se tornam saturados, mas os receptores menos sensíveis podem ser ativados nas intensidades mais elevadas. Assim, nas menores energias de estímulo, umas poucas fibras sensoriais especialmente sensíveis respondem fracamente. Se a energia de estimulação aumenta um pouco, suas freqüências de descarga aumentam, enquanto que novas fibras, menos sensíveis, se juntam respondendo fracamente. Com intensidades de estímulo ainda maiores, outra população de aferentes, de baixa sensibilidade e inicialmente quiescentes, também se junta. À medida que a intensidade aumenta, receptores de sensibilidades cada vez menores se tornam ativos, um fenômeno chamado **recrutamento**, até que finalmente as fibras sensoriais de menor sensibilidade sejam recrutadas e todos os receptores respondam maximamente. Neste ponto, o sistema está saturado e desse modo incapaz de detectar aumentos maiores de intensidade. Esta **faixa de fracionamento**, em que os receptores individuais ou aferentes sensoriais cobrem somente uma fração da faixa dinâmica total do sistema sensorial (Fig. 7.10), permite aos centros de processamento sensorial do sistema nervoso central dis-

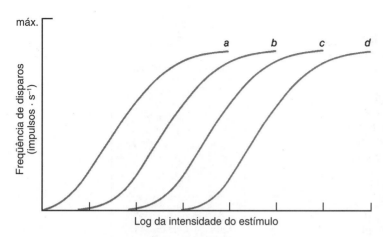

Fig. 7.10 A faixa de fracionamento estende a faixa dinâmica do conjunto de receptores sensoriais. Cada curva neste gráfico representa a freqüência de descarga de um aferente sensorial individual, plotada em função da intensidade do estímulo. Neste exemplo hipotético, cada uma das quatro fibras sensoriais, marcadas de *a* a *d*, tem uma faixa dinâmica de cerca de três a quatro unidades log de intensidade de estímulo, ao passo que a faixa dinâmica geral dos quatro neurônios juntos cobre sete unidades log de intensidade.

criminar intensidades de estímulo em amplitude muito maior do que a de qualquer receptor sensorial único. Um exemplo da amplitude de fracionamento são os fotorreceptores do olho dos vertebrados. Os **bastonetes** são muito mais sensíveis à luz e respondem a estímulos mais fracos; os **cones** respondem à luz mais brilhante que satura os bastonetes. (Ver *Células receptoras visuais dos vertebrados*, mais adiante neste capítulo.)

Controle da Sensibilidade Sensorial

Quão precisas são nossas sensações? Ou seja, de que modo os órgãos dos sentidos são comparáveis a transdutores físicos como termômetros, fotômetros e medidores de pressão? De nossa própria experiência, sabemos que os sistemas sensoriais biológicos podem não ser muito confiáveis como indicadores dos níveis de energia absoluta. Além disso, muitas sensações mudam com o tempo. Por exemplo, quando uma pessoa mergulha em uma piscina sem aquecimento, a água inicialmente é sentida como mais fria do que depois de um minuto ou dois. Um agradável dia de sol pode parecer dolorosamente brilhante por uns poucos minutos depois que uma pessoa sai de uma casa pouco iluminada; por essa razão, mesmo um fotógrafo experiente precisa de fotômetro para realizar julgamentos precisos dos ajustes de exposição da câmera. Tais alterações da intensidade *percebida*, quando a intensidade do estímulo não sofre mudança, são agrupadas sob a denominação geral de **adaptação sensorial**. Onde a adaptação tem lugar? Não existe uma resposta simples. Algumas adaptações acontecem nas células receptoras, algumas em virtude de mudanças nos tecidos acessórios com o transcorrer do tempo e algumas no sistema nervoso central.

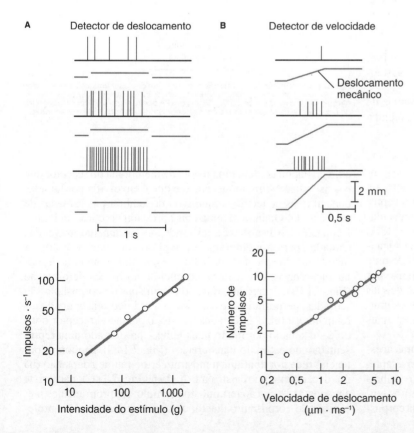

Fig. 7.11 Um detector de deslocamento dispara tonicamente, ao contrário de um detector de velocidade que dispara fasicamente. **(A)** Comportamento de um detector de deslocamento tônico. Este mecanorreceptor responde a um deslocamento constante (mostrado pelos traços horizontais) com PA de freqüência relativamente constante durante a estimulação. (*No alto*) PA registrados extracelularmente provocados por três quantidades diferentes de deslocamento, que se elevam de cima para baixo. A quantidade de deslocamento é indicada embaixo de cada registro. (*Embaixo*) Freqüência estável dos PA plotada contra a intensidade de tensão aplicada em gramas. **(B)** Comportamento de um detector de velocidade fásico. Este mecanorreceptor de adaptação *rápida* responde à taxa em que a posição varia. (*No alto*) Potenciais de ação provocados por três taxas diferentes de mudança. Velocidades maiores produzem mais PA. (*Embaixo*) O número de impulsos produzidos durante um estímulo de 0,5 segundo foi proporcional ao log da velocidade de deslocamento. (Adaptado de Schmidt, 1971.)

Mecanismos de adaptação

Diferentes classes de receptores exibem diferentes graus de adaptação. Receptores tônicos continuam a disparar estavelmente em resposta a um estímulo constante, conforme ilustrado na Fig. 7.11A, que mostra um receptor que responde ao deslocamento de um pêlo; esse receptor produz PA a uma freqüência quase constante quando o pêlo é deslocado e mantido na nova posição. Ao contrário, os receptores fásicos adaptam-se rapidamente. Em uma classe de receptores fásicos, por exemplo, os PA ocorrem somente durante as *variações* na intensidade do estímulo, conforme ilustrado na Fig. 7.11B, por um mecanorreceptor que dispara somente quando o deslocamento do pêlo está ocorrendo, e a freqüência dos PA depende da taxa de variação.

A adaptação pode ocorrer em vários estágios diferentes do processo que liga um estímulo à eferência de um neurônio sensorial (Fig. 7.12):

1. As propriedades mecânicas da célula receptora podem agir como um filtro que deixa passar alterações transitórias, em vez de um estímulo sustentado. Este mecanismo é comum entre os mecanorreceptores.
2. As próprias moléculas transdutoras podem "diminuir" durante um estímulo constante. Por exemplo, uma percentagem significativa das moléculas de pigmento visual pode tornar-se descorada quando exposta à luz constante e deve regenerar-se metabolicamente antes que possa responder à iluminação novamente.
3. A cascata enzimática ativada por uma molécula transdutora pode ser inibida pelo acúmulo de um produto ou uma substância intermediária.
4. As propriedades elétricas da célula receptora podem mudar no transcorrer de uma estimulação mantida. Em alguns receptores, a ativação de canais de receptores diminui porque o Ca^{++} livre intracelular aumenta durante a estimulação sustentada. O acúmulo de Ca^{++} livre intracelular também pode ativar canais de K^+ Ca-dependentes, produzindo um deslocamento do potencial de membrana, V_m, de volta ao potencial de repouso.
5. A membrana da zona de início do potencial de ação (ver Fig. 7.4) pode tornar-se menos excitável durante estímulos sustentados.
6. A adaptação sensorial também pode ocorrer em células de níveis mais elevados no sistema nervoso central (que inclui a retina dos vertebrados).

O primeiro e o quinto destes mecanismos de adaptação são ilustrados pelos receptores de estiramento do músculo do caranguejo e da lagosta. Tais receptores estão presentes em pares na musculatura abdominal, cada par consistindo em um receptor fásico e um receptor tônico. O estiramento da fibra muscular produz uma resposta transitória no receptor fásico (Fig. 7.13A) e uma resposta mantida no receptor tônico (Fig. 7.13B). Quando esses receptores são estimulados por injeção direta de uma corrente despolarizante através de um microeletrodo, e não por estiramento da fibra muscular, cada célula retém algumas de suas propriedades características. Isto é, quando a corrente estimuladora se prolonga, o receptor tônico produz um trem de PA mais demorado do que o receptor fásico.

Uma alteração no filtro que é produzido por estruturas acessórias (mecanismo 1) é muito importante para a rápida adaptação do **corpúsculo de Pacini**, um receptor de pressão e vibração encontrado na pele, nos músculos, no mesentério, nos tendões e nas articulações de mamíferos (Fig. 7.14A). Cada corpús-

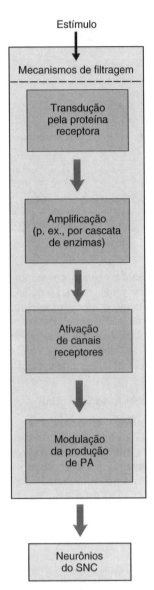

Fig. 7.12 A adaptação sensorial pode acontecer em qualquer um dos vários estágios de processamento da informação. A linha tracejada indica que, em alguns sistemas, a filtragem e/ou a modulação da freqüência dos PA ocorre na própria célula receptora, ao passo que em outros sistemas estas funções acontecem fora da célula receptora.

culo de Pacini contém uma região da membrana do receptor que é sensível ao estímulo mecânico e que é envolvida por lamelas concêntricas de tecido conjuntivo que lembram as camadas de uma cebola. Quando alguma coisa pressiona o corpúsculo, deformando-o, o distúrbio é transmitido mecanicamente através das camadas para a membrana sensível do neurônio receptor. A membrana do receptor normalmente responde com uma despolarização breve e transitória no início e no fim da deformação (Fig. 7.14B). Entretanto, quando as camadas do corpúsculo são retiradas, permitindo que o estímulo mecânico seja aplicado diretamente sobre o axônio descoberto, o potencial receptor obtido é sustentado por muito mais tempo, produzindo uma representação do estímulo mais precisa (Fig. 7.14C). Embora o potencial receptor continue a mostrar certo grau de adaptação (há um decaimento no registro mostrado na Fig. 7.14C), não existe a resposta distinta ao término do estímulo. As propriedades mecânicas do corpúsculo intacto, que permitem *alterações* prefe-

A RECEPÇÃO DE ESTÍMULOS DO AMBIENTE   211

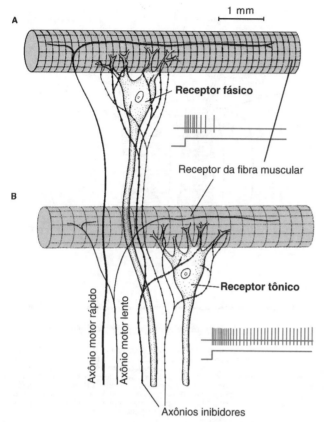

Fig. 7.13 Os receptores de estiramento fásicos e tônicos do caranguejo adaptam-se diferentemente frente a estímulos constantes. O receptor fásico **(A)** adapta-se rapidamente a partir de um estímulo constante, produzindo apenas um curto trem de impulsos. O receptor tônico **(B)** dispara estavelmente durante um estiramento constante, embora a freqüência dos PA seja maior no início da estimulação e caia durante estimulação constante. (Adaptado de Horridge, 1968.)

rencialmente rápidas sob pressão, conferem ao neurônio receptor sua resposta normalmente fásica. Este comportamento explica em parte por que nós perdemos rapidamente a sensação de pressões moderadas sustentadas, tal como o estímulo do uso de uma roupa produz em nossa pele.

Independentemente do seu local ou mecanismo de origem, a adaptação desempenha o principal papel em estender a faixa dinâmica da recepção sensorial. Juntamente com a natureza logarítmica do processo de transdução primária, a adaptação sensorial permite ao animal detectar alterações na energia do estímulo frente a intensidades de fundo que variam em muitas ordens de magnitude.

Mecanismos que aumentam a sensibilidade
Muitas células receptoras produzem PA — ou liberam neurotransmissores independentemente de PA — espontaneamente na ausência de estímulos. (A quantidade de transmissor liberada de receptores que não deflagram potenciais de ação varia com o potencial de membrana, V_m). Quando tais receptores espontaneamente ativos são estimulados, a freqüência de seus PA — ou de sua liberação de transmissor sem potencial de ação — aumenta ou diminui acima de seus níveis basais. Vários mecanismos aumentam a sensibilidade dos receptores frente a estímulos mantidos, e um importante mecanismo modifica as propriedades da atividade espontânea de um receptor. A liberação espontânea de transmissor de células receptoras — seja ela mediada por PA ou por alterações graduadas no V_m — tem duas importantes conseqüências. Primeiro, qualquer pequeno aumento na energia do estímulo produzirá um aumento na taxa de disparo acima do nível espontâneo. Pequenas correntes de receptor em resposta a estímulos fracos modulam a freqüência dos impulsos pelo encurtamento dos intervalos entre os impulsos (Fig. 7.15). Essa modulação da freqüência dos impulsos permite aos receptores ser muito mais sensíveis a alterações nos estímulos do que seria possível se a corrente do receptor tivesse que levar uma zona de início do potencial de ação completamente quiescente ao limiar. As relações de aferência-eferência de tais fibras sensoriais são descritas pela curva sigmóide na Fig. 7.16. Na condição sem estimulação, a freqüência de disparo está sempre na parte inclinada da curva, de modo que um pequeno impulso produzirá um aumento significativo na freqüência de disparo.

Segundo, em alguns neurônios sensoriais espontaneamente ativos, os estímulos podem aumentar ou diminuir a freqüência dos impulsos, permitindo ao receptor conduzir informações so-

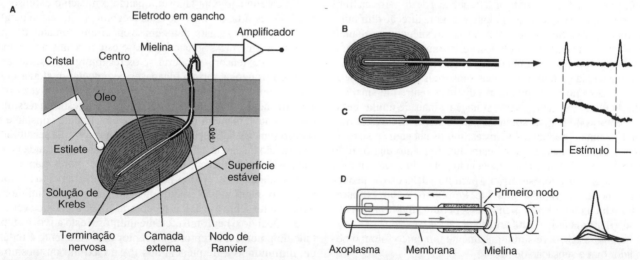

Fig. 7.14 A adaptação do corpúsculo de Pacini depende das propriedades mecânicas das estruturas acessórias. **(A)** Arranjo experimental para pressionar um receptor do corpúsculo de Pacini com um estilete ligado a um cristal pizoelétrico. O registro elétrico foi feito entre um eletrodo em gancho no axônio e a interface óleo-água. **(B)** Resposta elétrica no corpúsculo intacto. O neurônio despolariza-se transitoriamente no início e no término do estímulo (linhas tracejadas). **(C)** Ao contrário, após a remoção das lamelas, o neurônio permanece despolarizado durante a maior parte do estímulo. **(D)** Fluxo de corrente do receptor em resposta à deformação na zona sensorial do axônio. O potencial gerador é conduzido eletrotonicamente para a zona de disparo do potencial de ação no primeiro nodo de Ranvier. Se o potencial gerador for suficientemente intenso, fará com que a zona de início do potencial de ação atinja o limiar, produzindo PA no axônio. (Adaptado de Loewenstein, 1960.)

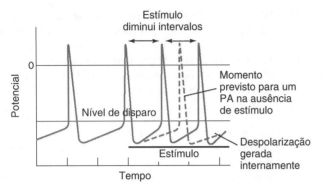

Fig. 7.15 Em uma célula receptora que dispara espontaneamente, o intervalo entre os PA depende das condições de estimulação. O intervalo pode ser diminuído por um estímulo extremamente pequeno, porque um estímulo aumenta a inclinação da despolarização gerada internamente. (Em casos em que os PA são gerados em fibras sensoriais de segunda ordem, os potenciais sinápticos é que são aumentados em vez das despolarizações geradas internamente.)

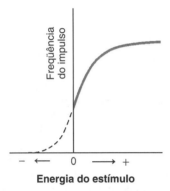

Fig. 7.16 A relação aferência-eferência em uma célula receptora espontaneamente ativa (ou em uma fibra sensorial de segunda ordem) é sigmoidal. Na ausência de qualquer impulso aferente (0 na abscissa), a célula receptora, ou fibra sensorial de segunda ordem, descarrega espontaneamente. Esta eferência espontânea está na parte ascendente da curva que relaciona a intensidade do estímulo com a freqüência dos PA, de modo que mesmo um estímulo muito pequeno aumentará a taxa de disparos. Em alguns receptores, os estímulos podem também diminuir a taxa de disparos, indicado pela parte da curva tracejada.

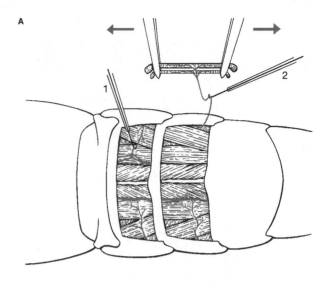

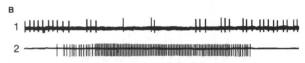

Fig. 7.17 O estiramento estável dos músculos do caranguejo produz inibição reflexa dos receptores de estiramento do caranguejo. **(A)** Os receptores musculares de estiramento de um segmento são removidos com sua inervação intacta, e os registros são realizados conforme mostrado. O eletrodo 1 registra a atividade em um receptor intacto; o eletrodo 2 registra a atividade em um receptor que foi removido do abdômen. **(B)** No início do registro, o eletrodo 1 registra um trem estável de PA no receptor tônico intacto em resposta a um estiramento mantido no abdômen. Quando o receptor tônico isolado é estirado, o eletrodo 2 registra um trem de impulsos sensoriais, e ocorre queda simultânea na freqüência de PA registrados pelo eletrodo 1 no receptor intacto. Os potenciais no receptor de estiramento monitorados pelo eletrodo 2 aumentam a atividade em um neurônio inibitório, que reduz a eferência estável do neurônio que é monitorado pelo eletrodo 1. (Adaptado de Eckert, 1961.)

bre a polaridade ou a direção de um estímulo. Por exemplo, em alguns mecanorreceptores, como as células ciliadas, o movimento do cílio em uma direção aumenta a freqüência de disparos na fibra sensorial, ao passo que o movimento em outra direção diminui a taxa de disparos. Se tais receptores fossem silenciosos quando não estivessem sendo estimulados, seria impossível codificar a informação sobre o movimento na segunda direção.

A existência de numerosas vias sensoriais paralelas fornece outro mecanismo para aumentar a distinção entre um sinal e o ruído de fundo existente. Nesta situação, sinais de muitas células receptoras podem ser somados pelo sistema nervoso central. Todos os sinais produzidos pelos estímulos chegam ao sistema nervoso central quase simultaneamente, enquanto que o ruído ocorre ao acaso e tende a ser cancelado pelas sinapses centrais. Pela redução do ruído, este arranjo permite a detecção de pequenas alterações no impulso aferente. Por exemplo, um observador humano não pode realmente perceber um simples fóton absorvido por uma única célula receptora; mas, se cada um de vários receptores absorve simultaneamente um único fóton, o observador tem a sensação de luz.

Controle eferente da sensibilidade do receptor
A responsividade de alguns órgãos sensoriais é influenciada pelo sistema nervoso central através de axônios eferentes que inervam os próprios órgãos sensoriais. Por exemplo, os músculos nos quais estão ligados os receptores de estiramento nos músculos esqueléticos de vertebrados e de crustáceos são inervados por fibras eferentes. Através do controle do comprimento dos músculos receptores, essa inervação eferente ajusta a sensibilidade do receptor de estiramento para as alterações do comprimento total do músculo.

No caranguejo e na lagosta, quando o músculo extensor da cauda se encurta, os músculos dos receptores (que estão paralelos ao músculo extensor) também se encurtam, comandados por neurônios eferentes. Se não houvesse este mecanismo, quando o músculo extensor se encurtasse os receptores de estiramento ficariam frouxos e seriam incapazes de detectar qualquer outra alteração no comprimento do músculo extensor. Em vez disso, a contração dos músculos dos receptores, em resposta a estímulos eferentes, mantém uma tensão razoavelmente constante na porção sensorial do receptor, e o receptor retém sua sensibilidade à flexão da cauda, não importando a posição da cauda no espaço. Além deste mecanismo pelo qual os receptores mantêm alta sensibilidade, os receptores abdominais de estiramento são inervados por neurônios eferentes que formam sinapses inibitórias diretamente sobre as células receptoras de estiramento (ver Fig. 7.13). Quando o neurônio eferente inibitório está ativo, a amplitude do potencial receptor no receptor de estiramento é reduzida, diminuindo a freqüência dos PA no axônio ou mesmo os abolindo inteiramente. A ação recíproca desses dois mecanismos — um que aumenta a responsividade e outro que a inibe — permite que a atividade no sistema nervoso central aumente ou diminua a sensibilidade desses receptores de estiramento.

Inibição dos receptores por retroalimentação
A sensibilidade dos receptores sensoriais também é controlada por retroalimentação negativa. Neste mecanismo, a atividade do receptor produz sinais que são enviados mais ou menos diretamente de volta aos receptores, inibindo-os. Os receptores abdominais de estiramento dos crustáceos fornecem um exemplo disto (Fig. 7.17). A ativação do neurônio sensorial pelo estiramento produz um reflexo eferente — iniciado no sistema nervoso central — que passa pelos nervos eferentes inibitórios até o neurônio sensorial que foi estimulado (*auto-inibição*) e a seus vizinhos anterior e posterior (*inibição lateral*). Em baixas intensidades de estimulação, a retroalimentação tem papel pequeno ou inexistente, porque há necessidade de um sinal sensorial relativamente intenso para evocar a ativação reflexa dos neurônios inibitórios. Entretanto, estímulos mais fortes produzem forte retroalimentação inibitória; como conseqüência, os estímulos mais intensos são inibidos preferencialmente. Este mecanismo age para manter o receptor dentro de sua faixa operacional (isto é, manter a freqüência dos PA abaixo da freqüência máxima possível na célula), e o efeito resultante da retroalimentação inibitória é estender a faixa dinâmica do receptor.

Quando os receptores produzem sinais que inibem seus vizinhos, como os receptores de estiramento do caranguejo, esta inibição mútua entre receptores vizinhos pode influenciar fortemente a recepção sensorial. Por exemplo, esta **inibição lateral** pode aumentar o contraste entre a atividade de receptores adjacentes (Fig. 7.18). Embora este fenômeno tenha sido descoberto inicialmente no sistema visual (ver Cap. 11 para uma discussão maior), ele ocorre em vários sistemas sensoriais. O efeito resultante da interação entre células vizinhas é que as diferenças nos níveis de atividade encontradas em receptores estimulados fracamente e fortemente são amplificadas, produzindo aumento no contraste percebido entre as regiões de estimulação fraca e forte.

AS SENSAÇÕES POR ESTIMULAÇÃO QUÍMICA: GUSTAÇÃO E OLFAÇÃO

Embora os organismos unicelulares vivessem na Terra 3,6 bilhões de anos atrás, os primeiros organismos multicelulares não apareceram até 2,5 bilhões de anos mais tarde. Essa demora enorme de tempo pode indicar, pelo menos em parte, como demorou para se desenvolverem mecanismos de sinalização de célula para célula, que são necessários para coordenar o desenvolvimento e a atividade de muitas células agindo em harmonia. A sinalização entre os organismos pode ter aparecido antes da sinalização entre células dentro de um único organismo. A sensibilidade das células a moléculas específicas é difundida e inclui respostas metabólicas dos tecidos a mensageiros químicos bem como a capacidade de certos organismos inferiores — como as bactérias — de detectar e responder a certas substâncias no ambiente. Embora muitos tipos de células respondam a moléculas no seu ambiente, os *quimiorreceptores* são as células receptoras que se especializaram em obter informações sobre o ambiente químico e transmiti-las a outros neurônios. De acordo com um esquema de classificação largamente aceito, os quimiorreceptores podem ser divididos em duas categorias: receptores da *gustação* (sabor), que respondem a moléculas dissolvidas, e receptores da *olfação* (cheiro), que respondem a moléculas no meio aéreo. Essa dicotomia, entretanto, não é tão adequada. Por esta definição, os organismos aquáticos, como os peixes, não teriam receptores para a olfação; todas as suas sensações químicas seriam gustação. Ainda mais, mesmo entre organismos terrestres, as moléculas do meio aéreo devem passar por uma camada de solução aquosa antes de alcançar os receptores olfatórios.

Se a gustação e a olfação são sensações legitimamente diferentes, deve haver uma distinção mais eficiente entre elas. Realmente, como veremos, os receptores da gustação e da olfação operam de modo muito diferente uns dos outros, tornando pos-

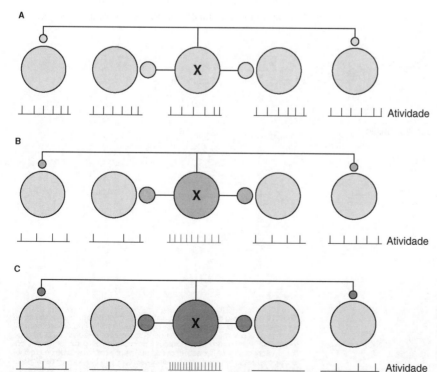

Fig. 7.18 A inibição lateral aumenta o destaque do estímulo exagerando as diferenças na atividade dos receptores próximo de sua periferia. **(A)** Cinco receptores adjacentes estão espontaneamente ativos na ausência de estímulo. **(B)** Quando o receptor central, marcado com X, é estimulado fracamente, ele inibe seus receptores vizinhos. A força da inibição cai com a distância do receptor ativado (simbolizado pelos círculos mais escuros grandes e pequenos, que representam sinapses inibitórias). **(C)** Uma estimulação mais forte no receptor central aumenta a inibição sobre seus vizinhos.

sível diferenciar os dois sentidos em nível celular. Além disso, existem esquemas alternativos para se distinguir a gustação da olfação em níveis mais globais. Por exemplo, a olfação pode ser considerada a quimiorrecepção de sinais de fontes distantes e o "sabor" como a quimiorrecepção de sinais de materiais que estão em contato direto com a estrutura receptora (p. ex., a comida mastigada na boca ou o material no fundo de um lago no qual vive um bagre).

Os sistemas sensoriais químicos podem ser extraordinariamente sensíveis. Os quimiorreceptores da antena da mariposa do bicho-da-seda macho (*Bombyx mori*) para o *bombicol*, a feromona de atração sexual produzida pela fêmea, dão um exemplo espetacular. No laboratório, a mariposa responde comportamentalmente a concentrações da feromona que são tão baixas como uma molécula por 10^{17} moléculas de ar. Tais receptores são altamente específicos, respondendo somente ao bombicol e a alguns de seus análogos. Este sistema receptor altamente desenvolvido permite ao *Bombyx* macho localizar uma fêmea à noite a vários quilômetros de distância, uma capacidade que confere uma vantagem reprodutiva óbvia em uma espécie muito dispersa.

Para investigar a sensibilidade dos receptores ao bombicol, as respostas elétricas dos receptores olfatórios da antena do *Bombyx* foram registradas. Quando apenas cerca de 90 moléculas de bombicol por segundo chegam a uma única célula receptora, a freqüência com que a célula deflagra os PA aumenta significativamente. Entretanto, a mariposa macho reage comportamentalmente (isto é, bate as asas excitadamente) quando *somente cerca de 40 células receptoras (de um total de 20.000 por antena) interceptam uma molécula por segundo*. Não pode ser detectada nenhuma alteração na freqüência dos PA disparados por uma única célula receptora em resposta a uma única molécula odorífera. Por isto, calcula-se que o sistema nervoso central da mariposa é capaz de perceber aumentos médios muito leves na freqüência dos impulsos que chegam através de numerosos canais sensoriais químicos, conforme descrito anteriormente neste capítulo (ver *Mecanismos que aumentam a sensibilidade*).

Mecanismos de Recepção da Gustação

Estudos eletrofisiológicos dos *quimiorreceptores de contato* (cílios gustativos) de insetos forneceram informações gerais úteis sobre o modo de funcionamento dos quimiorreceptores. Estas células receptoras enviam finos dendritos às pontas de projeções ocas da cutícula semelhantes a pêlos, chamadas **sensilos** (*sensilla*, plural; *sensillum*, singular). Cada sensilo tem um poro minúsculo que permite às moléculas estimulantes alcançar as células sensoriais (Fig. 7.19). Na probóscida ou nos pés de uma mosca comum, cada sensilo contém várias células, cada uma das quais é sensível a diferentes estímulos químicos (p. ex., água, cátions, ânions ou carboidratos).

A atividade elétrica desses quimiorreceptores pode ser registrada através de uma rachadura produzida na parede do sensilo, e tais registros revelaram um potencial receptor e PA. O potencial receptor é produzido nas extremidades dos dendritos que se estendem à ponta do sensilo, enquanto que os PA se originam próximo ao corpo celular.

Estimulação química apropriada mesmo de um único sensilo evoca uma resposta comportamental na mosca. Por exemplo, uma pequena gota de solução de açúcar aplicada a um único sensilo no pé faz com que a mosca abaixe a probóscida em direção ao pé, e a eficiência de vários compostos em evocar este comportamento estereotipado foi testada. Todos os compostos que desencadeiam o comportamento de alimentação também evocam atividade elétrica no receptor de açúcar. Essa célula receptora é conhecida como responsiva a somente certos carboidratos, e aqueles compostos que não desencadeiam o comportamento de alimentação, como a D-ribose, também não estimulam o receptor de açúcar. É interessante que o receptor de açúcar da mosca mostra a mesma seqüência de sensibilidade (frutose > sacarose > glicose) que os receptores para o doce apresentam na língua humana.

A exemplo dos insetos, muitos vertebrados têm receptores de sabor no corpo. O salmão que vive nas profundidades, por exemplo, tem as barbatanas peitorais (anteriores) modificadas com receptores para gustação na extremidade dos pequenos ossos da

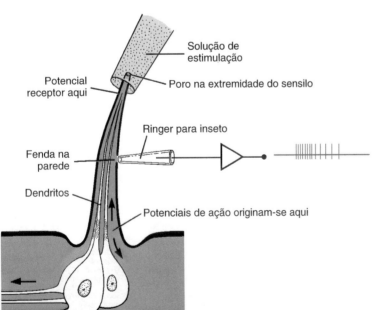

Fig. 7.19 A resposta dos quimiorreceptores de contato de uma mosca pode ser registrada extracelularmente. Os dendritos de vários neurônios compartilham um único sensilo. O dendrito de cada neurônio individual dentro do sensilo é sensível a uma classe particular de substâncias (p. ex., açúcares, cátions, ânions ou água). Os estímulos são apresentados através de uma cânula colocada sobre a ponta do sensilo, e as respostas elétricas (à direita) são registradas através de uma fenda feita na cutícula que cobre o sensilo.

A RECEPÇÃO DE ESTÍMULOS DO AMBIENTE 215

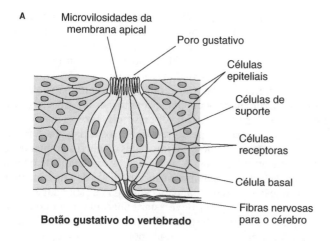

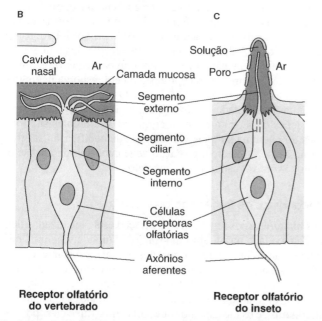

Fig. 7.20 Os órgãos quimiorreceptores consistem tipicamente em células receptoras rodeadas por estruturas de suporte. **(A)** Nos botões gustativos dos vertebrados, as células receptoras são rodeadas pelas células basais, que geram novas células receptoras, e pelas células de suporte. A transdução ocorre na membrana apical. As células receptoras não enviam axônios para o sistema nervoso central, embora possam produzir PA. Em vez disso, elas excitam sinapticamente neurônios aferentes que conduzem a informação ao sistema nervoso central. Ao contrário, os receptores olfatórios de vertebrados **(B)** e de insetos **(C)** enviam eles mesmos axônios aferentes primários ao SNC. As estruturas que são análogas entre os vertebrados e os insetos foram desenhadas similarmente nas partes B e C. Todos os três tipos de receptores estendem prolongamentos finos para dentro de uma camada mucosa que cobre o epitélio. Nos insetos, esses prolongamentos finos são dendritos verdadeiros. (Parte A adaptada de Murray e Murray, 1970; parte C adaptada de Steinbrecht, 1969.) (Ver Encarte colorido.)

barbatana, que ele usa para provar o fundo lodoso para a alimentação. Nos vertebrados terrestres, os receptores da gustação são encontrados na língua, na epiglote, no fundo da boca, na faringe e na porção superior do esôfago.

Nos vertebrados, as células receptoras da gustação estão localizadas nos botões* gustativos, que têm algumas características de organização semelhantes às dos receptores da olfação (Fig. 7.20). Os receptores da gustação são rodeados por células de suporte e pelas *células basais*, que são as células precursoras que dão origem a novas células receptoras da gustação. As células basais são derivadas de células epiteliais e geram regularmente

---

*N.T.: Alguns autores também chamam essas estruturas de corpúsculos.

novas células sensoriais receptoras; as células receptoras da gustação sobrevivem por apenas 10 dias. Esse ciclo notável das células sensoriais primárias também ocorre nos órgãos olfatórios dos vertebrados e em partes especializadas das células fotorreceptoras, chamadas *segmentos externos*. Todas estas células, ou porções de células, que são renovadas regularmente interagem diretamente com estímulos físicos provenientes do meio externo ao organismo: moléculas de sabor e odor sobre as células gustativas e olfativas, respectivamente, e fótons sobre os segmentos externos dos fotorreceptores. A reciclagem de todas as células sensoriais apresenta um problema na manutenção da especificidade sensorial em um organismo porque, a menos que as novas células estejam integradas precisamente à rede existente, a especificidade será perdida. O modo como a integridade das sensações da gustação e da olfação é mantida permanece um mistério insolúvel porém estudado ativamente.

Embora nossa experiência subjetiva sugira que existe um espectro maravilhosamente grande possível de sabores, tais sensações podem ser agrupadas em quatro qualidades distintas: doce, salgado, azedo e amargo. Em termos evolucionários, estas categorias devem estar relacionadas a algumas propriedades básicas das comidas. As comidas doces devem ser provavelmente as ricas em calorias e, assim, úteis; o sal é essencial para a manutenção do balanço hídrico (ver o Cap. 14); o sabor azedo pode ser um sinal de perigo se estiver em excesso; e muitas substâncias amargas são tóxicas. A descoberta de que os vertebrados respondem a apenas quatro categorias fundamentais de sabor sugere que todos os sabores percebidos devem depender de várias combinações destas características fundamentais. Ademais, ela dá origem à hipótese de que existem vias sensoriais separadas e identificáveis para cada um dos quatro sabores.

De que maneira as moléculas interagem com as membranas para produzir sabores diferentes? Nos últimos anos, o uso de registro de fixação de placa permitiu a identificação dos mecanismos responsáveis pela sensação de cada uma das modalidades de sabor (Fig. 7.21). Cada célula receptora individual da gustação reage a um estímulo particular, e cada classe de estímulo de sabor ativa uma via celular distinta nos receptores que respondem a ela. A via celular para o salgado nos receptores responde a ele. As substâncias que promovem os estímulos salgados, como o NaCl, dissociam-se prontamente em água, e os íons Na^+ entram no receptor através de canais de Na^+ na membrana e despolarizam o potencial de membrana. Estes canais de Na^+ são distintos porque podem ser bloqueados pela droga amilorida, diferentemente dos canais de Na^+ voltagem-dependentes que mediam a maioria dos PA. Os estímulos azedos, que são caracterizados pelo excesso de íons H^+, agem através deste mesmo canal (observado no *hamster*) ou através do bloqueio de um canal de K^+ (observado na salamandra *Necturus*). Em qualquer um dos casos, a membrana é despolarizada. Alguns compostos doces e o aminoácido alanina (Ala) ligam-se a receptores acoplados a uma cascata intracelular que fecha os canais de K^+ na membrana basolateral, despolarizando o receptor. Outras substâncias doces, incluindo o aminoácido arginina (Arg) e o glutamato monossódico, ativam canais de cátions não-específicos na membrana das células da gustação. Algumas substâncias amargas, como o Ca^{++} e o quinino, fecham canais de K^+ na membrana apical, fazendo a despolarização da célula. A transdução de outras substâncias amargas é bem menos conhecida, mas a excitação da célula parece dever-se a sistemas intracelulares de segundos mensageiros (as vias do IP_3 ou do AMPc). Sugere-se que as vias do sabor doce e do sabor amargo que agem através de segundos mensageiros são mediadas por pro-

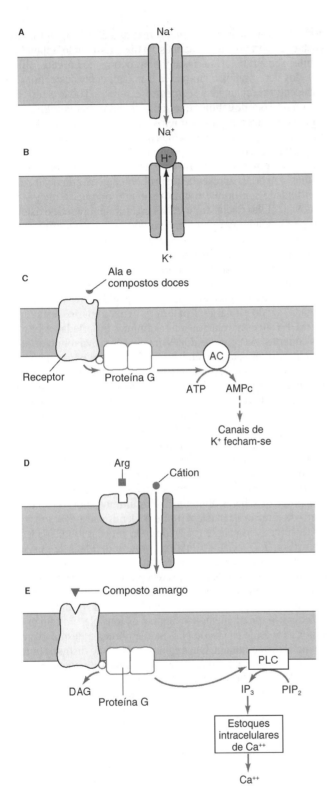

Fig. 7.21 Cada tipo de sabor é transduzido por um mecanismo diferente. **(A)** Na transdução do salgado e de alguns sabores azedos, os íons Na⁺ (ou H⁺) passam por canais iônicos na membrana apical, despolarizando diretamente a célula receptora. **(B)** Na transdução de outros sabores azedos e de alguns sabores amargos, prótons (azedo) ou certos produtos amargos bloqueiam canais de K⁺, e o vazamento residual de cátions para dentro da célula despolariza o receptor. **(C)** L-Alanina (Ala) e alguns outros compostos doces ligam-se aos receptores (R) e ativam uma proteína G (G). A proteína G ativada ativa a adenilciclase (AC), e o aumento de AMPc resultante fecha canais de K⁺ na membrana basolateral, despolarizando a célula. **(D)** L-Arginina (Arg) liga-se a um canal para cátions, ligante-ativado, não seletivo e o abre. **(E)** Alguns compostos amargos ligam-se a um receptor e ativam uma proteína G que parece estar ligada à fosfolipase C (PLC) produzindo aumento no trifosfato de inositol (IP₃) intracelular, que poderia então liberar Ca⁺⁺ de estoques intracelulares. O resultado final é a despolarização da célula receptora, mas o mecanismo não é completamente compreendido. PIP₂, fosfoinositol 4,5-bifosfato. (Adaptado de Avenet et al., 1993.)

teínas G, e relatos recentes têm sugerido moléculas candidatas a neurotransmissor. Em todos os casos, o evento inicial na célula receptora finalmente causa aumento na concentração intracelular de Ca⁺⁺ e, assim, aumento na liberação de neurotransmissor para as células de segunda ordem da via.

Os receptores da gustação geram PA, mas eles não possuem axônios, e assim não podem por si conduzir as informações para o sistema nervoso central. Em vez disso, eles fazem sinapse com neurônios cujos axônios percorrem os nervos facial, glossofaríngeo e vago (sétimo, nono e décimo pares de nervos cranianos) e modulam a atividade desses neurônios. A existência de quatro tipos de sensação de sabor e a especificidade dos mecanismos de transdução na membrana para cada tipo de sabor sugere que cada subtipo de receptor deve estar conectado a um conjunto particular de axônios. Neste arranjo, por exemplo, a informação sobre a "doçura" seria transportada por algum subgrupo específico de axônios. Esse padrão é chamado **via marcada de codificação**, mas os registros têm revelado que as informações da gustação não possuem esta organização tão primorosa. Registros de neurônios isolados mostram que um receptor responderá freqüentemente de maneira ótima a um tipo particular de estímulo (Fig. 7.22), mas muitos receptores também respondem em menor grau a estímulos de outras classes. Os dados assim sugerem que uma fibra isolada que inerva um botão gustativo recebe informações de receptores que pertencem a diferentes subtipos. Mais do que uma simples via marcada de codificação, a informação sensorial sobre a gustação deve depender da análise de muitos axônios gustativos em paralelo.

Mecanismos de Recepção da Olfação

Nos mamíferos, os receptores da olfação estão localizados dentro da cavidade nasal, em um arranjo de modo a que uma corrente de ar ou de água flua por eles durante a respiração (Fig. 7.23). Os animais que são particularmente dependentes de informações olfativas têm cavidades complexas que estão forradas por um revestimento de receptores. Essas cavidades são chamadas **turbinados**, e os mecanismos que garantem o fluxo de ar por elas permanecem desconhecidos. Cada neurônio receptor tem um dendrito fino e longo que termina em uma pequena expansão arredondada na superfície (Fig. 7.24A). Saindo desta extremidade existem vários cílios finos (com cerca de 0,1 μm de diâmetro e cerca de 200 μm de comprimento) que estão cobertos por uma solução protéica chamada **muco**. As moléculas que penetram na cavidade nasal são absorvidas pela camada mucosa e chegam aos cílios.

Duas linhas de evidência sugerem que os cílios são o local da transdução da olfação. Primeira, somente neurônios ciliados respondem aos odores, implicando que os cílios devem ser o local de transdução. A segunda linha de evidência vem de experimentos nos quais neurônios olfatórios cresceram em cultura e foram expostos a substâncias odoríferas enquanto que a corrente do receptor era registrada por um eletrodo intracelular no soma (Fig. 7.24B). Se uma solução de moléculas odoríferas era ejetada sobre os cílios, a célula respondia fortemente, ao passo que, se a mesma solução era ejetada sobre o soma, havia apenas pequena resposta. Por outro lado, a ejeção de uma solução de KCl (que despolariza a membrana do receptor) sobre o cílio produziu pequena resposta, ao contrário da ejeção de KCl sobre o soma, que produziu uma resposta grande. Esses dados implicam que somente os cílios são capazes de responder às substâncias odoríferas, causando alteração significativa no V_m.

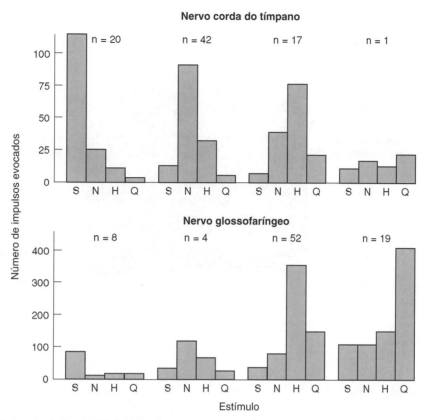

Fig. 7.22 Cada neurônio aferente da gustação é mais eficientemente ativado por um tipo de estímulo, mas ele também responde a outros estímulos. As respostas de quatro diferentes estímulos gustativos foram registradas em axônios aferentes gustativos isolados em dois diferentes nervos em *hamsters*. Cada neurônio responde maximamente a um dos quatro estímulos gustativos; diferentes neurônios respondem maximamente a diferentes estímulos. Entretanto, todos os axônios respondem pelo menos fracamente a todos os quatro estímulos, indicando que cada aferente da gustação não está restrito a conduzir informações sobre apenas um tipo de sabor. Abreviações: S, sacarose (doce); N, NaCl (salgado); H, HCl (azedo); Q, quinino HCl (amargo). O número de axônios é indicado para cada grupo. (Adaptado de Hanamori et al., 1988.)

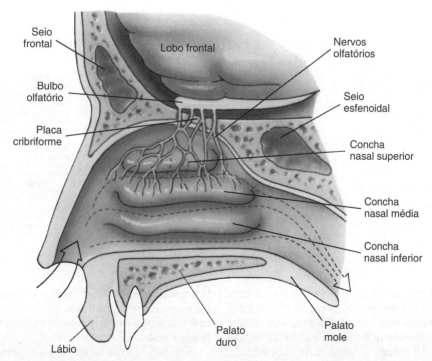

Fig. 7.23 Nos órgãos olfatórios dos vertebrados, o ar (ou a água) conduzindo substâncias odoríferas move-se passando pelos receptores olfatórios. O epitélio olfatório dos seres humanos cobre parte da superfície da passagem do ar no nariz. As setas indicam a rota seguida pelo ar quando ele é inspirado pelo nariz. A porção pontilhada das setas mostra o movimento do ar nos turbinados onde os receptores olfatórios estão localizados. Também indicam os remoinhos das correntes de ar que são criados sobre o epitélio que cobre o recesso dorsal da cavidade nasal. (Ver Encarte colorido.)

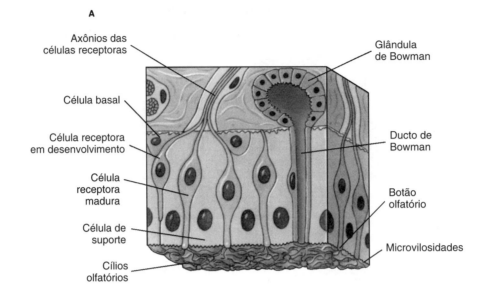

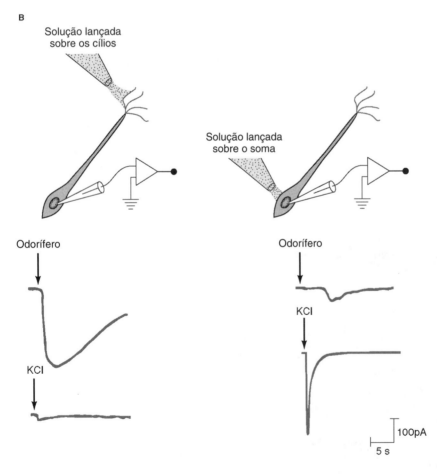

Fig. 7.24 Os receptores do epitélio olfatório dos vertebrados despolarizam-se em resposta a moléculas odoríferas. **(A)** Organização das células dentro do epitélio olfatório de mamíferos. **(B)** Resposta do esquema de um neurônio receptor olfatório de salamandra frente a um pulso focal de um odorífero. (*Esquerda*) Quando o pulso químico estimulante foi dirigido à membrana receptiva no cílio, ele produziu uma grande corrente (registro superior). Quando uma solução contendo alta concentração de K⁺ foi focalizada sobre o mesmo local, a resposta foi pequena (registro inferior). (*Direita*) Quando o pulso químico estimulante foi dirigido para o soma, e não para os cílios, a resposta foi pequena (registro superior). Entretanto, quando a solução contendo alta concentração de K⁺ foi dirigida para o soma, ela produziu uma grande resposta (registro inferior). (Parte A adaptada de Shepherd, 1994; parte B adaptada de Firestein et al., 1990.) (Ver Encarte colorido.)

A cascata de transdução da olfação inclui uma adenilato-ciclase que está ligada a uma proteína G. (Ver a discussão sobre a transdução anteriormente neste capítulo.) Foi descoberto recentemente que uma grande família de proteínas é expressa somente nas células epiteliais olfatórias. A estrutura de cada uma das proteínas inclui sete componentes transmembrânicos, e outras características também indicam que essas moléculas são homólogas às proteínas que medeiam outros processos de transdução. O grande tamanho dessa família de proteínas sugere que pode haver muitos subtipos de receptores individuais para odores distintos, ao contrário do pequeno número de receptores que codificam a gustação.

A codificação da olfação nos vertebrados foi estudada eletricamente no epitélio olfativo da rã (Fig. 7.25A). Nesses experimentos, a atividade de um único axônio de receptor é registrada com um eletrodo enquanto que o somatório dos potenciais de um

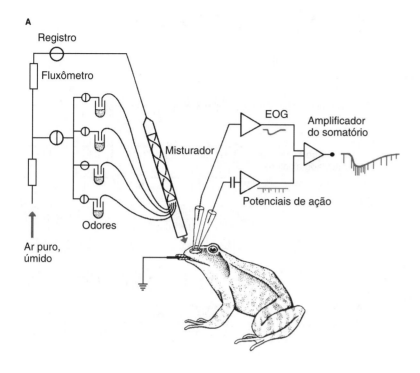

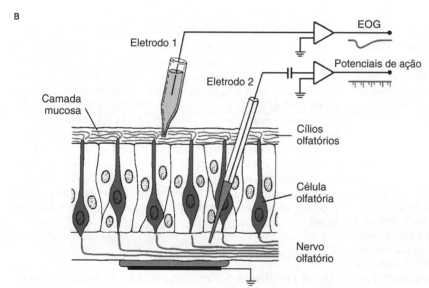

Fig. 7.25 A recepção olfatória pode ser estudada ao nível celular e ao nível do órgão no epitélio olfatório da rã simultaneamente. **(A)** Vários odoríferos podem ser aplicados sobre o epitélio nasal enquanto são registrados o somatório dos eletro-olfatogramas (EOG) e os potenciais de ação de células receptoras isoladas. Os dois tipos de registro podem então ser somados eletronicamente para dar um registro composto (*direita*). **(B)** Detalhe do tecido e dos eletrodos. O eletrodo 1 registra o potencial geral do EOG, porque ele está distante de qualquer axônio, ao passo que o eletrodo 2 registra a atividade de um único axônio ao qual ele está mais próximo. (Adaptado de Gesteland, 1966.)

grande número de receptores olfatórios do epitélio (o **eletro-olfatograma**, ou EOG) é registrado simultaneamente por um outro eletrodo (Fig. 7.25B). Os impulsos de receptores individuais foram sobrepostos eletronicamente no eletro-olfatograma. Esta técnica permite a comparação da atividade de um único receptor com a resposta total de muitos receptores quando uma única substância odorífera, ou uma combinação de substâncias odoríferas, está presente.

Os resultados indicam que a codificação dos estímulos no nariz dos vertebrados é muito mais complexa do que a codificação nos quimiorreceptores de contato nas moscas. Receptores diferentes respondem diferentemente à mesma substância odorífera. Em alguns axônios olfatórios, uma substância odorífera particular aumenta a freqüência dos impulsos (Fig. 7.26A). Algumas substâncias odoríferas que têm o mesmo cheiro para os seres humanos têm efeitos semelhantes sobre algumas células olfatórias da rã, sugerindo que elas poderiam ter o mesmo cheiro também para as rãs. Entretanto, essas mesmas substâncias odoríferas têm efeitos diferentes em outras células (ver a Fig. 7.26A, célula *a* comparada com a célula *b*), sugerindo que elas *não* teriam o mesmo cheiro para a rã. No bulbo olfatório, o mais distante na cadeia dos neurônios olfatórios, os neurônios podem responder a uma substância odorífera com diminuição da atividade ou com aumento da atividade (Fig. 7.26B). De fato, tem-se provado ser impossível estabelecer uma relação de um para um entre as classes de substâncias odoríferas e os tipos de células olfatórias na rã. Em vez disso, cada célula receptora olfatória parece expressar um mosaico de moléculas receptoras para os odores com diferentes especificidades. As características da resposta de um receptor olfatório particular devem, então, depen-

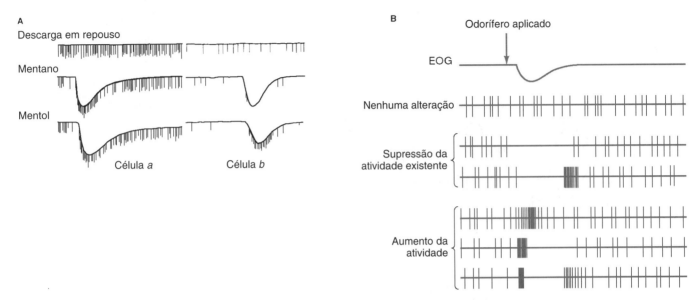

Fig. 7.26 Os receptores olfatórios têm respostas complicadas a odoríferos individuais. **(A)** Registros de dois receptores olfatórios de rã. Mentano e mentol suprimem levemente a atividade aferente na célula a, indicando que a célula não pode distinguir entre as duas substâncias. Em contrapartida, a célula b responde diferencialmente às duas substâncias, produzindo mais PA em resposta ao mentol do que em repouso mas menos em resposta à mentano do que quando em repouso. Assim, a célula b poderia distinguir potencialmente entre as duas substâncias, enquanto que a célula a não poderia. Note que o eletro-olfatograma (EOG) foi somado ao registro individual de cada célula. **(B)** Registros de células olfatórias de segunda ordem da salamandra tigre. Os odoríferos podem reduzir ou aumentar a atividade aferente destas células. (Parte A adaptada de Gesteland, 1966; parte B adaptada de Kauer, 1987.)

der da proporção dos seus muitos tipos de moléculas receptoras. Esta situação implica que a capacidade dos mamíferos de distinguir entre uma grande variedade de odores reside na capacidade dos centros mais elevados da olfação no cérebro de decodificar uma combinação de sinais de um grande número de receptores olfatórios.

MECANORRECEPÇÃO

Todos os animais podem sentir o contato físico sobre a superfície de seus corpos. Tais estímulos são detectados por *mecanorreceptores*, os mais simples dos quais consistem em terminações nervosas indiferenciadas morfologicamente encontradas no tecido conjuntivo da pele. Mecanorreceptores mais complexos têm *estruturas acessórias* que transferem a energia mecânica à membrana receptiva. Tais estruturas acessórias também filtram freqüentemente a energia mecânica de algum modo, conforme descrito anteriormente em relação aos corpúsculos de Pacini nos mamíferos, nos quais a terminação sensorial é coberta por uma cápsula (ver a Fig. 7.14). Outros mecanorreceptores incluem os receptores de estiramento muscular de vários tipos encontrados nos artrópodes e nos vertebrados, nos quais terminações sensoriais mecanicamente sensíveis estão associadas com fibras musculares especializadas (ver a Fig. 7.13), e os sensilos semelhantes a cílios que se estendem do exoesqueleto dos artrópodes (ver a Fig. 7.27). As estruturas acessórias mais elaboradas associadas com as células mecanorreceptivas são encontradas na orelha média e interna e no sistema vestibular dos vertebrados, os quais serão considerados mais adiante neste capítulo.

O estímulo que ativa a membrana mecanorreceptiva é um estiramento ou uma distorção da superfície da membrana. Na verdade, canais sensíveis ao estiramento são encontrados em todos os tipos de organismo do mais simples ao mais complexo. Dados obtidos com fixação de placa indicam que esses canais respondem a alterações na tensão no plano da membrana e podem ser ativados ou inativados pelo estiramento. Canais sensíveis ao estiramento desafiam uma classificação simples com respeito à seletividade, porque eles mostram larga faixa de condutâncias e fidelidade. Possíveis transdutores do estresse mecânico incluem o citoesqueleto, enzimas ou os próprios canais iônicos. Canais sensíveis mecanicamente são os únicos mecanotransdutores primários que não dependem da atividade enzimática e usam em vez disso diretamente a energia livre estocada no gradiente eletroquímico transmembrânico. Os mecanorreceptores podem ser intensamente sensíveis, respondendo a deslocamentos mecânicos tão pequenos quanto 0,1 nm. É um desafio contínuo entender como deslocamentos tão pequenos podem produzir alterações na permeabilidade aos íons através da membrana.

Células Ciliadas

As **células ciliadas** dos vertebrados são mecanorreceptores extraordinariamente sensíveis que são responsáveis pela transdução de estímulos mecânicos em sinais elétricos (Fig. 7.28). Elas são encontradas em vários locais. Os peixes e os anfíbios têm um conjunto de receptores externos, chamados **sistema da linha lateral**, que são baseados em células ciliadas e que detectam o movimento na água que os rodeia (Fig. 7.29). Nos vertebrados, os órgãos da audição e os órgãos que informam a posição do corpo em relação à gravidade (chamados **órgãos de equilíbrio**) também são baseados em células ciliadas. Tipicamente, os órgãos do equilíbrio incluem os **canais semicirculares** e o **aparelho vestibular**.

As células ciliadas são assim chamadas por causa dos diversos cílios que se projetam da terminação apical de cada célula. Esses cílios caem em duas classes: cada célula ciliada tem um único **cinocílio** e de 20-300 **estereocílios** fixados. O cinocílio tem um arranjo interno formado por "9+2" microtúbulos (ver a Fig. 7.28A) que são semelhantes aos de outros cílios móveis. Os estereocílios contêm muitos filamentos longitudinais finos de

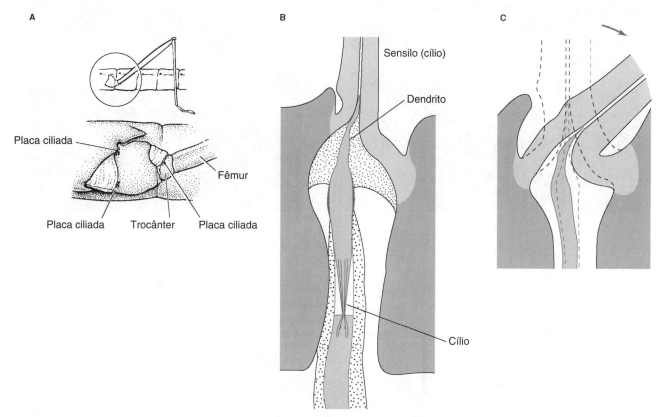

Fig. 7.27 Mecanorreceptores semelhantes a cílios estendem-se do exoesqueleto de muitos insetos. **(A)** Localização dos receptores de posição da articulação. Cada placa ciliada contém diversos sensilos que informam a posição da articulação. **(B)** Detalhe anatômico de um sensilo em repouso. **(C)** Inclinando-se o sensilo o dendrito da célula receptora é estirado e deformado. (Adaptado de Thurm, 1965.)

actina, e acredita-se que eles sejam diferentes dos cinocílios em estrutura e em desenvolvimento.

Embora as células ciliadas da linha lateral e dos órgãos de equilíbrio tenham um cinocílio e vários estereocílios, algumas células ciliadas na orelha do mamífero adulto não possuem cinocílio. Além disso, a façanha técnica notável da remoção microcirúrgica do cinocílio de células ciliadas que normalmente possuem não bloqueia a transdução. Destas duas observações, parece que o cinocílio pode não ser necessário para a transdução mecânica. Os estereocílios de uma célula ciliada estão dispostos em ordem de comprimento crescente de um lado da célula para o outro (ver a Fig. 7.28B e C). Um plano de simetria passando pelo cinocílio divide os estereocílios em duas partes iguais, tornando uma célula ciliada bilateralmente simétrica, com a ponta biselada como a de uma agulha hipodérmica. Na maioria dos órgãos, os feixes de cílios estão acoplados a algum tipo de estrutura acessória através de seu cinocílio. Os estímulos que afetam a estrutura acessória são transmitidos aos feixes de estereocílios através de ligações que conectam as estruturas acessórias e o cinocílio aos estereocílios. Além disso, se a ponta do feixe de estereocílios é tocada com uma sonda fina, o feixe move-se como uma unidade, não importando a direção da estimulação.

O processo exato pelo qual a pressão ou a força do meio externo movem os feixes de estereocílios depende do arranjo específico das células ciliadas e das estruturas acessórias dentro de cada órgão do sentido, mas em última instância é o movimento dos estereocílios que produz um sinal elétrico. Quando o cílio se inclina em direção ao cílio mais alto, uma célula ciliada despolariza-se, enquanto que, quando eles se inclinam na direção oposta, a célula hiperpolariza-se (ver a Fig. 7.28D). (Se o estereocílio se inclina para os lados, em vez de aproximar-se ou afastar-se do cinocílio, o V_m permanece o mesmo.)

Em repouso, cerca de 15% dos canais em uma célula ciliada estão abertos, produzindo um potencial de repouso de cerca de −60 mV. As células ciliadas não produzem PA. Em vez disso, elas formam sinapses químicas com neurônios aferentes e liberam neurotransmissor de modo graduado, dependendo do V_m no neurônio receptor; o neurônio aferente então conduz a informação para o sistema nervoso central. A quantidade de transmissor liberada sobre os neurônios aferentes determina sua freqüência de descarga. Note que a relação aferência-eferência para as células ciliadas é marcadamente assimétrica (ver a Fig. 7.28D); ou seja, a despolarização produzida por certa quantidade de deslocamento em direção ao cílio mais elevado é maior que a hiperpolarização produzida pelo deslocamento semelhante na direção oposta. Essa assimetria é importante porque, quando as células ciliadas estão sujeitas a vibrações simétricas como as ondas sonoras, as alterações no potencial de membrana podem seguir as fases alternantes do estímulo fielmente apenas até freqüências de várias centenas de hertz (Hz), mas as freqüências sonoras são em geral muito mais elevadas que este valor. Em freqüências mais elevadas, a resposta às vibrações funde-se em uma despolarização estável; mesmo que o estímulo desloque o cílio em ambas as direções, de um deslocamento zero, em quantidades iguais, a célula ciliada se despolarizará. Essa despolarização estável em resposta a estímulos de alta freqüência produz uma liberação estável, em vez de modulada, de transmissor pela célula ciliada e, desse modo, alta freqüência de disparos pelos neurônios aferentes. Os detalhes da transdução pelas células ciliadas são apresentados mais adiante (ver *Excitação das células ciliadas da cóclea*).

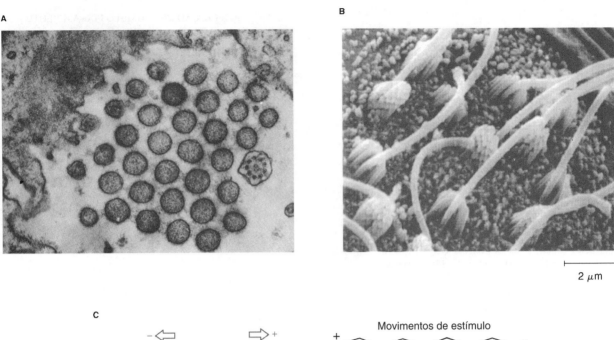
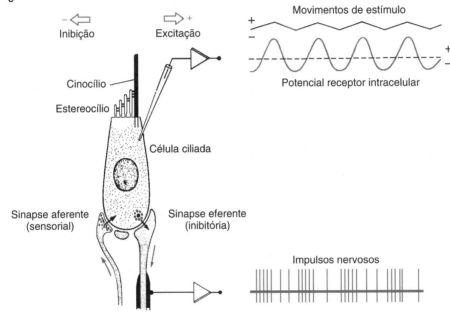
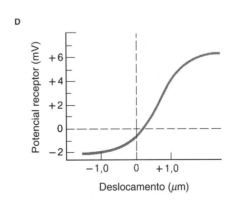

Fig. 7.28 O potencial de membrana das células receptoras ciliadas muda quando os cílios são movimentados fora de sua posição de repouso. **(A)** Eletromicrografia de uma secção transversal do cílio de uma célula ciliada. O cílio grande, contendo uma estrutura de microtúbulos de 9 + 2 típica, é o cinocílio, os outros são os estereocílios. **(B)** Eletromicrografia de detalhamento mostrando a estrutura de uma célula ciliada do neuromasto de um peixe Danio gigante. **(C)** Diagrama de uma célula ciliada típica mostrando as relações anatômicas dos estereocílios e do cinocílio. A célula ciliada libera um transmissor sobre um neurônio aferente, o qual conduz o sinal sensorial para o sistema nervoso central. Ela também recebe sinapses de neurônios eferentes. Dependendo da direção em que os cílios são inclinados, a célula ciliada pode aumentar ou diminuir a freqüência dos PA na fibra aferente. Uma movimentação para a frente e para trás linear aplicada aos cílios produz alterações no potencial intracelular que podem ser registradas com um microeletrodo. Registros extracelulares de axônios aferentes mostram PA associados com alterações no V_m da célula receptora. **(D)** Relação aferência-eferência para uma célula ciliada. Note que a despolarização produzida pelo movimento em direção ao cinocílio é maior que a hiperpolarização em resposta ao movimento para longe do cinocílio. (Parte A de Flock, 1967; parte B cortesia de Christopher Braun; parte C adaptada de Harris e Flock, 1967; parte D adaptada de Russell, 1980.)

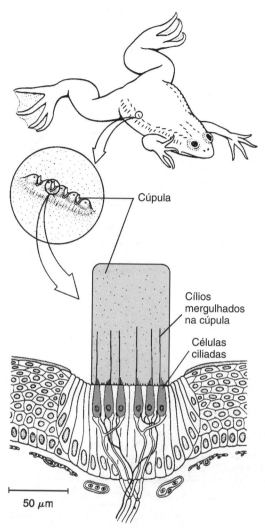

Fig. 7.29 O sistema sensorial da linha lateral de peixes e anfíbios está baseado em células ciliadas. A ilustração mostra a localização destes órgãos receptivos ao longo do corpo de uma rã africana, *Xenopus*. O diagrama inferior mostra a secção transversal através de parte da linha lateral, ilustrando a cúpula, uma estrutura acessória que inclina o cílio quando é deslocada pelo movimento da água circundante. Compare a estrutura deste órgão com a das células ciliadas mostrada na Fig. 7.28.

Órgãos de Equilíbrio

O órgão mais simples que se desenvolveu para detectar a posição de um animal em relação à gravidade ou sua aceleração é o **estatocisto**. Formas deste tipo de órgão são encontradas em numerosos grupos de animais, desde a água-viva até os vertebrados. (É interessante que os insetos não possuem tais órgãos dos sentidos e aparentemente dependem inteiramente de outros sentidos, como a visão ou os proprioceptores de articulações, para as informações de orientação.) Um estatocisto consiste em uma cavidade oca forrada por células ciliadas mecanorreceptoras que fazem contato com um **estatólito***, que pode ser um grão de areia, uma concreção calcária ou algum outro material relativamente denso (Fig. 7.30A). O estatólito é apanhado pelo animal das adjacências ou secretado pelo epitélio do estatocisto. Por exemplo, uma lagosta perde seus estatólitos a cada muda e os recoloca com novos grãos de areia. Em qualquer caso, o estatólito deve ter densidade mais elevada que o líquido que o rodeia.

---

* **N.T.:** Alguns autores também chamam essa estrutura de estatocônio.

Quando a posição do animal muda, o estatólito repousa em regiões diferentes do estatocisto. Quando uma lagosta é inclinada para a direita em relação ao seu eixo longitudinal, o estatólito repousa na célula receptora do lado direito do estatocisto, estimulando-o e causando uma descarga tônica nas fibras sensoriais das células receptoras estimuladas (Fig. 7.30B). Registros de muitas fibras diferentes de um estatocisto revelam que cada célula deflagra maximamente em resposta a certas orientações da lagosta (Fig. 7.30C). As informações destes receptores dirigem-se ao sistema nervoso central e desencadeiam movimentos reflexos dos apêndices. Este padrão de processamento de informação foi confirmado em um brilhante experimento no qual lagostas em muda receberam estatólitos de ferro, e não de areia. A reposição de seus estatólitos com ferro permitiu a manipulação da sua posição com um ímã. Quando o ímã era movimentado, arrastando o estatólito de ferro, a lagosta — cuja posição em relação à gravidade não mudara — produzia uma série de respostas posturais compensatórias.

O Ouvido dos Vertebrados

Os ouvidos dos vertebrados executam duas funções sensoriais, cada uma das quais é baseada na atividade de células ciliadas. Algumas estruturas do ouvido, os *órgãos de equilíbrio*, funcionam como os estatocistos dos invertebrados, informando a posição do animal em relação à gravidade e à aceleração no espaço. Outras estruturas, os *órgãos da audição*, fornecem informações sobre os estímulos vibratórios do ambiente — estímulos que são chamados *som* se caem em uma faixa de freqüência particular.

Órgãos de equilíbrio dos vertebrados
Nos vertebrados, os órgãos de equilíbrio localizam-se em um labirinto membranoso que se desenvolveu do término anterior do sistema da linha lateral. Ele consiste em duas câmaras, o **sáculo** e o **utrículo**, que são rodeadas por osso e preenchidas por **endolinfa**, um líquido especial. A endolinfa difere da maioria dos líquidos extracelulares porque possui alta concentração de K^+ (cerca de 150 mM nos seres humanos) e baixa de Na^+ (cerca de 1 mM nos seres humanos); a significância desta composição não usual será considerada na seção intitulada *O ouvido dos mamíferos*. O utrículo dá origem a três *canais semicirculares* da orelha interna, que estão dispostos em três planos perpendiculares entre si (Fig. 7.31). As células ciliadas nos três canais semicirculares ortogonais detectam a aceleração da cabeça. Quando a cabeça é acelerada em um dos planos dos canais, a inércia do líquido endolinfático no canal correspondente produz uma movimentação relativa da endolinfa, movimentando uma projeção gelatinosa, a **cúpula**. Quando a cúpula se move, ela movimenta os cílios das células ciliadas em sua base, e o V_m das células ciliadas muda. Todas as células ciliadas no canal estão orientadas com o cinocílio no mesmo lado, de modo que todas as células ciliadas ligadas à cúpula são excitadas quando o líquido se move em uma direção e inibidas quando ele se move na direção oposta. O arranjo ortogonal dos três canais permite-lhes detectar qualquer movimento da cabeça no espaço tridimensional.

Abaixo dos canais semicirculares, câmaras ósseas maiores contêm mais três placas de células ciliadas chamadas **máculas**. Concreções mineralizadas chamadas **otólitos** estão associadas com as máculas, semelhantes aos estatólitos associados com os estatocistos. Os otólitos assinalam a posição relativa para a direção da gravidade; nos vertebrados inferiores, eles também podem detectar vibrações no meio ambiente, como as ondas sono-

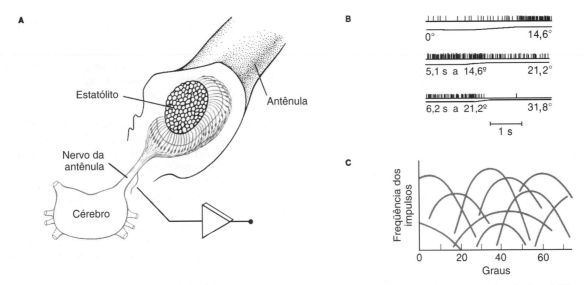

Fig. 7.30 Os estatocistos informam a aceleração e a posição de um animal em relação à gravidade. **(A)** Estrutura de um estatocisto em uma lagosta. Um estatólito repousa sobre a parte receptiva de um grupo de células ciliadas. **(B)** Potenciais de ação registrados em fibras nervosas individuais dissecadas enquanto a lagosta é inclinada. Cada registro mostrado aqui foi realizado com uma fibra diferente. O traço abaixo de cada registro indica o tempo da inclinação e o ângulo em que o animal foi inclinado. **(C)** Freqüências dos PA registrados de diferentes fibras plotadas em função da posição do animal. Cada célula responde com uma taxa máxima de descarga em diferentes posições. (Adaptado de Horridge, 1968.)

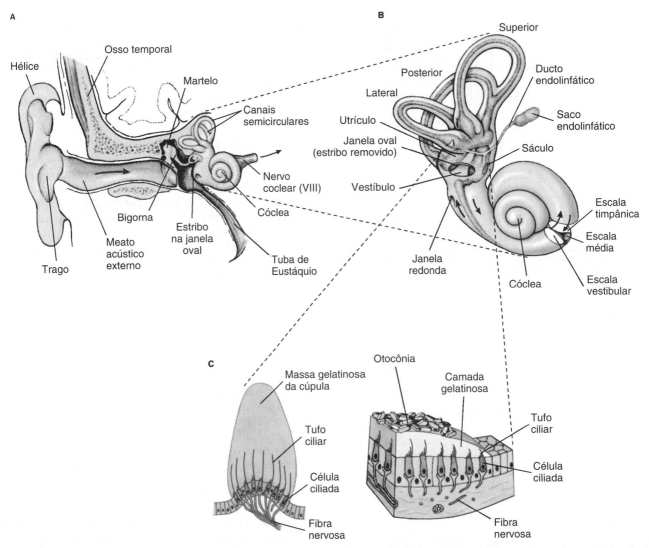

Fig. 7.31 Os órgãos auditivos humanos e os órgãos de equilíbrio estão localizados na orelha. **(A)** As principais partes da orelha. **(B)** Os canais semicirculares e a cóclea. O estribo foi removido para revelar a janela oval. A via seguida pelos sinais auditivos é mostrada pelas setas. Na extremidade direita, foi removida uma secção da cóclea para revelar a estrutura interna. (A Fig. 7.33 mostra esta estrutura em mais detalhes.) **(C)** Estrutura detalhada de duas partes dos órgãos de equilíbrio. Os cílios dos receptores de um canal semicircular estão mergulhados na cúpula gelatinosa. Quando o líquido se move no canal, a cúpula inclina os cílios (*esquerda*). Partículas chamadas otocônias repousam sobre os cílios dos receptores no sáculo (uma das máculas). Mudanças na posição da cabeça causam a mudança de posição das otocônias, mudando a inclinação dos cílios (*direita*). (Partes A e B adaptadas de Beck, 1971; parte C adaptada de Williams et al., 1995.) (Ver Encarte colorido.)

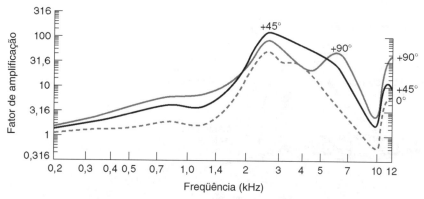

Fig. 7.32 A estrutura da hélice e do trago no ser humano amplifica seletivamente a freqüência do som. Este gráfico mostra o ganho de pressão sobre a membrana do tímpano acima do que a pressão seria se o som atingisse o canal externo com a remoção de todas estruturas da orelha externa. Se não houvesse amplificação, o gráfico seria uma linha horizontal interceptando a ordenada com um fator de amplificação de 1. Valores acima de 1 indicam amplificação; valores abaixo de 1 indicam supressão. O ganho varia em função da freqüência, e os sons que emanam de diferentes direções são amplificados diferencialmente. Zero grau está diretamente em frente da face. (Adaptado de Shaw, 1974.)

ras. Os sinais sensoriais dos canais semicirculares são integrados com outros impulsos sensoriais no tronco cerebral e no cerebelo para o controle de reflexos posturais e de outros reflexos motores.

O ouvido dos mamíferos

O som no meio ambiente resultou na evolução da audição em muitos filos. A audição permite aos animais detectar predadores ou presas e estimar sua localização e sua distância enquanto estão relativamente longe. O som também desempenha importante papel na comunicação acústica intra-específica, o que freqüentemente requer uma afinação delicada tanto da produção quanto da recepção. O som é uma vibração mecânica que se propaga pelo ar ou pela água, movimentando-se como ondas alternantes de pressão alta e baixa, acompanhado por um movimento para cá e para lá do meio na direção da propagação. A natureza do som, particularmente as diferenças no seu modo de condução pelo ar e pela água, obrigou a ajustes distintos para a sua detecção. A evolução da audição ilustra muitos mecanismos diferentes que evoluíram para resolver os vários problemas apresentados pela natureza física do som. Um exemplo bem estudado, que examinaremos aqui, é o ouvido dos mamíferos.

Orelha externa, canal auditivo e orelha média A estrutura da orelha externa age como um funil que coleta as ondas sonoras do ar de uma área maior e concentra a pressão aérea oscilante sobre uma superfície especializada, o tímpano da orelha, ou **membrana timpânica**. As estruturas externas da orelha — a **hélice** e o **trago*** — facilitam a captação das ondas sonoras. A forma de concha das estruturas externas, e em algumas espécies a mobilidade da concha, pode modificar a sensibilidade direcional do sistema auditivo. Em algumas espécies, incluindo o ser humano, as propriedades acústicas da orelha externa amplificam sons em faixas particulares de freqüência. Além disso, a orelha humana enfatiza a distribuição espacial dos estímulos através da amplificação de sons provenientes de algumas direções mais do que o faz com sons de outras direções (Fig. 7.32).

Para serem detectadas, as vibrações aéreas devem ser transmitidas para o líquido que preenche a orelha interna, onde as células ciliadas receptoras estão localizadas. A dificuldade da comunicação entre a interface ar-líquido pode ser evidenciada pela tentativa de se falar com alguém que está sob a água. A maior parte da energia sonora conduzida pelo ar é refletida na superfície da água, e assim é difícil gerar energia suficiente para que os sons transmitidos pelo ar desloquem a água com a freqüência e a amplitude requeridas. Este tipo de situação é chamado *incompatibilidade de impedância acústica*. Na orelha, essa incompatibilidade é superada parcialmente pela série de três pequenos ossos conectados em série que estão ligados à membrana timpânica de um lado e à janela oval, na cóclea, do outro. Esses ossos, os **ossículos auditivos** (chamados **martelo**, **bigorna** e **estribo** na Fig. 7.31A), evoluem de pontos da articulação na parte posterior do maxilar e vão localizar-se na orelha média. As alterações na pressão aérea produzidas pelas ondas sonoras no meato acústico externo causam a movimentação da membrana do tímpano, que transfere a energia inicialmente aos ossículos e depois às estruturas da orelha interna. Na orelha interna, a primeira estrutura a receber o impulso mecânico é a **janela oval**, que forma a superfície mais externa de uma câmara preenchida por líquido (a **cóclea**) e que contém as células receptoras ciliadas. Na outra extremidade do compartimento cheio de líquido está outra membrana, a **janela redonda**.

Existem duas conseqüências importantes deste arranjo. Primeira, as propriedades do acoplamento mecânico entre a membrana timpânica, os ossículos e a janela oval amplificam o sinal em cerca de 1,3 vez. Segunda, a pressão do sinal é muito amplificada entre a membrana timpânica e a janela oval porque o tímpano tem uma área de cerca de 0,6 cm^2, enquanto que a janela oval é menor, cerca de 0,032 cm^2. Esta relação de cerca de 17:1 entre as áreas das duas membranas significa que a pressão sonora sobre o tímpano é concentrada sobre a área menor da janela oval, produzindo pressão muito maior, o que é importante porque a inércia do líquido coclear no outro lado da janela oval é maior que a do ar. O aumento de pressão ajuda a transferir eficientemente as vibrações sonoras para o líquido coclear. Em conseqüência destas duas características mecânicas, os sinais que chegam à membrana timpânica são amplificados por um fator de pelo menos 22 no momento em que eles alcançam a cóclea.

Estrutura e função da cóclea Este impulso sonoro amplificado mecanicamente é transduzido em sinais neuronais pelas células ciliadas da orelha interna. As células ciliadas da orelha dos mamíferos estão localizadas no **órgão de Corti** na cóclea (Fig. 7.33).

---

* **N.T.:** Estas estruturas compõem a formação que alguns autores denominam pavilhão auditivo.

226 A RECEPÇÃO DE ESTÍMULOS DO AMBIENTE

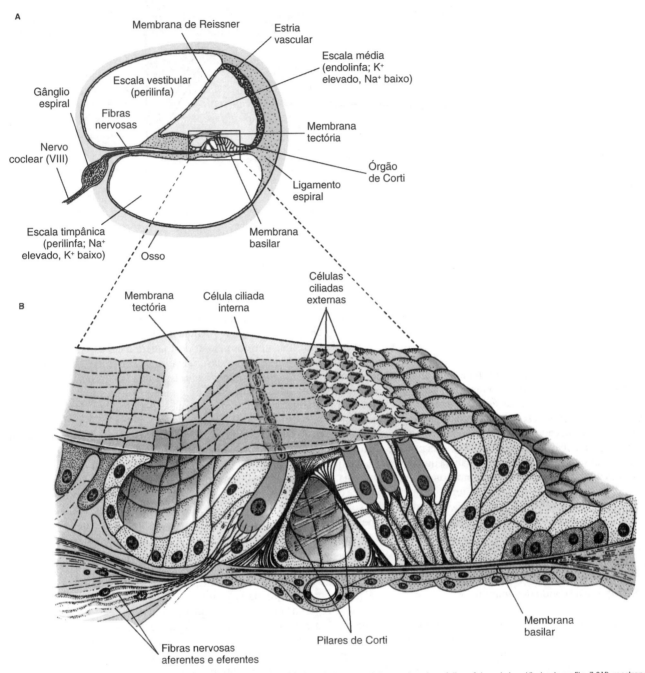

Fig. 7.33 Os estímulos sonoros são transduzidos por células ciliadas na cóclea. **(A)** Secção transversal do canal coclear, feita próxima do local ilustrado na Fig. 7.31B, mostrando as duas câmaras externas (a escala vestibular e a escala timpânica) e o órgão de Corti preso à membrana basilar no canal central. **(B)** Aumento do órgão de Corti. Os cílios das células ciliadas estão mergulhados na camada gelatinosa da membrana tectória, ao passo que seus corpos celulares estão fixados sobre a membrana basilar. (Ver Encarte colorido.)

O movimento do líquido na cóclea causa vibração das células ciliadas, o que desloca seus estereocílios; as células ciliadas, por sua vez, excitam os axônios sensoriais do nervo auditivo. As células ciliadas do órgão de Corti lembram as células ciliadas do sistema da linha lateral nos vertebrados inferiores, exceto que o cinocílio está ausente em algumas células cocleares no adulto.

A cóclea, um tubo cônico encaixado no osso mastóide, é enrolada como a concha de um caramujo (ver a Fig. 7.31A e B). Ela é dividida internamente em três compartimentos longitudinais (ver a Fig. 7.33A). Os dois compartimentos externos (a **escala timpânica** e a **escala vestibular**) são conectados pelo **helicotrema**, uma abertura localizada no término apical da có-

clea (ver a Fig. 7.35B). A escala timpânica e a escala vestibular estão preenchidas por um líquido aquoso chamado **perilinfa**, que lembra outros líquidos extracelulares, pois possui alta concentração de Na^+ (cerca de 140 mM) e baixa concentração de K^+ (cerca de 7 mM). Entre estes compartimentos — e forrado pela **membrana basilar** e pela **membrana de Reissner** — está outro compartimento, a **escala média**, que é preenchida pela *endolinfa* (com elevada concentração de K^+ e baixa de Na^+), o mesmo tipo de líquido que envolve as células ciliadas nos órgãos de equilíbrio. A composição iônica não usual da endolinfa tem uma contribuição importante no processo da transdução auditiva. O órgão de Corti, que possui as células ciliadas que transduzem os estímulos auditivos em sinais sensoriais, situa-se dentro da escala média e sobre a membrana basilar, e a transdução dos sinais pelas células ciliadas cocleares depende em parte deste arranjo anatômico.

Entre os vertebrados, somente os mamíferos possuem uma cóclea verdadeira, embora os pássaros e os crocodilianos tenham um ducto coclear aproximadamente reto que contém algumas das mesmas estruturas, incluindo a membrana basilar e o órgão de Corti. Os outros vertebrados não têm cóclea. Alguns dos vertebrados inferiores são capazes de detectar as ondas sonoras através da atividade de células ciliadas associadas com os otólitos do utrículo e do sáculo e com a **lagena**, uma das três máculas dos órgãos de equilíbrio.

As células ciliadas da cóclea dos mamíferos codificam a freqüência (isto é, a altura do som) e a intensidade sonora. A cóclea do homem adulto contém quatro fileiras de células ciliadas, uma interna e três externas, com cerca de 4.000 células ciliadas em cada fileira (ver a Fig. 7.33B). Os estereocílios das células ciliadas fazem contato com a **membrana tectória**, que os recobre. Os cílios são inclinados pelas forças de sentidos opostos (isto é, uma força perpendicular ao eixo dos cílios) que aparecem quando os cílios se movem dentro do muco gelatinoso que cobre a membrana tectória.

As vibrações sonoras são transferidas pelos ossículos para a janela oval e então passam pelos líquidos cocleares e pelas membranas que separam os compartimentos cocleares (a membrana de Reissner e a membrana basilar) antes que sua energia seja dissipada pela membrana que cobre a janela redonda. A distensibilidade das janelas redonda e oval é uma adaptação importante porque, se a cóclea cheia de líquido estivesse encaixada inteiramente no osso sólido, os deslocamentos da janela oval, do líquido e dos tecidos internos seriam muito pequenos. A distribuição das perturbações dentro da cóclea depende das freqüências das vibrações que entram pela janela oval. Para visualizar este processo, imagine um deslocamento do tímpano transferido pelos ossículos da orelha média para a janela oval. As vibrações deslocam a perilinfa incompressível dentro da escala vestibular, através do helicotrema, e de volta através da escala timpânica até a janela redonda.

Excitação das células ciliadas da cóclea Registros elétricos feitos em vários locais da cóclea mostram flutuações no potencial elétrico que são semelhantes em freqüência, fase e amplitude às das ondas sonoras que os produziram. Esses *potenciais microfônicos cocleares* resultam da somação de correntes de receptores de numerosas células ciliadas que foram estimuladas pelos movimentos da membrana basilar. O evento de transdução ocorre quando uma perturbação da membrana basilar força as pontas dos estereocílios em uma inclinação lateral, porque a membrana basilar se moveu em relação à membrana tectória (Fig. 7.34). Essa deflexão mecânica promove diretamente a abertura de canais iônicos na ponta dos estereocílios. Nos últimos anos, nosso conhecimento a respeito destes eventos cresceu dramaticamente, embora ainda existam perguntas sobre os detalhes da transdução.

O limiar de percepção das células ciliadas da cóclea corresponde a uma deflexão de 0,1-1,0 nm, que é equivalente a uma alteração na corrente da membrana de somente cerca de 1 pA pelos canais iônicos nas células ciliadas da membrana. Foi mostrado experimentalmente que esses canais são permeáveis a muitos cátions monovalentes pequenos (p. ex., Li^+, Na^+, K^+, Rb^+ e Cs^+). Quando eles se abrem *in vivo*, os íons K^+ e alguns íons Ca^{++} entram na célula provenientes da endolinfa. (A alta concentração de K^+ da endolinfa produz uma força de atração resultante sobre o K^+, diferentemente da situação usual em que $V_m - E_K$ é uma força de efluxo. Esse influxo de K^+ despolariza as células ciliadas, porque adiciona cargas positivas ao interior das células.)

Com base em medidas do fluxo de corrente, estima-se que há cerca de 30-300 canais por feixe de estereocílios, o que implica que um número tão pequeno quanto de um a cinco canais por estereocílio pode ser responsável pela transdução. Acredita-se que os canais se abram diretamente pelo estímulo mecânico porque, quando feixes isolados de estereocílios são defletidos experimentalmente, a corrente de transdução aumenta com uma latência extremamente curta (cerca de 40 μs). A brevidade desse período de latência faz com que seja improvável que etapas bioquímicas ou enzimáticas estejam incluídas neste processo. Tal interpretação é reforçada por experimentos de fixação de placa que indicam que os canais se abrem mais rápido quando a deflexão é maior, novamente sugerindo influência mecânica direta nos estados conformacionais do canal.

Vários fatores afetam a sensibilidade das células ciliadas. Cada célula ciliada da cóclea parece estar sintonizada em uma faixa particular de freqüência sonora em conseqüência de propriedades mecânicas e de canal. Cada célula tem uma freqüência de

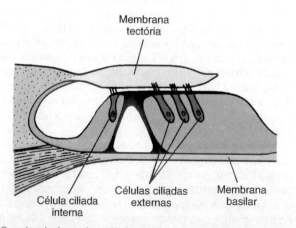
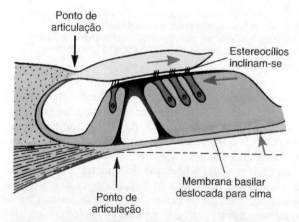

Fig. 7.34 O movimento da membrana basilar em relação à membrana tectória produz um deslocamento nos estereocílios das células ciliadas da cóclea. A membrana tectória desliza sobre o órgão de Corti, porque a membrana tectória e a membrana basilar movimentam-se em eixos dispostos em pontos diferentes quando elas são deslocadas pelas ondas viajantes ao longo da cóclea. Os movimentos foram muito exagerados neste diagrama. (Adaptado de Davis, 1968.) (Ver Encarte colorido.)

ressonância que é determinada pelo comprimento dos estereocílios no feixe de cílios. As células com os cílios mais longos são mais sensíveis a sons de baixa freqüência, enquanto que as células com cílios mais curtos estão sintonizadas para sons de alta freqüência. Além disso, cada célula responde maximamente a uma freqüência particular de estimulação elétrica. Essa freqüência de ressonância elétrica é determinada pelo balanço das correntes através de canais de Ca^{++} dependentes da voltagem e de canais de K^+ sensíveis ao Ca^{++} na membrana basal (que está exposta à perilinfa).

As células ciliadas externas da cóclea podem contribuir para a sintonia na cóclea pela modificação das propriedades *mecânicas* do órgão de Corti. As células externas fazem poucas conexões aferentes, mas recebem grande número de sinapses eferentes. Quando tais células são estimuladas eletricamente durante experimentos, elas se encurtam quando despolarizadas e se alongam quando hiperpolarizadas. Assim, é possível que as células externas *possam* modificar o acoplamento mecânico entre as células internas e a membrana tectória, o que poderia modificar a transdução. Ainda tem que ser comprovado se este mecanismo realmente afeta a audição.

As células ciliadas adaptam-se a mudanças na posição dos seus estereocílios, um processo que tem sido particularmente bem estudado no sáculo da rã-touro. Quando os cílios das células ciliadas da rã são defletidos por um estilete e mantidos na nova posição, a faixa operante da célula adapta-se em milissegundos nesta nova posição tônica, fazendo com que a célula possa então responder a pequenas variações fora deste novo ponto de referência. Os íons cálcio desempenham um papel fundamental no processo, indiscutivelmente pela modificação na tensão da mola que abre os canais de transdução. Finalmente, os impulsos eferentes sobre as células ciliadas podem diminuir a resposta das células ao som e aumentar sua seletividade de freqüência pela abertura de canais de K^+ inibitórios que fazem um curto-circuito com a ressonância elétrica da célula. Somados, os atributos das células ciliadas revelam sua sintonização precisa. Entretanto, todas as adaptações que tornam as células ciliadas extremamente sensíveis também as tornam altamente vulneráveis à estimulação excessiva, o que pode causar rupturas na base dos estereocílios. O trauma acústico pode produzir perda permanente da audição que é pior nas freqüências sonoras que lesaram as células ciliadas. Embora alguns vertebrados de sangue frio possam recuperar-se de tais traumas, a perda é permanente nos mamíferos.

 Pode haver amplificação de sinal em células receptoras sensoriais nas quais o estímulo abre diretamente canais iônicos sem nenhum mensageiro intracelular intermediário? De onde viria a fonte de energia para gerar a amplificação?

As correntes de receptores das células ciliadas transduzem fielmente os movimentos da membrana basilar em todo o espectro das freqüências sonoras audíveis. As células transmitem sua excitação através de sinapses químicas sobre os axônios sensoriais dos neurônios auditivos que têm corpos celulares localizados no **gânglio espiral**. A liberação do neurotransmissor pelas células ciliadas modula a taxa de disparo desses axônios, que compõem o nervo *vestibulococlear* (oitavo par de nervos cranianos) e que fazem sinapse com neurônios do núcleo coclear. De fato, as células ciliadas da fileira interna recebem cerca de 90% dos contatos feitos pelos neurônios do gânglio espiral, sugerindo que a fileira interna das células é amplamente responsável pela detecção do som. Em contraste, as células ciliadas das outras três fileiras externas recebem muitas sinapses eferentes e podem participar da modulação da sensibilidade da cóclea pela alteração da relação mecânica entre as membranas basilar e tectória.

Análise da freqüência pela cóclea Estudos pioneiros da cóclea exposta, conduzidos por Georg von Békésy, aumentaram muito nosso conhecimento sobre como o sistema auditivo pode codificar a informação sobre a freqüência do estímulo. Seus estudos mostraram que:

1. Em resposta à onda sinusóide de um tom puro, as perturbações da membrana basilar têm a mesma freqüência que o tom.
2. Perturbações de baixa freqüência movem-se como uma onda que viaja ao longo de todo o comprimento da membrana basilar.
3. O local onde a membrana basilar é deslocada maximamente por um tom é uma função da freqüência do tom. Freqüências elevadas deslocam apenas as porções iniciais da membrana, enquanto que freqüências baixas deslocam as partes mais distantes.

Assim, cada ponto ao longo da membrana basilar é deslocado *mais* eficientemente por alguma freqüência única, e aquele ponto varia de modo ordenado com as freqüências mais elevadas deslocando a membrana basilar próximo à janela oval e as freqüências mais baixas deslocando a membrana basilar mais longe da janela oval. Para sons de até cerca de 1 kHz, os PA nos axônios sensoriais auditivos parecem seguir a freqüência fundamental. Acima deste nível, a constante de tempo das células ciliadas e as propriedades elétricas dos axônios no nervo auditivo previnem uma correspondência de um-para-um entre as ondas sonoras e os sinais elétricos. Nessa faixa de freqüências mais elevadas, alguns outros mecanismos devem informar o sistema nervoso central sobre a freqüência do som.

Em 1867, Hermann von Helmholtz observou que a membrana basilar consiste em muitas bandas transversas que aumentam gradualmente de comprimento da extremidade proximal para o término apical da membrana basilar (de cerca de 100 μm de comprimento na base até cerca de 500 μm de comprimento no ápice), o que lembrava a ele as cordas de um piano e o levou a propor sua teoria da ressonância. Ele propôs que diversos locais ao longo da membrana basilar vibram em ressonância com uma freqüência tonal específica enquanto que outros locais permanecem estacionários, a exemplo do modo como uma corda de piano apropriada ressoa em resposta a um tom de um diapasão. Esta teoria foi mais tarde contrariada por von Békésy (1960), que observou que os movimentos da membrana basilar *não* eram ondas estacionárias, como Helmholtz havia sugerido, mas consistiam sim em **ondas viajantes** que se movem da estreita base da membrana basilar em direção ao término apical mais largo (Fig. 7.35). Tais ondas têm a mesma freqüência do som que entra no ouvido, mas elas se movem muito mais lentamente do que o som se move no ar.

Um exemplo familiar de ondas viajantes pode ser visto pela movimentação da ponta livre de uma corda que está presa na outra ponta. Diferentemente de uma corda, entretanto, a membrana basilar tem propriedades mecânicas que mudam ao longo de seu comprimento. A **complacência** da membrana (a porção de membrana que sofre estiramento em resposta a uma dada quantidade de força) aumenta a partir de seu lado mais estreito em direção ao seu lado mais largo, o que causa mudança na amplitude da

A RECEPÇÃO DE ESTÍMULOS DO AMBIENTE   229

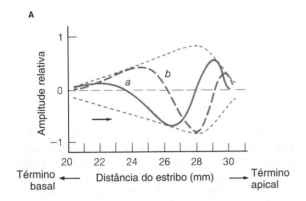

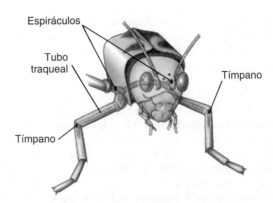

Fig. 7.36 Os ouvidos de um grilo estão localizados nas suas pernas torácicas anteriores. O tímpano recebe estímulos sonoros através dos ductos traqueais e vibram em resposta aos sons provenientes do meio externo e aos sons conduzidos pelo interior do animal pelas traquéias. As células nervosas associadas com o tímpano transduzem os estímulos sonoros.

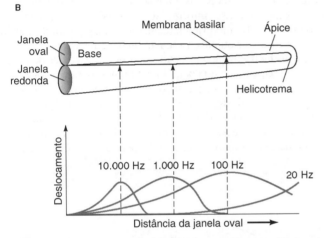

Fig. 7.35 O som causa ondas viajantes ao longo da membrana basilar. **(A)** As ondas movem-se na direção mostrada pela seta. As linhas *a* e *b* indicam a forma da membrana em dois momentos diferentes. As linhas pontilhadas indicam o envelope gerado pelos movimentos, que neste caso tem sua amplitude maior próxima ao término apical. (As amplitudes das ondas foram bastante exageradas nesta figura.) **(B)** A cóclea foi desenhada como se ela tivesse sido esticada em linha reta. Os locais que respondem maximamente aos sons de diferentes freqüências são indicados abaixo. (Parte A adaptada de Von Bekesy, 1960; parte B adaptada de Moffett et al., 1993.)

onda viajante ao longo do comprimento da membrana (ver a Fig. 7.35). A posição ao longo da cóclea onde o deslocamento da membrana basilar é máximo — causando estimulação máxima das células ciliadas neste local — depende da freqüência das ondas viajantes e, conseqüentemente, da freqüência do som estimulante. As ondas viajantes produzem um deslocamento máximo próximo da extremidade basal da cóclea quando o som estimulante tem freqüência elevada. A região de deslocamento máximo move-se ao longo da membrana basilar em direção ao ápice à medida que a freqüência do som diminui. A extensão do deslocamento da membrana em qualquer ponto ao longo da membrana basilar determina a intensidade da estimulação das células ciliadas, de modo que determina também a taxa de descarga nas fibras sensoriais provenientes de diferentes partes da membrana basilar. Mesmo na amplitude máxima, todos os movimentos são muito pequenos: os sons mais intensos produzem deslocamentos da membrana basilar de cerca de apenas 1 μm. O movimento das células ciliadas é muito menor, e o limiar da detecção do estímulo está no limite do ruído térmico.

O Ouvido de um Inseto

Muitos organismos têm ouvidos que operam de modo diferente do ouvido dos mamíferos, e é instrutivo considerar pelo menos um deles para conhecer as variações possíveis. Os grilos encontram seus parceiros por comunicação auditiva: os machos produzem um som cujo padrão é específico para sua espécie, e as fêmeas são atraídas pelo som de sua espécie. Os ouvidos do grilo estão localizados no primeiro par de pernas torácicas e estão associados com passagens respiratórias, chamadas **traquéias** (Fig. 7.36). Cada ouvido contém um **tímpano**, análogo em função à membrana timpânica da orelha dos mamíferos, e as alterações na pressão aérea que constituem as ondas sonoras são conduzidas da traquéia para o tímpano. O tímpano está exposto a mudanças na pressão do ar tanto do lado externo do animal quanto do lado interno através da traquéia. Se um som provém do lado direito do grilo, causa diretamente a vibração do tímpano do lado direito. Além disso, ele será conduzido pelo sistema traqueal para o tímpano esquerdo, causando também a vibração do tímpano esquerdo. As diferenças no tempo em que os estímulos alcançaram os tímpanos direito e esquerdo podem ajudar a localizar os sons, um princípio que também é usado pelos vertebrados (ver o Cap. 11). Em algumas espécies, as células ciliadas estão associadas com o tímpano, sugerindo que a excitação no ouvido do inseto pode ser semelhante à excitação da orelha do mamífero. O ouvido do inseto incorpora algumas das características da orelha dos mamíferos: um canal conduz as ondas sonoras a uma superfície móvel, que vibra em resposta às ondas sonoras. Quando o tímpano vibra, ele excita receptores diretamente ou indiretamente, enviando sinais para o sistema nervoso central. Entretanto, o sistema traqueal permite ao som trafegar pelo corpo do animal e movimentar o tímpano do lado interno ou externo do corpo do animal.

RECEPÇÃO ELÉTRICA

Células ciliadas localizadas na pele de certas espécies de peixes ósseos e cartilaginosos perderam seus cílios e se modificaram para a detecção de correntes elétricas na água. As fontes dessas correntes podem ser os próprios peixes ou correntes que se originam em tecidos ativos de outros animais nas vizinhanças. Os peixes fracamente elétricos (como o *Mormyrids*) possuem órgãos elétricos especializados que geram os campos percebidos por esses receptores; eles podem usar os campos para se comunicar uns com os outros e para a navegação em águas turvas. Realmente, um tecido eletricamente ativo pode gerar campos elétricos, e alguns tubarões são especialmente hábeis em localizar suas presas pela percepção das correntes elétricas que emanam dos músculos ativos do animal. Os eletrorreceptores dos peixes estão distribuídos pela cabeça e pelo corpo no sistema da linha lateral (Fig. 7.37A).

Nos peixes fracamente elétricos (em oposição aos peixes fortemente elétricos, como a enguia elétrica), os pulsos elétricos produzidos por músculos modificados ou pelo tecido nervoso em uma extremidade do corpo voltam ao corpo do peixe por poros epiteliais no sistema da linha lateral. Na base de cada poro, a corrente encontra uma célula eletrorreceptora (Fig. 7.37B), que faz conexões sinápticas com axônios do oitavo par de nervos cranianos que inervam o sistema da linha lateral. A membrana celular que faz face com o exterior tem resistência elétrica mais baixa do que a membrana basal, e assim a maior parte da queda de potencial causada pela movimentação da corrente através da célula ocorre através da membrana basal, despolarizando-a. A despolarização da membrana basal ativa canais de Ca^{++} na membrana, e o influxo de Ca^{++} resultante na base da célula aumenta a liberação de transmissor sináptico pela célula receptora. Esse transmissor aumenta a freqüência de PA na fibra sensorial que inerva o receptor. Inversamente, uma corrente que flui para fora do corpo do peixe hiperpolariza a membrana basal da célula receptora e diminui a liberação de transmissor abaixo da taxa de liberação espontânea. Assim, a freqüência de disparo na fibra sensorial pode subir ou descer, dependendo da direção do fluxo de corrente que flui através da célula eletrorreceptora (ver a Fig. 7.37B e C). A sensibilidade dessas células receptoras e de suas fibras sensoriais, a exemplo das células ciliadas da orelha dos vertebrados, é verdadeiramente notável. Conforme visto na Fig. 7.37C, as alterações na descarga dos nervos sensoriais ocorrem em resposta a mudanças no V_m das células receptoras tão pequenas quanto vários microvolts.

O trem dos pulsos de corrente flui pela água da região posterior para a região anterior do peixe (Fig. 7.38). Qualquer objeto cuja condutividade difere daquela da água distorce as linhas de fluxo de corrente. Os eletrorreceptores da linha lateral detectam a distribuição da corrente que flui de volta para o interior do peixe pelos poros da linha lateral na cabeça e na porção anterior do corpo e podem perceber as mudanças no campo produzidas por objetos na água. Esta informação sensorial é então processada no cerebelo sobremodo aumentado do peixe, permitindo-lhe detectar e localizar objetos no seu ambiente adjacente.

Sinais elétricos são produzidos por outras espécies de peixes e usados para uma tarefa bem diferente. Ao contrário dos peixes fracamente elétricos que usam os campos elétricos para navegação e sinalização, algumas enguias, torpedos e outros peixes produzem uma poderosa descarga de corrente para tontear inimigos e presas. Esses peixes fortemente elétricos produzem uma série contínua de despolarizações simultâneas, de freqüência relativa-

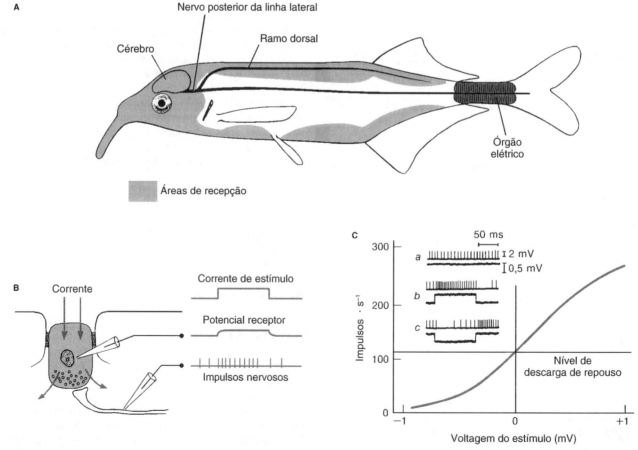

Fig. 7.37 As células eletrorreceptoras são células ciliadas especializadas localizadas ao longo da linha lateral de muitas espécies de peixes. **(A)** Posições do órgão elétrico e do tronco nervoso da linha lateral e distribuição dos poros do eletrorreceptor no peixe fracamente elétrico *Gnathonemus petersii*. **(B)** Na base de cada poro do eletrorreceptor existe uma célula eletrorreceptora cuja membrana apical tem baixa resistência elétrica comparada com a da membrana basal. **(C)** As células receptoras liberam moléculas de transmissor espontaneamente (*a*). A corrente que entra na célula (*b*) despolariza-a, aumentando a taxa de liberação e, desse modo, a freqüência de PA na fibra sensorial que inerva a célula. A corrente que sai da célula (*c*) diminui a taxa de liberação. A quantidade de transmissor liberada pelas células receptoras varia quando o V_m é alterado por somente uns poucos microvolts. (Adaptado de Bennett, 1968.)

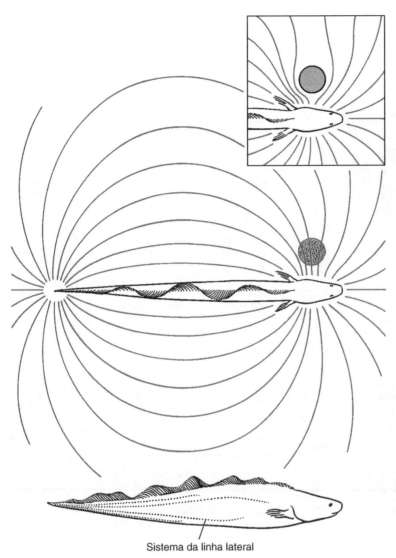

Fig. 7.38 A eletrorrecepção permite aos peixes elétricos reconhecer e localizar objetos no seu ambiente. Um objeto que tem condutibilidade maior que a da água deflete a corrente em direção ao eixo do fluxo. Um objeto cuja condutibilidade é menor que a da água (*detalhe*) desvia a corrente para longe do eixo do fluxo. (De "Electric Location by Fishes", por H. W. Lissman. Copyright © 1963 por Scientific American, Inc. Todos os direitos reservados.)

mente alta, com seus órgãos elétricos, e o modo pelo qual tais descargas elétricas desses peixes são geradas e usadas lembra o modo pelo qual os músculos são controlados para produzir movimento (ver o Cap. 10).

RECEPÇÃO TÉRMICA

A temperatura é uma variável ambiental importante, e muitos organismos adquirem informações sensoriais sobre a temperatura através de terminações nervosas especializadas, ou *termorreceptores*, na pele. Os neurônios superiores recebem impulsos dos termorreceptores e contribuem para os mecanismos que regulam a temperatura do corpo (ver o Cap. 16). Além disso, alguns dos neurônios do hipotálamo dos vertebrados são capazes de detectar variações na temperatura corporal.

Os receptores de temperatura podem ser notavelmente sensíveis. Os detectores de infravermelho (calor radiante) na fosseta loreal da cascavel fornecem um exemplo (Fig. 7.39A). A membrana do receptor consiste em terminações ramificadas de fibras nervosas sensoriais, com nenhuma especialização estrutural facilmente visível, e as terminações parecem detectar alterações na temperatura do tecido, mais do que a própria energia radiante. Os mecanismos pelos quais as variações de temperatura conseguem alterar a descarga dos receptores não são conhecidos. Os axônios sensoriais dos órgãos da fosseta da cascavel aumentam sua descarga de impulsos transitoriamente quando a temperatura dentro da fosseta aumenta tão pouco quanto 0,002°C, e essa mudança na taxa de disparo dos receptores pode modificar o comportamento. Por exemplo, uma cascavel pode detectar o calor radiante emitido por um camundongo que está a 40 cm de distância se a temperatura do camundongo estiver a pelo menos 10°C acima da temperatura ambiente. Além disso, os receptores de temperatura estão profundamente nas fossetas loreais, e esse arranjo permite à cobra detectar a direção da fonte de calor radiante (Fig. 7.39B).

Tanto a pele como a superfície superior da língua dos mamíferos contêm dois tipos de termorreceptores: aqueles que aumentam os disparos quando a pele é aquecida (receptores de "calor") e aqueles que aumentam seus disparos quando a pele é resfriada (receptores de "frio"). Tais receptores também são muito sensíveis. Os seres humanos são capazes de detectar variações na temperatura da pele tão pequenas quanto 0,01°C. As duas categorias de termorreceptores podem ser diferenciadas conforme o modo

232 A RECEPÇÃO DE ESTÍMULOS DO AMBIENTE

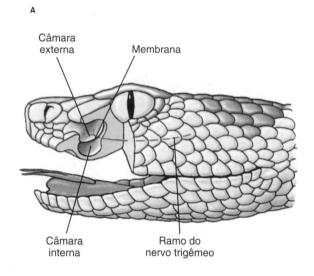

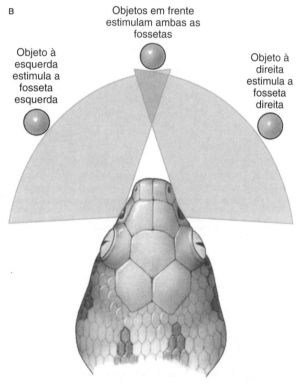

Fig. 7.39 As fossetas loreais da cascavel contêm termorreceptores extremamente sensíveis. **(A)** Estrutura de uma fosseta loreal na cascavel *Crotalus viridis*. **(B)** A posição da fosseta loreal torna a termorrecepção pelos órgãos das fossetas direcionalmente sensível. (Adaptado de Bullock e Diecke, 1956.) (Ver Encarte colorido.)

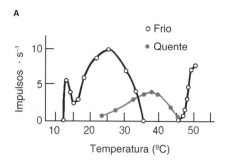

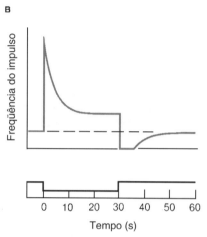

Fig. 7.40 A freqüência dos PA na termorrecepção dos mamíferos varia com a temperatura na superfície do corpo. **(A)** A taxa de disparo estável dos receptores do frio e do calor que se arborizam na superfície da língua de um mamífero. **(B)** Resposta de um receptor do frio em função do tempo quando a língua é inicialmente resfriada e depois reaquecida conforme mostrado mais abaixo. (Adaptado de Zotterman, 1959.)

como eles respondem a mudanças de temperatura em torno da temperatura normal do corpo humano (cerca de 37°C). Tanto os receptores de calor como os de frio aumentam sua taxa de descarga à medida que a temperatura se torna progressivamente diferente de 30-35°C (Fig. 7.40A): os receptores de calor aumentam a freqüência de disparos quando a temperatura se eleva; os receptores de frio disparam mais rápido quando a temperatura diminui. Entretanto, quando a temperatura se torna suficientemente diferente de 30-35°C, este padrão muda para os dois tipos de receptores, e a freqüência dos PA cai (ver a Fig. 7.40A). A resposta dos termorreceptores consiste em uma grande mudança transitória na taxa de disparos, seguida por uma fase estável prolongada e duradoura. A fase transitória é uma resposta precisa a qualquer variação de temperatura (Fig. 7.40B), mesmo que a fase estável se comporte como mostrado na Fig. 7.40A.

VISÃO

Desde a formação da Terra há mais de 5 bilhões de anos, a luz do sol tem sido uma força seletiva extremamente potente na evolução dos organismos vivos, e a maioria dos organismos é capaz de responder à luz de algum modo. A fotorrecepção consiste na transdução de fótons de luz em sinais elétricos que podem ser interpretados pelo sistema nervoso, e os órgãos fotorreceptivos — tipicamente chamados olhos — evoluíram para muitas formas e tamanhos e com muitos projetos diferentes. É interessante que, embora a estrutura física dos olhos varie muito entre as espécies, a transdução visual está baseada em um conjunto de moléculas de proteínas, conservado em grau elevado na evolução, que fornece uma via óptica que conduz a luz para a superfície fotorreceptiva e que captura os fótons dentro dos fotorreceptores.

Essa conservação das moléculas visuais sugere que, quando métodos bioquímicos adequados evoluíram para resolver o problema de capturar a energia luminosa, as seqüências foram conservadas mesmo que elas fossem empregadas em órgãos com propriedades estruturais altamente diferentes. Por exemplo, as *opsinas* são moléculas de proteínas dos pigmentos visuais. Cada molécula inclui sete componentes transmembrânicos. As opsinas estão acopladas às moléculas de **fotopigmento**, que são alteradas estruturalmente pela absorção de fótons após o que modificam as propriedades da proteína opsina (ver a Fig. 7.3). As opsinas são encontradas largamente no reino animal, mesmo em estruturas fotorreceptivas que são extremamente simples e que não apresentam as características que constituiriam um olho. Em muitos organismos, a estrutura do olho evoluiu para receber e focalizar os raios de luz incidentes antes que eles cheguem ao local de transdução. Os olhos refratam a luz através de proteínas solúveis altamente concentradas que são estruturadas como lentes, e tais estruturas refrativas também têm uma história evolucionária interessante. Inicialmente consideraremos a maneira como os olhos captam e focalizam a luz.

Mecanismos Ópticos: Evolução e Função

Os raios luminosos atingem a estrutura de um olho que irá produzir uma imagem utilizável. A maioria dos arranjos possíveis foi "descoberta" no decurso da evolução, originando estruturas semelhantes em animais diferentes. Um dos exemplos mais bem conhecidos da evolução convergente é a semelhança dos olhos em animais que não têm relação filogenética como a lula e os peixes. Esses olhos são semelhantes em muitos detalhes porque as leis de óptica levaram a soluções convergentes para o problema de enxergar debaixo da água. Em contraste, os olhos dos seres humanos e dos peixes são semelhantes porque eles possuem descendência evolucionária comum, embora eles difiram em certo grau porque as duas espécies vivem em meios ópticos diferentes.

A evolução dos olhos ocorreu em dois estágios. Virtualmente todos os principais grupos de animais desenvolveram ocelos, estruturas para captar a luz que consistem em alguns receptores numa concavidade aberta com uma cobertura de células com pigmento (Fig. 7.41A). Alguns biólogos estimam que tais detectores de fótons evoluíram independentemente entre 40 e 65 vezes.

Os ocelos fornecem informações sobre a distribuição de luz e escuro no ambiente, mas eles não fornecem informações que permitam a detecção de predadores ou presas. Para o reconhecimento de padrão ou para o controle da locomoção, os animais necessitam de um olho com um sistema óptico que possa restringir o ângulo de incidência de receptores individuais e que forme algum tipo de imagem. Este estágio da evolução óptica ocorreu com menor freqüência, manifestando-se em somente 6 dos 33 filos de metazoários (Cnidários, Moluscos, Anelídeos, Onicóforos, Artrópodes e Cordados). Como tais filos contêm cerca de 96% de todas as espécies existentes, é tentador imaginar que a posse dos olhos conferiu benefícios seletivos de grande significado.

Dez projetos opticamente distintos de olhos formadores de imagem foram descobertos até agora. Eles incluem praticamente todas as possibilidades conhecidas de física óptica exceto as lentes de Fresnel e de *zoom*. Além disso, existem algumas variações, como a óptica ordenada, que não foram usadas pelos físicos que estudam a óptica.

Ocelos simples têm tipicamente menos de 100 μm de diâmetro e contêm entre 1 e 100 receptores. Mesmo os ocelos simples permitem algum comportamento dirigido pela luz. Nos protozoários e vermes, a direção da fonte luminosa é detectada com a ajuda de um pigmento de cobertura que lança uma sombra sobre os fotorreceptores. Alguns flagelados, por exemplo, têm uma organela sensível à luz, próximo à base do flagelo, que é protegida de um lado por um ocelo pigmentado. Essas organelas protegidas fornecem uma indicação grosseira mas eficiente de direcionalidade. À medida que o flagelado nada longitudinalmente, ele gira em torno de seu eixo longitudinal aproximadamente uma vez por segundo. Se ele entra em um feixe de luz que o atinge em um lado e perpendicularmente ao seu trajeto de locomoção, o ocelo é escurecido cada vez que o pigmento de proteção passa

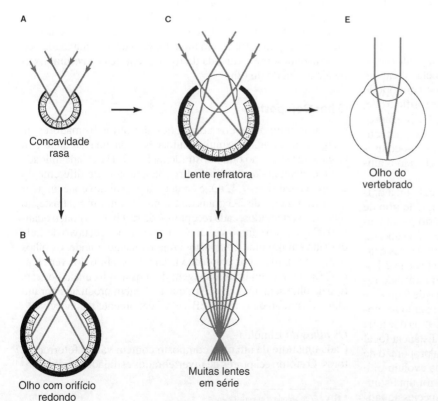

Fig. 7.41 As estruturas dos olhos incorporam muitos princípios ópticos diferentes. **(A)** O olho mais simples consiste em uma concavidade rasa aberta forrada com células fotorreceptoras. **(B)** Em olhos ligeiramente mais complicados, a abertura do olho é pequena em proporção ao tamanho do olho, e os olhos operam de modo semelhante a uma câmera com um orifício redondo. **(C)** Uma melhoria alternativa permitindo a formação de imagem é a adição de um elemento refrativo entre a abertura e a camada de fotorreceptores. **(D)** Três lentes arranjadas em série melhoram as propriedades ópticas do olho na *Pontella*, um copépodo. **(E)** O olho do vertebrado é uma elaboração de um olho simples ao qual foram adicionadas uma pequena abertura e uma lente. As setas indicam as possíveis relações evolucionárias entre os tipos de olhos. (Adaptado de Land e Fernald, 1992.)

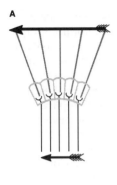
Olho composto

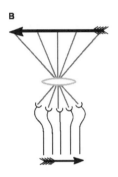
Olho do vertebrado

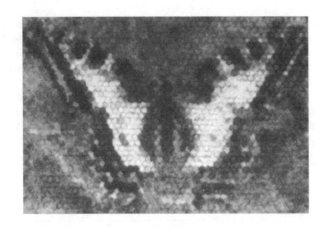
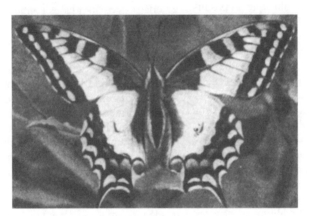

Fig. 7.42 Olhos compostos produzem imagens em mosaico. **(A)** Em um olho composto, cada omatídio recebe uma parte diferente do campo visual através de uma lente separada. A imagem à direita ilustra uma imagem em mosaico de uma borboleta como seria percebida por uma libélula a uma distância de 10 cm. **(B)** Em um olho simples, cada célula receptora recebe parte do campo visual por uma lente que é compartilhada por todas as células receptoras. Para comparação, a imagem à direita ilustra a mesma borboleta percebida por um olho simples de vertebrado. As setas indicam que a óptica do olho do vertebrado inverte a imagem na retina, ao passo que a óptica do olho composto não inverte. (Adaptado de Kirschfeld, 1971, e Mazokhin-Porshnyakov, 1969.)

entre a fonte de luz e a parte fotossensível da base do flagelo. Cada vez que isto acontece, o flagelo move-se o suficiente para virar o flagelado ligeiramente para o lado que possui o pigmento de proteção. O efeito resultante é virar o flagelado em direção à fonte de luz.

Os olhos mais simples são melhoramentos dos ocelos que foram desenvolvidos pela redução da abertura para produzir um olho com orifício (*pinhole eye*) (Fig. 7.41B) ou pela adição de uma estrutura refratora (Fig. 7.41C). O molusco cefalópode evolucionariamente antigo *Nautilis* tem um olho com orifício que, exceto pela ausência de uma lente, é muito avançado. Tem aproximadamente 1 cm de diâmetro e sua abertura é variável, expandindo-se de 0,4 a 2,8 mm. Além disso, músculos extra-oculares compensam o balanço do movimento produzido quando o animal nada, estabilizando o olho.

A maioria dos animais aquáticos tem um olho com uma única câmara e uma lente esférica (ver a Fig. 7.41C). Este tipo de lente fornece o poder de refração elevado necessário para focalizar imagens sob a água, mas apresenta o problema da aberração esférica. As lentes encontradas nos peixes e cefalópodes contornam esta dificuldade porque o material das lentes não é homogêneo. Em vez disso, elas são densas com alto índice de refração no centro e têm um gradiente de densidade e de índice de refração decrescente em direção à periferia. Este padrão foi notado inicialmente por Matthiessen em 1877, que mostrou que uma das consequências do gradiente de densidade é a distância focal curta, cerca de 2,5 vezes o raio (conhecida como a proporção de Matthiessen). Este notável gradiente de densidade evoluiu oito vezes entre os animais aquáticos, sugerindo que foi uma solução muito boa e talvez a mais simples. Outras espécies aquáticas têm olhos com lentes múltiplas. Por exemplo, o olho do copépodo* *Pontella* (Fig. 7.41D) contém três lentes em série que juntas corrigem a aberração esférica.

O olho dos vertebrados (Fig. 7.41E) combina uma abertura relativamente pequena com uma lente refrativa. Estas duas características juntas fornecem uma imagem de alta qualidade que é focalizada sobre a camada de fotorreceptores na **retina**, localizada no fundo do olho.

Olhos Compostos

Os olhos compostos dos artrópodes são olhos formadores de imagem constituídos de muitas unidades, cada uma das quais tem as características do olho mostrado na Fig. 7.41C. Cada unidade óptica, chamada **omatídio**, é dirigida a uma parte diferente do campo visual (Fig. 7.42A), e cada uma possui um cone angular que recebe cerca de 2-3 graus do campo visual. Em contraste, no olho dos vertebrados, cada receptor pode receber tão pouco quanto 0,02 graus do campo visual. Como o campo receptivo de cada unidade em um olho composto é relativamente grande, os olhos compostos têm menor acuidade visual que os olhos dos vertebrados. Entretanto, embora a imagem de mosaico formada por este tipo de olho seja mais grosseira que a imagem produzida por um olho de vertebrado (Fig. 7.42B), ela é certamente reconhecível.

Os olhos do Limulus

Cada omatídio de um olho composto contém vários fotorreceptores. Os fotorreceptores de invertebrados estudados mais inten-

---
* **N.T.:** O copépodo é um crustáceo.

sivamente são aqueles nos *olhos laterais* e no *olho ventral* do caranguejo ferradura *Limulus polyphemus* (Fig. 7.43). Os dois olhos laterais do *Limulus* são olhos compostos típicos, semelhantes aos da Fig. 7.42A, enquanto que o olho ventral ímpar é mais simples em estrutura e mais semelhante ao ocelo mostrado na Fig. 7.41A. A maioria dos primeiros registros elétricos realizados em unidades visuais únicas foram feitos com esses olhos laterais, porque os olhos são experimentalmente acessíveis e sua atividade pode ser monitorada com técnicas de registro elétrico simples.

As células receptoras visuais do olho composto do *Limulus* estão localizadas na base de cada omatídio (Fig. 7.43B e C). Cada omatídio fica embaixo de uma secção hexagonal de uma camada externa transparente, a *lente corneal*. Os fotorreceptores primários são 12 **células retinulares**, que rodeiam o dendrito de um outro neurônio, a *célula excêntrica*. Cada célula retinular tem um **rabdômero**, no qual a membrana da superfície da célula está mergulhada em uma densa profusão de **microvilosidades**, que são evaginações tubulares em miniatura da superfície da membrana (ver a Fig. 7.43D). As microvilosidades aumentam muito a área de superfície da membrana celular no rabdômero. A luz penetra pela lente e é absorvida pelas moléculas do fotopigmento rodopsina que estão localizadas na membrana do receptor dentro do rabdômero. Ocorrem despolarizações transitórias ao acaso do potencial de membrana nas células retinulares quando o olho é exposto a uma iluminação estável muito fraca. Esses "impulsos quânticos" no registro aumentam de freqüência quando a intensidade luminosa é aumentada gradualmente, resultando em maior número de fótons nos receptores. As despolarizações transitórias são sinais elétricos gerados pela absorção de *quanta* individuais de luz por cada molécula de fotopigmento. Um único fóton capturado por uma única molécula de pigmento visual no *Limulus* produz uma corrente de receptor de 10^{-9} A. Este evento de transdução amplifica a energia do fóton absorvido entre 10^5 e 10^6 vezes.

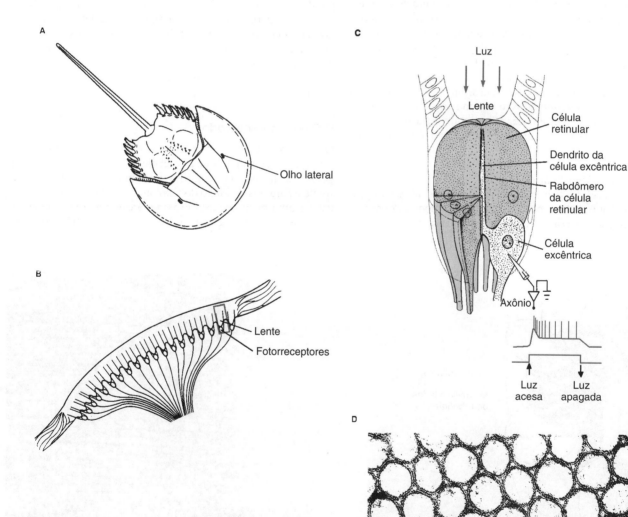

Fig. 7.43 Os estudos iniciais dos olhos compostos do *Limulus polyphemus* forneceram discernimento sobre a transdução visual. **(A)** Os olhos laterais do caranguejo ferradura *Limulus* estão localizados na carapaça dorsal. **(B)** Uma secção transversa do olho lateral, que foi feita em um omatídio. **(C)** A estrutura de um único omatídio (detalhe retangular da parte B). A luz penetra pela lente e é interceptada pelos pigmentos visuais nos rabdômeros das células retinulares. As células estão dispostas como os gomos de uma laranja em volta do dendrito da célula excêntrica. A célula excêntrica despolariza e gera potenciais de ação quando a luz brilha sobre os rabdômeros. **(D)** Uma eletromicrografia de uma secção transversa pelas microvilosidades de um rabdômero. (Parte C de "How Cells Receive Stimuli", por W.H. Miller, F. Ratliff e H.K. Hartline. Copyright © 1961 por Scientific American, Inc. Todos os direitos reservados. Parte D cortesia de A. Lasansky.)

Como pode a captura de um único fóton causar a liberação rápida de tanta energia? Neste caso, a amplificação ocorre através de uma cascata de reações químicas dentro da célula que inclui a ativação da proteína G (ver *Da Transdução à Eferência Neuronal*, anteriormente neste capítulo). O efeito resultante é abrir canais iônicos, permitindo a entrada de cátions na célula. No *Limulus*, a corrente de receptor através dos canais ativados pela luz é conduzida pelo Na^+ e pelo K^+. Essa corrente causa um potencial receptor *despolarizante*, por um mecanismo semelhante ao potencial pós-sináptico despolarizante que é gerado quando a acetilcolina ativa os canais da placa motora no músculo (ver o Cap. 6). Quando a luz apaga, esses canais se fecham novamente, e a membrana se repolariza. A sensibilidade de fotorreceptores individuais cai com a exposição à luz, e esta adaptação é provavelmente mediada por íons Ca^{++}, que entram na célula quando a luz abre canais iônicos e que reduzem então a corrente através dos canais ativados pela luz.

Embora as células retinulares tenham axônios, aparentemente elas não produzem PA. Em vez disso, a corrente do receptor que aparece nas células retinulares espalha-se pelas junções abertas de baixa resistência para os dendritos das células excêntricas, e daí a despolarização espalha-se para os axônios das células excêntricas onde são gerados PA. Os PA são conduzidos pelo nervo óptico ao sistema nervoso central. Embora a organização do olho do *Limulus* seja simples em comparação com a do olho dos vertebrados, o sistema visual do *Limulus* é capaz de gerar atividade elétrica que se compara a algumas das características mais sofisticadas da percepção visual humana (Destaque 7.1).

Percebendo o plano da luz polarizada
O arranjo das células dentro de um omatídio dos olhos compostos confere habilidades especiais a alguns artrópodes. Por exemplo, alguns insetos e crustáceos podem orientar-se comportamentalmente em relação à luz do sol, mesmo que o sol esteja bloqueado de sua visão. Essa capacidade depende da polarização da luz solar, que é desigual em diferentes partes do céu. Foi descoberto que muitos artrópodes podem detectar o plano do vetor elétrico da luz polarizada que entra no olho, e alguns usam esta informação para orientação e navegação. As medidas da birrefringência (a capacidade de uma substância de absorver a luz polarizada em vários planos) das células retinulares no caranguejo mostram que a absorção da luz polarizada é máxima quando o plano do vetor elétrico da luz está paralelo ao eixo longitudinal das microvilosidades dos rabdômeros. Cada omatídio do caranguejo consiste em sete células, e os rabdômeros das sete células retinulares interdigitam-se, formando o rabdoma. Dentro do rabdoma, as microvilosidades de alguns receptores estão orientadas em 90 graus em relação às microvilosidades de um segundo grupo de receptores (Fig. 7.44). Se as moléculas de fotopigmento estão orientadas sistematicamente nas microvilosidades e cada luz é absorvida preferencialmente com seu vetor elétrico paralelo às microvilosidades, o arranjo anatômico dentro do rabdoma poderia fornecer a base física para a detecção dos planos da luz polarizada pelos artrópodes. Em registros elétricos de uma única célula retinular do caranguejo, a resposta a uma dada intensidade de luz realmente varia com o plano da polarização da luz estimulante, o que é compatível com esta hipótese (Fig. 7.45).

O Olho dos Vertebrados

O olho dos vertebrados (Fig. 7.41E) tem certas características estruturais semelhantes às de uma câmera. Em uma câmera, a imagem é focalizada sobre um filme pelo movimento da lente para frente e para trás ao longo do eixo óptico. Por exemplo, para focalizar um objeto que está próximo à câmera, a lente deve ser posicionada relativamente mais longe do filme. Para focalizar ob-

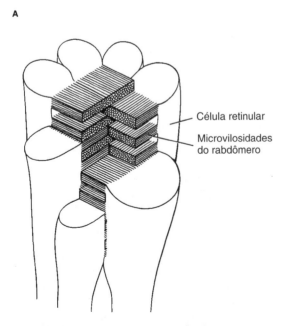
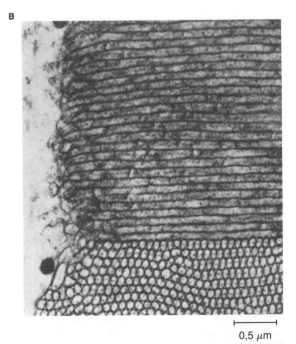

Fig. 7.44 A estrutura de um omatídio permite a alguns artrópodes perceber o plano da luz polarizada. **(A)** Os rabdômeros interdigitados de células retinulares separadas produzem dois conjuntos de microvilosidades mutuamente perpendiculares. **(B)** Micrografia eletrônica de uma secção do rabdoma formado por dois conjuntos de microvilosidades. As microvilosidades superiores foram seccionadas paralelamente ao seu eixo longitudinal e as da parte inferior foram seccionadas perpendicularmente ao seu eixo longitudinal. (Parte A adaptada de Horridge, 1968; parte B cortesia de Waterman et al., 1969.)

DESTAQUE 7.1
CORRELAÇÕES SUBJETIVAS DAS FOTORRESPOSTAS PRIMÁRIAS

Estudos desenvolvidos por H. Keffer Hartline e seus colaboradores na década de 1930 revelaram correlações entre a atividade dos fotorreceptores e os parâmetros dos estímulos no olho do *Limulus*. Embora tais receptores difiram em algumas características dos fotorreceptores humanos, eles são semelhantes em aspectos fundamentais, como a identidade química dos seus pigmentos visuais e as propriedades elétricas das células. Um dos resultados mais interessantes do trabalho de Hartline é que muitas características da percepção visual humana, medidas em experimentos psicofísicos, assemelham-se ao comportamento elétrico de células visuais do *Limulus* isoladas. A relação sugere que algumas das propriedades da percepção visual se originam no comportamento das próprias células fotorreceptoras e permanecem relativamente inalteradas à medida que a informação recebe um processamento mais profundo pelo sistema nervoso.
Por exemplo:

1. A freqüência dos PA registrados nos axônios de omatídios únicos é proporcional ao logaritmo da intensidade da luz estimulante (mostrado à direita na parte A da figura adjacente). Esta relação logarítmica também é típica dos julgamentos feitos por pessoas às quais foi solicitado comparar as intensidades de diferentes estímulos luminosos.

2. A resposta de um receptor a lampejos de luz que têm menos de 1 segundo de duração é proporcional ao número total de fótons no lampejo, independentemente da duração efetiva. Ou seja, o número de impulsos gerados permanece constante desde que o produto da intensidade pela duração permaneça constante. Este resultado poderia ser esperado, porque a resposta deveria ser determinada, dentro de alguns limites, pelo número de moléculas de fotopigmentos isomerizadas pelos fótons que atingem o receptor. Para lampejos curtos, um observador humano não pode dizer a diferença quando a intensidade e a duração do lampejo são trocadas reciprocamente.

3. Se um fotorreceptor é estimulado com uma luz oscilante, o V_m seguirá a freqüência dos lampejos até perto de 10 Hz (parte B da figura adjacente). Além dessa freqüência, o potencial receptor não pode mais seguir os lampejos; em vez disso, as ondas no V_m fundem-se em um nível estável de despolarização (ver também a Fig. 7.55). Os potenciais de ação nas fibras sensoriais não seguem o padrão dos lampejos por muito tempo, mas, em vez disso, são gerados em uma taxa estável. Quando o padrão dos PA não se ajusta mais à freqüência dos lampejos, a mensagem enviada ao sistema nervoso central indica que a iluminação é constante, mesmo que o estímulo real não o seja. De fato, os seres humanos não podem dizer a diferença entre uma luz estável e uma que oscila a uma taxa mais elevada que a freqüência que não mais pode ser codificada pelos receptores. A menor freqüência em que a oscilação da luz produz estimulação constante das fibras sensoriais visuais é chamada *freqüência crítica de fusão*. Por exemplo, um bulbo de lâmpada incandescente comum oscila a 60 Hz, mas para nós ela parece uma fonte de iluminação constante. Esta característica dos fotorreceptores é muito importante para a indústria de filmes e de televisão.

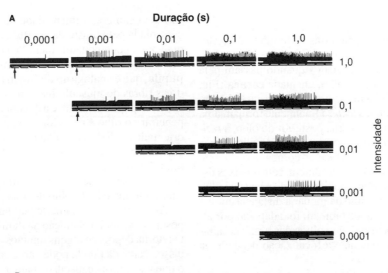

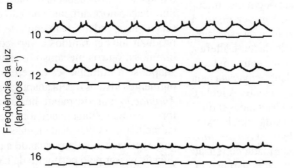

(A) Quando os lampejos luminosos são mais curtos que 1 segundo, o produto da intensidade pela duração determina o número de PA produzidos por um fotorreceptor de *Limulus*. Lampejos brilhantes curtos podem produzir uma resposta que não é distinguível da resposta de um estímulo mais fraco porém mais prolongado. **(B)** A oscilação da luz acima de certa freqüência não pode mais ser distinguida de uma iluminação constante. O padrão liga-desliga do estímulo é mostrado sob a resposta ao estímulo registrada em um fotorreceptor de *Limulus*. Em 10 Hz, o fotorreceptor mostra fielmente a oscilação; em 12 Hz, o fotorreceptor torna-se menos preciso em informar a oscilação; e em 16 Hz, a resposta do fotorreceptor é contínua. (Parte A adaptada de Hartline, 1934; parte B de "How Cells Receive Stimuli", de W.H. Miller, F. Ratliff e H.K. Hartline. Copyright © 1961 de Scientific American, Inc. Todos os direitos reservados.)

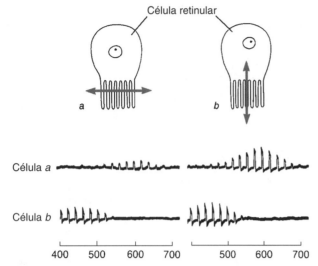

Fig. 7.45 A resposta dos fotorreceptores do caranguejo à luz polarizada varia com o plano da polarização. Duas células, *a* e *b*, foram estimuladas com uma série de lampejos de luz polarizada, de mesma energia, em vários comprimentos de onda. A cor da luz em cada lampejo (indicada pelo comprimento de onda em nanômetros) está indicada ao longo do eixo inferior. A célula *a* responde maximamente à luz com um comprimento de onda de cerca de 600 nm; a célula *b* responde maximamente à luz com 450 nm. Quando o plano de polarização (*seta*) estava perpendicular às microvilosidades, a resposta em ambas as células era pequena (*à esquerda*). A resposta em ambas as células foi aumentada quando o plano de polarização (*seta*) foi girado de modo a ficar paralelo às microvilosidades (*à direita*). (Adaptado de Waterman e Fernandez, 1970.)

jetos distantes, a lente é movida para trás.* No olho dos vertebrados, a luz incidente é focalizada em dois estágios. No estágio inicial, os raios incidentes são desviados quando passam pela superfície externa transparente do olho, chamada **córnea** (Fig. 7.46). Eles são desviados ainda mais, ou *refratados*, quando passam por uma segunda estrutura, a *lente*, e finalmente formam uma imagem invertida na superfície interna posterior do olho, a *retina*. De fato, a maior parte da refração que ocorre no olho (cerca de 85% do total) tem lugar na interface ar-córnea, e o restante depende do efeito da lente. Como uma câmera, certos peixes ósseos focalizam a imagem na retina movimentando a lente do olho em relação à retina. (Este princípio de mudar a distância entre a lente e a superfície receptiva à luz também foi adaptado por alguns invertebrados. Por exemplo, nos olhos das aranhas saltadoras, a posição da lente é fixada, e a focalização depende da movimentação da retina.)

Por outro lado, nem as lentes nem a retina podem movimentar-se nos olhos dos vertebrados superiores. Em vez disso, a imagem é focalizada pela alteração da curvatura e da espessura da lente. A mudança da curvatura da superfície da lente altera a distância na qual uma imagem que passa pela lente entra em foco, chamada *distância focal* da lente. A forma da lente é mudada pela modificação da tensão exercida no perímetro da lente. A lente é mantida no lugar dentro do olho pelas fibras orientadas radialmente da *zônula*** (ver a Fig. 7.46). As fibras da zônula exercem tensão externa sobre o perímetro da lente. Os *músculos ciliares* dispostos radialmente ajustam a quantidade de tensão exercida sobre a lente. Quando os músculos ciliares se relaxam, a lente é achatada pela tensão elástica exercida pelas fibras da zônula, que puxam o perímetro da lente para fora. Neste estado, objetos distantes do olho são focalizados na retina, mas objetos próximos ao olho estão desfocalizados. Os objetos próximos ao olho podem ser focalizados na retina quando os músculos ciliares se contraem, diminuindo a tensão sobre a lente e permitindo à lente tornar-se mais arredondada. Este processo é chamado *acomodação* para os objetos próximos. A capacidade de acomodar-se diminui com a idade nos seres humanos porque as lentes ficam menos elásticas, produzindo um tipo de "distanciamento da visão", chamado *presbiopia*.

Talvez a coisa mais marcante sobre a acomodação não seja o mecanismo mecânico para a alteração da distância focal da lente, mas os mecanismos neuronais pelos quais uma imagem "selecionada" — no meio de toda a complexidade do ambiente visual — é focalizada corretamente na retina como resultado de impulsos nervosos para os músculos ciliares. Um mecanismo neuronal relacionado produz a **convergência binocular**, na qual os olhos esquerdo e direito são posicionados pelos músculos oculares de tal modo que as imagens recebidas pelos dois olhos caem em regiões análogas das duas retinas, independentemente da distância entre os objetos e os dois olhos. Quando um objeto está perto, cada um dos dois olhos deve girar para a metade nasal; quando um objeto está longe, os dois olhos giram para fora da linha média.

Respostas a alterações na intensidade da luz
Em uma câmera, a intensidade da luz admitida para o filme é controlada pelo ajuste da abertura do diafragma mecânico pelo qual a luz pode penetrar quando o obturador se abre. O olho do vertebrado tem a íris opaca com uma abertura variável chamada **pupila**, que é análoga ao diafragma mecânico da câmera. Quando as fibras do músculo liso circular na íris se contraem, o diâmetro da pupila diminui, e a quantidade de luz incidente que pode penetrar no olho é reduzida. A contração das fibras musculares orientadas radialmente dilata a pupila. A contração desses músculos — e, portanto, do diâmetro da pupila — é controlada por um reflexo neuronal central que se origina na retina. O *reflexo pupilar* pode ser demonstrado em uma sala escurecida por uma súbita iluminação do olho de uma pessoa com uma lanterna.

As alterações no diâmetro pupilar são transitórias. Após a resposta a uma súbita alteração na iluminação, a pupila gradualmente retorna depois de alguns minutos ao seu tamanho médio. Além disso, a área da pupila pode variar somente cerca de cinco vezes, o que não a torna capacitada para as alterações na intensidade de iluminação normalmente encontradas pelo olho, que são iguais a seis ou mais ordens de magnitude. Assim, embora a pupila possa produzir ajustes rápidos a variações moderadas de intensidade luminosa, outros mecanismos devem estar disponíveis. O olho adapta-se a iluminações extremas por mudanças no estado dos pigmentos visuais e pela adaptação neuronal (ver *Mecanismos de Adaptação*, anteriormente neste capítulo). A constrição pupilar fornece uma vantagem adicional: a qualidade da imagem na retina melhora. As bordas da lente são opticamente menos perfeitas que o seu centro; assim, quando a pupila se contrai, a luz é impedida de passar pelo perímetro da lente e as aberrações ópticas são reduzidas. A profundidade de foco (as distâncias em que os objetos estão em foco quando a lente está em uma forma fixa) aumenta com a diminuição do diâmetro pupilar, do mesmo modo que acontece com uma câmera quando a abertura é reduzida.

Células receptoras visuais dos vertebrados
O estímulo para todas as células receptoras visuais é a radiação eletromagnética que cai em uma faixa particular de energia, cha-

---

*N.T.: Nas lampréias, nos teleósteos e talvez nos holósteos, a acomodação é feita pela mudança do cristalino para trás para enfocar a imagem dos objetos distantes; nos elasmobrânquios, nos anfíbios e nas serpentes, o cristalino é movido para frente para ajustá-lo à visão de objetos próximos; em mamíferos, aves e répteis, exceto nas serpentes, a curvatura do cristalino aumenta para focalizar a visão aos objetos próximos.

**N.T.: Alguns autores também denominam essas fibras de *ligamentos suspensores*.

A RECEPÇÃO DE ESTÍMULOS DO AMBIENTE   239

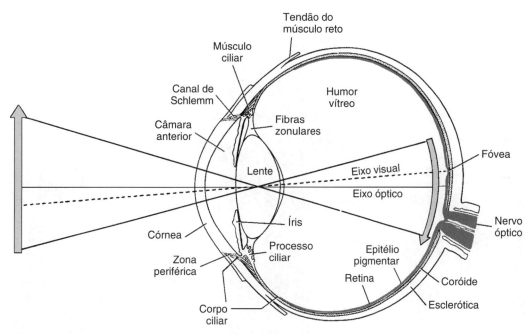

Fig. 7.46 No olho dos mamíferos, a luz incidente é refratada pela córnea e pela lente e focalizada na retina fotossensível. Neste diagrama, a refração da luz foi simplificada e a refração na interface ar-córnea omitida. A imagem focalizada na retina é invertida pela lente. A lente é mantida no lugar pelas fibras zonulares. Quando as fibras do músculo ciliar se contraem, a tensão sobre as fibras zonulares diminui, e as propriedades elásticas da lente causam o seu arredondamento, encurtando a distância focal.

mada *luz visível* (Fig. 7.47). A energia da radiação eletromagnética varia inversamente com seu comprimento de onda, e nós percebemos essa variação de energia como uma variação na cor. A luz violeta, a energia mais elevada a que o olho humano responde, tem comprimento de onda de aproximadamente 400 nm. A luz vermelha, na faixa de menor energia do espectro visível, tem comprimentos de onda entre 650 e 700 nm. A luz brilhante libera mais energia por unidade de tempo do que a luz pálida. As células fotorreceptoras que captam a energia da luz e a transduzem em sinais neuronais estão localizadas na retina do olho do vertebrado.

Em mamíferos, aves e outros vertebrados, a retina contém vários tipos de células que estão interconectadas em uma rede. As células receptoras visuais caem em duas classes, os **bastonetes** e os **cones**, que têm estes nomes em razão da forma das células quando observadas ao microscópio (Fig. 7.48). Todos os neurônios dentro da retina, bem como as células epiteliais, contribuem para a resposta à luz no olho dos vertebrados, mas os bastonetes e os cones têm diferentes características fisiológicas. Por exemplo, os cones funcionam melhor na luz brilhante e têm alta resolução, enquanto que os bastonetes funcionam melhor sob iluminação fraca. Estas capacidades diferentes são usadas pelos diversos animais para obter características visuais particulares. Por exemplo, animais que vivem em ambientes planos e abertos (p. ex., leopardos e coelhos) usualmente têm **faixas visuais** horizontais, regiões dentro da retina que contêm em geral altas densidades de receptores de cones. Esta região corresponde ao horizonte no ambiente e deve conferir resolução máxima para esta parte do cenário. A faixa visual também contém alta densidade de população de **células ganglionares** — as células que transmitem as informações para o cérebro. Em contraste, as espécies arbóreas

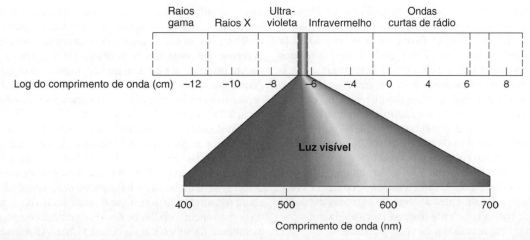

Fig. 7.47 O espectro da radiação eletromagnética compreende uma larga faixa de energia que é detectada por várias modalidades sensoriais. A maioria dos receptores visuais detecta a energia na faixa visível, mas alguns podem detectar também dentro do ultravioleta. Os órgãos da fosseta de algumas cobras podem detectar a radiação infravermelha. (Adaptado de Lehninger, 1993.) (Ver Encarte colorido.)

240 A RECEPÇÃO DE ESTÍMULOS DO AMBIENTE

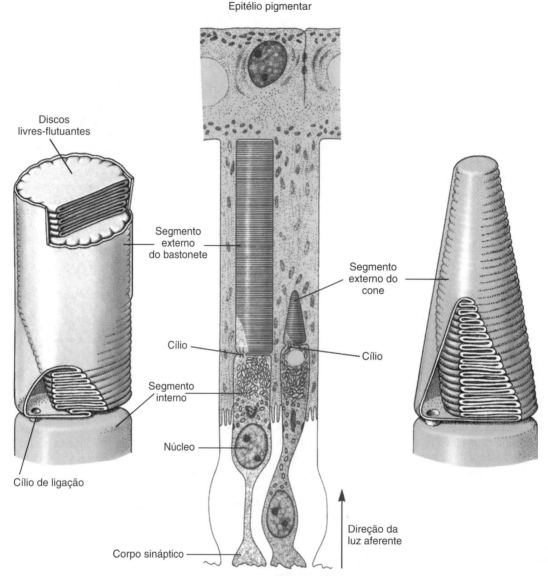

Fig. 7.48 Os fotorreceptores dos vertebrados são classificados como bastonetes e cones com base nas suas propriedades morfológicas e fisiológicas. O segmento externo dos bastonetes e dos cones, onde a luz é capturada, faceia o lado oposto da fonte luminosa. O pigmento que absorve a energia luminosa está contido na membrana das lamelas, e a extremidade dos segmentos externos fica contra o epitélio pigmentar. (Ver Encarte colorido.)

(e os seres humanos) têm tipicamente um gradiente de densidade de fotorreceptores radialmente simétrico. Uma característica importante deste tipo de retina é a **fóvea**, ou *area centralis*. Ela é uma pequena parte central (cerca de 1 mm^2) de muitas retinas de mamíferos e fornece informações muito detalhadas sobre o ambiente, uma característica chamada *acuidade visual* elevada. Nos seres humanos e em alguns outros mamíferos, a fóvea contém somente cones, enquanto que o restante da retina contém uma mistura de bastonetes e cones, sendo os bastonetes significativamente muito mais numerosos que os cones. Nos mamíferos, os cones medeiam a visão colorida, e os bastonetes, que são mais sensíveis à luz, medeiam somente a visão acromática. Esta distinção entre bastonetes e cones, entretanto, não acontece em todos os vertebrados. Realmente, a retina de algumas espécies contém somente bastonetes, com base na morfologia, mas podem entretanto ser capacitados para visão colorida.

Bastonetes e cones são estrutural e funcionalmente mais semelhantes entre si do que uma grande variedade de fotorreceptores encontrados nos invertebrados. Cada célula receptora do vertebrado contém um segmento com uma estrutura interna semelhante à de um cílio. Esse cílio rudimentar conecta o **segmento externo**, que contém as membranas fotorreceptivas, com o **segmento interno**, que contém núcleo, mitocôndria, contatos sinápticos e assim por diante (ver a Fig. 7.48). As membranas do receptor das células visuais dos vertebrados consistem em lamelas achatadas derivadas da membrana da superfície próximo da origem do segmento externo. Nos cones de mamíferos e de alguns outros vertebrados, o lume de cada lamela é aberto para o exterior celular. Nos bastonetes, as lamelas são completamente fechadas na superfície da membrana do segmento externo de modo que elas formam bolsas achatadas, ou *discos*, que são empilhados como pão sírio (pita) um sobre o outro dentro do segmento externo do bastonete. A pilha de discos é contida completamente pela membrana da superfície da célula visual. As moléculas de *fotopigmento* estão mergulhadas nas membranas dos discos. Como o fotopigmento fica na membrana do disco do segmento externo do bastonete mas não na membrana da superfície, o passo inicial na transdução fotoquímica deve ser dado na membrana dos discos, em vez de ocorrer na membrana da superfície.

Os olhos de muitos invertebrados não apresentam a estrutura ciliada que conecta os segmentos interno e externo dos cones e bastonetes dos vertebrados (Fig. 7.49). Nesses olhos de invertebrados, o fotopigmento está localizado em microvilosidades formadas pela membrana celular, e tais microvilosidades que contêm pigmentos formam os rabdômeros. Como muitas espécies de invertebrados têm olhos simples nos quais os fotorreceptores são do tipo rabdomérico, é tentador concluir que os fotorreceptores rabdoméricos são encontrados apenas em olhos simples. Entretanto, os olhos do *octopus* são muito complexos opticamente e os fotorreceptores são rabdoméricos. Além disso, alguns moluscos bivalvos (p. ex., a vieira, *Pecten*, e o marisco, *Lima*) têm olhos com duas camadas de fotorreceptores separadas. Uma camada contém receptores ciliares e a outra contém receptores rabdoméricos.

 Quantos tipos diferentes de células receptoras sensoriais incluem cílios em suas estruturas? Por que este arranjo celular é tão difundido entre os receptores sensoriais?

Em todas as células fotorreceptoras, a transdução da energia luminosa produz uma alteração no potencial de membrana; entretanto, o efeito da transdução é diferente em fotorreceptores de vertebrados e de invertebrados. Os fotorreceptores de invertebrados despolarizam-se em resposta à luz (Fig. 7.50A; ver também a Fig. 7.45), mas os cones e os bastonetes dos vertebrados hiperpolarizam-se em resposta ao estímulo luminoso (Fig. 7.50B). As medidas da condutância da membrana antes e durante a estimulação mostram que o efeito da luz nos fotorreceptores dos vertebrados é o de *diminuir* a condutância ao sódio, g_{Na}, na membrana do segmento externo. No escuro, a superfície da membrana do segmento externo do bastonete dos vertebrados é quase igualmente permeável ao Na^+ e ao K^+, e o V_{rep} situa-se na metade, entre o E_K e o E_{Na}. Neste estado, os íons Na^+ "vazam" para o interior do segmento externo pelos canais que estão estavelmente abertos no escuro (Fig. 7.51A). Os íons Na^+ que conduzem essa corrente de influxo, que é chamada **corrente de escuro** porque é máxima na falta de iluminação, não se acumulam na célula em face da ação constante da Na^+, K^+-ATPase metabolicamente ativa. A corrente de escuro é encontrada somente nas células fotorreceptoras de vertebrados e não nos fotorreceptores de invertebrados.

Após a absorção da luz pelo fotopigmento, a condutância ao sódio, g_{Na}, no segmento externo diminui, causando diminuição

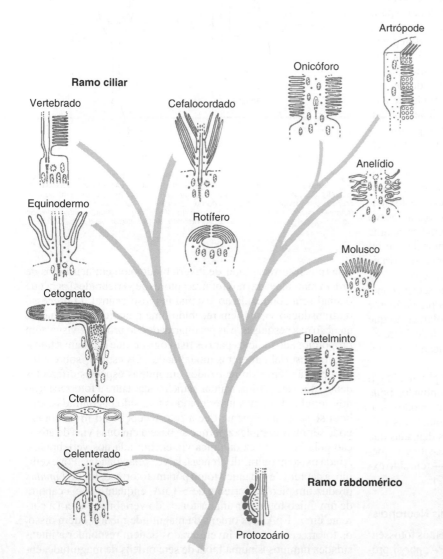

Fig. 7.49 Os fotorreceptores dos vertebrados contêm uma estrutura ciliar 9 + 2 típica, que conecta os segmentos externo e interno, mas muitos fotorreceptores de invertebrados não têm esta estrutura ciliar e, em vez disso, contêm muitas microvilosidades. Este diagrama ilustra a distribuição filogenética dos olhos ciliares e rabdoméricos. Há, entretanto, exceções. Tanto a vieira, *Pecten*, quanto o marisco, *Lima*, têm olhos complicados com duas camadas de fotorreceptores. Uma camada contém fotorreceptores ciliares e a outra contém fotorreceptores rabdoméricos. (Adaptado de Eakin, 1965.)

242 A RECEPÇÃO DE ESTÍMULOS DO AMBIENTE

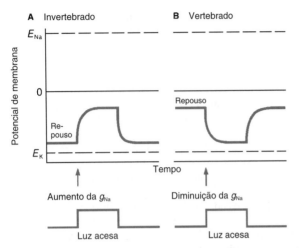

Fig. 7.50 A maioria dos fotorreceptores dos invertebrados despolariza-se em resposta a um estímulo, enquanto que os fotorreceptores dos vertebrados se hiperpolarizam. **(A)** A transdução da energia luminosa em energia química dentro da maioria dos fotorreceptores de invertebrados causa *aumento* da permeabilidade da membrana da superfície ao Na⁺ e ao K⁺, despolarizando a célula. **(B)** Os fotorreceptores dos vertebrados respondem à luz com *diminuição* na g_{Na} da membrana da superfície, deixando baixa g_K residual e deslocando o V_m na direção do E_K. Em conseqüência, a célula hiperpolariza-se.

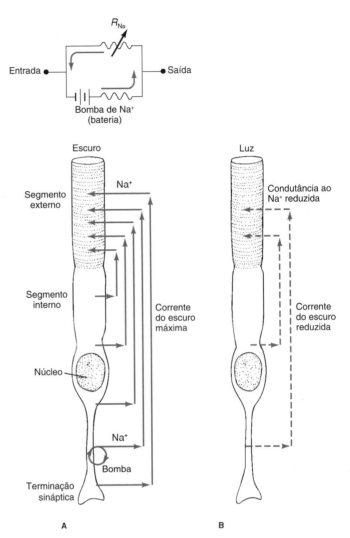

Fig. 7.51 A iluminação reduz a corrente de escuro nos bastonetes dos vertebrados. A g_{Na} do segmento externo do bastonete é alta no escuro **(A)** e diminui sob iluminação **(B)**. Por esta razão, a corrente de escuro, que é conduzida por íons Na⁺ que vazam para o interior do segmento externo, cai durante a iluminação. No circuito equivalente (*no alto, à esquerda*), a bateria é a Na⁺, K⁺-ATPase, e o resistor variável ativado pela luz (R_{Na}) representa a g_{Na} do segmento externo. (Adaptado de Hagins, 1972.)

na corrente de escuro e hiperpolarização do V_m em direção ao E_K (ver as Figs. 7.50B e 7.51B). Quando o estímulo luminoso pára, o g_{Na} da membrana retorna a seus níveis de repouso elevados, e o V_m se torna mais positivo, retornando aos seus níveis de repouso entre o E_{Na} e o E_K. A mudança do V_m no início da iluminação é conduzida eletrotonicamente (ver *Propagação Passiva dos Sinais Elétricos* no Cap. 6) dentro do segmento interno do fotorreceptor. As alterações do V_m no segmento interno modulam a liberação estável de neurotransmissor de locais pré-sinápticos dispostos na porção basal do segmento interno. A exemplo dos receptores auditivos dos vertebrados, os fotorreceptores dos vertebrados não possuem axônios. Eles fazem sinapse com outros neurônios, que conduzem os sinais visuais em direção ao sistema nervoso central. O sinal neuronal é passado adiante por outras células nervosas da retina, que enfim influenciam a atividade de axônios que se projetam para o cérebro através do nervo óptico. É interessante que uma *hiper*polarização, em vez de uma *des*polarização, é produzida quando o fotorreceptor dos vertebrados absorve a luz, porque na maioria dos sistemas sensoriais a recepção de um estímulo despolariza a célula receptora. Nos fotorreceptores dos vertebrados, o segmento interno secreta constantemente um transmissor enquanto está sendo parcialmente despolarizado pela corrente de escuro. A hiperpolarização que ocorre em resposta à iluminação diminui a quantidade de transmissor liberado para o neurônio seguinte, modificando a atividade desse neurônio de segunda ordem.

A alteração do potencial de membrana que é produzida em um grupo de fotorreceptores quando eles são iluminados pode ser registrada por eletrodos extracelulares, do mesmo modo como podem ser registrados potenciais de ação que passam pelos axônios do nervo. Muitos fotorreceptores são células delgadas que tornam difícil realizar registros intracelulares, e assim este método de registro — chamado *eletrorretinograma* — tem sido extremamente útil no estudo da visão (Destaque 7.2).

Fotorrecepção: Convertendo Fótons em Sinais Neuronais

Quando os fótons atingem as moléculas de pigmentos fotossensíveis de um fotorreceptor, a célula deve gerar PA, por si própria (nos fotorreceptores de invertebrados) ou em neurônios de ordem mais elevada (nos fotorreceptores de vertebrados) para que o sinal seja conduzido ao sistema nervoso central. O processo da transdução visual tem recebido uma quantidade enorme de atenção nas pesquisas, e as peculiaridades do processo visual têm proporcionado indícios para os fisiologistas que estudam a transdução sensorial em outras modalidades. Os estudos sobre a fotorrecepção têm sido realizados em muitas espécies diferentes dentro dos vários filos. Muitas semelhanças entre a fotorrecepção nos vertebrados e nos invertebrados têm sido encontradas, embora se saiba atualmente que a fotorrecepção no invertebrado pode ser mais complexa porque se baseia em duas vias de ativação pela luz, em vez da única via encontrada nos vertebrados. Ainda existem outras diferenças, talvez relacionadas. Por exemplo, a captura de um único fóton por um fotorreceptor no *Limulus* produz um pico de corrente de ~1 nA, enquanto que a captura de um único fóton por um bastonete do vertebrado altera a corrente em ~1 pA, três ordens de magnitude menor. Além disso, os fotorreceptores dos invertebrados podem responder a intensidades luminosas numa faixa de sete ordens de magnitude, en-

DESTAQUE 7.2
O ELETRORRETINOGRAMA

Em um laboratório didático, às vezes é útil registrar o somatório da atividade elétrica do olho, que é tecnicamente muito menos complicado que o registro de células isoladas com microeletrodos. O eletrodo de registro (que pode ser um fio ou um cordão que é saturado com salina) é colocado sobre a córnea, e o terra é conectado a outra parte do corpo. Quando a luz é lançada sobre o olho, uma onda complexa é registrada pelo eletrodo (conforme mostrado na figura adjacente). Este registro é chamado **eletrorretinograma** (ERG) e registra o somatório da atividade das células fotorreceptoras e de outros neurônios da retina. Vários anos foram necessários para se encontrar a fonte de cada um dos componentes do ERG, mas atualmente acreditamos que a onda *a* é oriunda da corrente do receptor produzida pelas células receptoras. A onda *b* segue a onda *a* e é produzida pela atividade elétrica dos neurônios de segunda ordem da retina que recebem aferências das células receptoras. A onda *c* é encontrada somente nos vertebrados e parece ser produzida pelas células do epitélio pigmentar contra as quais o segmento externo das células visuais se projeta. Nos olhos em desenvolvimento dos girinos, o ERG consiste somente numa onda *a* antes que os contatos sinápticos sejam estabelecidos. De modo semelhante, no olho de uma rã adulta, se a transmissão sináptica entre os fotorreceptores e os neurônios de segunda ordem for bloqueada farmacologicamente, o ERG consiste somente em uma onda *a*.

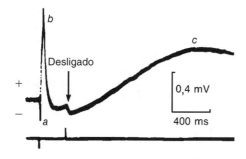

Um eletrorretinograma de vertebrados consiste em vários componentes, cada um originado de uma fonte diferente. O momento do estímulo é mostrado sob o registro. (Adaptado de Brown, 1974.)

quanto que os bastonetes dos vertebrados respondem a intensidades de somente quatro ordens de magnitude. Apesar destas diferenças nos detalhes, todos os tipos de fotorreceptores foram moldados pela evolução para converter a energia dos fótons em energia neuronal, e os estudos sobre todos os tipos de olhos têm contribuído para o nosso entendimento sobre o processo.

Pigmentos visuais

O espectro da radiação eletromagnética estende-se desde os raios gama, com comprimentos de onda tão curtos quanto 10^{-12} cm, às ondas de rádio, com comprimentos de onda maiores que 10^{6} cm (ver Fig. 7.47). O segmento do espectro eletromagnético com comprimentos de onda entre 10^{-8} cm e 10^{-2} cm é chamado luz. Somente pequena parte deste segmento do espectro — variando de cerca de 400 nm a cerca de 740 nm — é visível para os seres humanos. Abaixo desta faixa está a parte **ultravioleta** (UV) do espectro e acima está o **infravermelho** (IV), nenhum dos quais é visível para seres humanos e outros mamíferos.

Não há nada qualitativamente especial nestas partes do espectro que as tornam invisíveis para nós. Na verdade, o que nós vemos depende de que comprimentos de onda são absorvidos pelos nossos pigmentos visuais. Por exemplo, existe uma condição chamada *catarata*, na qual a lente se torna opaca. O tratamento desta condição consiste na remoção cirúrgica da lente; após esta cirurgia, o paciente consegue ver a luz na faixa da UV porque é a absorção da luz UV pela lente que impede as pessoas de ver nesses comprimentos de onda. Os olhos compostos de muitos insetos podem detectar a luz na faixa UV, o que faz com que algumas flores que contêm pigmentos refletores de UV pareçam muito menos planas para os insetos do que para os mamíferos, mas todos os animais são sensíveis a apenas parte do espectro da radiação eletromagnética que está disponível na luz do sol. Os pigmentos visuais dos vertebrados podem absorver somente uma faixa limitada do espectro eletromagnético da luz do sol porque a vida dos vertebrados evoluiu na água, que filtra muito a radiação eletromagnética. A faixa do espectro ao qual os fotopigmentos dos vertebrados são sensíveis — incluindo aqueles mamíferos terrestres como o ser humano — está muito próxima do espectro luminoso que é admitido através da água.

Todos os pigmentos orgânicos conhecidos devem a sua capacidade de absorver a luz seletivamente à presença de uma cadeia de carbono, ou anel, que contém pontes simples e duplas alternadamente. Quando um fóton é capturado por uma destas moléculas, o estado de energia da molécula é alterado. A energia contida em um *quantum* de radiação é igual à constante de Planck dividida pelo comprimento de onda, λ (em centímetros):

$$E = \frac{2,854}{\lambda} \text{ g·cal·mol}^{-1} \quad (7.1)$$

Assim, a energia em um fóton aumenta quando o comprimento de onda da radiação diminui. *Quanta* com comprimentos de onda menores que 1 nm contêm tanta energia que elas partem as pontes químicas ou mesmo os núcleos atômicos; *quanta* com comprimentos de onda maiores que 1.000 nm não possuem energia suficiente para afetar a estrutura molecular. Os pigmentos visuais absorvem maximamente entre estes dois limites. Quando um *quantum* de radiação é absorvido por uma molécula de fotopigmento, ela aumenta seu estado energético da molécula pelo aumento do diâmetro orbital dos elétrons associados com uma ponte dupla conjugada, o mesmo processo usado na conversão fotossintética da energia radiante em energia química nas plantas.

Fotoquímica dos pigmentos visuais

O conteúdo de energia da luz visível é baixo o suficiente para ser absorvido pelas moléculas sem parti-las. O conceito de que um pigmento é essencial para o processo de absorção de luz e sua transdução de energia eletromagnética em energia química originou-se com John W. Draper, que concluiu em 1872 que, para ser detectada, a luz deve ser absorvida por moléculas no sistema visual. R. Boll descobriu logo após que a cor púrpura averme-

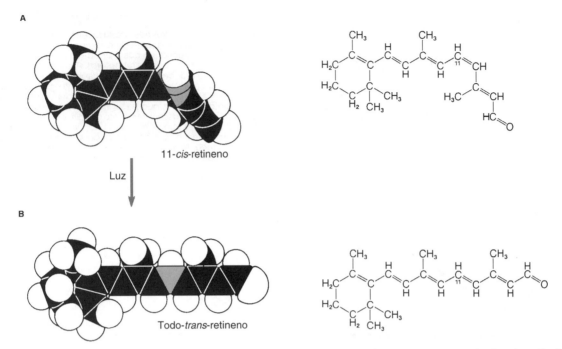

Fig. 7.52 O pigmento carotenóide retineno muda sua conformação estrutural atômica quando ele absorve um fóton. **(A)** No escuro, as pontes de carbono 11 estão dispostas na configuração *cis*. **(B)** Quando um fóton é capturado, essas pontes são convertidas na configuração reta todo-*trans*. A posição espacial e os diagramas lineares são mostrados. (Parte B de "Molecular Isomers in Vision" por R. Hubbard e A. Kropf. Copyright © 1967 por Scientific American, Inc. Todos os direitos reservados.)

lhada característica da retina da rã fica fraca (descora) quando a retina é exposta à luz. A substância sensível à luz *rodopsina*, que é responsável pela cor púrpura, foi extraída em 1878 por W. Kühne, que também verificou que, após o pigmento ter sido descorado pela luz, sua cor púrpura avermelhada podia ser restaurada pela colocação da retina no escuro, desde que os receptores permanecessem em contato com o epitélio pigmentar no fundo do olho.

Desde então, muito tem sido aprendido sobre a natureza química e os efeitos fisiológicos da rodopsina. Ela absorve a luz maximamente em comprimentos de onda de cerca de 500 nm. É encontrada nos segmentos externos dos bastonetes em muitas espécies de vertebrados e em fotorreceptores de muitos invertebrados. As moléculas de rodopsina são acondicionadas em alta densidade na membrana dos receptores; pode haver tantas quanto 5×10^{12} moléculas por centímetro quadrado, o que é equivalente a um espaçamento intermolecular de cerca de 5 nm.

Todos os pigmentos visuais consistem em dois componentes principais: uma proteína (opsina) e uma molécula que absorve a luz. Em todos os casos, a molécula que absorve a luz é o **retineno*** ou o **3-desidrorretineno** (Fig. 7.52). O retineno é o aldeído da vitamina A_1, um carotenóide. A vitamina A_1 é um álcool e é também chamada retinol; o 3-desidrorretineno é o aldeído da vitamina A_2, que também é chamada 3-desidrorretinol. Além de seus componentes principais, a rodopsina inclui uma cadeia de polissacarídeo com seis açúcares e um número variável (tantos quanto 30 ou mais) de moléculas de fosfolipídeos. A lipoproteína opsina, à qual se ligam os fosfolipídeos e a cadeia de polissacarídeo, parece ser parte integral da membrana do fotorreceptor. As moléculas de carotenóide movem-se para trás e para a frente entre a membrana do fotorreceptor e o epitélio pigmentar na parte posterior da retina durante o descoramento e a regeneração do pigmento visual. (Incidentalmente, o pigmento que confere a coloração escura ao epitélio pigmentar é fotoquimicamente inativo e não é relacionado com o pigmento visual. Em vez disso, ele impede a luz de se dispersar e de refletir difusamente de volta para a retina.)

A molécula de retineno assume dois estados de arranjo atômico distintos na retina. Na ausência da luz, a opsina e o retineno estão ligados covalentemente por uma ponte base de Schiff, e o retineno está na configuração 11-*cis* (ver a Fig. 7.3). Quando o 11-*cis*-retineno captura um fóton, ele se isomeriza na configuração todo-*trans* (ver a Fig. 7.52). Essa isomerização *cis-trans* é o único efeito direto da luz sobre o pigmento visual. A conversão de 11-*cis* para retineno todo-*trans* inicia uma série de mudanças na relação entre o retineno e a proteína opsina, incluindo alterações na conformação da própria opsina.

Quando a luz atinge o fotopigmento, é formado um intermediário, a *metarrodopsina II*. A metarrodopsina II ativa uma outra proteína que está associada com a membrana e que se combina com o GTP em troca por GDP. Esta proteína, que nós sabemos agora pertencer à família das proteínas G, é chamada **transducina** em reconhecimento ao seu papel chave na transdução da luz. A subunidade da transducina ativada difunde-se no plano da membrana, encontrando muitas moléculas de fosfodiesterase, que hidrolisam o GMPc em 5'-GMP. Nos fotorreceptores dos vertebrados, a corrente de escuro ocorre pelos canais de Na^+ que estão abertos somente na presença do GMPc; assim, quando o GMPc é hidrolisado, esses canais se fecham (Fig. 7.53). A membrana do segmento externo do bastonete contém uma classe de canais que são permeáveis a três cátions: Na^+, Mg^{++} e Ca^{++}. Quando o nível de GMPc cai, a condutância por esses canais diminui. O mais importante deste fato é que o influxo do I_{Na} cai, e a corrente residual de K^+ por outros canais causa hiperpolarização da célula. Quando o estímulo luminoso cessa, o GMPc é regenerado pela ação de outra enzima, a guanilato-ciclase. À me-

---
***N.T.:** Também pode ser chamado retinal.

A RECEPÇÃO DE ESTÍMULOS DO AMBIENTE 245

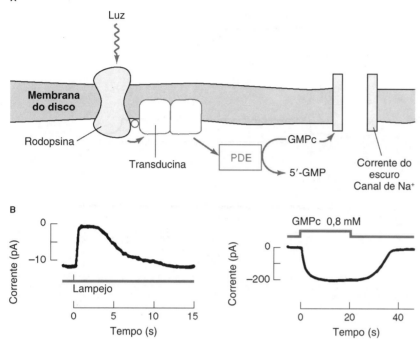

Fig. 7.53 Quando a luz é absorvida pelo retineno, uma série de reações causa o fechamento dos canais de Na+ que conduzem a corrente de escuro. **(A)** A rodopsina ativada aumenta a atividade de uma proteína G, a transducina. A proteína G ativada por sua vez ativa muitas moléculas de fosfodiesterase (PDE), reduzindo as concentrações intracelulares de monofosfato de guanosina cíclico (GMPc), o que resulta em fechamento dos canais de Na+ que conduzem a corrente de escuro. A célula receptora então se hiperpolariza. **(B)** Registros das correntes em fotorreceptores de bastonetes únicos isolados da retina do sapo. (À esquerda) Um lampejo de luz causa a queda do influxo da corrente de escuro de 10 pA a zero. (À direita) O fotorreceptor foi cindido, e a salina externa foi trocada para imitar as concentrações iônicas intracelulares. Quando o GMPc é adicionado à salina externa (expondo o lado interno do segmento externo a altas concentrações de GMPc), uma corrente de influxo muito grande se desenvolve. (Parte B adaptada de Yau e Nakatani, 1985.)

dida que o nível de GMPc aumenta, os canais da corrente de escuro se abrem, e a corrente do receptor retorna ao seu valor elevado no escuro. A transducina ativada colide com, e ativa, moléculas de fosfodiesterase em uma taxa de cerca de 10^6 moléculas por segundo, fazendo com que a captura de um único fóton afete a condutância por um número enorme de canais iônicos. Esta relação numérica gera uma amplificação impressionante entre a captura de um único fóton e o efeito que o evento produz sobre o V_m.

Após a isomerização *cis-trans* do retineno, modificações posteriores na molécula parecem ser eventos irrelevantes para a excitação dos receptores visuais, mas as reações subseqüentes (Fig. 7.54) são necessárias para regenerar a rodopsina ativa. A rodopsina ativada é hidrolisada espontaneamente em retineno e opsina, que são reutilizados repetidamente. O retineno livre é reisomerizado de volta à forma 11-*cis* e reunido com uma opsina para formar rodopsina. Todo retineno que é perdido ou degradado quimicamente no processo é substituído a partir de um estoque de vitamina A_1 (retinol) das células do epitélio pigmentar, que capta ativamente a vitamina do sangue. A deficiência nutricional de vitamina A_1 diminui a quantidade de retineno que pode ser sintetizado e, assim, diminui a quantidade de rodopsina disponível. O resultado é fotossensibilidade reduzida nos olhos, uma condição que é conhecida comumente como *cegueira noturna*.

Os bastonetes podem responder à absorção de um único fóton, parcialmente porque a rodopsina está contida muito densamente em suas membranas dos discos. Existem cerca de 20.000 moléculas de rodopsina por micrômetro quadrado no segmento externo dos bastonetes, o que é uma quantidade muito maior que, por exemplo, a densidade dos receptores de acetilcolina na junção neuromuscular. Através de registro em bastonete isolado, Denis Baylor, da Universidade de Stanford, mediu a resposta à captura de um único fóton (Fig. 7.55). Nestes experimentos, os bastonetes são separados e um deles é aspirado por uma pipeta de registro onde ele é estimulado por um pequeno feixe de luz. Quando a luz estimulante é muito fraca, é possível registrar pequenas flutuações de corrente, cada uma das quais ocorre quando uma única molécula de rodopsina é fotoisomerizada por um único fóton. As propriedades da corrente registrada nestas condições são semelhantes às propriedades da corrente registrada através de um único canal receptor de acetilcolina na junção neuromuscular. (A variação da corrente que está associada com a captura de um fóton é cerca de 1 pA.) Como os fotorreceptores podem responder a um único fóton, ou um *quantum* de energia, a sensibilidade da fotorrecepção é limitada pela natureza quântica da luz; não existe quantidade de luz menor que um fóton.

A elucidação do processo da transdução visual demonstrou o poder de uma análise comparativa. Embora os fotorreceptores dos vertebrados e dos invertebrados pareçam ser bem diferentes uns dos outros ao nível eletrofisiológico, existem muitas semelhanças entre eles ao nível molecular. A genética molecular dis-

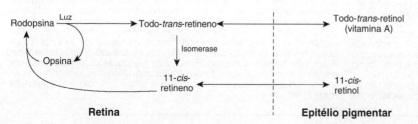

Fig. 7.54 Quando a rodopsina é ativada, o retineno todo-*trans* separa-se da opsina. A rodopsina é reconstituída depois que uma isomerase retorna o retineno à configuração 11-*cis*. O retinol (vitamina A) é estocado no epitélio pigmentar e pode ser liberado para os fotorreceptores para gerar novas moléculas de rodopsina.

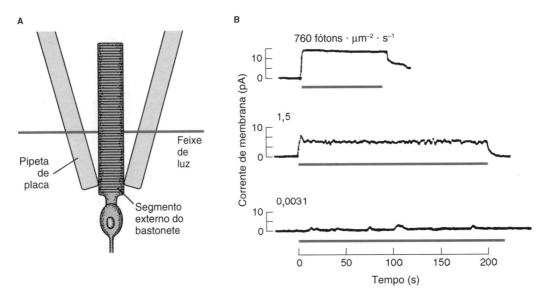

Fig. 7.55 Os bastonetes podem responder eletricamente à captura de um único fóton. **(A)** Um segmento externo único de bastonete é absorvido para o interior de um eletrodo feito com uma pipeta de vidro lisa e é iluminado por um fino feixe de luz enquanto a corrente iônica através da membrana é registrada pela pipeta. **(B)** O registro da corrente de membrana muda em resposta à iluminação. Em iluminação muito fraca (*registro inferior*), pequenas alterações individuais na corrente acompanham a captura de fótons únicos. Quando a iluminação aumenta (a intensidade é indicada acima de cada registro), as respostas tornam-se maiores e mais estáveis. A duração da iluminação é indicada pelo traço sob cada registro. As correntes de membrana estão em pA. (Adaptado de Baylor et al., 1979.)

ponível para a *Drosophila* e a acessibilidade da retina dos vertebrados foram combinadas para fornecer um conjunto de estudos experimentais muito poderosos para a questão sobre como a informação visual é adquirida e processada pelos fotorreceptores. Se as identidades moleculares dos envolvidos não tivessem sido conservadas tão fortemente através da filogenia, a difícil tarefa de descobrir os detalhes da transdução visual provavelmente levaria muito mais tempo.

Cones e bastonetes

A capacidade de distinguir a cor, no lugar de perceber apenas o mundo visual em matizes de cinza, está relacionada com a presença de múltiplos pigmentos visuais, cada um dos quais absorve maximamente em um comprimento de onda diferente (Destaque 7.3). Nas espécies de vertebrados que têm visão colorida, foi descoberto que diferentes grupos de fotorreceptores contêm pigmentos visuais identificáveis espectralmente, e cada classe de fotorreceptor tem um **espectro de ação** distinto. Isto é, a resposta elétrica de cada fotorreceptor, quando ele é iluminado, é máxima em um comprimento de onda particular e cai quando o comprimento de onda da luz incidente é aumentado ou diminuído. Em muitas espécies para as quais o espectro de ação foi registrado, foram encontrados três tipos de fotorreceptores. O espectro de ação de algumas espécies tem sido então comparado com o espectro de absorção de fotorreceptores individuais. O espectro de absorção de receptores isolados tem sido medido por um processo, chamado *microespectrofotometria*, no qual um fino feixe de luz é focalizado sobre o fotorreceptor em determinado momento e as propriedades de absorção daquela célula são determinadas. Os fotorreceptores estudados por este processo caem

---

DESTAQUE 7.3
LUZ, PINTURA E VISÃO COLORIDA

Em 1666, *Sir* Isaac Newton demonstrou que a luz branca é dissociada em várias cores quando é passada por um prisma. Cada *cor espectral* é monocromática; isto é, não pode ser separada em ainda mais cores. Naquele tempo, entretanto, já se sabia que um pintor poderia igualar qualquer cor espectral (p. ex., laranja) misturando dois pigmentos puros (p. ex., vermelho e amarelo), cada um dos quais reflete um comprimento de onda diferente daquele da cor que foi produzida. Assim, parecia haver um paradoxo entre a demonstração de Newton de que havia um número infinito de cores na luz e o conhecimento crescente dos pintores da Renascença de que todas as cores podiam ser produzidas pela combinação de três pigmentos primários — vermelho, amarelo e azul. Esse paradoxo pareceu ser resolvido pela sugestão de Thomas Young, em 1802, de que os receptores no olho são seletivos para as três *cores primárias*: vermelho, amarelo e azul. Young harmonizou a infinita variedade de cores espectrais que poderia ser duplicada com o pequeno número de pigmentos dos pintores necessários para produzir todas as cores, propondo que cada classe de receptor de uma cor é excitada em maior ou menor grau por qualquer comprimento de onda da luz: os receptores para o "vermelho" e para o "amarelo" poderiam ser estimulados maximamente por comprimentos de ondas monocromáticos separados "vermelho" e "amarelo", respectivamente, e ambos seriam estimulados em menor grau pela luz monocromática laranja. Young propôs, em outras palavras, que a sensação para a cor "laranja" resulta da excitação simultânea dos receptores para o "vermelho" e para o "amarelo". Young não tinha nenhuma noção sobre a fisiologia dos fotorreceptores, o que faz este raciocínio verdadeiramente notável.

Pesquisas psicofísicas amplas desenvolvidas no século dezenove por James Maxwell e Hermann von Helmholtz deram suporte à **teoria tricromática** de Young, e suportes adicionais vieram de pesquisas posteriores realizadas por William Rushton. Entretanto, evidências diretas da existência de três classes de fotorreceptores receptores de cor ainda não existiam. Então, em 1965, W. B. Marks e E. MacNichol mediram a absorção de cor em fotorreceptores cônicos isolados na retina da carpa dourada (ver a Fig. 7.56A). Eles encontraram três classes de cones, cada um deles absorvendo maximamente em um único comprimento de onda. Medidas subseqüentes do espectro de absorção dos cones nas retinas de seres humanos, macacos e outras espécies de peixes reproduziram estes resultados. Assim, parece que as retinas das espécies que podem perceber e responder à cor contêm células fotorreceptoras com diferentes espectros de absorção e que, em muitas dessas espécies, existem três classes distintas de receptores.

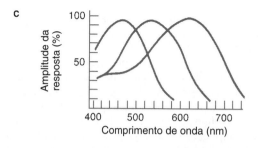
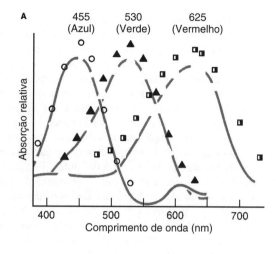
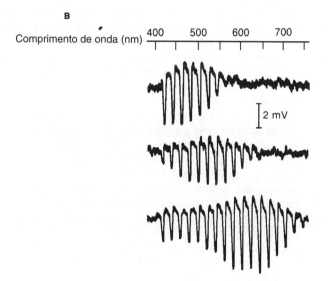

Fig. 7.56 Cada classe de cones na retina da carpa tem um espectro de ação distinto. **(A)** O espectro de absorção de cones individuais na retina de uma carpa dourada indica que existem três pigmentos visuais separados, cada um com um pico de absorção diferente. Estas medições foram realizadas com microespectrofotometria, que permite a medida do espectro de absorção de um único fotorreceptor. Nos seres humanos, a classe de cones que é equivalente ao cone de absorção do vermelho na carpa dourada absorve maximamente próximo a 560 nm, que é a porção do amarelo do espectro. **(B)** Respostas elétricas de três cones isolados da retina de uma carpa frente a lampejos de diferentes comprimentos de onda, conforme mostrado pela escala no alto. O comprimento de onda que produz resposta máxima é diferente para cada um dos três cones. **(C)** Quando a amplitude da atividade em cada célula mostrada na parte B foi plotada em função do comprimento de onda, três classes de cones foram reveladas, cada uma com um espectro de ação que é aproximadamente o mesmo do espectro de absorção da parte A. (Parte A adaptada de Marks, 1965; partes B e C adaptadas de Tomita et al., 1967.)

em classes distintas nas espécies; não existem espectros intermediários, o que implica que cada fotorreceptor sintetiza um único pigmento visual (Fig. 7.56). Tanto o espectro de ação como o espectro de absorção dos fotorreceptores foram determinados para muitas espécies, e os dois tipos de espectro coincidem estreitamente, confirmando que o espectro de ação de um fotorreceptor depende das propriedades de absorção de seus pigmentos visuais. Além disso, os resultados de tais experimentos confirmam que cada fotorreceptor sintetiza somente um dos pigmentos visuais. A luz que contém diferentes comprimentos de onda gera reações fotoquímicas em uma célula fotorreceptora particular em proporção à quantidade de cada comprimento de onda absorvido; assim, uma célula fotorreceptora é excitada por diferentes comprimentos de onda em proporção à eficiência com a qual seu pigmento absorve cada comprimento de onda. Qualquer fóton que não é absorvido não tem efeito sobre a molécula do pigmento; qualquer fóton que é absorvido transfere parte de sua energia para a molécula conforme descrito em *Fotoquímica dos Pigmentos Visuais* neste capítulo. Assim, é possível confirmar a teoria tricromática de Young (ver o Destaque 7.3) em relação aos cones e seus fotopigmentos: existem na retina humana três classes de cones, cada um dos quais contém um pigmento visual que é sensível maximamente à luz azul, à verde ou à alaranjada. A descarga elétrica de cada classe depende do número de *quanta*

que é absorvido pelo pigmento e pode assim contribuir para os eventos de transdução. A sensação da cor origina-se quando os neurônios de ordem mais elevada integram os sinais recebidos das três classes de cones.

O conhecimento a respeito das bases moleculares para a recepção das cores cresceu enormemente desde 1984, quando Jeremy Nathans descreveu a estrutura molecular das opsinas humanas e assim forneceu explicação para a cegueira hereditária às cores. Por exemplo, mutações localizadas em genes de pigmentos individuais causam defeito na sensibilidade a um comprimento de onda particular. Na verdade, a base molecular para a sensibilidade espectral diferencial entre as opsinas foi caracterizada pelo uso das mutações que ocorrem naturalmente nos pigmentos visuais.

Parece que o 11-*cis* retineno (ou o 11-*cis*-3-desidrorretineno) é a molécula que absorve a luz em todos os pigmentos visuais, e este grupo de reposição é combinado com diferentes moléculas de opsina para produzir pigmentos visuais com diferentes absorções máximas. Diferenças na composição dos aminoácidos das opsinas — mais do que variações no grupo de reposição que absorve a luz — produzem rodopsinas com diferentes absorções máximas. Nathans e seus colaboradores descobriram três genes que codificam as opsinas nos cones humanos. O gene que codifica a parte protéica do pigmento que absorve o azul está localizado em um cromossomo autossômico, enquanto que os dois genes para as proteínas que absorvem o "vermelho" e o verde estão estreitamente ligados ao cromossomo X. As opsinas para o "vermelho" e o verde diferem somente em 15 dos 348 aminoácidos, e cada uma reparte cerca de metade de seus aminoácidos com a rodopsina nos bastonetes (Fig. 7.57). Com base na semelhança da seqüência, podemos supor que os genes para estes pigmentos provavelmente se originam de um gene ancestral comum que sofreu duplicação e divergência. Uma comparação na seqüência de aminoácidos sugere que, dos pigmentos dos cones, o pigmento sensível ao azul apareceu primeiro, seguido pelo vermelho e pelo verde. A *cegueira de cores* é causada por ausência ou defeito de um dos genes para opsina do cone. Com o uso desses marcadores moleculares em conjunção com testes visuais, atualmente é possível definir a base molecular deste problema de percepção. Por exemplo, a alta incidência de cegueira das cores vermelha e verde origina-se da recombinação destes genes para as opsinas do vermelho e do verde estreitamente ligadas.

A visão de cores foi demonstrada em alguns membros de todas as classes de vertebrados. Em geral, retinas que incluem fotorreceptores de cones estão associadas com a visão colorida, mas exemplos de diferentes classes de cor entre os bastonetes também têm sido encontrados. Por exemplo, rãs têm dois tipos de bastonetes — vermelho (contendo rodopsina, que absorve no verde-azulado) e verde (contendo um pigmento que absorve no azul) — além dos cones.

Se a visão colorida é mediada primariamente pelos cones, qual a contribuição dos bastonetes? Os bastonetes são mais sensíveis à luz que os cones (os registros na Fig. 7.55 foram feitos com bastonetes), e suas conexões com os neurônios seguintes são caracterizadas por convergência maior do que as conexões dos cones (ver *Processamento Visual na Retina dos Vertebrados*, Cap. 11), produzindo uma somação maior de estímulos mais fracos. Assim, os bastonetes são mais eficientes com pouca luz. Como os cones promovem a visão colorida, quando são estimulados apenas os bastonetes pela baixa iluminação, nós vemos em gradações de preto e cinza, em vez de colorido. Na retina humana, a maioria das imagens é focalizada preferencialmente na fóvea, que contém apenas cones muito compactados. Os bastonetes são encontrados apenas fora da fóvea. A distribuição diferencial de bastonetes e cones na retina causa-nos maior sensibilidade para pouca iluminação quando a imagem é focalizada fora da fóvea, em locais da retina onde a população de bastonetes é mais elevada. Por exemplo, uma estrela de luz fraca parecerá mais brilhante se você ajustar a focalização de sua imagem fora da fóvea. Se você fixar seus olhos para fazer com que a imagem caia na fóvea, a estrela empalidece ou mesmo desaparece. Esse aumento de sensibilidade tem um preço: o maior número de conexões entre os bastonetes reduz a acuidade da visão baseada em bastonetes. Nossa *sensibilidade* visual é maior quando a imagem é focalizada em bastonetes fora da fóvea; nossa *acuidade* visual é maior quando focalizamos a imagem nos cones da fóvea.

Quando analisamos os pigmentos visuais através da filogenia, emergem alguns padrões interessantes. Por exemplo, todos os pigmentos visuais para os quais o retineno é o grupo de reposição são chamados rodopsinas. Todos os pigmentos visuais humanos — o pigmento dos bastonetes e os três pigmentos dos cones — são rodopsinas. Os pigmentos visuais nos quais o 3-desidrorretineno é o grupo de reposição são chamados **porfiropsinas**, e a distribuição de rodopsinas e porfiropsinas entre as espécies mostra uma interessante correlação com o ambiente. Todos os pigmentos visuais dos vertebrados terrestres são rodopsinas. Além disso, as rodopsinas são encontradas entre os invertebrados, incluindo o *Limulus*, insetos e crustáceos. Em contraste, as porfiropsinas são encontradas nas retinas de peixes de água doce, peixes eurialinos (ver o Cap. 14) e alguns anfíbios. Esta distribuição sugere que alguma característica das porfiropsinas as torna particularmente bem adaptadas a condições encontradas na água doce. De fato, peixes anádromos, que migram da água doce para a água salgada — ou vice-versa — durante o ciclo de sua vida, mudam seu pigmento visual entre a porfiropsina e a rodopsina durante a migração. Eles sintetizam porfiropsina durante sua estada em água doce e rodopsina enquanto estão na água salgada. A absorção máxima das porfiropsinas é desviada para o maior comprimento de onda, o vermelho do espectro visual, enquanto que as rodopsinas absorvem maximamente em comprimentos de onda mais curtos. Talvez o ambiente de água doce faça com que seja importante a sensibilidade ao vermelho do espectro.

O traçado da transdução da informação a partir da absorção do fóton à produção de sinais neuronais deixa a pergunta sobre como toda esta informação acerca da radiação incidente é moldada numa visão coerente do mundo. A informação coletada é passada para centros nervosos superiores, onde é integrada e pode ser usada para moldar o comportamento — um tópico que é explorado no Cap. 11.

LIMITAÇÕES PARA A RECEPÇÃO SENSORIAL

Para ser útil, o receptor sensorial deve ser muito sensível aos estímulos do ambiente e deve codificar a informação com exatidão perfeita. De fato, nenhum receptor alcança tais exigências, em face das propriedades físicas dos estímulos e dos receptores; todos os receptores representam o compromisso de receber e codificar a informação sensorial. Alguns princípios físicos que se aplicam a receptores de muitas modalidades sensoriais limitam necessariamente a fidelidade com a qual a informação sensorial é recebida e transmitida pelas células. Em alguns casos, a precisão da recepção sensorial é limitada pelas magnitudes relativas dos sinais e do ruído de fundo. Essa *relação sinal-ruído* limita o desempenho de todos os sistemas que recebem e transmitem informações, sejam eles vivos ou não. Em outros casos, o desempenho e a sensibilidade de um sistema sensorial são limitados

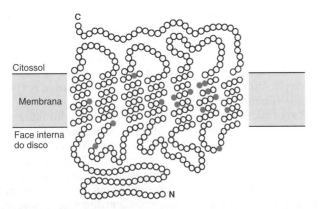

Fig. 7.57 As duas proteínas opsina nas rodopsinas humanas que absorvem maximamente nas porções vermelho e verde do espectro visível diferem em somente 15 aminoácidos, a maioria dos quais parece estar nas hélices que atravessam a membrana. Neste diagrama, estes aminoácidos variáveis estão preenchidos. (Adaptado de Nathans et al., 1986.)

pela forma de energia à qual os receptores estão programados. Por exemplo, a luz é quantificada em fótons por sua natureza. Nenhum receptor pode receber menos que um *quantum* de luz, porque a luz não existe em frações de *quanta*.

A principal fonte de ruído de fundo origina-se de um corolário da Terceira Lei da Termodinâmica. Isto é, em todas as temperaturas acima de 0°K, as moléculas têm energia cinética e estão em movimento. A energia térmica é dada por

$$E_{term} = kT \qquad (7.2)$$

onde k é a constante de Boltzmann ($1,3805 \times 10^{-16}$ erg K^{-1}) e T é a temperatura absoluta. Esta equação dá a energia que está associada com o movimento das moléculas (isto é, o movimento Browniano) na temperatura do corpo de um animal. Ela ajusta um limite inferior para a sensibilidade dos receptores na detecção do sinal porque a energia térmica fornece um nível de ruído constante contra o qual a estimulação ocorre. Para detectar um sinal externo, o receptor deve ser capaz de distinguir o sinal desse ruído térmico basal. Quão facilmente pode um receptor executar esta tarefa?

Os fotorreceptores fornecem um exemplo. A uma temperatura corporal de 25°C, a energia térmica é cerca de 0,58 kcal·mol^{-1}, ou 4×10^{-14} erg. Devemos comparar esta energia com a energia de um estímulo sensorial típico. O estímulo para um fotorreceptor de vertebrado é a luz na parte visível do espectro eletromagnético (ver a Fig. 7.47). A energia de um único fóton de luz é dada pela relação de Einstein:

$$E = hv = \frac{hc}{\lambda} \qquad (7.3)$$

onde h é a constante de Planck e v, c e λ são a freqüência, a velocidade e o comprimento de onda da luz, respectivamente. Substituindo os valores para um fóton de luz azul ($\lambda = 500$ nm), a energia é calculada como sendo cerca de 57 kcal·mol^{-1} — quase 100 vezes maior que a energia térmica. Na visão, a detecção definitivamente *não* é limitada pela energia térmica dentro do detector. Em vez disso, ela é limitada pela natureza quântica da própria luz.

Na audição, a energia é dada pela relação de Einstein para *fónons* únicos, que são as unidades quânticas da energia sonora análogas às dos fótons de luz. Os animais ouvem sons dentro de uma faixa de freqüências notavelmente ampla, de 10 a 10^5 Hz. A energia dos fónons nestas freqüências varia de 7×10^{-26} a 7×10^{-23} erg. Na metade desta faixa, a energia de um único fónon é 10 ordens de magnitude (10^{10}) *abaixo* do limite de detecção fixado para a energia térmica. Este resultado indica que a detecção de estímulos *acústicos* é limitada fundamentalmente pelo ruído térmico, e deve haver mecanismos especiais que permitam a recepção sensorial auditiva. Realmente, alguma vantagem é obtida quando se ajustam os receptores para limitar sua faixa, uma característica comum encontrada nas células ciliadas do sistema auditivo. Numerosos mecanismos evoluíram para combater as limitações do ruído térmico, mas medidas diretas também demonstraram que as células sensoriais no sistema auditivo reproduzem fielmente o ruído térmico em suas aferências.

Conforme discutido anteriormente neste capítulo, a maioria dos estímulos químicos (olfação, gustação, quimiotaxia) liga-se a receptores específicos, em vez de alterar diretamente correntes iônicas através de canais de membrana. Neste caso, a relação entre a energia de ligação e a energia térmica determina o limite de detecção. As energias de ligação que foram mensuradas nos sistemas sensoriais químicos estão tipicamente em cerca de 1 kcal·mol^{-1}. Esta energia é suficientemente maior que a energia térmica que os quimiorreceptores poderiam teoricamente computar com cada molécula. Entretanto, existe uma dificuldade importante ditada pela física da ligação com o receptor. Quanto maior a energia de ligação, mais demorada é a permanência da molécula associada ao seu receptor. Para uma constante de ligação de 10^{-6} M, o tempo de associação é cerca de 3×10^{-3} segundos; ao passo que, para uma constante de ligação de 10^{-11} M (dando especificidade muito elevada), a associação poderia durar por mais de 5 minutos. Como o desempenho de um sistema receptor depende, pelo menos em parte, de comparações através de muitos receptores, tempos prolongados de ligação requerem que as comparações sejam realizadas por períodos de tempo muito longos, e a evolução parece ter evitado tal mecanismo. Em vez disso, as constantes de ligação entre estímulos químicos e suas moléculas receptoras são moderadamente elevadas, reduzindo a energia de ligação mas também o tempo requerido para transduzir e interpretar os sinais químicos.

As propriedades de sinal-para-ruído podem ser previstas para estímulos que ativam eletrorreceptores e termorreceptores. A eletrorrecepção é relativamente disseminada nos organismos aquáticos, nos quais é usada para navegação, comunicação e predação. A energia nos campos elétricos, conduzida pela água nas freqüências usadas, é cerca de 10 ordens de magnitude abaixo da energia térmica. Assim, o processo da eletrorrecepção, a exemplo da recepção da audição, pode ser dominado pelo ruído térmico no detector. A termorrecepção depende da detecção de fótons na região infravermelha do espectro eletromagnético (a qual tem freqüências mais baixas e comprimentos de onda mais longos do que aqueles do espectro visível) e, por definição, é limitada pela diferença de temperatura entre o objeto medido e o órgão medido. Alguns animais, particularmente as abelhas, atuam nos limites ou próximo aos limites teóricos; outros têm adaptações aparentes que mantêm seus detectores mais frios que o resto do corpo, diminuindo o ruído térmico de fundo.

Os cientistas têm pesquisado os limites de detecção que os sentidos dos animais utilizam, e tornou-se claro que muitas modalidades operam nos limites teóricos impostos pelas leis físicas ou próximo a eles. Para executar esta tarefa prodigiosa, muitos tipos de receptores desenvolveram mecanismos moleculares semelhantes, e os mecanismos que estão disponíveis para ser usados em cada modalidade sensorial dependem, pelo menos em alguma extensão, de a recepção sensorial ser limitada pela energia térmica ou pela natureza quântica do estímulo.

RESUMO

As células receptoras são altamente sensíveis a tipos específicos de energia do estímulo e relativamente insensíveis a outros tipos de estimulação e transduzem o estímulo em um sinal elétrico, usualmente (mas nem sempre) uma despolarização. O limite inferior para a sensação depende freqüentemente de quanta energia é conduzida no sinal comparada com a energia do ruído térmico no organismo. O processo de transdução é mais sensível ao estímulo fraco, produzindo sinais receptores que contêm várias ordens de magnitude e mais energia que o próprio estímulo. Essa sensibilidade cai com o aumento da força do estímulo. Na maioria das células receptoras, os locais primários de recepção e transdução são moléculas receptoras localizadas na membrana celular ou em membranas intracelulares.

A ativação das moléculas receptoras causa a modificação da condutância em classes particulares de canais iônicos na membrana; tipicamente, a mudança na condutância permite o fluxo de uma corrente de receptor, produzindo um potencial receptor. Em muitas modalidades sensoriais, as próprias células receptoras não produzem PA. Em vez disso, os potenciais receptores modulam a quantidade de neurotransmissor que as células receptoras liberam para neurônios de segunda ordem, o que por sua vez inicia ou modula o número de PA nos neurônios de segunda ordem. A intensidade do estímulo é codificada tipicamente na freqüência de impulsos, o que em muitas fibras sensoriais é grosseiramente proporcional ao logaritmo da intensidade do estímulo, até uma freqüência máxima. A relação logarítmica entre o estímulo e a magnitude da resposta permite a recepção numa larga faixa dinâmica enquanto mantém alta sensibilidade a estímulos fracos.

Impulsos paralelos de receptores que cobrem diferentes partes da faixa de intensidades ampliam a faixa de intensidades que podem ser percebidas. A perda tempo-dependente da sensibilidade a estímulos constantes, chamada adaptação sensorial, é uma propriedade comum das células receptoras; alguns receptores adaptam-se rapidamente e outros, lentamente. Os mecanismos responsáveis pela adaptação sensorial variam. Alguns ocorrem nas células receptoras; outros, na rede de neurônios que conduzem a informação. Em pelo menos um caso (o fotorreceptor do *Limulus*), a adaptação resulta, em parte, de elevação intracelular de Ca^{++}, o que bloqueia a ativação dependente da luz de canais iônicos Na^+-K^+-seletivos.

Algumas células receptoras existem individualmente, mas outras são organizadas em tecidos sensoriais e órgãos, como o epitélio nasal dos vertebrados ou a retina dos olhos. A organização anatômica afeta o modo como os órgãos sensoriais funcionam. Por exemplo, a qualidade da imagem formada pelo sistema visual do vertebrado depende da presença de uma lente e uma imensa população de células fotorreceptoras na retina.

Vários sistemas sensoriais têm características em comum. Em particular, muitas moléculas receptoras contêm sete porções transmembrânicas, uma característica também encontrada em alguns receptores para neurotransmissores e hormônios. Muitos sistemas sensoriais também têm em comum elementos em cascata de eventos bioquímicos que seguem imediatamente o sinal de detecção e que amplificam o sinal.

A mecanorrecepção é o resultado de distorção ou estiramento da membrana do receptor, produzindo alterações diretamente na condutância iônica. A deflexão de estereocílios da célula ciliada fornece informação direcional através da modulação, para cima ou para baixo, da freqüência de impulsos que ocorrem espontaneamente pelos axônios do oitavo nervo craniano. Esta função é a base da recepção de vários órgãos sensoriais — o sistema da linha lateral de peixes e anfíbios, a audição de vertebrados e os órgãos de equilíbrio de vertebrados e invertebrados. A cóclea dos mamíferos analisa as freqüências sonoras de acordo com sua eficácia em deslocar diferentes partes da membrana basilar, que contém células ciliadas. As ondas mecânicas viajam pela membrana basilar, desencadeadas por movimentos da membrana do tímpano e dos ossículos auditivos provocados pelo som; elas estimulam as células ciliadas, que por sua vez modulam a atividade sináptica sobre as fibras nervosas auditivas. Certas freqüências sonoras estimulam cada porção ao longo da membrana basilar mais intensamente que outras freqüências, o que é a base para a discriminação das freqüências nos mamíferos.

Os eletrorreceptores dos peixes são células ciliadas modificadas que perderam seus cílios. Correntes exógenas que fluem através das células eletrorreceptoras produzem mudanças no potencial transmembrânico que modulam a liberação de transmissor na base da célula receptora, determinando assim a taxa de PA nas fibras sensoriais.

Os receptores visuais utilizam moléculas de pigmentos, em membranas especializadas, que sofrem uma alteração conformacional após absorver um fóton. A mudança na conformação das moléculas fotorreceptivas inicia uma cascata de reações que resultam em uma alteração na condutância de receptores da membrana celular. Todos os pigmentos visuais consistem em uma molécula de proteína (uma opsina) combinada com um cromóforo carotenóide, ou retineno (nas rodopsinas) ou 3-desidrorretineno (nas porfiropsinas). A seqüência de aminoácidos da opsina determina o espectro de absorção de cada pigmento visual. Uma isomerização *cis-trans* do carotenóide inicia todas as respostas visuais. A absorção de fótons está acoplada à abertura (nos invertebrados) ou ao fechamento (nos vertebrados) de canais iônicos por segundos mensageiros intracelulares. Nos bastonetes dos vertebrados, o fóton capturado pelas moléculas de rodopsina resulta em ativação de moléculas de proteína G associadas localizadas na membrana do receptor. Cada proteína G então ativa muitas moléculas de fosfodiesterase, cada uma das quais hidrolisa muitas moléculas do mensageiro interno GMPc. No escuro, o GMPc ativa continuamente canais de Na^+ que conduzem a corrente de escuro. A hidrólise dependente da luz do GMPc reduz a corrente de escuro, e uma corrente residual de K^+ hiperpolariza a célula receptora, reduzindo a liberação estável de neurotransmissor no segmento interno. A redução na taxa de liberação do transmissor causa uma mudança na atividade no neurônio superior seguinte.

Alguns vertebrados têm três tipos de cones na fóvea, cada um deles contendo um pigmento visual que é maximamente sensível a uma parte diferente do espectro. A integração da atividade de todos estes cones produz a visão colorida. Os bastonetes, que nos seres humanos contêm somente um tipo de fotopigmento, estão presentes em maior densidade na periferia da retina fora da fóvea e são mais sensíveis que os cones, exibindo uma convergência sináptica muito maior. Como conseqüência, eles apresentam menor acuidade e alta sensibilidade.

QUESTÕES DE REVISÃO

1. As células visuais receptoras podem ser estimuladas por pressão, calor e eletricidade, bem como pela luz, desde que a intensidade destes estímulos seja suficientemente elevada. De que maneira este fato pode ser conciliado com o conceito de especificidade do receptor?
2. Escolha uma modalidade sensorial e delineie as etapas desde a absorção da energia por uma célula receptora no início dos potenciais de ação (PA) que viajarão para o sistema nervoso central.
3. Por que os potenciais receptores devem ser convertidos em PA para ser eficazes?
4. Todas as informações sensoriais entram no sistema nervoso central na forma de PA que têm propriedades semelhantes. Como nós podemos diferenciar entre várias modalidades de estímulo?
5. Qual é a diferença entre a transdução sensorial e a amplificação sensorial? Escolha uma modalidade sensorial e des-

creva como estes dois processos estão relacionados naquela modalidade.

6. Discuta a relação entre a intensidade de um estímulo e a magnitude do sinal enviado ao sistema nervoso central pelas células receptoras. Como a intensidade do estímulo é codificada? Como pode um sistema sensorial responder a estímulos cuja intensidade varia em muitas ordens de magnitude?

7. Discuta três mecanismos que contribuem para a adaptação sensorial.

8. Discuta um exemplo no qual a atividade eferente pode regular a sensibilidade das células receptoras.

9. Como os movimentos da membrana basilar são convertidos em impulsos nervosos auditivos?

10. Discuta a função das células ciliadas internas e externas na cóclea.

11. Como pode o disparo espontâneo aumentar a sensibilidade de certos sistemas receptores — por exemplo, os eletrorreceptores da linha lateral?

12. Como é percebida a presença de um objeto pelos eletrorreceptores de um peixe fracamente elétrico?

13. Qual é a principal diferença entre as células fotorreceptoras de vertebrados e invertebrados em suas respostas elétricas à iluminação?

14. Compare os mecanismos que permitem ao sistema auditivo distinguir a freqüência dos sons incidentes e ao sistema visual distinguir a freqüência da luz incidente.

15. Delineie as etapas, conforme entendido atualmente, da transdução da energia luminosa nos receptores visuais dos vertebrados.

16. Como pode nosso entendimento atual da fisiologia da visão colorida corroborar a teoria tricromática de Young?

17. Compare as propriedades morfológicas e funcionais dos bastonetes e dos cones nos vertebrados.

18. O que permite a alguns artrópodes responder à orientação da luz polarizada? Os seres humanos não podem fazê-lo? Por quê?

19. Compare os modos como as lentes dos mamíferos e dos teleósteos focalizam as imagens.

LEITURAS SUGERIDAS

Corey, D. P., and S. D. Roper. 1992. *Sensory Transduction.* 45th Annual Symposium of the Society of General Physiologists. New York: Rockefeller University Press. A series of papers that discuss recent data from studies of transduction in many different sensory modalities.

Dowling, J. 1987. *The Retina.* Cambridge, Mass.: Belknap Press of Harvard University Press. A very readable compendium of information on the vertebrate retina written by a major contributor to our understanding of this sensory organ.

Finger, T. E., and W. L. Silver. 1987. *Neurobiology of Taste and Smell.* New York: Wiley. A collection of papers considering the chemical senses in a broad range of animals.

Hudspeth, A. J. 1989. How the ear's works work. *Nature* 341:397–404. A beautifully written account of auditory transduction by hair cells, written by a man who has played a major role in exploring the subject.

Kandel, E. R., J. H. Schwartz, and T. M. Jessell. 1991. *Principles of Neural Science.* 3d ed. New York: Elsevier. An enormous and authoritative compendium of information about the function of the nervous system, from the biophysics of membrane channels to the physiological basis of memory and learning. Several chapters consider sensory mechanisms, with some emphasis on vertebrates.

Land, M., and R. Fernald. 1992. The evolution of eyes. *Ann. Rev. Neurosci.,* 15:1–29. A consideration of the physical and optical properties of visual organs across all of animal phylogeny.

Shepherd, G. M. 1994. *Neurobiology.* 3d ed. New York: Oxford University Press. A concise text that considers several sensory modalities in both vertebrates and invertebrates.

CAPÍTULO
8

GLÂNDULAS: MECANISMOS E CUSTOS DA SECREÇÃO

Todas as células secretam material em seu meio circundante, seja para formar uma barreira protetora ao redor da célula ou para se comunicar com outras células. As células que secretam substâncias similares (p. ex., hormônios) são freqüentemente reunidas para formar **glândulas**. As células especializadas que compõem uma glândula agem como uma unidade, secretando e algumas vezes excretando material dentro do corpo ou na superfície corporal. Todo animal tem um grande número de glândulas diferentes, que variam em estrutura e função. Os tipos particulares de glândulas de um indivíduo variam não somente com as espécies, mas também durante vários estágios do desenvolvimento. As glândulas de veneno das cobras, as glândulas sudoríparas humanas, as glândulas de cera de insetos, a glândula tireóide e a hipófise são apenas algumas da ampla variedade de glândulas encontradas no mundo animal. As secreções glandulares são sintetizadas por células que formam a parte secretora da glândula, e são liberadas pela glândula em resposta a estímulos apropriados. A natureza e o volume da secreção e a forma dos estímulos variam muito entre as diferentes glândulas.

As secreções das glândulas constituem uma resposta importante de animais a uma variedade de situações. A alimentação, por exemplo, resulta na ativação maciça de uma ampla variedade de glândulas digestivas (veja Cap. 15). Em vertebrados, a secreção de ácido clorídrico (HCl) por células de revestimento no lume do estômago após a alimentação pode ser grande o bastante para causar aumento marcante no pH sanguíneo, a então chamada maré alcalina pós-prandial (depois do jantar). (Lembrar que aumento no pH corresponde a condições mais alcalinas.) Esse aumento no pH sanguíneo pode ser muito grande, especialmente em animais carnívoros como crocodilos, que são capazes de comer uma gazela inteira de uma só vez! As teias confeccionadas por aranhas, que são usadas para capturar presas, são outro exemplo de secreções glandulares. A natureza da secreção e o padrão da teia variam com as espécies e as condições ambientais. Redes de muco secretadas por peixes de mares profundos podem desempenhar um papel similar ao das teias de aranha na interação entre predador e presa no ambiente único do mar profundo. Secreções de glândulas freqüentemente desempenham papéis importantes no comportamento de acasalamento bem como na reprodução em geral (veja Cap. 9).

Neste capítulo, primeiro descrevemos a natureza e o mecanismo das secreções celulares. Passamos então para o órgão propriamente dito, discutindo a medula da adrenal, a glândula salivar de mamíferos e as glândulas fiandeiras de aranhas que produzem a seda das teias. Por estarem as secreções glandulares envolvidas em todos os aspectos da fisiologia, várias glândulas são discutidas neste livro; somente alguns exemplos estão descritos em detalhes neste capítulo. Finalmente, uma discussão da energia utilizada na atividade glandular completa este capítulo.

SECREÇÕES CELULARES

Um revestimento da superfície é produzido pela maioria das células. O muco, secretado na superfície externa do epitélio, dá origem ao termo *mucoso* que se refere à superfície epitelial. O revestimento da superfície permite que as células reconheçam umas às outras; o revestimento e o muco também formam uma barreira protetora em volta das células epiteliais, criando algo como um microambiente controlado entre essas células e o espaço extracelular circundante. Além disso, as células secretam várias substâncias sinalizadoras que são usadas para a comunicação entre as células. Tal comunicação celular varia do íntimo contato à sinalização distante.

Tipos e Funções das Secreções

As secreções envolvidas na comunicação entre as células podem ser classificadas pela distância na qual elas têm efeito (Fig. 8.1):

- Secreção **autócrina** refere-se a uma substância secretada que afeta a própria célula secretora. Um exemplo é a norepinefrina liberada das terminações nervosas adrenérgicas, que inibe a liberação excessiva de norepinefrina daquele nervo.
- Secreção **parácrina** refere-se a uma substância que tem efeito nas células vizinhas. Por exemplo, durante a resposta inflamatória, a vasodilatação localizada é induzida principalmente pela histamina liberada pelos mastócitos na área lesada do tecido.
- Secreção **endócrina** refere-se a uma substância que é liberada na corrente sanguínea e atua num tecido alvo distante.

GLÂNDULAS: MECANISMOS E CUSTOS DA SECREÇÃO   253

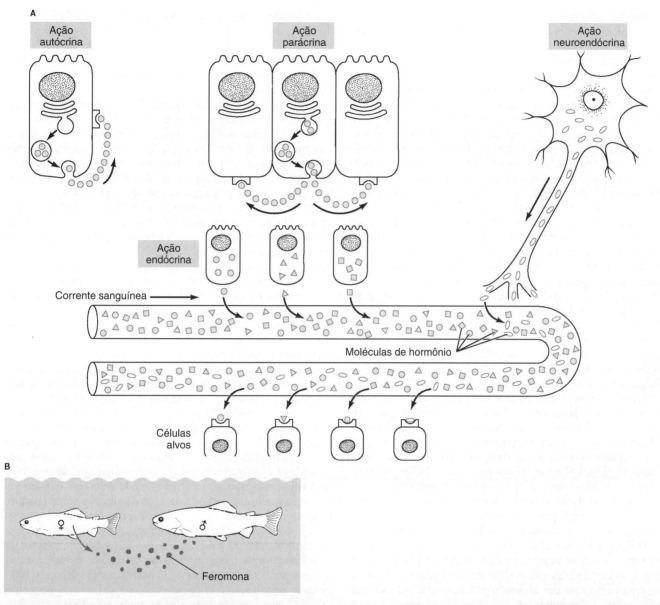

Fig. 8.1 As células comunicam-se através de uma variedade de vias. **(A)** Ações autócrinas e parácrinas envolvem a mesma célula ou células vizinhas. A ação endócrina simples envolve o transporte de hormônios através de distâncias via corrente sanguínea; a ação neuroendócrina, em que hormônios são liberados das terminações nervosas na circulação, é similar. **(B)** Liberação de feromonas no meio ambiente por um animal para se comunicar com outros animais. O peixe fêmea liberou uma feromona na água que é detectada pelo peixe macho e altera seu comportamento.

- Secreção **exócrina** refere-se a uma substância que é liberada na superfície de um animal, incluindo a superfície do intestino e outras estruturas internalizadas.

Algumas secreções exócrinas, chamadas **feromonas**, são produzidas por um animal para se comunicar com outro e estão envolvidas na iniciação de uma gama de respostas fisiológicas. Membros individuais de muitas espécies animais utilizam feromonas para se comunicar uns com os outros. Entre insetos, por exemplo, as feromonas funcionam como um meio de identificação dos membros de uma colônia. As feromonas também desempenham papel importante na reprodução em muitas espécies. Por exemplo, o **bombicol** é um poderoso atrativo sexual liberado pela fêmea do bicho-da-seda. Em certos invertebrados marinhos, como mariscos e estrelas-do-mar, a desova e a liberação de esperma são desencadeadas por feromonas liberadas com os gametas. Assim, a liberação de gametas em um indivíduo desencadeia a liberação por outros de ambos os sexos. O valor adaptativo dessa desova em difusão é que ela aumenta a probabilidade do esperma e do ovo se encontrarem e da fertilização ocorrer. Um esteróide que induz a muda em caranguejo também serve como atrativo sexual feminino, produzindo respostas comportamentais em machos em concentrações tão baixas na água do mar como 10^{-13} M. Esses sinais são parte essencial da comunicação para o acasalamento.

Feromonas também são usadas para repelir predadores. Um exemplo comum é o almíscar bloqueador de olfação que faz com que jaritatacas sejam desagradáveis ao paladar de seus inimigos. Um par de glândulas aromáticas próximo ao ânus produz essa secreção amarelada, oleosa e malcheirosa que foi detectada por humanos no mar, a aproximadamente 30 quilômetros da terra mais próxima. O odor repulsivo é causado pelo *trans*-2-buteno-1-tiol, 3-metil-1-butanetiol e pelo *trans*-2-butenil-metil-dissulfeto na porção volátil da essência. Os músculos encapsulados próximos à abertura anal são capazes de propelir o almíscar a mais de um metro.

Não é incomum hormônios ou seus produtos metabólicos agirem como feromonas. A água em que fêmeas de peixe-dourado ovularam contém hormônios reprodutivos e/ou seus metabólitos, que podem induzir comportamento sexual do peixe-dourado macho; isto é, essas substâncias fazem o peixe-dourado macho tornar-se muito mais ativo e investigar parceiros de tanque. Da mesma forma, glicuronídeos esteróides (p. ex., estradiol glicuronado) liberados pelo peixe-zebra pouco depois da ovulação atraem machos. Misturas de glicuronídeos esteróides, entretanto, são muito mais potentes que produtos químicos simples na eliciação do comportamento sexual masculino em peixes.

Alguns animais produzem secreções que agem localmente e a distância e, portanto, têm efeitos autócrino, parácrino e endócrino. Por exemplo, a calcitonina produzida nas brânquias de salmão do Pacífico modula o fluxo de cálcio pelas brânquias através de seus receptores de calcitonina em tais estruturas; essa calcitonina produzida pelas brânquias e agindo nelas atua como secreção autócrina e parácrina. O salmão do Pacífico também produz calcitonina na glândula ultimobranquial; neste caso, a calcitonina é liberada no sangue e subseqüentemente atua nas brânquias como secreção endócrina.

Além da comunicação, as secreções têm outras numerosas funções. A saliva produzida na boca ajuda a comida a escorregar no esôfago, e as secreções pancreáticas auxiliam a digestão. As lesmas secretam muco com propriedades elásticas especiais que as capacitam deslizar e se fixar conforme se movimentam no solo. O caminho de uma lesma é marcado por seu muco secretado, que é essencial para este modo de locomoção.

Assim, as células secretam um material que pode ser detectado, em alguns casos, por uma célula adjacente ou, em outros exemplos, por outros animais a uma distância de 30 quilômetros. As células que produzem secreções autócrinas e parácrinas podem ser, mas nem sempre, reunidas para formar glândulas. Células que secretam hormônios ou feromonas quase sempre ocorrem juntas em estruturas glandulares. Como discutido adiante, muitas células diferentes produzem glicocálice e muco. A secreção de uma ampla variedade de outras substâncias (p. ex., hormônios, feromonas e sucos digestivos) varia de um tipo celular a outro. Muitas das substâncias secretadas por diferentes espécies têm as mesmas funções ou funções similares, e tais substâncias freqüentemente têm estruturas idênticas ou relacionadas. Em outras palavras, há um conservantismo na estrutura primária de produtos químicos secretados (Destaque 8.1).

Secreções de Superfície: O Revestimento Celular e o Muco

A superfície externa da membrana plasmática de todas as células é protegida por um revestimento celular, ou **glicocálice**, que é secretado pela célula e é continuamente renovado. O revestimento celular é composto de glicoproteínas e polissacarídeos, com terminais de ácido siálico carregados negativamente. O glicocálice pode ser visto, usando-se corantes apropriados como o azul Alciano para microscópio óptico e o vermelho de rutênio para microscopia eletrônica. Os oligossacarídeos do glicocálice podem ser vistos, usando-se lectinas (p. ex., concanavalina A), que foram marcadas com corantes fluorescentes ou material

eletrondenso. A visualização do glicocálice mostra claramente que ele protege a membrana celular e cria um microambiente em volta da célula, modulando desse modo os processos de filtração e difusão. O colágeno no revestimento celular serve como apoio mecânico para tecidos e oferece superfícies onde as células podem deslizar.

A composição química do glicocálice também permite a certas células reconhecer umas às outras e se aderir, formando estruturas organizadas. Por exemplo, células vermelhas do sangue têm antígenos de superfície específicos que são distinguidos por seus carboidratos terminais e formam a base dos grupos sanguíneos ABO. As células vermelhas do sangue do mesmo grupo sanguíneo não se agregam, enquanto que aquelas em diferentes grupos se agregarão quando misturadas. Na maioria dos tecidos, células similares agregam-se para formar órgãos, e células em cultura se agregarão com outras células semelhantes. De modo interessante, a reagregação de tecido embrionário de galinhas é mais propriamente um órgão que espécies específicas.

O glicocálice ao redor de algumas células contém mucopolissacarídeos que podem associar-se com proteínas para formar *mucoproteínas*. As mucoproteínas têm um componente polissacarídeo muito maior que as glicoproteínas, são amorfas e formam géis capazes de reter grandes quantidades de água. O revestimento gelatinoso de ovos de rãs são um exemplo comum desses géis. Embora diferentes do glicocálice, o *muco* também contém mucoproteínas com grande número de terminais de ácido siálico e cria um meio protetor em volta da célula.

O muco é produzido por células especializadas, chamadas *células caliciformes*, encontradas na maioria dos epitélios. Essas células secretam grandes quantidades de muco, que podem cobrir a superfície de muitas células. Por exemplo, quando um peixe-bruxa é perturbado, glândulas de sua pele produzem enormes volumes de muco; uma vez liberado do corpo, o muco expande-se muito rapidamente na água e pode preencher completamente o recipiente contendo o peixe-bruxa dentro de minutos. Esse revestimento viscoso presumivelmente protege o peixe-bruxa de ataques. O pulmão dos mamíferos é exemplo claro do papel protetor do muco. As vias aéreas para os pulmões secretam continuamente uma camada viscosa de muco, que é impulsionada em direção à boca pela ação de milhões de pequenos cílios. O muco prende partículas de sujeira e bactérias; essa mistura de muco, sujeira e bactérias é então carregada para longe da superfície pulmonar por ação de cílios e, subseqüentemente, é engolida ou expectorada. Essa produção e movimento do muco, com anticorpos secretados no muco e nos macrófagos alveolares, mantêm os pulmões limpos e livres de infecção. A fumaça do cigarro inibe tanto a atividade ciliar nas vias aéreas como a ação dos macrófagos alveolares, mas isto aumenta a produção de muco. A "tosse do fumante" é uma tentativa de remover o muco acumulado.

Armazenamento e Transporte do Material Secretado

As células que secretam substâncias específicas são em geral morfologicamente *polarizadas*, isto é, a síntese e o armazenamento da substância secretada ocorrem em uma parte da célula secretora e sua secreção ocupa outra parte (Fig. 8.2). A natureza da síntese e o armazenamento variam com a natureza da substância que está sendo secretada. Por exemplo, os hormônios esteróides parecem ser secretados na forma molecular difusa (*i. e.*, não armazenados) (veja Cap. 9). A maioria das substâncias, entretanto, é armazenada em vesículas ligadas à membrana dentro da célula secretora, para ser liberada mais tarde no espaço extracelular. Assim, a microscopia eletrônica da maioria dos tecidos secretórios revela **grânulos secretores (vesículas secretoras)** limitados por membrana, de 100 a 400 nm de diâmetro, que contêm a substância a ser secretada. Os termos grânulo secretor e vesícula secretora são usados de modo trocado, dependendo de a ênfase estar no conteúdo (grânulo) ou na membrana limitante (vesícula). Vesículas secretoras são similares em muitos aspectos às vesículas sinápticas, que são um tanto menores (∼ 50 nm de diâmetro).

DESTAQUE 8.1
SUBSTÂNCIAS COM ESTRUTURAS E FUNÇÕES SIMILARES SECRETADAS POR DIFERENTES ORGANISMOS

Assim como os organismos têm muitas vias bioquímicas em comum, existem muitas similaridades na estrutura química de substâncias secretadas por diferentes animais. Substâncias com funções similares que são secretadas por organismos muito diferentes freqüentemente têm estruturas similares. Por exemplo, o fator α secretado por leveduras e o hormônio liberador de gonadotropina (GnRH) produzido na glândula pituitária de mamíferos são pequenos hormônios peptídeos com seqüências de aminoácidos similares. Não somente suas estruturas são homólogas, mas ambas as secreções funcionam em processos reprodutivos. O fator α atua como uma feromona de união em leveduras, enquanto o GnRH induz a liberação de hormônio luteinizante (LH), que causa ovulação em humanos (veja Cap. 9). Quando injetado em camundongos, o fator α de leveduras causa liberação de LH, mas tem afinidade mais baixa por receptores do GnRH do que do GnRH endógeno (i. e., GnRH do camundongo). Na maioria mas não em todos os casos, um hormônio endógeno tem maior afinidade por seus próprios receptores e é mais eficiente que uma substância similar porém exógena.

Ocasionalmente, uma substância exógena tem efeito maior que um hormônio endógeno. Isto é verdade para a calcitonina de mamíferos, que é produzida pelas células C (claras) da glândula tireóide. A calcitonina age nos ossos, o maior estoque corporal de cálcio, para baixar as taxas de cálcio extracelular quando os níveis de cálcio estão aumentados (veja Cap. 9). Este efeito ocorre por inibição da atividade osteoclástica (reabsorção óssea) sem afetar a atividade osteoblástica (construção óssea). Salmões e enguias também produzem um hormônio calcitonina estruturalmente similar em suas glândulas ultimobranquiais. Esse hormônio exógeno é muitas vezes mais eficaz que a calcitonina humana endógena na prevenção da reabsorção óssea e, assim, abaixa o cálcio sanguíneo em humanos.

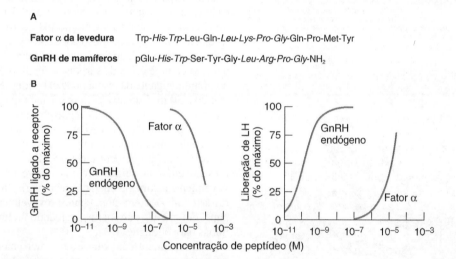

Muitas espécies produzem secreções com estruturas similares e funções análogas. **(A)** A seqüência de aminoácidos do fator α de levedura e o hormônio liberador de gonadotropina em mamíferos (GnRH). Esses hormônios de cadeia peptídica curta contêm vários resíduos idênticos mostrados em itálico. **(B)** Curvas de ligação e atividade para o fator α de leveduras e o GnRH. O fator α pode ligar-se a receptores de GnRH de mamíferos (*gráfico esquerdo*) e quando injetado em camundongos induz a liberação do hormônio luteinizante (LH), o efeito normal do GnRH (*gráfico direito*). Comparado com GnRH, entretanto, uma concentração muito mais alta do fator α é necessária para ligação e liberação do LH. (Adaptado de Lournaye, Thorner e Catt, 1982.)

Géis de polímeros

O muco, um gel de polímero, é secretado e armazenado com várias outras substâncias químicas como grânulos compactos (condensados) em vesículas secretoras de células caliciformes. O muco consiste em fitas de mucoproteínas extremamente longas com grande número de terminais de sulfato e ácido siálico, que são negativamente carregados em pH neutro (Fig. 8.3). Cadeias individuais de mucina são ligadas de ponta a ponta por ligações de dissulfeto entre resíduos de cisteína, criando fitas de mucina extremamente longas, de 4 a 6 μm de comprimento. Essas fitas de mucina difundem-se ao longo de seus eixos, mais propriamente como cobras que se movem ao acaso aglomeradas em uma bola. Dentro dos grânulos secretores, as fitas de mucina formam uma rede de polímeros altamente condensada arranjada como uma teia embaraçada. Quando liberada na água, entretanto, a rede de mucina pode expandir-se rapidamente centenas de vezes e ser diluída infinitamente.

Géis de polímeros podem existir em duas fases: uma fase condensada ou uma fase hidratada expandida. Eles podem sofrer transição da fase, condensada para a expandida e vice-versa

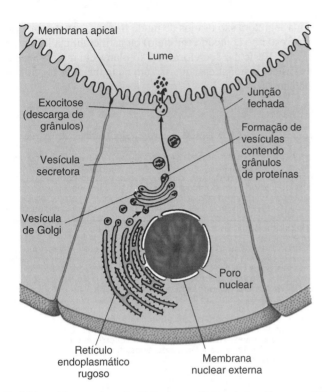

Fig. 8.2 As proteínas secretoras são sintetizadas no retículo endoplasmático rugoso (RE), transferidas em vesículas para o complexo de Golgi e liberadas na superfície apical. Depois que as proteínas estão concentradas em vesículas secretoras, as vesículas movem-se e se fundem com a membrana da superfície apical, liberando seu conteúdo no lume da glândula por exocitose. (Ver Encarte colorido.)

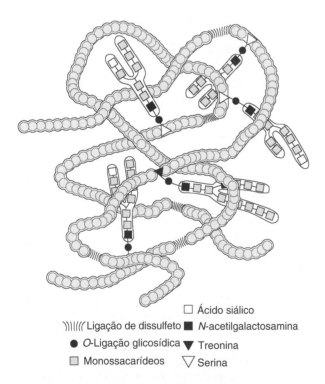

Fig. 8.3 O muco é um gel de polímero constituído de fitas de mucoproteína ligadas ponta a ponta por ligações dissulfeto. As ligações dissulfeto não formam pontes cruzadas, que restringiriam os movimentos das cadeias de polímeros. Note as cadeias laterais de oligossacarídeos, muitas das quais têm uma terminação de ácido siálico carregada negativamente. Na fase condensada, as fitas de muco formam uma rede altamente emaranhada. (Adaptado de Verdugo, 1990.)

muito rapidamente, similar à alteração de uma fase líquida para gasosa quando a água ferve. Altas concentrações de íons cálcio ou íons hidrogênio (i. e., pH baixo) podem neutralizar as cargas negativas nos terminais de ácido siálico das fitas de mucina, favorecendo assim a fase condensada. Vesículas de mucina parecem conter cálcio suficiente para manter a mucina na fase condensada. O baixo pH das vesículas de mucina pode também desempenhar um papel importante no processo de condensação, e os lipídeos dentro das vesículas podem ajudar a assegurar que a rede de mucina permaneça na fase condensada enquanto armazenada na vesícula. O cálcio não é o único cátion protetor que mantém polímeros na fase condensada em vesículas. Em grânulos de células cromafins, por exemplo, a cromogranina é o polímero e as catecolaminas agem como cátion e em grânulos de mastócitos a heparina é o polímero e a histamina é o cátion.

O muco é liberado por **exocitose**, que requer a fusão das membranas adjacentes de vesículas secretoras com a membrana da célula de forma que o conteúdo seja expelido da célula. Na maioria dos casos, este processo é regulado pelo nível de íons cálcio livres intracelulares. A exocitose parece ser o mecanismo de liberação das células de todas as secreções exócrinas e endócrinas que são armazenadas em vesículas. Na exocitose do muco, a vesícula move-se para a superfície celular, e um poro se forma enquanto a vesícula se funde com a membrana da superfície. Foi mostrado que o aumento na condutância do poro é independente e, portanto, não causada por expansão do gel de polímero. A troca de íons ocorre entre o conteúdo da vesícula e o espaço extracelular, causando queda no nível celular e talvez aumento do pH dentro da vesícula. Como resultado, a liberação do muco por exocitose é explosiva — o muco expande-se tão rapidamente que abandona a vesícula como na liberação de uma caixa de surpresa (Fig. 8.4A). A rede de mucina no grânulo gigante da lesma pode expandir-se até 600 vezes mais que 20 a 30 m. Esta taxa extremamente rápida de aumento de tamanho é dirigida por forças repulsivas entre as cargas negativas expostas pela perda de cálcio e talvez o aumento do pH, e não pela difusão de água no muco, um processo muito lento para explicar a rápida expansão que ocorre (Fig. 8.4B). Parece que o muco está presente em muitos tipos diferentes de vesículas secretoras e provavelmente auxilia na liberação de material armazenado na maioria das condições. A cromogranina provavelmente desempenha esse papel em grânulos cromafins, ajudando na liberação de catecolaminas para o sangue.

O comprimento das fitas do polímero na teia emaranhada de um gel de polímero condensado afeta sua taxa de expansão: quanto mais curtas as fitas, mais rápida a taxa de expansão. Algumas redes de polímeros (mas não as redes de mucina) têm ligações covalentes de dissulfeto ligando as fitas, o que limita a expansão e pode influenciar a liberação exocitótica. O fator mais importante na determinação da taxa de expansão do gel de mucina, entretanto, é a natureza do meio pelo qual a rede de mucina é liberada. Soluções hiperosmóticas podem inibir a expansão do grânulo de mucina, e a composição iônica, o pH e a quantidade de líquido no qual o muco é liberado têm efeito marcante no estado final de hidratação e, portanto, nas propriedades de fluidez do muco liberado. Por exemplo, as propriedades do muco secretado nas superfícies das vias aéreas pulmonares são fortemente influenciadas pela natureza do líquido que reveste as vias aéreas. O muco anormalmente fino encontrado em humanos que sofrem de fibrose cística tem sua origem em processos defeituosos de transporte iônico através do epitélio das vias aéreas pulmonares, o que altera a composição iônica do líquido extracelular e, portanto, as propriedades reológicas do muco.

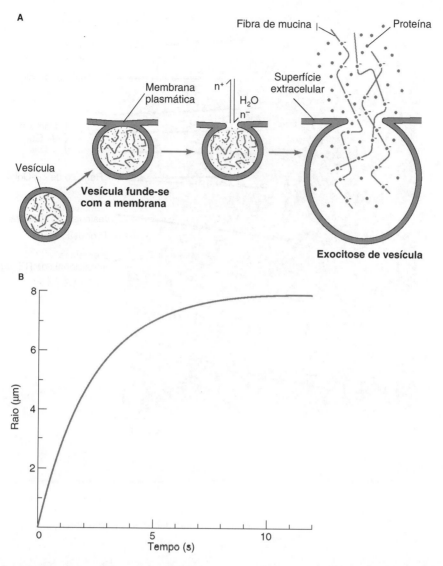

Fig. 8.4 O muco explode das vesículas como uma caixa de surpresa. **(A)** Modelo para liberação do produto por exocitose. Seguindo a fusão da vesícula para a membrana plasmática, os cátions protetores (n⁺) são liberados do muco dentro da vesícula e/ou ânions extracelulares (n⁻) fluem para o interior. O resultado final é que as cargas negativas na mucina poliônica condensada tornam-se desprotegidas, conduzindo uma rápida expansão volumétrica e liberando o conteúdo da vesícula para o espaço extracelular. A água penetra e dilata a vesícula assim que o muco se expande. **(B)** Tempo de curso da expansão do muco no espaço extracelular imediatamente após sua liberação de uma célula caliciforme *in vitro*. A mudança no raio como função do tempo segue primeiro a ordem cinética. (Adaptado de Verdugo et al., 1987.)

Proteínas secretoras e de membrana
O movimento intracelular de proteínas secretoras foi estudado por radiografia *pulse-chase*, uma técnica de investigação em que os aminoácidos radioativamente marcados são incorporados por um pequeno período em proteínas recentemente sintetizadas. Tais estudos revelam que proteínas secretoras são sintetizadas em moldes de RNA mensageiro nos polirribossomos (polissomos) do *retículo endoplasmático rugoso (RE)* e acumulados dentro do retículo. As proteínas passam então para porções do RE liso sem polissomos, chamadas *elementos transicionais*; a membrana desses elementos deriva-se, encapsulando os produtos secretores em vesículas de transferência (Fig. 8.5A). Essas vesículas de transferência migram então para o complexo de Golgi, que consiste em sáculos com membranas quase achatadas, levemente côncavas, intimamente associadas a um conjunto empilhado de vesículas livres e vacúolos (Fig. 8.5B). Estudos microscópicos indicam que as membranas das vesículas de transferência se fundem com sáculos de Golgi. Dentro do complexo de Golgi, que contém enzimas ligadas à superfície da membrana luminal, algumas proteínas sofrem alterações como a adição de resíduos de açúcar ou a extirpação de fragmentos e ligação de duas cadeias polipeptídicas.

O complexo de Golgi consiste em pelo menos três conjuntos de cisternas — as *cisternas cis, medial* e *trans*. A face cis do complexo de Golgi recebe vesículas de transferência do RE, enquanto a face trans ou a *rede trans-Golgi (RTG)* produz vesículas secretoras, que subseqüentemente se movem para a superfície da célula (veja Fig. 8.5B). Acredita-se que em um processo que começa na cisterna de Golgi, mas que se localiza principalmente nos *vacúolos condensados*, a água é arrastada para fora da futura vesícula secretora, e conseqüentemente a concentração efetiva da proteína anexa aumenta de 20 a 25 vezes. Vesículas secretoras maduras por fim alcançam a membrana plasmática para esperar o sinal apropriado para liberar seu conteúdo para o exterior da célula.

258 GLÂNDULAS: MECANISMOS E CUSTOS DA SECREÇÃO

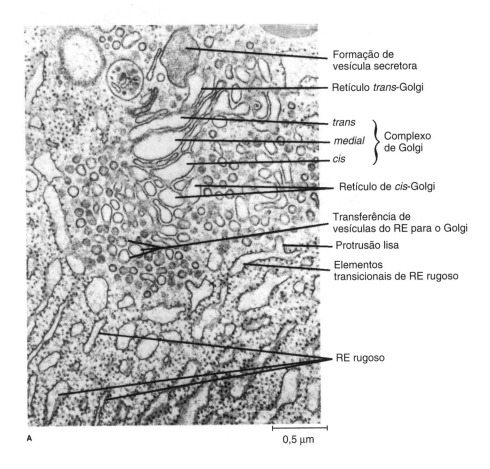

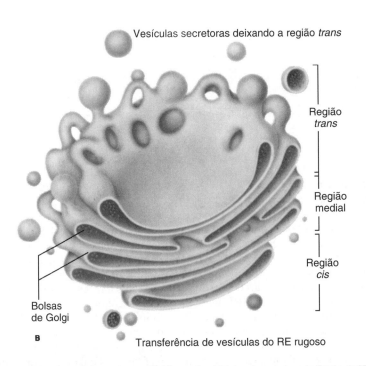

Fig. 8.5 Vesículas intracelulares transportam proteínas secretoras de membrana. **(A)** Micrografia eletrônica do complexo de Golgi e do RE rugoso em uma célula pancreática exócrina. Note as camadas empilhadas do complexo de Golgi e uma vesícula secretora formadora, bem como as vesículas de transferência que levam proteínas secretoras e de membrana do RE rugoso para o complexo de Golgi. **(B)** Modelo tridimensional do complexo de Golgi e vesículas intracelulares. Vesículas de transferência que derivaram do RE rugoso fundem-se com as membranas *cis* do complexo de Golgi. As vesículas secretoras que derivam de bolsas nas membranas *trans* armazenam proteínas secretoras e de membrana na forma concentrada. (Parte A cortesia de G. Palade; parte B de Lodish et al., 1995, segundo um modelo de J. Kephardt.) (Ver Encarte colorido.)

Vesículas intracelulares não apenas transportam secreções para a superfície celular por exocitose somente, mas também entregam proteínas para serem incorporadas na membrana plasmática. Após a síntese no RE rugoso e o transporte para o complexo de Golgi, tais proteínas de membrana são incorporadas em membranas vesiculares e então inseridas na membrana plasmática quando a membrana vesicular se funde com a membrana plasmática da célula. Este sistema vesicular é capaz de direcionar proteínas de membrana específicas para regiões diferentes da célula secretora. Por exemplo, a Na^+-K^+ ATPase é liberada para a membrana basolateral e a proton-ATPase para a membrana apical da mesma célula. Assim, as diferenças entre as regiões apicais e basais das células secretoras são mantidas por proteínas específicas liberadas por transporte vesicular e incorporadas na superfície das membranas.

A RTG é responsável pela liberação direcionada do material para a superfície apical ou basolateral. Algumas vesículas produzidas por RTG migram para a superfície apical, enquanto outras vesículas migram para a superfície basolateral. Proteínas de membrana recentemente sintetizadas transportadas do RE rugoso para o complexo de Golgi não são ainda classificadas pelo último destino, mas dentro da RTG elas são classificadas em vesículas destinadas para a membrana apical ou a basolateral (Fig. 8.6). Algumas proteínas liberadas para a membrana basolateral são finalmente liberadas para a membrana apical; tal transporte é referido como *liberação transcitótica*. O sistema microtubular parece desempenhar um papel central no movimento das vesículas para a superfície celular, mas o mecanismo de classificação não é compreendido.

Você pode propor mecanismos possíveis dentro da célula para classificar vesículas tanto para membranas basais como para apicais? Como tal sistema poderia ser influenciado pela ação hormonal?

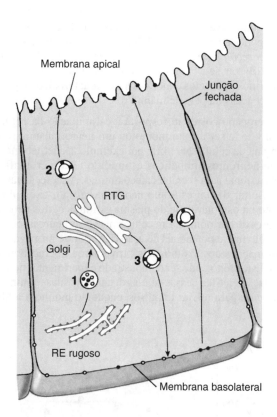

Fig. 8.6 A rede *trans*-Golgi (RTG) capta proteínas de membrana recentemente sintetizadas para vesículas destinadas à membrana apical ou basolateral. Após sua síntese no RE rugoso, proteínas de membrana apical e basolateral movem-se em vesículas de transferência comuns para o complexo de Golgi (1), onde elas ocupam os mesmos compartimentos. Na RTG, as proteínas apical e basolateral são captadas em vesículas que se movem, respectivamente, para a membrana apical (2) e a membrana basolateral (3). Algumas proteínas destinadas para o ápice primeiro são liberadas para a membrana basolateral e então são recuperadas e transportadas para a superfície apical, um processo chamado liberação transcitótica (4). Ao contrário das proteínas secretoras liberadas da célula, as proteínas da membrana são incorporadas na membrana vesicular; elas são introduzidas na membrana plasmática por fusão da vesícula com a membrana plasmática.

Armazenamento de Substâncias Secretadas

A retenção de uma substância (p. ex., um hormônio) dentro de vesículas secretoras é acompanhada de uma variedade de significados. Grandes hormônios protéicos são retidos simplesmente pelo seu tamanho, o que lhes confere incapacidade de atravessar a membrana vesicular. Algumas moléculas pequenas de hormônios são ligadas a grandes moléculas acessórias, geralmente proteínas. Há evidência de que catecolaminas (norepinefrina e epinefrina) são mantidas em suas vesículas secretoras, pelo menos em parte, pela captação ativa contínua do citosol para as vesículas. A droga tranqüilizante **reserpina** interfere nesta captação, causando dessa forma o escape de catecolaminas de suas vesículas secretoras para fora das células secretoras.

A duração do armazenamento de um hormônio dentro de um tecido secretor varia amplamente. Os hormônios esteróides, que não são armazenados em vesículas e são lipossolúveis, parecem difundir-se das células secretoras através da superfície da membrana numa questão de minutos após sua síntese. A maioria dos hormônios endócrinos é armazenada em vesículas até que sua liberação seja estimulada por mecanismos discutidos na próxima subseção. Os hormônios da tireóide são secretados nos espaços extracelulares de grupos esféricos de células, chamados *folículos*, onde são armazenados por vários meses (veja Cap. 9).

Mesmo após ser secretado na circulação, um hormônio é armazenado na corrente sanguínea até ser captado pelas células ou ser degradado. Os hormônios esteróides e tireóideos, que são hidrofóbicos, são transportados no sangue ligados a *proteínas transportadoras*; esses hormônios permanecem inativos até que sejam dissociados da proteína.

Mecanismos Secretores

Existem vários mecanismos propostos pelos quais as substâncias armazenadas dentro da célula podem encontrar seu caminho para o exterior da célula. Para a maioria das substâncias armazenadas em vesículas secretoras, a teoria aceita mais amplamente é de que o conteúdo total de uma vesícula é liberado para o exterior da célula por exocitose. Entretanto, os detalhes dos mecanismos de liberação dependem do grupo animal e do tecido:

- Na *secreção apócrina*, a porção apical da célula, que contém o material secretor, é perdida, e então a célula reconstitui o seu ápice. Isto ocorre em algumas glândulas exócrinas de moluscos e certas glândulas sudoríparas em regiões com pêlos do corpo humano.
- Na *secreção merócrina*, a porção apical da célula se comprime, e esta porção, contendo os produtos secretados, é lançada no lume da glândula. Isto é característico de muitas glân-

dulas digestivas em mamíferos. As glândulas exócrinas de artrópodes e anelídeos também utilizam este mecanismo.
• Na *secreção holócrina*, a célula inteira é perdida e se rompe para liberar seu conteúdo. Isto ocorre em alguns tecidos exócrinos de insetos e moluscos e é característico de glândulas sebáceas da pele de mamíferos.

A secreção ocorre em resposta à estimulação da célula. O estímulo pode ser um hormônio ou um neurotransmissor e da membrana da célula secretora; por exemplo, a acetilcolina liberada de neurônios simpáticos estimula o tecido cromafim da medula adrenal para secretar catecolaminas. A secreção também pode resultar de um estímulo não-humoral; por exemplo, um aumento na osmolaridade do plasma estimula certos neurônios secretores de hormônios. Em células nervosas neurossecretoras, o estímulo inicia potenciais de ação (PA) que se propagam para as terminações dos axônios e lá provocam a liberação do hormônio. Este efeito pode ser demonstrado experimentalmente por estimulação elétrica dessas células distante de suas terminações, assim como para iniciar impulsos, enquanto monitora a liberação do hormônio nas terminações. A taxa de secreção de hormônios aumenta com a freqüência aumentada dos impulsos (Fig. 8.7A). A despolarização da membrana na *ausência* de potenciais de ação pode ser alcançada por aumento experimental da concentração de K^+ extracelular, que também aumenta a taxa de secreção hormonal. A secreção aumenta para um máximo com o aumento da concentração de K^+ e dessa forma com o aumento da despolarização (Fig. 8.7B). A estimulação da secreção por despolarização sugere que o potencial de ação também provoca secreção em virtude de sua despolarização.

Em concentrações de K^+ ainda mais altas, a despolarização da membrana excede o valor para a entrada máxima de Ca^{++} e assim a secreção diminui (veja Fig. 8.7B). Em vista do bem conhecido papel do Ca^{++} na regulação da liberação do neurotransmissor (descrita no Cap. 6), não deveria ser surpresa ter sido o Ca^{++} também implicado na ligação da secreção de hormônios com a estimulação da membrana. A evidência de que o Ca^{++} é o **secretagogo** que liga a estimulação à secreção hormonal vem de experimentos em vários tipos de tecidos endócrinos. Qualquer estímulo que cause aumento na concentração interna de Ca^{++} na porção da resposta da célula é seguido por aumento na atividade secretora.

Em células neurossecretoras e em células nervosas comuns, o estímulo é percebido por receptores específicos na região do estímulo, que é separada da região da resposta pela região de condução interposta (Fig. 8.8A,B). Estímulos que chegam (estímulo sináptico, alterações físicas ou químicas no plasma) provocam aumento na freqüência de descarga de impulsos no axônio. Por invasão e despolarização das membranas terminais, os potenciais de ação causam abertura de canais permeáveis ao cálcio na membrana de superfície. O influxo de Ca^{++} resultante provoca exocitose.

A estimulação de algumas células simples endócrinas e exócrinas resulta em liberação de Ca^{++} intracelular retirado do RE e em entrada de Ca^{++} do meio extracelular. O aumento resultante do Ca^{++} citosólico livre induz secreção hormonal (Fig. 8.8C). Por exemplo, em células acinares pancreáticas, que secretam enzimas digestivas, o estímulo induz a produção de trifosfato de inositol ($InsP_3$), um segundo mensageiro que então provoca a liberação de Ca^{++} armazenado no retículo endoplasmático.

SECREÇÕES GLANDULARES

As secreções glandulares resultam da atividade combinada de diversas células secretoras. A secreção freqüentemente ocorre em resposta a um nível basal, que pode ser modulado para cima ou para baixo por sinais que agem na glândula. Algumas glândulas, entretanto, não apresentam atividade secretora até que sejam estimuladas pela ação. Por exemplo, a glândula nasal de pássaros pode estar inativada enquanto um pássaro bebe água, mas é ativada para excretar sal após beber água salgada. Vários tipos de sinais regulam a atividade glandular: neurotransmissores liberados de neurônios que inervam tecidos glandulares ou hormônios liberados de outros tecidos. Além disso, alguns tecidos glandulares respondem direta ou indiretamente às condições do meio extracelular. Por exemplo, neurônios osmorreguladores do hipotálamo de vertebrados respondem à pressão osmótica do líquido extracelular diluindo-o, o que, logicamente, reflete a pressão osmótica do sangue. As glândulas salivares estão sob controle neural direto, influenciadas tanto por reflexos condicionados como por não-condicionados. A visão ou o cheiro da comida podem causar aumento marcante na salivação, especialmente se o animal está faminto. Na verdade, mesmo o pensamento

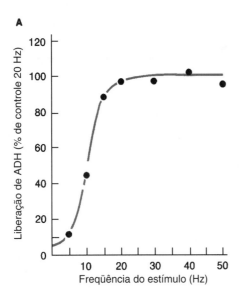

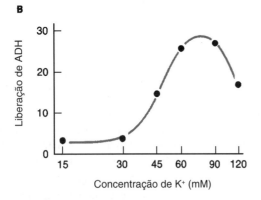

Fig. 8.7 Tanto a estimulação elétrica (potenciais de ação) quanto o K^+ extracelular aumentado induzem a liberação do hormônio antidiurético (ADH) de células neurossecretoras. **(A)** Liberação de ADH da neuro-hipófise de ratos em relação à freqüência de estimulação elétrica. Os pulsos de estímulo em cada freqüência foram mantidos por 5 minutos. **(B)** Liberação de ADH (unidades arbitrárias) como função da concentração de K^+ extracelular. Neuro-hipófises frescas dissecadas foram colocadas em meios de incubação de diferentes concentrações de K^+ (para produzir variação de graus de despolarização) por 10 minutos, depois dos quais a quantidade de ADH liberado no meio foi analisada. (Parte A adaptada de Mikiten, 1967; parte B adaptada de Douglas, 1974.)

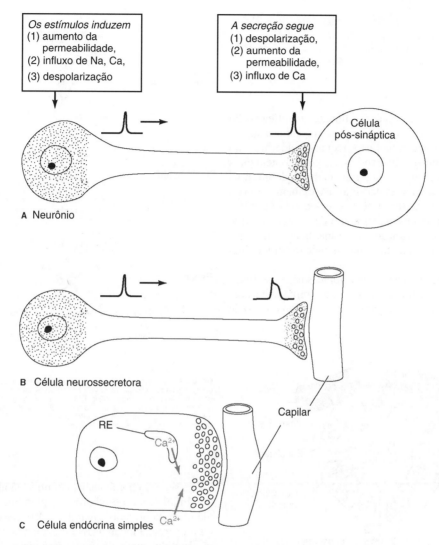

Fig. 8.8 A elevação do Ca^{++} na região de descarga provoca exocitose nas células secretoras. A despolarização é iniciada na região do estímulo e se transmite para a região de descarga por potenciais de ação nos neurônios **(A)** e em células neurossecretoras **(B)** ou eletronicamente em células endócrinas simples. Note o potencial de ação prolongado característico de algumas terminações neurossecretoras. Embora algumas células endócrinas simples produzam potenciais de ação, muitas são ativadas para secretar sem despolarização de membrana. Nessas células, o estímulo causa uma liberação de Ca^{++} armazenado no RE, aumentando assim o nível de Ca^{++} citossólico **(C)**.

da comida pode aumentar a produção de saliva. Por associação do barulho dos sinos com o aparecimento da comida, Pavlov foi capaz de treinar cães a salivar quando os sinos fossem tocados (veja Destaque 15.1).

Tipos e Propriedades Gerais das Glândulas

As glândulas são classificadas como glândulas endócrinas ou exócrinas (Fig. 8.9). **Glândulas endócrinas** são órgãos que secretam hormônios diretamente no sistema circulatório e modulam os processos do corpo; por exemplo, a glândula tireóide produz o hormônio tireóideo, que modula o crescimento. As glândulas endócrinas algumas vezes são referidas como as glândulas *que não têm ducto*. **Glândulas exócrinas**, por outro lado, secretam líquidos através de um ducto na superfície epitelial do corpo; por exemplo, glândulas sudoríparas produzem suor para a refrigeração evaporativa, e a vesícula biliar armazena sais biliares produzidos no fígado e os excreta no intestino via ducto biliar.

As glândulas têm sido estudadas há séculos. Muitos sintomas de disfunção endócrina foram bem conhecidos muito antes que tecidos endócrinos fossem identificados e a função de suas secreções determinada. O estudo da endocrinologia provavelmente começou em 1849 quando A. A. Berthold relatou seus clássicos experimentos nos quais mostrou que frangos castrados que tinham pequenas cristas e barbelas exibiram pequeno interesse por galinhas ou pela luta e tiveram um canto fraco (Fig. 8.10). Se os testículos eram recolocados na cavidade abdominal, então a crista e a barbela se tornavam grandes e o frango cantava e mostrava comportamento masculino normal. Berthold especulou que os testículos secretavam alguma coisa que condicionou o sangue e que o sangue então atuou no frango para produzir características de macho.

Os experimentos desenvolvidos por Berthold abriram o caminho para muitos outros experimentos similares nos quais os efeitos da remoção e da substituição de um órgão foram observados no sentido de demonstrar uma função endócrina para aquele órgão. Desde que os experimentos de Berthold foram publicados, diversas glândulas endócrinas e exócrinas, juntamente com a estrutura química de suas secreções e o modo de ação, foram descritas em detalhes. Embora as glândulas endócrinas e exócrinas geralmente possam ser distinguidas pela presença (exócrina) ou ausência (endócrina) de ductos, não há uma glândula típica.

Os efeitos da castração no gado e em humanos foram conhecidos muito antes dos experimentos de Berthold. Qual foi a importante contribuição feita por Berthold?

As glândulas exócrinas são mais facilmente identificadas do que as glândulas endócrinas porque seu ducto conduz à superfície do corpo. Por outro lado, os vários tecidos endócrinos são estruturalmente e quimicamente diversos, e alguns contêm mais de um tipo de célula secretora, cada uma elaborando um hormônio diferente. As glândulas endócrinas não exibem plano ou aspecto morfológico característico (exceto a rica vascularização). Por esta razão, o esclarecimento da suspeita de que determinado tecido possui função endócrina, bem como a localização do sítio de secreção hormonal, tem-se mostrado difícil em alguns casos.

A distribuição assimétrica de bombas iônicas nas superfícies apical e basolateral das células secretoras possibilita que as células bombeiem íons de um lado para o outro. O movimento de

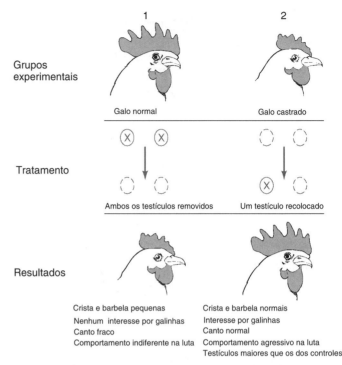

Fig. 8.10 A.A. Berthold realizou alguns dos primeiros experimentos demonstrando ação endócrina. Quando ele removeu os testículos de frangos, eles perderam muitas das características dos galos (grupo 1). Quando um testículo foi reposto na cavidade abdominal, as características de macho foram mantidas (grupo 2). Desde os experimentos de Berthold, as funções de muitas glândulas endócrinas foram identificadas por experimentos similares de remoção-e-reposição. (Adaptado de Hadley, 1992.)

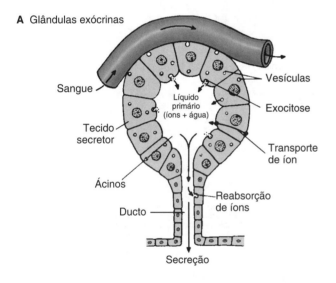

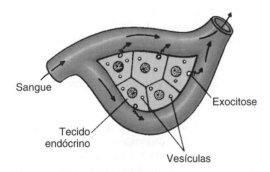

Fig. 8.9 As glândulas podem ser divididas em dois amplos tipos estruturais. **(A)** Uma glândula exócrina, que libera secreções através de um ducto na superfície epitelial. O líquido primário é formado por transporte de íons seguido osmoticamente pela água. Mucina mais uma variedade de outros componentes podem ser adicionados ao líquido primário por exocitose. A secreção primária resultante pode ser modificada por reabsorção do material conforme o líquido passa pelo ducto. **(B)** Uma glândula endócrina, que não tem ducto e libera as secreções diretamente na corrente sanguínea. Secreções hidrossolúveis são liberadas por exocitose de vesículas secretoras, enquanto secreções lipossolúveis podem deixar as células secretoras por difusão.

íons é seguido por água. Em muitas glândulas exócrinas (p. ex., a glândula retal de tubarões, a glândula nasal de pássaros e a glândula sudorípara de mamíferos), os íons são transportados para o lume arrastando água osmoticamente, resultando numa secreção líquida, chamada *líquido primário*. O cloreto de sódio, mas ocasionalmente o cloreto de potássio, em geral é o sal secretado. Em algumas glândulas (p. ex., glândulas sudoríparas) parte do sal é reabsorvido no ducto que deriva da porção secretora da glândula (veja Fig. 8.9A).

Em muitas glândulas exócrinas, proteínas, hormônios ou outras substâncias são adicionados ao líquido primário por exocitose das vesículas secretoras. Por exemplo, glândulas mamárias de mamíferos produzem um líquido primário ao qual várias substâncias, incluindo hormônios, são adicionadas antes que o leite seja consumido pelos filhotes. Nas glândulas salivares, amilase e glicoproteínas são adicionadas ao líquido primário por exocitose, como será discutido em detalhes mais tarde. Em algumas outras glândulas exócrinas, como as glândulas sudoríparas, o líquido primário não contém muitos dos elementos adicionados no seu percurso. Diferente das glândulas exócrinas, a maioria das glândulas endócrinas libera hormônios diretamente na corrente sanguínea sem a formação de um líquido primário.

Nas seções seguintes, uma glândula endócrina — a medula adrenal — e duas glândulas exócrinas — a glândula salivar e a glândula da seda — serão descritas em detalhes. Embora apresentadas como exemplos, cada uma dessas glândulas, como todas as glândulas, tem suas propriedades especiais; dessa forma, elas não deveriam ser consideradas glândulas típicas ou características em geral.

Glândulas Endócrinas

O Quadro 8.1 enumera as principais glândulas e tecidos endócrinos em vertebrados, os hormônios produzidos por cada uma e seu papel fisiológico. (Os hormônios pituitários e os detalhes de regulação e ação hormonal são discutidos no Cap. 9.) Os tecidos endócrinos estão freqüentemente contidos em órgãos com funções não-endócrinas. Por exemplo, células nos átrios do coração produzem o peptídeo natriurético atrial; este hormônio é liberado na corrente sanguínea em resposta a fatores como aumento da pressão venosa e ajuda a regular o volume sanguíneo.

QUADRO 8.1
Glândulas e tecidos endócrinos de vertebrados

Glândula/fonte	Hormônio	Principal papel fisiológico*
Glândula adrenal:		
Tecido esteroidogênico (córtex)	Aldosterona	↑ Retenção de sódio
	Cortisol e corticosterona	↑Metabolismo de carboidratos e função simpática
Tecido cromafim (medula)	Epinefrina e norepinefrina	Efeitos múltiplos ↑ e ↓ em nervos, músculos, secreções celulares e metabolismo
Trato gastrointestinal	Colecistocinina	↑ Secreção de enzimas por células acinares pancreáticas; ↑ contração da vesícula biliar
	Quimodenina	↑ Secreção de quimotripsinogênio do pâncreas exócrino
	Peptídeo gástrico inibitório	↓ Secreção de ácido gástrico (HCl)
	Gastrina	↑ Secreção de ácido gástrico (HCl)
	Peptídeo liberador de gastrina	↑Secreção de gastrina; ↓ secreção de ácido gástrico (HCl)
	Motilina	↑ Secreção de ácido gástrico e a motilidade das vilosidades intestinais
	Neurotensina	Neurotransmissor entérico
	Secretina	↑Secreção de bicarbonato por células acinares pancreáticas
	Substância P	Neurotransmissor entérico
	Peptídeo intestinal vasoativo	↑ Secreção intestinal de eletrólitos
Coração (átrio)	Fator atrial natriurético	↑ Excreção de sal e água pelo rim
Rim	Calcitriol†	↑ Ca^{++} sanguíneo, formação óssea e absorção intestinal de Ca^{++} e PO_4^{-3}
	Eritropoetina (fator estimulante do eritrócito)	↑ Produção de células vermelhas do sangue (eritropoese)
Ovário:		
Folículo pré-lúteo	Estradiol	↑ Desenvolvimento e comportamento sexual feminino
Corpo lúteo	Progesterona	↑ Crescimento do revestimento uterino e das glândulas mamárias e o comportamento maternal
	Relaxina	↑ Relaxamento da sínfise púbica e dilatação da cérvix uterina
Pâncreas (ilhotas de Langerhans)	Glucagon	↑ Glicose sanguínea, gliconeogênese e glicogenólise
	Insulina	↓ Glicose sanguínea; ↑ proteína, glicogênio e síntese de gordura
	Polipeptídeo pancreático	↑Secreção de outros hormônios das ilhotas pancreáticas
	Somatostatina	↓ Secreção de outros hormônios das ilhotas pancreáticas
Glândulas paratireóides	Paratormônio	↑ Ca^{++} sanguíneo; ↓ PO_4^{-3} sanguíneo
Pineal (epífise)	Melatonina	↓ Desenvolvimento gonadal (ação antigonadotrópica)
Glândula pituitária	Veja Cap. 9	
Placenta	Gonadotropina coriônica (coriogonadotropina)	↑ Síntese de progesterona pelo corpo lúteo
	Lactogênio placentário	↑ Crescimento e desenvolvimento fetal (possivelmente); ↑ desenvolvimento da glândula mamária na mãe
Angiotensinogênio plasmático‡	Angiotensina II	↑ Vasoconstrição e secreção de aldosterona; ↑ sede e ingestão de líquido (comportamento dipsogênico)
Testículos:		
Células de Leydig	Testosterona	↑ Desenvolvimento e comportamento sexual masculino
Células de Sertoli	Inibina	↓ Secreção de FSH da hipófise
	Fator de regressão mülleriano	↑ Regressão (atrofia) do ducto de Müller
Glândula timo	Hormônios tímicos	↑ Proliferação e diferenciação de linfócitos
Glândula tireóide:		
Células foliculares	Tiroxina e triiodotironina	↑ Crescimento e diferenciação; ↑ taxa metabólica e consumo de oxigênio (calorigênese)
Células parafoliculares (ou glândulas ultimobranquiais)	Calcitonina	↓ Ca^{++} sanguíneo
A maioria ou todos os tecidos	Leucotrienos	↑↓ Formação do nucleotídeo cíclico
	Prostaciclinas	↑ Formação do nucleotídeo cíclico (AMPc)
	Prostaglandinas	↑ Formação do nucleotídeo cíclico (AMPc)
	Tromboxanos	↑ Formação do nucleotídeo cíclico (GMPc?)
Tecidos selecionados	Endorfinas	Atividade semelhante à do ópio
	Fator de crescimento epidérmico	↑ Proliferação celular epidérmica
	Fator de crescimento fibroblástico	↑ Proliferação fibroblástica
	Fator de crescimento nervoso	↑ Desenvolvimento de neurite
	Somatomedinas	↑ Crescimento e proliferação celular

* ↑ significa que o hormônio estimula ou aumenta o efeito indicado; ↓ significa que o hormônio inibe ou diminui o efeito indicado.
†As etapas finais da síntese de calcitriol a partir da vitamina D_3 ocorrem no rim, mas a pele e o fígado também desempenham um papel em sua síntese.
‡O angiotensinogênio é produzido no fígado e circula na corrente sanguínea, onde é clivado pela renina para formar o hormônio ativo angiotensina II.
Fonte: Adaptado de Hadley, 1992.

Embora o papel dos átrios do coração na circulação sanguínea seja conhecido há séculos, seu papel na produção do peptídeo natriurético atrial foi somente estabelecido recentemente. Algumas substâncias semelhantes a hormônios, incluindo prostaglandinas e leucotrienos, são produzidas por todos ou quase todos os tecidos. Outras, incluindo alguns fatores de crescimento e as endorfinas, são produzidas por vários tecidos selecionados.

Identificando e estudando o tecido endócrino
Como já observado, a ausência de marcadores morfológicos discretos complica a identificação de glândulas endócrinas. Os seguintes critérios têm sido usados para estabelecer se um tecido tem função endócrina:

- A ablação (remoção) do tecido suspeito deveria produzir sintomas deficientes no indivíduo. Experimentalmente isto pode ser difícil de se demonstrar se o tecido for parte de um órgão que tem mais de uma função (p. ex., tecido atrial do coração).
- A reposição (reimplantação) do tecido removido em outra parte do corpo deveria prevenir ou reverter os sintomas deficientes. Se os efeitos produzidos por remoção do tecido são decorrentes da ausência de substâncias do sangue produzidas por aquele tecido, a reposição do tecido removido, que repara o hormônio que está faltando, deveria reparar a função normal. Resultados enganosos, entretanto, podem ser obtidos quando experimentos remoção-e-reposição são feitos com tecidos intimamente associados com o sistema nervoso, em face das interrupções das conexões neurais.
- Os sintomas de deficiência deveriam ser aliviados pela reposição por injeção do hormônio suspeito. A reposição bem-sucedida é o critério mais importante para a identificação de um tecido endócrino suspeito e seu hormônio. Isto é também a base da terapia de reposição para pacientes com uma disfunção de glândula endócrina.
- Em seguida à purificação do hormônio suspeito, a estrutura química da substância ativa é determinada. A molécula é então sintetizada e sua potência biológica testada.
- A imuno-histoquímica pode ser usada para determinar a localização celular do hormônio em diferentes tecidos uma vez que tenha sido isolado.

Uma variedade de técnicas resultaram do rápido desenvolvimento da endocrinologia nas últimas duas décadas. Por exemplo, **radioimunoensaios** (RIE) permitem a detecção de hormônios específicos em concentrações precisas com alto grau de exatidão. Anticorpos são produzidos contra o hormônio em questão, geralmente em um coelho. Uma curva padrão é então construída para descrever a ligação do hormônio com um anticorpo, usando-se um hormônio radiomarcado e uma quantidade conhecida de anticorpos. Hormônios não marcados irão competir com o — e portanto reduzir a extensão de ligação do — hormônio marcado. Assim, a quantidade de hormônio em uma amostra pode ser determinada pela extensão na qual ela reduz a ligação do hormônio marcado com o anticorpo. O desenvolvimento do RIE resultou em muitos novos critérios na síntese, na secreção e na função de muitos hormônios e muitas outras substâncias. O uso de **anticorpos monoclonais**, que reconhecem somente um antígeno, melhorou a precisão da detecção e da quantificação de hormônios e seus receptores por RIE.

Endocrinologistas também usam técnicas de DNA recombinante de várias maneiras. Por exemplo, o material genético pode ser inserido em bactérias para produzir cepas capazes de sintetizar hormônios humanos. Genes externos também têm sido introduzidos em embriões de mamíferos; por exemplo, quando o

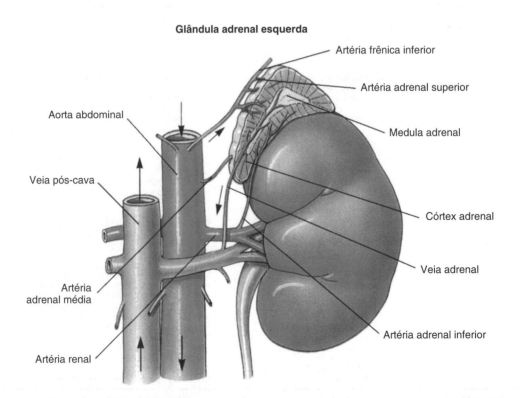

Fig. 8.11 As glândulas adrenais em mamíferos são fixadas nas terminações rostrais dos rins. Duas artérias entram nas glândulas através da cápsula e se ramificam em vasos menores, que se dirigem para a medula localizada centralmente. Assim, hormônios produzidos no córtex e liberados no sangue são dirigidos para a medula, que é drenada pela veia frênica inferior. (Ver Encarte colorido.)

gene estrutural para o hormônio do crescimento de ratos é introduzido em embriões de camundongos, o camundongo resultante cresce muito mais que o normal.

Medula adrenal de mamíferos
As duplas glândulas adrenais de mamíferos, como o nome diz, estão situadas próximas aos rins, cada uma fixada à extremidade superior de cada rim (Fig. 8.11). Cada glândula adrenal consiste na verdade em duas glândulas em uma: uma camada externa, o córtex adrenal, envolve uma porção interna, a medula adrenal (Fig. 8.12). As duas porções das adrenais de mamíferos são de origens completamente diferentes. As células do córtex são derivadas de tecido mesodérmico, enquanto aquelas da medula são derivadas de tecido epidérmico. O córtex adrenal produz hormônios esteróides envolvidos na regulação de íons e glicose sanguíneos e em reações antiinflamatórias (veja Cap. 9).

As células da medula adrenal, por outro lado, produzem **catecolaminas**, chamadas **epinefrina** e **norepinefrina**. A epinefrina e a norepinefrina liberadas dos nervos simpáticos e da medula adrenal têm numerosos efeitos metabólicos e cardiovasculares, que no total constituem a *reação luta-ou-fuga*. Por exemplo, os níveis de epinefrina plasmática podem ser elevados num gato quando ele ouve um cão latir. Essa reação de luta-ou-fuga, ou síndrome, é uma resposta ao estresse no qual vários tecidos são ativados e o corpo é mobilizado para atacar ou fugir do objeto de estresse. As catecolaminas não são simplesmente liberadas durante situações de luta-ou-fuga, mas são liberadas em uma ampla variedade de condições fisiológicas como, por exemplo, durante exercício pesado ou mesmo quando humanos se movem da posição sentada para a de pé.

As células da medula adrenal são referidas como **células cromafins** porque elas se coram facilmente com sais de cromo. As células cromafins que produzem norepinefrina têm grânulos irregulares corados em escuro, enquanto aquelas que produzem epinefrina têm grânulos esféricos de coloração fraca. Células cromafins são neurônios simpáticos pós-ganglionares modificados. Um pequeno número de células da medula, que são relativamente intermediárias entre células cromafins e neurônios, é referido como células cromafins de pequenos grânulos. Em certas condições, as células cromafins se tornarão neurônios simpáticos pós-ganglionares típicos. Eles são impedidos de fazer isto pela presença de altas concentrações de hormônios glicocorticóides liberados do córtex circundante para o sangue que flui do córtex para a medula (veja Fig. 8.11).

Síntese de catecolaminas A produção e a liberação de catecolaminas incluindo epinefrina e norepinefrina são esboçadas na Fig. 8.13. Os grânulos secretores de uma única célula cromafim contêm norepinefrina ou epinefrina, e cada célula secreta uma ou outra catecolamina. Os grânulos também contêm encefalina, ATP e várias proteínas acidíferas chamadas *cromograninas*. As catecolaminas do grânulo estão provavelmente ligadas a essas cromograninas, que são polímeros mantidos no estado conden-

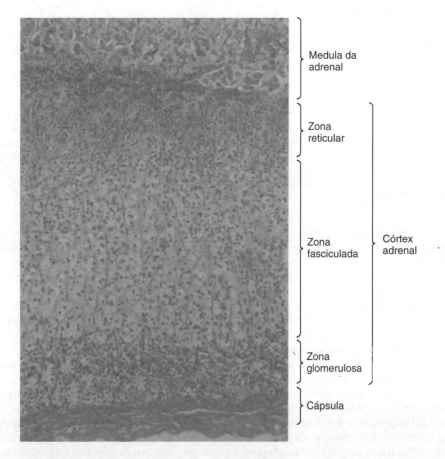

Fig. 8.12 Glândulas adrenais de mamíferos apresentam córtex e medula identificáveis, que produzem diferentes hormônios. Esta micrografia óptica revela a cápsula externa, as três camadas concêntricas do córtex e a medula subjacente. A zona glomerulosa, a camada cortical mais externa, secreta mineralocorticóides; a zona fasciculada e a zona reticular secretam glicocorticóides. A medula da adrenal secreta duas catecolaminas: epinefrina e norepinefrina. (Cortesia de Frederic H. Martini.) (Ver Encarte colorido.)

266 GLÂNDULAS: MECANISMOS E CUSTOS DA SECREÇÃO

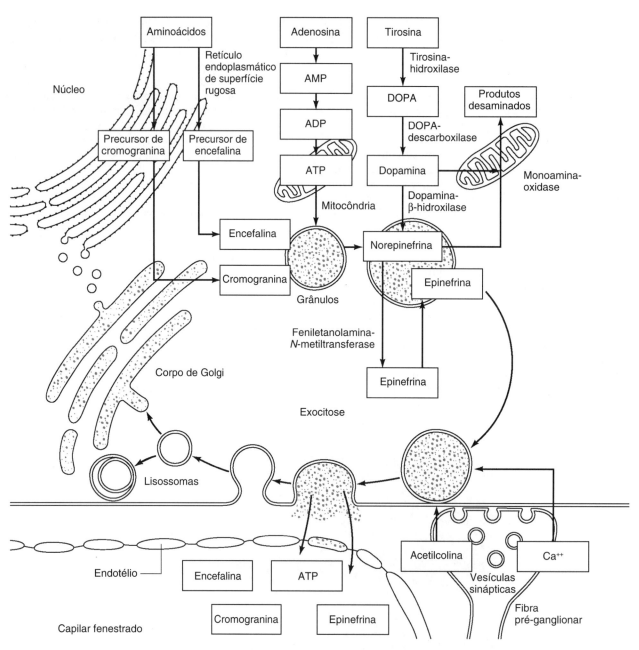

Fig. 8.13 Vesículas secretoras em células cromafins da medula da adrenal contêm catecolaminas, encefalina, ATP e cromogranina, que são sintetizadas em diferentes compartimentos celulares. Nas células produtoras de epinefrina (mostradas aqui), a norepinefrina deixa as vesículas secretoras para ser convertida em epinefrina e, então, é reincorporada às vesículas. A estimulação de células cromafins pela acetilcolina, que é liberada das terminações de fibras pré-ganglionares, desencadeia a liberação do conteúdo dos grânulos por exocitose. O estímulo neural aumenta a permeabilidade da membrana ao Ca^{++}, resultando em aumento do Ca^{++} intracelular necessário para a exocitose. (Adaptado de Matsumoto e Ischii, 1992.)

sado pela ação protetora das catecolaminas dos grânulos. Uma vez que um poro é aberto na vesícula, as catecolaminas começam a se difundir, e o polímero de cromogranina rapidamente se expande, propelindo o conteúdo da vesícula para o espaço extracelular.

A norepinefrina é sintetizada a partir da tirosina, com dopa e dopamina como componentes intermediários (Fig. 8.14). A conversão da tirosina em dopamina ocorre no citossol, catalisada pela tirosina-hidroxilase e pela dopa-descarboxilase, que são enzimas citossólicas. A dopamina é então incorporada nos grânulos e convertida em norepinefrina; esta reação é catalisada pela dopamina-β-hidroxilase (DBH) contida nos grânulos secretores. A norepinefrina é metilada em epinefrina, uma reação catalisada pela feniletanolamina-N-metiltransferase, que é encontrada no citossol. Assim, a norepinefrina deve sair dos grânulos secretores para ser convertida em epinefrina, que então é recaptada nos grânulos (veja Fig. 8.13).

Embora o tecido cromafim e o tecido esteroidogênico estejam associados nas glândulas adrenais de mamíferos, este não é o caso em todos os vertebrados. Em peixes, por exemplo, o tecido cromafim é separado das células esteroidogênicas, mas ambos estão ainda na região principal do rim; o tecido cromafim está associado com os vasos sanguíneos, enquanto as células produtoras de esteróides estão embutidas no rim. A íntima associação do córtex com a medula adrenal em mamíferos é de importância funcional. Nos tecidos onde há íntima associação das

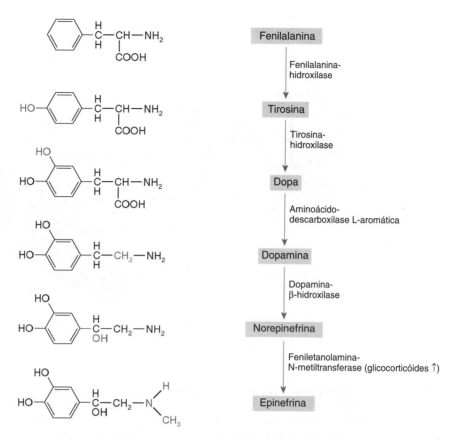

Fig. 8.14 As catecolaminas — dopamina, norepinefrina e epinefrina — são sintetizadas a partir da fenilalanina e da tirosina. Os glicocorticóides produzidos pelo córtex adrenal aumentam a atividade da feniletanolamina-*N*-metiltransferase e, portanto, promovem a conversão de norepinefrina em epinefrina.

células cromafins (medula adrenal) com tecido esteroidogênico (córtex adrenal), como nas adrenais de mamíferos, a maioria das células cromafins produz epinefrina. Como já notado, o sangue que entra na medula passou através do córtex e assim carrega altos níveis de hormônios glicocorticóides (veja Fig. 8.11). Na medula, esses glicocorticóides promovem a síntese de feniletanolamina-*N*-metiltransferase, a enzima que catalisa a conversão da norepinefrina em epinefrina.

Por outro lado, quando o tecido cromafim é isolado da influência de tecido esteroidogênico, como no cação, ele produz mais norepinefrina do que epinefrina. O feto humano tem um pouco de tecido cromafim isolado, que contém mais norepinefrina do que epinefrina, presumivelmente em razão da ausência de ação do tecido esteroidogênico. Nervos simpáticos pós-ganglionares também produzem norepinefrina pelo mesmo motivo, isto é, a falta de uma influência marcante dos hormônios esteróides.

Liberação de catecolaminas A liberação de epinefrina e norepinefrina da medula adrenal é controlada pela ação dos nervos simpáticos pré-ganglionares (Fig. 8.15). Essas fibras pré-ganglionares são colinérgicas; isto é, elas liberam acetilcolina como neurotransmissor. Quando as células cromafins são estimuladas pela acetilcolina, sua condutância de membrana para o Ca^{++} aumenta, resultando em influxo de Ca^{++} e elevação dos níveis intracelulares de Ca^{++}; esse aumento no Ca^{++} intracelular causa por sua vez liberação tanto de epinefrina como de norepinefrina por exocitose (veja Fig. 8.13). As catecolaminas causam aumento no fluxo sanguíneo para as adrenais, e este efeito também aumenta a liberação de catecolaminas da medula adrenal. Assim, a liberação de catecolaminas possui um *feedback* positivo numa nova liberação de catecolaminas. (A liberação de norepinefrina dos nervos simpáticos pós-ganglionares, entretanto, inibe a nova liberação de norepinefrina dessas terminações nervosas. Neste caso, o *feedback* negativo opera.) O ATP é armazenado nos grânulos das células cromafins e liberado junto com catecolaminas. O ATP e seu produto de quebra adenosina, que inibe a liberação de catecolaminas por redução do influxo de cálcio, fornece controle de *feedback* negativo na liberação de catecolaminas da medula. A hipoxia também estimula a liberação de catecolaminas das células cromafins. Quando as células cromafins não são inervadas (p. ex., aquelas localizadas no coração do peixe-bruxa), a hipoxia é um importante estímulo para a liberação de catecolaminas.

As catecolaminas liberadas no líquido extracelular são rapidamente quebradas e armazenadas em vesículas secretoras ou destruídas pela monoamina-oxidase localizada na membrana externa da mitocôndria (veja Fig. 8.13). As catecolaminas no espaço extracelular são catabolizadas pela catecolamina-*O*-metiltransferase, especialmente no fígado e no rim, e os produtos de quebra são excretados. O nível real de catecolaminas circulantes no sangue depende assim do equilíbrio entre sua liberação, captação e catabolismo. Embora o nível de catecolaminas no sangue seja dominado pela liberação da medula adrenal, a liberação dos nervos simpáticos pós-ganglionares contribui com quantidades significativas para os níveis sanguíneos. Os nervos adrenérgicos liberam norepinefrina, enquanto a medula libera principalmente epinefrina, de modo que a relativa ativi-

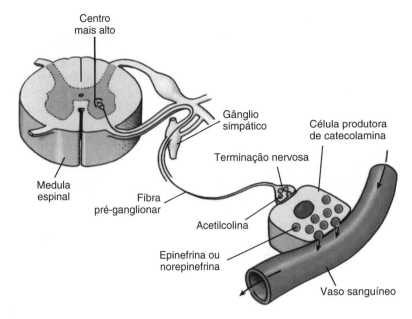

Fig. 8.15 A secreção de hormônios pela medula da adrenal é regulada pelos estímulos neurais. Axônios de nervos simpáticos originados na medula espinal passam através dos gânglios simpáticos sem a formação de sinapse, o que farão nas células produtoras de catecolaminas. A acetilcolina liberada dessas terminações nervosas pré-ganglionares estimula a secreção de hormônios medulares. (Ver Encarte colorido.)

dade dos nervos e da medula também influenciará os níveis relativos de epinefrina e norepinefrina no sangue. Os níveis de catecolaminas no sangue podem permanecer elevados por apenas alguns minutos em humanos, mas eles podem permanecer elevados durante várias horas após exercícios exaustivos em peixes.

Efeitos e regulação das catecolaminas Epinefrina e norepinefrina ligam-se a **receptores adrenérgicos**, também chamados **adrenorreceptores**, em membranas celulares. Essa ligação ativa um dos vários segundos mensageiros intracelulares, resultando em uma resposta particular do tecido. (Essas vias são descritas em detalhes no Cap. 9.) Em um trabalho publicado em 1948, R. P. Ahlquist concluiu que existem dois tipos de adrenorreceptores — α e β — que diferem em sua sensibilidade às aminas simpáticas. Estudos mais recentes demonstraram vários subtipos de adrenorreceptores α e β com base na capacidade de várias drogas de ativar ou bloquear a atividade dos receptores (Fig. 8.16).

Os adrenorreceptores α_1 mediam a contração do músculo liso em muitos tecidos. A estimulação desses receptores resulta em ativação da via do trifosfato de inositol ($InsP_3$), resultando na elevação de $InsP_3$ intracelular (Fig. 8.17). O $InsP_3$ elevado causa liberação de cálcio de reservatórios dentro da célula; o aumento resultante no cálcio citossólico causa contração muscular (veja Cap. 9). Há evidências de que existem subtipos de adrenorreceptores α_1 em diferentes tecidos. Os adrenorreceptores α_2 localizados em células pré-sinápticas nas sinapses noradrenérgicas causam inibição da liberação de norepinefrina, uma ação mediada por um efeito inibitório sobre a adenilato-ciclase. Assim, esses receptores são parte de uma alça de *feedback* negativo curta na qual a liberação de norepinefrina inibe liberação ulterior de norepinefrina. Algumas vezes isto é referido como auto-inibição. Existem também adrenorreceptores α_2 localizados em alguns sítios pós-sinápticos no fígado, no cérebro e em alguns músculos lisos.

Os adrenorreceptores β também são divididos em dois subtipos, adrenorreceptores β_1 e β_2, que ativam a adenilato-ciclase, resultando em aumento no AMPc (veja Fig. 8.17). A estimulação dos adrenorreceptores β_1, principalmente por liberação neural de norepinefrina, resulta em aumento da contração do músculo cardíaco e na liberação de ácidos graxos do tecido adiposo, enquanto a estimulação de adrenorreceptores β_2, principalmente por níveis elevados de catecolaminas circulantes, medeia broncodilatação e vasodilatação. A elevação do AMPc resultante da estimulação de adrenorreceptores β_1 aumenta a condutância do cálcio, aumentando desse modo o nível de cálcio intracelular, que por sua vez aumenta a contração muscular. Em contraste, a elevação do AMPc seguida de estimulação de adrenorreceptores β_2 causa ativação da bomba de cálcio em vez de aumento na condutância do cálcio. Assim, após a estimulação dos adrenorreceptores β_2, o cálcio é tanto retido na célula como expulso dela, de modo que seus níveis intracelulares caem, promovendo relaxamento muscular.

As generalizações seguintes podem ser feitas em relação aos papéis dos adrenorreceptores:

- Adrenorreceptores α mediam a contração de músculo liso (exceto o músculo liso intestinal) e (com poucas exceções) inibem a secreção celular.
- Adrenorreceptores β mediam o relaxamento da musculatura lisa (exceto no músculo cardíaco) e estimulam a secreção celular.
- Se os adrenorreceptores β causam relaxamento num tecido, então receptores colinérgicos promovem contração naqueles mesmos tecidos.
- Se os adrenorreceptores α causam contração em um tecido, então receptores colinérgicos normalmente regulam o relaxamento naquele mesmo tecido.

A ação fisiológica das catecolaminas é completamente variável e é influenciada por outros fatores. Por exemplo, o neuropeptídeo Y (NPY), que algumas vezes é co-liberado com norepinefrina dos nervos adrenérgicos, modula a ação das catecolaminas na via do segundo mensageiro $InsP_3$, aumentando a ação das catecolaminas em alguns tecidos e reduzindo sua ação em

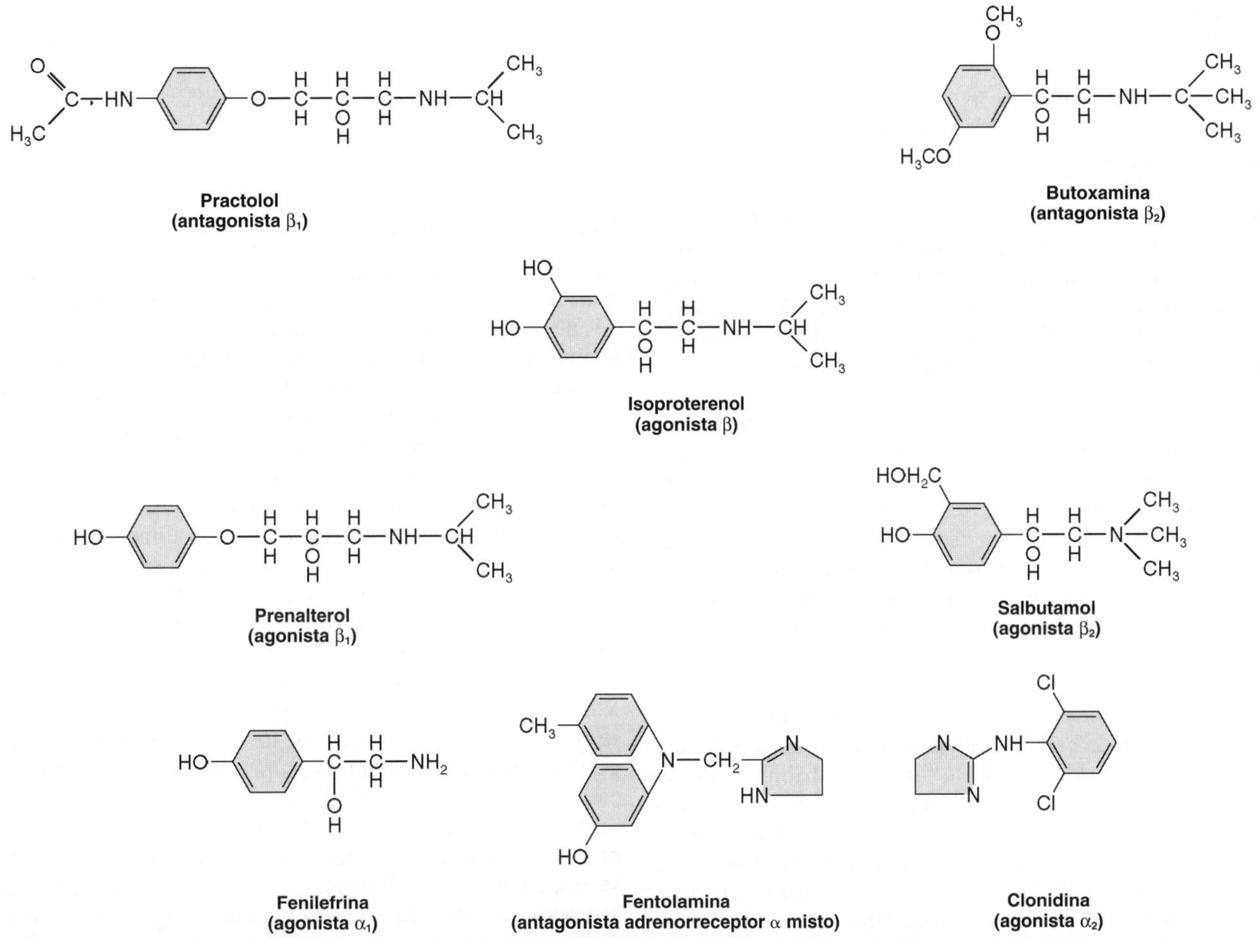

GLÂNDULAS: MECANISMOS E CUSTOS DA SECREÇÃO 269

Practolol
(antagonista β₁)

Butoxamina
(antagonista β₂)

Isoproterenol
(agonista β)

Prenalterol
(agonista β₁)

Salbutamol
(agonista β₂)

Fenilefrina
(agonista α₁)

Fentolamina
(antagonista adrenorreceptor α misto)

Clonidina
(agonista α₂)

Fig. 8.16 Uma variedade de drogas pode ativar (agonistas) ou bloquear (antagonistas) adrenorreceptores. Essas drogas têm sido usadas para identificar subtipos de adrenorreceptores e para determinar os efeitos das catecolaminas em diferentes tecidos.

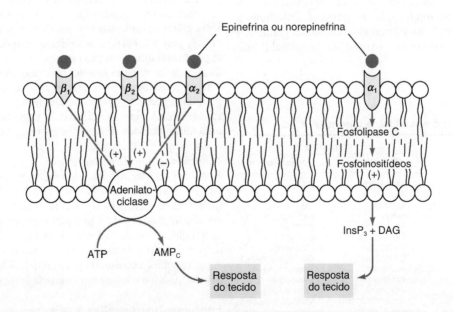

Fig. 8.17 A ligação das catecolaminas a adrenorreceptores α₁, α₂, β₁ ou β₂ ativa (+) ou inibe (−) a via do segundo mensageiro. A transdução do sinal do adrenorreceptor ocorre via adenilato-ciclase ou via fosfolipídeos de membrana. O primeiro processo envolve o AMPc como segundo mensageiro e o último envolve o trifosfato de inositol (InsP₃) e o diacilglicerol (DAG) como segundos mensageiros. Veja Figs. 9.11 e 9.13 para mais detalhes. (Adaptado de Hadley, 1992.)

outros tecidos. Muitos outros fatores podem modular tanto a liberação como a ação de catecolaminas. Foi mostrado, por exemplo, que a adenosina inibe a liberação de catecolaminas da medula adrenal bovina por redução do fluxo de cálcio. A adenosina é liberada de tecidos durante hipoxia, mas é rapidamente destruída no sangue, de modo que seus efeitos são limitados à região de produção.

Alterações na densidade de adrenorreceptores na membrana de células alvos também podem modificar a ação de catecolaminas. Um aumento na densidade de receptores é referido como *regulação ascendente*; uma diminuição, como *regulação descendente*. A exposição contínua a catecolaminas pode resultar em regulação descendente da concentração de receptores e, portanto, em resposta diminuída. A desnervação simpática pode causar regulação ascendente de receptores e, portanto, aumento da sensibilidade de um tecido a catecolaminas circulantes. A densidade de adrenorreceptores também pode ser afetada por outras substâncias, em particular hormônios esteróides. Os glicocorticóides não somente modulam a densidade de adrenorreceptores como também têm outros efeitos na ação das catecolaminas. No útero sob ação estrogênica, a estimulação de adrenorreceptores β causa contração, enquanto que durante a gravidez causa relaxamento.

Em resumo, então, a ação das catecolaminas depende da taxa e do local de sua liberação (*i. e.*, da medula adrenal ou de nervos) e da taxa de captação e/ou quebra das catecolaminas uma vez liberadas. Além disso, o tipo e a distribuição de receptores em tecidos alvos e a regulação ascendente ou descendente desses receptores em experiências passadas têm um efeito marcante na natureza e na magnitude da resposta. A presença ou a ausência de esteróides pode influenciar tanto a densidade de adrenorreceptores como o nível de enzimas envolvidas na conversão de norepinefrina em epinefrina; o último efeito modula a proporção desses dois compostos liberados no sangue. O nível e a natureza dos esteróides gonadais, por exemplo, podem alterar a resposta do útero às catecolaminas de contração para relaxamento. Finalmente, outras substâncias, como ATP, adenosina e neuropeptídeo Y, podem modular a liberação e a ação das catecolaminas. Como resultado desses vários mecanismos de modulação, respostas fisiológicas à epinefrina e à norepinefrina variam amplamente dependendo do tecido em questão e do estado fisiológico do animal (Quadro 8.2).

QUADRO 8.2
Respostas fisiológicas à epinefrina e à norepinefrina

Variável	Resposta à Epinefrina	Resposta à Norepinefrina
Freqüência cardíaca	Aumenta	Diminui*
Débito cardíaco	Aumenta	Variável
Resistência periférica total	Diminui	Aumenta
Pressão arterial	Eleva	Maior aumento
Respiração	Estimula	Estimula
Vasos da pele	Constrição	Constrição
Vasos dos músculos	Dilatação	Constrição
Brônquios	Dilatação	Dilatação menor
Metabolismo	Aumenta	Aumento leve
Consumo de oxigênio	Aumenta	Efeito leve
Açúcar sangüíneo	Aumenta	Aumento leve
Rim	Vasoconstrição	Vasoconstrição

*Esse efeito é secundário à vasoconstrição periférica que aumenta a pressão arterial. No coração isolado, a norepinefrina aumenta a freqüência.
Fonte: Bell et al., 1972.

Quais são as vantagens de haver tantos locais para modulação da atividade das catecolaminas? Liste os possíveis locais de modulação. Todos os locais de modulação são igualmente importantes?

Glândulas Exócrinas

Ao contrário das secreções endócrinas, a liberação de uma glândula exócrina não escoa na circulação, mas geralmente flui através de um ducto em uma cavidade corporal (como a boca, o intestino, a passagem nasal ou o trato urinário) que está em continuidade com o exterior. Como observado no princípio, as secreções exócrinas são mais que uma simples mistura aquosa, consistindo em um líquido primário à base de água e em compostos adicionados, e não em uma única substância. No canal alimentar, essas misturas consistem tipicamente em água, íons, enzimas e muco. Tecidos exócrinos do canal alimentar incluem as glândulas salivares, as células secretoras do epitélio do estômago e do intestino e as células secretoras do fígado e do pâncreas.

Uma glândula exócrina tipicamente consiste em um epitélio invaginado de células secretoras intimamente estocadas que revestem uma cavidade cega chamada **ácino** (veja Fig. 8.9A). Vários ácinos conectam-se a um pequeno ducto que, por sua vez, se conecta a um ducto maior que desemboca na luz do canal digestivo ou em alguma parte da superfície do corpo. As superfícies basais das células epiteliais estão geralmente em contato íntimo com a circulação. Uma vez que os produtos secretores primários estão livres no lume acinar, eles em geral se tornam secundariamente modificados no ducto secretor. Essa modificação pode envolver transporte adicional de água e eletrólitos no ducto ou fora do ducto para produzir o suco secretor final.

As glândulas exócrinas (p. ex., glândulas sudoríparas) são classificadas como glândulas apócrinas ou écrinas com base em sua estrutura. Uma glândula *écrina* tem um ducto em espiral não ramificado que drena para fora da região secretora; a abertura do ducto encontra-se perpendicular à superfície do corpo. As glândulas écrinas respondem a temperaturas elevadas através de secreção de um líquido claro que evapora e refrigera o corpo. Uma glândula *apócrina* tem um ducto ramificado da região secretora para a superfície. As glândulas apócrinas freqüentemente produzem uma secreção turva ou branca, que pode ser liberada por um mecanismo secretor apócrino, merócrino ou holócrino, e não simplesmente por secreção apócrina, como o nome dessas glândulas poderia sugerir. Essa extensa e freqüentemente confusa terminologia é um reflexo da vasta lista de glândulas com uma multiplicidade de funções encontradas em animais.

Glândula salivar de vertebrados
A saliva presente na boca humana é uma complexa mistura que consiste em secreções de várias glândulas salivares, bactérias normalmente residentes na boca, células epiteliais e os remanescentes de comida e bebida e qualquer outra coisa que esteja na boca. Esse líquido complexo é referido como a *saliva total* para se distinguir da *saliva do ducto* liberada de uma glândula individual. A saliva total é constituída por cerca de 99,5% de água, tem um pH de 5,0-8,0 e contém uma variedade de íons (Quadro 8.3).

Funções e fluxo da saliva A saliva tem muitas funções. Primeiro, ela *lubrifica a boca e as regiões vizinhas*, facilitando portanto a fala e o ato de comer e engolir. Por dissolução e diluição da

QUADRO 8.3
Constituintes inorgânicos da saliva total (mg · 100 ml⁻¹)

Constituinte	Variação	Média
Sódio	0-80	15 em repouso 60 estimulado
Potássio	60-100	80
Cálcio	2-11	6
Fósforo (inorgânico)	6-71	17 em repouso 12 estimulado
Cloreto	50-100	—
Tiocianato	—	9 (fumantes) 2 (não-fumantes)
Fluoreto (partes/10⁶)	0,01-0,04	0,03 em repouso 0,01 estimulado
Bicarbonato	0-40	6 em repouso 36 estimulado
pH	5,0-8,0	—

Fonte: Edgar, 1992.

comida e da bebida na boca, a saliva auxilia no ato de engolir e permite que o gosto da comida seja sentido. Segundo, a saliva *controla a flora bacteriana* da boca por inibição do crescimento de algumas bactérias e promovendo o crescimento de outras. A ação antibacteriana da saliva depende de três componentes: (a) lisozimas, que causam a lise bacteriana; (b) lactoferrina, que remove da saliva o ferro livre necessário para o crescimento de algumas bactérias; e (c) sialoperoxidase, que oxida o tiocianato em hipotiocianato, um potente agente antibacteriano. Terceiro, a enzima amilase salivar presente na saliva *inicia a digestão do amido*. O alto pH da saliva promove esta ação e, além disso, é um eficiente tampão que protege os tecidos da cavidade oral. Embora a saliva não seja essencial para a digestão da comida, a diminuição da produção de saliva dificulta a mastigação e o ato de engolir e resulta em deterioração dos dentes. Além disso, como a maioria de nós já sabe, é difícil falar ou cantar com a boca seca. Finalmente, a saliva permite que alguns jogadores de futebol e beisebol se expressem cuspindo e permite que bebês soprem bolhas e murmurem.

Um fluxo lento em repouso de saliva mantém a boca úmida. Um ritmo circadiano mantém o fluxo mínimo durante a noite especialmente durante o sono. A desidratação e o estresse ativam o sistema simpático e reduzem o fluxo, resultando na boca seca que tipicamente acompanha o medo ou a ansiedade. O fluxo aumenta na antecipação ou na visão e no aroma do alimento, especialmente quando se está faminto. A ativação de receptores de estiramento de músculos e tendões associados com movimentos da maxila durante as refeições também causa aumento na produção de saliva. O aumento no fluxo durante a refeição depende em parte das sensações de gosto. Em geral, sabores ácidos causam o maior aumento na salivação, seguidos pelos doces, salgados e amargos em ordem decrescente de eficácia em promover a salivação. A salivação também é comum antes do ato de vomitar; esse fluxo aumentado provavelmente protege as membranas orais por diluição e tamponamento do vômito.

Formação da saliva A saliva é formada como uma *secreção* primária nos ácinos e é então modificada durante a passagem através dos ductos. O NaCl é secretado no ácino com água seguindo um gradiente osmótico. Amilase, glicoproteínas mucosas e glicoproteínas ricas em prolina são adicionadas a este líquido por exocitose. A produção de saliva, ao contrário de outras secreções exócrinas digestivas, está unicamente sob controle neural, e as glândulas salivares são inervadas por nervos sim-

páticos e parassimpáticos. Os nervos simpáticos inervam a liberação glandular de norepinefrina, que aumenta a produção de amilase e outras proteínas mas causa vasoconstrição e diminuição na produção de saliva. A estimulação parassimpática, que é mediada pela acetilcolina, pela substância P e pelo polipeptídeo intestinal vasoativo (PIV), causa vasodilatação e aumenta a salivação. Mastigar tabaco imita os efeitos da estimulação parassimpática causando grande aumento no fluxo de saliva.

A ligação de acetilcolina, substância P e norepinefrina aos receptores apropriados na membrana basal das células acinares resulta em ativação da fosfolipase C, que catalisa a formação de diacilglicerol (DAG) e trifosfato de inositol (InsP₃) a partir de bifosfato de fosfatidilinositol (Fig. 8.18). O trifosfato de inositol assim formado estimula a liberação de Ca⁺⁺ do retículo endoplasmático, que por sua vez promove a abertura de canais de potássio na membrana plasmática, resultando em aumento da condutância de K⁺ e efluxo de K⁺ da célula. Um aumento nos níveis externos de K⁺ ativa um co-transportador Na-KCl, e K⁺, Na⁺ e Cl⁻ entram na célula. Esses movimentos de Na⁺ e K⁺ são neutralizados por uma Na⁺K⁺ATPase, que mantém os níveis de Na⁺ e K⁺ na célula. Assim, Na⁺ e K⁺ são trocados através da membrana, e a única rede de transferência é o movimento de influxo de íons Cl⁻, que se movem através da célula deixando-a por meio da membrana apical (luminal). Isto é, há um movimento resultante de Cl⁻ através da célula acinar do sangue para o lume da glândula. Isto gera um potencial transepitelial que é positivo no lado sanguíneo e cria a força de atração para difusão do Na⁺ através de canais paracelulares do sangue para o lume. Esse movimento de NaCl no lume estabelece gradiente osmótico gerando o fluxo de água para o lume.

A ligação da norepinefrina aos adrenorreceptores β ou do peptídio intestinal vasoativo aos receptores peptidérgicos ativa as vias da adenilciclase (veja Fig. 8.18). Isto resulta na formação de AMPc, que por sua vez ativa uma proteína-cinase que estimula a exocitose. O diacilglicerol, formado na via da fosfolipase C, também promove exocitose da amilase, de glicoproteínas das mucosas e de glicoproteínas ricas em prolina para o lume.

A secreção primária, que consiste em água, cloreto de sódio, aminoácidos, proteínas e glicoproteínas, é forçada no ducto salivar pela formação de mais líquido. Conforme passa pelo ducto, bicarbonato de potássio é adicionado ao líquido, e pequena quantidade de sódio é reabsorvida. Pelo fato de menos sódio ser reabsorvido em altas taxas de fluxo, o produto final que deixa o ducto aproxima-se da composição da secreção primária durante salivação intensa. Por outro lado, o nível de bicarbonato na secreção final não cai, mas aumenta, com o aumento do fluxo. A adição de bicarbonato ao líquido deve estar, de alguma forma tal, acoplada à taxa de fluxo, que um aumento no fluxo promove adição de bicarbonato ao líquido do ducto.

Glândula da seda de invertebrados

O número e a variedade de glândulas em invertebrados é provavelmente maior do que em vertebrados. A glândula da seda é descrita aqui nem tanto porque é representativa de um grande número de glândulas exócrinas de invertebrados, mas porque é razoavelmente bem compreendida. Muitos insetos e aranhas produzem fios de seda nas glândulas da seda para fazer teias e fiar casulos. O bicho-da-seda, *Bombyx mori*, cresceu comercialmente em virtude de suas larvas, que fiam um casulo protetor. Cada casulo produzido por uma larva se transforma em pupa que consiste em cerca de 275 m de fios de seda. Fios de seda comerciais são feitos a partir do fio de vários casulos juntos.

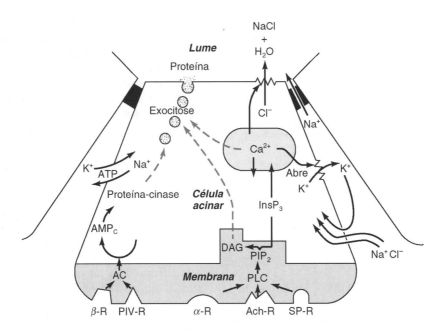

Fig. 8.18 A produção e a liberação da secreção primária pelas células acinares da glândula salivar estão sob controle neural. A estimulação de adrenorreceptores α (α-R), receptores de acetilcolina (Ach-R) e receptores da substância P (SP-R) ativa a fosfolipase C (PLC). Esta enzima quebra o bifosfato de fosfatidilinositol (PIP_2) em diacilglicerol (DAG) e trifosfato de inositol ($InsP_3$), resultando na liberação do Ca^{++} armazenado e abrindo os canais de potássio. Como resultado do movimento dos vários íons, NaCl e água entram no lume. A exocitose da amilase e das glicoproteínas armazenadas em grânulos secretores é promovida pela ativação da via da adenilato-ciclase (AC) em face da estimulação de receptores pelo peptídeo intestinal vasoativo (PIV-R) e adrenorreceptores β (β-R). O DAG e o Ca^{++} citossólico aumentado também promovem exocitose. A secreção primária liberada no lume do ácino é modificada conforme passa através do ducto da glândula salivar. Veja texto para novas discussões. (Adaptado de Edgar, 1992.)

A produção de tecido de seda começou na China cerca de 4.000 anos atrás. A seda vinda para a Europa pelo Caminho da Seda da China foi usada para fazer mantos para imperadores Romanos. O tecido de seda foi usado pelos cavaleiros de Genghis Khan para proteção, porque as flechas não penetram facilmente na seda e podem ser removidas, puxando-se a seda penetrada na ferida. Este forte material leve foi uma das várias razões do grande sucesso militar dos Mongóis. A seda do bicho-da-seda ainda é usada para produzir tecido para os consumidores atuais. Embora a seda da aranha seja mais forte que a do bicho-da-seda, houve pequeno ou nenhum uso comercial da seda feita por aranhas; certamente os cavaleiros europeus nunca foram a uma batalha cobertos por seda de aranha para proteção!

Seda e teias de aranha Aranhas são um grupo muito proliferativo. Foi estimado que um acre de prado na Inglaterra pode conter mais de dois milhões de aranhas. Uma razão para o sucesso deste grupo é que as mais de 30.000 espécies de aranhas fiam seda. A seda de aranhas é feita por *glândulas fiandeiras* no lado inferior do abdome, que exsudam um líquido que endurece os filamentos de seda ao deixarem a glândula. Esses fios de seda são usados como reboque e para fazer uma variedade de teias, estojos para ovos e túneis. A principal função das teias, mas não a única, é capturar presas, tais como insetos e outros pequenos animais, que ficam enroscados ou presos. As teias vibram facilmente, e a aranha pode detectar a posição e a natureza do animal na teia pelo padrão de vibração. Respostas comportamentais diferentes são atraídas por diferentes padrões de vibração na teia. Um macho, desejando ser reconhecido como um potencial parceiro em lugar da comida, vibra a teia em um padrão espécie-específico para atrair a resposta apropriada da fêmea.

Nem todas as aranhas fazem teias. A maior e não-venenosa tarântula, *Lycosa tarantula*, em vez disso, libera teias em sua marcha para capturar a presa. A maioria das aranhas morde suas presas capturadas, usando suas garras para injetar venenos para subjugar e digerir suas vítimas e depois sugar os sucos digeridos. Somente poucas espécies de aranhas são perigosas para os humanos. O macho da aranha viúva-negra, *Lactrodectus mactans*, é inofensivo, mas a fêmea muito maior possui uma mordida venenosa; embora a mordida cause dor e febre, as vítimas humanas geralmente sobrevivem. As aranhas viúva-negra fêmeas têm cerca de 1,3 cm de comprimento e possuem uma grande mancha vermelha abaixo do abdome.

As aranhas produzem continuamente filamentos de seda, que podem arrastar-se atrás delas como um reboque, prendendo-se a intervalos ao substrato. As aranhas podem tornar-se aéreas, balançando-se de seu reboque atado a um arbusto ou árvore; o salto elástico é um acontecimento comum na vida diária de muitas aranhas. As teias de aranha são desenroladas por este reboque, e os mais simples apresentam filamentos pegajosos que se penduram ao vento para capturar insetos. Teias mais complexas são construídas em duas ou três dimensões e têm desenhos intrincados para enganar as presas. As teias são fixadas no caminho do vôo de insetos e outros pequenos animais. Algumas teias são verticais, ao passo que outras são horizontais para apanhar insetos voando do chão para cima. Em muitas teias, alguns dos filamentos se quebram assim que o inseto se arremessa para dentro da teia; quanto mais o inseto luta, mais entrelaçado se torna na teia. Em outras, porções da teia são pegajosas, e a presa se torna atada à teia através desses fios pegajosos. As teias são projetadas de tal forma que um inseto que voa para dentro da teia não consegue escapar por causa de sua retração elástica, semelhante a de um trampolim.

Obviamente, as propriedades elásticas dos fios e o padrão da teia determinam as características da teia. Há muitos desenhos de teias, e as espécies de aranhas são freqüentemente denomina-

GLÂNDULAS: MECANISMOS E CUSTOS DA SECREÇÃO 273

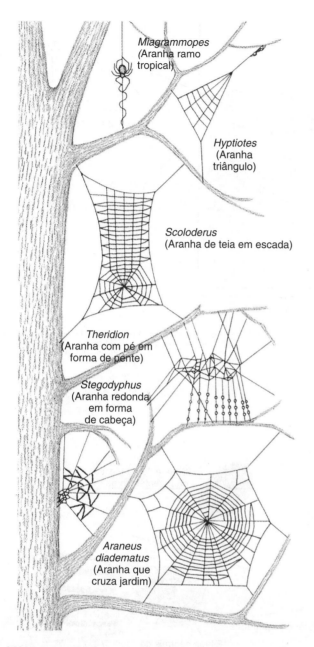

Fig. 8.19 Diferentes espécies de aranhas tecem teias com um arranjo característico. Os nomes comuns de aranhas são freqüentemente baseados na aparência de suas teias. (Adaptado de "Teias de Aranha e Sedas", por Fritz Vollrath. Copyright © 1992 por Scientific American, Inc. Todos os direitos reservados.)

das pelo tipo de teia que constroem: aranhas de teia em escada, aranhas-funil, aranhas-domo membranoso e aranhas de teias em malha, para denominar apenas algumas (Fig. 8.19). Uma teia familiar em climas temperados é a da aranha que cruza jardim, *Araneus diadematus*, que tece uma teia em duas dimensões com raios irradiando-se do centro e unidos por um único filamento espiralado, começando do centro e gradualmente espiralando para fora.

 Qual é o tamanho do maior objeto capturado por uma teia de aranha? Quais são as limitações na construção de teias maiores?

Produção de seda por aranhas As glândulas abdominais da seda são grandes e se abrem através de apêndices modificados, as fiandeiras, cada uma com muitos poros. As fiandeiras são como torres cônicas atiradoras e muito móveis. Os filamentos, produzidos pelas glândulas abdominais e expelidos através dos poros, consistem em cristais de alfa-queratina embutidos numa matriz de cadeias de aminoácidos semelhantes a borracha, que não são de ligação cruzada com as estruturas de alfa-queratina cristalina (Fig. 8.20). Em muitos casos, o filamento de expulsão é seco e pode sobreviver em virtude de uma cobertura de lipídio em óleo. Esses filamentos secos são elásticos e possuem grande resistência, mas podem ser esticados cerca de 25% de sua extensão antes de se quebrar. Os filamentos de seda são rijos e quebradiços quando secos, mas se tornam flexíveis quando molhados.

Filamentos secos em teias tridimensionais quebram-se quando um inseto colide com a teia, enganando desse modo a presa enroscando-a numa rede de filamentos. Em teias de duas dimensões, como aquela da aranha que cruza jardim, filamentos secos formam raios da teia, mas os filamentos úmidos formam a espiral contínua pegajosa que molda o formato da teia. O filamento espiral tem gotículas de cola que circundam anéis de glicoproteínas em intervalos ao longo de sua extensão; elas tornam os filamentos adesivos, o que adere os insetos à teia. As aranhas com *cribellum*, por outro lado, produzem um filamento seco adesivo cobrindo-o com uma rede solta de cadeias de aminoácidos emaranhadas, semelhantes ao Velcro.

Cada aranha tem muitas glândulas diferentes de seda, cada qual produzindo uma única seda caracterizada pela composição de sua matriz de aminoácidos. As aranhas provavelmente podem ajustar o mecanismo de controle de fluxo da saída da glândula para criar filamentos mais finos. Mas, se filamentos com uma matriz diferente de aminoácidos são requeridos, elas usam uma glândula diferente. Então, a qualidade da seda pode ser mudada ou pela alteração do mecanismo de controle do fluxo do poro ou pela mudança para outra glândula, que possibilita às aranhas produzir seda para uma ampla variedade de propósitos (Fig. 8.21). As aranhas também cobrem os filamentos com fungicidas e bactericidas, que previnem que microrganismos consumam as teias. A presença dessas substâncias provavelmente responde pelo uso de teias de aranha na medicina popular para curar cortes e escoriações da pele.

As aranhas gastam muita energia construindo teias, que são freqüentemente avariadas muito rapidamente. As aranhas comem suas próprias teias avariadas, uma importante fonte de aminoácidos, e constroem novas teias diariamente, em geral durante a noite. A aranha que cruza jardim, por exemplo, pode construir uma teia em menos de uma hora usando cerca de 20 m de filamento.

CUSTO ENERGÉTICO DA ATIVIDADE GLANDULAR

As glândulas podem ter altas taxas de atividade secretória. Por exemplo, a energia extra gasta para produção de leite por uma mãe que está amamentando pode ser equivalente à energia gasta em uma corrida a longa distância. Em animais de carga, o custo da energia de lactação é sempre maior. O leite do peito é a única fonte de nutrição para camundongos recém-nascidos até que eles tenham quase metade do tamanho da mãe. Para uma ninhada de oito, o peso total dos filhotes no desmame é quatro vezes o da

274 GLÂNDULAS: MECANISMOS E CUSTOS DA SECREÇÃO

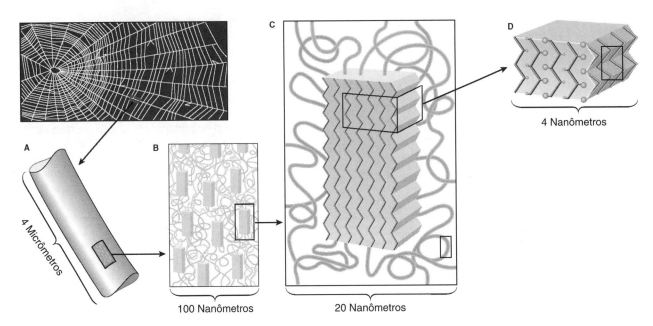

Fig. 8.20 O fio de seda de aranha **(A)** é um material complexo composto de cristais de alfa-queratina embutidos numa matriz desordenada de cadeias de aminoácidos **(B e C)**. Cada cristal de alfa-queratina é composto de muitas cadeias de aminoácidos que são comprimidas em uma estrutura semelhante a acordeão chamada lâmina pregueada β **(D)**. O desalinho contraído da matriz fornece seda com sua elasticidade. A maioria do que é conhecido sobre a estrutura molecular da seda vem de estudos da seda do bicho-da-seda. Nesta ilustração, presume-se que a seda da aranha se assemelha à do bicho-da-seda. (Adaptado de "Teias de Aranha e Sedas", por Fritz Vollrath. Copyright © 1992 por Scientific American, Inc. Todos os direitos reservados.) (Ver Encarte colorido.)

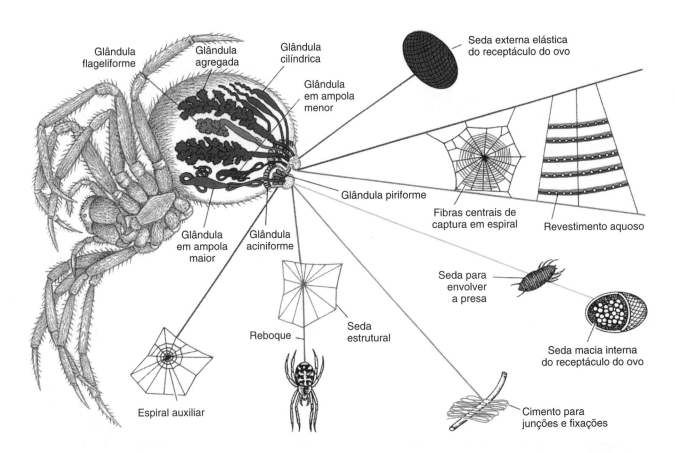

Fig. 8.21 Sedas diferentes com diferentes funções podem ser produzidas pela mesma aranha. A aranha que cruza jardim, *A. diadematus*, tem sete glândulas abdominais diferentes, e cada uma produz seda com uma matriz de aminoácidos característica. As várias glândulas abrem-se em poros comuns, mas a seda de apenas uma glândula é expelida de cada vez. Pela ligação de uma glândula a outra, uma aranha pode produzir a seda apropriada para o trabalho a mão. (Adaptado de "Teias de Aranha e Sedas", por Fritz Vollrath. Copyright © 1992 por Scientific American, Inc. Todos os direitos reservados.) (Ver Encarte colorido.)

GLÂNDULAS: MECANISMOS E CUSTOS DA SECREÇÃO   275

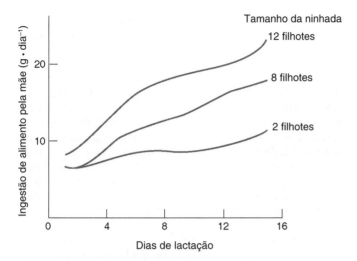

Fig. 8.22 A ingestão de comida por camundongos lactentes aumenta com o tamanho da ninhada e o número de dias de lactação após o nascimento. A ingestão de comida materna iguala-se ao aumento da demanda da produção de leite materno que os filhotes em crescimento promovem. A produção do leite atinge seu pico no 15.º dia, após o qual os filhotes começam a encontrar seus requisitos alimentares mordiscando alimentos sólidos. (Adaptado de Diamond and Hammond, 1992.)

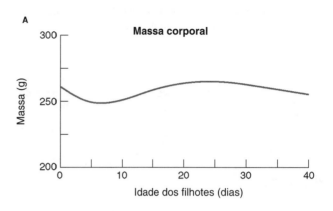

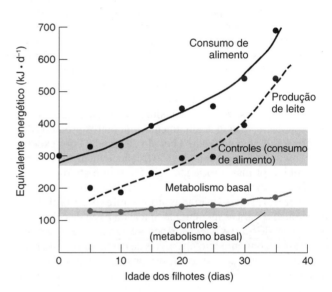

Fig. 8.23 A maior parte do consumo de energia aumentado pelos esquilos terrestres lactentes é armazenada como energia potencial no leite produzido e então é transferida aos filhotes. Os dados são valores médios para fêmeas que produzem uma ninhada média de quatro filhotes. **(A)** Massa corpórea materna em função da idade dos filhotes. Observe que as mães não ganharam peso apesar do aumento do consumo de alimento durante o período de aleitamento. **(B)** Comparação entre consumo de alimento materno, produção de leite e metabolismo basal, expressos como energia diária equivalente em kilojoules (kJ·d^{-1}), durante o período de aleitamento. O consumo de alimento e o metabolismo basal de controle de esquilos não-lactentes são indicados pelas barras sombreadas. Observe que a produção de leite é responsável por cerca de 75% da energia consumida pelas mães. (Adaptado de Kenagy, Stevenson e Masman, 1989.)

mãe. Assim, a mãe deve ingerir alimento suficiente para suprir todos os nutrientes para quatro vezes o tamanho de seu corpo, 75% do qual é desviado para a lactação para suprir a ninhada. A ingestão de comida por camundongos lactentes aumenta com o tamanho da ninhada como ilustrado na Fig. 8.22.

Os gráficos na Fig. 8.23 mostram que a média de consumo de alimento dobra em esquilos terrestres durante o período de aleitamento. A mãe não ganha peso porque a maioria da energia consumida é transferida como energia potencial para o filhote no leite do peito. Somente pequena fração do consumo da energia aumentada é usada pela mãe para manter o metabolismo aumentado associado com altas taxas de produção de leite. Quando esses experimentos de laboratório foram repetidos a baixa temperatura, as mães aumentaram seu consumo de alimento e o metabolismo para manter a temperatura corporal e ainda manter a produção de leite na mesma taxa, indicando que o consumo de alimento não foi o fator limitante. Em razão da disponibilidade de alimento variar em um ambiente normal de esquilos terrestres, a procriação é determinada para ocorrer durante períodos de alta disponibilidade de alimento e em temperatura amena, para que a maioria da energia consumida possa ser usada para a produção de leite.

 Por que esquilos geram filhotes somente na primavera, ao passo que os humanos geram filhos durante todo o ano? É mais dispendioso em termos de reciclagem de energia ser macho ou fêmea de uma espécie?

As secreções glandulares são freqüentemente fundamentais para a sobrevivência dos animais. Por exemplo, o suor secretado na superfície do corpo de mamíferos é importante para a regulação da temperatura. A evaporação do suor da superfície do corpo dissipa o calor, sendo um mecanismo de perda de calor em mamíferos. O americano estadista, político, diplomata, editor de jornal e cientista Benjamin Franklin (1706-1790), que foi eleito Membro da Sociedade Real por seu trabalho sobre eletricidade, também era interessado na regulação da temperatura do corpo. Ele percebeu que a temperatura da pele era mais baixa que a temperatura profunda do corpo em razão do resfriamento pela evaporação do suor. Cerca de 20% da perda de calor de humanos resulta do resfriamento pela evaporação, dois terços do qual é associado à transpiração; um terço remanescente é associado com a respiração. A perda de calor por evaporação é aumentada sobremaneira pela transpiração. O volume prodigioso de suor produzido durante exercício vigoroso ou quando está calor pode ser suficiente para prevenir o aquecimento excessivo do corpo. Os humanos podem sobreviver em uma sauna em temperaturas altas o bastante para cozinhar carne em virtude da atividade das glândulas sudoríparas, que produzem suor suficiente e, portanto, resfriamento por evaporação suficiente para manter a temperatura do corpo abaixo de 40°C. Se a umidade da sauna é aumentada colocando-se água nas pedras quentes, o resfriamento por evaporação é diminuído, resultando em aumento imediato na temperatura da superfície do corpo.

 Qual é a taxa de seu gasto de energia por secreção glandular e atividade locomotora durante a última hora? Como você pode determinar esta taxa?

RESUMO

Glândulas são órgãos compostos por células especializadas que agem como uma unidade. As secreções são sintetizadas por células que formam a parte secretora da glândula. Em resposta a um estímulo apropriado, as secreções glandulares são liberadas na corrente sanguínea ou na superfície de uma cavidade interna ou do corpo. A natureza e a extensão das secreções e a forma do estímulo variam amplamente entre as glândulas. Há uma constelação de glândulas que varia não somente entre espécies mas também durante o desenvolvimento.

A maioria das secreções glandulares contém muco, que é armazenado em vesículas juntamente com outros produtos de secreção e subseqüentemente liberado da glândula por exocitose. Os conteúdos dessas vesículas são freqüentemente liberados em um líquido primário formado pelo transporte ativo de íons (p. ex., NaCl) seguido de água para o lume da glândula. As vesículas secretoras são formadas no complexo de Golgi e são direcionadas para as membranas apical ou basal da célula secretora pela rede *trans*-Golgi. A exocitose de vesículas é geralmente disparada por aumento nos níveis de cálcio intracelular resultante da estimulação neural ou hormonal da célula secretora. Em alguns casos, as células secretoras são estimuladas por mudanças ambientais.

Muitas secreções estabelecem comunicação entre células. Tais secreções são classificadas em quatro tipos diferentes com base na distância em que exercem seu efeito. Uma secreção autócrina afeta a própria célula secretora. Uma secreção parácrina tem um efeito nas células vizinhas. Uma secreção endócrina é liberada na corrente sanguínea e atua num tecido alvo distante. Secreções exócrinas usadas na comunicação, chamadas feromonas, são liberadas através de um ducto na superfície epitelial do corpo; essas secreções permitem a um animal comunicar-se com outro. Algumas secreções podem agir localmente ou a distância e, portanto, têm efeitos autócrino, parácrino e endócrino. Células que produzem secreções autócrinas e parácrinas podem ser, mas nem sempre, reunidas para formar glândulas. Células que produzem secreções endócrinas ou feromonas são quase sempre reunidas em estruturas glandulares.

As glândulas podem ser caracterizadas como glândulas endócrinas ou exócrinas. Em razão das glândulas endócrinas não apresentarem características morfológicas marcantes, uma variedade de técnicas tem sido usada para identificar tais glândulas. O desenvolvimento das técnicas de radioimunoensaio (RIE) e DNA recombinante motivou rápidos progressos em endocrinologia nas últimas décadas. As glândulas exócrinas são mais fáceis de ser reconhecidas que as glândulas endócrinas, porque todas elas possuem um ducto e secretam material para a superfície do corpo.

A medula da adrenal, uma glândula endócrina, secreta as catecolaminas epinefrina e norepinefrina para a corrente sanguínea. Na medula adrenal de mamíferos, as células cromafins produtoras de catecolaminas estão associadas com tecido esteroidogênico, e a maioria das células produz epinefrina. Entretanto, em algumas espécies (p. ex., cação), as células cromafins não estão associadas com tecido esteroidogênico como em tubarões, e como resultado a produção de norepinefrina é predominante. As catecolaminas possuem grande número de efeitos, tanto na circulação como no metabolismo. Elas atuam através de adrenorreceptores α e β, que são ligados aos sistemas de segundos mensageiros de trifosfato de inositol e adenilato-ciclase, respectivamente. O ATP, o neuropeptídeo Y e a adenosina podem modular a liberação e a atividade das catecolaminas. Além disso, a densidade de adrenorreceptores em tecidos alvos pode ser regulada de modo ascendente ou descendente, dessa forma modulando a ação das catecolaminas.

Os produtos das glândulas exócrinas fluem através dos ductos na superfície do corpo. A superfície pode ser fechada como no caso da boca ou do intestino. As glândulas salivares são glândulas exócrinas que secretam saliva na boca. A saliva contém cerca de 99,5% de água e diversos íons. Exceto por algumas hidrólises de polissacarídeos em dissacarídeos pela amilase salivar, a digestão na boca é mínima. A saliva serve como lubrificante, ajudando nos atos de comer, engolir e conversar. Ela também tem ação antibacteriana, que ajuda na redução da cárie dentária.

As aranhas têm glândulas exócrinas abdominais que produzem filamentos de seda que são freqüentemente usados para formar teias. Essas teias são feitas de filamentos de seda secos e molhados e podem ter muitos desenhos complexos. As propriedades elásticas dos filamentos e o padrão da teia determinam as características da aranha. As espécies de aranhas são freqüentemente denominadas pelo tipo de teia que produzem. Filamentos de seda são liberados através de poros e consistem em cristais de alfa-queratina envolvidos por uma matriz de cadeias de aminoácidos semelhantes a borracha, que não possuem ligação cruzada com a estrutura cristalina alfa-queratina. Diferentes glândulas da seda em uma aranha produzem seda com uma composição diferente de aminoácidos. Uma aranha pode mudar as características da seda produzida, ou alterando o mecanismo de válvula do poro ou pela mudança para outra glândula.

As glândulas são fundamentais para a sobrevivência, mas podem ser dispendiosas para se manter e operar. Um camundongo lactente deve ingerir alimento suficiente para suprir nutrientes para si e para sua prole, que deve ter massa reunida de quatro vezes aquela de seu próprio corpo antes da desmama.

QUESTÕES DE REVISÃO

1. Que papel o muco desempenha na exocitose? Explique a rápida expulsão do muco de vesículas associada com a exocitose.
2. Qual é o papel da rede *trans*-Golgi na determinação da polaridade da célula?
3. Discuta as diferenças entre as secreções autócrina, parácrina, neurócrina e endócrina. Que são feromonas?
4. Que critérios devem ser encontrados antes que um tecido possa ser identificado sem equívoco como possuidor de função endócrina?
5. Qual é o significado da existência da medula e do córtex adrenal juntos em um órgão único? Como o padrão de circulação nas glândulas adrenais afeta a secreção relativa de epinefrina e norepinefrina?

6. Explique a maneira como as catecolaminas podem ter tantas ações diferentes.

7. Explique o modo como a ativação diferencial de nervos simpáticos e parassimpáticos pode influenciar a composição da saliva.

8. De que maneira uma aranha altera a composição da seda produzida para fazer teia e outras estruturas?

9. Descreva as diferenças entre filamentos de seda secos e molhados.

10. Quanto da provisão total de energia de um animal é consumida na secreção? Como isto pode ser estimado?

11. Discuta, do ponto de vista energético, por que muitos mamíferos geram filhotes na primavera.

LEITURAS SUGERIDAS

Edgar, W. M. 1992. Saliva: Its secretions, compositions and functions. *Br. Entomol. J.* 172:305–312. (A concise description of the functional organization of the mammalian salivary gland.)

Hadley, M. E. 1992. *Endocrinology.* 3d ed. Chapters 1, 2, and 14. Englewood Cliffs, N.J.: Prentice Hall. (A useful general text on endocrinology.)

Matsumoto, A., and S. Ischii, eds. 1992. *Atlas of Endocrine Organs.* Heidelberg: Springer-Verlag. (Beautiful diagrams of the structure of vertebrate endocrine organs.)

Pimplakar, S. W., and K. Simons. 1993. Role of heterotrimeric G proteins in polarized membrane transport. *J. Cell Sci.* 17(Suppl):27–32. (Plenty of information, but not for the beginner.)

Verdugo, P. 1994. Molecular biophysics of mucin secretion. In T. Takishima and S. Shimura, eds., *Airway Secretion: Physiological Basis for the Control of Mucous Hypersecretion.* New York: Marcel Dekker, pp. 101–121. (A good review of the subject.)

Vollrath, F. 1992. Spider webs and silks. *Sci. Am.* 266(3):70–76. (All you wanted to know about spider webs.)

CAPÍTULO
9

HORMÔNIOS: REGULAÇÃO E AÇÃO

Um dos grandes avanços na história evolutiva foi o surgimento dos **metazoários** — organismos multicelulares nos quais diferentes tecidos se especializaram em diferentes funções. Essa divisão de trabalho exigiu que cada tipo de tecido fosse capaz de se comunicar com outros tipos bem como coordenar suas atividades para promover a sobrevivência do organismo. (O Quadro 9.1 resume os vários tipos de mensageiros e moléculas reguladoras encontradas em metazoários.)

O fisiologista francês Claude Bernard (1813-1878) enfatizou as diferenças entre o meio externo que circunda um animal e o meio interno, o *milieu interieur*, que banha as células do corpo. Ele concluiu que os animais se tornaram mais independentes do ambiente circundante conforme se tornaram mais aptos a controlar a composição do meio interno que banha as células. Walter Cannon (1871-1945), que lecionou na Universidade Harvard, inventou o termo **homeostase** para descrever a tendência do corpo normal em manter estados de equilíbrio, especialmente a constância do *milieu interieur* (veja Cap. 1). A homeostase é alcançada por coordenação de um conjunto complexo de processos fisiológicos por meio de comunicação química e/ou elétrica entre tecidos que apresentam respostas apropriadas. Os hormônios desempenham um papel central nessa comunicação e dessa forma são fundamentais para a homeostasia.

Como discutido no Cap. 8, a sinalização química pode envolver secreções autócrina, parácrina, endócrina ou exócrina (veja Fig. 8.1). Em cada tipo de sinalização, as células alvos se ligam em moléculas sinalizadoras por meio de proteínas especiais chamadas **receptores**, que são específicas para uma molécula particular. Essa ligação inicia a resposta da célula alvo. Nós vimos no Cap. 6 que neurotransmissores são liberados de células nervosas e agem através de curtas distâncias para ativar receptores em células pós-sinápticas, um exemplo de ação parácrina. Em contraste, **hormônios** liberados de várias glândulas viajam através da corrente sanguínea para agir em células alvos distantes, o protótipo da ação endócrina simples.

Deveria ser observado que a regulação química de processos celulares pode ser encontrada mesmo nas espécies mais primitivas de plantas e animais e sem dúvida precede a origem do

QUADRO 9.1
Classificação de mensageiros químicos e reguladores

Tipo	Origem	Modo de ação	Exemplos
Mensageiros intracelulares	Intracelular	Regulação de reações intracelulares; fosforilação de enzimas etc.	Ca^{++} GMPc AMPc Inositol-trifosfato ($InsP_3$) Diacilglicerol (DAG)
Neurotransmissores	Células nervosas	Transmissão sináptica: curtas distâncias transportadas; breve duração de atividade	Acetilcolina Serotonina Norepinefrina
Neuromoduladores	Células nervosas	Alteração das respostas dos canais iônicos aos estímulos	Norepinefrina Neuropeptídeos
Neuro-hormônios	Células nervosas	Função endócrina: transportado pela circulação; efeito trópico comum	Hormônios neuro-hipofisários de vertebrados Hormônios de desenvolvimento dos artrópodes
Hormônios glandulares	Tecidos endócrinos não-neurais	Função endócrina: transportado pelo corpo a órgãos alvos distantes	Adrenalina Ecdisona Hormônio juvenil Insulina
Hormônios locais	Vários tecidos	Função endócrina: ações parácrinas sobre alvos próximos	Prostaglandinas Histamina
Feromonas	As glândulas se abrem para o meio	Comunicação intra-específica entre os indivíduos	Bombicol

metazoário. Por exemplo, amebas individuais de matrizes de muco celular exibem comportamento gregário em resposta ao AMPc, liberado por outras amebas. (Em organismos superiores, o AMPc é uma molécula reguladora ubíqua, geralmente envolvida na sinalização intracelular.) Um tipo ainda mais primitivo de regulação química ocorre na *Hydra*, um celenterado de água doce. A água de uma cultura repleta de *Hydra* induz a diferenciação de tecidos reprodutivos naquele animal. Este efeito é mediado pela elevada concentração de CO_2, que se acumula como um produto secundário normal do metabolismo. Assim, agentes reguladores químicos incluem moléculas relativamente não-específicas (p. ex., NO, CO_2, H^+, O_2, e Ca^{++}) e as mais complexas **moléculas mensageiras**, produzidas especificamente para a mediação da comunicação e da regulação celular.

Este capítulo enfoca as ações dos hormônios glandulares e dos neuro-hormônios. Os hormônios coordenam as funções dos tecidos e órgãos animais numa escala de tempo de minutos a dias. As funções sob controle hormonal incluem crescimento, manutenção, osmorregulação, reprodução e comportamento, entre outros.

 Quão exatas são as divisões entre secreções exócrina, endócrina e neurócrina? Esta é uma classificação útil?

SISTEMAS ENDÓCRINOS: VISÃO GERAL

William Bayliss e Ernest H. Starling descreveram o primeiro hormônio descoberto, a **secretina**, uma substância liberada da mucosa do intestino delgado que causa fluxo aumentado do pâncreas (veja Cap. 15). Starling (1908) introduziu o termo *hormônio*, derivado do Grego "Eu excito". Ele propôs três propriedades características que definem hormônios:

- Os hormônios são sintetizados por tecidos ou glândulas específicos.
- Os hormônios são secretados na corrente sanguínea, que os transporta para seus sítios de ação.
- Os hormônios mudam as atividades dos tecidos ou órgãos alvos.

Embora as moléculas dos hormônios entrem em contato com todos os tecidos do corpo, apenas células que contenham receptores específicos para um hormônio particular são afetadas por ele. A ligação de muitos hormônios com seus receptores estimula uma cascata de duas ou mais moléculas sinalizadoras intracelulares, chamadas **segundos mensageiros**, que promovem uma resposta específica no tecido alvo.

A quantidade de hormônio produzida por uma glândula endócrina geralmente é pequena e é diluída no sangue e no líquido intersticial. Dessa forma os hormônios devem ser eficientes em concentrações muito baixas (tipicamente entre 10^{-8} e 10^{-12} M). Por comparação, se as papilas gustativas humanas pudessem detectar açúcar a 10^{-12} M, poderíamos ser capazes de sentir o gosto de uma pitada de açúcar dissolvida numa grande piscina cheia de café ou chá. [Em contraste, as concentrações locais de neurotransmissores sinápticos são muito maiores ($\sim 5 \times 10^{-4}$ M), e essas substâncias são eficientes somente em tais concentrações.] A alta sensibilidade da sinalização hormonal é oriunda da alta afinidade dos receptores de células alvos pelos hormônios. Como será discutido, a ligação de uma molécula de hormônio ao seu receptor resulta em uma cascata de etapas enzimáticas que amplificam o efeito; assim, somente algumas moléculas hormonais podem influenciar milhares ou milhões de reações moleculares dentro da célula.

Tipos Químicos e Funções Gerais dos Hormônios

Embora os hormônios exibam diversas estruturas químicas, a maioria dos hormônios conhecidos encontrados em metazoários pertence a uma de quatro categorias estruturais (Fig. 9.1).

- As **aminas**, incluindo as catecolaminas adrenalina e noradrenalina, assim como os hormônios tireóideos, são moléculas pequenas derivadas de aminoácidos.
- As **prostaglandinas** (ou eicosanóides) são hidróxidos de ácidos graxos insaturados cíclicos sintetizados na membrana a partir de cadeias de ácidos graxos com 20 carbonos.
- Os **hormônios esteróides** (p. ex., testosterona e estrógeno) são derivados de hidrocarbonos cíclicos sintetizados a partir do colesterol, um esteróide precursor.
- Os **hormônios peptídeos e as proteínas** (p. ex., insulina) são os maiores hormônios e os mais complexos.

Ao contrário dos neurotransmissores, que sinalizam rapidamente a curtas distâncias, os hormônios sinalizam mais lentamente em maiores distâncias. Dessa forma, os sistemas endócrinos são bem adequados a funções reguladoras que são sustentadas por minutos, horas ou dias. Estas incluem manutenção da osmolaridade sanguínea (hormônio antidiurético) e do açúcar sanguíneo (insulina), regulação de taxas metabólicas (hormônio do crescimento e tiroxina), controle da atividade sexual e dos ciclos reprodutivos (hormônios sexuais) e modificação do comportamento (vários hormônios). De fato, a atividade de atuação rápida do sistema nervoso e a mais lenta porém mais sustentada do sistema endócrino complementam uma à outra na integração total das funções fisiológicas e metabólicas em um organismo. Uma dada molécula pode servir como neurotransmissor em alguns casos, e a mesma molécula ou uma molécula intimamente relacionada pode agir como hormônio em outros casos. Na realidade, há uma relação extremamente íntima e justaposta entre os sistemas nervoso e endócrino. Realmente, em muitos aspectos o sistema nervoso pode ser visto como talvez o mais importante órgão endócrino, por produzir certos hormônios que regulam a atividade de muitos tecidos endócrinos.

Regulação da Secreção de Hormônios

A secreção de hormônios ocorre geralmente em um nível basal que é modulado para cima ou para baixo através de sinais que agem no tecido endócrino. Esses sinais freqüentemente são **neuro-hormônios**, que são liberados de neurônios especializados e agem diretamente no tecido endócrino, como será discutido na próxima seção. Em alguns casos, o tecido endócrino responde diretamente a condições do meio extracelular (p. ex., alterações na osmolaridade). Os tecidos endócrinos são parte do *feedforward* ou dos circuitos de retroalimentação (*feedback*). Num circuito de *feedforward*, a secreção *não* é modulada por nenhuma consequência do hormônio secretado, enquanto que num circuito de **feedback**, a secreção é modulada por uma ou mais conseqüências de um hormônio secretado.

As atividades secretoras dos tecidos endócrinos geralmente são moduladas por *feedback negativo* (Fig. 9.2 adiante). Isto é, o aumento da concentração do próprio hormônio, ou uma resposta ao hormônio pelo tecido alvo (p. ex., níveis reduzidos de glicose sanguínea na curva de insulina), tem um efeito inibidor na síntese ou na libera-

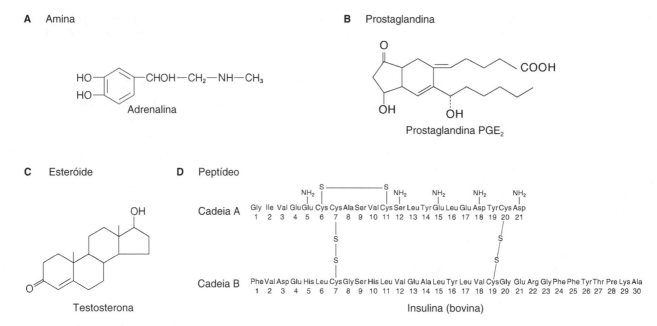

Fig. 9.1 A maioria dos hormônios pertence a uma das quatro categorias estruturais. Hormônios amínicos (com exceção dos hormônios tireóideos) e hormônios peptídicos são insolúveis em lipídeos, enquanto hormônios esteróides e prostaglandinas são lipossolúveis.

ção do mesmo hormônio. Tal *feedback* pode envolver uma via curta ou longa. No *feedback* de **alça curta**, a concentração do próprio hormônio, ou um efeito produzido por ele, atua diretamente para trás no tecido endócrino para reduzir a secreção, portanto mantendo a secreção do hormônio sob controle. O *feedback* de **alça longa** opera em princípios similares, porém inclui mais elementos em série.

Quando uma resposta extremamente rápida é requerida, o tecido endócrino pode estar sujeito ao *feedback positivo*; isto é, a secreção de um hormônio resulta direta ou indiretamente em aumento de sua secreção. O *feedback* positivo é mais comum nas primeiras fases da resposta. Por exemplo, o *feedback* positivo ocorre cedo no ciclo reprodutivo de alguns vertebrados (e talvez também de invertebrados) quando respostas (p. ex., aumento no nível de hormônio luteinizante) devem atingir o pico relativamente rápido. Por último, é claro, isto deve ser contraposto por um processo que finaliza o rápido aumento.

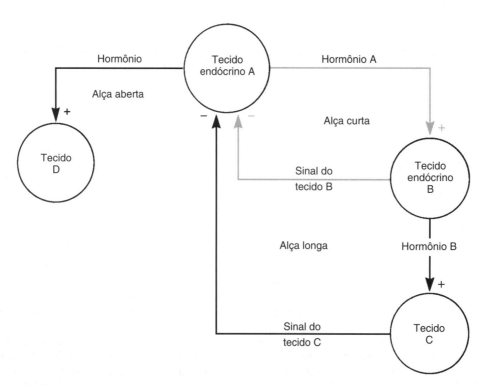

Fig. 9.2 A maioria dos tecidos endócrinos está sujeita ao controle de *feedback* negativo. No *feedback* de alça curta, a resposta do tecido alvo primário (B) se retroalimenta na glândula endócrina. No *feedback* de alça longa, um sinal dos tecidos alvos secundários (C) controla a atividade secretora. Numa alça aberta não há *feedback*.

HORMÔNIOS: REGULAÇÃO E AÇÃO 281

Embora o controle do *feedback* seja discutido neste capítulo sobre hormônios, ele é um mecanismo regulador geral nos sistemas fisiológicos. Quais são alguns exemplos de controles por *feedforward* e *feedback* em outros sistemas fisiológicos?

SISTEMAS NEUROENDÓCRINOS

Como já discutido, a secreção de hormônios de alguns tecidos endócrinos é regulada por neuro-hormônios que são produzidos por células nervosas especializadas chamadas **células neurossecretoras**. Alguns neuro-hormônios secretados de células neurossecretoras no **hipotálamo** regulam a secreção de vários hormônios glandulares da **glândula pituitária** não-neural anterior. Em contrapartida, os neuro-hormônios liberados da glândula pituitária posterior atuam diretamente em vários tecidos alvos; esses hormônios são produzidos em corpos celulares neurossecretores localizados no hipotálamo anterior. Esta íntima relação entre os sistemas neural e endócrino é a base do reflexo neuro-endócrino (Fig. 9.3). As células neurossecretoras do hipotálamo respondem ao estímulo sensorial de várias partes do corpo. A glândula pituitária, também chamada **hipófise**, é um pequeno apêndice que repousa abaixo do hipotálamo. Pelo fato de secretar pelo menos nove hormônios, a glândula pituitária tem sido chamada "glândula mestra".

Embora células nervosas comuns e a maioria das células neurossecretoras sejam geralmente similares, elas exibem várias diferenças. Primeiro, as vesículas secretoras contendo hormônios neurossecretores estão tipicamente entre 100-400 nm de diâmetro, enquanto que as vesículas pré-sinápticas contendo neurotransmissores em células nervosas comuns são muito menores — 30-60 nm de diâmetro (Fig. 9.4). Segundo, embora as células nervosas comuns usem os sistemas de transporte axonal lento e rápido, as células neurossecretoras parecem usar apenas o transporte axonal rápido, movimentando neuro-hormônios em taxas acima de 2.800 mm por dia. Terceiro, células nervosas comuns formam sinapses com outras células em suas terminações, enquanto axônios neurossecretores geralmente terminam em ramificações num leito de capilares, formando um discreto

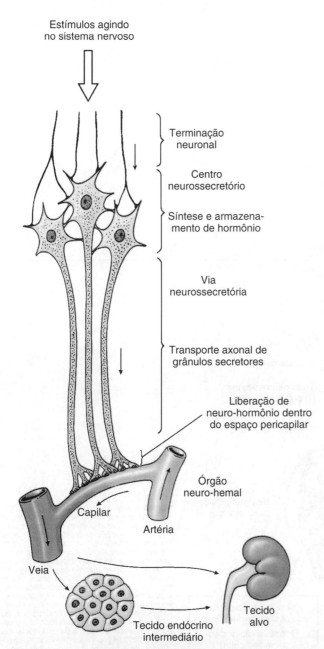

Fig. 9.3 Neuro-hormônios são liberados das terminações de células neurossecretoras num leito de capilares, formando um órgão neuro-hemal. Após a entrada na corrente sanguínea, alguns neuro-hormônios (p. ex., ocitocina) agem diretamente num órgão alvo somático, mas a maioria ativa uma glândula endócrina intermediária, estimulando a secreção de outros hormônios que atuam no tecido alvo. (Ver Encarte colorido.)

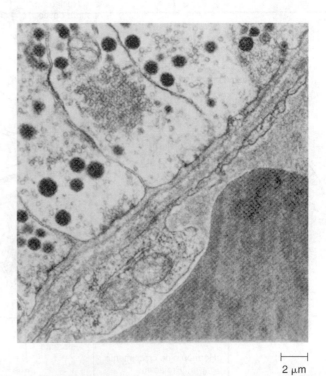

Fig. 9.4 As vesículas secretoras em axônios neurossecretores são muito maiores que as vesículas neurotransmissoras em neurônios pré-sinápticos comuns. Nesta micrografia eletrônica da glândula pituitária posterior de *hamster*, os grandes corpos escuros são as vesículas secretoras (ou grânulos). As extremidades terminam em uma membrana basal endotelial que separa as extremidades de uma parede capilar fenestrada. A grande estrutura escura no canto direito abaixo é uma célula sanguínea vermelha no capilar (Douglas et al., 1971.)

órgão neuro-hemal (veja Fig. 9.3). Os neuro-hormônios liberados no espaço intersticial difundem-se nos capilares e são transportados na corrente sanguínea para os tecidos endócrinos alvos ou para outros tecidos alvos.

Controle Hipotalâmico da Glândula Pituitária Anterior

Os axônios de algumas células neurossecretoras hipotalâmicas têm suas terminações na **eminência média** na base do hipotálamo (Fig. 9.5). Essas células secretam pelo menos sete hormônios que controlam a secreção de vários hormônios pela glândula pituitária anterior (Quadro 9.2). Todos exceto um desses **hormônios liberadores** hipotalâmicos (RH) e os **hormônios inibidores da liberação** (RIH) são peptídeos (Destaque 9.1). A descoberta desses hormônios hipotalâmicos provou ser um dos mais importantes desenvolvimentos na endocrinologia dos vertebrados, abrindo investigações na harmonização de praticamente todo o sistema endócrino dos vertebrados.

Ainda nos anos 30, estudos revelaram que os capilares da eminência média convergem para formar uma série de vasos porta, que transportam o sangue diretamente do tecido neurossecretor da eminência média para o tecido secretor glandular da glândula pituitária anterior. Lá eles se ramificam novamente em um leito de capilares antes de finalmente convergirem de novo para se incorporar ao sistema venoso. Este sistema porta aumenta a comunicação química entre o hipotálamo e a glândula pituitária anterior transportando o RH e o RIH hipotalâmicos diretamente para o interstício da glândula pituitária anterior, tam-

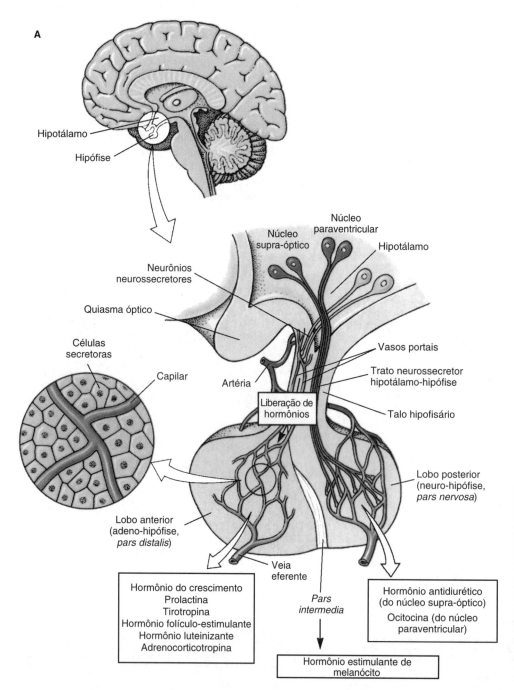

Fig. 9.5 A secreção hormonal da glândula pituitária de primata (hipófise) é controlada pelo hipotálamo. O lobo anterior da glândula pituitária (adeno-hipófise) consiste na *pars distalis*, na *pars intermedia* e na *pars tuberalis*. (A *pars tuberalis*, não mostrada, consiste em uma fina camada de células que circunda a base da pituitária.) O lobo posterior (neuro-hipófise), uma extensão do cérebro, consiste em tecido neural, enquanto o lobo anterior consiste em tecido glandular não-neural. Hormônios liberadores ou inibidores de liberação secretados pelas terminações neurossecretoras hipotalâmicas na eminência média são transportados por vasos porta (sistema hipotalâmico porta-hipofisário) para a glândula pituitária anterior, onde estimulam (ou inibem) a secreção de vários hormônios glandulares. Dois neuro-hormônios produzidos em corpos celulares hipotalâmicos são liberados das terminações das células neurossecretoras nas glândulas pituitárias posteriores. (ver Encarte colorido.)

QUADRO 9.2
Hormônios hipotalâmicos que estimulam ou inibem a liberação de hormônios adeno-hipofisários*

Hormônio	Estrutura	Ação primária em mamíferos	Regulação
Estimulador			
Hormônio liberador de corticotropina (CRH)	Peptídeo	Estimula a liberação de ACTH	Estímulo neural estressante aumenta a secreção; o ACTH inibe a secreção
Hormônio liberador do GH (GRH)	Peptídeo	Estimula liberação de GH	A hipoglicemia estimula a secreção
Hormônio liberador de gonadotropina (GnRH)	Peptídeo	Estimula a liberação de FSH e LH	No macho, baixos níveis sanguíneos de testosterona estimulam a secreção; na fêmea, estímulo neural e níveis decrescentes de estrógeno estimulam a secreção; altos níveis sanguíneos de FSH ou LH inibem a secreção
Hormônio liberador de TSH (TRH)	Peptídeo	Estimula a liberação de TSH e secreção de prolactina	Baixas temperaturas corporais induzem a secreção; o hormônio tireóideo inibe a secreção
Inibidor			
Hormônio inibidor de MSH (MIH)	Peptídeo	Inibe a liberação de MSH	A melatonina estimula a secreção
Hormônio inibidor da prolactina (PIH)	Amina	Inibe a liberação de prolactina	Altos níveis de prolactina aumentam a secreção; estrógeno, testosterona e estímulos neurais (sucção do mamilo) inibem a secreção
Somatostatina (hormônio inibidor do GH, GIH)	Peptídeo	Inibe a liberação de GH e muitos outros hormônios (p. ex., TSH, insulina, glucagon)	Exercícios induzem a secreção; o hormônio é rapidamente inativado em tecidos corporais

*ACTH = hormônio adrenocorticotrópico; FSH = hormônio folículo-estimulante; GH = hormônio do crescimento; LH = hormônio luteinizante; MSH = hormônio estimulante de melanócito; TSH = hormônio estimulante da tireóide.

bém chamada **adeno-hipófise** (veja Fig. 9.5). Aqui, esses hormônios hipotalâmicos entram em contato com as células glandulares endócrinas que secretam *hormônios adeno-hipofisários*, estimulando ou inibindo sua atividade secretora. Em razão da conexão porta direta do hipotálamo com a glândula pituitária anterior, concentrações muito baixas de RH e RIH podem produzir efeitos na glândula pituitária anterior. Assim que esses hormônios entram na circulação geral, eles são diluídos em concentrações ineficazes e são degradados enzimaticamente dentro de vários minutos.

A primeira evidência fisiológica para o controle neurohumoral da glândula pituitária anterior veio no final dos anos 50 com a descoberta de uma substância que estimula a liberação do **hormônio adrenocorticotrópico** (ACTH) da glândula pituitária anterior. Essa substância, obtida por meio da extração do hipotálamo de milhares de porcos, recebeu o nome de hormônio liberador de corticotropina (CRH). Quantidades mínimas de CRH são liberadas de células neurossecretoras do hipotálamo quando são ativadas por estímulos neurais em resposta a uma variedade de estímulos estressantes ao organismo (p. ex., frio, medo, dor mantida). O ACTH liberado da glândula pituitária anterior em resposta à estimulação do CRH circula na corrente sanguínea até seu tecido alvo, o córtex adrenal, onde estimula a liberação de hormônios adrenocorticais.

Hormônios Glandulares Liberados da Glândula Pituitária Anterior

O lobo anterior da glândula pituitária consiste em *pars distalis*, *pars tuberalis*, e *pars intermedia*. Seis hormônios são liberados da *pars distalis* e um da *pars intermedia* em mamíferos (veja Fig. 9.5). Embora todas as células secretoras glandulares da adeno-

hipófise sejam geralmente similares na aparência, elas podem ser classificadas histoquimicamente em dois tipos distintos:

- Acidófilas, que se coram de alaranjado ou vermelho com corantes ácidos, secretam **hormônio do crescimento** (GH; também chamado somatotropina) e **prolactina** (PRL).
- Basófilas, que se coram de azul com corantes básicos, secretam ACTH, **hormônio estimulante da tireóide** (TSH), **hormônio estimulante de melanócitos** (MSH), **hormônio luteinizante** (LH) e **hormônio folículo-estimulante** (FSH).

Como o ACTH, o TSH, o LH e o FSH são primariamente trópicos em suas ações (Quadro 9.3). Isto é, eles agem em outros tecidos endócrinos (p. ex., tireóide, gônadas e córtex adrenal), regulando a atividade secretora dessas glândulas alvos. LH e FSH, que agem nas gônadas, são freqüentemente referidos como **gonadotropinas**. Assim, o efeito desses hormônios trópicos em tecidos somáticos não-endócrinos é indireto, operando através dos hormônios liberados de suas glândulas alvos. Os hormônios adeno-hipofisários restantes — hormônio do crescimento, prolactina e MSH — são hormônios de ação direta, isto é, eles agem diretamente nos tecidos somáticos alvos sem a intervenção de outros hormônios. As ações do hormônio do crescimento e da prolactina serão discutidas em seções posteriores. O MSH, cuja liberação é regulada pelo MIH do hipotálamo, age em células pigmentares da pele para aumentar a síntese e a dispersão de *melanina*, resultando em escurecimento da pele.

As relações entre o hipotálamo e a glândula pituitária anterior estão resumidas na Fig. 9.6. Os três hormônios inibidores de liberação do hipotálamo suprimem a liberação de MSH, prolactina e hormônio do crescimento da glândula pituitária anterior. O hormônio do crescimento está também sob controle de um hormônio liberador. Note as alças de *feedback* curtas e longas, envolvendo

QUADRO 9.3
Hormônios trópicos da glândula pituitária anterior

Hormônio	Estrutura	Tecido alvo	Ação primária em mamíferos	Regulação*
Adrenocorticotropina (ACTH)	Peptídeo	Córtex adrenal, secreção de hormônios esteróides pelo córtex adrenal	Aumenta a síntese e diminui a liberação de CRH	CRH estimula a liberação; ACTH
Hormônio folículo-estimulante (FSH)	Glicoproteína	Folículos ovarianos (fêmeas) Túbulos seminíferos (machos)	Em fêmeas, estimula a maturação de folículos ovarianos Em machos, aumenta a produção de esperma	GnRH estimula a liberação; inibina e hormônios esteróides sexuais inibem a liberação
Hormônio luteinizante (LH)	Glicoproteína	Células intersticiais ovarianas (fêmeas) Células intersticiais testiculares (machos)	Em fêmeas, induz a maturação final dos folículos ovarianos, secreção de estrógeno, ovulação, formação do corpo lúteo e secreção de progesterona. Em machos, aumenta a síntese e a secreção de andrógenos	GnRH estimula a liberação; inibina e hormônios esteróides sexuais inibem a liberação
Hormônio estimulante da tireóide (TSH)	Glicoproteína	Glândula tireóide	Aumenta a síntese e a secreção de hormônios tireóideos	TRH induz a secreção; hormônios tireóideos e somatostatina diminuem a liberação

*Veja Quadro 9.2 para abreviações.

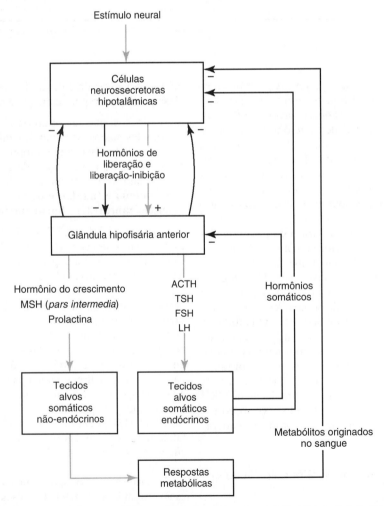

Fig. 9.6 A secreção dos hormônios adeno-hipofisários é regulada pela liberação hipotalâmica e/ou por hormônios inibidores da liberação e outros modulados por *feedback*. O hormônio do crescimento, o hormônio estimulante de melanócitos (MSH) e a prolactina agem diretamente em tecidos somáticos (não-neurais) não-endócrinos. Os hormônios trópicos — adrenocorticotrópico (ACTH), hormônio estimulante da tireóide (TSH), hormônio folículo-estimulante (FSH) e hormônio luteinizante (LH) — todos estimulam a atividade secretora dos tecidos endócrinos somáticos. Uma vez liberados, os hormônios somáticos correspondentes exercem *feedback* negativo nas células neurossecretoras hipotalâmicas e em alguns casos nas próprias células adeno-hipofisárias correspondentes. Os produtos circulantes de algumas respostas metabólicas somáticas (p. ex., glicose sanguínea) também agem nos centros hipotalâmicos, fornecendo *feedback* negativo adicional.

ACTH, TSH, FSH e LH, que controlam o sistema hipotálamo-pituitária anterior, e a alça longa de *feedback*, envolvendo o hormônio do crescimento, prolactina e MSH, que controla o hipotálamo.

Neuro-hormônios Liberados da Glândula Pituitária Posterior

O lobo posterior da glândula pituitária, também chamada **neuro-hipófise** e *pars nervosa*, armazena e libera dois neuro-hormônios, **hormônio antidiurético** e **ocitocina**. Esses *hormônios neuro-hipofisários* são sintetizados e armazenados nos corpos celulares de dois grupos de células neurossecretoras que compreendem os núcleos supra-óticos e paraventriculares na porção anterior do hipotálamo (veja Fig. 9.5). Após sua síntese, os hormônios são transportados dentro dos axônios do trato hipotalâmico-hipofisário para terminações nervosas na neuro-hipófise, onde eles são liberados no leito capilar. Este foi o primeiro sistema neurossecretor descoberto nos vertebrados.

O hormônio antidiurético (ADH), também conhecido como vasopressina, e a ocitocina são peptídeos que contêm nove resíduos de aminoácidos. Ambos são moderadamente eficazes na promoção das contrações do tecido muscular liso em arteríolas e no útero (Fig. 9.7). Em mamíferos, entretanto, a ocitocina é mais bem conhecida pela estimulação das contrações uterinas durante o parto e na estimulação da liberação de leite da glândula mamária; em pássaros, ela estimula a motilidade do oviduto. A principal função do ADH é promover a retenção de água no rim, como será discutido numa seção posterior.

As seqüências de aminoácidos da ocitocina de mamíferos e da arginina-vasopressina diferem apenas nas posições 3 e 8 da cadeia peptídica. Dessa forma, as seqüências dos hormônios neuro-hipofisários de diferentes grupos de vertebrados apresentam variações nas posições 3, 4 e 8 (Quadro 9.4). A seqüência de resíduos de aminoácidos em cada nonapeptídeo pituitário é, obviamente, determinada de forma genética. A substituição de resíduos de aminoácidos nas posições 3, 4 e/ou 8 durante a evolução resultou em várias formas desses hormônios peptídeos. Os resíduos que são altamente conservados (nunca sofrem substituição) nesses hormônios são presumivelmente necessários para a função; aqueles que não são conservados (posições 3, 4 e 8) parecem ser funcionalmente neutros e provavelmente servem apenas para localizar os resíduos essenciais nas posições apropriadas para a atividade biológica desses neuropeptídeos.

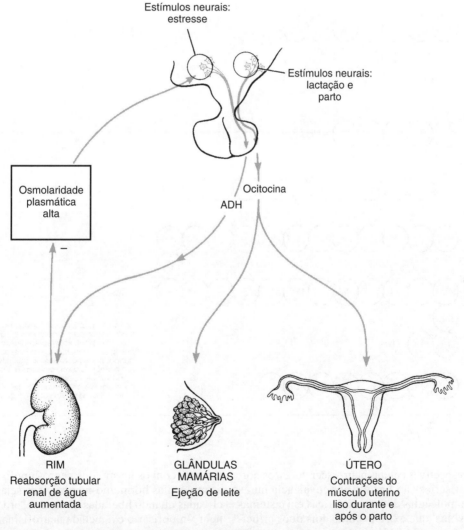

Fig. 9.7 Os dois neuro-hormônios liberados da glândula pituitária posterior de mamíferos funcionam primariamente na reprodução (ocitocina) e na regulação do equilíbrio hídrico (ADH). Osmorreceptores no hipotálamo, os barorreceptores na aorta e estímulos sensoriais exteroceptivos influenciam a neurossecreção do hormônio antidiurético (ADH). Alta concentração de soluto-plasma e baixa pressão arterial resultante de volume plasmático baixo estimulam a liberação de ADH. A ocitocina é liberada durante o parto e o aleitamento.

DESTAQUE 9.1
HORMÔNIOS PEPTÍDEOS

Um exemplo interessante do oportunismo na evolução bioquímica é evidente na distribuição e na estrutura de um grupo de hormônios e neurotransmissores que consiste em pequenas cadeias polipeptídicas. Estas podem variar de tão pouco quanto três a quatro resíduos de aminoácidos até duas ou três dúzias de resíduos (veja a figura). Coletivamente chamados hormônios peptídicos, a maioria dessas substâncias está amplamente distribuída no corpo humano e no reino animal. Assim, encontramos alguns hormônios peptídicos em tecidos viscerais, como o trato digestivo (veja Cap. 15) e o sistema nervoso central (veja Cap. 6). Por exemplo, insulina e somatostatina, ambas originalmente descobertas no pâncreas, agora se sabe que estão presentes nos neurônios hipotalâmicos. O hormônio liberador de TSH (TRH) — o hormônio hipotalâmico originalmente responsável por causar a liberação de hormônio estimulante da tireóide (TSH) da glândula pituitária anterior — também foi encontrado recentemente em lampreias (que não produzem TSH) e lesmas (que não têm glândula tireóide ou pituitária), bem como em muitos outros invertebrados.

Foi inicialmente surpreendente a descoberta na década de 70 de que hormônios peptídeos que originalmente se pensava estarem confinados a tecidos do intestino de mamíferos, também ocorriam em várias partes do SNC. Atualmente o conceito de hormônios "cérebro-intestinais" não é mais estranho, embora nos tenhamos acostumado com a idéia de que um gene codificado por uma molécula reguladora desempenhando uma tarefa em um tipo de tecido corporal é também utilizado por outro tecido para produzir o mesmo hormônio porém para uma função diferente. Lembre-se que a ação de um hormônio depende da natureza da cascata enzimática ligada ao receptor hormonal, bem como das moléculas efetoras expressas num tecido particular.

Um aspecto interessante dos hormônios peptídeos é que alguns deles são produzidos em várias formas tanto em um indivíduo como entre diferentes grupos taxonômicos. Isto é bem ilustrado pela família vasopressina-ocitocina (veja Quadro 9.4). Outro exemplo é a colecistocinina: variações deste hormônio com 33, 39 ou 58 resíduos de aminoácidos estão presentes no trato digestivo de mamíferos, mas fragmentos pequenos de 4 ou 8 resíduos, clivados a partir da terminação carboxil da maior variação de colecistocinina, são encontrados no cérebro.

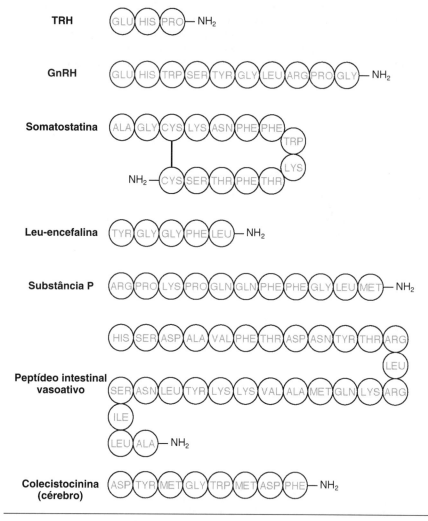

Hormônios peptídeos variam tão pouco de comprimento quanto três resíduos de aminoácidos a várias dúzias de resíduos. Dos hormônios peptídeos representativos mostrados aqui, os três mais acima são hormônios liberadores ou inibidores da liberação produzidos pelos neurônios hipotalâmicos e os quatro mais abaixo são hormônios cerebrointestinais. Os círculos representam resíduos individuais identificados com o código de três letras dos aminoácidos (veja Quadro 3.7). TRH = hormônio liberador de TSH; GnRH = hormônio liberador de gonadotropina.

Dentro de suas respectivas células neurossecretoras, os hormônios neuro-hipofisários são ligados por covalência numa proporção 1:1 para moléculas de proteínas ricas em cisteínas chamadas **neurofisinas**, que existem como dois tipos principais, neurofisina I e neurofisina II. A ocitocina está associada com o tipo I e a vasopressina com o tipo II. As neurofisinas não têm atividade hormonal, embora sejam secretadas juntamente com os hormônios neuro-hipofisários. Supõe-se que as moléculas hormônio-neurofisinas sejam enzimaticamente clivadas quando liberadas no sangue, produzindo o hormônio neuro-hipofisário e a metade neurofisina. Assim, as neurofisinas parecem agir como proteínas de armazenamento, servindo para reter os hormônios nas glândulas secretoras até a liberação.

QUADRO 9.4
Formas variantes dos hormônios não-peptídicos neuro-hipofisários

Peptídeo	Posições dos resíduos de aminoácidos*									Grupo animal
	1	2	3	4	5	6	7	8	9	
Lisina-vasopressina	Cys	Tyr	Phe	Gln	Asn	Cys	Pro	Lys	Gly — (NH$_2$)	Porcos e relacionados
Arginina-vasopressina	Cys	Tyr	Phe	Gln	Asn	Cys	Pro	Arg	Gly — (NH$_2$)	Mamíferos
Ocitocina	Cys	Tyr	Ile	Gln	Asn	Cys	Pro	Leu	Gly — (NH$_2$)	Mamíferos
Arginina-vasotocina	Cys	Tyr	Ile	Gln	Asn	Cys	Pro	Arg	Gly — (NH$_2$)	Répteis, peixes e pássaros
Isotocina	Cys	Tyr	Ile	Ser	Asn	Cys	Pro	Ile	Gly — (NH$_2$)	Alguns teleósteos
Mesotocina	Cys	Tyr	Ile	Gln	Asn	Cys	Pro	Ile	Gly — (NH$_2$)	Répteis, anfíbios e peixes dipnóicos
Glumitocina	Cys	Tyr	Ile	Ser	Asn	Cys	Pro	Gln	Gly — (NH$_2$)	Alguns elasmobrânquios

*Os resíduos de cisteína nas posições 1 e 6 de cada peptídeo são ligados por uma ponte de dissulfeto.
Fonte: Frieden e Lipner, 1971.

MECANISMOS CELULARES DA AÇÃO HORMONAL

Como já observado, os hormônios produzem seus efeitos específicos em seus tecidos alvos por meio de proteínas receptoras especializadas localizadas dentro da célula ou na superfície celular. A maioria dos hormônios lipossolúveis (hidrofóbicos), como os hormônios esteróides e tireóideos, rapidamente penetra na membrana plasmática e se liga a receptores no citoplasma das células alvos. Por outro lado, hormônios lipoinsolúveis (hidrofílicos) não conseguem penetrar na membrana plasmática e portanto se ligam a receptores na superfície celular.

O mecanismo de ação intracelular de um hormônio depende de ele se ligar a receptores citoplasmáticos ou à superfície celular (Fig. 9.8):

- Hormônios lipossolúveis ligam-se a receptores citoplasmáticos, formando complexos hormônio-receptor que se translocam para o núcleo e agem diretamente no DNA da célula para efetuar alterações a longo prazo durando horas ou dias.
- Hormônios lipoinsolúveis ligam-se a receptores da superfície celular, freqüentemente induzindo a produção de um ou mais segundos mensageiros, que amplificam o sinal e mediam rapidamente respostas de curta duração por meio de várias proteínas efetoras.

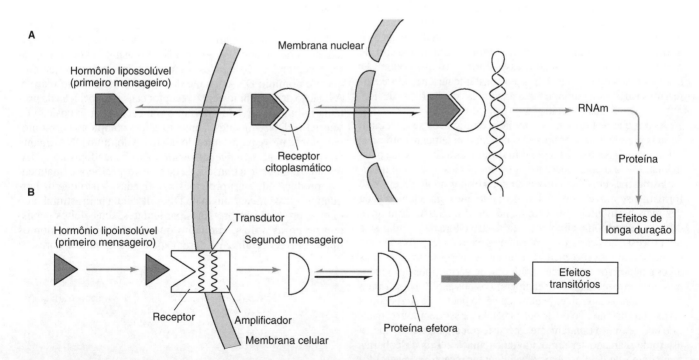

Fig. 9.8 Hormônios lipossolúveis e lipoinsolúveis diferem em seu modo primário de ação intracelular. **(A)** A maioria dos hormônios lipossolúveis movem-se através da membrana plasmática e se combinam com proteínas receptoras intracelulares, formando complexos ativos que agem na maquinaria genética para modular a expressão dos genes. **(B)** Hormônios lipoinsolúveis ligam-se a receptores da superfície celular, ativando uma via de sinalização intracelular que pode envolver um segundo mensageiro, que por sua vez se combina com outra molécula para produzir um complexo metabolicamente ativo. Embora sejam lipossolúveis, as prostaglandinas ligam-se a receptores da superfície celular. (Conceito de M.J. Berridge.)

QUADRO 9.5
Comparação entre hormônios lipossolúveis e lipoinsolúveis

Propriedade	Lipossolúvel		Lipoinsolúvel	
	Esteróides	Tiroxina	Peptídeos e proteínas	Catecolaminas
Regulação da síntese por *feedback*	Sim	Sim	Sim	Sim
Ligação a proteínas plasmáticas	Sim	Sim	Raramente	Não
Tempo de vida no plasma sanguíneo	Horas	Dias	Minutos	Segundos
Tempo de ação	Horas a dias	Dias	Minutos a horas	Segundos ou menos
Localização do receptor	Citossólico ou nuclear	Nuclear	Membrana plasmática	Membrana plasmática
Mecanismo de ação	Complexo hormônio-receptor estimula ou inibe a expressão genética		Ligação do hormônio desencadeia segundos mensageiros ou ativa atividades catalíticas intrínsecas	Ligação do hormônio causa alterações no potencial de membrana ativando a via do segundo mensageiro

Fonte: Adaptado de Smith et al., 1983, p. 358. Utilizado com permissão de McGraw-Hill.

As prostaglandinas são a exceção provando a regra de que a natureza do receptor, e não a do hormônio, determina o modo de ação. Embora lipossolúveis, as prostaglandinas ligam-se a receptores da superfície celular e têm um efeito de rápida e curta duração, similar ao dos hormônios lipoinsolúveis. O Quadro 9.5 resume algumas propriedades características dos principais tipos de hormônios lipossolúveis e lipoinsolúveis.

Hormônios Lipossolúveis e Receptores Citoplasmáticos

Os hormônios lipossolúveis esteróides e tireóideos são transportados na corrente sanguínea ligados a proteínas carreadoras. Sem esses carreadores, apenas pequenas quantidades desses hormônios poderiam dissolver-se no sangue, que é uma solução aquosa, e eles seriam removidos completamente pelos primeiros lipídeos encontrados casualmente na circulação. A associação de hormônios lipossolúveis com carreadores aumenta assim de modo acentuado a quantidade desses hormônios que podem ser transportados no sangue. A ligação constante de carreadores diferentes varia, assegurando taxas adequadas de liberação de hormônios para todos os tecidos alvos.

Assim que os hormônios esteróides e tireóideos se dissociam de suas proteínas carreadoras, eles podem rapidamente entrar nas células vizinhas e deixá-las por difusão através da membrana plasmática. Inicialmente, quase todos os hormônios aparecem no citoplasma, mas em células alvos complexos hormônio-receptor se formam e se movem no núcleo, de modo que com o tempo cada vez mais hormônios aparecem no núcleo (Fig. 9.9A). Embora a difusão de hormônios lipossolúveis dentro e fora das células seja um processo ao acaso, esses hormônios exercem efeitos somente em células alvos específicas. O entendimento sobre como células alvos e não-alvos se diferenciaram veio de vários tipos de evidências. Primeiro, estudos auto-radiográficos nos anos 60 mostraram que hormônios esteróides acumulam-se no núcleo de suas células alvos, mas não no núcleo de outras células. Esse acúmulo específico ocorre muito rapidamente e persiste por algum tempo após o esteróide marcado ser removido da circulação. Tais descobertas indicaram que células alvos devem conter receptores esteróides hormônio-específicos, que estão ausentes em células não-alvos.

Tais moléculas receptoras foram encontradas fracionando-se um tecido alvo incubado com um hormônio radiomarcado e separando-se os componentes com pesos moleculares diferentes por meio de centrifugação do gradiente de densidade da sacarose. O complexo hormônio-receptor pôde então ser identificado por radioatividade do hormônio marcado. Roger Gorski (1979) e colaboradores identificaram o receptor do estradiol desse modo, usando estradiol marcado e útero de rata como tecido alvo. Eles descobriram que o receptor, uma proteína com peso molecular de mais ou menos 200.000, se liga ao estradiol muito fortemente e está presente em tecidos uterinos mas não em outros tecidos. Mais significativa foi a observação de que substâncias que imitam a ação hormonal do estradiol no útero são todas ligadas por esta mesma proteína receptora. Outras proteínas receptoras têm então sido identificadas em tecidos alvos de outros hormônios lipossolúveis.

Todos os receptores citoplasmáticos que se ligam a hormônios lipossolúveis compartilham de um *domínio DNA-ligante* altamente conservado (Fig. 9.9B). Na ausência do hormônio, esses receptores estão ligados a uma proteína inibidora que bloqueia o domínio DNA-ligante do receptor, tornando-o inativo. A ligação do hormônio com o receptor causa dissociação da proteína inibidora, ativando portanto o receptor por exposição de seus sítios DNA-ligantes. Uma vez que o complexo hormônio-receptor se move para dentro do núcleo, o domínio DNA-ligante do receptor une *seqüências regulatórias* específicas no DNA, portanto regulando a transcrição de genes específicos e finalmente a produção de suas proteínas codificadas. Visto que os hormônios lipossolúveis atuam no DNA da célula para estimular ou inibir a produção de proteínas particulares, seus efeitos persistem de horas a dias, enquanto que os efeitos de hormônios lipoinsolúveis geralmente duram apenas de minutos a horas.

 Quais são as diferenças na regulação e na ação de hormônios lipossolúveis e lipoinsolúveis?

Hormônios Lipoinsolúveis e Sinalização Intracelular

Como já observado, a ligação do hormônio a muitos receptores da superfície celular desencadeia a produção de segundos men-

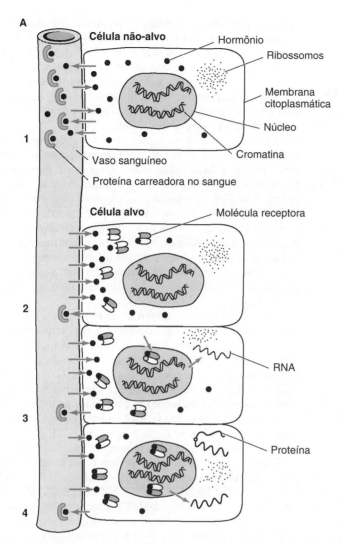
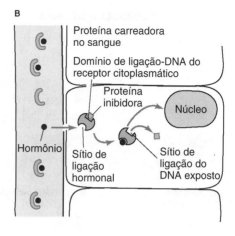

Fig. 9.9 Hormônios esteróides e tireóideos movem-se da corrente sanguínea para as células alvos, onde podem ligar-se a receptores específicos que têm uma estrutura de domínio comum. **(A)** Mecanismo de ação de hormônios lipossolúveis com receptores citoplasmáticos. Estes hormônios difundem-se ao acaso para dentro e para fora de células não-alvos sem interação ou ligação (1). Células alvos para um hormônio particular contêm receptores citoplasmáticos, constituídos de duas subunidades, específicas para aquele hormônio. A formação de complexos hormônio-receptor preferencialmente retém moléculas hormonais dentro de células alvos (2). Esses complexos acumulam-se então no núcleo, onde se ligam a elementos reguladores no DNA, na maioria dos casos estimulando a transcrição de genes específicos no RNA mensageiro correspondente (3). O RNA mensageiro resultante é então transformado em proteína pelos ribossomos (4). **(B)** Modelo da estrutura de domínio comum de receptores citoplasmáticos para hormônios lipossolúveis. Neste estado inativo, o receptor é ligado a uma proteína inibidora que bloqueia o domínio do DNA ligante do receptor. A ligação do hormônio ao receptor causa a dissociação da proteína inibidora, ativando portanto o receptor por exposição do sítio DNA ligante. (Parte A adaptada de O'Malley e Schrader, 1976.)

sageiros, que transduzem o sinal hormonal extracelular para a resposta celular. Apesar do grande número de hormônios conhecidos que estimulam a formação de segundos mensageiros, os mais importantes segundos mensageiros pertencem a apenas três grupos distintos (Fig. 9.10):

- Nucleotídeos monofosfato cíclicos (NMPc), como adenosina 3′,5′-monofosfato cíclico (AMPc) e a intimamente relacionada guanosina 3′,5′-monofosfato cíclico (GMPc)
- Fosfolipídeos de inositol, incluindo inositol-trifosfato (InsP$_3$) e diacilglicerol (DAG)
- Íons Ca^{++}

Primeiro iremos examinar os sistemas de sinalização intracelular, empregando cada um desses segundos mensageiros bem como sistemas de sinalização enzimática ligados à membrana, que não envolvem segundos mensageiros. Então veremos como os sistemas múltiplos podem interagir para produzir respostas teciduais complexas.

Sistemas de sinalização do nucleotídeo cíclico

O avanço da ciência geralmente depende de duas formas de progresso. Uma delas é o crescimento diário de conhecimento científico pelo acúmulo lento mas constante de dados em milhares de laboratórios. Tal progresso gradual representa de longe o grande esforço de toda a comunidade de cientistas. Este tipo de progresso geralmente se constrói sobre mudanças repentinas pouco freqüentes e muitas vezes não antecipadas que provêem novos critérios revolucionários ou pontos de partida. Tais mudanças abrem novos caminhos de indagações, que são então exploradas em detalhes pelo lento modelo de progresso passo a passo até que em um momento inesperado outra mudança maior promova nova pesquisa e novamente altere o curso da investigação diária.

Um exemplo desse salto gigante ocorreu em meados da década de 50 quando o recentemente falecido Earl W. Sutherland e colaboradores descobriram o papel do **AMP cíclico** (AMPc) como agente regulador intracelular. Em seus estudos iniciais

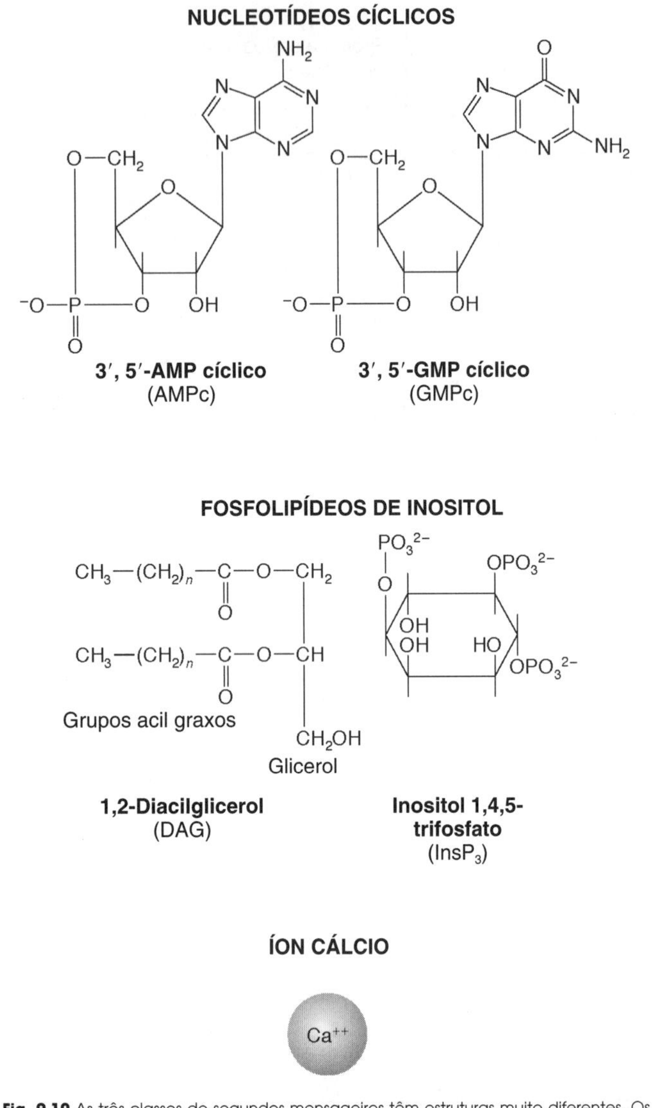

NUCLEOTÍDEOS CÍCLICOS

3′, 5′-AMP cíclico
(AMPc)

3′, 5′-GMP cíclico
(GMPc)

FOSFOLIPÍDEOS DE INOSITOL

1,2-Diacilglicerol
(DAG)

Grupos acil graxos
Glicerol

Inositol 1,4,5-trifosfato
(InsP$_3$)

ÍON CÁLCIO

Fig. 9.10 As três classes de segundos mensageiros têm estruturas muito diferentes. Os nucleotídeos cíclicos são sintetizados a partir de ATP e GTP. O DAG e o InsP$_3$ são produzidos por hidrólise de um precursor comum.

sobre o AMPc, Sutherland notou que a atividade da **adenilato-ciclase**, que catalisa a conversão do ATP em AMP, é aumentada quando certos hormônios são adicionados a homogeneizados de fígado livre de células ou preparações de células intactas. Ele então separou o homogeneizado livre de células em frações e descobriu que a atividade da adenilato-ciclase desaparecia se os fragmentos de membrana celular do homogeneizado fossem removidos. Foi subseqüentemente descoberto que a adenilato-ciclase está intimamente associada a um receptor hormonal na membrana. Note que os hormônios que estimulam a atividade da adenilato-ciclase o fazem sem entrar na célula; além disso, nem o ATP nem o AMPc penetram prontamente na membrana plasmática quando colocados no líquido extracelular.

A descoberta da estimulação hormonal da adenilato-ciclase forneceu a primeira evidência para uma ligação entre hormônios extracelulares e agentes reguladores intracelulares e levou à *hipótese do segundo mensageiro*. O hormônio age na superfície externa da membrana celular, enquanto o AMPc é produzido enzimaticamente a partir do ATP na superfície interna da membrana. O hormônio transmite seu sinal através da superfície da membrana sem ter que penetrá-la. As descobertas de Sutherland abriram caminho para uma compreensão totalmente nova dos processos reguladores em muitas áreas da bioquímica e da biologia celular. Outros pesquisadores subseqüentemente acumularam vastas quantidades de dados que confirmaram o papel do AMPc como agente regulador intracelular, mediando as ações de muitos hormônios e outros mensageiros extracelulares numa ampla variedade de respostas celulares.

O modelo geral dos eventos no sistema de sinalização do AMPc é mostrado na Fig. 9.11. O painel esquerdo delineia as séries de etapas de acoplamento neste sistema, que são similares àquelas do sistema inositol-fosfolipídeo. A ação de um sinal externo (*i. e.*, o primeiro mensageiro) com uma molécula receptora específica projetada da superfície externa da membrana da célula alvo ativa uma *proteína transdutora* que conduz sinais através da membrana. A proteína transdutora ativa então um *amplificador* que catalisa a formação de um segundo mensageiro. O segundo mensageiro liga-se a um *regulador* interno que controla vários *efetores*, resultando em resposta(s) celular(es).

Como mostrado no lado direito da Fig. 9.11, a via do AMPc empregada como o segundo mensageiro tem um receptor estimulador (R_e) e um inibidor (R_i), que se comunicam com o amplificador de adenilato-ciclase pela via de **proteínas G transdutoras**; proteína G estimuladora (G_e) e proteína G inibidora (G_i). Assim, a mensagem é transportada através da membrana por interações de três proteínas ligadas à membrana: os receptores, as proteínas G, e a adenilato-ciclase. A ligação do hormônio estimula a guanosina-trifosfato (GTP; um "parente" próximo do ATP) a ligar-se às proteínas G (daí seu nome). A Fig. 9.12 mostra que as proteínas G permanecem ativadas conforme se ligam ao GTP; elas são inativadas quando o GTP é hidrolisado em guanosina-difosfato (GDP). A hidrólise do ATP em AMPc pela adenilato-ciclase requer Mg^{++} e uma quantidade restante de Ca^{++}. Conforme o AMPc é produzido, ele se liga a uma subunidade reguladora inibitória da proteína-cinase A, provocando a dissociação da subunidade. Isto deixa a subunidade catalítica da proteína-cinase A livre para fosforilar proteínas efetoras usando ATP como a fonte de alta energia dos grupos fosfato. A fosforilação dessas proteínas efetoras pode aumentar ou inibir sua atividade, portanto induzindo resposta(s) celular(es). Algumas proteínas efetoras são enzimas, que catalisam novas reações químicas; outras são proteínas não-enzimáticas como canais de membrana, proteínas estruturais ou proteínas reguladoras (veja a parte inferior da Fig. 9.11).

Amplificação do sinal na via do AMPc Um dos principais problemas nas vias de sinalização intracelular é como amplificar o sinal produzido pela ligação dos hormônios de forma que poucas moléculas de hormônios possam influenciar a função de muitas moléculas dentro da célula. Como a ligação do hormônio pelo receptor ocorre de modo um para um, nenhuma amplificação acontece nesta etapa. Entretanto, a amplificação ocorre em vários estágios tardios na via do AMPc. Primeiro, uma única proteína receptora ativada pode ativar muitas moléculas de proteína G, que então ativam muitas moléculas de adenilato-ciclase, dessa forma amplificando o sinal extracelular. Em alguns casos, o hormônio pode permanecer ligado ao seu receptor por menos de 1 segundo, tempo insuficiente para este mecanismo de amplificação operar. Mas, como notado acima, a proteína G permanece ativa enquanto se liga ao GTP (p. ex., 10-15 segundos), fornecendo tempo suficiente para ocorrer a amplificação. Segun-

HORMÔNIOS: REGULAÇÃO E AÇÃO 291

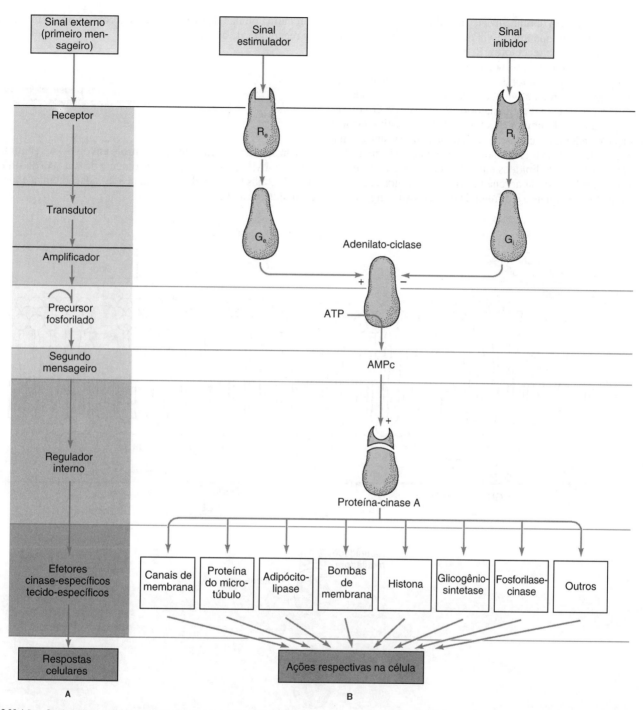

Fig. 9.11 A ligação de muitos hormônios a receptores acoplados à proteína G estimula ou diminui a produção do segundo mensageiro AMPc, que transduz o sinal em respostas celulares. **(A)** Etapas genéricas que resultam da ligação do hormônio pelo receptor de superfície à resposta celular. **(B)** Esboço condensado do sistema AMPc de segundo mensageiro. Receptores estimuladores e inibidores são indicados por R_e e R_i, respectivamente; proteínas transdutoras por G_e e G_i.

do, cada molécula de adenilato-ciclase ativada catalisa a conversão de muitas moléculas de alta energia de ATP em AMPc de baixa energia. Como esta reação envolve uma grande queda de energia livre, ela favorece a produção de AMPc (veja Cap. 3); a adenilato-ciclase, como todas as enzimas, acelera a taxa da reação. Assim, uma molécula de hormônio ligada a um receptor por curto período (i. e., 1 segundo ou menos) pode desencadear a geração de centenas de moléculas de AMPc. Cada molécula de AMPc se liga à subunidade reguladora da molécula de proteína-cinase A, liberando a subunidade catalítica que por sua vez catalisa a ativação de muitas moléculas efetoras, novamente amplificando o efeito. Por fim, muitos efetores são eles próprios enzimas, e assim uma quarta amplificação ocorre conforme eles agem em muitas moléculas de substrato. O papel das cascatas enzimáticas na amplificação de sinais extracelulares é discutido com mais detalhes no Destaque 9.2.

Controle das respostas celulares Outro problema com sistemas de segundos mensageiros é como reduzir ou terminar o sinal induzido por ligação do hormônio de forma que apenas uma resposta apropriada seja obtida em determinado tempo. Três mecanismos de controle operam na via do AMPc. Como já vimos, existem dois tipos de receptores, R_e e R_i, que ligam hormônios estimulantes e inibidores, respectivamente. É claro que os dois tipos de proteínas transdutoras, G_e e G_i, são ligados a R_e e R_i, respectivamente. Assim, a atividade da adenilato-ciclase pode ser aumentada por um sinal estimulatório (R_e através de G_e) ou reduzida por um sinal inibidor (R_i através de G_i). A estimulação e a inibição da adenilato-ciclase podem ocorrer na mesma célula, o resultado final dependendo da intensidade de cada sinal. Por exemplo, a quebra de lipídeos em células adiposas é acelerada em resposta à ligação da adrenalina com os adrenorreceptores β-estimulantes, enquanto é diminuída em resposta à ligação da adrenalina ou da adenosina aos adrenorreceptores α inibidores ou receptores de adenosina.

 Que fatores, à exceção dos hormônios, podem ativar os sistemas de segundos mensageiros descritos neste capítulo?

Um segundo mecanismo de controle envolve o nível intracelular de AMPc, que depende não somente de sua taxa de síntese de ATP, mas também de sua taxa de degradação em adenosina 5'-fosfato (AMP):

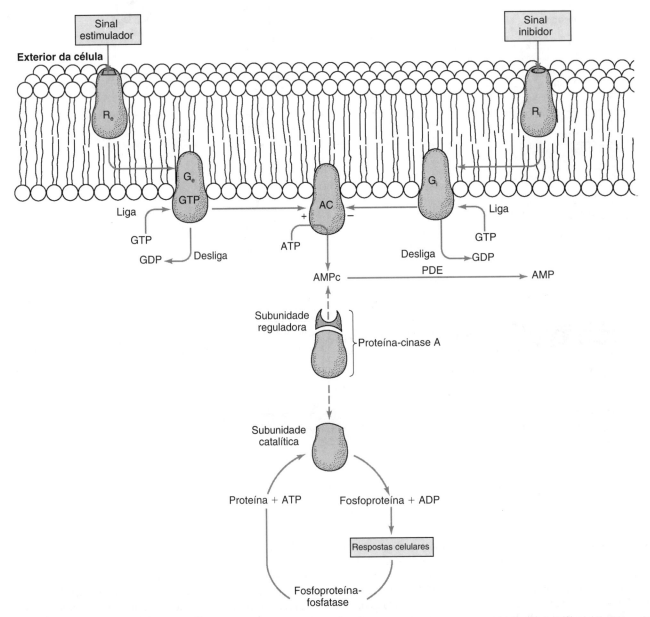

Fig. 9.12 A regulação da adenilato-ciclase (AC) na membrana estimulada por hormônio causa aumento ou diminuição nos níveis citossólicos de AMPc. A ligação de hormônios ou outros ligantes a seus receptores estimulantes ou inibidores (R_e e R_i, respectivamente) induz a ligação de GTP com as respectivas proteínas transdutoras, G_e e G_i. As proteínas G ativadas por GTP são então capazes de ativar ou inibir a atividade catalítica da adenilato-ciclase até o GTP ser desfosforilado enzimaticamente em difosfato de guanosina (GDP), e o efeito na ciclase cessa. A adenilato-ciclase ativada catalisa a conversão de ATP em AMPc, que se liga à subunidade reguladora da proteína-cinase A e a remove. A subunidade catalítica, uma vez livre de subunidades reguladoras inibidoras, pode fosforilar várias proteínas efetoras intracelulares, produzindo fosfoproteínas ativadas que mediam respostas celulares. Em tempo, o AMPc é degradado em AMP por uma fosfodiesterase (PDE), e as proteínas efetoras fosforiladas freqüentemente são desfosforiladas em suas formas inativas. Todos esses mecanismos reduzem ou finalizam os efeitos do sinal externo. (Adaptado de Berridge, 1985.)

$$ATP \xrightarrow{\;1\;} AMPc \xrightarrow{\;2\;} AMP$$

O equilíbrio entre a taxa de síntese do AMPc (etapa 1) e sua taxa de hidrólise (etapa 2) determina o nível de AMPc na célula. A etapa 1, em muitos tecidos, está sob o controle de sinais extracelulares que modulam a atividade da adenilato-ciclase. A etapa 2 é catalisada pela fosfodiesterase (PDE), que é ativada pelo Ca^{++} (veja Fig. 9.12). A atividade da PDE é diminuída por metilxantinas, cafeína ou teofilinas; assim, esses agentes aumentam a concentração intracelular de AMPc. A concentração basal de AMPc na célula varia de 10^{-12} M a mais de 10^{-7} M. A regeneração do ATP a partir do AMP é energizada por metabolismo intermediário, como descrito no Cap. 3.

Finalmente, a resposta celular a sinais extracelulares transduzidos por AMPc pode ser controlada por desfosforilação das proteínas efetoras fosforiladas. Essas proteínas efetoras, que diretamente medeiam a resposta celular, são fosforiladas pela subunidade catalítica da proteína-cinase A seguindo a ligação do hormônio. Elas são desfosforiladas pela fosfoproteína fosfatase, cuja atividade pode afetar a magnitude e a duração da resposta celular à estimulação hormonal. De modo interessante, a atividade da fosfoproteína fosfatase é indiretamente dependente do nível de AMPc, diminuindo conforme o nível de AMPc aumenta.

Diversidade das respostas mediadas por AMPc Desde a descoberta por Sutherland de que o AMPc age como o segundo mensageiro relacionando a mobilização de glicose para ação hormonal em células hepáticas, tem sido mostrado que ele funciona como um segundo mensageiro para numerosos outros hormônios. Para confirmar que o AMPc é o segundo mensageiro intracelular de um hormônio, pesquisadores freqüentemente usam dibutiril-AMPc, um análogo lipossolúvel que, diferente do AMPc, pode penetrar na membrana plasmática. Por exemplo, a observação de que a aplicação de dibutiril-AMPc em tecidos mimetiza os efeitos normalmente induzidos por um hormônio particular indica que o hormônio é ligado ao AMPc. Uma segunda abordagem é tratar tecidos com metilxantinas, que bloqueiam a fosfodiesterase, dessa forma elevando os níveis de AMPc. A descoberta de que tal tratamento aumenta a resposta a um hormônio particular também fornece evidência de que ele opera por meio do AMPc.

Os vários hormônios ligados ao AMPc induzem múltiplos efeitos fisiológicos (Quadro 9.6). Como, você pode perguntar, pode o mesmo segundo mensageiro mediar tais respostas bioquímicas e fisiológicas diversas? A chave para a especificidade dos efeitos hormonais está na distribuição nos tecidos de proteínas efetoras que podem ser fosforiladas pela proteína-cinase A dependente de AMPc. Embora o AMPc possa mediar a ativação de uma ampla variedade de efetores (veja parte inferior da Fig. 9.11), nem todos os tecidos contêm todos os efetores. Por exemplo, várias proteínas efetoras estimuladas por hormônio envolvidas no processo de secreção estão presentes em tecidos secretores mas não em tecidos não-secretores.

Antigamente foi postulado que o AMPc ativava várias proteínas-cinases diferentes, cada uma específica para uma diferente fosfoproteína. Entretanto, estudos mais recentes mostram que a subunidade catalítica isolada de um tipo de tecido em uma espécie animal pode substituir a subunidade catalítica endógena em tecidos de espécies animais completamente não relacionadas. Esses achados sugerem que há essencialmente um único tipo de

QUADRO 9.6
Algumas respostas induzidas por hormônio mediadas pela via do AMPc

Sinal	Tecido	Resposta celular
Estimulador		
Adrenalina (receptores β)	Músculo esquelético	Quebra de glicogênio
	Células adiposas	Quebra aumentada de lipídeos
	Coração	Freqüência cardíaca e força de contração aumentadas
	Intestino	Secreção de líquido
	Músculo liso	Relaxamento
Hormônio estimulante da tireóide (TSH)	Glândula tireóide	Secreção de tiroxina
Vasopressina	Rim	Reabsorção de água
Glucagon	Fígado	Quebra de glicogênio
Serotonina	Glândula salivar (varejeira)	Secreção de líquido
Prostaglandina I_1	Plaquetas sanguíneas	Inibição da agregação e secreção
Inibidores		
Adrenalina (receptores α_2)	Plaquetas sanguíneas	Estimulação da agregação e da secreção
	Células adiposas	Diminuição da quebra de lipídeos
Adenosina	Células adiposas	Diminuição da quebra de lipídeos

Fonte: Berridge, 1985.

proteína-cinase AMPc-dependente, a proteína-cinase A, cuja estrutura foi notavelmente bem preservada através do curso da evolução.

Mobilização de glicose estimulada por hormônio Vamos dar uma olhada mais minuciosa na via do AMPc envolvida na mobilização de glicose a partir do glicogênio estimulada por hormônio. A seqüência de reações neste sistema, originalmente investigada por Sutherland e seus colaboradores, foi estudada detalhadamente. O hormônio glucagon estimula a quebra do glicogênio em glicose-6-fosfato (**glicogenólise**) no fígado, e a adrenalina faz o mesmo em músculo esquelético e cardíaco; esses hormônios também inibem a síntese de glicogênio a partir da glicose (**glicogênese**) e estimulam a formação da glicose a partir do lactato e de aminoácidos (**neoglicogênese**). Assim, o efeito resultante da estimulação hormonal é aumento na glicose sanguínea.

A Fig. 9.13 delineia os passos entre a ligação do glucagon (no fígado) e a adrenalina (em músculo cardíaco e esquelético) e o aumento resultante na glicose sanguínea. A ligação de cada hormônio ao adrenorreceptor β ligado à membrana ativa a adenilato-ciclase, resultando numa taxa aumentada de síntese de AMPc a partir do ATP (etapas 1 e 2). A ação imediata do AMPc é a ativação da proteína-cinase A (etapa 3). Estas três etapas parecem ser o comum para todos os sistemas regulados por AMPc. Uma vez ativada, a proteína-cinase A pode catalisar a fosforilação de outra enzima, **fosforilase cinase** (etapa 4), ativando-a desse modo. A fosforilase cinase-PO_4 por sua vez catalisa a fosforilação da fosforilase *b* para formar a enzima ativa, chamada **fosforilase *a*** (etapa 5). É a última enzima que cliva o glicogênio com adi-

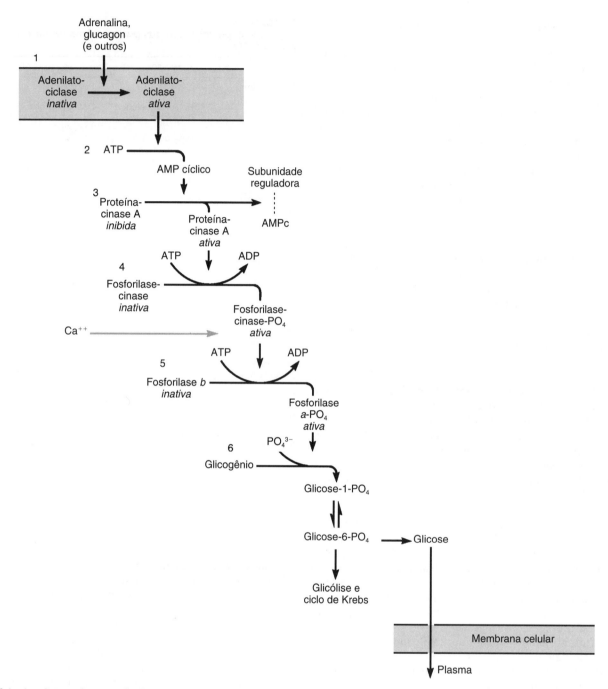

Fig. 9.13 A adrenalina e o glucagon estimulam a quebra de glicogênio em glicose (glicogenólise) no músculo e no fígado, respectivamente. A ligação do hormônio aos adrenorreceptores β desencadeia uma seqüência de reações nas quais várias enzimas são convertidas de uma forma inativa em ativa. Como resultado dessa cascata enzimática, o sinal original é muito amplificado. Veja texto para discussão. (Adaptado de Goldberg, 1975.)

ção de PO_4^{3-} para formar glicose-1-fosfato (etapa 6). Nas células, a glicose-1-fosfato é prontamente convertida em glicose-6-fosfato, que entra na via glicolítica ou é desfosforilada em glicose, que é transportada através da membrana plasmática na corrente sanguínea.

A proteína-cinase A dependente de AMPc que estimula a formação da fosforilase *a* também atua de modo indireto para inibir a glicogênio-sintetase, a enzima que catalisa a polimerização da glicose em glicogênio. Assim, um aumento estimulado por hormônio no AMPc intracelular estimula a quebra do glicogênio e inibe sua síntese. Este efeito sinergístico é importante, por manter o aumento na glicose direcionando, por ação da massa, a nova síntese do glicogênio a partir da glicose. De modo inverso, uma diminuição no AMPc inibe a quebra do glicogênio e estimula sua síntese. Este exemplo ilustra que múltiplos efeitos mediados por AMPc podem ocorrer simultaneamente numa única célula. O Destaque 9.2 descreve a amplificação do sinal hormonal durante a mobilização de glicose.

GMPc como segundo mensageiro Além do AMPc, a maioria das células animais também pode usar **GMP cíclico** (GMPc) como segundo mensageiro (veja Fig. 9.10). A concentração intracelular de GMPc é um décimo ou menos do que a do AMPc. A via sinalizadora do GMPc não é bem compreendida, mas ela é claramente distinta da via do AMPc em alguns aspectos. A guanilato-ciclase, que catalisa a produção de GMPc a partir do ATP análogo do GTP, pode ocorrer em duas formas, uma ligada à membrana plasmática e uma livre no citoplasma. Em contraste, a adenilato-ciclase está sempre ligada à membrana plasmática. As duas enzimas também diferem em suas respostas ao Ca^{++}. Estudos com guanilato-ciclase isolada indicam que a enzima é inativada em baixas concentrações de Ca^{++} e se torna progressivamente mais ativa conforme a concentração de Ca^{++} é aumentada. Preparações isoladas de adenilato-ciclase, por outro lado, são mais ativas em baixas concentrações de Ca^{++} e são inibidas por altas concentrações. Além disso, a concentração de Ca^{++} fornecendo atividade enzimática ótima é mais baixa para adenilato-ciclase do que para guanilato-ciclase. Em vista da diferença nas respostas dessas duas enzimas ao Ca^{++}, as concentrações relativas de AMPc e GMPc podem, a princípio, ser influenciadas por concentrações intracelulares de Ca^{++} livre. Além disso, a maior dependência da síntese de GMPc em Ca^{++} sugere que em alguns sistemas o Ca^{++} intracelular atua como segundo mensageiro para estimular a produção de GMPc; nesse caso, o GMPc iria, de fato, agir como terceiro mensageiro. Como o AMPc, o GMPc ativa uma proteína-cinase específica, a proteína-cinase G, que então fosforila proteínas efetoras na célula.

A estimulação hormonal do mesmo tipo de receptor pode simultaneamente induzir alterações nos níveis de AMPc e GMPc. Por exemplo, a estimulação dos adrenorreceptores β do cérebro, dos linfócitos, do músculo cardíaco e do músculo liso simultaneamente produz aumento no nível de AMPc e queda no nível de GMPc. De modo oposto, a estimulação dos receptores muscarínicos da acetilcolina nesses tecidos resulta em queda no nível de AMPc mas em aumento no nível de GMPc. Em alguns tecidos, o AMPc e o GMPc exercem ações fisiológicas opostas. Por exemplo, a freqüência e a força do batimento cardíaco são aumentadas por aumento no AMPc induzido pela adrenalina, mas diminuídas por aumento no GMPc induzido por acetilcolina.

Sistemas de sinalização inositol-fosfolipídeo
No início da década de 50, foi descoberto que algumas moléculas sinalizadoras extracelulares estimulam a incorporação de fosfato radioativo em fosfatidilinositol (PI), um fosfolipídeo menor nas membranas celulares. Este achado levou M. R. Hokin e L. E. Hokin (1953) a sugerir que fosfolipídeos de inositol (fosfoinositídeos) desempenham um papel nas ações hormonais. Desde então, fosfolipídeos de inositol atravessaram períodos de interesse, negligência, controvérsia e, no início dos anos 80, aceitação como importantes segundos mensageiros na transdução de muitos sinais hormonais e outros extracelulares numa ampla variedade de respostas celulares.

 Por que você acha que o cálcio, em vez de qualquer outro íon, se tornou o mensageiro intracelular central nos sistemas biológicos?

A Fig. 9.14 resume a cadeia de eventos que ligam sinais extracelulares a respostas intracelulares por meio de sistema de sinalização fosfolipídeo de inositol (PI). Embora não bem compreendido como a via do AMPc, este sistema de mensageiros lipídicos tem certos aspectos gerais remanescentes da cascata do AMPc, que pode ser vista por comparação da Fig. 9.14A com a 9.11A. Em ambos os casos, a membrana abriga um receptor, uma proteína G transdutora, e uma enzima amplificadora, que catalisa a formação de moléculas tipo segundos mensageiros de precursores fosforilados. Esses segundos mensageiros por sua vez ativam reguladores internos, primeiramente proteínas-cinases, que então ativam várias moléculas efetoras cinase-específicas e tecido-específicas.

Uma visão mais detalhada da Fig. 9.14 revela os aspectos distintos da via PI. Diferente do sistema do AMPc, que tem proteínas G estimulantes e inibidoras, o sistema PI tem somente proteína G estimulante. A estimulação desta proteína, experimentalmente chamada G_p, induz ativação do fosfoinositídeo-específico *fosfolipase C* (PLC), a enzima amplificadora na via do PI. (G_p é similar mas não idêntica à G_e, que ativa a adenilato-ciclase na via do AMPc.) A PLC hidrolisa o fosfatidilinositol 4,5-bifosfato (PIP_2) em dois maiores segundos mensageiros, o **inositol-trifosfato ($InsP_3$)** e o **diacilglicerol** (DAG). Um aspecto marcante do sistema PI é que o PIP_2, o precursor para produção de segundos mensageiros, é ele mesmo um constituinte de membrana. Um fosfolipídeo conduzindo três grupos fosfato, o PIP_2 está localizado primeiramente na metade interna da bicamada lipídica, onde pode entrar em contato com a fosfolipase C ligada à membrana (Fig. 9.15). Uma vez formado, o IP_3 solúvel em água difunde-se da membrana para o citossol; o outro segundo mensageiro, DAG, é lipoinsolúvel e permanece na metade citoplasmática da membrana plasmática. Esses dois segundos mensageiros subseqüentemente seguem suas próprias vias, mas as duas partes do sistema PI algumas vezes colaboram na produção de uma resposta celular. O $InsP_3$ e o DAG são rapidamente metabolizados, e seus produtos de degradação são usados para reabastecer PIP_2.

O $InsP_3$ age nas reservas de cálcio intracelular tal como no retículo endoplasmático (chamado retículo sarcoplasmático no músculo). Uma parte do $InsP_3$ é fosforilada para formar inositol 1,3,4,5-tetracisfosfato ($InsP_4$), que aumenta a entrada de Ca^{++} do exterior da célula para dentro através de canais de Ca^{++} na membrana plasmática. O Ca^{++} liberado pelo $InsP_3$ age como outro mensageiro e assim pode ser considerado um terceiro mensageiro neste sistema. Por exemplo, o Ca^{++} liga-se à troponina C (TnC) e à calmodulina (CaM) ativando-as, da mesma forma que ocorre com diversas outras moléculas reguladoras e efetoras (veja Fig. 9.14). Como discutiremos no Cap. 10, Ca^{++}/TnC estimula diretamente a contração muscular. Ca^{++}/calmodulina pode agir como uma proteína efetora ou se ligar e ativar várias enzimas e outras proteínas efetoras, das quais a mais estudada é Ca^{++}/calmodulina-cinase. Tais proteínas induzem várias respostas celulares através de diferentes mecanismos.

As ações do DAG, o outro segundo mensageiro do sistema PI, ocorrem na membrana plasmática, na qual moléculas de DAG podem mover-se lateralmente por difusão. O DAG tem dois papéis potenciais na sinalização. Primeiro, pode ser clivado para liberar ácido araquidônico, um precursor na síntese de prostaglandinas e outros eicosanóides biologicamente ativos. Segundo, e mais importante, o DAG ativa a proteína-cinase C ligada à membrana por um mecanismo análogo ao da ativação da proteína-cinase A por AMPc. Embora a proteína-cinase C ocorra tanto no citossol quanto na porção interna da membrana celular, ela somente pode ser ativada quando associada à membrana. A ativação da proteína-cinase C pelo DAG depende do Ca^{++} e da fosfatidilserina (PS), outro fosfolipídeo constituinte da membrana. A ligação do DAG e da PS à proteína-cinase C, localizada na metade citoplasmática da membrana, aumenta a afinidade da enzima pelo Ca^{++}; como resultado, a proteína-cinase C pode ser ativada nas usuais concentrações baixas de Ca^{++} presentes no

296 HORMÔNIOS: REGULAÇÃO E AÇÃO

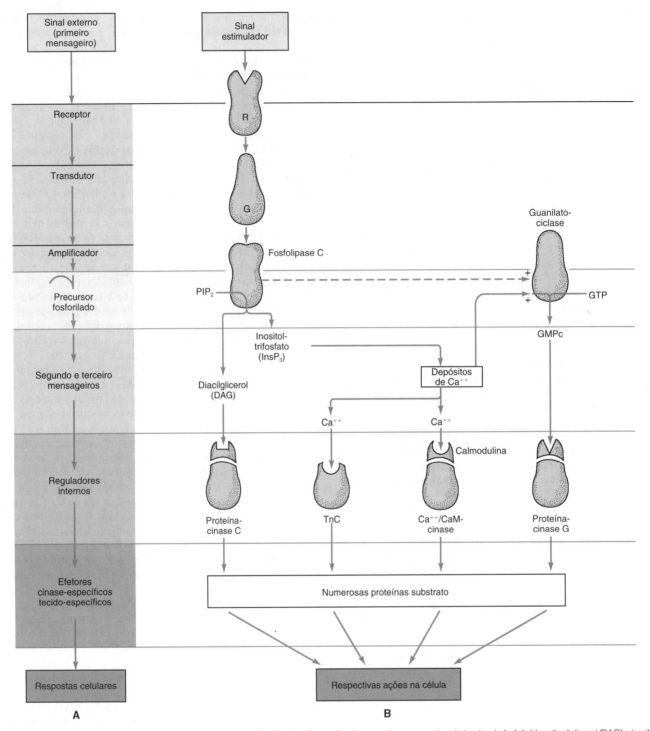

Fig. 9.14 A ligação de hormônios por alguns receptores ligados à proteína G induz a formação dos segundos mensageiros derivados de fosfolipídeo diacilglicerol (DAG) e inositol-trifosfato (InsP$_3$). **(A)** Esquema geral da via fosfolipídeo de inositol, que é quase idêntica à via do AMPc (veja Fig. 9.11A). **(B)** Resumo condensado do sistema de segundo mensageiro fosfolipídeo de inositol. A enzima amplificadora nesta via é a fosfolipase C fosfoinositídeo-específica (PLC). A ativação direta da guanilato-ciclase pela PLC (via tracejada) não está completamente estabelecida. Note que o Ca^{++} mobilizado das reservas intracelulares pode ativar a troponina C (TnC), formar um complexo com a calmodulina (CaM) que ativa Ca^{++}/cinase dependente de calmodulina (Ca^{++}/CaM-cinase), promover ativação da proteína-cinase C ou aumentar a produção de GMPc por estimulação da guanilato-ciclase ligada à membrana.

citossol. Assim, a ativação da proteína-cinase C requer dois mensageiros intracelulares, DAG e Ca^{++}, e ambos podem ser induzidos pelo mesmo sinal extracelular.

Dentre as respostas específicas de tecido induzidas por hormônios por meio do fosfolipídeo de inositol estão as seguintes (Berridge, 1985):

- Quebra de glicogênio do fígado estimulada pela vasopressina
- Síntese de DNA em fibroblastos estimulada por fatores de crescimento
- Secreção de prolactina da glândula pituitária anterior estimulada pelo hormônio liberador da tireotropina

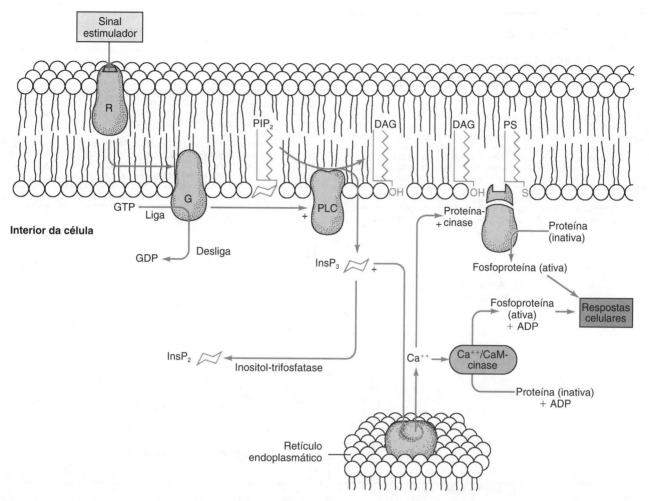

Fig. 9.15 No sistema fosfolipídeo de inositol, um segundo mensageiro age na membrana e o outro no citossol. A ligação hormonal induz a formação do par GTP-proteína G ativada, que ativa a fosfolipase C fosfoinositídeo-específica (PLC). A PLC então catalisa a hidrólise de fosfatidilinositol 4,5-bifosfato (PIP$_2$) da membrana em diacilglicerol (DAG), que permanece na membrana, e o inositol-trifosfato (InsP$_3$), que se difunde no citossol. O DAG promove a ativação da proteína-cinase C ligada à membrana; essa ativação também requer Ca^{++} e fosfatidilserina (PS), outro fosfolipídeo da membrana. O InsP$_3$ promove a liberação de Ca^{++} dos depósitos de armazenamento intracelular como o retículo endoplasmático. O Ca^{++} livre tem numerosas funções reguladoras, incluindo a estimulação da Ca^{++}/calmodulina-cinase (Ca^{++}/CaM-cinase). (Adaptado de Berridge, 1985.)

Sistemas sinalizadores de Ca^{++}

A concentração de Ca^{++} livre no citossol pode ser aumentada de duas formas: (1) liberação de Ca^{++} de reservas intracelulares de cálcio como o retículo endoplasmático (chamado retículo sarcoplasmático no músculo) e (2) influxo de Ca^{++} do exterior celular através de canais de Ca^{++} na membrana plasmática. Como descrito na seção anterior, o InsP$_3$ estimula a liberação de cálcio das reservas intracelulares de cálcio. Foi mostrado que a entrada de Ca^{++} do exterior da célula, através dos canais de Ca^{++} na membrana plasmática, é estimulada pelo InsP$_4$, por fosforilação do canal de Ca^{++} pela cinase AMPc-dependente, por estimulação elétrica ou por ativação do próprio receptor, que discutiremos depois.

Nas últimas décadas, tornou-se claro que o Ca^{++} desempenha um papel importante e ubíquo tanto como agente regulador intracelular quanto como mensageiro ligando sinais externos a respostas celulares. Duas características importantes das células permitem que o Ca^{++} funcione efetivamente na regulação e na sinalização celular: (1) a capacidade das células de aumentar e diminuir o nível intracelular de Ca^{++} sobre uma ampla variação de concentrações e (2) a presença dentro das células de numerosas proteínas cujas atividades são moduladas pela ligação do Ca^{++}. Primeiro, discutiremos esses aspectos do papel do cálcio na célula e então veremos como o Ca^{++} funciona como segundo mensageiro.

Modulação da concentração intracelular de Ca^{++} A maioria dos íons Ca^{++} que entram na célula é rapidamente ligada a sítios aniônicos em moléculas de proteína no citossol; apenas pequena percentagem dos íons permanece ionizada e livre para difundir-se. Como resultado, embora o conteúdo total de Ca^{++} da maioria das células seja por volta de 1 mM (10^{-3} M), a concentração de Ca^{++} livre ionizado no citossol é mantida em níveis extraordinariamente baixos, geralmente abaixo de 10^{-7}M. (Note que, a menos que indicado de outra forma, as referências aos níveis intracelulares de Ca^{++} e outros íons referem-se a íons livres não ligados.) A vantagem dessa concentração intracelular de Ca^{++} muito baixa é simples: o influxo de pouca quantidade de Ca^{++} do espaço extracelular produz aumento muito grande na concentração de Ca^{++} livre no citossol. Este conceito é ilustrado pela comparação de alterações relativas na concentração intracelular de Ca^{++} e Na$^+$ que resultam da entrada de quantidades iguais desses dois tipos de íons em resposta a aumento transitório na permeabilidade da membrana plasmática aos dois íons (Fig. 9.16). Dessa forma, a liberação de pequenas quantidades de Ca^{++} das reservas intracelulares de cálcio causa aumento re-

DESTAQUE 9.2
AMPLIFICAÇÃO POR CASCATAS ENZIMÁTICAS

A via de sinalização do AMPc estimulada pela ligação da adrenalina ou do glucagon que resulta em quebra do glicogênio exemplifica a amplificação da ação hormonal pelas cascatas enzimáticas. A via entre a ligação hormonal e a quebra do glicogênio é mais complexa (veja Fig. 9.13). Seria mais simples, é claro, para o AMPc ativar a enzima final diretamente na seqüência, dessa forma poupando várias etapas nesta seqüência de múltiplas etapas. Por outro lado, o grande número de etapas faz sentido se considerarmos a necessidade da amplificação — isto é, pela produção de um grande efeito em resposta a poucas moléculas de hormônios.

O diagrama mostra as etapas nesta via na qual ocorre *amplificação bioquímica*. As etapas 1, 2, 4 e 5 envolvem uma *reação de ativação* que converte uma molécula cataliticamente inativa (ou fracamente ativa) em uma enzima ativa. O resultado é uma amplificação progressiva por meio de quatro etapas. Além disso, cada molécula do efetor final nesta via, fosforilase *a*, pode ela mesma converter muitas moléculas de glicogênio em glicose-1-fosfato. Se tradicionalmente se supõe que cada molécula de enzima ativada catalisa a ativação de 100 moléculas na próxima etapa, então as cinco etapas da amplificação produziriam uma amplificação total de 10^{10}. Isto é, a interação de uma molécula de glucagon ou adrenalina com seu receptor de membrana no fígado ou nas células musculares pode resultar na mobilização de mais ou menos 10.000.000.000 ou mais moléculas de glicose.

A concentração intracelular basal de AMPc, a chave para a transmissão do sinal da membrana para o citossol, é muito baixa (10^{-12} a 10^{-8} M). Assim, a produção induzida por hormônio de apenas um pequeno número absoluto de moléculas de AMPc representará um grande aumento na percentagem da sua concentração. A ligação de apenas poucas moléculas de hormônios, portanto, pode produzir alterações significativas nos níveis de AMPc e finalmente mobilizar grandes quantidades de glicose a partir do glicogênio em pouco tempo.

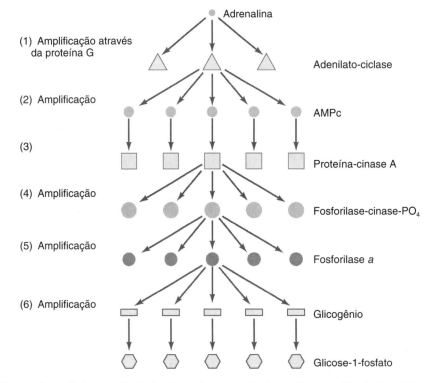

As cascatas enzimáticas amplificam muito a ação hormonal. Na via de estimulação hormonal da glicogenólise, a amplificação bioquímica ocorre em várias etapas, de modo que a ligação de uma molécula de adrenalina ou glucagon pode produzir 10^{10} moléculas de glicose-1-fosfato. Tal cascata de etapas amplificadoras na forma de uma série de reações ativadas por enzima pode explicar os potenciais extremamente altos de muitos hormônios. Veja Fig. 9.13 para a seqüência de reações. (Adaptado de H.D. Lodish et al., 1995.)

lativamente grande na concentração de Ca^{++} livre no citossol. Assim, a célula mantém o nível de Ca^{++} citossólico extremamente baixo, permitindo aumento equivalente a dez vezes como conseqüência do fluxo de Ca^{++} para dentro da célula ou para fora das reservas intracelulares de cálcio.

Uma vez que a concentração extracelular de Ca^{++} é tipicamente cerca de 10^{-3} M, o gradiente eletroquímico favorece a entrada de Ca^{++} nas células. A célula tem dois mecanismos primários para remover o excesso de Ca^{++} do citossol, portanto mantendo baixo o nível de Ca^{++} livre: transporte ativo primário e secundário do Ca^{++} através da membrana plasmática para o exterior (veja Cap. 4) e movimento de íons Ca^{++} para o retículo endoplasmático por meio de uma bomba de Ca^{++} na membrana do retículo. Dois mecanismos adicionais ajudam a manter o nível de Ca^{++} intracelular para que não se torne transitoriamente muito alto. Primeiro, várias proteínas citossólicas se ligam ao Ca^{++} quando o nível de Ca^{++} aumenta e liberam Ca^{++} quando o nível diminui. De fato, essas proteínas "tamponam" a concentração de Ca^{++}, limitando perturbações nos níveis de Ca^{++} livre, assim como tampões de pH limitam alterações nos níveis de H^+ livre. Segundo, quando o nível de Ca^{++} citossólico se torna anormalmente alto, a mitocôndria pode obter Ca^{++} em troca de H^+.

Certos avanços técnicos têm sido essenciais no estudo de efeitos fisiológicos das alterações nas concentrações intracelulares de Ca^{++}. Um desses avanços foi a descoberta em 1963 da proteína da água-viva **aequorina**, que emite luz quando se junta ao

HORMÔNIOS: REGULAÇÃO E AÇÃO

A

$$\text{Ca}^{++}$$

↓ Influxo

$$\underset{[\text{Ca}^{++}]_{\text{inic}}}{10^{-8}\,\text{M}} + \underset{\Delta[\text{Ca}^{++}]}{10^{-6}\,\text{M}} = \underset{[\text{Ca}^{++}]_{\text{final}}}{1{,}01 \times 10^{-6}\,\text{M}}$$

$$\frac{[\text{Ca}^{++}]_{\text{final}}}{[\text{Ca}^{++}]_{\text{inic}}} = \frac{1{,}01 \times 10^{-6}}{10^{-8}} \approx 100 \times \text{Inicial } [\text{Ca}^{++}]$$

B

$$\text{Na}^{++}$$

↓ Influxo

$$\underset{[\text{Na}^{+}]_{\text{inic}}}{10^{-2}\,\text{M}} + \underset{\Delta[\text{Na}^{+}]}{10^{-6}\,\text{M}} = \underset{[\text{Na}^{+}]_{\text{final}}}{1{,}0001 \times 10^{-2}\,\text{M}}$$

$$\frac{[\text{Na}^{+}]_{\text{final}}}{[\text{Na}^{+}]_{\text{inic}}} = \frac{1{,}0001 \times 10^{-2}}{10^{-2}} \approx 1 \times \text{Inicial } [\text{Na}^{+}]$$

Fig. 9.16 A concentração intracelular de Ca^{++} livre é elevada muitas vezes pelo influxo de pequenas quantidades de Ca^{++}. **(A)** Neste exemplo, a baixa concentração intracelular inicial de Ca^{++}, $(\text{Ca}^{++})_{\text{inic}}$, de $10^{-8}\,\text{M}$ é aumentada 100 vezes por um influxo transitório, $\Delta\,(\text{Ca}^{++})$, equivalente a um aumento de $10^{-6}\,\text{M}$. **(B)** Como a $(\text{Na}^{+})_{\text{inic}}$ é agora $10^{-2}\,\text{M}$, um aumento de $10^{-6}\,\text{M}$, $\Delta\,(\text{Na}^{+})$, virtualmente não produz nenhuma alteração na concentração intracelular de Na^{+}.

Ca^{++}. Uma vez que a luz pode ser medida com instrumentos muito sensíveis, a injeção de aequorina nas células forneceu meios de detecção de alterações por minuto no nível de Ca^{++} livre intracelular. Mais recentemente, corantes sensíveis ao cálcio (p. ex., arsenazo III) e moléculas fluorescentes sensíveis ao cálcio (p. ex., quin-2 e fura-2) abriram novas possibilidades para a medida óptica sensível dos níveis de Ca^{++} em células vivas isoladas.

Proteínas ligadas ao Ca^{++} Outro importante aspecto característico de controle e sinalização intracelular mediado por Ca^{++} é a presença de múltiplos sítios ligadores de Ca^{++} em certas enzimas e várias proteínas reguladoras. Esses sítios de ligação especializados têm afinidade muito grande pelo Ca^{++}, permitindo ligação fechada do cátion em concentrações muito baixas de Ca^{++} livre. Os sítios ligadores de Ca^{++} em todas essas proteínas consistem em resíduos de aminoácidos acídicos que são negativamente carregados e ricos em átomos de oxigênio. Os átomos de oxigênio, transportando cargas completamente ou parcialmente negativas, ocorrem em uma alça da cadeia peptídica, de modo que seis a oito átomos de oxigênio formam uma cavidade do tamanho exato para abrigar o íon cálcio carregado positivamente (Fig. 9.17A). De fato, por volta de 70% das seqüências inteiras de aminoácidos de várias proteínas reguladoras ligadas ao Ca^{++} são homólogas.

A ligação do Ca^{++} a essas proteínas geralmente resulta em alteração conformacional na molécula. Esta alteração na conformação pode produzir um efeito alostérico que altera as propriedades da molécula. Por exemplo, ligação do Ca^{++} à troponina C, que é encontrada apenas em músculo estriado, causa uma alteração conformacional na molécula que inicia uma série de mudanças que promovem a contração, fenômeno que é importante na regulação da contração do músculo estriado de vertebrados. No Cap. 10 discutiremos em detalhes a troponina C, proteína reguladora ligada ao Ca^{++} que foi primeiramente descoberta.

A **calmodulina**, uma proteína ligada ao Ca^{++} intimamente relacionada à troponina C, está praticamente presente em grandes quantidades em todo o tecido eucariótico examinado até este ponto. Funciona como uma proteína reguladora intracelular multifuncional, mediando a maioria dos processos regulados por Ca^{++}. A cadeia única de polipeptídeos da calmodulina, que consiste em 148 resíduos de aminoácidos, contém quatro sítios ligados ao Ca^{++} (Fig. 9.17B). A ligação do Ca^{++} a todos os qua-

tro sítios produz um complexo Ca^{++}/calmodulina que pode ligar-se a numerosas enzimas e a proteínas efetoras e ativá-las (Fig. 9.17C). Por exemplo, Ca^{++}/calmodulina liga-se à subunidade reguladora de Ca^{++}/calmodulina-cinase. Uma vez livre de sua subunidade reguladora, a subunidade catalítica de Ca^{++}/calmodulina-cinase pode fosforilar resíduos de serina e treonina em várias proteínas efetoras, que induzem respostas celulares (veja Fig. 9.14). Outras enzimas e processos celulares regulados por Ca^{++}/calmodulina são mostrados na Fig. 9.18. Note que o complexo Ca^{++}/calmodulina ativa a cadeia leve da miosina-cinase, uma proteína que regula a contração no músculo liso de vertebrados; esta função é um tanto análoga à da troponina C em músculo estriado de vertebrados.

Papel do Ca^{++} como segundo mensageiro Anteriormente, aprendemos que o Ca^{++} atua como terceiro mensageiro no sistema do fosfolipídeo de inositol. A estimulação de outros sistemas receptores resulta em influxo dc Ca^{++}, quc cntão pode agir como segundo (e único) mensageiro, como ilustrado na Fig. 9.19. Vários sinais podem ativar as vias de segundo mensageiro do Ca^{++}. Por exemplo, a ativação de adrenorreceptores α pela adrenalina no fígado e nas glândulas salivares de mamíferos estimula o influxo de Ca^{++} por meio da abertura de canais de Ca^{++} na membrana plasmática, enquanto a despolarização da membrana promove a abertura de canais de Ca^{++} no músculo.

Sistemas de sinalização membrana-enzima

Alguns receptores de superfície celular parecem sinalizar diretamente a célula através de sua atividade enzimática intrínseca. Tais receptores têm um domínio ligado a um ligante na superfície extracelular da membrana plasmática e um domínio catalítico na superfície intracelular. A ligação de um sinal externo a este tipo de receptor desencadeia uma alteração conformacional que faz com que o domínio catalítico se torne ativado. O domínio catalítico ativado, por sua vez, induz novas alterações intracelulares que resultam nas respostas celulares.

Até agora, foram identificados receptores da superfície celular com proteínas-cinases intrínsecas ou atividade guanilato-ciclase. O mais estudado deles em células animais são os **receptores tirosina-cinases** (RTK), que se sabe que ligam a insulina a fatores de crescimento incluindo o fator de crescimento derivado de plaquetas (FCDP). Quando ativados pela ligação de sinais externos, os RTK transferem o grupo fosfato do ATP para

300 HORMÔNIOS: REGULAÇÃO E AÇÃO

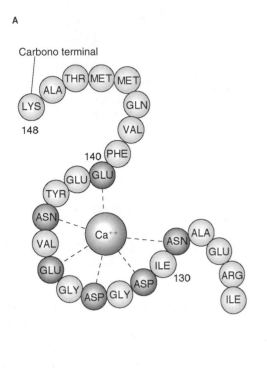

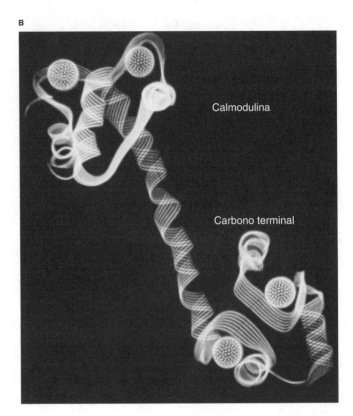

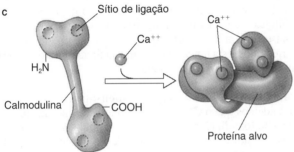

Fig. 9.17 A calmodulina, uma proteína citossólica com quatro sítios de ligação ao Ca^{++}, forma o complexo Ca^{++}/calmodulina, um importante regulador intracelular. **(A)** Seqüência de aminoácidos do sítio ligado ao Ca^{++} na terminação C da calmodulina. Cada sítio de ligação contém resíduos de aspartato, glutamato e asparagina, mostrado em laranja, cujas cadeias laterais formam ligações iônicas com um íon Ca^{++}, formando uma alça na coluna dorsal. Outros sítios de ligação também contêm resíduos de treonina e serina, cuja cadeia lateral de átomos de oxigênio também se associa ao íon Ca^{++}. **(B)** Modelo da molécula de calmodulina com quatro íons Ca^{++} ligados (esferas azuis). **(C)** Diagrama ilustrando alteração conformacional induzida por Ca^{++} na calmodulina. A calmodulina passa por uma alteração conformacional quando todos os quatro sítios ligadores de Ca^{++} estão ocupados. O complexo Ca^{++}/calmodulina resultante pode ligar-se a numerosas proteínas alvos, modulando sua atividade. (Parte B cortesia de Y.S. Babu e W.J. Cook; partes A e C adaptadas de Lodish et al., 1995.) (Ver Encarte colorido.)

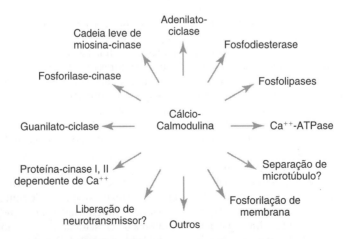

Fig. 9.18 O complexo cálcio/calmodulina regula muitos processos ou enzimas nas células. Entre estas estão adenilato-ciclase e guanilato-ciclase, que catalisam a formação de nucleotídeos segundos mensageiros. (Adaptado de Cheung, 1979.)

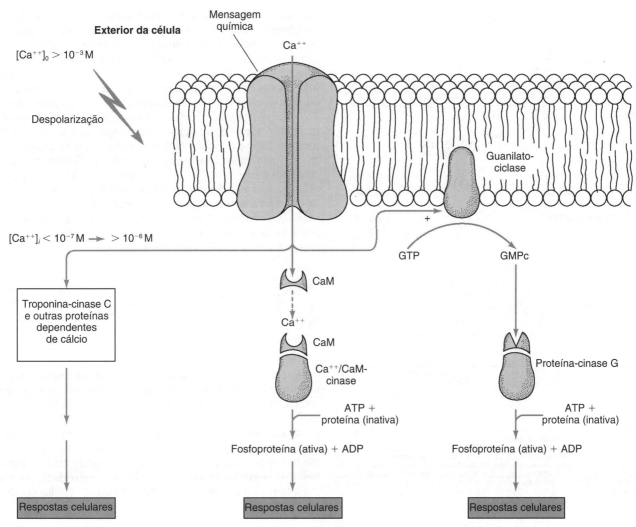

Fig. 9.19 A estimulação de receptores que funcionam como canais iônicos cálcio-seletivos causa influxo de Ca^{++}, que age como segundo mensageiro. A despolarização da membrana ou a ligação de um mensageiro químico (p. ex., hormônio extracelular) pode "abrir" um canal iônico, permitindo que o Ca^{++} se mova através do canal seguindo seu gradiente eletroquímico no citossol. O aumento local resultante do Ca^{++} citossólico livre de um nível de repouso de $< 10^{-7}$ M a $> 10^{-6}$ M pode ativar várias vias de sinalização intracelulares diferentes, resultando em várias respostas celulares. CaM = calmodulina.

o grupo hidroxila em um resíduo de tirosina de proteínas selecionadas no citossol (Fig. 9.20A). Em todos os casos estudados, os RTK também se fosforilam quando ativados; essa autofosforilação aumenta a atividade da cinase — um exemplo da regulação de *feedback* positivo. O peptídeo atrial natriurético (PAN) parece ativar um receptor guanilato-ciclase (Fig. 9.20B). Uma consulta às Figs. 9.14 e 9.19 mostra que a guanilato-ciclase ligada à membrana pode ser ativada pelo Ca^{++} gerado em outras vias de sinalização. Desde que o receptor para guanilato-ciclase tenha um domínio ligado a um ligante, ele pode ser ativado diretamente por ligação hormonal. O GMPc produzido pela ativação desse receptor pode funcionar como segundo mensageiro para mediar respostas celulares como em outras vias.

Redes de segundos mensageiros
É importante notar que um único hormônio pode desencadear vários sistemas de segundos mensageiros por ativação de diferentes tipos de receptores, até na mesma célula. A ligação de adrenalina a adrenorreceptores α e β na glândula salivar de mamíferos é um exemplo de *via divergente* na qual os dois segundos mensageiros — chamados Ca^{++} livre intracelular e AMPc,

respectivamente — medeiam diferentes respostas celulares (Fig. 9.21A). No fígado de mamífero, entretanto, a ligação da adrenalina a adrenorreceptores α e β resulta na mesma resposta celular, um exemplo de *via convergente* (Fig. 9.21B). Neste caso, os dois segundos mensageiros, Ca^{++} e AMPc, ativam a fosforilase-cinase, que por sua vez estimula a glicogenólise como discutido anteriormente.

Um exemplo mais complexo de redes de segundos mensageiros envolve **serotonina** (5-hidroxitriptamina, 5-HT), uma amina lipoinsolúvel que funciona como neurotransmissor e um hormônio endócrino que regula a secreção gástrica e a contração da musculatura lisa em vasos sanguíneos. Como mostrado na Fig. 9.22, a serotonina liga-se a vários subtipos de receptores, que estão ligados a várias vias de segundos mensageiros ou canais iônicos, e alguns desses convergem, enquanto outros divergem. Como outros hormônios lipoinsolúveis, a serotonina liga-se a receptores da superfície celular; entretanto, seu modo de ação, que finalmente afeta a transcrição dos genes, difere daquele da maioria dos hormônios lipoinsolúveis (veja Fig. 9.8B).

Como já vimos, a ativação de diferentes receptores pode estimular ou inibir o mesmo sistema de sinalização; por exemplo, a

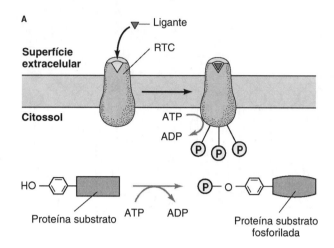

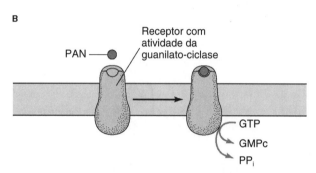

Fig. 9.20 Alguns receptores hormonais têm atividade catalítica intrínseca, que é estimulada pela ligação de hormônios. **(A)** A ligação de ligantes (p. ex., insulina) a um receptor tirosina-cinase (RTC) ativa a atividade catalítica no domínio citossólico do receptor. Em alguns casos, o receptor ativado pode fosforilar diretamente certas proteínas substratos; em outros casos, ele une uma proteína transdutora que inicia uma via de sinalização mais complicada. **(B)** O receptor para peptídeo atrial natriurético (PAN) tem atividade da guanilato-ciclase. A ligação do hormônio resulta na produção do segundo mensageiro GMPc. (Adaptado de Lodish et al., 1995.)

noradrenalina estimula, mas o neuropeptídeo Y inibe, o sistema fosfolipídeo de inositol. Outro possível padrão é um receptor único capaz de ligar-se a duas proteínas G diferentes, cada uma com seu próprio sistema de segundo mensageiro. Por exemplo, a somatostatina estimula a adenilato-ciclase em diversos tipos celulares através de duas proteínas G diferentes, uma sensível e a outra insensível à toxina da coqueluche. Outro exemplo de um único receptor ligado a várias vias de segundos mensageiros é o receptor octopamina/tiramina em *Drosophila*. A ativação desse receptor inibe a adenilato-ciclase por meio de uma proteína G e ativa a fosfolipase C por meio de uma proteína G diferente, resultando em elevação do Ca^{++} intracelular. De modo interessante, a tiramina tem um efeito mais potente na via da adenilato-ciclase do que a octopamina, enquanto a octopamina tem maior efeito na via da fosfolipase C. Assim, dois agonistas, diferindo na estrutura por um único grupo hidroxila, podem diferencialmente ligar esse receptor a duas vias de segundo mensageiro.

> Por que existem muito mais tipos de receptores de superfície celular do que proteínas G? Há mais interação entre vias de ação hormonal fora ou dentro das células?

Alterações no Ca^{++} intracelular podem ter muitos efeitos, incluindo modulação de outros sistemas de segundos mensageiros. Como discutido anteriormente, Ca^{++}/calmodulina liga-se a numerosas enzimas e as regula, incluindo adenilato-ciclase e guanilato-ciclase, que formam AMPc e GMPc, bem como as duas fosfodiesterases que quebram esses segundos mensageiros. De modo inverso, em algumas células, a proteína-cinase A pode fosforilar alguns canais de Ca^{++} e alterar sua atividade. A proteína-cinase A e as cinases ativadas pelo Ca^{++} geradas em dife-

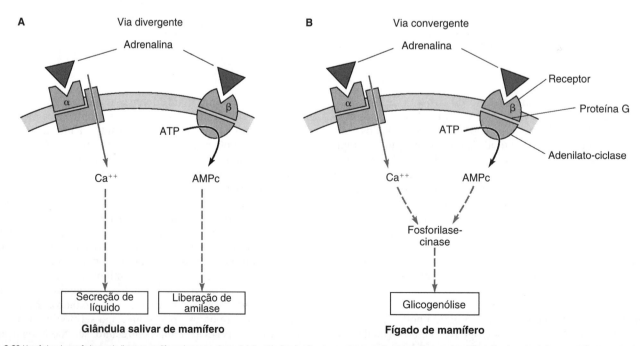

Fig. 9.21 Um único hormônio pode ligar-se a diferentes receptores, iniciando vias sinalizadoras convergentes e/ou divergentes. A ligação da adrenalina a adrenorreceptores α e β causa aumentos no Ca^{++} intracelular e no AMPc, respectivamente. Na glândula salivar de mamíferos **(A)**, esses dois segundos mensageiros medeiam vias divergentes, promovendo efeitos finais diferentes e independentes — secreção líquida e secreção de amilase pelas células secretoras da glândula. No fígado de mamíferos **(B)**, esses dois segundos mensageiros induzem a ativação da fosforilase-cinase, que catalisa a quebra do glicogênio em glicose (glicogenólise) (veja Fig. 9.13). Assim, a ligação do mesmo hormônio a diferentes receptores desencadeia vias convergentes que provocam a mesma resposta final. Há evidência crescente de que a adrenalina não é a única a ter múltiplos receptores no mesmo animal ou até na mesma célula.

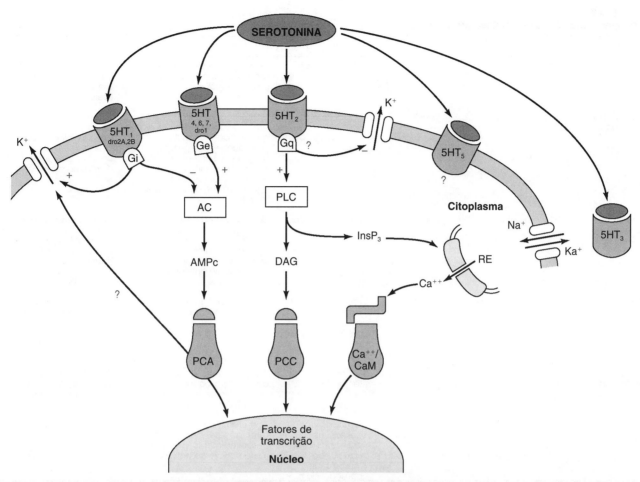

Fig. 9.22 A serotonina liga-se a múltiplos receptores, que são ligados a vias de segundos mensageiros convergentes e divergentes. A ligação da serotonina, também conhecida como 5-hidroxitriptamina (5HT), a alguns receptores produz AMPc, diacilglicerol (DAG) ou inositol-trifosfato (InsP₃), e todos podem mediar as mesmas respostas celulares em células de diferentes tecidos, ou até nas mesmas células. Os vários receptores ilustrados representam subclasses da família do receptor de serotonina (dro = *Drosophila*). G_i = proteínas G inibidoras; G_e = proteínas G estimuladoras; G_q = proteínas G insensíveis à toxina pertussis; AC = adenilato-ciclase; PLC = fosfolipase C; RE = retículo endoplasmático; PCA = proteína-cinase A; PCC = proteína-cinase C; Ca^{++}/CaM-cinase = proteína-cinase dependente de Ca^{++}/calmodulina. (Adaptado de Saudou e Hen, 1994.)

rentes vias de sinalização freqüentemente fosforilam diferentes sítios nas mesmas proteínas. Com um sistema de sinalização como a via do fosfolipídeo de inositol, as duas alternativas (InsP₃ e DAG) podem interagir, modulando a resposta celular total (veja Fig. 9.15).

Claramente, embora os sistemas de sinalização intracelular freqüentemente sejam descritos como vias separadas, *in vivo* nada poderia estar mais longe da verdade. Pelo fato de interações extensivas ocorrerem entre muitos elementos das várias vias de sinalização, não podemos entender realmente seus papéis fisiológicos vendo-os somente como vias isoladas.

EFEITOS FISIOLÓGICOS DOS HORMÔNIOS

Como observado anteriormente, a maioria dos hormônios produz efeitos fisiológicos tecido-específicos. Isto é, um dado hormônio geralmente induz respostas apenas em tecidos selecionados e pode induzir respostas diferentes em tecidos diferentes. Essa especificidade na ação hormonal depende parcialmente da distribuição restrita dos componentes das vias de sinalização desencadeadas por hormônio (especialmente receptores) e parcialmente na expressão preferencial de proteínas efetoras em tecidos diferentes. Nas seções seguintes, examinaremos os efeitos fisiológicos das quatro principais categorias de hormônios.

Hormônios Metabólicos e do Desenvolvimento

Vários hormônios diferentes regulam o metabolismo e vários processos do desenvolvimento. Produzidos em diversos tecidos endócrinos, esses hormônios têm muitas estruturas (p. ex., esteróides, catecolaminas, peptídeos). O Quadro 9.7 resume as propriedades dos principais hormônios metabólicos e do desenvolvimento.

Glicocorticóides e catecolaminas
A glândula adrenal, que está situada próxima ao rim, é na verdade composta de dois tecidos glandulares não relacionados quanto ao desenvolvimento e à função: um córtex externo, derivado de tecido não-neural, e uma medula interna, derivada da crista neural (veja Fig. 8.12). Como descrito no Cap. 8, a medula adrenal sintetiza e secreta as catecolaminas adrenalina e noradrenalina, que podem ligar-se a adrenorreceptores α e β. A estimulação de adrenorreceptores α pode causar diminuição de uma proteína G inibitória (G_i) acoplada na via do AMPc; pode desencadear a via do fosfolipídeo de inositol, resultando na liberação de Ca^{++} de reservas intracelulares; ou pode ativar um canal de Ca^{++} associado, promovendo influxo de Ca^{++} extracelular para den-

QUADRO 9.7
Hormônios metabólicos e do desenvolvimento

Hormônio	Tecido de origem	Estrutura	Tecido alvo	Ação primária	Regulação
Glucagon	Pâncreas (células alfa)	Peptídeo	Fígado, tecido adiposo	Estimula glicogenólise e liberação de glicose do fígado; promove lipólise	Glicose baixa no soro aumenta secreção; somatostatina inibe liberação
Glicocorticóides (p. ex., cortisol)	Córtex adrenal	Esteróide	Fígado, tecido adiposo	Estimulam mobilização de aminoácidos do músculo e gliconeogênese no fígado para aumentar a glicose sanguínea; aumentam a transferência de ácidos graxos de tecidos adiposos para o fígado; inibem ação antiinflamatória	Estresse fisiológico aumenta a secreção; relógio biológico por meio de CRH e ACTH controla alterações diurnas na secreção
Hormônio do crescimento (GH)	Adeno-hipófise	Peptídeo	Todos os tecidos	Estimula síntese de RNA, síntese de proteína e crescimento de tecido; aumenta o transporte de glicose e aminoácidos nas células; aumenta lipólise e formação de anticorpos	Níveis de glicose plasmática diminuídos e de aminoácido plasmático aumentados estimulam liberação por meio do GRH; somatostatina inibe a liberação
Insulina	Pâncreas (células beta)	Peptídeo	Todos os tecidos exceto a maioria dos tecidos neurais	Aumenta a captação de glicose e aminoácido pelas células	Altos níveis de glicose e aminoácido plasmático e presença de glucagon aumentam a secreção; a somatostatina inibe a secreção
Noradrenalina e adrenalina	Medula adrenal (células cromafins)	Catecolamina	Maioria dos tecidos	Aumenta a atividade cardíaca; induz vasoconstrição; aumenta glicólise, hiperglicemia e lipólise	Estimulação simpática por meio de nervos esplâncnicos aumenta secreção
Tiroxina	Tireóide	Tirosina derivativa	A maioria das células, mas especialmente aquelas do músculo, do coração, do fígado e do rim	Aumenta taxa metabólica, termogênese, crescimento e desenvolvimento; promove metamorfose de anfíbios	TSH induz liberação

tro da célula. A estimulação de adrenorreceptores β geralmente é acoplada, por meio da proteína G estimulante (G_e), a aumento no AMPc. As catecolaminas afetam a contração do músculo liso, induzem vasoconstrição e estimulam a glicólise e a lipólise. Seus efeitos fisiológicos são discutidos no Cap. 8 e resumidos no Quadro 8.2.

Neste capítulo, focalizamos os hormônios produzidos pelas células do córtex adrenal. Quando estimulado pelo ACTH, o córtex adrenal sintetiza e secreta uma família de esteróides derivados do colesterol (Fig. 9.23). Esses hormônios pertencem a três categorias funcionais:

- Hormônios reprodutivos
- Mineralocorticóides, que regulam a função renal
- Glicocorticóides, que têm ações amplas, incluindo mobilização de aminoácidos e glicose e ações antiinflamatórias

Nesta seção, discutiremos os glicocorticóides; os hormônios reprodutivos e os mineralocorticóides serão abordados nas próximas seções.

Vários hormônios adrenocorticais têm atividade **glicocorticóide**, incluindo cortisol, cortisona e corticosterona. Destes, o cortisol é o mais importante em humanos. O nível basal de secreção de glicocorticóides é regulado por *feedback* negativo pelos próprios hormônios nos neurônios secretores de CRH do hipotálamo e as células secretoras de ACTH da glândula pituitária anterior (Fig. 9.24). O nível basal de secreção de glicocorticóide também se submete a um ritmo diurno resultante da variação cíclica na secreção de CRH, que parece ser influenciada por um relógio biológico endógeno. Níveis basais de glicocorticóides em humanos são máximos durante as primeiras horas da manhã antes de acordar. Isto é adaptativamente útil por causa das ações de mobilização de energia desses hormônios. Além dessa regulação endógena da secreção, o córtex adrenal é estimulado a secretar glicocorticóides em resposta ao estresse de vários tipos (incluindo fome). O estresse, atuando através do sistema nervoso, causa elevação no ACTH e assim a estimulação do córtex adrenal.

Quais são as vantagens e desvantagens de se evocar uma resposta ao estresse?

Os glicocorticóides agem no fígado aumentando a síntese de enzimas que promovem a neoglicogênese (síntese de glicose a partir de substâncias que não sejam carboidratos). Algumas das glicoses sintetizadas novamente podem ser convertidas em glicogênio, que é armazenado no fígado e no músculo. A maioria da glicose produzida novamente, entretanto, é liberada na circulação, causando aumento nos níveis de glicose sanguínea, mas os glicocorticóides também agem reduzindo a captação de glicose em tecidos periféricos como o músculo. Ao mesmo tem-

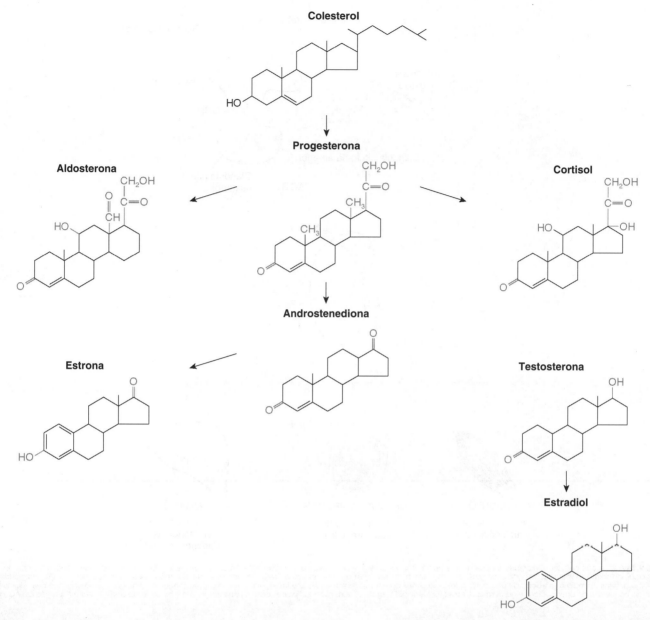

Fig. 9.23 O colesterol é o precursor para as três principais classes de hormônios: mineralocorticóides, glicocorticóides e hormônios reprodutores. Modificações na estrutura do colesterol (em negrito) produzem grande número de hormônios esteróides relacionados e intermediários. (Alguns intermediários foram omitidos na via sintética mostrada aqui.) Vários hormônios esteróides têm atividade mineralocorticóide ou glicocorticóide, mas a aldosterona e o cortisol são, respectivamente, os primários em mamíferos. O córtex adrenal é o sítio primário para a secreção desses hormônios. Os hormônios reprodutores (progesterona, testosterona, estrona, estradiol) são secretados na maior parte pelas gônadas, embora também sejam secretados do córtex adrenal.

po em que a captação de aminoácidos por tecidos musculares é diminuída pelos glicocorticóides, aminoácidos são liberados da célula muscular na circulação. Essa liberação aumenta a quantidade de aminoácidos disponíveis para desaminação e conversão em glicose no fígado sob estimulação glicocorticóide. Este mecanismo é especialmente importante durante a fome, tendo como resultado final a degradação das proteínas do tecido para manter glicose sanguínea adequada para sustentar a produção de energia em tecidos exigentes como o cérebro. Os glicocorticóides também estimulam a mobilização de ácidos graxos das reservas de gordura no tecido adiposo, que podem ser usados como substratos para a neoglicogênese no fígado ou metabolizados diretamente no músculo para fornecer energia para contração. Todas essas ações aumentam assim a disponibilidade de energia rápida para tecidos muscular e nervoso. Os glicocorticóides têm outras numerosas ações incluindo estimulação da secreção gástrica e inibição das respostas imunes.

Como discutido anteriormente, os glicocorticóides, à semelhança de outros hormônios esteróides lipossolúveis, ligam-se a receptores específicos no citossol, formando complexos hormônio-receptor que entram no núcleo e regulam a transcrição de genes específicos (veja Figs. 9.8 e 9.9).

Hormônios tireóideos
Os folículos do tecido da tireóide são estimulados pelo hormônio estimulante da tireóide (TSH) para sintetizar e liberar dois principais hormônios tireóideos — 3, 5, 3′-triiodotironina (T_3) e tiroxina (T_4) — a partir de dois precursores iodados da tirosina

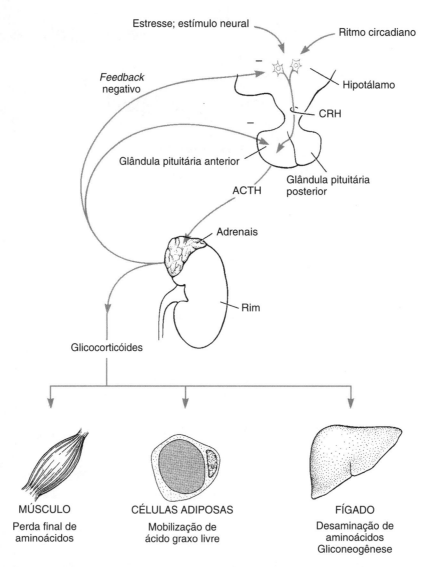

Fig. 9.24 A secreção de glicocorticóides, e conseqüentemente seus efeitos em tecidos alvos, é regulada por estímulos neurais e *feedback* negativo. Estímulos neurais induzem a liberação do hormônio liberador da corticotropina (CRH) das células hipotalâmicas neurossecretoras. A liberação subseqüente do hormônio adrenocorticotrópico (ACTH) da glândula hipófise anterior estimula a secreção de glicocorticóides pelo córtex adrenal. Esses esteróides produzem aumento na glicose sanguínea e no glicogênio hepático pela estimulação da conversão de aminoácidos e gordura em glicose. O *feedback* negativo pelos glicocorticóides para a pituitária e para o hipotálamo pode limitar a liberação de ACTH.

(Fig. 9.25). O iodo é ativamente acumulado pelo tecido tireóideo no sangue. A secreção de hormônios tireóideos é regulada pelo *feedback* negativo desses hormônios nos neurônios hipotalâmicos que secretam hormônio liberador do TSH (TRH) e nas células secretoras de TSH da glândula hipófise anterior (Fig. 9.26). Sobreposta a esta regulação, entretanto, está a estimulação do hipotálamo pelo estresse; temperatura baixa da pele, por exemplo, estimulará a liberação do TRH hipotalâmico.

Os hormônios tireóideos agem no fígado, no rim, no coração, no sistema nervoso e no músculo esquelético, sensibilizando esses tecidos à adrenalina e estimulando a respiração celular, o consumo de oxigênio e a taxa metabólica. A aceleração do metabolismo estimulada pelos hormônios tireóideos provoca aumento na produção de calor. Isto é de suma importância na termorregulação de muitos vertebrados (veja Cap. 16).

Os hormônios tireóideos também afetam de modo significativo o desenvolvimento e a maturação de vários grupos de vertebrados mamíferos. Os efeitos do desenvolvimento dos hormônios tireóideos ocorrem somente na presença do hormônio do crescimento (GH) e vice-versa. As ações sinérgicas dos hormônios tireóideos e do hormônio do crescimento promovem a síntese protéica durante o desenvolvimento. O hipotireoidismo resultante da falta de iodo na dieta durante os primeiros estágios do desenvolvimento em peixes, pássaros e mamíferos provoca uma doença de deficiência (chamada **cretinismo** em humanos) na qual o desenvolvimento somático, neural e sexual é intensamente retardado, a taxa metabólica é reduzida a cerca da metade da taxa normal e a resistência a infecção é menor. A produção inadequada de hormônios tireóideos resulta em produção excessiva de TSH em razão da diminuição do *feedback* negativo para o hipotálamo e a glândula hipófise anterior. A superestimulação resultante da glândula tireóide pelo TSH causa hipertrofia da glândula (**bócio**). O aumento do nível de iodo na dieta aumenta a produção do hormônio tireóideo, estabelecendo portanto controle do *feedback* normal na produção de TSH. Assim, a incidência de cretinismo e bócio seria reduzida em áreas onde o sal de mesa é rotineiramente "iodado" e a população não é mais dependente das quantidades de vestígios naturais de iodo no alimento (principalmente alimento marítimo).

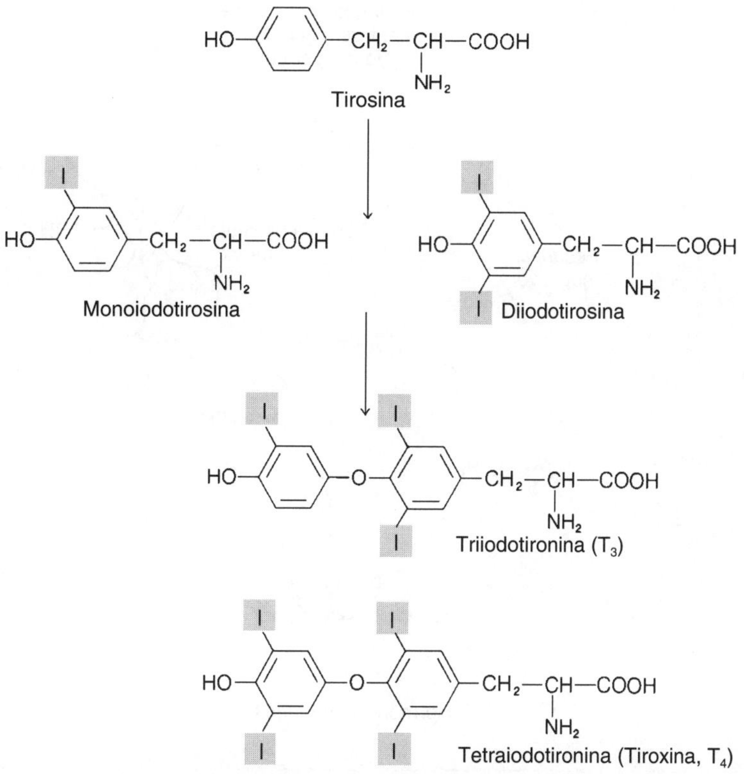

Fig. 9.25 Os hormônios tireóideos são produzidos de derivados iodados do aminoácido tirosina. A condensação dos derivados da tirosina produz 3,5,3'-triiodotironina (T₃) e tiroxina (T₄); os dois anéis em cada hormônio são ligados por um elo de éter. A T₃ também é produzida pela remoção de um iodo da tiroxina.

Os hormônios tireóideos, como os hormônios esteróides, são lipossolúveis e se ligam a receptores específicos no citosol. Ambos os tipos de hormônios exercem seus efeitos pela regulação da transcrição de genes específicos e finalmente a produção de proteínas codificadas por esses genes. Por tal razão, os efeitos desses hormônios se desenvolvem lentamente. Por exemplo, podem transcorrer mais de 48 horas após aumento dos níveis sanguíneos de hormônios tireóideos antes que seus efeitos sejam observados.

Insulina e glucagon

A **insulina** é secretada pelas *células beta* das **ilhotas de Langerhans** pancreáticas, pequenos fragmentos de tecido endócrino espalhados através do tecido exócrino do pâncreas. A glicose sanguínea alta age como o principal estímulo para as células pancreáticas beta secretarem insulina (Fig. 9.27). A liberação de insulina também é estimulada pelo glucagon, pelo hormônio do crescimento, pelo peptídeo inibitório gástrico (GIP, também conhecido como peptídeo liberador de insulina dependente de glicose), pela adrenalina e por níveis elevados de aminoácidos.

A insulina tem efeitos importantes no metabolismo de carboidratos, gordura e proteína. Com respeito ao metabolismo de carboidratos, a insulina tem duas ações principais: aumento da taxa de captação de glicose nas células do fígado, do músculo e do tecido adiposo e estímulo da glicogênese (polimerização da glicose em glicogênio). No metabolismo dos lipídeos, a insulina estimula a lipogênese no fígado e no tecido adiposo. No metabolismo das proteínas, a insulina estimula a captação de aminoácidos no fígado e nos músculos e a incorporação de aminoácidos em proteína.

O *diabetes mellitus* em humanos, que ocorre em duas formas principais, é caracterizado por deficiência de insulina absoluta ou relativa. O tipo I de *diabetes mellitus* está associado a perda da massa de células pancreáticas beta, que causa diminuição de produção e secreção da insulina (*i. e.*, deficiência de insulina absoluta). O tipo II de *diabetes mellitus*, por outro lado, está associado a receptores de insulina defeituosos (*i. e.*, deficiência de insulina relativa). Qualquer que seja a causa, a deficiência de insulina resulta em **hiperglicemia** (altos níveis de glicose sanguínea), **glicosúria** (perda de excesso de glicose na urina, que ocorre quando os níveis de glicose sanguínea excedem o limiar renal para glicose) e capacidade reduzida de sintetizar lipídeo e proteína, que são degradados para suprir de energia as células que são deficientes em glicose. Além disso, partículas de gordura mobilizadas que não podem ser rapidamente metabolizadas acumulam-se no sangue como **corpos cetônicos**. Estes são excretados na urina mas também podem interferir na função hepática. Esses distúrbios no metabolismo de carboidratos, lipídeos e proteínas também produzem grande número de complicações em vários órgãos (p. ex., catarata e doenças cardiovasculares).

 Por que os diabéticos perdem peso, comem mais e produzem mais urina do que os não-diabéticos?

Embora o receptor da insulina exiba atividade da tirosinacinase, a via de sinalização intracelular desencadeada pela ligação da insulina difere daquela associada a outros receptores desse tipo. A fosforilação de várias proteínas efetoras e reguladoras pelo

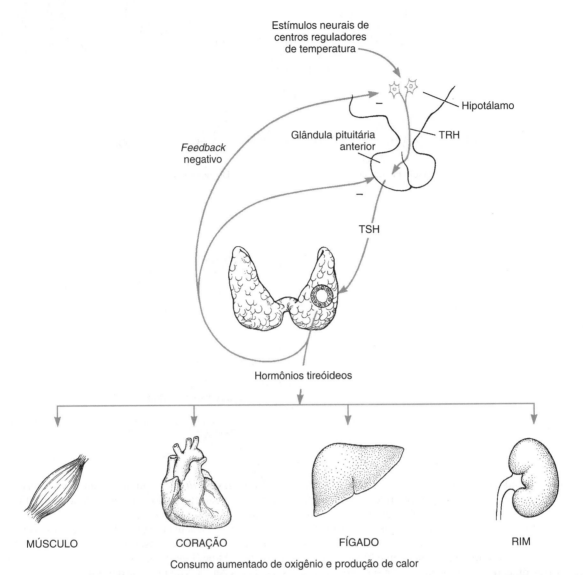

Fig. 9.26 Os hormônios tireóideos, que regulam o metabolismo em vários tecidos, são regulados por estímulos neurais e *feedback* negativo. Temperatura baixa da pele e estresse estimulam a liberação do hormônio liberador de TSH (TRH) das células hipotalâmicas neurossecretoras; o TRH então estimula a secreção de hormônio estimulante da tireóide (TSH) pela hipófise anterior. A tireóide responde pela secreção de hormônios tireóideos que causam aumento do metabolismo no músculo esquelético e cardíaco, no fígado e no rim e dessa forma resultam na geração metabólica de calor. A inibição do *feedback* pelos hormônios tireóideos aparentemente ocorre na hipófise anterior e no hipotálamo. O folículo sobreposto mostrado na glândula tireóide está desenhado numa escala desproporcionalmente grande.

receptor ativado da insulina provavelmente medeia os vários efeitos da insulina a curto e a longo prazo. A ligação da insulina também induz a formação de mediadores peptídicos da insulina, que podem inibir a adenilato-ciclase e ativar a AMPc-fosfodiesterase. Esta dupla ação tem o efeito de diminuir os níveis intracelulares de AMPc.

O **glucagon** é secretado pelas *células alfa* das ilhotas pancreáticas em resposta a **hipoglicemia** (níveis baixos de glicose sanguínea). Este hormônio tem os efeitos opostos aos da insulina, estimulando a glicogenólise no fígado; ele também estimula a lipólise, fornecendo lipídeos para a gliconeogênese (veja Fig. 9.27). As ações antagônicas da insulina e do glucagon são importantes na manutenção do nível apropriado de glicose sanguínea, de forma que glicose adequada esteja disponível para todos os tecidos. Como a adrenalina, que também promove quebra do glicogênio, o glucagon une-se a receptores ligados à via de segundo mensageiro do AMPc.

Hormônio do crescimento
A produção e a liberação do hormônio do crescimento (GH) pela hipófise anterior estão sob controle direto do hormônio liberador de GH (GRH) e do hormônio inibidor do GH (GIH), de outra forma conhecido como somatostatina (veja Quadro 9.2). Além disso, a liberação de GRH e GIH é regulada por fatores tais como os níveis de glicose sanguínea (Fig. 9.28). Níveis reduzidos de glicose, por exemplo, estimulam indiretamente a liberação do hormônio do crescimento pelo aumento da secreção de GRH.

O hormônio do crescimento exerce efeito metabólico e de desenvolvimento. Muitos de seus diversos efeitos metabólicos são opostos àqueles da insulina. Por exemplo, o hormônio do crescimento induz a mobilização de gordura armazenada para o metabolismo energético, enquanto a insulina induz a quebra de gordura armazenada. Os ácidos graxos liberados do tecido adiposo na corrente sanguínea em resposta ao hormônio do crescimento

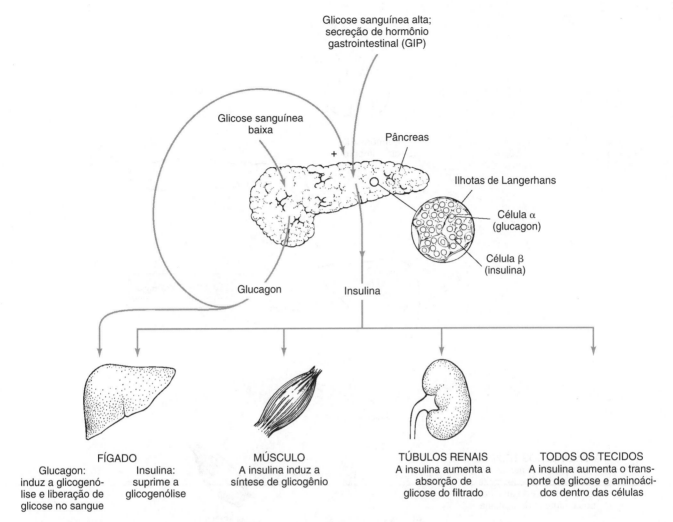

Fig. 9.27 Os hormônios pancreáticos insulina e glucagon têm papel principal na regulação dos níveis de glicose sanguínea. Altos níveis de glicose sanguínea e glucagon e/ou hormônios gastrointestinais sinalizando ingestão de comida (p. ex., peptídeo inibitório gastrointestinal, PIG) estimulam as células pancreáticas β para secretar insulina, que estimula a captação de glicose em todos os tecidos. O glucagon, secretado pelas células pancreáticas α, exerce uma ação que é antagônica à da insulina no fígado, onde ele estimula glicogenólise e liberação de glicose. A insulina tem vários outros efeitos.

são convertidos em corpos cetônicos no fígado para liberação na circulação. O hormônio do crescimento também estimula a captação de ácidos graxos no músculo, promovendo posteriormente a utilização de ácidos graxos como fonte de energia. Pelo aumento da utilização de ácidos graxos, o hormônio do crescimento ajuda na conservação de reservas de glicogênio no músculo (veja Fig. 9.28).

Ao contrário da insulina, que causa diminuição nos níveis de glicose sanguínea, o hormônio do crescimento causa elevação da glicose sanguínea. Portanto, o hormônio do crescimento neutraliza a hipoglicemia, enquanto a insulina neutraliza a hiperglicemia. O hormônio do crescimento eleva a glicose sanguínea por três mecanismos: estimula a gliconeogênese a partir da gordura, bloqueia a captação de glicose por tecidos à exceção do sistema nervoso e promove a utilização de ácidos graxos no lugar da glicose. Assim, tanto o glucagon, que estimula a quebra do glicogênio no fígado, quanto o hormônio do crescimento agem para manter níveis adequados de glicose sanguínea. O hormônio do crescimento alcança seu nível plasmático mais elevado várias horas após uma refeição, quando os suprimentos de energia imediatos (p. ex., glicose sanguínea, aminoácidos e ácidos graxos) começam a diminuir. Além disso, o hormônio do crescimento estimula a secreção de insulina tanto diretamente, por sua ação sobre as células pancreáticas beta, quanto indiretamente, pelo seu efeito na elevação dos níveis de glicose plasmática.

O hormônio do crescimento também estimula a síntese de RNA e proteína, que podem contribuir para efeitos do desenvolvimento e na promoção do crescimento de tecidos — em particular, cartilagem e subseqüentemente osso. O crescimento do tecido estimulado pelo GH ocorre por aumento no número de células (i. e., proliferação celular), e não por aumento no tamanho da célula. Como já observado, os hormônios tireóideos e o hormônio do crescimento trabalham de modo sinérgico para promover o crescimento do tecido durante o desenvolvimento. Os efeitos acentuados do hormônio do crescimento dependem muito do estágio de desenvolvimento do animal: o mamífero neonatal é relativamente insensível ao hormônio do crescimento, porém se torna mais sensível à medida que cresce. O GH não somente estimula diretamente a proliferação das células como também estimula o fígado a produzir outros fatores promotores do crescimento, chamados fatores de crescimento semelhantes à insulina, que também agem diretamente nas células para promover o crescimento. Distúrbios na secreção do hormônio do crescimento

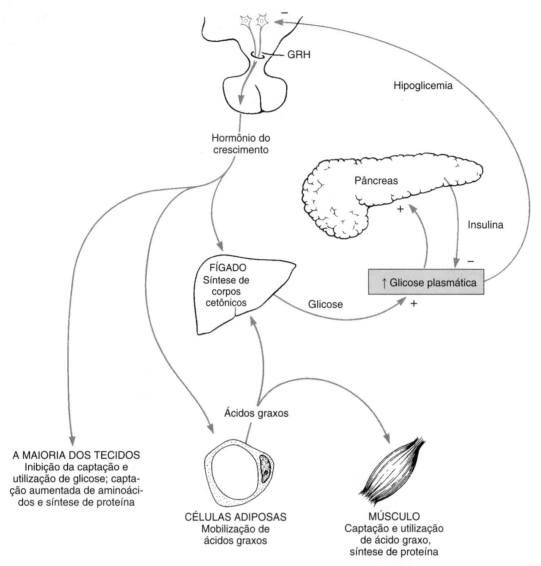

Fig. 9.28 Muitas das ações do hormônio do crescimento são antagônicas às da insulina. A produção de insulina nas células pancreáticas β ocorre em resposta a alta taxa de glicose sanguínea, como após refeição. O hormônio do crescimento (GH) é liberado, geralmente várias horas após a refeição ou depois de exercício prolongado, em resposta à hipoglicemia induzida por insulina. O hormônio do crescimento causa lipólise e captação de ácido graxo pelo tecido muscular para energia e pelo fígado para síntese de corpos cetônicos. A redução da captação de glicose induzida pelo GH (exceto no sistema nervoso central) causa aumento na glicose plasmática, que então estimula a secreção de insulina. A insulina estimula a captação de glicose pelas células e assim neutraliza a hiperglicemia induzida pelo GH.

resultam em vários padrões de crescimento e desenvolvimento anormais em humanos:

- **Gigantismo:** tamanho e estatura excessivos causados por hipersecreção de hormônio do crescimento durante a infância (antes da puberdade)
- **Acromegalia:** aumento dos ossos da cabeça e das extremidades causado por hipersecreção do hormônio do crescimento iniciada após a maturidade
- **Nanismo:** subdesenvolvimento anormal do corpo causado por secreção insuficiente do hormônio do crescimento durante a infância e a adolescência.

Pouco se conhece sobre os receptores de superfície celular que se ligam ao hormônio do crescimento ou à via de sinalização intracelular estimulada pela ligação do hormônio. Entretanto, a aplicação do hormônio do crescimento a tecidos de animais jovens parece inibir a atividade da adenilato-ciclase e assim acarretar diminuição nos níveis de AMPc.

Hormônios que Regulam a Água e o Equilíbrio Eletrolítico

Os principais órgãos envolvidos na regulação da água e do equilíbrio eletrolítico em vertebrados são rins, intestino e osso e, em peixes, as brânquias. Uma vez que as células epiteliais são responsáveis por captação ou excreção de água e eletrólitos, a maioria dos hormônios que regulam a água e o equilíbrio eletrolítico age nesses tecidos epiteliais. Os processos de manutenção de água e equilíbrio eletrolítico estão descritos com maiores detalhes no Cap. 14. Aqui consideramos os hormônios que desempenham papel principal na regulação desses processos (Quadro 9.8).

O **hormônio antidiurético** (ADH), também chamado **vasopressina**, regula o movimento de água no rim de mamíferos. A secreção desse neuro-hormônio da hipófise posterior é estimulada por osmolaridade sanguínea alta, agindo nos osmorreceptores no hipotálamo anterior (veja Fig. 9.7). Pelo aumento da permeabilidade à água no ducto coletor do rim, o ADH estimula a reabsorção de água da urina em formação; o resultado final é redução do volume de urina e aumento da retenção de água pelo

QUADRO 9.8
Hormônios de mamíferos envolvidos na regulação da água e do equilíbrio eletrolítico

Hormônio	Tecido de origem	Estrutura	Tecido alvo	Ação primária	Regulação
Hormônio antidiurético (ADH), ou vasopressina	Neuro-hipófise	Nonapeptídeo	Rins	Aumenta a reabsorção de água	Pressão osmótica plasmática aumentada ou volume sanguíneo diminuído estimula a liberação
Peptídeo atrial natriurético (PAN)	Coração (átrio)	Peptídeo	Rins	Reduz a reabsorção de Na^+ e água	Pressão venosa aumentada estimula a liberação
Calcitonina	Tireóide (células parafoliculares)	Peptídeo	Ossos, rins	Diminui a liberação de Ca^{++} do osso; aumenta a excreção renal de Ca^{++} e PO_4^{3-}	Ca^{++} plasmático aumentado estimula a secreção
Mineralocorticóides (p. ex., aldosterona)	Córtex adrenal	Esteróide	Túbulos renais distais	Promove reabsorção de Na^+ do filtrado urinário	Angiotensina II estimula a secreção
Hormônio paratireóideo (PTH)	Hormônio paratireóideo	Peptídeo	Ossos, rins, intestino	Aumenta a liberação de Ca^{++} do osso; com calcitriol aumenta a absorção de Ca^{++} intestinal; diminui a excreção renal de Ca^{++}	Ca^{++} plasmático diminuído estimula a secreção

corpo. Aumentos na pressão sanguínea venosa, que refletem aumentos no volume de sangue, estimulam os receptores atriais de estiramento no coração, que então enviam um sinal inibidor para o hipotálamo que diminui a liberação de ADH e, portanto, aumenta a produção de urina, resultando em redução no volume sanguíneo. O ADH também aumenta a liberação de ACTH e TSH da glândula hipófise anterior.

Os mamíferos produzem arginina-vasopressina, mas outros vertebrados produzem nonapeptídeos pouco diferentes com ações similares, como observado anteriormente. Répteis, peixes e pássaros produzem um peptídeo relacionado, chamado arginina-vasotocina, que exerce efeitos similares àqueles da vasopressina e da ocitocina (veja Quadro 9.4). Como a vasopressina, a vasotocina promove reabsorção de água pelo animal. Além disso, este hormônio pode desempenhar uma função no comportamento sexual e está associado à expulsão dos ovos do oviduto em tartarugas (algo análogo à ação da ocitocina). Tanto a vasopressina quanto a vasotocina causam contração no músculo liso. O ADH e seu análogo exercem seus efeitos através da via do AMPc.

Os **mineralocorticóides**, em particular a **aldosterona**, aumentam a reabsorção de sódio (e, indiretamente, de cloreto) pelos túbulos distais e pelos túbulos coletores do rim, dessa forma aumentando a osmolaridade do sangue. A aldosterona é um dos hormônios esteróides secretados pelo córtex adrenal sob a estimulação do ACTH (hormônio adrenocorticotrópico). A secreção da aldosterona é estimulada pela angiotensina II e por altos níveis de K^+ sanguíneo e está sujeita a *feedback* negativo pelo hormônio nos neurônios secretores de CRH do hipotálamo e nas células secretoras de ACTH da glândula hipófise anterior (veja Fig. 9.6). Os mineralocorticóides, como outros hormônios esteróides, medeiam seus efeitos pela ligação com receptores intracelulares e modificando a expressão do gene.

O **peptídeo atrial natriurético** (PAN) atua no rim para reduzir o sódio e, portanto, a reabsorção de água, resultando em aumento na produção de urina e excreção de sódio no rim. Assim, os efeitos deste hormônio neutralizam aqueles da aldosterona e do ADH. O PAN é liberado no sangue pelo átrio do coração em resposta a aumento da pressão venosa. Seu mecanismo de ação não é claro.

Como já vimos, o Ca^{++} tem papel chave como segundo mensageiro e agente regulador da célula. Assim, a regulação cuidadosa da concentração de Ca^{++} no sangue e no líquido extracelular é essencial. Este íon é ativamente absorvido através da parede intestinal no plasma e é depositado no osso, o principal depósito para armazenamento de Ca^{++}. A eliminação de Ca^{++} do corpo ocorre através do rim. O equilíbrio desses processos, que determina a concentração sanguínea de Ca^{++}, é influenciado por três hormônios: hormônio paratireóideo, calcitonina e calcitriol.

O **hormônio paratireóideo** (PTH), também conhecido como **paratormônio**, é secretado pelas glândulas paratireóides em resposta a queda nos níveis plasmáticos de Ca^{++}. Ele age aumentando o Ca^{++} plasmático por meio de mobilização do Ca^{++} do osso, de aumento na captação de Ca^{++} da urina em formação nos túbulos renais, de aumento na excreção renal de PO_4^{3-} e de aumento na absorção intestinal de Ca^{++} (Fig. 9.29). O PTH trabalha em conjunto com o **calcitriol**, um composto semelhante a esteróide produzido a partir da vitamina D ingerida com alguns alimentos e da vitamina D_3, que pode ser sintetizada na pele a partir do colesterol. A conversão desses precursores em calcitriol envolve reações no fígado e nos rins. As ações do calcitriol são similares àquelas do hormônio paratireóideo.

A **calcitonina** é secretada pelas células parafoliculares, ou C, na glândula tireóide em resposta a altos níveis plasmáticos de Ca^{++}. Ela rapidamente inibe a perda de Ca^{++} do osso, opondo-se aos efeitos do PTH. Embora a calcitonina e o PTH tenham ações no metabolismo ósseo, não há interação de *feedback* entre eles. Cada hormônio, entretanto, exerce *feedback* negativo em sua própria secreção. A predominância da calcitonina previne hipercalcemia e dissolução extensiva do esqueleto. Essencialmente, então, o osso age como um grande reservatório e tampão para o Ca^{++} e também para o PO_4^{3-}. Os níveis plasmáticos de Ca^{++} e PO_4^{3-} são mantidos dentro de limites estreitos pelas ações opostas do PTH e da calcitonina, que regulam o fluxo desses minerais entre o plasma e o osso.

O PTH e a calcitonina são hormônios peptídicos e se ligam a receptores de superfície celular. Pouco se sabe sobre as vias de sinalização intracelulares que medeiam seus efeitos. O calcitriol

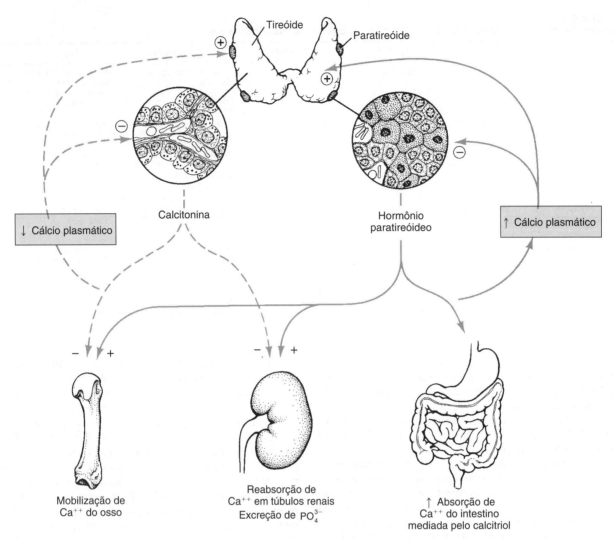

Fig. 9.29 A calcitonina e o hormônio paratireóideo (PTH) têm efeitos opostos sobre os níveis de Ca^{++} plasmático em mamíferos. Níveis baixos de Ca^{++} plasmático estimulam as células das glândulas paratireóides para liberar PTH, que tem várias ações, todas tendendo a aumentar o Ca^{++} plasmático. Altas concentrações de Ca^{++} no sangue estimulam as células parafoliculares na glândula tireóide a liberar calcitonina, que age para aumentar o Ca^{++} plasmático. O calcitriol, a forma hormonal ativa da vitamina D, também aumenta a absorção intestinal de Ca^{++}.

é lipossolúvel e provavelmente se liga a um receptor intracelular.

Hormônios Reprodutivos

Em vertebrados, vários hormônios esteróides que afetam a reprodução (os estrógenos, os andrógenos e a progesterona) são produzidos nas gônadas (testículo ou ovário) e no córtex adrenal de ambos os sexos a partir do colesterol (veja Fig. 9.23). O colesterol é primeiro convertido em **progesterona**, que é então transformada em **andrógenos** (androstenediona e testosterona). Estes são então convertidos em **estrógenos**, dos quais o estradiol-17β é o mais potente. Os hormônios sexuais esteróides, como outros hormônios esteróides, ligam-se a receptores intracelulares e modificam a expressão de genes específicos. Além dos hormônios esteróides sexuais, dois hormônios peptídicos produzidos na glândula hipófise agem no parto e na lactação. O Quadro 9.9 resume as propriedades dos hormônios reprodutores peptídicos e esteróides.

A produção e a secreção dos hormônios sexuais esteróides tanto em machos quanto em fêmeas são promovidas pelo hormônio folículo-estimulante (FSH) e pelo hormônio luteinizante (LH), que são sintetizados na pituitária anterior (veja Quadro 9.3). Esses hormônios trópicos são liberados da glândula hipófise anterior em resposta ao hormônio hipotalâmico liberador de gonadotropina (GnRH). Os hormônios sexuais esteróides exercem *feedback* negativo nos neurônios secretores de GnRH do hipotálamo e nas células endócrinas da hipófise anterior que produzem FSH e LH.

Hormônios sexuais esteróides em machos
Os túbulos seminíferos dos testículos de mamíferos estão alinhados com células germinativas e células de Sertoli (Fig. 9.30). A ligação do FSH com receptores nas células de Sertoli estimula a espermatogênese nas células germinativas após a maturidade sexual, continuamente ou sazonalmente, dependendo da espécie. As células de Sertoli sustentam o desenvolvimento do esperma e são responsáveis pela síntese de proteínas ligadoras de andrógeno (PLA) e inibina. Entre os túbulos seminíferos estão as células intersticiais, chamadas **células de Leydig**, que produzem e secretam hormônios sexuais, particularmente a **testosterona**. A própria testosterona e a inibina promovem *feedback*

QUADRO 9.9
Importantes hormônios reprodutivos de mamíferos

Hormônio	Tecido de origem	Estrutura	Tecido alvo	Ação primária	Regulação
Hormônios Sexuais Primários					
Estradiol-17β (estrógenos)	Folículo ovariano, corpo lúteo, córtex adrenal	Esteróide	Maioria dos tecidos	Promove o desenvolvimento e a manutenção das características e do comportamento feminino, maturação do oócito e proliferação uterina	Níveis aumentados de FSH e LH estimulam secreção
Progesterona	Corpo lúteo, córtex adrenal	Esteróide	Útero, glândula mamária	Mantém a secreção uterina; estimula a formação do ducto mamário	Níveis aumentados de LH e prolactina estimulam a secreção
Testosterona (andrógenos)	Testículos (células de Leydig), córtex adrenal	Esteróide	Maioria dos tecidos	Promove o desenvolvimento e a manutenção das características e do comportamento masculino e a espermatogênese	Nível aumentado de LH estimula a secreção
Outros Hormônios					
Ocitocina	Neuro-hipófise	Nonapeptídeo	Útero, glândulas mamárias	Promove a contração do músculo liso e a ejeção de leite	Distensão cervical e sucção estimulam a liberação; alto nível de progesterona inibe a liberação
Prolactina (PL)	Adeno-hipófise	Peptídeo	Glândulas mamárias (células alveolares)	Aumenta a síntese de proteínas do leite e o crescimento das glândulas mamárias; promove o comportamento maternal	Secreção contínua do hormônio inibidor de PL (PIH) normalmente bloqueia a liberação; secreção aumentada de estrógeno e diminuída de PIH permite a liberação

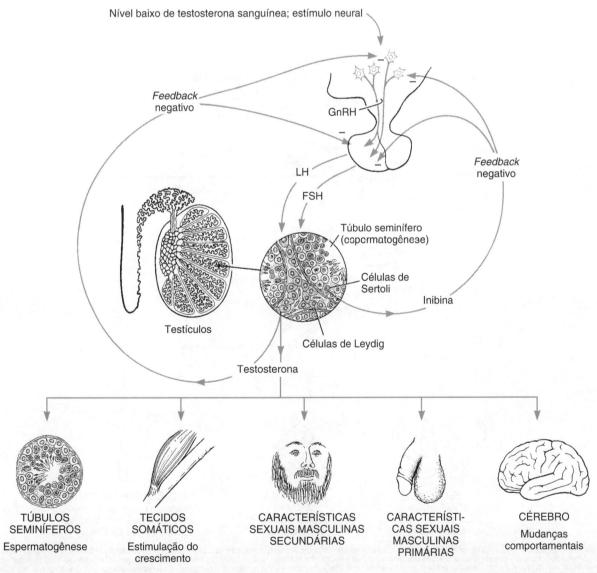

Fig. 9.30 A testosterona, o hormônio sexual primário em machos, tem numerosas ações e é regulada por estímulos neurais e controle de *feedback*. Diminuição na testosterona sanguínea estimula a secreção do hormônio liberador da gonadotropina (GnRH), que promove a liberação do hormônio folículo-estimulante (FSH) e do hormônio luteinizante (LH). Algumas das ações da testosterona estão indicadas na parte inferior da figura. Altos níveis de testosterona e inibina, que também são secretados pelos testículos, inibem a secreção de FSH direta e indiretamente.

inibitório para os centros hipotalâmicos que controlam a produção de GnRH e diminuem assim a liberação das gonadotropinas FSH e LH da glândula hipófise anterior.

Os estrógenos e andrógenos são importantes em ambos os sexos em vários aspectos do crescimento, do desenvolvimento e da diferenciação morfológica, bem como no desenvolvimento e na regulação do comportamento e dos ciclos sexual e reprodutivo. Entretanto, os andrógenos predominam nos machos, enquanto os estrógenos predominam nas fêmeas. Os andrógenos desencadeiam o desenvolvimento das características sexuais masculinas primárias (p. ex., pênis, canal deferente, vesículas seminais, próstata, epidídimo) no embrião e das características sexuais masculinas secundárias (p. ex., a juba do leão, a crista do galo, a plumagem e os pêlos faciais nos homens) na época da puberdade. Os andrógenos também contribuem para o crescimento geral e a síntese protéica — em particular, a síntese de proteínas miofibrilares no músculo, como evidenciado pela maior musculatura dos machos em relação às fêmeas em muitas espécies de vertebrados.

Hormônios sexuais esteróides em fêmeas: regulação do ciclo menstrual

Diferentes dos andrógenos, que estimulam a diferenciação pré-natal do trato genital masculino embriônico, os estrógenos não desempenham esse papel na diferenciação precoce do trato feminino. Entretanto, os estrógenos estimulam o desenvolvimento tardio das características sexuais primárias como útero, ovário e vagina. Os estrógenos também são responsáveis pelo desenvolvimento das características sexuais femininas secundárias como as mamas e pela regulação dos ciclos reprodutivos (Fig. 9.31).

A reprodução simultânea dentro de uma população inteira pode ser de valor óbvio de sobrevivência para uma espécie. A reunião de grandes números de indivíduos de ambos os sexos para acasalamento, criação e proteção da prole durante esse período de alta vulne-

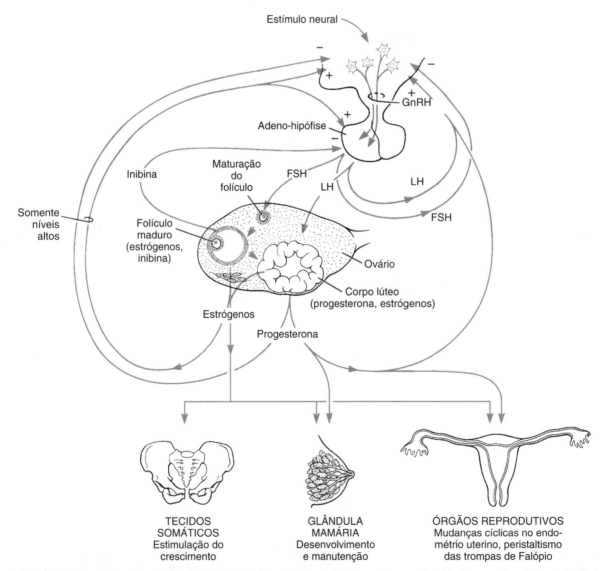

Fig. 9.31 Os estrógenos e a progesterona, os hormônios sexuais esteróides primários em fêmeas, medeiam os ciclos reprodutivos e outros efeitos sob regulação complexa. Em mamíferos, diminuição nos níveis de progesterona e de estrógeno e estímulos neurais estimulam a liberação do hormônio liberador de gonadotropina (GnRH). Este age na glândula hipófise anterior, estimulando a secreção do hormônio folículo-estimulante (FSH), que promove o desenvolvimento do folículo primordial no ovário. Estrógenos secretados pelos folículos e pelas células intersticiais por fim alcançam níveis que estimulam a liberação do hormônio luteinizante (LH), que desencadeia a ovulação e o subseqüente desenvolvimento do corpo lúteo. O corpo lúteo secreta primariamente progesterona e estrógenos, que são necessários para manter a gravidez. Finalmente, os altos níveis de FSH e LH, bem como a progesterona, inibem a atividade das células neurossecretoras hipotalâmicas, provocando diminuição na secreção de gonadotropina. Isto evita o ciclo menstrual durante a gravidez.

rabilidade pode ser marcada para coincidir com o clima favorável e suprimento de comida adequado. Além disso, o aparecimento repentino de grande número de indivíduos indefesos de uma espécie pode ter um efeito opressivo mesmo sobre o mais voraz dos predadores, permitindo a sobrevivência de um número suficiente de indivíduos da nova geração para assegurar a sobrevivência das espécies. Em geral, os ciclos reprodutivos do animal são controlados internamente pelo sistema neuroendócrino, sendo esses ciclos internos limitados por sinais ambientais como as alterações na duração do dia que acompanham as mudanças de estação.

 Por que a mãe não rejeita o ovo fertilizado? A mãe produz anticorpos contra o feto em desenvolvimento?

Fêmeas de mamíferos e pássaros nascem com uma quantidade total de **oócitos**, cada um embutido em um folículo dentro do ovário e capaz de se desenvolver em um **ovo**. A maioria dos folículos e seus oócitos degeneram cedo, mas mesmo antes da puberdade alguns se desenvolvem só até a formação ou a maturação da gema. Em humanos, cerca de 400 ovos estão disponíveis para a liberação entre a **menarca** (início da menstruação) e a **menopausa**. A oogênese em vertebrados inferiores ocorre durante a vida.

Em fêmeas de mamíferos, o ciclo menstrual é composto de fase folicular e fase lútea (Fig. 9.32, *à esquerda*). A **fase folicular** começa com o FSH estimulando o desenvolvimento de 15-20 folículos ovarianos, cavidades cheias de líquido fechadas por um saco membranoso de várias camadas de células, incluindo a teca interna e a granulosa ovariana. O LH então estimula a teca interna

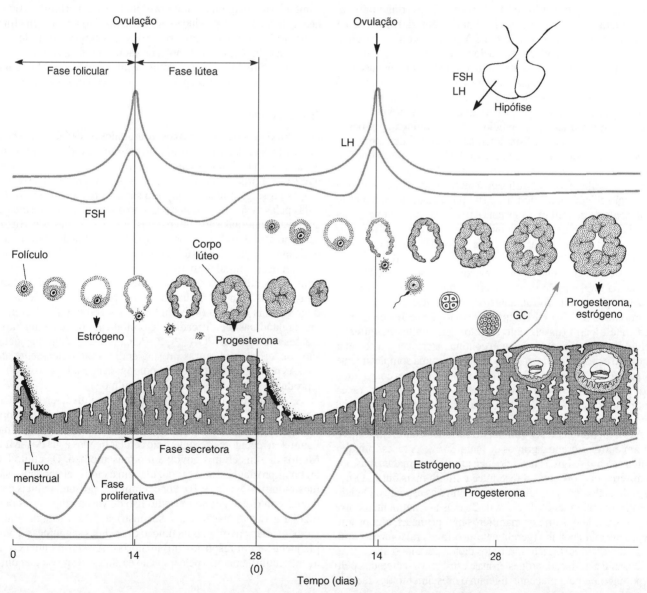

Fig. 9.32 O ciclo menstrual de primatas é regulado por alterações periódicas nos níveis de gonadotropinas, estrógenos e progesterona. Antes da ovulação, o hormônio folículo-estimulante (FSH) promove a maturação de folículos ovarianos, que secretam estrógeno. *Altos* níveis de estrógeno causam aumento repentino de hormônio luteinizante (LH), que desencadeia a ovulação de um folículo. O LH promove o desenvolvimento do corpo lúteo, induzindo-o a secretar progesterona e um pouco de estrógeno. Na ausência da implantação (*esquerda*), os níveis de progesterona e estrógeno atingem um pico e depois caem, iniciando a menstruação. A diminuição subseqüente nos níveis de estrógeno, progesterona e inibina permite que a secreção de FSH e LH hipofisária seja aumentada novamente, iniciando um novo ciclo. Se a implantação e a gravidez ocorrem (*direita*), a secreção de gonadotropina coriônica (GC) pela placenta "resgata" o corpo lúteo, que mantém a secreção de estrógeno e progesterona para os primeiros dois ou três meses de gravidez em humanos. Depois disso, a própria placenta secreta estrógenos e progesterona. (Adaptado de McNaught e Callander, 1975.)

a sintetizar e secretar andrógenos. O FSH estimula a produção de uma enzima que então converte os andrógenos em estrógenos na granulosa ovariana, promovendo aumento substancial nos níveis de estrógeno. Em níveis *altos* de estrógeno, característico do período que antecede a ovulação, o estrógeno ativa o hipotálamo e a glândula hipófise anterior, produzindo aumento repentino na liberação de FSH e LH, um exemplo de *feedback* positivo. Esse FSH acelera a maturação dos folículos em desenvolvimento; apenas um folículo completa sua maturação e, sob a influência do LH, se rompe na superfície do ovário, liberando o ovo. O aumento nos estrógenos durante a fase folicular também estimula a proliferação do **endométrio**, o tecido que reveste o útero.

Durante a **fase lútea**, que começa com a ovulação, a secreção de estrógenos declina e o LH transforma o folículo rompido em um tecido endócrino temporário, o **corpo lúteo**. O corpo lúteo secreta estrógeno e progesterona, que exercem *feedback* negativo na liberação de GnRH pelo hipotálamo, resultando em diminuição na secreção de FSH e LH. O hormônio ovariano inibina, que é liberado com o ovo, age na hipófise anterior, inibindo a liberação de FSH (mas não de LH). A progesterona estimula a secreção de líquido endometrial pelo tecido endometrial, preparando-o para a implantação de um ovo fertilizado. Na ausência de fertilização e implantação de um ovo, o corpo lúteo degenera-se depois de um período de 14 ± 1 dias (em humanos), e a secreção de estrógeno e progesterona diminui. Em humanos e alguns outros primatas, isto precipita a **menstruação**, ou perda do revestimento uterino. Com a redução do nível de estrógeno, progesterona e inibina, a secreção de FSH e LH pela hipófise começa novamente, iniciando um novo ciclo.

Se o ovo liberado for fertilizado à medida que desce pela tuba de Falópio ciliada e o ovo fertilizado for implantado no endométrio da placenta de mamífero, a placenta em desenvolvimento começa a produzir gonadotropina coriônica (GC) (veja Fig. 9.32, *à direita*). Este hormônio, cuja ação é similar à do LH, induz novo crescimento do corpo lúteo ativo, de modo que a secreção de estrógeno e progesterona continua. A placenta começa a secretar GC em 1 dia após a implantação do ovo e efetivamente assume a função gonadotrópica da hipófise durante o começo da gestação, mantendo o corpo lúteo. O FSH e LH hipofisário não são secretados novamente até o parto (nascimento do feto). Em muitos mamíferos, incluindo humanos, o corpo lúteo continua a crescer e a secretar estrógeno e progesterona até que a placenta assuma completamente a produção desses hormônios, no momento em que o corpo lúteo se degenera. Em outros mamíferos, tais como o rato, a secreção continuada do corpo lúteo, estimulada pela prolactina, é essencial para a manutenção da gestação até seu termo.

As durações das fases folicular e lútea do ciclo reprodutivo variam entre diferentes grupos de mamíferos. As fases folicular e lútea são quase iguais no ciclo menstrual de primatas, mas nos mamíferos não-primatas a fase lútea é muito mais curta. O número de ciclos por ano também varia entre as espécies. O ciclo menstrual em humanos de cerca de 28 dias normalmente ocorre 13 vezes por ano. Entre os mamíferos não-primatas, alguns têm apenas um ciclo por ano (geralmente na primavera); outros, como o rato de laboratório, têm múltiplos ciclos durante o ano.

Durante a gestação, progesterona e estrógeno, secretados pelo corpo lúteo ou pela placenta, iniciam o crescimento dos tecidos mamários na preparação para a lactação. A prolactina e o lactogênio placentário, um hormônio produzido na placenta, também auxiliam na preparação das glândulas mamárias para a lactação, mas a síntese de leite é inibida pela progesterona durante a gestação. O *feedback* negativo do estrógeno e da proges-

terona no hipotálamo e na glândula hipófise anterior evita a liberação de FSH e LH durante a gravidez, evitando assim a ovulação. Pílulas anticoncepcionais contêm pequenas quantidades de progesterona e estradiol ou seus análogos sintéticos. Tomados diariamente, esses esteróides mimetizam os primeiros estágios da gravidez, evitando a ovulação e também agindo no endométrio, fornecendo dessa forma meios altamente eficazes de evitar a concepção.

Hormônios envolvidos no parto e na lactação

Conforme a gravidez chega ao final, a distensão cervical estimula a liberação da ocitocina da glândula hipófise posterior (veja Quadro 9.9). Este hormônio induz contrações do músculo liso na parede uterina, que são essenciais para o processo normal de nascimento (**parto**). Certas prostaglandinas também podem estimular contrações uterinas durante o nascimento da criança. Após o parto, uma diminuição nos níveis de progesterona alivia a inibição da maquinaria sintetizadora de leite, permitindo que a lactação comece. A produção de leite é mediada pela prolactina, juntamente com os glicocorticóides, e a liberação de leite é induzida pela ocitocina. Tanto a prolactina como a ocitocina são liberadas durante a sucção, como resultado de estímulo neural para o hipotálamo em resposta à estimulação dos mamilos.

Prostaglandinas

Os hidróxidos de ácidos graxos insaturados de cadeia longa chamados prostaglandinas foram primeiramente descobertos na década de 30 no líquido seminal (veja Fig. 9.1B). Acreditava-se que fossem produzidos pela próstata — daí o nome. Desde então, as prostaglandinas no líquido seminal pareciam ser produzidas pelas vesículas seminais. Como observado anteriormente, as prostaglandinas são sintetizadas em membranas a partir do ácido araquidônico, que é produzido pela quebra de fosfolipídeos de membrana pelas fosfolipases (veja Fig. 9.15). Elas têm sido realmente encontradas em todos os tecidos de mamíferos, em alguns casos atuando localmente como agentes parácrinos e em outros casos agindo em tecidos alvos distantes de maneira endócrina mais clássica (veja Fig. 8.1). As 16 ou mais diferentes prostaglandinas identificadas até o momento pertencem a nove classes (designadas PGA, PGB, PGC, ... PGI). Algumas delas são convertidas em outras prostaglandinas biologicamente ativas. As prostaglandinas passam por rápida degradação oxidativa a produtos inativos no fígado e nos pulmões.

As inúmeras prostaglandinas apresentam diversas ações em vários tecidos, tornando difícil uma generalização neste grupo de hormônios. Embora sejam lipossolúveis, as prostaglandinas ligam-se a receptores de superfície celular ligados à via do AMPc. Muitos de seus efeitos envolvem o músculo liso. Os efeitos de algumas prostaglandinas produzidas em tecidos selecionados são mostrados no Quadro 9.10. Por exemplo, as prostaglandinas produzidas no rim agem no músculo liso de vasos sanguíneos para regular a vasodilatação e a vasoconstrição. As prostaglandinas também estão envolvidas na função das células sanguíneas, como plaquetas, e em respostas inflamatórias. A aspirina atua como agente antiinflamatório pela inibição da síntese de prostaglandina.

AÇÃO HORMONAL EM INVERTEBRADOS

As células endócrinas — em particular, células neurossecretoras — têm sido identificadas em todos os grupos de invertebrados,

QUADRO 9.10
Prostaglandinas selecionadas

Tecido de origem	Tecido alvo	Ação primária	Regulação
Vesículas seminais, útero, ovários	Útero, ovários, tubas de Falópio	Potencializa a contração do músculo liso e possivelmente a luteólise; pode mediar a estimulação de LH da síntese de estrógeno e progesterona	Introduzida durante o coito com o sêmen
Rim	Vasos sanguíneos, especialmente nos rins	Regula vasodilatação ou contração	Angiotensina II e adrenalina aumentadas estimulam a secreção; inativadas nos pulmões e no fígado
Tecido neural	Terminações adrenérgicas	Bloqueia adenilato-ciclase sensível à noradrenalina	Atividade neural aumenta a liberação

incluindo os primitivos celenterados hidróides. Na *Hydra*, por exemplo, os neurônios secretam o que se acredita ser um hormônio promotor do crescimento durante o estado inicial, a regeneração e o crescimento. Isto talvez não seja surpresa visto que os invertebrados respondem pela vasta maioria das espécies animais na Terra, e seu sucesso é baseado pelo menos em parte nos sistemas endócrinos relativamente sofisticados. As ações hormonais têm sido estudadas em um número limitado de espécies de invertebrados, tipicamente aqueles com sistemas particularmente acessíveis. A regulação hormonal do desenvolvimento em insetos tem sido amplamente estudada e servirá para ilustrar princípios gerais da ação hormonal nos invertebrados.

Os insetos dividem-se em dois grupos com base em seu padrão de desenvolvimento: insetos hemimetabólicos exibem **metamorfose** incompleta, e insetos holometabólicos exibem metamorfose completa. O ciclo vital dos insetos **hemimetabólicos** — incluindo Hemiptera (besouros), Orthoptera (gafanhotos, grilos) e Dictyoptera (baratas, louva-a-deus) — começa com o desenvolvimento do ovo num estágio imaturo ninfal. A **ninfa** come e cresce e passa por várias mudas, repondo seu velho exoesqueleto com um novo e macio que se expande para um tamanho maior antes de endurecer. Os estágios entre as mudas são chamados **intermuda**. O estágio final entre as mudas na ninfa inicia o estágio adulto. O desenvolvimento dos insetos **holometabólicos** — incluindo Diptera (moscas), Lepidoptera (borboletas, traças) e Coleoptera (besouros) — é mais complexo. O ovo desenvolve-se numa **larva** (p. ex., larva de mosca ou inseto, "verme", lagarta), que cresce através de vários estágios entre as mudas. A larva é especialista em comer, e portanto é o estágio do inseto que causa o principal estrago para muitas safras agrícolas. O último estágio entre as mudas da larva a transforma em **pupa**, um estágio externamente dormente no qual uma extensiva reorganização interna toma lugar para surgir a forma adulta. O adulto, que mostra pouca semelhança morfológica com a pupa ou estágios anteriores, é o estágio reprodutivo e em algumas espécies não é equipado para se alimentar.

Os primeiros experimentos demonstrando um provável controle endócrino do desenvolvimento do inseto foram feitos entre 1917 e 1922 por S. Kopec, que ligou as últimas intermudas da larva de uma traça em vários momentos durante a intermuda. Ele descobriu que, quando a ligação foi amarrada antes de um certo período crítico, a larva poderia transformar-se em pupa na parte anterior à ligação mas permanecer como larva na parte posterior. O corte do cordão nervoso não teve efeito, e então ele concluiu que uma substância indutora de pupa circulante tinha sua origem num tecido localizado na porção anterior da larva. Tes-

tando vários tecidos, Kopec descobriu que a remoção do cérebro evita a transformação em pupa e que a reimplantação do cérebro permite que ela prossiga novamente. Foi posteriormente descoberto que um neuro-hormônio secretado por células do cérebro estimula as glândulas pró-torácicas, o tecido que elabora o hormônio indutor da muda. Assim, a ligação posterior às glândulas torácicas após sua ativação pelo hormônio derivado do cérebro evita que o abdome se transforme em pupa. A formação de pupa pode ser iniciada implantando-se glândulas torácicas ativadas no abdome isolado.

A resistência dos insetos faz deles material ideal para experimentos que demonstram o controle humoral da muda e da metamorfose. É possível, por exemplo, executar experimentos prolongados de **parabiose** nos quais dois insetos ou duas partes de um inseto estão juntas de forma que eles dividem uma circulação comum, trocando líquido corporal (Fig. 9.33). Janelas feitas de vidro fino tornam possível observar mudanças no desenvolvimento em tecidos das partes separadas.

Cinco principais hormônios, três deles produzidos por células neurossecretoras, controlam o desenvolvimento de insetos (Quadro 9.11 e Fig. 9.34).

- O **hormônio pró-toracicotrópico (PTTH)** é um neuro-hormônio produzido pelas células neurossecretoras que têm seus corpos celulares na *pars intercerebralis* do cérebro. O PTTH parece ser uma pequena proteína com peso molecular de mais ou menos 5.000.
- O **hormônio juvenil** é sintetizado e liberado da *corpora allata*, que são glândulas não-neurais pareadas de alguma forma análogas à glândula hipófise anterior. Vários hormônios juvenis homólogos ocorrem naturalmente em insetos; todos eles têm uma estrutura modificada de ácido graxo (Fig. 9.35A).
- A **ecdisona**, produzida pelas glândulas pró-torácicas, é sintetizada a partir do colesterol. É estruturalmente similar aos hormônios esteróides de vertebrados, mas contém mais grupos hidroxila (Fig. 9.35B).
- O **hormônio da eclosão**, um neuro-hormônio peptídico, é liberado a partir das células neurossecretoras cujos terminais estão na *corpora cardiaca*, que são órgãos neuro-hemais pareados imediatamente posteriores ao cérebro.
- O **bursicon**, também um neuro-hormônio, é produzido por outras células neurossecretoras no cérebro e no cordão nervoso. É uma proteína com peso molecular de mais ou menos 40.000.

O PTTH é conduzido por transporte axoplásmico ao longo dos axônios das células neurossecretoras para depósitos de arma-

318 HORMÔNIOS: REGULAÇÃO E AÇÃO

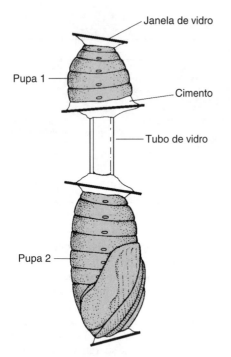

Fig. 9.33 A parabiose, a junção das partes do corpo de diferentes indivíduos, é um método experimental útil na endocrinologia dos insetos. Os tecidos dos insetos sobrevivem rapidamente a essa cirurgia radical como transecção e decaptação. Neste exemplo, o abdome de uma pupa é juntado a outra pupa através de um tubo de vidro. As janelas de vidro em suas extremidades permitem a inspeção visual dos tecidos em desenvolvimento.

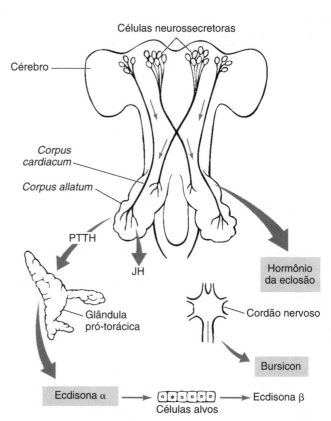

Fig. 9.34 Dos cinco principais hormônios do desenvolvimento de insetos, três são produzidos pelas células neurossecretoras e dois pelos tecidos endócrinos. As células neurossecretoras do cérebro sintetizam o hormônio pró-toracicotrópico (PTTH) e o hormônio da eclosão, que são armazenados nas terminações nervosas até sua liberação nos espaços dos seios sanguíneos no *corpus cardiaca* e no *corpus allata*, dois órgãos neurohemais pareados. Um terceiro neuro-hormônio, bursicon, é liberado primariamente das terminações nervosas no cordão nervoso. O *corpus allatum* também contém células não-neurais que produzem o hormônio juvenil (JH). Sob o estímulo do PTTH, a glândula pró-torácica produz e secreta ecdisona α, que é convertida no hormônio ativo de muda ecdisona β. (Adaptado de Riddiford e Truman, 1978.)

QUADRO 9.11
Hormônios do desenvolvimento de insetos

Hormônio	Tecido de origem	Estrutura	Tecido alvo	Ação primária	Regulação
Bursicon	Células neurossecretoras no cérebro e no cordão nervoso	Proteína (PM ~ 40.000)	Epiderme	Promove o desenvolvimento da cutícula; induz o curtimento da cutícula de adultos recentemente mudados	Estímulos associados com a muda estimulam a secreção
Ecdisona (hormônio da muda)	Glândulas pró-torácicas, folículo ovariano	Esteróide	Epiderme, gordura corporal, discos de imago	Aumenta a síntese de RNA, proteína, mitocôndria e retículo endoplasmático; promove a secreção de nova cutícula	PTTH estimula a secreção
Hormônio da eclosão	Células neurossecretoras no cérebro	Peptídeo	Sistema nervoso	Induz a emergência do adulto do estado de pupa	"Relógio" endógeno
Hormônio juvenil (JH)	*Corpus allatum*	Derivado de ácidos graxos	Epiderme, folículo ovariano, glândulas sexuais acessórias, gordura corporal	Na larva, promove a síntese de estruturas larvais e inibe a metamorfose. Em adultos, estimula a síntese e a captação da proteína da gema; ativa folículos ovarianos e glândulas sexuais acessórias	Fatores inibidores e estimuladores do cérebro controlam a secreção
Pró-toracicotropina (PTTH)	Células neurossecretoras no cérebro	Proteínas pequenas (PM ~ 5.000)	Glândula pró-torácica	Estimula a liberação de ecdisona	Vários cursos de ação ambientais e internos (p. ex., fotoperíodo, temperatura, compressão, estiramento abdominal) estimulam a liberação; JH inibe a liberação em algumas espécies

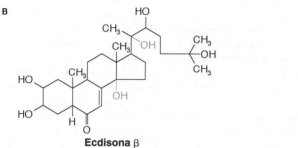

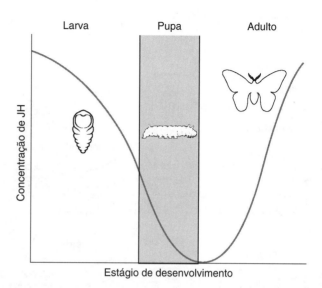

Fig. 9.35 O hormônio juvenil e a ecdisona β têm participação chave na regulação do desenvolvimento dos insetos. **(A)** Estrutura do hormônio juvenil da traça cecropia *Hyalophora cecropia*. Este hormônio promove a retenção de características juvenis em larvas e induz a maturação reprodutiva em adultos. Vários homólogos do hormônio juvenil ocorrem naturalmente em insetos. **(B)** Estrutura da ecdisona β, o hormônio indutor da muda fisiologicamente ativo. O pró-hormônio ecdisona α, que necessita do grupo hidroxila no C-20, é sintetizado a partir do colesterol nas glândulas pró-torácicas de insetos. Após sua liberação, a ecdisona α é convertida, em certos tecidos alvos, no hormônio ativo ecdisona β.

Fig. 9.36 A progressão normal através do ciclo vital do inseto depende de alterações no hormônio juvenil. A metamorfose da forma de larva juvenil para pupa ocorre quando a concentração do hormônio juvenil cai abaixo de certo nível limiar. Após o inseto adulto emergir e se alimentar, a secreção do hormônio juvenil começa novamente, regulando a atividade ovariana e estimulando o desenvolvimento de órgãos masculinos acessórios. (Adaptado de Spratt, 1971.)

zenamento, ou órgãos neuro-hemais, formados pelas terminações dos axônios (veja Fig. 9.34). Acreditava-se que o *corpus cardiacum* fosse um órgão neuro-hemal que armazenava e liberava PTTH, porém evidências mais recentes da larva da traça do tabaco, *Manduca sexta*, indicam que os axônios das células cerebrais neurossecretoras produtoras de PTTH na verdade passam através do *corpus cardiacum* e terminam no *corpus allatum*, que está localizado na terminação posterior do *corpus cardiacum*. Assim, o *corpus allatum* parece ser o local onde as terminações neurossecretoras liberam PTTH no sangue. Resta saber se isto é verdadeiro para todos os insetos.

Após sua liberação no sangue, o PTTH ativa a glândula pró-torácica a sintetizar e secretar o fator indutor da muda, a ecdisona α. Os insetos necessitam de colesterol em sua dieta para sintetizar este hormônio esteróide. Agora parece que a ecdisona α é um pró-hormônio convertido para a forma fisiologicamente ativa, 20-hidroxiecdisona (ecdisona β), em vários tecidos alvos periféricos (veja Fig. 9.35B).

O hormônio juvenil, atuando em associação com a ecdisona β, promove a retenção das características imaturas ("juvenis") da larva, portanto adiando a metamorfose até que o desenvolvimento da larva seja completado. A presença do hormônio juvenil na intermuda prematura da ninfa foi demonstrada em meados da década de 30 em experimentos de V. B. Wigglesworth nos quais a ligação parabiótica da intermuda prematura a uma intermuda final evitou o atraso da transformação em adulto. A concentração circulante de hormônio juvenil é mais alta inicialmente na vida da larva, caindo a um mínimo no final do período de pupa (Fig. 9.36). A metamorfose até o estágio adulto ocorre quando o hormônio juvenil desaparece da circulação. A concentração então aumenta novamente no adulto reprodutivamente ativo. Nos machos de algumas espécies de insetos, o hormônio juvenil promove o desenvolvimento de órgãos sexuais acessórios; em muitos insetos fêmeas, ele induz a síntese da gema e promove a maturação dos ovos.

Assim, o desenvolvimento normal de um inseto depende de concentrações precisamente ajustadas de hormônio juvenil em cada estágio. O papel desse hormônio é de alguma forma análogo ao dos hormônios tireóideos na regulação do desenvolvimento de anfíbios. Em ambos os casos, o distúrbio da relação entre a concentração do hormônio e o estágio de desenvolvimento resulta em desenvolvimento anormal. Graças a sua potência em prevenir a maturação em insetos, o hormônio juvenil e seus análogos sintéticos são promissores como meios ecologicamente seguros não-tóxicos de combate às pragas de insetos e contra os quais o inseto encontraria dificuldade em desenvolver resistência.

Durante o crescimento e o desenvolvimento dos insetos, a epiderme passa por alterações notáveis, incluindo a produção da **cutícula**, a cobertura externa calosa quitinosa. Entretanto, tem sido dada atenção considerável à produção da nova cutícula, sua curtição e o desprendimento da cutícula velha durante a muda. O PTTH, o hormônio juvenil, e a ecdisona β estão envolvidos na iniciação da muda (Fig. 9.37). A ecdisona, secretada pelas glândulas pró-torácicas em resposta à estimulação pelo PTTH, atua na epiderme para iniciar a produção da nova cutícula, que começa com a **apólise**, o destacamento da cutícula velha das células epidérmicas subjacentes. As células epiteliais então começam a sintetizar os materiais para a nova cutícula, enquanto a velha é parcialmente digerida por baixo por enzimas no líquido de muda secretado pela epiderme. Em altas concentrações do hormônio juvenil, uma cutícula nova do tipo larva é formada, enquanto que em níveis baixos de concentração uma cutícula do tipo adulto é produzida e outros eventos da metamorfose acontecem.

Dois hormônios adicionais, o hormônio da eclosão e o bursicon, são responsáveis pela promoção da fase terminal do processo de muda. O desprendimento da cutícula da pupa, chamado **ecdise**, é desencadeado pelo hormônio da eclosão pelo menos em algumas espécies de holometabólicos. A pálida e delicada cutícula de um inseto recentemente mudado é expandida pelos movimentos respiratórios do inseto para o próximo tama-

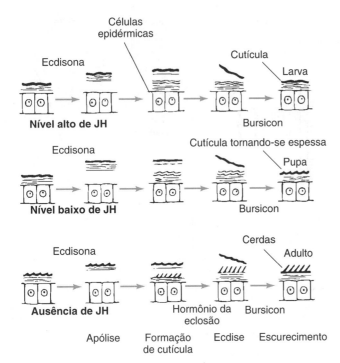

Fig. 9.37 As alterações da cutícula envolvidas nas mudas que resultam nos estágios de larva, pupa e adulto são controladas pelo nível de hormônio juvenil (JH). A ecdisona inicia a produção da nova cutícula, começando com o desprendimento da cutícula velha (chamado apólise). O desprendimento da cutícula velha (chamado ecdise) é desencadeado pelo hormônio da eclosão. Embora o bursicon regule o endurecimento e o escurecimento (curtição) da nova cutícula, a concentração de JH determina se ela tem características de larva, pupa ou adulto (de cima para baixo). (Adaptado de Riddiford e Truman, 1978.)

nho antes que ela endureça, ou se torne curtida, sob a influência do bursicon (veja Fig. 9.37).

A Fig. 9.38, adiante, destaca as interações hormonais que regulam a metamorfose da *Hyalophora cecropia*, um inseto holometabólico. A liberação de PTTH inicia a ecdise da larva (mudas) e estimula a glândula pró-torácica a secretar o hormônio de muda ecdisona. O crescimento continua através de uma série de intermudas, que permanecem como larvas enquanto a concentração de hormônio juvenil permanece abaixo de um mínimo. Este processo de crescimento e muda é geralmente completado em quatro ou cinco intermudas, quando a concentração de hormônio juvenil diminui progressivamente. Uma vez que os efeitos juvenil-indutores do hormônio juvenil são removidos, a larva muda para o estágio de pupa. A pupa é o estágio durante o inverno da traça cecropia, que a faz passar obrigatoriamente por diapausa. A exposição prolongada ao frio estimula a liberação de PTTH na pupa, induzindo a liberação de ecdisona; na ausência do hormônio juvenil, a ecdisona induz o desenvolvimento de pupa na traça adulta.

RESUMO

Os processos fisiológicos e bioquímicos que ocorrem nas células, em tecidos e em órgãos, são controlados e coordenados em animais em grande parte por moléculas mensageiras especiais transportadas pelo sangue chamadas hormônios, que são liberados de tecidos secretores endócrinos. Em vertebrados, esses hormônios dividem-se em quatro categorias químicas: (1) aminas, (2) prostaglandinas, (3) esteróides e (4) peptídeos e proteínas. Depois que um hormônio é liberado de seu local de origem, ele circula em baixa concentração na circulação sanguínea através do corpo. As ações seletivas dos hormônios em tecidos alvos específicos dependem da distribuição preferencial entre tecidos de receptores hormônio-específicos e várias proteínas efetoras que medeiam as respostas celulares induzidas por hormônios.

A secreção de hormônios dos tecidos endócrinos é estimulada por hormônios liberados por outros tecidos endócrinos ou por neuro-hormônios liberados de neurônios especializados; este último forma a base para os reflexos neuroendócrinos. Além disso, alguns tecidos endócrinos respondem diretamente às condições do meio extracelular. As atividades secretoras da maioria dos tecidos endócrinos são moduladas pelo *feedback* negativo; isto é, o aumento na concentração do próprio hormônio ou uma resposta ao hormônio pelo tecido alvo (p. ex., níveis reduzidos de glicose sanguínea sob a ação reflexa da insulina) têm efeito inibitório na síntese ou na liberação do mesmo hormônio. O *feedback* positivo ocorre em alguns sistemas; ocasionalmente, a secreção hormonal é *feedforward* (*i. e.*, não regulada por nenhuma conseqüência do hormônio secretado).

Para exercer seu efeito, todos os hormônios devem ligar-se a receptores específicos; essa ligação inicia mecanismos intracelulares que resultam em resposta(s) celular(es). Os hormônios esteróides e os hormônios tireóideos, sendo lipossolúveis, entram livremente nas células e se ligam a proteínas receptoras presentes no citossol. Os complexos hormônio-receptor resultantes translocam-se para o núcleo, onde se ligam a elementos reguladores no DNA estimulando desta forma (e em alguns casos inibindo) a transcrição de genes específicos. Todos os outros hormônios se ligam a receptores celulares localizados na membrana plasmática das células alvos. A ligação desencadeia uma ou mais vias intracelulares transdutoras do sinal que promovem as respostas celulares.

No sistema de sinalização AMPc, a ligação do hormônio ativa uma proteína G, que então estimula a adenilato-ciclase a converter o ATP no segundo mensageiro AMPc. A ligação de alguns hormônios estimula a guanilato-ciclase a produzir o segundo mensageiro relacionado GMPc, na maioria dos casos por uma seqüência de etapas um pouco diferente. Uma vez formado, o nucleotídeo cíclico ativa uma proteína-cinase específica, que então fosforila várias proteínas efetoras que medeiam respostas celulares.

No sistema de sinalização fosfolipídeo de inositol, a ligação do hormônio a um receptor ligado a uma proteína G ativa a fosfolipase C fosfoinositídeo-específica, que então hidrolisa o PIP_2 em dois principais segundos mensageiros, $InsP_3$ e DAG. O $InsP_3$ induz a liberação de Ca^{++} das reservas intracelulares. Além disso, o $InsP_3$ é convertido em $InsP_4$, que promove a entrada de Ca^{++} do exterior para dentro da célula. O aumento resultante no Ca^{++} citossólico livre regula a atividade de uma variedade de proteínas celulares. O DAG, por outro lado, permanece na membrana e ativa a proteína-cinase C ligada à membrana. Esta cinase então fosforila várias proteínas efetoras, que são responsáveis pelas respostas celulares.

No sistema de sinalização do Ca^{++}, a estimulação hormonal do receptor ativa diretamente os canais de Ca^{++} na membrana plasmática, dessa forma estimulando o influxo de Ca^{++}. Alterações induzidas por hormônios nos níveis intracelulares de Ca^{++} regulam diversos processos celulares. Nos sistemas de sinalização membrana-enzima, a ligação do hormônio ativa a atividade intrínseca da enzima no domínio citossólico do receptor. As enzimas ativadas, por sua vez, induzem respostas intracelulares.

Até na mesma célula, um único hormônio pode ligar-se a diferentes receptores de superfície celular unidos a diferentes se-

HORMÔNIOS: REGULAÇÃO E AÇÃO 321

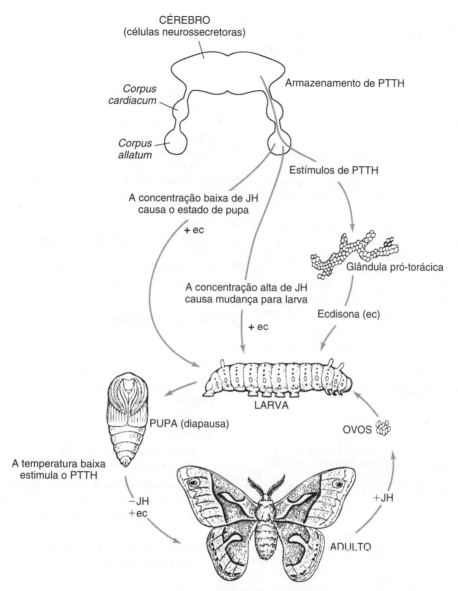

Fig. 9.38 Interações entre o hormônio juvenil e a ecdisona regulam a metamorfose em insetos holometabólicos. Este exemplo mostra a seqüência do desenvolvimento da traça cecropia. Veja texto para discussão. (Adaptado de Spratt, 1971.)

gundos mensageiros, dessa forma induzindo a mesma resposta celular (vias convergentes) ou diferentes respostas (vias divergentes). Um receptor particular pode ser acoplado a duas proteínas G diferentes, cada uma ligada a sua própria via de segundo mensageiro ou ambas ligadas à mesma via de segundo mensageiro. Outras variações nos sistemas de sinalização, algumas envolvendo terceiros mensageiros, também são possíveis. Obviamente, as vias de sinalização celular tipicamente interagem umas com as outras de várias maneiras para controlar as respostas intracelulares induzidas por hormônios.

Embora a maioria dos hormônios tenha múltiplas ações, eles podem ser agrupados em várias classes funcionais e também nas mais diversas prostaglandinas. A produção e a secreção de vários hormônios de atuação direta são reguladas indiretamente por hormônios hipotalâmicos liberadores e inibidores e diretamente por hormônios trópicos produzidos na glândula hipófise anterior.

Os seguintes hormônios têm papéis principais na regulação do metabolismo e nos processos do desenvolvimento: glicocorticóides e catecolaminas, que são produzidos nas glândulas adrenais e afetam o metabolismo energético; hormônios tireóideos, que regulam a taxa metabólica; insulina e glucagon, que são produzidos no pâncreas e têm efeitos opostos nos níveis de glicose sanguínea; e hormônio do crescimento, que é produzido na hipófise anterior e funciona de modo sinérgico com os hormônios tireóideos para promover o crescimento e o desenvolvimento.

Os hormônios reprodutivos incluem os andrógenos (em machos) e estrógenos (em fêmeas), que promovem o desenvolvimento de características sexuais e gametas (esperma ou oócitos). Em fêmeas, a progesterona age preparando o endométrio para a implantação e ajuda a preparar o tecido da mama para a lactação; a ocitocina estimula as contrações uterinas durante o nascimento e a ejeção de leite após o nascimento; a prolactina promove a formação do leite e o comportamento maternal.

Os hormônios mais importantes para a regulação da água e do equilíbrio eletrolítico são o hormônio antidiurético (ADH), que aumenta a reabsorção de água no rim; os mineralocorticóides, que promovem reabsorção de Na^+ no rim; o peptídeo atrial natriurético (PAN), que reduz a reabsorção de Na^+ e água no rim; o hormônio paratireóideo e o calcitriol (derivado da vitamina D ou colesterol), que agem aumentando a concentração plasmática de Ca^{++}; e calcitonina, que tem ação oposta, diminuindo a concentração sanguínea de Ca^{++}.

QUESTÕES DE REVISÃO

1. Dê três exemplos de regulação química que não envolve a secreção de moléculas de hormônios específicos.
2. Que critério deve ser observado para que um tecido possa ser identificado corretamente como tendo função endócrina?
3. Dê exemplos de alça curta e alça longa de *feedback* negativo no controle da secreção hormonal.
4. Discuta dois exemplos que ilustrem a íntima associação funcional dos sistemas nervoso e endócrino.
5. Explique como é possível que as ações da adrenalina e do glucagon sejam similares mas restritas a tecidos diferentes.
6. Como pode um único segundo mensageiro (p. ex., AMPc ou $InsP_3$), induzido pela ligação de diferentes hormônios, mediar diferentes respostas celulares em tecidos diferentes?
7. Explique como um pequeno número de moléculas hormonais pode provocar respostas celulares envolvendo milhões de vezes tantas moléculas.
8. O que significa fosforilação de proteínas em sistemas de sinalização intracelular?
9. Como pode um músculo em exercício mobilizar reservas de glicogênio na ausência da glicogenólise induzida por adrenalina?
10. Descreva duas vias nas quais a concentração de Ca^{++} citossólico livre se torna elevada. Discuta o papel do Ca^{++} como segundo ou terceiro mensageiro.
11. Descreva as semelhanças e diferenças que caracterizam quatro sistemas de sinalização intracelular descritos neste capítulo.
12. Descreva as interações entre AMPc e a via do fosfolipídeo de inositol.
13. Descreva as inter-relações entre o Ca^{++} e o AMPc na glândula salivar de mamíferos e no fígado para ilustrar vias de segundos mensageiros convergentes e divergentes ativadas em resposta a um único primeiro mensageiro tal como a adrenalina.
14. Como os glicocorticóides (também o hormônio do crescimento e o glucagon) combatem a hipoglicemia?
15. Qual a função dos hormônios tireóideos no desenvolvimento de anfíbios?
16. Como a insulina produz seus efeitos hipoglicêmicos?
17. Quais os fatores que influenciam a secreção do hormônio do crescimento?
18. Discuta o controle endócrino do ciclo menstrual.
19. Explique como as pílulas anticoncepcionais evitam a concepção.
20. Discuta o papel do hormônio juvenil no desenvolvimento e na metamorfose de um inseto.

LEITURAS SUGERIDAS

Alberts, B., D. Bray et al. 1994. *Molecular Biology of the Cell.* 3d ed. New York & London: Garland Publishing.

Hadley, M. E. 1992. *Endocrinology.* 3d ed. Englewood Cliffs, N.J.: Prentice Hall.

Raymond, J. R. 1995. Multiple mechanisms of receptor-G protein signaling specificity. *Am. J. Physiol.* 269 (Renal Fluid Electrolyte Physiol. 38):F141–F158.

Robb, S., T. R. Cheek et al. 1994. Agonist-specific coupling of a cloned *Drosophila* octopamine/tyramine receptor to multiple second messenger systems. *EMBO J.* 13:1325–1330.

Truman, J. W. 1992. The eclosion hormone system of insects. *Prog. Brain. Res.* 92:361–374.

CAPÍTULO
10

MÚSCULOS E MOVIMENTO DO ANIMAL

Os movimentos dos animais — como locomoção, ingestão de alimentos e acasalamento — são gerados por três mecanismos fundamentalmente diferentes: movimentos amebóides, batimento ciliar e flagelar e contração muscular. Além disso, a produção de som e todas as outras formas de comunicação que não são baseadas em sinais químicos específicos são realizadas pela contração muscular. A maioria dos músculos contrai-se quando neurônios enviam sinais a eles, iniciando uma série de eventos que causa o encurtamento dos músculos. As contrações musculares são os sinais macroscópicos mais aparentes e interessantes da vida animal e têm estimulado a imaginação de várias pessoas há muito tempo. No segundo século d.C., Galeno lançava a hipótese que de "espíritos animais" fluíam dos nervos para os músculos, inflando os músculos e aumentando o seu diâmetro à custa do seu comprimento, causando assim seu encurtamento.

Mesmo recentemente, na década de 1950, havia a sugestão de que os músculos se contraíam porque as moléculas lineares de "proteínas contráteis" no seu interior se encurtavam. A hipótese afirmava que essas moléculas possuíam uma forma helicoidal e que as mudanças no passo da hélice produziam alterações no comprimento. Esta hipótese teve pouca duração, entretanto, em face do desenvolvimento de novas técnicas naquela década que proporcionaram avanços surpreendentes em nosso entendimento a respeito da função muscular. Através de evidências da microscopia eletrônica, da bioquímica e da biofísica, nós aprendemos como os mecanismos contráteis do músculo estão organizados e como eles produzem o encurtamento. Ficou claro também como é iniciado o processo contrátil pela atividade elétrica da membrana das fibras musculares.

Os músculos são classificados, com base em dados morfológicos e funcionais, em dois tipos principais, **músculo liso** e **músculo estriado**. Um tipo muscular — o músculo estriado dos vertebrados (primariamente, músculo esquelético de rã e de coelho) — é o mais conhecido, e neste capítulo nós o examinaremos em detalhes. O músculo estriado pode ainda ser subdividido em *músculo esquelético* e *músculo cardíaco*. Entretanto, o mecanismo pelo qual todos os músculos se contraem é quase idêntico, e as principais diferenças entre as classes são encontradas em sua organização celular.

Pesquisas recentes sobre os aspectos comparativos e integrativos da função muscular descobriram uma diversidade não esperada entre os músculos esqueléticos e revelaram uma correspondência excelente entre o arranjo de um músculo e sua função biológica. Vários exemplos desta variação na organização são discutidos neste capítulo.

BASES ESTRUTURAIS DA CONTRAÇÃO MUSCULAR

A organização geral de um tecido muscular esquelético é representada na Fig. 10.1. Os músculos podem movimentar partes de um animal porque cada extremidade de um músculo é presa a um osso ou a alguma outra estrutura, e quando o músculo se encurta as relações físicas entre os pontos de ancoragem mudam. Tipicamente, um músculo é ancorado em cada extremidade por um forte feixe de tecido conjuntivo chamado **tendão**. Cada músculo consiste em células multinucleadas (ou **fibras musculares**) longas e cilíndricas, que estão dispostas em paralelo umas com as outras. Este arranjo permite que todas as fibras no músculo puxem em paralelo umas com as outras. As fibras musculares estriadas variam de 5 a 100 μm de diâmetro e podem ter muitos centímetros de comprimento. (Considere o comprimento do músculo gastrocnêmio de um jogador de basquete profissional.) Uma razão para este tamanho extraordinário é que provavelmente cada fibra se origina de muitas células embrionárias únicas, chamadas **mioblastos**, que se fundem durante o desenvolvimento embrionário para formar unidades multinucleadas chamadas **miotubos**. Cada miotubo contém muitos núcleos dentro de uma única membrana plasmática e se diferencia em uma fibra muscular adulta, algumas vezes chamada miofibra. Cada fibra muscular é composta, por sua vez, de numerosas subunidades paralelas chamadas **miofibrilas**, que consistem em unidades repetidas longitudinalmente chamadas **sarcômeros**. O sarcômero é a unidade funcional do músculo estriado. As miofibrilas de uma fibra muscular estão dispostas nos sarcômeros em alinhamento, de modo que as fibras parecem ser formadas por bandas, ou estrias, quando observadas em um microscópio óptico. Esta aparência em faixas deu origem ao nome músculo estriado.

A estrutura das fibras musculares estriadas fornece um exemplo elegante da estrutura como a base da função. A eletromicro-

324 MÚSCULOS E MOVIMENTO DO ANIMAL

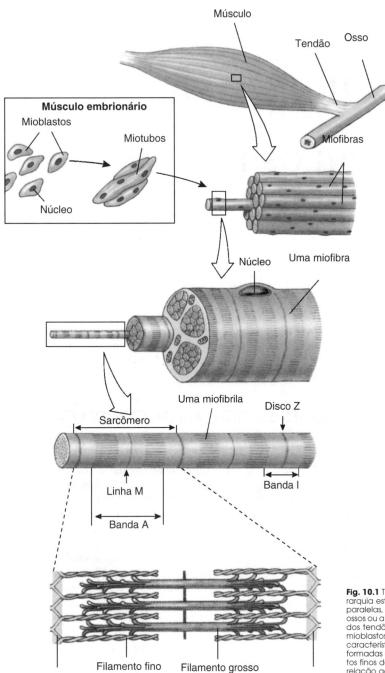

Fig. 10.1 Todos os músculos esqueléticos de vertebrados são organizados em uma hierarquia estereotipada. O órgão chamado músculo consiste em fibras multinucleadas paralelas, cada uma das quais contém muitas miofibrilas. Os músculos são ligados aos ossos ou a outros pontos de ancoragem através de feixes de tecido conjuntivo chamados tendões. Cada fibra muscular é derivada embriologicamente de um grupo de mioblastos que se funde e forma miotubos. Um miotubo então sintetiza as proteínas características das fibras musculares e se diferencia na forma adulta. As miofibrilas são formadas em sarcômeros, dispostos em seqüência. Cada sarcômero contém filamentos finos de actina e filamentos grossos de miosina, que se interdigitam em uma inter-relação geométrica precisa (ver a Fig. 10.3). Os filamentos finos estão ancorados em regiões chamadas discos Z. (Adaptado de Lodish et al., 1995.) (Ver Encarte colorido.)

grafia na Fig. 10.2 mostra uma secção longitudinal de várias miofibrilas. Cada sarcômero é limitado em ambas as extremidades por uma **linha Z** (ou **disco Z**) que contém α-actinina, uma das proteínas encontradas em todas as células capazes de movimentar-se. Estendendo-se em ambas as direções da linha Z de uma miofibrila existem numerosos **filamentos finos** que consistem principalmente na proteína **actina**. Esses filamentos finos interdigitam-se com **filamentos grossos** formados pela proteína **miosina**. Os filamentos finos e grossos interdigitados formam a porção mais densa do sarcômero, a **banda A** (assim chamada porque esta banda é *anisotrópica* e polariza fortemente a luz visível). A porção mais clara no centro da banda A é chamada **zona H**, a qual contém apenas filamentos grossos. No meio da zona H está a **linha M**, que se mostrou conter enzimas que são importantes no metabolismo energético (p. ex., creatina-cinase). A porção do sarcômero entre as duas bandas A é chamada **banda I** (assim chamada porque esta região é *isotrópica* e não polariza a luz).

Se secções transversais são feitas através de várias regiões de um único sarcômero, as relações geométricas precisamente arranjadas entre os filamentos grossos e finos são reveladas (Fig. 10.3). Filamentos finos, contendo apenas actina são vistos quando a secção é feita na banda I, e filamentos grossos contendo apenas miosina são vistos em uma secção através da zona H. Na região de sobreposição, cada filamento de miosina é circundado por seis filamentos finos, e ele compartilha tais

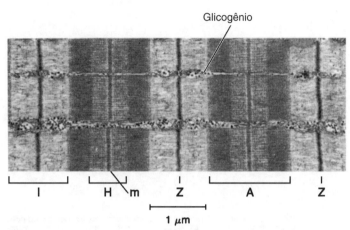

Fig. 10.2 Os sarcômeros dentro de diferentes miofibrilas estão alinhados em ordem produzindo as bandas características do músculo esquelético. As micrografias eletrônicas não apenas revelam essas bandas mas também os componentes do sarcômero que dão origem a elas. Esta micrografia eletrônica de uma secção longitudinal de músculo esquelético de rã inclui dois sarcômeros completos de três miofibrilas. As várias bandas e discos Z (que aparecem como linhas na secção longitudinal) são marcados. Os grânulos escuros entre as fibrilas são de glicogênio.(Cortesia de L.D. Peachey.)

filamentos de actina com os filamentos grossos adjacentes. Cada filamento de actina é circundado por três filamentos de miosina.

Quando uma secção através de um sarcômero é examinada com ampliação elevada por um microscópio eletrônico, são visíveis pequenas projeções, chamadas **pontes cruzadas**; essas projeções estendem-se para fora dos filamentos de miosina e fazem contato com os filamentos de actina durante a contração (Fig. 10.4A). As pontes cruzadas ao longo do eixo do filamento grosso ocorrem em grupos de três; em cada grupo, as pontes cruzadas estão distanciadas cerca de 14,3 nm, e o deslocamento angular ao redor do filamento entre as pontes cruzadas sucessivas é de 120° (Fig. 10.4B). Esta disposição faz com que cada filamento grosso tenha nove carreiras de pontes cruzadas, e as pontes cruzadas adjacentes em uma fileira são separadas por uma distância de 43 nm.

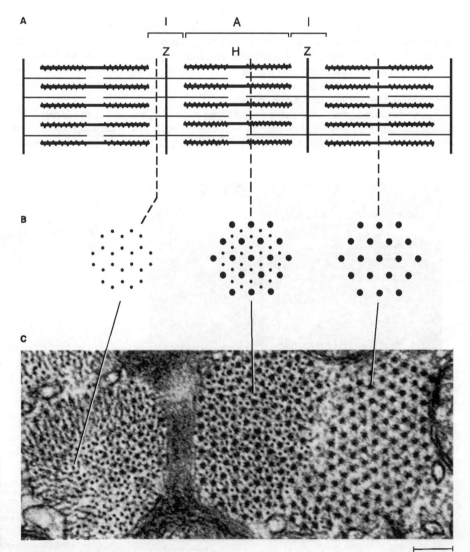

Fig. 10.3 Dentro de uma miofibrila, os filamentos finos que se estendem dos discos Z se sobrepõem aos filamentos grossos em um padrão geométrico preciso. **(A)** Diagrama de três sarcômeros, mostrando os filamentos grossos e finos formando as bandas I, A e H e os discos Z. **(B)** Diagrama da relação geométrica entre os filamentos grossos e finos em seções transversais realizadas em diferentes locais em um sarcômero. **(C)** Micrografia eletrônica de uma secção transversal das miofibrilas de músculo extra-ocular de macaco-aranha no qual os sarcômeros de miofibrilas adjacentes não aparecem de modo que possam coincidir com os traçados mostrados na parte B. (Cortesia de L.D. Peachey.)

326 MÚSCULOS E MOVIMENTO DO ANIMAL

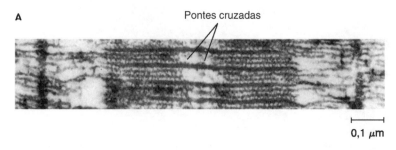

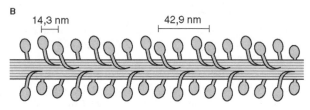

Fig. 10.4 As pontes cruzadas projetam-se dos filamentos grossos de miosina para os filamentos finos de actina. **(A)** Micrografia eletrônica em que as pontes cruzadas aparecem com projeções esmaecidas estendendo-se da miosina em direção aos filamentos de actina. **(B)** Diagrama do arranjo helicoidal do cordão duplo das pontes cruzadas nos filamentos grossos de miosina, desenhados muito maiores do que são na parte A. (Parte A de Huxley, 1963; parte B adaptada de Murray, 1974.)

Subestrutura do Miofilamento

Na metade do século dezenove, Wilhelm Kühne mostrou que diferentes proteínas podiam ser extraídas de um músculo esquelético que havia sido picado e depois mergulhado em soluções contendo várias concentrações de sais. Proteínas solúveis não-estruturais, como a mioglobina, são extraídas em água destilada. Os filamentos de actina e miosina são solubilizados por soluções salinas altamente concentradas, que quebram as pontes que seguram as proteínas monoméricas de actina e miosina juntas nos filamentos. Outras proteínas extraídas nestas condições são discutidas posteriormente neste capítulo.

Nosso conhecimento atual sobre a contração muscular baseia-se em parte na análise da estrutura e da composição dos filamentos de actina e miosina isolados. Fragmentos das miofibrilas que têm vários sarcômeros de comprimento podem ser preparados pela homogeneização de músculo recém-retirado em um moedor em laboratório. Se a homogeneização é desenvolvida gentilmente em uma solução *relaxante* que contém magnésio, ATP e um *agente quelante* de cálcio como EGTA, a formação de ligações entre as pontes cruzadas da miosina e os filamentos de actina é bloqueada. (O EGTA e outros agentes quelantes de cálcio combinam-se fortemente com o Ca^{++}, removendo-o da solução.) Como consequência, as miofibrilas se separam em seus constituintes, os filamentos de actina e de miosina.

Um filamento de actina assemelha-se a dois colares de contas torcidos um em volta do outro em uma dupla hélice (Fig. 10.5). Cada "conta" no colar é uma molécula monomérica de

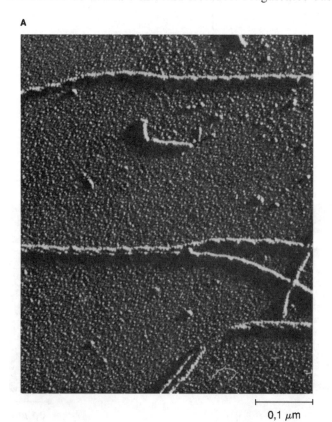

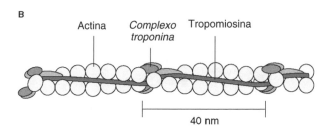

Fig. 10.5 Filamentos de actina isolados individualmente e corados negativamente podem ser vistos com um microscópio eletrônico em aumento elevado. **(A)** Micrografia eletrônica dos filamentos de actina F. Notar o arranjo helicoidal do cordão duplo dos monômeros globulares. A peça foi preparada para a microscopia pelo sombreamento dos filamentos de actina com um fino filme de metal. **(B)** Diagrama mostrando os monômeros de actina G no arranjo helicoidal do cordão duplo de actina F. Os filamentos finos intactos contêm duas outras proteínas — tropomiosina e troponina, um complexo de três subunidades. Esta estrutura foi deduzida de micrografias eletrônicas (como a mostrada na parte A) e de estudos de difração de raios X. (Parte A cortesia de R.B. Rice; parte B adaptada de Ebashi et al., 1969.)

actina G, assim chamada em razão da sua forma globular. As moléculas de actina G (diâmetro aproximado de 5,5 nm) são polimerizadas para formar a longa dupla hélice de **actina F**, assim chamada por causa da sua aparência filamentosa. A actina G purificada polimeriza-se *in vitro* para formar os filamentos de actina F com a mesma estrutura física que no músculo. A hélice de actina F tem um passo de cerca de 73 nm, de modo que seus dois filamentos se cruzam a cada 36,5 nm. (Essa hélice de actina F não deve ser confundida com a α-hélice muito menor encontrada em outras cadeias peptídicas.) No músculo da rã, os filamentos finos de actina têm cerca de 1 μm de comprimento e cerca de 8 nm de diâmetro e são ligados em uma extremidade ao material que constitui o disco Z. Localizados nos sulcos da hélice de actina estão as moléculas filamentosas da proteína **tropomiosina**. Em intervalos de cerca de 40 nm ao longo do filamento de actina, um complexo de moléculas de proteínas globulares chamado coletivamente **troponina** está preso à tropomiosina (ver a Fig. 10.5B). O papel da troponina e da tropomiosina no controle da contração muscular será discutido mais adiante neste capítulo.

Uma molécula de miosina é composta por duas cadeias pesadas idênticas, que são longas e finas, com comprimento médio de 150 nm e com largura de cerca de 2 nm, e por várias cadeias leves muito menores (Fig. 10.6). Uma extremidade de uma molécula de miosina forma uma região de uma dupla "cabeça" globular, de cerca de 4 nm de espessura e 20 nm de comprimento. A longa porção fina da molécula constitui seu "pescoço" e sua "cauda". A região da cabeça contém toda a atividade enzimática e de ligação com a actina, da molécula de miosina completa. A cabeça é formada pela extremidade globular das duas cadeias pesadas mais três ou quatro (dependendo da espécie) cadeias leves de miosina. As cadeias leves são proteínas que se ligam ao cálcio. Elas diferem entre os tipos musculares e influenciam a velocidade máxima com a qual o músculo se encurta. As porções α-helicoidais das cadeias pesadas são torcidas uma sobre a outra, formando a região do pescoço e da cauda da molécula. Quando as moléculas de miosina são tratadas com a enzima proteolítica tripsina, elas se separam em duas partes chamadas **meromiosina leve** (MML) e **meromiosina pesada** (MMP). A MML constitui a parte principal da região da cauda e a MMP inclui a cabeça globular e o pescoço.

As moléculas de miosina agregam-se espontaneamente *in vitro* para reconstituir os filamentos grossos de miosina quando a força iônica de uma solução de moléculas de miosina é reduzida. O primeiro passo na formação dos filamentos de miosina ocorre quando várias moléculas de miosina se agregam com suas caudas se sobrepondo e suas cabeças sobressaindo da região de sobreposição e em direções opostas (Fig. 10.7). O resultado é um filamento curto com uma região central que exibe uma ausência de cabeças. Esta zona vazia na metade dos filamentos grossos tem implicações para o comportamento contrátil do músculo, e nós retornaremos a ele quando analisarmos a relação comprimento-tensão de um sarcômero. Um filamento aumenta à medida que moléculas de miosina são adicionadas a cada extremidade, com suas caudas apontando para o centro do filamento e se sobrepondo às caudas das moléculas previamente reunidas. A cabeça de cada molécula de miosina adicionada projeta-se lateralmente do filamento. Como as moléculas de miosina são adicionadas simetricamente às duas extremidades, as cabeças de cada metade do filamento são orientadas em oposição às da outra metade (ver a Fig. 10.7). A agregação continua até que para a miosina dos vertebrados o filamento esteja com cerca de 1,6 μm de comprimen-

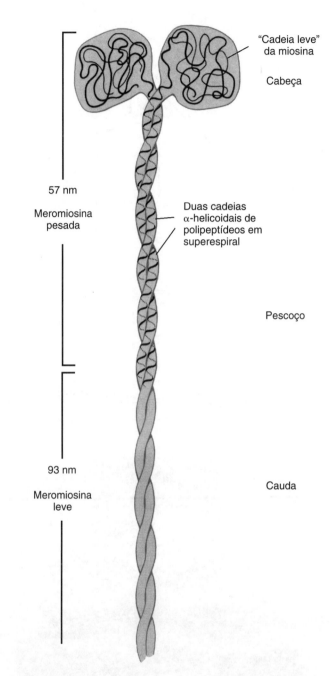

Fig. 10.6 Cada molécula de miosina consiste em uma dupla cabeça globular e uma longa cauda fina. A miosina é separada em meromiosina leve e pesada por digestão com a protease tripsina. A meromiosina leve contém a maior parte da cauda; a meromiosina pesada contém as cabeças globulares e o início da cauda. (Adaptado de Lehninger, 1993.)

to e com cerca de 12 nm de espessura. Ainda não está claro por que os filamentos param de aumentar nestas medidas.

Contração dos Sarcômeros: A Teoria do Deslizamento dos Filamentos

As estrias que definem os sarcômeros foram observadas inicialmente com o microscópio óptico há mais de um século. Foi também observado que os sarcômeros mudam de comprimento durante o estiramento ou a contração de um músculo e que tais alterações correspondem às alterações no comprimento do músculo. Usando um microscópio óptico de interferência especial-

328 MÚSCULOS E MOVIMENTO DO ANIMAL

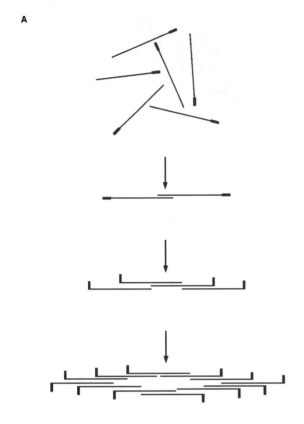

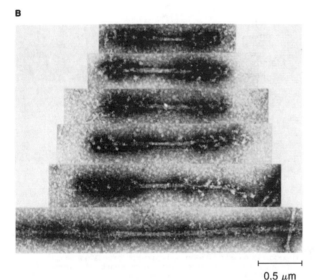

Fig. 10.7 As moléculas de miosina polimerizam-se espontaneamente para reconstituir os filamentos grossos em uma organização idêntica à encontrada no músculo. **(A)** Diagrama ilustrando a formação espontânea dos filamentos grossos *in vitro* em uma solução de moléculas de miosina. **(B)** Micrografia eletrônica das moléculas de miosina reunidas em filamentos grossos de vários comprimentos. Note que os filamentos formados espontaneamente têm uma organização de dupla extremidade semelhante à dos filamentos grossos no músculo. A coloração escura difusa ao término desses filamentos grossos indica o local das cabeças de miosina em ambas as extremidades dos filamentos; a região mais clara no centro de cada filamento grosso contém somente as caudas das moléculas de miosina. (Adaptado de Huxley, 1969.)

mente construído, que permitia uma medida mais precisa dos sarcômeros, Andrew F. Huxley e R. Niedergerke, em 1954, confirmaram as descrições iniciais de que as bandas A (filamentos de miosina) mantinham um comprimento constante quando o músculo se encurtava, enquanto que a banda I e a zona H (zonas onde os filamentos de actina e de miosina não se sobrepõem) di-

minuíam o comprimento. Quando um músculo era estirado, a banda A novamente mantinha um comprimento constante, mas a banda I e a zona H se tornavam mais longas. Naquele mesmo ano, Hugh E. Huxley e Jean Hanson descreveram que nem os filamentos grossos de miosina nem os filamentos finos de actina vistos em micrografias eletrônicas mudavam seus comprimentos quando o sarcômero era encurtado ou estirado (Fig. 10.8A). Em vez disso, quando o comprimento do sarcômero muda, é a extensão de *sobreposição* entre os filamentos de actina e miosina que se altera.

Principalmente com base em observações descritas no parágrafo anterior, H. E. Huxley e A. F. Huxley propuseram independentemente a teoria do **deslizamento dos filamentos** na contração muscular. Esta teoria descreve que durante a contração muscular os sarcômeros se encurtam porque os filamentos finos (actina) deslizam ativamente por entre os filamentos grossos (miosina). O processo puxa os filamentos de actina para mais perto do centro do sarcômero, e, como os filamentos finos estão ancorados nos discos Z, os sarcômeros tornam-se mais curtos (Destaque 10.1). Quando um músculo se relaxa ou é estirado, a sobreposição entre os filamentos finos e grossos é reduzida, e o sarcômero alonga-se. Esta teoria diferia radicalmente das hipóteses iniciais que explicavam a contração muscular, mas ela tem sido confirmada por todas as informações que foram obtidas desde aquele tempo.

Uma das evidências mais fortes que apóiam a teoria do deslizamento dos filamentos é a relação comprimento-tensão para um sarcômero. A curva de comprimento-tensão relaciona a quantidade de sobreposição entre os filamentos de actina e miosina com a tensão desenvolvida por um sarcômero ativo naquelas condições. De acordo com a teoria do deslizamento dos filamentos, cada ponte cruzada de miosina que interage com um filamento de actina gera força independentemente de todas as outras pontes cruzadas e proporciona aumento de tensão. Assim, a tensão total produzida por um sarcômero deve ser proporcional ao número de pontes cruzadas que pode interagir com os filamentos de actina, e este número por sua vez deve ser proporcional à quantidade de sobreposição entre os filamentos grossos e finos. A teoria do deslizamento dos filamentos também prediz que nenhuma tensão *ativa* (isto é, além daquela causada pela elasticidade da fibra muscular) vai desenvolver-se se o sarcômero é estirado até que não existam mais sobreposições entre os filamentos de actina e miosina.

Para testar tais relações previstas entre a sobreposição dos filamentos e a tensão gerada, fibras musculares isoladas da rã foram estimuladas para se contrair em diferentes comprimentos fixados do sarcômero. À medida que o comprimento do sarcômero é alterado, também o é a quantidade de sobreposição entre os filamentos de actina e miosina (Fig. 10.8B). O comprimento do sarcômero foi ajustado com o auxílio de um sistema eletromecânico que controla a tensão inicial, permitindo a manutenção dos sarcômeros em qualquer constante de comprimento desejada. Assim, a tensão gerada quando a fibra é estimulada para se contrair é medida e plotada em função do comprimento do sarcômero. Quando a fibra é estirada até que não haja mais sobreposição entre os filamentos grossos e finos, a estimulação não produz mais tensão além da tensão elástica passiva necessária para estirar a fibra naquele comprimento. Quando a fibra é estirada até um ponto em que os filamentos de actina se sobrepõem completamente com o segmento da miosina que possui as pontes cruzadas, a tensão gerada é máxima. Quando a fibra está tão encurtada que os filamentos de actina nas duas metades do

DESTAQUE 10.1

ARRANJOS PARALELO E EM SÉRIE: A GEOMETRIA DO MÚSCULO

O músculo tem uma geometria altamente organizada, semelhante à de um cristal — desde a estrutura dos filamentos à organização de todo o músculo. Nesse arranjo, alguns componentes estruturais estão colocados em paralelo uns aos outros, enquanto que outros estão em série. Tais disposições afetam fortemente a mecânica da contração muscular.

As pontes cruzadas no término de um filamento grosso estão organizadas em paralelo umas com as outras, mas as pontes cruzadas formadas pelas duas extremidades de um filamento estão em direções opostas. Cada ponte cruzada se estende de um filamento grosso para um filamento fino independentemente das outras pontes cruzadas. Por causa deste arranjo, as forças produzidas pelas pontes cruzadas ao longo de um filamento grosso são aditivas, como a força produzida por cada pessoa em um cabo de guerra ou uma corrente que se move através de resistências paralelas em um circuito. A força em uma direção gerada por um filamento grosso é igual à força por ponte cruzada vezes o número de pontes cruzadas em uma metade do filamento grosso. O que acontece com as pontes cruzadas na outra metade do filamento grosso?

Hugh Huxley foi o primeiro a observar que os monômeros de miosina que formam a metade de um filamento grosso estão dispostos com suas cabeças inclinadas em direção a um disco Z, enquanto que aqueles que formam a outra metade estão orientados com suas cabeças em direção ao outro disco Z. Essa configuração polarizada é crucial para a geração efetiva de força. Cada conjunto de pontes cruzadas exerce força sobre o filamento fino em direção ao centro do sarcômero, de modo que a força produzida pelas pontes cruzadas arrasta os discos Z ao mesmo tempo. A força exercida por um filamento fino em um filamento grosso é igual e oposta à força exercida pelo filamento grosso sobre o filamento fino. A polaridade oposta das pontes cruzadas nas duas extremidades de um filamento grosso faz com que um filamento fino em uma metade do sarcômero exerça uma força sobre aquele filamento grosso que compensa exatamente a força executada pelo filamento fino no outro lado. Assim, a força resultante exercida sobre um filamento grosso pelos filamentos finos adjacentes é igual a zero, e o filamento grosso permanece no centro do sarcômero (parte A do diagrama). Por exemplo, se as pontes cruzadas do lado direito de um sarcômero estão gerando uma força de 100, então as pontes cruzadas do lado esquerdo também têm de gerar uma força de 100, de modo que a soma das forças sobre o filamento grosso seja zero, e o filamento grosso ficará no centro do sarcômero. Entretanto, se você colocar um transdutor de força em um dos discos Z e medir a força gerada pelas pontes cruzadas, você vai medir uma força de 100, isto é, a força gerada pelas pontes sobre uma metade do sarcômero.

O que aconteceria se essa polaridade não existisse nos filamentos grossos? Se todas as pontes cruzadas ao longo de um filamento grosso estivessem alinhadas na mesma direção, os filamentos finos exerceriam força em apenas uma direção, e o filamento grosso seria arrastado pelo filamento fino em direção a um disco Z (parte B do diagrama). Haveria uma força resultante unidirecional sobre o filamento grosso (à direita no diagrama), e o filamento grosso seria puxado para o disco Z da direita com resultados imprevisíveis. Nesta situação, o sarcômero não seria capaz de gerar força para o encurtamento.

Alguns invertebrados têm longos filamentos grossos com muitas pontes cruzadas agindo em paralelo e o potencial para gerar maior força. Entretanto, esse potencial depende da proporção do número de pontes cruzadas pelo comprimento total do filamento, que por sua vez depende da fração de comprimento de cada filamento grosso que possui pontes cruzadas (isto é, excluindo as zonas vazias).

Os sarcômeros estão arranjados em série. Os sarcômeros em uma miofibrila estão colocados final com final (disco Z contra disco Z), como uma resistência é posta em série em um circuito. Quando as resistências são colocadas em série, a corrente através de cada resistência é a mesma que a corrente através de cada outra resistência em série. Similarmente, a força gerada por uma série de sarcômeros é a mesma ao longo da cadeia de sarcômeros. Assim, embora uma cadeia de sarcômeros possua um número

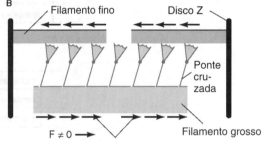

imenso de pontes cruzadas nela, a força gerada pela cadeia é determinada pela força gerada por qualquer sarcômero, e a força por sua vez é determinada pelo número de pontes cruzadas que estão trabalhando em paralelo em uma das metades do sarcômero.

Entretanto, como os sarcômeros estão arranjados em série, as alterações de comprimento e as velocidades de contração são aditivas. Por exemplo, presuma que haja 1.000 sarcômeros em série, cada um com 2 μm de comprimento. Se cada sarcômero se encurta 0,1 μm, a série toda irá encurtar-se em $1.000 \times 0,1 \mu m = 100 \mu m$. De modo semelhante, se cada filamento fino se move por um filamento grosso em cada sarcômero a 10 $\mu m \cdot s^{-1}$, então a cadeia de sarcômeros se encurtará a $2 \times 1.000 \times 10 \mu m \cdot s^{-1}$, ou 20 $mm \cdot s^{-1}$. (Note que cada disco Z em um sarcômero está-se movendo em direção ao centro do sarcômero a 10 $\mu m \cdot s^{-1}$, de modo que a velocidade geral de encurtamento de cada sarcômero é duas vezes a de cada metade do sarcômero.) O fator de amplificação para a mudança de comprimento demonstra que, para se obter encurtamento muito rápido, é necessário ter tantos sarcômeros em série quanto possível.

As fibras musculares estão em paralelo. Cada fibra muscular estende-se tipicamente de um tendão ao outro e gera força entre os tendões, independentemente das fibras musculares adjacentes. Desse modo, as fibras musculares estão arranjadas em paralelo, e a força gerada por cada fibra é aditiva. Um modo de se aumentar a força que pode ser gerada por um músculo é simplesmente colocar mais fibras em paralelo. Este mecanismo ocorre transitoriamente quando o sistema nervoso recruta diferentes números de fibras musculares para executar diferentes atividades.

A precisão na geometria do músculo torna possível calcular a força gerada por uma única ponte cruzada se você conhece a quantidade de força gerada pelo músculo todo (ou mesmo por um animal). Por exemplo, considere um músculo de rã com 1 cm^2 de secção transversal que pode gerar 30 newtons de força. Existem cerca de 5×10^{10} filamentos grossos por centímetro quadrado, e nós sabemos que os filamentos grossos estão dispostos em paralelo. Assim, cada filamento grosso deve gerar 6×10^{-10} newtons, ou 600 piconewtons (pN) de força. Existem cerca de 150 pontes cruzadas em cada extremidade de um filamento grosso, de forma que cada ponte cruzada deve gerar aproximadamente 4 pN de força.

---

sarcômero colidem, a tensão gerada pela fibra diminui com um encurtamento maior. A tensão diminui ainda mais se a fibra está tão encurtada que os filamentos de miosina se enrugam contra os discos Z.

De fato, era possível predizer algumas das propriedades da curva comprimento-tensão antes que os experimentos fossem realizados. Conforme já visto, a hipótese do deslizamento dos filamentos presume que a força gerada por um sarcômero é proporcional ao número de pontes cruzadas que ligam os filamentos de miosina aos filamentos de actina. Ela também presume que as pontes cruzadas estão distribuídas uniformemente ao longo de cada filamento grosso, exceto na zona descoberta onde não existem pontes cruzadas. (Esta segunda hipótese foi verificada experimentalmente.) Destas suposições, considerando as dimen-

330   MÚSCULOS E MOVIMENTO DO ANIMAL

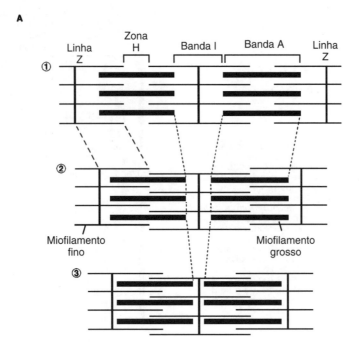

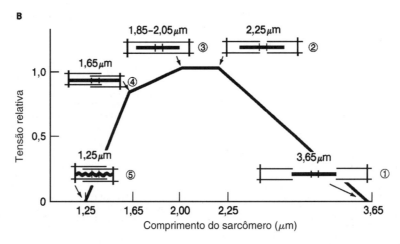

Fig. 10.8 A hipótese do deslizamento dos filamentos postula que as fibras musculares se encurtam quando seus filamentos de actina e miosina se movem passando uns pelos outros. **(A)** Relações entre os miofilamentos quando dois sarcômeros se encurtam. Note que os comprimentos dos filamentos grossos e dos filamentos finos permanecem constantes; muda somente a quantidade em que os filamentos grossos e finos se sobrepõem. Quando os filamentos deslizam uns pelos outros, a banda I estreita-se à medida que os filamentos finos deslizam para o centro de cada banda A, conforme foi observado inicialmente por Huxley e Niedergerke (1954). **(B)** Relação comprimento-tensão para um típico sarcômero de vertebrado. O comprimento e a configuração do sarcômero são mostrados esquematicamente próximo à curva em pontos críticos. A tensão ativa produzida pelo músculo é máxima quando a sobreposição entre os filamentos grossos e finos permite o maior número de formação de pontes cruzadas entre a actina e a miosina. A tensão cai com o aumento do comprimento, porque os filamentos grossos e finos se sobrepõem menos e poucas pontes cruzadas podem ser formadas. Ela também diminui com a redução do comprimento, porque os filamentos finos começam a colidir uns com os outros, impedindo um encurtamento maior. O músculo esquelético raramente opera nessa grande faixa de comprimentos, porque a estrutura dos ossos e dos ligamentos limita a faixa de movimento, de modo que o comprimento do sarcômero normalmente nunca sai significativamente da região de platô desta curva. (Adaptado de Gordon et al., 1966.)

sões dos filamentos mostradas na Fig. 10.9A, é possível predizer a forma da curva comprimento-tensão do sarcômero.

- *Em que comprimento do sarcômero o filamento será arrastado além da sobreposição e desse modo não gerará força?* Para determinar o comprimento do sarcômero para uma dada quantidade de sobreposição entre os filamentos de comprimentos conhecidos, imagine uma formiga minúscula tentando mover-se ao longo dos filamentos do centro de um disco Z ao centro do próximo disco Z. Em um sarcômero que foi estirado no ponto em que os filamentos não mais se sobrepõem, a formiga teria que cruzar uma metade da espessura de um disco Z (0,025 μm), caminhar ao longo de 1 filamento fino de actina (1,0 μm), descer ao filamento grosso e percorrê-lo (1,6 μm), subir para um filamento fino no outro lado do sarcômero e percorrê-lo (1,0 μm) e finalmente cobrir o resto da distância para o centro do segundo disco Z (0,025 μm). A distância total percorrida seria 3,65 μm (Fig. 10.9B, condição 1).

- *Por que existe um platô na força máxima entre 2,05 e 2,25 μm?* Quando o sarcômero está com 2,25 μm de comprimento, as extremidades dos filamentos finos estão alinhadas com o início da zona descoberta dos filamentos grossos (onde não existem pontes cruzadas). Assim, todas as pontes cruzadas nos filamentos grossos estão alinhadas idealmente para interagir com os sítios de ligação com a actina dos filamentos finos (Fig. 10.9B, condição 2). À medida que o sarcômero se encurta,

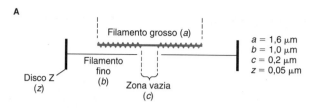

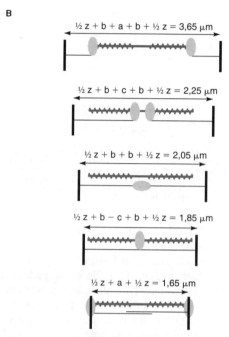

Fig. 10.9 Se os comprimentos dos filamentos grossos e finos são conhecidos, o comprimento do sarcômero pode ser previsto para várias quantidades de sobreposição. **(A)** Comprimentos de filamentos medidos por micrografia eletrônica de alta resolução em fibras musculares de rã. *a*, comprimento do filamento grosso; *b*, comprimento do filamento fino; *c*, comprimento da zona vazia que está livre de pontes cruzadas no centro do filamento grosso; *z*, espessura do disco Z. **(B)** Quantidade de sobreposição entre as fibras grossas e finas nas inflexões da curva de comprimento-tensão do sarcômero. Cada condição nesta figura é combinada com um ponto da curva da Fig. 10.8B. Os ovais em cada desenho indicam regiões em que as interações entre os filamentos é fundamental para se determinar a quantidade de força que pode ser gerada pelo sarcômero. A equação que acompanha cada desenho calcula o comprimento de um único sarcômero para aquela condição de sobreposição. (Parte B adaptada de Gordon et al., 1966.)

não é adicionada nenhuma nova ponte cruzada ao número que pode interagir com os filamentos finos, de modo que a força gerada permanece a mesma. O final do platô acontece quando os filamentos finos se encontram no centro do sarcômero (Fig. 10.9B, condição 3).

- *Por que a força cai à medida que o sarcômero continua a se encurtar?* A hipótese do deslizamento dos filamentos não faz previsões quantitativas sobre a força muscular abaixo do ponto de sobreposição máxima, de modo que foi necessário responder a esta pergunta experimentalmente. Uma das perspectivas é que poder-se-ia esperar que a força permanecesse constante porque todas as pontes cruzadas se sobrepõem com locais de ligação nos filamentos finos da actina e poderiam, pelo menos em teoria, gerar força. Entretanto, dois efeitos poderiam reduzir a força gerada. Primeiro, quando os filamentos finos se sobrepõem no meio do sarcômero, a ligação das pontes cruzadas da miosina com os filamentos finos poderia ser impedida pelo arranjo espacial (Fig. 10.9B, condição 4). Segundo, as pontes cruzadas poderiam ligar-se com um filamento fino inapropriado (um projetando-se do disco Z do outro lado do sarcômero) e exercer uma força que afasta os discos Z, em vez de aproximá-los. Tal força seria considerada negativa e precisaria ser subtraída da força gerada pelas pontes cruzadas normais.

- *Por que a força declina gradualmente em 1,65 μm e cai a zero em cerca de 1,25 μm?* A força gerada declina gradualmente quando o sarcômero está tão curto que os filamentos grossos contactam os discos Z em ambas as extremidades do sarcômero (Fig. 10.9B, condição 5). Neste ponto, qualquer encurtamento maior precisaria que o filamento grosso fosse comprimido. A inclinação real deste declínio e o comprimento do sarcômero no qual nenhuma força pode ser produzida não podem ser previstos pela teoria do deslizamento dos filamentos porque tais valores dependem do módulo elástico dos filamentos grossos e de quantas pontes cruzadas estão gerando força.

- *De que maneira a mudança do comprimento dos filamentos afeta a forma da curva de comprimento-tensão?* Os filamentos finos no músculo dos mamíferos têm aproximadamente 1,2 μm de comprimento, (isto é, cerca de 0,2 μm mais compridos que os filamentos finos em rãs). Com este valor, e usando os cálculos que são mostrados na Fig. 10.9, podemos prever que o platô do gráfico comprimento-tensão do sarcômero do músculo dos mamíferos deve ocorrer em comprimentos de sarcômero entre 2,45 e 2,65 μm e que a força cairá a zero em 4,05 μm. O comprimento dos filamentos grossos pode também afetar as propriedades da curva de comprimento-tensão. Em todos os vertebrados, os filamentos grossos têm cerca de 1,60 μm de comprimento, mas eles são consideravelmente mais longos em alguns invertebrados. Os filamentos grossos mais longos alteram não apenas a forma da relação comprimento-tensão do sarcômero, mas eles também mudam a força absoluta. Os filamentos grossos mais longos podem ter mais pontes cruzadas trabalhando em paralelo e, assim, podem gerar forças mais elevadas (ver o Destaque 10.1).

Nos experimentos em que são testadas tais previsões, foi crucial que as medidas de comprimento fossem feitas em pequenos grupos de sarcômeros localizados no centro da fibra muscular e que os sarcômeros se comportassem uniformemente. As medidas realizadas anteriormente, com técnicas menos precisas, forneceram curvas arredondadas porque os filamentos grossos e finos em muitos sarcômeros de um músculo inteiro — e, desse modo, de uma única fibra — variam na quantidade em que as fibras grossas e finas se sobrepõem em dado instante. Uma curva arredondada não confirmaria as previsões da teoria do deslizamento dos filamentos e teria enganado seriamente os fisiologistas que estudam os músculos.

Pontes Cruzadas e a Produção de Força

A determinação precisa do modo como as pontes cruzadas trabalham é um dos maiores desafios para os pesquisadores atuais que estudam a função muscular. De acordo com as recentes versões da teoria do deslizamento dos filamentos, a força que guia a contração muscular se origina quando vários locais diferentes da cabeça de miosina se ligam seqüencialmente a locais nos filamentos de actina. Todas as pontes entre a cabeça e os filamentos de actina são então desfeitas, liberando a cabeça para um outro ciclo de ligação seqüencial em um ponto mais distante ao longo do filamento de actina. Nós agora analisaremos estes processos em detalhes.

Química das pontes cruzadas
As pontes cruzadas de miosina têm de se prender a locais de ligação nos filamentos de actina para gerar força, mas as pontes cruzadas também têm de ser capazes de se desligar. Se as pontes cruzadas nunca se desligassem da actina, um músculo nunca poderia relaxar. Além disso, se as pontes cruzadas não pudessem desligar-se, um músculo seria incapaz de se encurtar; as pontes cruzadas presas impediriam os filamentos de deslizar um pelo outro, prendendo o músculo em determinado comprimento. Em conseqüência, as pontes cruzadas têm de se ligar e desligar de modo cíclico.

Tal sistema apresenta um desafio para os bioquímicos: Como pode a miosina primeiro ligar-se à actina, gerando força, e então desligar-se, de modo que os filamentos possam continuar a deslizar ou o músculo possa relaxar? As primeiras sugestões sobre a química da interação entre as pontes cruzadas da miosina e os filamentos de actina vieram de estudos que se iniciaram há várias décadas em extratos de músculo brutos e purificados. Várias propriedades físicas interessantes foram exibidas em soluções semipurificadas de actina e miosina, que foram extraídas com soluções salinas concentradas de músculo de coelho, recém-moído, e então precipitado com cloreto de amônio.

Quando a actina (A) e a miosina (M) são misturadas na ausência de ATP, elas formam um complexo estável chamado **actomiosina** (AM). Entretanto, a adição de ATP à solução causa rápida dissociação do complexo em actina e miosina-ATP:

$$AM + ATP = A + M\text{-}ATP$$

A observação de que o ATP é necessário para a dissociação da actomiosina (e para o desligamento da ponte cruzada) explica um fenômeno bem conhecido dos leitores dos contos de detetive. Após a morte, o ser humano ou outro animal gradualmente se torna rígido e manterá a mesma posição por horas ou mesmo dias. Esta condição, chamada ***rigor mortis***, difere da contração muscular, porque no *rigor mortis* os músculos não se encurtam. Em vez disso, eles simplesmente mantêm o mesmo comprimento por longo tempo. Essa rigidez ocorre porque, quando todo o ATP é utilizado após a morte da célula, a miosina se liga à actina e não pode desligar-se, produzindo a rigidez.

Quando o ATP se liga à miosina, ele é rapidamente hidrolisado em ADP e P_i (ortofosfato inorgânico), mas os produtos da reação desligam-se da miosina muito lentamente. Assim, a taxa da hidrólise do ATP pela miosina é muito lenta. E o passo limitante é a liberação de ADP e P_i da miosina. Entretanto, quando a actina se liga à miosina, a liberação de ADP e P_i é acelerada enormemente, talvez por uma alteração alostérica na conformação da miosina. Este efeito induzido pela actina aumenta muito a taxa em que a miosina pode hidrolisar o ATP:

$$M\text{-}ATP \longrightarrow M\text{-}ADP\text{-}P_i \xrightarrow{\text{muito lento}} M + ADP + P_i$$
$$M\text{-}ADP\text{-}P_i + A \xrightarrow{\text{rápido}} AM + ADP + P_i$$

Como a ligação da actina ao complexo miosina-ADP-P_i libera energia, a formação da actomiosina é favorecida cineticamente. A combinação destas reações produz um ciclo de ligação e desligamento (Fig. 10.10). O efeito resultante de um turno do ciclo é desdobrar uma molécula de ATP em ADP + P_i, liberando energia.

Transdução de energia pelas pontes cruzadas
Uma das principais indagações sobre a função das pontes cruzadas da miosina é como a energia química é transformada em

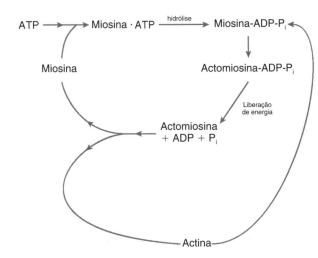

Fig. 10.10 Na presença de ATP, os filamentos de miosina e actina associam-se e se dissociam em um ciclo. O ATP liga-se à actomiosina, partindo a molécula em actina e miosina. A miosina então age como uma ATPase, hidrolisando o ATP, mas a liberação dos produtos ADP e P_i é lenta, a menos que a actina se religue à miosina, aumentando a taxa de liberação. O resultado de cada etapa do ciclo é a hidrólise de uma molécula de ATP, liberando energia, que pode ser usada para gerar força.

energia mecânica pelo ciclo mostrado na Fig. 10.10. De que maneira as pontes cruzadas geram uma força entre os filamentos grossos e finos de modo a causar o deslizamento dos filamentos uns pelos outros? Esta pergunta tem sido investigada em experimentos com fibras musculares parcialmente intactas e em experimentos *in vitro* com fibras musculares "nuas" (Destaque 10.2). Embora várias hipóteses tenham sido propostas, a visão mais aceita é a de que um balanço ou uma rotação parcial da cabeça da miosina ligada à actina produz força (Fig. 10.11A) e que essa força é transmitida ao filamento grosso através do pescoço da molécula de miosina, que conecta a cabeça da molécula de miosina e o filamento grosso. Nesta hipótese, o pescoço age como um *braço de articulação da ponte cruzada* entre a cabeça da miosina e o filamento grosso, transmitindo a força produzida pela rotação da cabeça no filamento de actina.

Estudos sobre as propriedades mecânicas da contração muscular realizados por Andrew F. Huxley e R. M. Simmons dão suporte a esta visão sobre a função da ponte cruzada. Eles descobriram que grande parte da elasticidade que existe em série com os componentes contráteis do músculo (ver *Componentes Elásticos em Série,* mais adiante neste capítulo) reside nas próprias pontes cruzadas — presumivelmente no braço de articulação da ponte cruzada. Eles lançaram a hipótese de que, quando a cabeça de miosina gira contra o filamento de actina, o braço de articulação é estirado elasticamente, o que estoca energia mecânica no braço (Fig. 10.11B). De acordo com sua hipótese, a rotação é produzida quando quatro locais na cabeça de miosina (M_1 a M_4) interagem em seqüência com locais no filamento de actina. Estes locais são ordenados de modo que a afinidade entre a actina e a miosina aumenta progressivamente de M_1 a M_4. Assim, depois que o local M_1 se liga, ele é energeticamente favorável à rotação da cabeça permitindo a ligação de M_2 e então M_3 e finalmente M_4 (da esquerda para a direita na Fig. 10.11B).

A elasticidade do braço permitiria a ocorrência do movimento rotacional sem uma única alteração grande e repentina na tensão. Quando estirado, o braço poderia transmitir sua tensão gradualmente para o filamento grosso, gerando força para encurtar o sarcômero. Uma das evidências mais importantes nesta hipótese é a observação de que a elasticidade em série de uma fibra muscular é proporcional à quantidade de sobreposição entre os

DESTAQUE 10.2
FIBRAS MUSCULARES NUAS

Um dos avanços recentes que contribuiu significativamente para a fisiologia da célula muscular ocorreu quando Albert Szent-Gyorgyi desenvolveu um processo para o isolamento das fibras musculares no qual as estruturas intracelulares permanecem intactas, mas a membrana não impede mais a troca livre de substâncias entre o citoplasma e a solução extracelular. Este tipo de preparação é chamado fibra muscular "nua" porque sua membrana externa foi totalmente removida ou ficou tão permeável que é funcionalmente ausente.

No procedimento de Szent-Gyorgyi, as fibras musculares são embebidas por vários dias ou semanas, em uma solução de partes iguais de glicerina e água, a uma temperatura abaixo de 0°C. Nestas condições, a membrana celular fica dilacerada, e todas as substâncias solúveis do mioplasma escapam, deixando intactas as moléculas insolúveis que formam a maquinaria contrátil. A glicerina na solução impede a formação de cristais de gelo, que poderiam quebrar a organização estrutural das fibras, e também ajuda a solubilizar as membranas. O armazenamento do tecido em baixas temperaturas preserva as enzimas, mas lentifica os processos catabólicos que causariam a autofagia das células. Essas fibras musculares extraídas com glicerina podem ser reativadas (isto é, usadas para a contração e relaxamento) se elas forem colocadas em condições apropriadas. Em tais fibras, um pesquisador pode controlar a composição do líquido intracelular sem interferir nos mecanismos reguladores que normalmente estão presentes nas fibras musculares intactas.

Um outro método de extrair algumas substâncias das células, deixando as proteínas intactas, emprega detergentes não-iônicos, como os da série Triton X. Tais agentes, que são usados a 0°C, solubilizam rapidamente o componente lipídico da membrana celular, permitindo a difusão de metabólitos solúveis para fora da célula e de substâncias do meio extracelular rapidamente para dentro da célula. As fibras tratadas deste modo são chamadas "fibras musculares quimicamente desnudas". Este processo requer somente minutos, em vez de dias ou semanas como no caso da extração por glicerina, economizando assim muito tempo.

Um processo final para a produção de fibras nuas é dissecar a membrana com fórceps finos. Este processo, que lembra a remoção da pele de uma salsicha, requer grande destreza manual. Com a prática, entretanto, usando este método, uma pessoa pode preparar fibras que permanecem estruturalmente intactas.

Independentemente do método usado para preparar as fibras musculares nuas, todos eles permitem aos experimentadores manipular o ambiente químico que envolve a maquinaria contrátil das fibras musculares, aumentando as oportunidades de entender as bases moleculares da contração.

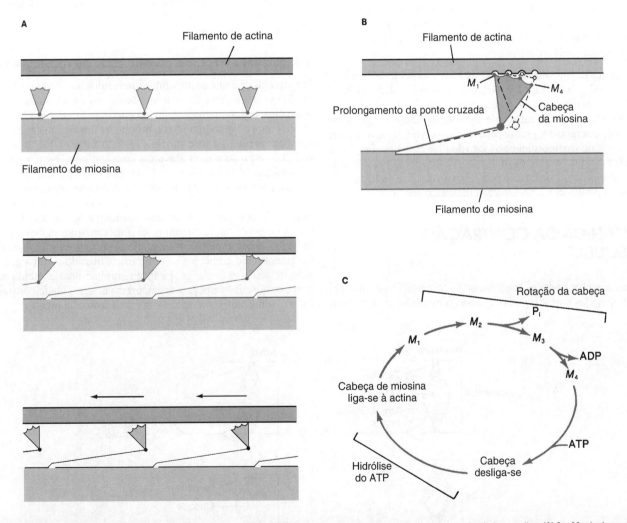

Fig. 10.11 Os filamentos grossos e finos deslizam uns pelos outros em virtude de alterações nas ligações entre as pontes cruzadas de miosina e actina. **(A)** Seqüência de eventos na ligação das pontes cruzadas aos filamentos de actina. No estado relaxado *(no alto)*, as cabeças de miosina não estão ligadas à actina. As cabeças de miosina ligam-se à actina *(no meio)* e, através da formação de uma série de ligações, as cabeças giram, arrastando o filamento de actina *(embaixo)* e causando o seu deslizamento pelo filamento de miosina. Embora as pontes cruzadas sejam mostradas agindo em uníssono, elas normalmente agem assincronicamente. **(B)** O modelo da função das pontes cruzadas sugere que existem quatro locais de ligação separados na cabeça de miosina. Esses locais, de M_1 a M_4, interagem em seqüência (da esquerda para a direita) com pontos no filamento de actina. A rotação da cabeça produzida desta maneira faz com que a cabeça arraste a ligação elástica da ponte cruzada, estirando-a. Essa tensão é transferida para o filamento de actina, puxando-o para a esquerda neste diagrama e fazendo com que ela deslize pelo filamento de miosina. **(C)** Resumo do ciclo da ponte cruzada. Note que a cabeça de miosina desliga-se somente se o ATP se ligar a ela. (Partes A e B adaptadas de Huxley e Simmons, 1971; parte C adaptada de Keynes e Aidley, 1981.)

filamentos grossos e finos; desse modo, ela é proporcional ao número de pontes cruzadas ligadas. Além disso, pequenas diminuições repentinas no comprimento do músculo são acompanhadas por recuperação muito rápida da tensão, o que presumivelmente resulta da rotação das cabeças das pontes cruzadas para suas posições mais estáveis de interação com os locais de ligação com a actina (isto é, dos locais de M_1 para M_4).

Nem todos os detalhes da função das pontes cruzadas foram esclarecidos rigorosamente. Entretanto, nosso conhecimento presente da seqüência de eventos na função das pontes cruzadas é resumido como se segue (Fig. 10.11C):

1. A cabeça de cada ponte cruzada liga-se a um filamento de actina pelo primeiro de uma seqüência de locais estáveis. Ela então vai para o segundo, terceiro e quarto locais em sucessão, formando interações miosina-actina sucessivamente mais fortes com estados energéticos mais baixos.
2. Esta ligação seqüencial faz com que a cabeça da miosina balance ou gire, puxando o braço que conecta a cabeça de miosina ao filamento grosso. A elasticidade do braço permite que o balanço progressivo da cabeça progrida sem alterações súbitas e grandes na tensão.
3. A tensão no braço é transmitida para o filamento de miosina.
4. Quando a rotação da cabeça está completa, a cabeça de miosina dissocia-se do filamento de actina e gira de volta à sua posição relaxada.

A cabeça de miosina desliga-se da actina somente se ocorrer a ligação de Mg^{++}-ATP nos locais da cabeça com atividade ATPase. O ATP é então hidrolisado, o que é acompanhado por uma alteração conformacional na cabeça de miosina, deixando a cabeça em um estado energizado, pronta para religar-se a um local na actina que é um pouco mais distante ao longo do filamento fino. Este ciclo é repetido várias vezes, e os filamentos deslizam uns pelos outros em pequenos passos de ligação progressiva, rotação e desligamento de muitas pontes cruzadas em cada filamento grosso.

MECÂNICA DA CONTRAÇÃO MUSCULAR

Muitas das propriedades mecânicas da contração muscular foram elucidadas antes de 1950, quando o mecanismo de contração ainda não era entendido. É útil analisar estes achados clássicos e tentar explicá-los em termos do nosso conhecimento atual sobre o comportamento das pontes cruzadas.

O termo *contração* refere-se à ativação dos músculos e à geração de força resultante. As contrações musculares têm sido categorizadas com base no que acontece ao comprimento dos músculos ativos. Em uma **contração isométrica** (isto é, "mesmo comprimento"), o comprimento do músculo é mantido fixado, impedindo-o de se encurtar (Fig. 10.12A). A discussão prévia sobre relação comprimento-tensão para um sarcômero foi baseada exclusivamente nas contrações isométricas. Note que embora não seja permitido nenhum encurtamento externo durante uma contração isométrica, há uma quantidade muito pequena de encurtamento *interno* (cerca de 1%), que ocorre quando os componentes elásticos intracelulares e extracelulares — como os braços das pontes cruzadas e o tecido conjuntivo que está em série com as fibras musculares — são estirados. Em uma **contração isotônica** (isto é, a "mesma tensão"), o músculo encurta-se quando a força é gerada (Fig. 10.12B). Tais contrações são as familiares que produzem a maioria dos movimentos. A contração também pode ocorrer mesmo quando um músculo é estirado por uma força aplicada externamente enquanto ele está gerando força, por exemplo se um peso elevado é subitamente adicionado a um músculo em contração.

Relação entre a Força e a Velocidade de Encurtamento

Para que os animais se movam, os músculos têm de encurtar, de modo que a relação entre a produção de força e a taxa em que os músculos se encurtam (a chamada *curva de força-velocidade*) é crucial para o entendimento do projeto de um sistema muscular. Historicamente, para se medir a relação força-velocidade, um músculo é preso a uma alavanca com um peso ligado à outra extremidade do eixo (Fig. 10.13A). Em experimentos mais recentes, um motor controlado por um circuito de retroalimentação (um servomecanismo) substitui o peso, fornecendo um controle mais fino. O sistema é arranjado de modo a haver um limite de quanto o peso, ou de quanto o servomecanismo, pode estirar o músculo. Neste experimento, quando o músculo é estimulado eletricamente, ele começa a se contrair, e, quando a força gerada pelo músculo se torna igual à força gravitacional exercida pelo peso, o músculo começa a se encurtar em velocidade constante (isto é, o músculo começa a se contrair isotonicamente).

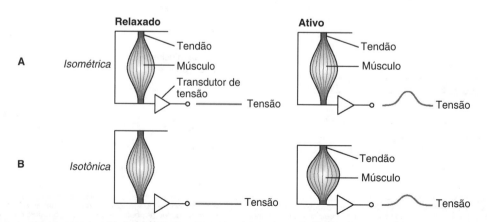

Fig. 10.12 Os músculos podem contrair-se isometricamente ou isotonicamente. Na contração isométrica **(A)**, o comprimento do músculo é mantido fixado, por um experimentador ou pela situação física. Por exemplo, se você tentar levantar seu carro com seu braço esquerdo, a contração será isométrica, porque o grande peso do carro impedirá o encurtamento de seus músculos. Na contração isotônica **(B)**, o músculo pode encurtar-se durante o tempo em que a tensão está sendo gerada. A contração isotônica dos músculos move as articulações quando nós andamos, corremos e produzimos outros movimentos.

MÚSCULOS E MOVIMENTO DO ANIMAL   335

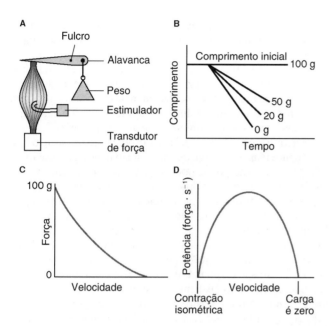

Fig. 10.13 A força contra a qual um músculo trabalha e a velocidade com que ele se encurta estão relacionadas reciprocamente. **(A)** Arranjo típico para se medir a relação entre a força e a velocidade em um músculo. O músculo trabalha contra o peso que é pendurado no outro lado do fulcro da alavanca. Quando o músculo estimulado gera uma força maior que o peso, ele se encurta e puxa a alavanca para baixo. Um sistema de servomotor poderia ser usado neste tipo de experimento para fornecer um controle mais fino do comprimento inicial do músculo e da carga. **(B)** A taxa em que um músculo se contrai quando ele trabalha contra quatro cargas diferentes: 100 g, 50 g, 20 g e 0 g. Quando a carga é menor, menos força deve ser gerada, e os músculos contraem-se mais rapidamente. A tensão isométrica máxima deste músculo é 100 g, de modo que quando ele trabalha contra 100 g de peso ele não pode encurtar-se. No início do experimento, o comprimento do músculo pode ser ajustado para otimizar a sobreposição entre os filamentos grossos e finos no sarcômero. **(C)** Curva de força-velocidade com base nos dados mostrados na parte B. Na força máxima de 100 g, a velocidade de encurtamento é zero; ou seja, a contração é isométrica. **(D)** Curva de potência-velocidade calculada pela multiplicação da força pela velocidade para cada ponto obtido na parte C. A potência é zero se a força ou a velocidade for igual a zero.

No exemplo ilustrado na Fig. 10.13B, a tensão isométrica máxima que um músculo pode produzir é 100 g; ou seja, se um músculo se contrai contra uma carga de 100 g ou mais, ele não pode encurtar-se. Se a carga é menor que 100 g, o músculo se encurtará, pelo menos um pouco. Se um peso de 50 g é colocado, o músculo se encurtará em uma velocidade baixa; se pesos menores são adicionados, o músculo encurta-se mais rápido. Quando ele se encurta contra nenhum peso, ele o fará na sua maior velocidade, que é a velocidade máxima de encurtamento, $V_{máx}$. Plotando-se a força gerada contra a velocidade de encurtamento, obtemos uma curva hiperbólica que Archibald V. Hill, um importante pioneiro na fisiologia muscular, descreveu na década de 1930 pela seguinte equação:

$$V = \frac{b(P_0 - P)}{P + a} \quad (10.1)$$

onde V é a velocidade de encurtamento; P, a força (ou carga); P_0, a tensão isométrica máxima daquele músculo; b, uma constante com dimensões de velocidade; e a, uma constante com dimensões de força (Fig. 10.13C).

A equação 10.1 implica que, quando a carga aumenta, a velocidade de encurtamento diminui. Você provavelmente está familiarizado com este princípio por sua experiência pessoal; você pode levantar uma pena de uma mesa muito mais rápido do que levantar um objeto pesado. Note que o declínio na força com o aumento da velocidade não reflete mudança na sobrepo-

sição dos miofilamentos. Ao contrário, esses experimentos foram realizados propositalmente no platô da relação comprimento-tensão, de modo que o número de pontes cruzadas que pode interagir com a actina permanece o mesmo durante o encurtamento.

A relação entre a potência e a velocidade é tão importante quanto a relação entre força e velocidade. Para que um peixe possa nadar ou uma rã saltar, seus músculos têm de gerar potência mecânica. O trabalho mecânico realizado por um músculo é o produto da força vezes a alteração de comprimento (ΔL). A potência mecânica é dada por

$$\text{potência} = \frac{\text{trabalho}}{\text{tempo}} = \frac{(\text{força})(\Delta L)}{\text{tempo}} = (\text{força})(\text{velocidade})$$

Assim, multiplicando-se a força gerada pelo músculo pela velocidade com que ele se encurta, temos a produção de potência em cada condição. Conforme mostrado na Fig. 10.13D, a potência gerada é máxima em velocidades intermediárias. A energia cai a zero se a velocidade de encurtamento ou a força forem zero.

Conforme será visto mais adiante neste capítulo, é útil descrever a produção de força ou a produção de potência como $V/V_{máx}$, onde V é a velocidade de encurtamento em uma condição particular e $V_{máx}$ é a velocidade máxima de encurtamento. A produção de potência pelo músculo mostrado na Fig. 10.13 é máxima em um $V/V_{máx}$ de cerca de 0,15-0,4; esta relação parece servir para todos os músculos, não importando quão rápido sejam seus $V_{máx}$.

Efeito das Pontes Cruzadas sobre a Relação Força-Velocidade

Da curva força-velocidade descrita na última seção, nós sabemos que a força gerada por um músculo cai quando a velocidade de encurtamento aumenta. Lembre-se de que esta relação não é causada por mudança na quantidade de sobreposição entre os filamentos finos e grossos — ao contrário, ela é observada na sobreposição máxima. Considerando nossas discussões prévias sobre o papel desempenhado pelas pontes cruzadas na contração isométrica, essa queda de força com o aumento da velocidade poderia ocorrer se um menor número de pontes cruzadas está ligado durante o encurtamento rápido e/ou se cada ponte cruzada que está ligada gerasse uma força menor. O modelo da cinética das pontes cruzadas de Andrew Huxley, em 1957, embora tenha sido invalidado em detalhes finos, ainda fornece os elementos básicos para o entendimento dos princípios mecânicos gerais e energéticos da contração muscular.

De acordo com o modelo de Huxley, as pontes cruzadas são consideradas as estruturas elásticas que geram força zero quando estão em equilíbrio. Este comportamento é semelhante a uma peça de mola de aço que se projeta de uma superfície. Se a mola de aço é deformada pela sua inclinação, cria-se uma força de restauração para que ela retorne à sua posição original. De modo semelhante, quando uma ponte cruzada é inclinada na direção do disco Z ou afastando-se dele, uma força de restauração é criada e tende a trazê-la de volta à sua posição original; a magnitude dessa força é proporcional ao deslocamento da ponte cruzada de sua posição de equilíbrio (Fig. 10.14A). Se uma ponte cruzada, inclinada em direção ao disco Z, está ligada a um filamento fino quando a força de restauração estiver ativa, ela poderia puxar o disco Z para o centro do sarcômero; considera-se que essa força está na direção "positiva". Por outro lado, se uma ponte cruzada está inclinada em direção oposta ao disco Z, enquanto está ligada a um filamento fino quando a força de restauração está ativa, ela poderia empurrar o disco Z para longe do centro do sarcômero; e esta é encarada como uma força "negativa".

A Fig. 10.14B ilustra o modo como as forças geradas pelo deslocamento das pontes cruzadas causam o movimento de um filamento fino. Quando a ponte cruzada está na posição de equilíbrio (0), a força, F_0, é zero; quando a ponte cruzada é inclinada para o disco Z, a força é positiva (F_1 e F_2); a força é negativa ($F_{1'}$ e F_3) quando a ponte cruzada é inclinada para longe do disco Z. A força gerada por um filamento grosso é igual à $\Sigma n_i F_i$, o somatório do produto do número de pontes cruzadas ligadas em cada deslocamento, n_i, e a força produzida por ponte cruzada naquele deslocamento, F_i. À medida que a velocidade de encurtamento muda, o número de pontes cruzadas que estão ligadas cai, e o deslocamento das pontes cruzadas que estão ligadas se torna menor (Fig 10.14C). Além disso, durante o encurtamento rápido, algumas pontes cruzadas ficam ligadas em uma posição que gera força negativa. Em conseqüência de todas essas alterações, a força resultante produzida durante o encurtamento rápido é menor que a força durante o encurtamento lento.

De acordo com a teoria de Huxley, pontes cruzadas não ligadas são movidas para longe de sua posição neutra por movimentação térmica ao acaso. Se pontes cruzadas se ligassem ao acaso aos filamentos finos, não poderia ser gerada nenhuma força em resposta a esta movimentação térmica, porque o número de pontes cruzadas gerando força negativa poderia ser igual ao número das que geram força positiva. Entretanto, as pontes cruzadas podem inicialmente ligar-se somente quando elas estão em uma posição que pode gerar força positiva. Assim, quando um músculo está com sua carga máxima e está-se contraindo isometricamente, haverá uma distribuição ao acaso de pontes cruzadas que geram uma força positiva, e, como todas pontes cruzadas estão gerando força positiva, a força média por ponte cruzada será positiva e grande.

Se as pontes cruzadas se ligam a filamentos finos somente quando elas são deslocadas para uma posição que produz força positiva, como podem as pontes cruzadas gerar força negativa? Durante o encurtamento, os filamentos finos movem-se para o centro do sarcômero, de modo que as pontes cruzadas que estão ligadas em um ângulo agudo em direção ao disco Z (isto é, a ponte cruzada 2 na Fig. 10.14B) são deslocadas para mais perto da posição de equilíbrio, e sua produção de força é reduzida pelo movimento do filamento fino. Uma ponte cruzada que está ligada em um ângulo muito aberto (isto é, a ponte cruzada 1 na Fig. 10.14B) pode ser empurrada para uma posição (1') que faz com que ela gere uma força negativa ($F_{1'}$). Naturalmente, este efeito não poderia ser levado adiante indefinidamente porque tais pontes cruzadas produziriam mais e mais força negativa, impedindo o deslizamento subseqüente do filamento fino. Cada ponte cruzada tem de se desligar, e o tempo necessário para uma ponte cruzada se desligar é a chave para o que limita a velocidade máxima de encurtamento:

Presumindo que seja necessário um tempo fixo para as pontes cruzadas se desligarem, então à medida que a velocidade com que os filamentos deslizam uns pelos outros aumenta, mais pontes cruzadas serão atraídas para uma posição de onde elas geram uma força negativa antes que possam desligar-se. Deve haver, então, uma velocidade na qual a força negativa gerada pelas pontes cruzadas que foram atraídas para o lado negativo da posição de equilíbrio vá contrabalançar exatamente com a força positiva gerada pela ligação das pontes cruzadas no lado positivo. Neste ponto, a força resultante gerada por todas as pontes cruzadas ligadas é zero. Como o músculo não pode encurtar-se mais rápido que esta taxa, ela constitui a velocidade máxima de encurtamento, $V_{máx}$. Assim, na $V_{máx}$ algumas pontes cruzadas estão ligadas, mas a força resultante — ou força média por ponte cruzada — é zero. Conclui-se que um músculo pode ter uma $V_{máx}$ rápida se suas pontes cruzadas se desligam rapidamente, permitindo às pontes cruzadas quebrar suas ligações com os filamentos finos antes que elas gerem grandes forças negativas.

De acordo com este modelo, dois motivos explicam a diminuição na força observada quando a velocidade de encurtamento aumenta (ver a Fig. 10.13D). Primeiro, a força média gerada pelas pontes cruzadas cai com a velocidade. Segundo, o número

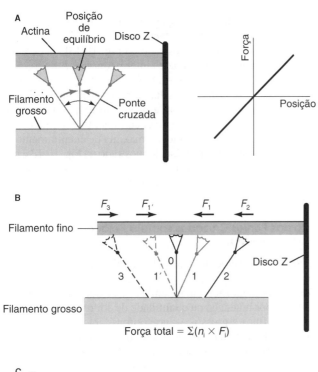

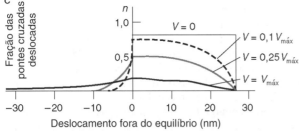

Fig. 10.14 As pontes cruzadas geram força quando elas são movimentadas para fora de seu ponto de equilíbrio. **(A)** Relações entre a posição das pontes cruzadas e a magnitude e a direção da força gerada. Na posição de equilíbrio, nenhuma força é gerada. O deslocamento da ponte cruzada para fora do equilíbrio em qualquer direção gera uma força de restauração que tende a trazer a ponte cruzada de volta ao equilíbrio. **(B)** Pontes cruzadas presas a um filamento fino em diferentes posições. Quando deslocadas em direção ao disco Z (linhas sólidas), elas geram uma força positiva (p.ex., F_2); quando deslocadas para longe do disco Z (linhas pontilhadas), elas geram uma força negativa (p. ex., F_3). A força total é a soma das forças geradas por todas as pontes cruzadas. O movimento do filamento fino pode mudar o deslocamento de algumas pontes cruzadas (p. ex., 1 para 1'), fazendo com que eles exerçam uma força negativa ($F_{1'}$) em vez de uma força positiva (F_1). **(C)** Fração do número total de pontes cruzadas que estão ligadas e deslocadas. À medida que a velocidade com que os filamentos grossos e finos deslizam uns pelos outros aumenta, menos pontes cruzadas estão ligadas e a posição (e produção de força) das pontes cruzadas se torna mais negativa. Na $V_{máx}$ a força resultante gerada pelas pontes cruzadas é igual a zero, porque a força positiva gerada por algumas pontes cruzadas é igual à força negativa gerada por outras. Portanto, quando o músculo se contrai isometricamente (V = 0), a produção de força é máxima porque muitas pontes cruzadas estão ligadas, e todas as pontes cruzadas ligadas estão em uma posição que produz força positiva.

total de pontes cruzadas ligadas em qualquer momento diminui. O argumento de suporte deste aspecto do modelo está baseado na cinética química: À medida que as pontes cruzadas são atraídas para posições em que elas geram força negativa, elas se desligam mais rápido, o que causa um número menor de pontes cruzadas para se ligar em velocidades mais elevadas. Acredita-se que, na $V_{máx}$, tão pouco quanto 20% das pontes cruzadas estejam ligadas.

REGULAÇÃO DA CONTRAÇÃO

Até este momento nós consideramos somente como as pontes cruzadas dos filamentos grossos de miosina, em uma fibra muscular com ativação máxima, liga-se e desliga-se dos filamentos finos de actina, gerando força desse modo. Naturalmente, se um músculo estivesse "ligado" ou ativado o tempo todo, nós estaríamos em um constante estado de rigidez, incapazes de nos mover, falar, ou respirar. Assim, para executar um trabalho útil, os músculos devem ser ligados e desligados no momento apropriado. Os mecanismos pelos quais a contração é regulada — ou seja, ligada e desligada — são discutidos nas seções seguintes.

Papel do Cálcio na Ligação das Pontes Cruzadas

Embora saibamos agora que o Ca^{++} desempenha papel crucial na regulação da atividade contrátil dos músculos, as evidências que dão base a esta função reguladora do Ca^{++} acumularam-se lentamente. As primeiras evidências para um papel fisiológico do Ca^{++} vieram do trabalho de Sidney Ringer e Dudley W. Buxton no fim do século dezenove. Eles descobriram que um coração isolado de rã pára de se contrair se o Ca^{++} é omitido no banho de salina. (Esta observação marcou a origem da *solução de Ringer* e de outras salinas fisiológicas.) A possibilidade da participação do Ca^{++} na regulação da contração muscular foi testada inicialmente em 1940, quando diversos pesquisadores introduziram vários cátions no interior de fibras musculares. De todos os íons testados, somente o Ca^{++} produziu contração muscular quando estava presente em concentrações semelhantes às normalmente encontradas nos tecidos vivos. Foi descoberto em seguida que o músculo esquelético não se contrai em resposta à estimulação se seus estoques intracelulares de cálcio são depletados.

A concentração dos íons Ca^{++} é normalmente muito baixa no citosol das fibras musculares — 10^{-6} M ou menos. Tentativas iniciais de estudar os eventos da contração em solução falharam porque era impossível manter a concentração de Ca^{++} das soluções experimentais em níveis tão baixos como os do citosol. Por exemplo, mesmo a água duplamente destilada contém uma concentração mais elevada de Ca^{++} do que 10^{-6} M. A descoberta dos agentes quelantes de cálcio, como o EDTA (ácido etilenodiaminotetracético) e o EGTA, superaram este obstáculo para o estudo experimental dos efeitos do Ca^{++} na contração. O desenvolvimento de métodos para a preparação de fibras musculares nuas, sem a membrana externa, também facilitou a pesquisa sobre o papel do Ca^{++} (ver o Destaque 10.2).

A relação quantitativa entre a concentração citossólica livre de Ca^{++} nas fibras musculares e a contração foi determinada pela exposição de miofibrilas nuas (isto é, fibras musculares sem membrana) a soluções com diferentes concentrações de Ca^{++}. A contração em tais preparações ocorre somente se a solução também contém ATP, porque o ATP é necessário para a contração muscular (ver a Fig. 10.11C). Em experimentos deste tipo, as miofibrilas contraem-se e geram tensão apenas quando o Ca^{++} (bem como o ATP) é adicionado à solução de imersão; quando o Ca^{++} é removido, as miofibrilas relaxam-se novamente (Fig. 10.15A). A quantidade de tensão gerada aumenta sigmoidalmente de 0 em concentrações de Ca^{++} de cerca de 10^{-8} M a um máximo de cerca de 5×10^{-6} M.

Conforme já vimos anteriormente, a força pode desenvolver-se somente quando as pontes cruzadas da miosina se ligam aos filamentos finos de actina, de modo que tudo o que inibe ou facilita essa ligação afetará a contração. A chave da maneira como o Ca^{++} induz a contração está nas duas proteínas — troponina e tropomiosina — associadas com os filamentos de actina (ver a Fig. 10.5B). A troponina, um complexo de várias cadeias de polipeptídeos, liga-se à tropomiosina em cerca de cada 40 nm ao longo do filamento de actina (Fig. 10.16A). A troponina é a *única* proteína nos filamentos finos ou grossos do músculo estriado dos vertebrados que tem alta afinidade por Ca^{++}; cada complexo de troponina se combina com quatro íons Ca^{++}. Quando uma miofibrila está relaxada, a tropomiosina ocupa uma posição que interfere estruturalmente na ligação das cabeças de miosina no filamento da actina (Fig. 10.16B). Quando o Ca^{++} se liga à troponina, a molécula de troponina sofre uma alteração na conformação que move a tropomiosina para fora do local de ligação, permitindo que a cabeça da miosina acesse os locais de ligação no filamento de actina. Assim, quando o Ca^{++} se liga à

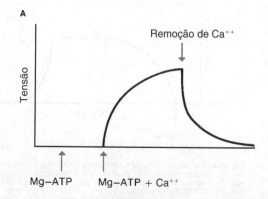
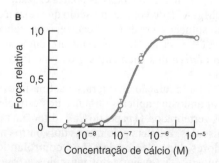

Fig. 10.15 Os íons cálcio livres regulam o estado da contração muscular. **(A)** Fibras musculares extraídas em glicerina geram tensão quando elas são expostas ao Ca^{++} e ao complexo Mg-ATP. Elas relaxam quando o Ca^{++} é removido, mesmo que o complexo Mg-ATP continue presente. **(B)** A força gerada por uma fibra muscular nua varia com a concentração de Ca^{++} no meio circundante. A força aumenta com o aumento da concentração de Ca^{++}, até um certo valor máximo. (Adaptado de Hellam e Podolsky, 1967.)

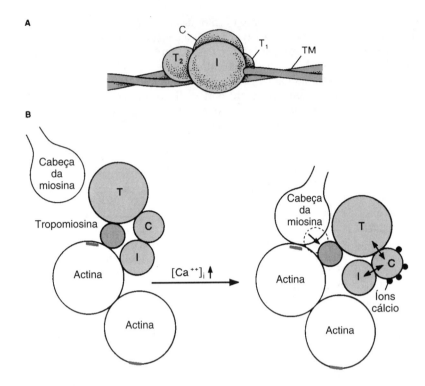

Fig. 10.16 A troponina e a tropomiosina regulam a ligação entre as pontes cruzadas de miosina e os filamentos finos de actina. **(A)** Modelo tridimensional mostrando a associação da tropomiosina (TM), e o complexo troponina, contendo as subunidades C, I, e T, com o filamento de actina. **(B)** Mecanismo da regulação mediada por Ca^{++} da interação actina-miosina. Quando a concentração do íon Ca^{++} é baixa (*à esquerda*), o complexo troponina liga-se à actina e à tropomiosina, impedindo, através de arranjo estrutural, a ligação das pontes cruzadas de miosina com a actina. Se a concentração do Ca^{++} citoplasmático aumenta, a troponina C combina-se com o Ca^{++}, mudando as afinidades da subunidade e causando o movimento da molécula de tropomiosina para fora do local de ligação da miosina à actina. As pontes cruzadas podem então ligar-se ciclicamente, e os filamentos grossos e finos podem deslizar uns pelos outros até que o Ca^{++} seja removido do complexo da troponina. (Parte A adaptada de Phillips et al., 1986; parte B adaptada de Ebashi et al., 1980.)

troponina, ele remove uma inibição constante da ligação entre as pontes cruzadas e os filamentos finos. Conclui-se de resultados experimentais como aqueles mostrados na Fig. 10.15B que as pontes cruzadas podem ligar-se à actina em concentrações de Ca^{++} livre de cerca de 10^{-7} M.

Conforme discutido anteriormente, a atividade ATPásica das cabeças de miosina aumenta intensamente quando as cabeças se ligam à actina. Como o Ca^{++} aumenta a ligação das cabeças de miosina, seria de se esperar que ele aumente a atividade ATPásica da miosina. Realmente, a atividade ATPásica das fibras nuas aumenta com a concentração de Ca^{++} na solução de imersão (Fig. 10.17A). O ciclo normal de contração e relaxamento muscular depende da presença de ATP e de Ca^{++} no citossol das fibras musculares. Isto é demonstrado pelos dados na Fig. 10.17B. Neste experimento, quando uma fibra muscular extraída em glicerina foi exposta inicialmente ao Ca^{++} na ausência de Mg-ATP, não era gerada nenhuma tensão. Quando foi adicionado o Mg-ATP, desenvolveu-se tensão, que se mantinha mesmo quando o Mg-ATP era removido; isto é, como o *rigor mortis*. Uma vez que o músculo estava em *rigor*, a remoção do Ca^{++} não tinha nenhum efeito porque a ausência de ATP resultou no congelamento de todas as pontes cruzadas no local. A adição de Mg-ATP de volta ao músculo que estava em rigor e banhado em solução livre de Ca^{++} causou o seu relaxamento. Assim, o ATP e o Ca^{++} devem estar presentes se se deseja a interação efetiva dos filamentos grossos e finos na produção de tensão.

O papel do Ca^{++} na regulação da interação actina-miosina via troponina e tropomiosina aplica-se a músculos esqueléticos e cardíacos dos vertebrados. O papel do Ca^{++} difere na maioria dos outros músculos. Existem pelo menos dois outros mecanismos reguladores dependentes de cálcio controlando a interação actina-miosina. Na maioria dos músculos estriados dos invertebrados, o cálcio inicia a contração pela sua ligação às cadeias leves das cabeças das pontes cruzadas da miosina.

A contração do músculo liso dos vertebrados e da actomiosina não-muscular depende de uma fosforilação cálcio-dependente da cabeça de miosina, conforme descrito na última seção deste capítulo.

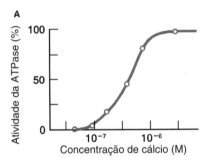

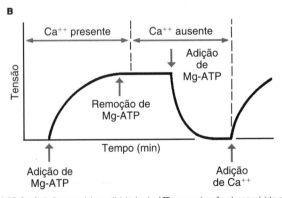

Fig. 10.17 O cálcio livre modula a atividade da ATPase e a tensão desenvolvida pelas fibras musculares extraídas em glicerina. **(A)** A atividade ATPásica da miosina aumenta sigmoidalmente com a concentração de Ca^{++} na solução circundante, com um limiar de cerca de 10^{-8} M. **(B)** Tanto o Ca^{++} como o complexo Mg-ATP são necessários para a contração muscular, mas o relaxamento ocorre somente na presença de Mg-ATP e na ausência de Ca^{++}. Se o complexo Mg-ATP é removido quando a tensão já se desenvolveu, a fibra entra em *rigor mortis* (parte achatada da curva). O *rigor* desaparece apenas pela remoção de Ca^{++} e adição de Mg-ATP. (Parte A adaptada de Bendall, 1969.)

Acoplamento Excitação-Contração

Considerando o que se sabe sobre a ligação das pontes cruzadas, o deslizamento dos filamentos e o papel crucial desempenhado pelo Ca^{++}, parece provável que a regulação da contração deva incluir algum mecanismo que controle a concentração do Ca^{++} livre no citossol e que acople a excitação do músculo com a contração. Relembre a discussão no Cap. 6 de que quando um potencial de ação (PA) chega à junção neuromuscular ele desencadeia a liberação de acetilcolina do neurônio motor. A acetilcolina liga-se a proteínas receptoras pós-sinápticas, abrindo canais iônicos nas fibras musculares. As correntes através desses canais têm um potencial de inversão que é mais positivo que o limiar das fibras musculares, de modo que o potencial sináptico em uma junção neuromuscular pode disparar PA tudo-ou-nada na fibra. O PA que se inicia na junção neuromuscular propaga-se para longe da placa motora em ambas direções, excitando toda a membrana da fibra muscular e desencadeando uma seqüência de eventos que resultam em contração (Fig. 10.18A).

Na junção neuromuscular, um único PA do neurônio motor pode desencadear um PA na fibra muscular pós-sináptica, tornando essa sinapse quantitativamente diferente de muitas sinapses entre neurônios. Sempre que um PA se propaga pela fibra muscular, ele inicia uma breve contração, um *abalo*. Vários milissegundos se passam entre o momento em que o PA se inicia e o momento em que o abalo começa (Fig. 10.18B). Durante este período de latência, ocorre o **acoplamento excitação-contração**. O efeito resultante do acoplamento excitação-contração é ligar a concentração do Ca^{++} livre no citossol a um PA na membrana plasmática da fibra muscular. Nós examinaremos em detalhes este processo crítico nas seções seguintes.

Potencial de membrana e contração

Conforme ilustrado na Fig. 5.14, se alguns dos íons Na^+ na salina normal que banha as células excitáveis são trocados por íons K^+, o potencial de membrana, V_m, se deslocará para a despolarização. Quando as fibras musculares são subitamente despolarizadas deste modo, elas produzem uma contração transitória, que é chamada **contratura** para diferenciá-la da contração normal. No experimento mostrado na Fig. 10.19, uma única fibra muscular de rã foi exposta a várias concentrações de K^+ extracelular enquanto são monitorados os potenciais de membrana e a tensão muscular. Quando a membrana foi despolarizada em cerca de -60 mV, a tensão começou a se desenvolver; com uma despolarização maior, a tensão aumentou sigmoidalmente, alcançando um máximo de cerca de -25 mV.

Este experimento demonstra que o sistema contrátil pode produzir contrações graduadas quando a membrana é despolarizada em diferentes valores. Entretanto, um único abalo em resposta a um único PA é tipicamente um evento tudo-ou-nada. Como podem tais observações ser conciliadas? Durante um PA em uma fibra muscular, o potencial de membrana muda de um valor de repouso de cerca de -90 mV para uma ultrapassagem de cerca de $+50$ mV. No pico do PA, o potencial de membrana é de até 75 mV mais positivo do que o potencial necessário para dar uma contratura máxima. Em consequência, durante um PA, o potencial de membrana da fibra muscular excede o valor em que a contração — medida durante a despolarização estável — é totalmente ativada. O abalo é tudo-ou-nada, porque o PA é tudo-ou-nada.

Uma diferença de potencial através da superfície da membrana afeta diretamente uma região que se estende no máxi-

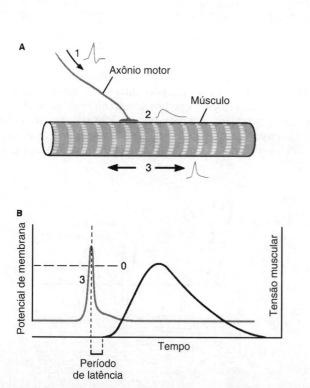

Fig. 10.18 As fibras musculares contraem-se quando um potencial pós-sináptico na junção neuromuscular causa um potencial de ação (PA) propagado na fibra. **(A)** Um PA em um neurônio motor (1) causa um potencial pós-sináptico na fibra muscular (2), que dá origem a um PA propagado no músculo (3). **(B)** O PA na fibra muscular (curva mais clara) é seguido, após um período de latência, por uma contração tudo-ou-nada transitória (curva preta), o abalo muscular.

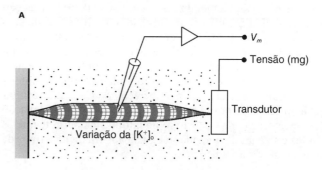

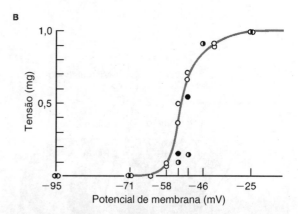

Fig. 10.19 A tensão desenvolvida por uma fibra muscular varia com o potencial de membrana, V_m. **(A)** Arranjo experimental para medir o potencial de membrana e a tensão produzida por uma fibra muscular isolada frente à variação na concentração de KCl na solução extracelular. **(B)** A tensão produzida pela fibra muscular em função da despolarização. Os pontos dos resultados são plotados, e a curva mostra a função sigmoidal que melhor se ajusta aos pontos. O potencial limiar é cerca de -60 mV. (Adaptado de Hodgkin e Horowicz, 1960.)

mo a somente uma fração de um micrômetro longe da superfície interna da membrana. Em conseqüência, nenhuma alteração de potencial pode exercer diretamente qualquer influência sobre o grande feixe de miofibrilas em uma fibra muscular esquelética típica, que tem de 50-100 μm de diâmetro. Deve haver alguma coisa que acopla a despolarização da superfície da membrana à atividade das miofibrilas profundamente localizadas em cada fibra muscular. A difusão eletrotônica de correntes de circuito local produzidas por um PA propagado foi descartada experimentalmente, porque quando correntes de magnitude fisiológica foram passadas entre dois microeletrodos inseridos em uma fibra muscular elas não produziram nenhuma contração.

A hipótese de que o Ca^{++} poderia desempenhar um papel na ligação entre o potencial de membrana e a contração foi sugerida relativamente cedo. Durante as décadas de 1930 e 1940, Lewis V. Heilbrunn inquiriu a importância do cálcio em muitos processos celulares, incluindo a contração muscular. Ele propôs que o controle da contração muscular é feito por alterações intracelulares na concentração do cálcio. Sabemos atualmente que esta hipótese é essencialmente correta, embora ela fosse largamente rejeitada no início em face de um mal-entendido fundamental sobre a natureza do acoplamento excitação-contração. Foi presumido que o cálcio tinha de entrar no citossol da fibra muscular (também chamado **mioplasma**) através da superfície da membrana para iniciar a contração. A. V. Hill ponderou que a taxa de difusão de um íon ou de uma molécula da superfície da membrana ao centro de uma fibra muscular que tem 25-50 μm de raio é várias ordens de magnitude demasiadamente lenta para ser responsável pelo curto período de latência observado (cerca de 2 ms) entre um PA na superfície da membrana e a ativação de toda a secção transversa da fibra muscular. Desta lógica, Hill concluiu corretamente que um *processo* em vez de uma substância deveria acoplar o sinal da superfície às miofibrilas que estavam profundamente dentro da fibra muscular. Conforme veremos, é o próprio PA que é conduzido profundamente para o interior da célula, onde ele induz a liberação de Ca^{++} intracelular de depósitos internos que rodeiam as miofibrilas. A elevação da concentração de Ca^{++} livre no mioplasma permite que as pontes cruzadas da miosina se liguem aos filamentos finos de actina e gerem força.

Túbulos T

Evidências anatômicas e fisiológicas sugerindo um mecanismo de comunicação intracelular que liga a superfície da membrana às miofibrilas internas surgiram cerca de 10 anos após os cálculos de Hill. Em 1958, Andrew F. Huxley e Robert E. Taylor estudaram os detalhes do processo pela estimulação da superfície externa de fibras musculares isoladas de rã com microeletrodos de vidro (Fig. 10.20A). Seus achados mais significativos foram os seguintes:

- Pulsos de corrente que são muito pequenos para iniciar um PA propagado mas suficientes para despolarizar a membrana sob a abertura da pipeta promovem pequenas contrações locais (Fig. 10.20B). As contrações ocorrem, entretanto, somente quando a ponta da pipeta está posicionada diretamente sobre um disco Z.
- As contrações ocorrem somente em volta do perímetro da fibra e muito próximo ao disco Z.
- As contrações propagam-se mais para o interior da fibra quando se aumenta a intensidade da corrente estimulante.
- As contrações são limitadas às duas metades dos sarcômeros imediatamente em cada lado do disco Z sobre o qual o eletrodo está posicionado. Em outras palavras, há uma propagação *para dentro*, mas não uma propagação *longitudinal*, da contração graduada.

Estudos com microscopia eletrônica de músculo esquelético de anfíbios realizados na mesma época forneceram uma correlação anatômica para tais achados fisiológicos. Localizado em volta do perímetro de cada miofibrila ao nível do disco Z existe um tubo formado por membrana, o **túbulo transverso** (ou **túbulo T**) com menos de 0,1 μm de diâmetro, que é contínuo com túbulos semelhantes que circundam as proximidades das miofibrilas no mesmo sarcômero (Fig. 10.21). A membrana desses sistemas anastomosantes de túbulos está conectada diretamente com a membrana da superfície da fibra muscular, e o lume do sistema do túbulo T é contínuo com a solução do lado externo da fibra. Essa continuidade foi confirmada pela demonstração de que a ferritina ou a peroxidase do rábano — grandes moléculas de proteína que produzem uma coloração elétron-opaca — aparecem no lume do túbulo T se as fibras musculares são expostas a essas moléculas por certo período antes que o tecido seja fixado para microscopia eletrônica. Tais moléculas

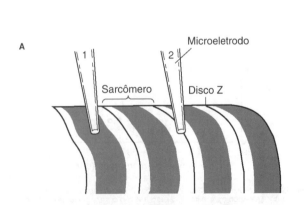
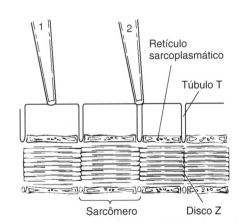

Fig. 10.20 Quando os músculos da rã são estimulados por uma micropipeta extracelular, eles podem contrair-se somente quando a pipeta é colocada em locais particulares. **(A)** Arranjo experimental mostrando o posicionamento da ponta da pipeta estimuladora no centro do sarcômero (1) ou diretamente sobre um disco Z (2). **(B)** Contrações locais ocorrem somente se a abertura da pipeta estimuladora estiver alinhada com o disco Z (2), colocando-a sobre as diminutas entradas dos túbulos T, que estão localizados no plano do disco Z. A estimulação da metade do sarcômero (1) produz pouca ou nenhuma contração.

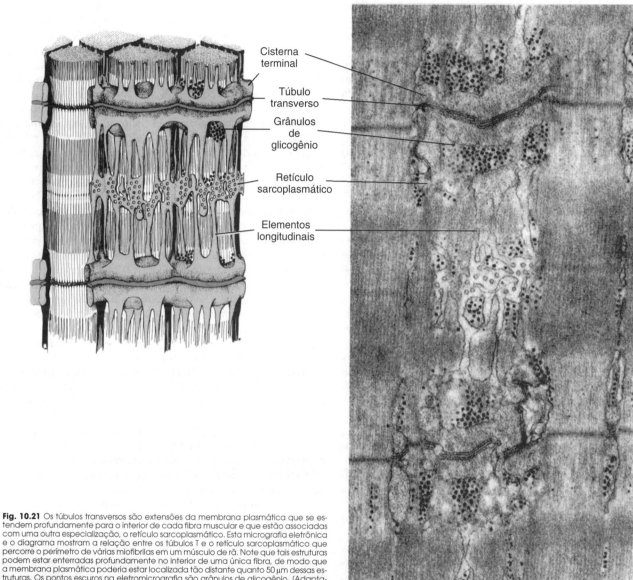

Fig. 10.21 Os túbulos transversos são extensões da membrana plasmática que se estendem profundamente para o interior de cada fibra muscular e que estão associadas com uma outra especialização, o retículo sarcoplasmático. Esta micrografia eletrônica e o diagrama mostram a relação entre os túbulos T e o retículo sarcoplasmático que percorre o perímetro de várias miofibrilas em um músculo de rã. Note que tais estruturas podem estar enterradas profundamente no interior de uma única fibra, de modo que a membrana plasmática poderia estar localizada tão distante quanto 50 μm dessas estruturas. Os pontos escuros na eletromicrografia são grânulos de glicogênio. (Adaptado de Peachey, 1965.)

carregadas são muito grandes para atravessar as membranas celulares, de modo que os túbulos T devem abrir-se para o espaço extracelular, originando-se como invaginações da membrana da superfície.

O sistema dos túbulos T fornece a ligação anatômica entre a membrana da superfície e as miofibrilas localizadas profundamente no interior da fibra muscular. Quando Huxley e Taylor colocaram sua pipeta de estimulação nos discos Z, sobre a entrada de um túbulo T (ver a Fig. 10.20), a corrente despolarizante propagou-se para o interior, pelo túbulo, e iniciou a contração profundamente no interior da fibra muscular. Quando, ao contrário, eles produziram corrente hiperpolarizante com sua pipeta, não ocorreu contração. Estudos comparativos reforçaram ainda mais a conclusão de que os túbulos T conduzem a excitação para o interior das fibras musculares. Em caranguejos e lagartos, os túbulos T estão localizados nas terminações das bandas A, em vez de estar nos discos Z (Fig. 10.22). Nestas espécies, a contração é produzida quando a pipeta de estimulação é colocada na extremidade da banda A, e não sobre o disco Z. A partir de tais

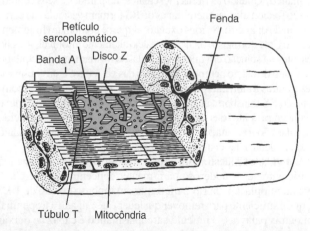

Fig. 10.22 Nas fibras musculares de caranguejo, os túbulos T estão localizados na extremidade das bandas A, em vez de estar nos discos Z como nas fibras da rã. A estimulação com uma micropipeta extracelular produz contração local nas fibras do caranguejo apenas quando a ponta da pipeta está colocada próximo da extremidade das bandas A. Comparadas com as fibras musculares do músculo da rã, as fibras do caranguejo têm diâmetro maior e contêm fendas profundas. (Adaptado de Ashley, 1971.)

resultados, conclui-se que os túbulos T, e não os discos Z ou qualquer outra porção do sarcômero, são os locais mais prováveis para transmitir a excitação para o interior das fibras musculares da rã.

Confirmações posteriores de que os túbulos T desempenham um papel importante no acoplamento excitação-contração foram obtidas quando a conexão entre os túbulos T e a membrana da superfície foi partida pelo choque osmótico das fibras musculares com uma solução de glicerol a 50%. Quando os túbulos T são desconectados da membrana da superfície deste modo, a despolarização da membrana não evoca mais a contração; isto é, desacoplando fisicamente o sistema do túbulo T da membrana, nós desacoplamos o sistema contrátil do processo de excitação.

A propagação dos sinais elétricos para o interior pelos túbulos T foi inicialmente considerada uma condução eletrotônica, mas a propagação da excitação para o centro de uma fibra muscular após a despolarização da membrana é reduzida caso se adicione tetrodotoxina ao banho ou se a concentração de Na^+ é reduzida no líquido extracelular. Qualquer dos dois tratamentos reduz ou elimina os PA com base no Na^+, sugerindo que os PA característicos da membrana da superfície são conduzidos ativamente para o interior da fibra muscular pelas membranas dos túbulos T. Nas fibras musculares que não produzem PA (p. ex., muitos músculos de artrópodos), os túbulos T conduzem sinais eletrotônicos passivos para o interior das fibras, do mesmo modo que a despolarização da membrana da superfície que é graduada, em vez de propagada do tipo tudo-ou-nada.

Retículo sarcoplasmático

As fibras musculares estriadas contêm um segundo sistema intracelular com membrana, o **retículo sarcoplasmático** (RS), além do sistema do túbulo T. No músculo da rã, o retículo sarcoplasmático forma um colar oco em volta de cada miofibrila em cada lado do disco Z e se estende de um disco Z para o seguinte também (ver a Fig. 10.21). As *cisternas terminais* do retículo sarcoplasmático fazem contato íntimo com os túbulos T, que ficam como num sanduíche entre as cisternas terminais de sarcômeros adjacentes. Quando um PA é conduzido pelo túbulo T, ele causa a liberação de íons Ca^{++} estocados no retículo sarcoplasmático próximo.

De que modo ocorre a entrada de Ca^{++} no retículo sarcoplasmático? Quando as fibras musculares são partidas e seus conteúdos são fracionados, as membranas do RS formam vesículas de cerca de 1 μm de diâmetro. Se íons oxalato — que se combinam fortemente com o Ca^{++} formando oxalato de cálcio altamente insolúvel — estão presentes na solução em que as vesículas se formam, um precipitado de oxalato de cálcio acumula-se dentro das vesículas. Estas observações e outras foram interpretadas levando à conclusão de que a membrana do RS transporta ativamente íons Ca^{++} do meio circundante e os concentra dentro das vesículas. Micrografias eletrônicas de tecido muscular não fracionado que foi exposto ao oxalato revelam oxalato de cálcio dentro das cisternas terminais.

A atividade seqüestradora de cálcio do retículo sarcoplasmático é suficientemente poderosa para manter concentrações de Ca^{++} livre no mioplasma da fibra muscular em repouso abaixo de 10^{-7} M, que é suficiente para remover qualquer Ca^{++} ligado à troponina. Em outras palavras, o retículo sarcoplasmático é capaz de deixar as concentrações intracelulares de Ca^{++} livre tão baixas que a contração é impedida. Esta capacidade do retículo sarcoplasmático de remover o Ca^{++} do mioplasma depende da atividade de proteínas dentro da membrana do RS que se combinam com os íons

Ca^{++} e os transportam. Em micrografias eletrônicas por fratura de congelamento, a membrana dos elementos longitudinais do retículo sarcoplasmático contém muitas inclusões densamente acondicionadas que têm sido associadas com as moléculas da bomba de cálcio. A exemplo de outros sistemas de transporte ativo, a bomba de cálcio do retículo sarcoplasmático requer ATP como sua fonte de energia.

Em condições normais, o Ca^{++} dentro do retículo sarcoplasmático está ligado a uma proteína chamada **calseqüestrina**. Em conseqüência, a concentração de Ca^{++} livre dentro do retículo sarcoplasmático permanece relativamente baixa, o que reduz o gradiente contra o qual as bombas têm de trabalhar. Além disso, como o Ca^{++} é estocado ligado a moléculas de proteína, o retículo sarcoplasmático pode armazenar grande quantidade de Ca^{++}.

Combinando a observação de que os íons Ca^{++} são acumulados no retículo sarcoplasmático com o que se sabe a respeito do papel do Ca^{++} na interação entre os filamentos finos e grossos, parece provável que a contração muscular pode iniciar-se quando o retículo sarcoplasmático libera Ca^{++} para o interior do mioplasma. A primeira evidência direta de que a concentração de Ca^{++} livre aumenta nas fibras musculares em resposta à estimulação veio de um método fotométrico que usa a proteína bioluminescente sensível ao cálcio **aequorina**, isolada de uma espécie de água viva (ver a Fig. 6.28). A química da *aequorina* é complexa, promovendo a sua resposta lenta frente a mudanças na concentração de Ca^{++} livre. Por esta razão, experimentos recentes têm utilizado corantes fluorescentes que mudam suas propriedades fluorescentes quando a quantidade de Ca^{++} livre disponível se altera; tais corantes respondem muito mais rapidamente que a *aequorina* a mudanças nas concentrações de Ca^{++}.

Um corante fluorescente indicador de cálcio usado em tais experimentos é o *furaptra*. Na ausência de Ca^{++}, este corante fluoresce; isto é, ele emite luz de um comprimento de onda particular quando iluminado com uma luz excitante de um diferente comprimento de onda. Como a intensidade da fluorescência do furaptra diminui com o aumento da concentração de Ca^{++}, este corante é usado para monitorar as alterações na concentração de Ca^{++} dentro das fibras musculares. Por exemplo, quando uma fibra muscular contendo furaptra no interior é estimulada eletricamente, a fluorescência do corante primeiro declina e em seguida retorna ao seu valor inicial (Fig. 10.23). Tal observação tem sido interpretada como indicação de que, quando o músculo é estimulado eletricamente, a quantidade de Ca^{++} livre no mioplasma aumenta. Uma quantidade muito pequena do Ca^{++} liberado no momento se liga ao furaptra, e a fluorescência do corante declina. Quando o Ca^{++} liberado é recaptado, o Ca^{++} desliga-se do corante, e a fluorescência do corante aumenta novamente.

Todas estas evidências indicam que a contração é ativada quando íons Ca^{++} são liberados do retículo sarcoplasmático e que essa liberação ocorre de algum modo quando os PA que se iniciaram na superfície da membrana são transmitidos para o interior da fibra muscular pelos túbulos T. A anatomia das túbulos T e do retículo sarcoplasmático sugere como este acoplamento acontece. Conforme já visto, cada túbulo T está localizado em estreita aposição à cisterna terminal do retículo sarcoplasmático (ver a Fig. 10.21). De fato, os histologistas têm chamado por décadas esta porção da fibra muscular de *tríade*, porque secções através desta região consistentemente revelam três tubos ou sacos associados. Dois dos sacos são sempre grandes e estão localizados em ambos os lados de um tubo ou saco muito menor. Atualmente, sabemos que os dois sacos são as duas cisternas

MÚSCULOS E MOVIMENTO DO ANIMAL 343

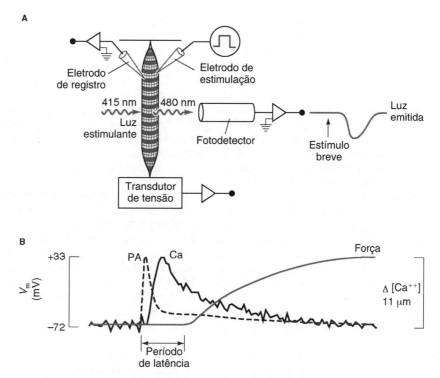

Fig. 10.23 A quantidade de Ca++ livre e as mudanças em sua concentração em uma fibra muscular podem ser medidas usando-se um corante fluorescente sensível ao cálcio, como furaptra. **(A)** Neste arranjo experimental, uma fibra muscular injetada com o corante fluorescente é estimulada eletricamente e são registrados as alterações subseqüentes na fluorescência, o potencial de membrana, e a produção de tensão pela fibra. **(B)** Quando o músculo é estimulado, um PA propaga-se ao longo da superfície da membrana e é registrado pelo microeletrodo de registro. Pouco tempo depois, o sinal fluorescente do corante sensível ao cálcio no interior da fibra indica que as concentrações de Ca++ dentro da fibra aumentaram, e logo após o transdutor de tensão mede a tensão produzida pela fibra. Note que a tensão começa a aumentar apenas após o PA ter terminado e a concentração de Ca++ estar declinando. (Parte B cortesia de D. M. Baylor.)

terminais do retículo sarcoplasmático e que o tubo central menor é um túbulo T. Como pode um PA em um túbulo T ser levado para o retículo sarcoplasmático, fazendo com que ele libere Ca++? Embora os detalhes ainda não estejam completamente esclarecidos, o mecanismo geral é conhecido atualmente.

Receptor de membrana nas tríades Em 1970, experimentos em microscopia eletrônica realizados por Clara Franzini-Armstrong revelaram moléculas eletrondensas em parte da membrana do RS que fica adjacente ao túbulo T. Ela chamou tais moléculas de "pés"; elas têm sido chamadas mais recentemente por *receptor de rianodina*, porque elas se combinam com a substância rianodina. Knox Chandler e seus colaboradores propuseram então que tais proteínas representam canais de Ca++ e os incorporaram no "modelo de bomba" para a liberação de Ca++ do retículo sarcoplasmático (Fig. 10.24). Neste modelo, a despolarização do

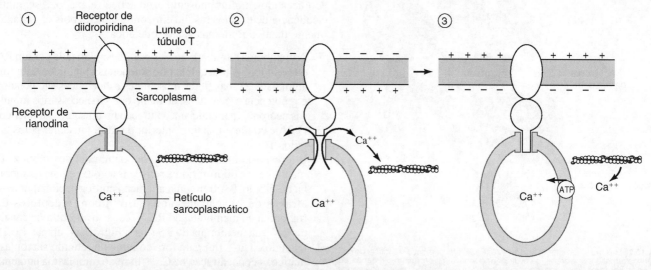

Fig. 10.24 A despolarização da membrana do túbulo T causa indiretamente a abertura de canais de cálcio na membrana do retículo sarcoplasmático. Quando a membrana do túbulo T está em repouso (1), os canais de cálcio na membrana do RS estão bloqueados pelos "pés" dos receptores de rianodina. Quando a membrana dos túbulos T se despolariza (2), os receptores de diidropiridina sensíveis a voltagem conduzem o sinal para os receptores de rianodina, e os "tampões" que bloqueiam os canais de cálcio na membrana do RS se movem, permitindo o efluxo de Ca++ do lume do RS para dentro do mioplasma. O Ca++ livre liga-se à troponina, revelando os locais de ligação para as pontes cruzadas nas moléculas de actina. Quando o potencial de membrana retorna ao repouso (3), os receptores de rianodina bloqueiam novamente os canais de cálcio. As bombas de cálcio no retículo sarcoplasmático recaptam o Ca++, deslocando o equilíbrio do Ca++ ligado à troponina e encobrindo os locais de ligação para as pontes cruzadas. (Adaptado de Berridge, 1993.)

túbulo T promove a remoção de um tampão dos canais de Ca^{++} na membrana do retículo sarcoplasmático, permitindo a saída do Ca^{++} para o mioplasma em favor de seu gradiente eletroquímico. Quando a membrana do túbulo T se repolariza, o tampão é recolocado, impedindo a liberação de mais Ca^{++}.

O modelo de bomba propôs uma explicação para o modo como a membrana do túbulo T e o RS podem ser acoplados, mas falhou em identificar o que causa a movimentação do tampão em resposta à despolarização da membrana do túbulo T. Estudos adicionais com a microscopia eletrônica revelaram um agrupamento de proteínas na membrana do túbulo T imediatamente em frente a cada receptor de rianodina na membrana do RS. Tais proteínas do túbulo T, chamadas *receptores de diidropiridina*, são sensíveis a voltagem. Como os receptores de rianodina se estendem na maior parte do espaço da fenda, foi proposta uma ligação mecânica direta entre os receptores de rianodina e os receptores de diidropiridina (Fig. 10.25). Assim o modelo propõe que, quando o túbulo T se despolariza, os receptores de diidropiridina sensíveis a voltagem sofrem uma alteração conformacional, o que provoca ou deslocamento mecânico dos receptores de rianodina dos canais seletivos para cálcio na membrana do RS ou uma alteração conformacional nos receptores de rianodina que abre os canais de cálcio.

É interessante que apenas cerca da metade dos receptores de rianodina está associada diretamente com receptores de diidropiridina sensíveis a voltagem na membrana do túbulo T.

Este achado sugere que, se existe uma ligação mecânica direta entre os túbulos T e o retículo sarcoplasmático, somente a metade dos receptores de rianodina participa. Foi proposto que outros receptores de rianodina não ligados são ativados pelo aumento no Ca^{++} livre mioplasmático resultante da abertura dos canais ligados mecanicamente. A ativação desses receptores de rianodina não ligados poderia, por sua vez, abrir mais canais de Ca^{++} na membrana do retículo sarcoplasmático. Tal mecanismo, chamado liberação de Ca^{++} induzida pelo Ca^{++}, foi encontrado em outros tecidos incluindo o mecanismo de acoplamento de excitação-contração no músculo cardíaco.

Liberação e recaptação do cálcio em função do tempo A capacidade de medir alterações rápidas na concentração do Ca^{++} mioplasmático, combinada com a informação sobre a ligação do cálcio pela troponina e a cinética das bombas de cálcio na membrana do retículo sarcoplasmático, permitiu a criação de modelos sobre os fluxos de Ca^{++} durante a contração e o relaxamento muscular. Tais modelos sugerem que, quando os túbulos T se despolarizam, o Ca^{++} flui para fora do retículo sarcoplasmático por vários milissegundos e então os canais de cálcio se fecham. O mecanismo para o fechamento não é completamente entendido.

A maior parte do Ca^{++} que deixa o retículo sarcoplasmático liga-se muito rápido à troponina. A concentração de troponina nas fibras musculares é cerca de 240 µM, o que representa um grande tampão para os íons Ca^{++}. Assim, uma quantidade muito pequena de Ca^{++} liberado permanece livre no mioplasma, e é somente esta pequena quantidade de Ca^{++} não ligado que é detectada por um corante indicador de cálcio em experimentos como os mostrados na Fig. 10.23. Durante e após a liberação de Ca^{++} do retículo sarcoplasmático, o Ca^{++} livre no mioplasma é bombeado de volta para o interior do RS, baixando os níveis mioplasmáticos de Ca^{++} livre. Quando a concentração de Ca^{++} livre no mioplasma se torna muito baixa, o Ca^{++} ligado à troponina é liberado de volta para o mioplasma e então é subseqüentemente bombeado de volta para dentro do retículo sarcoplasmático onde ele se liga à calseqüestrina.

Ciclo de Contração-Relaxamento

Começando com um músculo esquelético relaxado, a seguinte seqüência de eventos resulta em contração e depois em relaxamento de uma fibra muscular esquelética:

1. A membrana da superfície da fibra é despolarizada por um PA ou, em alguns músculos, por potenciais sinápticos. Em um animal, os PA nas fibras musculares esqueléticas são gerados por potenciais sinápticos, de modo que são necessários impulsos neuronais para iniciar a contração no músculo esquelético.
2. O PA é conduzido para o interior da fibra muscular pelos túbulos T.
3. Em resposta à despolarização da membrana dos túbulos T, receptores de diidropiridina sensíveis a voltagem na membrana do túbulo T sofrem uma alteração conformacional que — através de ligação mecânica direta com receptores de rianodina na membrana do RS — causa a abertura de canais de Ca^{++} na membrana do RS (ver a Fig. 10.24, etapas 1 e 2).
4. Quando o Ca^{++} flui para fora do lume do retículo sarcoplasmático, a concentração de Ca^{++} livre no mioplasma aumenta de um valor de repouso de menos de 10^{-7} M para um nível ativo de cerca de 10^{-6} M, ou mais elevado, em poucos milissegundos. Os canais de Ca^{++} na membrana do RS então se fecham.

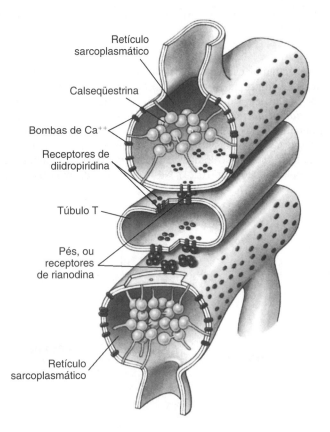

Fig. 10.25 Em uma tríade intacta, várias moléculas contribuem para o controle do cálcio mioplasmático. O receptor de diidropiridina sensível a voltagem e o receptor de rianodina trabalham juntos ligando a despolarização do túbulo T à abertura de canais seletivos de cálcio na membrana do RS por onde o Ca^{++} se move do lume do RS para dentro do mioplasma. Os pés dos receptores de rianodina estendem-se para a fenda entre os túbulos T e o retículo sarcoplasmático. Uma ATPase de cálcio (bomba de cálcio) na membrana do RS recapta o Ca^{++} do mioplasma, e a calseqüestrina dentro do RS combina-se com o Ca^{++}, reduzindo a concentração de Ca^{++} iônico livre dentro do RS. (Adaptado de Block et al., 1988.) (Ver Encarte colorido.)

5. A maior parte do Ca^{++} que entra no mioplasma liga-se rapidamente à troponina, induzindo uma alteração conformacional nas moléculas de troponina. Essa alteração conformacional causa uma mudança na posição da molécula de tropomiosina, eliminando o bloqueio estrutural e permitindo que as pontes cruzadas da miosina se liguem aos filamentos finos de actina (ver a Fig. 10.16B).
6. As pontes cruzadas de miosina ligam-se aos filamentos de actina e, através de uma série de etapas de ligação que causam a rotação das cabeças de miosina contra os filamentos de actina, arrastam a ligação das pontes cruzadas (ver a Fig. 10.11A, B). Esse arraste produz força, e em alguns casos deslizamento ativo, sobre os filamentos finos em direção ao centro do sarcômero, causando um pequeno encurtamento do sarcômero (ver a Fig. 10.8A).
7. O ATP liga-se a locais onde existe ATPase na cabeça de miosina causando o desligamento da cabeça de miosina do filamento fino. O ATP é então hidrolisado, e a energia da hidrólise estocada como uma alteração conformacional na molécula de miosina, que então se religa ao próximo local ao longo do filamento de actina enquanto houver locais disponíveis, e o ciclo de ligar e desligar é repetido (ver a Fig. 10.11C). Durante uma única contração, cada ponte cruzada liga-se, arrasta e desliga-se muitas vezes à medida que ela progride ao longo do filamento de actina em direção ao disco Z.
8. Finalmente, as bombas de cálcio da membrana do RS transportam ativamente Ca^{++} do mioplasma de volta para o lume do RS (ver a Fig. 10.24, etapa 3). À medida que a concentração de Ca^{++} livre no mioplasma cai, o Ca^{++} ligado à troponina é liberado, permitindo que a tropomiosina iniba novamente o local de ligação da miosina, e assim o músculo relaxa-se. O músculo permanece relaxado até a próxima despolarização.

A PRODUÇÃO DE FORÇA TRANSITÓRIA

Até agora, nós consideramos a mecânica das pontes cruzadas da miosina que foram ativadas ao máximo. Nós também já vimos que existe um retardo, ou **período de latência**, entre o potencial de ação em uma fibra muscular e a geração de força pela fibra (ver as Figs. 10.18B e 10.23B). O período de latência inclui todo o tempo que é necessário para início de um potencial de ação no músculo, propagação do PA ao longo dos túbulos T para o interior da fibra, liberação do Ca^{++} do retículo sarcoplasmático e difusão dos íons Ca^{++} para as moléculas de troponina, ligação do Ca^{++} à troponina, ativação das pontes cruzadas de miosina e sua ligação aos filamentos finos de actina e geração de força. O tempo necessário para todos esses processos é curto: o retardo do pico de um PA ao primeiro sinal de tensão em alguns músculos pode ser tão breve quanto 2 ms. Agora vamos considerar as propriedades mecânicas das fibras musculares quando elas são ativadas e geram tensão e então se relaxam no corpo.

Componente Elástico em Série

Um músculo pode ser imaginado como um elemento contrátil que está organizado em paralelo com um componente **elástico** e em série com outro componente elástico conforme mostrado na Fig. 10.26A. (De acordo com a lei de Hooke, o comprimento de um objeto com a elasticidade ideal aumenta em proporção à força aplicada.) O componente elástico em paralelo neste modelo representa as propriedades da membrana plasmática das fibras

musculares e o tecido conjuntivo que está em paralelo com as fibras musculares. O **componente elástico em série**, também chamado *elementos elásticos em série*, é composto pelos tendões, pelos tecidos conjuntivos que unem as fibras musculares aos tendões e talvez pelos discos Z dos sarcômeros. Um importante constituinte adicional dos elementos elásticos em série parecem ser as próprias pontes cruzadas de miosina, que parecem sofrer algum estiramento em resposta à tensão (ver a Fig. 10.11B). A representação de todos os componentes elásticos por apenas dois componentes simplifica muito o modelo, tornando mais fácil manipulá-lo matematicamente e mantendo ainda a precisão suficiente que o modelo pode adicionar ao nosso conhecimento sobre a mecânica da contração muscular.

Conforme ilustrado na Fig. 10.26B, à medida que o músculo se torna ativado e os componentes contráteis começam a se encurtar, o componente elástico em série deve inicialmente ser estirado antes que a tensão possa ser transmitida às cargas externas (etapas 1 e 2). Quando a tensão desenvolvida no componente elástico em série se iguala ao peso da carga, o músculo começa a se encurtar, e ele levanta o peso da superfície (etapa 3). Nas etapas 1 e 2, a contração é isométrica, enquanto que na passagem da etapa 2 para a 3 ela se torna isotônica quando a carga é finalmente erguida. Se a carga for tão pesada que o músculo nunca produz tensão igual ao peso da carga, a contração ficará sempre isométrica. Na tensão máxima durante uma contração isométrica, o pequeno encurtamento dos elementos contráteis estira o componente elástico em série por uma quantidade equivalente a cerca de 2% do comprimento do músculo, mesmo que o comprimento externo do músculo não mude.

O deslizamento dos filamentos finos e grossos uns pelos outros pela atividade das pontes cruzadas demanda tempo, assim como para o componente elástico em série ficar estirado e a tensão aumentar. Assim, o componente elástico em série age para retardar o desenvolvimento de tensão no músculo e impedir mudanças abruptas na tensão.

O Estado Ativo

Durante a contração, o encurtamento externo de uma fibra e a produção de tensão alcançam um máximo dentro de 10 a 500 milissegundos, dependendo do tipo de músculo, da temperatura e da carga. À primeira vista, esta afirmativa poderia sugerir que o mecanismo contrátil é ativado com um desenvolvimento temporal que cresce lentamente. Entretanto, é importante não confundir o tempo gasto para um *músculo* desenvolver tensão com o tempo de atividade das *pontes cruzadas*. As pontes cruzadas tornam-se ativadas e se ligam a filamentos finos antes que os filamentos comecem a deslizar uns pelos outros. Além disso, quando os filamentos deslizam, eles têm de estirar o componente elástico em série frouxo antes que a tensão possa desenvolver-se completamente.

O estado das pontes cruzadas após ativação, mas antes que o músculo tenha chance de desenvolver tensão completa, pode ser determinado pela aplicação de *estiramentos rápidos* com um arranjo especial. Esses estiramentos podem ser aplicados em vários momentos após a estimulação e antes e durante a contração. O raciocínio para os experimentos com estiramentos rápidos é que, quando o estiramento é aplicado, ele puxa o componente elástico em série, eliminando o tempo que normalmente é preciso para que o mecanismo contrátil estire a parte frouxa. A manobra, assim, melhora o tempo de resolução da medida do estado de atividade das pontes cruzadas. A tensão "interna" re-

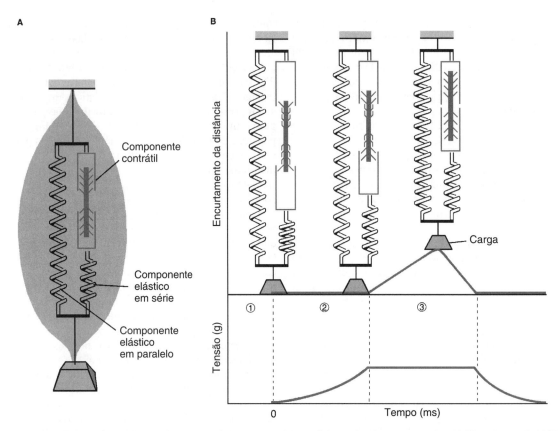

Fig. 10.26 Uma fibra muscular, ou um músculo inteiro, pode ser representada por um modelo mecânico que inclui um componente contrátil e componentes elásticos. **(A)** Modelo mecânico de um músculo consistindo em um componente contrátil (o sarcômero), em série com um componente elástico (p.ex., tendões) e em paralelo com outro componente elástico (p.ex., a membrana externa). **(B)** Papel dos componentes elásticos em série na contração muscular. No início da contração neste modelo de músculo, o peso repousa sobre uma superfície (1). Quando os filamentos grossos e finos começam a deslizar uns pelos outros e a tensão aumenta, os componentes elásticos em série são estirados (1 → 2), mas o comprimento do músculo ainda não mudou; a contração até este ponto (2) é isométrica. Quando a tensão gerada pelo músculo se iguala ao peso da carga, a carga é levantada e a contração se torna isotônica (3). Note que, à medida que a contração progride, os filamentos grossos e finos se sobrepõem gradativamente e mais pontes cruzadas se tornam ativas. (Adaptado de Vander et al., 1975.)

gistrada pelo equipamento de registro durante um estiramento rápido representa a força de tensão das pontes entre os filamentos grossos e finos, que depende da força de arraste das pontes cruzadas no momento do estiramento. Se o estiramento aplicado é mais forte que a força de arraste das pontes cruzadas, as pontes vão deslizar, e os filamentos deslizarão uns pelos outros. Assim, a carga durante um estiramento rápido que é apenas necessária para fazer os filamentos se afastarem aproxima-se da capacidade de levantar carga do músculo no momento do estiramento. Essa tensão pode ser proporcional ao número médio de pontes cruzadas ativas por sarcômero.

No estado relaxado, o músculo tem muito pouca resistência ao estiramento além da complacência do tecido conjuntivo, do sarcolema e de outros componentes elásticos. Os experimentos com estiramentos rápidos revelaram que, após a estimulação de um músculo, sua resistência ao estiramento aumenta gradualmente e alcança um máximo próximo ao momento em que o encurtamento externo ou a tensão sobre o músculo não estirado está começando a colocá-lo em movimento. Após um breve platô, a capacidade de levantar carga diminui para o nível baixo característico do músculo relaxado.

O termo **estado ativo** é usado para descrever o aumento na capacidade de levantar peso (isto é, tensão) do músculo que é medida nos experimentos de estiramento rápido após breve estimulação (Fig. 10.27A). O estado ativo corresponde à formação de ligações entre as pontes cruzadas de miosina e os filamentos finos de actina e ao pequeno encurtamento interno subseqüente gerado pelas pontes cruzadas. Como a atividade das pontes cruzadas é controlada pela concentração de Ca^{++} livre no mioplasma, a duração do estado ativo é aproximadamente a mesma que a alteração na concentração do Ca^{++} mioplasmático após estimulação. O breve aumento na tensão causado pela atividade da ponte cruzada é chamado abalo.

Se a estimulação de um músculo se prolonga, o estado ativo persiste. A prolongação do estado ativo por uma bateria de PA de alta freqüência é chamada **tétano**. Neste estado, a tensão isométrica externa mensurável pode aumentar até alcançar o valor do estado ativo medido pelos experimentos de estiramento rápido (Fig. 10.27B). A diferença entre abalos e tétano é considerada na próxima seção.

Abalos e Tétano

O gráfico na Fig. 10.27A levanta uma questão: Por que a tensão isométrica externa máxima produzida pelo músculo durante um abalo é tão menor que a tensão interna associada com o estado ativo? Em outras palavras, durante uma contração breve, por que o músculo produz tão menos tensão do que ele é capaz de produzir?

Durante um único abalo, o estado ativo termina rapidamente pela atividade seqüestradora de cálcio do retículo sarcoplasmático, que remove eficientemente o Ca^{++} do mioplasma logo após a sua liberação. Assim, o estado ativo começa a decair antes que os filamentos tenham tido tempo de deslizar longe o suficiente mesmo para estirar

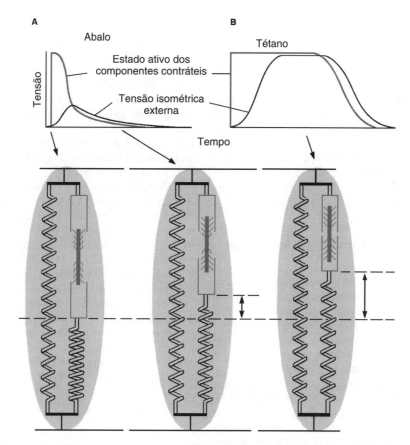

Fig. 10.27 A evolução temporal do estado ativo difere da evolução temporal da produção de tensão. **(A)** O estado ativo — conforme medido em experimentos de estiramento rápido — desenvolve-se rapidamente em resposta a um estímulo breve. Este tipo de resposta breve é chamado abalo. A tensão isométrica externa mensurável desenvolve-se consideravelmente de modo mais lento e não consegue atingir a mesma tensão que pode ser medida durante um estiramento rápido. **(B)** Uma contração tetânica (tétano) se desenvolve em resposta a um estímulo prolongado. Neste caso, a tensão isométrica externa tem tempo de atingir o mesmo valor que a tensão interna medida durante os experimentos de estiramento rápido. (Adaptado de Vander et al., 1975.)

o componente elástico em série a uma tensão completamente desenvolvida. Por esta razão, a tensão da qual o sistema contrátil é capaz não pode ser desenvolvida em um único abalo.

Antes do pico da tensão do abalo, os elementos contráteis estocam energia potencial nos elementos elásticos em série pelo seu estiramento progressivo. Se um segundo PA se segue ao primeiro antes que o retículo sarcoplasmático possa remover completamente o Ca^{++} liberado previamente para o mioplasma, a concentração de Ca^{++} permanece alta no mioplasma, e o estado ativo é prolongado. Com o prolongamento do estado ativo, a tensão isométrica continua a aumentar com o tempo até que a tensão produzida pelo encurtamento interno dos componentes contráteis e pelo estiramento do componente elástico em série seja suficiente para causar o deslizamento das pontes cruzadas e impedir um encurtamento maior dos componentes contráteis. O músculo alcançou então a *tensão tetânica* completa. Dependendo da taxa de repetição dos PA musculares, a quantidade em que os abalos individuais se fundem pode variar, alcançando um valor máximo no tétano (Fig. 10.28).

ENERGÉTICA DA CONTRAÇÃO MUSCULAR

Na contração muscular, dois processos principais requerem gasto de energia. O mais óbvio deles é a hidrólise do ATP pelas pontes cruzadas de miosina quando elas se ligam ciclicamente aos filamentos finos de actina e se desligam deles (ver a Fig. 10.10). O outro grande processo que usa a energia é o bombeamento do Ca^{++} liberado para o mioplasma durante o acoplamento excitação-contração de volta para o interior do retículo sarcoplasmático contra um gradiente de concentração para o Ca^{++} (ver a Fig. 10.24, etapa 3).

Estudos bioquímicos determinaram que são necessárias 2 moléculas de ATP para bombear cada íon Ca^{++} para dentro do

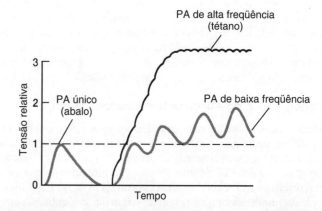

Fig. 10.28 Os abalos fundem-se quando os PA estimulantes chegam em rápida sucessão. Um único PA produz um único abalo. Se um conjunto de PA de baixa freqüência é conduzido ao longo de uma fibra muscular, cada abalo sucessivo começa antes que o músculo tenha tempo de retornar ao seu estado relaxado após o abalo prévio. Na freqüência máxima, os abalos fundem-se uns com os outros, produzindo uma longa e forte contração chamada tétano.

retículo sarcoplasmático. Durante um abalo, certa quantidade de Ca^{++} é liberada em poucos milissegundos após o PA, e exatamente essa quantidade deve por fim ser bombeada de volta para dentro do RS para que a fibra muscular se mantenha hígida. No tétano (exatamente como em um abalo), as bombas de cálcio começam imediatamente a recaptar o Ca^{++} liberado durante o primeiro estímulo; entretanto, elas não têm tempo para removê-lo todo do mioplasma, e cada PA sucessivo causa mais liberação de Ca^{++}. O aumento de Ca^{++} no mioplasma mantém a troponina saturada com Ca^{++} até que os PA cessem; nesse momento, as bombas de cálcio podem finalmente recaptar todo o Ca^{++} liberado de volta para o lume do RS. Para manter a condição de tétano, o ATP é hidrolisado constantemente pela ATPase da miosina e pelas bombas de cálcio na membrana do RS.

Uso do ATP pela ATPase da Miosina e pelas Bombas de Cálcio

O consumo relativo de ATP pela ATPase da miosina e pelas bombas de cálcio na membrana do RS foi determinado em experimentos com músculo da rã tetanizado. Nestes experimentos, as preparações de músculo eram estiradas em diferentes graus produzindo diferentes quantidades de sobreposição entre os filamentos grossos e finos. À medida que o músculo é cada vez mais estirado, menos pontes cruzadas interagem com a actina, reduzindo tanto a quantidade de força que pode ser produzida quanto a quantidade de ATP hidrolisado pela ATPase da miosina. (Lembrar que a miosina pode hidrolisar o ATP por si própria, mas o ADP e o P_i resultantes são liberados muito mais lentamente do que o são quando a miosina se liga à actina. Em conseqüência, se as pontes cruzadas de miosina têm poucos locais disponíveis onde elas podem ligar-se à actina, a atividade da ATPase dos filamentos será baixa.) Em contraste, o estiramento do músculo pode ter pouco ou nenhum efeito na taxa em que o Ca^{++} é liberado e recaptado pelo retículo sarcoplasmático, porque tais processos são mediados pelas proteínas da membrana cuja atividade não está relacionada à quantidade de sobreposição dos filamentos. Assim, à medida que o músculo vai sendo estirado progressivamente, a atividade total da ATPase declina, e, no comprimento onde os filamentos não mais se sobrepõem, toda a atividade da ATPase medida será oriunda inteiramente das bombas de cálcio.

Usando o arranjo experimental, os pesquisadores descobriram que as bombas de cálcio são responsáveis por cerca de 25-30% da atividade da ATPase total durante a contração muscular. É geralmente aceito que esta porcentagem é constante para todos os músculos; isto é, os músculos com velocidade de contração máxima mais elevada também têm bombas de cálcio mais rápidas nos seus RS. É possível, entretanto, que nos músculos de produção sonora muito rápidos, discutidos mais adiante neste capítulo, o bombeamento de Ca^{++} possa ser responsável por uma fração maior da energia total usada pelo músculo.

Regeneração do ATP durante a Atividade Muscular

Conforme a discussão anterior indica, os músculos usam o ATP exclusivamente para fornecer energia para a contração muscular. Entretanto, as primeiras determinações sobre a utilização geral do uso do ATP durante a contração muscular produziram um resultado surpreendente: As concentrações de ATP nos músculos estimulados e não estimulados eram quase idênticas (comparadas tão próximo quanto possível). Por muitos anos, este achado fez com que alguns fisiologistas que estudavam a contração muscular formulassem a hipótese de que os músculos não usavam o ATP como fonte de energia para as contrações. Entretanto, uma explicação alternativa, que se revelou estar correta, foi que, além do ATP, as fibras musculares continham uma segunda molécula de alta energia. Finalmente esta molécula foi identificada como **fosfato de creatina**, também conhecida como **fosfocreatina** (ver a Fig. 3.39). Dentro dos músculos, a enzima creatina-fosfocinase transfere um fosfato de alta energia do fosfato de creatina para o ADP, regenerando o ATP tão rápido que a concentração de ATP permanece constante. Por causa desta reação, as medidas precisas da quantidade de ATP hidrolisado pelo músculo são mais bem realizadas pela estimativa da queda da concentração de fosfato de creatina ou pelo aumento na concentração do P_i.

Além do procedimento técnico de se medir precisamente a taxa da hidrólise do ATP, a reação da creatina-fosfocinase é extremamente importante para a função muscular eficiente. Se um músculo fica sem o ATP, ele entra em rigor (ver a Fig. 10.17B). Desse modo, é essencial para a sobrevivência que as concentrações de ATP nos músculos sejam tamponadas. Durante as atividades duradouras, o metabolismo oxidativo e o anaeróbio podem gerar ATP rápido o suficiente para manter uma concentração adequada de energia para a contração muscular. Entretanto, durante a atividade de alta intensidade e curta duração (p. ex., quando um animal dispara para caçar ou para evitar ser caçado), a concentração de ATP dentro dos músculos é mantida constante pela contínua refosforilação do ADP pela reação da creatina fosfocinase (Fig. 10.29).

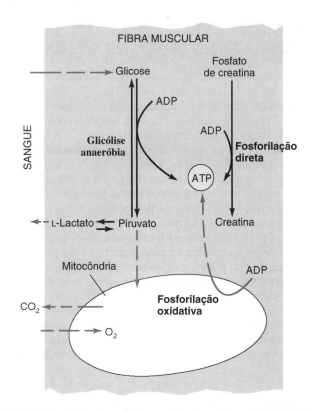

Fig. 10.29 O ATP que fornece energia para a contração muscular vem de várias fontes diferentes. Na fosforilação direta, fosfatos de alta energia são transferidos do fosfato de creatina para o ADP, regenerando o ATP. A concentração de fosfato de creatina nas fibras musculares é muito mais elevada que a concentração de ATP, de modo que o fosfato de creatina tampona efetivamente a concentração de ATP. A glicólise anaeróbia hidrolisa a glicose, refosforilando o ADP neste processo. O lactato acumula-se como um subproduto. A fosforilação oxidativa de ADP regenera o ATP, mas é mais lenta que os outros dois processos e requer O_2 para se efetivar. As setas interrompidas indicam a transferência de material para o interior, para o exterior ou entre os compartimentos na fibra. As setas completas indicam as reações químicas. (Ver o Cap. 3 para mais detalhes.)

A concentração de fosfato de creatina nas fibras musculares (20-40 mM) é muitas vezes maior que a reserva de ATP (cerca de 5 mM nas fibras musculares). Em conseqüência, um animal pode usar a grande reserva de fosfato de alta energia do fosfato de creatina para fornecer energia para a contração muscular até que o metabolismo anaeróbio e oxidativo comece a gerar ATP, permitindo que ele se locomova por muito mais tempo do que ocorreria com apenas o seu ATP. A sobrevivência de um animal pode depender desta fonte extra de energia. Além disso, as reações da creatina-fosfocinase mantêm a concentração de ATP quase constante pelo fornecimento da energia extra. A concentração de ATP é estabilizada porque uma grande constante de equilíbrio favorece muito a fosforilação do ADP pelo fosfato de creatina. Na maioria das condições, somente a concentração de fosfato de creatina cai dentro de um músculo, enquanto que a concentração de ATP permanece quase constante.

TIPOS DE FIBRAS NO MÚSCULO ESQUELÉTICO DOS VERTEBRADOS

Os sistemas musculares dos animais desempenham diversas tarefas motoras, variando de movimentos muito rápidos que estão por volta de 5-100 milissegundos a migrações de longa distância e de contrações tetânicas sustentadas a contrações rápidas da emissão sonora, que ocorrem a uma freqüência de várias centenas por segundo. Mesmo um observador casual repara na diversidade dos atributos externos do sistema muscular como asas, barbatanas e pernas. Há uma diversidade igualmente impressionante nas características dos próprios músculos. Para produzir esta enorme faixa de atividades, os músculos têm de ser organizados para trabalhar de modos muito diferentes. Experimentos recentes mostraram que as propriedades do músculo estão freqüentemente muito bem combinadas com outros componentes em um sistema, otimizando o sistema para a sua função biológica. Para apreciar o quanto um músculo está adaptado para o seu papel biológico, é necessário examinar suas propriedades sob a luz do trabalho que ele tem de executar.

Classificação dos Tipos de Fibras

Os músculos esqueléticos dos vertebrados consistem em fibras musculares de mais de um tipo. Alguns contêm alta proporção de fibras tônicas especializadas para a contração lenta mantida; estes são mais úteis para manter o tônus postural. Outros músculos contêm alta percentagem de fibras de abalo, que são especializadas em movimentos rápidos dos membros. Estes diferen-

tes tipos de fibras musculares podem ser diferenciados com base em critérios bioquímicos, metabólicos e histoquímicos.

Entre as propriedades que distinguem os vários tipos de fibras estão as seguintes:

- As propriedades elétricas da membrana determinam se uma fibra responderá com um abalo tudo-ou-nada ou com uma contração graduada. Se a membrana produz PA, a fibra se contrairá com abalos tudo-ou-nada.
- A velocidade máxima de contração, $V_{máx}$, é determinada pela taxa com que as pontes cruzadas se desligam dos filamentos finos da actina (o que por sua vez é determinado pela natureza das cadeias pesadas de miosina).
- O tempo durante o qual o Ca^{++} livre mioplasmático permanece elevado após um PA depende primariamente da densidade das moléculas das bombas de cálcio na membrana do retículo sarcoplasmático.
- O número de mitocôndrias e a densidade do suprimento sangüíneo de uma fibra determinam sua taxa de produção oxidativa de ATP e desse modo sua resistência à fadiga.

Com base nessas e em outras propriedades, são reconhecidos quatro grupos principais de músculo esquelético de vertebrados — fibras tônicas e três tipos de fibras de abalo (ou fásicas) (Quadro 10.1).

Fibras musculares *tônicas* contraem-se muito lentamente e não produzem abalos. Elas são encontradas nos músculos posturais de anfíbios, répteis e aves bem como nos fusos musculares e nos músculos extra-oculares dos mamíferos. As fibras tônicas normalmente não produzem PA e, na verdade, elas não necessitam de um PA para difundir a excitação, porque o neurônio motor que as inerva percorre o comprimento das fibras musculares e faz repetidas sinapses durante o percurso. Nessas fibras musculares, as pontes cruzadas de miosina ligam-se e se desligam muito lentamente, justificando sua velocidade de encurtamento extremamente lenta e sua capacidade de gerar tensão isométrica com muita eficiência.

As fibras de *abalo lento* (ou *tipo I*) contraem-se lentamente e fatigam-se lentamente; elas são encontradas nos músculos posturais dos mamíferos. Caracterizam-se por $V_{máx}$ lenta a moderada e por cinética de Ca^{++} lenta. Elas geram PA tudo-ou-nada, de modo que se contraem em resposta a impulsos do neurônio motor com abalos tudo-ou-nada. A exemplo de outras fibras de abalo, as fibras do tipo I têm tipicamente uma ou no máximo poucas placas motoras; em mamíferos, todas as placas motoras em uma única fibra são feitas por um único neurônio motor. As fibras de abalo lento são usadas para manter a postura e para movimentos moderadamente rápidos repetitivos. Elas se fatigam

QUADRO 10.1
Propriedades das fibras de abalo (fásicas) em músculos esqueléticos de mamíferos

Propriedade	Oxidativas lentas (tipo I)	Oxidativas rápidas (tipo IIa)	Glicolíticas rápidas (tipo IIb)
Velocidade de contração ($V_{máx}$)	Lenta	Rápida	Rápida
Atividade de ATPase da miosina	Baixa	Alta	Alta
Resistência a fadiga	Alta	Intermediária	Baixa
Capacidade de fosforilação oxidativa	Alta	Alta	Baixa
Enzimas para a glicólise anaeróbia	Baixa	Intermediária	Alta
Número de mitocôndrias	Muitas	Muitas	Poucas
Diâmetro da fibra	Pequeno	Intermediário	Grande
Força por área de secção transversal	Baixa	Intermediária	Alta

Fonte: Adaptado de L. Sherwood, 1993.

muito lentamente por duas razões: contêm grande número de mitocôndrias e têm rico suprimento sanguíneo que as supre de muito oxigênio, deixando-as depender da fosforilação oxidativa, e usam o ATP numa taxa relativamente lenta. Elas também são caracterizadas por cor avermelhada (os exemplos são a carne de coloração escura de peixe ou de aves) porque contêm concentração elevada de uma proteína que estoca oxigênio, a **mioglobina** (ver o Cap. 13). Os músculos que contêm alta proporção deste tipo de fibra são freqüentemente chamados *músculos vermelhos*.

As fibras *oxidativas de abalo rápido* (ou *tipo IIa*) têm $V_{máx}$ elevada e ativam-se rapidamente. Com suas inúmeras mitocôndrias, elas podem produzir ATP rapidamente pela fosforilação oxidativa e desse modo se fatigam lentamente. Tais músculos são proeminentes nos músculos do vôo das aves selvagens; eles são especializados para movimentos repetitivos rápidos, como a locomoção enérgica mantida.

As fibras *glicolíticas de abalo rápido* (ou *tipo IIb*) contraem-se rapidamente e se fatigam prontamente. Elas têm $V_{máx}$ elevada e se ativam e relaxam rapidamente em face da sua rápida cinética de Ca^{++}. Essas fibras são geralmente recrutadas quando há necessidade de contração muito rápida. Como tais fibras contêm poucas mitocôndrias e dependem desse modo da glicólise anaeróbia para gerar ATP, elas se fatigam mais prontamente. Um exemplo familiar deste tipo de músculo é encontrado nos músculos do peito das aves domésticas, que nunca são usados para voar e não podem produzir atividade sustentada. Os vertebrados ectotérmicos, como anfíbios e répteis, também fazem uso extensivo das fibras musculares glicolíticas.

Essas categorias são de certo modo arbitrárias, porque algumas fibras musculares combinam as propriedades dos diferentes tipos. Além disso, os valores absolutos para muitos dos parâmetros variam entre as espécies. Por exemplo, as fibras de abalo lento de um camundongo têm $V_{máx}$ mais rápida do que as fibras de abalo rápido oxidativas de um cavalo. Para um dado músculo, entretanto, os tipos de fibras podem ser distinguidos pelas suas propriedades histológicas. Por exemplo, a coloração histoquímica revela diferenças nas propriedades da ATPase da miosina em diversos tipos de fibras (Fig. 10.30). Outro método útil para distinguir os tipos de fibras é baseado na abundância de enzimas oxidativas tais como a desidrogenase succínica.

Princípios de Controle Funcional para Diferentes Tipos de Fibras

Embora as propriedades dos vários tipos de fibras pareçam ser bem diferentes, elas todas são compostas pelos mesmos materiais de construção e usam os mesmos mecanismos para a contração. Entretanto, os vários tipos de fibras diferem em algumas propriedades moleculares (p. ex., o comprimento dos miofilamentos, a taxa de desligamento das pontes cruzadas de miosina e o número de bombas de cálcio na membrana do RS) que podem afetar as propriedades contráteis gerais de um músculo, que é composto por muitas fibras.

O que os animais ganham em ter diferentes tipos de fibras musculares? As fibras rápidas são obviamente necessárias para um animal mover-se rapidamente, mas então por que ter fibras musculares lentas? Um princípio básico em fisiologia muscular é que sempre há uma compensação entre *velocidade* e *custo energético*. Músculos muito rápidos requerem grande quantidade de ATP. Em contraste, músculos lentos atuam com menor rapidez, mas também requerem relativamente pouca energia. Para

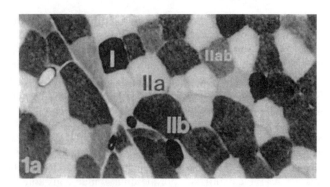

Fig. 10.30 A reação histoquímica para a atividade da miosina-ATPase revela diferentes tipos de fibras dentro de um único músculo. Esta fotografia de uma secção de músculo de cavalo contém fibras oxidativas lentas (tipo I), oxidativas rápidas (tipo IIa), e glicolíticas rápidas (tipo IIb). O tipo IIa tem propriedades intermediárias. (Cortesia de L. Rome.)

entender melhor essa troca, é útil comparar os custos energéticos e as capacidades mecânicas dos tipos de fibras que têm diferentes valores de $V_{máx}$.

A técnica para se medir a utilização de energia pelo músculo que tem o melhor tempo de resolução, e aquela na qual se basearam muitas conclusões sobre a energética muscular, é a por meio do calor. A hidrólise do ATP pelos músculos é uma reação exotérmica, e assim, como resultado da reação, algum calor é liberado. Durante uma contração típica, esse calor aquece o músculo em quantidade muito pequena, cerca de 0,001-0,01°C. Termômetros muito rápidos e muito sensíveis chamados termodos, que medem a temperatura sem a necessidade de removê-los do músculo, podem ser usados para monitorar o calor gerado por um músculo com resolução muito elevada. Teoricamente, a quantidade de ATP hidrolisado por um músculo pode ser calculada pela medida do trabalho executado durante a contração em comparação com a entalpia do ATP. Infelizmente, durante a contração o calor é absorvido e produzido por muitas outras reações químicas e processos físicos (p. ex., o estiramento de elementos elásticos) que não estão relacionados com a hidrólise do ATP. Por esse motivo, é impossível relacionar precisamente a produção de calor e o uso do ATP. Todavia, as medidas de calor têm fornecido informações consideráveis sobre como os músculos usam a energia durante as contrações.

As propriedades mecânicas de uma fibra muscular (isto é, geração de força e produção de potência) e as propriedades energéticas (isto é, taxa de utilização de ATP e eficiência) dependem de V e de $V/V_{máx}$. Para uma dada velocidade de encurtamento, V, a força e a potência mecânica produzidas pela área de secção transversal podem ser consideravelmente maiores em uma fibra com $V_{máx}$ alta do que em uma fibra mais lenta (Fig. 10.31A, B); além disso, a geração de força e potência é máxima em valores intermediários de $V/V_{máx}$. Necessita-se portanto de menor número de fibras de $V_{máx}$ alta do que de $V_{máx}$ baixa para gerar a mesma força ou potência.

Pareceria, portanto, vantajoso ter somente fibras musculares com valores elevados de $V_{máx}$. Existe, entretanto, um preço energético pago para uma $V_{máx}$ elevada. Medidas do calor liberado e fosfatos de alta energia hidrolisados mostram que a utilização do ATP também está em função de V e de $V/V_{máx}$. A taxa com que o ATP é hidrolisado aumenta com o aumento de $V/V_{máx}$ até um máximo e então diminui quando $V/V_{máx}$ se aproxima de 1 (Fig. 10.31C). Esse aumento na taxa em que o ATP é hidrolisado pode ser entendido em termos do modelo da função das pontes cruzadas de Huxley (ver a Fig. 10.11). À medida que os múscu-

MÚSCULOS E MOVIMENTO DO ANIMAL   351

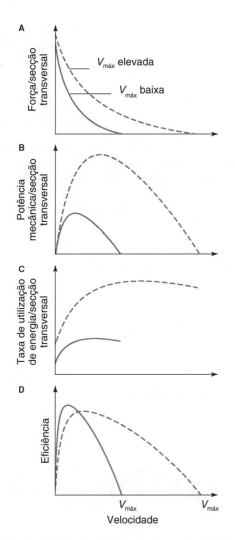

Fig. 10.31 A força, a potência, a taxa de utilização de energia e a eficiência variam em função da velocidade de encurtamento. Fibras com $V_{máx}$ elevada podem gerar mais força **(A)** e potência mecânica **(B)** do que aquelas com $V_{máx}$ lenta, mas elas também usam mais energia em todas as velocidades de encurtamento **(C)**. A eficiência da contração é calculada como a potência liberada dividida pela energia usada **(D)**. Note que com $V_{máx}$ lenta, as fibras são mais eficientes em velocidade de encurtamento baixa, enquanto que as fibras com $V_{máx}$ rápida são mais eficientes em velocidades mais rápidas de encurtamento. Estas curvas foram derivadas das medições de calor, de oxigênio e mecânicas da contração do músculo de rã. (Adaptado de Hill, 1964; Hill, 1938; e Rome e Kushmerick, 1983.)

los se contraem cada vez mais rápido, as pontes cruzadas desligam-se mais rápido e desse modo consomem moléculas de ATP mais rápido. Note que na Fig. 10.31C a taxa com que o ATP é usado é consideravelmente mais alta nas fibras com $V_{máx}$ elevada do que o é nas fibras com $V_{máx}$ baixa em todos os níveis de encurtamento.

Há, assim, um balanço adaptativo entre a mecânica e a energética da contração. Da combinação dos dados da mecânica e da energética pode ser calculada a *eficiência* da contração muscular (definida como a relação entre produção de potência mecânica e a utilização de energia). A eficiência também está em função de $V/V_{máx}$ (Fig. 10.31D). Entretanto, as fibras com $V_{máx}$ baixa são mais eficientes numa taxa mais baixa de encurtamento; em taxas mais elevadas de encurtamento, entretanto, as fibras com $V_{máx}$ elevada são mais eficientes. Conseqüentemente, para um animal produzir movimentos lentos e rápidos eficientemente, ele precisa ter os dois tipos de fibras e usá-las apropriadamente para produzir os dois tipos de movimento.

ADAPTAÇÃO DOS MÚSCULOS PARA VÁRIAS ATIVIDADES

Os princípios que determinam as propriedades mecânicas dos músculos são ilustrados em três padrões muito diferentes de atividade motora: o salto das rãs, a natação dos peixes e a produção de som pelo peixe-sapo e pela cascavel. Nós consideraremos cada uma destas atividades e os músculos que são usados para produzi-las. A discussão enfocará as três características de um músculo em ação:

- A quantidade de sobreposição entre os filamentos grossos e finos (onde em sua curva de comprimento-tensão o músculo está trabalhando)
- A velocidade relativa de encurtamento, $V/V_{máx}$, que determina a potência e a eficiência do músculo
- O estado de ativação do músculo

Nesta seção, vamos utilizar bastante as informações dos trabalhos de Lawrence Rome e seus colaboradores, que contribuíram significativamente para o nosso entendimento sobre a fisiologia comparada dos músculos.

Adaptação para a Potência: Salto das Rãs

Quando saltam, as rãs movem-se rapidamente (em 50 a 100 milissegundos) de uma posição agachada, em que suas energias potencial e cinética são zero, para uma posição de extensão, na qual suas energias potencial e cinética são elevadas. O trabalho mecânico tem de ser realizado para se elevar as energias potencial e cinética, e, como esse trabalho tem de ser realizado em tão curto tempo, os músculos que produzem o salto devem gerar potência elevada (isto é, trabalho/unidade de tempo). Realmente, a distância do salto das rãs depende diretamente de quanta potência seus músculos produzem. Assim, poderíamos esperar que os músculos do salto das rãs tivessem propriedades que permitissem aos seus músculos gerar potência elevada.

Conforme discutido anteriormente, sabemos que um músculo que gera alta potência possui três propriedades: (1) ele opera dentro de um platô da curva de comprimento-tensão do sarcômero onde é gerada a força máxima (ver a Fig. 10.8B); (2) ele se encurta numa taxa na qual é gerada potência máxima (ver a Fig. 10.13D); e (3) ele se torna ativado maximamente antes que o encurtamento se inicie. Para se determinar se os músculos de salto da rã têm essas propriedades, G. Lutz e L. C. Rome observaram rãs (*Rana pipiens*) quando elas saltavam e também estudaram músculos isolados da rã, integrando os resultados dos dois tipos de experimentação.

Relação comprimento-tensão
Para examinar a relação comprimento-tensão dos músculos durante um salto, Lutz e Rome mediram o comprimento e as alterações no comprimento do músculo semimembranoso, um extensor do quadril. As medidas foram feitas enquanto uma rã intacta saltava e em um membro isolado cuja posição era manipulada para coincidir com a forma de uma perna da rã durante o salto (Fig. 10.32). Plotando-se as alterações de comprimento pelo ângulo do quadril, eles determinaram o *braço do momento* do músculo. (Na física, o braço do momento é a distância que separa um eixo fixado de um ponto no qual uma força é exercida e tende a girar uma massa ao redor do ponto fixado, conforme ilustrado na inserção na Fig. 10.32.) Neste caso, o braço do momento — isto é, a distância entre a articulação do quadril e o local

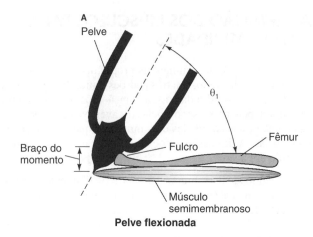
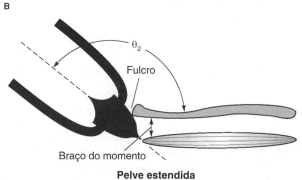
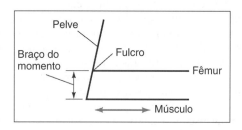

Fig. 10.32 Quando o músculo flexor do quadril se contrai, a articulação do quadril gira ao redor de um ponto de ligação entre a pelve e o fêmur. **(A)** Quando a rã está na posição agachada, o ângulo da articulação do quadril (θ_1) é pequeno e o músculo extensor (o músculo semimembranoso) está relaxado. **(B)** Quando a rã salta, o ângulo da articulação do quadril aumenta (θ_2), porque a contração do músculo age através do braço do momento indicado no diagrama e puxa a pelve. *Em detalhe*: Diagrama esquemático ilustrando os componentes mecânicos que contribuem para o salto. (Adaptado de Lutz e Rome, 1996.)

onde o músculo se liga à pelve — é crucial, porque ele determina o ganho mecânico do músculo e as alterações de comprimento que ele deve realizar para produzir qualquer alteração no ângulo da articulação do quadril.

O comprimento dos sarcômeros no flexor do quadril foi determinado quando o quadril estava na posição agachada e na posição de salto (estendida). Durante um salto, o comprimento do sarcômero varia de 2,34 μm na posição agachada para 1,82 μm no ponto de saída do chão. Para se determinar onde esses comprimentos caem na relação comprimento-tensão do sarcômero, eles foram comparados com uma curva de comprimento-tensão de uma espécie de rã estreitamente relacionada (*Rana temporaria*), conforme mostrado na Fig. 10.33A. Os comprimentos dos sarcômeros do flexor do quadril medidos caem dentro do platô da curva de comprimento-tensão do sarcômero; assim, conforme esperado para um músculo potente, as fibras do flexor do quadril operam muito próximo de sua produção de potência ótima durante um salto. Foi calculado que esse músculo gera pelo menos 90% de sua tensão máxima durante o salto. Além disso, em face das propriedades menos conhecidas, se o comprimento inicial do sarcômero estiver mais longo ou mais curto que o comprimento medido, o músculo terá menor desempenho.

Vários fatores devem coincidir para produzir este comportamento ótimo. Os comprimentos dos miofilamentos e o número de sarcômeros por fibra muscular devem combinar para que haja uma sobreposição ótima dos filamentos grossos e finos quando a rã está em sua posição agachada. Além disso, quando ocorre mudança no ângulo da articulação do quadril durante o salto, o braço do momento da articulação do quadril deve permitir ao músculo e aos seus sarcômeros realizar as alterações apropriadas no comprimento.

Valor de $V/V_{máx}$

A $V_{máx}$ do músculo flexor do quadril é cerca de 10 comprimentos de músculo por segundo, e ela gera potência máxima em 3,44 comprimentos de músculo por segundo (Fig. 10.33B). A taxa média em que um músculo se encurta durante um salto é 3,43 comprimentos de músculo por segundo, ou seja, a uma $V/V_{máx}$ de 0,32, precisamente a taxa em que os músculos produzem potência máxima. Assim, os músculos da rã, a configuração da articulação e a massa são todos combinados para permitir ao músculo flexor do quadril encurtar-se a uma $V/V_{máx}$ apropriada para a geração máxima de potência.

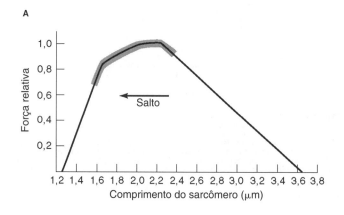
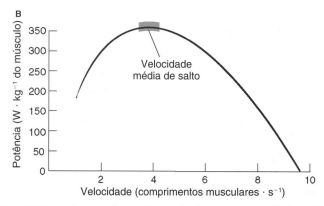

Fig. 10.33 A mecânica do músculo flexor do quadril de uma rã opera otimamente durante um salto. **(A)** No início de um salto, os sarcômeros no músculo semimembranoso têm 2,34 μm de comprimento e se encurtam para 1,83 μm durante o salto (parte em destaque da curva). Mesmo no menor comprimento do sarcômero, o músculo gera cerca de 90% da sua tensão máxima. **(B)** Na velocidade usada durante o salto, o músculo opera na porção da curva de potência (em detalhe) em que pelo menos 99% da potência máxima é gerada. A velocidade de encurtamento é expressa em termos de comprimentos musculares por segundo para se considerar as diferenças de comprimento encontradas entre os músculos. (Adaptado de Lutz e Rome, 1994.)

Estado de ativação

Mesmo que os músculos flexores dos quadris comecem a se contrair no comprimento ideal do sarcômero e se encurtar a uma ótima taxa satisfatória permitindo a geração máxima de potência, eles também devem ser ativados maximamente para gerar a potência máxima. Se o músculo começa a se encurtar antes de se tornar completamente ativado, ele poderia gerar uma força menor do que a máxima possível naquela velocidade (isto é, a força gerada ficaria mais abaixo na curva força-velocidade) e a potência seria também menor do que a máxima. Conforme discutido anteriormente, o tempo necessário para a ativação depende da taxa com que o Ca^{++} é liberado e se liga à troponina e da taxa de ligação das pontes cruzadas. Para o flexor do quadril da rã ser ativado maximamente antes que comece o encurtamento, a ativação deve ocorrer rapidamente e o movimento da articulação do quadril deve ser retardado até que a ativação esteja completa (o que vai depender da massa da rã).

Um modo de se determinar se o músculo flexor se encurta apenas após sua ativação máxima seria medir a força e a potência geradas pelo músculo em uma rã assim que ela salta. Entretanto, essa medida requereria a implantação de transdutores dentro da rã para medir o comportamento de um único músculo, uma estratégia que ainda não é tecnicamente possível. Em uma abordagem alternativa, o comprimento do músculo flexor do quadril e a atividade elétrica das fibras dentro do músculo são medidos tão cuidadosamente quanto possível na rã intacta, e tais valores são então reproduzidos em um músculo que foi removido do corpo da rã.

Esta segunda abordagem foi usada no experimento mostrado na Fig. 10.34. A atividade elétrica do músculo em uma rã intacta foi medida por eletrodos delgados implantados no músculo; tais eletrodos registram PA nas fibras musculares, do mesmo modo que eletrodos extracelulares registram PA em feixes nervosos (ver o Destaque 6.1). O registro obtido desses eletrodos é chamado *eletromiograma* (EMG). Os PA nas fibras dentro do músculo não são sincrônicos, e a amplitude do sinal de qualquer fibra particular depende de quão perto da fibra está o eletrodo, de modo que um registro de EMG pode parecer muito complexo. Entretanto, o padrão dos PA das unidades maiores registradas pelo eletrodo do EMG pode ser separado do registro, e um músculo isolado pode ser então estimulado eletricamente usando aquele padrão (ver a Fig. 10.34A). Além disso, o padrão temporal da alteração de comprimento no músculo flexor do quadril foi medido enquanto uma rã intacta saltava, e esse padrão de alteração de comprimento foi aplicado a um músculo isolado enquanto ele era simultaneamente estimulado por corrente elé-

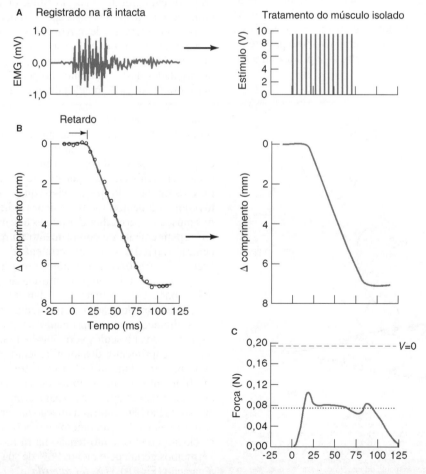

Fig. 10.34 Os padrões de atividade elétrica e variações de comprimento registrados nos músculos de uma rã intacta podem ser lançados sobre músculos isolados para se estudar a força gerada. **(A)** Eletromiograma registrado no músculo semimembranoso de uma rã durante um salto (*à esquerda*), e o padrão de estimulação abstraído que foi usado no músculo isolado (*à direita*). **(B)** Velocidade com que o músculo se encurta em uma rã intacta durante um salto e a variação de comprimento imposta ao músculo isolado enquanto ele estava sendo estimulado eletricamente conforme mostrado na parte A. **(C)** Força produzida pelo músculo isolado (linha sólida) durante a manipulação experimental imitando a taxa de estimulação e encurtamento observada durante um salto em uma rã intacta. A linha tracejada mostra a força isométrica produzida por este músculo quando $V = 0$, e a linha pontilhada mostra a força que seria esperada no mesmo músculo contraindo-se à velocidade de encurtamento imposta durante um experimento de força-velocidade semelhante ao mostrado na Fig. 10.31A. (Adaptado de Lutz e Rome, 1994.)

trica (ver a Fig. 10.34B). Quando tratado deste modo, o músculo flexor do quadril isolado gera a força máxima esperada naquela velocidade de encurtamento imposta (ver a Fig. 10.34C), sugerindo fortemente que ele é ativado ao máximo durante o salto. A implicação deste resultado é que os componentes moleculares da ativação neste músculo estão admiravelmente combinados com suas propriedades mecânicas.

Diversidade de Função: Natação nos Peixes

O estudo dos músculos em peixes foi, por duas razões, particularmente útil, ajudando a elucidar o modo como os sistemas musculares são organizados. Primeira, o peixe executa uma larga diversidade de movimentos que podem ser obtidos prontamente e analisados quantitativamente. Segunda, diferentes tipos de movimentos são produzidos por diferentes tipos de fibras musculares, que nos peixes são separadas anatomicamente, permitindo a monitoração da atividade de diferentes fibras pelos eletrodos do eletromiograma (Fig. 10.35). (Conforme notado anteriormente, os músculos na maioria dos vertebrados contêm mais de um tipo de fibra, tornando o monitoramento elétrico da atividade de um tipo particular de fibra difícil ou impossível.)

Durante os muitos movimentos de que o peixe é capaz, a mudança no comprimento do sarcômero é grosseiramente proporcional à curvatura da espinha. Enquanto a carpa está nadando a uma velocidade de 25 cm · s^{-1}, a curvatura muda muito pouco ao longo da maior parte de sua espinha (Fig. 10.36A), indicando que o comprimento dos sarcômeros ao longo do seu corpo muda muito pouco. Por outro lado, quando o peixe é assustado — por exemplo, por um som alto — e produz uma resposta de escape, sua espinha se curva, indicando que os sarcômeros encurtaram em um lado do corpo e esticaram no outro (Fig. 10.36B). Note a diferença em escala de tempo entre a natação e a resposta de escape. Durante a natação estável, uma batida de cauda leva cerca de 400 ms, enquanto que na resposta de escape o corpo do peixe muda da posição reta para a altamente curvada em somente 25 ms.

Os músculos de um peixe devem, então, ser capazes de gerar tanto movimentos de pequena amplitude quanto movimentos rápidos de grande amplitude. No início deste capítulo, foi argumentado que os músculos devem estar finamente sintonizados com uma atividade particular para trabalhar otimamente, mas estes dois tipos de comportamento parecem requerer propriedades muito diferentes. Podem os músculos executar tarefas tão diferentes enquanto que ao mesmo tempo as fibras ativas operam otimamente? Se eles podem, como o fazem?

Eletromiogramas registrados em peixes enquanto nadam ou respondem a um som alto revelaram que músculos diferentes, contendo diferentes tipos de fibras, estavam ativos durante os dois comportamentos muito diferentes. A separação dos tipos de fibras em músculos distintamente diferentes no peixe facilita esta conclusão. Quando um peixe nada estavelmente, somente os *músculos vermelhos* estão ativados, que são compostos por fibras lentas oxidativas (tipo I). Por outro lado, os *músculos brancos*, compostos por fibras rápidas glicolíticas (tipo IIa), são recrutados para produzir natação rápida ou movimentos muito rápidos como a resposta de escape. Um peixe pode produzir bem tipos muito diferentes de movimentos, porque para cada momento ele usa músculos que são especializados em combinar as demandas da tarefa particular. Vamos examinar as mesmas três propriedades destes músculos do peixe que estudamos para os músculos flexores do quadril de uma rã.

Relação comprimento-tensão
A conclusão, afirmada anteriormente, de que o comprimento do sarcômero pode ser relacionado diretamente com a curvatura do corpo de um peixe está baseada em medidas do comprimento do sarcômero realizadas em peixes que foram congelados nas formas assumidas pelos peixes vivos quando eles exibiam diferentes comportamentos. Essas medições indicam que os sarcômeros nos músculos vermelhos dos peixes que nadam lentamente variam repetidamente de comprimento entre 1,89 µm e 2,25 µm, centrado ao redor de um comprimento de sarcômero de 2,07 µm (ver a Fig. 10.36A). Tais valores precisam então ser comparados com a curva de comprimento-tensão para os sarcômeros de peixes para se determinar se os filamentos grossos e finos mantêm uma sobreposição ótima enquanto os sarcômeros sofrem essas alterações no comprimento. Os exames em microscopia eletrônica dos músculos vermelhos e brancos da carpa revelam que os comprimentos dos miofilamentos nos músculos do peixe são aproximadamente idênticos aos comprimentos desses miofilamentos no músculo da rã. Tais achados indicam que a curva de comprimento-tensão para os músculos da rã fornece boa aproximação para a mesma relação na carpa. A comparação dos comprimentos dos sarcômeros medidos na carpa nadando com a relação comprimento-tensão na rã mostra que os músculos vermelhos geram pelo menos 96% de sua força máxima durante a natação (Fig. 10.37A, *à esquerda*).

Na resposta de escape, o peixe move-se rapidamente, e seu corpo se curva dramaticamente. Recorde que os músculos vermelhos na carpa se dispõem paralelamente ao longo do eixo do peixe, enquanto que os músculos brancos se dispõem em espiral (ver

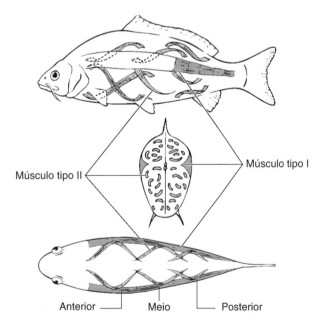

Fig. 10.35 No peixe, os tipos de fibras musculares são separados anatomicamente uns dos outros, facilitando o monitoramento da atividade eletromiográfica em tipos de fibras específicas. Estes diagramas mostram o arranjo de dois tipos de fibras musculares em uma carpa. As fibras musculares do tipo I (oxidativa lenta) são encontradas nos músculos vermelhos, que ficam em uma camada fina sob a pele; a espessura dessa camada foi aumentada neste desenho. Tais músculos correm paralelos ao eixo do corpo, de modo que a mudança no comprimento do sarcômero durante o encurtamento está relacionada com a curvatura da espinha e com a distância que separa a camada muscular da espinha. As fibras do tipo IIb (glicolítica rápida) compõem os músculos brancos, que estão localizados mais profundamente no corpo. Esses músculos correm helicoidalmente, em vez de paralelamente, ao eixo do corpo. Em virtude do seu arranjo anatômico, os músculos brancos precisam encurtar-se apenas cerca de 25% do que encurtam os músculos vermelhos para produzir uma alteração particular na curvatura do corpo. (Adaptado de Rome et al., 1988.)

MÚSCULOS E MOVIMENTO DO ANIMAL 355

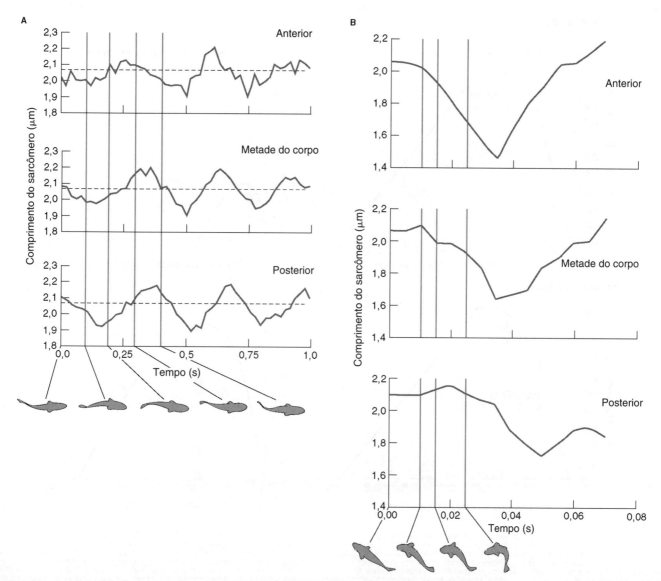

Fig. 10.36 Os movimentos de natação e as respostas de escape no peixe diferem muito em magnitude e evolução temporal, refletindo diferenças nas mudanças do comprimento do sarcômero. Aqui são mostradas as mudanças calculadas no comprimento do sarcômero em músculos localizados na porção anterior, média e posterior do corpo, de um dos lados, em uma carpa que desenvolve as duas atividades: **(A)** natação estável a 25 cm · s⁻¹ ou **(B)** resposta de escape promovida por um som alto. As mudanças no comprimento do sarcômero foram calculadas pela forma do peixe a cada momento em uma filmagem do comportamento em vídeo. A forma do corpo do peixe em momentos selecionados está indicada nas figuras abaixo do gráfico. Os músculos do tipo I (oxidativo lento) estão ativos durante a natação estável, ao passo que os músculos do tipo IIb (glicolítico rápido) produzem a resposta de escape. (Parte A adaptada de Rome et al., 1990a; parte B adaptada de Rome et al., 1988.)

a Fig. 10.35). Considerando o arranjo anatômico dos músculos vermelhos, os sarcômeros teriam de se encurtar 1,4 μm para produzir a resposta de escape, enquanto os sarcômeros nos músculos brancos precisam encurtar-se apenas cerca de 1,75 μm durante este comportamento. Em outras palavras, a vantagem mecânica conferida pela anatomia dos músculos brancos permite a eles produzir certa curvatura na espinha com muito menos encurtamento do sarcômero do que seria necessário nos músculos vermelhos. Assim, os músculos brancos estão muito mais bem adaptados para produzir a resposta de escape e gerar cerca de 85% de sua força máxima durante este comportamento (ver a Fig. 10.37B, *à esquerda*). Quando o músculo branco é usado em movimentos menos extremos (p. ex., quando um peixe está nadando rapidamente), a curvatura da espinha dorsal não é tão extrema, os sarcômeros encurtam-se menos e os músculos geram quase a força máxima.

Como o peixe usa músculos diferentes para produzir movimentos diferentes, a sobreposição dos filamentos (comprimento do sarcômero) nunca está longe de seu nível ótimo, mesmo nos movimentos mais extremos. Os comprimentos dos filamentos grossos e finos e o arranjo anatômico dos tipos das fibras musculares combinam-se para permitir esta otimização.

Valor de V/V$_{máx}$
Além de seus diferentes arranjos anatômicos, os músculos vermelhos e brancos de uma carpa têm diferentes valores de $V_{máx}$. A $V_{máx}$ do músculo vermelho da carpa é 4,65 comprimentos de músculo por segundo, enquanto que a $V_{máx}$ do músculo branco da carpa é 12,8 comprimentos de músculo por segundo, cerca de 2,5 vezes mais elevada. Durante a natação estável, os músculos vermelhos encurtam-se a uma $V/V_{máx}$ de 0,17-0,36, que está próxima a valores em que a potência máxima é gerada (Fig. 10.37A, *à direita*). Em velocidades mais elevadas de natação (valores maiores de $V/V_{máx}$), um peixe precisa gerar maior potência mecânica, mas nesses valores altos a potência mecânica dos músculos vermelhos declina. Para nadar mais rápido, um peixe tem de ativar músculos brancos também.

A Natação estável

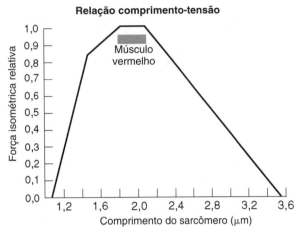
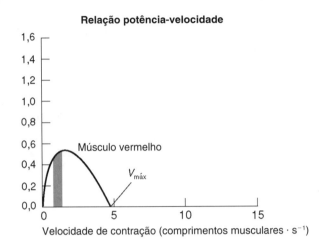

B Resposta de escape

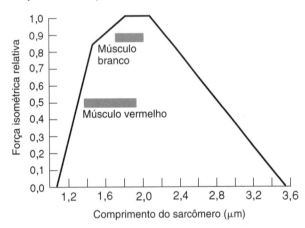
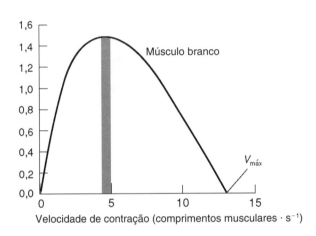

Fig. 10.37 As propriedades dos músculos vermelhos e brancos do peixe os tornam otimamente adequados para diferentes tipos de atividades. **(A)** As alterações no comprimento do sarcômero dos músculos vermelhos durante a contração coincidem com o platô da curva de comprimento-tensão (à esquerda). A barra indica os comprimentos dos sarcômeros dos músculos vermelhos durante a natação estável lenta. Além disso, as velocidades de contração dos músculos vermelhos durante a natação correspondem a um valor de $V/V_{máx}$ entre 0,17 e 0,36, próximo do valor no qual as fibras produzem a potência máxima (à direita; barra). **(B)** Por causa do seu arranjo anatômico, as fibras brancas podem produzir a resposta de escape na região mais favorável da curva de comprimento-tensão do sarcômero do que as fibras vermelhas (à esquerda). Além disso, a $V_{máx}$ alta das fibras brancas permite a elas gerar potência quando elas estão encurtando muito rapidamente (à direita). Na verdade, durante a resposta de escape a $V/V_{máx}$ para os músculos brancos é 0,38, precisamente no pico da sua curva de potência. (Adaptado de Rome e Sosnicki, 1991.)

Ao contrário da natação estável, a resposta de escape depende da atividade dos músculos brancos. Para fornecer potência à resposta de escape, os músculos vermelhos teriam de se encurtar a 20 comprimentos musculares por segundo — quatro vezes mais rápido que sua $V_{máx}$. Os músculos brancos na posição em que estão os músculos vermelhos também seriam incapazes de fornecer potência para a resposta de escape, porque a $V_{máx}$ destes músculos é somente cerca de 13 comprimentos musculares por segundo. Entretanto, o arranjo em espiral dos músculos brancos permite a eles produzir a resposta de escape quando eles se encurtam em apenas cerca de cinco comprimentos musculares por segundo, o que corresponde a uma $V/V_{máx}$ de cerca de 0,38, o valor em que os músculos brancos da carpa produzem a maior potência (Fig. 10.37B, à direita).

Talvez um peixe seria mais eficiente apenas com músculos brancos. Os músculos brancos poderiam certamente fornecer potência à natação lenta. Entretanto, a $V_{máx}$ elevada dos músculos brancos significa que a $V/V_{máx}$ durante a natação lenta seria tão baixa (0,01-0,03) que eles seriam extremamente ineficientes. Os músculos vermelhos também podem produzir potência adequada para gerar a natação lenta, e eles o fazem mais eficientemente do que os músculos brancos poderiam fazer. Assim, o arranjo anatômico e a $V_{máx}$ dos dois tipos de músculo os tornam adequados para o comportamento particular durante o qual eles estão ativos. Os peixes precisam dos dois tipos de músculo para executar a natação lenta e a resposta de escape otimamente.

Cinética da ativação e do relaxamento
Considerando o salto único de rãs, nossa principal preocupação era determinar quando o músculo se torna ativado maximamente durante a fase inicial de encurtamento. A cinética do relaxamento muscular era essencialmente irrelevante. Um problema fundamentalmente diferente é encontrado pelos animais durante a locomoção cíclica, como a natação pelos peixes. A natação será mais eficiente se os músculos não tiverem de trabalhar uns contra os outros. Por exemplo, quando os músculos de um lado do peixe se encurtam, eles serão mais eficientes em alterar a forma do peixe — permitindo-o empurrar a água — se os músculos do outro lado do corpo estiverem relaxados. Se os músculos dos dois lados do peixe se contraíssem máxima e simultaneamente,

o peixe ficaria rígido e reto. Assim, é essencial para cada músculo relaxar após o seu encurtamento, de modo a não oferecer resistência quando o músculo contralateral se torna ativo.

Para entender melhor o modo como a cinética de ativação e relaxamento afeta a geração de potência durante as contrações musculares cíclicas, Robert Josephson aplicou a técnica de "curva de trabalho" aos músculos. Nesse arranjo, os músculos são dirigidos por um sistema de servomecanismo durante as alterações cíclicas no comprimento que ocorrem na locomoção, e o pesquisador aplica um estímulo no músculo em um momento particular do ciclo. Neste tipo de experimento, o momento do estímulo, a duração do estímulo, a freqüência intrínseca de ativação e relaxamento do músculo e o valor da $V_{máx}$ para o músculo interagem para determinar quanto de potência o músculo gera.

Um jeito útil de quantificar tais interações potencialmente complexas é medir a quantidade de trabalho *resultante* (força × alteração no comprimento) que o músculo gera durante um ciclo de encurtamento e estiramento (Fig. 10.38A). O trabalho resultante é graficamente igual à área contida dentro da alça força-comprimento (Fig. 10.38B). Um músculo gera *trabalho positivo* somente quando ele está encurtando; assim, o trabalho positivo é igual à área sob a curva força-comprimento durante a fase de encurtamento de um ciclo. Um músculo gera *trabalho negativo* quando ele é estirado forçadamente pelo músculo contralateral (ou por um servomecanismo); dessa forma, o trabalho negativo é igual à área sob a curva força-comprimento durante a fase de estiramento do ciclo. O trabalho resultante — a diferença entre o trabalho positivo e negativo realizado durante um ciclo — é a área entre os braços positivo e negativo da curva de força-comprimento de um ciclo. Para um músculo gerar força positiva resultante, ele deve gerar uma força maior em cada posição durante o encurtamento do que é necessário para estirar o músculo até aquele comprimento. A potência resultante gerada em uma contração cíclica é expressa por:

$$(\text{trabalho positivo} - \text{trabalho negativo})_{ciclo} \times \text{freqüência de ciclos}$$

Assim, parece que os músculos operariam otimamente se suas fibras fossem completamente ativadas durante o encurtamento (como na rã) e pudessem relaxar completamente antes de serem forçados a se alongar pela atividade dos outros músculos. Se um músculo pudesse ser ativado instantaneamente e depois relaxado instantaneamente, a geração de força durante o encurtamento seria dada pela curva de força-velocidade. Existe, entretanto, um problema. Um músculo que foi ativado maximamente durante o encurtamento e que então relaxa instantaneamente ao fim do encurtamento seria energeticamente muito dispendioso por duas razões. Primeira, tal músculo deveria bombear o Ca^{++} de volta para o retículo sarcoplasmático muito rapidamente, requerendo um número enorme de bombas de cálcio continuamente ativas — um grande gasto de ATP. Segunda, o relaxamento instantâneo requereria que as pontes cruzadas se desligassem muito rapidamente, mas o ciclo rápido das pontes cruzadas usa ATP muito mais rápido do que o ciclo lento das pontes cruzadas. Um músculo com taxas mais modestas de bombeamento de cálcio e de ciclo das pontes cruzadas será menos dispendioso energeticamente, o que o permite trabalhar mais eficientemente. A eficiência da operação tem importância fundamental para os músculos, como os músculos da natação de um peixe ativo, que são usados quase continuamente.

Se um músculo relaxa lentamente, o que permite que seja metabolicamente eficiente, o momento da estimulação torna-se importante. Para que um músculo que relaxa lentamente esteja razoavelmente relaxado antes de seu estiramento, a estimulação deve começar durante a fase de estiramento e continuar somente na parte bem inicial da fase de encurtamento; este padrão de estimulação, entretanto, reduzirá a quantidade de trabalho que o

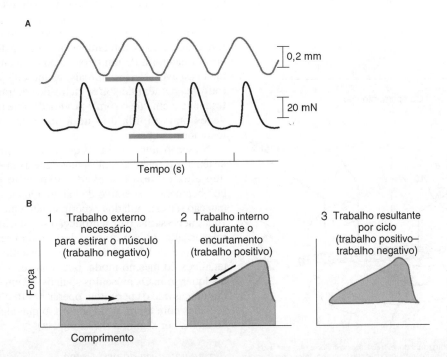

Fig. 10.38 Curvas de trabalho mostrando graficamente o trabalho resultante realizado durante contrações musculares cíclicas. **(A)** O comprimento (registro superior) e a tensão (registro inferior) de um músculo do vôo de gafanhoto que está sendo forçado a se contrair e estirar ciclicamente. As barras indicam a duração de um único ciclo. **(B)** A relação comprimento-força durante um ciclo completo. Em (1) o músculo está ficando mais longo porque está sendo estirado por uma força externa; a área sombreada sob a curva representa o trabalho negativo realizado durante esta fase. Em (2) o músculo encurta-se; a área sombreada representa o trabalho positivo realizado durante esta fase. O trabalho resultante (3) é a diferença entre o trabalho negativo e o positivo e é igual à área compreendida pela curva de comprimento-força. (Adaptado de Josephson, 1985.)

músculo pode realizar. Novamente, existe uma troca entre as duas características desejáveis. Neste caso, é a capacidade do músculo de realizar trabalho contra sua eficiência metabólica. Experimentos com curva de trabalho foram realizados em peixes nadando para se determinar quando os músculos da natação dão preferência ao relaxamento rápido, que é metabolicamente dispendioso, ou a um trabalho menor, que é menos dispendioso metabolicamente.

O arranjo experimental básico usado nestes estudos foi semelhante àqueles descritos para o músculo flexor do quadril da rã. A atividade elétrica dos músculos e as alterações no comprimento dos músculos foram determinadas em peixes nadando. Utilizando então o tipo de montagem ilustrado na Fig. 10.34, músculos isolados foram estimulados identicamente ao eletromiograma, e o comprimento dos músculos foi controlado para coincidir com as alterações medidas durante a natação. A força e a potência geradas pelos músculos nestas condições foram determinadas, e o trabalho realizado pelos músculos então foi determinado plotando-se a curva de trabalho. Tais experimentos revelaram que os músculos posteriores realizam mais trabalho resultante que os músculos anteriores durante a natação lenta mantida (Fig. 10.39).

Os músculos de diferentes locais ao longo do eixo do corpo recebem diferentes padrões de estímulo e mudam seu comprimento em diferentes quantidades, o que afeta a força gerada e a potência produzida. O estímulo *mantenedor do ciclo* (a percentagem de um ciclo durante o qual o músculo é estimulado) é cerca de 50% na parte anterior do peixe e cai para somente cerca de 25% na parte posterior do peixe. Além disso, os músculos posteriores mudam de comprimento muito mais que os músculos anteriores durante a natação. A combinação de grandes alterações de comprimento e um mantenedor de ciclo curto permite aos músculos posteriores gerar grande quantidade de potência mecânica. Quando músculos anteriores isolados foram expostos ao mesmo conjunto de condições (isto é, padrão de estimulação e alterações de comprimento), eles geram a mesma quantidade de potência que os músculos posteriores; é o padrão do *comportamento* do músculo na parte posterior do peixe que gera mais potência, e não uma propriedade intrínseca das próprias fibras musculares.

O exame da curva de trabalho para músculos vermelhos durante a natação indica que os músculos da natação operam com uma taxa de ativação lenta e uma taxa de relaxamento lenta. A estimulação dos músculos posteriores, que geram a maior potência, começa durante o estiramento e termina imediatamente após o início do encurtamento, conforme previsto para este tipo de músculo anteriormente nesta seção. Conseqüentemente, o músculo deve estar relaxando durante a maior parte de seu arranque de potência, reduzindo a potência mecânica que ele gera, mas presumivelmente também diminuindo o dispêndio energético e talvez desse modo aumentando a eficiência.

Adaptação para a Velocidade: Produção de Som

Alguns animais produzem som através de mecanismos que não estão diretamente acoplados à contração muscular — por exemplo, o movimento de uma coluna de ar passando por uma membrana vibrátil ou passando pelas cordas vocais. Em outros animais, entretanto, o som é produzido quando os músculos geram forças que causam diretamente a vibração de estruturas, como a bexiga natatória de um peixe-sapo ou o chocalho na cauda de uma cascavel. Nestes animais, os músculos produtores de som (ou *sônicos*) têm de sofrer ciclos de contração-relaxamento na freqüência em que o som é produzido, que pode ser de 10 a 100 vezes mais rápida do que a que a maioria dos músculos locomotores opera.

Na seção anterior, vimos que os músculos da natação do peixe têm taxas relativamente lentas de relaxamento, que fazem com que eles evitem o elevado dispêndio energético de um bombeamento excessivo de cálcio. Quando esses músculos da natação são estimulados experimentalmente em freqüências elevadas necessárias para a produção sonora, eles são incapazes de relaxar entre os estímulos e desse modo se contraem tetanicamente (ver a Fig. 10.28). Se os músculos do som ficassem tetânicos do mesmo modo, o animal seria incapaz de produzir qualquer som. Os músculos sônicos devem então ter propriedades únicas que os permitem operar nas freqüências elevadas associadas com a produção sonora, o que algumas vezes excede 80 ciclos por segundo (hertz, ou Hz).

Bexiga natatória do peixe-sapo
O peixe-sapo macho, *Opsanus tau*, produz um chamado de acasalamento do tipo "apito de navio" (*boatwhistle*) dez a doze vezes por minuto por muitas horas para atrair as fêmeas para o

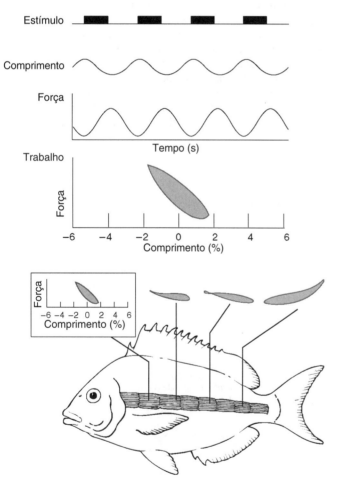

Fig. 10.39 Durante a natação lenta mantida, os músculos posteriores realizam mais trabalho do que os músculos anteriores. A área das curvas de trabalho determinadas para os músculos em vários locais ao longo do corpo de um pargo indica o trabalho resultante realizado pelos vários músculos. A escala das curvas de trabalho para cada posição ao longo do corpo é a mesma. *Em detalhe*: Traçados de estímulo típico, comprimento e força usados para plotar as curvas de trabalho neste experimento. (Adaptado de Rome et al., 1993.)

seu ninho. Esse tom é produzido por contrações oscilatórias dos músculos que rodeiam a bexiga natatória do peixe, cheia de gás, que é descrita em detalhes no Cap. 13. Os movimentos de natação estáveis do peixe-sapo ocorrem com cerca de 1-2 Hz, e suas respostas rápidas de escape ocorrem em 5-10 Hz. Para produzir som, entretanto, os músculos da bexiga natatória precisam contrair e relaxar-se em freqüências de várias centenas de hertz. Para entender as diferenças entre estes vários tipos de músculos que os permitem funcionar com tempos tão diferentes, têm sido estudadas as propriedades de cada um dos três tipos de músculos — para natação, escape e produção sonora. O desenvolvimento temporal de muitos eventos biológicos é caracterizado pela **meia-duração**, que é a duração do evento no eixo do tempo em que a variável medida é igual à metade do seu valor máximo. A meia-duração de um único abalo é 500 ms no músculo vermelho (natação), 200 ms no músculo branco (escape) e somente 10 ms no músculo da bexiga natatória (sônico).

Se um músculo precisa ser ativado e relaxar-se rapidamente, duas condições precisam ser cumpridas. Primeira, o Ca^{++}, o deflagrador da contração muscular, deve entrar no mioplasma rapidamente e ser removido rapidamente (Fig. 10.40, etapas 1 e 4). Segunda, as pontes cruzadas de miosina devem ligar-se à actina e gerar força logo após o aumento das concentrações mioplasmáticas de Ca^{++} (etapas 2 e 3) e então desligar-se e parar de gerar força logo que as concentrações de Ca^{++} caiam (etapas 5 e 6). O Ca^{++} mioplasmático livre nos músculos vermelhos e brancos do peixe-sapo aumentam e diminuem com a cinética característica usual, mas o Ca^{++} transitório nos músculos sônicos é o mais rápido já medido em qualquer tipo de fibra (Fig. 10.41A). De modo semelhante, as medições de força indicam que os músculos sônicos se contraem e relaxam cerca de 50 vezes mais rápido que os músculos vermelhos (Fig. 10.41B).

O efeito do Ca^{++} transitório muito rápido medido nos músculos sônicos é mais óbvio durante a estimulação repetida. Quando o músculo vermelho é estimulado a 3,5 estímulos por segundo (3,5 Hz), o Ca^{++} retarda-se no mioplasma por tanto tempo que o Ca^{++} livre mioplasmático não consegue voltar ao seu nível de repouso entre os estímulos. Na verdade, a concentração mioplasmática de Ca^{++} permanece acima do limiar requerido para gerar força pela maior parte do tempo entre os estímulos, de modo que é produzido um tétano com fusão parcial (Fig. 10.42A). Por outro lado, os músculos sônicos da bexiga natatória

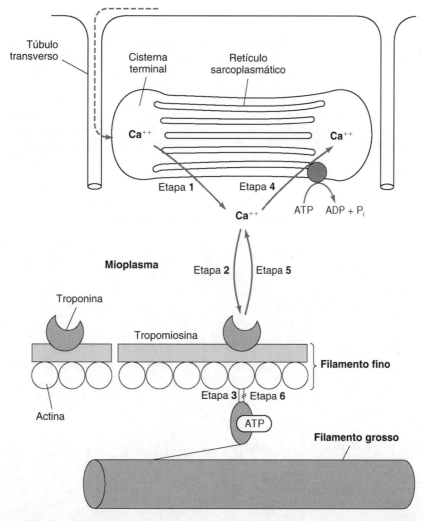

Fig. 10.40 Nos músculos que operam em freqüências elevadas, as etapas fundamentais no ciclo de contração-relaxamento devem ocorrer muito rapidamente. Durante a ativação, o sinal de estimulação (seta tracejada) é conduzido para baixo pelo túbulo T e passado para o retículo sarcoplasmático, resultando em abertura de canais de cálcio na membrana do RS e em efluxo de Ca^{++} para o mioplasma (*etapa 1*). A ligação do Ca^{++} à troponina (*etapa 2*) retira a inibição mediada pela tropomiosina da interação entre a actina e a miosina. As pontes cruzadas de miosina então se ligam aos filamentos de actina (*etapa 3*), e os filamentos grossos e finos deslizam uns pelos outros. Durante o relaxamento, as bombas de cálcio na membrana do RS recaptam o Ca^{++} (*etapa 4*). A queda do Ca^{++} mioplasmático resultante favorece o desligamento do Ca^{++} da troponina (*etapa 5*), de maneira que a tropomiosina fica novamente capaz de impedir a ligação das pontes cruzadas (*etapa 6*).

360 MÚSCULOS E MOVIMENTO DO ANIMAL

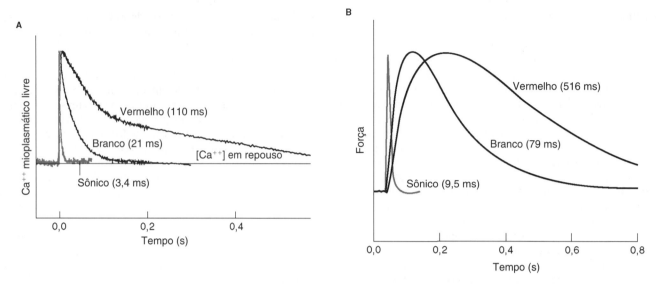

Fig. 10.41 Como os músculos sônicos do peixe-sapo se ativam e relaxam muito mais rapidamente do que os músculos vermelhos (natação) e brancos (escape), eles podem operar em freqüências de estimulação mais elevadas sem entrar em tétano. **(A)** Evolução temporal da concentração de Ca++ mioplasmático em três tipos de fibras musculares isoladas do peixe-sapo após a estimulação a 16°C. A meia-duração média do Ca++ transitório varia de 3,4 a 110 ms, conforme indicado no gráfico. **(B)** Evolução temporal da tensão do abalo nos três tipos de fibras medida nas mesmas condições que na parte A. Os músculos sônicos contraem-se e relaxam muito mais rápido do que as fibras vermelhas ou brancas. A meia-duração média da tensão do abalo varia de 9,5 a 516 ms. Assim, os músculos sônicos operam acima de 50 vezes mais rápido do que os músculos vermelhos. As concentrações de Ca++ e os registros de tensão foram usados dentro de seus valores normais para todos os tipos de fibras. (Adaptado de Rome et al., 1996.)

têm um Ca++ transitório tão rápido que mesmo a 67 Hz as concentrações mioplasmáticas de Ca++ retornam aos seus valores basais antes de cada estímulo. Como a concentração mioplasmática de Ca++ livre está abaixo do limiar para a geração de força pela maior parte do tempo entre os estímulos, somente os primeiros dois abalos na série se fundem (Fig. 10.42B). A produção de um abalo individual em resposta a cada estímulo é necessária para gerar a oscilação da bexiga natatória que produz o som.

A capacidade de um músculo de relaxar rapidamente requer não apenas um breve Ca++ transitório no mioplasma, mas também a rápida liberação do Ca++ ligado à troponina (ver a Fig. 10.40, etapa 5). O modelo matemático indica que, se a constante de tempo para a liberação de Ca++ da troponina nas fibras sônicas fosse a mesma que a das fibras brancas rápidas da rã, os abalos nos músculos sônicos seriam mais demorados que aqueles que foram observados. Comparações do desenvolvimento temporal da geração de força e do Ca++ mioplasmático transitório sugerem que a liberação de Ca++ da troponina nos músculos sônicos da bexiga natatória do peixe-sapo deve ocorrer três vezes mais rapidamente do que nas fibras musculares brancas da rã.

Por fim, para que a força caia rapidamente após a dissociação do Ca++ da troponina, as pontes cruzadas de miosina têm de se desligar rapidamente dos filamentos de actina. O modelo de Huxley discutido anteriormente neste capítulo sugere que a velocidade máxima de encurtamento de um músculo, $V_{máx}$, deve ser proporcional à taxa com que as pontes cruzadas se desligam da

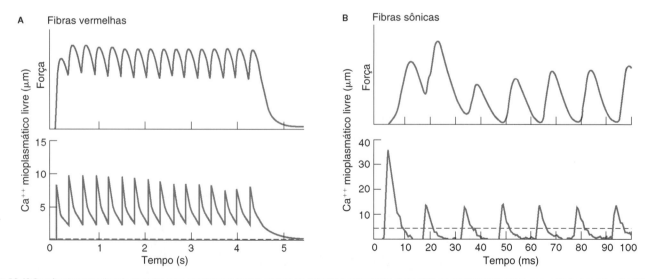

Fig. 10.42 Os músculos vermelhos de um peixe-sapo contraem-se tetanicamente em resposta à estimulação de freqüência relativamente baixa, enquanto que os músculos sônicos produzem abalos individuais, mesmo quando estimulados a freqüências muito mais elevadas. **(A)** Ca++ mioplasmático livre e força gerada por uma fibra vermelha de um peixe-sapo estimulada a 3,5 Hz. A concentração limiar do Ca++ mioplasmático livre necessária para gerar força é mostrada pela linha tracejada na curva do Ca++. **(B)** Ca++ mioplasmático livre e força gerada por uma fibra sônica da bexiga natatória do peixe-sapo estimulada a 67 Hz. Embora a concentração limiar de Ca++ para a ativação (linha tracejada) seja muito mais elevada nas fibras sônicas da bexiga natatória do que nas fibras vermelhas, o Ca++ transitório é rápido o suficiente para que a concentração caia abaixo do limiar entre cada estímulo. Note a diferença na escala de tempo entre as partes A e B. (Adaptado de Rome et al., 1996.)

actina. Realmente, a $V_{máx}$ dos músculos sônicos da bexiga natatória (cerca de 12 comprimentos musculares por segundo) é excepcionalmente rápida, sendo cinco vezes mais elevada que a do músculo vermelho do peixe-sapo e duas vezes e meia mais elevada que a do músculo branco do peixe-sapo.

Experimentos com peixe-sapo indicam que as fibras sônicas têm várias adaptações que as permitem operar em freqüências muito elevadas. Estudos ultra-estruturais e bioquímicos, por exemplo, sugerem que o curto período de Ca^{++} transitório é possível em razão da rara densidade elevada de canais de cálcio na membrana do RS por onde o Ca^{++} é liberado; da rara densidade elevada de bombas de cálcio por onde o Ca^{++} é recaptado; da concentração elevada de certas proteínas que se combinam com o cálcio (p. ex., troponina); e da morfologia adequada da fibra, como a distância entre a membrana do RS e os miofilamentos particularmente curta, reduzindo o tempo necessário para a difusão. A rápida liberação de Ca^{++} da troponina também reflete uma afinidade diminuída da troponina pelo Ca^{++}. Finalmente, o desligamento rápido das pontes cruzadas implica que a miosina das fibras sônicas também tem propriedades moleculares especiais.

Essas adaptações permitem aos músculos sônicos da bexiga natatória executar trabalho mecânico em freqüências de operação elevadas. Para emitir som contínuo, os músculos sônicos devem gerar trabalho para superar as perdas por fricção nos sistemas produtores de som e produzir energia sonora. Experimentos com curva de trabalho, semelhantes àqueles descritos previamente para os músculos da natação do peixe, mostram que as fibras da bexiga natatória podem executar trabalho em freqüências acima de 200 Hz a 25°C, a maior freqüência para a produção de trabalho já registrada em músculo de vertebrado. Por comparação, a maior freqüência conhecida para músculos locomotores dos vertebrados é 25-30 Hz, medida nos músculos de abalo rápido do camundongo e do lagarto a 35°C.

Cascavéis

A cascavel do gênero *Crotalus* também usa músculos especiais para produzir barulho, mas como uma advertência aos membros de outras espécies, e não como atração sexual para os membros da própria espécie. O chocalhar é um aviso alto e eficiente que torna tais cobras, a exemplo de muitos animais venenosos, muito destacadas. Ao contrário do assobio periódico do peixe-sapo, o chocalhar pode ser mantido continuamente por até 3 horas. Entretanto, a rapidez com que os músculos que agitam o chocalho se contraem sugere que esses músculos devem ter muitas características em comum com os músculos sônicos da bexiga natatória do peixe-sapo.

Realmente, foi descoberto que as fibras que sacodem o chocalho (fibras agitadoras) têm o cálcio transitório muito rápido, com meia-duração de 4-5 milissegundos a 16°C, somente 1-2 milissegundos mais lenta que a das fibras sônicas da bexiga natatória (Fig. 10.43A). Entretanto, a 16°C a meia-duração do abalo do músculo agitador é consideravelmente mais demorada que a da bexiga natatória (Fig. 10.43B). O abalo do músculo agitador é mais lento provavelmente porque suas pontes cruzadas se desligam mais lentamente; a $V_{máx}$ do músculo agitador é cerca de 7 comprimentos musculares por segundo, somente cerca da metade da $V_{máx}$ do músculo da bexiga natatória. Além disso, o Ca^{++} pode desligar-se da troponina mais lentamente, mas esta característica ainda tem que ser determinada. As propriedades do músculo agitador da cascavel sugerem que um cálcio transitório rápido sozinho não é suficiente para a produção de contrações muito rápidas. A liberação de Ca^{++} da troponina e o desligamento das pontes cruzadas dos filamentos de actina devem ser raramente rápidos também. Por exemplo, a 16°C as fibras agitadoras podem ser estimuladas até cerca de 20 Hz antes que comece a somação de força, com a ocorrência da fusão tetânica a cerca de 50 Hz. (O chocalhar ocorre até 30 Hz a 16°C.) Em contraste, as fibras sônicas produzem abalos individuais até 67 Hz a 16°C.

Entretanto, muitas cobras são ativas em temperaturas acima de 30°C, e elas chocalham em 90 Hz a uma temperatura de 35°C; nesta temperatura, o cálcio transitório e a velocidade dos abalos são ainda mais rápidos nos músculos agitadores do que no músculo sônico da bexiga natatória a 16°C (ver a Fig. 10.43). Provavelmente, tanto a $V_{máx}$ das fibras agitadoras quanto a taxa com que o Ca^{++} é liberado da troponina são mais elevadas a 35°C do que a 16°C. A 35°C, as fibras agitadoras podem ser estimuladas a 100 Hz sem tétano completo e elas podem executar trabalho a 90 Hz. As semelhanças entre as propriedades dos músculos sônicos da bexiga natatória do peixe-sapo e as dos músculos agitadores da cascavel sugerem que nestas espécies uma evolução convergente chegou a soluções semelhantes para os problemas que são impostos pelas contrações oscilatórias de alta freqüência.

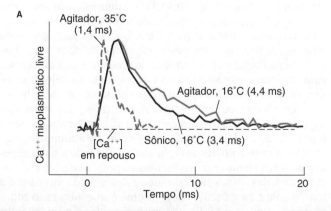 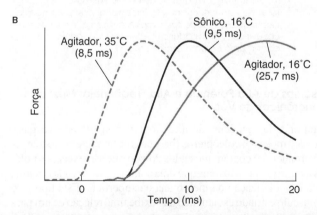

Fig. 10.43 A 16°C, os músculos agitadores da cascavel têm cálcio transitório comparável ao dos músculos sônicos do peixe-sapo, mas seus abalos duram mais. **(A)** Ca^{++} mioplasmático livre após a estimulação das fibras sônicas do peixe-sapo e das fibras agitadoras da cascavel nas temperaturas indicadas. As meias-durações do cálcio transitório, indicadas entre parênteses, são bem semelhantes nas fibras sônicas e agitadoras a 16°C; entretanto, a 35°C, uma temperatura ambiente típica para a cascavel, o cálcio transitório nas fibras agitadoras é muito mais rápido. **(B)** Evolução temporal da tensão do abalo em fibras sônicas do peixe-sapo e fibras agitadoras da cascavel medida nas mesmas condições da parte A. A 16°C, a meia-duração da tensão do abalo é quase três vezes mais demorada nas fibras agitadoras do que nas fibras sônicas, mas a 35°C as fibras agitadoras contraem-se e relaxam consideravelmente mais rápido. As concentrações de Ca^{++} e os registros de tensão foram usados dentro de seus valores normais para todos os tipos de fibras. (Adaptado de Rome et al., 1996.)

Energética e limitações espaciais na função muscular em altas freqüências

A rápida cinética do cálcio que é necessária nas fibras musculares que se contraem e se relaxam rapidamente poderia exigir potencialmente aumento relativo na área de superfície (e no volume) do retículo sarcoplasmático e no número de mitocôndrias dentro de cada fibra. Qualquer desses aumentos reduziria o espaço que está disponível dentro de cada fibra para os miofilamentos, as estruturas que geram a força. Nas fibras sônicas do peixe-sapo, por exemplo, a taxa de captação de Ca^{++} pelo retículo sarcoplasmático é cerca de 50 vezes maior que nas fibras vermelhas, e cerca de 30% do volume total das fibras sônicas é ocupado pelo retículo sarcoplasmático. Além disso, para um músculo rápido operar continuamente, como o músculo agitador da cascavel, ele deve usar o metabolismo aeróbio para gerar ATP suficiente para a energia da alta taxa de bombeamento de cálcio; assim, cada fibra deve conter muitas mitocôndrias, ocupando ainda mais o espaço dos miofilamentos.

Em outras palavras, deve haver um balanço entre as características que permitem ao músculo operar rapidamente e a quantidade de espaço deixada em cada fibra para a maquinaria contrátil — outro exemplo de dupla compensação. Se muito espaço do volume da fibra for ocupado pelos componentes que apóiam a rápida cinética do cálcio, a energética de uma fibra pode ser impressionante, mas podem sobrar muito poucos filamentos para gerar potência suficiente para realizar o trabalho necessário.

Os músculos sônicos dos vertebrados e os músculos sônicos de alguns insetos podem operar em freqüências bem acima de 100 Hz, mas a produção de som não requer a produção de força elevada, e em muitos casos o esforço não precisa ser mantido por longos períodos. A situação é bem diferente para o vôo em alguns insetos, que dependem de músculos que podem operar em altas freqüências e produzir trabalho considerável. Para fornecer potência para o vôo em freqüências de batida de asa maiores que 100 Hz, os insetos desenvolveram fibras musculares especiais que podem produzir alta potência em freqüências elevadas. Discutiremos as propriedades desses músculos de insetos de alta potência e alta freqüência na próxima seção.

Em nossa discussão sobre os músculos flexores do quadril da rã, os músculos da natação de peixes e os músculos produtores de som, encontramos várias trocas compensatórias. Quais são algumas destas compensações e que tipos de forças evolucionárias poderiam ter levado um organismo a "escolher" uma característica ou outra?

Músculos de Alta Potência e Alta Freqüência: Músculos Assincrônicos do Vôo

A maioria das espécies de himenópteros (abelhas e vespas), dípteros (moscas), coleópteros (besouros) e hemípteros (percevejos verdadeiros) contém músculos do vôo que são exceções notáveis à regra de que não mais que uma contração é evocada por uma única despolarização da membrana da superfície. Este tipo raro de músculo estriado esquelético não exibe uma relação de um para um entre os impulsos motores que chegam e as respostas de contração individual. Tais músculos do vôo são chamados **músculos fibrilares**, ou mais comumente **músculos assincrônicos**, para distingui-los dos músculos que se contraem em sincronia com cada PA de um neurônio motor. Embora o momento da contração não

esteja relacionado com o momento dos impulsos neurais em um músculo assincrônico, uma série constante de impulsos motores e de despolarizações musculares é necessária para manter um músculo assincrônico em condição ativa.

Em algumas espécies de pequenos insetos, a freqüência de batimento da asa (e a freqüência de contração dos músculos da asa) excede muito a taxa de descarga máxima mantida de que os axônios são capazes. A freqüência de batimento da asa varia inversamente com o tamanho da asa. Um pequeno mosquito, por exemplo, bate suas asas a uma freqüência que excede 1.000 Hz, produzindo um tom agudo que pode ser percebido pelo ouvido humano.

Como podem ocorrer contrações nas fibras musculares assincrônicas independente do momento da chegada dos impulsos de estimulação? Em alguns aspectos, os músculos assincrônicos são muito semelhantes aos músculos sincrônicos mais comuns. Por exemplo, a ativação dos músculos assincrônicos requer concentração de Ca^{++} livre suficientemente elevada no mioplasma, e existe alguma relação entre o impulso neuronal ao músculo e a concentração de Ca^{++} mioplasmático. De fato, enquanto os impulsos neuronais continuarem chegando à junção neuromuscular, a concentração de Ca^{++} mioplasmático é mantida em um nível de ativação estável. Entretanto, mesmo que o Ca^{++} mioplasmático livre esteja elevado, o estado ativo não é iniciado até que o músculo receba um estiramento repentino. O estado ativo termina se a tensão sobre o músculo cede. Esta propriedade foi demonstrada em músculos assincrônicos extraídos com glicerina. Na presença de concentração constante de Ca^{++} mais elevada que 10^{-7} M, um músculo assincrônico isolado desenvolve ativamente uma tensão se for aplicado um estiramento, e ele oscila repetidamente entre contração e relaxamento se é acoplado a um sistema mecânico com freqüência de ressonância adequada (Fig. 10.44).

A mecânica do vôo em insetos que possuem músculos do vôo sincrônicos difere consideravelmente da daqueles que possuem músculos assincrônicos. Nos insetos com músculos do vôo sincrônicos (p. ex., libélula), as asas são elevadas e abaixadas por uma simples alavanca mecânica (Fig. 10.45A). Os insetos com músculos do vôo assincrônicos têm um arranjo musculoesquelético mais complexo no qual o tórax pode existir em duas configurações estáveis. Nesses insetos, as contrações dos músculos do vôo dispostos antagonicamente mudam a forma do tórax para gerar somente duas posições da asa — para cima ou para baixo (Fig. 10.45B). A contração dos *músculos elevadores* puxa a parte superior do tórax para baixo, causando o movimento das asas para cima. Quando a parte dorsal do tórax desce bruscamente, passa por um ponto de "estalo" instável (semelhante a um brinquedo de produzir estalos), os *músculos depressores* são estirados e desse modo ativados e a tensão sobre os músculos elevadores é subitamente liberada, relaxando-os conseqüentemente. A contração dos músculos depressores encurta o exoesqueleto torácico no sentido ânteroposterior, de modo a expandir o tórax dorsoventralmente, causando o movimento das asas para baixo. Quando a parte superior do tórax se move de volta, passa a posição de "estalo", os músculos elevadores são estirados e desse modo ativados e a tensão sobre os músculos depressores é liberada, relaxando-os conseqüentemente. Essa alternância entre a atividade dos músculos elevadores e a dos depressores pode continuar enquanto as condições são apropriadas para o deslizamento dos filamentos grossos e finos das fibras, uns pelos outros, gerando força.

Fig. 10.44 Um músculo assincrônico extraído em glicerina contrai-se e relaxa repetidamente e rapidamente se existe Ca^{++} suficiente e se ele recebe estiramento mecânico apropriado. **(A)** Neste arranjo experimental, o músculo é mergulhado em uma solução salina e montado entre um pêndulo e uma superfície fixa. Um transdutor de tensão monitora a força gerada pelo músculo. Quando o músculo é estimulado para se contrair uma vez, ele puxa o pêndulo, que por sua vez puxa o músculo. O sistema cria uma ressonância mecânica entre o músculo e o pêndulo: Primeiro, o músculo move o pêndulo e então o pêndulo estira o músculo, reativando-o. Se a freqüência de ressonância do pêndulo se iguala às necessidades do músculo, este continuará a contrair-se e relaxar ritmicamente enquanto a concentração de Ca^{++} livre na salina for suficientemente elevada. **(B)** A capacidade de um músculo assincrônico de produzir oscilações no arranjo experimental mostrado na parte A depende da concentração de Ca^{++} na solução que banha o músculo. (Adaptado de Jewell e Ruegg, 1966.)

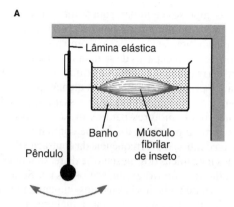

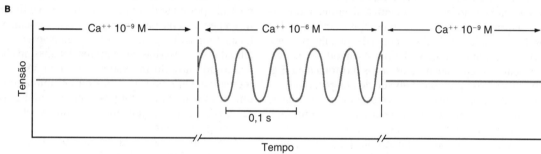

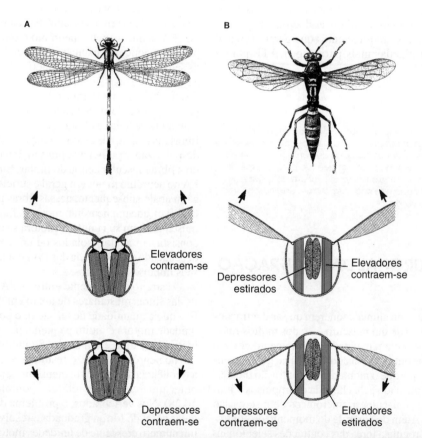

Fig. 10.45 A mecânica do vôo dos insetos promovida por músculos sincrônicos do vôo difere da mecânica do vôo promovida por músculos assincrônicos. **(A)** Os músculos sincrônicos do vôo em uma libélula estão dispostos de modo que os elevadores (no meio) e os depressores (embaixo) trabalham verticalmente para elevar e baixar as asas, respectivamente. Nas secções transversas através do tórax mostradas nestes diagramas, as fibras musculares estão dispostas dorsoventralmente. **(B)** Os músculos assincrônicos do vôo na vespa trabalham em duas direções, forçando a parte superior do tórax para cima e para baixo entre duas posições estáveis. A contração dos músculos elevadores (no meio), que estão dispostos dorsoventralmente, puxa a parte superior do tórax, elevando as asas. A contração dos músculos depressores (embaixo), que estão dispostos ântero-posteriormente (de modo que eles são mostrados em secção transversal no diagrama), causa o arqueamento do tórax para cima, abaixando as asas. O tórax é estável em qualquer uma destas duas configurações, mas não nas posições intermediárias. (De "The Flight Muscles of Insects" por D. S. Smith. Copyright © 1965 de Scientific American, Inc. Todos os direitos reservados.)

Quando os impulsos neuronais para os músculos assincrônicos do vôo cessam, a membrana muscular repolariza-se e a concentração mioplasmática de Ca^{++} cai, e, como resultado, as pontes cruzadas tornam-se incapazes de se ligar aos filamentos de actina. Se um estiramento é aplicado quando a concentração mioplasmática de Ca^{++} é muito baixa, ele não produz mais um estado ativo, e os movimentos do vôo cessam. Em essência, os impulsos neuronais motores para os músculos assincrônicos agem mais como um interruptor do que como um regulador da freqüência da contração. A freqüência da contração depende das propriedades mecânicas dos músculos e da ressonância mecânica do aparelho do vôo (tórax, músculos, asas). Se as asas são encurtadas, a freqüência dos batimentos aumenta, mesmo que a freqüência dos PA aferentes permaneça inalterada.

A curva de força-velocidade dos músculos assincrônicos do vôo nos insetos tem forma semelhante à dos músculos sincrônicos dos vertebrados. Na verdade, o método de curva de trabalho para estudar a mecânica da contração muscular foi desenvolvido inicialmente em músculos assincrônicos, e os dados mostrados na Fig. 10.38 foram registrados no músculo do vôo de um gafanhoto.

Com seu original arranjo mecânico, os músculos assincrônicos do vôo dos insetos evitam muitas das restrições que limitam a freqüência contrátil da maioria das fibras musculares, tornando-os capazes de contrações de extraordinária alta-freqüência, mesmo que as concentrações de Ca^{++} no mioplasma mudem lentamente. Em conseqüência, tais músculos não requerem um grande retículo sarcoplasmático para bombear o Ca^{++}, como os músculos produtores de som nos vertebrados, nem requerem grande número de mitocôndrias para gerar ATP para a energia das bombas de cálcio. Por este motivo, as fibras assincrônicas podem dedicar mais espaço para os miofilamentos que geram força, e as mitocôndrias são utilizadas mais para suprir ATP para a ATPase da miosina.

Os músculos assincrônicos do vôo contornaram muitas das restrições impostas às propriedades das fibras dos músculos sonoros rápidos dos vertebrados. Que desvantagens acompanham este arranjo funcional? Por que tão poucas espécies desenvolveram este tipo de músculo? Por exemplo, aves também voam; por que elas não chegaram a este mecanismo para facilitar o vôo?

CONTROLE NEURONAL DA CONTRAÇÃO MUSCULAR

Os movimentos eficientes do animal requerem que as contrações das diversas fibras dentro de um músculo — e dos muitos músculos dentro do corpo — sejam realizadas no momento correto em relação umas com as outras. Essa coordenação é gerada dentro do sistema nervoso, porque o momento da contração da maioria dos músculos é controlado pela chegada de impulsos à junção neuromuscular. (Os músculos assincrônicos de insetos são exceções a esta regra.) Além do controle do momento da contração, o sistema nervoso regula a força das contrações selecionando entre os diferentes tipos de fibras e determinando quantas fibras estarão ativas simultaneamente. Um sistema motor que foi limitado a contrações tudo-ou-nada de todos os músculos esqueléticos produziria um repertório de movimentos muito limitado.

O controle fino da contração muscular foi encontrado em diferentes organismos por vários processos durante o curso da evolução. Os mecanismos neuromusculares de vertebrados e artrópodes torna-os ótimos para comparação em razão dos diferentes mecanismos de controle dos movimentos que evoluíram nesses grupos de animais.

Controle Motor nos Vertebrados

Todos os músculos esqueléticos de vertebrados são inervados por neurônios motores cujos corpos celulares estão localizados no corno ventral da substância cinzenta da medula espinal (ou em locais particulares no cérebro). O axônio de um neurônio motor deixa a medula espinal pela raiz ventral, continua-se para o músculo por meio de um nervo periférico e finalmente se ramifica repetidamente para inervar as fibras musculares esqueléticas. (A anatomia e a organização do sistema nervoso central dos vertebrados são descritas em maiores detalhes no Cap. 11.) Dependendo do músculo inervado, um único neurônio motor pode inervar somente poucas fibras ou um milhar ou mais. Embora um único neurônio motor possa inervar muitas fibras musculares, nos vertebrados cada fibra muscular recebe impulsos de apenas um neurônio motor.

Um neurônio motor e as fibras musculares que ele inerva formam uma **unidade motora**. Os neurônios motores espinais dos vertebrados recebem um número enorme de terminais sinápticos de neurônios sensoriais e de interneurônios. Nos vertebrados, esses neurônios motores espinais são a única alternativa disponível para controlar a contração dos músculos, de modo que eles foram chamados "a via final comum" das eferências neuronais. Quando um PA se inicia em um neurônio motor em conseqüência de impulsos sinápticos, a excitação da membrana espalha-se por todos os seus ramos terminais, ativando todas suas placas motoras (ver a Fig. 6.13). Todos os neurônios espinais motores α dos vertebrados produzem o neurotransmissor acetilcolina (ACh); quando as placas motoras de um neurônio motor α são ativadas, a acetilcolina é liberada de todas as fibras na unidade motora do neurônio. Nas fibras musculares de abalo, a junção neuromuscular é tipicamente despolarizada o suficiente por um único PA que ali chega levando a fibra muscular acima do limiar. Em conseqüência, um único PA no neurônio motor em geral é suficiente para produzir um PA, e um abalo subseqüente, nessas fibras musculares (Fig. 10.46A). Cada vez que um neurônio motor deflagra um PA, todas as fibras musculares em sua unidade motora se contraem. A contração vai consistir em abalos isolados ou em contração tetânica mantida, dependendo da freqüência dos PA gerados no neurônio motor pelos seus impulsos sinápticos.

O estreito acoplamento entre os PA em um neurônio motor e os das fibras musculares de abalo em sua unidade motora significa que a quantidade de tensão que pode ser modulada em uma unidade motora é muito pequena, porque não há gradação entre inatividade total e um abalo. Se muitos PA ocorrem em sucessão no neurônio motor, o resultado é tétano parcial a menos que a freqüência de disparo do neurônio seja elevada o suficiente para obter uma contração tetânica completa uniforme (ver a Fig. 10.28). Nos vertebrados, o problema de aumentar a tensão muscular geral de forma graduada é resolvido pelo recrutamento de um número crescente de unidades motoras ativas, bem como pela variação da freqüência média em que a população de neurônios motores deflagra.

Por exemplo, se poucas unidades motoras em um músculo estão com atividade máxima, o músculo vai contrair-se com peque-

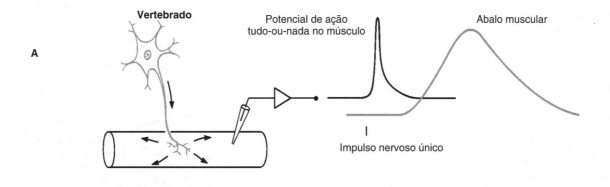

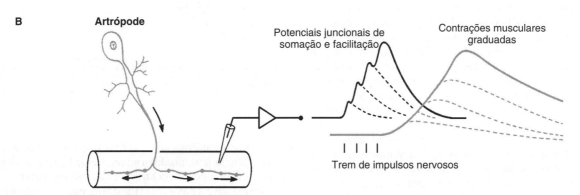

Fig. 10.46 A maioria dos músculos dos vertebrados é formada por fibras de abalo, enquanto que muitos músculos de invertebrados são formados por fibras que produzem contrações graduadas. **(A)** Fibras musculares de abalo de vertebrados produzem abalos tudo-ou-nada em resposta a PA tudo-ou-nada na membrana das fibras. **(B)** Muitas fibras musculares de artrópodes, bem como as fibras musculares tônicas de vertebrados, produzem contrações graduadas em resposta a potenciais pós-sinápticos sobrepostos em múltiplas sinapses motoras distribuídas ao longo do comprimento da fibra.

na fração de sua tensão total máxima. Por outro lado, se todos os neurônios motores que inervam o músculo são recrutados para deflagrar em freqüência elevada, todas as unidades motoras são levadas a um estado de tétano completo, produzindo a contração máxima de que o músculo é capaz. Além disso, muitos músculos de vertebrados contêm diferentes tipos de fibras (ver a Fig. 10.30), de modo que o sistema nervoso pode modular *quais* fibras estarão ativas, bem como *quantas* estarão ativas. Assim, o momento certo e a força da contração muscular são modulados pela atividade dos neurônios motores que inervam aquele músculo; pela ativação diferencial dos neurônios motores, o sistema nervoso central pode determinar a força e a duração das contrações musculares.

As fibras musculares tônicas lentas dos vertebrados (encontradas primariamente em anfíbios e lagartos) são diferentes, pois recebem inervação de múltiplos terminais — isto é, os neurônios motores fazem muitas sinapses ao longo do comprimento de cada fibra. Nessas fibras, que não possuem PA tudo-ou-nada, os potenciais sinápticos produzidos pela extensa distribuição de junções neuromusculares são suficientes para gerar suas contrações graduadas (Fig. 10.46B). A tensão produzida por esses músculos é fortemente dependente da freqüência da atividade do neurônio motor, e tais fibras tônicas geralmente são encontradas onde são necessárias contrações lentas sustentadas.

Nos mamíferos, somente os músculos extra-oculares e as fibras intrafusais contêm fibras lentas tônicas. Conforme já comentado, entretanto, a maioria dos músculos esqueléticos contêm vários tipos de fibras de abalo. Tipicamente, todas as fibras dentro de uma única unidade motora são do mesmo tipo. Além disso, as propriedades dos neurônios motores que as inervam são freqüentemente combinadas com as propriedades das fibras musculares. Por exemplo, os neurônios motores que inervam as fibras musculares lentas oxidativas (tipo I) conduzem impulsos a uma freqüência mais baixa do que os neurônios motores que inervam as fibras rápidas glicolíticas (tipo IIb).

Controle Motor em Artrópodes

O sistema nervoso central dos artrópodes é formado por um número relativamente pequeno de neurônios comparado com o dos vertebrados, de modo que pequeno número de unidades motoras deve gerar a faixa completa das contrações, da fraca à forte, sem depender de recrutamento extenso de novas unidades motoras. Além disso, muitos tipos de músculos de artrópodes nunca produzem PA, ou só o fazem em determinadas condições. Nesses músculos, como nas fibras musculares tônicas dos vertebrados, a contração é controlada por despolarização graduada da membrana da fibra muscular, e não pela freqüência dos PA no músculo. O padrão do controle neuronal que evoluiu sob estas restrições é bem diferente do padrão de controle motor dos vertebrados.

Cada fibra muscular de abalo nos vertebrados é inervada em somente uma ou duas placas motoras, e os potenciais pós-sinápticos iniciam PA que se originam bem perto da placa motora e se propagam ao longo da fibra muscular. Por outro lado, as fibras musculares esqueléticas dos crustáceos, como as fibras musculares tônicas dos vertebrados, recebem muitos terminais sinápticos localizados ao longo da fibra muscular, de modo que não são necessários PA propagados para conduzir o sinal na fibra muscular (ver a Fig. 10.46). Os potenciais sinápticos ao longo das junções neuromusculares distribuídas são somados, e, quanto mais curto o intervalo entre os potenciais excitatórios sinápticos, maior a despolarização da membrana do músculo. Como o acoplamento entre o potencial de membrana e a tensão é graduado, cada fibra muscular pode produzir uma extensa faixa de tensão, em vez de estar limitada a abalos tudo-ou-nada ou ao tétano, sem possibilidades intermediárias. Por este motivo, os músculos dos artrópodes funcionam bem em uma grande faixa de tensões com muito poucas unidades motoras, sendo a variabilidade da tensão produzida por cada fibra substituindo o efeito de recrutamento da maioria dos músculos dos vertebrados. Em alguns músculos de artrópodes, um neurônio motor pode inervar todas as fibras do músculo — ou pelo menos a maioria delas.

A diferença mecânica entre os músculos de abalo e os músculos tônicos está baseada na maneira como o Ca^{++} mioplasmático é controlado. Nos músculos de abalo, o Ca^{++} é liberado do retículo sarcoplasmático de modo tudo-ou-nada em resposta a PA tudo-ou-nada, enquanto que nos músculos tônicos graduados o Ca^{++} é liberado do retículo sarcoplasmático de forma graduada, porque os sinais elétricos que são conduzidos ao longo da membrana são graduados, e não tudo-ou-nada (Fig. 10.47).

Em muitos invertebrados, a flexibilidade do controle motor é ainda mais aumentada pela *inervação multineuronal* das fibras musculares. Cada fibra muscular recebe sinapses de vários neurônios motores, incluindo um ou dois neurônios inibitórios (Fig. 10.48). Os efeitos sinápticos dos axônios motores inibitórios e excitatórios somam-se diretamente ao nível da fibra muscular. Nesses sistemas, existe tipicamente um neurônio excitatório que produz na fibra muscular potenciais excitatórios sinápticos excepcionalmente intensos. Esse axônio excitatório *rápido* pode gerar forte contração com menos facilitação e somação do que

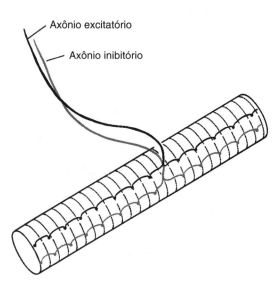

Fig. 10.48 Ao contrário do que ocorre com as fibras de abalo dos vertebrados, cada fibra muscular de artrópode recebe impulsos sinápticos de vários motoneurônios. Existem usualmente vários axônios excitatórios e também pode haver um ou mais inibitórios. Cada neurônio motor faz muitas sinapses ao longo da fibra muscular, produzindo uma junção neuromuscular distribuída. Um neurônio motor de cada tipo é mostrado aqui de forma simples.

um axônio excitatório *lento*, que deve disparar repetidamente em alta freqüência para produzir níveis semelhantes de despolarização, e desse modo de contração, na fibra muscular.

A variedade e a complexidade da organização motora periférica é aumentada ainda mais pela presença, na maioria dos músculos dos artrópodes, de vários tipos de fibras musculares que exibem diferentes propriedades elétricas, contráteis e morfológicas. Em uma extremidade do espectro estão as fibras com contrações rápidas tudo-ou-nada, que lembram as fibras de abalo dos vertebrados. Quando é liberada uma série de pulsos intracelulares de corrente para tais fibras, elas produzem uma série de despolarizações sublimiares até que seja excedido o nível de deflagração (Fig. 10.49A). Uma vez que isto ocorra, a membrana responde com um PA tudo-ou-nada, que por sua vez promove um abalo rápido tudo-ou-nada. Na extremidade oposta do espectro no músculo de crustáceos, estão fibras nas quais as respostas elétricas mostram poucos sinais de despolarização regenerativa, e as contrações são totalmente graduadas pela quantidade de despolarização (Fig. 10.49C). Entre estes dois extremos, há um número contínuo de tipos de fibras musculares intermediárias (Fig. 10.49B). As diferenças no comportamento contrátil desses tipos de fibras estão correlacionadas com as diferenças morfológicas. As fibras de contração lenta têm relativamente poucos túbulos T e menos retículo sarcoplasmático do que as fibras de contração rápida. Como nos vertebrados, as propriedades dos neurônios motores que inervam cada tipo de fibra muscular estão combinadas de algum modo com as propriedades das próprias fibras.

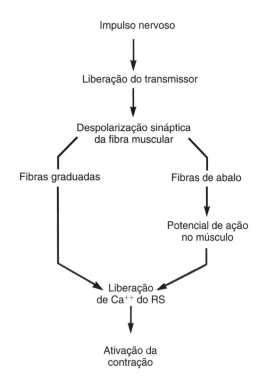

Fig. 10.47 Os PA de ação neuronais estão ligados à contração muscular através do acoplamento excitação-contração na fibra muscular. Nas fibras musculares tônicas graduadas (*à esquerda*), o potencial de membrana varia com base na somação e na facilitação dos potenciais sinápticos em sinapses distribuídas ao longo da fibra muscular. Nas fibras musculares de abalo (*à direita*), a membrana da fibra muscular conduz PA, que dão à contração uma característica tudo-ou-nada.

 Quais são as vantagens dos padrões da inervação motora dos vertebrados e dos invertebrados? Por exemplo, quais são as vantagens em possuir fibras musculares que recebem impulsos de vários neurônios motores, incluindo os inibitórios? Quais são as desvantagens? Quais são as vantagens em ter apenas um neurônio controlando as atividades de uma unidade motora inteira? Quais são as desvantagens?

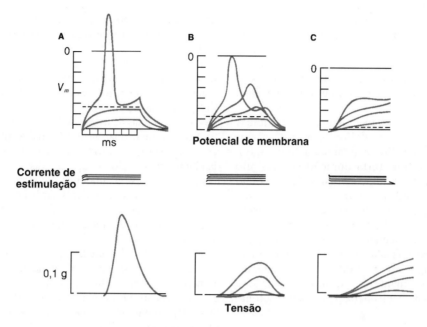

Fig. 10.49 Os músculos de crustáceos podem conter fibras que diferem muito em suas propriedades. Estão mostrados aqui os potenciais de membrana (no alto) e a tensão gerada (embaixo) em três tipos de fibras musculares de crustáceos após a estimulação intracelular (no meio). **(A)** Fibras de abalo tudo-ou-nada produzem PA e abalos rápidos. **(B)** Fibras graduadas intermediárias produzem potenciais não-propagados graduados e contrações graduadas. **(C)** Fibras lentas produzem apenas despolarizações muito pequenas e lentas, e elas se contraem muito lentamente. (Adaptado de G. Hoyle, 1967, em *Invertebrate Nervous Systems*, C. A. G. Wiersma ed. © 1967 pela University of Chicago Press).

MÚSCULO CARDÍACO

O músculo cardíaco, o segundo tipo de músculo estriado, compartilha muitas características com os músculos esqueléticos, mas difere em vários aspectos importantes (Quadro 10.2). Por exemplo, as fibras dos músculos esqueléticos dos vertebrados são inervadas individualmente por axônios motores excitatórios, enquanto que as fibras do músculo cardíaco (ventricular) na maioria dos vertebrados, mas não em todos, são inervadas apenas difusamente pelos neurônios da divisão simpática (excitatórios) e parassimpática (inibitórios) do sistema nervoso autônomo (ver o Cap. 11 para uma discussão maior sobre o sistema nervoso autônomo). A inervação cardíaca é somente moduladora e não produz potenciais pós-sinápticos distintos. Sua ação é aumentar ou diminuir a força das contrações miogênicas espontâneas, que são induzidas pela atividade elétrica dentro da região de marcapasso do coração (ver o Cap. 12). Outra diferença é que uma célula muscular cardíaca ou *miócito*, contém um núcleo, enquanto que as

QUADRO 10.2
Características dos principais tipos de fibras musculares em vertebrados

	Músculo estriado		Músculo liso (não-estriado)	
Propriedade/componente	Esquelético	Cardíaco	Multiunitário	Uma só unidade
Padrão em bandas visíveis	Sim	Sim	Não	Não
Filamentos grossos de miosina e filamentos finos de actina	Sim	Sim	Sim	Sim
Tropomiosina e troponina	Sim	Sim	Não	Não
Túbulos transversos	Sim	Sim	Não	Não
Retículo sarcoplasmático	Bem desenvolvido	Bem desenvolvido	Muito pouco	Muito pouco
Mecanismo de contração	Deslizamento dos filamentos grossos e finos uns pelos outros	Deslizamento dos filamentos grossos e finos uns pelos outros	Deslizamento dos filamentos grossos e finos uns pelos outros	Deslizamento dos filamentos grossos e finos uns pelos outros
Inervação	Nervos somáticos	Nervos autonômicos	Nervos autonômicos	Nervos autonômicos
Início da contração*	Neurogênica	Miogênica	Neurogênica	Miogênica
Fonte de Ca^{++} para a ativação†	RS	LEC e RS	LEC e RS	LEC e RS
Junções abertas entre as fibras	Não	Sim	Não	Sim
Velocidade da contração	Rápida ou lenta, dependendo do tipo da fibra	Lenta	Muito lenta	Muito lenta
Relação nítida entre comprimento e tensão	Sim	Sim	Não	Não

*Os músculos neurogênicos contraem-se somente quando estimulados por impulsos sinápticos de um neurônio. Os músculos miogênicos produzem endogenamente potenciais de despolarização da membrana, que os permitem contrair independentemente de qualquer impulso neuronal.
†RS, retículo sarcoplasmático; LEC, líquido extracelular.
Fonte: Adaptado de L. Sherwood, 1993.

células musculares esqueléticas são multinucleadas. As células musculares cardíacas estão conectadas eletricamente de modo que um PA iniciado na região de marcapasso se espalha rapidamente, de célula muscular para célula muscular, através de vias de condução rápida para todas as células musculares no coração, assegurando que os átrios e ventrículos se contraiam como uma unidade.

Embora os mecanismos contráteis do músculo ventricular dos vertebrados lembrem fundamentalmente os dos músculos esqueléticos de abalo, seus PA na membrana diferem. Em contraste com o PA de muito curta duração no músculo esquelético, o PA no músculo cardíaco tem uma fase de platô com centenas de milissegundos de duração após a fase de ascensão (ver a Fig. 12.7). A longa duração do PA do músculo cardíaco e o longo período refratário associado de várias centenas de milissegundos impedem a contração tetânica e possibilitam o relaxamento muscular, permitindo o enchimento do ventrículo com sangue entre os PA. Em conseqüência dos PA prolongados, regularmente cadenciados, o coração se contrai e relaxa em freqüência adequada para o seu funcionamento como uma bomba.

 Qual a vantagem funcional do PA ventricular durar muito mais tempo que o PA no músculo atrial?

A exemplo da contração do músculo de abalo esquelético, a do músculo cardíaco é ativada por aumento da concentração citossólica de Ca^{++}. O aumento do Ca^{++} citossólico depende do influxo através da membrana plasmática e da liberação pelo retículo sarcoplasmático. As células do músculo cardíaco dos mamíferos possuem um elaborado retículo sarcoplasmático e um sistema de túbulos T (Fig. 10.50). A despolarização da membrana ativa canais de cálcio dependentes de voltagem do tipo L nos túbulos T, resultando em influxo de Ca^{++} do espaço extracelular. Esse pequeno influxo de Ca^{++} desencadeia a liberação de Ca^{++} de um estoque muito maior no retículo sarcoplasmático através de canais de cálcio na membrana do RS, resultando em contração. O cálcio é removido rapidamente do citossol por bombas de cálcio na membrana do RS e por proteínas de troca Na^+/Ca^{++} no sarcolema.

A importância relativa do RS e da membrana plasmática para a regulação de Ca^{++} varia entre as espécies. O músculo cardíaco da rã tem um retículo sarcoplasmático e um sistema tubular apenas rudimentares. Os miócitos do coração da rã são muito menores que as fibras musculares cardíacas do mamífero adulto, e sua relação superfície-volume relativamente alta reduz a necessidade de um retículo intracelular elaborado para estocagem, liberação e recaptação de Ca^{++}. Em vez disso, a maior parte da concentração reguladora de Ca^{++} nas células musculares cardíacas de anfíbio entra pela membrana de superfície em resposta a aumento da permeabilidade da membrana ao cálcio durante a despolarização. Os corações de mamíferos adultos, por outro lado, dependem largamente da liberação de cálcio do retículo sarcoplasmático.

A exemplo dos músculos esqueléticos, receptores de rianodina medeiam o acoplamento excitação-contração no músculo cardíaco dos mamíferos. Baixas concentrações de rianodina (na faixa nanomolar) mantêm os canais de cálcio na membrana do RS cardíaco no estado aberto (ver a Fig. 10.24). O Ca^{++} liberado do retículo sarcoplasmático após o tratamento por rianodina em baixas concentrações é removido dos miócitos pela troca Na^+/Ca^{++} através do sarcolema. O resultado final é que os estoques de Ca^{++} no RS são reduzidos, a capacidade de liberação de Ca^{++} do RS diminui e a contratilidade cardíaca é interrompida. Como os efeitos da rianodina variam com a importância do RS na regulação da contração cardí-

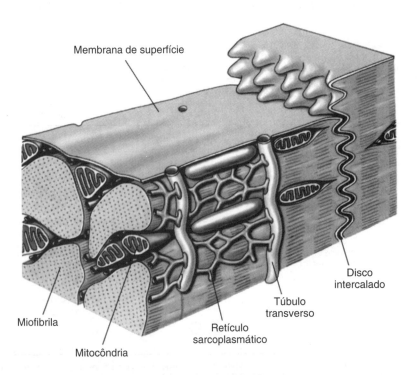

Fig. 10.50 O músculo cardíaco ventricular de mamífero adulto tem um extenso retículo sarcoplasmático. As células são conectadas eletricamente através de discos intercalados, nos quais as extensas membranas de células vizinhas são ligadas por numerosas junções abertas e desmossomos. (Adaptado de Threadgold, 1967.) (Ver Encarte colorido.)

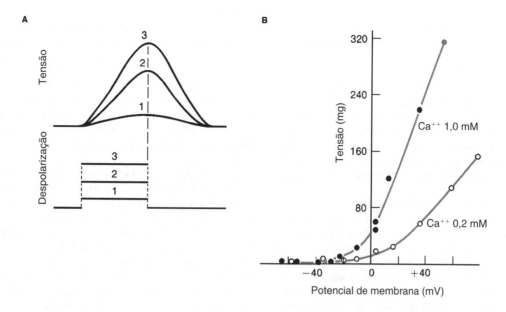

Fig. 10.51 Quanto maior a despolarização e mais elevada a concentração extracelular de Ca^{++}, maior a tensão desenvolvida no músculo ventricular isolado de rã. **(A)** Tensão desenvolvida (traços superiores) em três níveis de voltagem (traços inferiores). **(B)** Efeito da quantidade de despolarização e dos níveis extracelulares de Ca^{++} sobre a tensão desenvolvida. A tensão foi registrada no final de cada nível de voltagem e foi plotada contra o potencial de membrana em milivolts. (Morad e Orkand, 1971.)

aca, esta droga tem pouco efeito na contração do coração da rã, mas efeito marcante na contração do coração do rato adulto.

A quantidade de tensão que pode ser desenvolvida por um músculo cardíaco depende da quantidade de Ca^{++} no mioplasma. No coração da rã, quando as células musculares são despolarizadas, o Ca^{++} flui para o interior da célula por causa do aumento da permeabilidade ao cálcio na membrana despolarizada. Como o influxo de Ca^{++} é dependente da voltagem, a tensão se desenvolve em função da despolarização, com maior despolarização produzindo maior tensão (Fig. 10.51A). A redução da concentração extracelular de Ca^{++} resulta em contração mais fraca para uma dada despolarização, porque menos Ca^{++} entra na célula (Fig. 10.51B). A concentração intracelular de Ca^{++} no músculo cardíaco é determinada não apenas pela despolarização mas também por uma série de outros fatores incluindo a ação das catecolaminas sobre o coração. As catecolaminas epinefrina e norepinefrina que circulam no sangue ou são liberadas de terminais nervosos ativam receptores adrenérgicos α ou β na superfície das células cardíacas. A estimulação dos receptores α-adrenérgicos ativa o sistema de segundo mensageiro do fosfolipídeo inositol (ver as Figs. 9.14 e 9.15), resultando em aumento da liberação do cálcio do retículo sarcoplasmático. Por outro lado, a estimulação dos receptores β-adrenérgicos ativa o sistema de segundo mensageiro da adenilciclase (ver as Figs. 9.11 e 9.12), resultando em influxo de cálcio através do sarcolema. Assim, a estimulação de ambos os tipos de receptores aumenta a contração cardíaca.

A evolução temporal da contração cardíaca é determinada pela duração do aumento na concentração citossólica de Ca^{++} e da freqüência cíclica das pontes cruzadas, as quais também dependem da temperatura. O resfriamento rápido do coração de mamífero de 30°C para 10°C produz contratura prolongada porque a redução da temperatura diminui o bombeamento de cálcio na membrana do RS e a troca de Na$^+$/Ca^{++} através do sarcolema, aumentando a duração do pulso de cálcio. Animais que vivem em temperaturas baixas podem manter freqüências cardíacas elevadas porque têm mecanismos que aumentam a liberação e a remoção de cálcio comparados com o coração de mamíferos na mesma temperatura baixa. Alguns animais, como a carpa, que usam seus músculos numa grande faixa de temperatura produzem duas formas diferentes de miosina: uma forma para baixa temperatura (inverno) e uma forma para alta temperatura (verão). Estas formas diferentes de miosina permitem à carpa manter um desenvolvimento de contração cardíaca razoavelmente estável durante o ano todo apesar da grande flutuação de temperatura.

MÚSCULO LISO

As fibras musculares são chamadas "lisas" se não possuem as estrias características produzidas pelos grupos organizados de filamentos de actina e miosina que formam os sarcômeros. A miosina dessas fibras musculares menos especializadas é semelhante à miosina encontrada nas células contráteis não-musculares. Os miofilamentos do músculo liso são reunidos em feixes de filamentos grossos e finos em corpúsculos densos ou são ligados a áreas densas localizadas no sarcolema. As placas de conexão contêm alta concentração de α-actinina, que está presente nos discos Z dos músculos esqueléticos, e da proteína vinculina, que não está presente no disco Z. Nas fibras musculares lisas, a vinculina liga-se à α-actinina e ancora os filamentos de actina no sarcolema.

Os músculos lisos dos vertebrados podem ser divididos em duas categorias: **músculos de uma só unidade*** e **músculos multiunitários** (ver o Quadro 10.2). Nos músculos de uma só unidade, as células musculares individuais, que são tipicamente pequenas e fusiformes, estão acopladas umas com as outras por meio de junções abertas que conduzem a atividade elétrica. Se uma ou algumas células se despolarizam espontaneamente, o restante das células se despolariza também, porque a excitação passa através das junções abertas. Em consequência, umas pou-

---

*N.T.: Alguns autores também denominam este tipo de músculo de *músculo liso visceral*.

cas células nos músculos lisos de uma só unidade podem gerar contração que se propaga por todo o músculo em uma onda. Os neurônios fazem sinapses com as células de uma só unidade e podem *modular* a freqüência e a força de contração, mas as aferências neuronais não são necessárias para a contração. Os músculos lisos de uma só unidade formam as paredes dos órgãos viscerais dos vertebrados (p. ex., canal alimentar, bexiga urinária, ureteres e útero). Por outro lado, nos músculos multiunitários cada célula age independentemente e se contrai somente quando ela recebe impulsos sinápticos dos neurônios. Os músculos da íris do olho, que regulam o diâmetro pupilar, são músculos multiunitários.

A inervação do músculo liso difere significativamente da do músculo esquelético, que tem junções sinápticas discretas e íntimas entre a terminação motora e a fibra muscular. No músculo liso dos vertebrados, o neurotransmissor é liberado de muitas dilatações, ou varicosidades, ao longo do comprimento dos axônios autonômicos para o tecido muscular liso. Estas não formam junções íntimas, mas, em vez disso, o transmissor é liberado por uma dada varicosidade e se difunde a alguma distância, encontrando certo número de células musculares lisas pequenas e fusiformes pelo seu caminho. As moléculas receptoras no músculo liso parecem estar distribuídas difusamente sobre a superfície da célula. O músculo liso dos vertebrados está geralmente sob controle autonômico e hormonal e quase sempre não é "voluntário", como o é o controle do músculo esquelético (uma exceção a esta regra pode ser a bexiga urinária). Uma característica interessante do músculo liso de uma só unidade é a sensibilidade da membrana ao estímulo mecânico. O estiramento do músculo provoca alguma despolarização, que por sua vez produz alguma contração. Em conseqüência, a tensão muscular é mantida em larga faixa de estiramento muscular. Esta resposta do músculo liso ao estiramento é responsável, pelo menos em parte, pela autoregulação vista nas arteríolas; ou seja, a contração do músculo liso na parede arteriolar em resposta ao aumento da pressão arterial mantém fluxo sanguíneo razoavelmente constante nos tecidos periféricos (ver o Cap. 12). Do mesmo modo, os movimentos peristálticos ao longo do trato intestinal baseiam-se em contrações induzidas pelo estiramento dos músculos lisos de uma só unidade.

As células musculares lisas contraem-se e relaxam muito mais lentamente que as fibras musculares estriadas e geralmente são capazes de contrações mais sustentadas. Isto é refletido pela duração e pela amplitude do pulso citossólico de Ca^{++}, que também inicia a contração no músculo liso, e pelo processo de acoplamento de excitação-contração mais lento, que é diferente daquele do músculo estriado. A liberação e a recaptação lentas de Ca^{++} nas células musculares lisas estão associadas com retículo sarcoplasmático pobremente desenvolvido, que é composto somente por vesículas achatadas próximas da superfície interna da membrana celular. Retículo sarcoplasmático altamente desenvolvido como o das fibras musculares estriadas é desnecessário porque as células musculares lisas são muito menores e desse modo têm uma relação superfície-volume maior que as fibras estriadas. Nenhum ponto no citoplasma está mais longe que uns poucos micrômetros de distância da membrana da superfície. Assim, a membrana da superfície das células musculares lisas pode executar funções de regulação de cálcio semelhantes às das membranas do RS nos músculos estriados.

Nas células musculares lisas, o Ca^{++} é constantemente bombeado para fora pela membrana mantendo os níveis internos de Ca^{++} muito baixos. Quando a membrana é despolarizada, ela se torna mais permeável aos íons Ca^{++}, permitindo influxo de Ca^{++}, que ativa a contração. Ocorre relaxamento quando a permeabilidade ao cálcio retorna aos seus níveis baixos de repouso enquanto a membrana bombeia o Ca^{++} para fora da célula. Despolarizações grandes da membrana geram PA em que o Ca^{++} conduz a corrente de influxo. Os potenciais de ação produzem o maior influxo de Ca^{++} e assim evocam as maiores contrações, porque a tensão gerada é proporcional aos níveis intracelulares de Ca^{++}.

O acoplamento excitação-contração no músculo liso ocorre por vários mecanismos diferentes. Conforme discutido anteriormente, a regulação nos músculos estriados envolve a ligação de Ca^{++} à troponina (ver a Fig. 10.16), mas o músculo liso não tem troponina. Em vez disso, o Ca^{++} liga-se à **calmodulina** formando um complexo Ca^{++}/calmodulina (ver a Fig. 9.17); este complexo por sua vez liga-se a uma proteína alongada chamada **caldesmona**. Na ausência de Ca^{++}, a caldesmona liga-se ao filamento fino de actina, restringindo a interação miosina-actina e inibindo a contração muscular. Entretanto, a caldesmona que foi fosforilada pela proteína-cinase C não pode ligar-se aos filamentos finos e desse modo não inibe as interações miosina-actina. Assim, a fosforilação da caldesmona ou a ligação de Ca^{++}/calmodulina à caldesmona ativam a contração do músculo liso (Fig. 10.52A).

Três outros mecanismos para regular a contração do músculo liso envolvem as *cadeias regulatórias leves* da miosina. No músculo liso e no músculo de alguns invertebrados, a ligação do Ca^{++} diretamente às cadeias regulatórias leves induz uma alteração conformacional na cabeça da miosina que a faz ligar-se à actina, de modo que o músculo se contrai (Fig. 10.52B). A fosforilação das cadeias leves de miosina pela *cinase da cadeia leve (CL) da miosina* também causa contração em músculo liso de vertebrados (Fig. 10.52C). Como a cinase da CL da miosina é ativada pelo complexo Ca^{++}/calmodulina, a taxa de fosforilação também é dependente de cálcio. Entretanto, a fosforilação de outro local na cadeia leve regulatória da miosina pela proteína-cinase C induz uma alteração conformacional que impede as interações miosina-actina, resultando em relaxamento (Fig. 10.52D). Assim, a fosforilação da caldesmona pela proteínacinase C e das cadeias leves regulatórias da miosina pela cinase da CL da miosina resulta em contração, enquanto que a fosforilação das cadeias leves regulatórias em outro local pela proteína-cinase C resulta em relaxamento. A lentidão na ação das proteínas-cinases, juntamente com as lentas alterações nos níveis do Ca^{++} citossólico, contribui para a lenta taxa de contração vista em muitos músculos lisos.

Por que o acoplamento excitação-contração é muito mais variável no músculo liso do que no músculo esquelético e no músculo cardíaco?

A contração do músculo liso é modulada por uma extensa variedade de estímulos, neuronais e humorais, que podem inibir ou ativar a contração. Todos esses estímulos operam para influenciar os níveis de Ca^{++} citossólico e/ou os níveis de proteína-cinase C, cinase da CL da miosina e fosfatases musculares. A exemplo do músculo cardíaco, os níveis de Ca^{++} citossólico nos músculos lisos são regulados pela ativação hormonal dos siste-

MÚSCULOS E MOVIMENTO DO ANIMAL 371

A   Regulação da actina pela caldesmona

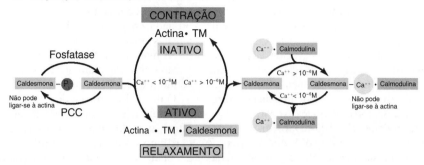

B   Ligação do Ca^{++} às cadeias leves da miosina

D   Regulação das cadeias leves da miosina pela proteína-cinase C

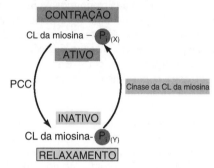

C   Fosforilação das cadeias leves da miosina

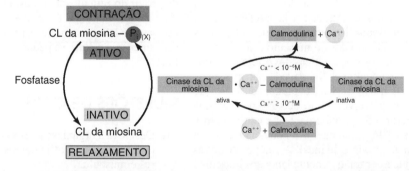

Fig. 10.52 Mecanismos dependentes de actina e miosina controlam a contração e o relaxamento do músculo liso. **(A)** A ligação da caldesmona à actina e à tropomiosina (TM) dos filamentos finos impede a contração. Em níveis citossólicos de Ca^{++} acima de 10^{-6} M, ocorre a formação do complexo Ca^{++}/calmodulina. A ligação deste complexo à caldesmona libera-a dos filamentos finos, permitindo a contração muscular. A fosforilação da caldesmona pela proteína-cinase C (PCC) também a impede de ligar-se aos filamentos finos e promove a contração. **(B)** A ligação do Ca^{++} às cadeias leves regulatórias da miosina permite a interação entre a actina e a miosina e promove a contração. **(C)** A fosforilação das cadeias leves regulatórias pela cinase da CL da miosina, que é ativada pelo complexo Ca^{++}/calmodulina, também promove a contração muscular. **(D)** A fosforilação das cadeias leves regulatórias pela proteína-cinase C, em um local diferente de onde age a cinase da CL da miosina, inibe as interações miosina-actina e causa o relaxamento do músculo liso. (Adaptado de Lodish et al., 1995.)

mas de segundo mensageiro da adenilciclase e do fosfolipídeo inositol. Os diversos mecanismos que controlam o músculo liso resultam nos padrões complexos de contração observados neste tipo de músculo.

RESUMO

Os músculos são classificados em dois tipos principais: estriado e liso. Como os músculos estriados foram tão intensivamente estudados, sua estrutura é talvez mais bem entendida que a de qualquer outro tecido. Ele parece estriado quando visto com um microscópio óptico porque contém um arranjo regular de miofilamentos paralelos, organizados em sarcômeros seqüenci-

ais. O sarcômero contém uma disposição quase cristalina de filamentos de miosina e actina. Os filamentos grossos de miosina interdigitam-se com os filamentos finos de actina e deslizam entre eles. Durante a atividade muscular, os filamentos deslizam uns pelos outros em virtude de interações entre os filamentos de actina e as pontes cruzadas que se projetam dos filamentos de miosina.

A cabeça da ponte cruzada da miosina hidrolisa o ATP, um processo que é significativamente acelerado quando a ponte cruzada se liga à actina. A hidrólise do ATP, que requer Mg^{++}, produz uma alteração conformacional que permite à ponte cruzada sofrer um ciclo de desligamento, ligação e rotação sobre o filamento de actina. Após a cabeça da miosina desligar-se da actina, ela pode ligar-se mais longe ao longo do filamento de actina se as condições ainda favorecerem a ligação. A rotação da cabeça de miosina contra a actina, que gera força, ocorre provavelmente quando múltiplos locais na cabeça da miosina se ligam seqüencialmente ao filamento de actina. À medida que locais sucessivos se ligam e se desligam, a rotação da cabeça contra o filamento de actina estira a ligação entre a cabeça de miosina e a cauda da miosina, que então arrasta o filamento fino, causando seu deslizamento pelo filamento grosso de miosina em direção ao centro do sarcômero. Como este processo ocorre simetricamente nas duas extremidades dos filamentos grossos, um sarcômero encurta-se simetricamente à medida que os discos Z são puxados para o centro do sarcômero. Várias das propriedades musculares podem agora ser entendidas à luz da hipótese da contração muscular pelo deslizamento dos filamentos.

Em repouso, as cabeças de miosina não podem ligar-se a locais na actina porque a proteína associada tropomiosina impede a ligação pelo arranjo espacial. Quando uma fibra muscular é despolarizada, o PA propaga-se pelos túbulos T, o que causa, através de uma série de etapas, a abertura de canais de cálcio na membrana do RS. Em conseqüência, o Ca^{++} é liberado do retículo sarcoplasmático para o mioplasma e então se liga à troponina, um complexo de proteína globular com múltiplas subunidades que está ligado à actina e à tropomiosina. Quando o cálcio se liga à troponina, a proteína sofre uma alteração conformacional, que é transmitida à tropomiosina, revelando desse modo os locais de ligação da miosina sobre os filamentos finos de actina. Assim, o Ca^{++} regula a contração no músculo estriado dos vertebrados. Quando a membrana da superfície se repolariza, o retículo sarcoplasmático começa a recaptar o Ca^{++}, removendo-o da troponina, cessando o estado ativo do músculo e causando o relaxamento muscular desde que haja ATP presente. Embora a ativação do músculo liso também requeira Ca^{++}, os mecanismos envolvidos diferem dos do músculo estriado.

As propriedades mecânicas e energéticas dos diferentes tipos de fibras musculares exibem notável diversidade e adaptação às várias atividades. Os sistemas musculares evoluíram de modo que os músculos operam em um nível ótimo de sobreposição dos miofilamentos para gerar a força máxima e se encurtar com a velocidade apropriada ($V/V_{máx}$) para gerar a potência mecânica máxima com a eficiência próxima do ideal. A cinética de ativação e relaxamento tende a ser relativamente lenta nos músculos locomotores, minimizando o alto custo energético do bombeamento de cálcio pelo retículo sarcoplasmático. Por outro lado, os músculos que produzem som nos vertebrados devem operar em freqüências muito elevadas, e assim têm bombeamento de cálcio muito rápido. Embora os músculos sônicos sejam realmente muito dispendiosos energeticamente, eles representam apenas uma fração muito pequena da massa muscular do animal. Finalmente, os músculos assincrônicos do vôo dos insetos são capazes de gerar alta potência mecânica em freqüências muito elevadas evitando o alto dispêndio energético do bombeamento de cálcio, porque eles usam ativação por estiramento e desativação por encurtamento para alcançar uma modulação de força de alta freqüência.

O controle da tensão muscular pelo sistema nervoso evoluiu de vários modos em diferentes grupos de animais. A maioria das fibras dos músculos estriados dos vertebrados responde a impulsos de um único neurônio motor com abalos tudo-ou-nada, porque eles se contraem quando as próprias fibras geram PA tudo-ou-nada. Entretanto, os PA dos músculos fundem-se em uma contração tetânica estável se os impulsos estimuladores ocorrerem em freqüência suficientemente elevada. Muitas fibras musculares estriadas de artrópodes (bem como fibras tônicas de vertebrados) contraem-se de forma graduada, e não do tipo tudo-ou-nada, em resposta a despolarizações graduadas não-propagadas nas sinapses que são distribuídas ao longo da fibra muscular. A maioria das fibras musculares dos artrópodes recebe inervação inibitória, além dos impulsos sinápticos de vários axônios motores excitatórios.

O músculo cardíaco dos vertebrados está organizado em nível miofibrilar de modo semelhante ao músculo estriado esquelético, mas difere em vários processos. As fibras do músculo cardíaco consistem em muitas células individuais curtas acopladas eletricamente umas às outras através de junções abertas. No músculo esquelético, ao contrário, as células embrionárias fundem-se em longas fibras multinucleadas, perdendo sua integridade como células individuais. Os mecanismos iônicos do músculo cardíaco são especializados para atividade de marcapasso nas regiões do átrio e para PA prolongados no ventrículo.

O músculo liso multiunitário é composto por células de atuação independente que necessitam impulsos neuronais para se contrair. O músculo liso de uma só unidade, que é mais comum nos vertebrados, é composto por células fusiformes que estão acopladas eletricamente umas com as outras. O músculo liso de uma só unidade está presente nas paredes dos órgãos viscerais dos vertebrados; ele pode contrair-se em resposta ao estiramento. Todos os músculos lisos contêm fibras de actina e de miosina, mas elas não estão presentes da maneira organizada característica como nos músculos estriados. A contração do músculo liso é ativada pelo Ca^{++}, que entra no mioplasma primariamente através da membrana plasmática durante a despolarização, em vez de provir do retículo sarcoplasmático como no músculo estriado. Esta fonte de Ca^{++} é possível no músculo liso porque as contrações são lentas e porque as pequenas células têm grande relação superfície-volume e pequenas distâncias de difusão intracelular.

QUESTÕES DE REVISÃO

1. Descreva a organização e os componentes de cada uma destas estruturas: miofilamentos, miofibrilas, fibras musculares e músculo.
2. Que tipos de evidência levaram A. F. Huxley e H. E. Huxley a propor a hipótese do deslizamento dos filamentos?
3. Desenhe um sarcômero e assinale seus componentes.
4. Discuta a contribuição da miosina, da actina, da troponina e da tropomiosina na contração do músculo estriado.
5. Projete o gráfico de comprimento-tensão do sarcômero de um músculo com as seguintes dimensões de filamentos: filamento grosso, 1,6 μm; zona descoberta, 0,4 μm; filamento fino, 1,1 μm; disco Z, 0,05 μm.
6. Por que os músculos ficam rígidos várias horas após um animal morrer?
7. Qual é a força que causa o deslizamento dos filamentos grossos e finos uns pelos outros promovido pelas pontes cruzadas da miosina?
8. Quando um músculo se encurta a uma $V_{máx}$, qual é a força resultante gerada por suas pontes cruzadas? Qual é a potência produzida?
9. Por que a velocidade de encurtamento diminui quando cargas mais pesadas são adicionadas a um músculo?
10. Explique as etapas pelas quais o Ca^{++} regula a contração das fibras musculares estriadas.

MÚSCULOS E MOVIMENTO DO ANIMAL   373

11. Liste as etapas da ativação muscular e do relaxamento muscular.
12. Como pode a despolarização da membrana da superfície de uma fibra muscular estriada causar a liberação de Ca^{++} do retículo sarcoplasmático? Que moléculas estão envolvidas?
13. Quais são os principais processos na função muscular que necessitam de ATP?
14. O que limita a tensão que pode ser produzida por uma miofibrila? Por uma fibra muscular? Por um músculo?
15. O que permite a uma fibra muscular produzir maior tensão durante a contração tetânica do que durante um único abalo?
16. Defina potência mecânica. Defina eficiência. Por que a potência mecânica e a eficiência são iguais a zero durante as contrações isométricas e quando um músculo se encurta em $V_{máx}$?
17. Durante a locomoção, qual é a desvantagem de se usar uma fibra muscular muito lenta ($V_{máx}$ é muito lenta) para dar potência a um movimento que requer certa velocidade de encurtamento? Qual é a desvantagem de usar uma fibra muito rápida ($V_{máx}$ é muito alta)? Qual é o valor ótimo de $V_{máx}$?
18. Descreva as características do sistema muscular dos peixes que os permitem produzir movimentos relativamente lentos com pouca curvatura dorsal bem como movimentos muito rápidos com grande curvatura dorsal.
19. Por que os músculos que produzem som relaxam muito rapidamente? Quais são as adaptações que permitem ao músculo relaxar rapidamente?
20. Qual é o grande custo energético associado com os músculos de relaxamento rápido? Como os músculos assincrônicos dos insetos evitam parte desse custo?
21. Que fatores determinam a freqüência da contração em músculos assincrônicos de insetos?
22. Discuta as principais diferenças funcionais entre músculos esqueléticos, lisos e cardíacos.

LEITURAS SUGERIDAS

Alexander, R. McN., and G. Goldspink, eds. 1977. *Mechanics and Energetics of Animal Locomotion*. London: Chapman and Hall.

Alexander, R. McN. 1989. *Dynamics of Dinosaurs and Other Extinct Giants*. New York: Columbia University Press.

Alexander, R. McN 1992. *Exploring Biomechanics*. New York: Scientific American Library.

Ebashi, S., K. Maruyama, and M. Endo, eds. 1980. *Muscle Contraction: Its Regulatory Mechanisms*. New York: Springer-Verlag.

Huxley, H. E. 1969. *The mechanism of muscular contraction*. Science 164:1356–1365.

Josephson, R. E. 1993. Contraction dynamics and power output of skeletal muscle. *Annu. Rev. Phsyiol.* 55:527–546.

Lutz, G., and L. C. Rome. 1994. Built for jumping: the design of frog muscular system. *Science* 263:370–372.

McMahon, T. A. 1984. *Muscles, Reflexes, and Locomotion*. Princeton, N.J.: Princeton University Press.

Rome, L. C., R. P. Funke et al. 1988. Why animals have different muscle fibre types. *Nature* 355:824–827.

Stein, R. B. 1980. *Nerve and Muscle*. New York: Plenum.

Taylor, C. R., E. Weibel, and L. Bolis, eds. 1985. *Design and Performance of Muscular Systems*. Journal of Experimental Biology, Vol. 115. Cambridge: The Company of Biologists, Ltd.

Woledge, R. C., N. A. Curtin, and E. Homsher. 1985. *Energetic Aspects of Muscle Contraction*. New York: Academic Press.

CAPÍTULO
11

COMPORTAMENTO: INICIAÇÃO, PADRÕES E CONTROLE

Os seres humanos vêm estudando — e fazendo prognósticos sobre — o comportamento animal há tanto tempo quanto existe a espécie *Homo sapiens*. Embora nosso interesse atual sobre a origem e o controle do comportamento animal resida, pelo menos em parte, na busca de um modelo para o nosso próprio comportamento, nossos ancestrais provavelmente estudaram o assunto para otimizar estratégias de caça e minimizar as chances de que eles próprios viessem a ser a presa. Em alguns aspectos, nossa curiosidade sobre o que os animais fazem, e por que eles fazem, pode ter-se originado de uma necessidade urgente de se saber o que o leão vai fazer a seguir. A complexidade deste problema torna-se evidente quando nós consideramos todos os processos que contribuem para o comportamento. Como a informação que resultará em um comportamento é captada pelos diversos órgãos sensoriais? Onde as decisões são tomadas no sistema nervoso e onde a ação coordenada é organizada? Como a atividade no sistema nervoso é transformada em comportamento efetivo? O conhecimento sobre a função dos sistemas nervoso e endócrino é um pré-requisito para responder a estas e outras perguntas relacionadas ao comportamento animal.

Todos os atos comportamentais são em última instância gerados pela atividade dos neurônios motores que causam a contração muscular. O comportamento de um animal — o movimento resultante causado por padrões espaciais e temporais de contração muscular — é modificado constantemente em resposta à estimulação do ambiente. Algumas dessas respostas são reflexos simples e previsíveis. Outros tipos de comportamento dependem muito da informação armazenada de experiências passadas e são, desse modo, menos previsíveis para um observador que não tem acesso às memórias do animal. A "maquinaria" que dá suporte a todos os comportamentos é composta por **redes neuronais**, ou circuitos intercomunicantes de neurônios. Diferentemente dos circuitos elétricos, cuja fiação percorre um caminho único, as redes neuronais não são "presas à fiação". Em vez disso, elas exibem *plasticidade*, que é a capacidade de ser modificada funcionalmente, e mesmo em certo grau anatomicamente, em resposta à experiência.

A rede neuronal mais simples é um **arco reflexo**, em que o impulso sensorial é transmitido através de certo número de sinapses para produzir um sinal motor eferente, que causa então a contração muscular. É possível que o arco reflexo primordial

tenha consistido em uma **célula receptora** que inervava diretamente uma **célula efetora** (Fig. 11.1A). Por exemplo, na faringe do nematóide *Caenorhabditis elegans*, têm sido identificadas células isoladas que têm provavelmente função receptora e motora. Em organismos ainda mais simples, as funções sensoriais e motoras são executadas por uma célula (Destaque 11.1).

Em animais primitivos, os receptores e efetores podem estar distribuídos por todo o organismo, permitindo a cada região do corpo responder ao meio relativamente de forma independente, sem ativar necessariamente outras regiões. Este tipo de sistema nervoso distribuído é encontrado na moderna água-viva e no celenterado de vida livre *Hydra*. Entretanto, à medida que a evolução atingiu animais mais complexos, aumentou o número de neurônios, os circuitos ficaram mais intrincados e o sistema nervoso ficou mais compactado em um sistema nervoso central. Dentro do sistema nervoso central, muitos neurônios estão localizados em estreita proximidade, aumentando as possibilidades de interconexão. Os receptores e os efetores da periferia estão ligados ao sistema nervoso central por longos axônios, com muitos — mesmo com a maioria — dos neurônios localizados no sistema nervoso central.

Um reflexo simples comum nos animais modernos é o **arco reflexo monossináptico** (Fig. 11.1B), no qual um neurônio sensorial (o receptor) faz sinapse no sistema nervoso central com um neurônio motor que inerva o músculo (o efetor). Este tipo de reflexo compreende três elementos: um neurônio sensorial, um neurônio motor e fibras musculares. Quando o neurônio sensorial fica suficientemente ativado, ele excita o neurônio motor e, desse modo, o músculo efetor. Em toda a filogenia animal, estes componentes elementares do arco reflexo — vias sensoriais aferentes e neurônios motores que fazem sinapses com os músculos — são caracterizados por propriedades que foram conservadas dos invertebrados mais primitivos aos vertebrados mais complexos.

A maioria dos arcos reflexos contêm mais de uma sinapse central e são, desse modo, **vias polissinápticas**. Esta via inclui pelo menos um interneurônio conectando os neurônios sensoriais e motores (Fig. 11.1C). Na evolução, o número de interneurônios aumentou enormemente à medida que os animais ficaram mais complexos, um desenvolvimento que permitiu que a complexidade comportamental aumentasse dramaticamente nos ani-

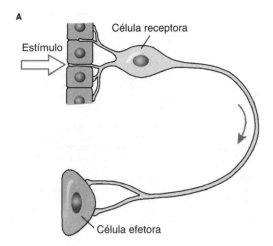
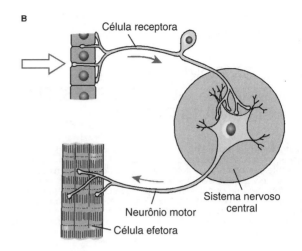
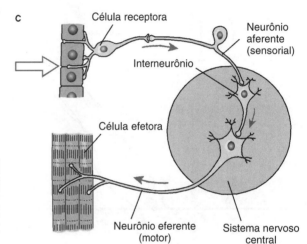

Fig. 11.1 Em arcos reflexos simples, receptores sensoriais ativam células efetoras através de um pequeno número de sinapses. **(A)** Neste reflexo primitivo, a célula receptora inerva diretamente e ativa uma célula efetora. Algumas células quimiorreceptoras na faringe do nematóide *C. elegans* provavelmente executam esta função. **(B)** Um arco reflexo monossináptico consiste em um neurônio receptor que faz sinapse com um neurônio motor, o qual por sua vez ativa fibras musculares. Este tipo de reflexo é chamado monossináptico porque ele inclui apenas uma única sinapse dentro do sistema nervoso central. **(C)** Este reflexo mais complicado utiliza várias sinapses em série. Na parte B e C, os círculos escurecidos englobam a parte do reflexo que fica dentro do sistema nervoso central. (Ver Encarte colorido.)

mais superiores. As evidências acumuladas sugerem fortemente que, se uma espécie tem grande número de neurônios interpostos entre os neurônios aferentes e eferentes, esta situação — por si só — confere grande potencial de aprendizagem.

Embora muitas propriedades dos neurônios motores, que são a *via final comum* da eferência motora, tenham sido conservadas na evolução, aquelas dos sistemas neuronais que processam a informação sensorial não foram conservadas com tanta intensidade. Alguns elementos da transdução sensorial são comuns a muitos sentidos (ver o Cap. 7), porém as propriedades dos neurônios centrais que processam os sinais sensoriais foram primorosamente sintonizadas para as necessidades das espécies e podem diferir dramaticamente, dependendo de qual sistema sensorial foi o mais importante para cada espécie. Por exemplo, embora as aves e os morcegos voem — e encontram assim o mesmo tipo de ambiente —, o modo como esses animais codificam as informações sobre seus ambientes em sinais sensoriais é bem diferente. Quando voam no escuro, os morcegos captam informações sobre suas imediações emitindo sons e ouvindo os ecos refletidos pelas superfícies. A maioria das aves depende muito da visão. Se uma ave e um morcego voam na mesma área, os sistemas sensoriais dos dois animais poderiam representar suas imediações de modo bem diferente. A informação sobre a distância entre um morcego e um objeto seria representada pela intensidade do som ecoado ou pelo seu tempo de recepção; para as aves, a informação sobre a distância seria representada pelos planos focais relativos, pela posição relativa na retina e pela posição relativa dos dois olhos. Em conseqüência, as aves e os morcegos usam regiões do cérebro e mecanismos de processamento de informação muito diferentes para interpretar os sinais sensoriais do ambiente. As regiões auditivas do cérebro do morcego são grandes e complexas, enquanto que a região visual é pequena; em contraste, as regiões visuais do cérebro das aves são grandes e complexas.

Apesar destas diferenças entre as modalidades sensoriais, existem princípios gerais que se aplicam a muitos sistemas de processamento sensorial. Por exemplo, parâmetros independentes do estímulo — como a cor, o tamanho e a direção do movimento de um estímulo visual — são processados em vias paralelas separadas. À medida que as informações de cada modalidade sensorial são transmitidas pelo cérebro, as propriedades do estímulo que são representadas em cada região cerebral se tornam cada vez mais específicas. Além disso, a maioria dos estímulos é organizada sistematicamente dentro de cada região do cérebro, gerando um mapa no qual partes do corpo, partes do ambiente ou algum outro atributo do estímulo (p. ex., a freqüência dos sons) estão arranjados topograficamente em uma disposição ordenada em relação uns aos outros. O pensamento inicial de que esses mapas eram estáticos tem sido substituído pela compreensão de que em algum grau a sua topografia pode ser regulada dinamicamente por mecanismos

DESTAQUE 11.1

COMPORTAMENTO EM ANIMAIS QUE NÃO POSSUEM SISTEMA NERVOSO

O comportamento de animais multicelulares depende da atividade do sistema nervoso, mas os protozoários também produzem vários comportamentos interessantes, embora tais criaturas unicelulares não possuam neurônios ou músculos. Em vez disso, eventos dentro das células isoladas executam as mesmas funções que as células receptoras sensoriais, os interneurônios, os neurônios motores e os músculos. A análise dos mecanismos que permitem a estes organismos aparentemente simples produzir comportamentos surpreendentemente complexos pode ser uma fonte de esclarecimento dentro da natureza da evolução, que é enormemente conservadora.

O ciliado *Paramecium* produz uma *resposta de escape* se ele colide com um objeto ou se ele é tocado. Um toque na extremidade posterior de um indivíduo resulta na sua natação para a frente mais rapidamente; um toque na sua extremidade anterior causa inversão da direção (parte A da ilustração deste texto). A direção na qual o *Paramecium* nada depende da direção na qual seus cílios estão batendo; inversão na direção de deslocamento é causada por inversão no batimento dos cílios. Que mecanismo poderia ser responsável por esta inversão na resposta à estimulação mecânica?

Experimentos no laboratório de Roger Eckert revelaram que a membrana do *Paramecium* inclui canais iônicos ativados por estiramento que estão distribuídos diferencialmente: os canais na membrana anterior são seletivos ao Ca^{++}, enquanto que os canais na membrana posterior são seletivos ao K^+ (ver a ilustração).

Assim, em organismos unicelulares, o comportamento é controlado por alterações no potencial de membrana causadas pela mudança dos fluxos iônicos através da membrana, quando os canais iônicos se abrem. Talvez as propriedades dos neurônios e dos músculos possam ser encaradas como uma abstração de algumas das capacidades destes organismos "simples" multifuncionais.

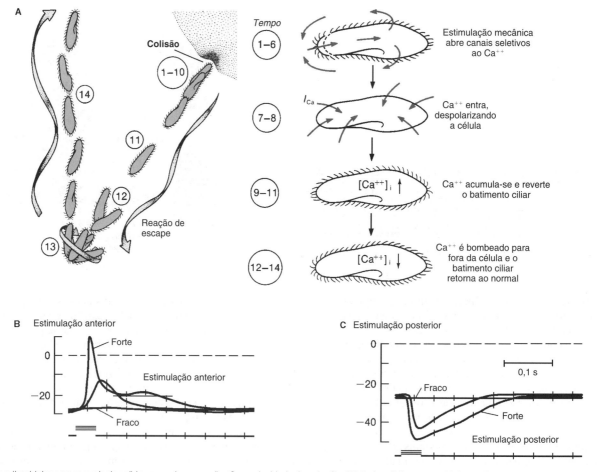

Um *Paramecium* evita objetos com os quais ele colide por mudança na direção e velocidade da natação. **(A)** Após colidir com um objeto, um *Paramecium* afasta-se, muda a direção, e nada para longe em nova direção (*esquerda*). A passagem de tempo é indicada pela seqüência de números. A estimulação mecânica da extremidade anterior abre canais seletivos ao Ca^{++} (*direita*), aumentando a concentração de Ca^{++} livre interno, que por sua vez reverte o batimento ciliar. **(B)** Quando os canais de Ca^{++} são abertos por estimulação mecânica na extremidade anterior, a membrana se despolariza e produz uma mudança graduada, mas fracamente regenerativa, no potencial de membrana que está associada com a reversão do batimento ciliar. **(C)** A estimulação mecânica da extremidade posterior abre canais seletivos ao K^+, produzindo hiperpolarização graduada da membrana que acelera o batimento ciliar por um mecanismo desconhecido. (Parte A adaptada de Grell, 1973; partes B e C adaptadas de Eckert, 1972.)

---

dependentes do uso. Nós analisaremos tais princípios em detalhes mais adiante neste capítulo.

Os animais podem mudar seu comportamento com a experiência, o que nós chamamos *aprendizagem*, e podem estocar a informação para ser usada no futuro, o que nós chamamos *memória*. O estudo dos mecanismos fisiológicos (e potencialmente os anatômicos) que formam a base da aprendizagem e da memória tem dado ênfase às alterações nas sinapses. Apreciações recentes sobre a base celular e molecular do aprendizado e da memória podem agora ser incorporadas em nossa visão de como o comportamento é gerado. Tanto a aprendizagem quanto a produção de padrões complexos de comportamento dependem de

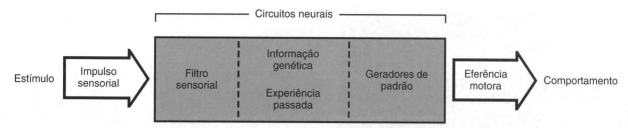

Fig. 11.2 O processamento da informação dentro do sistema nervoso central pode ser dividido em compartimentos relacionados funcionalmente. Os impulsos sensoriais entram a partir dos receptores e são filtrados e processados. A informação sensorial é então integrada com outras informações sensoriais, com uma programação genética, e com memórias de experiências passadas, por fim ativando neurônios que, por sua vez, geram respostas motoras apropriadas.

uma enorme quantidade de circuitos neuronais que se localizam entre as relativamente simples vias sensoriais aferentes e as vias motoras eferentes. Nos organismos superiores, a maioria dos neurônios é composta por interneurônios centrais. Na Fig. 11.2, esta complexa interface entre aferências sensoriais e eferências motoras é representada como uma caixa única separando os neurônios aferentes e eferentes. Na verdade, esta parte do sistema nervoso permanece uma "caixa preta" que é conhecida apenas no sentido fragmentário. As relações aparentes que podem ser observadas entre o estímulo e a resposta fazem parte da psicologia comportamental. Por outro lado, um dos objetivos dos neurocientistas é entender como os circuitos de conexão trabalham. Um método tem sido estudar o sistema nervoso de animais relativamente simples para determinar o que ocorre entre a recepção de um estímulo e a produção de um comportamento observável. Neste capítulo, examinaremos alguns destes sistemas que nos estão ajudando a entender o que o sistema nervoso realiza quando processa as informações sensoriais e gera respostas padronizadas.

EVOLUÇÃO DOS SISTEMAS NERVOSOS

A evolução do sistema nervoso não pode ser reconstruída diretamente dos registros fósseis do mesmo modo como nós podemos reconstruir a evolução, digamos, dos ossos da perna nos vertebrados, porque os tecidos neuronais delicados deixam poucos traços. Entretanto, o exame da organização neuronal de membros de complexidade crescente presentes nos filos atuais dá-nos alguma base para especulação sobre os caminhos que os sistemas nervosos mais complexos devem ter tomado a partir dos mais simples. De fato, até recentemente, a comparação da estrutura e da função dos sistemas nervosos em animais de diferentes filos era a única base para inferir as relações evolucionárias. Atualmente, é também possível comparar as seqüências de DNA que foram conservadas nas espécies e inferir inter-relações evolucionárias com base em semelhanças ou diferenças nas seqüências com as espécies modernas. Este método de **filogenia molecular** fornece informação que complementa as análises mais convencionais baseadas no estudo do organismo como um todo. A reconstrução das relações filogenéticas com base na comparação das seqüências de DNA requer que os fósseis ou os organismos vivos que estão sendo comparados tenham uma molécula ou moléculas em comum para as quais a seqüência de codificação dos ácidos nucleicos pode ser determinada.

Nas células, o sistema nervoso parece ter realizado surpreendentemente poucas modificações no curso da evolução. As propriedades elétricas e químicas das células nervosas em vertebrados e invertebrados são notavelmente semelhantes (ver os Caps. 5 e 6). Muitos princípios gerais da função neuronal são derivados de estudos dos sistemas nervosos relativamente simples dos invertebrados e vertebrados inferiores, que são mais adequados a experimentos do que os sistemas nervosos mais complexos dos vertebrados superiores. Em particular, os neurônios de muitas espécies de invertebrados são grandes, acessíveis e facilmente reconhecíveis de animal para animal, tornando relativamente fácil registrar e analisar sua atividade. Recentemente, tem sido mesmo possível fazer análises bioquímicas e moleculares em neurônios isolados, que têm sido identificados e dissecados nos sistemas nervosos de invertebrados.

O sistema nervoso anatomicamente mais simples consiste em axônios muito finos que estão distribuídos em uma rede difusa (Fig. 11.3). Tais **redes nervosas** são encontradas comumente entre os celenterados. Estes axônios fazem contatos sinápticos em pontos de interseção, e um estímulo aplicado em uma parte do organismo produz uma resposta que se espalha em todas as direções a partir do ponto de estimulação. Se o estímulo é repetido em breves intervalos, a condução é *facilitada* e o sinal se espalha melhor. Conhece-se muito pouco sobre os mecanismos sinápticos em redes nervosas difusas, porque os axônios são extremamente finos, fazendo com que os registros intracelulares neles sejam tecnicamente muito difíceis. Entretanto, mesmo na rede nervosa muito simples dos celenterados e ctenóforos, existem evidências de que os neurônios estão organizados em arcos reflexos.

Um dos principais avanços iniciais na evolução do sistema nervoso foi a organização em **gânglios**, ou agrupamentos de corpos celulares de neurônios. Os gânglios são encontrados nos celenterados e são comuns na maioria das espécies dentro do reino animal. Um gânglio (Fig. 11.4A, C) consiste em corpos neuronais que estão organizados em volta de uma massa de processos nervosos (axônios e dendritos) chamada **neurópilo**. Este modo de organização permite interconexões intensas feitas entre neurônios, proporcionando ao mesmo tempo a cada neurônio produzir um número mínimo de **processos colaterais** — isto é, ramos originários do axônio ou dos axônios. O neurópilo pode parecer ser um emaranhado de processos finos arranjados ao acaso, mas injeções de marcadores ou corantes em neurônios individuais (Fig. 11.4B e D) revelam que as principais características de cada tipo particular de neurônio são organizadas de modo semelhante de um animal individual para outro, mesmo que possam ser diferentes em pequenos detalhes. Além disso, evidências fisiológicas mostram que as conexões dentro do neurópilo são tão organizadas que interações sinápticas idênticas podem ser observadas entre neurônios homólogos em diferentes indivíduos da mesma espécie.

Invertebrados segmentados têm sistemas nervosos que são descentralizados em alguma extensão, consistindo em um gânglio

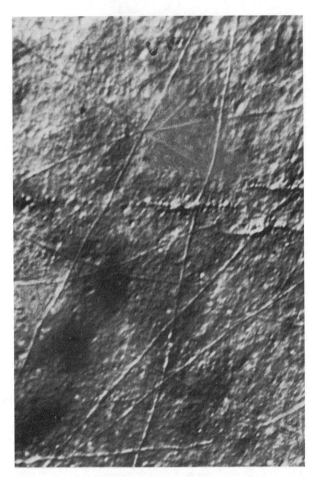

Fig. 11.3 Axônios na rede nervosa da água-viva *Aurelia* podem ser vistos na superfície subumbrelar quando o organismo é iluminado com luz oblíqua. Os axônios estão dispostos em uma rede difusa que se espalha para todas as direções. Eles inervam músculos que causam a contração da umbrela. (Cortesia de A. Horridge.)

dentro de cada segmento corporal. Cada gânglio segmentar usualmente serve as funções reflexas do segmento no qual está localizado e talvez também os reflexos de um ou mais segmentos corporais adjacentes. Além disso, a informação é trocada entre gânglios através de feixes de axônios, chamados **conectivos**.*
O resultado é uma série de gânglios e conectivos no cordão nervoso ventral que é característico de anelídeos e artrópodes (Fig. 11.5; ver também a Fig. 5.5). Na extremidade anterior do cordão nervoso ventral nesses filos, um ou mais agrupamentos relativamente grandes de neurônios formam um **cérebro** — ou supergânglio — que recebe informação sensorial da extremidade anterior do animal e que controla os movimentos da cabeça. Além disso, os neurônios com seus corpos celulares no cérebro exercem algum controle sobre outros gânglios ao longo do cordão nervoso ventral e podem contribuir para coordenar os movimentos que requerem que o corpo trabalhe como uma unidade. Essa coalescência de neurônios na extremidade anterior do animal, onde estão concentrados muitos receptores sensoriais, é chamada *cefalização* e é uma característica comum dos sistemas nervosos centrais. (Nem todos os cérebros estão localizados na extremidade anterior de um organismo; por exemplo, na extremidade posterior de seu cordão nervoso ventral, a sanguessuga tem um cérebro caudal que é ainda maior do que o cérebro da cabeça.)

Os gânglios segmentares de anelídeos e artrópodes têm sido extensivamente usados para a análise neuronal porque cada gânglio contém um número relativamente pequeno de neurônios; e, em muitos casos, vários gânglios contêm complementos de neurônios idênticos. Assim, em princípio, uma análise das interações de neurônios em um segmento pode ser generalizada para muitos ou mesmo para todos os outros segmentos do cordão nervoso. Por exemplo, esta abordagem tem sido útil no estudo do sistema nervoso de sanguessugas (ver a Fig. 5.5), em que os gânglios são muito semelhantes entre si. A despeito da simplicidade da estrutura de seu sistema nervoso, uma sanguessuga pode realizar tarefas complexas como nadar para procurar comida ou rastejar para escapar do perigo, o que a torna particularmente bem adequada para estudos das bases celulares do comportamento.

A estrutura do sistema nervoso varia entre os outros filos de invertebrados. Ao contrário dos vermes e artrópodes, cujos corpos planos são segmentarmente estruturados e bilateralmente simétricos, um equinoderma tem tipicamente um anel nervoso e nervos radiais dispostos em seu eixo de simetria. Talvez em conseqüência de sua simetria radial, os equinodermas não possuam nenhum gânglio semelhante a cérebro. Os moluscos têm um sistema nervoso não-segmentar que consiste em vários gânglios diferentes que estão conectados por longos troncos nervosos.

Os neurônios em algumas espécies de moluscos contribuíram muito para o nosso entendimento das interações neuronais. Os gânglios dos moluscos *opistobrânquios* (p. ex., a lebre marinha *Aplysia*) e dos *nudibrânquios* (p. ex., *Tritonia*) contêm diversos neurônios com corpos celulares extraordinariamente grandes; na *Aplysia*, o soma de alguns neurônios tem mais de 1 mm de diâmetro. Neurônios gigantes individuais podem ser reconhecidos visualmente de preparação para preparação e se prestam muito bem a registros elétricos prolongados, injeções de agentes experimentais e isolamento para análises microquímicas. A exemplo do sistema nervoso dos anelídeos e dos artrópodes, os neurônios individuais em moluscos podem ser identificados seguramente com base em sua localização e no tamanho de seus somas, permitindo a um pesquisador determinar as propriedades que caracterizam um tipo particular de célula e estimar a quantidade de variação que pode ocorrer de indivíduo para indivíduo.

O sistema nervoso mais complexo conhecido entre os invertebrados pertence ao polvo. Estima-se que o cérebro sozinho contenha 10^8 neurônios — compare este número com os 10^5 neurônios do corpo inteiro da sanguessuga. Os neurônios no cérebro do polvo estão dispostos em uma série de lobos e tratos altamente especializados que evoluíram evidentemente de gânglios mais dispersos dos moluscos inferiores. Se o número de neurônios está de algum modo correlacionado com a inteligência, o polvo deveria ser razoavelmente inteligente, e estudos comportamentais têm mostrado que, pelos padrões de invertebrados, o polvo é realmente bem inteligente.

Em geral, os sistemas nervosos de animais invertebrados, excluindo o polvo, contêm significativamente menos neurônios que os dos vertebrados; por este motivo, os sistemas nervosos dos invertebrados são freqüentemente chamados "simples". Entretanto, as aparências superficiais podem ser enganosas, e a sofisticação funcional mesmo dos sistemas nervosos relativamente mais simples se torna aparente em um exame mais detalhado. Mais adiante neste capítulo, consideraremos os exemplos de comportamento de invertebrados e os circuitos neuronais que dão suporte ao comportamento.

---

* **N.T.:** Alguns autores chamam ramos interganglionares ou fibras de conexão.

COMPORTAMENTO: INICIAÇÃO, PADRÕES E CONTROLE 379

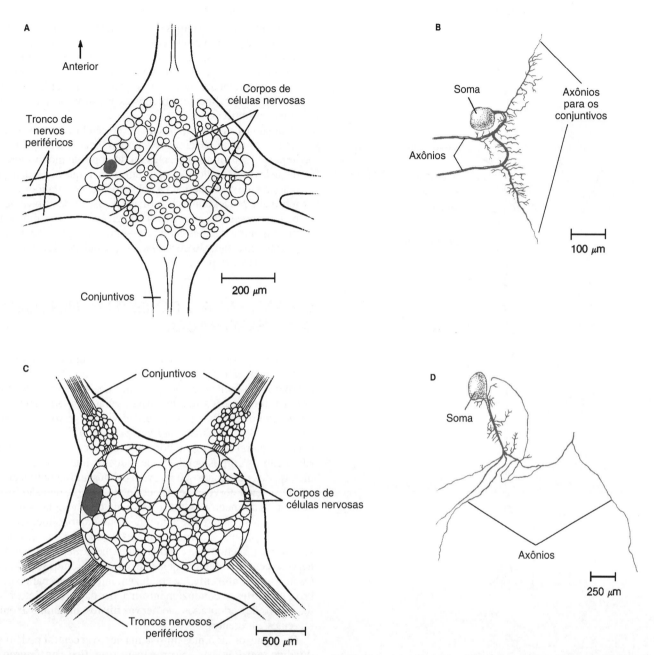

Fig. 11.4 Os corpos celulares neuronais são organizados em gânglios em muitas espécies — incluindo os vertebrados superiores. Esta figura ilustra gânglios de membros de dois filos de invertebrados. Nesses gânglios, células nervosas individuais podem ser rapidamente identificadas de uma espécie para outra. **(A)** Um gânglio segmentar no anelídeo sanguessuga *Hirudo*, mostrando a posição de corpos celulares de células nervosas individuais. Os feixes pareados no alto e embaixo do diagrama contêm axônios que conectam neurônios do gânglio com outros neurônios em gânglios de segmentos corporais adjacentes. Os troncos nervosos periféricos que emergem lateralmente conduzem axônios motores e sensoriais para vísceras e músculos. **(B)** Neurônio mecanossensorial (escuro na parte A) que foi marcado por injeção intracelular de um marcador. Esse marcador permanece dentro da célula e se difunde por todos os seus ramos. Note os inúmeros ramos pequenos onde podem ser feitos contatos sinápticos com ramos semelhantes de outras células. Os dois axônios grossos entram nos troncos nervosos periféricos à esquerda e os dois axônios mais finos entram pelas vias de conexão. **(C)** Diagrama esquemático do gânglio abdominal do molusco lebre marinha *Aplysia californica*. **(D)** Morfologia de um neurônio (escuro na parte C), injetado com um marcador intracelular. Este neurônio envia ramos de axônios para todos os nervos periféricos mostrados na parte inferior do esquema C. (Parte A adaptada de Yau, 1976; parte B adaptada de Muller, 1979; parte C adaptada de Kandel, 1976; parte D adaptada de Winlow e Kandel, 1976.)

Vários princípios de evolução originaram-se da observação da variedade de sistemas nervosos no reino animal:

1. Os sistemas nervosos em todos os organismos são baseados em um tipo de célula, o neurônio. Embora os neurônios tenham sido esculpidos em miríades de formas no curso do desenvolvimento, os mecanismos de sinalização elétrica dentro da célula e a natureza dos sinais químicos que permitem a transmissão da informação entre células são altamente conservados através da filogenia.

2. A organização do sistema nervoso evoluiu através da elaboração de um padrão fundamental: o arco reflexo. Assim como o neurônio é a unidade estrutural básica do sistema nervoso, o arco reflexo é sua unidade básica de operação. Na sua forma mais simples, um reflexo produz uma resposta estereotipada a um estímulo sensorial particular. No arco reflexo mais simples, um reflexo monossináptico, um neurônio sensorial faz sinapse diretamente com um neurônio motor, o qual faz sinapse com células musculares. A contração coordenada de músculos particulares produz comportamento.

380 COMPORTAMENTO: INICIAÇÃO, PADRÕES E CONTROLE

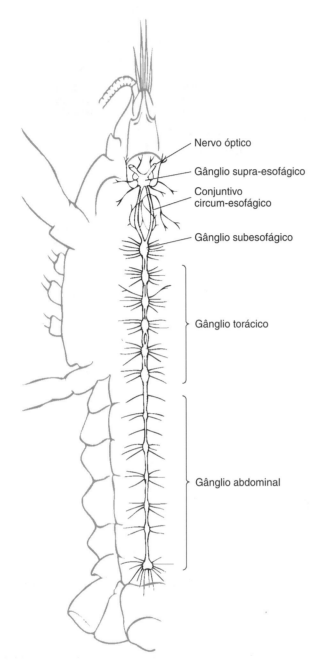

Fig. 11.5 O cordão nervoso ventral da lagosta *Astacus* ilustra o arranjo segmentar do sistema nervoso de muitos invertebrados. Há um gânglio em cada segmento do corpo. As fibras de conexão contêm axônios que passam entre os gânglios, e as raízes nervosas que ligam os gânglios com as estruturas da periferia contêm axônios sensoriais e motores. A simetria bilateral, outra propriedade típica do sistema nervoso na maioria dos filos, também é ilustrada neste diagrama.

3. Através da evolução, tem havido uma tendência em direção à reunião de neurônios em um sistema nervoso central, conectado a receptores periféricos sensoriais e aos músculos por longos axônios. A organização destas redes favoreceu a condução em uma direção através dos neurônios, dos dendritos para o axônio e, então, para os terminais do axônio, embora as propriedades biofísicas dos axônios os permitam conduzir em direção ao soma ou na direção oposta.
4. Os organismos mais complicados têm mais neurônios que os organismos mais simples, e seus neurônios são freqüentemente concentrados em um cérebro, usualmente contido na cabeça.
5. À medida que os sistemas nervosos ficaram mais complexos pela evolução, novas estruturas foram adicionadas às estruturas mais antigas, em vez de repô-las. Em conseqüência, as estruturas que desenvolvem novas funções, que se originaram mais recentemente na evolução, são freqüentemente vistas como que literalmente sobrepostas às estruturas mais velhas e mais primitivas.
6. O tamanho de regiões particulares no cérebro de uma espécie está usualmente relacionado à importância nesta espécie dos impulsos sensoriais aferentes ou do controle motor eferente daquelas regiões. Por exemplo, em animais que dependem primariamente da visão para a sobrevivência, as regiões do cérebro que processam as informações visuais são tipicamente maiores que todas as outras áreas sensoriais. Em animais noturnos, outras regiões cerebrais — por exemplo, aquelas que processam a audição ou a olfação, que independem da luz — são as mais extensas.

ORGANIZAÇÃO DO SISTEMA NERVOSO DOS VERTEBRADOS

O sistema nervoso dos vertebrados está organizado em regiões identificáveis estrutural e funcionalmente (Fig. 11.6), embora os neurônios em muitas regiões possam trabalhar juntos para processar as informações aferentes e para gerar comportamento adequado. Por exemplo, o sistema está dividido em *sistema nervoso central* (SNC) e *sistema nervoso periférico* (SNP). O sistema nervoso central contém a maioria dos corpos celulares neuronais. Ele inclui os corpos celulares de todos os interneurônios e da maioria dos neurônios que inervam os músculos e outros efetores. O sistema nervoso periférico inclui nervos, que são feixes de axônios dos neurônios sensoriais e motores; gânglios que contêm os corpos celulares de alguns neurônios autonômicos; e gânglios que contêm os corpos celulares da maioria dos neurônios sensoriais. (A retina está contida inteiramente *dentro* do sistema nervoso central, diferentemente de outros neurônios sensoriais.) Os nervos são **aferentes** se conduzem informações para o cérebro e **eferentes** se conduzem informações para longe dele. Muitos nervos de vertebrados são **nervos mistos**, incluindo axônios aferentes e eferentes.

Os impulsos eferentes do sistema nervoso central podem ser divididos em dois sistemas principais: **somático** e **autônomo**. O sistema somático é também chamado *sistema voluntário*, porque os neurônios motores desta divisão controlam os músculos esqueléticos e produzem movimentos voluntários. O sistema nervoso autônomo inclui os neurônios motores que modulam a contração de músculos lisos e do músculo cardíaco e a atividade secretora de glândulas. O sistema nervoso autônomo controla desse modo os sistemas "internos", como o batimento cardíaco, a digestão e a termorregulação. O termo *autônomo* literalmente significa "auto-administrado" e foi introduzido quando as relações entre o sistema nervoso autônomo e as partes mais voluntárias do sistema nervoso central eram pouco entendidas. Atualmente, sabemos que estas respostas aparentemente automáticas reguladas através do sistema nervoso autônomo são integradas e controladas dentro do sistema nervoso central, do mesmo modo que as respostas produzidas conscientemente através de canais mais voluntários. Os neurônios do sistema nervoso autônomo são divididos em dois grupos: **simpático** e **parassimpático**, que diferem um do outro anatomicamente e funcionalmente.

COMPORTAMENTO: INICIAÇÃO, PADRÕES E CONTROLE

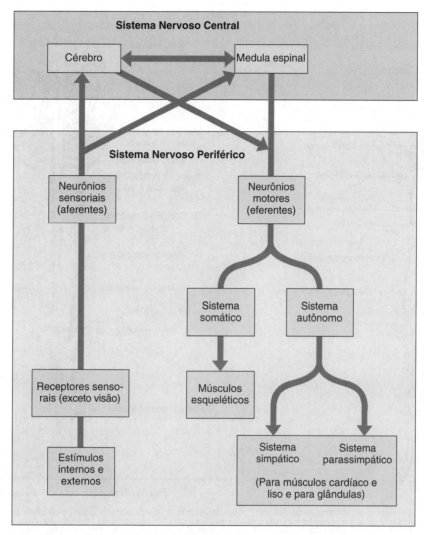

Fig. 11.6 O sistema nervoso dos vertebrados é organizado em regiões identificáveis. O sistema nervoso central consiste em cérebro e medula espinal. As informações sobre o ambiente são trazidas para o sistema nervoso central por neurônios sensoriais (aferentes). A resposta do animal é gerada e moldada por neurônios motores (eferentes). Neurônios motores somáticos controlam a contração dos músculos esqueléticos. Os neurônios autônomos, divididos em sistemas simpático e parassimpático, controlam a atividade dos músculos lisos e cardíaco e das glândulas.

Uma característica admirável do sistema nervoso dos vertebrados é a sua enorme redundância; isto é, existe grande número de neurônios *individuais* de cada *tipo* identificável.

No sistema nervoso de um artrópode, um único neurônio motor pode controlar essencialmente todas as fibras de um músculo particular. Em alguns casos, um único neurônio pode mesmo, por si só, inervar mais de um músculo de um membro. Em contraste, nos vertebrados, cada músculo esquelético é tipicamente inervado por um conjunto de várias centenas de neurônios motores. Cada neurônio motor no conjunto controla uma unidade motora que consiste tipicamente em cerca de 100 fibras musculares. (Entretanto, as unidades motoras podem ser muito menores do que isto ou podem ser muito maiores, em alguns casos contendo mais de 2.000 fibras.) Os neurônios motores de cada conjunto têm propriedades fisiológicas comuns, de modo que a informação obtida sobre um neurônio motor geralmente caracteriza todo o conjunto. Se não existisse essa redundância, e se cada neurônio no sistema nervoso central dos vertebrados tivesse propriedades individuais, o número enorme de neurônios frustraria qualquer tentativa de estudar o sistema. Em vez disso, os pesquisadores têm observado uma organização fundamental no sistema, que se acredita tenha origem numa seleção natural, conservando muitas propriedades neuronais com o passar do tempo e permitindo a duplicação de unidades individuais.

Principais Divisões do Sistema Nervoso Central

Embora os vertebrados, com seus cérebros relativamente grandes, apresentem um grande grau de encefalização, eles retêm uma organização segmentar básica em boa parte do sistema nervoso central. A segmentação é particularmente aparente na organização da medula espinal (Fig. 11.7), mas ela pode ser vista também nos *nervos cranianos*, que conectam centros cerebrais com estruturas na cabeça e no resto do corpo.

A medula espinal

Nos vertebrados mais simples, a **medula espinal**, encerrada e protegida pela coluna vertebral (Fig. 11.8A), é um centro de ações reflexas organizado segmentarmente que pode agir independentemente do cérebro mas que também recebe grande quantidade de impulsos de centros mais elevados. À medida que os vertebrados foram ficando mais complexos pela evolução e o céré-

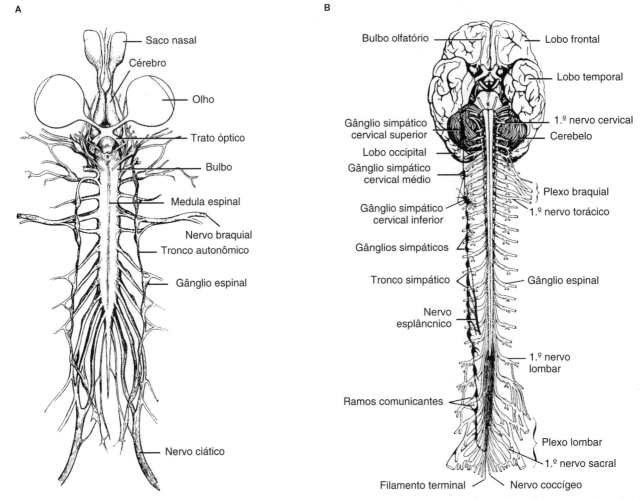

Fig. 11.7 A estrutura do sistema nervoso central dos vertebrados é muito elaborada na cabeça, mas a organização segmentar é mantida no cérebro e na medula espinal. Diagramas da vista ventral dos sistemas nervosos centrais da rã **(A)** e humano **(B)**. Embora a segmentação não seja aparente em muitas estruturas do cérebro, ela é a base da organização dentro da medula espinal. Também é aparente na organização dos nervos cranianos. (Adaptado de Wiedersheim, 1907; Neal e Rand, 1936.)

bro foi adquirindo mais controle sobre a função medular, a organização segmentar funcional da medula espinal permaneceu intacta. A medula espinal é dividida em regiões — cervical, torácica, lombar e sacral — nomeadas com base em sua localização. Dentro de cada região, o cordão nervoso é dividido em segmentos, cada um dos quais recebe informações da periferia e envia para lá suas informações através das **raízes espinais** dorsal e ventral (Fig. 11.8B). Vista em secção transversal, a medula espinal é bilateralmente simétrica. Axônios ascendentes (sensoriais) e descendentes (motores) estão agrupados em volta da superfície externa da medula e formam tratos bem definidos. Esta região externa é chamada **substância branca**, em virtude da sua aparência esbranquiçada por causa da mielina que embainha os axônios. A região localizada mais centralmente na medula espinal, a **substância cinzenta**, contém corpos celulares e dendritos de interneurônios e de neurônios motores, bem como os axônios e terminais pré-sinápticos dos neurônios que fazem sinapse com estes neurônios. A maioria das estruturas da substância cinzenta não é mielinizada, e assim esta região central não possui a brancura brilhante dos tratos. Um lume cheio de líquido, o **canal espinal**, é contínuo com as cavidades preenchidas por líquido dentro do cérebro, que são chamadas **ventrículos cerebrais**. O **líquido cerebroespinal** nestas cavidades tem composição semelhante à do plasma sanguíneo.

A organização regular da medula espinal facilitou o seu estudo para os neurofisiologistas. As vias aferentes e eferentes são anatomicamente separadas umas das outras em uma grande extensão (um padrão que foi observado há mais de um século e que foi chamado "regra de Bell-Magendie"). Os axônios aferentes entram no sistema nervoso central pelas raízes espinais dorsais (ver a Fig. 11.8B); e as fibras nervosas eferentes conduzem as informações para fora do sistema nervoso central pelas raízes ventrais. (Existem pequenas exceções à esta regra. Por exemplo, aferentes sensoriais finos amielínicos entram na medula espinal por pelo menos algumas das raízes ventrais no gato.) Os corpos celulares dos neurônios motores espinais estão localizados na substância cinzenta ventral, chamada **corno ventral**, de cada lado da medula espinal, enquanto que os corpos celulares de interneurônios que recebem impulsos sensoriais estão localizados na substância cinzenta dorsal, chamada **corno dorsal**. Axônios aferentes que fazem sinapse em interneurônios sensoriais dentro da medula se originam de neurônios sensoriais cujos corpos celulares estão localizados no **gânglio da raiz dorsal** fora do sistema nervoso central. (Existe um gânglio da raiz dorsal em cada lado do segmento espinal.) A segregação dos axônios sensoriais e motores em raízes dorsal e ventral torna possível estimular seletivamente os impulsos sensoriais aferentes (ou os impulsos motores eferentes) em um único segmento espinal. Alternativamente, impulsos aferentes para

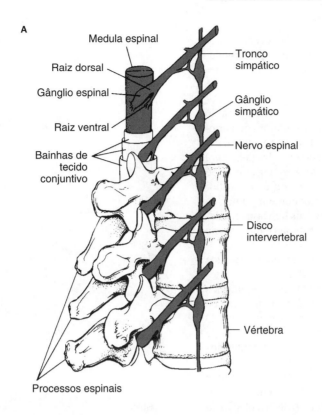
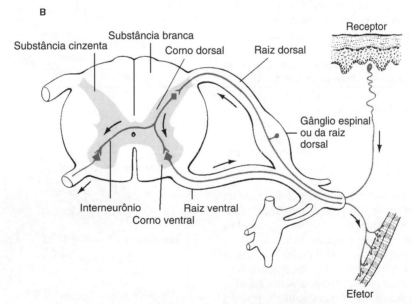

Fig. 11.8 Cada segmento espinal é conectado à periferia através de uma raiz dorsal, pela qual os sinais aferentes entram, e por uma raiz ventral, por onde os sinais eferentes saem. **(A)** Relação entre a coluna vertebral, a medula espinal e os nervos espinais, que emergem por entre as vértebras. As vértebras são separadas umas das outras por almofadas de tecido conjuntivo, os discos intervertebrais. As regiões do sistema nervoso simpático que ficam na periferia são incluídas neste diagrama. O tecido nervoso é mostrado nas partes escurecidas. **(B)** Diagrama de uma secção transversa por um único segmento espinal. São mostrados os neurônios em um arco reflexo polissináptico que ligam impulsos aferentes de terminações receptoras da pele a eferências para os músculos esqueléticos. As vias incluem um interneurônio além do receptor sensorial e do neurônio motor. Note que o corpo celular do neurônio aferente sensorial fica em um gânglio da raiz dorsal fora da medula espinal. (Adaptado de Montagna, 1959.)

um segmento ou eferentes dele podem ser seletivamente eliminados por transecção de uma raiz espinal.

Muitas conexões de reflexos estão localizadas na medula espinal. Mais adiante neste capítulo, analisaremos dois reflexos espinais, o *reflexo de estiramento* e o *reflexo de retirada*. Além disso, as conexões neurais que produzem movimentos padronizados de locomoção — por exemplo, andar, correr e saltar — estão localizadas na medula espinal. Embora os sinais do cérebro possam ativar, suprimir ou modular os padrões comportamentais que se originam na atividade de circuitos espinais, parece que as conexões entre neurônios espinais são suficientes para, por si só, gerar comportamentos coordenados e complexos.

O cérebro

Em todos os vertebrados, o cérebro contém muitos grupos de neurônios com funções especializadas, como a recepção e o processamento das informações dos olhos e a iniciação de movimentos que requerem a coordenação do corpo todo. Nos vertebrados superiores, o cérebro contém muito mais neurônios que a medula espinal e exerce controle muito intenso sobre o resto do sistema nervoso.

Estrutura do cérebro dos vertebrados A estrutura básica do cérebro dos vertebrados é a mesma em todas as classes de vertebrados (Fig. 11.9). Na porção mais caudal do cérebro, onde o cérebro se liga à medula espinal, o cordão nervoso alarga-se para formar o **bulbo** (também chamado *medula oblonga*). O bulbo contém centros que controlam a respiração, os reflexos cardiovasculares e a secreção gástrica. Ele também contém grupos de neurônios que recebem informações sensoriais de várias modalidades e as transmitem a outros centros sensoriais e motores no cérebro.

O **cerebelo**, que está situado dorsalmente ao bulbo, consiste em um par de hemisférios que têm uma superfície lisa nos vertebrados inferiores e uma superfície altamente circunvoluta nos vertebrados superiores. As circunvoluções aumentam a área de superfície, fornecendo espaço para muito mais neurônios. O cerebelo é conhecido por sua contribuição para a produção de eferências motoras. Ele integra as informações provenientes dos canais semicirculares e de outros proprioceptores e dos sistemas visual e auditivo. Tais impulsos são comparados no cerebelo, e as respostas resultantes ajudam a coordenar as eferências motoras responsáveis pela manutenção da postura, pela orientação do animal no espaço e pela produção de movimentos precisos dos membros. O tamanho relativo do cerebelo difere muito entre as espécies e exemplifica o princípio de que o tamanho das regiões cerebrais está correlacionado com sua importância relativa no comportamento de cada espécie. Por exemplo, a comparação do tamanho relativo do cerebelo nos cérebros de aves e de mamíferos (ver a Fig. 11.9C, D) revela que, tipicamente, o cerebelo de uma ave é significativamente maior do que o de um mamífero. Considera-se que essa diferença de tamanho é relacionada com a maior complexidade em controlar os movimentos e a orientação de um animal que voa pelo espaço comparada com a de controlar os movimentos ao longo da superfície bidimensional da terra.

O cerebelo não tem nenhuma conexão direta com a medula espinal, de modo que ele não pode controlar os movimentos diretamente. Em vez disto, ele envia sinais a regiões do cérebro que controlam diretamente os movimentos. Além disso, o cerebelo participa da *aprendizagem* de habilidades motoras, e recentes observações sugerem que anormalidades dos neurônios cerebelares podem contribuir para os problemas enfrentados pelos autistas. Quando aprendermos mais sobre a função cerebelar, é possível que esta parte do cérebro demonstre um papel muito maior na regulação do comportamento do que se suspeita.

Algumas das estruturas do mesencéfalo agem como estações de relé, recebendo informações e as transmitindo para outros centros. Nos mamíferos, a **ponte** consiste em tratos de fibras que interconectam muitas regiões diferentes do cérebro. Por exemplo, elas conectam o cerebelo e o bulbo com centros superiores. O **teto** (*lobo óptico*), localizado no mesencéfalo, recebe e integra impulsos visuais, táteis e auditivos. As informações de cada uma das modalidades sensoriais que chega ao teto são organizadas em um mapa que representa alguma característica do ambiente. Por exemplo, no mapa dos impulsos visuais, locais do ambiente que estão próximos uns dos outros são representados como estando próximos no mapa visual. Mapas de diferentes

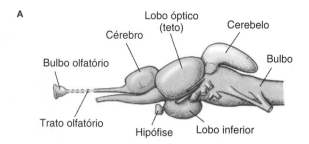

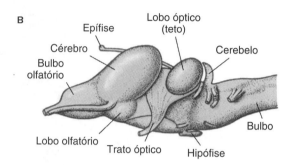

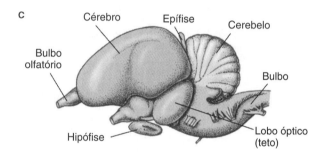

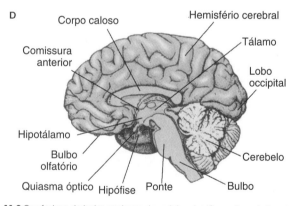

Fig. 11.9 Os cérebros de todas as classes de vertebrados têm certas estruturas em comum, embora os tamanhos relativos de cada região variem entre as espécies. **(A)** Vista lateral do cérebro de um peixe. **(B)** Vista lateral do cérebro de uma rã. **(C)** Vista lateral do cérebro de uma ave. **(D)** Vista lateral de um cérebro humano que foi seccionado na linha média ao longo do plano da simetria bilateral. Note o aumento gradual no tamanho relativo do cérebro com o desenvolvimento evolucionário. Ao contrário, o teto (chamado *colículo superior* nos mamíferos) mantém seu tamanho relativo durante a evolução. O cerebelo, que tem importante função na coordenação dos movimentos, é altamente desenvolvido em aves e mamíferos. (Adaptado de Romer, 1955.)

modalidades sensoriais estão localizados em diferentes camadas do teto, mas os mapas são congruentes uns com os outros. Por exemplo, no mapa dos impulsos auditivos, os locais das fontes sonoras estão relacionados uns com os outros do mesmo modo que os objetos no mundo visual estão organizados no mapa visual. Em peixes e anfíbios, o teto exerce o principal controle sobre os movimentos corporais. Realmente, a remoção cirúrgica dos hemisférios cerebrais do cérebro de uma rã não reduz substancialmente a capacidade comportamental da rã, mas a remoção do teto incapacita o animal. O teto também desempenha importantes funções em répteis e aves, mas em mamíferos ele desempenha primariamente um papel de estação para os sinais em seu caminho para os centros superiores.

O **tálamo** é o principal centro de coordenação para a sinalização sensorial e motora. Ele tem função de estação de relé para os impulsos sensoriais, realizando também o processamento inicial da informação. A função talâmica pode ser modificada por centros superiores; por exemplo, ele recebe um número enorme de impulsos do córtex cerebral. O **hipotálamo** inclui vários centros que controlam as funções viscerais, como regulação da temperatura corporal, ingestão de alimentos, ingestão de líquidos e apetite sexual. Os centros hipotalâmicos também participam da expressão das reações emocionais como a excitação, o prazer e a raiva. As células neuroendócrinas no hipotálamo controlam o equilíbrio hídrico e de eletrólitos e a atividade secretora da adeno-hipófise (ver o Cap. 9).

A porção anterior do cérebro contém estruturas relacionadas com suas características mais antigas e com as mais novas. O sistema olfatório forma a parte mais larga do cérebro anterior em muitos vertebrados primitivos, sugerindo que a detecção de odores da comida e a interpretação da comunicação química devem ter sido poderosos agentes de seleção na evolução dos antigos vertebrados. Talvez como manifestação da sua antiga importância, a olfação é a única modalidade sensorial que não é processada através do tálamo, mas é dirigida diretamente para o telencéfalo. Nos vertebrados inferiores, o **telencéfalo** primitivo integra os sinais olfatórios e organiza as respostas motoras para eles. Os grandes hemisférios cerebrais que dominam o cérebro humano evoluíram deste pequeno telencéfalo e de suas funções limitadas.

Desenvolvimento do cérebro dos vertebrados A estrutura segmentar do sistema nervoso dos vertebrados parece estar baseada em processos de desenvolvimento que foram conservados fortemente durante a evolução. A origem de todo o sistema nervoso é o *tubo neural*, uma estrutura que se inicia de parte da camada mais externa de um estágio de gástrula no embrião. O primeiro passo para o desenvolvimento do cérebro é a formação de três vesículas expandidas na porção mais anterior do tubo neural; essas vesículas são — da parte anterior para a posterior — o prosencéfalo, o mesencéfalo e o rombencéfalo (Fig. 11.10). O centro do tubo é uma cavidade cheia de líquido, que é a precursora dos ventrículos cerebrais. Nos estágios finais, as três regiões geram cinco subdivisões. Cada subdivisão cresce em conseqüência da divisão celular, particularmente ao longo da superfície da cavidade cheia de líquido, a **zona ventricular**, e pela migração dessas células para longe desta zona. Os neurônios embrionários usualmente migram dentro de seu segmento de origem, embora alguns cruzem as fronteiras entre as regiões. A organização linear e segmentar que aparece no início do desenvolvimento do cérebro é depois obscurecida por distorções produzidas pelo crescimento desigual dentro das subdivisões embrionárias. Entretanto, a organização linear das vesículas primárias é preservada em algum grau na organização de vias utilizadas pelo cérebro adulto para o transporte das informações aferentes e eferentes.

Organização do córtex cerebral dos mamíferos Nos mamíferos superiores, o **córtex cerebral** — a camada de células que cobre os hemisférios cerebrais — é retorcido em dobras proeminentes que aumentam muito a área de superfície e, desse modo, o número total de neurônios corticais. Essa camada superficial de substância cinzenta está organizada em camadas que são paralelas à superfície, cada uma das quais tem um padrão reconhecível de aferências e eferências. Além disso, ela é organizada em regiões funcionais (Fig. 11.11). Algumas áreas do córtex cerebral contêm neurônios que têm função puramente sensorial; isto é, eles recebem informação sensorial, processam-na e a passam adiante. Outras regiões têm função puramente motora. Nos mamíferos primitivos, como os ratos, as áreas sensoriais e motoras representam quase todo o córtex. Por outro lado, o córtex cerebral dos seres humanos e os de outros mamíferos superiores contêm grandes regiões que não possuem funções claramente sensoriais nem motoras. Essas regiões, como o córtex frontal, são chamadas **córtex de associação** e são responsáveis por funções complexas como associações intersensoriais, memória e comunicação.

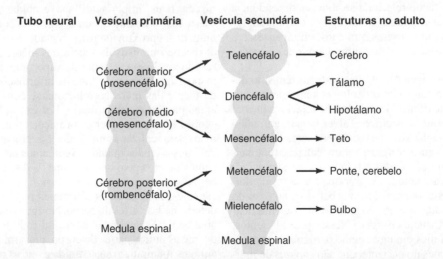

Fig. 11.10 O cérebro dos vertebrados começa como três dilatações em disposição linear da porção anterior do tubo neural, que então se tornam elaboradas. Inicialmente, o cérebro consiste em cérebro anterior (prosencéfalo), cérebro médio (mesencéfalo) e cérebro posterior (rombencéfalo). Posteriormente, o prosencéfalo se divide em telencéfalo e diencéfalo; e o rombencéfalo forma o metencéfalo e o mielencéfalo. À direita está uma listagem parcial das estruturas no adulto que se originam das vesículas secundárias. As informações sensoriais são recebidas tipicamente pelas estruturas derivadas do mielencéfalo e metencéfalo, são enviadas rostralmente através de estruturas derivadas do mesencéfalo e do diencéfalo e são enviadas para o córtex cerebral, que se desenvolve do telencéfalo. Assim, embora alterações morfogenéticas no cérebro obscureçam sua origem segmentar, o padrão de processamento das informações segue a segmentação inicial.

386 COMPORTAMENTO: INICIAÇÃO, PADRÕES E CONTROLE

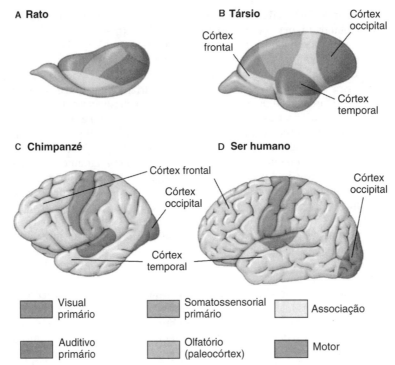

Fig. 11.11 O córtex cerebral dos mamíferos é composto por regiões que têm funções específicas. Vistas laterais do córtex cerebral de quatro diferentes mamíferos, mostrando as divisões funcionais no córtex. As regiões que têm função puramente sensorial ou puramente motora estão coloridas. As regiões não coloridas têm funções de "associação". Note que a quantidade relativa de córtex de associação aumenta do rato para os seres humanos. As regiões frontal, temporal e occipital são indicadas nos três cérebros de primatas. Em todos os desenhos, a porção posterior do cérebro está à direita. (Ver Encarte colorido.)

As regiões corticais que têm função puramente sensorial incluem as áreas corticais primárias auditivas, somatossensoriais e visuais. (**O córtex de projeção primário** é o primeiro local no córtex para o qual a informação de uma modalidade sensorial particular é transmitida.) A quantidade de espaço cerebral destinado a cada uma das modalidades sensoriais está relacionada com os principais hábitos das espécies animais. Por exemplo, o córtex somatossensorial primário — que recebe informações de neurônios que percebem estímulos sensoriais como tato, temperatura e dor — é relativamente maior em ratos e no társio* do que no chimpanzé e no ser humano. O córtex somatossensorial maior no rato e no társio relaciona-se com sua dependência em captar e discriminar informações táteis. Por outro lado, todos os primatas — incluindo seres humanos, chimpanzés e o társio — têm córtex visual primário muito maior que os roedores como o rato.

O tamanho e a localização das regiões corticais têm sido determinados em experimentos eletrofisiológicos nos quais a atividade registrada em neurônios de cada local é relacionada com a aplicação de um estímulo específico. Talvez o mais dramático desses experimentos tenha sido realizado em seres humanos. Muitos procedimentos neurocirúrgicos foram realizados enquanto os pacientes estavam acordados e relativamente alertas. (O sistema nervoso central não tem ele próprio receptores da dor, de modo que a anestesia local no couro cabeludo e no osso do crânio no local da entrada do eletrodo permite ao paciente ficar confortável e alerta durante a cirurgia.) Nesses procedimentos, a estimulação de neurônios em uma região particular do córtex sensorial evoca sensações no paciente, que são capazes de indicar ao cirurgião onde a sensação parece originar-se na periferia e que modalidade está sendo estimulada. Tais experimentos, conduzidos no curso de uma cirurgia terapêutica, têm apoiado a hipótese que *todas* as sensações ocorrem no sistema nervoso central, primariamente nas áreas sensoriais do córtex cerebral.

O córtex somatossensorial exemplifica o mapeamento de impulsos sensoriais no córtex sensorial. Esta região do córtex é organizada de modo que diferentes locais recebem impulsos de áreas específicas do corpo. As sensações de áreas do corpo que são adjacentes umas às outras são conduzidas de modo a ficar adjacentes umas às outras no córtex (Fig. 11.12A). Maior número de neurônios é destinado a áreas periféricas nas quais as informações mais "importantes" são recebidas — por exemplo, a face e as mãos — do que as outras partes do corpo. De fato, nos seres humanos, aproximadamente metade do córtex somatossensorial recebe impulsos da face e das mãos, sendo a outra metade responsável pelo restante da superfície corporal. Esta notável disposição de recursos para as informações táteis provenientes da face e das mãos correlaciona-se com a importância dessas áreas para nossa vida diária. Por exemplo, o sistema nervoso central humano requer informações sensoriais detalhadas das mãos para realizar as manipulações precisas que nós realizamos com nossas mãos quando executamos tarefas e quando identificamos objetos pelo tato. O mapa da distribuição sensorial, também chamado *homúnculo sensorial*, difere em detalhes entre as espécies, refletindo os diferentes papéis desempenhados por determinadas partes do corpo. Nos guaxinins, por exemplo, uma área cortical sensorial maior é dedicada aos membros anteriores do que às outras partes do corpo, presumivelmente porque estes animais manipulam sua comida e outros objetos extensivamente em suas vidas diárias.

Uma elaboração maior do princípio geral de que o espaço no cérebro é organizado de acordo com a importância da sensação aferente é sobretudo bem ilustrado pelo córtex soma-

---

* N.T.: Gênero de mamíferos lemurianos das Índias Orientais.

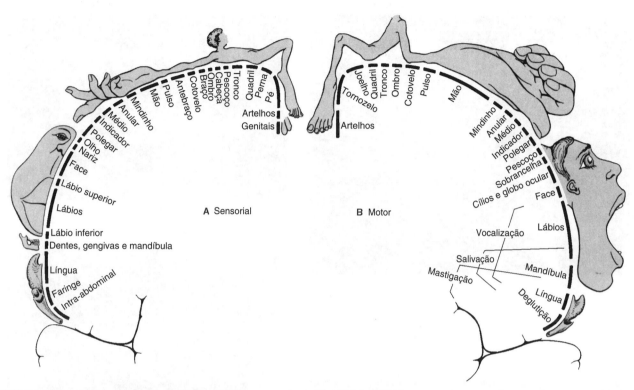

Fig. 11.12 As regiões sensoriais e motoras corticais estão organizadas em mapas topográficos do corpo. **(A)** Mapa da secção transversal pelo córtex somatossensorial, representando a localização dos neurônios e suas projeções periféricas correspondentes — isto é, os locais da periferia onde os estímulos são subjetivamente "sentidos". As informações provenientes da face e das mãos ocupam cerca da metade de todo o córtex somatossensorial humano. **(B)** Mapa da secção transversal pelo córtex motor humano, mostrando a distribuição dos neurônios corticais que se projetam para neurônios motores do cérebro e da medula espinal, que por sua vez controlam a atividade de músculos esqueléticos específicos.

tossensorial da toupeira *star-nosed*. Neste animal, 11 raios musculares expandem-se de cada lado do nariz (Fig. 11.13A, B), cada um dos quais coberto por pequenas dilatações da pele sob as quais ficam agrupamentos de receptores e terminações nervosas. Quando busca comida, o animal ondula esses raios carnudos, colocando-os em contato com o substrato. As projeções deste órgão notável foram seguidas anatomicamente até o córtex somatossensorial. Impulsos sensoriais dos raios cruzam a linha média da toupeira; e, no córtex somatossensorial contralateral, existem 11 regiões celulares cuneiformes, cada uma das quais recebe impulsos de um raio (Fig. 11.13C). Aparentemente, cada raio do nariz se dirige diretamente para uma faixa de neurônios no córtex, ilustrando o princípio de que, em alguns casos, o sistema nervoso central organiza os impulsos sensoriais enviando as informações de locais sensoriais específicos para estruturas morfologicamente distintas no cérebro. Um mapeamento semelhante foi descrito para a projeção de vibrissas faciais individuais (isto é, pêlos sensoriais) de camundongos e de ratos em conjuntos específicos de neurônios, chamados *campos em barril*, no córtex somatossensorial. Em espécies como a toupeira *star-nosed* ou em mamíferos que têm "espanadores" proeminentes em suas faces, o córtex somatossensorial ordena as informações espaciais destas estruturas sensoriais prontamente visíveis. O ordenamento espacial das informações sensoriais aferentes pode ser uma característica comum entre as espécies, mesmo que seja menos visível nas espécies que não possuem tais órgãos sensoriais espetaculares.

O **córtex auditivo** do lobo temporal e o **córtex visual** do lobo occipital (ver a Fig. 11.11) são puramente sensoriais. A estimulação elétrica direta destas áreas durante a neurocirurgia evoca sensações auditivas e visuais rudimentares. O tamanho relativo destas áreas também se correlaciona com sua importância para o animal. Por exemplo, o córtex visual no társio ocupa aproximadamente um terço de toda a superfície cortical, enquanto que ele representa apenas pequena fração no córtex de um rato (ver a Fig. 11.11). Dentro dessas áreas, o mundo sensorial é arranjado de modo altamente ordenado. No córtex visual primário, por exemplo, o mundo bidimensional que estimula a retina é mapeado diretamente na superfície bidimensional do córtex; ou seja, os pontos que estão próximos uns dos outros no ambiente estimulam células que estão próximas umas das outras no córtex. Esse *mapeamento retinotópico* foi uma das primeiras características da organização cerebral a ser descoberta e guiou a exploração de outros sistemas sensoriais. Entretanto, a compreensão de como outras modalidades sensoriais são processadas tem apresentado desafios. A cena visual e a área da superfície cortical podem ser representadas diretamente em mapas bidimensionais, mas o mapeamento de outras sensações requer computações mais complexas pelo sistema nervoso, conforme veremos.

O **córtex motor** está localizado adjacente ao córtex somatossensorial e também exibe representação topográfica da periferia (ver a Fig. 11.12B). A exemplo do córtex somatossensorial, a distribuição espacial dos neurônios no córtex motor correlaciona-se com a localização dos músculos que são controlados pelos neurônios. Neurônios que são vizinhos próximos no córtex motor controlam músculos corporais vizinhos. Além disso, muitos neurônios são dedicados ao controle dos músculos que fazem movimentos precisos; um número menor de neurônios controla os músculos que realizam apenas movimentos grandes, imprecisos. Por exemplo, os músculos que movem os dedos hu-

388 COMPORTAMENTO: INICIAÇÃO, PADRÕES E CONTROLE

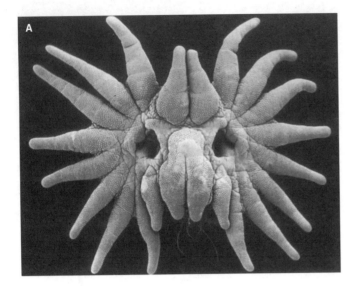
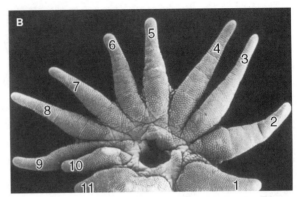
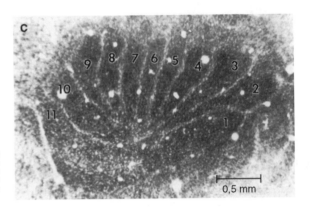

Fig. 11.13 Receptores sensoriais no nariz elaborado da toupeira *star-nosed* sobre regiões específicas do córtex sensorial. **(A)** O nariz da toupeira *star-nosed*, visto de frente. **(B)** Um aumento maior dos raios carnudos que rodeiam a abertura da narina direita. **(C)** Uma secção do cérebro, paralela à superfície do córtex somatossensorial, que foi tratada por citocromo-oxidase. O padrão de listras como raios do tecido escurecido combina com o padrão de raios do nariz. Medial, em cima; posterior, à direita. (Cortesia de K. Catania.)

manos executam movimentos detalhados e finamente sintonizados, e a quantidade de córtex motor dedicado ao controle dos dedos é muito grande. Em contraste, os movimentos dos dedos dos pés são relativamente simples e controlados grosseiramente, e a quantidade de córtex motor dedicado a eles é correspondentemente bem pequena. É interessante que os detalhes finos dos mapas motores têm certa plasticidade; eles podem mudar em algum grau, dependendo do uso.

O controle dos movimentos origina-se da atividade do córtex motor, baseado em impulsos de outras áreas do córtex e do cérebro. O sinal é conduzido no corpo por várias vias, incluindo o **trato corticoespinal**, que contém os axônios de neurônios que têm os corpos celulares no córtex motor e fazem sinapse na medula espinal. (A convenção para se nomear tratos de acordo com o local do soma e das sinapses é comum no sistema nervoso dos vertebrados.) O número de sinapses que separa os neurônios do córtex motor dos neurônios motores da medula espinal varia entre as espécies. A via inclui mais sinapses nos vertebrados inferiores e menos nos vertebrados superiores como os primatas. Em coelhos, por exemplo, um sinal do córtex motor deve ser transmitido através de várias sinapses na medula espinal antes de alcançar os neurônios motores. Em gatos, poucas sinapses separam o córtex motor do segmento espinal que contém os neurônios motores alvos; mas, quando o sinal alcança o segmento espinal apropriado, ele deve atravessar vários interneurônios antes de alcançar os neurônios motores espinais. Em primatas, alguns neurônios corticais fazem sinapse diretamente com neurônios motores espinais, um arranjo que se acredita conferir capacidades motoras especiais aos primatas. Entretanto, neurônios que conectam diretamente o córtex motor com os neurônios motores espinais constituem apenas cerca de 3% do controle dos

neurônios motores. Assim, mesmo em seres humanos, a maior parte do controle motor é obtida através de vias menos diretas.

Os neurônios que controlam a atividade motora mantêm uma atividade de fundo estável de nível baixo de impulsos sinápticos aos neurônios motores. Um aumento da sua atividade ativa sinapticamente os neurônios motores, que podem produzir movimentos forçados dos membros. Esse comportamento ocorre naturalmente quando um indivíduo gera conscientemente forte contração de um músculo, razão pela qual o sistema é chamado sistema "voluntário". Os movimentos podem também ser evocados experimentalmente em animais anestesiados quando grupos de neurônios no córtex motor são estimulados diretamente com corrente elétrica fraca.

O Sistema Nervoso Autônomo

As funções viscerais nos vertebrados são amplamente reguladas sem o controle consciente e primariamente pelo **sistema nervoso autônomo** (ver a Fig. 11.6). Conforme mencionado anteriormente, o sistema nervoso autônomo é separado em duas divisões distintas: as vias *simpática* e *parassimpática*. Em geral, estas duas vias agem em oposição contínua uma à outra, e o equilíbrio entre os dois sistemas determina o estado do animal. Quando um animal está em estado relaxado ou está dormindo sem estímulos fortes, as vias parassimpáticas dominam, baixando a freqüência cardíaca, dirigindo a energia metabólica para tarefas construtivas como a digestão e assim por diante. Quando o animal é ameaçado ou está assustado, em preparação para uma situação de emergência, a atividade aumentada dos neurônios simpáticos inibe as funções construtivas internas e aumenta as funções que podem suportar intensa atividade física. A freqüência cardíaca eleva-se e os níveis de glicose no sangue e o fluxo sanguíneo para

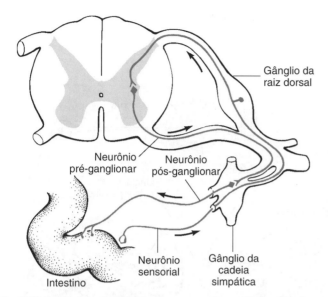

Fig. 11.14 A unidade funcional do sistema nervoso autônomo é o arco reflexo autônomo. Este diagrama ilustra um arco reflexo do sistema nervoso simpático. Os impulsos sensoriais passam diretamente através da cadeia ganglionar simpática, fazendo sinapse em algum local dentro do sistema nervoso central. As eferências motoras provenientes dos centros superiores fazem sinapse com o neurônio pré-ganglionar, que por sua vez faz sinapse com um neurônio pós-ganglionar em um gânglio da cadeia simpática. Os neurônios pós-ganglionares fazem sinapses com o órgão alvo. (Adaptado de Montagna, 1959.)

os músculos aumentam. Estes dois estados — sono profundo e alarme — são as extremidades opostas de um estado contínuo. A maior parte do tempo, os dois sistemas estão em equilíbrio; em conseqüência, variáveis fisiológicas como a freqüência cardíaca são mantidas em algum valor intermediário. Uma pequena lista comparando alguns efeitos das ações do simpático e do parassimpático é mostrada no Quadro 11.1.

A unidade funcional das divisões do simpático e do parassimpático é o arco reflexo autônomo. A Fig. 11.14 mostra um arco reflexo simpático. A porção aferente de um arco reflexo autônomo não é muito diferente da de um arco reflexo somático, embora os neurônios sensoriais estejam aptos a responder a estímulos diferentes — por exemplo, a concentração de glicose no sangue ou a tensão de oxigênio nos tecidos. O lado eferente do arco reflexo autônomo é bem diferente do de um arco reflexo somático. Em ambas as divisões do sistema nervoso autônomo, a eferência motora é conduzida por dois neurônios em série (Fig. 11.15A). O soma do primeiro neurônio, chamado *neurônio pré-ganglionar,* está localizado no sistema nervoso central, e o soma do segundo neurônio, chamado *neurônio pós-ganglionar,* fica situado em um *gânglio da cadeia simpática* (também chamado *gânglio paravertebral*). Os neurônios pós-ganglionares situam-se inteiramente fora do sistema nervoso central e fazem sinapse com as células alvos do reflexo autônomo.

O local e as propriedades desses neurônios pós-ganglionares dependem do ramo autônomo a que eles pertencem (ver a Fig. 11.15). No ramo simpático, os neurônios pré-ganglionares fazem sinapse com os neurônios pós-ganglionares na cadeia ganglionar simpática, que contém os corpos celulares dos neurônios pós-ganglionares. Os axônios dos neurônios pós-ganglionares então se estendem para os órgãos alvos, que podem ficar bem distantes do gânglio. (Uma exceção a este padrão é o *gânglio celíaco,* que contém os corpos celulares dos neurônios pós-ganglionares simpáticos que inervam o estômago, o fígado, o baço, o pâncreas, os rins e a glândula adrenal. Ele está localizado na cavidade abdominal.)

Os neurônios pré-ganglionares do sistema nervoso parassimpático, por outro lado, fazem sinapse com os neurônios pós-ganglionares que ficam próximos — ou mesmo dentro — das paredes dos órgãos alvos. Desse modo, no ramo parassimpático, os axônios dos neurônios pré-ganglionares podem ser bem longos, e os axônios dos neurônios pós-ganglionares são tipicamente curtos. Os neurônios pré-ganglionares do sistema nevoso simpático estão localizados nas regiões cervicais, torácicas e lombares da medula espinal. Os corpos celulares dos neurônios pré-

QUADRO 11.1
Efeitos opostos sobre órgãos alvos pelos ramos simpático e parassimpático do sistema nervoso autônomo

Tecido alvo	Efeito simpático	Efeito parassimpático
Olho		
Músculos radiais da íris	Dilatação pupilar	
Músculos do esfíncter da íris		Constrição pupilar
Músculos ciliares (que controlam a curvatura da lente)	Relaxamento (focalização de objetos distantes)	Constrição (focalização de objetos próximos)
Glândulas lacrimais (lágrimas)		Estimula a produção de lágrimas
Glândulas salivares	Estimula a produção de pequena quantidade de saliva viscosa ("boca seca")	Estimula grande produção de saliva diluída
Arteríolas	Vasoconstrição, especialmente de vasos que irrigam a pele	Pequeno efeito ou nenhum
Coração		
Células marcapasso	Aumenta a freqüência cardíaca	Diminui a freqüência cardíaca
Fibras ventriculares contráteis	Aumenta a força de contração	Pequeno efeito ou nenhum
Pulmões		
Bronquíolos	Dilatação dos bronquíolos	Constrição dos bronquíolos
Glândulas mucosas	Nenhum efeito	Estimulam a secreção de muco
Trato gastrointestinal		
Músculos dos esfíncteres	Contração	Relaxamento
Motilidade e tônus dos músculos lisos	Inibe	Estimula
Secreção de glândulas exócrinas	Inibe	Estimula
Vesícula biliar	Inibe a contração	Estimula a contração
Fígado	Aumenta a glicogenólise e, desse modo, a glicemia	Nenhum efeito
Bexiga	Nenhum efeito	Contração dos músculos
Medula adrenal	Estimula a secreção	Nenhum efeito

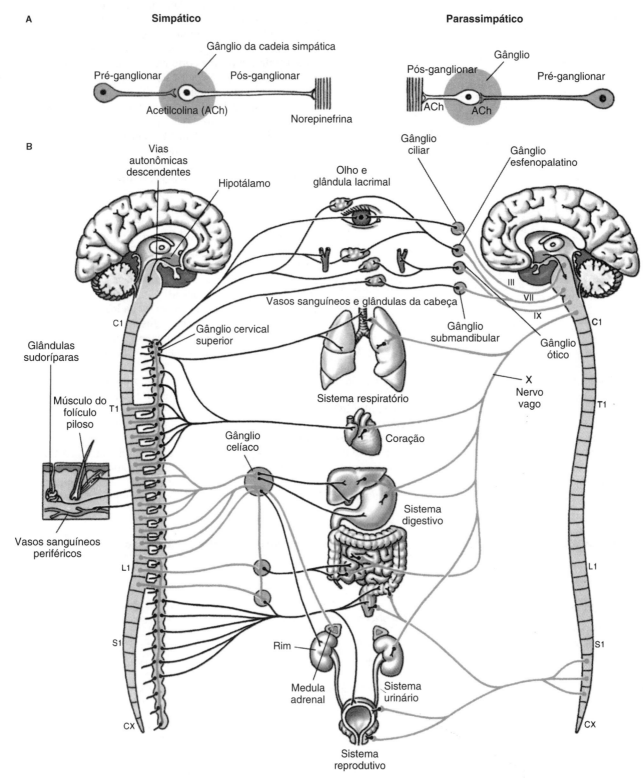

Fig. 11.15 As duas divisões do sistema nervoso autônomo compartilham muitos alvos. **(A)** As divisões simpática e parassimpática inervam seus alvos por meio de uma cadeia de dois neurônios. O soma de cada neurônio pré-ganglionar situa-se dentro do sistema nervoso central. O neurônio pré-ganglionar faz sinapse no gânglio periférico com neurônios pós-ganglionares que contactam seus órgãos alvos. As duas divisões diferem farmacologicamente. Os neurônios pré-ganglionares de ambas as divisões são colinérgicos. Os neurônios pós-ganglionares da divisão parassimpática também são colinérgicos, mas os neurônios pós-ganglionares do sistema simpático são adrenérgicos, primariamente usando norepinefrina como seu transmissor. Abreviação: ACh, acetilcolina. **(B)** Locais e alvos dos ramos dos neurônios do sistema nervoso autônomo pré- e pós-ganglionares do simpático (*esquerda*) e do parassimpático (*direita*). Os neurônios pré-ganglionares são coloridos; os neurônios pós-ganglionares são mostrados como linhas pretas. Este diagrama ilustra o sistema nervoso autônomo humano, mas o sistema é semelhante na maioria dos vertebrados. Abreviações: C1, primeiro segmento cervical da medula espinal; T1, primeiro segmento torácico; L1, primeiro segmento lombar; S1, primeiro segmento sacral; CX, segmento coccígeo. No sistema nervoso parassimpático, várias vias trafegam pelos nervos cranianos, que são indicados por algarismos romanos. (Ver Encarte colorido.)

ganglionares parassimpáticos ficam na cabeça e na medula espinal sacral.

As duas divisões do sistema nervoso autônomo também diferem farmacologicamente. Todos os neurônios pré-ganglionares são colinérgicos; isto é, o seu neurotransmissor é acetilcolina. Entretanto, o neurotransmissor de um neurônio pós-ganglionar depende da divisão à qual o neurônio pertence. O neurotransmissor dos neurônios pós-ganglionares parassimpáticos é a acetilcolina; o neurotransmissor dos neurônios pós-ganglionares simpáticos é a norepinefrina. (Os neurônios pós-ganglionares simpáticos também liberam um pouco de epinefrina.)

Os neurônios pós-ganglionares dos ramos simpático e parassimpático inervam tipicamente os mesmos órgãos alvos (Fig. 11.15B) e exercem tipicamente efeitos opostos em seus alvos compartilhados. Por exemplo, a atividade de marcapasso do coração é lentificada pela acetilcolina liberada pelos neurônios pós-ganglionares parassimpáticos, enquanto que é acelerada pela norepinefrina liberada pelos neurônios pós-ganglionares simpáticos. Tais ações dos sistemas parassimpático e simpático são inversas no trato digestivo, onde a acetilcolina dos neurônios parassimpáticos estimula a motilidade intestinal e a secreção digestiva, enquanto que a norepinefrina dos neurônios simpáticos inibe tais funções.

Dentro do sistema nervoso autônomo, existem dois tipos de receptores para os neurotransmissores acetilcolina e norepinefrina. Para cada transmissor, os dois tipos de receptores podem ser distinguidos por drogas que atuam como agonistas (isto é, imitam a atividade do transmissor natural) ou como bloqueadores. Os dois tipos de receptores colinérgicos são chamados *nicotínicos* e *muscarínicos*. Os receptores nicotínicos e muscarínicos foram distinguidos inicialmente um do outro com base nas reações fisiológicas das duas substâncias — a nicotina e a muscarina — que não são produzidas naturalmente no corpo. A nicotina, um alcalóide de planta, age como um agonista em algumas sinapses colinérgicas, incluindo as sinapses entre os neurônios pré-ganglionares e pós-ganglionares das duas divisões do sistema nervoso autônomo (ver o Destaque 6.3). A muscarina, que é extraída de alguns cogumelos tóxicos, age como um agonista em outras sinapses colinérgicas, incluindo as sinapses realizadas pelos neurônios pós-ganglionares parassimpáticos com seus órgãos alvos. O curare (D-tubocurarina) bloqueia a ação da acetilcolina nos receptores nicotínicos (incluindo aqueles da placa motora dos músculos esqueléticos), enquanto que a atropina bloqueia os receptores muscarínicos. Os receptores nicotínicos e muscarínicos têm estrutura molecular e mecanismos de resposta completamente diferentes. Os receptores nicotínicos consistem em complexos protéicos que fixam o neurotransmissor e contêm canais iônicos seletivos dentro de sua estrutura. Os receptores muscarínicos são moléculas com sete componentes transmembrânicos e afetam canais iônicos através da mediação de segundos mensageiros intracelulares (ver o Cap. 6).

Os neurônios pós-ganglionares adrenérgicos da divisão simpática inervam dois tipos de receptores para a norepinefrina, designados receptores α e β. A exemplo dos receptores da acetilcolina, os receptores adrenérgicos são distinguidos um do outro por sua farmacologia. Os receptores α-adrenérgicos são mais sensíveis à norepinefrina do que à droga *isoproterenol* e são bloqueados seletivamente pela *fenoxibenzamina*. Os receptores β-adrenérgicos são mais sensíveis ao isoproterenol do que à epinefrina e são bloqueados seletivamente pelo *propranolol*. Os dois tipos de receptores adrenérgicos ativam vias reguladoras intracelulares separadas mas paralelas.

Embora todos os vertebrados tenham sistema nervoso autônomo, as duas divisões não são bem definidas em todos os grupos. Por exemplo, nos peixes teleósteos, as divisões simpática e parassimpática são distinguíveis, mas, nos peixes ciclóstomos, o sistema nervoso autônomo não é separado em duas divisões. O sistema nervoso autônomo de anfíbios parece ser essencialmente idêntico ao dos mamíferos, mas os répteis podem não apresentar esta divisão entre simpático e parassimpático claramente definida. Estudos comparativos do sistema nervoso autônomo têm sido relativamente raros, e pesquisas mais profundas podem revelar algumas surpresas filogenéticas.

COMPORTAMENTO ANIMAL

Para entender como o comportamento pode ser iniciado e controlado pelo cérebro e por outras partes do sistema nervoso central, é necessário conhecer as propriedades dos neurônios e o modo pelo qual a informação é transmitida de um neurônio para o próximo. Nós já consideramos como os neurônios individuais se arranjam em circuitos. Os circuitos neuronais mais simples são os arcos reflexos que dependem de um número pequeno de neurônios, mas os circuitos que produzem comportamento podem ser muito complexos. Para entender tais circuitos mais complicados, devemos considerar várias questões. Primeira, o que exatamente sobre o comportamento queremos explicar? Segunda, podemos construir essa explicação a partir de circuitos conhecidos e de suas interações? Terceira, existem princípios gerais ou cada comportamento é um "caso especial"? Para sugerir quão clara e completamente tais perguntas podem ser respondidas, no restante deste capítulo analisaremos inicialmente alguns comportamentos complexos e depois abordaremos algumas das propriedades de circuitos que se sabe atuar como suporte de comportamentos.

Conceitos Comportamentais Básicos

Um problema básico para qualquer animal é o que fazer (e o que não fazer) em dada situação. O entendimento dos mecanismos que levam um animal a fazer esta escolha é o principal desafio. Os cientistas do comportamento têm realizado duas abordagens complementares para chegar a este desafio. A abordagem *neuroetológica* tem sido trazer o animal ao laboratório e observar o comportamento neste conjunto drasticamente simplificado de circunstâncias bem definidas. No laboratório, não existem predadores; o número e o sexo dos companheiros são controlados pelo experimentador; existem condições não-usuais de iluminação, odores e sons; e o animal é freqüentemente limitado a um espaço relativamente pequeno e confinado. Em alguns casos, o sistema nervoso do animal é exposto cirurgicamente para permitir ao experimentador o registro de neurônios enquanto o comportamento está em curso. Os estudos em tais condições reduzidas são úteis, e mesmo necessários, para obter respostas a perguntas circunscritas e bem definidas sobre o comportamento, mas os resultados de tais experimentos podem ser difíceis de ser traduzidos de modo a levar ao entendimento de como os animais lidam com os desafios nas suas vidas diárias. A abordagem *etológica* consiste em ir ao campo e observar o animal enquanto ele lida com seus problemas em seu ambiente normal. A observação dos animais em seus estados normais é uma prática antiga, e nossos ancestrais sem dúvida fizeram tais observações com uma refeição em mente. Entretanto, para os fisiologistas, as condições naturais criam vários problemas que são diferentes dos encontrados pelas condições de laboratório. Enquanto se observa o animal em seu ambiente natural, é difícil de se determinar a importância relativa de todas as coisas diferentes que o animal faz, e é essencialmente impossível registrar a atividade do sistema nervoso do animal. Entretanto, tem sido feito progresso no reconhecimento de padrões repetidos no comportamento natural.

Com base nas observações feitas no campo e em experimentos muito engenhosos, muitos pesquisadores têm compilado listas detalhadas do que os animais fazem e como e onde cada animal gasta seu tempo. Esses registros oferecem uma riqueza de informações mas poucos princípios de organização. Analisando tais observações, os etologistas Konrad Lorenz e Niko Tinbergen desenvolveram uma visão interpretativa que finalmente cristalizou esses dados em um sistema útil. Eles reconheceram que o repertório comportamental de um animal parece ser construído de "unidades" elementares motoras e sensoriais. Eles denominaram os padrões de unidade motora de **padrões fixos de ação** (também chamados *padrões da ação modal*), e os elementos sensoriais correspondentes eles chamaram **estímulos chaves** (também chamados *sinais-estímulos*). Eles receberam um Prêmio Nobel em 1973 em reconhecimento à importância de suas observações.

Os padrões fixos de ação têm seis propriedades:

1. Eles são atos motores relativamente complexos, cada um dos quais consistindo em uma seqüência temporal específica de componentes. Eles não são simples reflexos.
2. Eles são obtidos tipicamente por estímulos chaves, e não por estímulos gerais.
3. Padrões fixos de ação são obtidos normalmente por estímulos do ambiente; mas, se um pesquisador remover o estímulo após o movimento do animal ter-se iniciado, o comportamento usualmente continuará até o fim. Esta propriedade tudo-ou-nada de padrões fixos de ação os distingue dos reflexos, que requerem tipicamente uma estimulação continuada para manter o movimento. Imagina-se que o sinal-estímulo seja necessário para ativar o padrão; mas, uma vez iniciado, ele se desenvolve independentemente de uma estimulação adicional.
4. O limiar de estímulo para os padrões fixos de ação varia com o estado do animal, e a variação pode ser bem grande. Por exemplo, imediatamente após um animal ter copulado, ele não pode ser induzido a copular novamente sem uma estimulação intensa. O limiar para obter a estimulação então cai com o passar do tempo.
5. Quando estimulados com o sinal apropriado, todos membros de uma espécie (talvez os da mesma idade ou do mesmo sexo ou ambos) desenvolvem determinado padrão fixo de ação quase idêntico. Alguns padrões fixos de ação são comuns a muitas espécies de um gênero. As propriedades dos padrões fixos de ação são tão fidedignas dentro de uma certa espécie que a comparação das variações dentro desses padrões tem sido usada para deduzir relações taxonômicas.
6. Padrões fixos de ação são executados tipicamente em uma forma reconhecível mesmo por animais que não tiveram nenhuma experiência prévia com os sinais-estímulos. Isto é, esses padrões são herdados geneticamente, embora esteja claro que em muitas espécies os padrões possam mudar em algum grau com a experiência. Esta propriedade de herança acendeu um longo debate sobre a dicotomia entre comportamentos herdados e aprendidos (isto é, "natural contra ensinado") que ainda se inflama periodicamente como um incêndio que não foi apagado completamente.

A natureza estereotipada da atividade muscular durante os padrões fixos de ação tornou-os extremamente úteis para o interesse dos fisiologistas nas bases celulares da atividade motora durante o comportamento. A capacidade de se obter precisamente as mesmas contrações musculares por várias vezes com segurança pela aplicação do estímulo adequado fornece uma janela para se trabalhar com o sistema nervoso, particularmente em animais simples. Alguns padrões fixos de ação são ilustrados na Fig. 11.16.

Sinais-estímulos, que estimulam especificamente um animal a desenvolver um padrão fixo de ação, também têm sido chamados *liberadores*, porque eles parecem "liberar" uma resposta comportamental pré-padronizada em um animal. Para se determinar as características de um estímulo que são essenciais para sua efetividade, os etologistas construíram modelos com a forma e a cor de modo a imitar o sinal provável. As características são variadas entre os diversos modelos para se determinar quais delas são mais eficientes em promover um padrão fixo isolado de resposta. Um exemplo clássico de padrão fixo de ação que foi estudado com o uso de modelos é o comportamento agressivo de um peixe esgana-gata macho de três espinhos realizando a corte. Quando um macho que faz a corte vê outro peixe esgana-gata macho, ele se manifesta agressivamente e pode mesmo atacar. Quando foram apresentados a um peixe macho em corte vários modelos que diferem em forma e cor, verificou-se que o sinal-estímulo para desencadear este comportamento é a cor vermelha na parte inferior característica dos peixes esgana-gata machos (Fig. 11.17A). A forma do modelo de peixe macho foi relativamente sem importância, e a cor vermelha na parte inferior não era eficiente como sinal-estímulo se o modelo estava orientado em outra posição exceto a horizontal (Fig. 11.17B). Assim, não é simplesmente a cor vermelha mas o ventre vermelho no contexto visual apropriado que age para desencadear o comportamento agressivo no peixe macho. A descoberta desses sinais-estímulos sugeriram outros trabalhos experimentais, a exemplo do que foi feito com a descoberta dos padrões fixos de ação. A natureza altamente específica dos estímulos liberadores sugere que deve ter havido adaptações nas vias visuais do peixe esgana-gata que foram sintonizadas especialmente para características importantes, agindo talvez como filtros sensoriais para admitir somente as partes apropriadas do estímulo. Em vez disso, o tema de detectores especializados provou ser um importante e poderoso conceito de organização na fisiologia sensorial.

Os padrões fixos de ação e os sinais-estímulos não ocorrem no isolamento, mas são parte de uma trama dentro das interconexões entre os animais. Durante a corte, cuidado com a prole ou encontros agressivos, os animais usam conjuntos complexos de movimentos para comunicar suas intenções comportamentais. Na corte, por exemplo, um movimento de um animal envia um sinal ao seu parceiro. O parceiro pode, por sua vez, mover-se de modo a enviar um sinal de volta.

Os componentes genéticos dos padrões fixos de ação e dos sinais-estímulos têm sido usados para pesquisar o modo como é organizado o comportamento específico das espécies. Um exemplo desta abordagem é o estudo do movimento das asas que produzem os trinados e os trilos na música de corte de um grilo macho. Os padrões da música dos grilos são específicos da espécie e são bastante independentes de fatores ambientais exceto a temperatura. Além disso, os padrões sonoros produzidos por uma espécie estão diretamente relacionados aos padrões de potenciais de ação (PA) nos neurônios motores que controlam os músculos produtores de som. Um conjunto de estudos examinou

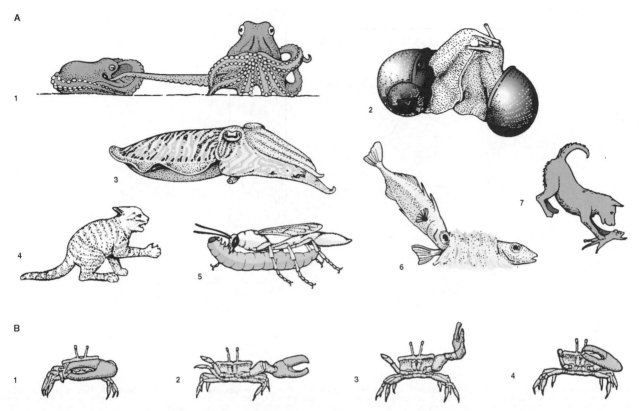

Fig. 11.16 Padrões fixos de ação podem ser observados na maioria das espécies. Estes comportamentos parecem ser programados geneticamente, em vez de aprendidos. **(A)** Comportamento de acasalamento em (1) *octopus* e (2) *Helix pomatia.* (3) *Sepia officinalis* macho em exibição sexual. (4) Gato selvagem europeu, atacando com sua pata. (5) Uma vespa cavadora capturando sua presa. (6) Peixe esgana-gata de três espinhas, macho, batendo com o focinho, para estimular uma fêmea para a postura. (7) O "salto do camundongo" executado por um cão doméstico. **(B)** O comportamento de corte de um caranguejo uçá macho. O caranguejo procura atrair a fêmea agitando sua grande pinça (1) para a frente, então (2) lateralmente, então (3) para cima e por fim (4) novamente para frente. (Parte A, 2, 3, 5 e 6, adaptadas de Tinbergen, 1951, 1 adaptada de Buddenbrock, 1956, 4 adaptada de Lindemann, 1955, 7 adaptada de Lorenz, 1954; parte B adaptada de Lorenz e Tinbergen, 1938.)

a produção sonora por machos de duas espécies relacionadas. Uma espécie produz um trilo curto (que consiste em cerca de dois pulsos sonoros), enquanto que outra espécie produz um trilo longo (que consiste em cerca de dez pulsos sonoros). Os trilos dos híbridos F_1, a progênie produzida pelo cruzamento de indivíduos das duas espécies, consistem em um número intermediário de pulsos (cerca de quatro). Cruzamentos para produzir várias combinações genéticas demonstraram que a rede neuronal de produção dos padrões sonoros está sob rígido controle genético, suficientemente preciso para especificar diferenças tão pequenas como o número exato de PA que se dirigem aos músculos produtores de trilos.

Experimentos semelhantes em espécies de vertebrados indicam que, nesses organismos superiores, também, alguns aspectos do comportamento são controlados geneticamente e que os indivíduos híbridos desenvolvem uma forma intermediária de comportamento. Mesmo padrões de comportamento muito complexos que requerem reconhecimento do padrão e respostas apropriadas podem ser geneticamente codificados. Por exemplo, a capacidade de se orientar em relação ao padrão das estrelas, completado com a compensação do tempo para incluir a rotação da Terra, é completamente expressa por algumas espécies de aves, mesmo que elas tenham nascido dentro de casa e impedidas de ter uma exposição prévia ao céu aberto. Nessas condições, as aves nunca poderiam aprender pela prática a se orientar adequadamente em relação ao céu. Pelo menos algumas das informações necessárias para a orientação apropriada estão no material genético, e o sistema nervoso das aves é programado para escolher a direção correta quando apresentado aos impulsos visuais apropriados do céu noturno.

É razoável dizer que o comportamento nos animais superiores está baseado em componentes genéticos e aprendidos. A contribuição relativa feita pela hereditariedade e pela experiência varia muito entre os diferentes comportamentos e as diferentes espécies. O comportamento programado geneticamente parece predominar entre os animais com os sistemas nervosos mais simples, mas mesmo os organismos mais simples exibem capacidade de aprender com a experiência. As observações sugerem que, quanto mais complexo é um sistema nervoso, maior seu potencial para aprender, e esse potencial permite ao organismo não apenas deixar seu repertório limitado de padrões de comportamento herdados, mas também aumentá-lo.

Exemplos de Comportamento

Uma breve introdução sobre as unidades fundamentais de comportamento não consegue incluir a notável faixa de capacidades comportamentais conhecidas nos animais. Vários animais desenvolveram capacidades sensoriais e motoras que os permite produzir muitos comportamentos surpreendentes. Nós consideraremos alguns exemplos bem conhecidos para demonstrar a complexidade dos sistemas nervosos que fundamentam o comportamento.

Orientação do animal
Muitos animais se movem de modo previsível em relação a estímulos específicos — um comportamento chamado *orientação*.

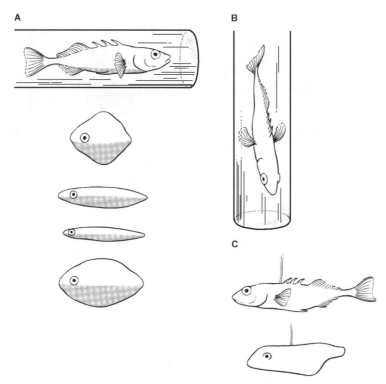

Fig. 11.17 Os estudos sobre o comportamento agressivo de corte do peixe esgana-gata macho foram facilitados pelo uso de modelos. Diferentes modelos foram usados para estudar o comportamento agressivo do peixe macho. **(A)** As respostas desses modelos indicaram que a característica de um outro peixe que desencadeia o comportamento agressivo é a faixa horizontal na porção inferior do macho invasor. Os modelos da parte A foram todos desencadeadores eficientes; o mostrado na parte B não foi eficaz. **(B)** Um macho orientado verticalmente não provoca resposta. **(C)** A forma dos modelos de peixe não era importante. (Adaptado de Tinbergen, 1951.)

Este comportamento requer a integração dos impulsos sensoriais e a coordenação dos impulsos motores, de modo que ele depende das propriedades dos neurônios receptores sensoriais, das conexões com o sistema nervoso central e dos músculos que causam o movimento do corpo do animal. Nós agora apresentaremos vários exemplos de orientação e de navegação para ilustrar alguns dos mecanismos que subsidiam tais comportamentos ubíquos e para exemplificar as complexas capacidades comportamentais mesmo dos organismos mais simples.

Uma cena noturna comum para muitos habitantes da cidade é a fuga das baratas que abandonam sua comida e desaparecem quando a luz é acesa. Este comportamento é um exemplo de **taxia** — um movimento que está diretamente relacionado ao estímulo. As baratas em fuga movem-se *para longe* do estímulo luminoso, o que é chamado *fototaxia negativa* (Fig. 11.18). Um animal que se move *para perto* da luz exibe *fototaxia positiva*. Jacques Loeb (1918) sugeriu, no início do século XX, que as taxias simples ocorrem quando a ativação motora assimétrica é causada por impulso sensorial assimétrico. De acordo com este ponto de vista, a fototaxia negativa ocorreria quando a luz que chega a um dos olhos produz forte resposta motora **ipsilateral** (isto é, do mesmo lado do olho), motivando o animal a se desviar para longe da fonte de luz. A fototaxia positiva poderia ocorrer se o estímulo luminoso em um dos olhos estimulasse a resposta motora **contralateral** (isto é, do lado oposto ao da luz), resultando no movimento do animal em direção à fonte luminosa. Coerentemente com esta hipótese, descobriu-se que, se os animais positivamente fototáxicos são cegados de um dos olhos, eles se orientarão de modo que o olho intacto se afaste da luz.

A informação sensorial também modula o comportamento de outros modos. Por exemplo, ela pode ser usada para corrigir assimetrias estruturais ou funcionais que surgem no sistema nervoso central ou nas estruturas (p. ex., asas, pernas, barbatanas etc.) que influenciam a locomoção. Um gafanhoto pode continuar a voar em linha reta mesmo depois que uma de suas quatro asas foi parcialmente ou inteiramente removida, enquanto ele puder usar seus olhos para a orientação. No escuro, mesmo um gafanhoto intacto que foi amarrado com um fio de modo que seu comportamento possa ser observado, irá girar ao longo de seu eixo longitudinal se for induzido a voar. O giro é conseqüência das ligeiras assimetrias na estrutura das asas e dos impulsos motores gerados centralmente. Um gafanhoto amarrado pára de girar se ele for suprido com sinais visuais na forma de um horizonte artificial (ver a Fig. 11.18B); os impulsos visuais permitem a correção dos impulsos motores para as asas, estabilizando a posição do inseto. Os impulsos visuais fornecem informações aos neurônios centrais que controlam o vôo, regulando as eferências relativas para os conjuntos direito e esquerdo dos músculos do vôo de modo a manter o horizonte visto pelo animal em uma orientação horizontal.

A importância da retroalimentação sensorial para a orientação e para a locomoção em seres humanos é confirmada em nossa experiência diária. Por exemplo, conforme visto no Cap. 1, a motorista de um carro faz continuamente pequenos ajustes no volante: seus olhos são sensores em um sistema de retroalimentação no qual o sistema neuromuscular dela, acoplado com os mecanismos do volante do carro, corrige qualquer desvio que o carro faz do centro da pista. Os desvios podem ser decorrentes de assimetrias no sistema nervoso e muscular da motorista ou de irregularidades ou imperfeições na estrada ou no veículo. Quando uma pessoa é privada de sua retroalimentação visual, o comportamento muda. Pessoas cegas, andando ou dirigindo um

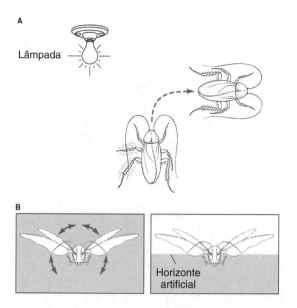

Fig. 11.18 Os impulsos sensoriais podem alterar o comportamento. **(A)** Uma barata foge da luz, uma fototaxia negativa. **(B)** Um gafanhoto preso voando no escuro tende a girar ao redor do seu eixo horizontal. Um horizonte artificial estabiliza a posição do corpo do inseto porque os impulsos visuais modulam a eferência motora para os músculos do vôo.

carro em um campo aberto e plano, tomam um curso mais ou menos circular, cujo tamanho e direção (sentido horário ou anti-horário) médios do círculo diferem entre os indivíduos. Essas propensões de curvar o percurso são vistas nos animais em todos os níveis filogenéticos. As retroalimentações visuais e de outras formas sensoriais compensam essas propensões locomotoras inerentes, algumas das quais podem ser geradas pelas assimetrias congênitas nos sistemas muscular e nervoso.

Muitos animais localizam suas presas por vibrações que são provocadas no substrato pela presa. Uma aranha é alertada para a presa na sua teia, por exemplo, por vibrações nos fios da teia — as vibrações são detectadas por órgãos mecanorreceptores localizados nas pernas da aranha. Outro grupo de aracnídeos, os escorpiões noturnos do deserto, usa a vibração da areia produzida pelos movimentos de sua presa para a localização e a orientação da direção de sua vítima potencial que estão tão distantes quanto 0,5 m. A 15 cm ou menos, o escorpião pode determinar a distância, bem como a direção, da fonte de vibração. Além dos típicos sensilos, mecanorreceptores, um escorpião possui um conjunto de receptores especialmente sensíveis em cada uma de suas oito pernas (Fig. 11.19). Embora a sensibilidade desses receptores à vibração seja consideravelmente menor do que a calculada para as células ciliadas cocleares, ela é sem dúvida impressionante. Através da estimulação por um deslocamento mecânico finamente localizado, foi demonstrado que esses receptores respondem quando o segmento do tarso da perna é desviado por menos de 0,1 nm, o que torna o receptor capaz de detectar a direção na qual as vibrações da areia estão sendo conduzidas.

Para se orientar precisamente em direção à fonte de vibração, um escorpião mantém todas as oito pernas em contato com o substrato em um círculo precisamente espaçado (ver a Fig. 11.19 B). Nesse arranjo, a perna mais próxima da fonte será a primeira a perceber as ondas de vibração pelo substrato arenoso. Os neurônios centrais que recebem os impulsos sensoriais dos receptores parecem comparar o momento em que os impulsos chegam aos receptores de vibração de todas as pernas. As pernas que estão faceando a fonte de estímulo interceptam as ondas primeiramente e aquelas do lado oposto recebem o estímulo cerca de 1 ms mais tarde (as ondas de vibração viajam a 40-50 m·s^{-1} na areia). Integrando o tempo dos PA das diferentes pernas, o sistema nervoso central calcula a direção da fonte de estímulo e então produz a atividade motora eferente apropriada permitindo ao escorpião orientar-se e responder na direção da fonte.

Muitos organismos aquáticos podem orientar-se em relação aos estímulos vibratórios. Por exemplo, alguns insetos de superfície aquática e muitos peixes e anfíbios percebem a reflexão das ondas que se iniciaram por seus próprios movimentos de natação e que bateram em objetos próximos. Os peixes e os anfíbios detectam essas ondas refletidas usando as células ciliadas do sistema da linha lateral (ver o Cap. 7). Alguns mamíferos e alguns pássaros têm mecanismos refinados de detectar ondas refletidas como forma de orientação; eles emitem ondas sonoras e detectam os sons refletidos com as células ciliadas de suas orelhas. Este comportamento de orientação especializado é chamado **localização pelo eco**.

Orientação pelo eco
O mecanismo auditivo altamente refinado dos mamíferos e das aves permitiu a evolução de notáveis formas de orientação acústica nas quais um animal emite pulsos sonoros de alta freqüência e usa o eco de retorno para detectar direção, distância, tamanho e textura dos objetos no seu ambiente. O uso deste tipo de sonar dos estímulos auditivos é mais desenvolvido em dois grupos de mamíferos: os morcegos microquirópteros e alguns cetáceos, como as toninhas e os golfinhos. Entre as aves, somente dois gêneros parecem usar a orientação pelo eco, a andorinha asiática das cavernas *Collocalia* e o pássaro sul-americano *Steatornis*. Estas aves usam suas línguas para produzir estalos audíveis para tal propósito.

Perto do final do século XVIII, o naturalista italiano Lassaro Spallanzani descobriu que os morcegos usavam a localização por eco. Ele ficou curioso com a capacidade dos morcegos de evitar obstáculos mesmo quando voando no escuro total, enquanto que sua coruja de estimação necessitava pelo menos de uma luz fraca para fazer o mesmo. Após alguns experimentos sem sucesso, ele confirmou um relato publicado previamente por Louis Jurine, um cirurgião suíço, de que a obstrução das orelhas de um morcego interferia na sua capacidade de navegar no escuro. Além disso, ele descobriu que cegando-se morcegos eles ainda podiam encontrar seu caminho de casa para o seu campanário favorito na catedral de Pavia. Ele observou que esses morcegos cegos apanhavam insetos com bastante sucesso: quando eles eram apanhados, mortos e dissecados, seus estômagos estavam cheios com insetos que haviam sido pegos durante o vôo em sua viagem de volta para o campanário. Naquela época, pouco se sabia sobre a física do som, e Spallanzani ignorou a possibilidade de que os próprios morcegos emitiam sons que eram inaudíveis para os ouvidos humanos. Em conseqüência, ele chegou à conclusão errônea de que os morcegos voavam detectando ecos de sons feitos por suas próprias batidas das asas e que eles localizavam suas presas na volta ao lar pelo zumbido das asas dos insetos.

Somente em 1938 que Donald Griffin e Robert Galambos, ambos estudantes na Universidade de Harvard, usaram um equipamento acústico recentemente descoberto para determinar que os morcegos emitiam gritos ultra-sônicos e usavam os ecos desses sons para "ver no escuro" (Fig. 11.20). Estudos posteriores por Griffin e colaboradores revelaram as capacidades fenomenais de localização pelo eco dos morcegos insetívoros. Fotografias de alta velocidade mostraram que, usando a localização pelo

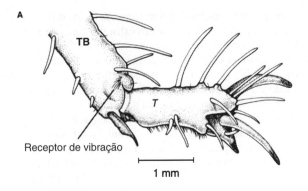
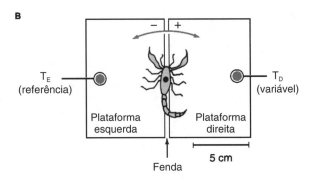
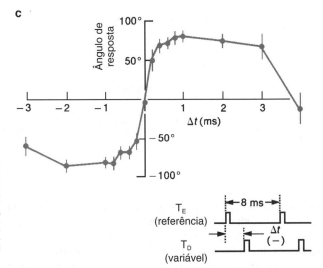

Fig. 11.19 Os receptores sensoriais das pernas dos escorpiões do deserto permitem a eles receber informações sobre as vibrações produzidas por presas potenciais e conduzidas pela areia. Os neurônios centrais respondem ao momento em que a informação chega às oito pernas e produzem uma atividade eferente que orienta o escorpião em direção à fonte de vibração. **(A)** Localização de um dos órgãos receptores de vibração. Abreviações: *TB*, tarso basal; *T*, tarso. **(B)** Arranjo experimental para manipular o momento de chegada da aferência sensorial aos receptores de vibração. (T_E e T_D, transdutores esquerdo e direito). **(C)** Relação entre o tempo em que os impulsos sensoriais provenientes das várias pernas chegam ao sistema nervoso central e o ângulo de orientação assumido pelo escorpião. O escorpião vira-se para a direção da perna que recebeu o impulso primeiro. (Adaptado de Brownell e Farley, 1979a,b.)

eco, um morcego pode capturar dois mosquitos separados ou moscas da fruta em cerca de 0,5 segundo. Os morcegos comedores de peixe de Trinidad podem até usar a localização pelo eco para encontrar e capturar suas presas sob a água pela detecção das ondas que elas produzem na superfície da água quando nadam logo abaixo da superfície.

Morcegos insetívoros podem capturar um inseto em três fases de orientação acústica (Fig. 11.20B). A fase de "cruzeiro", que ocorre durante o vôo em linha reta, consiste em sons pulsáteis separados por períodos de silêncio de pelo menos 50 ms. Cada pulso sonoro tem **freqüência modulada** (FM), varrendo rapidamente numa freqüência do espectro entre 100 e 20 kHz. (Como os seres humanos não podem ouvir sons acima de 20 kHz, esses sons são chamados *ultra-sônicos*.) A segunda fase começa quando o morcego detecta sua presa. Nesta fase, são produzidos pulsos em intervalos mais curtos. A terceira, e final, fase consiste em uma emissão semelhante a um zumbido em que os intervalos ficam ainda mais curtos, a duração de cada pulso cai para cerca de 0,5 ms e a freqüência dos sons é reduzida. Finalmente, o morcego apanha o inseto com suas asas ou com a membrana entre suas pernas posteriores, levando o inseto à sua boca.

Os sons produzidos por esses morcegos são altamente energéticos, alcançando intensidades acima de 200 dinas·cm^{-2} próximo da boca do morcego. Este som é tão intenso quanto o ruído produzido por um avião a jato pousando e passando a 100 m acima da cabeça; ele é 20 vezes mais intenso que o som de uma britadeira pneumática a apenas alguns metros de distância. Todavia, a energia sonora que retorna como eco refletida de uma pequeno objeto é muito fraca, porque a intensidade sonora, a exemplo de outras formas de energia radiante, cai com o quadrado da distância. Essa redução na energia com a distância serve para o próprio grito e para a pequena fração da energia refletida de volta de um pequeno objeto, de modo que o morcego tem uma formidável tarefa neuronal para diferenciar os ecos muito fracos e os ecos complexos dos sons muito mais potentes emitidos por eles próprios.

Nos morcegos que realizam localização pelo eco, existe certo número de modificações morfológicas e neuronais que ajudam a detectar os ecos. O focinho é coberto por dobras complexas, e as narinas são distanciadas para produzir um efeito de megafone. Os pavilhões auditivos são muito grandes para ajudar a capturar os ecos. A membrana timpânica e os ossículos são especialmente pequenos e leves, fornecendo alta fidelidade em freqüências sonoras elevadas. Na emissão dos sons, os músculos que tracionam os ossículos contraem-se brevemente, reduzindo a sensibilidade da orelha (esta é uma característica comum nas orelhas dos mamíferos). Os seios venosos, o tecido conjuntivo e o tecido adiposo isolam a orelha interna, do crânio, reduzindo a transmissão direta de som da boca para a orelha interna. Finalmente, os centros auditivos do cérebro ocupam uma fração muito grande do relativamente pequeno cérebro do morcego. Muitas regiões do cérebro do morcego recebem sinais auditivos e, através dos processos de computação neuronal, constroem uma representação espacial do mundo externo a partir dessas informações auditivas. Mecanismos semelhantes para o processamento das informações auditivas foram cuidadosamente estudados no cérebro da coruja de celeiro e serão considerados mais adiante neste capítulo.

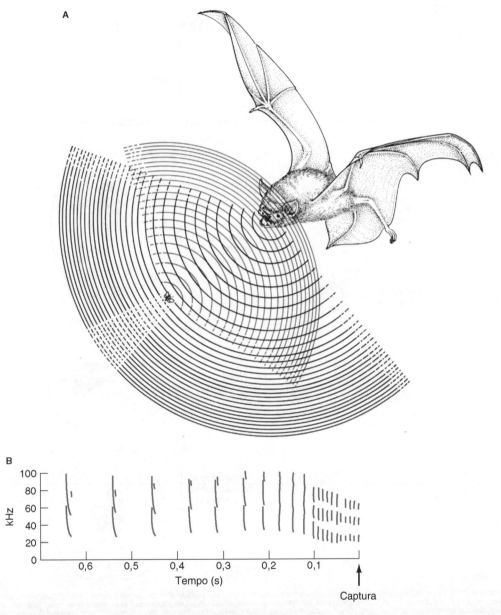

Fig. 11.20 Os morcegos encontram e capturam sua presa usando a localização pelo eco. **(A)** Figura de um pequeno morcego marrom, que tem estruturas especializadas no focinho e nos pavilhões auditivos das orelhas. O morcego emite um som de freqüência modulada, que é refletido nos objetos do seu ambiente, incluindo os insetos que ele está caçando. O espaçamento das curvas neste desenho indica a mudança de freqüência dos sons emitidos e refletidos durante a duração de um pulso sonoro. Somente pequena fração do som emitido (curvas pretas) é refletida de volta para o morcego (curvas vermelhas) e somente pequena fração do som refletido é interceptada pelo morcego. **(B)** Três fases de localização pelo eco na perseguição de um inseto pelo morcego *Eptesicus*. Na fase inicial, os gritos são distanciados no tempo e varrem o ambiente com freqüências decrescentes entre 100 e cerca de 40 kHz. Quando o morcego detecta um inseto, os gritos tornam-se mais freqüentes, ainda varrendo na mesma faixa de freqüências. Quando estão mais próximos, os gritos mudam para um zumbido, com um período muito curto entre cada grito e uma faixa de freqüência de varredura menor. (Parte B adaptada de Simmons et al., 1979.) (Ver Encarte colorido.)

Navegação animal

A navegação por longas distâncias é uma extensão surpreendente das respostas de orientação simples. Muitos tipos de animais — das borboletas monarca aos tordos dourados e baleias cinzentas — migram por longas distâncias por territórios desconhecidos. Essas capacidades de navegação há muito têm sido envoltas em uma aura de mistério, porque tais animais tipicamente utilizam especialidades que as pessoas não podem detectar. Além disso, o estudo da navegação tem sido difícil porque os animais usam freqüentemente várias capacidades sensoriais diferentes para guiá-los, e essa redundância tem tornado confuso o estudo experimental da navegação. Freqüentemente um sistema predomina quando as condições para os outros sistemas são desfavoráveis; mas, se a condição muda, o animal pode mudar sua estratégia.

Os pesquisadores — que estão inclinados a variar apenas um parâmetro de cada vez — ficam confusos pela capacidade continuada do animal de encontrar seu caminho quando uma de suas modalidades sensoriais está inativada. Por exemplo, é evidente agora que, em graus variados, as aves usam marcações particulares, outras características da visão como o plano da luz polarizada, odores, sons, a posição do sol e das estrelas e mesmo o campo magnético da Terra quando elas voltam para casa ou para algum outro local.

Animais de muitos filos podem navegar. As abelhas usam a posição do sol e o padrão da luz polarizada no céu para manter o trajeto da direção de sua colmeia em relação à fonte de alimento e podem assinalar essa direção às suas companheiras da colmeia por intermédio de sua "dança em círculos" (Fig. 11.21). Algu-

398 COMPORTAMENTO: INICIAÇÃO, PADRÕES E CONTROLE

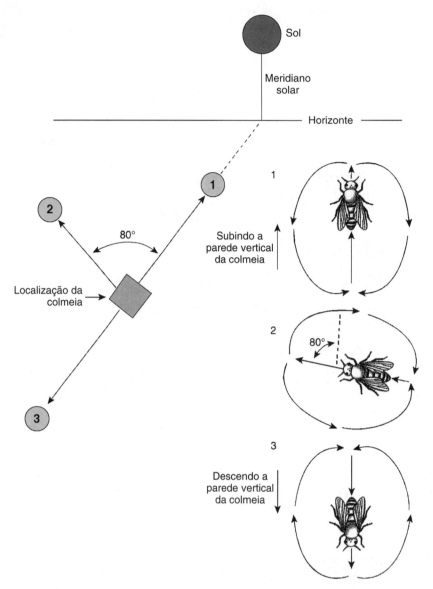

Fig. 11.21 As abelhas codificam a informação sobre uma fonte de alimento em relação à colmeia pela indicação da fonte em relação à posição do sol. Neste experimento, três fontes potenciais de comida (numeradas de 1 a 3) foram colocadas em diferentes locais. As abelhas batedoras que encontram uma fonte indicam a direção da comida em relação à colmeia pela direção em que elas se movem na parede vertical da colmeia. A direção da parte reta de sua "dança" mostra a direção da fonte de comida em relação ao sol. (Adaptado de Camhi, 1984.)

mas aves podem navegar sobre vastos trechos de oceano que parecem ser despidos de marcações. Quando são expostas ao céu noturno em um planetário, algumas espécies de aves migratórias noturnas — por exemplo, os *warblers** — orientam-se em relação aos padrões projetados das estrelas. Conforme passa o tempo durante a noite, se uma constelação projetada se movimenta pela abóbada para imitar a rotação da Terra, as aves orientam-se na direção "correta" em relação ao céu projetado, compensando continuamente a alteração tempo-dependente na posição das constelações. Alterações arbitrárias na posição do céu projetado causam a mudança na orientação das aves. Parece que para compensar a rotação da Terra em relação às referências celestes, as aves, as abelhas e outros navegadores que usam o céu como referência têm "relógios" internos. Este mecanismo é chamado "*relógio biológico*", e sua fisiologia é pouco conhecida. Se uma abelha ou uma ave é colocada em um esquema de luz-escuro com a "alvorada" ou o "crepúsculo" desviados da iluminação natural em várias horas, ela introduz o tempo incorreto em seu relógio biológico interno e orientar-se-á com um desvio de marcação equivalente à mudança artificial de fase em seus ciclos dia-noite (Fig. 11.22).

Os animais também podem depender de capacidades não disponíveis aos seres humanos de orientação. Por exemplo, embora há muito se suspeite que alguns animais utilizam o campo magnético da Terra para a orientação e a navegação, apenas recentemente esta hipótese foi comprovada por evidência experimental. O comportamento dos pombos-correio é um bom exemplo. Pombos-correio privados de marcações familiares podem ainda assim encontrar seu caminho para casa, mesmo em um dia nublado quando é impossível detectar a posição do sol. Nestas condições, eles tipicamente voam em círculos por uns poucos minutos e então

---
* N.T.: Pequenos pássaros canoros.

COMPORTAMENTO: INICIAÇÃO, PADRÕES E CONTROLE 399

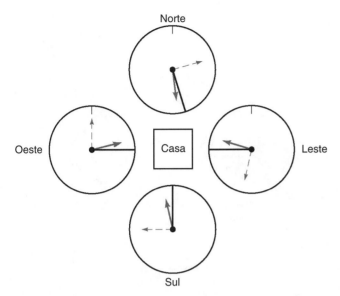

Fig. 11.22 O relógio biológico do pombo-correio pode ser manipulado pela mudança do acerto do ciclo de luz do pombo. Pombos-correio foram treinados para voltar para casa de cada um dos quatro locais. Então, metade dos pombos foi mantida em um ciclo artificial que estava 6 horas adiantado em relação ao ciclo de luz-escuro normal. Quando os pombos com o ciclo alterado foram liberados de cada um dos locais, eles tomaram uma direção que era 90° anti-horária à orientação correta. As linhas sólidas pretas indicam a direção da casa. As setas com linha sólida indicam a direção média tomada pelos pombos que foram mantidos em um ciclo de luz-escuro normal, e as setas com linha tracejada indicam a direção média tomada pelos pombos que foram substituídos com o tempo. Havia cerca de 10 pombos mantidos em cada uma dessas condições experimentais. (Adaptado de Camhi, 1984.)

apontam para a direção correta da casa. Entretanto, se pequenos ímãs são presos em suas cabeças, ou se eles são transportados para locais de partida em *containers* que os tornam incapazes de detectar o campo magnético da Terra pelo caminho, eles se desorientam. Anomalias magnéticas locais — por exemplo, aquelas causadas por grandes depósitos de ferro — também confundem a capacidade do pombo de se orientar adequadamente.

As salamandras das cavernas, do gênero *Eurycea*, podem encontrar seu caminho de volta para "casa" na completa escuridão, de modo que parece possível que esses animais também utilizem o campo magnético da Terra para a navegação. Em experimentos para testar sua capacidade de usar um campo magnético como orientação de navegação, as salamandras foram treinadas a ir a um lugar particular em um labirinto que estava sempre orientado do mesmo modo em relação ao campo magnético da Terra. Elas então foram testadas em um labirinto em cruz cuja orientação em relação ao campo magnético da Terra podia ser manipulada. Os resultados do experimento confirmaram que as salamandras podem usar o campo magnético da Terra para a orientação. Este achado tem implicações importantes no que diz respeito aos mecanismos pelos quais os animais podem detectar o campo magnético. Animais como as aves, que se movem rapidamente, poderiam detectar o campo magnético diretamente. Por outro lado, eles poderiam detectar os campos magnéticos pela percepção de correntes elétricas induzidas em seus líquidos salinos corporais quando estes condutores se movem pelo campo magnético da Terra (conforme descrito pela lei da eletricidade e do magnetismo de Maxwell). As salamandras movem-se muito lentamente comparadas com as aves, e é pouco provável que os campos elétricos originados em seus líquidos corporais sejam intensos o suficiente para fornecer uma base para detectar indiretamente os campos magnéticos. Parece mais provável que pelo menos alguns animais sejam capazes de detectar campos magnéticos diretamente.

Que tipo de mecanismo poderia explicar um sentido magnético? Esta pergunta não pode ser respondida com certeza. Entretanto, a *magnetita*, um material magnético de origem biológica, foi encontrada dentro ou próximo do cérebro de vários animais que parecem responder aos campos magnéticos — um achado que é intrigante e sugestivo. Por exemplo, uma pequena estrutura negra contendo magnetita fica entre o cérebro e a caixa craniana de pombos. Baleias pelágicas que podem navegar usando o campo magnético da Terra também têm magnetita em porções do córtex cerebral. Encalhes catastróficos dessas baleias em praias desconhecidas têm-se correlacionado significativamente com a existência de distúrbios geomagnéticos nas áreas em que elas perderam a direção.

A distribuição e a localização da magnetita sugere que ela deve desempenhar um papel na detecção dos campos magnéticos, mas não se encontrou nenhuma célula receptora que consiga transduzir sinais magnéticos em sinais neuronais. Algumas bactérias do lodo podem fornecer um modelo para mostrar como a orientação baseada na magnetita funciona. Tais bactérias do lodo contêm partículas de magnetita e se orientam em relação ao campo magnético da Terra. As bactérias que vivem no Hemisfério Norte orientam-se em relação ao Pólo Norte, enquanto aquelas naturais do Hemisfério Sul orientam-se em relação ao Pólo Sul, e esta diferença é dependente da orientação das partículas de magnetita na bactéria. A orientação da magnetita permite à bactéria nadar para baixo no lodo mais profundo, seguindo o ângulo com o qual o campo magnético entra na Terra em cada local. Se as bactérias são colocadas em uma gota de água dentro de um campo magnético artificial, elas se reúnem no lado apropriado da gota; se o campo magnético é invertido, elas nadam para o lado oposto da gota.

A enguia Americana (*Anguilla rostrata*) ilustra um outro método de navegação baseado em geomagnetismo que está disponível apenas para organismos marinhos. As larvas da enguia migram da região da desova, no mar dos Sargaços, para a costa do Atlântico na América do Norte, uma distância de cerca de 1.000 km. Quando foi sugerido inicialmente que elas empregam o campo magnético da Terra como guia, a resposta foi ceticismo porque a densidade do campo magnético é muito baixa. Entretanto, o sistema da linha lateral das enguias contém eletrorreceptores extremamente sensíveis, e esses eletrorreceptores são a base para tal capacidade. O movimento da água do mar nas correntes oceânicas age como um enorme gerador, porque a água salgada funciona como um condutor que se move pelo campo magnético da Terra. Os campos geoelétricos formados no mar pelas correntes oceânicas, como a Corrente do Golfo, alcançam intensidades de cerca de 0,5 mV·cm^{-1}, ou uma queda de 1,0 V em 20 km. As diminutas correntes elétricas produzidas por esses pequenos gradientes elétricos de voltagem podem aparentemente ser detectadas pelos eletrorreceptores das enguias, conforme demonstrado pelo treinamento de enguias para reduzir seus batimentos cardíacos quando o campo elétrico adjacente muda. A freqüência cardíaca de uma enguia treinada cai quando o campo elétrico adjacente muda tão pouco quanto 0,002 mV·cm^{-1}. Como os campos gerados no oceano são de duas a três ordens de magnitude maiores que este valor, é muito provável que as enguias possam orientar-se em relação ao campo geoelétrico.

Este breve exame sobre a orientação e a navegação animal revela a complexidade do comportamento gerado pelos sistemas neuronais de suporte. Tendo em vista tais capacidades, é temerário começar a estudar os neurônios responsáveis pela produção do comportamento, e, conforme veremos, as descrições das bases neuronais do comportamento usualmente ficam muito distantes das descrições do próprio comportamento.

PROPRIEDADES DOS CIRCUITOS NEURONAIS

Apesar da extrema complexidade dos sistemas nervosos centrais, várias generalizações podem ser feitas sobre sua organização e função. Primeiro, os circuitos neuronais consistem em conexões específicas entre neurônios, e os padrões de associação são essencialmente os mesmos em todos indivíduos normais de uma espécie. Essas conexões, que são tipicamente estabelecidas durante o desenvolvimento embrionário, são mantidas e ordenadas pelo uso durante toda a vida de um organismo. Se um circuito particular permanece sem uso por um período longo, as conexões nesse circuito ficam mais fracas, e pode haver perda significativa de função. Evidências recentes indicam que o oposto também é verdadeiro: dentro de certos limites, a atividade repetida pode aumentar a força das conexões existentes.

A importância crucial das conexões apropriadas para produção do comportamento é ilustrada por um experimento em uma simples conexão de reflexo em uma rã (Fig. 11.23). Neste experimento, as conseqüências de se alterar as conexões neuronais foram testadas por secção cirúrgica das fibras sensoriais que entram na medula espinal em um lado e nova conexão das fibras à via dorsal no lado oposto. Os neurônios seccionados conectam-se novamente à porção adequada dos neurônios centrais, mas fazem contato com o lado errado da medula espinal. Em uma rã normal, um estímulo nocivo à perna causa resposta reflexa de retirada da perna. Após a regeneração das conexões neuronais nesta nova configuração, um estímulo nocivo à perna que foi manipulada cirurgicamente evoca uma resposta de retirada inadequada da outra perna. As conexões anormais produziram comportamento inapropriado.

As conexões dentro do sistema nervoso central também desempenham um papel poderosíssimo na percepção sensorial. No século XIX, Johannes Müller formulou a lei das **energias nervosas específicas**, afirmando que a modalidade de uma sensação é determinada não pela natureza do estímulo, mas sim pelas conexões centrais das fibras nervosas ativadas por um estímulo. Esta noção é hoje universalmente aceita, e nós sabemos que as várias sensações, bem como a distribuição topográfica dos receptores sensoriais, são representadas por regiões particulares do córtex (ver a Fig. 11.12). A estimulação elétrica direta de áreas localizadas no córtex somatossensorial evoca sensações na consciência do indivíduo que são mais ou menos semelhantes àquelas produzidas pela estimulação do órgão do sentido correspondente. Por outro lado, a estimulação periférica desencadeia sinais elétricos em locais do córtex somatossensorial que correspondem à região específica da pele que foi estimulada.

Uma segunda generalização sobre o sistema nervoso é que o estado metabólico, as propriedades elétricas e o somatório dos aferentes sinápticos que chegam a cada neurônio individual determinam como este neurônio responderá a cada momento. Cada neurônio ativo, em virtude das suas conexões, por sua vez influencia a atividade de outros neurônios.

Uma terceira generalização é que a complexidade e a variedade de funções promovidas pelo sistema nervoso central se originam em dois níveis de organização: (1) neurônios individuais podem gerar diferentes tipos de sinais e (2) neurônios estão organizados em circuitos extremamente complexos e variados. Os dois tipos de sinais básicos — PA propagados tudo-ou-nada e potenciais sinápticos e receptores não-propagados graduados — são tratados no Cap. 6. As sinapses podem ser excitatórias ou inibitórias, fortes ou fracas. No final, todos os sinais neuronais dependem de fluxos de correntes iônicas por canais iônicos, movidos por gradientes eletroquímicos.

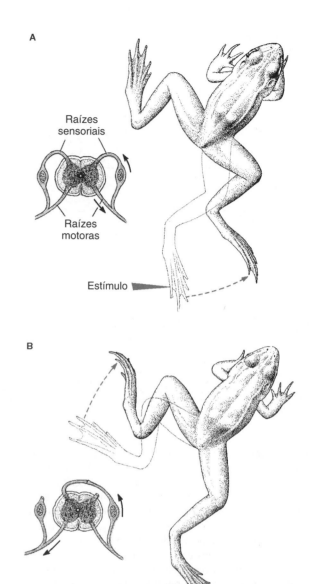

Fig. 11.23 O "diagrama da fiação" do sistema nervoso é crucial para a produção do comportamento adequado. **(A)** Em uma rã normal, quando um estímulo nocivo é aplicado a uma perna, a perna é retirada reflexamente. **(B)** Se as vias dorsais são seccionadas e levadas para se regenerar na medula espinal contralateral, a rã responde a um estímulo nocivo no lado manipulado cirurgicamente com a retirada da perna do lado oposto ao estimulado. Após a cirurgia, os impulsos sensoriais da perna direita são conectados aos neurônios motores que controlam a perna esquerda. (De "The Growth of Nerve Circuits" por R.W. Sperry. Copyright © 1959 por Scientific American, Inc. Todos os direitos reservados.)

O comportamento é produzido quando a informação sensorial é recebida pelo sistema nervoso central, processada e usada para gerar eferências motoras. Alternativamente, a atividade do sistema nervoso central pode, por si só, gerar eferência motora — que acontece, por exemplo, quando você decide parar de ler e fechar este livro. Para entender todo o processo, é necessário entender como o sistema nervoso central processa a informação sensorial e como a atividade neuronal pode resultar em padrões de contração muscular. Nós agora consideraremos as peças de uma via aferente-eferente completa que pode gerar comportamento: aferência sensorial, processamento central e eferência motora.

Peças do Quebra-cabeça Neuronal

Considerando a rede completa que subsidia um comportamento particular, podemos reconhecer subcircuitos cujas propriedades afetam o modo pelo qual toda a rede funciona. **Redes de filtro sensorial** transmitem somente certas características do complexo impulso sensorial aferente, enquanto bloqueiam outras características. **Redes geradoras de padrão central** (RGPC) produzem eferências motoras padronizadas que promovem movimentos mais ou menos estereotipados. A eferência de alguns padrões geradores — por exemplo, aqueles que governam a locomoção e a respiração — é cíclica. A eferência de outros padrões geradores — como aqueles que controlam os movimentos da língua quando as rãs e os sapos capturam seus insetos — não é cíclica. Acima de algumas redes geradoras de padrões está um *sistema de comando motor* em que os impulsos sensoriais aferentes podem modular a todo momento a eferência motora. Alguns comportamentos requerem a participação de uma rede de filtro sensorial no lado aferente e de um gerador de padrão central no outro lado. Um exemplo é o reflexo de alimentação na rã, descrito na próxima seção. Entretanto, alguns dos comportamentos mais simples (p. ex., o reflexo patelar) são independentes de um filtro sensorial ou de uma rede de controle motor.

Mesmo um pequeno número de neurônios pode ser combinado em circuitos por vários modos diferentes. De fato, nos vertebrados superiores, é comum um único neurônio receber milhares de terminais pré-sinápticos de outros neurônios, alguns dos quais excitatórios e alguns inibitórios. Cada neurônio pode ramificar-se muitas vezes e inervar muitos outros neurônios. A **divergência** — a ramificação repetida de um axônio — faz com que cada neurônio tenha uma influência que se difunde para muitos neurônios pós-sinápticos (Fig. 11.24A). A **convergência** de aferentes para um único neurônio (Fig. 11.24B) permite a um neurônio integrar sinais de muitos neurônios pré-sinápticos. A maioria dos neurônios, como o neurônio motor espinal de mamíferos, raramente é despolarizada até o limiar sem uma considerável somação espacial e temporal de impulsos sinápticos excitatórios. Em conseqüência, os neurônios produzem tipicamente PA somente quando existe uma atividade mais ou menos simultânea de certo número de neurônios pré-sinápticos excitatórios, produzindo impulsos convergentes. Pode haver convergência e divergência em uma única rede. Por exemplo, quando a informação da retina é transmitida ao cérebro, os sinais de cada ponto ao centro do campo visual são conduzidos por vários neurônios, indicando a divergência da informação de cada fotorreceptor. Por outro lado, os sinais da parte periférica do campo visual são combinados em uma ampla área, indicando a convergência de sinais de muitos fotorreceptores.

Os neurônios recebem tipicamente barragens de impulsos sinápticos excitatórios e inibitórios, que são integrados pela célula pós-sináptica. A excitação de um neurônio pode ser suprimida se suas sinapses inibitórias ativas superam suas sinapses excitatórias ativas; assim, as sinapses inibitórias modulam a facilidade com que os impulsos excitatórios podem levar o neurônio ao limiar (Fig. 11.25A). Quando muitas sinapses inibitórias sobre um neurônio estão ativas, um número maior de sinapses excitatórias deve ser ativado para levar o neurônio pós-sináptico ao nível de deflagração. Entretanto, o efeito resultante da inibição depende das conexões na rede (Fig. 11.25B). A atividade inibitória sobre um neurônio inibidor — chamada **desinibição** — pode causar aumento resultante da excitação na rede.

A retroalimentação é empregada extensivamente em circuitos neuronais. Um exemplo de retroalimentação positiva é mostrado na Fig. 11.26A, onde um ramo de um neurônio em um circuito reverberante hipotético excita um interneurônio que volta e reexcita o neurônio inicial e o mantém disparando por mais tempo. Em teoria, esse neurônio poderia continuar a disparar indefinidamente uma vez que tenha sido excitado por impulsos sinápticos. Se o interneurônio em um circuito de retroalimenta-

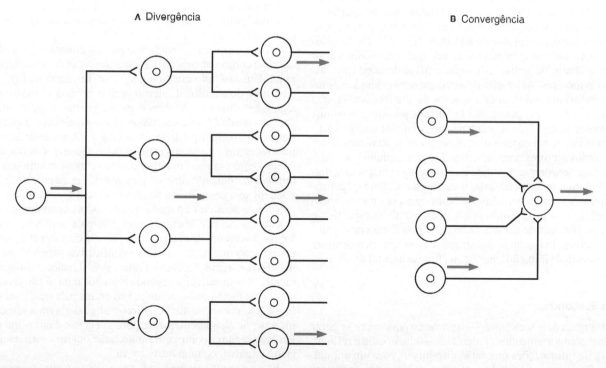

Fig. 11.24 A informação é conduzida por vias convergentes e divergentes no sistema nervoso. **(A)** A divergência é a ramificação de um neurônio, permitindo-o inervar vários outros. **(B)** A convergência refere-se à inervação de um único neurônio por muitos neurônios pré-sinápticos.

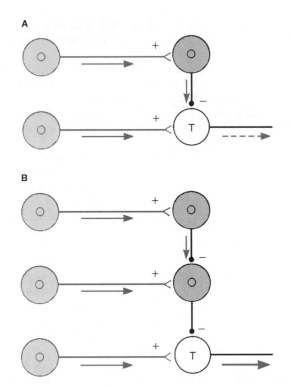

Fig. 11.25 O efeito resultante da atividade inibitória neuronal depende do arranjo da rede. **(A)** A atividade do neurônio inibitório (cinza-escuro) reduz a probabilidade da ocorrência de PA (indicado por seta tracejada) na célula terminal marcada com um T. **(B)** Se dois neurônios inibitórios estão dispostos em série e se o segundo é excitado tonicamente ou espontaneamente ativo, a excitação do primeiro inibidor reduzirá os impulsos inibitórios sobre a célula terminal (T), aumentando a sua ativação resultante (indicado por seta grande com linha sólida).

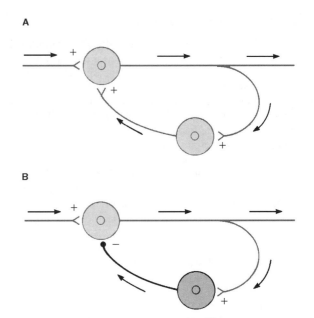

Fig. 11.26 Os neurônios podem ser arranjados em circuitos de retroalimentação local. **(A)** Facilitação recorrente. Se o interneurônio é excitatório, ele produz retroalimentação positiva e prolonga a atividade do neurônio inicial. **(B)** Inibição recorrente. Se o interneurônio é inibitório, ele produz retroalimentação negativa e limita a atividade do neurônio inicial.

ção é inibitório em vez de excitatório (Fig. 11.26B), ele produz retroalimentação negativa, reduzindo a probabilidade de disparo do neurônio inicial. Um circuito bem conhecido de retroalimentação negativa neuronal é o que existe sobre os neurônios motores na medula espinal dos vertebrados. Ali, os neurônios motores α emitem pequenos ramos que inervam interneurônios inibitórios curtos, as **células de Renshaw** (Fig. 11.27). As células de Renshaw são excitadas cada vez que o neurônio motor dispara e atuam de volta, reduzindo o nível de excitação dos neurônios motores. As células de Renshaw respondem à estimulação produzindo um trem de impulsos de alta freqüência, que causam, por sua vez, potenciais inibitórios pós-sinápticos nos neurônios motores. Nós não entendemos completamente a significância funcional dos impulsos das células de Renshaw sobre os neurônios motores, mas sabemos que elas limitam a atividade dos motoneurônios. A estricnina bloqueia as sinapses mediadas por glicina feitas pelas células de Renshaw sobre os neurônios motores — e provavelmente outras sinapses que também usam glicina — produzindo convulsões, paralisia espástica e morte pela paralisia dos músculos respiratórios. Estas conseqüências pavorosas do bloqueio das sinapses inibitórias demonstram a importância da inibição sináptica na função normal do sistema nervoso.

Redes Sensoriais

As redes neuronais sensoriais — o primeiro passo para se gerar respostas comportamentais apropriadas — classificam e refinam a massa de informações que estão disponíveis para um animal. Os neurônios sensoriais individuais respondem a somente uma faixa limitada de energia do estímulo, que pode ser descrito por uma curva de sintonização (Destaque 11.2). Esta propriedade dos receptores e outras propriedades das redes sensoriais se combinam para filtrar a informação sensorial aferente. Atualmente está claro que, além disso, as redes sensoriais neuronais podem aumentar, amplificar, adicionar, subtrair e mesmo reconfigurar o padrão original da informação sensorial aferente. O sistema visual é particularmente bem estudado, de modo que nós o examinaremos com alguma ênfase para ilustrar alguns princípios de organização geral nos sistemas sensoriais. Além disso, consideraremos o sistema auditivo da coruja de celeiro como exemplo do modo pelo qual os neurônios podem transformar os sinais sensoriais.

Na sua forma mais simples, o processamento sensorial pode ser visto como a abstração das características da informação original. Um exemplo clássico disto está ilustrado na Fig. 11.28. Registros de axônios do nervo óptico de uma rã mostram que alguns neurônios respondem somente a certas características do campo visual. Alguns neurônios são notavelmente específicos. Por exemplo, um tipo de axônio conduz PA somente quando os fotorreceptores aos quais estão ligados são ativados por um pequeno objeto, como uma mosca, que se move contra um fundo iluminado contendo objetos parados. Esses neurônios não respondem se a cena inteira se move ou se a luz do fundo é simplesmente acesa ou apagada. Como as rãs apanham e comem insetos que se movimentam, esta classe de neurônios pode informar ao cérebro da rã que a refeição está disponível *agora*, uma informação que deve ser mais significativa para a rã do que a maioria dos outros detalhes na cena visual. Qualquer um que tente manter rãs em cativeiro aprende logo que uma rã não reconhece um inseto morto como comida. Em outras palavras, uma mosca morta não consegue ativar o circuito que deflagra a resposta de ingestão na rã, aparentemente porque ela não é um pequeno objeto que se move contra um fundo estacionário — a característica distinguível de uma mosca viva.

Este exemplo origina a indagação fundamental sobre em que parte as transformações neuronais da informação sensorial têm

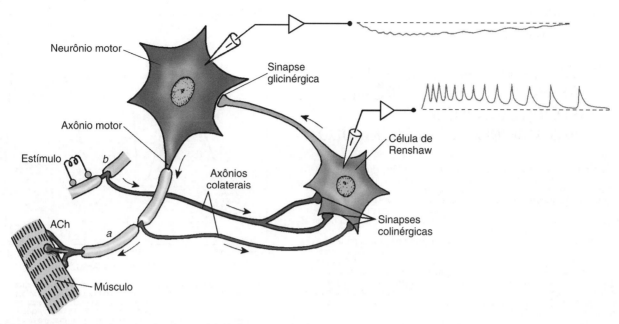

Fig. 11.27 As células de Renshaw atuam de volta sobre neurônios motores α espinais, inibindo-os. Diagrama simplificado dos axônios de neurônios motores com seus ramos colaterais inervando uma célula de Renshaw. As células de Renshaw fazem sinapses glicinérgicas inibitórias com neurônios motores. O traçado mostrado próximo a cada eletrodo de registro ilustra um registro típico. Neste caso, a célula de Renshaw foi estimulada por um PA antidrômico provocado no neurônio motor por um estímulo elétrico. Os potenciais de ação na célula de Renshaw causaram um potencial inibitório pós-sináptico no neurônio motor a. Esses potenciais inibitórios pós-sinápticos podem ser bloqueados por estricnina. (Adaptado de Eccles, 1969.) (Ver Encarte colorido.)

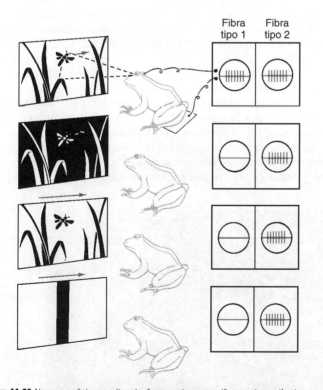

Fig. 11.28 Alguns neurônios na retina da rã respondem especificamente a estímulos que lembram uma mosca voando. Uma rã responderá comportamentalmente, projetando sua língua, a um pequeno objeto escuro que se move no seu campo visual (1). Ela não responde ao movimento de um objeto claro contra um fundo escuro (2), ao movimento do fundo contra um pequeno objeto estacionário (3) ou a outros estímulos visuais não-específicos (4). Alguns axônios no nervo óptico (marcados como Tipo 1 no desenho) tornam-se ativos somente em resposta a pequenos objetos escuros bem delineados e que se movem contra um fundo claro. Outras fibras (Tipo 2) são ativadas por uma grande variedade de estímulos visuais, como a movimentação do fundo ou uma grande faixa em movimento. (Adaptado de Bullock e Horridge, 1965.)

lugar. Na rã, os axônios dentro do nervo óptico são neurônios de terceira ordem, significando que a informação atravessou no mínimo duas sinapses antes de alcançá-los. Para descobrir em que lugar a detecção especializada ocorre no sistema visual, precisamos estudar a organização da retina, começando com os fotorreceptores.

Inibição lateral

Uma característica comum nos sistemas visuais é que eles aumentam o contraste da cena, particularmente nas bordas que separam os objetos. Os mecanismos neuronais para enfatizar tais diferenças provavelmente se desenvolveram porque pequenas diferenças na energia do estímulo podem ser informação importante para um animal. Você pode observar o aumento do contraste no seu próprio sistema visual olhando a Fig. 11.29. Cada faixa na figura parece mais clara em suas bordas com a faixa vizinha mais escura e mais escura em suas fronteiras com a faixa vizinha mais clara. De fato, a luminosidade de cada faixa é uniforme em toda sua extensão, e a aparente diferença no brilho em uma faixa é uma ilusão.

O que causa esta ilusão? Ela é conseqüência da **inibição lateral** ao nível dos receptores. Este fenômeno foi estudado em uma série de experimentos no laboratório de H. K. Hartline na Universidade de Rockefeller em meados dos anos 50, e o trabalho recebeu o reconhecimento por um Prêmio Nobel em 1967. Nestes experimentos, foi registrada a atividade de um único omatídio, inicialmente quando um estímulo de luz brilhante foi focalizado somente naquele omatídio. Você poderia supor que a adição de mais estímulos luminosos no olho todo aumentaria o número de PA produzidos por aquele único omatídio. Entretanto, com a adição de mais luz, acendendo-se a iluminação da sala, houve *diminuição* na freqüência de

DESTAQUE 11.2

CURVAS DE SINTONIZAÇÃO: A RESPOSTA DE UM NEURÔNIO PLOTADA CONTRA OS PARÂMETROS DE UM ESTÍMULO

Registros da atividade realizados em neurônios individuais em áreas sensoriais do córtex indicam que cada neurônio responde a uma faixa de estímulos, mas responde otimamente a parâmetros muito específicos de um estímulo. Plotagens mostrando como a resposta de um neurônio sensorial muda com um parâmetro do estímulo são chamadas *curvas de sintonização* (ilustradas na figura adjacente). Alguns neurônios, como o neurônio *c* na figura, são sintonizados em uma grande extensão. Outros, como o neurônio *d* na figura, são sintonizados em uma faixa muito estreita. O modo pelo qual a informação flui através de um circuito neuronal depende muito das curvas de sintonização dos neurônios em cada nível de processamento. Por exemplo, neurônios sintonizados em uma faixa muito estreita agem como filtros, permitindo somente a passagem de sinais com propriedades particulares para o nível seguinte. Por sua vez, a curva de sintonização de um neurônio central depende de seu padrão de aferência sináptica.

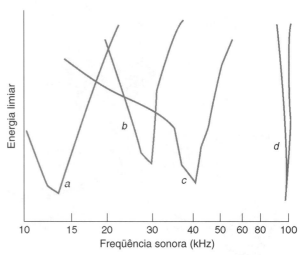

As curvas de sintonização indicam a relação entre a atividade de um neurônio e os parâmetros dos estímulos eficazes. Este gráfico ilustra a faixa da freqüência sonora à qual respondem quatro neurônios auditivos primários (representados por *a, b, c* e *d*) da orelha do morcego *Rhinolophus*. Cada neurônio é mais sensível a uma freqüência particular (o limiar de energia que estimula o neurônio é mais baixo), mas ele pode ser estimulado por outras freqüências dentro de determinada faixa. O receptor *d* é sintonizado muito estreitamente, enquanto que o receptor *c* é sintonizado amplamente. Sons fora da curva de sintonização de um neurônio não conseguem ativá-lo em níveis normais de energia. (Adaptado de Camhi, 1984.)

---

disparos naquele omatídio isolado. A luz difusa da sala estimulou os omatídios adjacentes e inibiu o omatídio teste. Este fenômeno, a inibição lateral, desde então foi observado em muitos outros sistemas visuais, bem como em outros sistemas sensoriais.

Em outro experimento, demonstrou-se que a fonte da inibição lateral no olho lateral do caranguejo-ferradura, *Limulus*, consistia nos fotorreceptores vizinhos (Fig. 11.30). Enquanto a resposta de um único omatídio era registrada sob iluminação constante, um pulso de luz era apresentado aos omatídios adjacentes. O lampejo nas células receptoras vizinhas causou redução na resposta do omatídio cuja atividade estava sendo registrada. A inibição entre as unidades que estão interagindo é totalmente recíproca, e a quantidade de inibição diminui com a distância; a inibição é mais forte entre os vizinhos mais próximos. A inibição lateral no olho do *Limulus* é mediada pelo **plexo lateral**, um conjunto de ramos colaterais dos axônios das células excêntricas que formam sinapses inibitórias uns com os outros (ver o Cap. 7). Os potenciais de ação nos colaterais das células excêntricas causam a liberação de transmissor inibitório de terminais sinápticos sobre os axônios das células excêntricas adjacentes. Como a inibição exercida por uma unidade sobre seus vizinhos aumenta quando a atividade da unidade se eleva, um omatídio estimulado fortemente inibirá fortemente as vizinhanças, as unidades que são estimuladas mais fracamente. Ao mesmo tempo, as unidades estimuladas fortemente recebem uma inibição mais fraca de seus vizinhos. Essa interação aumenta o contraste no nível de atividade entre as unidades vizinhas que estão expostas a diferentes intensidades de luz (Fig. 11.31). O aumento de contraste é maior para a unidade que fica na fronteira de separação de uma região brilhante e escura, porque a inibição

Fig. 11.29 A inibição lateral aumenta o contraste entre áreas adjacentes. Cada faixa nesta figura é colorida uniformemente da esquerda à sua borda direita, mas cada uma parece ser mais clara perto de sua vizinha mais escura e mais escura perto de sua vizinha mais clara. Você pode ver que a faixa é colorida uniformemente cobrindo todas as bandas, exceto uma, com dois pedaços de papel.

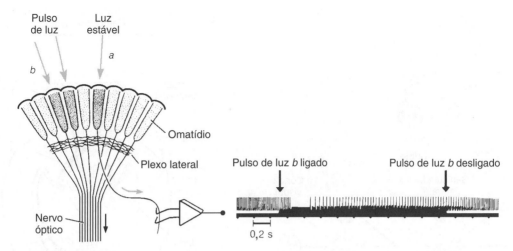

Fig. 11.30 A inibição lateral pode ser observada no olho do caranguejo-ferradura, *Limulus*. A descarga de um único omatídio diminui quando os omatídios vizinhos são estimulados. (Adaptado de Hartline et al., 1956.)

lateral diminui com a distância. Assim, a inibição lateral aguça a detecção visual das bordas pelo aumento do contraste nas fronteiras entre áreas com diferentes luminosidades. Você experimentou o efeito dessas interações quando olhou a Fig. 11.29.

O processamento visual começa assim nos primeiros neurônios da rede. O processamento da informação visual pelos outros neurônios da cadeia continua a abstrair e acentuar as propriedades das bordas e de outras características dos estímulos visuais.

Processamento da informação na retina dos vertebrados
A imagem do mundo que cai sobre a retina é uma representação relativamente precisa do espaço visto por aquele olho, limitada apenas pela óptica do olho. O modo pelo qual o sistema visual transforma este material não processado em uma imagem percebida tem sido assunto para intenso estudo em vários níveis de organização, variando do estudo da transdução visual (ver o Cap. 7) a considerações sobre os neurônios cerebrais que poderiam reconhecer completamente os objetos vistos. O sistema visual é o mais bem estudado dos sistemas sensoriais, provavelmente porque a visão é tão importante para os primatas, incluindo os seres humanos. Entretanto, os princípios que foram descobertos com os estudos sobre a visão aplicam-se também a outros sistemas sensoriais, o que sugere que a evolução pode ter chegado a certas soluções universais para alguns problemas encontrados comumente pelas redes neuronais em geral. Nesta seção, examinaremos um pouco do que se conhece sobre o processamento neuronal que subsidia a percepção visual.

A via visual dos vertebrados começa na retina e se continua para o teto óptico nos vertebrados inferiores (Fig. 11.32A) ou para o **corpo geniculado lateral** e para o **córtex visual** nas aves e nos mamíferos (Fig. 11.32B). O sistema visual pode ser visto como uma série de placas celulares conectadas (Fig. 11.32C). As células de cada placa têm propriedades em comum. Na projeção de uma placa para outra, a informação converge e diverge.

Existe uma quantidade significativa de interconexão sináptica e, desse modo, um processamento potencial da imagem na própria retina. Os fotorreceptores conectam-se com as **células bipolares** que, por sua vez, contactam as *células ganglionares*, cujos

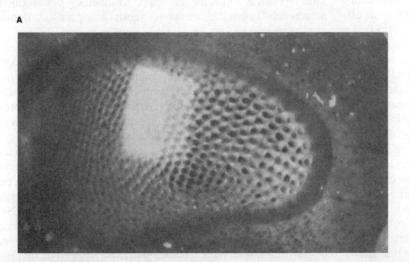
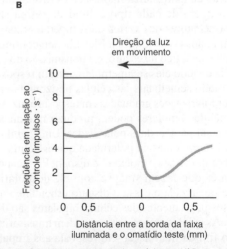

Fig. 11.31 O contraste é aumentado mais fortemente nas fronteiras entre regiões escuras e claras. **(A)** Neste experimento, é registrada a atividade de um único omatídio, ao passo que um campo retangular fortemente claro é movido por um olho composto moderadamente iluminado. **(B)** A atividade do omatídio é plotada em relação à posição da borda da faixa iluminada que se aproxima. Se todos os outros omatídios estão cobertos, a descarga do omatídio mudará de modo abrupto, semelhante a um degrau, quando o retângulo brilhante alcançar o omatídio (veja na parte B). Entretanto, se a cobertura é removida e a faixa clara passa sobre todos os omatídios, a eferência do omatídio isolado gerará uma resposta semelhante à representada pela linha sinuosa. (De "How Cells Receive Stimuli" por W.H. Miller, F. Ratliff e H.K. Hartline. Copyright © 1961 por Scientific American, Inc. Todos os direitos reservados.)

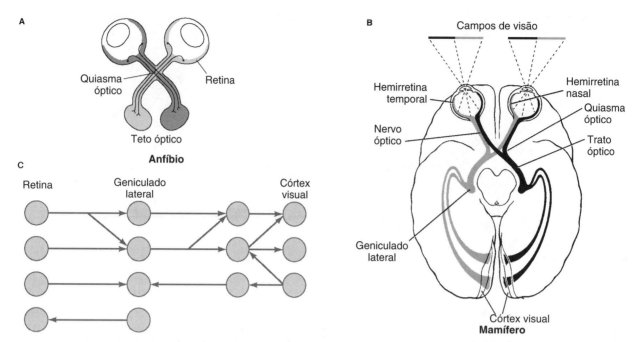

Fig. 11.32 A informação visual é transmitida da retina para o cérebro através de camadas de células. **(A)** Em um anfíbio, cada lado esquerdo e direito do teto óptico recebe projeções de todo o campo visual recebido pelo olho contralateral. **(B)** Em um mamífero, cada lado do campo visual é projetado para o lado oposto do córtex visual. Por exemplo, a metade temporal da retina esquerda e a metade nasal da retina direita projetam-se para o córtex visual esquerdo. **(C)** Os neurônios que processam inicialmente a informação visual são organizados em camadas. A retina contém as primeiras três camadas, e as outras estão no cérebro, no corpo geniculado lateral e no córtex. A informação converge e diverge entre as camadas e flui em ambas as direções entre as camadas. (Parte A de "Retinal Processing of Visual Images" por C.R. Michael. Copyright © 1969 por Scientific American, Inc. Todos os direitos reservados. Parte B adaptada de Noback e Demarest, 1972.)

axônios formam o nervo óptico (Fig. 11.33). Os receptores são *células de primeira ordem*, as células bipolares são *células de segunda ordem* e as células ganglionares são *células de terceira ordem* na via aferente. Esta nomenclatura é supersimplificada, porque existem dois outros tipos de neurônios na retina — as **células horizontais** e as **células amácrinas** — que são particularmente importantes na mediação da inibição lateral na retina. As células horizontais recebem impulsos das células receptoras vizinhas e moderadamente distantes e fazem sinapse com as células bipolares. As células amácrinas interconectam as células bipolares e as ganglionares.

Estudos combinando técnicas de registro intracelular com a injeção de marcadores fluorescentes revelaram a atividade elétrica típica de cada tipo celular da retina (Fig. 11.34). Os fotorreceptores dos vertebrados hiperpolarizam-se quando são iluminados (ver o Cap. 7). Eles liberam continuamente o transmissor sináptico no escuro, e a transmissão do mediador é diminuída quando eles se hiperpolarizam em resposta à iluminação. De modo semelhante, as células horizontais produzem apenas hiperpolarizações graduadas em resposta à luz (ver a Fig. 11.34). As células bipolares podem produzir mudanças graduadas de potencial para as duas polaridades. Uma célula ganglionar responde com a mesma polaridade que as células bipolares que a inervam. Ela se despolariza e dispara PA quando as células bipolares que fazem sinapse com ela despolarizam e se torna hiperpolarizada e cessa o disparo espontâneo quando seus impulsos provenientes das células bipolares são de hiperpolarização. As células amácrinas respondem transitoriamente no início e no fim da iluminação em resposta aos impulsos das células bipolares.

As células bipolares tipicamente conectam mais do que um receptor a cada célula ganglionar e podem também conectar cada célula receptora a várias células ganglionares. Assim, a convergência e a divergência sempre existem entre as células de primeira ordem e de terceira ordem do sistema visual, mas a quantidade depende do local da retina. Nos mamíferos, tanto a convergência quanto a divergência são mínimas na **fóvea**, ou *area centralis* (a área no centro da retina onde as imagens visuais são focalizadas com mais precisão). Essa falta de convergência e divergência produz uma acuidade visual muito elevada baseada nas conexões de um-para-um-para-um entre os fotorreceptores dos cones, as células bipolares e as células ganglionares. (Os cones representam a maioria dos fotorreceptores na fóvea.) Fora da fóvea, cada célula ganglionar recebe impulsos de muitas células receptoras — primariamente de bastonetes —, conferindo a essas células ganglionares maior sensibilidade a pouca iluminação mas menor grau de acuidade visual.

Estruturalmente, a eferência da retina é conduzida no nervo óptico pelos axônios das células ganglionares, mas de que modo essa eferência é organizada? O conhecimento a respeito da informação exportada pelas células ganglionares é o ponto principal no conceito de um **campo receptivo**, uma idéia que foi proposta inicialmente por Sherrington e que foi aplicada ao processamento visual por Hartline na década de 1940. Um campo receptivo de uma célula é a área na retina na qual a estimulação luminosa afeta a atividade celular. O campo receptivo de uma célula ganglionar é grosseiramente centrado na célula e varia de tamanho, dependendo do grau em que as células fotorreceptoras e bipolares convergem nesta via para cada célula ganglionar. No centro da fóvea, o campo receptivo de uma célula ganglionar estende-se apenas por um ou uns poucos fotorreceptores; na periferia da retina, onde a convergência é grande, o campo receptivo de uma célula ganglionar pode ser tão grande quanto 2 mm de diâmetro.

Cada célula ganglionar é espontaneamente ativa no escuro, e o nível de atividade muda quando um foco de luz cai em seu campo

COMPORTAMENTO: INICIAÇÃO, PADRÕES E CONTROLE 407

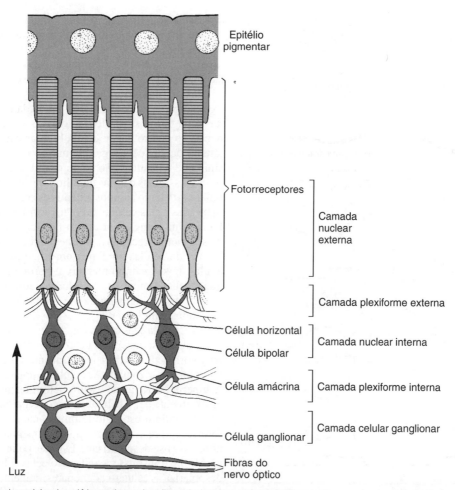

Fig. 11.33 A função da retina dos vertebrados está baseada em cinco tipos principais de neurônios. Os fotorreceptores recebem os estímulos luminosos e os tranduzem em sinais neuronais. As células bipolares conduzem os sinais dos fotorreceptores para as células ganglionares, que enviam seus axônios para o sistema nervoso central pelos nervos ópticos. As células horizontais e amácrinas, que estão localizadas nas camadas plexiformes externa e interna, respectivamente, conduzem sinais lateralmente. (De "Visual Cells", por R.W. Young. Copyright © 1970 por Scientific American, Inc. Todos os direitos reservados.)

receptivo. Dependendo de quais células receptoras são iluminadas, a freqüência dos PA em uma célula ganglionar pode aumentar se um pequeno foco de luz entra em seu campo receptivo — uma *resposta on*.* Alternativamente, a freqüência dos PA pode cair em resposta à luz — uma *resposta off*. O campo receptivo de uma célula ganglionar é dividido tipicamente em um *centro* e um *campo concêntrico externo*,** e a resposta da célula depende da estimulação ou não do centro e/ou da área concêntrica (Fig. 11.35). Em uma célula ganglionar *centro-on*, a freqüência dos PA aumenta quando o centro de seu campo receptivo é iluminado (ver a Fig. 11.35A). Se um anel de luz brilha sobre todo o campo receptivo, com o centro do anel sobre o centro do campo, a atividade da célula cai. Uma resposta *off* mais fraca é obtida por um foco de luz que ilumine apenas parte do campo. O anel que rodeia o centro do campo receptivo é chamado *inibição anular*[†] do campo receptivo. Uma *célula centro-off* exibe o comportamento oposto, cessando ou reduzindo sua atividade quando o centro de seu campo recep-

tivo é iluminado e aumentando seus disparos quando a área concêntrica é iluminada.

A organização centro-ânulo dos campos receptivos depende da inibição lateral semelhante à encontrada no olho composto do *Limulus*. A interação lateral na retina dos vertebrados ocorre primariamente através da atividade das células horizontais na **camada plexiforme externa** (ver a Fig. 11.33). As células horizontais têm inúmeros prolongamentos laterais e estão interconectadas às células horizontais vizinhas por meio de junções eletrotônicas. Além disso, elas fazem sinapses químicas com as células bipolares e recebem impulsos sinápticos das células receptoras. A luz que cai na área concêntrica do campo receptivo de uma célula ganglionar exerce seus efeitos por conexões laterais feitas pelas células horizontais. Como as células horizontais formam uma extensa rede sincicial, comunicando-se através de junções abertas de baixa resistência, os impulsos de qualquer receptor para uma célula horizontal produzem um sinal hiperpolarizante que se espalha eletrotonicamente em todas as direções a partir do receptor. Cada célula bipolar recebe impulsos das células receptoras adjacentes por meio das células horizontais e tais impulsos diminuem com a distância porque os potenciais graduados hiperpolarizantes nas células horizontais decaem à medida que eles se espalham eletrotonicamente. Os impulsos *indiretos* que as células bipolares recebem dos receptores circundantes através da rede de células horizontais opõem-se aos impulsos *dire-*

---

* **N.T.**: Mantidas as palavras *on* e *off*, iguais ao original. Em alguns textos, tem sido utilizada a nomenclatura respostas *on* e *off*, bem como centro-*on* e centro-*off*, sem a tradução correspondente, que seria liga (*on*) ou desliga (*off*) ou ainda, ativado (*on*) ou inibido (*off*).
** **N.T.**: Alguns autores também empregam o termo ânulo.
† **N.T.**: Alguns autores também empregam o termo inibição lateral.

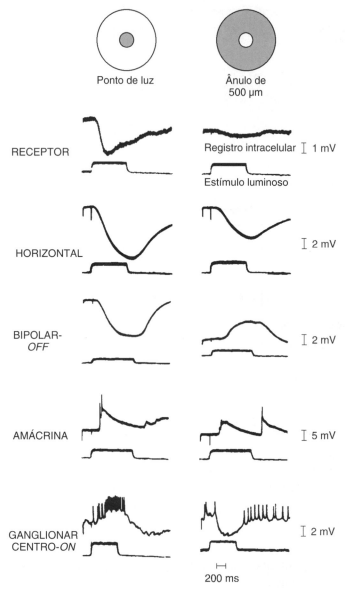

Fig. 11.34 Cada tipo de neurônio da retina tem uma resposta elétrica distinta à luz. A atividade foi registrada em cada tipo de célula em resposta a um ponto de luz dirigido diretamente sobre os receptores na região (*esquerda*) e em resposta à um anel de luz que rodeia os fotorreceptores (*direita*). A duração do estímulo é indicada no traçado inferior de cada registro. Neste exemplo, a célula ganglionar é ativada por uma luz que incide sobre o centro de seu campo receptivo. Note que as células bipolares e ganglionares produzem respostas de polaridades opostas para o centro e para o ânulo. Este efeito é creditado à inibição lateral semelhante à do *Limulus*. Note que a célula bipolar-*off* e a célula ganglionar centro-*on* mostradas nesta figura não poderiam ser conectadas sinapticamente. Ver a Fig. 11.36 para uma descrição detalhada sobre como as respostas das células ganglionares estão relacionadas aos sinais das células bipolares. (Adaptado de Werblin e Dowling, 1969.)

tos que elas recebem dos fotorreceptores, fornecendo a base para a organização centro-ânulo nos campos receptivos retinianos. A via direta do fotorreceptor através da célula bipolar para a célula ganglionar produz a resposta do centro. A via indireta dos fotorreceptores através das células horizontais para as células bipolares e destas para as células ganglionares medeia a resposta para a área concêntrica externa. Estas duas vias mostram como as características particulares de um estímulo podem ser extraídas, mesmo por uma rede neuronal relativamente simples.

As respostas características das células ganglionares centro-*on* e centro-*off* originam-se de suas conexões com duas classes de células bipolares: *células bipolares-on* e *células bipolares-off*. Estes dois tipos de células bipolares respondem de modo oposto aos impulsos sinápticos, tanto dos receptores como das células horizontais (Fig. 11.36). As células bipolares-*off* ficam hiperpolarizadas pela iluminação dos receptores, enquanto que as células bipolares-*on* despolarizam-se. Em ambos os tipos de células bipolares, um lampejo de luz sobre a área concêntrica externa produz uma resposta, mediada pelas células horizontais, que tem o sinal elétrico oposto ao produzido pela iluminação no centro. Cada célula bipolar causa alterações no potencial de sua célula ganglionar ou de células com o mesmo sinal que o da alteração de potencial que ocorreu na célula bipolar. Assim, as células ganglionares inervadas por células bipolares-*on* terão campos receptivos centro-*on*, enquanto que as inervadas pelas células bipolares-*off* terão campos centro-*off*. Uma célula ganglionar centro-*on* é excitada pela luz no centro de seu campo receptivo porque ela recebe impulsos sinápticos diretos de células bipolares-*on*. Ela é inibida pela luz na área anular de seu campo receptivo, porque as células horizontais que recebem impulsos dos fotorreceptores concêntricos inibem as células bipolares-*on* na via direta dos fotorreceptores para as células ganglionares.

As respostas das células bipolares *on* e *off* dependem de como as células respondem ao neurotransmissor liberado pelas células fotorreceptoras e ao neurotransmissor diferente liberado pelas células horizontais. As células bipolares-*on* são estavelmente hiperpolarizadas no escuro pelo transmissor que é secretado estavelmente pelas células receptoras parcialmente despolarizadas. Quando o estímulo luminoso causa hiperpolarização dos fotorreceptores, sua liberação do transmissor cai e as células bipolares-*on* se despolarizam. Essa despolarização causa a liberação de um transmissor excitatório pelas células bipolares-*on* que despolariza as células ganglionares, aumentando a freqüência dos PA nas células ganglionares. Por outro lado, as células bipolares-*off* têm uma classe diferente de canais pós-sinápticos com seletividade iônica diferente e estão despolarizadas estavelmente no escuro pelo neurotransmissor liberado pelos fotorreceptores. Quando a luz cai sobre os fotorreceptores e eles se hiperpolarizam, a redução na liberação de seu neurotransmissor causa hiperpolarização das células bipolares-*off*. Essa hiperpolarização é acompanhada por queda na liberação do transmissor pelas células bipolares-*off*, produzindo uma hiperpolarização nas células ganglionares pós-sinápticas.

Em resumo, a organização do campo receptivo da retina dos vertebrados depende de três características básicas:

1. Dois tipos de células ganglionares recebem impulsos de dois tipos correspondentes de células bipolares. As conexões produzem respostas centro-*on* e centro-*off* nas células ganglionares.
2. Os receptores na área concêntrica adjacente do campo receptivo exercem seus efeitos através de uma rede de células horizontais conectadas eletricamente que fazem sinapse com os dois tipos de células bipolares.
3. Impulsos diretos dos receptores para as células bipolares e impulsos indiretos para estas células através da rede das células horizontais opõem-se uns aos outros, produzindo desse modo a organização centro-área concêntrica contrastante vista nas células ganglionares centro-*on* e centro-*off*.

A organização da retina revela vários princípios gerais que se aplicam a outras partes do sistema nervoso central. Primeiro, as células nervosas podem enviar sinais umas às outras

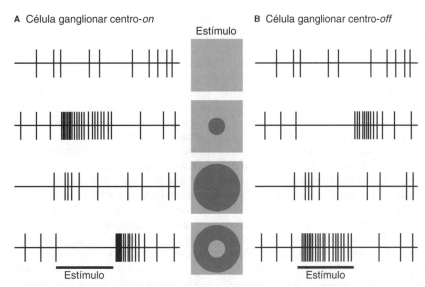

Fig. 11.35 As células ganglionares da retina têm respostas centro-*on* ou respostas centro-*off* frente aos estímulos luminosos. **(A)** Quatro registros de uma célula ganglionar centro-*on* típica da retina. Cada registro mostra a atividade na célula ganglionar durante um intervalo de 2,5 segundos. Os estímulos são mostrados no meio da figura. No escuro, os PA da célula são lentos e mais ou menos ao acaso. Os três registros inferiores mostram respostas a um pequeno ponto luminoso, a um ponto luminoso grande que inclui o centro do campo receptivo mais suas adjacências e a um anel que cobre apenas a área que circunscreve o centro. **(B)** Respostas de uma célula ganglionar centro-*off* da retina ao mesmo conjunto de estímulos. (Adaptado de Hubel, 1995.)

eletrotonicamente sem PA *se as distâncias são pequenas*. Neurônios sem potencial de ação podem na realidade conduzir mais informação de forma mais precisa do que os sinais tudo-ou-nada. Os sinais eletrotônicos atenuam-se com a distância, o que limita a faixa dos efeitos como a inibição lateral. Segundo, a recepção dos estímulos não é necessariamente sinônimo de despolarização. Em algumas células nervosas (p. ex., fotorreceptores e algumas células horizontais), a hiperpolarização é a resposta normal à estimulação; ela modula a transmissão sináptica causando queda na liberação estável de transmissor. Terceiro, a resposta

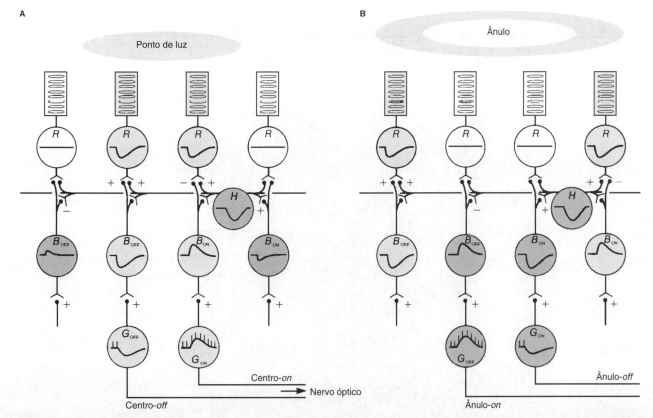

Fig. 11.36 Conexões dentro da retina produzem as respostas características das células ganglionares centro-*on* e centro-*off*. Dois tipos de células bipolares, B_{ON} e B_{OFF}, respondem opostamente aos impulsos diretos dos receptores, R, e aos impulsos indiretos conduzidos lateralmente pelas células horizontais, H. As células bipolares-*on* despolarizam-se durante a ativação das células receptoras que as cobrem e são fracamente hiperpolarizadas pelos impulsos laterais das células horizontais. As células bipolares-*off* comportam-se de modo oposto. **(A)** Respostas das células bipolares e ganglionares a um ponto de luz. **(B)** Respostas das células bipolares e ganglionares a um anel de luz. As células amácrinas foram omitidas do diagrama para simplificá-lo. A via direta dos fotorreceptores para as células ganglionares, G, é mostrada em cinza-claro. A via indireta, lateral, através das células horizontais é mostrada em cinza-escuro. Os sinais mais e menos indicam a transferência sináptica que conserva (+) ou que inverte (−) a polaridade do sinal.

pós-sináptica em um neurônio não pode ser prevista pelo sinal da alteração de potencial nos neurônios pré-sinápticos. Uma célula pode ser despolarizada ou hiperpolarizada em resposta à hiperpolarização da célula pré-sináptica. A resposta pós-sináptica depende da corrente iônica produzida na célula pós-sináptica em conseqüência da liberação modulada de transmissor pelo neurônio pré-sináptico.

Processamento da informação no córtex visual
O que acontece a uma imagem retiniana após ter sido transformada no conjunto de respostas de campos receptivos dentro da retina? Fisicamente, a informação é conduzida por axônios para as áreas visuais dentro do cérebro. Os detalhes desta via variam entre as espécies. Nos mamíferos e nas aves, os axônios das células ganglionares retinianas são direcionados para os lados ipsilateral e contralateral do cérebro no **quiasma óptico**, o local onde alguns axônios cruzam a linha média (ver a Fig. 11.32B); enquanto que nos vertebrados mais primitivos que as aves todas as fibras ópticas são conduzidas para o lado contralateral no quiasma óptico (ver a Fig. 11.32A). Em certo grau, a quantidade de cruzamento no quiasma óptico depende de quanta sobreposição existe entre os campos visuais nos dois olhos. Nos animais em que o campo visual de um olho é inteiramente diferente do campo visual do outro olho, todos os axônios das células ganglionares da retina cruzam a linha média. Nos mamíferos, os axônios das células ganglionares fazem sinapse com neurônios de quarta ordem no corpo geniculado lateral do tálamo. Os neurônios geniculados laterais enviam axônios que fazem sinapse com neurônios corticais de quinta ordem no córtex occipital (ver a Fig. 11.11) em uma área chamada de Área 17, também denominada *córtex visual primário* porque ela é a primeira região do córtex nesta via a receber a informação visual.

O padrão das relações sinápticas dentro do corpo geniculado lateral baseia-se na fonte e na natureza da informação conduzida pelas células ganglionares retinianas e constitui um outro passo no processamento das aferências visuais. Cada núcleo geniculado lateral, ou corpo, é composto por seis camadas de células, empilhadas como um sanduíche que foi dobrado (Fig. 11.37). As quatro camadas superiores contêm neurônios com somas pequenos, que são chamados neurônios *parvocelulares*, e as duas camadas inferiores contêm neurônios com somas grandes, chamados neurônios *magnocelulares*. Os impulsos para tais neurônios são estreitamente organizados. Cada corpo geniculado lateral recebe informações de apenas metade do campo visual (isto é, um dos dois campos visuais ilustrados na Fig. 11.32B), e as células de cada camada recebem impulsos de apenas uma retina. Cada neurônio no corpo geniculado lateral recebe informação de apenas um olho. Os neurônios em uma dada camada recebem informações do mesmo olho, e as camadas se alternam de um olho para outro, com o padrão de alternância mudando entre a quarta e a quinta camada (ver a Fig. 11.37). A topografia da superfície retiniana correspondente é preservada exatamente através de todas as camadas, sendo mantida em uma faixa entre as camadas. Se passarmos um eletrodo ao longo da via indicada pela linha tracejada na Fig. 11.37, encontraremos células que respondem ao estímulo luminoso precisamente no mesmo ponto do

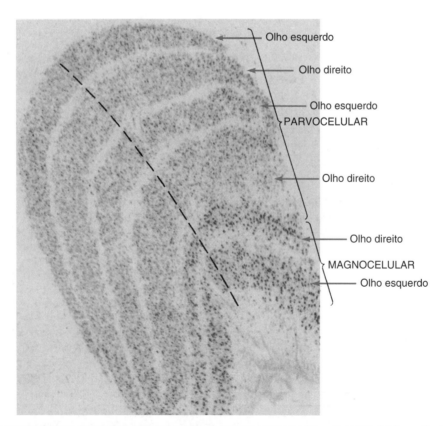

Fig. 11.37 As células do corpo geniculado lateral dos mamíferos estão organizadas em camadas, cada uma das quais recebendo informações de somente um olho. Secção histológica do corpo geniculado lateral esquerdo de um macaco asiático; a secção é paralela à face. As células das quatro camadas externas têm soma pequeno e são chamadas parvocelulares. As células das camadas mais profundas são magnocelulares. No geniculado lateral esquerdo, todas as células recebem informações sobre o campo visual direito. Além disso, a camada mais externa recebe impulsos apenas do olho esquerdo, enquanto que as células da camada seguinte recebem impulsos apenas do olho direito, e assim por diante. Um eletrodo de registro passado de uma camada para outra revela que as células ao longo do caminho indicado pela linha tracejada respondem precisamente à mesma localização no espaço visual, mas o olho que recebe a informação alterna-se. (Adaptado de Hubel, 1995.) (Ver Encarte colorido.)

campo visual, mas o olho de origem mudará da esquerda para a direita à medida que nosso eletrodo se move de uma camada para a seguinte.

Existem diferenças funcionais entre as camadas que recebem informações de cada olho? Sim, as células em cada camada respondem a propriedades particulares de um estímulo, e a resposta varia de camada para camada. Por exemplo, no macaco, as células dentro das quatro camadas dorsais respondem à cor de um estímulo, enquanto que as células das duas camadas mais inferiores não o fazem. Em contraste, as duas camadas mais profundas respondem ao movimento, enquanto que as quatro camadas superiores não o fazem. Esta organização espacial de eferências das células ganglionares ilustra um outro princípio da organização cerebral: a informação a respeito de um único estímulo é dividida entre vias paralelas. Este padrão, chamado **processamento paralelo**, é o principal tema de pesquisa sobre as funções cerebrais superiores. Os campos receptivos dos neurônios no corpo geniculado não diferem substancialmente daqueles das células ganglionares retinianas. Isto é, eles têm um arranjo anular de organização centro-área concêntrica do tipo centro-*off* ou centro-*on*.

A difícil questão sobre como o mundo visual está organizado na área de projeção visual seguinte, a Área 17, foi extensiva e inteligentemente analisada por David Hubel e Torsten Wiesel na década de 1960, e eles receberam o Prêmio Nobel em 1981 em reconhecimento à importância de seu trabalho. Em seus experimentos, eles registraram a atividade de neurônios individuais no cérebro de um gato anestesiado enquanto um estímulo visual simples — como um ponto, um círculo, uma faixa ou uma borda — era projetado sobre uma tela posicionada para cobrir todo o campo visual do gato (Fig. 11.38A). As respostas que eles registraram nos neurônios corticais foram correlacionadas com a posição, a forma e o movimento das imagens projetadas. Em retrospecto, Hubel, Wiesel e seus colaboradores tomaram duas decisões importantes em seus experimentos que permitiram a eles descobrir ordem e regularidade no meio da enorme complexidade do cérebro visual. Primeiro, eles decidiram usar estímulos mais complexos do que simples pontos de luz e pesquisaram qual desses estímulos era mais eficiente em promover uma resposta em cada neurônio. Segundo, eles fizeram registros de muitas células com cada penetração do eletrodo, permitindo a eles perceber o que as células vizinhas tinham em comum e como as células estavam agrupadas no cérebro. Com tais estratégias, eles descobriram vários tipos diferentes de ordem entre as interconexões do córtex visual, e suas descobertas forneceram um modelo para o exame de outros sistemas sensoriais.

A principal descoberta de Hubel e Wiesel sobre as respostas das células no córtex visual foi que elas respondem a propriedades do estímulo inteiramente diferentes comparadas com as células ganglionares da retina. As células corticais respondem mais

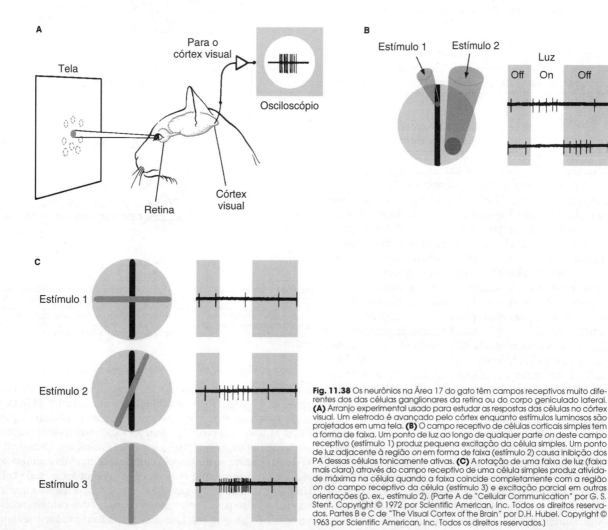

Fig. 11.38 Os neurônios na Área 17 do gato têm campos receptivos muito diferentes dos das células ganglionares da retina ou do corpo geniculado lateral. **(A)** Arranjo experimental usado para estudar as respostas das células no córtex visual. Um eletrodo é avançado pelo córtex enquanto estímulos luminosos são projetados em uma tela. **(B)** O campo receptivo de células corticais simples tem a forma de faixa. Um ponto de luz ao longo de qualquer parte *on* deste campo receptivo (estímulo 1) produz pequena excitação da célula simples. Um ponto de luz adjacente à região *on* em forma de faixa (estímulo 2) causa inibição dos PA dessas células tonicamente ativas. **(C)** A rotação de uma faixa de luz (faixa mais clara) através do campo receptivo de uma célula simples produz atividade máxima na célula quando a faixa coincide completamente com a região *on* do campo receptivo da célula (estímulo 3) e excitação parcial em outras orientações (p. ex., estímulo 2). (Parte A de "Cellular Communication" por G. S. Stent. Copyright © 1972 por Scientific American, Inc. Todos os direitos reservados. Partes B e C de "The Visual Cortex of the Brain" por D.H. Hubel. Copyright © 1963 por Scientific American, Inc. Todos os direitos reservados.)

fortemente a faixas projetadas em diferentes orientações. Eles chamaram as duas principais classes de células que eles encontraram de *células simples* e *células complexas*, com base na natureza de seu estímulo ótimo. Eles descobriram que as células de cada tipo estavam arranjadas sistematicamente no espaço de acordo com seus estímulos ótimos.

Os campos receptivos das células simples são longos e em forma de faixa, e a região *on* do campo tem um limite reto separando-a da região *off* (Fig. 11.38B), em vez de um limite circular encontrado nas células da retina e no corpo geniculado lateral. A exemplo do campo receptivo das células ganglionares da retina e das células geniculadas, o campo receptivo de uma célula simples fica em uma posição fixa na retina e, desse modo, representa uma determinada parte do campo visual total. Existe alguma variação nos campos receptivos das células simples: algumas têm uma região *on* em forma de faixa rodeada por uma região *off*; para outras, o campo receptivo consiste em uma faixa *off* circundada por uma região *on*; e, para outras ainda, ele consiste em uma borda reta com uma região *off* de um lado e uma região *on* do outro lado.

Um estímulo em forma de faixa provoca uma atividade máxima em uma célula simples quando ele se sobrepõe completamente ao campo receptivo *on* da célula (Fig. 11.38C). Quando a faixa é girada de modo que não se alinha mais com a orientação do campo receptivo, ela ou não tem nenhum efeito sobre a atividade espontânea da célula simples ou ela inibe a atividade da célula. Se a faixa de luz é deslocada de modo a cair justamente fora da região *on*, a célula é inibida maximamente. A orientação e as fronteiras *on-off* diferem de uma célula simples para outra; assim, quando uma faixa de luz se move horizontalmente ou verticalmente pela retina, ela ativa uma célula simples após outra à medida que ela entra em um campo receptivo após outro.

O que faz as células simples responderem especificamente a faixas retas ou a bordas de localização e orientação precisas? Hubel e Wiesel sugeriram — e experimentos recentes confirmaram — que cada célula simples recebe conexões excitatórias das células geniculadas laterais cujos centros-*on* estão dispostos linearmente na retina (Fig. 11.39A). As células simples que respondem aos limites, e não às faixas, devem receber impulsos conforme mostrado na Fig. 11.39B. Uma célula simples deve receber o máximo do impulso quando a luz cai sobre todos os receptores que ativam os campos centro-*on* das células ganglionares e das células geniculadas na via para aquela célula. Qualquer iluminação adicional cairá na adjacência inibitória da célula ganglionar e poderá reduzir a resposta da célula cortical.

As células complexas constituem o nível seguinte de abstração no processamento da informação visual. As células complexas são provavelmente inervadas pelas células simples, o que poderia tornar as células complexas em células de sexta ordem na hierarquia do processamento da informação visual. A exemplo das células simples, as células complexas respondem melhor a bordas retas de orientação angular específica na retina. Diferentemente das células simples, entretanto, as células complexas não têm campos receptivos fixados topograficamente. Estímulos apropriados, apresentados em áreas relativamente grandes da retina são igualmente eficientes em ativar as células complexas; como para as células simples, a iluminação geral sobre toda a retina não é um estímulo eficaz. Algumas células complexas respondem a faixas de luz com orientação específica (Fig. 11.40A). Outras dão uma resposta *on* a uma borda reta quando a luz está em um lado e uma resposta *off* quando a luz está do outro lado. Ainda outras células complexas respondem otimamen-

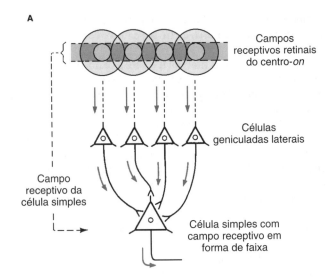

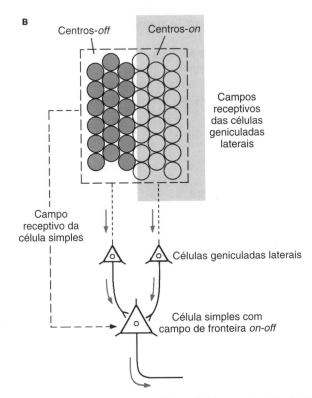

Fig. 11.39 As respostas de células simples no córtex visual originam-se do padrão de seus impulsos sinápticos. **(A)** O campo receptivo fixado, em forma de faixa, de uma célula simples é produzido pela convergência de impulsos provenientes das células ganglionares e geniculadas laterais cujos campos receptivos em forma de círculo centro-*on* são alinhados linearmente. **(B)** Um campo receptivo com bordas em linha reta *on-off* resulta da convergência das células geniculadas centro-*off* e centro-*on* sobre as células simples.

te a uma linha em movimento que progride apenas em uma direção (Fig. 11.40B). Para estas células, o movimento em outra direção evoca ou uma resposta mais fraca ou nenhuma resposta. Esses campos receptivos podem ser explicados por uma combinação de impulsos sinápticos das células simples. Quando a divisão luz-escuro se move pelo campo receptivo das células simples que fazem sinapse com as células complexas, cada célula simples excita a célula complexa em turnos à medida que a linha luz-escuro passa pelas margens *on-off* dos campos receptivos das células simples. Este arranjo poderia produzir sensibili-

COMPORTAMENTO: INICIAÇÃO, PADRÕES E CONTROLE 413

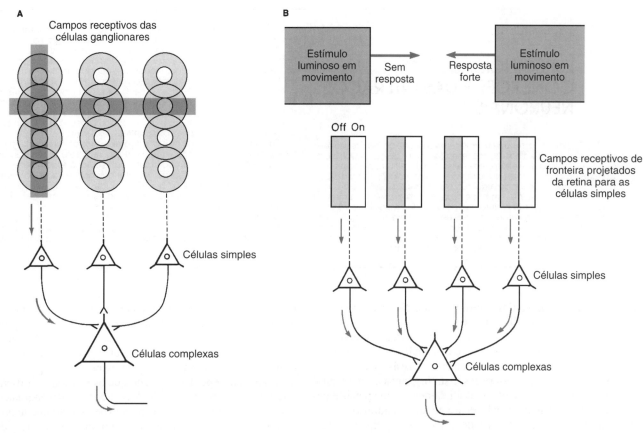

Fig. 11.40 As respostas nas células complexas poderiam estar baseadas no seu padrão de aferência das células simples. **(A)** Algumas células complexas respondem a faixas de luz que têm orientação angular específica, mas sua localização pode ser em qualquer parte dentro de um grande campo receptivo. Este padrão de resposta poderia ser evocado pela convergência de muitas células simples, cada uma das quais tendo campos receptivos em forma de faixa orientados de modo semelhante. Neste exemplo, a faixa de luz vertical estimula uma célula simples a disparar porque ela cai em uma fileira de campos receptivos de células ganglionares que produz o campo receptivo em forma de faixa de uma célula simples. Se a faixa é deslocada para a direita, ela poderia excitar outra célula simples que faz sinapse com a mesma célula complexa, produzindo atividade na célula complexa. Em contraste, uma faixa horizontal de luz produz somente resposta sublimiar nas células simples, e desse modo nenhum sinal é enviado para a célula complexa. **(B)** Algumas células complexas respondem à fronteira da luz que se move em apenas uma direção. Este padrão de resposta poderia ser produzido pela convergência de uma população de células simples, todas as quais seriam sensíveis às fronteiras luz-escuro de mesma orientação. A excitação da célula complexa ocorreria se a fronteira se movesse de modo a iluminar o lado *on* dos campos receptivos das células simples antes de iluminar o lado *off*. O movimento na direção oposta produziria somente inibição.

dade direcional ao movimento da fronteira *on-off* (ver a Fig. 11.40B). Se a fronteira se move de modo que são iluminadas células simples em seqüência, será excitada uma célula simples após outra, excitando a célula complexa. Quando cada célula simples é inibida pelo lado escuro da margem em movimento, a seguinte, em linha, será excitada. Em contraste, se a fronteira se move de modo que as células simples são expostas em seqüência inicialmente à inibição e somente mais tarde à estimulação, uma célula simples após outra irá inibir a célula complexa, contrapondo-se a qualquer tendência para a excitação causada pelo lado brilhante da margem.

As propriedades das células corticais individuais sugerem que elas abstraem características da cena visual, a exemplo das bordas, como o primeiro passo para a análise e o reconhecimento. As relações espaciais entre as células corticais visuais estão correlacionadas em uma organização ordenada com suas propriedades funcionais. Em seus experimentos, Hubel e Wiesel descobriram que células adjacentes umas às outras respondem a características semelhantes de um estímulo. Quando eles penetraram o córtex visual com um eletrodo que estava perpendicular à superfície cortical e registraram respostas de células que estavam localizadas ao longo desta via, eles descobriram que as células ao longo de cada via respondiam a faixas que tinham a mesma orientação. Quando eles movimentaram o eletrodo lateralmente e fizeram outra penetração, eles encontraram uma co-

luna de células que respondiam otimamente a um estímulo com orientação diferente daquela do estímulo que era ótimo para a coluna de células vizinhas. Cada conjunto dessas células é chamado *coluna cortical*. Por outro lado, o registro por uma faixa paralela à superfície revelou uma mudança regular admirável na orientação do estímulo ótimo, com a orientação preferida desviando-se cerca de 10 graus a cada vez que o eletrodo avançava 50 μm. Esse resultado implica que as células do córtex visual estão organizadas em colunas de acordo com a característica de seu estímulo ótimo e que tal diferença muda de um modo ordenado através do córtex (Fig. 11.41A).

A organização colunar das células com propriedades de resposta semelhantes foi vista inicialmente no córtex somatossensorial, onde colunas adjacentes contêm células que respondem ao toque ou à inclinação de uma articulação particular. Entretanto, a disposição ordenada de colunas orientadas foi apenas a primeira das subdivisões baseadas na função encontradas no córtex visual. A seguinte a ser descoberta relacionava-se ao olho de onde o sinal visual vinha. Injetando-se num olho uma molécula traçadora radioativa que é transportada para o córtex visual, Hubel e seus colaboradores identificaram o padrão de projeção de cada olho sobre a superfície cortical. Estes experimentos revelaram um segundo sistema colunar em que colunas alternadas representam um ou o outro olho (Fig. 11.41B, mas veja o Destaque 11.3). Reconstruções tridimensionais dessas colunas, chamadas **colu-**

DESTAQUE 11.3

ESPECIFICIDADE DAS CONEXÕES E DAS INTERAÇÕES NEURONAIS

Note na Fig. 11.32B que a metade da imagem visual que cai na porção *temporal* (o lado próximo à orelha) de uma retina, junta-se à porção *nasal* (o lado próximo do nariz) da outra retina e vice-versa. Em seres humanos, as células ganglionares do lado direito de cada retina enviam seus axônios para o lado direito do cérebro, e as do lado esquerdo enviam seus axônios para o lado esquerdo do cérebro. Assim, a metade nasal da retina direita e a metade temporal da retina esquerda projetam-se para o lado esquerdo do cérebro.

David Hubel e Torsten Wiesel, em seus estudos sobre o processamento visual no cérebro, descobriram que alguns neurônios nos córtices visuais direito e esquerdo têm campos receptivos em ambas as retinas e que esses campos receptivos estão localizados opticamente. Isto é, as células corticais que recebem impulsos de ambas as retinas obtêm informações de ambos os olhos precisamente da mesma pequena região do campo visual. Essas células corticais recebem projeções neuronais extremamente precisas de células ganglionares que estão "vendo" a mesma parte do campo, mas localizadas nas duas retinas. Tais achados confirmam a sugestão de Johannes Müller, feita há mais de um século, de que a informação originária de receptores análogos (isto é, aqueles que "vêem" a mesma porção do campo visual) na retina esquerda e na direita converge sobre neurônios específicos no cérebro. Este elevado grau de especificidade morfológica salienta a precisão com a qual os contatos sinápticos são estabelecidos dentro do sistema nervoso central.

Os neurônios do córtex visual estão dispostos em uma ordem notavelmente ordenada. Quando um eletrodo de registro é avançado gradualmente pelo córtex em um trajeto perpendicular à superfície e encontra neurônios em camadas sucessivamente mais profundas, todos os neurônios ao longo desse percurso têm propriedades de campos receptivos em comum. Por exemplo, todas as células podem ser células simples com a mesma orientação.

Os arranjos precisos e ordenados das conexões neuronais apresentam um dos maiores desafios para a neurobiologia: descobrir os mecanismos que guiam os neurônios para encontrar parceiros sinápticos funcionalmente apropriados durante o desenvolvimento embrionário.

---

nas de dominância ocular, mostraram sua distribuição através da superfície cortical (Fig. 11.41C).

Tais experimentos revelaram que o córtex visual é subdividido em pequenas unidades funcionais que analisam o estímulo em suas características constituintes antes de passá-los a níveis superiores para análises posteriores. Esta organização modular é sobreposta em um mapa espacial fundamental, que persiste pelas camadas das células visuais. Para entender a natureza do mapa espacial em nível cortical, têm sido realizados experimentos para plotar o campo visual diretamente sobre o córtex, com o uso de técnica de marcação radioativa (Fig. 11.42). Foi injetada 2-desoxiglicose radioativa em um macaco anestesiado e então um estímulo complexo, em forma de alvo, foi projetado sobre sua retina. Os neurônios ativos captam mais 2-desoxiglicose que os neurônios em repouso, de modo que os neurônios corticais que foram ativados pelo estímulo devem conter mais radioatividade que seus vizinhos inativos. O padrão de radioatividade observado no córtex visual revelou que, embora a superfície bidimen-

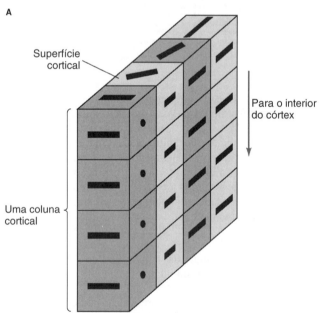

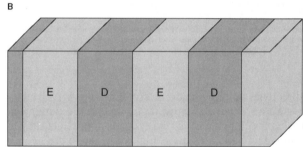

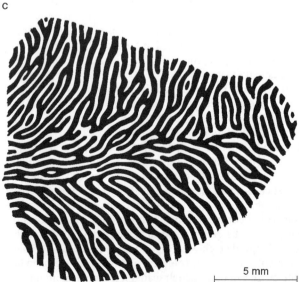

Fig. 11.41 Os neurônios do córtex visual estão dispostos em colunas que são perpendiculares à superfície cortical. **(A)** Diagrama ilustrando a organização das colunas de células que respondem à orientação dos estímulos. As colunas são coleções de células para as quais a orientação ótima do estímulo é a mesma para todas as células da coluna. As células em colunas adjacentes têm orientações ótimas de estímulos, e essas orientações variam sistematicamente de coluna para coluna. **(B)** O olho que excita os neurônios corticais também se alterna entre as colunas vizinhas. As colunas em cinza-escuro são excitadas pelo olho esquerdo; as colunas em cinza-claro pelo olho direito. **(C)** Reconstrução de Simon LeVay das colunas de dominância ocular em parte da Área 17. (Adaptado de Hubel, 1995.)

sional da retina tenha sido completamente representada na superfície cortical, o padrão cortical não era uma réplica exata das características espaciais do estímulo sobre a retina. Em vez disso, as regiões da retina que representam o centro da focalização (fóvea) foram muito aumentadas em relação àquelas que representam a visão periférica. Este padrão corresponde à diferença na acuidade visual através da superfície retiniana, bem como às diferenças na convergência dos fotorreceptores primários sobre as camadas subseqüentes de neurônios. Esta distorção do mapa de acordo com as necessidades e os hábitos do animal é característica de todos os animais com sistemas visuais bem desenvolvidos. Por exemplo, animais, como os coelhos, que vivem em grandes planícies abertas têm uma região de especialização alongada horizontal chamada **listra retiniana**, que fornece o maior número de fotorreceptores, e a menor convergência, para receber estímulos ao longo do horizonte visual.

Todos os vários níveis de organização cortical devem ser combinados para fornecer ao próximo conjunto de células corticais um quadro completo dos estímulos visuais, e o modo pelo qual esta síntese é realizada ainda é objeto de intensa pesquisa. Por exemplo, parece possível agora que alguns neurônios visuais de ordem elevada possam ser ativos somente se um objeto específico (p. ex., uma face) entra em seu campo receptivo.

O córtex visual tem ensinado aos fisiologistas vários princípios sobre a organização das redes sensoriais. Primeiro, o sistema visual é organizado hierarquicamente. Em cada nível, as células requerem estímulos mais complicados para excitá-las otimamente, e essa complexidade origina-se da convergência de células que possuem campos receptivos mais simples sobre células que têm campos receptivos mais complicados. Segundo, embora a convergência seja aparente quando seguimos um estímulo para o interior do sistema, a análise paralela de características distintas de um estímulo requer também divergência da informação. A análise simultânea de características diferentes de um estímulo, que ocorre ao longo de vias paralelas, parece ser um importante princípio da organização funcional. Terceiro, a atividade de neurônios corticais na Área 17 resulta de abstrações de algumas características dos estímulos visuais. Quarto, o córtex visual não recebe uma simples projeção de uma-para-um da retina em espaço ou em tempo. Em vez disso, algumas regiões no campo visual são expandidas dramaticamente em sua representação cortical, enquanto que outras são comprimidas.

 A organização do sistema visual colocou o maior desafio para os neurobiologistas do desenvolvimento. Como poderiam originar-se a precisão e a complexidade das conexões sinápticas durante o desenvolvimento embrionário?

O mapa auditivo de um cérebro de coruja
Os mapas retinotópicos e somatotópicos descritos previamente são encontrados em muitos níveis do cérebro à medida que a informação sensorial é transmitida pelo sistema nervoso. Nós podemos reconhecer esses mapas porque, mesmo de uma forma distorcida, eles imitam a organização espacial dos objetos no mundo externo. A disposição bidimensional de células na superfície retiniana produz um mapa bidimensional das adjacências, e as relações espaciais nas adjacências são preservadas quando as imagens são projetadas sobre as células do corpo geniculado lateral e sobre o córtex. Para outros sistemas sensoriais, a natureza dos possíveis mapas centrais não é tão óbvia. No sistema auditivo, por exemplo, o arranjo das células ciliadas ao longo da cóclea é correlacionado com sua sensibilidade a freqüências particulares de sons (ver o Cap. 7). Se a ordem espacial dessas células ciliadas for preservada na projeção de seus axônios para o cérebro, o resultado poderá ser um mapa cerebral de freqüências sonoras, um **mapa tonotópico**. Realmente, mapas tonotópicos têm sido encontrados em algumas regiões auditivas do cérebro. Entretanto, não se sabe como a organização de sons pela freqüência ajudaria um animal adquirir informação sobre o seu ambiente. Nós sabemos que os seres humanos podem localizar uma fonte sonora no espaço, mas conhecer apenas a freqüência do som não ajuda muito na solução deste problema.

Como um animal localiza o som no espaço? A informação sobre onde a fonte sonora fica em relação a um ouvinte está codificada na intensidade do som e na relação entre o tempo em que o som alcança as duas orelhas. Se uma fonte está à esquerda do animal, os sons alcançarão a orelha esquerda primeiro e chegarão um pouco mais tarde à orelha direita. O tempo que separa a chegada do som primeiro a uma orelha e depois à outra é computado pelo sistema nervoso como uma indicação de onde o som se origina. Para entender como isto ocorre, Eric Knudsen e Mark Konishi estudaram corujas de celeiro, aves que dependem criticamente da localização das fontes sonoras no escuro.

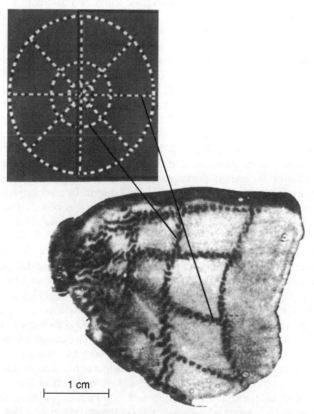

Fig. 11.42 O espaço visual é representado na superfície do córtex visual, mas de forma um pouco distorcida. Este estímulo em forma de alvo com linhas radiais foi centrado nos campos visuais de um macaco asiático anestesiado 45 minutos após 2-desoxiglicose radioativa ter sido injetada na corrente sanguínea do macaco. Um olho foi mantido fechado. O córtex foi removido, achatado, congelado e seccionado. A fotografia acima mostra uma secção paralela à superfície cortical. As linhas aproximadamente verticais da marcação representam as linhas curvas do estímulo; as linhas horizontais da marcação representam as linhas radiais do campo visual direito. As linhas são interrompidas porque apenas um dos olhos foi estimulado. Este padrão pontilhado mostra as colunas de dominância ocular. (Adaptado de Tootell et al., 1982.)

As corujas de celeiro têm várias características que as tornam excelentes animais para estudar os mecanismos neuronais que subsidiam a localização sonora. Primeira, se há luz disponível, as corujas usam tanto a visão como a audição para guiar a caçada, mas elas podem capturar um camundongo na completa escuridão, encontrando sua presa somente ouvindo os sons (Fig. 11.43). Além disso, uma coruja não pode mover seus olhos nas órbitas; em vez disso, ela tem de movimentar toda a cabeça quando se orienta por um som ou por um objeto visível, e esta resposta de orientação é bem precisa. As corujas podem apontar suas cabeças em direção à fonte sonora com uma precisão de 1 a 2 graus em *azimute* (desvio lateral de um ponto diretamente em frente da cabeça da coruja) e em *elevação* (desvio vertical de um ponto diretamente em frente da cabeça da coruja).

Para testar esta capacidade de orientação, uma coruja foi colocada em um poleiro e foram gerados sons por um alto-falante cuja localização podia variar sobre um hemisfério no espaço em uma distância fixa da ave (Fig. 11.44A). A orientação da cabeça da coruja foi monitorada quando ela se movimentava em direção aos sons produzidos pelo alto-falante. A orientação da cabeça em resposta a cada som foi expressa em graus de elevação e azimute (Fig. 11.44B). Observações cuidadosas de comportamento indicaram que a coruja estava usando dois tipos de informações em sua resposta de orientação: a intensidade dos sons era usada para determinar a elevação do alvo, e seus tempos relativos de chegada às duas orelhas eram usados para determinar o azimute do alvo.

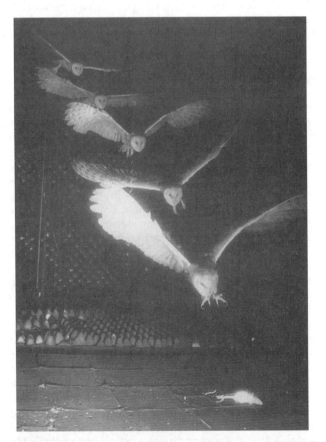

Fig. 11.43 Corujas de celeiro podem capturar camundongos na completa escuridão. Estas imagens são de um filme que foi realizado usando-se iluminação infravermelha que a coruja não podia ver. A coruja capturou com sucesso o camundongo na escuridão total. (Cortesia de M. Konishi.)

Para examinar o papel desempenhado pelas informações de intensidade, foram tampadas as orelhas direita ou esquerda para atenuar os sons, usando tampões que reduziam fracamente ou fortemente a intensidade sonora. Os resultados deste experimento revelaram que uma coruja erra consistentemente a direção de sua fixação visual quando uma de suas orelhas está tampada (Fig. 11.45A). Com sua orelha direita tampada, a coruja orienta-se abaixo da fonte de emissão e ligeiramente à esquerda. Com sua orelha esquerda tampada, ela se orienta acima da fonte e ligeiramente para a direita. Em outras palavras, quando o som está mais baixo na orelha direita, parece à coruja que ele está vindo mais acima; ao passo que, quando o som está mais baixo na orelha esquerda, parece que ele está vindo mais abaixo. A ligeira diferença no ângulo de orientação do azimute sugere que alguma informação sobre a localização horizontal está disponível pela intensidade, mas a intensidade não pode ser inteiramente responsável pela orientação naquela dimensão.

Como podem as diferenças de intensidade interaurais permitir a uma coruja discriminar a elevação de uma fonte sonora? A resposta está — pelo menos em parte — na anatomia. A região ao redor das aberturas das orelhas de uma coruja é formada por penas rígidas, chamadas *gola facial*, que forma uma superfície que dirige muito eficientemente os sons para dentro do canal auditivo como o pavilhão auditivo da orelha dos mamíferos. Quando essas penas são removidas, os meatos acústicos externos da coruja mostram assimetria (Fig. 11.45B). A abertura da orelha direita está dirigida para cima, enquanto que a abertura da orelha esquerda está dirigida para baixo. Este arranjo pode fornecer a base para a discriminação da elevação através das informações de intensidade. A importância da gola facial foi revelada pela remoção dessas penas. Se sua gola facial está ausente, uma coruja não é mais capaz de identificar a elevação das fontes sonoras, embora sua percepção ao longo do eixo horizontal permaneça tão precisa sem a gola facial quanto com ela. Assim, a gola facial deve amplificar a assimetria direcional das orelhas e é essencial para a discriminação das diferenças na elevação entre as fontes sonoras.

Como uma coruja localiza os sons ao longo do meridiano horizontal ou do azimute? A partir de experimentos comportamentais, ficou claro que as diferenças com que os sons chegam a cada orelha eram importantes para tal discriminação. Entretanto, a informação importante poderia ser a disparidade no início (ou término) do som ou a disparidade corrente que ocorreria durante a emissão do som (Fig. 11.46). A disparidade no início (ou término) refere-se à diferença no tempo em que um dado sinal alcança primeiro cada orelha; a orelha mais próxima da fonte recebe o sinal primeiro. Também pode ocorrer disparidade entre os sinais que estão sendo recebidos nas duas orelhas à medida que o som continua; do mesmo modo que o som alcança as duas orelhas em momentos diferentes, características identificáveis do som alcançam primeiro uma orelha e depois a outra. Estes dois tipos de variáveis foram alterados independentemente pela implantação de pequenos alto-falantes nas orelhas da coruja. Em resposta à disparidade no início, a coruja não realizou os movimentos "corretos" da cabeça; enquanto que, em resposta às disparidades correntes variando de 10 a 80 μs, a coruja realizou orientações rápidas da cabeça para o lugar correto no azimute correspondendo àquela diferença de tempo (Fig. 11.46B). Tais experimentos mostraram que a coruja se orienta em relação aos sons no espaço com precisão notável. A elevação é julgada pelas diferenças na intensidade dos sons que chegam a cada orelha, e o azimute é julgado através da disparidade temporal que está ocorrendo entre os sons que estão chegando a cada orelha.

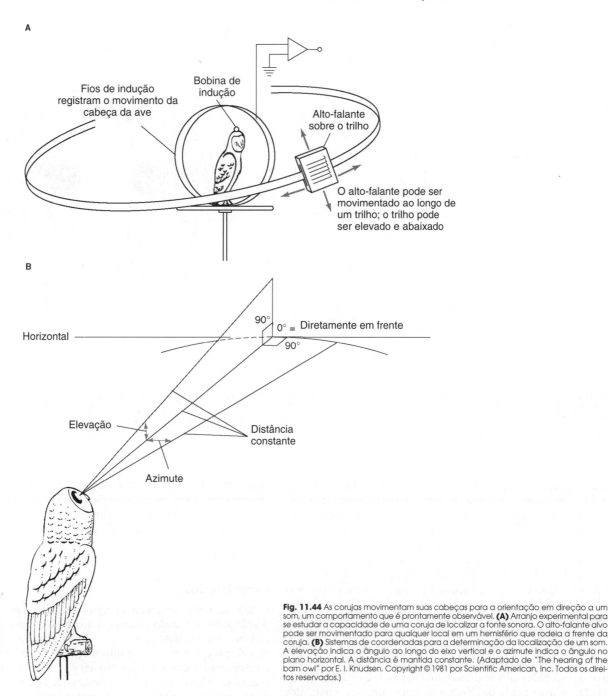

Fig. 11.44 As corujas movimentam suas cabeças para a orientação em direção a um som, um comportamento que é prontamente observável. **(A)** Arranjo experimental para se estudar a capacidade de uma coruja de localizar a fonte sonora. O alto-falante alvo pode ser movimentado para qualquer local em um hemisfério que rodeia a frente da coruja. **(B)** Sistemas de coordenadas para a determinação da localização de um som. A elevação indica o ângulo ao longo do eixo vertical e o azimute indica o ângulo no plano horizontal. A distância é mantida constante. (Adaptado de "The hearing of the barn owl" por E. I. Knudsen. Copyright © 1981 por Scientific American, Inc. Todos os direitos reservados.)

Como esta informação sobre a localização dos sons no espaço é representada no sistema nervoso? As orelhas não podem fornecer diretamente ao cérebro uma representação do espaço externo. Ao contrário, conforme vimos, uma coruja tem de computar a diferença em intensidade entre os sinais sonoros percebidos pelas suas duas orelhas para determinar a elevação de um som e deve computar uma disparidade corrente entre os sinais sonoros que chegam às suas orelhas para determinar a posição do som no plano do azimute. Knudsen e Konishi descobriram, no final dos anos 70, como e onde estas comparações são feitas e como a eferência é representada no cérebro.

Knudsen e Konishi identificaram uma coleção de neurônios específicos para o espaço em um núcleo do mesencéfalo. Cada uma destas células responde melhor a sinais sonoros que estão localizados em um ponto particular do espaço, e cada célula tem um campo receptivo com uma organização centro-*on* e concêntrico-*off* semelhante à encontrada nas células ganglionares da retina (Fig. 11.47A). Os sons que estão localizados dentro da região central do campo receptivo da célula (diâmetro médio de ≅ 25°) excitam a célula, enquanto que os sons no campo receptivo anular inibem a sua resposta. Os neurônios estão arranjados no núcleo formando um mapa espacial (Fig. 11.47B) análogo ao mapa retinotópico derivado da retina e ao mapa somatotópico derivado da superfície corporal. As células em cada ponto da superfície do núcleo respondem disparando PA em resposta a sons de um ponto particular do espaço. Pontos adjacentes no núcleo respondem a estímulos que estão adjacentes no espaço.

Outra característica comum a este mapa e a outros mapas cerebrais é que o tamanho dos campos receptivos para as células que recebem informações diretamente em frente ao animal é menor

418 COMPORTAMENTO: INICIAÇÃO, PADRÕES E CONTROLE

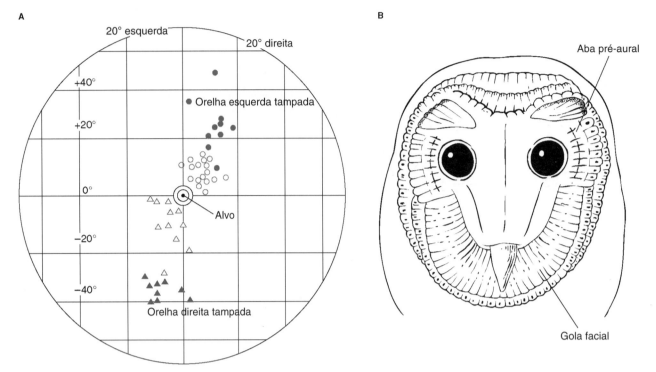

Fig. 11.45 Uma coruja erra a localização da fonte sonora quando se tampa uma de suas orelhas. **(A)** Um alvo é apresentado diretamente em frente da coruja, que teve ou um tampão completo em uma das orelhas (grande atenuação, símbolos preenchidos) ou um tampão leve (menor atenuação, símbolos vazios). Note que com a orelha esquerda tampada (círculos), a coruja julgou que o som estava acima de sua localização real. Com a orelha direita tampada, a coruja fez erros na direção oposta. **(B)** Colar facial mostrando a assimetria nas aberturas auditivas. O canal da orelha direita projeta-se ligeiramente para cima, enquanto que o canal da orelha esquerda projeta-se ligeiramente para baixo. Esta pequena diferença é amplificada pela posição das penas no colar facial. (Adaptado de "The hearing of the barn owl" por E.I. Knudsen. Copyright © 1981 por Scientific American, Inc. Todos os direitos reservados.)

que o das células que recebem informações dos lados do animal. A área diretamente em frente do animal projeta-se para uma porção maior do núcleo e deste modo é aumentada comparada com as áreas que representam os lados do animal. Essa representação lembra a representação exagerada da fóvea da retina no córtex visual e da grande representação das mãos e da face no córtex sensorial somático. Nas corujas de celeiro, o núcleo onde esses campos espaciais são registrados é o *mesencephalicus lateralis dorsalis* (MLD), que nas aves é homólogo ao colículo inferior dos mamíferos. (O *colículo inferior* é o maior centro auditivo que fica ao lado do colículo superior — o homólogo do teto óptico para os mamíferos.) O núcleo MLD passa um mapa da localização do som no espaço para os centros superiores. A disparidade entre os sinais é percebida pelos neurônios dos núcleos que estão abaixo do MLD no mesencéfalo. Esses neurônios, que são chamados *detectores de coincidência*, recebem impulsos de ambas orelhas, e sua atividade muda, dependendo de os sinais das duas orelhas chegarem simultaneamente ou seqüencialmente. O mecanismo pelo qual as diferenças nas intensidades sonoras são computadas pelo cérebro da coruja ainda está sendo investigado.

O mapa do espaço acústico da coruja foi o primeiro exemplo de um mapa cerebral que é gerado *de novo* pelas propriedades de resposta dos neurônios. Desde então, mapas de computação semelhantes têm sido encontrados nos cérebros de morcegos que, como as corujas, caçam usando a informação auditiva. A representação espacial do som em um cérebro de coruja é projetada, em última instância, ao teto, onde ela encontra um mapa do espaço gerado pelo sistema visual e é congruente com ele. Camadas adjacentes do teto são então correlacionadas topograficamente, com uma informação processada sobre os sons e a outra informação processada sobre os impulsos visuais. Este arranjo sugere que o comportamento pode ser organizado mais eficientemente se todas as informações sensoriais sobre um objeto no espaço forem reunidas inicialmente em um local. O problema seguinte no entendimento da produção do comportamento é uma consideração sobre onde e como a informação sensorial leva a uma decisão de agir.

Redes Motoras

O lado sensorial do sistema nervoso adquire e analisa a informação sobre o mundo externo, o que é essencial para a produção do comportamento que é adequado para as necessidades momentâneas do animal. Essa informação deve então ser passada para neurônios que são responsáveis em gerar movimentos coordenados. Conhece-se relativamente pouco sobre os detalhes da interface entre os lados sensorial e motor deste processo, em parte porque os pesquisadores têm trabalhado independentemente no entendimento dos sistemas sensoriais ou motores. Entretanto, em uns poucos casos, esta conexão sensitivo-motora tem sido explorada com sucesso, seja em reflexos muito simples ou em comportamentos mais complexos de invertebrados.

Nós analisaremos sistemas de controle motor de complexidade crescente, a partir daqueles que produzem respostas reflexas simples através de redes que controlam ações repetitivas para redes nervosas complexas que revelam princípios gerais de organização neuromotora central. Os padrões motores de complexidades diferentes apresentam várias proporções de flexibilidade. Padrões fixos de ação são relativamente inflexíveis; eles ocorrem repetitivamente com pouca variação, mas muitos comportamentos são extremamente plásticos. O animal pode moldá-los para enfrentar um novo conjunto de circunstâncias. Um dos desafios para se estudar o controle motor é o entendimento da

COMPORTAMENTO: INICIAÇÃO, PADRÕES E CONTROLE 419

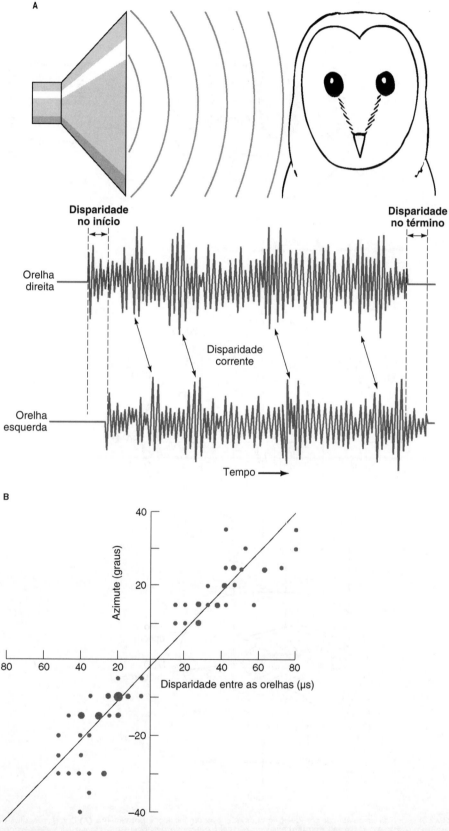

Fig. 11.46 As corujas julgam a localização do azimute pela disparidade entre os sons que chegam às suas orelhas. **(A)** O início da disparidade ocorre quando um som alcança uma orelha antes da outra. A disparidade durante o estímulo sonoro é percebida pela diferença contínua nas ondas sonoras que são recebidas pelas duas orelhas. **(B)** As corujas usam a disparidade corrente entre os sons que atuam sobre as duas orelhas para localizar um sinal no espaço com precisão. A relação linear entre o azimute e a disparidade corrente entre os sinais nas duas orelhas sugere que este tipo de disparidade é a característica relevante. (Adaptado de "The hearing of the barn owl" por E.I. Knudsen. Copyright © 1981 por Scientific American, Inc. Todos os direitos reservados.)

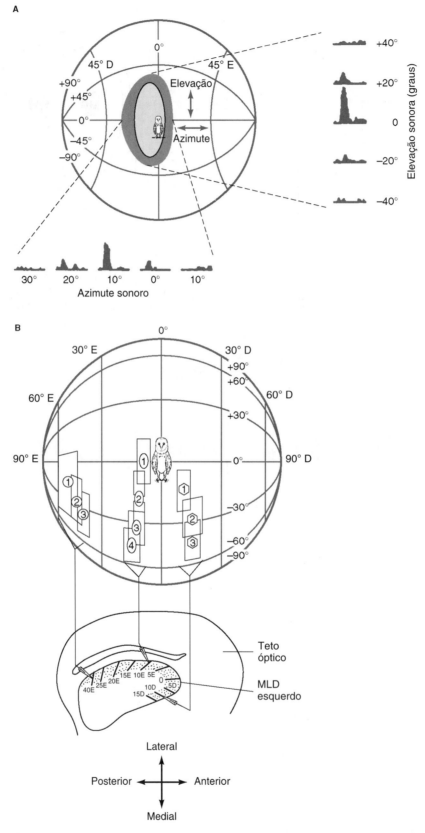

Fig. 11.47 Os neurônios auditivos em parte de um cérebro de coruja têm campos receptivos organizados espacialmente. **(A)** Campo receptivo de uma única célula mostrando o centro-*on* (cinza-claro) e o ânulo-*off* (cinza-escuro) plotados em um hemisfério. Esta célula responde mais fortemente a sons a 0 grau de elevação e 10 graus à direita do centro. Sons que estão 20 graus distante deste local estimulam a célula apenas fracamente, e sons que estão distantes 40 graus a inibem. **(B)** Mapa espacial auditivo no núcleo mesencefálico lateral dorsal de uma coruja. São mostrados os dados de três penetrações de eletrodos no núcleo. O local e a orientação de cada eletrodo são mostrados no diagrama *embaixo*, que mostra o núcleo como se ele tivesse sido seccionado em um plano horizontal (a orientação é indicada abaixo do diagrama). Os neurônios encontrados ao longo da penetração são numerados seqüencialmente, e é mostrado o campo receptivo de cada neurônio. Os neurônios ao longo de uma penetração respondem a lugares contíguos no espaço; e, à medida que o eletrodo se move de uma penetração para outra, o ângulo do azimute dos campos receptivos (indicado no diagrama do núcleo) muda suavemente. (Adaptado de Knudsen e Konishi, 1978.)

atividade neuronal que permite a um organismo produzir um comportamento que muda de momento para momento quando a situação se altera.

Níveis de controle motor

O estudo sobre a maneira como os neurônios controlam a atividade muscular tem sido enfocado em animais com sistemas nervosos mais simples ou em ações repetitivas por animais mais complicados. O controle neuronal de padrões fixos de atividade tem sido o principal tópico deste trabalho, porque as propriedades tudo-ou-nada desses comportamentos sugerem que uma decisão neuronal única deve gerar o comportamento. Este conceito de uma decisão não implica um processo consciente, e sim que a ativação de um "interruptor" neuronal no sistema nervoso central é suficiente para iniciar o padrão comportamental. Conceitualmente, esta idéia pode ser formalizada como um sistema de controle motor hierárquico em que os impulsos sensoriais são usados para selecionar eferências motoras específicas. O nível mais baixo de controle é o neurônio motor que se liga ao músculo; a atividade do neurônio motor é regulada por uma aferência neuronal integrada (Fig. 11.48).

Inicialmente, alguns fisiologistas acreditavam que um circuito de retroalimentação curta entre os receptores de estiramento dos músculos das pernas e os neurônios motores espinais que controlam esses músculos seria responsável pelos movimentos de marcha realizados pelos vertebrados. Entretanto, tornou-se claro que as eferências motoras repetitivas — como andar, nadar ou voar — dependem da atividade de uma rede central que gera as características essenciais do padrão motor. O padrão de andar, nadar ou voar pode ser modificado em resposta à retroalimentação sensorial e varia com as características do terreno, da água ou do vento existentes no ambiente. Em última instância, o controle é exercido por centros nervosos superiores, cujas decisões ou comandos também são influenciados por aferências sensoriais. Note que, nesta hierarquia de controle, nenhuma cadeia regular de comando é seguida de modo idêntico em cada caso. Uma grande variedade de aferências ambientais distintas pode resultar em tipos relacionados de respostas motoras, e o controle de retroalimentação opera em todos os níveis do sistema.

Reflexos simples

O circuito mais simples que controla a atividade dos músculos esqueléticos é o arco reflexo. Ele utiliza somente dois tipos de neurônios — receptores musculares de estiramento (também chamados neurônios aferentes 1a) e neurônios motores espinais α — ligados entre si para produzir o **reflexo miotático**, ou *reflexo muscular de estiramento* (Fig. 11.49A). Como a forma básica deste reflexo requer somente a sinapse entre os neurônios aferente e eferente, sem interneurônios interpostos, ele é um reflexo monossináptico.

As terminações sensoriais dos neurônios receptores de estiramento estão localizadas dentro de cada músculo, associadas com estruturas sensoriais chamadas **fusos neuromusculares**. Cada fuso contém um pequeno feixe de fibras musculares especializadas chamadas **fibras intrafusais** para distingui-las da maioria das fibras contráteis, que são chamadas **fibras extrafusais**. As fibras extrafusais são as fibras musculares esqueléticas discutidas no Cap. 10 e são inervadas pelos neurônios motores α. As fibras intrafusais são pequenas em massa e em número e não contribuem para a produção de tensão pelo músculo. Em vez disto, elas participam de um circuito de retroalimentação que regula a sensibilidade dos fusos neuromusculares de estiramento.

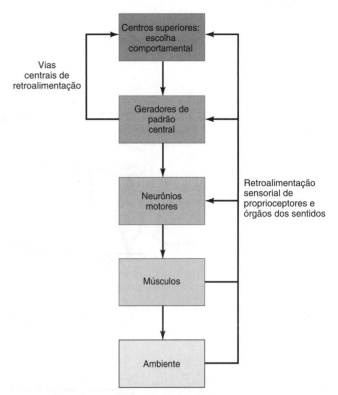

Fig. 11.48 Os sistemas de controle motor são arranjados hierarquicamente. Os neurônios no cérebro e da medula espinal exercem controle sobre toda a porção motora do sistema nervoso, gerando decisões a respeito da eferência motora. Tais decisões modulam a atividade através de conjuntos de neurônios, chamados geradores de padrão central, que ativam neurônios motores de acordo com padrões mais ou menos pré-ajustados. Os neurônios motores fornecem a única via entre o sistema nervoso e os músculos, o que em última análise causa o comportamento. Retroalimentações ocorrem em todos os níveis de hierarquia, moldando potencialmente a eferência.

Os fusos neuromusculares ficam paralelos às fibras extrafusais de modo que, se ocorrer um estiramento do músculo (p. ex., a adição de um peso a um músculo isolado ou a inclinação de uma articulação ou o estiramento de um músculo que passa por uma articulação), também são estirados os fusos neuromusculares. O estiramento da região central dos fusos aumenta a freqüência dos PA nos axônios aferentes 1a. Esses axônios aferentes fazem sinapses excitatórias diretamente com os neurônios motores α que controlam o músculo que contém esses fusos neuromusculares; assim, quando a atividade dos axônios aferentes 1a aumenta, ela tende a excitar os neurônios motores, causando contrações reflexas no músculo que é estirado (Fig. 11.49B, C).

Os receptores de estiramento fornecem retroalimentação negativa porque o estiramento do músculo inicia uma atividade neuronal que causa a contração muscular, opondo-se ao estiramento. Um exemplo familiar do reflexo de estiramento é o reflexo patelar evocado quando o tendão que cruza a capa do joelho (também chamada **patela**) é percutido com um martelo. O martelar do tendão produz estiramento súbito do músculo quadríceps na superfície ventral da coxa, ativando o músculo e causando a extensão da articulação do joelho. A natureza do arco do reflexo é revelada quando a via dorsal no nível apropriado do segmento da medula espinal é secionada. A secção da via dorsal deixa toda a inervação motora intacta, mas remove os aferentes sensoriais para o segmento espinal. Quando a via dorsal é secionada, os músculos inervados pelo segmento espinal ficam frouxos, mesmo que seus impulsos motores estejam intactos.

422 COMPORTAMENTO: INICIAÇÃO, PADRÕES E CONTROLE

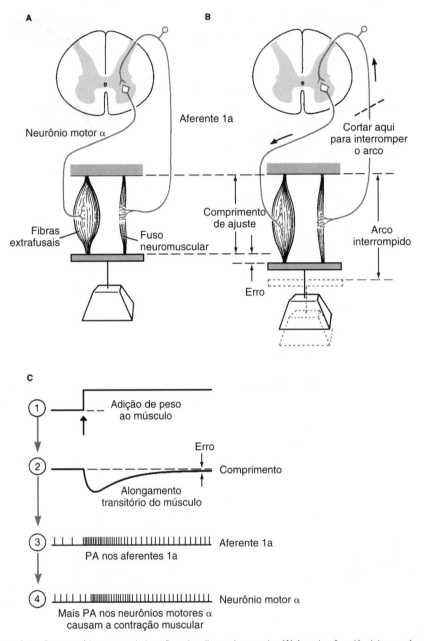

Fig. 11.49 Somente dois tipos de neurônios são necessários para produzir o reflexo de estiramento muscular. **(A)** A contração estável de um músculo que está levantando um peso leve. **(B)** Se um peso mais elevado é adicionado ao músculo, ele estira o músculo, ativando receptores de estiramento, que fazem sinapse com neurônios motores α no mesmo segmento espinal e fazem com que o músculo se contraia mais fortemente. Se os axônios sensoriais forem seccionados, não haverá retroalimentação sobre os neurônios motores, e o peso causará o alongamento do músculo (linhas tracejadas). **(C)** Seqüência de eventos que resultam na produção do reflexo de estiramento.

Note que, quando um músculo se contrai sob a influência de um reflexo de estiramento, a tensão é removida dos fusos neuromusculares. Se não ocorrer mais nada, os aferentes 1a ficam silenciosos; e, se o músculo for estirado um pouco mais, os fusos neuromusculares serão incapazes de responder a menos que seu próprio comprimento também possa ser regulado. As fibras intrafusais — sob o controle de um outro conjunto de neurônios motores, os *eferentes* γ — regulam o comprimento dos receptores de estiramento. Quando um músculo se encurta, comandado por seu motoneurônio α, a atividade dos eferentes γ também causa encurtamento das fibras intrafusais, mantendo uma tensão constante no fuso neuromuscular. Deste modo, os eferentes γ permitem que as fibras do fuso mantenham a sua sensibilidade ao estiramento muscular em uma grande faixa de comprimento muscular.

Ritmos motores gerados centralmente
A locomoção e a respiração consistem tipicamente em movimentos rítmicos produzidos por padrões repetitivos de contração muscular. Cada fase deste ciclo neuromotor é precedida e seguida por atividade característica nos neurônios motores. Disparos de atividade são consistentemente relacionados no tempo uns com os outros. É claro que esses atos repetitivos poderiam depender de impulsos sensoriais de momento a momento para o sistema nervoso central ou da eferência motora autônoma de redes geradoras de padrão que atuariam inteiramente independentes de impulsos sensoriais ou em alguma combinação destes dois mecanismos (Fig. 11.50). A regulação da eferência motora repetitiva tem sido pesquisada em muitos sistemas animais e parece que ambos os mecanismos desempenham um papel. Tais experimentos são típica-

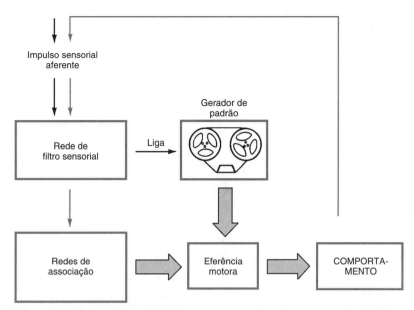

Fig. 11.50 A eferência motora do sistema nervoso depende da combinação de impulsos sensoriais e da geração de um padrão central. Os impulsos sensoriais originam-se em parte do ambiente e em parte de receptores sensoriais no corpo do animal. Os geradores de padrão central — representados por um gravador de fita neste diagrama porque tais neurônios produzem o mesmo padrão de eferência inúmeras vezes — desempenham um importante papel na moldagem do comportamento, mas fornecem somente parte dos impulsos para os neurônios motores.

mente desenvolvidos em *preparações semi-intactas* — ou seja, em animais nos quais o sistema nervoso foi exposto para registro mas que ainda podem desenvolver comportamentos reconhecíveis. Em alguns comportamentos, cordões nervosos isolados podem produzir todas as características de padrões motores eferentes; e, embora o conceito de que um cordão nervoso isolado *que se comporta* possa parecer estranho, esses comportamentos podem ser estudados em preparações semi-intactas ou em cordões nervosos isolados, dependendo do que é mais conveniente.

Padrões motores centrais têm sido demonstrados mais claramente nos sistemas nervosos de alguns invertebrados — por exemplo, no controle dos movimentos locomotores rítmicos. O vôo do gafanhoto é controlado por músculos que causam movimentos dos dois pares de asas, alternados para cima e para baixo, e esses músculos recebem a seqüência apropriada de impulsos nervosos conduzidos por vários axônios motores (ver o Cap. 10 para mais informações a respeito do vôo do inseto). O padrão de atividade desses neurônios motores continua a ocorrer com relações de fase apropriadas, mesmo se forem eliminadas as aferências sensoriais dos músculos ou das articulações das asas por secção dos nervos sensoriais (Fig. 11.51A). Essa persistência sugere que o padrão motor pode ser gerado na sua maior parte dentro do sistema nervoso central por uma rede de neurônios que interagem para coordenar o momento da contração de diferentes músculos.

Será que as aferências sensoriais desempenham algum papel no controle do vôo do gafanhoto, que parece ser dirigido por eferência motora programada? A retroalimentação sensorial de receptores de estiramento na base de cada asa é estimulada pelos movimentos das asas e pode modificar a eferência motora, aumentando a freqüência, a intensidade e a precisão do ritmo. Se esses receptores são destruídos, a eferência neuronal para os músculos do vôo lentifica-se a cerca da metade de sua freqüência normal, embora as relações de fase entre os impulsos nos diferentes neurônios motores sejam mantidas. A freqüência original do ritmo pode ser restaurada se as vias nervosas contendo os axônios dos receptores das articulações das asas forem estimuladas eletricamente (Fig. 11.51B). É interessante que, embora o ritmo motor aumente em freqüência quando ele é alimentado com aferências sensoriais, a temporização das eferências motoras não está relacionada estreitamente com a temporização dos impulsos nos nervos sensoriais. A estimulação dos axônios dos receptores das articulações das asas ao acaso pode acelerar a eferência motora, embora os impulsos sensoriais sejam mais eficazes se ocorrerem durante uma fase particular do ciclo de batida das asas. Assim, a retroalimentação proprioceptiva não é necessária para acertar a fase apropriada dos impulsos motores para os músculos do vôo; mas, quando o gerador de padrão central de vôo é ativado, a retroalimentação sensorial reforça sua eferência (Fig. 11.51C).

O que liga e desliga a atividade motora do vôo? Quando um gafanhoto salta para começar a voar, receptores ciliados da cabeça são estimulados pelo ar que passa por eles. Este impulso sensorial específico inicia a eferência motora para o vôo. Quando o inseto pousa, o gerador do padrão central de vôo é desligado por sinais originários dos mecanorreceptores dos pés (o pé é chamado *tarso* nos insetos).

Já foi demonstrada a existência de redes geradoras de padrão endógeno em diversos sistemas nervosos de invertebrados. Por exemplo, a eferência motora cíclica para os pleópodes abdominais da lagosta* persiste não apenas em um cordão nervoso isolado, mas mesmo em um gânglio abdominal único isolado. Esse ritmo intrínseco é iniciado e mantido pela atividade de interneurônios de "comando", cujos somas estão localizados no gânglio supra-esofágico do cérebro. Embora o padrão de descarga em cada gânglio abdominal requeira uma atividade mantida em um, ou talvez em vários, dos interneurônios, não existe uma relação simples de um para um entre o padrão de disparo desses interneurônios e o padrão eferente motor para os pleópodes. Os interneurônios cruciais parecem estar fornecendo um nível geral de excitação, que mantém o padrão gerador central ativo.

---

* **N.T.**: No original *crayfish*, também conhecido como *spiny lobster*, um crustáceo que difere da lagosta comum por faltarem as grandes pinças e por ter uma carapaça com muitos espinhos.

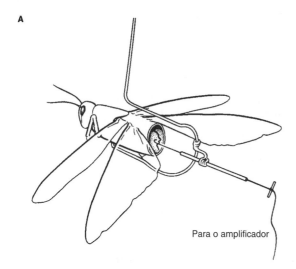
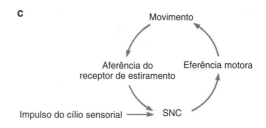
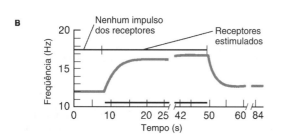

Fig. 11.51 Tanto o gerador de padrão central quanto a retroalimentação sensorial contribuem para a produção do vôo do gafanhoto. **(A)** Arranjo experimental. Um gafanhoto eviscerado é montado de modo que possa bater suas asas quando estimulado por um vento que sopra nos cílios dos receptores faciais. Eletrodos para registro da eferência motora e para a estimulação dos nervos receptores são fixados nos lugares. **(B)** Quando os neurônios receptores sensoriais na base das asas são destruídos, o gerador de padrão central produz pulsos de baixa freqüência. A estimulação elétrica dos axônios dos receptores aumenta a freqüência da eferência motora endógena. O tempo durante o qual o nervo receptor foi estimulado é indicado pela linha reta. Após cessar a estimulação, o ritmo retorna à freqüência baixa. **(C)** Organização cíclica da eferência motora do vôo. Impulsos sensoriais externos (p. ex., um sopro de ar nos receptores ciliados) estimulam a eferência motora para o vôo. Os movimentos das asas ativam receptores de estiramento que fornecem impulsos para a estimulação da atividade motora para o vôo. Note que este ciclo lembra a curva de retroalimentação positiva ilustrada na Fig. 11.26. (Adaptado de Wilson, 1964, 1971.)

Um dos padrões rítmicos mais bem estudados é a resposta de escape no molusco nudibrânquio *Tritonia* (Fig. 11.52A). Esta lesma marinha nada para longe do estímulo nocivo fazendo flexões dorsais e ventrais de seu corpo, que são produzidas por contrações alternadas dos músculos flexores dorsais e ventrais. O padrão central é gerado por interconexões de três tipos de neurônios — um neurônio cerebral (C2), os interneurônios dorsais de natação, e os interneurônios ventrais de natação — que fazem sinapse com os neurônios de flexão (Fig. 11.52B). O neurônio cerebral (C2), os interneurônios dorsais de natação e os interneurônios ventrais de natação estão ligados por conexões recíprocas muitas das quais são uma mistura de sinapses excitatórias e inibitórias. Sinapses inibitórias recíprocas entre neurônios têm sido encontradas em muitos padrões geradores centrais que produzem eferências rítmicas; as sinapses inibitórias recíprocas no padrão gerador central para a natação na *Tritonia* têm-se mostrado necessárias para promover a natação nesta espécie. Após o estímulo inicial, os interneurônios de natação dorsais e ventrais produzem disparos alternados de atividade neuronal, que ativam os neurônios de flexão responsáveis pela eferência motora. Registros intracelulares de atividade em todos os cinco tipos de neurônios indicam que o ritmo de natação depende das propriedades da membrana dos neurônios individuais e de suas conexões sinápticas. Assim, o ritmo é neurogênico, produzido pela interação entre os neurônios. Recentemente, foi demonstrado que a força sináptica entre os neurônios desta rede pode ser modulada durante um episódio de natação para alterar as propriedades da rede, mesmo enquanto ela está produzindo a eferência para a natação.

Nos vertebrados também existe um controle neuronal autônomo central em vários graus. Os movimentos respiratórios, que são promovidos por células do tronco cerebral, persistem nos mamíferos quando as aferências sensoriais dos músculos torácicos são eliminadas pela secção das raízes nervosas sensoriais apropriadas. Sapos nos quais todas as vias sensoriais foram cortadas, exceto as dos nervos cranianos, ainda produzem movimentos coordenados simples de locomoção, embora tais movimentos sejam difíceis de discernir, porque a perda dos arcos reflexos miotáticos causa a flacidez dos músculos. As eferências motoras para os músculos da natação em tubarões e em lampréias continuam em um padrão alternado normal quando os impulsos sensoriais segmentares são eliminados. Entretanto, a seqüenciação intersegmental da eferência motora, que normalmente caminha da porção anterior para a posterior, pode ser interrompida.

Movimentos de marcha têm sido investigados em gatos que são mantidos em uma roda giratória após a transecção do tronco cerebral acima do bulbo (chamada uma preparação *gato espinal*). Tais estudos revelaram que a seqüência de marcha pode ocorrer sem impulsos do cérebro. Além disso, um ritmo rudimentar de marcha tem sido visto mesmo após a secção das raízes dorsais, eliminando os impulsos sensoriais. Assim, mesmo nos vertebrados, alguns aspectos dos movimentos rítmicos são programados em conexões intrínsecas entre neurônios dentro da medula espinal e do tronco cerebral e podem continuar mesmo se a retroalimentação sensorial e outros impulsos sensoriais forem interrompidos.

Sistemas de comando central
A estimulação de neurônios apropriados no sistema nervoso central pode promover movimentos coordenados de vários graus de complexidade. A estimulação elétrica de um de tais **sistemas de comando**, no cordão nervoso da lagosta, faz com que o animal assuma a postura de defesa com as pinças abertas mantidas elevadas e o corpo arqueado para cima, com as pernas anteriores estendidas. Impulsos sensoriais apropriados excitam este siste-

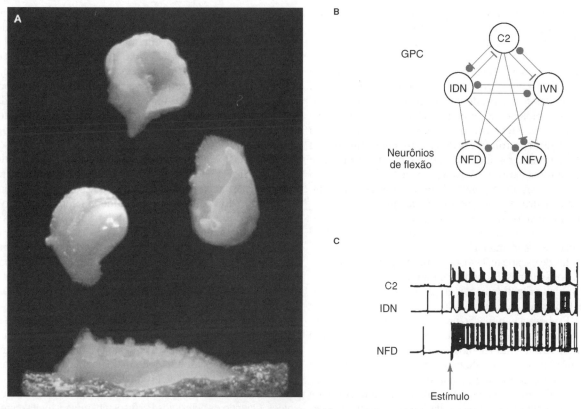

Fig. 11.52 A natação do molusco nudibrânquio *Tritonia* é controlada por um gerador de padrão central que consiste em três tipos de neurônios. **(A)** Se a *Tritonia* é assustada (como por exemplo pela estrela-do-mar comedora de nudibrânquios), ela se eleva do substrato e nada ritmicamente contraindo os músculos flexores dorsal e ventral. **(B)** Três tipos de neurônios interconectados agem juntos para gerar o padrão motor de natação. Uma sinapse excitatória é representada por uma barra; uma sinapse inibitória é representada por um círculo sólido; a combinação dos dois símbolos representa uma sinapse multifuncional. As propriedades da membrana e as interações sinápticas determinam o padrão motor de natação, que muda se estes parâmetros mudam. **(C)** Registros da atividade dos neurônios geradores de padrão central da natação (GPC) em um cérebro isolado após a estimulação elétrica do nervo pedal. Abreviações: C2, neurônio cerebral; IDN, interneurônios dorsais de natação; IVN, interneurônios ventrais de natação; NFD, neurônios de flexão dorsais; NFV, neurônios de flexão ventrais. (Parte A cortesia de P. Katz; partes B e C adaptadas de Katz et al., 1994.) (Ver Encarte colorido.)

ma através de um interneurônio específico, e esse interneurônio diverge extensamente, produzindo excitação em alguns neurônios motores e inibição em outros. Sistemas de comando em artrópodes ativam caracteristicamente muitos músculos de maneira coordenada e produzem ações recíprocas em um dado segmento corporal; isto é, os antagonistas são inibidos enquanto os sinergistas são excitados. Talvez não seja surpreendente que os interneurônios de comando que são mais eficientes em promover uma resposta motora coordenada são geralmente menos facilmente ativados por impulsos sensoriais simples.

A descoberta desse neurônio de comando na lagosta fez com que os fisiologistas inicialmente formulassem a hipótese de que muito do comportamento de um animal poderia ser controlado por uma pequena população de neurônios de comando, cada um dos quais seria responsável pela produção e pela organização de um comportamento particular. Neste caso, a "escolha" entre os comportamentos dependeria de que neurônios de comando estivessem mais ativos. Entretanto, estudos posteriores sobre as bases neuronais do comportamento sugeriram que a maioria das funções de comando origina-se dentro de redes de neurônios, em que todos os neurônios contribuintes desempenham um papel importante. Para se determinar experimentalmente se um neurônio preenche uma função de comando, é necessário mostrar que a atividade do neurônio é *necessária* e *suficiente* para causar uma eferência motora particular. Isto é, a remoção do neurônio da rede deve bloquear, ou modificar muito, o comportamento (necessidade), e a ativação de somente aquele neurônio deve produzir o comportamento (suficiência).

Quando os testes de necessidade e de suficiência são desenvolvidos para determinar as bases neuronais de muitos comportamentos, três observações aparecem sempre. Primeira, muitos neurônios são multifuncionais, agindo diferentemente em diferentes condições. Por exemplo, algumas células bipolares da retina conduzem sinais dos bastonetes na obscuridade e de cones na luz brilhante. Deve haver uma troca em seu padrão de conexão quando o nível de iluminação do ambiente muda. Segunda, um neurônio pode pertencer a diferentes níveis de um sistema de controle hierárquico (ver a Fig. 11.48). Por exemplo, um neurônio na rede de controle da natação na *Tritonia* age tanto no padrão gerador central para a natação quanto no sistema de comando para o escape. Terceira, como as redes podem ser reconfiguradas, dependendo da situação, deve haver mecanismos que podem modificar o padrão de conexão neuronal. As conexões anatômicas podem limitar a amplitude de eferências possíveis para um conjunto de neurônios, mas conexões funcionais definem sua eferência em qualquer momento considerado. Um dos mais conhecidos mecanismos para o deslocamento das redes neuronais dentro das configurações funcionais possíveis é a neuromodulação (ver o Cap. 6). Os neuromoduladores podem causar mudanças na eficácia sináptica que reconfigura dinamicamente uma coleção de neurônios em uma nova unidade funcional. O reconhecimento de que a "anatomia *não é* destino" no sistema nervoso mudou o modo como os sistemas são analisados. Nesta seção, consideraremos dois sistemas que têm sido analisados em detalhes suficientes para fornecer exemplos destes três princípios na organização dos sistemas de comando.

Muitos invertebrados escapam de predadores potenciais usando movimentos estereotipados. Um exemplo bem estudado é o da lagosta *Procambarus clarkii*, que tem dois tipos de resposta de escape, dependendo da localização do estímulo (Fig. 11.53A). Em cada um dos comportamentos, pelo menos um axônio gigante faz parte do circuito de controle, um padrão típico no controle neuronal de muitas respostas de escape. Axônios grossos conduzem os sinais rapidamente, permitindo ao animal escapar mais rápido. Na lagosta, existem duas fibras gigantes: o interneurônio gigante medial, que controla a flexão para propelir o animal para trás; e o interneurônio gigante lateral, que tem um papel chave em propelir o animal para cima e para a frente. O circuito básico que rodeia o interneurônio gigante lateral é mostrado na Fig. 11.53B. A rede neuronal que rodeia o gigante medial é bem diferente — tanto no lado aferente quanto no eferente da rede — o que explica por que o comportamento é tão diferente quando a lagosta é tocada em sua antena.

As respostas de escape na lagosta ilustram algumas outras características dos sistemas de controle motor. Primeira, se uma lagosta é estimulada repetidamente, ela deixa de responder após cerca de 10 minutos de estimulação; a resposta é chamada *habituação*. Embora a habituação possa ocorrer em muitos pontos diferentes da rede, foi descoberto que este comportamento se habitua porque é liberado menos neurotransmissor dos terminais dos neurônios sensoriais aferentes quando os estímulos são repetidos por longos períodos. Segunda, o controle geral da cauda da lagosta inclui uma segunda via paralela que também pode promover a resposta de abalo da cauda. Os neurônios motores flexores rápidos, que não são neurônios motores gigantes, produzem um controle mais preciso do abalo da cauda, embora ele não seja tão rápido nem tão vigoroso como o abalo produzido pelos neurônios gigantes. Quando o abalo da cauda se inicia pelos neurônios motores gigantes, a segunda via é ativada também, embora a via mais lenta possa operar por si só. Terceira, se o nível de serotonina, um neuromodulador, se altera na lagosta, sua resposta a um estímulo particular pode mudar dramaticamente. Uma lagosta agressiva pode tornar-se submissa, e vice-versa. Assim, a neuromodulação deve modificar as conexões entre os neurônios sensoriais e motores.

A resposta de escape da lagosta é uma típica ação de padrão fixo, e os neurônios que a controlam ilustram várias características de sistemas de comando citadas anteriormente. Talvez a característica mais importante seja a existência de múltiplos pontos de controle dentro de uma rede, o que oferece vários caminhos para iniciar ou alterar levemente o desempenho do comportamento. Essa flexibilidade dentro das limitações de um padrão fixo de ação tem sido uma fonte de discernimento dentro da organização do comportamento.

Quais poderiam ser as vantagens evolucionárias e as desvantagens dos padrões fixos de ação e dos sistemas de comando motor? Quais seriam as vantagens e as desvantagens da plasticidade comportamental?

O reconhecimento de que os neuromoduladores sinápticos podem alterar as propriedades de uma rede abriu novos caminhos para a imaginação. Os sistemas de comando central, cada um dos quais se acreditava anteriormente dirigir um único padrão comportamental até o fim, devem ser vistos agora como sendo plásticos, com neurônios fazendo diferentes relações sinápticas, dependendo das circunstâncias. O primeiro exemplo de um conjunto de rede dinâmica pode ser encontrado em uma coleção de 30 grandes neurônios que formam o **gânglio estomatogástrico** (GEG) dos crustáceos. O esôfago e o estômago de lagostas e de caranguejos são estruturas complexas responsáveis pela ingestão, pela estocagem, pela mastigação, pela trituração e pela filtragem da comida (Fig. 11.54). Existem quatro regiões funcionais no sistema estomatogástrico: o esôfago, o saco cardíaco, o triturador gástrico e o piloro. Os neurônios do GEG controlam todas as câmaras musculares responsáveis pela ingestão e pelos movimentos peristálticos da comida. Eles também controlam os dentes ósseos que são responsáveis pela sua mastigação e trituração. Como a maioria dos neurônios do GEG consiste em neurônios motores que inervam os músculos do sistema estomatogástrico, suas propriedades intrínsecas foram muito estudadas durante os esforços para se descobrir a arquitetura funcional de cada sub-rede que pode ser formada por este pequeno conjunto de neurônios. O gânglio pode ser dividido em três redes de neurônios, que controlam os músculos da região esofágica, do triturador gástrico e da região pilórica do sistema estomatogástrico. As redes esofágica, gástrica e pilórica podem, cada uma, gerar padrões de eferência rítmica que são independentes uns dos outros (Fig. 11.55A). A freqüência da eferência de cada uma das redes é uma característica da rede.

Impulsos de neurônios moduladores mudam drasticamente o comportamento desses neurônios. Por exemplo, dois neurônios acoplados eletricamente, chamados *neurônios PS*, reconfiguram as redes. Quando os neurônios PS disparam, uma válvula entre o esôfago e o estômago se abre, e se inicia o comportamento de deglutição. Então, inicia-se um ritmo inteiramente novo, coordenando todas as três partes do sistema do GEG para produzir um conjunto de ondas peristálticas que viajam do esôfago para o piloro (Fig. 11.55B). Todos os outros ritmos são inibidos durante este comportamento. Quando a atividade dos neurônios PS cessa, aparece ainda um outro ritmo transitório, mas por fim todos os neurônios na rede que promove a deglutição retornam ao seus padrões originais de atividade. Os neurônios que controlam o comportamento de deglutição são chamados *rede de deglutição*, que inclui neurônios que, na ausência da atividade dos neurônios PS, são ativos nas redes esofágica, gástrica e pilórica.

Já foram identificados alguns neuromoduladores que controlam a atividade dos neurônios do GEG. A amina biogênica serotonina e os neuropeptídeos proctolina e colecistocinina alteram o padrão de eferência de pelo menos alguns neurônios do GEG.

A reconfiguração de um pequeno grupo de neurônios em várias redes funcionais fornece uma nova visão para os neurônios responsáveis pelo controle da eferência motora. Trabalhos prévios mostraram que uma única rede anatômica definida pode produzir diferentes formas de eferências em resposta a agentes neuromoduladores, mas o sistema estomatogástrico sugere que a composição da rede, também, pode ser plástica. A especificação dinâmica de muitas redes funcionais dentro de um conjunto definido de neurônios oferece um grande aumento no número de caminhos possíveis pelos quais a eferência motora pode ser controlada. Claramente, um desafio é descobrir em que local o controle deste mecanismo reside e como ele é regulado.

RESUMO

Todo comportamento é controlado pela eferência motora do sistema nervoso. Os neurônios motores são organizados em diversas redes que podem ser relativamente plásticas, permitindo flexibili-

COMPORTAMENTO: INICIAÇÃO, PADRÕES E CONTROLE

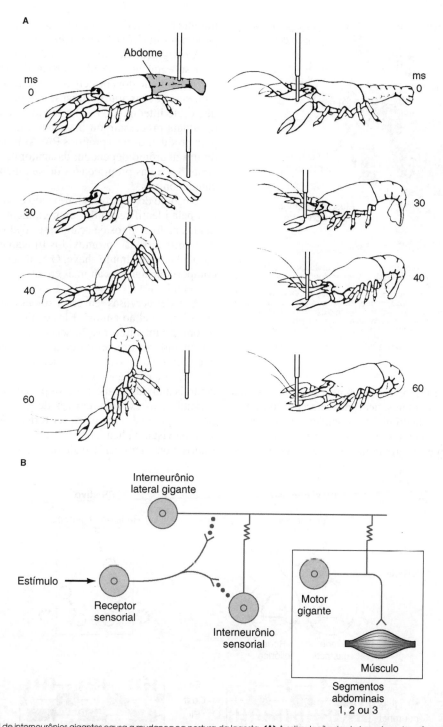

Fig. 11.53 A estimulação táctil de interneurônios gigantes causa a mudança na postura da lagosta. **(A)** A estimulação do abdome (*em cima, à esquerda*) evoca flexão abdominal que move a lagosta para cima e para a frente. Este comportamento é mediado pelos interneurônios gigantes laterais. A estimulação anterior na antena (*em cima, à direita*) evoca flexão abdominal de forma diferente, que propele o animal para trás. Esta resposta é mediada pelos interneurônios gigantes mediais. Em ambos os casos, o comportamento move o animal para longe do estímulo. Nos diagramas, o tempo após a estimulação é indicado em milissegundos e o tempo segue de cima para baixo. **(B)** Diagrama simplificado do circuito que medeia a resposta de escape da lagosta ao toque no abdome. Os impulsos sensoriais são conduzidos pelos transmissores químicos (círculos) e pelas sinapses elétricas (símbolos de resistência) para o neurônio gigante lateral, que faz uma sinapse eletrotônica rápida com o neurônio motor gigante. O neurônio motor gigante faz sinapse com os músculos flexores abdominais. O grande diâmetro dos axônios gigantes produz alta velocidade de condução, e as sinapses eletrotônicas fornecem rápida comunicação entre os neurônios. Estimulando-se eletricamente o interneurônio gigante lateral, produz-se flexão somente nos segmentos abdominais de 1 a 3. Compare este efeito com a postura final da lagosta que foi tocada no abdome — a flexão é pronunciada na porção anterior do abdome. (Adaptado de Wine e Krasne, 1972, 1982.)

dade nas respostas comportamentais. O conhecimento do comportamento em nível neuronal requer a compreensão do modo como os neurônios interagem para produzir a resposta comportamental.

No curso da evolução, as "redes nervosas" primitivas, superficiais e anatomicamente difusas características dos celenterados condensaram-se em cordões nervosos e gânglios, que são vistos mesmo em algumas águas-vivas. Nos animais segmentados, a porção anterior, inicialmente especializada como o local de muitos órgãos sensoriais, diferenciou-se para conter um supergânglio, ou cérebro.

Os sistemas nervosos mais complicados são encontrados nos vertebrados. Esses sistemas podem ser divididos nos sistemas

428 COMPORTAMENTO: INICIAÇÃO, PADRÕES E CONTROLE

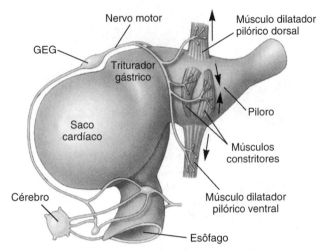

Fig. 11.54 O sistema nervoso estomatogástrico controla a atividade do esôfago, do triturador gástrico e do piloro na lagosta. O gânglio estomatogástrico (GEG, um dos quatro gânglios no sistema) contém apenas 30 neurônios, a maioria dos quais é de neurônios motores e todos os quais já foram identificados e caracterizados. Os impulsos desses neurônios controlam a contração de músculos que causam a deglutição, a mastigação e a movimentação do alimento pelo restante do sistema digestivo. (São mostrados os músculos que controlam o piloro. Músculos constritores fecham o piloro, impedindo a saída da comida. Músculos dilatadores abrem o piloro, permitindo a movimentação da comida para o próximo segmento do sistema digestivo. Esses músculos recebem impulsos dos neurônios do GEG.) (Adaptado de Hall, 1992.) (Ver encarte colorido.)

nervosos central e periférico. Todos os neurônios no sistema nervoso são neurônios aferentes, neurônios eferentes ou interneurônios, e a maioria dos neurônios nas complexas redes neuronais são interneurônios. As conexões nas redes centrais, em grande proporção, parecem estar programadas geneticamente; mas, durante e após o desenvolvimento, elas são mantidas pelo uso e podem ser modificadas por ele.

A integração dos impulsos aferentes e a produção da atividade subseqüente em cada neurônio de uma rede dependem primariamente de dois principais conjuntos de fatores: (1) da organização de circuitos e sinapses formadas por interneurônios que estão interagindo e (2) o modo pelo qual os neurônios individuais processam ou integram a informação que recebem para produzir os seus próprios PA. As propriedades integrativas de um neurônio dependem da anatomia do neurônio, de suas conexões e das propriedades de sua membrana celular e seus canais iônicos.

O estudo do controle neuronal do comportamento foi auxiliado pela identificação de comportamentos especializados chamados padrões fixos de ação. Esses padrões motores altamente estereotipados são promovidos tipicamente por um estímulo particular, ou estímulo chave. O conhecimento das capacidades comportamentais dos animais em nível neuronal é o objetivo da neuroetologia.

As redes nervosas sensoriais organizam e refinam a informação disponível ao animal. Elas exaltam, amplificam, filtram e reconfiguram a informação sensorial original. O sistema visual dos mamíferos trouxe-nos uma grande quantidade de informações sobre como os sistemas sensoriais funcionam. Registros elétricos de células do córtex visual indicam que os neurônios centrais individuais são ativados por certas características de um estímulo e as extraem, em vez de gerarem uma representação ponto-a-ponto dos impulsos periféricos. Além disso, estudos do sistema visual indicam que há um arranjo hierárquico dos neurônios e que a especificidade das características sensoriais que

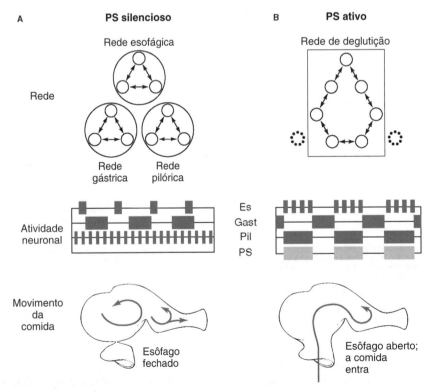

Fig. 11.55 Impulsos moduladores para o gânglio estomatogástrico mudam a eferência neuronal dramaticamente, reconfigurando as sub-redes no gânglio. **(A)** Quando os neurônios moduladores PS estão silenciosos, os neurônios no gânglio estomatogástrico são organizados em três sub-redes separadas, a esofágica, a gástrica e a pilórica. Cada uma dessas sub-redes produz uma eferência motora rítmica, mas as eferências não são coordenadas temporalmente umas com as outras. Neste estado, a comida é mastigada e movimentada dentro do saco cardíaco e da cavidade pilórica (como indicado pelas setas); nenhuma comida entra ou sai desta parte do trato digestivo. **(B)** Quando os neurônios PS estão ativos, todas as três sub-redes são recrutadas para uma rede onde a sua atividade é coordenada para produzir "deglutição" (como indicado pela seta). Abreviações: Es, Gast, Pil, e PS indicam a atividade de neurônios nas sub-redes esofágica, gástrica e pilórica, e dos neurônios PS. (Adaptado de Meyrand, 1994.)

COMPORTAMENTO: INICIAÇÃO, PADRÕES E CONTROLE 429

evoca a atividade nos neurônios aumenta em cada nível, até que apenas as características específicas do estímulo visual evoquem respostas nos níveis superiores. Algumas células podem ser ativadas somente por estímulos complicados como uma face. Os estudos em corujas de celeiro mostraram que um mapa do espaço auditivo é computado pelas diferenças de intensidade e de tempo entre os sons à medida que eles são recebidos pelas duas orelhas. Tais mapas espaciais computados estão anatomicamente organizados com outros mapas sensoriais, como o mapa retinotópico do sistema visual.

As redes neuronais mais simples são arcos reflexos monossinápticos, o mais familiar dos quais é o reflexo de estiramento dos vertebrados. Comportamentos mais complexos incluem movimentos locomotores que estão baseados em parte em "programas motores centrais" que determinam, por exemplo, a seqüência das contrações musculares que produzem os movimentos locomotores coordenados. A retroalimentação de neurônios sensoriais proprioceptivos pode exercer influência sobre a força e a freqüência da eferência motora e, na maioria das atividades motoras rítmicas, ela também contribui para a sintonia fina de sua coordenação.

A eferência para os músculos é controlada por um sistema hierárquico. Um exemplo do nível mais baixo de controle é o arco reflexo de estiramento miotático monossináptico que é responsável pela manutenção do tônus postural. No nível seguinte, estão os padrões motores rítmicos característicos do andar, nadar e rastejar. Finalmente, o controle dos complexos padrões fixos de ação reside no topo da hierarquia. Tentativas de entender as relações entre os níveis de controle têm tido maior sucesso em sistemas motores relativamente mais simples dos invertebrados. Nesses modelos de sistema, fica claro que um neurônio particular pode participar de várias redes motoras que funcionam em diferentes níveis. Além disso, em alguns sistemas, substâncias neuromoduladoras controlam dinamicamente a configuração das redes.

QUESTÕES DE REVISÃO

1. Os potenciais de ação são fundamentalmente semelhantes em todos os neurônios; assim, de que forma a modalidade dos impulsos de vários órgãos sensoriais é reconhecida pelo sistema nervoso central?
2. Descreva a organização geral do cérebro e da medula espinal dos vertebrados.
3. Compare e diferencie as divisões simpática e parassimpática do sistema nervoso autônomo. Como elas diferem anatomicamente? Como elas diferem funcionalmente e bioquimicamente?
4. Têm-se dito que todas as sensações ocorrem no cérebro. Explique o que significa esta afirmativa.
5. Como pode um aumento na taxa de disparo em um neurônio inibitório produzir um aumento da atividade em outros neurônios?
6. Qual é a fonte dos impulsos aferentes sinápticos contínuos de nível baixo e dos disparos tônicos lentos nos neurônios espinais motores α dos vertebrados?
7. Descreva a organização da retina dos vertebrados.
8. Cada olho de um primata vê aproximadamente o mesmo campo, mas o hemisfério direito do cérebro "vê" a metade esquerda do campo visual, enquanto que o hemisfério es-

querdo "vê" a metade direita do campo visual. Como isto ocorre?
9. Por que o céu, ao anoitecer, parece ter uma faixa mais clara emoldurando a silhueta de uma cadeia de montanhas?
10. O que significa "campo receptivo" de um neurônio cortical?
11. Como pode o campo receptivo de uma simples célula no córtex visual ser uma barra ou uma divisória reta, quando as células do corpo geniculado lateral têm campos receptivos circulares?
12. O que aconteceria com sua postura se todos os seus fusos neuromusculares parassem repentinamente de funcionar?
13. Como as fibras eferentes γ mudam a sensibilidade dos fusos neuromusculares?
14. Discuta algumas das idéias gerais sobre a organização neuronal que se originam dos resultados dos estudos da retina e do córtex visual.
15. O sistema nervoso é comparado algumas vezes com um sistema de telefones ou com um computador. Discuta algumas das propriedades do sistema nervoso que são boa analogia e outras que tornam ruim essa analogia.
16. Quais as evidências que indicam que alguns padrões de comportamento complexo são herdados e não podem ser inteiramente creditados à aprendizagem?
17. O que sustenta a afirmativa de que o principal fator responsável pelas diferenças no funcionamento de diferentes sistemas nervosos é o circuito neuronal e não as propriedades de células nervosas isoladas?
18. O que são estímulos liberadores e padrões fixos de ação? Dê pelo menos um exemplo de cada.
19. O que é um gerador central de padrão? Quais são algumas das propriedades dos geradores centrais de padrão e que papéis elas desempenham no controle do comportamento? Descreva alguns exemplos de geradores centrais de padrão.
20. O que é um neurônio de comando? O que é um sistema de comando? Descreva alguns exemplos de sistemas de comando.
21. Como pode um neurônio executar papéis diferentes em vários geradores centrais de padrão?

LEITURAS SUGERIDAS

Camhi, J. 1984. *Neuroethology*. Sunderland, MA: Sinauer. (An excellent textbook summarizing many subfields of this rapidly growing discipline.)

Carew, T. J., and C. L. Sahley. 1986. Invertebrate learning and memory: From behavior to molecule. *Ann. Rev. Neurosci.* 9:435–487. (A review of progress toward understanding this important form of plasticity in the nervous system.)

Dowling, J. 1987. *The Retina: An Approachable Part of the Brain*. Cambridge, MA: Belknap Press. (A description of the structural and functional organization of the vertebrate retina, written by a major contributor to our current knowledge of this remarkable organ.)

Ewert, J.-P. 1980. *Neuroethology*. Berlin: Springer-Verlag. (An introduction to a relatively new field: the study of the neuronal basis of behavior.)

Grillner, S., and P. Wallen. 1985. Central pattern generators for locomotion, with special reference to vertebrates. *Ann. Rev. Neurosci.* 8:233–261. (A review of the properties of central pattern generators, with emphasis on the CPG for swimming in lampreys.)

Gwinner, E. 1986. Internal rhythms in bird migration. *Scientific American* 254:84–92. (A biological approach to this otherwise apparently mysterious navigational ability.)

Hubel, D. 1995. *Eye, Brain, and Vision.* New York: Scientific American Library Paperbacks. (An exceedingly readable review of information processing in the visual system written by one of the most prolific and creative researchers in the field.)

Kandel, E., J. Schwartz, and T. Jessell. 1991. *Principles of Neural Science,* 3d ed. New York: Elsevier. (A giant compendium of information about the nervous system, with some emphasis on vertebrate—particularly mammalian—species.)

Knudsen, E. I. 1981. The hearing of the barn owl. *Scientific American* 245:113–125. (A very readable discussion of the remarkable auditory nervous system of this bird, including a description of some very creative physiological experimentation.)

Konishi, M. 1985. Birdsong: From behavior to neuron. *Ann. Rev. Neurosci.* 8:125–170. (A review of the neuronal basis of the production of bird songs, written by one of the most eminent experts on the avian brain.)

McFarland, D. 1993. *Animal Behaviour: Psychobiology, Ethology, and Evolution.* New York: Wiley. (A classic text covering the study of animal behavior.)

Nicholls, J. G., A. R. Martin, and B. G. Wallace. 1992. *From Neuron to Brain: A Cellular and Molecular Approach the Nervous System,* 3d ed. Sunderland, MA: Sinauer. (A very readable text describing both single-cell properties and circuitry.)

Nauta, W. J. H., and M. Feirtag. 1986. *Fundamental Neuroanatomy.* New York: W. H. Freeman and Company. (A comprehensive description of mammalian neuroanatomy.)

PARTE III

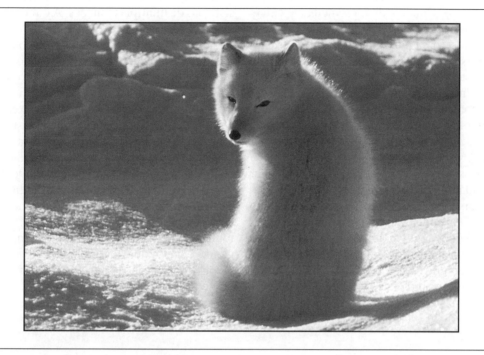

INTEGRAÇÃO DE SISTEMAS FISIOLÓGICOS

Até este ponto nós temos discutido os princípios básicos da fisiologia animal (Caps. 1-4), seguidos pela discussão dos sistemas nervoso, muscular e endócrino, e os processos pelos quais eles regulam a função fisiológica (Caps. 5-11). O que permanece para ser discutido na Parte III (Caps. 12-16) são os vários sistemas fisiológicos regulados que estão envolvidos no esforço diário dos animais em adquirir e armazenar nutrientes e energia, para expelir os resíduos do metabolismo, para responder às variações do meio ambiente e para reproduzir.

Os livros-textos de fisiologia animal historicamente tratam cada um dos sistemas fisiológicos regulados dos animais mais ou menos à parte, focalizando relativamente pouco suas interdependências estruturais e funcionais mútuas. Esta abordagem persiste pela conveniência de discussão e porque, em alguma extensão, ela reflete os padrões de interesse dos biologistas em sistemas animais particulares. Fisiologistas usualmente se identificam como, por exemplo, "fisiologistas cardiovasculares"; poucos acentuariam aspectos mais integrados de seu campo identificando-se, por exemplo, como "fisiologistas de transferência de energia" estudando o transporte coordenado de nutrientes, resíduos metabólicos e calor entre o ambiente e o interior dos animais.

Além disso, como há semelhanças entre os sistemas circulatórios de todos os animais, é conveniente discutir sistemas individuais em um único capítulo. A divisão dos sistemas fisiológicos em unidades, conveniente na organização de um curso ou um livro, entretanto, tem resultado em gerações de estudantes com a falsa impressão de que os animais funcionam como uma série de sistemas fisiológicos ligados frouxamente em um único organismo. Por esta razão queremos acentuar que animais operam como sistemas integrados que são responsivos ao ambiente a sua volta e constrangidos por ele. Esses sistemas inter-relacionados atuam de modo altamente coordenado quando submetidos a estresses, tanto ambientais (temperatura, pressão etc.) quanto biológicos (predação, doença etc.).

O desígnio e a função reais de um sistema fisiológico individual são modificados por constrangimentos sobre eles porque são parte de uma grande rede fisiológica. Como esses sistemas são alta e mutuamente dependentes uns dos outros, estresses ambientais podem apresentar demandas conflitantes sobre sistemas individuais. É importante pensar sobre tais interações em termos tanto de espaço como de tempo. Existem exemplos em abundância. A capacidade vital pulmonar em algumas cobras é inicialmente reduzida após a ingestão de uma grande presa, em face das limitações de espaço na cavidade visceral. Entretanto, a capacidade pulmonar total retorna lentamente assim que a refeição é digerida (interações entre respiração e digestão no espaço e no tempo). Uma condição semelhante existe em humanos após uma grande refeição ou durante a gravidez. Como exemplo, a força muscular responde ao treinamento físico, mas isto não está relacionado simplesmente a aumento da massa muscular. Deve também ser aumentado o fluxo sanguíneo para o músculo, o que pode requerer alterações no coração e na respiração (interações entre os sistemas locomotor e cardiorrespiratório). Além disso, o esqueleto ósseo deve ser fortalecido para sustentar a tensão aumentada sobre o corpo por esse treinamento.

Embora seja nosso desejo enfatizar a importância e ter uma visão integrada da fisiologia de um animal, compreendemos que, algumas vezes, não é prático pedir a um aluno para aprender simultaneamente todas as coisas sobre todos os sistemas fisiológicos regulados. Assim, dividimos os sistemas regulados em alguns diferentes capítulos. Enquanto cada um desses capítulos focaliza um sistema particular e suas funções, muitos exemplos são usados para enfatizar as interações entre os sistemas fisiológicos e a maneira pela qual eles respondem de modo coordenado às mudanças ambientais.

Os Caps. 12 a 14 da Parte III discutem verdadeiramente sistemas de múltiplas funções. A circulação (Cap. 12) é um meio de distribuição de materiais entre os tecidos, em particular o oxigênio, o dióxido de carbono e vários nutrientes e produtos excretórios. A aquisição de oxigênio e a eliminação de dióxido de carbono são o objeto do Cap. 13. Os sistemas circulatórios e respiratórios dos animais funcionam juntos na homeostasia, por exemplo, regulando o equilíbrio ácido-básico e, em alguns sistemas, as condições iônicas e osmóticas internas do animal (Cap. 14). Os animais usam uma variedade de mecanismos para adquirir energia, variando da filtragem do alimento até a predação, como descrito no Cap. 15. Esse capítulo discute a mecânica, o controle e a química da aquisição, da digestão e da assimilação de alimento. O capítulo final (Cap. 16) é, de muitas maneiras, um sumário dos temas do livro, investigando a energética dos animais. A energia usada no movimento, na reprodução, no crescimento e na manutenção da homeostase é explorada e colocada como objetivo central da sobrevivência até a reprodução.

CAPÍTULO
12

CIRCULAÇÃO

Em animais de 1 mm ou menos de diâmetro, os materiais são transportados dentro do corpo por difusão. Nos grandes animais, entretanto, taxas adequadas de transporte de material dentro do corpo não podem ser obtidas unicamente por difusão durante um período prolongado. Nesses animais, sistemas circulatórios estão envolvidos no transporte de gases respiratórios, nutrientes, produtos residuais, hormônios, anticorpos, sais e outros materiais entre as várias regiões do corpo. O sangue, o meio de transporte de tais materiais, é um tecido complexo que contém muitos tipos de células especiais. Ele atua como veículo para a maioria dos processos homeostáticos e desempenha algum papel em quase todas as funções fisiológicas.

Este capítulo revê a circulação do sangue e como ele é controlado para fornecer os requisitos dos tecidos. Maior atenção é dada ao sistema circulatório de mamíferos, porque é o mais conhecido. Mamíferos são muito ativos, predominantemente aeróbios, animais terrestres, e seu sistema circulatório, envolvido em satisfazer seus requisitos particulares. O sistema de mamíferos é unicamente um dos muitos tipos de circulação. Todos os sistemas circulatórios, entretanto, compreendem as seguintes partes básicas, que têm funções semelhantes em diferentes animais:

1. Um *órgão propulsivo* principal, geralmente um coração, que empurra o sangue através do corpo
2. Um *sistema arterial*, que pode atuar na distribuição do sangue e como reservatório de pressão
3. *Capilares*, nos quais ocorre a transferência de materiais entre o sangue e os tecidos
4. Um *sistema venoso*, que atua como reservatório (volume) de sangue e como um sistema para retorno do sangue ao coração

As artérias, os capilares e as veias constituem a *circulação periférica*.

PLANO GERAL DO SISTEMA CIRCULATÓRIO

O movimento do sangue através do corpo resulta de alguns dos seguintes mecanismos, se não de todos:

- Forças provocadas pelas contrações rítmicas do coração.

- Retração elástica das artérias após o seu enchimento pela contração cardíaca.
- Compressão dos vasos sanguíneos durante os movimentos do corpo.
- Contrações peristálticas dos músculos lisos que envolvem os vasos sanguíneos.

A importância relativa de cada um desses mecanismos na geração do fluxo varia entre os animais. Em vertebrados, o coração desempenha o papel principal na circulação sanguínea; em artrópodes, os movimentos dos membros e as contrações do coração dorsal são igualmente importantes na geração do fluxo sanguíneo; na minhoca gigante, *Megascolides australis*, as contrações peristálticas dos vasos dorsais são responsáveis por movimentar o sangue na direção anterior e pelo enchimento dos corações laterais, que bombeiam o sangue até os vasos ventrais para distribuição pelo corpo (Fig. 12.1A). Esse verme, que pode atingir até 6 m de comprimento, é dividido em segmentos separados por estruturas membranosas (septos). Estudos com traçadores têm mostrado que os 13 segmentos anteriores, cada um dos quais contendo dois corações laterais, têm circulação rápida, mas os segmentos restantes, nos quais os corações laterais estão ausentes, têm circulação muito lenta. Em virtude das contrações peristálticas dos vasos dorsais, a pressão sanguínea é consideravelmente maior nos vasos dorsais do que nos vasos ventrais (Fig. 12.1B). Em todos os animais, válvulas e/ou septos determinam a direção do fluxo, e músculos lisos envolvendo os vasos sanguíneos alteram o diâmetro dos vasos, desse modo regulando a quantidade de sangue que flui através de uma via particular e controlando a distribuição do sangue dentro do corpo.

Circulações Abertas

Muitos invertebrados têm *circulação aberta*, isto é, um sistema no qual o sangue é bombeado pelo esvaziamento do coração por uma artéria até um espaço aberto contendo líquido, a **hemocele**, que se situa entre o ectoderma e o endoderma. O líquido contido dentro da homocele, referido como **hemolinfa**, ou sangue, não circula através de capilares, mas banha diretamente os tecidos. A Fig. 12.2 (A e B) ilustra a organização dos principais vasos na circulação aberta de dois grupos de invertebrados. A hemocele é sempre grande e pode constituir 20 a 40% do volume corpóreo. Em alguns caranguejos, por exemplo, o volume sanguíneo é cerca de 30% do volume corpóreo. Sistemas circulatórios aber-

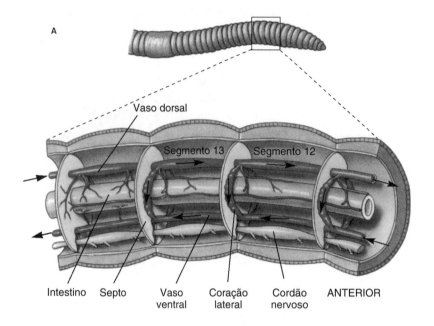

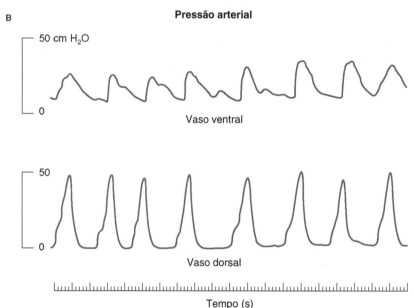

Fig. 12.1 Na minhoca gigante, *Megascolides australis*, as contrações peristálticas do vaso dorsal e o bombeamento pelos corações laterais são ambos importantes para movimentar o sangue. **(A)** O sangue flui do vaso dorsal até os corações laterais, presentes nos 13 segmentos anteriores, e então é bombeado até o vaso ventral. **(B)** O pico de pressão do sangue é cerca de duas vezes mais alto no vaso dorsal, em razão de suas contrações peristálticas, do que no vaso ventral. (Adaptado de Jones et al., 1994.) (Ver Encarte colorido.)

tos têm baixas pressões, com pressões arteriais raramente excedendo 0,6-1,3 kilopascal (kPa), ou 4,5-9,7 mm Hg (1 kPa = 7,5 mm Hg). Pressões mais altas têm sido registradas em porções da circulação aberta da lesma terrestre *Helix*, mas são excepcionais. Em lesmas, essas altas pressões são geradas por contrações do coração, enquanto que em alguns moluscos bivalvos altas pressões no pé são geradas pela contração dos músculos que o envolvem, e não pelo coração.

Animais com circulação aberta geralmente têm capacidade limitada de alterar a velocidade e a distribuição do fluxo sanguíneo. Como resultado, nos moluscos bivalvos e em outros animais que têm circulação aberta e usam o sangue para transporte de gás, as mudanças na captação de oxigênio são comumente baixas, da mesma forma que as taxas máximas de transferência de oxigênio por unidade de peso. Apesar disso, tais animais exercem algum controle tanto sobre o fluxo quanto sobre a distribuição da hemolinfa; ademais, o sangue é distribuído através dos tecidos em muitos pequenos canais nos animais com circulação aberta. Na ausência de tais características, mesmo taxas moderadas de consumo de oxigênio poderiam ser impossíveis em razão da grande distância para difusão do oxigênio entre a hemolinfa e o tecido ativo.

Os insetos têm circulação aberta, mas não dependem dela para o transporte de oxigênio, e assim podem obter altas taxas de transferência de oxigênio. Eles desenvolveram um sistema traqueal pelo qual o transporte direto de gás ocorre através de tubos cheios de ar que não têm contato com o sangue, o qual desempenha um papel insignificante no transporte de oxigênio. Conseqüen-

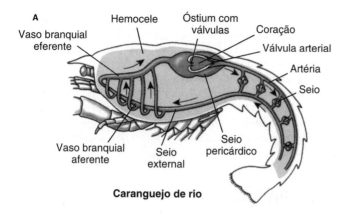

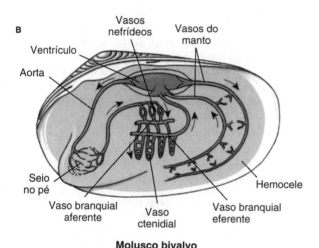

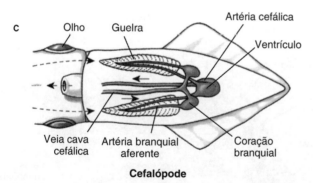

Fig. 12.2 A maioria dos invertebrados tem circulação aberta, mas os cefalópodes têm circulação fechada. Os principais vasos sanguíneos na circulação aberta dos caranguejos de rio (**A**) e nos moluscos bivalvos (**B**) se esvaziam em um grande espaço circundante, a hemocele, que contém cerca de 30% do volume sanguíneo total. Comparada com a circulação aberta, a circulação fechada dos cefalópodes (**C**) é caracterizada por pressão arterial mais alta e entrega de oxigênio mais eficiente. Em todos os diagramas, somente os vasos sanguíneos principais são mostrados. As setas indicam o fluxo sanguíneo.

temente, embora os insetos tenham circulação aberta, eles têm grande capacidade para o metabolismo aeróbio. O sistema traqueal de insetos é descrito no Cap. 13.

Circulações Fechadas

Na *circulação fechada*, o sangue flui em um circuito contínuo de tubos das artérias para as veias através dos capilares. Todos os vertebrados e alguns invertebrados, tais como cefalópodes (polvos e lulas), têm esse tipo de circulação (Fig. 12.2C). Em geral, há uma separação muito mais completa das funções nos sistemas circulatórios fechados do que nos abertos. O volume sanguíneo na circulação fechada de vertebrados é tipicamente em torno de 5 a 10% do volume corpóreo, muito menor que aquele dos invertebrados de circulação aberta. O volume extracelular nos vertebrados, expresso como a percentagem do volume corpóreo, é semelhante ao volume da hemocele nos invertebrados. O sistema circulatório fechado dos vertebrados é uma porção especializada do seu espaço extracelular.

Na circulação fechada, o coração é o principal órgão propulsor, bombeando o sangue até o *sistema arterial* e mantendo *alta pressão sanguínea* nas artérias. O sistema arterial, por sua vez, atua como reservatório de pressão, forçando o sangue através dos capilares. As paredes dos capilares são delgadas, permitindo assim taxas altas de transferência de material entre o sangue e os tecidos por difusão, transporte ou filtração. Cada tecido tem muitos capilares, e assim cada célula está não mais que duas ou três células distantes de um capilar. A rede capilar está em paralelo, permitindo um controle fino da distribuição do sangue e, portanto, a transferência de oxigênio para os tecidos. Os animais com circulação fechada podem aumentar a transferência de oxigênio para os tecidos muito rapidamente. Por esta razão, a lula, diferentemente de muitos outros invertebrados, pode nadar rapidamente e manter altas taxas de captação de oxigênio; isto é, sua circulação fechada permite fluxo suficiente e distribuição eficiente da hemolinfa para os músculos para suportar as curtas explosões de altos níveis de atividade.

O sangue está sob pressão suficientemente alta na circulação fechada para permitir sua **ultrafiltração** nos tecidos, especialmente nos rins. Ultrafiltração refere-se à separação de um ultrafiltrado, isento de partículas coloidais, do plasma, por filtração através de uma membrana semipermeável (parede capilar) usando pressão (pressão sanguínea) para forçar o líquido através da membrana. A ultrafiltração ocorre na maioria dos rins de vertebrados, resultando em movimento líquido de plasma livre de proteínas do sangue até os túbulos renais. Em geral, todas as paredes dos capilares são permeáveis, e as pressões são altas, de modo que o líquido filtra lentamente através das paredes até os espaços entre as células. Um **sistema linfático** desenvolveu-se em conjunto com o sistema circulatório fechado de alta pressão dos vertebrados para recuperar o líquido perdido do sangue para os tecidos. A extensão da filtração depende sobremaneira da pressão arterial e da permeabilidade da parede capilar. A filtração através da parede capilar pode ser diminuída ou por redução na permeabilidade da parede capilar ou na pressão do sangue. Por exemplo, os vasos em alguns tecidos têm paredes menos permeáveis que aqueles encontrados em outros tecidos. E no fígado e no pulmão, onde a permeabilidade é alta por outras razões, as pressões são menores que aquelas no restante do corpo.

Diferentes pressões podem ser mantidas nas circulações **sistêmica** (corpo) e **pulmonar** (pulmões) de mamíferos, porque o sistema circulatório de mamíferos é equipado com um coração dividido completamente (Fig. 12.3). O lado direito do coração bombeia o sangue para a circulação pulmonar, e o lado esquerdo bombeia o sangue para a circulação sistêmica. Isto significa, entretanto, que os fluxos nos circuitos pulmonar e sistêmico devem ser iguais porque o sangue que retorna dos pulmões é bombeado para todo o corpo. Em outros vertebrados, o coração não é completamente dividido e o fluxo para os pulmões pode variar independentemente do fluxo sanguíneo do corpo.

436 CIRCULAÇÃO

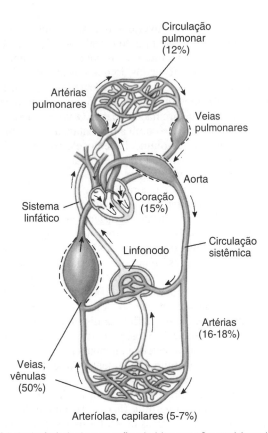

Fig. 12.3 A circulação fechada em mamíferos inclui um coração completamente dividido, que permite pressões diferentes nas porções pulmonar e sistêmica. Esse diagrama ilustra os principais componentes da circulação em mamíferos, com sangue oxigenado no sistema somático e o sistema pulmonar mostrado em vermelho e o sangue desoxigenado mostrado em azul. O sistema linfático associado (amarelo) retorna o líquido do espaço extracelular para a corrente sanguínea pelo ducto torácico. As percentagens indicam a proporção relativa de sangue nas diferentes partes da circulação. O sistema linfático e os nodos linfáticos associados também desempenham um papel chave na resposta imune. (Ver Encarte colorido.)

O *sistema venoso* coleta o sangue dos capilares e o transfere para o coração através das veias, que tipicamente apresentam baixa pressão e são estruturas complacentes nas quais grandes variações no volume têm pouco efeito na pressão venosa. Assim, o sistema venoso contém a maioria do sangue e atua como um reservatório de grande volume. Doadores de sangue doam sangue desse reservatório, e, uma vez que há pequena alteração na pressão quando o volume venoso diminui, os volumes e os fluxos em outras regiões da circulação não são marcadamente alterados.

O CORAÇÃO

Corações são bombas musculares valvuladas que propelem o sangue por todo o corpo. Os corações consistem em uma ou mais câmaras musculares conectadas em série e protegidas por válvulas, ou, em alguns casos, esfíncteres (p. ex., em alguns corações de moluscos), que permitem que o sangue flua somente em uma direção. O coração do mamífero tem quatro câmaras, dois **átrios** e dois **ventrículos**. A contração do coração resulta na ejeção do sangue para o sistema circulatório. As múltiplas câmaras cardíacas permitem aumentos graduais na pressão à medida que o sangue passa do lado venoso para o lado arterial da circulação (Fig. 12.4).

 Por que tantas espécies desenvolveram um único e grande coração com múltiplas câmaras, em vez de uma série de pequenos corações distribuídos através da circulação?

Fibras musculares esqueléticas e cardíacas de vertebrados são semelhantes em muitos aspectos, exceto que o sistema de túbu-

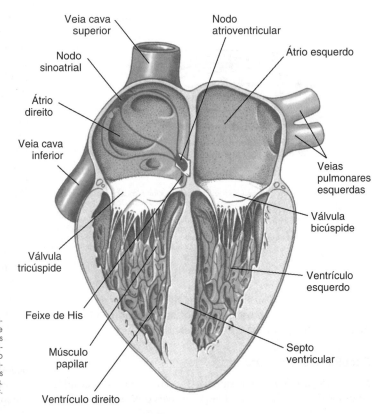

Fig. 12.4 O coração com múltiplas câmaras de mamíferos permite que a pressão aumente quando o sangue se move do lado venoso para o arterial. Este corte longitudinal representa a porção posterior do coração humano com as vias de impulso mostradas em cor. Os impulsos originados no marcapasso localizado no nodo sinoatrial espalham-se pelo nodo atrioventricular, de onde são transmitidos para os ventrículos. As células do marcapasso em alguns invertebrados são células nervosas modificadas; em outros invertebrados e em todos os vertebrados, elas são geralmente descritas como fibras musculares modificadas. (Adaptado de E. F. Adolph, 1967. Copyright © 1967 por Scientific American, Inc. Todos os direitos reservados.) (Ver Encarte colorido.)

los T é menos extenso nas células musculares cardíacas de vertebrados inferiores e as células musculares cardíacas são acopladas eletricamente (veja Cap. 10). Exceto por diferenças na captação e na liberação de Ca^{++}, os mecanismos de contração dos músculos cardíacos e esqueléticos de vertebrados são geralmente considerados semelhantes. O **miocárdio** (*i.e.*, músculo cardíaco) consiste em três tipos de fibras musculares, que diferem em tamanho e propriedades funcionais:

- As células miocárdicas do nódulo sinusal (ou nódulo sinoatrial) e do nódulo atrioventricular são sempre menores que as outras, são fracamente contráteis, são auto-rítmicas e exibem condução muito lenta entre elas.
- As maiores células miocárdicas, encontradas na superfície interna da parede ventricular, são também fracamente contráteis, mas são especializadas em condução rápida e constituem o sistema de propagação da excitação por todo o coração.
- As células miocárdicas de tamanho intermediário são fortemente contráteis e constituem a maior parte do coração.

Atividade Elétrica do Coração

O batimento cardíaco consiste em uma contração rítmica (**sístole**) e relaxamento (**diástole**) da massa muscular total. A contração de cada célula está associada a um **potencial de ação** (PA) nessa célula. A atividade elétrica, iniciada na região do **marcapasso** do coração, propaga-se por todo o coração de uma célula para outra, porque as células estão acopladas eletricamente através das junções da membrana (veja Cap. 4). A natureza e a extensão do acoplamento determinam o padrão pelo qual a onda elétrica de excitação se propaga por todo o coração e também influenciam a velocidade de condução.

Marcapassos miogênicos e neurogênicos
Em corações de vertebrados, o marcapasso está situado no **seio venoso** ou em um remanescente dele chamado **nódulo sinoatrial** (veja Fig. 12.4). O marcapasso consiste em células musculares especializadas pequenas e fracamente contráteis. Essas células podem ser neurônios, como nos marcapassos *neurogênicos* em muitos corações de invertebrados, ou células musculares, como nos marcapassos *miogênicos* em vertebrados e em alguns corações de invertebrados. Os corações são freqüentemente categorizados pelo tipo de marcapasso e então chamados de corações neurogênicos ou miogênicos.

Em muitos invertebrados, não está claro se o marcapasso é neurogênico ou miogênico. Crustáceos decápodes (camarões, lagostas, caranguejos), entretanto, têm corações neurogênicos. Nesses animais, o gânglio cardíaco, situado no coração, atua como um marcapasso. Se o gânglio é removido, o coração pára o batimento, embora o gânglio continue ativo e mostre ritmicidade intrínseca. O gânglio cardíaco consiste em nove ou mais neurônios (dependendo da espécie), divididos em células grandes e pequenas. As células pequenas atuam como marcapasso e são conectadas às células grandes que as seguem, as quais estão todas eletricamente acopladas. A atividade das pequenas células do marcapasso é alimentada e integrada pelas grandes células próximas e então distribuída para o músculo cardíaco. O gânglio cardíaco do crustáceo é inervado por nervos excitatórios e inibitórios originados no sistema nervoso central (SNC); esses nervos podem alterar a freqüência de disparo do gânglio e, portanto, a *freqüência cardíaca* (batimento por minuto).

Corações de vertebrados, moluscos e muitos outros invertebrados são controlados por marcapassos miogênicos. Esses tecidos têm sido estudados extensivamente em uma variedade de espécies. Um coração miogênico pode conter muitas células com atividade de marcapasso, mas, como todas as células cardíacas são eletricamente acopladas, a célula (ou grupo de células) com atividade intrínseca mais rápida é aquela que estimula o coração inteiro a se contrair e determina a freqüência cardíaca. Tais células marcapasso normalmente ofuscarão aquelas com atividade de marcapasso mais lenta; entretanto, se o marcapasso normal pára por alguma razão, as outras células marcapasso assumem, produzindo uma nova, porém menor, freqüência cardíaca. Assim, células com capacidade de atividade elétrica espontânea podem ser classificadas como marcapassos e marcapassos latentes. Na eventualidade de um marcapasso latente se tornar desacoplado eletricamente do marcapasso, ele pode bater e controlar uma porção do músculo cardíaco, geralmente uma câmara inteira, em uma freqüência diferente daquela do marcapasso normal. Tais **marcapassos ectópicos** são perigosos porque dessincronizarão a ação bombeadora das câmaras cardíacas.

Potenciais dos marcapassos cardíacos
Uma característica importante das células marcapasso é a ausência de um potencial de repouso estável. Conseqüentemente, as membranas das células nos tecidos marcapasso sofrem despolarização constante, denominada **potencial de marcapasso**, durante cada diástole (Fig. 12.5). Como o potencial de marcapasso aproxima a membrana do potencial limiar, ele dá origem a um potencial de ação cardíaco tudo-ou-nada. O intervalo entre os PA, que naturalmente determina a freqüência cardíaca, depende da freqüência de despolarização dos potenciais de marcapasso, bem como da extensão da repolarização e do potencial de limiar para o PA cardíaco. A despolarização rápida traz a membrana para o nível de disparo mais cedo e assim aumenta a freqüência do disparo, resultando em alta freqüência cardíaca, enquanto que a despolarização mais lenta produz o oposto (veja Fig. 12.5).

A atividade marcapasso tem sua origem em alterações da condutância da membrana dependentes do tempo. No seio venoso da rã, a despolarização do marcapasso inicia-se imediatamente após o PA prévio, quando a condutância do potássio da membrana é muito alta. A condutância do potássio então diminui gradualmente, e a membrana mostra uma despolarização correspondente em virtude do acúmulo intracelular de íons potássio e da condutância do sódio constante e moderadamente alta. A despolarização do marcapasso continua até ativar a condutância do sódio. O ciclo de Hodgkin então predomina para produzir o rápido e regenerativo curso ascendente do PA cardíaco (veja Cap. 5).

A acetilcolina, que é liberada das terminações parassimpáticas do nervo vago (décimo nervo craniano), lentifica o coração por aumento da condutância do potássio nas células marcapasso. Essa condutância aumentada mantém o potencial de membrana próximo do potencial de equilíbrio do potássio por longo tempo, desse modo lentificando a despolarização do marcapasso e retardando o início do próximo potencial (Fig. 12.6A). Por outro lado, a norepinefrina liberada dos nervos simpáticos acelera o potencial de despolarização do marcapasso, assim aumentando a freqüência cardíaca (Fig. 12.6B). Embora a norepinefrina aumente a condutância ao sódio e ao cálcio, esse provavelmente não é o principal mecanismo envolvido na aceleração do ritmo do marcapasso. É possível que a norepinefrina diminua o efluxo de potássio dependente de tempo durante a diástole e por isso aumente a velocidade de despolarização do marcapasso.

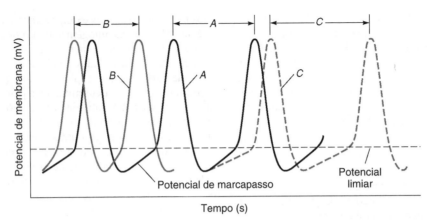

Fig. 12.5 As células do marcapasso sofrem despolarização espontânea da membrana, referida como potencial de marcapasso, disparando potenciais automática e ritmicamente (curva A). Uma despolarização mais rápida aumenta a freqüência de disparo (curva B) e, assim, a freqüência cardíaca, enquanto que uma despolarização mais demorada torna mais lenta a freqüência de disparo (curva C) e a freqüência cardíaca.

Potenciais de ação cardíacos

Os potenciais de ação que precedem a contração em todas as células musculares cardíacas dos vertebrados são de duração mais longa que aqueles do músculo esquelético. O PA no músculo esquelético é completado e a membrana permanece em um estágio não-refratário antes do início da contração; portanto, estimulações repetitivas e contração tetânica são possíveis (Fig. 12.7A). No músculo cardíaco, em contraste, o platô do potencial de ação e a membrana permanecem em um estado refratário até que o coração tenha retornado ao estado relaxado (Fig. 12.7B). Assim, o somatório de contrações não pode ocorrer no músculo cardíaco.

Os PA começam com uma rápida despolarização que resulta de um grande e rápido aumento na condutância do sódio. Isto difere da despolarização lenta do potencial de marcapasso, que é marcado por condutância estável do sódio e condutância decrescente do potássio. A repolarização da membrana celular é retardada enquanto a membrana permanece despolarizada em uma assim chamada *fase de platô* por centenas de milissegundos (veja Fig. 12.7B). A longa duração do PA cardíaco produz uma contração prolongada, de modo que uma câmara inteira pode contrair-se completamente antes que alguma parte comece a se relaxar — processo que é essencial para o bombeamento eficiente do sangue.

O platô prolongado do PA cardíaco resulta da manutenção de alta condutância do cálcio e retardo no subseqüente aumento da condutância do potássio (diferente da situação no músculo esquelético). A alta condutância do cálcio durante a fase de platô permite que o íon Ca^{++} flua para dentro da célula, porque o potencial de equilíbrio para o cálcio é direcionado fortemente para dentro. Esse influxo é especialmente importante nos vertebrados inferiores, nos quais uma considerável proporção de cálcio essencial para ativação da contração entra através da superfície da membrana. Em pássaros e mamíferos, a relação entre a superfície e o volume de grandes células cardíacas é muito pequena para permitir entrada suficiente de cálcio para ativar completamente a contração. Portanto, a maioria do cálcio é liberada — pela despolarização dos túbulos T (veja Cap. 10) — do extenso retículo sarcoplasmático característico dos corações de vertebrados superiores. Uma rápida repolarização encerra a fase de platô, em razão da queda na condutância e de aumento na condutância do potássio.

A duração do platô e a freqüência de despolarização e repolarização variam em diferentes células do mesmo coração. O somatório dessas alterações é registrado como **eletrocardiograma** (Fig. 12.8). As células atriais geralmente têm um PA de duração mais curta que as células ventriculares. A duração do PA nas fibras atriais ou ventriculares dos corações de diferentes espécies também varia. A duração do PA é um fator correlacionado com a freqüência máxima do batimento cardíaco; em mamíferos menores, a duração do PA ventricular é mais curta, e

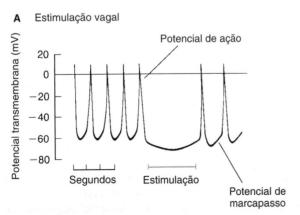
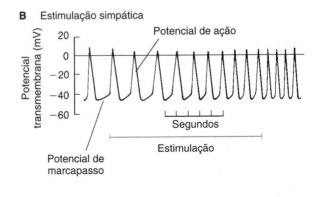

Fig. 12.6 A estimulação parassimpática pelo nervo vago e a estimulação simpática têm efeitos opostos sobre o potencial de marcapasso e a freqüência cardíaca. **(A)** A estimulação vagal produz aumento no potencial transmembrana diastólico (repouso), diminuição na freqüência de despolarização e diminuição na duração e na freqüência do potencial de ação. **(B)** A estimulação simpática produz aumento na freqüência de disparo das células do marcapasso. (Hutter e Trautwein, 1956.)

CIRCULAÇÃO 439

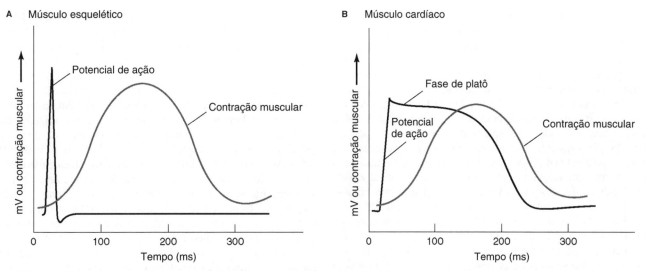

Fig. 12.7 Os potenciais de ação do músculo esquelético são de curtíssima duração **(A)**, ao passo que os potenciais de ação cardíacos exibem repolarização prolongada, ou fase de platô, durante a qual o músculo cardíaco é refratário à estimulação **(B)**. Por esta razão, estimulações repetitivas durante uma contração e o somatório de contrações podem ocorrer no músculo esquelético, mas não no músculo cardíaco.

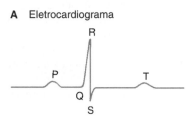

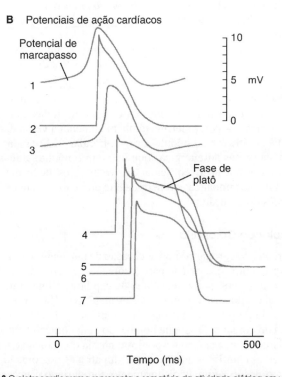

Fig. 12.8 O eletrocardiograma representa o somatório da atividade elétrica em várias partes do coração. **(A)** Os principais componentes do eletrocardiograma (ECG) refletem a despolarização atrial (P), a despolarização ventricular (QRS) e a repolarização ventricular (T). **(B)** A amplitude, a configuração e a duração dos potenciais de ação cardíacos diferem em vários locais. As alterações do potencial foram registradas nos seguintes locais: (1) nodo sinoatrial, (2) átrio, (3) nodo atrioventricular, (4) feixe de His, (5) fibras de Purkinje no falso tendão, (6) fibras de Purkinje terminais e (7) fibras musculares ventriculares. Os números indicam a seqüência na qual os vários locais dispararam. (Parte B de Hoffman and Cranefield, 1960.)

assim as freqüências cardíacas geralmente são maiores que nos grandes mamíferos.

Por causa da grande diversidade entre os corações dos diferentes filos de invertebrados, pouca generalização pode ser feita sobre os mecanismos iônicos geradores do PA cardíaco dos corações de invertebrados. Uma característica muito difundida é a participação do cálcio. Por exemplo, corações de molusco bivalvo têm um PA do cálcio.

Transmissão da excitação por todo o coração

A atividade elétrica iniciada na região do marcapasso é conduzida por todo o coração, e a despolarização em uma célula resulta na despolarização das células vizinhas em virtude do fluxo de corrente através das **junções abertas** (veja Fig. 4.35). Essas junções entre as células são localizadas em regiões de aposições muito fechadas entre células miocárdicas vizinhas, chamadas **discos intercalados**. A adesão das células nos discos intercalados é reforçada pela presença de desmossomas. A área de contato é aumentada pela dobradura e pela interdigitação da membrana (Fig. 12.9). A extensão do dobramento e da interdigitação aumenta durante o desenvolvimento do coração e também varia entre as espécies. As junções abertas são regiões de baixa resis-

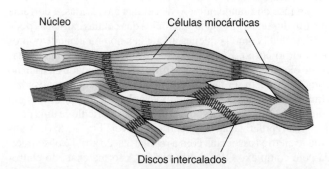

Fig. 12.9 A atividade elétrica pode espalhar-se através do coração em face da forte aposição de células miocárdicas nos discos intercalados, que apresentam junções abertas densamente aglomeradas. A figura aqui mostrada é um diagrama esquemático das células do miocárdio de um coração de mamífero. As dobras e as interdigitações das membranas são características dos discos intercalados. Embora os desmossomas estejam presentes nessas regiões, portanto fortalecendo a adesão entre as células, eles não são facilmente distinguidos.

440 CIRCULAÇÃO

tência entre as células e permitem o fluxo de corrente de uma célula para a próxima através dos discos intercalados.

Embora as junções entre as células miocárdicas possam conduzir em ambas as direções, a transmissão é usualmente unidirecional porque o impulso é iniciado na região do marcapasso e difundido a partir daí. Há geralmente muitas vias para a excitação de qualquer fibra muscular cardíaca única, já que as conexões são numerosas. Se uma porção do coração se tornar não funcional, a onda de excitação pode facilmente fluir ao redor daquela porção, de modo que o restante do coração pode ainda ser excitado. A natureza prolongada dos PA assegura que conexões múltiplas não resultem em estimulação múltipla e em reverberação da atividade no músculo cardíaco. Um PA iniciado na região do marcapasso resulta em um único PA que é conduzido através de todas as outras células miocárdicas, e outro PA da região do marcapasso é requerido para a próxima onda de excitação.

No coração de mamífero, a onda de excitação espalha-se a partir do nódulo sinoatrial por ambos os átrios em um modelo concêntrico a uma velocidade de cerca de 0,8 m·s^{-1}. Os átrios estão conectados eletricamente com os ventrículos somente através do **nódulo atrioventricular (AV)**; em outras regiões, os átrios e os ventrículos são unidos por um tecido conjuntivo que não conduz a onda de excitação do átrio para os ventrículos (veja Fig. 12.4). A excitação espalha-se para os ventrículos através de pequenas fibras juncionais, nas quais a velocidade da onda de excitação se torna mais lenta, a uma velocidade de cerca de 0,05 m·s^{-1}. As fibras juncionais são conectadas às fibras nodais, as quais por sua vez são conectadas por fibras transicionais ao **feixe de His**; esta estrutura ramifica-se em um feixe direito e um esquerdo, que se subdividem em fibras de Purkinje que penetram no miocárdio dos dois ventrículos. A condução é lenta através das fibras nodais (por volta de 0,1 m·s^{-1}), mas é rápida através do feixe de His (4-5 m·s^{-1}). O feixe de His e as fibras de Purkinje distribuem a onda de excitação para todas as regiões do miocárdio ventricular muito rapidamente, fazendo com que todas as fibras musculares ventriculares se contraiam juntas. Quando cada onda de excitação chega, as células miocárdicas ventriculares se contraem quase que imediatamente, com a onda de excitação passando com uma velocidade de 0,5 m·s^{-1} da camada interna da parede cardíaca (**endocárdio**) para a camada externa (**epicárdio**). A significância funcional da organização elétrica do miocárdio está em sua capacidade de gerar contrações sincrônicas, separadas dos átrios e dos ventrículos. Assim, a condução lenta através do nódulo atrioventricular permite que as contrações atriais precedam as contrações ventriculares e também proporciona tempo para o sangue se mover dos átrios para os ventrículos.

Em face do grande número de células envolvidas, a corrente que flui durante a atividade sincrônica das células cardíacas pode ser detectada como pequenas alterações no potencial de pontos por todo o corpo. Essas variações de potencial — registradas como eletrocardiograma — são reflexos da atividade elétrica no coração e podem ser facilmente monitoradas e então analisadas. Uma onda P é associada com a despolarização dos átrios, um complexo QRS com a despolarização dos ventrículos e uma onda T com a repolarização dos ventrículos (veja Fig. 12.8A). A atividade elétrica associada com a repolarização atrial é obscurecida pelo complexo QRS muito maior. A forma exata do eletrocardiograma varia com a espécie em questão e é afetada pela natureza e pela posição dos eletrodos registradores, bem como pela natureza da contração cardíaca. O eletrocardiograma é valioso do ponto de vista médico, porque ele pode ser usado para diagnosticar anormalidades cardíacas.

Como notado anteriormente, a acetilcolina (ACh), liberada pelas fibras nervosas colinérgicas, aumenta o intervalo entre os PA nas células marcapasso e assim diminui a freqüência cardíaca (veja Fig. 12.6A). Essa diminuição da freqüência cardíaca é algumas vezes referida como *efeito cronotrópico negativo*. Fibras colinérgicas parassimpáticas do nervo vago inervam o nódulo sinusal e o nódulo atrioventricular do coração de vertebrados. Da mesma maneira que diminui a freqüência cardíaca, a acetilcolina também reduz a velocidade de condução dos átrios para os ventrículos através do nódulo atrioventricular. Altos níveis de acetilcolina bloqueiam a transmissão através do nódulo atrioventricular, de modo que apenas a segunda ou a terceira onda de excitação é transmitida ao ventrículo. Em tais condições não usuais, a freqüência atrial será duas ou três vezes aquela no ventrículo. Alternativamente, altos níveis de acetilcolina podem bloquear completamente a condução através do nódulo atrioventricular (*bloqueio atrioventricular*), originando um marcapasso ectópico no ventrículo. O resultado é que os átrios e os ventrículos são controlados por diferentes marcapassos e se contraem com freqüências muito diferentes, sendo os dois batimentos descoordenados. Isto poderia ser devastador para o peixe, no qual a contração atrial é muito importante para o enchimento ventricular. Não causa muito dano nos mamíferos porque a contração atrial somente completa os ventrículos, pois eles se enchem principalmente pelo influxo direto do sangue do sistema venoso através dos átrios relaxados.

As catecolaminas epinefrina e norepinefrina têm três efeitos positivos distintos sobre a função cardíaca:

- Freqüência aumentada das contrações do miocárdio, ou freqüência cardíaca (*efeito cronotrópico positivo*).
- Força de contração do miocárdio aumentada (*efeito inotrópico positivo*).
- Velocidade aumentada de condução da onda de excitação sobre o coração (*efeito dromotrópico positivo*).

O efeito dessas catecolaminas na freqüência de contração é mediado pelo marcapasso, enquanto que a força de contração aumentada é decorrente de um efeito geral em todas as células miocárdicas. A norepinefrina também aumenta a velocidade de condução através do nódulo atrioventricular. É liberada pelas fibras nervosas adrenérgicas que inervam o nódulo sinusal, os átrios, o nódulo atrioventricular e os ventrículos, de forma que a estimulação simpática adrenérgica tem efeito direto em todas as porções do coração.

Circulação Coronária

A circulação coronária supre o coração de nutrientes e oxigênio. O suprimento coronariano para o coração é extenso, e o músculo cardíaco tem maior densidade de capilares e mais mitocôndrias que a maioria dos músculos esqueléticos. Há também alto conteúdo de mioglobinas que é responsável pela cor vermelha típica do coração. O sangue bombeado pelo coração fornece os nutrientes para a camada esponjosa interna do coração em muitos peixes e anfíbios à medida que flui através do coração, mas mesmo nesses animais o suprimento coronariano é necessário para fornecer oxigênio e outros substratos para regiões externas mais densas da parede cardíaca. Em geral, os corações podem usar uma larga variedade de nutrientes, incluindo ácidos graxos, glicose e lactato; o uso de um substrato em particular é determinado amplamente pela sua disponibilidade.

CIRCULAÇÃO 441

Como o coração usa primariamente as vias aeróbias para gerar energia, ele é muito dependente do suprimento contínuo de oxigênio. Assim, um fluxo coronariano contínuo é requerido para manter o desempenho cardíaco. Aumento da atividade cardíaca depende de aumento no metabolismo, que por sua vez requer fluxo coronariano aumentado. A adenosina é provavelmente o metabólito-chave na manutenção da relação entre o fluxo coronariano e a atividade cardíaca. A adenosina, que é formada a partir do trifosfato de adenosina (ATP) durante o metabolismo cardíaco, e de outros fatores metabólicos locais causam dilatação dos vasos coronários e portanto aumentam o fluxo coronariano. A formação e a liberação da adenosina aumentam com o metabolismo aumentado ou durante **hipoxia** miocárdica (queda no nível de oxigênio), gerando maior fluxo coronariano. A estimulação simpática é um segundo, mas menos importante, mecanismo de aumento do fluxo coronariano. Catecolaminas circulantes aumentam a contratilidade cardíaca e causam vasodilatação coronária mediada por adrenorreceptores β_1.

Os corações de mamíferos têm extensa circulação coronariana através do miocárdio, mas em alguns corações de peixes a circulação coronariana é restrita ao epicárdio, a cavidade externa do coração. Quais são as conseqüências dessa organização diferente para a nutrição do coração?

Propriedades Mecânicas do Coração

Os aspectos mecânicos da função cardíaca relacionam-se com alterações na pressão e no volume cardíacos que resultam em ejeção do sangue durante cada batimento. Agora, examinaremos tais propriedades e delimitações do trabalho realizado pelo coração.

Débito cardíaco, volume sistólico e freqüência cardíaca
Débito cardíaco é o volume de sangue bombeado pelo ventrículo por unidade de tempo. Em mamíferos, é definido como o volume ejetado do ventrículo direito ou esquerdo, e não o volume combinado de ambos os ventrículos. O volume de sangue ejetado em cada batimento do coração é chamado **volume sistólico**. O valor do volume sistólico pode ser determinado dividindo-se o débito cardíaco pela freqüência cardíaca.

O volume sistólico é a diferença entre o volume do ventrículo imediatamente antes da contração (*volume diastólico final*) e o volume do ventrículo no final da contração (*volume sistólico final*). Alterações no volume sistólico podem resultar de alterações tanto no volume diastólico final quanto no volume sistólico final. O volume diastólico final é determinado por quatro parâmetros:

- Pressão venosa de enchimento.
- Pressões geradas durante a contração atrial.
- Distensibilidade da parede ventricular.
- Tempo de enchimento do ventrículo.

DESTAQUE 12.1
MECANISMO DE FRANK-STARLING

Otto Frank observou que, quanto mais o coração da rã se enche, maior é o volume sistólico. Isto é, retorno venoso aumentado resulta em volume sistólico aumentado. Frank derivou a relação comprimento-tensão para o miocárdio da rã e demonstrou que a tensão contrátil aumenta com o estiramento até um máximo e então diminui com o estiramento posterior. Ernest Starling, uma figura dominante em muitas áreas da fisiologia nos primeiros anos deste século, tinha chegado a conclusões semelhantes às de Frank. Embora nem Starling nem Frank tenham considerado o trabalho mecânico, o aumento do trabalho mecânico do ventrículo causado por aumento no volume diastólico final (ou pressão venosa de enchimento) é denominado **mecanismo de Frank-Starling** (Gráfico A). As curvas derivadas da medida do trabalho sistólico do ventrículo em diferentes pressões venosas de enchimento são conhecidas como **curvas de Starling** (Gráfico B).

Nem uma única curva de Starling, entretanto, descreve a relação entre a pressão venosa de enchimento e o trabalho sistólico do ventrículo. As propriedades mecânicas do coração são afetadas por diversos fatores, incluindo o nível de atividade dos nervos que inervam o coração e a composição do sangue que perfunde o miocárdio. Por exemplo, a relação entre o trabalho sistólico ventricular e a pressão venosa de enchimento é afetada sobremaneira pela estimulação dos nervos simpáticos que inervam o coração.

Starling foi um pesquisador versátil que juntamente com William Bayliss descobriu o hormônio secretina. Ele cunhou o termo *hormônio* e definiu suas propriedades básicas (veja Cap. 9). Starling também fez muitas contribuições para nossa compreensão da circulação. Além das observações descritas pelo mecanismo de Frank-Starling, ele propôs a hipótese de Starling de que as trocas de líquidos entre o sangue e os tecidos são decorrentes da diferença entre a filtração e as pressões coloidosmóticas através da parede capilar. Esta hipótese foi subseqüentemente verificada pelo trabalho de E. Landis.

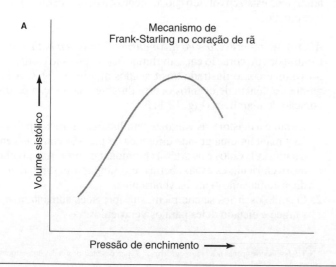

A — Mecanismo de Frank-Starling no coração de rã
Volume sistólico × Pressão de enchimento

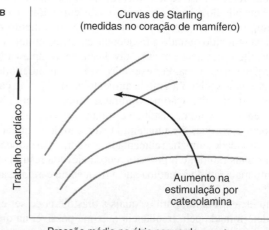

B — Curvas de Starling (medidas no coração de mamífero)
Trabalho cardíaco × Pressão média no átrio esquerdo
Aumento na estimulação por catecolamina

O volume sistólico final é determinado por dois parâmetros:

- As pressões geradas durante a sístole ventricular.
- A pressão no canal de saída do fluxo do coração (pressão arterial aórtica ou pulmonar).

Em um coração isolado de mamífero, o aumento da pressão venosa de enchimento causa aumento no volume diastólico final e resulta em volume sistólico aumentado (Destaque 12.1). O volume sistólico final também aumenta, mas não tanto quanto o volume diastólico final. Assim, o músculo cardíaco comporta-se de modo semelhante ao músculo esquelético, porque o estiramento de um músculo relaxado dentro de uma variação de comprimento resulta no desenvolvimento de tensão aumentada durante a contração. Aumentos na pressão arterial também causam aumentos nos volumes diastólico final e sistólico final com pequena alteração no volume sistólico. Neste caso, o trabalho mecânico aumentado requerido para manter o volume sistólico em face de pressão arterial elevada resulta do estiramento aumentado do músculo cardíaco durante a diástole.

Como notado anteriormente, a epinefrina e a norepinefrina liberadas dos nervos simpáticos ou circulantes no sangue aumentam a força de contração do ventrículo; consequentemente, tanto a freqüência como a extensão do esvaziamento ventricular são aumentadas por essas catecolaminas. Os efeitos da atividade dos nervos colinérgicos (i. e., vagos) sobre a freqüência e sobre a força de bombeamento do ventrículo durante cada batimento são muito menos acentuados que os efeitos dos nervos simpáticos adrenérgicos. Essa diferença decorre muito mais da maior inervação dos ventrículos pelos nervos adrenérgicos do que pelos nervos colinérgicos.

Os efeitos da estimulação dos nervos simpáticos e/ou dos níveis circulantes de catecolaminas aumentados representam uma série de ações integradas. A estimulação das células do marca-passo promove aumento na freqüência cardíaca. A velocidade de condução através do coração é aumentada para produzir batimentos sincrônicos mais próximos do ventrículo. Tanto a taxa de produção de ATP quanto a taxa de conversão de energia química para energia mecânica nas células ventriculares aumentam, resultando em aumento do trabalho ventricular: a velocidade de esvaziamento ventricular aumenta durante a sístole, de modo que o mesmo ou um volume sistólico maior é ejetado em tempo muito mais curto. Essa força aumentada da contração é mediada pela ação das catecolaminas sobre os adrenorreceptores α e β (veja Cap. 8 para mais detalhes). Assim, quando a estimulação do nervo adrenérgico aumenta a freqüência cardíaca, o mesmo volume sistólico é ejetado do coração em tempo mais curto. Então, embora o tempo disponível para esvaziamento e enchimento do coração seja reduzido quando a freqüência cardíaca aumenta, o volume sistólico permanece muito estável para uma ampla variação de freqüência cardíaca. Por exemplo, o exercício em muitos mamíferos está associado a grande aumento na freqüência cardíaca com pequena alteração no volume sistólico; somente em altas freqüências o volume sistólico diminui (Fig. 12.10). Essa situação ocorre porque, por uma ampla variação de freqüência cardíaca, a atividade simpática aumentada assegura esvaziamento ventricular mais rápido, e a pressão venosa elevada resulta em enchimento mais rápido à medida que a freqüência cardíaca aumenta.

Há limites, entretanto, para os quais a diástole pode ser encurtada, determinada pela freqüência máxima possível na qual os ventrículos podem encher-se e se esvaziar tão bem quanto a qualidade da circulação coronariana. Durante a contração do

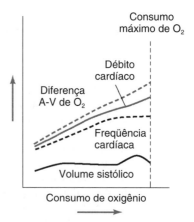

Fig. 12.10 Em humanos e muitos outros mamíferos, as necessidades celulares de oxigênio aumentadas durante o exercício são satisfeitas em parte por aumento na freqüência cardíaca, e não no volume sistólico, resultando em maior débito cardíaco. Em altos níveis de consumo de oxigênio, os níveis de freqüência cardíaca se estabilizam e o volume sistólico aumenta e então diminui. Além disso, a captação do oxigênio do sangue nos capilares aumenta durante o exercício, como indicado pelo aumento da diferença arterial-venosa (A-V) de O_2. (Adaptado de Rushmer, 1965b.)

miocárdio, os capilares coronarianos são ocluídos,* de modo que o fluxo é muito reduzido durante a sístole. O fluxo aumenta dramaticamente durante a diástole, mas uma diminuição no período de diástole tende a reduzir o período de fluxo sanguíneo coronariano. As catecolaminas também causam vasodilatação coronariana e aumentam o fluxo coronariano. Como temos notado, aumentos no débito cardíaco com o exercício sempre estão associados com grandes variações na freqüência cardíaca e pequenas variações no volume sistólico em mamíferos (veja Fig. 12.10). Após a desnervação simpática do coração, o exercício resulta em aumentos semelhantes no débito cardíaco, mas neste caso há grandes variações no volume sistólico, e não na freqüência cardíaca. Os aumentos do débito cardíaco são provavelmente causados por aumento no retorno venoso. Os nervos simpáticos não estão envolvidos no aumento do débito cardíaco por si, porém mais propriamente no aumento da freqüência cardíaca e na manutenção do volume sistólico, evitando grandes oscilações da pressão associadas a grandes volumes sistólicos e mantendo o coração operando no seu volume sistólico máximo ou próximo dele para a eficiência da contração. Os nervos simpáticos assumem assim um importante papel na determinação da relação entre a freqüência cardíaca e o volume sistólico, mas fatores adicionais estão envolvidos no aumento do débito cardíaco com o exercício.

Alterações na pressão e no fluxo durante um único batimento
Contrações do coração causam flutuações na pressão cardíaca e no volume como ilustrado nos traçados na Fig. 12.11A. A seguinte seqüência de eventos ocorre durante a contração de um coração de mamífero (Fig. 12.11B):

1. Durante a diástole, as válvulas semilunares (aórtica e pulmonar) mantêm uma grande diferença de pressão entre os ventrículos relaxados e as artérias pulmonar e aorta. As válvulas atrioventriculares estão abertas, e o sangue flui diretamente do sistema venoso até os ventrículos.
2. Quando os átrios se contraem, suas pressões aumentam, e o sangue é ejetado deles para os ventrículos.

---

* **N.T.:** Isso ocorre apenas nos ramos que irrigam as porções mais profundas do ventrículo esquerdo.

A Alterações na pressão e no volume durante um batimento cardíaco

B Seqüência de eventos no batimento cardíaco

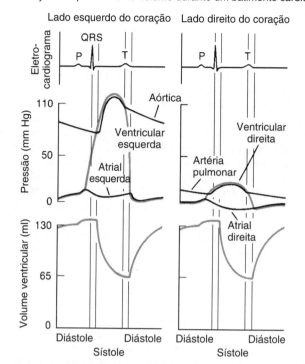
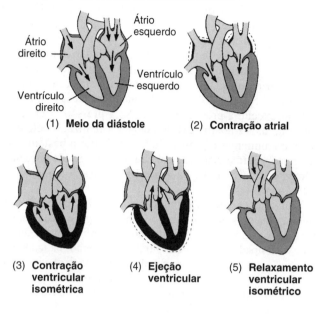

Fig. 12.11 Durante um único ciclo cardíaco, a contração seqüencial dos átrios e dos ventrículos e a abertura e o fechamento das válvulas produzem alterações características na pressão e no volume. **(A)** Alterações na pressão e no volume nos ventrículos e nas artérias aorta (*esquerda*) e pulmonar (*direita*) durante um único ciclo cardíaco. **(B)** Seqüência de eventos na contração do coração de mamíferos. A parte preta indica o músculo contraído; a cinza-escura, o músculo relaxado. Veja texto para discussão. (Parte A adaptada de Vander et al., 1975.)

3. Quando os ventrículos começam a se contrair, suas pressões aumentam e excedem as dos átrios. Nesse ponto, as válvulas atrioventriculares fecham-se, evitando assim o refluxo de sangue para os átrios, e a contração ventricular prossegue. Durante essa fase, tanto as válvulas atrioventriculares como as semilunares estão fechadas, de modo que os ventrículos se tornam câmaras fechadas, e não há variação no volume. Isto é, a contração ventricular é *isométrica*.*

4. As pressões dentro dos ventrículos aumentam rapidamente e por fim excedem aquelas nas artérias pulmonar e aorta. As válvulas semilunares então se abrem, e o sangue é ejetado até as artérias, resultando em diminuição do volume ventricular.

5. Quando os ventrículos começam a se relaxar, as pressões intraventriculares caem abaixo das pressões nas artérias, as válvulas semilunares se fecham e há relaxamento isométrico dos ventrículos.

Uma vez que as pressões ventriculares caem abaixo daquelas nos átrios, as válvulas atrioventriculares se abrem, os ventrículos começam a se encher novamente e o ciclo é repetido. No coração de mamíferos, o volume de sangue bombeado até o ventrículo pela contração atrial é de cerca de 30% do volume de sangue ejetado até a aorta pela contração ventricular. Assim, o enchimento ventricular é amplamente determinado pela pressão venosa de enchimento, que força o sangue das veias através dos átrios até os ventrículos. A contração atrial simplesmente completa o enchimento dos ventrículos já quase cheios; mas o débito cardíaco máximo pode ser comprometido se a contração atrial é diminuída.

A contração do músculo cardíaco pode ser dividida em duas fases. A primeira é uma contração isométrica durante a qual a tensão no músculo e a pressão no ventrículo aumentam rapidamente. A segunda fase é essencialmente isotônica; a tensão não se altera muito, tão logo as válvulas semilunares* se abram, o sangue é ejetado rapidamente dos ventrículos até o sistema arterial com pequeno aumento na pressão ventricular. Assim, a tensão é gerada primeiro com quase nenhuma variação no comprimento; então o músculo se encurta com pequena variação na tensão. Em outras palavras, durante cada contração o músculo cardíaco muda de uma contração isométrica para uma contração isotônica.

Trabalho realizado pelo coração
É um princípio simples da física que o trabalho externo realizado é o produto da massa pela distância percorrida. No presente contexto, o trabalho pode ser calculado como a *variação de pressão vezes o fluxo*. O fluxo é diretamente relacionado com a variação do volume em cada batimento do ventrículo. Como a unidade de pressão é dada em gramas por centímetros quadrados e a do volume em centímetros cúbicos, a pressão vezes o volume é igual a gramas vezes centímetros cúbicos dividido por centímetros quadrados, que é igual a gramas vezes centímetros — o equivalente a massa vezes distância percorrida, ou trabalho. Assim, um diagrama da pressão vezes o volume em uma única contração de um ventrículo produz uma *alça pressão-volume* cuja área é proporcional ao trabalho externo realizado por aquele ventrículo.

---

* **N. T.: Isométrica** também denominada *isovolumétrica* ou *isovolúmica*.

* **N.T.:** *Válvulas semilunares* são as válvulas **aórtica** e **pulmonar**.

A Fig. 12.12 ilustra as alças pressão-volume para os ventrículos direito e esquerdo do coração de um mamífero. Os dois ventrículos ejetam volumes de sangue iguais, mas as pressões geradas no circuito pulmonar (ventrículo direito) são muito menores; conseqüentemente, o trabalho externo realizado pelo ventrículo direito é muito menor que o realizado pelo ventrículo esquerdo. Como descrito em seção anterior, o sangue é ejetado do ventrículo quando a pressão intraventricular excede a pressão arterial. Se a pressão arterial está elevada, mais trabalho externo deve ser realizado pelo coração para aumentar a pressão intraventricular o bastante para manter o volume sistólico em seu nível original. Isto, naturalmente, significa que há um esforço extra do coração se a pressão arterial é alta.

Nem toda energia despendida pelo coração aparecerá como mudança na pressão e no fluxo; alguma energia é gasta para superar as forças friccionais dentro do miocárdio e maior quantidade é dissipada como calor. O trabalho externo realizado pelo coração, expresso como uma fração da energia total gasta, é denominado *eficiência de contração*. O trabalho externo realizado pode ser determinado pela medida da pressão e do fluxo e convertida em mililitros de O_2 consumidos. Este, por sua vez, pode ser expresso como fração da captação total de O_2 pelo coração para medir a eficiência da contração. De fato, não mais que 10 a 15% da energia total despendida pelo coração aparece como trabalho mecânico.

Energia é gasta para aumentar a tensão da parede e elevar a pressão sanguínea dentro do coração. De acordo com a **lei de Laplace**, a relação entre a tensão da parede e a pressão dentro da cavidade está relacionada ao raio da curvatura da parede. Se a cavidade é uma esfera, então

$$P = \frac{2y}{R} \qquad (12.1)$$

onde P é a **pressão transmural** (diferença de pressão através da parede de uma esfera), y é a tensão na parede e R é o raio da esfera. De acordo com esta relação, um coração grande deve gerar duas vezes mais tensão do que um coração com a metade do seu tamanho para desenvolver uma pressão semelhante. Assim, mais energia deve ser gasta por um coração grande para desenvolver pressão, e nós podemos esperar maior taxa de massa muscular em relação ao volume total nesses corações. Corações não são, naturalmente, esferas perfeitas, mas têm morfologia anatômica e microscópica complexa; apesar disso, a lei de Laplace aplica-se em geral. A energia gasta na ejeção de certa quantidade de sangue do coração dependerá da eficiência da contração, das pressões desenvolvidas e do tamanho e da forma do coração.

Pericárdio

O coração está contido em uma cavidade pericárdica e é envolvido por uma membrana de tecido conjuntivo chamada **pericárdio**. A magnitude da variação de pressão dentro do saco pericárdico depende da rigidez do pericárdio e da magnitude e da velocidade de variação do volume cardíaco. A membrana pode ser delgada e flexível (complacente), caso em que as variações de pressão dentro da cavidade pericárdica durante cada batimento são insignificantes. Ou o pericárdio pode ser muito rígido (não-complacente), caso em que a pressão intrapericárdica oscila durante cada batimento.

O pericárdio complacente que envolve o coração de mamíferos é formado de duas camadas, uma camada fibrosa externa e uma camada serosa interna. A camada serosa é dupla, formando um revestimento interno do espaço pericárdico e uma camada externa (epicárdio) do próprio coração. Em mamíferos, a camada serosa secreta um líquido que atua como lubrificante, facilitando o movimento do coração.

Crustáceos e moluscos bivalvos têm o pericárdio não-complacente. Nesses animais, a contração dos ventrículos reduz a pressão na cavidade pericárdica e aumenta o fluxo do sistema venoso até para os átrios (Fig. 12.13). Assim, a tensão gerada na parede ventricular é utilizada tanto para ejetar o sangue no sistema arterial como para drenar o sangue do sistema venoso até os átrios.

O pericárdio de elasmobrânquios (tubarões) e peixes pulmonados também não é complacente, enquanto que o de teleósteos é complacente. O coração de elasmobrânquios consiste em quatro câmaras — seio venoso, átrio, ventrículo e **cone** —, todas contidas dentro de um pericárdio rígido (Fig. 12.14). A redução na pressão intrapericárdica que ocorre durante a contração ventricular em elasmobrânquios produz uma sucção que ajuda a expandir o átrio e portanto aumenta o retorno venoso para o coração. Se a cavidade pericárdica está aberta, o débito cardíaco é reduzido; conseqüentemente, o retorno venoso aumentado para o átrio causado pela pressão pericárdica reduzida é importante no aumento do débito cardíaco. Em alguns elasmobrânquios, existe um *canal pericardioperitoneal* entre as cavidades pericárdica e peritoneal. Há pouco ou nenhum líquido fluindo através desse canal no peixe em repouso, mas durante exercício, tosse ou alimentação a perda de líquido da cavidade pericárdica por esse canal causa aumento no tamanho do coração e no volume

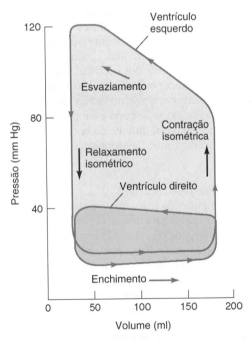

Fig. 12.12 A área de uma alça de pressão-volume ventricular é proporcional ao trabalho externo realizado por um ventrículo em um ciclo cardíaco fechado. Aqui são mostradas alças para os ventrículos direito e esquerdo do coração de mamíferos. Uma volta ao longo do circuito na direção anti-horária é equivalente a um batimento. O enchimento ventricular ocorre sob baixas pressões; a pressão aumenta agudamente apenas quando os ventrículos se contraem (a ascensão aguda no lado direito de cada alça). O volume ventricular diminui quando o sangue flui até o sistema arterial, e a pressão ventricular cai rapidamente quando o ventrículo se relaxa. O enchimento então começa novamente. Note que, embora as alterações de volume em ambos os ventrículos sejam semelhantes, as variações de pressão são muito maiores no ventrículo esquerdo que no direito. Portanto, o ventrículo esquerdo tem uma alça maior e por isso desempenha mais trabalho externo que o ventrículo direito.

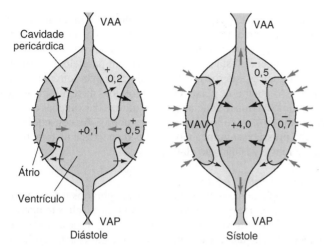

Fig. 12.13 No coração do molusco bivalvo *Anodonta*, a contração ventricular não somente ejeta sangue mas também reduz a pressão na cavidade pericárdica, assim aumentando o enchimento atrial. Isto ocorre por causa do pericárdio não-complacente. Os números representam as pressões em centímetros de água do mar, que são expressos em relação às pressões ambientes. As setas pretas grandes indicam o movimento das paredes das câmaras em contração; as setas pequenas indicam os movimentos das paredes das câmaras em relaxamento. As setas grandes mais claras indicam a direção do fluxo sanguíneo. VAA, válvula aórtica anterior; VAP, válvula aórtica posterior; VAV, válvula atrioventricular. (Adaptado de Brand, 1972.)

sistólico. Esse líquido é lentamente recolocado por plasma ultrafiltrado. Assim, o delgado e flexível pericárdio de mamíferos, embora protetor, tem pouco efeito sobre o débito cardíaco, ao passo que o pericárdio mais rígido de tubarões e as possíveis variações no volume de líquido pericárdico podem ter um efeito marcante sobre o débito cardíaco.

Corações de Vertebrados: Morfologia Funcional Comparativa

A estrutura do coração varia nos diferentes vertebrados, e a análise comparativa dos sistemas circulatórios de vertebrado leva à compreensão das relações entre a estrutura e a função do coração. Numerosas diferenças cardiovasculares dintinguem os vertebrados de respiração aérea daqueles que não respiram ar. Vertebrados de respiração aérea diferem na extensão pela qual as circulações sistêmica (corpo) e pulmonar (respiratória) são separadas.

A circulação pulmonar de pássaros e mamíferos é mantida com pressões muito menores do que as da circulação sistêmica. Isto é possível porque eles têm duas séries de câmaras cardíacas em paralelo. O lado esquerdo do coração ejeta sangue até a circulação sistêmica, e o lado direito ejeta sangue até a circulação pulmonar (veja Fig. 12.3). A vantagem da pressão sanguínea alta é que o tempo de trânsito rápido e as variações repentinas no fluxo podem ser rapidamente obtidos para que o sangue passe através dos capilares de pequeno diâmetro. Entretanto, quando a diferença na pressão através das paredes dos vasos (*i.e.*, a pressão transmural) é alta, o líquido filtra através da parede do capilar; como resultado, drenagem linfática intensa dos tecidos é necessária. No pulmão de mamífero, o fluxo capilar pode ser mantido por pressões de perfusão relativamente baixas, reduzindo a necessidade de drenagem linfática e evitando a formação de grandes espaços cheios de líquido extracelular que poderiam aumentar a distância para a difusão entre o sangue e o ar e diminuir a capacidade de transferência de gás nos pulmões. A vantagem de um coração dividido, como o de mamíferos, é que o fluxo sanguíneo para o corpo e os pulmões pode ser mantido por diferentes níveis de pressão. A desvantagem de um coração completamente dividido é que para evitar desvios do sangue do circuito sistêmico para o pulmonar, ou vice-versa, o débito cardíaco deve ser o mesmo em ambos os lados do coração, independentemente das exigências nos dois circuitos.

Por outro lado, peixes pulmonados, anfíbios, répteis, embriões de pássaros e fetos de mamíferos ou têm um ventrículo não dividido ou algum outro mecanismo que permite o desvio de sangue de uma circulação para outra. Esses desvios usualmente resultam no movimento do sangue do lado direito (respiratório, pulmonar) para o esquerdo (sistêmico) do coração durante períodos de transferência reduzida de gás nos pulmões. Em tais momentos, o sangue que retorna do corpo, em vez de ser bombeado para os pulmões, passa do lado direito para o esquerdo do coração e é novamente ejetado até o circuito sistêmico, desviando dos pulmões. Em peixes pulmonados, anfíbios e répteis, o fluxo para os pulmões é comumente reduzido durante mergulhos prolongados quando a transferência de gás ocorre através da pele e/ou depósitos de oxigênio no corpo estão sendo usados. O fluxo sanguíneo para os pulmões é também reduzido durante o desenvolvimento dentro da mãe (mamíferos) ou de ovos (pássaros),

Contração atrial

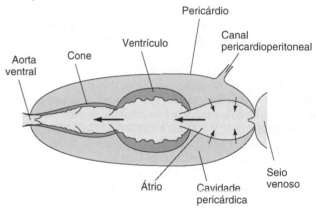

Contração ventricular

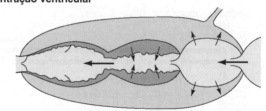

Contração do cone

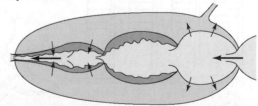

Fig. 12.14 Como o coração de elasmobrânquios está contido em um pericárdio não-complacente, as contrações do ventrículo reduzem as pressões na cavidade pericárdica e auxiliam o enchimento atrial. Em alguns elasmobrânquios, a perda de líquido pelo canal pericardioperitoneal durante exercício, alimentação e tosse causa aumento no tamanho do coração e no volume sistólico. As setas pretas pequenas indicam a direção do movimento da parede durante contração ou relaxamento muscular. As setas pretas grandes indicam a direção do fluxo sanguíneo.

antes dos pulmões se tornarem completamente funcionais na troca de gás. Embora um único ventrículo não dividido permita variações na taxa de fluxo para os circuitos pulmonar e sistêmico, a mesma pressão deve ser desenvolvida em ambos os lados do coração.

Peixes de respiração aquática

O coração de peixes de respiração aquática, incluindo elasmobrânquios e alguns peixes ósseos (teleósteos), consiste em quatro câmaras em série. Todas as câmaras são contráteis exceto o bulbo elástico dos peixes ósseos. Um fluxo unidirecional do sangue através do coração é mantido por válvulas nas junções atrioventriculares e na saída do ventrículo.

Em elasmobrânquios, a saída do ventrículo para o cone é controlada por um par de abas valvulares, e há de dois a sete pares de válvulas ao longo da extensão do cone dependendo da espécie (veja Fig. 12.14). O comprimento do cone é variável entre as espécies; em geral, mais válvulas são encontradas nas espécies com cones mais longos. Imediatamente antes da contração ventricular, todas as válvulas, exceto o conjunto mais distal, estão abertas; isto é, o cone e o ventrículo estão interconectados, mas uma válvula fechada na saída do cone mantém a diferença de pressão entre o cone e a aorta ventral. Durante a contração atrial, tanto o ventrículo quanto o cone estão cheios de sangue. A contração ventricular em elasmobrânquios não tem uma fase isovolúmica, como em mamíferos, porque no início da contração o sangue é movido do ventrículo para o cone. A pressão aumenta no ventrículo e no cone e por fim excede a da aorta ventral. As válvulas distais se abrem, e o sangue é ejetado até a aorta. Durante a contração conal, que começa após o início da contração ventricular, as válvulas proximais se fecham, impedindo o refluxo de sangue até o ventrículo quando ele se relaxa. A contração conal prossegue relativamente lenta do coração em direção à aorta; cada conjunto de válvulas se fecha, alternadamente, para impedir o refluxo de sangue.

Como ilustrado na Fig. 12.15, o sangue bombeado pelo coração em peixes de respiração aquática típicos passa primeiro através da circulação das guelras (respiratória) e então até a aorta dorsal que supre o resto do corpo (circulação sistêmica). Assim, diferentemente dos mamíferos, as circulações respiratória e sistêmica de peixes estão em *série*, e não em paralelo, e a circulação nas guelras está sob pressões mais altas que a circulação sistêmica. As guelras de peixes estão envolvidas na regulação iônica bem como na transferência de gás, e muitas das funções dos rins de mamíferos estão localizadas nas guelras. As consequências de alta pressão sanguínea nas guelras de peixes e na transferência de íons e gás não são claras.

Peixes de respiração aérea

A respiração aérea tem evoluído em vertebrados muitas vezes, geralmente em resposta a condições hipóxicas, altas temperaturas da água ou ambas. Em geral, peixes de respiração aérea permanecem na água mas sobem à superfície para captar bolhas de ar para suplementar seus estoques de oxigênio. Como os filamentos das guelras geralmente se colapsam e ficam aderidos quando expostos ao ar, eles não podem ser usados para a transferência de gás no ar. Consequentemente, o peixe que tem a capacidade de respirar ar geralmente usa outras estruturas à exceção das guelras para esse propósito, como uma porção do intestino ou a boca, a bexiga natatória ou mesmo a superfície da pele.

Embora as guelras nos peixes de respiração aérea não sejam usadas para a captação de oxigênio do ar, elas são usadas para a excreção de dióxido de carbono, bem como para a regulação de íons e do equilíbrio ácido-básico. Em muitos peixes de respiração aérea, entretanto, as guelras são reduzidas de tamanho, presumivelmente para evitar a perda de oxigênio do sangue para a água. As guelras do teleósteo de respiração aérea *Arapaima*, que é encontrado no rio Amazonas, são tão pequenas que somente um quinto da captação de oxigênio ocorre através das guelras mesmo em águas com níveis normais de oxigênio. A maior parte da captação de oxigênio por esse peixe ocorre através da bexiga natatória, que é altamente vascularizada e tem muitos septos para aumentar a área de superfície de troca. De fato, as guelras do *Arapaima* também são muito pequenas para a exigência

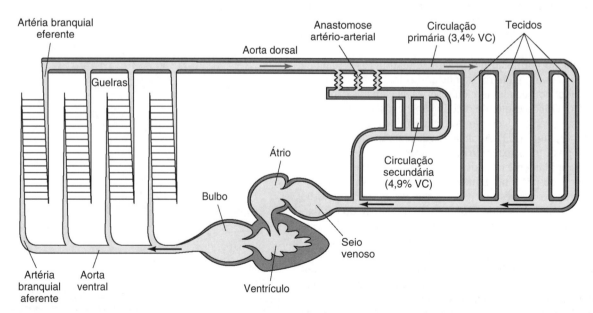

Fig. 12.15 Em um "típico" teleósteo de respiração aquática como a truta, a circulação respiratória através das brânquias e a circulação sistêmica estão em série. Na quarta câmara, coração não dividido, o marcapasso está no seio venoso. O ventrículo ejeta o sangue até o bulbo complacente e a aorta ventral curta. O sangue flui através das brânquias até uma aorta dorsal longa e rija. A maioria dos teleósteos tem circulação secundária com baixo hematócrito, que supre os nutrientes, mas não muito oxigênio para a pele e os intestinos. As setas inferiores indicam o fluxo do sangue desoxigenado; as setas superiores, o fluxo do sangue oxigenado. VC, volume corpóreo.

de oxigênio do animal, e esse peixe morre se lhe for negado acesso ao ar; isto é, o *Arapaima* é um peixe de respiração aérea obrigatória.

Peixes de respiração aérea têm desenvolvido uma variedade de desvios do sangue para permitir mudanças na distribuição do sangue para as guelras e órgãos da respiração aérea. No peixe teleósteo tropical de água doce *Hoplerythrinus*, os arcos branquiais posteriores dão origem à artéria celíaca, que perfunde a bexiga natatória e se conecta com a aorta dorsal pelo ducto estreito. Quando o animal está respirando água, a maior parte do débito cardíaco é dirigida para os dois primeiros arcos branquiais e flui para o corpo. Após a entrada de ar, a proporção do fluxo sanguíneo para os arcos branquiais posteriores e portanto para a bexiga natatória aumenta, aumentando a possibilidade de captação de oxigênio na bexiga natatória.

Há muito mais espécies de peixes de respiração aérea nas regiões tropicais do que nas temperadas. Por quê?

O peixe de respiração aérea *Channa argus* usa muitos mecanismos para obter alguma separação do sangue oxigenado e desoxigenado na circulação. O mecanismo mais importante é a divisão da aorta ventral em dois vasos, uma aorta ventral anterior e uma posterior. O vaso anterior supre os dois primeiros arcos branquiais e o órgão de respiração aérea, enquanto que o vaso posterior supre os arcos posteriores (Fig. 12.16). Os arcos posteriores são reduzidos de tamanho, e o quarto arco é modificado de forma que as artérias branquiais aferentes e eferentes estão em conexão direta. O sangue oxigenado é dirigido preferencialmente para os arcos posteriores, e o sangue desoxigenado para os dois primeiros arcos. Isto é obtido sem a divisão do coração. O ventrículo, entretanto, é esponjoso (trabeculado), o que pode servir para impedir a mistura de sangue no ventrículo, como tem sido sugerido para o coração esponjoso de anfíbios. Além disso, a ausência de válvulas sinoatriais no coração de *Channa* e o arranjo das veias provavelmente têm um papel importante na prevenção da mistura do sangue oxigenado com o desoxigenado quando esses fluxos retornam ao coração em vasos comuns. Finalmente, saliências estreitas musculares na parede do bulbo podem impedir a mistura do fluxo oxigenado com o desoxigenado quando eles são ejetados do coração. Novamente, essa situação é semelhante àquela vista em anfíbios.

A divisão do coração é mais completa nos peixes pulmonados (Dipnóicos), que possuem guelras, pulmões e circulação pulmonar. O peixe pulmonado africano, *Protopterus*, tem um septo parcial no átrio e no ventrículo e pregas espiraladas no *bulbus cordis* (Fig. 12.17). Esse arranjo mantém a separação do sangue oxigenado do desoxigenado no coração. Os arcos branquiais anteriores têm lamelas ausentes, e o sangue oxigenado pode fluir do lado esquerdo do coração diretamente para os tecidos. Intimamente à lamela presente nos arcos branquiais posteriores há uma conexão artério-arterial basal, que permite ao sangue desviar da lamela quando somente o pulmão está operando (p. ex., durante a *estivação*, estado de torpor que ocorre no verão). O sangue dos arcos branquiais posteriores flui para o pulmão ou entra na aorta dorsal através de um ducto. O ducto é ricamente inervado e está indubitavelmente envolvido no controle do fluxo sanguíneo entre a artéria pulmonar e a circulação sistêmica. O segmento inicial da artéria pulmonar é muscular e é referido como *segmento vasomotor pulmonar*. Esse segmento vasomotor e o ducto provavelmente atuam em um modelo recíproco: quando um se contrai, o outro se dilata. O ducto em peixe pulmonado é análogo ao canal arterial do feto de mamíferos, atuando como um circuito secundário em relação ao pulmão quando este não está funcionante.

Quando os vertebrados de respiração aérea se desenvolveram, as espécies que primeiramente se transferiram da água para o ambiente terrestre eram grandes ou pequenas? Explique as razões da sua escolha.

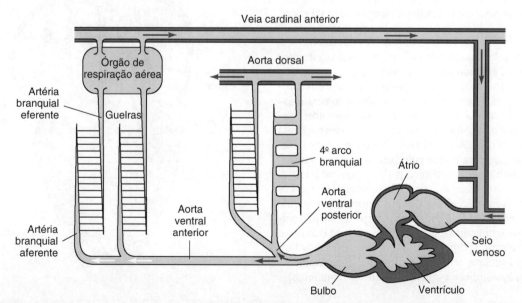

Fig. 12.16 Mesmo sendo o coração do teleósteo de respiração aérea *Channa argus* não dividido, os fluxos de sangue oxigenado e desoxigenado são parcialmente separados. O sangue desoxigenado (setas brancas) preferencialmente flui através dos dois primeiros arcos branquiais e órgão de respiração aérea, ao passo que o sangue oxigenado (as demais setas) flui através dos arcos posteriores até a aorta dorsal. O quarto arco branquial é modificado de modo que artérias branquiais aferentes e eferentes estão conectadas. Compare com a Fig. 12.15, que ilustra a circulação do teleósteo de respiração aquática mais típica. (Adaptado de Ishimatzu e Itazawa, 1993.)

448   CIRCULAÇÃO

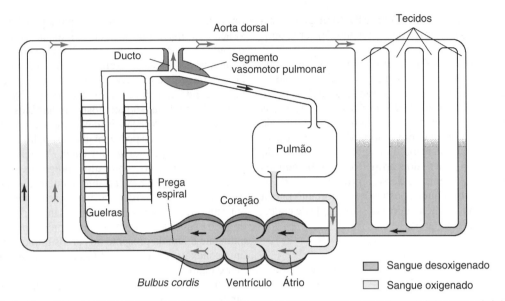

Fig. 12.17 A circulação do peixe pulmonado africano *Protopterus* é marcada pela separação quase completa do sangue oxigenado (setas com pontas) do desoxigenado (setas sem pontas). Essa separação é obtida por um septo que divide as câmaras atrial e ventricular e uma prega espiral longa no *bulbus cordis*. Esse peixe possui pulmão e circulação pulmonar distinta. A ausência da lamela no arco branquial anterior permite que o sangue flua diretamente para a circulação sistêmica pela aorta dorsal. O ducto e o segmento vasomotor pulmonar atuam reciprocamente para direcionar o sangue para a aorta dorsal ou os pulmões dependendo de o peixe estar respirando em água ou ar. (Adaptado de Randall, 1994.)

Anfíbios
Os anfíbios têm dois átrios separados completamente, mas um único ventrículo. No coração da rã, o sangue oxigenado é separado do desoxigenado mesmo que o ventrículo não seja dividido. O sangue oxigenado dos pulmões e da pele é dirigido preferencialmente em direção ao corpo através do arco sistêmico, enquanto que o sangue desoxigenado do corpo é dirigido em direção ao arco pulmocutâneo. Essa separação do sangue oxigenado e do desoxigenado é ajudada pela prega espiral dentro do *conus arteriosus* do coração (Fig. 12.18). O sangue desoxigenado deixa o ventrículo primeiro durante a sístole e entra na circulação pulmonar. A pressão aumenta no arco pulmocutâneo e se torna semelhante àquela do arco sistêmico. O sangue começa a fluir em ambos os arcos, com a prega em espiral dividindo parcialmente os fluxos sistêmico e pulmocutâneo dentro do *conus arteriosus*.

O volume de sangue que vai para os pulmões ou para o corpo está inversamente relacionado à resistência que os dois circuitos oferecem ao fluxo. Seguindo imediatamente a respiração, a resistência ao fluxo sanguíneo através dos pulmões é baixa e o fluxo sanguíneo é alto; entre as respirações, a resistência aumenta gradualmente e está associada com a queda no fluxo sanguíneo. Essas oscilações no fluxo sanguíneo pulmonar são possíveis por causa da divisão parcial do coração de anfíbios. Embora o sangue desoxigenado seja dirigido para o arco pulmocutâneo, a taxa entre o fluxo sanguíneo pulmonar e sistêmico pode ser ajustada. Isto é, quando o animal não está respirando, o fluxo sanguíneo para os pulmões pode ser reduzido, de modo que a maioria do sangue bombeado pelo ventrículo é dirigida para o corpo. Quando o animal está respirando, uma distribuição mais equilibrada do fluxo para os pulmões e para o corpo pode ser mantida. Essa distribuição é possível unicamente se o ventrículo não é completamente dividido em câmaras direita e esquerda (como nos mamíferos).

Répteis não-crocodilianos
A maioria dos répteis não-crocodilianos, incluindo tartarugas, cobras e alguns lagartos, tem um ventrículo parcialmente dividido e arcos sistêmicos esquerdo e direito. Nesses animais, o ventrículo é parcialmente subdividido por um septo muscular incompleto referido como *septo horizontal*, *"Muskelleiste"* ou *saliência estreita muscular*. Esse septo horizontal separa o *cavum*

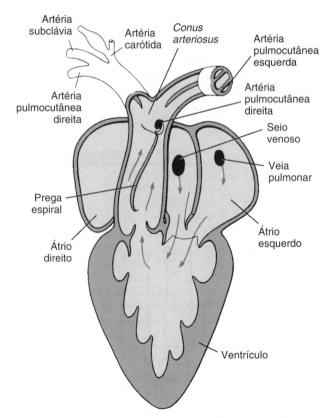

Fig. 12.18 Embora o coração de rã tenha um único ventrículo, o sangue desoxigenado é direcionado para os pulmões pelo arco pulmocutâneo e o sangue oxigenado para os tecidos pelo arco sistêmico. Este plano ventral da estrutura interna do coração de rã mostra a posição da prega espiral, que ajuda na separação dos dois fluxos sanguíneos. (Adaptado de Goodrich, 1958.)

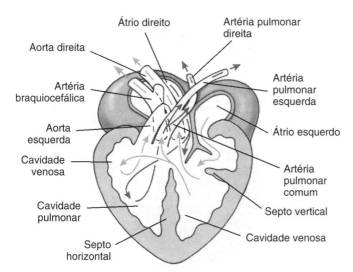

Fig. 12.19 Nos corações dos não-crocodilianos (quelonianos), o ventrículo é parcialmente dividido por um septo horizontal em cavidade venosa e cavidade pulmonar ventral. A artéria pulmonar comum origina-se da cavidade pulmonar, ao passo que as artérias sistêmicas originam-se da cavidade venosa. Neste plano ventral do coração da tartaruga, as setas indicam esquematicamente o movimento do sangue oxigenado (setas vermelhas) e do sangue desoxigenado (setas azuis), mas não representam o fluxo das correntes sanguíneas separadas através do coração. (Adaptado de Shelton e Burggren, 1976.) (Ver Encarte colorido.)

pulmonale do *cavum venosum* e do *cavum arteriosum*; os últimos dois são parcialmente separados pelo *septo vertical* (Fig. 12.19). O átrio direito contrai-se um pouco antes do átrio esquerdo e ejeta o sangue desoxigenado até a cavidade pulmonar através da borda livre do septo horizontal; a contração ventricular ejeta o sangue até a artéria pulmonar. O sangue oxigenado do átrio esquerdo enche a cavidade venosa e a cavidade arterial; daí o sangue escoa até as artérias sistêmicas.

Medidas em tartaruga sustentam a opinião de que o sangue oxigenado do átrio esquerdo passa até o circuito sistêmico, enquanto que o sangue desoxigenado do átrio direito passa até a artéria pulmonar. A pressão diastólica na artéria pulmonar é sempre menor que a pressão diastólica sistêmica, e, como resultado, as válvulas pulmonares se abrem logo que o ventrículo se contrai. Assim, o fluxo ocorre na artéria pulmonar antes de chegar nos arcos sistêmicos durante cada ciclo cardíaco. Em tartarugas, pode haver alguma recirculação do sangue arterial no circuito pulmonar; isto é, há um desvio da esquerda para a direita dentro do coração. O ventrículo permanece funcionalmente separado durante todo o ciclo cardíaco, e o fluxo relativo para os pulmões e o circuito sistêmico são determinados pela resistência ao fluxo em cada parte do sistema circulatório. Quando a tartaruga respira, a resistência ao fluxo através da circulação pulmonar é baixa, e o fluxo sanguíneo é alto. Quando ela não respira, como durante o mergulho, a resistência vascular pulmonar aumenta, mas a resistência vascular sistêmica diminui, resultando em desvio da direita para a esquerda e diminuição no fluxo sanguíneo pulmonar. Como em muitos outros animais, há redução do débito cardíaco associada com grande diminuição da freqüência de batimentos do coração (**bradicardia**) durante o mergulho.

A semelhança das pressões nas áreas de escoamento pulmonar e sistêmico em tartarugas, cobras e alguns lagartos indica que seus corações têm uma única câmara ventricular parcialmente dividida em subcâmaras mesmo durante a sístole (Fig. 12.20A). Nos lagartos monitores e seus parentes varanides, entretanto, o fluxo pulmonar está sob menor pressão que o fluxo sistêmico durante a sístole (Fig. 12.20B). A pressão na cavidade pulmonar, por exemplo, pode ser somente um terço daquela na cavidade venosa durante a sístole em *Varanus*. Essa pressão diferencial nos lagartos varanides é obtida da pressão de contato firme entre a saliência muscular (septo horizontal) e a parede do coração durante a sístole (Fig. 12.21).

Répteis crocodilianos
Diferentemente de outros répteis, os répteis crocodilianos têm o coração com um ventrículo completamente dividido. O arco sistêmico esquerdo nasce do ventrículo direito; o arco sistêmico direito, do ventrículo esquerdo. Junto aos ventrículos, os arcos sistêmicos são conectados através do *foramen de Panizzae* (Fig. 12.22A). Os arcos sistêmicos também são unidos por uma anastomose curta caudal ao coração.

Quando um réptil crocodiliano está respirando normalmente, a resistência ao fluxo sanguíneo através dos pulmões é baixa, e as pressões geradas pelo ventrículo direito são inferiores àquelas geradas pelo ventrículo esquerdo durante todas as fases do ciclo cardíaco. Nesse caso, o sangue é bombeado pelo ventrículo esquerdo até o arco sistêmico direito durante a sístole, com a vál-

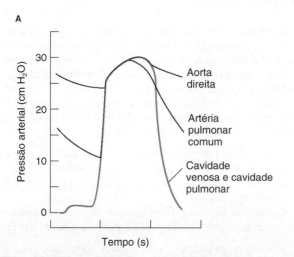
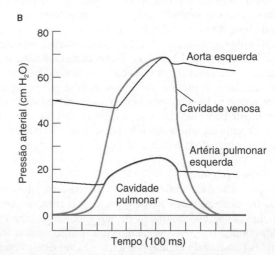

Fig. 12.20 Em tartarugas, as pressões nos fluxos sistêmico e pulmonar são aproximadamente idênticas durante a sístole, ao passo que nos lagartos varanides elas diferem consideravelmente. São mostradas as pressões arteriais medidas simultaneamente nos locais indicados durante um único batimento em **(A)** uma tartaruga, *Chrysemys scripta* e **(B)** um lagarto monitor, *Varanus exanthematicus*. (Parte A de Shelton e Burggren, 1976; parte B de Burggren e Johansen, 1982.)

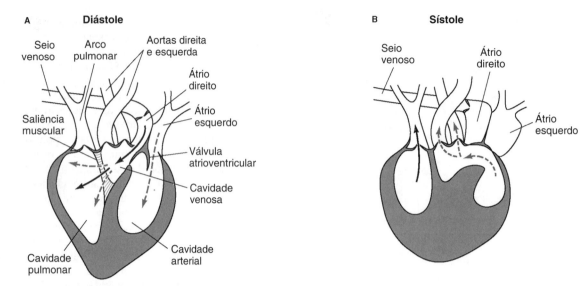

Fig. 12.21 Em lagartos varanides, a separação por uma pressão compacta entre a cavidade pulmonar e a cavidade venosa ocorre durante a sístole. **(A)** Durante a diástole, uma saliência muscular separa apenas parcialmente a cavidade venosa da cavidade pulmonar. Assim, o sangue oxigenado (setas tracejadas), que permanece na cavidade venosa oriundo da sístole precedente, é lançado na cavidade pulmonar pelo sangue desoxigenado (setas pretas). A cavidade arterial é preenchida com sangue oxigenado. A separação entre a cavidade arterial e a cavidade venosa é proporcionada pelo menos por uma válvula atrioventricular. **(B)** Durante a sístole, a saliência muscular é pressionada firmemente contra a parede cardíaca externa, formando uma barreira de pressão compacta. O sangue desoxigenado da diástole precedente que permanece na cavidade venosa é misturado com o sangue oxigenado da cavidade arterial e flui pelos arcos aórticos. O sangue desoxigenado com uma mistura de sangue oxigenado é expelido da cavidade pulmonar até o arco pulmonar. Como não há conexão entre a cavidade venosa e a cavidade pulmonar, pressões diferentes podem desenvolver-se nas extensões dos fluxos. (Adaptado de Heisler et al., 1983.)

vula aórtica aberta fechando o forame de Panizzae (Fig. 12.22B). Há um pequeno refluxo do sangue da aorta direita para a aorta esquerda através de anastomose durante a sístole. Por causa dessa conexão, as pressões no arco sistêmico esquerdo permanecem mais altas que as pressões no ventrículo direito; conseqüentemente, as válvulas na base do arco sistêmico esquerdo permanecem fechadas durante todo o ciclo cardíaco (Fig. 12.22C). Todo sangue ejetado do ventrículo direito passa pela artéria pulmonar e flui para os pulmões. Assim, o réptil crocodiliano é funcionalmente semelhante aos mamíferos, pois a separação do fluxo sanguíneo sistêmico e pulmonar é completa.

Répteis crocodilianos, entretanto, têm a capacidade adicional de desviar o sangue do circuito pulmonar para o sistêmico. Esse desvio P → S é obtido pelo fechamento ativo da válvula na base da área de escoamento pulmonar próximo ao final da sístole. Em algumas circunstâncias experimentais, o pico da pressão ventricular direita iguala-se ao da pressão ventricular esquerda e excede o da pressão sistêmica esquerda. Como resultado, as válvulas da base do arco sistêmico esquerdo se abrem, e o sangue do ventrículo direito é ejetado até a circulação sistêmica durante o final da sístole (Fig. 12.22D, E). Nesse caso, uma parte do sangue desoxigenado que retorna ao coração através do átrio direito é recirculada no circuito sistêmico. Não se sabe exatamente quando o desvio P → S opera normalmente no animal. O papel do forame de Panizzae também permanece enigmático; ele está aberto somente durante a diástole, permitindo fluxo entre os arcos aórticos quando o coração se relaxa.

Mamíferos e pássaros
O coração tanto de mamíferos quanto de pássaros, que consiste em quatro câmaras, consiste de fato em dois corações batendo como um. O coração origina-se de dois tubos separados que se juntam durante o desenvolvimento para formar o coração com múltiplas câmaras do animal pós-natal. O lado direito bombeia sangue para os pulmões e o lado esquerdo bombeia sangue para todo o corpo. O sangue retorna dos pulmões para o átrio esquerdo, passa para o ventrículo esquerdo e é então ejetado para toda a circulação corpórea. O sangue que vem do corpo é coletado no átrio direito, passa para o ventrículo direito e é bombeado para os pulmões (veja Fig. 12.3).

Válvulas impedem o refluxo do sangue da aorta para o ventrículo, o átrio e as veias. Essas válvulas são passivas e são abertas ou fechadas por diferenças de pressão entre as câmaras cardíacas. As válvulas atrioventriculares (válvulas bicúspide e tricúspide) são conectadas à parede ventricular por cordões fibrosos (veja Fig. 12.4). Esses cordões impedem que as válvulas se evertam até os átrios quando os ventrículos se contraem, e as pressões intraventriculares são muito mais altas do que as dos átrios. As paredes dos ventrículos, especialmente a câmara esquerda, são espessas e musculosas. A superfície interna do músculo ventricular, ou miocárdio, é forrada por uma membrana endotelial, o endocárdio. O miocárdio ventricular é revestido pelo epicárdio.

Feto de mamífero Ao nascer, a circulação placentária dos mamíferos desvia-se para uma circulação pulmonar, processo que envolve muitos ajustes cardiovasculares centrais. Os pulmões dos fetos de mamífero estão colapsados, oferecendo alta resistência ao fluxo sanguíneo. No feto, a artéria pulmonar é ligada ao arco sistêmico através de um vaso sanguíneo curto, mas de grande diâmetro, o **canal arterial** (Fig. 12.23). A função cardíaca no feto de mamífero exibe três importantes aspectos:

- A maioria do sangue ejetado pelo ventrículo direito retorna ao circuito sistêmico através do canal arterial.
- O fluxo sanguíneo através da circulação pulmonar é amplamente reduzido.
- Um acentuado desvio (P → S) da direita para a esquerda opera; isto é, o sangue flui do circuito pulmonar para o sistêmico.

Ao nascer, os pulmões são inflados, reduzindo a resistência ao fluxo no circuito pulmonar. O sangue ejetado do ventrículo direito passa até os vasos pulmonares, resultando em retorno

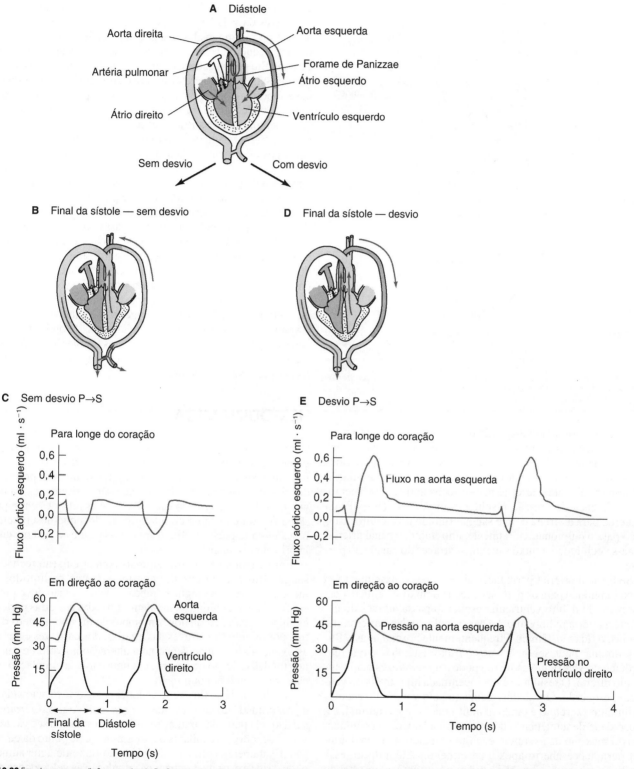

Fig. 12.22 Em algumas condições, um desvio P→S opera durante a fase final da sístole em crocodilos. Esses diagramas esquemáticos e os traçados da pressão e do fluxo ilustram o que acontece durante o ciclo cardíaco com e sem o desvio. Veja o texto para discussão. (Adaptado de Jones, 1995.)

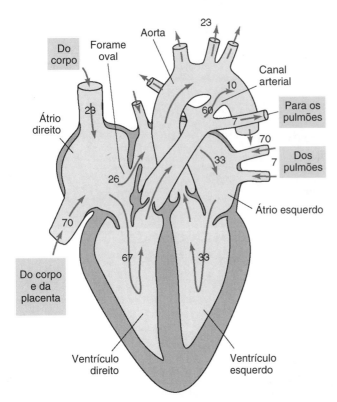

Fig. 12.23 No coração fetal de mamífero, a maioria do sangue ejetado pelo ventrículo direito retorna à circulação sistêmica através do canal arterial. O sangue oxigenado que retorna da placenta é desviado do átrio direito para o esquerdo através do forame oval e então é bombeado para a aorta. Após o nascimento, o canal arterial normalmente se fecha, e então as circulações sistêmica e pulmonar se tornam separadas. Os números referem-se à percentagem do débito cardíaco combinado dos ventrículos direito e esquerdo que fluem de e para regiões diferentes do corpo.

aumentado para o lado esquerdo do coração. Ao mesmo tempo, a circulação placentária desaparece, e a resistência ao fluxo aumenta marcadamente no circuito sistêmico. As pressões no circuito sistêmico se elevam acima daquelas da circulação pulmonar; se o canal arterial não se fecha após o nascimento, essa diferença de pressão resulta em um desvio (S → P) da esquerda para a direita com o sangue fluindo do circuito sistêmico para o pulmonar. Geralmente, entretanto, o canal arterial torna-se ocluído, e o fluxo sanguíneo através do canal não persiste.

Se o canal arterial permanece aberto após o nascimento, o fluxo sanguíneo para os pulmões excede o fluxo sistêmico, porque parte do débito ventricular esquerdo passa através do canal até a artéria pulmonar e daí para o pulmão. Nessas circunstâncias, o fluxo sistêmico é freqüentemente normal, mas o fluxo pulmonar pode ser duas vezes o fluxo sistêmico, e o débito cardíaco do ventrículo esquerdo pode ser duas vezes o do ventrículo direito. O resultado é uma acentuada hipertrofia do ventrículo esquerdo. O trabalho realizado pelo ventrículo esquerdo durante exercício é também muito maior que o normal, e a capacidade de aumentar o débito é limitada. Como resultado, o nível máximo de exercício é muito reduzido se o canal arterial permanece aberto após o nascimento. Além disso, essa condição aumenta a pressão arterial nos pulmões, resultando em maior perda de líquidos através das paredes dos capilares pulmonares e em possível congestão pulmonar. Esses problemas somente são prejudiciais quando o ventrículo esquerdo se torna aumentado. A abertura do canal arterial é rápida e facilmente corrigida por cirurgia.

O sangue fetal é oxigenado na placenta e misturado com o sangue que retorna das porções inferiores do corpo através da veia cava inferior, a qual se esvazia no átrio direito (veja Fig. 12.23). No septo interatrial há um orifício, o *forame oval*, que é coberto por uma borda valvular; o sangue oxigenado que retorna através da veia cava inferior é dirigido até o átrio esquerdo através do forame oval. O sangue oxigenado é então bombeado do átrio esquerdo até o ventrículo esquerdo e ejetado até a aorta, de onde flui para a cabeça e para os membros superiores. O sangue desoxigenado que retorna para o átrio direito através da veia cava superior é preferencialmente dirigido para o ventrículo direito, de onde flui até o circuito sistêmico pelo canal arterial. Ao nascimento, a pressão no átrio esquerdo excede a pressão no átrio direito; como resultado, o forame oval se fecha, mas sua posição é posteriormente indicada por uma depressão permanente.

Embrião de pássaro Uma rede de vasos sanguíneos, formando a *membrana corioalantóide*, repousa proximamente sob a casca do ovo de pássaros. O oxigênio que se difunde através da casca do ovo é captado pelo sangue que passa através da membrana corioalantóide. O sangue oxigenado deixa a corioalantóide e o sangue desoxigenado da cabeça e do corpo entra no átrio direito do coração embrionário de pássaro. O sangue oxigenado da circulação corioalantóica passa do átrio direito para o esquerdo através de vários orifícios, alguns grandes e numerosos pequenos, no septo interatrial. O sangue oxigenado é então bombeado até o ventrículo esquerdo e ejetado até a aorta, de onde flui para a cabeça e para o corpo. Após o choco dos filhotes, os orifícios no septo interatrial se fecham, separando completamente as circulações pulmonar e sistêmica.

HEMODINÂMICA

Como temos notado, as contrações do coração geram fluxo sanguíneo através dos vasos — artérias, capilares e veias — que formam o sistema circulatório. Antes de examinar as propriedades desses vasos em detalhe, é necessário discutir os padrões gerais do fluxo sanguíneo nesses vasos e as relações entre pressão e fluxo no sistema circulatório. As leis que descrevem as relações entre pressão e fluxo aplicam-se tanto ao sistema circulatório aberto quanto ao fechado.

Em vertebrados e outros animais com circulação fechada, o sangue flui em um circuito contínuo. Como os líquidos são incompressíveis, o sangue bombeado pelo coração deve provocar fluxo de um volume equivalente em todas as outras partes da circulação. Isto é, a qualquer momento o mesmo número de litros por minuto flui através das artérias, dos capilares e das veias. Além disso, a menos que haja alteração no volume sanguíneo total, a redução no volume em uma parte da circulação deve causar aumento em outra parte.

A velocidade do fluxo em qualquer ponto está relacionada não à proximidade do coração, mas à *área total de secção transversal* daquela parte da circulação — isto é, a soma da secção transversal de todos os capilares ou artérias naquele ponto da circulação. Exatamente como a velocidade do fluxo de água aumenta onde o rio se estreita, também na circulação as velocidades mais altas do fluxo sanguíneo ocorrem onde a área de secção transversal total é menor (e as velocidades mais baixas ocorrem onde a área de secção transversal é maior). As artérias têm a menor área de secção transversal, ao passo que os capilares têm, de longe, a maior. Assim, as velocidades mais altas ocorrem na aorta e na artéria pulmonar de mamíferos; então, a velocidade diminui marcadamente quando o sangue flui através dos capilares, mas aumenta novamente quando o sangue flui através das veias (Fig. 12.24). O fluxo lento do sangue nos capilares é de significância funcional, porque é nos capilares que as trocas, que consomem tempo, de substâncias entre o sangue e os tecidos acontecem.

Fluxo Laminar e Turbulento

Em vasos muito menores da circulação, o fluxo sanguíneo é alinhado. Tal **fluxo laminar** contínuo é caracterizado por um perfil de velocidade parabólica através do vaso (Fig. 12.25A). O fluxo é zero próximo às paredes e máximo no centro ao longo do eixo do vaso. Uma delgada camada de sangue adjacente à parede do vaso não se move, mas a próxima camada de líquido desliza sobre essa camada, e então cada camada sucessiva se move com velocidade cada vez maior, atingindo a máxima no centro do vaso. A diferença de pressão supre a força necessária para o deslizamento das camadas adjacentes umas sobre as outras, e a viscosidade é a medida da resistência ao deslizamento entre as camadas adjacentes de líquido. Um aumento na viscosidade irá requerer grande diferença de pressão para manter a mesma velocidade de fluxo, como será discutido mais tarde.

O fluxo laminar pulsátil característico das grandes artérias tem um perfil de velocidade mais complexo que o fluxo laminar contínuo característico dos pequenos vasos. Em grandes artérias, o sangue é primeiro acelerado e depois mais lento com cada batimento cardíaco; além disso, como a parede dos vasos são elásticas, elas se expandem e então se relaxam quando a pressão oscila com cada batimento. Próximo ao coração, a direção do fluxo reverte cada vez que a válvula aórtica se fecha. O resultado final é que a velocidade através das grandes artérias tem um perfil mais achatado que a velocidade através dos vasos sanguíneos mais periféricos, e a direção de fluxo oscila (Fig. 12.25B).

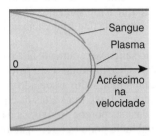

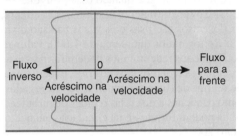

Fig. 12.25 O fluxo sanguíneo através dos vasos menores aproxima-se do fluxo laminar contínuo, mas nas artérias elásticas maiores é observado fluxo laminar pulsátil. Como mostrado nesses perfis de velocidade, a velocidade do fluxo é maior na direção do centro do vaso. **(A)** A presença de hemácias achata o perfil do sangue comparado com o do plasma. **(B)** O fluxo pulsátil é marcado pelo perfil chato e reverso do fluxo durante cada batimento cardíaco.

No **fluxo turbulento**, o líquido se move em direções não alinhadas com o eixo do fluxo, aumentando assim a necessidade de energia para mover o líquido através do vaso. O fluxo laminar é silencioso; o fluxo turbulento é barulhento. Na corrente sanguínea, a turbulência causa vibrações que produzem os sons da circulação. A detecção desses sons com o estetoscópio pode localizar os pontos de turbulência. A medida da pressão arterial com o esfigmomanômetro depende da audição dos sons associados com a passagem do sangue em virtude do impacto da pressão aumentada durante a sístole. Sons podem ser ouvidos nos vasos quando a velocidade do sangue excede um certo valor crítico e nas válvulas cardíacas quando elas se abrem e se fecham.

Embora o fluxo turbulento seja incomum na circulação periférica, ele ocorre em algumas situações. O **número de Reynolds** (*Re*) é um valor derivado empiricamente que indica se o fluxo será laminar ou turbulento em um conjunto de condições particulares. Um número de Reynolds alto indica que o fluxo será turbulento, enquanto que um número baixo indica que o fluxo será laminar. O *Re* é diretamente proporcional à velocidade do fluxo, $\dot{Q}$ (em milímetros por segundo), e à densidade, ρ, do sangue e inversamente proporcional ao raio interno do vaso, *r* (em centímetros), e à viscosidade, η, do sangue:

$$Re = \frac{2\dot{Q}\rho}{\pi r \eta} \qquad (12.2)$$

A relação entre a viscosidade e a densidade (η/ρ) é a viscosidade cinemática. Com uma grande viscosidade cinemática, há menor possibilidade de ocorrer turbulência. A viscosidade relativa, e portanto a viscosidade cinemática, aumenta com o **hema-**

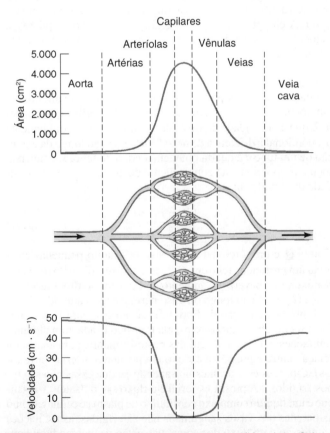

Fig. 12.24 A velocidade do sangue é inversamente proporcional à área de secção transversal da circulação em um dado ponto. A velocidade do sangue é mais alta nas artérias e nas veias e menor nos capilares; o inverso é verdadeiro para a área de secção transversal. (Adaptado de Feigl, 1974.)

tócrito (volume de células sanguíneas vermelhas por unidade de volume de sangue), de modo que a presença de células sanguíneas vermelhas diminui a ocorrência de turbulência na corrente sanguínea.

Em geral, a velocidade do sangue é raramente alta o bastante para criar turbulência em vasos não divididos com paredes lisas, exceto durante fluxo sanguíneo muito alto associado com exercício extremo. As velocidades de fluxo mais altas na circulação de mamíferos são encontradas nas porções próximas da aorta e da artéria pulmonar, e turbulência pode ocorrer distalmente às válvulas aórtica e pulmonar no pico da ejeção ventricular ou durante o refluxo de sangue quando essas válvulas se fecham. Em geral, o fluxo será turbulento nas porções da circulação onde as paredes dos vasos são lisas e os vasos não são divididos somente se o *Re* for maior que cerca de 1.000, valor raramente observado. Pequenos redemoinhos podem formar-se nos ramos arteriais e, como os redemoinhos nos rios, podem tornar-se destacados do regime de fluxo principal, sendo carregados corrente abaixo como pequenas e discretas regiões de turbulência. Esses redemoinhos podem formar-se na circulação quando o *Re* é tão baixo quanto 200.

Relação entre Pressão e Fluxo

O fluxo ocorrerá entre dois locais onde haja uma diferença de energia potencial, que pode ser medida como a diferença de pressão. Assim, diferenças na pressão entre dois pontos de um sistema de fluxo, estabelecem um gradiente de pressão e portanto a direção para o fluxo — da pressão mais alta para a mais baixa. (Uma exceção seria um líquido em repouso sob gravidade, onde a pressão aumenta uniformemente com a profundidade mas o fluxo não ocorre.) Quando o coração se contrai, a energia potencial (pressão) no ventrículo aumenta. As pressões geradas pelas contrações do coração são dissipadas pelo fluxo de sangue, porque a energia é usada para superar a resistência ao fluxo através dos vasos. Por esta razão, a pressão arterial cai quando o sangue passa do lado arterial para o lado venoso da circulação (Fig. 12.26).

Papel da energia cinética
Energia é despendida para pôr o sangue em movimento, mas uma vez em movimento o sangue que flui tem inércia; isto é, líquidos em movimento possuem energia cinética. Nos líquidos estáticos, a energia potencial é medida em termos de pressão; nos líquidos em movimento, a energia potencial é medida em termos tanto de pressão como de energia cinética. Como veremos, entretanto, a energia cinética geralmente participa com uma contribuição desprezível na velocidade do fluxo do sangue. A energia cinética por mililitro é dada por $1/2\,(\rho v^2)$, onde ρ é a densidade do líquido e v é a velocidade do fluxo. Se a velocidade é medida em centímetros por segundo e a densidade em gramas por mililitro, então a energia tem como unidade dinas por centímetro quadrado, a mesma da pressão.

A velocidade máxima do fluxo sanguíneo ocorre na base da aorta em mamíferos e atinge cerca de 50 cm·s⁻¹ no pico da ejeção ventricular, e a densidade do sangue está em cerca de 1,055 g·ml⁻¹. Assim, a energia cinética do sangue na aorta durante o pico de ejeção é calculado como $1/2 \times 1{,}055 \times 50^2$, ou 1 mm Hg. Este valor é pequeno quando comparado com o pico de pressão transmural que é cerca de 120 mm Hg. A velocidade do sangue é baixa no ventrículo, mas acelera quando o sangue é ejetado para a aorta; isto é, o sangue ganha energia cinética quando

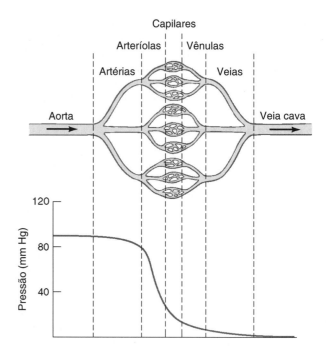

Fig. 12.26 A pressão (energia potencial) gerada durante cada contração cardíaca é dissipada na superação da resistência ao fluxo oferecida pelos vasos. Como a resistência é muito alta nas arteríolas, o principal decréscimo na pressão ocorre nessa região da circulação. (Adaptado de Freigl, 1974.)

deixa o ventrículo. A pressão é convertida em energia cinética quando o sangue é ejetado do coração, e essa conversão contribui para a diferença de pressão que ocorre entre o ventrículo e a aorta. A energia cinética é mais alta na aorta. Nos capilares, a velocidade é cerca de 1 mm·s⁻¹ e a energia cinética é portanto desprezível.

Lei de Poiseuille
A relação entre pressão e fluxo laminar contínuo de um líquido em um tubo rígido é descrita pela **Lei de Poiseuille**, que estabelece que a velocidade do fluxo de um líquido, $\dot{Q}$, é diretamente proporcional à diferença de pressão, $P_1 - P_2$, ao longo da extensão de um tubo e à quarta potência do raio do tubo, r, e inversamente proporcional ao comprimento de um tubo, L, e à viscosidade do líquido, η:

$$\dot{Q} = \frac{(P_1 - P_2)\,\pi r^4}{8\,L\eta} \qquad (12.3)$$

Como $\dot{Q}$ é proporcional a r^4, variações muito pequenas em r terão um profundo efeito em $\dot{Q}$. Dobrando-se o diâmetro do vaso, por exemplo, haverá um aumento de 16 vezes no fluxo se a diferença $(P_1 - P_2)$ ao longo do vaso permanecer inalterada.

Embora a equação de Poiseuille se aplique para fluxos uniformes em tubos rígidos retos, ela tem sido usada com algumas limitações, que serão discutidas posteriormente, para analisar a relação entre a pressão e o fluxo em pequenas artérias (arteríolas), capilares e veias, mesmo sabendo-se que essas não são tubos "rígidos". A pressão arterial e o fluxo são pulsáteis, e o sangue é um líquido complexo constituído de plasma e células. Como as paredes dos vasos sanguíneos não são rígidas, as oscilações na pressão e no fluxo do sangue não estão na mesma fase; conseqüentemente, a relação entre os dois não é descrita exatamente pela lei de Poiseuille.

A extensão do desvio da relação entre a pressão e o fluxo daquele predito pela lei de Poiseuille é indicada pelo valor da constante não-dimensionada α:

$$\alpha = r \frac{\sqrt{2\pi n f \rho}}{\eta} \qquad (12.4)$$

onde ρ e η são a densidade e a viscosidade do líquido, respectivamente; f é a freqüência de oscilação; n é a ordem do componente harmônico; e r é o raio do vaso. Se α é 0,5 ou menos, a relação entre a pressão e o fluxo é descrita pela equação de Poiseuille. Como o valor de α nas pequenas artérias terminais e nas veias está em torno de 0,5, esta equação pode ser usada para analisar a relação entre pressão e fluxo nessa porção da circulação. Em contraste, os valores de α para o sistema arterial de mamíferos e pássaros varia de 1,3 a 16,7, dependendo das espécies e do estado fisiológico do animal. Assim, a lei de Poiseuille não é aplicável a essa porção da circulação.

Tem havido somente poucos estudos da microcirculação *in vivo* em face da dificuldade em medir o fluxo sanguíneo e a pressão nos capilares. Nos tecidos onde a relação entre a pressão e o fluxo na microcirculação foi medida, observou-se que eles não eram lineares, indicando que a equação de Poiseuille não descreve exatamente a microcirculação. Há duas razões para isto: primeiro, os ramos capilares com vias colaterais podem abrir-se e fechar-se; segundo, eles são tão pequenos que as células sanguíneas vermelhas são deformadas quando passam comprimidas através dos capilares.

Resistência ao fluxo

Como é muitas vezes difícil ou impossível medir os raios de todos os vasos no leito vascular, designamos $8\,L\eta/\pi r^4$, o inverso do termo da lei de Poiseuille (equação 12.3), como a resistência ao fluxo, R, que é igual à diferença de pressão $(P_1 - P_2)$ através do leito vascular dividido pela velocidade do fluxo, $\dot{Q}$:

$$R = \frac{P_1 - P_2}{\dot{Q}} = \frac{8L\eta}{\pi r^4} \qquad (12.5)$$

A resistência ao fluxo na circulação periférica é algumas vezes expressa em **unidades de resistência periférica** (PRU), com 1 PRU sendo igual à resistência no leito vascular quando uma diferença de pressão de 1 mm Hg resulta no fluxo de 1 ml·s^{-1}.

O fluxo sanguíneo através dos vasos aumenta com o aumento da diferença de pressão ao longo do vaso e com a diminuição da resistência ao fluxo, que é inversamente proporcional à quarta potência do raio do vaso. Quando a pressão aumenta nos vasos elásticos, o raio também o faz; como resultado, o fluxo aumenta também. Vamos considerar um vaso sanguíneo com pressão diferencial constante ao longo da sua extensão mas operando em dois níveis de pressão:

Exemplo 1: pressão de entrada de 100 mm Hg e de saída de 90 mm Hg; $\Delta = 10$ mm Hg
Exemplo 2: pressão de entrada de 20 mm Hg e de saída de 10 mm Hg; $\Delta = 10$ mm Hg

A velocidade do fluxo nesse vaso será muito maior com a pressão mais alta (exemplo 1) se o vaso é distensível, simplesmente porque o raio estará aumentado e a resistência ao fluxo reduzida.

Viscosidade do sangue

De acordo com a lei de Poiseuille, o fluxo de sangue é inversamente relacionado a sua viscosidade. O plasma tem viscosidade relativa à água por volta de 1,8; a adição de células sanguíneas vermelhas aumenta a viscosidade relativa, de modo que o sangue de mamíferos e pássaros a 37°C tem como viscosidade relativa entre 3 e 4. Assim, em razão da presença ampla de células sanguíneas vermelhas, o sangue comporta-se com uma viscosidade três a quatro vezes maior do que a da água. Esta característica significa que gradientes de pressão requeridos para manter o fluxo de sangue através do leito vascular sejam maiores do que seria necessário se o leito vascular fosse perfundido somente pelo plasma. Entretanto, o sangue que flui através de pequenos vasos comporta-se como se sua viscosidade relativa fosse muito reduzida. De fato, nos vasos com menos de 0,3 mm de diâmetro, a viscosidade relativa do sangue diminui com o diâmetro e se aproxima da viscosidade do plasma. Este fenômeno, chamado **efeito de Fahraeus-Lindqvist**, é explicado posteriormente.

Como vimos anteriormente, o perfil da velocidade através de um vaso com fluxo laminar contínuo de líquido é parabólico, como é visto com o plasma (veja Fig. 12.25A). A velocidade máxima é duas vezes a velocidade média, que pode ser determinada dividindo-se a velocidade do fluxo pela área de secção transversal do tubo. A taxa de variação na velocidade é máxima próximo à parede e decresce em direção ao centro do vaso. No sangue que flui, as células vermelhas tendem a se acumular no centro do vaso, onde a velocidade é mais alta, mas a taxa de variação na velocidade entre as camadas adjacentes é menor. Esse acúmulo deixa as paredes relativamente livres de células, de modo que o líquido que flui dessa área até os pequenos vasos laterais terá nível baixo de células sanguíneas vermelhas e consiste quase inteiramente em plasma. Tal processo é referido como **espuma de plasma**.

O acúmulo de células sanguíneas vermelhas no centro da corrente sanguínea significa que a viscosidade sanguínea é mais alta no centro e diminui em direção às paredes. Esse diferencial na viscosidade entre o centro e a parede da corrente sanguínea alterará o perfil da velocidade do sangue comparada com a do plasma. O efeito dessa diferença na viscosidade é um leve aumento do fluxo sanguíneo nas paredes e uma leve redução do fluxo no centro; isto é, a forma parabólica do perfil da velocidade é levemente achatada (veja Fig. 12.25A).

O hematócrito (percentagem de hemácias no sangue) em pequenos vasos é menor do que nos maiores. Nos pequenos vasos, a camada divisória do plasma ocupa maior porção do lume do vaso em um dado fluxo do que nos vasos maiores. Esse fluxo axial de células sanguíneas vermelhas nos pequenos vasos significa que maior alteração na velocidade ocorre nas camadas de plasma próximas às paredes e explica por que a aparente viscosidade do sangue que flui nesses pequenos vasos se aproxima daquela do plasma. Assim, o efeito Fahraeus-Lindqvist pode ser explicado em termos de hematócrito reduzido visto nos pequenos vasos. Essa diminuição na viscosidade aparente do sangue, que ocorre nas arteríolas, reduz a energia requerida para dirigir o sangue através da microcirculação.

Em vasos muito pequenos — aqueles com um diâmetro de aproximadamente 5 a 7 μm —, uma diminuição adicional no diâmetro resulta em inversão do efeito de Fahraeus-Lindqvist, isto é, aumento na viscosidade aparente do sangue. Em tais vasos, a célula sanguínea vermelha preenche completamente o lume e é distorcida quando passa através dele. Como a membrana da célula sanguínea vermelha não está firmemente ancorada em estruturas subjacentes, ela pode mover-se sobre seu próprio conteúdo celular, representando algo como um tanque que se move ao longo das paredes dos vasos. A deformação das células sanguíneas vermelhas em pequenos vasos resulta em fluxo complexo das membranas dos eritrócitos e do líquido circundante à medida que as células se espremem através do lume estreito.

Se o fluxo é laminar mas pulsátil, como nas artérias, o perfil da velocidade é mesmo mais achatado do que quando o fluxo é laminar contínuo (veja Fig. 12.25B). Assim, a velocidade do sangue é constante através de uma porção apreciável do vaso e cai agudamente próximo às paredes. No fluxo turbulento, o sangue se move em várias direções em relação ao eixo do fluxo, de modo que há pouco acúmulo de células sanguíneas vermelhas no centro do vaso. Como resultado, a viscosidade e a velocidade do sangue se alteram pouco através do vaso.

 O peixe teleósteo antártico opera em temperaturas próximas ou mesmo abaixo de 0°C. Que efeito isto pode ter sobre a pressão e o fluxo na circulação desse peixe? Que modificações podem ter sido desenvolvidas para compensar essas baixas temperaturas?

Complacência no sistema circulatório

Uma consideração adicional sobre a análise da relação entre a pressão e o fluxo na circulação é que vasos sanguíneos contêm fibras elásticas que os habilitam a se distender. Vasos não são, de fato, os tubos rígidos e retos aos quais a lei de Poiseuille se aplica. Certamente, quando a pressão em um vaso aumenta, as paredes são estiradas e o volume do vaso aumenta. A taxa de variação no volume em relação à variação na pressão é denominada **complacência** do sistema. A complacência de um sistema está relacionada ao seu tamanho e à elasticidade das suas paredes. Quanto maior for o volume inicial e a elasticidade das paredes, maior será a complacência do sistema.

O sistema venoso é muito complacente; isto é, pequenas mudanças na pressão produzem grandes alterações no volume. Por esta razão, o sistema venoso pode atuar como *reservatório de volume*, porque grandes variações no volume têm pouco efeito na pressão venosa (e portanto no enchimento do coração durante a diástole ou no fluxo sanguíneo capilar). O sistema arterial, que especificamente é menos complacente que o sistema venoso, atua como *reservatório de pressão* para manter o fluxo sanguíneo capilar. Todavia, as porções do sistema arterial próximas ao coração são elásticas a fim de amortecer as oscilações na pressão geradas pela contração do coração e manter o fluxo nas artérias distais durante a diástole.

Em resumo, grande número de fatores afeta a relação entre a pressão e o fluxo na circulação. A velocidade do fluxo depende da área de secção transversal total da circulação; é mais alta nas artérias e nas veias e mais baixa nos capilares, porque a soma das áreas de secção transversal de todos os capilares é maior do que a das artérias ou das veias (veja Fig. 12.24). As contrações do coração geram pressão e fluxo. As pressões mais altas na circulação são encontradas nos ventrículos e nos vasos que saem do coração. Pressões são dissipadas quando a energia é perdida ao superar a resistência ao fluxo nos vasos. Alterações na energia cinética são refletidas somente nas pequenas variações da pressão arterial quando o sangue altera sua velocidade. Há somente pequena queda da pressão através dos sistemas arterial e venoso, mesmo embora o fluxo sanguíneo seja alto, porque os vasos são grandes e a resistência ao fluxo pequena. A maior queda de pressão se dá através das arteríolas, porque nesse ponto da circulação o fluxo é alto e os vasos são pequenos e têm alta resistência (veja Fig. 12.26). O padrão do fluxo de sangue através desta via de alta resistência reduz a aparente viscosidade do sangue (efeito de Fahraeus-Lindqvist) e portanto a resistência ao fluxo; ainda assim, as maiores quedas na pressão ocorrem nas arteríolas. Os capilares são ainda menores que as arteríolas, mas o fluxo é mais lento em cada capilar; portanto, a queda da pressão através dos capilares é muito menor do que através das arteríolas.

A CIRCULAÇÃO PERIFÉRICA

O bombeamento do ventrículo esquerdo do coração de mamíferos resulta em transporte de sangue oxigenado através do sistema arterial para os leitos capilares nos tecidos, onde o oxigênio é trocado por dióxido de carbono. O sistema venoso retorna o sangue desoxigenado para o átrio direito (veja Fig. 12.3). Embora todos os vasos sanguíneos compartilhem de alguma característica estrutural, os vasos em várias partes da circulação periférica são adaptados para funções que desempenham.

A Fig. 12.27 ilustra a estrutura de vários tamanhos de artérias e veias. Uma camada de células endoteliais, chamada **endotélio**, reveste o lume de todos os vasos sanguíneos. Em vasos maiores, o endotélio é circundado por uma camada de fibras colagenosas e elásticas, mas as paredes dos capilares consistem em uma única camada de células endoteliais. Fibras musculares lisas circulares e longitudinais podem misturar-se com as fibras elásticas e colagenosas ou circundá-las. As paredes dos grandes vasos sanguíneos compreendem três camadas:

- **Túnica adventícia:** capa externa fibrosa limitante.
- **Túnica média:** camada média que consiste em músculo circular e longitudinal.
- **Túnica íntima:** camada interna, em contato com o lume, composta de células endoteliais e fibras elásticas.

O limite entre a túnica íntima e a túnica média não é bem definido; os tecidos misturam-se uns com os outros. Graças à muscularização aumentada, as artérias têm uma espessa túnica média, e as grandes artérias próximas ao coração são mais elásticas, com uma larga túnica íntima. As paredes espessas dos grandes vasos sanguíneos requerem sua própria circulação capilar, denominada **vasa vasorum**. Em geral, as artérias têm paredes espessas e muito mais músculo liso que as veias de diâmetro externo semelhantes. Em algumas veias, o tecido muscular está ausente.

Sistema Arterial

O sistema arterial consiste em uma série de vasos ramificados com paredes que são espessas, elásticas e musculares — bem adequados para a distribuição de sangue do coração para os finos capilares que irrigam os tecidos. As artérias desempenham quatro funções principais, como ilustrado na Fig. 12.28:

1. Atuam como condutores para o sangue entre o coração e os capilares
2. Atuam como reservatórios de pressão para pressionar o sangue através das arteríolas de pequeno diâmetro
3. Amortecem as oscilações da pressão e do fluxo gerados pelo coração e produzem fluxo mais equilibrado de sangue nos capilares
4. Controlam a distribuição de sangue para diferentes redes capilares através da constrição seletiva dos ramos terminais da árvore arterial

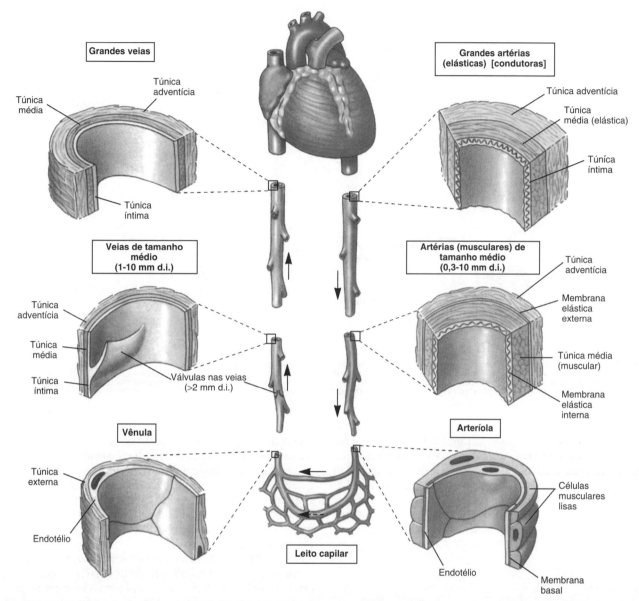

Fig. 12.27 Na circulação periférica de mamífero, o sangue flui do coração através de artérias progressivamente menores, então através da microcirculação e finalmente de volta para o coração pelas veias progressivamente maiores. Uma camada de células endoteliais, o endotélio, reveste o lume de todos os vasos. Nos grandes vasos, o endotélio é envolvido por uma camada muscular (túnica média) e uma camada fibrosa externa (túnica adventícia). d.i., diâmetro interno. (Adaptado de Martini e Timmons, 1995.) (Ver Encarte colorido.)

A pressão arterial, que é finamente controlada, é determinada pelo volume de sangue que o sistema arterial contém e pelas propriedades das suas paredes. Se um ou outro determinante for alterado, a pressão se alterará. O volume de sangue nas artérias é determinado pela taxa de enchimento por meio das contrações cardíacas e pelo esvaziamento através das arteríolas até os capilares. Se o débito cardíaco aumenta, a pressão arterial aumentará; se o fluxo capilar aumenta, a pressão arterial cairá. Normalmente, entretanto, a pressão arterial varia pouco, porque as taxas de enchimento e esvaziamento são uniformemente equiparadas (i. e., o débito cardíaco e o fluxo capilar são uniformemente equiparados).

O fluxo sanguíneo através dos capilares é proporcional à diferença de pressão entre os sistemas arterial e venoso. Como a pressão venosa é baixa e se altera pouco, a pressão arterial exerce o controle primário sobre a taxa de fluxo sanguíneo capilar e é responsável pela manutenção da perfusão adequada dos tecidos. A pressão arterial varia entre as espécies, geralmente oscilando de 50 a 150 mm Hg. As diferenças de pressão são pequenas ao longo das grandes artérias (menos de 1 mm Hg), porém a pressão cai consideravelmente ao longo das pequenas artérias e arteríolas, porque nesses locais a resistência ao fluxo está aumentada por causa da diminuição do diâmetro dos vasos.

As oscilações na pressão arterial e no fluxo geradas pelas contrações do coração são amortecidas no sistema arterial, em virtude da elasticidade das paredes arteriais. À medida que o sangue é ejetado para dentro do sistema arterial, a pressão aumenta e os vasos se expandem. Quando o coração relaxa, o fluxo sanguíneo para a periferia é mantido pela retração elástica das paredes dos vasos, resultando em redução no volume arterial (veja Fig. 12.28). Se as artérias fossem simples tubos rígidos, as pressões e o fluxo na periferia exibiriam as mesmas oscilações que ocorrem na saída do ventrículo durante cada batimento cardíaco. Embora elásticas, as artérias tornam-se progressivamente rijas com o aumento da dis-

458 CIRCULAÇÃO

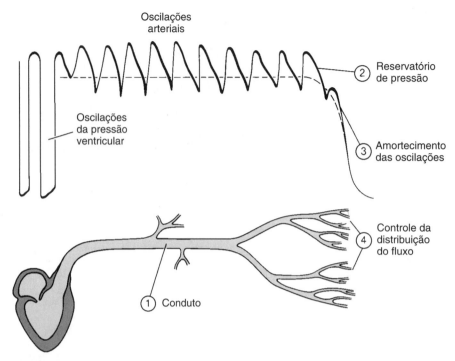

Fig. 12.28 O sistema arterial sistêmico funciona como condutor e reservatório de pressão; ele também alisa as oscilações da pressão externa e controla a distribuição do fluxo para os capilares. A função de condutor (1) é preenchida pelos canais vasculares ao longo dos quais o sangue flui em direção à periferia com perda mínima de pressão friccional. A distensibilidade das paredes e a alta resistência das artérias ao fluxo respondem pela função do reservatório de pressão (2) e pelo amortecimento das oscilações na pressão e no fluxo (3). A resistência hidráulica controlada nos leitos vasculares periféricos regula a distribuição do sangue para os vários tecidos (4). (Adaptado de Rushmer, 1965a.)

tensão. Como resultado, elas são facilmente distensíveis em baixas pressões, mas então resistem a distensões adicionais em altas pressões. A resposta das paredes arteriais à distensão é semelhante em uma ampla variedade de animais, refletindo características funcionais e estruturais semelhantes (Fig. 12.29).

De acordo com a lei de Laplace, a tensão da parede requerida para manter uma dada pressão transmural dentro de uma estrutura oca aumenta com o aumento do raio (veja equação 12.1). Vasos elásticos portanto são instáveis e tendem a se inflar; isto é, como eles não podem desenvolver altas tensões de parede quando a pressão aumenta, eles tendem a se abaular para fora. Em vasos sanguíneos, essa instabilidade é impedida por uma bainha de colágeno que limita sua expansão. O abaulamento de um vaso sanguíneo (**aneurisma**) pode ocorrer, entretanto, se a bainha de colágeno se rompe.

Em geral, a elasticidade da parede arterial, bem como a espessura da camada muscular, diminui com o aumento da distância do coração. Isto é, quanto mais afastadas do coração, mais as artérias se tornam rígidas e funcionam primariamente como condutoras de sangue. Por exemplo, a aorta de um cão torna-se progressivamente mais rija e seu diâmetro diminui com o aumento da distância do coração (Fig. 12.30). Na baleia, o arco aórtico na saída do coração é muito elástico e tem grande diâmetro, mas o sistema arterial mais distante do arco aórtico estreita-se rapidamente e se torna muito mais rígido que o do cão. O arco aórtico elástico da baleia expande-se com cada batimento, acomodando cerca de 50 a 75% do volume sistólico; o restante flui corrente abaixo pelo sistema arterial. A variação do volume ventricular com cada batimento cardíaco pode ser tão alta quanto 35 litros em grandes baleias, com freqüência cardíaca por volta de 12-18 batimentos por minuto.

A extensão de tecido elástico nas artérias varia dependendo da função particular de cada vaso. Em peixes, por exemplo, o sangue bombeado pelo coração é forçado dentro de um bulbo elástico e uma aorta ventral (veja Fig. 12.15). O sangue então flui através das brânquias e passa até a aorta dorsal, o principal conduto para a distribuição do sangue para o resto do corpo. Um fluxo de sangue contínuo e regular é requerido nos capilares branquiais para a transferência de gás eficiente. O bulbo, a aorta ventral e as artérias branquiais aferentes que se dirigem para as

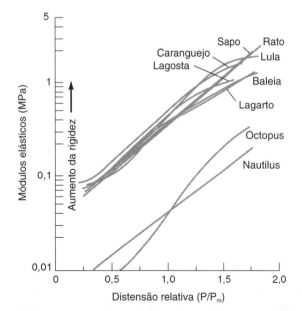

Fig. 12.29 As propriedades elásticas das artérias são surpreendentemente semelhantes em uma grande variedade de animais, sendo o nautilus e o octopus notáveis exceções. Essa semelhança é refletida nos delineamentos dos módulos elásticos *versus* a distensão relativa, expressas como pressão (P) dividida pela pressão arterial de repouso (P_m) das espécies. (Adaptado de Shadwick, 1992.)

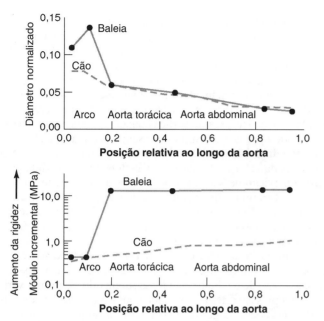

Fig. 12.30 O sistema arterial de cães e baleias torna-se rígido e com diâmetros menores à medida que se afasta do coração. Em baleias, há uma diminuição abrupta no diâmetro e aumento na rigidez entre o arco aórtico e a artéria torácica. (Adaptado de Gosline e Shadwick, 1996.)

brânquias são muito complacentes e atuam para suavizar e manter o fluxo nas brânquias em face das grandes oscilações produzidas pelas contrações do coração. A aorta dorsal, que recebe sangue das brânquias, é muito menos elástica do que a aorta ventral. Se a aorta dorsal fosse mais elástica que a aorta ventral, haveria rápido avanço de sangue através das brânquias durante cada batimento cardíaco. Esse avanço rápido iria aumentar em vez de diminuir a oscilação do fluxo através das brânquias. Neste exemplo, então, para assegurar o equilíbrio do fluxo sanguíneo através dos capilares branquiais, maior complacência deve estabelecer-se antes, e não depois, das brânquias para amortecer as oscilações do fluxo através das brânquias. A aorta ventral deve ser elástica e a aorta dorsal de grande volume e relativamente rija para produzir uma uniformidade do fluxo através das brânquias (Fig. 12.31).

 Como pode o sistema arterial de um invertebrado com circulação aberta diferenciar-se em estrutura e função do sistema arterial de um vertebrado?

Pressão arterial

As pressões arteriais relatadas para o sistema arterial são geralmente pressões transmurais (*i. e.*, a diferença de pressão entre o lado de dentro e o de fora, através da parede do vaso sanguíneo). A pressão fora dos vasos é geralmente próxima à do ambiente, mas mudanças na pressão extracelular dos tecidos podem ter efeito marcante sobre a pressão transmural e portanto sobre o diâmetro dos vasos e conseqüentemente o fluxo sanguíneo. Por exemplo, contrações do coração aumentam a pressão em torno dos vasos coronarianos e resultam em uma acentuada redução do fluxo coronariano durante a sístole. A inspiração está associada a redução na pressão torácica e assim aumenta a pressão transmural nas veias que retornam ao coração, aumentando o re-

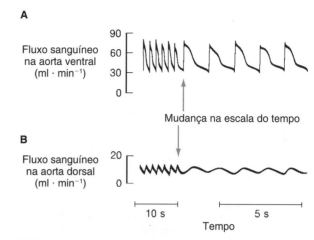

Fig. 12.31 O fluxo sanguíneo é mais pulsátil na aorta ventral **(A)** que na aorta dorsal **(B)** de peixes. A elasticidade do bulbo e da aorta ventral ajuda a amortecer as oscilações na pressão e no fluxo. Os registros mostrados são do bacalhau. (Jones et al., 1974.)

torno venoso ao coração. Durante o ciclo cardíaco, a pressão arterial máxima é referida como pressão sistólica e a mínima como pressão diastólica; a diferença é a **pressão de pulso**.

As pressões transmurais são tipicamente medidas em milímetros de mercúrio; tanto a pressão sistólica como a diastólica geralmente são indicadas com uma barra inclinada entre elas (p. ex., 120/80 mm Hg). O sangue é 12,9 vezes menos denso que o mercúrio, de modo que uma pressão arterial de 120 mm Hg é igual a 120 × 12,9 = 1.550 mm (155 cm) de sangue. Em outras palavras, se o vaso sanguíneo fosse repentinamente aberto, o sangue esguicharia a uma altura máxima de 155 cm acima do corte. Para converter pressões em milímetros de mercúrio para quilopascal (kPa), multiplica-se por 0,1333 kPa (p. ex., 120 mm Hg × 0,1333 = 16 kPa).

As oscilações na pressão produzidas por contrações e relaxamentos do ventrículo são reduzidas na entrada dos leitos capilares e não existem no sistema venoso. As contrações do coração causam pequenas oscilações na pressão dentro dos capilares. O pulso de pressão propaga-se com uma velocidade de 3-5 m·s^{-1}. A velocidade do pulso de pressão aumenta com a diminuição do diâmetro da artéria e com o aumento na rigidez da parede arterial. Na aorta de mamíferos, o pulso de pressão propaga-se a 3-5 m·s^{-1} e atinge 15-35 m·s^{-1} nas pequenas artérias.

O pico de pressão arterial e o tamanho do pulso de pressão na aorta de mamíferos e aves *aumentam com a distância do coração* (Fig. 12.32). Essa amplificação pode ser aumentada durante o exercício. Há três possíveis explicações para este fenômeno muito singular. Primeiro, as ondas de pressão são refletidas dos ramos periféricos da árvore arterial; a onda inicial e a refletida se somam; e, onde os picos coincidem, o pulso de pressão e o pico de pressão são maiores do que aqueles onde estão defasados. Se as ondas inicial e refletida são defasadas de 180°, as alterações na pressão serão reduzidas. Tem sido sugerido que o coração está situado no ponto onde as ondas inicial e refletida estão defasadas, reduzindo assim o pico de pressão arterial na aorta próximo ao ventrículo. À medida que a distância do coração aumenta, as ondas de pressão inicial e refletida movem-se dentro da fase, e um pico de pressão é observado nos vasos da periferia. Segundo, a diminuição na elasticidade e no diâmetro das artérias com a distância do coração pode causar aumento na magnitude do pulso de pressão. Terceiro, o pulso de pressão é uma onda de forma complexa, que consiste em várias conformi-

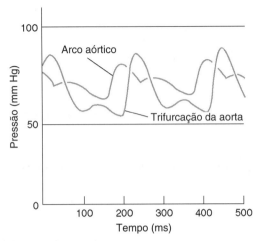

Fig. 12.32 Na aorta de mamíferos e pássaros, o pico de pressão arterial e a pressão de pulso aumentam com a distância do coração. São mostrados simultaneamente os registros da pressão arterial de um coelho no arco aórtico (2 cm do coração) e na trifurcação da aorta (24 cm do coração). Note que a pressão média é levemente menor na trifurcação da aorta do que no arco aórtico próximo ao coração. (Adaptado de Langille, 1975.)

dades. Freqüências muito altas propagam-se em velocidades muito altas, e tem sido sugerido que alteração na forma da onda do pulso de pressão com a distância decorre do somatório de diferentes conformidades. Esta terceira explicação é uma questão aberta, visto que as distâncias são muito pequenas para permitir o somatório de conformidades.

Efeito da gravidade e da posição do corpo sobre a pressão e o fluxo

Quando uma pessoa está deitada, o coração está no mesmo nível dos pés e da cabeça, e as pressões serão semelhantes nas artérias da cabeça, do coração e dos membros. Uma vez que a pessoa se move para a posição sentada ou de pé, a relação entre a cabeça, o coração e os membros muda em função da gravidade, e o coração está agora um metro acima dos membros inferiores. O resultado é aumento na pressão arterial nos membros inferiores e diminuição da pressão arterial na cabeça. A altura da coluna de sangue simplesmente resulta em maior pressão arterial por gravidade.

A gravidade tem pouco efeito no fluxo capilar, que é determinado pela diferença de pressão venosa-arterial, e não pela pressão absoluta. Isto é, a gravidade aumenta a pressão arterial e a venosa na mesma quantidade e portanto não afeta em muito o gradiente de pressão através do leito capilar. Como o sistema vascular é elástico, entretanto, aumento na pressão absoluta expande os vasos sanguíneos, particularmente a complacência das veias. Assim, estases de sangue tendem a ocorrer, sobretudo nas veias, em diferentes regiões do corpo quando um animal muda de posição em relação à gravidade. Este efeito é relacionado exclusivamente à elasticidade de vasos sanguíneos e não ocorreria se o sangue fluísse em tubos rígidos.

Os problemas de estase e manutenção do fluxo capilar são agudos em espécies com pescoços longos. Por exemplo, quando a girafa está em pé com a cabeça erguida, seu cérebro está cerca de 6 metros acima do chão e cerca de 2 metros acima do coração (Fig. 12.33A). Se a pressão arterial do sangue que perfunde o cérebro é mantida ao redor de 98 mm Hg, a pressão sanguínea aórtica deve ser de 195-300 mm Hg próximo ao coração. Pressões sanguíneas aórticas maiores que 195 mm Hg foram registradas em uma girafa anestesiada cuja cabeça foi elevada cerca de 1,5 metro (Fig. 12.33B). As pressões arteriais nas pernas da girafa são mesmo maiores que as pressões aórticas; para impedir a estase sanguínea, a girafa tem grandes quantidades de tecidos conjuntivos circundando os vasos da perna. Quando a girafa abaixa sua cabeça para o chão, a pressão sanguínea arterial no nível do coração é reduzida consideravelmente, assim mantendo fluxo sanguíneo relativamente constante para o cérebro. A ampla variação na pressão aórtica quando a girafa move sua cabeça poderia causar extensa estase sanguínea (cabeça elevada) ou fluxo diminuído (cabeça abaixada) em arteríolas à exceção daquelas da cabeça. A estase provavelmente é impedida pela **vasoconstrição** desses vasos periféricos quando a cabeça está elevada. De modo inverso, quando a cabeça está abaixada, a extensa **vasodilatação** das arteríolas que alimentam os leitos capilares exceto os da cabeça provavelmente mantém o fluxo apesar da pressão aórtica baixa.

A capacidade da girafa de regular a pressão e o fluxo nos vasos periféricos afora os da cabeça é particularmente crucial para a função renal. Se o túbulo renal fosse submetido a enormes variações na pressão arterial associada com a elevação e o abaixamento da cabeça da girafa, a taxa de filtração glomerular seria caótica. Cada vez que o animal levantasse sua cabeça, o grande aumento na pressão arterial resultaria numa taxa muito alta de

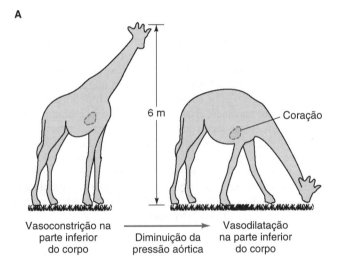

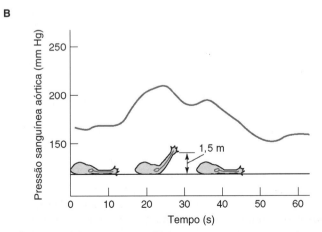

Fig. 12.33 Quando animais com pescoços longos levantam ou abaixam suas cabeças, o sistema cardiovascular deve ajustar-se para manter o fluxo sanguíneo para o cérebro e evitar o acúmulo de sangue nas partes mais baixas do corpo. Veja texto para discussão. (Adaptado de White, 1972.)

formação de ultrafiltrado nos rins; isto por sua vez poderia requerer que o líquido fosse reabsorvido em taxas igualmente altas. Na ausência de algum controle apropriado, a girafa poderia abaixar sua cabeça para beber e então perderia o líquido ganho, filtrado pelo rim, quando a cabeça estava levantada. Assim, a girafa deve ter mecanismos para ajuste da resistência periférica ao fluxo em vários leitos capilares quando eleva sua cabeça do nível do chão, onde bebia, até uma altura de 6 m, para comer. Problemas semelhantes devem ter sido ou são enfrentados por diversos outros animais com pescoços longos, como dinossauros e camelos.

A estase do sangue, com as mudanças de posição em relação à gravidade, não é um problema para os animais na água, porque a densidade da água é apenas levemente menor do que a do sangue, enquanto que o ar é muito menos denso do que o sangue. Na água, a pressão hidrostática aumenta com a profundidade e efetivamente equilibra o aumento da pressão arterial causado pela gravidade; assim, a pressão transmural não se altera, de modo que o sangue não fica estagnado. Claramente, os problemas circulatórios enfrentados pelos altos dinossauros terrestres foram muito diferentes daqueles enfrentados pelos dinossauros aquáticos.

Velocidade do fluxo sanguíneo arterial
O fluxo sanguíneo e as oscilações no fluxo em cada batimento cardíaco são aumentados na saída do ventrículo, decrescendo com o aumento da distância do coração (Fig. 12.34). Na base da aorta, como notado anteriormente, o fluxo é turbulento e reverso durante a diástole, à medida que o fechamento da válvula aórtica cria um turbilhonamento no sangue ejetado até a aorta durante a sístole. Na maioria das outras partes da circulação, o fluxo é laminar, e oscilações na velocidade são amortecidas pela complacência da aorta e das artérias proximais.

A velocidade média na aorta — o ponto de velocidade sanguínea máxima — é calculada em cerca de 33 cm·s^{-1} em humanos, com base na área de secção transversal de cerca de 2,5 cm^2 e no débito cardíaco em cerca de 5 l·min^{-1}. Se assumirmos que a velocidade máxima em um vaso é duas vezes a velocidade média (válido somente se o perfil da velocidade for uma parábola), então a velocidade máxima do fluxo sanguíneo na aorta de humanos seria 66 cm·s^{-1}. Se o débito cardíaco é aumentado por um fator de 6 durante um exercício pesado, a velocidade máxima é aumentada para 3,96 m·s^{-1}. Em contraste, o pulso de pressão associado com cada batimento cardíaco propaga-se pela circulação com uma velocidade de 3-35 m·s^{-1}; assim, o pulso de pressão propaga-se mais rápido que o pulso do fluxo.

Sistema Venoso

O sistema venoso atua como um condutor para o retorno do sangue dos capilares para o coração. É um sistema de baixa pressão e grande volume que consiste em vasos com diâmetros internos maiores que os das artérias correspondentes (veja Fig. 12.27). Em mamíferos, cerca de 50% do volume sanguíneo total está contido nas veias (veja Fig. 12.3). As pressões venosas raramente excedem 11 mm Hg (1,5 kPa), grosseiramente 10% da pressão arterial. As paredes das veias são mais delgadas, contêm menos músculo liso e são menos elásticas que as paredes arteriais; as paredes venosas também contêm mais colágeno que fibras elásticas. Como resultado, as paredes das veias são facilmente estiradas e exibem muito menos retração do que ocorre nas artérias. O grande diâmetro e a baixa pressão das veias permitem que o sistema venoso funcione como um *reservatório para armazenar o sangue*. Se as pressões venosas fossem altas, então de acordo com a lei de Laplace (veja equação 12.1), tensões muito altas da parede se desenvolveriam, requerendo que as paredes fossem muito fortes para evitar que se rompessem.

No evento da perda de sangue, o volume sanguíneo venoso, e não o volume arterial, diminui no sentido de manter a pressão arterial e o fluxo sanguíneo capilar. A diminuição do sangue venoso armazenado é compensada pela redução do volume venoso. As paredes de muitas veias são cobertas por músculos lisos inervados por fibras adrenérgicas simpáticas. A estimulação desses nervos causa vasoconstrição e redução no tamanho do reservatório venoso. Esse reflexo permite que uma hemorragia aconteça sem queda na pressão venosa. Doadores de sangue realmente perdem parte de seu reservatório venoso; entretanto, a perda é temporária, e o sistema venoso gradualmente se expande quando o sangue é recolocado em virtude da retenção de líquido.

Fluxo sanguíneo venoso
O fluxo sanguíneo nas veias é afetado por diversos fatores exceto as contrações do coração. Contrações dos músculos dos membros e a pressão exercida pelo diafragma sobre o intestino resultam ambos na compressão das veias nessas partes do corpo. Como as veias contêm *válvulas em forma de bolsa* que permitem fluxo unicamente na direção do coração, essa compressão aumenta o retorno do sangue ao coração. Assim, o retorno venoso ao coração aumenta durante o exercício, à medida que as contrações musculares comprimem as veias e dirigem o sangue para o coração. O aumento no retorno venoso aumentará o débito cardíaco. A ativação dessa bomba venosa musculoesquelética está associada com o aumento da atividade das fibras simpáticas que inervam o músculo liso das veias, aumentando o tônus do músculo liso. Esse aumento no tônus venoso assegura que a bomba musculoesquelética aumente a pressão venosa e portanto retorne ao coração, em vez de simplesmente distender outra parte do sistema venoso. Na ausência de contração do músculo esquelético, pode haver considerável estase de sangue no sistema venoso dos membros.

A inspiração em mamíferos também contribui para o retorno do sangue venoso ao coração. A expansão da caixa torácica reduz a pressão dentro do tórax e puxa o ar até os pulmões; essa redução da pressão succiona o sangue das veias da cabeça e da cavidade abdominal para o coração e para grandes veias situadas dentro da

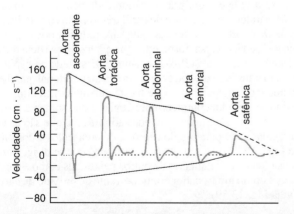

Fig. 12.34 A velocidade máxima do sangue arterial e as oscilações no fluxo diminuem progressivamente com a distância do coração. Uma fase de refluxo é observada nas grandes artérias; na aorta ascendente, é provavelmente relacionada ao breve refluxo do sangue através da válvula aórtica. Estes traçados foram obtidos das artérias de cães. O fluxo oscilatório é amortecido inteiramente nos capilares. (Adaptado de McDonald, 1960.)

cavidade torácica. Em tubarões, as contrações do ventrículo reduzem a pressão na cavidade pericárdica, de modo que o sangue do sistema venoso é succionado até o átrio (veja Fig. 12.14).

Contrações peristálticas do músculo liso das **vênulas**, os pequenos vasos que unem os capilares às veias, podem promover fluxo venoso em direção ao coração. Tal atividade peristáltica tem sido observada nas vênulas da asa do morcego.

Distribuição de sangue em veias
O músculo liso das veias também ajuda na regulação da distribuição do sangue no sistema venoso. Quando uma pessoa muda da posição sentada para a posição de pé, a mudança nas posições do coração e do cérebro em relação à gravidade ativa fibras simpáticas adrenérgicas que inervam as veias dos membros, causando contração do músculo liso das veias e portanto promovendo a redistribuição do sangue estagnado. Tal venoconstrição é inadequada, entretanto, para manter boa circulação se a posição ereta é mantida por longos períodos na ausência dos movimentos dos membros, como quando soldados ficam em pé imóveis durante a revista. Em tais circunstâncias, o retorno venoso ao coração, o débito cardíaco, a pressão arterial e o fluxo do sangue para o cérebro estão todos reduzidos, o que pode resultar em desmaio. Problemas semelhantes afetam pacientes acamados que tentam ficar em pé após vários dias de inatividade e astronautas que retornam à Terra após longo período de falta de gravidade. Nessas circunstâncias, outros sistemas de controle envolvendo barorreceptores (receptores de pressão) e arteríolas podem ser rompidos também. Na ausência de mudanças do corpo que desviam as posições relativas do coração e do cérebro com relação à gravidade, os sistemas de correção não funcionam, e o resultado é a estase do sangue. O controle reflexo do volume venoso é normalmente restabelecido com o uso.

A organização do sistema venoso é influenciada pelo grau de suporte oferecido pelo meio. Houve uma extensiva reorganização do sistema venoso à medida que vertebrados se moviam no ar e perdiam o suporte da água. Como mencionamos previamente, os efeitos da gravidade na distribuição do sangue não são importantes nos animais aquáticos, porque as densidades da água e do sangue não são muito diferentes. Por esta razão, a estase do sangue causada pela gravidade não ocorre nos animais aquáticos. Como há grande diferença entre a densidade do ar e a do sangue, a estase torna-se um problema imediato com a evolução das formas terrestres. As alterações requeridas no sistema venoso são acrescentadas àquelas requeridas para manter a separação do sangue oxigenado do desoxigenado através do coração.

Embora os efeitos da gravidade sejam mínimos nos animais aquáticos, o retorno venoso ao coração é exacerbado quando o peixe nada. À medida que o peixe se move para a frente, o sangue se acumula na cauda por causa da inércia e das ondas de compressão que descem pelo corpo associadas aos movimentos natatórios do peixe. Para reduzir esses problemas, a maioria das veias que retornam ao coração descem para o centro do corpo do peixe. Alguns peixes também têm um coração acessório na cauda, que ajuda na propulsão do sangue em direção ao coração central (Fig. 12.35). O fluxo de água pelas regiões peitorais de alguns peixes pode reduzir a pressão hidrostática naquela região, de modo que o retorno venoso para o coração é favorecido com a velocidade de natação aumentada.

Trocadores contracorrentes
Trocadores contracorrentes são aspectos comuns em modelos animais (veja Destaque 14.2). Em muitos animais, as artérias e

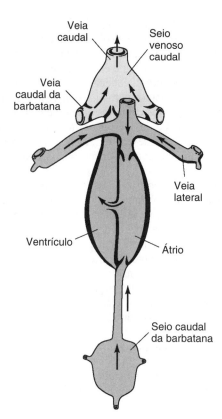

Fig. 12.35 Alguns peixes têm um coração localizado na cauda, que ajuda o sangue desoxigenado a retornar ao coração central. As paredes do coração contêm músculo esquelético e batem ritmicamente. (Adaptado de Kampmeier, 1969.)

as veias correm próximas umas das outras com os fluxos de sangue movendo-se em direções opostas (*i. e.*, fluxo sanguíneo contracorrente). Em muitos casos semelhantes, especialmente se os vasos são pequenos, haverá trocas de calor entre os fluxos sanguíneos contracorrentes. Como o calor é transferido muito mais facilmente que o gás, é possível haver troca de calor com pouca transferência de gás. Os trocadores contracorrentes de calor são comuns nos membros de pássaros e mamíferos e são usados para regular a taxa de perda de calor através dos membros.

Um arranjo contracorrente de pequenas arteríolas e vênulas é referido como *rede admirável*. Antes de entrar no tecido, uma artéria se divide em um grande número de pequenos capilares que são paralelos a uma série de capilares venosos que deixam o tecido. Os capilares "arteriais" são circundados por capilares "venosos", e vice-versa, formando uma extensa superfície de trocas entre o influxo e o efluxo de sangue. Essa rede de capilares serve para transferir calor ou gases entre o sangue arterial que chega ao tecido e o sangue venoso que o está deixando. Em humanos, esse tipo de trocador contracorrente é encontrado somente no rim. O atum tem grande número de redes admiráveis, que são usadas para regular a temperatura do cérebro, dos músculos e dos olhos (veja Figs. 16.22 e 16.23). A rede admirável que se dirige para o fisoclisto da bexiga natatória de outros peixes tais como a enguia funciona como um trocador contracorrente de dióxido de carbono (veja Fig. 13.59).

Capilares e a Microcirculação

A maioria dos tecidos tem extensa rede de capilares de tal modo que uma única célula não está mais do que três ou quatro células distante do capilar. Isto é importante para a transferência de gases, nutrientes e produtos de excreção, porque a difusão é um fenômeno excessivamente lento. Os capilares têm usualmente cerca de 1 mm de extensão e de 3-10 μm de diâmetro, somente o bastante para que as células sanguíneas vermelhas se comprimam através deles. Grandes leucócitos, entretanto, podem alojar-se nos capilares, interrompendo o fluxo sanguíneo. Os leucócitos são desalojados por aumento da pressão arterial ou por migração lenta ao longo do vaso até atingirem um vaso maior e serem varridos até a corrente sanguínea.

Leitos microcirculatórios
A Fig. 12.36 ilustra os vasos que compõem o leito microcirculatório. Pequenas artérias terminais subdividem-se para formar **arteríolas**, que por sua vez se subdividem para formar **metarteríolas** e subseqüentemente capilares, que então se coalescem para formar as vênulas e veias. As arteríolas são envolvidas com músculos lisos que se tornam descontínuos nas metarteríolas e terminam em anéis de músculo liso, os *esfíncteres pré-capilares*. As paredes dos capilares, que são completamente isentas de tecido conjuntivo e músculo liso, consistem em uma camada única de células endoteliais circundadas por uma membrana basal de colágeno e mucopolissacarídeos. Os capilares são freqüentemente classificados como capilares arteriais, intermediários ou venosos, os últimos sendo um pouco mais largos que os outros dois tipos. Umas poucas células alongadas com capacidade de contrair-se, chamadas *células pericitos*, são encontradas envolvendo os capilares. Os capilares venosos esvaziam-se nas vênulas pericíticas, que por sua vez se juntam a vênulas musculares e veias. As vênulas e as veias apresentam válvulas, e uma bainha muscular aparece após a primeira válvula pós-capilar. Embora as paredes dos capilares sejam delgadas e frágeis, elas requerem unicamente uma pequena tensão na parede para resistir ao estiramento em resposta a pressão em razão do seu pequeno diâmetro (veja equação 12.1).

O músculo liso inervado das arteríolas e, em particular, o esfíncter de músculo liso na junção das artérias e arteríolas controlam a distribuição de sangue para cada leito capilar. A maioria das arteríolas são inervadas pelo sistema nervoso simpático; umas poucas arteríolas (p. ex., as dos pulmões) são inervadas pelo sistema nervoso parassimpático. Tecidos diferentes têm um número variado de capilares abertos ao fluxo e mostram alguma variação no controle do fluxo sanguíneo através do leito capilar. Em alguns tecidos, a abertura e o fechamento dos esfíncteres pré-capilares, que não são inervados e parecem estar sob controle local, alteram a distribuição de sangue dentro do leito capilar. Em outros tecidos, entretanto, a maioria dos capilares, senão todos, tendem a estar abertos (p. ex., no cérebro) ou fechados (p. ex., na pele) por períodos consideráveis. Todos os capilares combinados têm volume potencial por vol-

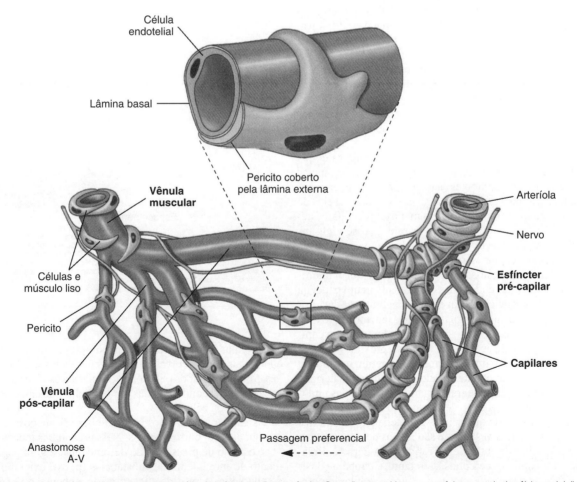

Fig. 12.36 O leito microcirculatório consiste em pequenas artérias (arteríolas), capilares e vênulas. Os capilares consistem em uma única camada de células endoteliais circundadas por uma membrana basal e têm ocasionalmente células pericíticas contráteis em volta deles. O fluxo direto do sistema arterial para o venoso pode ocorrer através de canais* de passagem direta, mas a maioria do sangue flui através de uma rede de capilares. O esfíncter pré-capilar ajuda a regular o fluxo no leito capilar. Veja também as Figs. 12.27 e 12.37. (*N.T.: Também chamados canais preferenciais.) (Ver Encarte colorido.)

ta de 14% do volume sanguíneo total de um animal. Em dado momento, entretanto, somente 30 a 50% de todos os capilares estão abertos, e assim somente 5 a 7% do volume total de sangue está contido nos capilares.

Material transferido através das paredes capilares
A transferência de substância entre o sangue e os tecidos ocorre através das paredes dos capilares, das vênulas pericíticas e, em menor extensão, das metarteríolas. O endotélio que compõe as paredes dos capilares é várias vezes mais permeável que as camadas celulares epiteliais, permitindo que substâncias se movam com relativa facilidade para dentro e para fora dos capilares. Entretanto, os capilares em vários tecidos diferem consideravelmente quanto à permeabilidade. Essas diferenças de permeabilidade estão associadas com acentuadas diferenças na estrutura do endotélio. Com base na estrutura da sua parede, capilares são classificados em três tipos (Fig. 12.37):

- Capilares contínuos, que são menos permeáveis, estão localizados no músculo, no tecido nervoso, nos pulmões, no tecido conjuntivo e nas glândulas exócrinas.
- Capilares fenestrados, que exibem permeabilidade intermediária, são encontrados em glomérulos renais, nos intestinos e nas glândulas endócrinas.
- Capilares sinusoidais, que são os mais permeáveis, estão presentes no fígado, na medula óssea, no baço, nos nódulos linfáticos, e no córtex adrenal.

Nos *capilares contínuos* do músculo esquelético, que têm sido estudados extensivamente, o endotélio tem cerca de 0,2-0,4 μm de espessura e é sustentado por uma membrana basal contínua (veja Fig. 12.37A). As células endoteliais são separadas por *fendas*, que têm cerca de 4 nm de largura no ponto mais estreito. A maioria das células contém grande número de vesículas pinocitóticas de cerca de 70 nm de diâmetro. A maioria dessas vesículas está associada com as membranas internas e externas das células endoteliais; o restante está localizado na matriz celular.

Substâncias podem atravessar a parede dos capilares contínuos através das células endoteliais ou entre elas. Substâncias lipossolúveis difundem-se através da membrana celular, enquanto que a água e os íons se difundem através das fendas cheias de água entre as células. Além disso, pelo menos nos capilares cerebrais, há mecanismos de transporte para a glicose e alguns aminoácidos. Grandes macromoléculas podem mover-se através de muitas paredes de capilares, mas não se sabe exatamente como elas são transferidas. Algumas evidências indicam que numerosas vesículas nas células endoteliais desempenham um papel na transferência de substâncias através da parede do capilar. Por exemplo, estudos com microscopia eletrônica têm mostrado que, quando a peroxidase do rábano é colocada no lume de um capilar muscular, ele primeiro aparece em vesículas próximas ao lume e então em vesículas próximas à membrana externa, mas nunca no citoplasma circundante. Este achado sugere que o material é acondicionado em vesículas e trafega através das células endoteliais. Sustentando tal conceito de transporte mediado por vesícula está a observação de que células endoteliais dos capilares cerebrais contêm poucas vesículas e são menos permeáveis que as células endoteliais de outros leitos capilares. A permeabilidade reduzida dos capilares cerebrais, entretanto, é também considerada o resultado das junções fechadas entre as células endoteliais. Outra possibilidade é sugerida de observações microscópicas de capilares no diafragma de rato em que foi observado que

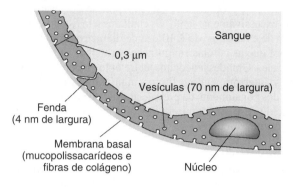

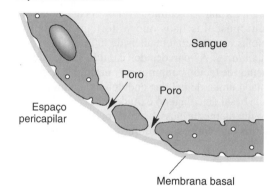

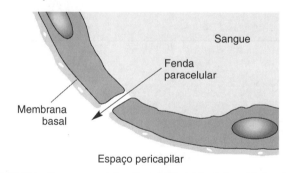

Fig. 12.37 As diferenças na estrutura do endotélio capilar definem três tipos de capilares, que são encontrados em tecidos característicos. Aqui são mostradas partes da parede endotelial. **(A)** Capilar contínuo com fendas de 4 nm, uma membrana basal completa e numerosas vesículas. **(B)** Capilar fenestrado com poros através da porção delgada da parede, poucas vesículas e uma membrana basal completa. **(C)** Capilar sinusoidal com grandes lacunas paracelulares estendendo-se através de uma membrana basal descontínua. Em geral, capilares contínuos são os menos permeáveis e capilares sinusoidais são os mais permeáveis.

as vesículas se coalescem, formando poros através das células endoteliais. É concebível então que substâncias se difundem através dos poros criados pela coalescência de vesículas imóveis, em vez de serem acondicionadas em vesículas que então se moveriam através da célula.

Os capilares contínuos nos pulmões são menos permeáveis que aqueles em outros tecidos. Nesses capilares menos permeáveis, o pulso de pressão pode desempenhar algum papel no aumento do movimento de substâncias (p. ex., oxigênio) através do endotélio. À medida que a pressão aumenta, o líquido é forçado através da parede capilar, mas quando a pressão cai o líquido retorna ao sangue. Essa maré que aflui das paredes capilares poderia aumentar a mistura na barreira endotelial e efetivamente aumentar a transferência.

Nos capilares dos glomérulos renais e do intestino, as membranas plasmáticas internas e externas das células endoteliais estão firmemente apostas e perfuradas por *poros* em algumas regiões, formando um endotélio fenestrado (veja Fig. 12.37B). Não é surpresa que esses *capilares fenestrados* sejam permeáveis a quase tudo exceto às grandes proteínas e às células sanguíneas vermelhas. O ultrafiltrado renal é formado através dessa barreira endotelial. A membrana basal do endotélio fenestrado normalmente é completa e pode constituir uma importante barreira ao movimento de substâncias através de capilares fenestrados. Esses capilares contêm somente umas poucas vesículas, que provavelmente não desempenham nenhum papel no transporte.

O endotélio nos *capilares sinusoidais* é caracterizado por *grandes lacunas paracelulares* que se estendem através da membrana basal e por ausência de vesículas nas células (veja Fig. 12.37C). Os capilares do fígado e dos ossos sempre contêm grandes lacunas paracelulares, e a maior parte da transferência de substâncias através desses capilares ocorre entre as células. Como resultado, o sangue que circunda os capilares no fígado tem a mesma composição que o plasma.

As fendas, os poros e as lacunas paracelulares através dos quais substâncias podem difundir-se livremente pelas paredes capilares têm cerca de 4 nm de largura, mas somente moléculas muito menores que 4 nm podem mover-se através deles, indicando a presença de algum mecanismo de seleção adicional. O diâmetro dessas aberturas varia dentro de uma única rede capilar e usualmente é maior nas vênulas pericíticas que nos capilares arteriais. Isto é de significância funcional porque a pressão arterial, que é a força de filtração para mover líquido através da parede, diminui da extremidade arterial da rede capilar para a venosa. Inflamação ou tratamento com uma variedade de substâncias (p. ex., histamina, bradicinina e prostaglandinas) aumentam o tamanho das aberturas nas extremidades venosas da rede capilar, tornando-as muito permeáveis.

Fluxo e pressão capilar
A disposição das arteríolas e das vênulas é tal que todos os capilares estão muito próximos de uma arteríola, de modo que a pressão e o fluxo são razoavelmente uniformes através do leito capilar. Pressões transmurais de cerca de 10 mm Hg têm sido registradas em capilares (Fig. 12.38). Altas pressões dentro de um capilar resultam na filtração de líquido do plasma até o espaço intersticial. Essa pressão de filtração é oposta à *pressão coloidosmótica* do plasma, que resulta sobremaneira da maior concentração de proteínas no sangue que no líquido intersticial. Em face do seu maior tamanho, essas proteínas plasmáticas são retidas no sangue, e não transportadas através da parede capilar.

Para visualizar a relação entre essas duas pressões, considere a situação esquemática representada na Fig. 12.39. Geralmente, a pressão arterial é maior que a pressão coloidosmótica na extremidade arterial de um leito capilar, e assim o líquido se move até o espaço intersticial (área 1). A pressão arterial diminui uniformemente ao longo da extensão do capilar, ao passo que a pressão coloidosmótica permanece constante. Uma vez que a pressão arterial cai abaixo da pressão coloidosmótica, o líquido do espaço intersticial é drenado de volta até o sangue por osmose (área 2). Assim, o movimento resultante de líquido em algum ponto ao longo do capilar é determinado por dois fatores: (a) a *diferença* entre a pressão arterial e a pressão coloidosmótica e (b) a *permeabilidade* da parede capilar, que tende a aumentar em direção à extremidade venosa.

Este conceito é algumas vezes referido como *hipótese de Starling*, por causa do seu proponente inicial, Ernest Starling

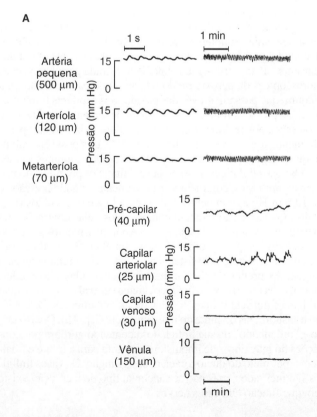

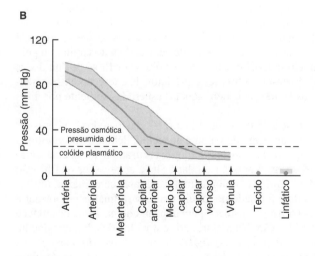

Fig. 12.38 A pressão de pulso é reduzida e a pressão arterial média diminui quando o sangue flui através do leito capilar. **(A)** Traçados da pressão arterial registrados através do leito capilar do mesentério de rã. A pressão é uniformizada e cai quando o sangue flui através do leito capilar. **(B)** Delineamento da pressão arterial com relação à localização da circulação nas camadas subcutâneas da asa do morcego. A área sombreada representa ±1 EP (erro padrão) dos valores médios indicados pela linha grossa. Também estão delineados um tecido típico e pressões linfáticas para comparação. (Parte A de Weiderhielm et al., 1964; parte B de Weiderhielm e Weston, 1973.)

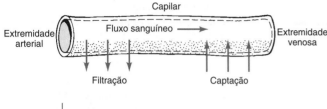

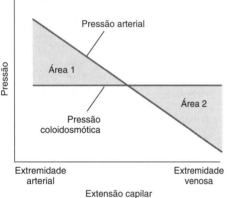

Fig. 12.39 O fluxo de líquido resultante através da parede capilar depende da diferença entre a pressão arterial e a pressão coloidosmótica do líquido extracelular. Na extremidade arterial do capilar, a pressão arterial excede a pressão coloidosmótica e o líquido é filtrado do plasma até o espaço extracelular (área 1). Na extremidade venosa, o inverso é verdadeiro e o líquido é drenado do espaço extracelular de volta para o plasma (área 2). A área 1 é algo maior que a área 2 na maioria dos leitos capilares; isto é, há pequena perda final de líquido da circulação para o espaço extracelular. Em geral, esse líquido do tecido é drenado e retorna à corrente sanguínea através do sistema linfático.

(1866-1927), cuja pesquisa prolífica também incluiu estudos sobre a relação entre o trabalho ventricular do débito cardíaco e a pressão de enchimento venoso (veja Destaque 12.1). Na maioria dos leitos capilares, a perda final de líquido na extremidade arterial é algo um tanto maior que a captação final na extremidade venosa do capilar. O líquido, entretanto, não se acumula nos tecidos, mas é drenado pelo sistema linfático e retorna à circulação. Assim, tipicamente há circulação do líquido da extremidade arterial do leito capilar até o espaço intersticial e de volta até o sangue através da extremidade venosa do leito capilar ou pelo sistema linfático. Por causa desse volume de fluxo de líquido, as trocas de gases, nutrientes e produtos de excreção entre o sangue e os tecidos excedem aquelas esperadas somente por difusão.

A filtração final de líquido através das paredes capilares resultará no aumento de volume no tecido, denominado **edema**, a menos que o excesso de líquido seja retirado pelo sistema linfático. Nos rins, a pressão capilar é alta e as pressões de filtração excedem a pressão coloidosmótica; conseqüentemente, um ultrafiltrado é formado no túbulo renal, para finalmente formar a urina. O rim é encapsulado para impedir edema do tecido em face da ultrafiltração. Na maioria dos outros tecidos, há unicamente um pequeno movimento *final* de líquido através das paredes dos capilares, e o volume dos tecidos permanece constante. Aumento na pressão capilar, por aumento na pressão arterial ou na venosa, resultará em perda aumentada de líquido do sangue e edema tecidual. Em geral, acredita-se que a pressão arterial permanece razoavelmente constante para impedir grandes oscilações no volume tecidual. Queda na pressão coloidosmótica pode resultar de perda de proteínas do plasma por jejum ou excreção ou por aumento da permeabilidade da parede capilar, resultando em movimento de proteínas plasmáticas até o espaço intersticial. Se a pressão de filtração permanece constante, diminuição da pressão coloidosmótica resultará também em aumento da perda final de líquido para o espaço intersticial.

 Por que quando as pernas estão em repouso e erguidas há redução do edema do tornozelo em humanos? O edema no tornozelo não é um quadro comum em girafas. Por quê?

O SISTEMA LINFÁTICO

Linfa — líquido transparente, levemente amarelado ou algumas vezes leitoso — é coletada do líquido intersticial em todas as partes do corpo e retorna ao sangue por meio do sistema linfático. Como esse líquido contém muitas células sanguíneas brancas mas não células sanguíneas vermelhas, ele é pouco colorido, tornando os vasos linfáticos difíceis de se ver. Como resultado, mesmo embora o sistema linfático tenha sido descrito por volta de 400 anos atrás, ele não foi tão estudado quanto o sistema cardiovascular.

O sistema linfático inicia-se com *capilares linfáticos* em fundo cego que drenam os espaços intersticiais. Esses capilares linfáticos juntam-se para formar uma estrutura semelhante a uma árvore com ramos que atingem todos os tecidos. Os vasos linfáticos maiores assemelham-se às veias e se esvaziam através de um ducto até a circulação sanguínea em um ponto de pressão baixa. Em mamíferos e muitos outros vertebrados, os vasos linfáticos drenam por meio do **ducto torácico** até regiões de pressões mais baixas do sistema venoso, usualmente próximas ao coração (veja Fig. 12.3). O sistema linfático serve para que o excesso de líquido e proteínas que são filtrados através das paredes capilares até os espaços intersticiais retorne ao sangue. Grandes moléculas, particularmente gorduras absorvidas no intestino e provavelmente hormônios de alto peso molecular, atingem o sangue por meio do sistema linfático.

As paredes dos capilares linfáticos consistem em uma camada única de células endoteliais. A membrana basal está ausente ou descontínua, e há grandes lacunas paracelulares entre as células adjacentes. Esta estrutura tem sido demonstrada por observações microscópicas da peroxidase do rábano ou de partículas de tinta nanquim que passam através das paredes dos capilares linfáticos. Como as pressões linfáticas são amiúde levemente menores que as pressões nos tecidos circundantes, o líquido intersticial passa facilmente através dos vasos linfáticos. Os vasos possuem válvulas que permitem fluxo somente no sentido dos capilares linfáticos. Os vasos linfáticos maiores são circundados por músculo liso e, em alguns casos, contraem-se ritmicamente, criando pressão de até 10 mm Hg e orientam o líquido para longe dos tecidos (Fig. 12.40). Os vasos são também comprimidos pelas contrações do intestino e dos músculos esqueléticos e por movimentos gerais do corpo, todos os quais promovem fluxo linfático. As gorduras são retiradas do intestino pelo sistema linfático, e não diretamente pelo sangue. As pregas da parede intestinal, chamadas vilosidades, contêm cada uma um vaso linfático (**lácteo central**) através do qual gorduras e nutrientes lipossolúveis (p. ex., vitamina A, D, E e K) são transportadas do lume do intestino (veja Cap. 15). O vaso lácteo é "ordenhado" da sua linfa leitosa contendo gordura por contrações do intestino, que impulsionam a linfa para a frente e finalmente, por meio do ducto torácico, até o sangue. Os vasos linfáticos são inervados, mas não se sabe qual tipo de inervação existe nem que função têm esses nervos.

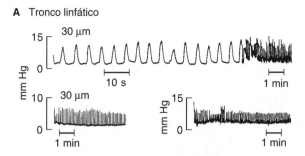

Fig. 12.40 Pressões no sistema linfático são semelhantes às do sistema venoso. Esses registros são do tronco linfático **(A)** e dos capilares linfáticos **(B)** na asa de um morcego não anestesiado. Eles foram obtidos por micropunção sem intervenção cirúrgica anterior (Weiderhielm e Weston, 1973.)

O fluxo da linfa é variável, sendo 11 ml · h⁻¹ um valor médio para humanos em repouso. Isso corresponde a 1/3.000 do débito cardíaco durante o mesmo período de tempo. Entretanto, embora pequeno, o fluxo linfático é importante na drenagem do excesso de líquido intersticial dos tecidos. Se a produção de linfa excede o fluxo linfático, pode ocorrer edema intenso. Na doença tropical filariose, larvas nematóides, transmitidas por mosquitos aos humanos, invadem o sistema linfático causando bloqueio dos canais linfáticos; em alguns casos, a drenagem linfática de certas partes do corpo é bloqueada totalmente. O edema conseqüente pode fazer com que parte do corpo se torne tão intensamente inchada que a condição foi denominada *elefantíase*, dada a semelhança do edema e da dureza dos tecidos aos do couro de um elefante.

Répteis e muitos anfíbios possuem **corações linfáticos**, que ajudam no movimento do líquido dentro do sistema linfático. Embriões de pássaros têm um par de corações linfáticos localizados na região da pelve; esses corações persistem no pássaro adulto em algumas espécies. Nos mamíferos, essas estruturas para movimentar a linfa estão ausentes. As rãs não têm somente corações linfáticos múltiplos, mas também um espaço linfático de volume muito grande, que serve como reservatório de água e íons e como líquido tampão entre a pele e os tecidos subjacentes. O grande volume linfático no anfíbio é derivado tanto da filtração do plasma através dos capilares como da difusão de água através da pele. A taxa do fluxo linfático em relação ao débito cardíaco é muito maior em sapos (aproximadamente 1:60) do que em mamíferos (aproximadamente 1:3.000), e os corações linfáticos dos sapos, embora tendo volume sistólico muito menor, podem bater com freqüência maior do que o coração sanguíneo.

No peixe, o sistema linfático está ausente ou é muito rudimentar, ainda que eles tenham circulação secundária que no passado foi descrita como um sistema linfático. Essa circulação secundária, que tem hematócrito baixo, está conectada à circulação primária por meio de anastomoses artério-arteriais e drena para dentro do sistema venoso primário próximo ao coração (veja Fig. 12.15). A circulação secundária fornece os nutrientes, mas não muito oxigênio, para a pele e o intestino, porém geralmente não se distribui para as outras partes do corpo. A pele troca gases diretamente com a água circundante. Por causa de sua estreita distribuição, é improvável que a circulação secundária realize a função linfática de manutenção do balanço líquido tecidual. Não se sabe como os peixes mantêm o balanço líquido tecidual, mas a ausência de linfáticos parece estar relacionada ao fato de que peixes vivem em um meio de densidade semelhante ao de seus próprios corpos.

CIRCULAÇÃO E A RESPOSTA IMUNE

Os sistemas circulatório e linfático estão envolvidos na defesa do organismo contra infecção. Os fatores cruciais na resposta imune são os **linfócitos**, um tipo de célula sanguínea branca (**leucócito**). A única característica dos linfócitos é sua capacidade de "reconhecer" substâncias estranhas (**antígenos**), incluindo as da superfície dos patógenos invasores, as células infectadas de vírus e as células tumorais. Há dois tipos principais de linfócitos: linfócitos B (células B) e linfócitos T (células T). Os últimos são subdivididos em células auxiliares T (T_A) e células citotóxicas T (T_C). Os linfócitos são ajudados por outros leucócitos, particularmente os neutrófilos e macrófagos. Em certas condições, tanto neutrófilos como macrófagos podem ingerir microrganismos e matéria particulada por **fagocitose**. Essas células fagocitárias também produzem a liberação de vários fatores citotóxicos e substâncias antibacterianas.

A resposta imune consiste no reconhecimento do invasor, então marcando-o e destruindo-o. O reconhecimento é executado exclusivamente por linfócitos, enquanto que a destruição pode ser efetuada tanto pelos linfócitos quanto pelas células fagocitárias (**fagócitos**). O sistema de reconhecimento linfocitário deve ser capaz de discriminar entre constituintes naturais do organismo e os invasores estranhos, isto é, distinguir entre o que é natural e o que não é. Falhas no reconhecimento de seus próprios constituintes resultam em doenças auto-imunes, algumas das quais podem ser fatais.

Os linfócitos respondem de três maneiras a uma invasão dos patógenos (Fig. 12.41). As células B transformam-se em plasmócitos, que secretam **anticorpos** que se ligam ao patógeno, marcando a célula para degradação pelos fagócitos. As células T_C podem reconhecer células tumorais e células tumorais infectadas por patógenos; reconhecendo tais células, as T_C são estimuladas a se desenvolver em linfócitos T citotóxicos (LTC), que destroem as células autotransformadas. O reconhecimento do antígeno pelas células T_A as estimula a secretar *citocinas*, que por sua vez promovem o crescimento e a responsividade das células B, das células T_C e dos macrófagos, aumentando portanto a intensidade da resposta imune aos patógenos.

Os leucócitos circulam no sangue e na linfa. Grandes números de linfócitos estão presentes nos *linfonodos*, que estão localizados ao longo dos vasos linfáticos (veja Fig. 12.3). Esses nodos filtram a linfa e ajudam a colocar o antígeno em contato com os linfócitos. Para chegar aos tecidos que foram invadidos por patógenos, os leucócitos devem ser capazes de deixar os sistemas circulatório e linfático, um processo denominado **extravasamento**. Quase sempre, naturalmente, os leucócitos são arrastados ao longo da corrente sanguínea e não passam através das paredes dos vasos. Nos locais de infecção, entretanto, são produzidos sinais de inflamação que induzem a síntese e a ativação de proteínas adesivas no lado sanguíneo do endotélio. À medida que os leucócitos flutuam sobre o endotélio vascular inflamado, a selectina P na superfície que faceia o sangue liga-se aos leucóci-

468 CIRCULAÇÃO

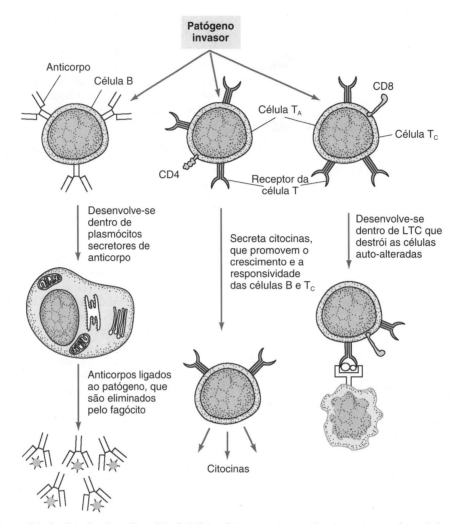

Fig. 12.41 Três tipos de linfócitos — células B, células T auxiliares (T_A) e células T citotóxicas (T_C) — respondem de diferentes modos ao antígeno. Anticorpo ligado à membrana nas células B e receptores das células T nas células T reconhecem o antígeno e se ligam a ele especificamente. As células T_A e T_C podem ser distinguidas pela presença de moléculas da membrana chamadas CD4 e CD8. Veja texto para discussão. LTC, linfócitos T citotóxicos. (Adaptado de Kuby, 1997.)

tos que passam, tornando-os lentos (Fig. 12.42). Essa interação estimula os leucócitos a produzir receptores da integrina (p. ex., LFA-1), que então se ligam a moléculas de adesão intracelular (MAIC) na superfície do endotélio. Como resultado dessas e de outras interações, as células se aderem ao endotélio. Uma vez firmemente aderidos, os leucócitos podem mover-se entre as células endoteliais e migram até o tecido infectado.

REGULAÇÃO DA CIRCULAÇÃO

A regulação da circulação depende de *pressão arterial controlada* de modo que três prioridades centrais possam ser preenchidas:

- Distribuição de suplemento sanguíneo adequado para o cérebro e o coração.
- Suprimento sanguíneo para outros órgãos do corpo, uma vez que esteja assegurado suprimento do cérebro e do coração.
- Controle da pressão capilar, de modo a manter o volume e a composição do líquido intersticial tecidual dentro de limites razoáveis.

O organismo emprega uma variedade de receptores para monitorar as condições do sistema cardiovascular. Em resposta aos impulsos sensoriais provenientes desses receptores, tanto os sinais neurais quanto os químicos induzem ajustes apropriados para manter pressão arterial adequada. Nesta seção, discutimos primeiro os modelos regulatórios que afetam o coração e principalmente os vasos e então focalizamos a microcirculação.

Controle do Sistema Cardiovascular Central

Os **barorreceptores** monitoram a pressão arterial em vários locais do sistema cardiovascular. Informações dos barorreceptores, juntamente com aquelas dos **quimiorreceptores** monitorando o CO_2, o O_2 e o pH do sangue, são transmitidas para o cérebro. A contração muscular ou alterações na composição do líquido extracelular dos músculos ativam fibras aferentes embutidas no tecido muscular, e isto por sua vez causa alterações no sistema cardiovascular. Além disso, impulsos provenientes dos **mecanorreceptores** cardíacos e de uma variedade de **termorreceptores** provocam efeitos reflexos no sistema cardiovascular.

Em mamíferos, a integração desses impulsos sensoriais ocorre em um grupo de neurônios cerebrais referidos como **centro cardiovascular medular**, localizado entre a medula oblonga e a ponte. O centro cardiovascular medular também recebe im-

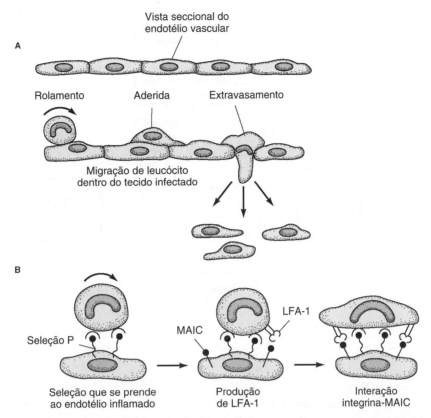

Fig. 12.42 Leucócitos migram da circulação até os tecidos nos locais da inflamação. **(A)** Vista da aderência e do extravasamento de leucócitos através do endotélio vascular inflamado. **(B)** Algumas das interações entre as moléculas da superfície celular que fazem os leucócitos aderir ao endotélio inflamado. (Adaptado de Kuby, 1997.)

pulsos de outras regiões do cérebro, incluindo o centro respiratório medular, o hipotálamo, o núcleo da amígdala e o córtex. A resposta do centro cardiovascular medular é transmitida pelos neurônios autonômicos simpáticos e parassimpáticos que inervam o coração e o músculo liso das arteríolas e das veias bem como outras áreas do cérebro, tais como o centro respiratório medular.

A estimulação dos *nervos simpáticos* aumenta a freqüência e a força de contração do coração e provoca vasoconstrição; o resultado é o aumento acentuado na pressão arterial e no débito cardíaco. Em geral, efeitos inversos seguem a estimulação dos *nervos parassimpáticos*, como queda da pressão arterial e do débito cardíaco. O centro cardiovascular medular pode ser dividido em duas regiões funcionais, que têm efeitos opostos sobre a pressão arterial:

- A estimulação do *centro pressor* resulta em ativação simpática e aumento da pressão arterial.
- A estimulação do *centro depressor* resulta em ativação parassimpática e queda da pressão.

Em termos gerais, vários impulsos sensoriais afetam o equilíbrio entre as atividades pressora e depressora: alguns ativam o centro pressor e inibem o centro depressor; outros têm efeito inverso. Assim, os vários impulsos que convergem no centro cardiovascular medular são modificados e integrados. O resultado é um estímulo que ativa o centro pressor ou depressor e produz alterações cardiovasculares em resposta a mudanças nas necessidades orgânicas ou nos distúrbios no sistema cardiovascular. A Fig. 12.43 apresenta uma visão geral desse controle circulatório central em mamíferos.

Barorreceptores arteriais

Os barorreceptores, que são largamente distribuídos no sistema arterial de vertebrados, disparam com freqüência aumentada em resposta a elevação da pressão arterial. Barorreceptores não-mielinizados têm sido localizados no sistema cardiovascular central de anfíbios, répteis e mamíferos. Esses receptores não-mielinizados somente respondem a pressões *acima* do normal, iniciando reflexos que reduzem a pressão arterial e assim protegem o animal de aumentos na pressão arterial que causam danos. Barorreceptores mielinizados, que têm sido encontrados só em mamíferos, respondem a pressões arteriais mais *baixas* que o normal, protegendo assim o animal de períodos prolongados de pressão arterial reduzida. Os barorreceptores do **seio carotídeo** de mamíferos têm sido estudados muito mais extensivamente que os do arco aórtico ou das artérias subclávia, carótida comum e pulmonar. Em mamíferos, as diferenças quantitativas entre os barorreceptores do seio carotídeo e do arco aórtico parecem ser apenas menores. Os pássaros têm barorreceptores no arco aórtico.

O seio carotídeo em mamíferos é uma dilatação da carótida interna em sua origem, onde as paredes são um tanto mais delgadas que em outras porções da artéria. Enterrados nas paredes delgadas do seio carotídeo existem ramos de terminações nervosas que funcionam como barorreceptores. Em condições fisiológicas normais, há uma descarga de repouso desses barorreceptores. Aumento na pressão arterial estira a parede do seio carotídeo, causando aumento na freqüência de descarga desses barorreceptores. A relação entre a pressão arterial e a freqüência de impulsos dos barorreceptores é sigmoidal, sendo o sistema mais sensível acima do limite fisiológico de pressões arteriais

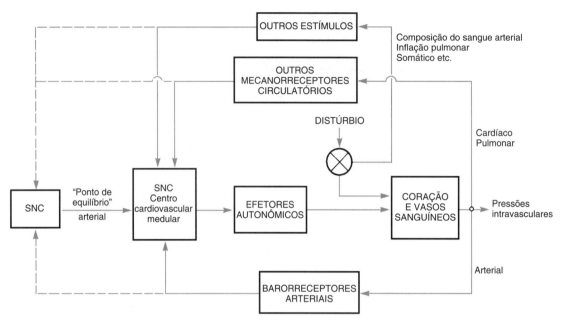

Fig. 12.43 O sistema de controle circulatório em mamíferos envolve diversas alças de *feedback* negativo. Vários receptores monitoram as alterações do estado do sistema cardiovascular, enviando impulsos para o centro cardiovascular medular. Após integrar esses impulsos e comparando com o ponto de equilíbrio arterial, esse centro envia sinais através de nervos autonômicos para manter pressão arterial apropriada. Esse ponto de equilíbrio arterial é alterado por impulsos de outras áreas do cérebro, que por sua vez são influenciadas por uma variedade de impulsos periféricos (linhas interrompidas). (Adaptado de Korner, 1971.)

(Fig. 12.44). Além disso, a freqüência de descarga dos barorreceptores é maior quando a pressão é pulsátil do que quando é constante. Os receptores do seio carotídeo são mais sensíveis a freqüências de pressão que oscilam entre 1 e 10 hertz. Como a pressão arterial aumenta e diminui a cada batimento, essa variação de freqüência está dentro dos limites fisiológicos normais de oscilação da pressão arterial. Observações semelhantes no sapo têm sido feitas sobre a relação entre freqüência de descarga e pressão promovida pelos barorreceptores arteriais pulmocutâneos (Fig. 12.45). Fibras eferentes simpáticas terminam na parede arterial próxima aos barorreceptores do seio carotídeo; a estimulação dessas fibras simpáticas aumenta a descarga desses barorreceptores. Em condições fisiológicas normais, esses neurônios eferentes podem ser utilizados pelo sistema nervoso central (SNC) para controlar a sensibilidade dos receptores.

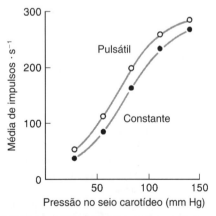

Fig. 12.44 A freqüência de descarga dos barorreceptores aumenta com a pressão em um modelo sigmoidal. Esses receptores são mais sensíveis dentro de uma faixa fisiológica de pressão e quando o fluxo sanguíneo é pulsátil. Esses valores foram registrados de uma preparação com múltiplas fibras do nervo do seio carotídeo em função da pressão média no seio carotídeo durante fluxo pulsátil ou constante. (Adaptado de Korner, 1971.)

Sinais dos barorreceptores em resposta a pressão arterial aumentada são transmitidos por meio do centro cardiovascular medular para neurônios motores autonômicos, resultando em diminuição reflexa do débito cardíaco e da resistência vascular periférica (Quadro 12.1). A redução do débito cardíaco resulta tanto de queda da freqüência cardíaca como da força de contração do coração. O somatório dos vários efeitos autonômicos é a diminuição da pressão arterial. Mas, quando a pressão arterial diminui, também o faz a freqüência de descarga dos barorreceptores, causando aumento reflexo tanto do débito cardíaco quanto da resistência periférica, que tende a elevar a pressão arterial. Assim, o reflexo barorreceptor do seio carotídeo é uma alça de *feedback* negativo que tende a estabilizar a pressão arterial no seu ponto de equilíbrio particular. O ponto de equilíbrio pode ser alterado por interações com outros receptores de impulsos ou pode ser religado centralmente dentro do centro cardiovascular medular por impulsos de outras regiões do cérebro (veja Fig. 12.43).

Quimiorreceptores arteriais
Os quimiorreceptores arteriais, que estão localizados nos corpos carotídeos e aórticos, são particularmente importantes na regulação da ventilação (veja Cap. 13), mas eles também têm algum efeito no sistema cardiovascular. Esses quimiorreceptores respondem com aumento na freqüência de descarga frente a aumento no CO_2 ou diminuição no O_2 e no pH do sangue que perfunde os corpos carotídeos e aórticos. Aumento na freqüência de descarga resulta em vasoconstrição periférica e em diminuição na freqüência cardíaca *se* o animal não está respirando (p. ex., durante submersão). O débito cardíaco é reduzido quando pássaros e mamíferos mergulham; a vasoconstrição periférica então assegura a manutenção da pressão arterial e portanto do fluxo sanguíneo cerebral frente a essa redução do débito cardíaco.

A vasoconstrição periférica pode causar aumento na pressão arterial, que então evoca diminuição reflexa na freqüência cardíaca por estimulação dos barorreceptores sistêmicos. Contudo,

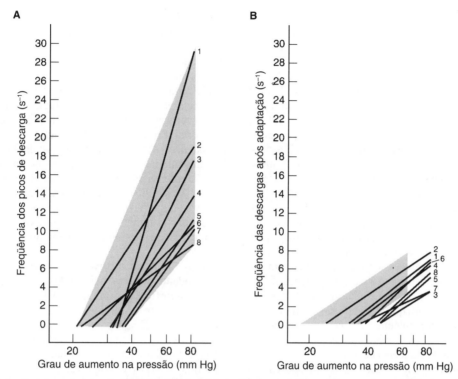

Fig. 12.45 Os barorreceptores são muito sensíveis às variações da pressão. Os efeitos do grau de aumento na pressão arterial sobre a freqüência de descarga dos barorreceptores pulmocutâneos no sapo são delineados **(A)** imediatamente após o aumento da pressão e **(B)** 45 segundos mais tarde. Cada linha numerada representa uma observação correspondente ao aumento de pressão mostrado no eixo horizontal. A resposta rápida do pico inicial é maior do que a resposta 45 segundos após a pressão aumentar. (Adaptado de Van Vliet e West, 1994.)

a estimulação dos quimiorreceptores resulta em batimentos cardíacos mais lentos mesmo quando a pressão arterial é regulada em nível constante. A estimulação dos quimiorreceptores tem assim efeito direto sobre a freqüência cardíaca, bem como um efeito indireto por meio de alterações da pressão arterial resultante de vasoconstrição periférica. Não é surpreendente que haja muitas interações entre os mecanismos de controle associados com os sistemas cardiovascular e respiratório. Por exemplo, o padrão de descarga dos receptores de estiramento nos pulmões tem um efeito marcante na natureza das alterações cardiovasculares causadas pela estimulação quimiorreceptora. Se o animal está respirando normalmente, mudanças dos níveis de gases sanguíneos causarão um conjunto de alterações reflexas; se, entretanto, o animal não está respirando, a estimulação quimiorreceptora resulta num número considerável de séries diferentes de alterações cardiovasculares, como veremos mais adiante na discussão sobre mergulho.

Receptores cardíacos
As terminações nervosas aferentes quimiorreceptoras e mecanorreceptoras estão localizadas em várias regiões do coração. Informações sobre o estado do coração colhidas por esses receptores são transmitidas pela medula espinal para o centro cardiovascular medular e outras regiões do cérebro. Além disso, a estimulação de alguns receptores cardíacos causa liberação de hormônios diretamente do átrio ou de outro tecido endócrino dentro do corpo. A estimulação dos receptores cardíacos evoca uma série de respostas reflexas, incluindo alterações na freqüência cardíaca e na contratilidade cardíaca, e, em condições extremas, a dor que pode ser associada com um ataque cardíaco.

Receptores atriais As paredes atriais contêm muitas fibras aferentes mecanorreceptoras, que são classificadas em três tipos. Fibras aferentes mielinizadas do *tipo A* e do *tipo B* estão incrustadas no átrio. As fibras A aferentes respondem a variações da freqüência cardíaca e parecem retransmitir a informação sobre a freqüência cardíaca para os centros de controle cardiovascular centrais. As fibras B aferentes respondem a aumentos nas taxas de enchimento e de volume dos átrios. Aumentos no volume venoso resultam em aumento na pressão venosa, que por sua vez aumenta o enchimento atrial e conseqüentemente a freqüência de descarga das fibras B. Essa atividade aumentada é processa-

QUADRO 12.1
Efeitos reflexos durante alterações na pressão do seio carotídeo

Efetor autonômico	Pressão no seio carotídeo* Aumento	Diminuição
Vago cardíaco	+ + + +	–
Simpático cardíaco	–	+ + +
Leito esplâncnico		
Resistência vascular	– –	+ +
Vasos de capacitância	– –	+ +
Leito renal	≈0	+
Leito muscular		
Vasos de resistência	– –	+ + + +
Vasos de capacitância	–	+
Pele		
Vasos de resistência	–	+ +
Vasos de capacitância	?0	0
Catecolaminas adrenais	≈0	+ +
Hormônio antidiurético	?	+ +

*Um + significa efeito autonômico aumentado; um –, efeito autonômico reduzido; e 0, nenhum efeito autonômico.
Fonte: Korner, 1971.

da pelos centros cardiovasculares centrais e resulta em dois efeitos principais, um no coração e outro no rim. A estimulação das fibras B atriais causa aumento da freqüência cardíaca mediado por aumento da atividade da ação simpática sobre o nodo sinusal do coração. A estimulação dessas fibras aferentes causa também aumento acentuado na excreção urinária (**diurese**), provavelmente mediado por diminuição dos níveis do hormônio antidiurético (ADH). Assim, há uma alça de *feedback* negativo para regular o volume sanguíneo. Aumento no volume de sangue eleva a pressão venosa e o enchimento atrial; isto estimula as fibras B atriais, provocando inibição da liberação de ADH da pituitária. A queda resultante dos níveis de ADH sanguíneos promove diurese e portanto redução do volume sanguíneo.

O terceiro tipo de mecanorreceptor compreende fibras aferentes do tipo C amielinizadas que inervam a junção das veias e dos átrios. A estimulação desses receptores de fibras C aferentes afeta tanto a freqüência cardíaca quanto a pressão arterial. Se a freqüência cardíaca é baixa, a distensão dessa região resulta em um aumento da freqüência cardíaca, ao passo que, se a freqüência é alta, a estimulação resulta na queda da freqüência cardíaca. A estimulação das fibras C também causa queda na pressão arterial. As fibras simpáticas mielinizadas e amielinizadas inervam os átrios. A contração atrial e a distensão atrial estimulam reflexamente essas fibras, causando aumento da freqüência cardíaca.

A parede atrial também contém células secretoras sensíveis ao estiramento que produzem o **peptídeo natriurético atrial (PNA)**. Esse hormônio, que é liberado no sangue durante o estiramento dessas células, tem vários efeitos endócrinos. Como seu nome indica, o PNA causa aumento na produção e na excreção de sódio, reduzindo assim efetivamente o volume sanguíneo e portanto a pressão arterial. O PNA inibe a liberação de renina pelos rins e a produção de aldosterona pelo córtex adrenal. Ele portanto inibe o sistema renina-angiotensina-aldosterona, que estimula a reabsorção de sódio e aumenta o volume sanguíneo (veja Cap. 14). Além dessas ações, o PNA inibe a liberação de ADH e atua diretamente nos rins para aumentar a excreção de água e sódio. Tem sido demonstrado que o PNA tem efeito depressor, reduzindo tanto o débito cardíaco como a pressão arterial. Além disso, o PNA antagoniza o efeito pressor da angiotensina.

O peptídeo natriurético atrial pertence a uma família de peptídeos natriuréticos (peptídeo natriurético dos tipos A, B, C e V) que compartilham de uma estrutura comum constituída de um anel de 17 aminoácidos ligada por uma ponte de dissulfeto. Desde as investigações iniciais sobre o PNA no início dos anos 80, os peptídeos têm sido encontrados em uma larga variedade de tecidos, incluindo o sistema nervoso central. Em muitos casos, eles podem ter função autócrina ou parácrina. Por exemplo, receptores para o hormônio natriurético foram localizados nos átrios e nos ventrículos dos corações de diversos vertebrados. A ligação do hormônio natriurético liberado localmente com esses receptores pode reduzir a contratilidade, indicando uma função parácrina dentro do coração.

Quando mamíferos mergulham, o tórax é comprimido, resultando em aumento na pressão venosa. Quais podem ser as conseqüências fisiológicas do mergulho?

Receptores ventriculares As terminações das fibras aferentes sensoriais mielinizadas e amielinizadas estão incrustadas no ventrículo. As fibras mielinizadas são mecanorreceptoras e quimiorreceptoras, com terminações separadas para cada modalidade. As terminações mecanorreceptoras são estimuladas por interrupção do fluxo sanguíneo coronariano. As terminações quimiorreceptoras são estimuladas por substâncias como a **bradicinina**. Em níveis baixos de estimulação, essas fibras causam descargas simpáticas aumentadas e baixa atividade vagal sobre o coração, aumentando a contratilidade bem como a pressão arterial. Em níveis de estimulações mais elevados, essas fibras são necessárias para a percepção da dor no coração. Fibras aferentes mielinizadas são muito menos numerosas que as terminações aferentes das fibras C amielinizadas no ventrículo esquerdo. A estimulação das fibras C aferentes em níveis baixos causa vasodilatação periférica e redução na freqüência cardíaca. A estimulação aumentada dessas fibras causa relaxamento estomacal e, mesmo em freqüências maiores, resulta em vômito.

Fibras aferentes do músculo esquelético
Surpreendentemente, a maioria dos nervos que inervam o músculo esquelético contém mais fibras aferentes que fibras eferentes. As fibras aferentes podem ser subdivididas em quatro amplos grupos. Os grupos I e II são fibras sensoriais dos fusos musculares e órgãos tendinosos de Golgi e parecem ter (ou não) pequeno papel no controle do sistema cardiovascular. Em contrapartida, as fibras do grupo III, que são "terminações nervosas livres" mielinizadas, ou as fibras do grupo IV, que são terminações sensoriais amielinizadas, parecem ter efeitos cardiovasculares. Essas fibras são ativadas por estimulação mecânica ou química, com a maioria das fibras respondendo a somente uma modalidade. A estimulação mecânica pode decorrer de contração, compressão ou estiramento do músculo. Acredita-se também que as mudanças no líquido extracelular associadas com a contração muscular estimulam fibras aferentes musculares quimiorreceptoras e produzem alterações cardiovasculares. Grandes alterações no pH e na pressão osmótica aumentam a atividade das fibras do grupo IV, mas não se sabe se alterações de pH ou da pressão osmótica que ocorrem *in vivo* são adequadas para mediar os efeitos cardiovasculares.

A estimulação elétrica dos aferentes musculares pode resultar em aumento ou em diminuição na pressão arterial, dependendo das fibras que estão sendo estimuladas ou da freqüência de estimulação de um grupo particular de nervos aferentes. Em baixas freqüências, a estimulação de algumas fibras aferentes resulta em queda da pressão arterial, ao passo que a estimulação de outras fibras em altas freqüências resulta em aumento da pressão arterial. A estimulação elétrica dos nervos aferentes dos músculos geralmente promove alteração da freqüência cardíaca em alguma direção, como a alteração na pressão arterial; isto é, se a pressão arterial é elevada, também a freqüência cardíaca se eleva e vice-versa. Nos casos em que a estimulação elétrica dos aferentes musculares provoca aumento da freqüência cardíaca e do débito cardíaco, há também alteração na distribuição do sangue no corpo. O fluxo sanguíneo na pele, nos rins, nos intestinos e no músculo em repouso é reduzido, aumentando assim o fluxo para os músculos em atividade.

Foi mostrado que a resposta cardiovascular promovida pela contração muscular desaparece após a secção da raiz dorsal, de modo que a resposta é presumivelmente de origem reflexa, resultando da estimulação das fibras aferentes do músculo. A resposta varia dependendo da contração muscular ser isométrica (exercício estático) ou isotônica (exercício dinâmico). O exercício estático é associado a aumento na pressão arterial com pequena alteração no débito cardíaco, enquanto que o exercício dinâmico resulta em grande aumento no débito cardíaco com pequena alteração na pressão arterial. Os impulsos sensoriais das fibras aferentes musculares são processados no centro cardiovascular central, resultando em estimulação dos nervos autonômicos que inervam o coração e os vasos, o ramo eferente do arco reflexo.

Controle da Microcirculação

O fluxo sanguíneo capilar ajusta-se para suprir a demanda dos tecidos. Se essa demanda muda repentinamente, como no músculo durante exercício, então o fluxo capilar também se altera. Se a demanda de nutrientes varia pouco com o tempo, como no cérebro, então o fluxo capilar também varia pouco. A regulação do fluxo capilar pode ser dividida em dois tipos principais, controle nervoso e controle local.

Controle nervoso do fluxo sanguíneo capilar

O controle nervoso mantém a pressão arterial por ajuste na resistência ao fluxo sanguíneo na circulação periférica. O cérebro e o coração de vertebrados devem ser perfundidos com sangue durante todo o tempo. A interrupção na perfusão do cérebro humano rapidamente resulta em dano. O controle nervoso das arteríolas assegura que somente um número limitado de capilares estará aberto em dado momento porque, se todos os capilares estivessem abertos, haveria queda rápida na pressão arterial e o fluxo sanguíneo para o cérebro seria reduzido. O controle nervoso do fluxo capilar opera sob um sistema de prioridades. Se a pressão arterial cai, o fluxo sanguíneo para o intestino, o fígado e os músculos é reduzido para manter o fluxo para o cérebro e para o coração. A maioria das arteríolas é inervada por nervos simpáticos, que liberam norepinefrina em suas extremidades. Algumas arteríolas, entretanto, são inervadas por nervos parassimpáticos, que liberam acetilcolina em suas extremidades.

Estimulação simpática e catecolaminas circulantes A ligação da catecolamina norepinefrina a adrenorreceptores α no músculo liso das arteríolas geralmente causa vasoconstrição e portanto diminuição no diâmetro das arteríolas. Essa diminuição no diâmetro causa aumento na resistência ao fluxo, reduzindo assim o fluxo sanguíneo através daquele leito capilar. O efeito generalizado da estimulação simpática é vasoconstrição periférica e aumento subseqüente na pressão arterial. Essa resposta global é mediada pela ligação da norepinefrina das terminações nervosas aos adrenorreceptores α no músculo liso vascular, resultando em aumento na tensão do músculo liso.

A estimulação dos adrenorreceptores β no músculo liso arterial, entretanto, freqüentemente resulta em relaxamento do músculo e em aumento do diâmetro das arteríolas (*i. e.*, vasodilatação), por isso diminuindo a resistência ao fluxo e aumentando o fluxo sanguíneo através daquele leito capilar. Como os adrenorreceptores β raramente se localizam próximo das terminações nervosas, eles usualmente são estimulados pelas catecolaminas circulantes. As catecolaminas são liberadas na corrente sanguínea de neurônios adrenérgicos do sistema nervoso autônomo e das células cromafins na medula adrenal. A epinefrina liberada pela medula adrenal predomina entre as catecolaminas circulantes (veja Cap. 8). A epinefrina atua tanto nos adrenorreceptores α quanto nos β, promovendo vasoconstrição e vasodilatação, respectivamente. Embora os adrenorreceptores α sejam menos sensíveis à epinefrina, quando ativados eles superam a vasodi-

latação mediada pelos adrenorreceptores β. O resultado é que níveis altos de epinefrina circulante causam vasoconstrição e, assim, aumento na resistência periférica por estimulação do adrenorreceptor α. Em níveis baixos de epinefrina circulante, entretanto, predomina a estimulação do adrenorreceptor β, produzindo vasodilatação geral e diminuição da resistência periférica. Mesmo em níveis de epinefrina que produzem vasodilatação, ela causa aumento na pressão arterial por estimulação dos adrenorreceptores β no coração, promovendo aumento acentuado no débito cardíaco.

Os adrenorreceptores β podem ser divididos em dois subgrupos: adrenorreceptores β_1, que são estimulados tanto pelas catecolaminas circulantes (epinefrina) quanto pela estimulação de nervos adrenérgicos (norepinefrina), e adrenorreceptores β_2, que respondem somente às catecolaminas circulantes. Na circulação periférica, somente os adrenorreceptores β_2 estão presentes, enquanto que os adrenorreceptores β_1 são encontrados no coração e na circulação coronária, onde tanto as catecolaminas circulantes quanto a norepinefrina liberada neuralmente podem ter efeito marcante.

Podemos resumir esses efeitos da seguinte maneira:

- A estimulação dos nervos simpáticos geralmente causa vasoconstrição periférica e aumento na pressão arterial.
- Aumento nas catecolaminas circulantes causa diminuição na resistência periférica, com aumento na pressão arterial por estimulação concomitante do coração e aumento do débito cardíaco.

A resposta em qualquer leito vascular depende de vários fatores: o tipo de catecolamina, a natureza do receptor envolvido e a relação entre a estimulação dos receptores e a alteração do tônus muscular. Embora a estimulação dos adrenorreceptores α geralmente seja associada com vasoconstrição e a dos adrenorreceptores β com vasodilatação, este, invariavelmente, não é o caso. Um fator complicador adicional é que nem todas as fibras simpáticas são adrenérgicas. Em alguns casos, elas podem ser colinérgicas, liberando acetilcolina em suas terminações. A estimulação de nervos colinérgicos simpáticos causa vasodilatação na vasculatura do músculo esquelético.

A ação das catecolaminas é extensivamente modulada por uma variedade de substâncias, incluindo o neuropeptídeo Y e a adenosina. O **neuropeptídeo Y**, primeiramente isolado do cérebro de porco em 1982, é relacionado estruturalmente ao peptídeo YY e ao polipeptídeo pancreático de mamíferos. O neuropeptídeo Y é encontrado através de todo o reino animal e, até agora, foi identificado em muitos vertebrados e insetos. O neuropeptídeo Y é localizado junto com a norepinefrina em gânglios simpáticos e nervos adrenérgicos; é também encontrado em muitas fibras não-adrenérgicas. O miocárdio atrial e ventricular e as artérias coronárias são envolvidos por fibras nervosas que contêm neuropeptídeo Y. Além disso, parece que as células miocárdicas, elas mesmas, podem sintetizar e secretar neuropeptídeo Y. Em geral, o neuropeptídeo Y diminui o fluxo sanguíneo coronariano e a contração do músculo cardíaco por redução do nível de trifosfato de inositol ($InsP_3$), um segundo mensageiro intracelular (veja Cap. 9). O neuropeptídeo Y parece potencializar as ações das catecolaminas no coração e na circulação coronária através do $InsP_3$. O papel do neuropeptídeo Y na circulação periférica é menos compreendido, mas parece potencializar o aumento da pressão arterial resultante da vasoconstrição periférica induzida pela norepinefrina mediada por adrenorreceptores α.

O ATP, bem como o neuropeptídeo Y, é armazenado e liberado junto com catecolaminas. O ATP e seu produto catabólico, a adenosina, atua para inibir a liberação de catecolaminas. A adenosina é liberada por muitos tecidos durante hipoxia, mas tem somente ação parácrina ou autócrina em virtude da rápida inativação. A hipoxia tende a promover a liberação de catecolaminas pelo tecido cromafim até o sangue, mas essa ação é modulada pela adenosina liberada localmente.

Estimulação parassimpática As arteríolas da circulação cerebral e pulmonar são inervadas por nervos parassimpáticos. Esses nervos contêm fibras colinérgicas, que liberam acetilcolina das suas terminações nervosas quando estimulados. Em mamíferos, a estimulação do nervo parassimpático causa vasodilatação nas arteríolas. Alguns neurônios parassimpáticos liberam ATP e outras purinas nas suas terminações. Alguns desses neurônios **purinérgicos** podem participar no controle do fluxo sanguíneo capilar. O ATP, por exemplo, causa vasodilatação.

Controle local do fluxo sanguíneo capilar
Os tecidos requerem fluxo sanguíneo capilar basal para seu suprimento de nutrientes e O_2 para remoção dos seus produtos de excreção. Nos tecidos ativos, a necessidade de suprimentos é maior, e assim o fluxo sanguíneo capilar deve ser aumentado durante atividade. Além do controle nervoso do sistema cardiovascular central, vários mecanismos controlam a microcirculação localmente. Por exemplo, se um vaso é estirado por aumento na pressão do sangue que chega, o músculo liso vascular responde contraindo-se, resistindo ao aumento no diâmetro do vaso. Essa tendência em manter o diâmetro do vaso dentro de limites estreitos impede grandes variações na resistência ao fluxo e portanto mantém fluxo basal relativamente constante através do leito capilar. O aquecimento local de um tecido, que pode acompanhar uma inflamação, está associado a vasodilatação intensa, ao passo que a redução da temperatura provoca vasoconstrição. Assim, uma bolsa de gelo pode reduzir o fluxo sanguíneo e, portanto, o edema associado a lesão tecidual.

Numerosos compostos também influenciam o fluxo sanguíneo capilar de um tecido. Eles podem ser agrupados em três tipos: os compostos produzidos pelo endotélio vascular; vários vasoconstritores e vasodilatadores liberados de outras células; e metabólitos associados a aumento da atividade.

Compostos produzidos pelo endotélio O endotélio não é meramente uma barreira entre o sangue e o tecido circundante, mas um tecido ativo que produz muitos compostos. Alguns desses, tais como o óxido nítrico, a endotelina e a prostaciclina, afetam o músculo liso vascular e, portanto, o fluxo sanguíneo capilar.

O *óxido nítrico* é produzido e liberado continuamente pelo endotélio vascular, promovendo relaxamento do músculo liso vascular. O *tônus vasodilatador mediado por óxido nítrico* regula o fluxo sanguíneo e a pressão arterial em mamíferos e talvez em outros vertebrados. A observação do relaxamento vascular dependente do endotélio levou à descoberta do fator de relaxamento derivado do endotélio (FRDE). Sabe-se agora que este fenômeno resulta amplamente da geração e da liberação de óxido nítrico, que ativa a guanilciclase, elevando o GMPc ($3'$, $5'$ monofosfato de guanosina cíclica), um segundo mensageiro intracelular. Este composto por sua vez media o relaxamento muscular.

Uma família de enzimas, as óxido nítrico-sintetases, oxida a L-arginina em óxido nítrico e L-citrulina no endotélio. Várias óxido nítrico-sintetases são dependentes de cálcio, e foi mostrado que o cálcio entra nas células endoteliais promovendo a produção e a liberação de óxido nítrico e relaxamento do músculo liso circundante. A descoberta de que alguns canais de cálcio no endotélio são sensíveis ao estiramento sugere que a produção de óxido nítrico em resposta ao estiramento vascular pode resultar de aumento na entrada de cálcio no endotélio. Uma variedade de substâncias químicas (p. ex., acetilcolina, ATP e bradicinina) estimula a liberação de óxido nítrico, como o faz a hipoxia, a alteração do pH e o estresse de cisalhamento aumentado em um vaso. Há evidência de produção aumentada de óxido nítrico com aumento da pressão associado a cada batimento.

As óxido nítrico-sintetases têm sido encontradas em uma grande variedade de animais, incluindo o caranguejo-rei, o percevejo sugador de sangue *Rhodnius*, lampréias e o homem. Foi mostrado que o óxido nítrico tem muitas funções além daquela de manter o tônus vasodilatador, de modo que sua presença em animais sem tônus vascular ou em tecidos não-vasculares não é surpreendente. Por exemplo, o óxido nítrico liberado no sistema nervoso central por estimulação dos receptores de N-metil-D-aspartato está envolvido na modulação da atividade sináptica. O óxido nítrico pode também estar envolvido em reações de defesa não-específicas, no relaxamento do músculo liso não-vascular nos tratos gastrointestinal e geniturinário e na regulação da liberação de alguns hormônios. Além disso, a liberação de óxido nítrico por células endoteliais, plaquetas e leucócitos modula tanto a adesão como a agregação celular e inibe a trombose.

O endotélio vascular libera endotelinas e prostaciclina bem como óxido nítrico. As *endotelinas* são proteínas vasoconstritoras pequenas que contêm 21 resíduos de aminoácidos. A prostaciclina causa vasodilatação e atua como anticoagulante. Ela funciona, assim, como um antagonista da prostaglandina *tromboxano A_2*, que promove a coagulação sanguínea e causa vasoconstrição.

Inflamatórios e outros mediadores O tromboxano A_2 é formado no plasma a partir do ácido araquidônico liberado pelas plaquetas quando elas se ligam aos tecidos lesados. Embora os níveis de tromboxano se elevem nos tecidos lesados e promovam vasoconstrição, lesões locais em mamíferos são acompanhadas por vasodilatação intensa dos vasos na região lesada, em conseqüência da grande liberação local de **histamina**. A histamina é liberada, não das células endoteliais, mas de algum tecido conjuntivo e de leucócitos nos tecidos lesados. Os anti-histamínicos acentuam mas não removem completamente essa resposta inflamatória. Outro grupo de potentes vasodilatadores, as **cininas plasmáticas**, também é ativado nos tecidos lesados. A lesão do tecido resulta na liberação de enzimas proteolíticas que degradam o cininogênio, uma α_2-globulina, em cininas. A hipoxia também estimula a formação de cininas.

Entre os vasoconstritores que atuam nas arteríolas estão a norepinefrina liberada pelos nervos simpáticos e a **angiotensina II**. A angiotensina é formada, primariamente nos pulmões, a partir do angiotensinogênio, que circula no sangue (veja Cap. 14). Finalmente, a **serotonina** atua como vasoconstritor ou vasodilatador, dependendo do leito vascular e da sua concentração. Ela é encontrada em altas concentrações no intestino e nas plaquetas sanguíneas.

A histamina, a bradicinina e a serotonina aumentam a permeabilidade capilar. Como resultado, grandes proteínas e outras macromoléculas tendem a se distribuir mais continuamente entre o plasma e os espaços intersticiais, reduzindo a diferença entre as pressões coloidosmóticas através das paredes capilares. A filtração, portanto, aumenta, e ocorre edema nos tecidos. Por outro lado, a norepinefrina, a angiotensina II e a vasopressina tendem a promover absorção de líquidos do líquido intersticial até o sangue. Essa absorção pode ser obtida por redução da pressão de filtração e/ou da permeabilidade do capilar.

 A circulação pulmonar tem altos níveis da enzima conversora de angiotensina e está envolvida no metabolismo de catecolaminas. Por que essas funções estão localizadas na circulação pulmonar?

Condições metabólicas associadas com a atividade Quando a atividade do tecido aumenta, deve haver um aumento concomitante no fluxo sanguíneo. O controle local do fluxo capilar assegura que o tecido de maior atividade tenha os vasos mais dilatados e portanto o maior fluxo sanguíneo. O grau de dilatação depende das condições locais no tecido, e as condições associadas com os altos níveis de atividade geralmente causam vasodilatação. O termo **hiperemia** significa fluxo sanguíneo aumentado em um tecido; **isquemia** significa cessação do fluxo. **Hiperemia ativa** significa aumento do fluxo sanguíneo que se segue a aumento da atividade em um tecido, particularmente o músculo esquelético.

Tecidos ativos, que metabolizam aerobiamente, são caracterizados por diminuição no O_2 e aumento no CO_2, no H^+ e em vários outros metabólitos (p. ex., adenosina e outros produtos resultantes da degradação do ATP) e calor. O K^+ extracelular também aumenta no músculo esquelético após exercício. Todas essas alterações metabólicas relacionadas à atividade, bem como o óxido nítrico e a prostaciclina, causam vasodilatação e aumento do fluxo sanguíneo capilar local. Isto é, *o tecido mais ativo possui vasos mais dilatados e portanto maior fluxo sanguíneo*.

Embora níveis baixos de O_2, indicativos da atividade tecidual, promovam vasodilatação e aumento do fluxo sanguíneo nos capilares sistêmicos, o leito capilar pulmonar exibe comportamento oposto. Isto é, baixa concentração de O_2 nos pulmões causa vasoconstrição local, e não vasodilatação. A significância funcional dessa diferença está relacionada com a direção da transferência do gás. Nos capilares pulmonares, o O_2 é captado pelo sangue, e assim o fluxo sanguíneo deverá ser maior nas regiões de O_2 mais alto. Nos capilares sistêmicos, entretanto, o O_2 deixa o sangue para ser liberado para os tecidos, e o fluxo sanguíneo mais alto deverá ser na área de maior necessidade, que é indicada pela baixa concentração de O_2 na região.

Se o fluxo sanguíneo para um órgão é interrompido por compressão da artéria ou por vasoconstrição intensa, haverá fluxo sanguíneo muito maior para aquele órgão quando a oclusão for removida do que havia antes da oclusão. Este fenômeno é denominado **hiperemia reativa**. Presumivelmente, durante o período isquêmico (período sem fluxo sanguíneo), os níveis de O_2 estão reduzidos, e o CO_2, o H^+ e outros metabólitos formados causam vasodilatação local. O resultado é que, quando a oclusão é removida, o fluxo sanguíneo é muito maior do que o normal.

RESPOSTAS CARDIOVASCULARES A CONDIÇÕES EXTREMAS

Na seção anterior, nós descrevemos a organização geral da circulação e sua regulação em condições usuais. O sistema cardiovascular reage de modo característico durante exercício, mergulho e hemorragia para enfrentar os desafios fisiológicos dessas condições extremas.

Exercício

A regulação do sistema cardiovascular durante exercício é claramente um processo complexo que envolve mecanismos de controle neurais centrais, mecanismos reflexos neurais periféricos (especialmente aqueles que envolvem fibras aferentes do músculo esquelético) e controle local. Muitas alterações cardiovasculares observadas durante o exercício podem ocorrer na ausência de mecanismos neurais, indicando a importância dos sistemas de controle locais no aumento do fluxo sanguíneo para os músculos esqueléticos ativos. Os mecanismos de controle neurais centrais e os reflexos dos impulsos mecanorreceptores e quimiorreceptores aferentes musculares, entretanto, claramente desempenham um papel, cuja forma exata varia com a natureza do exercício. Por exemplo, o efeito reflexo sobre o sistema cardiovascular da estimulação aferente muscular depende da natureza do exercício:

- *Contrações isométricas* dos músculos tendem a elevar a pressão arterial com pouco efeito no débito cardíaco.
- *Contrações isotônicas* aumentam o débito cardíaco, mas causam pequena alteração na pressão arterial.

Durante o exercício, o fluxo sanguíneo para a musculatura esquelética é aumentado na proporção do nível de atividade do músculo. O aumento no fluxo para o músculo pode ser de até 20 vezes; nesse momento, a transferência de oxigênio do sangue para o músculo pode aumentar três vezes, resultando em aumento de seis vezes na utilização de oxigênio pelo músculo. A hiperemia ativa é primariamente responsável pelo aumento no fluxo sanguíneo para o músculo; a resultante diminuição na resistência periférica causa aumento no débito cardíaco mediado por nervos simpáticos. No mesmo momento, há redução no fluxo para o intestino e os rins e, em altos níveis de exercício, para a pele (Fig. 12.46). O débito cardíaco pode aumentar até 10 vezes acima do nível de repouso em face de grande aumento na freqüência cardíaca e pequena alteração no volume sistólico. Grande parte do aumento no débito cardíaco pode ser considerada em conseqüência de diminuição na resistência periférica de cerca de 50% do valor de repouso e de aumento no retorno venoso ao coração decorrente da ação bombeadora do músculo esquelético sobre as veias e também do aumento da respiração associado com o exercício.

A atividade simpática aumentada e a parassimpática diminuída nos nervos que inervam o coração têm o efeito de aumentar tanto a freqüência cardíaca quanto a força de contração, mantendo assim o volume sistólico em níveis relativamente constantes. De fato, o volume sistólico aumenta cerca de 1,5 vez durante o exercício em mamíferos, a despeito do grande aumento na freqüência cardíaca associado ao tempo reduzido para enchimento e esvaziamento. Após estimulação simpática, entretanto, o sangue é ejetado mais rapidamente dos ventrículos com cada batimento, mantendo o volume sistólico maior que a freqüência cardíaca. O papel relativo da alteração no volume sistólico e na freqüência cardíaca em gerar aumento no débito cardíaco com o exercício varia entre os animais. Em peixes, por exemplo, as alterações no volume sistólico são muito maiores que as alterações na freqüência cardíaca, ao passo que em pássaros há grande alteração na freqüência cardíaca e pouca alteração no volume sistólico durante o exercício.

476 CIRCULAÇÃO

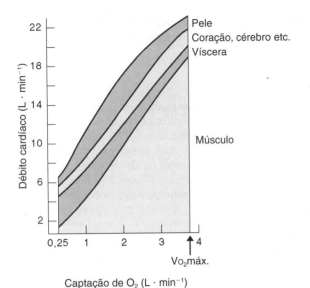

Fig. 12.46 Durante o exercício, o débito cardíaco total aumenta e o fluxo sanguíneo é desviado para os músculos ativos. É mostrada a distribuição aproximada do débito cardíaco em repouso e em diferentes níveis de exercício até o consumo máximo de oxigênio (VO_2 máx.) em um homem jovem normal. A redução progressiva no fluxo sanguíneo absoluto e na percentagem do débito cardíaco distribuído para as vísceras (região esplâncnica e rins) aumenta o fluxo sanguíneo muscular. Mesmo os vasos da pele são contraídos durante breves períodos de exercício com alto consumo de oxigênio. (Adaptado de Rowell, 1974.)

O exercício é associado a somente pequenas alterações da pressão arterial, no pH e na tensão dos gases. As oscilações na P_{CO_2} e P_{O_2} com a respiração são um tanto maiores do que aquelas observadas durante o pulso de pressão arterial. A pressão de pulso aumentada é amortecida em alguma extensão por causa da elasticidade aumentada das paredes arteriais gerada pela elevação nos níveis de catecolaminas circulantes. É provável que os quimiorreceptores e os barorreceptores arteriais desempenhem somente um papel menor nas alterações cardiovasculares associadas com o exercício. Neurônios motores que inervam o músculo esquelético são ativados por centros cerebrais superiores do córtex no início do exercício (veja Cap. 10); é possível que esse sistema de ativação também inicie as mudanças na ventilação pulmonar e no fluxo sanguíneo. O *feedback* proprioceptivo dos músculos pode também desempenhar algum papel no aumento da ventilação pulmonar e no débito cardíaco (veja Cap. 13). Diversas outras alterações aumentam a transferência de gás durante o exercício; por exemplo, hemácias são liberadas do baço em muitos animais, aumentando a capacidade transportadora de oxigênio do sangue. Assim, o exercício é responsável por uma série complexa de alterações integradas que resultam na liberação de um suplemento adequado de oxigênio e de nutrientes para o músculo em exercício.

 Quais são os efeitos da temperatura no desempenho e na capacidade de exercícios em humanos e peixes?

Mergulho

Muitos vertebrados de respiração aérea podem permanecer submersos por períodos prolongados. Durante a submersão por algum período, todos os vertebrados de respiração aérea param de respirar, de modo que os animais devem possuir um estoque de oxigênio disponível no sangue (veja Cap. 13). O sistema cardiovascular é ajustado para manter a reserva de oxigênio limitada àqueles órgãos — cérebro, coração e algumas estruturas endócrinas — que não resistem à mínima **anoxia**.

Muitas das informações sobre as respostas à submersão têm sido obtidas de estudos de animais forçados a mergulhar, algumas vezes simplesmente mantendo a cabeça do animal sob a água. Como os mergulhos que ocorrem de forma natural variam consideravelmente de profundidade, duração e nível de exercício, a informação obtida a partir dos mergulhos forçados não é sempre aplicada aos mergulhos naturais. Baleias e golfinhos passam suas vidas na água, indo para a superfície para respirar; ao passo que focas podem passar um tempo considerável na terra, fora da água. Outros animais podem passar a maioria do seu tempo na terra e mergulhar apenas ocasionalmente. As reservas de oxigênio variam nos animais, de modo que o metabolismo pode ser completamente aeróbio durante alguns mergulhos e sobremaneira anaeróbio durante outros.

A Fig. 12.47 ilustra as alterações cardiovasculares típicas que ocorrem quando uma foca mergulha e permanece submersa. Em mamíferos, mas não em outros vertebrados, a estimulação dos receptores faciais que inibem a respiração causa bradicardia intensa. Embora a pressurização inicial do pulmão possa causar aumento transitório nos níveis sanguíneos de O_2 e CO_2, a utilização contínua de O_2 durante o mergulho resulta em queda gradual no O_2 e aumento nos níveis de CO_2 do sangue. Essa queda no O_2 sanguíneo estimula os quimiorreceptores arteriais e, na ausência de atividade dos receptores de estiramento pulmonares, causa vasoconstrição periférica e redução na freqüência cardíaca e no débito cardíaco; assim, o fluxo sanguíneo para muitos tecidos é reduzido para manter o fluxo para o cérebro, o coração e alguns órgãos endócrinos.

A ausência de receptores de estiramento pulmonares ativos é causada pela ausência de respiração e pela compressão dos pulmões à medida que os animais afundam na coluna de água. O

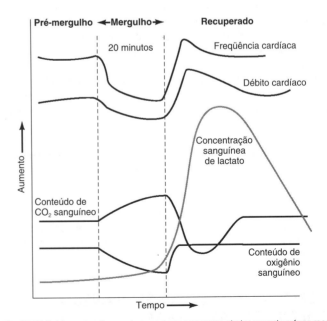

Fig. 12.47 O sistema cardiovascular passa por numerosos ajustes quando a foca mergulha. A freqüência cardíaca, o débito cardíaco e a concentração de O_2 sanguíneo diminuem durante o mergulho, mas o conteúdo de CO_2 sanguíneo aumenta. Durante o período de recuperação após o mergulho, o lactato sanguíneo aumenta intensamente; os outros parâmetros primeiro ultrapassam os valores pré-mergulho e então retornam gradualmente a eles.

aumento na resistência periférica resulta de aumento acentuado nos impulsos simpáticos e implica constrição acentuada das grandes artérias. Reduções no fluxo sanguíneo para o rim foram registradas em focas Weddell durante o mergulho. Em alguns casos, o fluxo sanguíneo para o músculo diminui, mas isto depende do nível de exercício associado com o mergulho e da espécie. Algumas vezes, a pressão arterial aumenta durante um mergulho, causando estimulação dos barorreceptores arteriais; em tais mergulhos, a bradicardia é mantida por aumento na freqüência de descarga dos quimiorreceptores e barorreceptores. A bradicardia é causada por aumento da atividade parassimpática e, em alguma extensão, por diminuição da atividade simpática nas fibras que inervam o coração.

Foi mostrado na foca que a geração da bradicardia do mergulho pode envolver alguma forma de aprendizado associativo. Em algumas focas treinadas, a bradicardia ocorre antes do início do mergulho e, portanto, antes da estimulação de qualquer receptor periférico. Essa influência psicogênica sobre a freqüência cardíaca pode ter um acentuado efeito sobre a alteração na freqüência cardíaca durante o mergulho em muitos animais. Em geral, se a freqüência cardíaca é baixa antes do mergulho, pode haver pouca ou nenhuma alteração na freqüência cardíaca durante o mergulho. Se a freqüência cardíaca é alta, então pode haver bradicardia marcante em razão do contato da face com a água e diminuição na atividade dos receptores de estiramento pulmonares.

Os receptores de "água" presentes em pássaros não estão diretamente envolvidos nas alterações cardiovasculares associadas com a submersão. Diminuição na freqüência cardíaca não é observada nem em patos submersos que respiram através de uma cânula traqueal, nem em patos submersos após a desnervação dos corpos carotídeos (Fig. 12.48). Assim, a ativação dos receptores de "água" causa suspensão da respiração (**apnéia**); a subseqüente queda na P_{O_2} e no pH sanguíneos e o aumento na P_{CO_2} resultam na estimulação dos quimiorreceptores, que então reflexamente causam as alterações cardiovasculares.

A estimulação dos receptores de estiramento do pulmão em mamíferos modifica a resposta reflexa iniciada pela estimulação dos quimiorreceptores. Na ausência de respiração, e portanto ausência de estimulação dos receptores de estiramento pulmonares, respostas reflexas diferentes daquelas que ocorrem quando o animal está respirando são obtidas pelo estímulo dos quimiorreceptores. Na ausência de respiração, a insuflação dos pulmões tende a suprimir a inibição cardíaca reflexa e a vasoconstrição periférica causadas pelo estímulo dos quimiorreceptores arteriais. Quando um animal submergido ascende em uma coluna de água, os pulmões se tornam insuflados, possivelmente ativando os receptores de estiramento nos pulmões e promovendo a aceleração cardíaca. Quando o animal está respirando, o estímulo dos quimiorreceptores arteriais resulta em aumento marcante na ventilação pulmonar. Neste caso, os níveis baixos de O_2 e/ou altos de CO_2 sanguíneos causam vasodilatação periférica. Essa vasodilatação resulta em aumento do débito cardíaco para manter a pressão arterial em face do fluxo sanguíneo periférico aumentado. Assim, a hipoxia (nível baixo de oxigênio) causada pela cessação da respiração durante o mergulho é associada com bradicardia e redução no débito cardíaco. Em contraste, a hipoxia que ocorre quando o animal está respirando (p. ex., em altas altitudes) está associada com aumento na freqüência cardíaca e no débito cardíaco.

Hemorragia

Normalmente, a estimulação dos barorreceptores arteriais e atriais inibe a liberação de vasopressina, bem como os impulsos simpáticos para a circulação periférica. A hemorragia reduz tanto a pressão sanguínea venosa quanto a arterial, reduzindo a freqüência de descarga dos barorreceptores atriais e arteriais. Isto libera a inibição barorreceptora dos impulsos simpáticos promovendo constrição de artérias (vasoconstrição) e veias (venoconstrição) e aumento no débito cardíaco. A vasoconstrição periférica e o aumento no débito cardíaco elevam a pressão arterial, ao passo que a venoconstrição mantém o retorno venoso para o coração.

A redução da inibição dos barorreceptores induzida por hemorragia também promove a liberação de vasopressina. Além disso, há aumento na atividade do sistema renina/angiotensina/aldosterona, que resulta de queda na pressão arterial e de diminuição associada no fluxo sanguíneo renal. Tanto a vasopressina como a aldosterona reduzem a formação de urina, conservando portanto o volume plasmático. Há uma marcante estimulação na sede, o que ajuda a restaurar o volume plasmático. O fluxo sanguíneo renal reduzido promove a produção renal de eritropoetina, que estimula a produção de hemácias pela medula óssea. Assim, tais células perdidas são repostas pelo aumento da produção nos dias (a semana) seguintes à hemorragia. O fígado também é estimulado para aumentar a produção de proteínas plasmáticas. O aumento na produção de eritrócitos e proteínas plasmáticas, acompanhado de redução da produção de urina e de ingestão de água aumentada, restaura o volume sanguíneo ao seu estado original.

RESUMO

O sistema circulatório pode ser dividido em duas amplas categorias — aquelas com circulação aberta e aquelas com circulação fechada. Nos sistemas circulatórios abertos, as pressões transmurais são baixas, e o sangue bombeado pelo coração se esvazia no espaço em que banha as células diretamente. Nos sistemas circulatórios fechados, o sangue passa pelos capilares da circulação arterial para a venosa. As pressões transmurais são altas, e o líquido que atravessa lentamente as paredes capilares

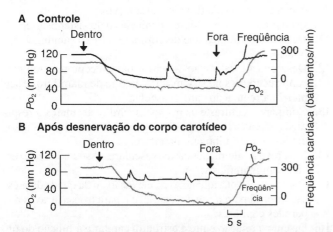

Fig. 12.48 A diminuição usual na freqüência cardíaca (bradicardia) que ocorre em patos submersos depende da inervação intacta dos corpos carotídeos. Os traçados mostram a freqüência cardíaca e a tensão de oxigênio $\left(P_{O_2}\right)$ na artéria braquiocefálica durante o período de submersão da cabeça na água indicado pelas setas *dentro* e *fora*. **(A)** Patos controles com 6 semanas de idade com todos os nervos intactos. **(B)** Os mesmos patos 3 semanas após a desnervação dos corpos carotídeos. (Jones e Purves, 1970a.)

478 CIRCULAÇÃO

até os espaços extracelulares retorna subseqüentemente para a circulação por meio do sistema linfático.

O coração é uma bomba muscular que ejeta sangue no sistema arterial. A excitação do coração é iniciada no marcapasso, e o padrão de excitação de repouso da massa muscular é determinado pela natureza do contato entre as células. As junções entre as fibras musculares no coração são de baixa resistência e permitem a transferência de atividade elétrica de uma célula para a próxima.

A fase inicial de cada contração cardíaca é isométrica; esta é seguida por uma fase isotônica na qual o sangue é ejetado até o sistema arterial. O débito cardíaco é dependente do influxo venoso, e, em mamíferos, alterações no débito cardíaco estão associadas com mudanças na freqüência cardíaca, e não no volume sistólico.

O escoamento do sangue geralmente é por fluxo corrente (laminar contínuo), mas, como a relação entre a pressão e o fluxo é complexa, a lei de Poiseuille é aplicada unicamente para fluxo em pequenas artérias e arteríolas.

O sistema arterial atua como reservatório de pressão e condutor para o sangue entre o coração e os capilares. As artérias elásticas amortecem as oscilações na pressão, e o fluxo promovido pela contração do coração e as arteríolas musculares controlam a distribuição de sangue para os capilares. O sistema venoso atua tanto como condutor para o sangue entre os capilares e o coração quanto como um reservatório de sangue. Em mamíferos, 50% do volume total de sangue está contido nas veias.

Os capilares são o local de transferência de material entre o sangue e os tecidos. Apenas 30 a 50% de todos os capilares estão abertos para o fluxo sanguíneo em dado momento, mas nenhum capilar permanece fechado por muito tempo, porque todos eles se abrem e se fecham continuamente. O fluxo sanguíneo capilar é controlado por nervos que inervam o músculo liso que circunda as arteríolas. Alterações na composição do sangue e no líquido extracelular na região do leito capilar fazem com que os vasos ou se contraiam ou se dilatem, alterando portanto o fluxo sanguíneo.

As paredes dos capilares estão geralmente em ordem de magnitude mais permeáveis que outras camadas celulares. O material é transferido entre o sangue e os tecidos através das células endoteliais (ou entre elas) que formam a parede capilar. As células endoteliais contêm grande número de vesículas que podem coalescer para formar canais para o movimento de material através das células. Além disso, algumas células endoteliais têm mecanismos transportadores específicos para transferência de glicose e aminoácidos. O tamanho das fendas entre as células varia entre os leitos capilares; capilares cerebrais têm junções fechadas, enquanto que os capilares hepáticos têm grandes fendas entre as células.

A pressão arterial é regulada por mecanismos de controle central para manter o fluxo sanguíneo capilar, que pode ser posteriormente ajustado localmente para satisfazer as necessidades dos tecidos particulares. Os barorreceptores arteriais monitoram a pressão arterial e reflexamente alteram o débito cardíaco e a resistência periférica para manter a pressão arterial. Mecanorreceptores ventriculares e atriais monitoram a pressão venosa e derivativos da concentração cardíaca para assegurar que a atividade do coração seja correlacionada com o influxo sanguíneo do sistema venoso e o efluxo até o sistema arterial. Os quimiorreceptores arteriais respondem a alterações no pH e a níveis de gases do sangue. Todos esses receptores sensoriais suprem as informações para o centro cardiovascular, onde os impulsos são integrados para assegurar resposta apropriada do sistema circulatório para alterar as necessidades do animal, como durante o exercício. Peptídeos natriuréticos, vasopressina e o sistema renina-angiotensina-aldosterona operam em conjunto com reflexos neurais para manter o volume sanguíneo após ingestão de líquidos ou hemorragia.

Em geral, a estimulação dos nervos simpáticos que inervam o músculo liso vascular promove vasoconstrição e aumento na pressão arterial, enquanto aumento nas catecolaminas circulantes (especialmente a epinefrina) causa diminuição na resistência periférica acompanhada por aumento na pressão arterial decorrente de elevação concomitante no débito cardíaco. O endotélio vascular libera vários compostos (p. ex., óxido nítrico, endotelina e prostaciclina) que causam vasoconstrição ou vasodilatação localizada, portanto ajustando o fluxo sanguíneo às necessidades do tecido. Mediadores inflamatórios, incluindo a histamina e as cininas, atuam para aumentar o fluxo sanguíneo para os locais de tecido lesado. Finalmente, quando o metabolismo aeróbio em um tecido aumenta, há aumento local no fluxo sanguíneo capilar, denominado hiperemia ativa. Isto assegura que os tecidos mais ativos normalmente tenham maiores fluxos sanguíneos capilares.

QUESTÕES DE REVISÃO

1. Descreva as propriedades dos marcapassos miogênicos.
2. Descreva a transmissão da excitação no coração de mamífero.
3. Descreva as alterações na pressão e no fluxo durante um único batimento no coração de mamífero.
4. Discuta os fatores que têm influência no volume sistólico do coração.
5. Qual é a natureza e a função da inervação do coração de mamífero?
6. Qual é o efeito sobre a função cardíaca de um pericárdio rígido *versus* um pericárdio complacente?
7. Qual é a significância funcional de um ventrículo parcialmente dividido em alguns répteis?
8. Discuta as alterações na circulação que ocorrem ao nascimento no feto de mamífero.
9. Discuta a aplicabilidade da equação de Poiseuille na relação entre pressão e fluxo na circulação.
10. Quais são as funções desempenhadas pelo sistema arterial?
11. Descreva os fatores que determinam o fluxo sanguíneo capilar.
12. Descreva a localização de vários barorreceptores e/ou mecanorreceptores no sistema circulatório de mamíferos e seu papel na regulação cardiovascular.
13. Compare e contraste as respostas cardiovasculares à respiração aérea em baixa tensão de oxigênio com aquelas associadas ao mergulho em mamíferos.
14. Descreva as alterações cardiovasculares associadas ao exercício em mamíferos.
15. Quais são as conseqüências da elevação ou da queda da pressão arterial para a função cardíaca e para trocas através das paredes capilares?
16. Discuta a relação entre a estrutura capilar e a função do órgão, comparando-a com aquela encontrada em diferentes órgãos do corpo.
17. Descreva a maneira pela qual as substâncias são transferidas entre o sangue e os tecidos através das paredes capilares.

18. Quais são as funções desempenhadas pelo sistema venoso?

19. Descreva os efeitos da gravidade sobre a circulação sanguínea em mamíferos terrestres. Como são alterados esses efeitos se o animal está na água?

20. Defina a lei de Laplace. Discuta a lei no contexto da estrutura do sistema cardiovascular.

21. Discuta o papel do sistema linfático na circulação de líquidos. Discuta como e por que esse papel pode variar nas diferentes partes do corpo.

LEITURAS SUGERIDAS

Bundgaard, M. 1980. Transport pathways in capillaries: in search of pores. *Ann. Rev. Physiol.* 42:325–326.

Crone, C. 1980. Ariadne's thread: an autobiographical essay on capillary permeability. *Microvasc. Res.* 20:133–149.

Heisler, N., ed. 1995. Mechanisms of Systemic Regulation: Respiration and Circulation. *Adv. Comp. Environ. Physiol.*, Vol. 21.

Hoar, W. S., D. J. Randall, and A. P. Farrell, eds. 1992. *Fish Physiology.* Vol XIIIA & B. New York: Academic Press.

Johansen, K., and W. Burggren, eds. 1985. *Cardiovascular Shunts.* (Alfred Benzon Symposium 21.) Copenhagen: Munksgaard.

Kooyman, G. L. 1989. *Diverse Divers.* Zoophysiology. Vol. 23. New York: Springer-Verlag.

Kuby, J. 1997. Leukocyte migration and inflammation. In *Immunology,* 3d ed. New York: W. H. Freeman.

Lewis, D. H., ed. 1979. Lymph circulation. *Acta Physiol. Scand.,* Suppl. 463.

Radomski, M. W., and E. Salas. 1995. Biological significance of nitric oxide. 4th Int. Congress. *Comp. Physiol. Biochem. Physiol. Zool.* 68:33–36.

Schmidt-Nielsen, K. 1972. *How Animals Work.* New York: Cambridge University Press.

Van Vilet, B. N., and N. H. West. 1994. Phylogenetic trends in the baroreceptor control of arterial blood pressure. *Physiol. Zool.* 67(6):1284–1304.

CAPÍTULO
13

TROCAS GASOSAS E EQUILÍBRIO ÁCIDO-BÁSICO

Há apenas 200 anos, Antoine Lavoisier mostrou que os animais utilizam o oxigênio e produzem dióxido de carbono e calor (Destaque 13.1). Foi mostrado mais tarde que esse processo acontece nas mitocôndrias (veja Cap. 3). Os animais obtêm oxigênio do ambiente, usando-o para respiração celular. O dióxido de carbono produzido é então liberado no ambiente. Para que a respiração celular ocorra, deve haver suplemento regular de oxigênio, e o produto de excreção dióxido de carbono deve ser continuamente removido. Se o dióxido de carbono se acumula no corpo, o pH cai e o animal morre. Embora o transporte de oxigênio e de dióxido de carbono ocorra em direções opostas, ambos os processos têm muitos elementos em comum. Se o transporte de gás é diminuído, os animais morrem mais propriamente por ausência de oxigênio do que por acúmulo de dióxido de carbono, visto que o oxigênio é requerido para que o metabolismo possa continuar e o dióxido de carbono é o produto do metabolismo aeróbio. O ar contém cerca de 21% de oxigênio, mas quase nenhum dióxido de carbono, sendo o restante constituído principalmente de nitrogênio. O dióxido de carbono liberado pelos animais no ambiente é removido por bactérias fotossintéticas, plantas e algas, que produzem oxigênio. Este ciclo do O_2 e do CO_2 é parte da vasta interdependência que existe entre plantas e animais.

Neste capítulo, nós examinamos o transporte de O_2 e CO_2 no sangue e os sistemas que evoluíram nos animais para facilitar o movimento desses dois gases entre o ambiente e o sangue e entre o sangue e os tecidos. O principal enfoque é dado aos sistemas encontrados nos vertebrados, particularmente os mamíferos, porque estes têm sido investigados mais profundamente. Diversos sistemas que transportam O_2 entre o ambiente e os tecidos são de particular interesse, incluindo aqueles que transportam o oxigênio na bexiga natatória de peixes contra gradientes que podem ser de várias atmosferas. Este é descrito no final deste capítulo como exemplo de um dos muito intrigantes problemas da transferência de gás em animais.

CONSIDERAÇÕES GERAIS

O oxigênio e o dióxido de carbono são transferidos passivamente do ambiente através da superfície do corpo (*i.e.*, pele ou epitélio respiratório especial) por difusão. As leis físicas relevantes relacionadas ao comportamento dos gases, juntamente com algumas das terminologias usadas em fisiologia respiratória, são revistas no Destaque 13.2. Para facilitar a taxa de transferência de um gás para uma dada diferença de concentração, a área de superfície do epitélio respiratório deve ser tão grande quanto possível e a distância de perfusão tão pequena quanto possível.

Os requisitos de O_2 e a produção de CO_2 de um animal aumentam em função da massa, mas a taxa de transferência do gás através da superfície corpórea é relacionada primeiramente à área de superfície. A área de superfície de uma esfera aumenta com o quadrado do seu diâmetro, enquanto que o volume aumenta com o cubo do seu diâmetro. Em animais muito pequenos, as distâncias para difusão são pequenas, e a proporção da área de superfície para o volume é grande. Por esta razão, somente a difusão é suficiente para a transferência de gases em pequenos animais, tais como rotíferos e protozoários, que são menores que 0,5 mm de diâmetro. Aumentos no tamanho resultam em aumentos na distância de difusão e reduções na proporção entre a área de superfície e o volume. Grandes proporções na área de superfície/volume são mantidas em grandes animais pela elaboração de áreas especiais para trocas de gases. Em alguns animais, a superfície corpórea total participa da transferência de gás, mas em animais grandes e ativos há uma superfície respiratória especializada. Essa superfície é constituída de uma camada de células delgadas, o *epitélio respiratório*, que tem 0,5 a 15 μm de espessura. Essa superfície compreende a principal porção da superfície corpórea total. Em humanos, por exemplo, a área de superfície respiratória dos pulmões é de 50 a 100 m^2, variando com a idade e a inflação do pulmão; a área do restante da superfície corpórea é menos que 2 m^2.

A transferência de gás entre o ambiente e os ovos, embriões, muitas larvas e mesmo alguns anfíbios adultos ocorre por simples difusão. Camadas limites de líquido com baixa concentração de oxigênio e alta em dióxido de carbono são encontradas sempre que a transferência de gás ocorre somente por difusão. A espessura dessa camada hipóxica (baixo oxigênio) aumenta com o tamanho do animal, a captação de oxigênio e temperaturas diminuídas. A estagnação do meio próximo à superfície de troca gasosa é evitada, na maioria dos animais, pelo movimento do ar ou água pela respiração. Um sistema circulatório está en-

DESTAQUE 13.1

PRIMEIROS EXPERIMENTOS SOBRE TROCAS GASOSAS EM ANIMAIS

Paul Astrup (1915-) e John Severinghaus (1922-), dois proeminentes cientistas no campo das trocas gasosas, descreveram muitos dos experimentos mais significativos e notáveis para nossa presente compreensão sobre a transferência de gás em animais no seu livro A *História dos gases sanguíneos, Ácidos e Bases* publicado em 1986. Os estudos das trocas gasosas em animais começaram como uma extensão dos trabalhos de Robert Boyle (1627-1691) no século 17 sobre as propriedades do ar. Ele mostrou que tanto os animais quanto as chamas morrem no vácuo, indicando que algo no ar era requerido para sustentar a vida e para manter uma vela acesa.

Joseph Priestley (1733-1804), que morou próximo a uma cervejaria, ficou fascinado pelos grandes volumes de gás produzidos durante o processo de fermentação. Continuando os experimentos de Boyle de uma forma modificada, Priestley aqueceu várias substâncias químicas, coletou os gases produzidos através da água ou do mercúrio e então testou se camundongos poderiam viver nesses gases. Ele notou que os camundongos viviam mais e a chama era mais brilhante no gás produzido pelo aquecimento do óxido de mercúrio do que nos gases produzidos por outras substâncias químicas. Ele também observou que os camundongos viviam mais se houvesse plantas nos recipientes. As observações de Priestley fizeram com que Benjamin Franklin notasse que a prática de cortar as árvores próximas das casas impediria que as plantas renovassem o ar, que era deteriorado pelos animais. Assim, Priestley demonstrou que plantas, bem como certas substâncias químicas quando aquecidas, produziriam algum gás que manteria vivos os animais e as chamas. Ele pensou que esse gás absorveria o *flogisto**, algo que era liberado quando o material se queimava. De acordo com essa teoria, o coração conteria grande quantidade de flogisto que era liberado no ar durante a combustão deixando atrás a cinza. Isto é, quando substâncias eram queimadas, elas perdiam flogisto e portanto perdiam peso.

Antoine Lavoisier (1743-1794), entretanto, descobriu que o fósforo ganhava peso quando queimava no ar e que algumas outras substâncias, quando aquecidas no ar, ganhavam peso, mas isto não ocorria se fossem aquecidas no vácuo. Em outras palavras, alguma coisa no ar era consumida quando algumas substâncias eram aquecidas. Isto foi o fim da teoria do flogisto. Lavoisier denominou a substância que era consumida durante a combustão e era requerida para manter os animais vivos *oxigênio*, a partir das palavras gregas que significam "formar ácido".

Lavoisier repetiu alguns experimentos de Henry Cavendish (1731-1810), que achou que o *gás inflamável* produzido quando metais são adicionados ao ácido pode combinar com o oxigênio para formar água. Lavoisier chamou esse gás de *hidrogênio*, a partir das palavras gregas que significam "formar água". Ele também repetiu e ampliou alguns dos experimentos de Priestley e descobriu que, se o óxido de mercúrio fosse aquecido com carvão, era formado *o ar fixado* (dióxido de carbono). O ar fixado foi descrito primeiramente por Joseph Black (1728-1799), que o produziu adicionando ácido à greda.

Sabia-se que o ar expirado contina algum ar fixado, e Lavoisier deu o grande próximo passo. Ele constatou que tanto o carvão em combustão quanto os animais consumiam oxigênio e produziam calor e dióxido de carbono. Ele então mediu o consumo de oxigênio e a produção de calor em animais e descobriu que a quantidade de calor produzida relativa ao oxigênio consumido era aproximadamente a mesma para animais e para o carvão em combustão, embora as taxas desses processos fossem muito menores nos animais.

Lavoisier era também um coletor de impostos. Tais pessoas geralmente não são tidas em alta reputação, e esse brilhante cientista não foi exceção: foi enviado para a guilhotina em 1794.

---

* N. T.: Do grego **phlogistós**, fluido imaginado pelos químicos do séc. XVIII para explicar a combustão.

---

volvido nos grandes animais para a transferência de oxigênio e dióxido de carbono pelo fluxo de sangue entre os tecidos e o epitélio respiratório. O sangue flui através de uma extensa rede de capilares e é espalhado em uma película delgada debaixo da superfície respiratória, reduzindo portanto as distâncias de difusão requeridas para distribuir os gases contidos. Os gases são transportados entre a superfície e os tecidos pelo volume de sangue que flui pelo sistema circulatório. Os gases difundem-se entre o sangue e os tecidos através da parede capilar. Mais uma vez, para facilitar a transferência de gás, a área para difusão é grande, e a distância de difusão entre qualquer célula e o capilar mais próximo é pequena. A **lei de Graham** estabelece que a velocidade de difusão de uma substância ao longo de um dado gradiente é inversamente proporcional à raiz quadrada do seu peso molecular (ou densidade). Como as moléculas de oxigênio e de dióxido de carbono são de tamanhos semelhantes, elas se difundem com velocidades semelhantes no ar; elas são também utilizadas (O_2) e produzidas (CO_2) aproximadamente na mesma taxa pelos animais. Pode-se esperar portanto que o sistema de transferência que satisfaz as necessidades de oxigênio de um animal também assegurará taxas adequadas de remoção do dióxido de carbono.

A Fig. 13.1 ilustra esquematicamente os componentes do sistema de transferência de gás em muitos animais, que envolvem quatro etapas básicas:

1. Movimentos respiratórios, que asseguram suprimento contínuo de ar ou água para a superfície respiratória (p. ex., pulmões ou guelras)
2. Difusão de O_2 e CO_2 através do epitélio respiratório
3. A maior parte do transporte de gases pelo sangue
4. A difusão de O_2 e CO_2 através das paredes capilares entre o sangue e as mitocôndrias nas células teciduais.

A capacidade de cada uma dessas etapas é equiparada porque a seleção natural tende a eliminar as capacidades não utilizadas e metabolicamente dispendiosas. Essa combinação de capacidades em uma cadeia de eventos ligados foi denominada *simorfose*. Provavelmente, as capacidades dos elementos em uma cadeia serão determinadas pela capacidade da etapa limitante da velocidade. As capacidades em uma cadeia de eventos, entretanto, não são sempre equilibradas, e a simorfose chama a atenção para esse modelo característico aparentemente não econômico. Uma explicação para a capacidade superior ou inferior é que um único elemento pode ser um elo em várias cadeias; assim, sua capacidade pode ser apropriada para uma cadeia de eventos, mas pode estar em excesso para outra, explicando o aparente excesso de capacidade.

A taxa do fluxo de gases varia enormemente entre os animais, de 0,08 ml·g^{-1}·h^{-1} em uma minhoca até 40 ml·g^{-1}·h^{-1} em um beija-flor parado no ar. A concentração de enzimas aeróbias (p. ex., a citocromo-oxidase) e a área das cristas por mitocôndria aumentam com a taxa metabólica. O beija-flor e alguns insetos, entretanto, podem ter atingido o limite superior para as taxas de utilização de oxigênio pelo animal. Claramente, o volume mitocondrial e a densidade nos músculos não podem ser aumentados indefinidamente sem comprometer a capacidade de contração dos músculos, isto é, deve haver alguma relação entre estruturas que suprem energia (mitocôndrias) e estruturas que usam energia (miofilamentos). O espaço ocupado pela mitocôndria nunca excede 45% do volume total do músculo, mesmo em mamíferos, pássaros e insetos, os animais com maior consumo de oxigênio. Deve também haver limites para o delineamento mitocondrial em termos do número de cristas por unidade de volume mitocondrial, sendo a miniaturização máxima determinada pelo volume mínimo requerido pelas enzimas envolvidas na produção

482 TROCAS GASOSAS E EQUILÍBRIO ÁCIDO-BÁSICO

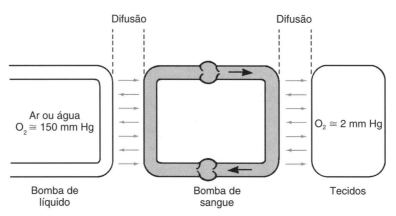

Fig. 13.1 O sistema de transporte de gás de um vertebrado consiste em duas bombas e duas barreiras de difusão alternadas em séries entre o meio externo e os tecidos. (Adaptado de Rahn, 1967.)

de energia. Pareceria que os beija-flores, e talvez outros pequenos mamíferos e poucos insetos, poderiam ter-se aproximado dos limites desse modelo determinando as taxas máximas de consumo de oxigênio.

Insetos são geralmente muito menores que pássaros e mamíferos menores. Alguns insetos grandes parecem ter sido substituídos pelos pequenos pássaros, assim como os monoplanos substituíram os biplanos antes da Segunda Guerra Mundial. A miniaturização de vertebrados pode ser limitada pela natureza dos seus sistemas de transferência de gases. Insetos têm um sistema traqueal que troca os gases diretamente entre o meio e os tecidos, permitindo altas taxas de consumo de oxigênio nos animais muito pequenos.

 Quais são as vantagens e as desvantagens de um sistema traqueal, comparado com um sistema de circulação sanguínea, na transferência de gases entre o ambiente e os tecidos?

OXIGÊNIO E DIÓXIDO DE CARBONO NO SANGUE

Considerando o movimento do oxigênio e do dióxido de carbono entre o ambiente e as células, primeiro discutiremos como esses gases são transportados no sangue, em vez de iniciarmos com o ambiente ou com a célula. Escolhemos esta alternativa porque os mecanismos pelos quais o oxigênio e o dióxido de carbono são carreados no sangue afetam suas transferências entre o meio embiente e o sangue e entre o sangue e os tecidos.

Pigmentos Respiratórios

Uma vez que o oxigênio se difunde através do epitélio respiratório até o sangue, ele se combina com o **pigmento respiratório** que dá a cor característica ao sangue. O pigmento respiratório mais conhecido, **hemoglobina**, é vermelho. Combinando-se com o oxigênio, o pigmento respiratório aumenta o volume de oxigênio do sangue. Na ausência de um pigmento respiratório,

o conteúdo de O_2 do sangue seria baixo. O **coeficiente de solubilidade de Bunsen** do oxigênio no sangue a 37°C é de 2,4 ml de O_2 por 100 ml de sangue por atmosfera de pressão de oxigênio. Portanto, a concentração de O_2 em solução física (i.e., não ligado a pigmento respiratório) no sangue humano em P_{O_2} arterial normal será unicamente 0,3 ml de O_2 por 100 ml de sangue, ou 0,3 vol % O_2. De fato, o conteúdo total de O_2 do sangue arterial humano em uma P_{O_2} arterial normal é de 20 vol %. O aumento de 70 vezes no conteúdo é oriundo da combinação do oxigênio com a hemoglobina. Na maioria dos animais que usam a hemoglobina como pigmento respiratório, o conteúdo de O_2 em solução física é unicamente uma pequena fração do conteúdo total de O_2 do sangue. O peixe do gelo antártico é uma exceção entre os vertebrados; o sangue desse peixe carece de pigmento respiratório e portanto tem baixo conteúdo de O_2. Ele compensa a ausência de hemoglobina com volume sanguíneo e débito cardíaco aumentados, mas sua taxa de consumo de O_2 é reduzida comparada com aquela de espécies do mesmo hábitat que têm hemoglobina. As baixas temperaturas provavelmente são um fator na evolução dos peixes sem hemoglobina. Baixas temperaturas são associadas com baixas taxas metabólicas em peciloterinos, e o oxigênio, como todos os gases, tem maior solubilidade em baixas temperaturas.

Os pigmentos respiratórios são complexos de proteínas e íons metálicos, e cada um tem cor característica. A cor de um pigmento respiratório muda de acordo com seu conteúdo de O_2. Assim, a hemoglobina, que é vermelho rutilante quando está saturada de O_2, torna-se vermelho-castanha-escura quando desoxigenada. A hemoglobina de vertebrados, exceto a dos ciclostomatos, tem peso molecular de 68.000 e contém quatro grupos prostéticos, chamados de **heme**, associados com a globina, uma proteína tetramérica (Fig. 13.2A). A molécula de globina consiste em dois dímeros, $\alpha_1\beta_1$ e $\alpha_2\beta_2$, cada qual uma unidade fortemente aderida. Os dois dímeros são mais frouxamente conectados um ao outro por pontes de sal, exceto que as duas cadeias β não se tocam. A oxigenação altera essas pontes, promovendo mudanças conformacionais na molécula de hemoglobina. A hemoglobina pode ser dissociada em quatro subunidades de pesos aproximadamente iguais, cada uma contendo uma cadeia polipeptídica e um grupo heme. A **mioglobina**, um pigmento respiratório que armazena O_2 em músculos de vertebrados, é equivalente a uma subunidade de hemoglobina e exibe considerável seqüência homóloga com a cadeia α da hemoglobina.

DESTAQUE 13.2
LEIS DOS GASES

Cerca de 300 anos atrás, Robert Boyle determinou que em dada temperatura o produto da pressão pelo volume é constante para um dado número de moléculas de gás. A **Lei de Gay-Lussac** estabelece que ou a pressão ou o volume de um gás é diretamente proporcional à temperatura absoluta se o outro é mantido constante. Combinadas, estas leis são expressas na equação geral de um gás:

$$PV = nRK$$

onde P é a pressão, V é o volume, n é o número de moléculas de um gás, R é a constante universal do gás (0,08205 L·atm·K^{-1}·mol^{-1}, ou 8,314 × 10^7 ergs·°K^{-1}·mol^{-1}, ou 1,987 cal·K^{-1}·mol^{-1}), e K é a temperatura absoluta. Para uso preciso, a equação deveria ser modificada usando-se as constantes de van der Waals.

A equação geral de um gás indica que volumes iguais de diferentes gases sob a mesma temperatura e pressão contêm igual número de moléculas (**Lei de Avogadro**). Um mol de gás ocupa aproximadamente 22,414 litros a 0°C e 760 mm Hg. Como o número de moléculas por unidade de volume é dependente da pressão e da temperatura, as condições deveriam ser sempre estabelecidas com o volume do gás. Os volumes dos gases em fisiologia são sempre considerados como estando em temperatura corpórea, pressão atmosférica e saturados com vapor de água (BTPS); em temperatura e pressão ambientes, saturados com vapor de água (ATPS); ou em temperatura e pressão padrão (0°C, 760 mm Hg) e seco, ou pressão de vapor de água zero (STPD).

Os volumes de gases medidos em um conjunto de condições (p. ex., ATPS) podem ser convertidos para outro (p. ex., BTPS) usando-se a equação geral dos gases. Por exemplo, o volume de ar expirado do pulmão de um mamífero na temperatura corpórea de 37°C (273 + 37 = 310 K) é freqüentemente medido na temperatura ambiente, isto é, 20°C (273 + 20 = 293 K). A queda na temperatura reduzirá o volume do gás expirado. Um gás em contato com a água ficará saturado de vapor de água. A pressão do vapor de água a 100% de saturação varia com a temperatura. O ar expirado está saturado com a água, mas a temperatura diminui, a água se condensará e essa condensação também reduzirá o volume de gás expirado. Se a pressão barométrica é de 760 mm Hg e a pressão de vapor de água a 37°C e 20°C é 47 mm Hg e 17 mm Hg, respectivamente, então um volume de gás de 500 ml medido a 20°C é convertido para o volume expirado em BTPS como segue:

$$500 \text{ ml} \times \frac{(760-17)}{(760-47)} \times \frac{(273+37)}{(273+20)} = 551 \text{ ml}$$

Assim, nas condições estabelecidas anteriormente, o volume de gás de 551 ml dentro do pulmão é reduzido para 500 ml após a expiração, em razão de queda na temperatura do gás e condensação da água.

A **Lei de Dalton** da pressão parcial estabelece que a pressão parcial de cada gás em uma mistura é independente dos outros gases presentes, de modo que a pressão total é igual à soma das pressões parciais de todos os gases presentes. A pressão parcial de um gás na mistura dependerá do número de moléculas presentes em dado volume e em dada temperatura. Geralmente, o oxigênio participa com 20,94% de todas as moléculas de gás presentes no ar seco; assim, se a pressão total é de 760 mm Hg, a pressão parcial do oxigênio, P_{O_2}, será 760 × 0,2094 = 159 mm Hg. Mas o ar geralmente contém vapor de água, que contribui para a pressão total. Se o ar está 50% saturado com vapor de água a 22°C, a pressão de vapor de água é de 18 mm Hg; se a pressão total é 760, a pressão parcial do oxigênio será (760 − 18) × 0,2094 = 155 mm Hg. Se a pressão parcial do CO_2 na mistura de um gás é 7,6 mm Hg e a pressão total é 760 mm Hg, então 1% das moléculas no ar são de CO_2.

Os gases são solúveis nos líquidos. A quantidade de gás que se dissolve em dada temperatura é proporcional à pressão parcial daquele gás na fase gasosa (**Lei de Henry**). A quantidade dado gás na solução é igual a αP, onde P é a pressão parcial do gás e α é o **coeficiente de solubilidade de Bunsen**, que é independente de P. O coeficiente de solubilidade de Bunsen varia com o tipo de gás, a temperatura e o líquido em questão, mas é constante para qualquer gás em um dado líquido em temperatura constante. O coeficiente de solubilidade de Bunsen para o oxigênio diminui com o aumento na força iônica e na temperatura da água.

Na molécula de hemoglobina, o ferro no estado ferroso (Fe^{2+}) está ligado a um anel de porfirina do heme, formando ligações coordenadas com os quatro nitrogênios pirrólicos (Fig. 13.2B). As duas ligações coordenadas remanescentes são usadas para unir o grupo heme a uma molécula de O_2 e a um anel imidazol de um resíduo de histidina na globina (Fig. 13.2C). Se o O_2 é ligado à molécula, ela é referida como **oxiemoglobina**; se o O_2 está ausente, ela é chamada **desoxiemoglobina**. A ligação do O_2 à hemoglobina para formar oxiemoglobina não oxida o ferro ferroso em férrico. Na hemoglobina, a oxidação do ferro ferroso no estado férrico produz a **metemoglobina**, que não se liga ao O_2 e portanto não é funcional. Embora a formação da metemoglobina ocorra normalmente, as células sanguíneas vermelhas contêm a enzima metemoglobina-redutase, que reduz a metemoglobina na forma ferrosa funcional. Certos compostos (p. ex., nitritos e cloratos) atuam ou oxidando a hemoglobina ou inativando a metemoglobina-redutase, aumentando portanto o nível de metemoglobina e reduzindo o transporte de oxigênio.

A afinidade da hemoglobina pelo monóxido de carbono é cerca de 200 vezes maior que sua afinidade pelo oxigênio. Como resultado, o monóxido de carbono deslocará o oxigênio e saturará a hemoglobina, mesmo em baixas pressões parciais de monóxido de carbono, provocando redução marcante no transporte de oxigênio para os tecidos. A hemoglobina saturada com monóxido de carbono é denominada **carboxiemoglobina**. O efeito de tal saturação sobre o metabolismo oxidativo é semelhante àquele da privação de oxigênio, e este é o motivo pelo qual o monóxido de carbono produzido pelos carros ou por carvão ou lenha impropriamente estocados é tão tóxico. Mesmo os níveis produzidos pelo tráfego nas cidades podem enfraquecer a função cerebral por anoxia parcial.

A hemoglobina é encontrada em muitos grupos de invertebrados, mas outros possuem pigmentos respiratórios diferentes, incluindo a **hemeritrina** (Priapulida, Braquiopoda, Annelida), **clorocruorina** (Annelida) e **hemocianina** (Mollusca, Arthropoda). Muitos invertebrados não têm pigmentos respiratórios. A hemocianina, um grande pigmento respiratório contendo cobre, tem muitas propriedades semelhantes às da hemoglobina, captando o oxigênio quando a pressão parcial é alta e liberando-o quando a pressão é baixa. A hemocianina liga-se ao oxigênio na proporção de 1 mol de O_2 por aproximadamente 75.000 g de pigmento respiratório. Em comparação, 4 mol de O_2 se ligam a 68.000 g de hemoglobina quando ela está completamente saturada. Diferente da hemoglobina, a hemocianina não é armazenada nas células e não está asssociada a altos níveis de anidrase carbônica no sangue. Em sua forma oxigenada, ela é azul-clara; em sua forma desoxigenada, é incolor.

Transporte de Oxigênio no Sangue

Cada molécula de hemoglobina pode combinar-se com quatro moléculas de oxigênio, cada heme combinando-se com uma molécula de oxigênio. A extensão pela qual o O_2 é ligado à hemoglobina varia com a pressão parcial do gás, P_{O_2}. Se todos os locais na molécula de hemoglobina são ocupados pelo O_2, o sangue está 100% saturado e o *conteúdo* de oxigênio do sangue é igual a sua capacidade de oxigenação. Um milimol de heme pode ligar-se a um milimol de O_2, que representa um volume de 22,4 ml de O_2. O sangue humano contém cerca de 0,9 mmol de heme por 100 ml de sangue. A capacidade de oxigenação é portanto

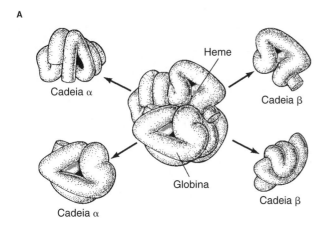

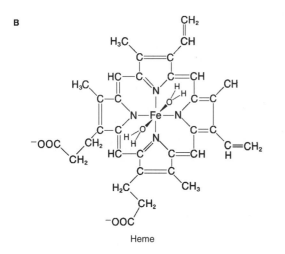

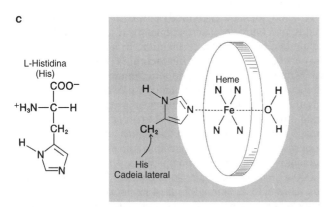

Fig. 13.2 A hemoglobina, o principal pigmento respiratório em vertebrados, consiste em quatro subunidades protéicas de globina, cada uma contendo uma molécula de heme. **(A)** Diagrama esquemático da molécula de hemoglobina, mostrando a relação entre as cadeias α e β. Duas das quatro unidades heme são visíveis nas dobras formadas pelas cadeias polipeptídicas. **(B)** Estrutura do heme, formado pela combinação de íon ferroso (Fe^{2+}) e protoporfirina IX. **(C)** Diagrama esquemático do heme em uma bolsa formada pela molécula de globina. A cadeia lateral de um resíduo de histidina (His) na globina atua como ligante adicional para o átomo de ferro no heme. Quando o oxigênio se liga, ele desloca H_2O ligante remanescente. (Adaptado de McGilvery, 1970.)

Como a capacidade de oxigênio do sangue aumenta na proporção da sua concentração de hemoglobina, o conteúdo de oxigênio comumente é expresso como percentagem da capacidade de oxigênio, isto é, a *percentagem de saturação*. Isto faz com que seja possível comparar o conteúdo de oxigênio do sangue de diferentes conteúdos de hemoglobina. As *curvas de dissociação do oxigênio* descrevem a relação entre a percentagem de saturação e a pressão parcial de oxigênio.

As curvas de dissociação do oxigênio da mioglobina e da hemoglobina da lampreia são hiperbólicas, enquanto que as curvas de dissociação do oxigênio da hemoglobina de outros vertebrados são sigmóides (Fig. 13.3). Essa diferença ocorre porque a mioglobina e a hemoglobina da lampreia têm um único grupo heme, mas outras hemoglobinas têm quatro grupos heme. A forma sigmóide das curvas de dissociação exibidas pela hemoglobina que têm vários grupos heme resulta da *cooperatividade das subunidades*; isto é, a oxigenação dos primeiros grupos hemes facilita a oxigenação dos grupos heme subseqüentes. A porção escarpada da curva corresponde aos níveis de oxigênio nos quais pelo menos um grupo heme já está ocupado por uma molécula de oxigênio, aumentando a afinidade pelo oxigênio dos grupos heme restantes. Quando uma molécula de hemoglobina é oxigenada, ela passa por uma mudança conformacional do *estado de tensão (T) para um estado relaxado (R)*. A oxigenação é associada com alterações na estrutura terciária próxima aos hemes que enfraquecem ou rompem as conexões entre os dímeros $α_1β_1$ e $α_2β_2$, resultando em uma grande alteração na estrutura quaternária do estado T para o R. Tais alterações conformacionais também produzem mudanças na dissociação das cadeias laterais acídicas, de modo que prótons (íons H^+) são liberados conforme a hemoglobina é oxigenada.

Uma importante propriedade dos pigmentos respiratórios é que eles se combinam reversivelmente com O_2 acima da variação de pressões parciais normalmente encontradas no animal. Em P_{O_2} baixa, somente pequena quantidade de O_2 é ligada ao pigmento respiratório; em P_{O_2} alta, entretanto, grande quanti-

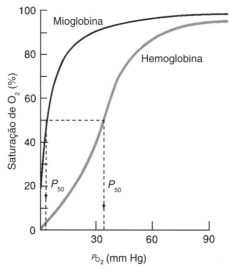

Fig. 13.3 As hemoglobinas com múltiplos grupos heme têm curvas de dissociação do oxigênio sigmóides, enquanto a mioglobina com somente um único grupo heme tem uma curva de dissociação hiperbólica. A hemoglobina da lampreia, com um grupo heme, tem uma curva de dissociação semelhante àquela da mioglobina. A P_{50}, a pressão parcial na qual um pigmento respiratório é 50% saturado com oxigênio, é uma medida da sua afinidade pelo oxigênio.

$0,9 × 22,4 = 20,2$ vol %. O conteúdo de oxigênio de uma unidade de volume de sangue inclui o O_2 em solução física bem como aquela combinada com a hemoglobina, mas na maioria dos casos o O_2 em solução física é unicamente uma pequena fração do conteúdo total de O_2.

dade de O_2 é ligada. Graças a esta propriedade, o pigmento respiratório pode atuar como transportador de oxigênio, saturando-se na superfície respiratória (região de P_{O_2} alta) e descarregando-se nos tecidos (região de P_{O_2} baixa). Em alguns animais, o papel predominante de um pigmento respiratório pode servir como reservatório de oxigênio, liberando o O_2 para os tecidos somente quando o O_2 está relativamente indisponível. Em muitos animais em repouso, o sangue venoso que entra nos pulmões ou nas brânquias está cerca de 70% saturado com oxigênio; isto é, a maioria do oxigênio ligado à hemoglobina não é removida durante o trânsito através dos tecidos. Durante o exercício, quando a demanda de oxigênio pelos tecidos está aumentada, esse reservatório venoso de oxigênio é aberto, e a saturação venosa pode cair para 30% ou menos.

As hemoglobinas que têm altas afinidades pelo oxigênio são saturadas em baixas pressões parciais de oxigênio, enquanto que hemoglobinas com baixas afinidades pelo oxigênio são completamente saturadas somente em altas pressões parciais de oxigênio. A afinidade é expressa em termos de P_{50}, a pressão parcial de oxigênio na qual a hemoglobina é 50% saturada com oxigênio; quanto menor a P_{50}, maior a afinidade pelo oxigênio. Como as curvas da Fig. 13.3 demonstram, a mioglobina tem afinidade pelo oxigênio muito maior que a hemoglobina. Variações na afinidade pelo oxigênio entre hemoglobinas estão relacionadas a diferenças na proteína globina, e não a diferenças no grupo heme. Cada cadeia α e β da molécula de globina consiste em 141 a 147 aminoácidos, dependendo da cadeia e da hemoglobina em questão. A seqüência de aminoácidos das cadeias α e β de diferentes hemoglobinas exibe muitas similaridades, mas há algumas diferenças. Embora a maior parte das substituições de aminoácido seja neutra, alguns têm um impacto marcante na função. Por exemplo, um defeito genético que resulta na substituição da valina por ácido glutâmico na posição 6 da cadeia β induz hemoglobinas humanas a formar grandes polímeros que alteram o formato do eritrócito dando-lhe a configuração de foice, resultando na *anemia da célula falciforme*. Como tais células em forma de foice não podem passar através dos pequenos vasos sanguíneos, a liberação de oxigênio para os tecidos é enfraquecida. Indivíduos com hemoglobinas tanto normais quanto falciformes sofrem debilitações apenas moderadas, mas têm grande resistência à malária, assegurando assim a continuação do gene da célula falciforme na população. Certos aminoácidos na globina unem-se a vários ligantes, e a substituição desses resíduos pode provocar alterações na afinidade da hemoglobina pelo oxigênio.

A taxa de transferência de oxigênio do sangue e para o sangue aumenta na proporção da diferença na P_{O_2} através de um epitélio. Uma hemoglobina com alta afinidade pelo oxigênio facilita o movimento de O_2 do ambiente para dentro do sangue porque o O_2 é ligado à hemoglobina em P_{O_2} baixa; isto é, o O_2 que entra no sangue é imediatamente ligado à hemoglobina, e assim o O_2 é removido da solução e a P_{O_2} é mantida baixa. Desse modo, uma grande diferença na P_{O_2} é mantida através do epitélio respiratório — e portanto uma alta taxa de transferência de oxigênio no sangue — até que a hemoglobina seja completamente saturada. Somente então a P_{O_2} sanguínea aumenta. A hemoglobina com alta afinidade pelo oxigênio, entretanto, não liberará o O_2 para os tecidos até que a P_{O_2} esteja muito baixa. Em contraste, uma hemoglobina com baixa afinidade pelo oxigênio facilitará a liberação de O_2 para os tecidos, mantendo grandes diferenças na P_{O_2} entre o sangue e os tecidos e alta taxa de transferência de oxigênio para os tecidos. Assim, uma hemoglobina de alta afinidade pelo oxigênio favorece a captação de O_2 pelo sangue, enquanto que uma hemoglobina de baixa afinidade pelo oxigênio facilita a liberação de O_2 para os tecidos. Do ponto de vista funcional, no entanto, a hemoglobina teria baixa afinidade pelo O_2 nos tecidos e alta afinidade pelo O_2 na superfície respiratória. À luz disto, é altamente significativo que a afinidade da hemoglobina pelo oxigênio é afetada por alterações em fatores químicos e físicos no sangue, que favorecem a ligação do oxigênio ao epitélio respiratório e a liberação de oxigênio nos tecidos.

A afinidade hemoglobina-oxigênio é lábil e depende das condições dentro da célula sanguínea vermelha. Por exemplo, a afinidade hemoglobina-oxigênio é reduzida pelo seguinte:

- Temperatura elevada
- Ligação dos fosfatos orgânicos ligantes incluindo 2,3-difosfoglicerato (DPG), ATP ou GTP
- Diminuição no pH (aumento na concentração de H^+)
- Aumento no CO_2

A molécula de hemoglobina tem maior afinidade pelos ligantes quando está em estado T, ou desoxigenado.

O aumento na concentração de H^+ (diminuição do pH) causa redução na afinidade da hemoglobina pelo oxigênio, um fenômeno denominado **efeito Bohr**, ou desvio Bohr (Fig. 13.4). O dióxido de carbono reage com a água para formar ácido carbônico e reage com os grupos —NH_2 das proteínas do plasma e com a hemoglobina para formar compostos carbaminos. Assim, aumento na P_{CO_2} causa redução na afinidade da hemoglobina pelo oxigênio de duas maneiras: por diminuição do pH sanguíneo (efeito Bohr) e por promover uma combinação direta do CO_2 com a hemoglobina para formar compostos carbaminos. Portanto, quando o CO_2 entra no sangue em nível tecidual, ele facilita a descarga de O_2 da hemoglobina, enquanto que, quando o CO_2 deixa o sangue nos pulmões ou nas guelras, ele facilita a captação de O_2 pelo sangue. A curva de dissociação para a mioglobina, diferente daquela da hemoglobina, é relativamente insensível às variações no pH.

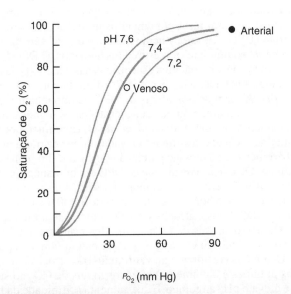

Fig. 13.4 A afinidade da hemoglobina pelo oxigênio diminui com a diminuição do pH. Em virtude desse fenômeno, chamado efeito Bohr, mudanças na P_{CO_2} sanguínea, que influencia o pH sanguíneo, afetam indiretamente a afinidade da hemoglobina pelo oxigênio. São mostradas as curvas de dissociação do oxigênio sanguíneo experimentais em humanos em três valores de pH. Os valores da P_{O_2} do sangue arterial misturado com o venoso estão indicados. (Adaptado de Bartels, 1971.)

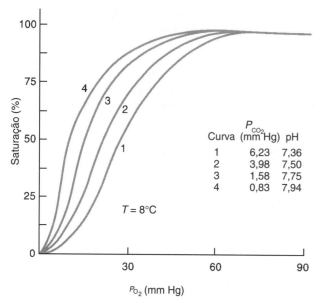

Fig. 13.5 Algumas hemocianinas, como a hemoglobina, exibem um desvio de Bohr. As curvas de dissociação do oxigênio sanguíneo do caranguejo *Cancer magister* mostradas aqui indicam que a hemocianina desse caranguejo apresenta um efeito Bohr. (Dados não publicados fornecidos por D. G. McDonald.)

As hemocianinas do caranguejo comestível, *Cancer magister*, e de alguns outros invertebrados exibem um desvio Bohr semelhante àquele da hemoglobina (Fig. 13.5). Mas as hemocianinas de muitos gastrópodes e do caranguejo-rei, *Limulus*, mostram grande afinidade pelo oxigênio com diminuição no pH. Esse fenômeno, referido como *efeito Bohr reverso*, pode facilitar a captação de oxigênio durante períodos de baixa disponibilidade de oxigênio quando ocorrem reduções prolongadas no pH sanguíneo nesses animais.

Como já notado, a ligação de compostos de fosfatos orgânicos à hemoglobina reduz a afinidade pelo oxigênio da maioria das hemoglobinas de vertebrados, exceto aquelas de ciclostomas, crocodilos e ruminantes. O organofosfato eritrocítico dominante difere entre as espécies. Por exemplo, eritrócitos de mamíferos contêm altos níveis de 2,3-difosfoglicerato (DPG); de fato, a hemoglobina e o DPG são aproximadamente equimolares nos eritrócitos humanos. O DPG liga-se a resíduos de aminoácidos específicos nas cadeias β da desoxiemoglobina, mas a ligação do DPG diminui com o aumento do pH. Aumentos nos níveis de DPG acompanham reduções no O_2 sanguíneo ou nas concentrações de hemoglobina e/ou aumentos no pH. Baixos níveis de O_2 sanguíneo podem resultar de escaladas a altitudes elevadas, uma vez que a pressão barométrica e a pressão parcial do O_2 no ar diminuem com a altitude. O aumento resultante de DPG em humanos em resposta a altitudes elevadas é completado em 24 horas com um tempo médio de 6 horas. Em elevações de 3.000 m, a concentração de DPG nos eritrócitos é 10% maior que ao nível do mar. Os baixos níveis de O_2 nas altitudes resultam em diminuição nos níveis de O_2 sanguíneo, que estimulam a respiração. O aumento resultante na **ventilação** (*i.e.*, troca de ar entre os pulmões e o ambiente) reduz os níveis de CO_2 no sangue e eleva o pH sanguíneo, o que aumenta a afinidade da hemoglobina pelo oxigênio. A elevação no DPG que ocorre em altitudes compensa os efeitos dos níveis reduzidos de CO_2 e mantém a afinidade da hemoglobina pelo oxigênio próxima daquela encontrada ao nível do mar.

Nos eritrócitos de alguns vertebrados, outros compostos fosforilados estão presentes em concentrações maiores do que a do DPG e conseqüentemente eles desempenham um papel mais importante na modulação da afinidade da hemoglobina pelo oxigênio do que o DPG. Na maioria dos peixes, o ATP e/ou GTP têm sua função, enquanto que o pentafosfato de inositol ($InsP_5$) é o organofosfato eritrocítico dominante em pássaros. No peixe amazônico *Arapaima gigas*, o ATP é o organofosfato eritrocítico dominante na forma aquática jovem, mas o $InsP_5$ é dominante no adulto de respiração aérea obrigatória.

Compostos fosforilados nos eritrócitos não afetam unicamente a afinidade da hemoglobina pelo oxigênio mas também aumentam a magnitude do efeito Bohr e podem afetar a interação das subunidades. Parece que em mamíferos a significância funcional dos níveis aumentados de DPG mantém a afinidade hemoglobina-oxigênio em condições hipóxicas (baixa concentração de oxigênio), como em altitude elevada. Em contraste, a hipoxia reduz os níveis de organofosfatos eritrocíticos em peixes. Nesses animais, entretanto, a hipoxia está muitas vezes associada à diminuição no pH sanguíneo (**acidose**), e não ao aumento no pH (**alcalose**) observado em mamíferos que se encontram em altitudes. O efeito da redução no ATP (ou GTP) em peixes compensa os efeitos dessa acidose associada a hipoxia, portanto mantendo a afinidade sangue-oxigênio. Assim, num sentido funcional, os efeitos das alterações nos níveis de organofosfatos eritrocíticos são semelhantes tanto em peixes como em mamíferos; em ambos os exemplos o resultado mantém a afinidade hemoglobina-oxigênio.

As velocidades das reações para a ligação do oxigênio à hemoglobina são rápidas e geralmente não limitam a taxa de transferência do oxigênio. A taxa na qual o oxigênio pode ligar-se à hemoglobina, entretanto, também depende da concentração de hemoglobina. Quanto maior a concentração de hemoglobina, mais oxigênio se liga por unidade de tempo. Quanto mais oxigênio se liga por unidade de tempo, mais longa é a persistência de um grande gradiente de difusão através do epitélio respiratório para o oxigênio e, portanto, mais alta é a taxa de transferência de oxigênio.

A presença de um pigmento respiratório também aumenta a transferência de oxigênio através do sangue, porque o pigmento oxigenado se difunde junto com o oxigênio no sentido do gradiente de concentração. Isto é, existe um gradiente tanto para o oxigênio como para o pigmento oxigenado na mesma direção através da solução; o gradiente para o pigmento desoxigenado está na direção reversa daquela para o oxigênio e o pigmento oxigenado. Portanto, o pigmento oxigenado difunde-se na mesma direção do oxigênio, enquanto que o pigmento desoxigenado se difunde na direção reversa. Assim, um pigmento tal como a hemoglobina pode facilitar a mistura de gases no sangue, e a mioglobina pode desempenhar papel semelhante dentro dos tecidos.

 Por que há tantos fosfatos orgânicos diferentes usados para modular a afinidade hemoglobina-oxigênio em vertebrados?

Em alguns peixes, cefalópodes e crustáceos, aumento no CO_2 ou diminuição no pH causa não somente redução na afinidade da hemoglobina pelo oxigênio mas também redução na capacidade de oxigenar, que é denominada **efeito Root**, ou desvio de Root (Fig.

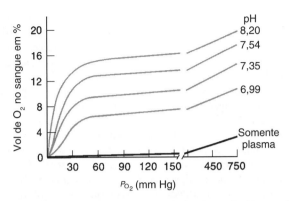

Fig. 13.6 Reduções no pH diminuem a capacidade de oxigenação do sangue (efeito Root) nas hemoglobinas de alguns peixes teleósteos. Essas curvas de equilíbrio do oxigênio do sangue da enguia foram obtidas a 14°C com pH de 6,99 a 8,20. A linha inferior descreve o conteúdo de O₂ do plasma. (Adaptado de Steen, 1963.)

13.6). Naquelas hemoglobinas que mostram desvio de Root, o baixo pH reduz a ligação do oxigênio à hemoglobina, de modo que, mesmo em alta P_{O_2}, somente alguns dos sítios de ligação estão oxigenados; isto é, 100% de saturação nunca é obtido.

Aumento na temperatura exacerba os problemas de liberação de oxigênio em animais aquáticos pecilotérmicos tais como os peixes. Aumento na temperatura não somente reduz a solubilidade do oxigênio na água mas também reduz a afinidade da hemoglobina pelo oxigênio, tornando a transferência do oxigênio entre a água e o sangue mais difícil. Infelizmente, essa diminuição na afinidade ocorre em um momento em que os requisitos de oxigênio pelos tecidos estão aumentados e também como resultado de elevação da temperatura.

Presume-se geralmente que uma hemoglobina particular tem evoluído para satisfazer os requisitos do animal quanto a um transportador de gás especial e um tampão de H⁺. Diferenças nas propriedades da hemoglobina decorrem de variações na seqüência de aminoácidos das cadeias peptídicas das porções de globina da molécula, sendo a porção heme a mesma em todas as hemoglobinas. Essas variações não somente fazem com que as hemoglobinas variem entre as espécies, mas que também possam alterar-se durante o desenvolvimento. Em humanos, por exemplo, vários genes codificam cadeias de globina semelhantes à cadeia β, e a expressão relativa dessas cadeias difere durante a vida pré- e pós-natal (Fig. 13.7). A hemoglobina fetal

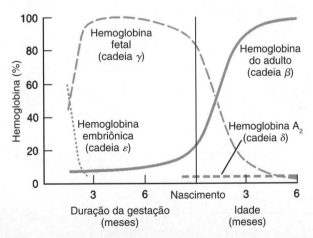

Fig. 13.7 As hemoglobinas alteram-se durante o desenvolvimento em humanos. As quantidades relativas de várias hemoglobinas de cadeias β-semelhantes sintetizadas no feto alteram-se durante o curso da gestação. A hemoglobina fetal, que contém duas cadeias α e duas γ, tem maior afinidade pelo oxigênio que a hemoglobina do adulto ($\alpha_2 \beta_2$). (Adaptado de Young, 1971.)

TROCAS GASOSAS E EQUILÍBRIO ÁCIDO-BÁSICO 487

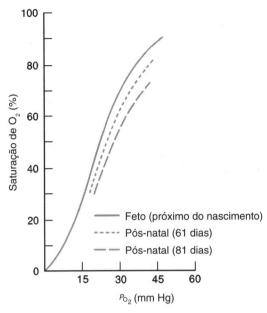

Fig. 13.8 Em humanos, a afinidade do sangue pelo oxigênio diminui por volta dos três meses após o nascimento, à medida que a hemoglobina fetal é substituída pela hemoglobina adulta (veja Fig. 13.7). Essas curvas de dissociação do oxigênio do sangue foram determinadas em um pH de 7,40. (Adaptado de Bartels, 1971.)

humana, que contém cadeias γ, em lugar das cadeias β dos adultos, tem afinidade maior pelo O₂ que a hemoglobina do adulto. A afinidade maior pelo O₂ da hemoglobina fetal aumenta a transferência de oxigênio da mãe para o feto. Conforme a proporção de hemoglobina fetal diminui e a hemoglobina do adulto aumenta após o nascimento, a afinidade do sangue pelo oxigênio diminui (Fig. 13.8). Outros mamíferos exibem diferenças semelhantes entre as hemoglobinas fetal e do adulto.

É importante lembrar que na maioria dos animais a hemoglobina está contida dentro das células sanguíneas vermelhas, mas os valores dos parâmetros sanguíneos geralmente se referem às condições no plasma, e não na célula sanguínea vermelha. Diferenças nesses parâmetros existem entre os lados de dentro e de fora das células, incluindo células sanguíneas vermelhas. Por exemplo, o pH do sangue arterial de mamífero a 37°C é geralmente de 7,4. Este é o pH do *plasma* sanguíneo arterial; o pH dentro da célula sanguínea vermelha é menor, de cerca de 7,2 a 37°C.

Transporte de Dióxido de Carbono no Sangue

O dióxido de carbono difunde-se dos tecidos para o sangue, é transportado no sangue e se difunde através da superfície respiratória até o ambiente. O dióxido de carbono reage com a água para formar ácido carbônico, um ácido fraco, que se dissocia em bicarbonato e íons carbonato:

$$CO_2 + H_2O \rightleftharpoons H_2CO_3 \rightleftharpoons H^+ + HCO_3^-$$
$$HCO_3^- \rightleftharpoons H^+ + CO_3^{2-}$$

O dióxido de carbono também reage com íons hidroxila para formar bicarbonato:

$$H_2O \rightleftharpoons H^+ + OH^-$$
$$CO_2 + OH^- \rightleftharpoons HCO_3^-$$

A proporção de CO_2, HCO_3^-, e CO_3^{2-} na solução depende do pH, da temperatura e da força iônica da solução. No sangue de ma-

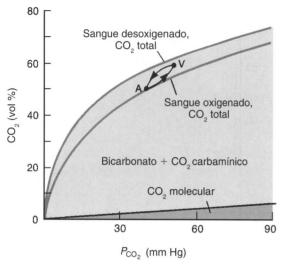

Fig. 13.9 O conteúdo total de CO_2 do sangue aumenta com a P_{CO_2}, mas somente o volume de CO_2 molecular aumenta linearmente. Note que em dada P_{CO_2}, o sangue oxigenado contém menos CO_2 que o sangue desoxigenado (efeito Haldane). A e V se referem aos níveis sanguíneos arterial e venoso, respectivamente.

mífero em um pH de 7,4, a taxa de CO_2 para H_2CO_3 é aproximadamente 1.000:1, e a taxa de CO_2 para os íons bicarbonato é cerca de 1:20. O bicarbonato é, portanto, a forma predominante de CO_2 no sangue em pH sanguíneo normal. O conteúdo de carbonato é geralmente desprezível em pássaros e mamíferos; em peciloterrmos, entretanto, com sua temperatura baixa e pH sanguíneo alto, o conteúdo de carbonato pode aproximar-se de 5% do total do conteúdo de CO_2 do sangue, mas o bicarbonato é ainda a forma predominante de CO_2.

O dióxido de carbono também reage com grupos —NH_2 nas proteínas e, em particular, na hemoglobina para formar compostos carbaminos.

proteína —NH_2 + CO_2 $\rightleftharpoons$ H^+ + proteína —$NHCOO^-$

A extensão da formação de carbamino depende do número de grupos terminais NH_2 disponíveis, e ela aumenta com o pH sanguíneo e níveis de CO_2 aumentados. Os grupos terminais NH_2 das cadeias α e β de hemoglobinas de mamíferos, pássaros e répteis são disponíveis para a formação de carbamino. O grupo terminal NH_2 da cadeia α das hemoglobinas de peixes e anfíbios, entretanto, é acetilado e portanto não disponível para a formação de carbamino. Como os organofosfatos se ligam a alguns dos mesmos aminoácidos que estão envolvidos na formação de carbamino, as ligações de organofosfatos reduzem a formação de carbamino. Entretanto, o pH alto reduz a ligação de organofosfato e assim aumenta a formação de carbamino produzindo mais grupos NH_2 disponíveis. Como os eritrócitos de peixes freqüentemente têm altos níveis de organofosfatos bem como cadeias α acetiladas, o peixe depende menos da formação de carbamino para o transporte de CO_2 que os mamíferos.

A soma de todas as formas de CO_2 no sangue — isto é, CO_2 molecular, H_2CO_3, HCO_3^-, CO_3^{2-} e compostos carbaminos — é referida como *conteúdo total de CO_2* do sangue. O conteúdo de CO_2 varia com a P_{CO_2}, e a relação pode ser descrita graficamente na forma de uma curva de dissociação de CO_2 (Fig. 13.9). À medida que a P_{CO_2} aumenta, a principal alteração ocorre no conteúdo de bicarbonato do sangue. A formação de bicarbonato é, naturalmente, dependente do pH. As relações entre a concentração de HCO_3^- plasmática e o pH do plasma em três valores de P_{CO_2} são mostrados graficamente na Fig. 13.10. Diminuição no pH em P_{CO_2} constante é associada a queda no bicarbonato. O pH das células sanguíneas vermelhas é menor que o do plasma, mas a P_{CO_2} está em equilíbrio através da membrana celular. Portanto, os níveis de bicarbonato são menores nos eritrócitos que no plasma. Os eritrócitos geralmente constituem menos que 50% do volume sanguíneo (*i.e.*, o volume de plasma é maior que o volume de eritrócitos), e a concentração de bicarbonato é maior no plasma do que nos eritrócitos; assim, a maioria do bicarbonato do sangue está no plasma.

Transferência de Gases do Sangue e para o Sangue

Conforme o CO_2 se une ao sangue nos tecidos e é removido na superfície respiratória, os níveis de CO_2, HCO_3^- e compostos carbaminos se alteram. O dióxido de carbono tanto entra no sangue como deixa o sangue mais na forma de CO_2 molecular do

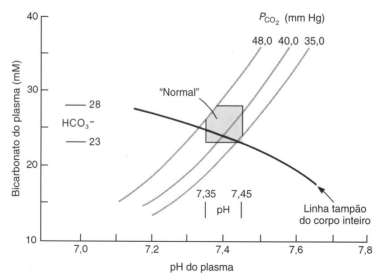

Fig. 13.10 O pH, a concentração de bicarbonato e a P_{CO_2} no plasma humano são inter-relacionados e normalmente ficam dentro de limites muito estreitos (indicado por uma caixa cinza). Entretanto, quando a P_{CO_2} sanguínea é alterada *in vivo* por hiper- ou hipoventilação, então o pH do plasma e o bicarbonato são alterados além da variação normal, como indicado pela linha tampão do corpo inteiro. (Adaptado de Davenport, 1974.)

que como íon bicarbonato, porque as moléculas de CO_2 se difundem através das membranas muito mais rapidamente do que os íons HCO_3^-. Nos tecidos, o CO_2 entra no sangue e é hidratado para formar HCO_3^- ou reage com grupos —NH_2 da hemoglobina e outras proteínas para formar compostos carbaminos. O processo reverso ocorre quando o CO_2 é descarregado do sangue. A maior alteração ocorre na concentração de HCO_3^-; mudanças nos níveis de CO_2 e compostos carbaminos geralmente representam menos que 20% da excreção total de dióxido de carbono.

A reação do CO_2 com OH^- para formar HCO_3^- é lenta e não catalisada e tem período de reação de vários segundos. Mas na presença da enzima **anidrase carbônica**, esta reação se aproxima do equilíbrio em muito menos que um segundo. Embora o plasma tenha um conteúdo total de CO_2 maior que as células sanguíneas vermelhas, a maioria do CO_2 que entra ou que deixa o plasma o faz através dos eritrócitos, porque a anidrase carbônica está presente nas células sanguíneas vermelhas mas não no plasma. Portanto, a formação de íons HCO_3^- nos tecidos e CO_2 nos pulmões ocorre predominantemente nas células sanguíneas vermelhas; uma vez formados, os íons HCO_3^- e o CO_2 subseqüentemente são transferidos do plasma ou para o plasma.

Passando dos tecidos para o sangue, o CO_2 se difunde para dentro das células sanguíneas vermelhas, e o HCO_3^- é formado rapidamente na presença de anidrase carbônica (Fig. 13.11A). À medida que o nível de HCO_3^- dentro dos eritrócitos aumenta, os íons HCO_3^- se movem das células para o plasma. O equilíbrio elétrico dentro das células é mantido pela troca de ânions; conforme os íons HCO_3^- deixam as células sanguíneas vermelhas, há influxo resultante de íons Cl^- do plasma para as células, um processo denominado **desvio dos cloretos**. As células sanguíneas vermelhas, ao contrário de muitas outras células, são muito permeáveis tanto ao Cl^- quanto ao HCO_3^- porque a membrana tem alta concentração de uma proteína especial transportadora de íons, a *proteína da banda III*. Esta proteína transportadora capta o Cl^- e o HCO_3^- e os transfere em direções *opostas*

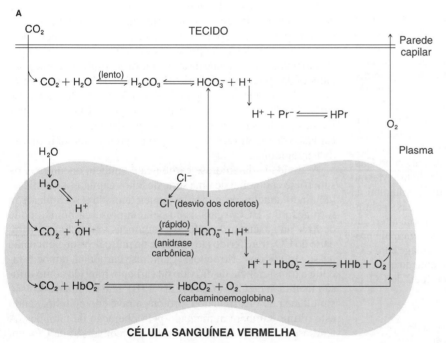

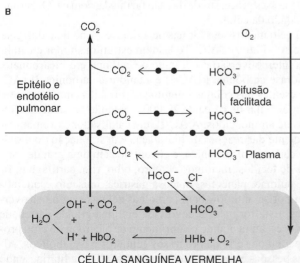

Fig. 13.11 A maioria do dióxido de carbono que entra no sangue nos tecidos e deixa o sangue nos pulmões passa através das células sanguíneas vermelhas. **(A)** O dióxido de carbono produzido nos tecidos forma rapidamente bicarbonato (HCO_3^-) na célula sanguínea vermelha porque a reação de hidratação é catalisada pela anidrase carbônica presente na célula. O bicarbonato deixa o eritrócito trocado pelo cloreto, e o excesso de prótons é ligado pela hemoglobina desoxigenada (Hb). **(B)** Essas reações são revertidas nos pulmões. O oxigênio que entra na célula sanguínea vermelha desloca prótons da Hb, e o dióxido de carbono entra no plasma. A anidrase carbônica (indicada pelos círculos sólidos) na membrana das células endoteliais pulmonares converte parte do bicarbonato plasmático em dióxido de carbono. O movimento do dióxido de carbono através da superfície respiratória é aumentado pela difusão de bicarbonato e pela sua conversão de volta a dióxido de carbono na superfície externa, um processo denominado difusão facilitada.

através da membrana do eritrócito. A troca de ânion é passiva e depende dos gradientes de concentração para dirigir o processo, que pode ocorrer da seguinte forma: o bicarbonato flui para fora do eritrócito nos tecidos e para dentro do eritrócito na superfície respiratória (Fig. 13.11B). A proteína da banda III está presente nos eritrócitos de todos os vertebrados exceto nos da lampreia e do peixe bruxa. Nesses animais, o bicarbonato fica dentro da célula sanguínea vermelha, e não há transferência de ânions entre o eritrócito e o plasma.

A segunda razão pela qual a maioria do CO_2 que entra ou deixa o sangue passa através das células sanguíneas vermelhas é que a oxigenação da hemoglobina (Hb) causa liberação de H^+, acidificando assim o interior da célula; inversamente, a desoxigenação resulta na ligação do H^+ com a Hb. Assim, o O_2 ligado à Hb na superfície respiratória facilita a formação de CO_2, enquanto que a liberação de O_2 da Hb nos tecidos facilita a formação de HCO_3^- (Fig. 13.12). Como resultado, alterações no pH associadas à transferência de CO_2 para dentro ou para fora do sangue são minimizadas em virtude da ligação de próton à hemoglobina, e liberação de próton da hemoglobina quando ela é desoxigenada e oxigenada, respectivamente.

Por exemplo, quando a P_{CO_2} aumenta nos tecidos, a formação subseqüente de HCO_3^- ou compostos carbaminos libera íons H^+. Ao mesmo tempo, a liberação de oxigênio forma desoxiemoglobina, que liga prótons. À medida que a desoxigenação continua, entretanto, mais receptores de prótons se tornam disponíveis na molécula de hemoglobina. De fato, a desoxigenação completa da hemoglobina saturada, liberando 1 mol de O_2, resulta na ligação de 0,7 mol de íons H^+. Assim, quando a taxa de produção de CO_2 em relação ao consumo de O_2 (denominada **quociente respiratório**) é 0,7, o transporte de CO_2 pode prosseguir sem alteração no pH sanguíneo. (Como discutido no Cap. 16, o quociente respiratório depende do tipo da dieta.) Mesmo quando o quociente respiratório é 1, a quantidade adicional de 0,3 mol de H^+ é tamponada pelas proteínas sanguíneas, incluindo a hemoglobina, e o sangue sofre somente pequena alteração no pH. Em uma dada P_{CO_2}, a desoxiemoglobina liga mais prótons, facilitando portanto a formação de HCO_3^-, e reage com CO_2 para formar carbaminoemoglobina mais facilmente do que o faz a oxiemoglobina. Como resultado, o conteúdo total de CO_2 de sangue desoxigenado em uma dada P_{CO_2} é maior do que o do sangue oxigenado (veja Fig. 13.9). Assim, a desoxigenação da hemoglobina nos tecidos reduz a alteração na P_{CO_2} e no pH quando o CO_2 entra no sangue; isto é denominado **efeito Haldane**.

Nos pulmões, dois mecanismos são utilizados para a transferência de CO_2 do sangue. Como observado anteriormente, a anidrase carbônica está ausente no plasma, e assim a interconversão de CO_2 em HCO_3^- ocorre em velocidade lenta não catalisada no plasma. (Toda anidrase carbônica liberada pelo rompimento de células sanguíneas vermelhas é excretada através do rim.) Nas células endoteliais dos capilares, entretanto, a anidrase está embutida na superfície celular, acessível ao CO_2 e ao HCO_3^- plasmático. Portanto, a conversão de HCO_3^- em CO_2 pode ocorrer no plasma na velocidade da reação catalisada quando o sangue perfunde os capilares pulmonares (veja Fig. 13.11B). Além disso, a oxigenação da hemoglobina acidifica os eritrócitos nos capilares pulmonares, facilitando a conversão de HCO_3^- em CO_2, que então se difunde no plasma e através do epitélio pulmonar. A diminuição resultante nos níveis de bicarbonato do eritrócito resulta no influxo dos íons HCO_3^- do plasma acompanhado pelo movimento de saída dos íons Cl^-. As quantidades relativas de HCO_3^- convertidas em CO_2 nos eritrócitos e no plasma do sangue que perfunde o epitélio respiratório são influenciadas pela extensão da produção de próton associada à oxigenação da hemoglobina e à quantidade de atividade da anidrase carbônica nas paredes do epitélio respiratório. Em peixes teleósteos, por exemplo, o plasma que perfunde as guelras não é exposto à anidrase carbônica. Nesses animais, a maior excreção de CO_2 ocorre através das células sanguíneas vermelhas e é firmemente acoplada à captação de O_2 através da produção de próton pela oxigenação da hemoglobina.

A atividade da anidrase carbônica é também encontrada na superfície endotelial de uma série de leitos capilares sistêmicos, incluindo aqueles do músculo esquelético. Nesses capilares, a formação de HCO_3^- catalisada pela anidrase carbônica pode ocorrer na ausência de células sanguíneas vermelhas. Assim, parte do CO_2 transferido até o sangue no músculo esquelético não passa através dos eritrócitos. A anidrase carbônica também facilita a transferência de dióxido de carbono, referida como difusão facilitada do CO_2 (veja Fig. 13.11B), que resulta da difusão simultânea de bicarbonato e prótons através do epitélio, sendo este último também aumentado pela liberação de tampões. A anidrase carbônica catalisa a rápida interconversão de CO_2 em HCO_3^- nesses processos de difusão facilitada, com o CO_2 entrando e saindo da célula.

Há pelo menos sete formas de anidrase carbônica, designadas de AC-I até AC-VII. Todas têm estrutura similar e catalisam a interconversão do dióxido de carbono em bicarbonato. A anidrase carbônica I (AC-I) e a anidrase carbônica II (AC-II), presentes nas células sanguíneas vermelhas humanas, têm peso molecular de cerca de 29.000, contendo cerca de 260 resíduos de aminoácidos. A AC-II, um catalisador extremamente eficiente das reações de hidratação e desidratação do dióxido de carbono-bicarbonato, é encontrada em uma grande variedade de tecidos, incluindo cérebro, olho, rim, cartilagem, fígado, pulmão, pâncreas, mucosa gástrica, músculo esquelético e hipófise anterior, bem como nas células sanguíneas vermelhas. Esta forma está envolvida em uma grande variedade de funções, aumentando o suprimento de bicarbonato e/ou prótons para uma série de processos celulares e metabólicos. Algumas pessoas exibem deficiência de AC-II hereditária, sendo

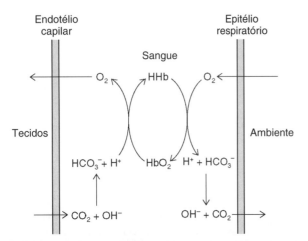

Fig. 13.12 As alterações do pH associadas às variações na P_{CO_2} sanguínea nos tecidos e na superfície respiratória são compensadas pela ligação e pela liberação de íons H^+ pelo sangue oxigenado e desoxigenado. Por exemplo, a transferência de CO_2 até o sangue nos tecidos causa diminuição no pH em razão da formação de bicarbonato; a concomitante desoxigenação da hemoglobina libera receptores de prótons, que se ligam aos íons H^+ em excesso. As reações opostas ocorrem no epitélio respiratório.

o padrão de herança autossômico recessivo. Embora tais indivíduos não tenham AC-II detectável, eles têm níveis normais de AC-I em suas células sanguíneas vermelhas. A deficiência de AC-II não somente compromete o processo de troca gasosa mas também produz muitos outros sintomas incluindo acidose metabólica, acidose tubular renal e algumas vezes retardo mental. Além disso, como a AC-II está envolvida na produção de prótons necessária para a reabsorção óssea nos osteoclastos, sua ausência resulta em osteoporose, freqüentemente associada a múltiplas fraturas ósseas. A larga variação de sintomas associados à deficiência de AC-II hereditária reflete o grande número de funções nas quais a AC-II toma parte no aumento da liberação de prótons/ou bicarbonato.

A taxa de movimento de CO_2 e O_2 para dentro ou para fora das células sanguíneas vermelhas é determinada pela distância da difusão e pelo coeficiente de difusão dessas substâncias através da célula. Supõe-se que a diferença de difusão e portanto a taxa de oxigenação do eritrócito estejam relacionadas ao tamanho da célula, que varia consideravelmente entre os vertebrados. Por exemplo, o anfíbio *Necturus* tem eritrócitos que são 600 vezes o volume dos eritrócitos de uma cabra. Estudos anteriores demonstraram que pequenos eritrócitos são oxigenados mais rapidamente que as células maiores *in vitro* (Fig. 13.13), mas esses achados podem ter pouca relevância *in vivo*. Experimentos recentes usando a técnica de um filme delgado de sangue total, que é análoga à situação *in vivo*, têm mostrado que as taxas de captação de oxigênio são independentes do tamanho da célula. A explicação para isso provavelmente se apóia na forma achatada dos eritrócitos. Se a grande superfície plana das células faceia o meio respiratório quando elas passam em uma fila única através dos capilares respiratórios, então suas distâncias de difusão podem ser muito semelhantes apesar dos volumes das células serem muito diferentes. Assim, os resultados *in vitro* não são provavelmente aplicáveis à situação *in vivo*.

Considera-se que a excreção de CO_2 seja limitada pela taxa de troca do bicarbonato pelo cloreto através da membrana do eritrócito. A relação superfície/volume dos eritrócitos, bem como a capacidade de transporte para a troca bicarbonato-cloreto mediada pela proteína da banda III, pode ser importante na determinação das taxas de excreção de dióxido de carbono. Para notarmos a inter-relação desses parâmetros, vamos comparar os eritrócitos da truta e de humanos (Quadro 13.1). As células sanguíneas vermelhas da truta são maiores e têm concentração muito

QUADRO 13.1
Comparação entre o sistema de troca bicarbonato-cloreto nos eritrócitos da truta e de humanos

Propriedade	Truta	Humano
Superfície da célula (cm²)	$2,67 \times 10^{-6}$	$1,42 \times 10^{-6}$
Moléculas da banda III por célula	8×10^6	1×10^6
Moléculas da banda III por cm²	30×10^{11}	7×10^{11}
Meia-vida para a troca do íon Cl⁻ (segundos):		
0/C	3,42	17,2
10/C	1,29	2,32
15/C	0,81	0,89
38/C	—	0,05

Fonte: Romano e Passow, 1984.

maior de proteínas da banda III em suas membranas do que as células sanguíneas vermelhas dos humanos. A maior concentração de proteína da banda III presumivelmente compensa o volume celular aumentado e equipara, pelo menos em parte, os efeitos da temperatura corpórea baixa na truta, comparada com humanos, nas taxas de troca de ânions. Mesmo assim, a troca de ânions é menor através das células sanguíneas vermelhas da truta a 15°C do que através das células sanguíneas vermelhas humanas a 38°C. Entretanto, o tempo de trânsito dos eritrócitos através das guelras é maior do que o dos pulmões, permitindo mais tempo para as trocas de ânions através das células sanguíneas vermelhas.

Apesar dessas considerações, ainda não está claro por que espécies diferentes têm desenvolvido células sanguíneas vermelhas de diferentes tamanhos. Os animais com células sanguíneas vermelhas grandes geralmente também têm células grandes. Assim, o tamanho da célula pode ter sido selecionado por outras razões exceto a transferência de gás e pode não ser largamente relacionado às taxas de transferência de gás. Por exemplo, o salmão triplóide, cujas células sanguíneas vermelhas são 1,5 vezes o tamanho daquelas dos seus primos diplóides mas têm a mesma concentração de hemoglobina, é capaz de nadar quase tão rápido quanto seus primos diplóides, indicando que a eficiência da transferência de gás é comparável.

É importante lembrar que *in vivo* a transferência de gás é um processo dinâmico que ocorre quando o sangue se move rapidamente através dos capilares. Taxas de difusão, velocidades de reações e condições de equilíbrio para os gases no sangue devem ser todos levados em conta na análise do processo. Por exemplo, um desvio de Bohr (como diminuição na afinidade da hemoglobina pelo oxigênio com diminuição no pH) teria pouca importância se ocorresse após o sangue ter deixado os capilares que suprem um tecido ativo. O desvio de Bohr, de fato, ocorre muito rapidamente, tendo meia vida de 0,12 segundo a 37°C nas células sanguíneas vermelhas de humanos. Embora uma redução na temperatura sempre diminua as velocidades das reações envolvidas na transferência de gás em uma espécie, essas velocidades não variam e não são moduladas para regular as taxas de transferência de gás em temperatura constante. Mudanças na concentração, entretanto, são usadas para ajustar as taxas de transferência de gás por horas ou dias. Por exemplo, o conteúdo de oxigênio do sangue depende da concentração de hemoglobina, que é aumentada em muitos vertebrados em resposta a hipoxia. Alterações rápidas nas taxas de transferência de gases em vertebrados são obtidas pelo ajuste da freqüência respiratória e do volume e/ou pelo ajuste da taxa de fluxo e distribuição do sangue tanto nos tecidos quanto na superfície respiratória.

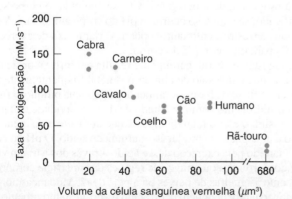

Fig. 13.13 Os eritrócitos pequenos são oxigenados mais rapidamente do que células grandes *in vitro*. Entretanto, o tamanho da célula provavelmente não está relacionado às taxas de oxigenação *in vivo*. (De Holland e Forster, 1966.)

REGULAÇÃO DO pH CORPÓREO

Os animais têm pH corpóreo que está no lado alcalino da neutralidade; isto é, há menos íons hidrogênio do que hidroxilas no corpo. As concentrações de íons hidrogênio e hidroxila são muito baixas em solução aquosa porque a água é dissociada apenas fracamente. O plasma sanguíneo humano a 37°C tem pH de 7,4, ou atividade hidrogeniônica de 40 nanomoles por litro (1 nM = 10^{-9} M). A função normal pode ser mantida em mamíferos a 37°C dentro de uma variação de pH plasmático sanguíneo de 7,0-7,8, isto é, entre 100 e 16 nM de H^+. Isto é, de fato, uma percentagem muito grande de desvio da concentração normal de H^+ de 40 nM comparada com a tolerância muito menor na variação dos níveis de Na^+ ou K^+ no corpo. É importante, entretanto, ter em mente que as alterações absolutas na concentração são pequenas, as concentrações reais de íons H^+ no corpo.

O pH sanguíneo em vertebrados está a meio caminho entre o pK das reações dióxido de carbono/bicarbonato e amônia/amônio (Fig. 13.14A). A maioria das membranas celulares não é muito permeável aos íons HCO_3^- e NH_4^+ mas é muito permeável ao CO_2 e ao NH_3. Algumas membranas têm permeabilidade relativamente baixa ao NH_3, mas essas são exceções, e não regra. Um pH do corpo que está a meio caminho entre esses pK assegura taxas adequadas de excreção pela difusão dos dois principais produtos finais do metabolismo, isto é, o dióxido de carbono e a amônia. Em virtude desses pK variarem com a temperatura, assim também o faz o pH do sangue, assegurando taxas adequadas de excreção através de uma variação de temperaturas (Fig. 13.14B).

Mudanças no pH corpóreo alteram a dissociação de ácidos fracos e assim a ionização das proteínas. A carga final das proteínas determina a atividade enzimática e a subunidade agregada, influencia as características da membrana e contribui para a pressão osmótica dos compartimentos do corpo. A pressão osmótica é afetada porque a carga das proteínas é o principal contribuinte para a carga total fixada dentro das células. Uma alteração na carga fixada alterará o equilíbrio de Donnan dos íons e portanto afetaria a pressão osmótica. Algumas diferenças na pressão osmótica entre os compartimentos do corpo desaparecem rapidamente porque as membranas são permeáveis à água, e o movimento da água causará alterações no volume de vários compartimentos do corpo.

Assim, os animais regulam seu pH interno, diante de uma liberação metabólica continuada de íons hidrogênio, para estabilizar o volume e regular a atividade enzimática. As células também sofrem alterações no pH como resultado de funções celulares ou para regulá-las e controlá-las. Por exemplo, o pH desempenha um papel central em situações tais como ativação de esperma do ouriço-do-mar e a estimulação da glicólise em músculo de sapo pela insulina. As células também sofrem alterações no pH como resultado de influências externas. Por exemplo, as células tornam-se acidóticas durante hipoxia por um desequilíbrio entre produção de próton resultante da hidrólise do ATP em ADP e consumo de próton pelo NAD nos tecidos submetidos ao metabolismo anaeróbio.

Produção e Excreção do Íon Hidrogênio

Os íons hidrogênio são produzidos através do metabolismo ou ingeridos nos alimentos (p. ex., ácido cítrico nas laranjas) e então excretados continuamente. O maior *pool* e fluxo são em geral decorrentes da produção metabólica de CO_2, que no pH do corpo reage com a água para formar íons H^+ e HCO_3^- (veja Fig. 13.11A). Na superfície respiratória, o HCO_3^- é convertido em CO_2, que é então excretado (veja Fig. 13.11B). Assim, se a produção e a excreção de CO_2 são equilibradas, o efeito total do fluxo de CO_2 no pH corpóreo será zero. Se a excreção de CO_2 é menor que a produção, de modo que o CO_2 se acumula, o corpo será acidificado; se o inverso ocorre, o pH do corpo aumentará. Vertebrados terrestres, entretanto, podem variar a taxa de excreção de CO_2 para manter o pH do corpo.

A ingestão de carne geralmente resulta em influxo de ácido, ao passo que a ingestão de alimento vegetal freqüentemente resulta em influxo de base. Geralmente há pequena produção final de íons hidrogênio como resultado de dieta e atividade metabólica. Assim, o efeito total da ingestão de alimento e do metabolismo é uma pequena produção contínua de ácido. O pH do corpo é mantido pela excreção desse ácido através dos rins em vertebrados terrestres ou através de regiões da superfície corpórea, tais como as guelras de peixes ou a pele de rã. Mudanças no pH sanguíneo também podem ocorrer em resposta ao movimento de ácido entre os compartimentos. Por exemplo, após uma refeição pesada, a produção de grandes volumes de ácido no estômago

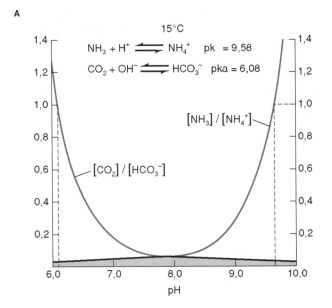

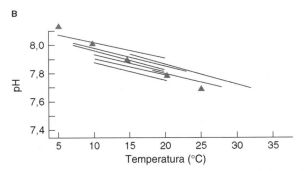

Fig. 13.14 Em vertebrados, o pH do plasma está no meio entre o pKs das reações de amônia/amônio e dióxido de carbono/bicarbonato. **(A)** Efeito da variação do pH sobre as taxas $[CO_2]/[HCO_3^-]$ e $[NH_3]/[NH_4^+]$ no plasma da truta a 15°C. As linhas tracejadas marcam os valores do pH nos quais as taxas são iguais a 1 (*i.e.*, os valores do pK). **(B)** Efeito da temperatura sobre o pH do plasma em vários peixes. Os triângulos pretos são os valores calculados do pH nos quais as taxas CO_2/HCO_3^- e NH_3/NH_4^+ são iguais em várias temperaturas. Assim, o pH do plasma é mantido em níveis que asseguram tanto a excreção de NH_3 quanto a de CO_2. (Adaptado de Randall e Wright, 1989.)

pode produzir uma *maré alcalina* no sangue por transferência de ácido do sangue para o estômago. De modo semelhante, a produção de grandes volumes de sucos pancreáticos alcalinos pode resultar em uma *maré ácida* no sangue.

Crocodilos podem comer um mamífero inteiro em uma única refeição! Quais poderiam ser as alterações no pH dos vários compartimentos do corpo à medida que a digestão prossegue?

Como discutido no Cap. 3, a relação entre pH e a extensão da dissociação de um ácido fraco, HA, é descrita pela **equação de Henderson-Hasselbalch**:

$$pH = pK' + \log\frac{[A^-]}{[HA]}$$

Quando o pH de uma solução de um ácido fraco é igual ao pK' do ácido, então 50% do ácido está na forma não dissociada, HA, e 50% está na forma dissociada, H$^+$ + A$^-$. Em uma unidade de pH acima do pK, a razão entre a forma não dissociada e a dissociada é de 10% para 90%, enquanto que em 2 unidades de pH acima do pK a razão se torna 1% para 99%. A equação de Henderson-Hasselbalch pode ser reescrita para o par ácido-base CO_2/HCO_3^- como

$$pH = pK' + \log\frac{[HCO_3^-]}{\alpha\, P_{CO_2}}$$

onde P_{CO_2} é a pressão parcial do CO_2 no sangue, α é o coeficiente de solubilidade de Bunsen para o CO_2, [HCO_3^-] é a concentração de bicarbonato e pK' é a constante de dissociação aparente. O termo "aparente" é usado porque seu pK' é um valor englobado para reações combinadas de CO_2 com água e a formação subseqüente de bicarbonato, e não um pK verdadeiro. Podemos deduzir dessa equação que mudanças no pH afetarão a relação do HCO_3^- para a P_{CO_2} e vice-versa. O pK' da reação CO_2/HCO_3^- é cerca de 6,1, e o pK da reação HCO_3^-/CO_3^{2-} é cerca de 9,4. No pH do corpo, cerca de 95% do CO_2 está na forma de HCO_3^-, o restante sendo dióxido de carbono e ácido carbônico; a quantidade de CO_3^{2-} é desprezível.

Ácidos fracos têm suas maiores ações tamponantes quando pH = pK. Visto que o pK das proteínas do plasma e a hemoglobina estão próximos ao pH do sangue, esses compostos são importantes tampões corporais no sangue. O par CO_2/HCO_3^-, com aparente pK' abaixo do pH do sangue, é de menor importância que as hemoglobinas ou as proteínas no fornecimento de um sistema de tampão corporal. A importância do sistema CO_2-bicarbonato é que um aumento na respiração pode aumentar rapidamente o pH por diminuição dos níveis de CO_2 no sangue e o HCO_3^- pode ser excretado através dos rins para diminuir o pH sanguíneo. Embora o bicarbonato não seja um importante tampão químico nos sistemas vivos, ele é freqüentemente referido como tampão porque a relação CO_2 para bicarbonato pode ser ajustada por excreção no sentido de regular o pH. Os mais importantes tampões verdadeiros no sangue são as proteínas, especialmente a hemoglobina. Os fosfatos são também tampões significativos em muitas células.

A importância dos tampões na melhoria das alterações de pH pode ser observada considerando-se os efeitos da infusão de ácido no sangue de mamífero. Cerca de 28 mmol de íons hidrogênio devem ser adicionados ao sangue para reduzir o pH de 7,4 para 7,0. De fato, somente 60 nmol (cerca de 0,2%) são requeridos para mudar o pH de uma solução aquosa nessa extensão; no sangue, entretanto, a massa de 28 mmol de H$^+$ adicionada é tamponada por conversão de HCO_3^- em CO_2 (18 mmol), pela hemoglobina (8,0 mmol), pelas proteínas plasmáticas (1,7 mmol) e pelos fosfatos (0,3 mmol). Assim, cerca de 500.000 vezes tantos íons hidrogênio são tamponados quantos são requeridos para promover mudança no pH de 7,4 para 7,0.

Claramente, se a ventilação pulmonar é reduzida de modo que a excreção de CO_2 cai abaixo da produção de CO_2, os níveis de CO_2 corpóreo aumentarão e o pH cairá. Essa diminuição no pH corpóreo é denominada **acidose respiratória**. O efeito inverso, que é um aumento do pH por ventilação pulmonar aumentada, é denominado **alcalose respiratória**. A palavra "respiratória" é usada para diferenciar essas alterações de pH daquelas causadas por alterações no metabolismo ou na função renal. Por exemplo, o metabolismo anaeróbio resulta na produção final de ácido, que reduz o pH corpóreo; tais alterações são denominadas **acidose metabólica**.

Os líquidos do corpo, como outras soluções, são eletroneutros; isto é, a soma dos ânions é igual à soma dos cátions. O estado eletrolítico normal do plasma humano é ilustrado na Fig. 13.15. A soma de bicarbonato, fosfatos e ânions protéicos é denominada *tampão base*. Os cátions e ânions remanescentes são referidos como íons fortes (*i.e.*, aqueles completamente dissociados em solução fisiológica); a diferença entre a soma de cátions fortes e a soma de ânions fortes é denominada *diferença de íons fortes (DIF)* e é um reflexo da magnitude do tampão base. Como uma alteração no pH sanguíneo geralmente resulta em alteração no tampão base, a DIF também deve mudar para manter a neutralidade elétrica. Nessa situação, a alteração no DIF geralmente envolve o sódio ou o cloreto, visto que estes são os principais íons no sangue. Por exemplo, a redução no bicarbonato deve ser associada a aumento do cloreto ou a redução do sódio. Por outro lado, alteração na taxa do sódio em relação ao cloreto será associada a alteração no tampão base e portanto no pH sanguíneo. Vomitar o conteúdo do estômago resulta em perda de cloreto e redução nos níveis de cloreto do sangue; como conseqüência, os níveis de bicarbonato são aumentados juntamente com o pH sanguíneo sem nenhuma alteração na P_{CO_2}; isto é denominado **alcalose metabólica**. Vômito originado do duodeno, e não do estômago, entretanto, resulta na perda de mais bicarbonato do que cloreto, causando acidose metabólica.

Distribuição dos Íons Hidrogênio entre os Compartimentos

As membranas celulares separam os compartimentos intracelular e extracelular, e camadas de células entre dois compartimentos corpóreos são muito mais permeáveis ao dióxido de carbono do que aos íons hidrogênio e bicarbonato. A permeabilidade da maioria das membranas celulares aos íons H$^+$, embora geralmente baixa, é freqüentemente maior do que aos íons K$^+$, Cl$^-$, e HCO_3^-; uma notável exceção é a membrana do eritrócito, que é muito permeável aos íons HCO_3^- e Cl$^-$, mas não é muito permeável aos íons H$^+$. As células sanguíneas vermelhas e as células nos ductos coletores do rim de mamíferos têm altos níveis de proteína da banda III em sua membrana plasmática, mas não outras células. Como discutido previamente, as proteínas da banda III

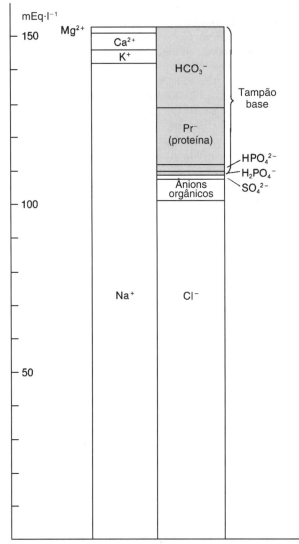

Fig. 13.15 Todos os líquidos corpóreos são eletroneutros, contendo números iguais de íons com cargas positivas e negativas. Este diagrama mostra as concentrações equivalentes (mEq·l⁻¹) dos principais eletrólitos no plasma humano em pH normal. A concentração do tampão base (deslocamento ácido-base não-respiratório) depende do pH. Assim, aumento ou diminuição no pH que altere a cencentração do tampão base deve acompanhar-se por alteração correspondente na concentração de um ou mais íons fortes, geralmente sódio ou cloreto. (Adaptado de Siggaard-Andersen, 1963.)

medeiam as trocas de íons HCO_3^- por Cl^- em altas taxas. Assim, embora todas as membranas celulares sejam permeáveis ao CO_2, somente poucas membranas podem transferir HCO_3^- em altas taxas através do mecanismo trocador de ânion banda III.

Aumento na P_{CO_2} extracelular causa aumento nas concentrações de íons bicarbonato e hidrogênio, desse modo criando gradientes para CO_2, HCO_3^- e H^+ através da membrana celular. Em células que são muito permeáveis ao CO_2 mas não muito permeáveis ao H^+ ou ao bicarbonato, tal situação resulta no movimento rápido do CO_2 para dentro da célula; à medida que o CO_2 é convertido em HCO_3^-, o pH intracelular cai agudamente. A acidificação associada com a P_{CO_2} aumentada em geral ocorre muito mais rapidamente no compartimento intracelular que no compartimento extracelular, porque a anidrase carbônica, que catalisa a conversão do CO_2 em HCO_3^-, está presente dentro das células mas nem sempre no líquido extracelular. Mesmo quando a P_{CO_2} permanece elevada, o pH intracelular retorna lentamente ao nível inicial em virtude da extrusão lenta de ácido (ou captação de base) através da membrana celular (Fig. 13.16A). O aumento no pH intracelular é tal que, se o nível da P_{CO_2} retornar ao valor original, o pH celular será maior que o valor inicial; isto é, há pequena elevação no pH.

Como observado anteriormente, a maioria das membranas celulares é muito mais permeável à amônia molecular, NH_3, que aos íons amônio, NH_4^+. Se os níveis de NH_4Cl no líquido extracelular aumenta, a amônia penetra na célula muito mais rapidamente que os íons amônio. O resultado é, naturalmente, que os níveis de amônia na célula são aumentados muito mais rapidamente também. A amônia equilibra-se através da membrana e se combina com os íons hidrogênio para formar íons amônio dentro da célula, aumentando assim o pH celular (Fig. 13.16B). Após atingir um máximo, o pH começa a cair durante exposição prolongada ao NH_4Cl em virtude do influxo passivo lento do NH_4^+ juntamente com outros mecanismos reguladores do equilíbrio ácido-básico na membrana. O retorno do nível de NH_4Cl externo ao valor original resulta em queda aguda no pH intracelular à medida que o NH_3 se difunde para fora da célula. Entretanto, como há aumento do NH_4^+ intracelular, o pH da célula cai abaixo do nível inicial, mas retorna lentamente ao nível inicial à medida que o NH_4^+ se difunde para fora da célula.

Esses mecanismos de ajuste do pH são ativados ou por redução no pH intracelular ou por aumento no pH extracelular. Em células de mamíferos, a extrusão de ácido é reduzida a níveis baixos se o pH extracelular cair abaixo de 7,0 ou o pH intracelular aumentar acima de 7,4. Se um ácido é injetado em uma célula, ele é expulso da célula em taxas que aumentam em proporção à diminuição do pH da célula. Embora uma porção do efluxo de H^+ possa estar relacionada à difusão de H^+ para fora da célula, parte do efluxo é acoplada ao influxo de sódio. Esse acoplamento de sódio e o transporte de próton poderiam decorrer de um mecanismo trocador de cátion na membrana ou de uma bomba eletrogênica de próton que aumenta o potencial de membrana, provendo portanto um gradiente eletroquímico para a difusão de íons Na^+ através de canais seletivos de sódio. Por exemplo, algumas células podem bombear prótons ativamente para fora por meio de uma próton-ATPase na membrana; esse efluxo de próton pode resultar em influxo de sódio. Freqüentemente a extrusão de ácido é acompanhada por efluxo de cloreto, provavelmente trocado pelo HCO_3^- extracelular, que é requerido pelas células para a regulação do pH. Por exemplo, a droga SITS (4-acetamido-4′-isotiocianoestilbeno-2,2′-ácido dissulfônico), que bloqueia a troca cloreto-bicarbonato nos eritrócitos, também inibe a regulação do pH em outras células.

Assim, tanto o mecanismo de troca de prótons como o de troca de ânions na membrana celular desempenham um importante papel no ajuste do pH intracelular. Uma carga ácida na célula é acompanhada por um efluxo de H^+ acoplado a influxo de Na^+ e por influxo de HCO_3^- acoplado a efluxo de Cl^-. O movimento de HCO_3^- para dentro da célula é equivalente ao movimento de H^+ para fora da célula porque os íons HCO_3^- que entram na célula são convertidos em CO_2, liberando íons hidroxila e aumentando o pH. O CO_2 assim formado deixa a célula e é convertido em bicarbonato, liberando prótons. Esse ciclo de CO_2 e HCO_3^-, referido como **ciclo de Jacobs-Stewart**, funciona transferindo íons H^+ do interior da célula em face de uma carga ácida intracelular, tal como aquela gerada pelo metabolismo anaeróbio (Fig. 13.17).

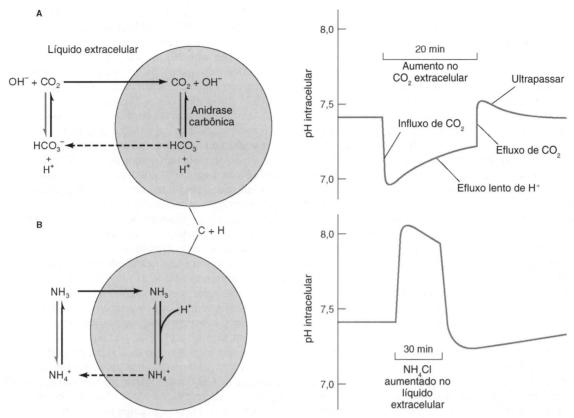

Fig. 13.16 Alterações nos níveis de dióxido de carbono e de cloreto de amônio intracelulares causam alterações no pH intracelular das células teciduais. **(A)** Se os níveis de CO_2 no líquido extracelular são aumentados repentinamente, o CO_2 se difunde rapidamente até a célula, formando bicarbonato e provocando queda aguda no pH intracelular. Um efluxo lento de íons H^+ subseqüente (linha tracejada) causa aumento gradual no pH intracelular. **(B)** Se os níveis de NH_4Cl extracelular se elevam agudamente, NH_3 se difunde rapidamente até a célula e se combina com os íons hidrogênio para formar íons de amônio, que se difundem lentamente através da membrana celular (linha tracejada). Como resultado, o pH intracelular aumenta.

Na maioria das células sanguíneas vermelhas dos vertebrados, diferentemente da maioria das outras células, os íons hidrogênio são passivamente distribuídos através da membrana, e o potencial de membrana mantém um pH menor dentro da célula sanguínea vermelha do que no plasma. Uma adição repentina de ácido ao plasma (como após produção anaeróbia de H^+) resulta em queda no pH do eritrócito. O ácido é transferido do plasma para o interior do eritrócito não por difusão do íon H^+ mas pela troca de bicarbonato por cloreto (veja Fig. 13.17). A adição de H^+ ao plasma causa aumento da P_{CO_2} por causa da conversão de HCO_3^- em CO_2, que então se difunde até a célula sanguínea vermelha e é convertido em HCO_3^-, reduzindo, portanto, o pH intracelular. O bicarbonato então se difunde para fora da célula através do mecanismo de troca de cloreto por bicarbonato. Assim, nos eritrócitos, o ciclo de Jacobs-Stewart opera transferindo o ácido do plasma para o interior da célula.

Fatores que Influenciam o pH Intracelular

O pH intracelular será estável se a taxa da carga de ácido, do metabolismo ou do influxo na célula, for igual à taxa de remoção do ácido. Aumento repentino na acidez da célula será neutralizado pelos vários mecanismos discutidos anteriormente:

- Tamponamento por tampões corpóreos (p. ex., proteínas e fosfatos) localizados dentro da célula
- Reações do HCO_3^- com íons H^+, formando CO_2, que então se difunde para fora da célula
- Difusão passiva ou transporte ativo de íons H^+ da célula
- Mecanismo de troca de cátion (Na^+/H^+) ou de troca de ânion (HCO_3^-/Cl^-), ou ambos, na membrana celular

Além disso, a geração de prótons através do metabolismo pode ser modulada pelo pH. Muitas enzimas são inibidas pelo pH baixo, de modo que a inibição da glicólise (e possivelmente algumas outras vias metabólicas) em pH baixo pode servir para regular o pH intracelular por redução da produção final de prótons durante períodos de acidez aumentada nas células.

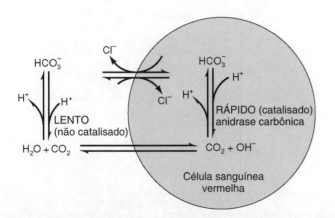

Fig. 13.17 O ciclo de Jacob-Stewart é o ciclo do dióxido de carbono e do bicarbonato para transferir ácido entre os compartimentos extracelular e intracelular. Na célula sanguínea vermelha, aqui desenhada, o ciclo geralmente opera transferindo ácido do plasma para o interior da célula. Como a anidrase carbônica está presente somente dentro das células, a interconversão lenta e não catalisada de CO_2 e HCO_3^- no líquido extracelular determina a taxa de transferência de ácido.

Em alguns casos, o pH celular pode ser modulado para controlar ou limitar outras funções celulares. Não é sempre claro se tais alterações do pH são conseqüência ou estão regulando a atividade celular associada. Em muitas células, o pH intracelular (pH_i) e os níveis de cálcio são inversamente ou diretamente relacionados. Em outras células, eles são mais relacionados seqüencialmente do que diretamente; nesses casos, alterações no pH_i podem modular a atividade do cálcio e portanto muitas de suas ações na função celular. Por exemplo, quando ovos de rã são fertilizados, os níveis intracelulares de cálcio aumentam transitoriamente, seguidos por aumento sustentado no pH_i. Há algumas evidências indicando que essa alcalinização da célula pode prolongar a ação do cálcio elevado.

Em alguns casos, a regulação do pH intracelular (pH_i) tem um efeito claro sobre a função celular. Por exemplo, os eritrócitos de muitos teleósteos têm um trocador Na^+/H^+ e um trocador HCO_3^-/Cl^- na membrana. A hemoglobina nesses animais exibe um desvio de Root, isto é, diminuição na capacidade de oxigenação sanguínea quando o pH do sangue cai. (veja Fig. 13.6). Obviamente, esse efeito enfraqueceria o transporte de oxigênio pelos eritrócitos durante períodos de acidose metabólica na ausência de alguns mecanismos de compensação. De fato, as catecolaminas liberadas no sangue durante períodos de acidose metabólica ativam o trocador Na^+/H^+ do eritrócito, que move íons H^+ para fora e Na^+ para dentro da célula. Em peixes de grande massa muscular, a natação intensa resulta em acentuada acidose. Essa queda no pH do plasma, se transferida para a célula sanguínea vermelha, enfraqueceria a ligação do oxigênio com a hemoglobina e reduziria a capacidade do peixe de nadar aerobiamente. Isto não acontece porque o pH_i do eritrócito nesse peixe é regulado e permanece alto durante a acidose seguinte à atividade natatória extenuante.

Fatores que Influenciam o pH Corpóreo

Um pH corpóreo estável requer que a produção de ácido seja equiparada a sua excreção. Em mamíferos, essa simetria é obtida pelo ajuste da excreção de CO_2 através dos pulmões e da excreção de ácido ou bicarbonato através dos rins, de modo que a excreção de ácido equilibra a produção, que é altamente determinada pelos requerimentos metabólicos do animal. O ducto coletor do rim de mamífero tem células do tipo A (excretora de ácido) e do tipo B (excretora de base), cuja atividade pode ser alterada por aumento na excreção de ácido ou base. Em animais aquáticos, as superfícies externas têm a capacidade de expelir ácido de maneiras semelhantes àquelas observadas no ducto coletor do rim de mamífero (veja Cap. 14). Por exemplo, a pele de rã e as guelras dos peixes de água doce têm uma próton-ATPase, que excreta prótons, na superfície apical do epitélio. Guelras de peixes também têm um mecanismo de troca HCO_3^-/Cl^-. Se esses mecanismos são inibidos por drogas, o pH corpóreo é afetado.

A temperatura pode ter um efeito acentuado sobre o pH corpóreo. A dissociação da água varia com a temperatura, e o pH de neutralidade (i. e., $[H^+] = [OH^-]$) é 7,00 somente a 25°C. A dissociação da água diminui, e o pH de neutralidade (pN) portanto aumenta, com diminuição da temperatura. A 37°C, o pN é 6,8, enquanto a 0°C é 7,46. O plasma humano a 37°C tem pH de 7,4, de modo que é levemente alcalino. No pN, a taxa de concentração de OH^- em relação à de H^+ é 1. Essa taxa aumenta com o aumento da alcalinidade; em pH 7,4 a 37°C é cerca de 20. A maioria dos animais mantém quase a mesma alcalinidade relativa ao pN em muitos de seus tecidos independente da sua temperatura corpórea (Fig. 13.18). Peixes a 5°C têm pH plasmático de 7,9-8,0; tartarugas a 20°C, pH plasmático de cerca de 7,6; e mamíferos a 37°C, pH plasmático de 7,4. Assim, todos têm alcalinidade relativa semelhante e a mesma relação de íons OH^- para H^+ (cerca de 20) no plasma. Os tecidos são geralmente menos alcalinos que o plasma; por exemplo, o pH_i dos eritrócitos é de cerca de 0,2 unidade de pH menor que a do plasma, e o pH_i das células musculares é cerca de 7,0.

A temperatura tem também efeito acentuado sobre o pK' das proteínas plasmáticas e o sistema CO_2/HCO_3^-, o pK' aumentando quando a temperatura diminui. De acordo com a equação de Henderson-Hasselbalch, alterações no pK' causarão mudanças no pH ou na dissociação dos ácidos fracos. Entretanto, as alterações induzidas pela temperatura no pH plasmático (veja Fig. 13.18) compensam as alterações dependentes da temperatura no pK' das proteínas plasmáticas, de modo que a extensão em que as proteínas plasmáticas se dissociam permanece constante.

Como o pK' da reação de hidratação e desidratação do CO_2 muda menos com a temperatura do que com o pH sanguíneo, os animais devem ajustar a taxa de CO_2 em relação a HCO_3^- no sangue. Em geral, parece que, quando a temperatura cai, vertebrados pecilotérmicos, de respiração aérea, mantêm os níveis de bicarbonato constantes mas diminuem os níveis de CO_2 molecular. Em animais aquáticos, por outro lado, os níveis de CO_2 permanecem os mesmos e os níveis de bicarbonato aumentam quando a temperatura cai. Esse processo resulta no mesmo ajuste da taxa de CO_2/bicarbonato e portanto do pH em vertebrados aquáticos e de respiração aérea. O ponto importante é que, se o pH corpóreo muda com a temperatura do mesmo modo como o pK' das proteínas, então a equação de Henderson-Hasselbalch prediz que a carga das proteínas deve permanecer inalterada. Se há pouca ou nenhuma mudança na carga líquida das proteínas, a função será retida por uma grande variedade de temperaturas.

A capacidade do corpo de redistribuir ácido entre os compartimentos do organismo é de significância funcional, porque alguns tecidos são mais adversamente afetados pela variação no pH que outros. O cérebro é particularmente sensível, enquanto que o músculo pode tolerar oscilações muito grandes no pH. Como resultado, o cérebro tem mecanismos extensos, embora muito pouco compreendidos, para a regulação do pH do líquido cerebroespinal (LCE). Em face de uma repentina carga ácida no sangue, íons hidrogênio são captados pelos músculos, reduzindo as oscilações no sangue e

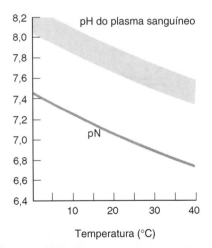

Fig. 13.18 O pH na neutralidade (pN) e o pH do plasma diminuem com o aumento da temperatura, mas a relação entre os dois é constante na maioria dos animais. Neste gráfico, o efeito da temperatura sobre o pH plasmático em várias tartarugas, rãs e peixes é comparado com a alteração no pN. (Adaptado de Rahn, 1967.)

protegendo o cérebro e outros tecidos mais sensíveis. Íons hidrogênio são então liberados lentamente do músculo até o sangue e excretados através dos pulmões como CO_2 ou através dos rins na urina. Assim, quando há carga ácida repentina no corpo, os músculos podem atuar como reservatório temporário de H^+, reduzindo assim a magnitude das oscilações no pH e em outras regiões do corpo.

TRANSFERÊNCIA DE GÁS NO AR: PULMÕES E OUTROS SISTEMAS

As seções anteriores consideraram as propriedades do oxigênio e do dióxido de carbono e descreveram como esses gases são transportados no sangue e o efeito que eles têm no pH corpóreo. Nesta seção, examinamos o modo pelo qual o O_2 e o CO_2 são transferidos do ar para o sangue. Dá-se enfoque ao *pulmão* de vertebrado, mas outros sistemas de transferência de gás também são considerados. Na próxima seção, é discutida a transferência de gás entre a água e o sangue através das brânquias.

A estrutura do sistema de transferência de gás é influenciada pelas propriedades do meio bem como pelas exigências do animal. Por exemplo, os pulmões de mamíferos têm estrutura muito diferente das brânquias dos peixes e são ventilados de maneira diferente. Essa diferença existe porque, embora a densidade e a viscosidade da água sejam ambas aproximadamente 1.000 vezes maiores do que as do ar, a água contém somente 1/30 do oxigênio molecular. Além disso, as moléculas de gás difundem-se 10.000 vezes mais rapidamente no ar que na água. Assim, em geral, a respiração aérea consiste em movimentos recíprocos do ar para dentro e para fora dos pulmões, enquanto que a respiração aquática consiste em fluxo unidirecional de água sobre as guelras (Fig. 13.19A). Os objetivos da configuração das brânquias dos peixes são minimizar as distâncias de difusão na água, criando uma camada delgada de água sobre a superfície respiratória. Essas variações no ambiente, na estrutura do aparelho respiratório e na natureza da ventilação resultam em diferenças nas pressões parciais dos gases no sangue e nos tecidos dos animais de respiração aérea e aquática, particularmente a P_{CO_2} (Fig. 13.19B).

Anatomia Funcional do Pulmão

O pulmão de vertebrado, que se desenvolve como um divertículo do intestino, consiste em uma complexa rede de túbulos e sacos, e a estrutura real varia consideravelmente entre as espé-

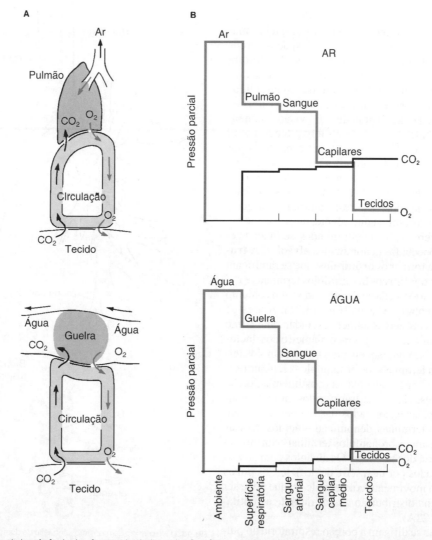

Fig. 13.19 Os diferentes sistemas de transferência de gás em animais de respiração aérea e nos de respiração aquática estão associados com a distribuição característica dos gases respiratórios no sangue e nos tecidos. **(A)** Diagramas esquemáticos dos fluxos de O_2 e CO_2 nos animais de respiração aérea e nos de respiração aquática. **(B)** Valores relativos da P_{O_2} e da P_{CO_2} no meio inalante, no sangue e nos tecidos nos animais de respiração aérea (*em cima*) e de respiração aquática (*embaixo*).

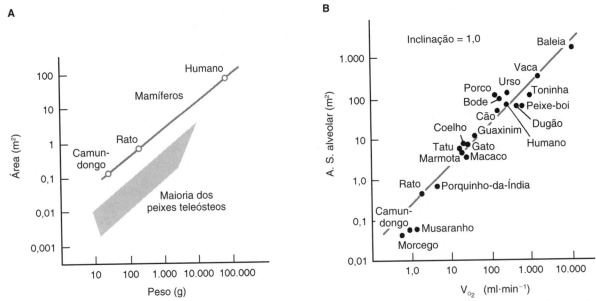

Fig. 13.20 A área da superfície respiratória aumenta com o tamanho. **(A)** Relação entre a área de superfície respiratória e o peso corpóreo em mamíferos selecionados e peixes teleósteos. **(B)** Relação entre a área de superfície alveolar (A. S.) e a captação de oxigênio em mamíferos. (Parte A adaptada de Randall, 1970; parte B de Tenney e Temmers, 1963.)

cies. Os tamanhos dos espaços aéreos terminais tornam-se progressivamente menores nos pulmões de anfíbios, répteis e mamíferos (nesta ordem), mas o número total de espaços aéreos por unidade de volume do pulmão torna-se maior. A estrutura dos pulmões de anfíbios é diversificada, variando de uma bolsa de parede lisa em alguns modelos até pulmões subdivididos por septos e dobras dentro de numerosos sacos aéreos interconectados em sapos e rãs. O grau de subdivisão é aumentado em répteis e aumenta mais em mamíferos, tendo como efeito total um aumento na área de superfície respiratória por unidade de volume pulmonar. Em geral, a área de superfície respiratória em mamíferos aumenta com o peso do corpo e a taxa de consumo de oxigênio (Fig. 13.20). Os peixes teleósteos têm tipicamente área de superfície respiratória menor que a dos mamíferos de peso corpóreo equivalente.

O pulmão de mamíferos consiste em milhões de fundos cegos como sacos interconectados denominados **alvéolos**. A **traquéia** subdivide-se para formar os **brônquios**, que se ramificam repetidamente, levando por fim aos **bronquíolos** terminais e daí aos bronquíolos respiratórios, cada qual conectado a um conjunto terminal de ductos alveolares e sacos (Fig. 13.21). A área de secção transversal das vias aéreas aumenta rapidamente como resultado da extensa ramificação, embora o diâmetro dos ductos aéreos individuais decresça da traquéia para os bronquíolos terminais. Os bronquíolos terminais, os bronquíolos respiratórios, os ductos alveolares e os sacos alveolares constituem a porção respiratória dos pulmões. Gases são transferidos através de alvéolos de paredes delgadas encontrados nas regiões distais em relação aos bronquíolos terminais, denominados **ácinos**. As vias aéreas que se dirigem para os bronquíolos terminais constituem a porção não-respiratória dos pulmões. Os alvéolos com *ácinos unidos* são interconectados por uma série de orifícios, os **poros de Kohn**, permitindo o movimento colateral de ar, que pode ser um fator significativo na distribuição de gás durante a ventilação pulmonar (Fig. 13.22A).

Os ductos aéreos que se dirigem à porção respiratória do pulmão contêm cartilagem e um pequeno músculo liso e são revestidos com cílios. O epitélio secreta muco, que é "varrido" em

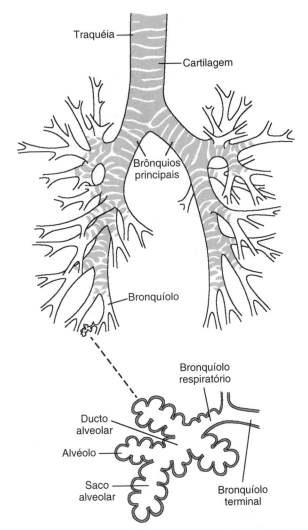

Fig. 13.21 No pulmão de mamífero, uma série de ductos ramificados progressivamente menores transportam o ar para a porção respiratória, que consiste em bronquíolos terminais e respiratórios e ductos e sacos alveolares. A transferência de gás ocorre através do epitélio respiratório mostrado na parte inferior.

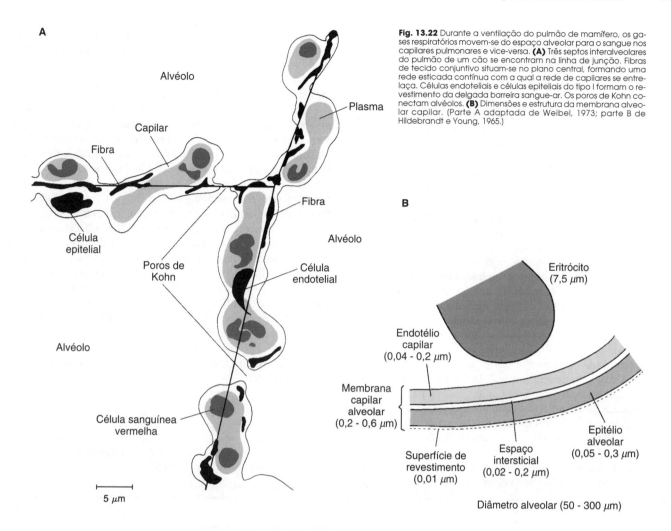

Fig. 13.22 Durante a ventilação do pulmão de mamífero, os gases respiratórios movem-se do espaço alveolar para o sangue nos capilares pulmonares e vice-versa. **(A)** Três septos interalveolares do pulmão de um cão se encontram na linha de junção. Fibras de tecido conjuntivo situam-se no plano central, formando uma rede esticada contínua com a qual a rede de capilares se entrelaça. Células endoteliais e células epiteliais do tipo I formam o revestimento da delgada barreira sangue-ar. Os poros de Kohn conectam alvéolos. **(B)** Dimensões e estrutura da membrana alveolar capilar. (Parte A adaptada de Weibel, 1973; parte B de Hildebrandt e Young, 1965.)

direção à boca pelos cílios. Essa "escada rolante de muco" mantém os pulmões limpos (veja Cap. 8). Nas porções respiratórias do pulmão, o músculo liso substitui a cartilagem. Contrações desse músculo liso podem ter efeito acentuado nas dimensões das vias aéreas nos pulmões.

Pequenos mamíferos têm taxa mais alta de consumo de O_2 em repouso por unidade de peso corpóreo do que os animais grandes, dada sua maior área de superfície alveolar por unidade de peso corpóreo. Esse aumento na área de superfície respiratória é obtido por redução no tamanho mas também por aumento no número de alvéolos por unidade de volume do pulmão. Em humanos, o número de alvéolos aumenta rapidamente após o nascimento, e o adulto possui cerca de 300 milhões atingidos por volta dos 8 anos; aumentos subseqüentes na área respiratória são obtidos por aumento no volume de cada alvéolo. A taxa de consumo de O_2 em repouso por unidade de peso é mais alta em crianças do que em adultos; novamente há uma correlação entre o consumo por unidade de peso e a área de superfície alveolar por unidade de peso corpóreo.

A barreira de difusão em mamíferos consiste em um filme de superfície aquosa, células epiteliais dos alvéolos, espaço intersticial, células endoteliais dos capilares sanguíneos, plasma e parede das células sanguíneas vermelhas (Fig. 13.22B). Vários tipos de célula compõem o epitélio pulmonar. Células do tipo I, as mais abundantes, constituem a principal parte do epitélio pulmonar. Elas são células epiteliais escamosas, tendo estrutura semelhante a uma placa, uma única célula que se estende até os dois alvéolos adjacentes com o núcleo comprimido em um canto. As células do tipo II são caracterizadas por um corpo laminado dentro da célula e têm uma superfície com vilosidades; as células do tipo II produzem o surfactante, que será discutido mais tarde. As células do tipo III são células ricas em mitocôndrias com bordadura em escova. Parece que essas células raras estão envolvidas na captação de NaCl do líquido pulmonar. Além dessas células, diversos *macrófagos alveolares* "vagueiam" sobre a superfície do epitélio respiratório. É aceito geralmente, mas não demonstrado, que o coeficiente de difusão para os gases não varia nos pulmões de diferentes animais, sendo a única estrutura variável a área do pulmão e a distância de difusão entre o ar e o sangue.

Os seguintes termos são usados para descrever diferentes tipos de respiração e ventilação pulmonares:

- **Eupnéia** — respiração normal tranqüila típica de um animal em repouso
- **Hiperventilação** e **hipoventilação** — aumento e diminuição, respectivamente, na quantidade de ar que se move para dentro ou para fora do pulmão pela variação na freqüência e/ou na profundidade da respiração, tal que a ventilação não iguale a produção de CO_2 e a mudança nos níveis de CO_2 sanguíneo por um período mais longo
- **Hiperpnéia** — ventilação pulmonar aumentada por aumento na respiração em resposta à produção de CO_2 aumentada (p. ex., durante exercício)

- **Apnéia** — ausência de respiração
- **Dispnéia** — respiração difícil associada com a sensação desagradável de falta de ar
- **Polipnéia** — aumento na freqüência respiratória sem aumento na profundidade da respiração

O ar trocado entre o alvéolo e o ambiente deve passar através de uma série de tubos (traquéia, brônquios, bronquíolos não-respiratórios) que não estão envolvidos diretamente na transferência de gás. No final da expiração, o ar contido nesses tubos terá vindo dos alvéolos e terá concentração baixa de oxigênio e concentração alta de dióxido de carbono. Esse ar será o primeiro a se mover de volta ao alvéolo na próxima inspiração. No final da inspiração, os tubos não-respiratórios estarão cheios de ar fresco, e seu volume será o primeiro a ser exalado na próxima expiração. Assim, esse volume não está envolvido na transferência de gás e, portanto, é denominado *volume do espaço morto anatômico*. Parte do ar pode suprir alvéolos não-funcionais, ou certos alvéolos podem ser ventilados com taxas muito altas, aumentando o volume de ar não diretamente envolvido na troca de gás. Esse volume de ar, denominado *espaço morto fisiológico*, é geralmente maior que o espaço morto anatômico mas o inclui (Destaque 13.3).

A quantidade de ar que se move para fora ou para dentro dos pulmões em cada respiração é denominada **volume corrente**. A quantidade de ar fresco que se move para dentro ou para fora dos sacos aéreos alveolares é igual ao volume corrente menos o volume do espaço morto anatômico e é denominada **volume de ventilação alveolar**. Somente esse volume de gás está diretamente envolvido na transferência de gás. Os pulmões não estão completamente vazios mesmo em expiração máxima, ficando um **volume residual** de ar nos pulmões. O volume máximo de ar que pode ser movido para dentro ou para fora dos pulmões é denominado **capacidade vital** dos pulmões. Estes e outros termos usados para descrever vários volumes e capacidades associadas à função pulmonar estão ilustrados na Fig. 13.23.

O conteúdo de O_2 é menor e o conteúdo de CO_2 é maior no gás alveolar do que no ar ambiente, por causa unicamente de uma porção do volume de gás do pulmão que é alterada em cada ciclo respiratório. A ventilação alveolar em humanos é cerca de 350 ml, enquanto que o volume residual funcional dos pulmões excede 2.000 ml. Durante a inspiração, os ductos que se dirigem para os alvéolos se alongam e se alargam, causando aumento do volume acinar. Durante a respiração, o ar entra e sai dos ácinos e pode também mover-se entre alvéolos adjacentes através dos poros de Kohn. A mistura de gases nos ductos e nos alvéolos ocorre por difusão e por correntes de convecção causadas pela respiração (Fig. 13.24). Nos ductos alveolares, o O_2 difunde-se em direção aos alvéolos e o CO_2 para longe deles. É provável que as pressões parciais de O_2 e CO_2 sejam razoavelmente uniformes através dos alvéolos, porque a difusão no ar é rápida e as distâncias envolvidas são pequenas. As pressões parciais dos gases dentro dos alvéolos oscilam em fase com os movimentos respiratórios, com a magnitude dependendo da extensão da ventilação corrente.

Quais podem ser as vantagens para a transferência de gás de um pulmão vibratório ou de um pulmão sintonizado que vibra durante a respiração?

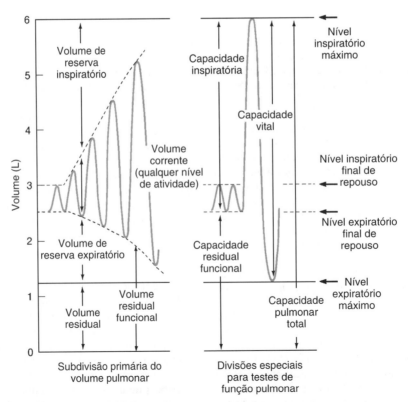

Fig. 13.23 Muitos termos são usados para descrever vários volumes e capacidades associados à função pulmonar. O volume corrente é o volume de ar que normalmente se move para dentro e para fora do pulmão, enquanto que a capacidade vital é o volume máximo.

TROCAS GASOSAS E EQUILÍBRIO ÁCIDO-BÁSICO 501

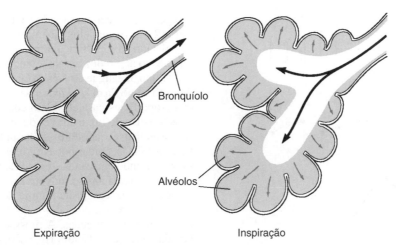

Fig. 13.24 A direção do fluxo de ar (setas grandes) nas porções respiratórias do pulmão muda durante a inspiração e a expiração, mas a difusão do oxigênio (setas pequenas) está sempre na direção da parede alveolar.

Os níveis de O_2 e CO_2 no gás alveolar são determinados pela taxa de transferência através do epitélio respiratório e pela taxa de ventilação alveolar. A ventilação alveolar depende da freqüência respiratória, do volume corrente e do volume do espaço morto anatômico. Variações na magnitude do espaço morto anatômico alterarão as pressões gasosas no alvéolo na ausência de alterações no volume corrente. Assim, aumentos artificiais no espaço morto anatômico, produzido em pessoas respirando através de um longo tubo, acarretam aumento no CO_2 e queda no O_2 nos pulmões. Como discutido na seção anterior, essas alterações ativam os quimiorreceptores, resultando em aumento no volume corrente. Em animais com pescoços longos (como a girafa e o cisne selvagem americano), a extensão traqueal e portanto o espaço morto anatômico são maiores que naqueles com pescoços curtos (Fig. 13.25). Para manter as tensões dos gases adequadas nos pulmões, animais com pescoços longos têm volumes corrente aumentados.

A freqüência respiratória e o volume corrente variam consideravelmente nos animais. Os humanos respiram cerca de 12 vezes por minuto e têm volume corrente em repouso de cerca de 10% do volume pulmonar total. Tal respiração, relativamente rápida e superficial, produz pequenas oscilações na P_{O_2} no pulmão e no sangue. Em contraste, o anfíbio *Amphiuma*, exclusivamente aquático mas de respiração aérea, que vive em brejos, vem à superfície da água de hora em hora para respirar; seu volume corrente, entretanto, é mais que 50% do seu volume pulmonar. Esse grande volume corrente, acoplado com respiração infreqüente, produz grandes oscilações lentas na P_{O_2} no pulmão e no sangue, que estão mais ou menos em fase com os movimentos respiratórios (Fig. 13.26). O *Amphiuma* é uma presa das cobras e se torna mais vulnerável quando emerge para respirar. Como ele vive em água de baixo conteúdo de oxigênio, a respiração aquática não é uma alternativa conveniente. O risco de ser capturado enquanto na superfície para respirar pode ter influenciado a evolução de sua freqüência respiratória baixa, seu grande volume pulmonar e corrente e sua capacidade de fazer ajustamentos cardiovasculares que ajudam a manter a liberação de O_2 para os tecidos em face das grandes oscilações dos níveis de gás sangüíneo. Os níveis de dióxido de carbono no *Amphiuma* não oscilam do mesmo modo como os de oxigênio, porque o dióxido de carbono é perdido através da pele e não é tão dependente da ventilação pulmonar.

Em resumo, os níveis de O_2 e CO_2 no gás alveolar são determinados pela ventilação e pela taxa de transferência do gás. A ventilação do epitélio respiratório é determinada pela freqüência respiratória, pelo volume corrente e pelo volume do espaço morto anatômico. A natureza e a extensão da ventilação também influenciam a magnitude das oscilações no O_2 e no CO_2 sangüíneos durante um ciclo respiratório.

Circulação Pulmonar

O pulmão, como o coração, recebe sangue de duas fontes. O fluxo principal é de sangue desoxigenado da artéria pulmonar que perfunde o pulmão, recebendo o O_2 e liberando o CO_2; isto é denominado *circulação pulmonar*. Uma segunda, de suprimento menor, a *circulação bronquial*, vem da circulação sistêmica (corpo) e supre os tecidos pulmonares com O_2 e outros substratos para crescimento e manutenção. Nossa discussão aqui está restringida à circulação pulmonar.

Em pássaros e mamíferos, as pressões na circulação pulmonar são menores do que na circulação sistêmica. Essa diferença de pressão reduz a filtração do líquido nos pulmões. Uma extensa drenagem linfática dos tecidos pulmonares também ajuda a

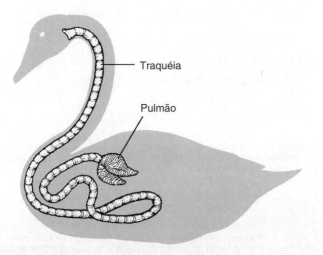

Fig. 13.25 A traquéia extremamente longa do cisne silvestre resulta em um grande volume de espaço morto anatômico. Para comparação veja Fig. 13.29 ilustrando a extensão da traquéia humana. (De Banko, 1960.)

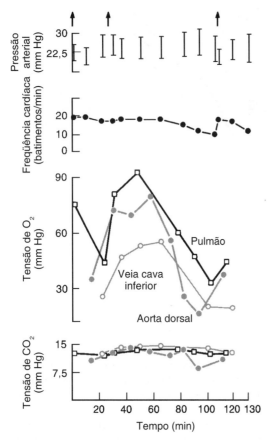

Fig. 13.26 A freqüência respiratória tende a variar inversamente com o volume corrente e a magnitude das oscilações na P_{O_2}. No *Amphiuma*, um anfíbio aquático de respiração aérea que não respira freqüentemente, o volume corrente e as alterações na P_{O_2} são grandes. Aqui são mostradas as curvas de pressão sanguínea, freqüência cardíaca, P_{O_2} e P_{CO_2} em um *Amphiuma* de 515 g durante dois ciclos respiração-mergulho. As setas verticais indicam quando o animal emergiu e ventilou seus pulmões. Note que a pressão sanguínea, a freqüência cardíaca e a P_{CO_2} são aproximadamente constantes entre as respirações, enquanto que a P_{O_2} mostra oscilações grandes e lentas no pulmão e no sangue. (Adaptado de Toews et al., 1971.)

assegurar que nenhum líquido seja coletado nos pulmões (veja Cap. 12). Esses modelos são importantes porque qualquer líquido coletado na superfície pulmonar aumenta a distância entre o sangue e o ar e reduz a transferência de gás.

O fluxo de sangue através da circulação pulmonar é mais bem descrito como *fluxo em lâmina*, isto é, fluxo de um líquido entre duas superfícies paralelas. Isto contrasta com o fluxo laminar característico do fluxo através de um tubo e do fluxo na circulação sistêmica. O endotélio capilar pulmonar lembra duas superfícies paralelas, unidas por estruturas semelhantes a pilar, com o sangue fluindo entre elas. À medida que a pressão aumenta, as superfícies paralelas se movem separadamente, resultando em aumento na espessura da lâmina de sangue. Isto é, a pressão aumenta a espessura da lâmina de sangue em vez de espalhar o fluxo em outras direções. A pressão arterial média no pulmão humano é cerca de 12 mm Hg, oscilando entre 7,5 mm Hg e 22 mm Hg em cada contração do coração. No pulmão humano vertical (em pé), a pressão arterial é ajustada o suficiente para elevar o sangue até o ápice do pulmão; por isso, o fluxo é mínimo no topo e aumenta em direção à base do pulmão (Fig. 13.27). O sangue é distribuído de modo mais uniforme às diferentes partes quando o pulmão está na horizontal.

Os vasos pulmonares são muito distensíveis e sujeitos a distorções pelos movimentos respiratórios. Vasos pequenos dentro do septo interalveolar são particularmente sensíveis a variações na pressão alveolar. O diâmetro desses capilares de paredes delgadas colapsáveis é determinado pela pressão transmural (pressão sanguínea arterial dentro dos capilares, P_a, menos pressão alveolar, P_A). Se a pressão transmural é negativa (*i.e.*, $P_A > P_a$), tais capilares colapsam e o fluxo sanguíneo cessa. Esse colapso pode ocorrer no ápice do pulmão humano quando na vertical, onde a P_a é baixa (veja Fig. 13.27). Se a pressão arterial pulmonar é maior que a pressão alveolar, que por sua vez é maior que a pressão venosa pulmonar, então a diferença entre a pressão arterial e a alveolar determinará o diâmetro dos capilares no septo interalveolar e, tal como um

---

 DESTAQUE 13.3

VOLUMES PULMONARES

O volume ventilatório alveolar, V_A, é igual à diferença entre o volume de ventilação corrente, V_C, e o volume do espaço morto, V_M:

$$V_A = V_C - V_M$$

Se *f* representa a freqüência respiratória, o volume de ar que entra e sai do pulmão em cada minuto, $V_A f$, é denominado *volume-minuto alveolar*, ou *volume-minuto respiratório*, simbolizado como $\dot{V}_A$. O ponto sobre o V indica uma função de medida proporcional.

O espaço morto anatômico, V_{Manat}, é o volume da porção não-respiratória do pulmão; o espaço morto fisiológico, $V_{Mfisiol}$, é o volume do pulmão não envolvido na transferência de gás. Se a pressão parcial de CO_2 no ar expirado é denominada $P_E CO_2$, a pressão parcial do CO_2 no ar alveolar $P_A CO_2$ e a pressão parcial do CO_2 no ar inspirado $P_I CO_2$, então

$$P_E CO_2 \times V_C = (P_A CO_2 \times V_A) + (P_I CO_2 \times V_M)$$

Mas $V_A = V_C - V_M$, de modo que, substituindo nesta equação, obtemos

$$P_E CO_2 \times V_C = P_A CO_2 (V_C - V_M) + (P_I CO_2 \times V_M)$$

e

$$P_E CO_2 \times V_C = (P_A CO_2 \times V_C) - (P_A CO_2 \times V_M) + (P_I CO_2 \times V_M)$$

reordenando

$$(P_A CO_2 \times V_M) - (P_I CO_2 \times V_M) = (P_A CO_2 \times V_C) - (P_E CO_2 \times V_C)$$

$$V_M (P_A CO_2 - P_I CO_2) = V_C (P_A CO_2 - P_E CO_2)$$

$$V_{Mfisiol} = V_C \frac{(P_A CO_2 - P_E CO_2)}{(P_A CO_2 - P_I CO_2)}$$

Mas $P_I CO_2$ se aproxima de zero, e $P_A CO_2$ é a mesma pressão parcial do CO_2 no sangue arterial, $P_a CO_2$. Então, a última expressão pode ser escrita como segue:

$$V_{Mfisiol} = V_C \frac{(P_a CO_2 - P_E CO_2)}{P_a CO_2}$$

Assim, o espaço morto fisiológico dos pulmões pode ser calculado a partir das medidas do volume corrente, V_C, e das pressões parciais do CO_2 no sangue arterial, $P_a CO_2$, e no ar expirado, $P_E CO_2$.

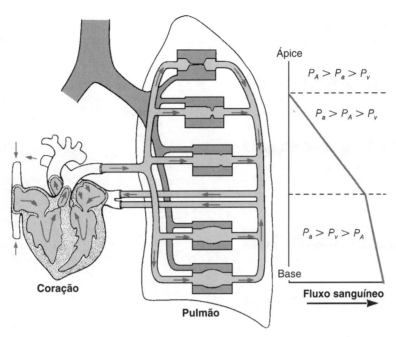

Fig. 13.27 Na porção superior do pulmão vertical, o diâmetro dos capilares alveolares, e conseqüentemente o fluxo sanguíneo através deles, depende da diferença entre a pressão arterial, P_a, e a pressão alveolar, P_A. Neste diagrama esquemático de fluxo sanguíneo no pulmão humano na vertical, as caixas representam as condições dos vasos no septo interalveolar em diferentes porções do pulmão. No ápice do pulmão, a P_A freqüentemente excede a P_a; como resultado, os capilares se colapsam e o fluxo sanguíneo cessa. P_V é a pressão venosa. (Adaptado de West, 1970.)

portão de eclusa, controlará o fluxo sanguíneo através dos capilares. A pressão venosa não afetará o fluxo no reservatório venoso contanto que a pressão alveolar exceda a pressão venosa. O fluxo na porção superior do pulmão na vertical é provavelmente determinado desse modo pela diferença entre a pressão sanguínea arterial e a pressão alveolar. A pressão sanguínea arterial (e portanto o fluxo sanguíneo) aumenta com a distância do ápice do pulmão.

Na metade inferior do pulmão na vertical, onde a pressão venosa excede a pressão alveolar, o fluxo sanguíneo é determinado pela diferença entre a pressão sanguínea arterial e a venosa. Essa diferença de pressão não varia com a posição, embora ambas as pressões arterial e venosa aumentem em direção à base do pulmão. Esse aumento na pressão absoluta resulta na expansão dos vasos e, portanto, em diminuição na resistência ao fluxo. Assim, o fluxo aumenta em direção à base do pulmão, mesmo embora a diferença de pressão arteriovenosa não mude (veja Fig. 13.27). A posição dos pulmões com respeito ao coração é portanto um determinante importante do fluxo sanguíneo pulmonar. Os pulmões envolvem o coração, minimizando assim o efeito da gravidade no fluxo sanguíneo pulmonar quando um animal muda da posição horizontal para a vertical. Essa íntima proximidade entre os pulmões e o coração dentro do tórax também tem significância para a função cardíaca: as pressões reduzidas dentro do tórax durante a inspiração ajudam o retorno venoso para o coração. Isto é freqüentemente denominado *bomba toracoabdominal*.

Mesmo embora a circulação pulmonar de mamíferos careça de arteríolas bem definidas, as fibras simpática adrenérgica e parassimpática colinérgica inervam o músculo liso que circunda os vasos sanguíneos pulmonares e os bronquíolos. A circulação pulmonar, entretanto, tem muito menos inervação que a circulação sistêmica e é relativamente não responsiva a estimulação nervosa ou farmacológica. A estimulação nervosa simpática ou a injeção de norepinefrina causa aumento leve na resistência ao fluxo sanguíneo, enquanto a estimulação nervosa parassimpática ou da acetilcolina tem efeito oposto.

Reduções nos níveis de oxigênio ou no pH causam vasoconstrição local dos vasos sanguíneos pulmonares. A resposta vasoconstritora a baixa concentração de oxigênio, que é oposta àquela observada nas redes capilares sistêmicas, assegura que o sangue flua para as regiões bem ventiladas do pulmão. Regiões pobremente ventiladas do pulmão terão baixos níveis de oxigênio alveolar, provocando vasoconstrição local e portanto redução do fluxo sanguíneo para aquela área do pulmão. De modo alternativo, uma área bem ventilada do pulmão terá níveis altos de oxigênio alveolar, de modo que os vasos sanguíneos locais estarão dilatados e o fluxo sanguíneo será alto. Embora a vasoconstrição hipóxica pulmonar seja importante em direcionar o fluxo sanguíneo para regiões bem ventiladas do pulmão, ela traz problemas quando animais estão expostos a hipoxia generalizada, como pode ocorrer em altitudes elevadas (veja seção posterior).

O débito cardíaco do circuito pulmonar é idêntico ao débito cardíaco do circuito sistêmico em mamíferos e pássaros. Em anfíbios e répteis, com ventrículo único ou parcialmente dividido que ejeta sangue para as circulações pulmonar e sistêmica, a taxa do fluxo sanguíneo pulmonar em relação ao sistêmico pode ser alterada. Em tartaruga e rãs, há aumento acentuado no fluxo sanguíneo para os pulmões após uma inspiração, em virtude de vasodilatação pulmonar. Durante períodos entre respirações na rã *Xenopus*, o fluxo sanguíneo pulmonar diminui, mas o fluxo sanguíneo sistêmico é apenas alterado possivelmente porque o ventrículo não é dividido (Fig. 13.28). Esses animais respiram intermitentemente, e o fluxo sanguíneo variável para o trocador de gás, independente do fluxo sanguíneo para o restante do corpo, permite algum controle da taxa do uso de oxigênio do depósito pulmonar e renovação rápida das reservas de oxigênio sanguíneo durante a ventilação. Além disso, o trabalho cardíaco é induzido durante apnéia.

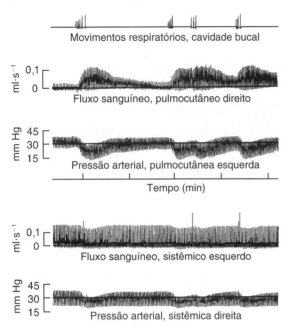

Fig. 13.28 Em tartarugas e rãs, o fluxo sanguíneo pulmonar caracteristicamente aumenta, enquanto que o fluxo sistêmico permanece constante. Estes traços da rã *Xenopus* registram as alterações da pressão na cavidade bucal produzida pelos movimentos de ventilação pulmonar do assoalho bucal (*no alto*) bem como o fluxo e a pressão correspondentes nos arcos arteriais. (De Shelton, 1970.)

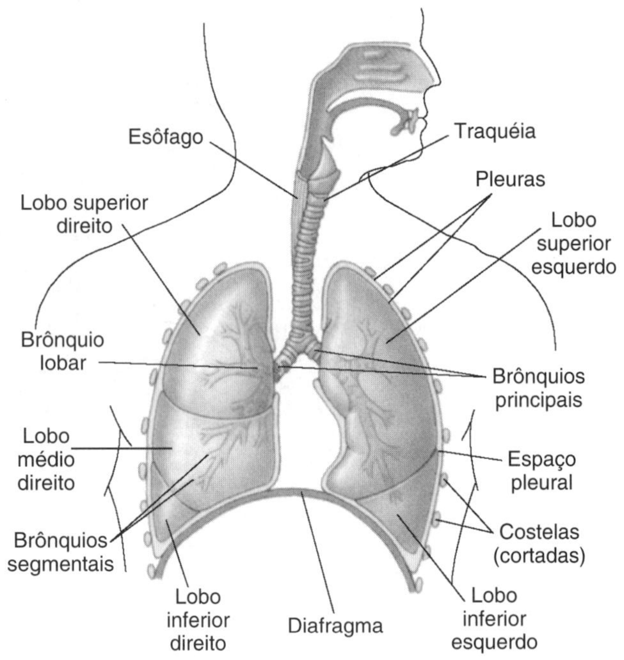

Fig. 13.29 Em mamíferos, os pulmões preenchem a maioria da cavidade torácica, formada pelas costelas e pelo diafragma. Em humanos, o pulmão direito tem três lobos, e o esquerdo dois lobos. O pequeno volume do espaço pleural entre os pulmões e a parede torácica é cheio de líquido e selado.

Ventilação do Pulmão

O mecanismo de ventilação pulmonar varia consideravelmente entre animais. Essas variações refletem diferenças na anatomia funcional dos pulmões e de estruturas associadas. Primeiro, veremos como o pulmão de mamífero é ventilado e então consideraremos a ventilação em pássaros, répteis, rãs e invertebrados.

Mamíferos

Os pulmões de mamíferos são elásticos, com múltiplos conjuntos de sacos, que estão suspensos dentro da **cavidade pleural** e se abrem para o exterior através de um único tubo, a traquéia, (Fig. 13.29). As paredes da cavidade pleural, freqüentemente referidas como **caixa torácica**, são formadas pelas costelas e pelo **diafragma**. Os pulmões ocupam a maior parte da caixa torácica, havendo um pequeno volume do espaço pleural entre os pulmões e a parede torácica; esse espaço é fechado e cheio de líquido. Dada sua elasticidade, pulmões isolados são um tanto menores do que quando estão na caixa torácica. *In situ*, essa elasticidade cria uma pressão subatmosférica no espaço pleural cheio de líquido. O líquido na cavidade pleural fornece uma conexão flexível e lubrificada entre a superfície externa do pulmão e a parede torácica. Líquidos são essencialmente incompressíveis, e assim, quando a caixa torácica altera seu volume, os pulmões se enchem de gás também. Se a caixa torácica é perfurada, é drenado ar para dentro da cavidade pleural, e os pulmões colapsam — uma condição conhecida como **pneumotórax**.

Quando pulmões intactos são preenchidos com vários volumes e a entrada é fechada com os músculos relaxados, então a pressão alveolar varia diretamente com o volume do pulmão. Em baixos volumes pulmonares, a pressão alveolar é menor que a pressão do ambiente em razão da resistência do tórax em colapsar, ao passo que em altos volumes pulmonares a pressão alveolar excede a pressão do ambiente em virtude das forças requeridas para expandir a caixa torácica. Se o volume pulmonar é grande, então uma vez que a boca e a glote estejam abertas o ar fluirá para fora dos pulmões porque a pressão das costelas reduzirá o volume pulmonar. Em algum volume intermediário, V_r, a pressão alveolar no tórax relaxado é igual à pressão ambiente (Fig. 13.30).

Durante a respiração normal, a caixa torácica é expandida e contraída por uma série de músculos esqueléticos, pelo diafragma e pelos músculos intercostais externos e internos. As contrações desses músculos são determinadas pela atividade de neurônios motores controlados por centros respiratórios dentro da medula oblonga, que discutiremos posteriormente. O volume do tórax aumenta quando as costelas são elevadas e movidas para fora por contração dos intercostais externos e por contração (e portanto abaixamento) do diafragma (Fig. 13.31A). Contrações do diafragma respondem por até dois terços do aumento no volume pulmonar. O aumento no volume torácico reduz a pressão alveolar, e o ar é drenado para dentro dos pulmões. O relaxamento do diafragma e dos músculos intercostais externos reduz o volume torácico, desse modo aumentando a pressão alveolar e forçando a saída do ar dos pulmões (Fig. 13.31B). Durante a respiração tranqüila, o volume pulmonar entre respirações é um valor intermediário, V_r, no qual as pressões alveolar e ambiente são iguais (veja Fig. 13.30). Nessas condições, a expiração freqüentemente é passiva, simplesmente graças ao relaxamento do diafragma e dos intercostais externos. Com o volume corrente aumentado, a expiração torna-se ativa, em razão da contração dos músculos intercostais internos, que reduzem o volume torácico até que ele caia abaixo do V_r no final da expiração.

Pássaros

Em pássaros, a transferência de gás ocorre em pequenos capilares aéreos (10 μm de diâmetro) que se ramificam a partir de tubos chamados **parabrônquios** (Fig. 13.32). O equivalente funcional dos sacos alveolares dos mamíferos, os parabrônquios são uma série de pequenos tubos que se estendem entre grandes *brôn-*

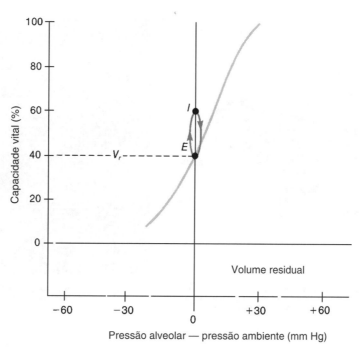

Fig. 13.30 Durante a respiração tranqüila com os músculos torácicos relaxados, as pressões alveolar e do ambiente são iguais entre as respirações. Esta curva mostra a relação entre o volume pulmonar e a pressão dentro do tórax quando os músculos estão relaxados mas a glote está fechada. V_r é o volume pulmonar quando a pressão alveolar é a mesma que a pressão ambiente e o sistema pulmão-tórax está relaxado. Os pontos *I* e *E* representam a pressão e o volume do sistema após inspiração e expiração durante respiração tranqüila.

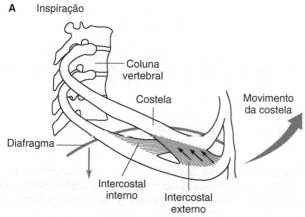

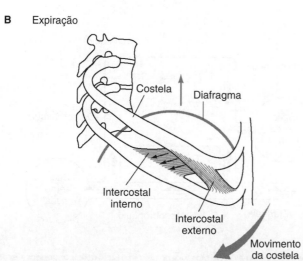

Fig. 13.31 O volume do tórax aumenta durante a inspiração **(A)** e diminui durante a expiração **(B)** em mamíferos graças ao movimento das costelas e do diafragma.

quios dorsais e brônquios ventrais, sendo ambos conectados por um grande tubo, o *mesobrônquio*, que se junta à traquéia anterior (Fig. 13.33A). Os parabrônquios e os tubos conectados formam o pulmão, que está contido dentro da cavidade torácica. Um septo horizontal compacto fecha a extremidade caudal da caixa torácica. As costelas, que são curvadas para prevenir compressão lateral, movem-se levemente para a frente apenas durante a respiração; como resultado, o volume da caixa torácica e do pulmão muda pouco durante a respiração. Os grandes músculos do vôo dos pássaros são ligados ao esterno e têm pouca influência sobre a respiração. Embora não haja relação mecânica entre o vôo e os movimentos respiratórios em pássaros, "em fase" o vôo e os movimentos respiratórios podem resultar de uma ativação neural sincrônica dos dois grupos de músculos envolvidos.

Como, então, o pulmão de ave é ventilado? A resposta baseia-se em um sistema de sacos aéreos associados conectado aos pulmões (veja Fig. 13.32). Quando esses sacos aéreos são comprimidos, o ar é forçado através do parabrônquio. O sistema de sacos aéreos, que se prolonga como divertículos das vias aéreas, penetra nos ossos adjacentes e entre órgãos, reduzindo a densidade dos pássaros. Dos vários sacos aéreos, somente os sacos torácico (cranial) e abdominal (caudal) mostram acentuadas alterações no volume durante a respiração. Variações no volume dos sacos aéreos são obtidas por oscilação do esterno contra a coluna vertebral e por movimentos laterais das costelas posteriores. O fluxo aéreo é bidirecional no mesobrônquio, mas unidirecional através do parabrônquio (Fig. 13.33B). Durante a inspiração, o ar flui até os sacos aéreos caudais através do mesobrônquio; o ar também se move até os sacos aéreos craniais por meio dos brônquios dorsais e parabrônquios. Durante a expiração, o ar que deixa os sacos aéreos caudais passa através do parabrônquio e, em menor extensão, através do mesobrônquio para a traquéia. Os sacos aéreos craniais, cujo volume muda menos que aquele dos sacos aéreos caudais, são reduzidos leve-

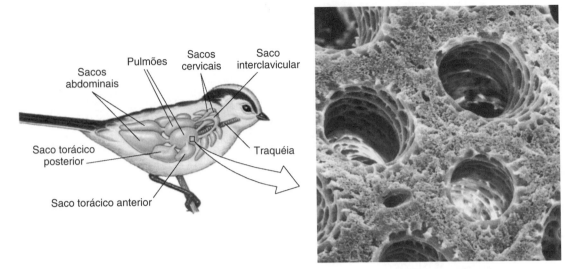

Fig. 13.32 Em pulmões de pássaros, as trocas gasosas ocorrem nos capilares aéreos que se estendem dos parabrônquios, estruturas semelhantes a tubos que são o equivalente funcional do alvéolo em mamíferos. O parabrônquio (*direita*) e os tubos conectantes formam o pulmão. Durante a respiração, ocorrem alterações no volume nos sacos aéreos associados, e não na caixa torácica e nos pulmões. (Fotografia cortesia de H. R. Duncker.)

mente de volume pelo ar que se move do saco cranial através dos brônquios ventrais para a traquéia durante a expiração.

O oxigênio difunde-se até os capilares aéreos a partir dos parabrônquios e é captado pelo sangue. O ar nos parabrônquios é renovado tanto durante a inspiração quanto durante a expiração, aumentando a transferência de gás no pulmão de pássaros. O fluxo unidirecional é obtido não por válvulas mecânicas, mas por *um sistema de válvulas aerodinâmico*. As aberturas dos brônquios ventrais e dos brônquios dorsais nos mesobrônquios mostram resistência variável e dependente de direção ao fluxo do ar. A estrutura das aberturas é tal que a formação de redemoinhos, e portanto resistência ao fluxo, varia com a direção do fluxo de ar.

Répteis
As costelas dos répteis, como as dos mamíferos, formam uma caixa torácica envolvendo os pulmões. Durante a inspiração, as costelas são deslocadas cranialmente e ventralmente, aumentando a caixa torácica. Como essa expansão reduz a pressão dentro da caixa torácica abaixo da pressão atmosférica e as narinas e a glote estão abertas, o ar flui até os pulmões. O relaxamento dos músculos que expandem a caixa torácica libera energia armazenada nos componentes elásticos estirados do pulmão e da parede do corpo, permitindo a expiração passiva. Embora os répteis não possuam diafragma, diferenças de pressão entre as cavidades torácica e abdominal têm sido registradas, indicando pelo menos uma separação funcional dessas cavidades.

Em tartarugas e cágados, as costelas são fundidas a uma concha rígida. Os pulmões são preenchidos pelos movimentos dos membros dos flancos e/ou do plastrão para o exterior (parte ventral da concha) e pelo movimento dos ombros para a frente. O processo reverso resulta em desinflação do pulmão. Como resultado, a retração dos membros e da cabeça para dentro da concha causa diminuição do volume pulmonar.

Rãs
Em rãs, a narina se abre na cavidade bucal, que é conectada através da glote aos pulmões pareados. A rã pode abrir e fechar suas narinas e a glote independentemente. O ar é drenado até a ca-

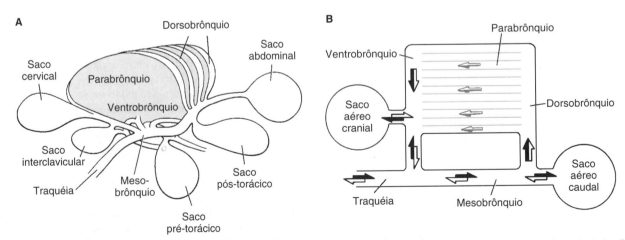

Fig. 13.33 A compressão dos sacos aéreos força o ar através do parabrônquio nos pulmões de pássaros. **(A)** A árvore bronquial de aves e os sacos aéreos associados. Os sacos aéreos do grupo cranial (saco cervical, interclavicular e pré-torácico) partem dos três ventrobrônquios craniais, enquanto os sacos aéreos do grupo caudal (sacos pós-torácicos e abdominais) são conectados diretamente ao mesobrônquio. **(B)** Diagrama esquemático do fluxo aéreo através do pulmão de pássaro. O fluxo no parabrônquio é unidirecional. As setas sólidas representam o fluxo durante a inspiração; as setas abertas, o fluxo durante a expiração. (Adaptado de Scheid et al., 1972.)

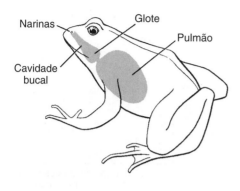

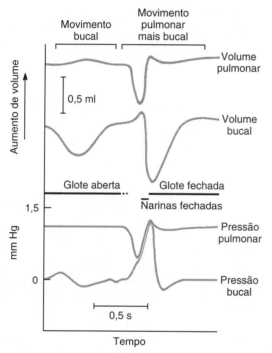

Fig. 13.34 A ventilação na rã é um processo gradual. Aqui são mostradas variações de pressão e volume na cavidade bucal e no pulmão de uma rã durante os movimentos bucais somente com a glote fechada e durante os movimentos bucal e pulmonar com a glote aberta e as narinas fechadas (*i.e.*, pulmão cheio). (Adaptado de West e Jones, 1975.)

vidade bucal com as narinas abertas e a glote fechada; então as narinas são fechadas, a glote é aberta e o assoalho bucal se eleva, forçando o ar da cavidade bucal até os pulmões (Fig. 13.34). Esse processo de enchimento do pulmão pode ser repetido diversas vezes em seqüência. A expiração também pode ser um processo em etapas, os pulmões liberando ar em porções para a cavidade bucal. A expiração pode não ser completa, de modo que parte do ar do pulmão é misturada com o ar do ambiente na cavidade bucal e então é bombeada de volta até os pulmões. Isto é, uma mistura de ar pulmonar, presumivelmente com baixa concentração de O_2 e alta concentração de CO_2, é incorporada ao ar fresco na cavidade bucal e retornada para os pulmões. A razão para esse método complexo de ventilação pulmonar não é clara, mas ela pode estar direcionada no sentido de reduzir as oscilações nos níveis de CO_2 no pulmão com a finalidade de estabilizar e regular a P_{CO_2} sanguínea e controlar o pH sanguíneo.

Invertebrados

Os invertebrados exibem uma variedade de mecanismos de transferência de gás. A ventilação não ocorre em alguns invertebrados, que contam unicamente com a difusão de gases entre o pulmão e o ambiente. Em aranhas, que têm pulmões ventilados pareados no abdômen, a superfície respiratória consiste em uma série de lâminas delgadas cheias de sangue que se estendem como as folhas de um livro dentro de uma cavidade guardada por uma abertura (espiráculo). O espiráculo pode ser aberto ou fechado para regular a taxa de perda de água desses "pulmões livros". Caracóis e lesmas têm pulmões ventilados que são invaginações bem vascularizadas da superfície do corpo, a cavidade do manto. A alteração de volume que os pulmões dos caracóis pode sofrer incapacita o animal de emergir e sair da sua concha rígida. Quando os caracóis se retraem para dentro de suas conchas, os pulmões se esvaziam, uma situação semelhante àquela vista em tartarugas. Em caracóis aquáticos, os pulmões servem para reduzir a densidade do animal.

Surfactantes Pulmonares

A tensão na parede do pulmão depende das propriedades da parede alveolar e da tensão superficial na interface líquido-ar. A *tensão superficial* é a força que tende a minimizar a área de uma superfície líquida, formando gotículas líquidas em forma de esferas. Ela também forma um filme superficial resistente ao estiramento, de modo que um trabalho deve ser realizado para estirar uma superfície líquida. Como os alvéolos são muito complacentes, a tensão superficial do seu revestimento líquido contribui com cerca de 70% da resistência da parede do pulmão ao estiramento. Se o revestimento líquido fosse só de água, a tensão da parede alveolar seria muito maior do que de fato é, e grandes forças seriam necessárias para inflar o pulmão e separar as membranas colapsadas pela tensão superficial. A explicação para a tensão superficial relativamente fraca do líquido que reveste os pulmões é a presença do **surfactante**, um complexo lipoprotéico que confere tensão superficial muito baixa à interface líquido-ar. Os surfactantes pulmonares não somente reduzem o esforço associado à respiração como também ajudam a evitar colapso dos alvéolos.

Os surfactantes são produzidos pelas células do tipo II dentro do revestimento alveolar e têm meia-vida de cerca de 12 horas em mamíferos. O lipídio predominante nesse complexo lipoprotéico é a dipalmitoil-lecitina. O filme lipoprotéico é estável, com o lipídio formando uma monocamada externa firmemente associada a uma subcamada de proteína. A síntese dos surfactantes requer cortisol, e sua liberação pode ser estimulada pelo ato de suspirar. Os surfactantes são encontrados nos pulmões de anfíbios, répteis, pássaros e mamíferos e podem estar presentes em alguns peixes que constroem abrigos em bolhas.

As pequenas dimensões dos sacos aéreos alveolares frágeis criam problemas mecânicos que podem resultar em colapso. Para compreender por que o colapso alveolar é um problema e como os surfactantes atuam sobre ele, consideraremos uma bolha delgada que alternadamente se infla e então desinfla. Como discutido no Cap. 12, a lei de Laplace estabelece que a pressão diferencial entre o lado de fora e o lado de dentro de uma bolha é proporcional a $2y/R$, onde y é a tensão da parede por unidade de comprimento e R o raio da bolha. Se duas bolhas têm tensão de parede similar mas raios diferentes, a pressão na bolha menor será maior do que a da bolha maior. Como resultado, se as bolhas estiverem conectadas, a bolha menor se esvaziará na bolha maior (Fig. 13.35A, B).

Uma situação um tanto similar existe no pulmão. Podemos considerar os alvéolos como numerosas bolhas interconecta-

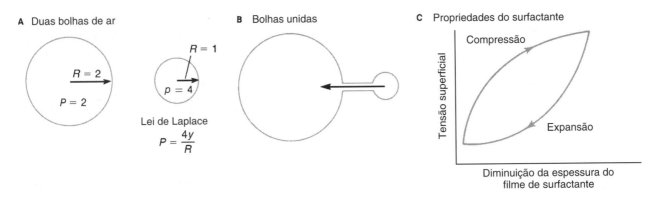

Fig. 13.35 A presença de surfactante nos pulmões ajuda a evitar o colapso alveolar. **(A)** A lei de Laplace estabelece que a pressão (*P*) em uma bolha diminui com o aumento do raio (*R*) se a tensão da parede (*y*) permanecer constante. Assim, se duas bolhas têm a mesma tensão de parede mas o raio de uma é duas vezes o da outra bolha, a pressão na bolha pequena é duas vezes a da bolha grande. A equação é escrita 4y/R, e não 2y/R, porque a bolha no ar tem uma superfície interna e outra externa. **(B)** Se as bolhas forem unidas, a bolha pequena com pressão maior se esvaziará na bolha grande com pressão menor. **(C)** A tendência dos alvéolos pequenos a se esvaziar nos grandes no pulmão é diminuída pelo revestimento de surfactante. Quando o filme de surfactante se expande com o alvéolo, a espessura do filme diminui e a tensão superficial aumenta. Como a tensão superficial é o principal componente da tensão da parede, este efeito tende a minimizar as diferenças de pressão entre alvéolos de tamanhos diferentes, portanto estabilizando-os.

das. Se a tensão na parede é semelhante em alvéolos de tamanhos diferentes, os alvéolos pequenos tendem a colapsar, esvaziando-se dentro dos alvéolos maiores. Isto normalmente não ocorre nos pulmões por duas razões: os tecidos circundantes ajudam a evitar a hiperexpansão dos alvéolos e as propriedades do surfactante que reveste o alvéolo são tais que a tensão na parede aumenta quando o filme superficial é expandido e diminui quando ele é comprimido. Isto ocorre porque o filme se expande quando o volume alveolar aumenta, de modo que o surfactante se espalha e portanto é menos eficaz na diminuição da tensão superficial (Fig. 13.35C). O resultado desse efeito serve para minimizar a diferença de pressão entre os alvéolos pequenos e os grandes, reduzindo assim a chance de colapsar. Os alvéolos dobram-se quando seus volumes diminuem, e as regiões entre as dobras formam uma espessa camada de surfactante. A tensão superficial muito baixa dessa espessa camada de surfactante permite a inflação fácil dos alvéolos dobrados e colapsados. Se somente água estivesse presente nas dobras, grandes forças seriam exigidas para separar as camadas e inflar os alvéolos.

Em mamíferos, os surfactantes aparecem no pulmão fetal antes do nascimento, reduzindo, por isso, as forças necessárias para inflar os pulmões dos recém-nascidos. Recém-nascidos que não produzem surfactantes pulmonares não podem inflar seus pulmões ao nascimento sem assistência. Esta condição referida como *síndrome da angústia respiratória do recém-nascido* ocorre primariamente em bebês prematuros. Pode-se dar assistência ao bebê forçando o ar até os pulmões, usando ventilação com pressão positiva e repondo o surfactante. Além disso, às gestantes que têm possibilidade de ter bebês prematuros, pode-se administrar injeções de cortisol durante a gestação para estimular a produção de surfactante no feto.

Aquecimento e Perda de Água Através dos Pulmões

Aumentos na ventilação pulmonar não somente aumentam a transferência de gás como também resultam em maior perda de calor e água. Assim, a evolução dos pulmões tem envolvido algumas adaptações. O ar em contato com a superfície respiratória torna-se saturado com vapor de água e entra em equilíbrio térmico com o sangue. O ar fresco e seco que entra no pulmão de mamíferos é umidificado e aquecido. A expiração desse ar úmido e quente resulta em considerável perda de calor e água, que será proporcional à taxa de ventilação da superfície pulmonar. Muitos animais de respiração aérea vivem em ambientes muito secos, onde a conservação da água é de suprema importância. Não é portanto surpreendente que esses animais em particular têm desenvolvido meios para minimizar a perda de água.

As taxas da perda de calor e água dos pulmões estão intimamente relacionadas. Quando o ar é inalado, ele é aquecido e umidificado pela evaporação de água da mucosa nasal. Como a evaporação da água resfria a mucosa nasal, existe um gradiente de temperatura ao longo das passagens nasais. O nariz é frio na ponta, e a temperatura vai aumentando em direção à glote. À medida que o ar úmido que deixa os pulmões é resfriado, a água se condensa na mucosa nasal, uma vez que a pressão de vapor de água para 100% de saturação diminui com a temperatura. Assim, o resfriamento do ar exalado ocorrido na passagem nasal resulta na conservação tanto do calor como de água. A circulação sanguínea para a mucosa nasal é capaz de suprir água para saturar o ar inalado, mas os gradientes de temperatura estabelecidos pela evaporação da água e pelo movimento de ar não são anulados pela circulação.

A estrutura da passagem nasal em vertebrados é variável e em alguma extensão ela pode estar relacionada à capacidade dos animais de regular a perda de calor e de água. Os humanos têm unicamente a capacidade limitada de resfriar o ar expirado, que é saturado com vapor de água e está em temperatura somente poucos graus abaixo da temperatura corpórea central. Outros animais têm passagens nasais longas e estreitas para conservação mais eficiente de água, como discutiremos no Cap. 14.

Os pecilotermos tais como répteis e anfíbios, cujas temperaturas corpóreas se ajustam à temperatura ambiente, expiram ar saturado com água em temperaturas cerca de 0,5-1,0°C abaixo da temperatura corpórea. As temperaturas do ar pulmonar e as temperaturas da superfície corpórea são freqüentemente mais baixas que as do ambiente por causa da evaporação contínua da água. Em alguns répteis, entretanto, a temperatura corpórea é mantida acima da do ambiente. Na iguana, a perda de calor e água é controlada de modo semelhante àquele observado em mamíferos. Além disso, esses lagartos conservam água umidificando o ar com água evaporada do líquido excretório das glândulas de sal nasais. A taxa de perda de água está intimamente relacionada à ventilação pulmonar e, portanto, à captação de oxigênio. Os répteis geralmente têm necessidades de oxigênio muito menores que os mamíferos ou os pássaros, e então sua taxa de perda de água é muito menor.

Transferência de Gás em Ovos de Pássaros

As cascas de ovos de pássaros têm dimensões determinadas, mas contêm um embrião cujas necessidades de transferência de gás aumentam por um fator de 10^3 entre a postura e o choco. Assim, a transferência de O_2 e CO_2 deve acontecer entre a casca em taxas sempre crescentes durante o desenvolvimento enquanto as dimensões da superfície de transferência (casca do ovo) não mudam. Os gases difundem-se através de pequenos poros cheios de ar na casca do ovo e então através de membranas subjacentes, incluindo a membrana corioalantóica (Fig. 13.36A). A circulação corioalantóica está em íntima aposição à casca do ovo e aumenta com o desenvolvimento do embrião. Diversos fatores contribuem para o aumento das taxas de transferência de gás durante o desenvolvimento nos ovos de pássaros: desenvolvimento de uma circulação subjacente na membrana corioalantóica, aumento no fluxo e no volume sanguíneos, aumento no hematócrito e na afinidade do sangue pelo oxigênio e aumento na diferença da P_{O_2} através da casca do ovo (Fig. 13.36B). A casca do ovo, uma vez produzida, não se altera durante o desenvolvimento do embrião.

A perda de água do ovo durante o desenvolvimento causa aumento gradual do espaço aéreo dentro do ovo. O volume dessa célula de ar é de 12 ml ao choco no ovo de galinha. Pouco antes deles chocarem, os pássaros ventilam seus pulmões colocando seus bicos dentro das células de ar. A P_{CO_2} sanguínea é inicialmente baixa no embrião, mas aumenta gradualmente cerca de 45 mm Hg pouco antes do choco (Fig. 13.36C). Essa pressão é mantida após o choco, evitando assim alguma alteração acentuada do equilíbrio ácido-básico quando o pássaro passa a usar os pulmões em vez da casca para sua troca de gás.

A casca e as membranas subjacentes, que representam a barreira entre o ar ambiente e o sangue do embrião, podem ser divididas em uma fase gasosa externa (a célula de ar) e uma fase líquida interna. No nível do mar, a fase gasosa externa representa cerca de 30 a 40% da resistência total da difusão para transferência de O_2, 85% daquela para o dióxido de carbono e 100% daquela para o vapor de água. Ovos em altitudes são expostos a redução tanto do oxigênio como da pressão gasosa total. A taxa de difusão dos gases aumenta com a redução na pressão total. A pressão reduzida do oxigênio em altitudes é parcialmente compensada pelo aumento das taxas de difusão de oxigênio na fase gasosa; a despeito disso, em altitudes os ovos tornam-se hipóxicos. Se os ovos são mantidos em um meio hipóxico por um período de tempo, mais capilares se desenvolvem na membrana corioalantóica, aumentando a capacidade da difusão de oxigênio e compensando os efeitos da altitude na transferência de oxigênio através da casca do ovo. Como o dióxido de carbono e o vapor de água também se difundem mais rapidamente em pressões reduzidas associadas com a altitude, os ovos em altitudes também têm P_{CO_2} sanguínea reduzida e perdem água mais rapidamente que aqueles no nível do mar. Assim, condições que afetam as taxas de difusão têm efeito acentuado sobre as perdas de CO_2 e água pelos ovos, e as taxas de perda de água aumentam acentuadamente em ovos expostos a pressões reduzidas. As propriedades da casca são determinadas pelo adulto quando o ovo é posto. Parece que alguns pássaros podem reduzir a área efetiva dos poros de seus ovos quando aclimatados em altitudes.

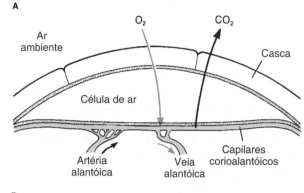

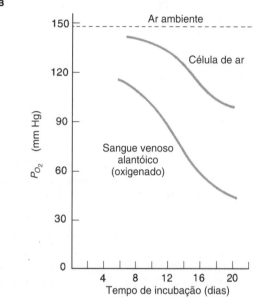

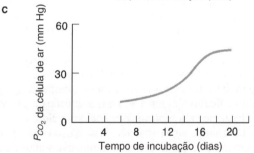

Fig. 13.36 Durante o desenvolvimento de um embrião de pássaro, a transferência de gás através da casca do ovo aumenta mesmo embora a estrutura da casca não se altere. **(A)** Um diagrama da via de difusão entre o ar e o sangue do embrião através da casca do ovo na região da célula de ar. **(B)** O delineamento da P_{O_2} versus o tempo de incubação na célula de ar e no sangue venoso alantóico. **(C)** O delineamento da P_{CO_2} versus o tempo de incubação na célula de ar e no sangue venoso alantóico. Não há diferença na P_{CO_2} entre o gás da célula de ar e o sangue venoso alantóico, enquanto há uma P_{O_2} que aumenta durante o desenvolvimento de um embrião de frango. (Adaptado de Wangensteen, 1972.)

Sistema Traqueal de Insetos

O sistema que os insetos desenvolveram para a transferência de gases entre os tecidos e o ambiente difere fundamentalmente daqueles encontrados nos vertebrados de respiração aérea. O **sistema traqueal** de insetos tem a vantagem do fato de o oxigênio e o dióxido de carbono se difundirem 10.000 vezes mais rapidamente no ar do que na água, no sangue ou nos tecidos. O sistema traqueal consiste em uma série de tubos cheios de ar que penetram na superfície do corpo para as células, atuando como uma via para o movimento rápido de O_2 e CO_2, evitando portanto a necessidade de um sistema circulatório para o transporte de gases entre a superfície respiratória e os tecidos. Esses tubos, ou traquéias, são invaginações da superfície do corpo; assim, a estrutura da sua parede é semelhante àquela da cutícula. Exceto em algumas poucas formas primitivas, as entradas da traquéia, chamadas de **espiráculos**, podem ser ajustadas para controlar o fluxo de ar nas traquéias, regular a perda de água, e manter fora a poeira. O inseto *Rhodnius*, por exemplo, morre em três dias se seus espiráculos forem mantidos abertos em um meio seco. As traquéias ramificam-se por toda parte nos tecidos; os menores ramos terminais, ou **traquéolas**, são terminações cegas e penetram entre as células individuais e para dentro delas (sem romper a membrana celular), liberando O_2 em regiões muito próximas das mitocôndrias. Os sacos aéreos comumente são localizados em vários intervalos por toda parte do sistema traqueal; esses sacos aumentam o volume traqueal e portanto armazenam oxigênio e algumas vezes reduzem a densidade dos órgãos, ou para boiar ou para equilíbrio.

Ventilação traqueal
A difusão de gases, mesmo no ar, é um processo lento. A transferência de oxigênio e dióxido de carbono muito mais rápida pode ser obtida pelo movimento de massa dos gases, ou **convecção**. Os grandes insetos geralmente têm algum mecanismo para gerar fluxo de ar nos maiores tubos do seu sistema traqueal. Os sacos aéreos e os tubos traqueais são freqüentemente compressíveis, permitindo variações no volume traqueal. Alguns insetos grandes ventilam os tubos maiores e os sacos aéreos do sistema traqueal alternando a compressão e a expansão da parede do corpo, particularmente o abdômen. Diferentes espiráculos podem abrir-se e fechar-se durante as diferentes fases do ciclo respiratório, controlando assim a direção do fluxo de ar. No gafanhoto, por exemplo, o ar entra através dos espiráculos torácicos mas sai através de aberturas mais posteriores. O volume traqueal em insetos é altamente variável; é 40% do volume corpóreo no escaravelho *Melolontha* mas somente 6 a 10% do volume corpóreo na larva do escaravelho mergulhador *Dytiscus*. Cada ventilação resulta em troca de no máximo 30% do volume traqueal no *Melolontha* e 60% no *Dytiscus*. Nem todos os insetos ventilam seus sistemas traqueais; de fato, muitos cálculos têm mostrado que a difusão de gases no ar é rápida o bastante para suprir a demanda dos tecidos em muitas espécies. Para aumentar a transferência de gás, a ventilação da traquéia ocorre nos grandes insetos e, durante níveis altos de atividade, em alguns insetos menores.

Em muitos insetos, os espiráculos se abrem e se fecham, resultando naquilo que é denominado *ciclo de ventilação descontínua (CVD)* dos insetos. O CVD pode ser dividido em três fases: uma fase aberta, uma fechada, e uma vibratória intermediária quando o espiráculo oscila rapidamente entre os estados aberto e fechado. A utilização de oxigênio e a produção de dióxido de carbono pelos tecidos ocorrem durante todas as fases, sendo o oxigênio suprido a partir dos depósitos no sistema traqueal quando os espiráculos estão fechados. A pressão no sistema traqueal cai durante a fase fechada, porque os níveis de oxigênio diminuem mais rapidamente do que os níveis de dióxido de carbono aumentam. Os níveis de dióxido de carbono no espaço endotraqueal elevam-se lentamente durante a fase fechada, porque a maioria do dióxido de carbono produzido pelo metabolismo é armazenada nos tecidos. Assim, durante a fase vibratória e no desenvolvimento da fase aberta, gases se movem até a traquéia por fluxo de volume em favor de um gradiente de pressão

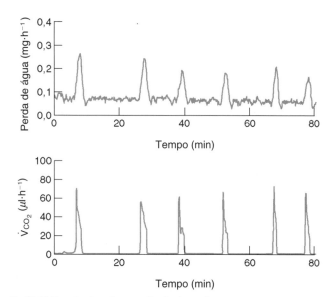

Fig. 13.37 Alguns insetos exibem ventilação descontínua como resultado da abertura e do fechamento dos espiráculos. Esses traços de perda de água e dióxido de carbono de uma formiga alada (seria a rainha) ceifeira mostram que a perda de água pela respiração é concentrada na fase de abertura do espiráculo associada com a excreção de dióxido de carbono. Os espiráculos são fechados entre os pulsos de excreção de CO_2. As taxas residuais de perda de água cuticular podem ser vistas entre as fases abertas. (De Lighton, 1994.)

e por difusão. O dióxido de carbono e a água difundem-se do espaço endotraqueal durante a fase aberta e mesmo durante a fase vibratória, mas não durante a fase fechada (Fig. 13.37).

Na teoria, a ventilação descontínua pode reduzir a perda de água associada à respiração. A geração de níveis baixos de oxigênio no espaço endotraqueal durante a fase fechada assegura altas taxas de difusão de oxigênio até o espaço traqueal durante a fase aberta comparadas às taxas de perda de água. A significância funcional da fase vibratória na determinação das taxas de transferência de água e gás não é clara, mas pode aumentar a mistura de gás no espaço traqueal. Em alguns casos, entretanto, o papel da ventilação descontínua na conservação da água parece ser de pequena significância. Muitas espécies xerofíticas, que necessitam de pouca água, não apresentam ventilação descontínua. Por exemplo, o gafanhoto marinheiro não exibe ventilação descontínua durante a dessecação mesmo embora seja capaz de fazê-lo. Nesse caso, somente cerca de 5% da perda da água total ocorre através do sistema traqueal, de modo que talvez não seja surpreendente que o padrão de ventilação não seja alterado durante a dessecação. Em baratas submetidas à pressão da água, os fluxos de água cuticulares são duas vezes mais do que aquele perdido através dos espiráculos, e o fechamento da estrutura do poro na cutícula pode conservar água durante períodos de dessecação. Assim, não se sabe por que muitos insetos têm adotado um padrão de ventilação descontínua do seu sistema traqueal. Embora tal mecanismo reduza a perda de água em relação à captação de oxigênio, as reservas podem não ser sempre de muita significância para o animal. A importância funcional da fase vibratória é ainda um grande enigma.

 Quais são alguns dos problemas enfrentados pelos insetos em altitudes elevadas? Eles são semelhantes àqueles enfrentados pelos ovos de pássaros?

TROCAS GASOSAS E EQUILÍBRIO ÁCIDO-BÁSICO

Trocas gasosas através das paredes traqueolares
Os gases são transferidos entre o ar e os tecidos através das paredes das traquéolas. Essas paredes são muito delgadas, com espessura aproximada de somente 40 a 70 nm. A área traqueolar é muito grande, e apenas raramente uma célula particular do inseto está mais distante do que três células de uma traquéola. As pontas das traquéolas, exceto em poucas espécies, estão cheias de líquido, de modo que o oxigênio que se difunde das traquéolas para os tecidos se move por meio do líquido nas traquéolas, da parede traqueolar, do espaço extracelular (freqüentemente desprezível) e da membrana celular para a mitocôndria. Essa distância da difusão pode ser alterada nos tecidos ativos em conseqüência de aumento na osmolaridade dos tecidos, que provocam a saída de água das traquéolas para os tecidos ou por variações na atividade de uma bomba iônica, que resulta em fluxo líquido de íons e água para fora das traquéolas. Como líquido é perdido das traquéolas, ele é reposto pelo ar, e assim o oxigênio pode difundir-se mais rapidamente para os tecidos (Fig. 13.38). O músculo dos insetos tem as mais altas taxas de captação de O_2 registradas entre os tecidos, com a captação de O_2 aumentando de 10 a 100 vezes acima dos valores de repouso durante o vôo. Em geral, tecidos mais ativos têm mais traquéolas, e em insetos grandes o sistema traqueal é ventilado mais adequadamente.

Sistemas traqueais modificados
Há muitas modificações do sistema traqueal generalizado até aqui descritas. Alguns insetos larvais, por exemplo, contam com respiração cutânea, sendo o sistema traqueal fechado e cheio de líquido. Alguns insetos aquáticos têm o sistema traqueal fechado e cheio de ar no qual os gases são transferidos entre a água e o ar através das *guelras traqueais*. A guelras são evaginações do corpo preenchidas com traquéias, cujo ar é separado da água por uma membrana de 1 μm de espessura. Visto que esse sistema traqueal não é prontamente compressível, ele permite ao inseto mudar sua profundidade sob a água sem prejudicar a transferência de gás.

Muitos insetos aquáticos, tais como as larvas do mosquito, respiram através de um sifão *hidrófugo* (repelente de água) que sobressai acima da superfície da água; outros captam bolhas de ar e submergem com elas. O inseto aquático *Notonecta* transporta bolhas de ar que se aderem aos pêlos hidrófugos aveludados de sua superfície ventral quando submersos, e o escaravelho aquático *Dytiscus* mergulha com bolhas de ar sob suas asas ou presos a suas extremidades posteriores. Quando esses insetos mergulham, os gases são transferidos entre as bolhas e os tecidos através do sistema traqueal, mas podem também difundir-se entre a bolha e a água.

A troca de gases nesses insetos "respiradores em bolhas" envolve assim difusão através das paredes traqueolar e das bolhas. A taxa de transferência de O_2 entre a água e o interior das bolhas dependerá do gradiente de oxigênio estabelecido e da área da interface água-ar. Em um reservatório de água, o oxigênio na superfície de água está em equilíbrio com o ar ambiente acima da superfície. Como as águas superficiais se misturam com as águas profundas, a P_{O_2} na água do reservatório estará em equilíbrio com o ar e não irá variar com a profundidade se a água do reservatório for bem misturada e nenhum oxigênio for removido pelos animais aquáticos ou adicionado através da fotossíntese realizada pelas plantas aquáticas. Uma bolha de ar transportada para o fundo por um inseto aquático ou um besouro será comprimida pela pressão hidrostática; como resultado, a pressão gasosa dentro da bolha aumentará, excedendo a da água. Para cada 10 m de profundidade, a pressão na bolha aumenta aproximadamente 1 atm.

Se considerarmos uma bolha logo abaixo da superfície, o conteúdo de oxigênio da bolha diminuirá por causa da captação pelo animal; isto estabelecerá um gradiente de O_2 entre a bolha e a água (presumindo-se que a água está em equilíbrio gasoso com o ar), de modo que o oxigênio se difundirá da água para dentro da bolha. Como a P_{O_2} na bolha é reduzida, a pressão parcial de nitrogênio, P_{N_2}, aumentará; se a bolha está logo abaixo da superfície, a pressão será mantida aproximadamente no nível da pressão atmosférica. O nitrogênio portanto difundirá lentamente da bolha para a água (Fig. 13.39). (Dada a alta solubilidade do CO_2 na água, os níveis de CO_2 na bolha são sempre desprezíveis.) Se a bolha é levada para a profundidade, entretanto, a pressão aumentará 0,1 atm para cada metro de profundidade, aumentando tanto a P_{O_2} quanto a P_{N_2} e acelerando a difusão do N_2 e do O_2 da bolha para a água. A bolha se tornará gradualmente menor e conseqüentemente desaparecerá quando o nitrogênio deixá-la. Assim, a duração da bolha depende da taxa metabólica do inseto, do tamanho inicial da bolha e da profundidade à qual ela é levada. A bolha colapsa-se porque o nitrogênio é perdido quando o inseto usa o oxigênio. Foi calculado que o O_2 se difunde da água para a bolha até sete vezes seu conteúdo inicial e está portanto disponível para o inseto até que a bolha desapareça. É possível que os vertebrados aquáticos de respiração aérea, como o castor, possam usar o oxigênio que se difunde da água para as bolhas presas sob o gelo. Esses animais expiram sob a água, e as bolhas de ar produzidas permanecem sob o gelo e ganham oxigênio da água; posteriormente, os animais podem inalar o ar renovado.

Se as bolhas fossem não-colapsáveis, o inseto são necessitaria de emergir, porque o oxigênio continuaria a se difundir da

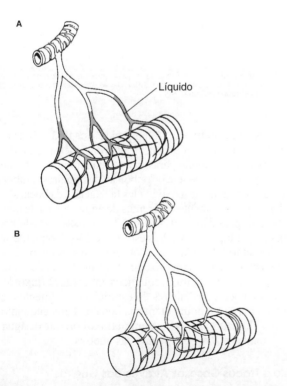

Fig. 13.38 Nas fibras muculares em repouso, as partes terminais das traquéolas contêm líquido (**A**), mas nas fibras em atividade o ar pode deslocar esse líquido (**B**), aumentando portanto a difusão do oxigênio no músculo. (Adaptado de Wigglesworth, 1965.)

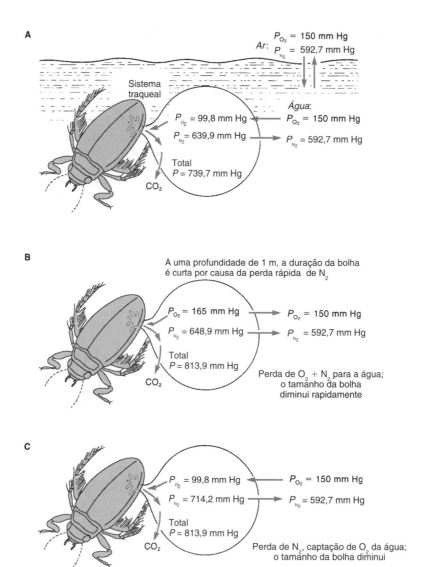

Fig. 13.39 Alguns insetos aquáticos carregam bolhas de ar quando mergulham. Sob a água, a troca de gases ocorre entre a bolha e o sistema traqueal do inseto e entre a bolha e a água. A direção do fluxo de gás dependerá da pressão parcial do O_2, do CO_2 e do N_2 e da pressão total (P) na bolha sob a água. **(A)** Condição no início do mergulho. **(B)** Condição na bolha imediatamente após atingida a profundidade de 1 m. **(C)** Condição algum tempo mais tarde na mesma profundidade. As setas indicam a difusão das moléculas de gás. Note que a soma das pressões parciais do gás na fase aquosa (e na atmosfera) é sempre igual a 742,7 mm Hg.

água através da bolha para o sistema traqueal e então para os tecidos. Em alguns insetos (p. ex., *Aphelocheirus*), um filme delgado de ar preso por pêlos hidrófugos, denominado **plastrão**, realmente fornece uma bolha não-colapsável (Fig. 13.40A). O plastrão pode resistir a pressões de várias atmosferas antes de colapsar. No pequeno espaço aéreo, o N_2 está presumivelmente em equilíbrio com a água, a P_{O_2} é baixa e o oxigênio se difunde, portanto, da água para o plastrão, que está em continuidade com o sistema traqueal (Fig. 13.40B).

TRANSFERÊNCIA DE GÁS NA ÁGUA: GUELRAS

As guelras dos peixes e dos caranguejos são geralmente ventiladas com fluxo unidirecional de água (veja Fig. 13.19B). O fluxo corrente de água, semelhante àquele de ar no pulmão, seria dificultoso em razão da alta densidade e da viscosidade da água; assim, o custo energético da inversão da direção do fluxo de água é simplesmente muito alto. A lampreia e o esturjão são exceções à regra de que o fluxo de água através das guelras é unidirecional. A boca da lampreia parasítica é freqüentemente bloqueada pela fixação ao hospedeiro. As bolsas das guelras, embora conectadas internamente às cavidades faríngeas e da boca, são ventiladas pelos movimentos correntes de água através de uma única abertura para cada bolsa (Fig. 13.41). Esse método não comum de ventilação das guelras está associado claramente ao modelo parasitário de vida. As larvas amocetes das lampreias não são parasitárias e mantêm fluxo unidirecional de água sobre suas guelras, típicas dos animais aquáticos em geral. O fluxo de água através da boca e das guelras do esturjão normalmente é unidirecional, mas, se o animal tem sua boca na lama enquanto procura por alimento, ele pode gerar um fluxo corrente de água através de fendas nos revestimentos das guelras.

Fluxo e Trocas Gasosas Através das Guelras

O fluxo sanguíneo através das guelras dos peixes pode ser descrito como um fluxo em lâminas; isto é, conforme a pressão au-

TROCAS GASOSAS E EQUILÍBRIO ÁCIDO-BÁSICO   513

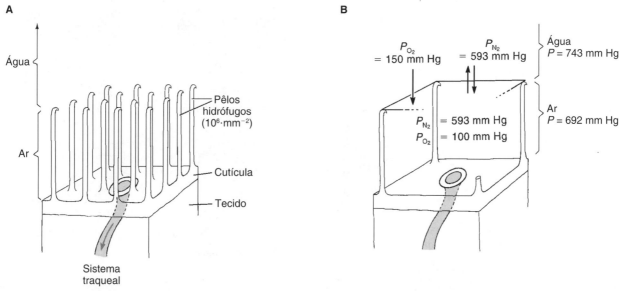

Fig. 13.40 Os pêlos hidrófugos na superfície de alguns insetos e nos ovos de insetos têm um espaço aéreo incompressível que atua como guelra sob a água. **(A)** Diagrama esquemático do plastrão com pêlos hidrófugos protuberantes. O oxigênio difunde-se da água para o espaço aéreo contido dentro do plastrão e então até o animal através do sistema traqueal. Tipicamente, há cerca de 10^6 pêlos por mm²; somente uns poucos são representados aqui. **(B)** Pressões parciais de oxigênio e nitrogênio nas fases aérea e aquosa.

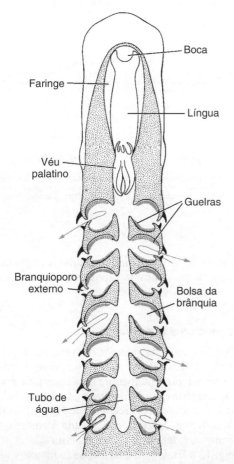

Fig. 13.41 O fluxo de água através das guelras da maioria dos peixes é unidirecional, mas na lampreia adulta a água se move para dentro e para fora de cada bolsa da guelra através de um branquioporo externo. Aqui é mostrada a secção transversa longitudinal através da cabeça de uma lampreia adulta. As setas assinalam a direção do fluxo de água. As válvulas dos branquioporos externos movem-se para dentro e para fora com a oscilação do fluxo de água.

menta, a espessura, mas não outras dimensões, das lâminas de sangue aumenta (Fig. 13.42). Nesse aspecto, a circulação através das guelras é semelhante à circulação pulmonar. O fluxo do sangue em relação ao fluxo de água em animais aquáticos pode ser ou concorrente ou contracorrente, ou alguma combinação desses dois arranjos (Fig. 13.43). A vantagem do fluxo contracorrente de sangue e água sobre o fluxo concorrente é que uma grande diferença na P_{O_2} pode ser mantida através da superfície de trocas, permitindo assim mais transferência do gás. Um fluxo contracorrente é mais vantajoso se os valores para o conteúdo de O_2 × fluxo (capacidade/taxa) são semelhantes no sangue perfundido e na água que flui pelas guelras. Se os valores capacidade/taxa para sangue e água diferem consideravelmente, então o fluxo contracorrente tem pequena vantagem sobre o fluxo concorrente. Por exemplo, se o fluxo de água fosse muito alto em relação ao fluxo sanguíneo, haveria pouca alteração na P_{O_2} na água quando ela flui pelas guelras, e a diferença média da P_{O_2} através das guelras seria semelhante nos arranjos de fluxo concorrente e contracorrente. Embora o conteúdo de O_2 do sangue de peixes seja geralmente muito maior do que o da água, a taxa de fluxo de água através das guelras é muito mais alta do que a taxa de fluxo do sangue. Assim os valores capacidade/taxa são semelhantes no sangue perfundido e na água que flui pelas guelras na maioria dos peixes, e o fluxo contracorrente é típico.

Como a água tem conteúdo de oxigênio muito menor que o ar, os animais de respiração aquática necessitam de taxa de ventilação maior que a dos animais de respiração aérea para obter uma dada captação de oxigênio. Essa exigência, combinada com a densidade da água, muito maior quando comparada com a do ar, faz com que a extração de oxigênio do ambiente seja um exercício muito mais dispendioso na água. Isto é compensado em parte pelas guelras que têm fluxo de água unidirecional, e não corrente. A água tem capacidade muito maior de manter o calor do que o ar, e a transferência de calor é mais rápida do que a transferência de

514 TROCAS GASOSAS E EQUILÍBRIO ÁCIDO-BÁSICO

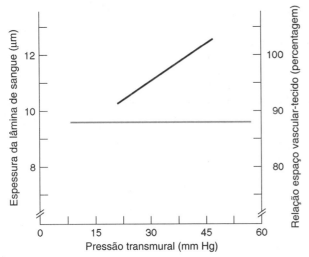

Fig. 13.42 Nas guelras, aumento na pressão sanguínea aumenta a espessura da lâmina de sangue mas não sua altura e extensão. Neste gráfico, baseado nas medidas das lamelas da guelra do bacalhau ling, *Ophiodon elongatus*, a linha inclinada mostra a espessura da lâmina de sangue e a linha reta a relação espaço vascular/tecido, uma medida da altura e da extensão da lâmina de sangue. (De Farrell et al., 1980.)

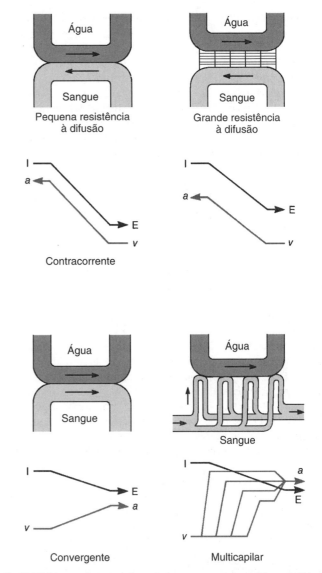

Fig. 13.43 Vários arranjos para os fluxos de água e sangue na superfície respiratória são encontrados em animais aquáticos. Alterações relativas na P_{O_2} na água e no sangue são indicadas abaixo de cada diagrama. I, inalante; E, exalante; a, sangue arterial; v, sangue venoso.

gás, de modo que o sangue que deixa as guelras dos animais de respiração aquática geralmente está em equilíbrio térmico com o ambiente. Poucos peixes têm alguns tecidos aquecidos; isto somente é possível por causa do suprimento sanguíneo em contracorrente para tecidos selecionados. O suprimento sanguíneo contracorrente atua como trocador de calor, reduzindo a perda de calor do tecido e aquecendo-o acima da temperatura ambiente. O atum, por exemplo, tem músculos, olhos e cérebro aquecidos.

 Quais são as diferenças no modelo de um trocador de calor contracorrente e um trocador de oxigênio contracorrente? É possível projetar um trocador de gás que não troque calor ou um trocador de calor que não troque gás?

O fluxo de água pelas guelras dos peixes teleósteos é mantido pela ação de bombeamento dos músculos esqueléticos nas cavidades bucal e opercular. A água é drenada para dentro da boca, passa pelas guelras e sai através das fendas *operculares* (guelras cobertas) (Fig. 13.44). Válvulas guardam a entrada da cavidade bucal e das fendas operculares, mantendo fluxo unidirecional de água pelas guelras. A cavidade bucal altera seu volume elevando ou abaixando o assoalho da boca. O *opérculo* (guelra coberta) balança dentro e fora, aumentando e reduzindo o tamanho das cavidades operculares. Alterações no volume nas duas cavidades estão aproximadamente em fase, mas uma pressão diferencial é mantida através das guelras na maior parte de cada ciclo respiratório. A pressão na cavidade opercular é levemente mais baixa do que na cavidade bucal, resultando em fluxo unidirecional de água através das guelras na maior parte do ciclo respiratório, senão no ciclo total.

Muitos peixes ativos, tais como o atum, "ventilam suas guelras como um êmbolo", abrindo suas bocas para ventilar as guelras pelo movimento do corpo para a frente enquanto nadam. A rêmora, um peixe que se fixa ao corpo do tubarão, ventila suas próprias guelras somente quando o tubarão pára de nadar; normalmente, elas usam o movimento para a frente do seu hospedeiro para ventilar suas guelras.

Anatomia Funcional das Guelras

Os detalhes da estrutura da guelra variam entre as espécies, mas o plano geral é semelhante. As guelras dos peixes teleósteos são usadas por serem representativas de uma superfície respiratória aquática. Os quatro *arcos branquiais* em ambos os lados da cabeça separam as cavidades opercular e bucal (Fig. 13.45A). Cada arco tem duas fileiras de filamentos, e cada filamento, achatado dorso-ventralmente, tem uma fileira superior e uma inferior de *lamelas* (Fig. 13.45B, C). As lamelas de filamentos sucessivos em uma fileira estão em estreito contato. As pontas dos filamentos de arcos adjacentes são justapostas, de modo que a guelra toda forma uma estrutura semelhante a uma peneira no curso do fluxo de água. As guelras são cobertas por muco secretado pelas

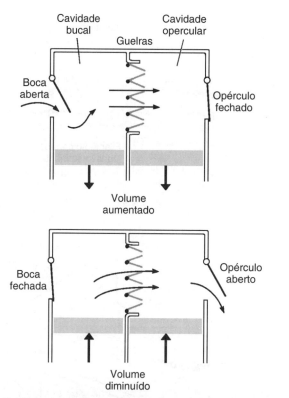

Fig. 13.44 O fluxo unidirecional da água através das guelras nos peixes teleósteos é obtido por abertura e fechamento seqüenciais da boca e do opérculo e por pequena pressão diferencial entre as cavidades bucal e opercular. Neste diagrama esquemático da ventilação nas guelras, as setas pequenas indicam o fluxo de água e as setas grandes indicam o movimento do assoalho da boca.

células mucosas no epitélio. Essa camada mucosa protege as guelras e cria uma camada limite entre a água e o epitélio.

A água flui nos canais semelhantes a fendas entre as lamelas vizinhas (veja Fig. 13.45C, D). Esses canais têm cerca de 0,02-0,05 mm de largura e cerca de 0,2-1,6 mm de comprimento; a lamela tem aproximadamente 0,1-0,5 mm de altura (Fig. 13.46A). Como resultado, a água flui pelas delgadas lâminas entre as lamelas, que representam a porção respiratória das guelras, e as distâncias de difusão na água são reduzidas para um máximo de 0,01-0,025 mm (metade da distância entre as lamelas adjacentes no mesmo filamento).

As lamelas das guelras são cobertas com lâminas delgadas de células epiteliais, que são unidas por junções fechadas (Fig. 13.46B). A parede da lamela interna é formada por *células colunares*, que ocupam cerca de 20% do volume interno da lamela. As células colunares estão relacionadas com uma extensa rede de colágeno, que impede que a lamela se abaule mesmo estando sujeita a altas pressões sanguíneas. O sangue flui como uma lâmina nos espaços entre as células colunares, sendo esse fluxo descrito pelo fluxo em lâminas dinâmico como no pulmão. A distância de difusão entre o centro da célula sanguínea vermelha e a água está entre 3 e 8 μm, muito maior que a distância de difusão através do epitélio pulmonar de mamífero (veja Fig. 13.22B). A área total da lamela é grande, variando de 1,5 a 15 $cm^2 \cdot g^{-1}$ de peso corpóreo, dependendo do tamanho do peixe e de ele ser geralmente ativo ou indolente.

As guelras dos peixes normalmente são importantes na regulação iônica e desempenham muitas das funções dos rins de mamíferos. As trocas iônicas nas guelras são mediadas pelo menos por dois tipos de células, como discutido no Cap. 14. Em face desse custo metabólico do transporte iônico, o consumo de oxigênio pelos tecidos das guelras pode ser 10% ou mais do total do oxigênio captado pelo peixe.

Quando expostas ao ar, as guelras colapsam e se tornam não-funcionais, de modo que um peixe fora da água geralmente se torna hipóxico, hipercapnéico e acidótico. Poucos peixes e caranguejos podem respirar ar, geralmente usando uma bexiga natatória modificada, a boca, o intestino ou a cavidade branquial para esse propósito (veja *Peixes de Respiração Aérea* no Cap. 12). Caranguejos de respiração aérea geralmente têm diminuição no consumo de oxigênio bem como diminuição nos níveis de dióxido de carbono quando mudam da respiração aérea para a aquática. O caranguejo púrpura da praia, *Leptograpsus variegatus*, entretanto, não altera o conteúdo de oxigênio do corpo quando se move entre o ambiente aéreo e o aquático e pode regular os níveis de dióxido de carbono corpóreo e portanto o pH pelo ajuste da taxa da respiração aérea para a aquática. Assim, esse caranguejo é verdadeiramente um anfíbio.

REGULAÇÃO DA TRANSFERÊNCIA DE GÁS E DA RESPIRAÇÃO

Tendo em vista que a regulação da taxa de transferência de O_2 e CO_2 foi estudada mais intensivamente em mamíferos, esta seção focaliza a regulação da transferência de gás em mamíferos. O movimento do O_2 e CO_2 entre o ambiente e a mitocôndria em mamíferos é regulado pela alteração da ventilação pulmonar e por fluxo e distribuição do sangue dentro do corpo. Aqui, damos ênfase ao controle da respiração; o Cap. 12 detalha o controle do sistema cardiovascular.

Taxas de Ventilação-Perfusão

Gasta-se energia na ventilação da superfície respiratória com ar ou água e na perfusão do epitélio respiratório com sangue. O custo total desses dois processos é de difícil obtenção, mas é provavelmente de 4 a 10% da energia aeróbia total produzida por um animal, dependendo da espécie em questão e do estado fisiológico do animal. Assim, a transferência de gás entre o ambiente e a célula utiliza uma considerável proporção da energia total produzida pelo animal e representa uma pressão seletiva de grande significado em favor da evolução de mecanismos para a regulação íntima da ventilação e da perfusão no sentido de conservar energia.

A taxa de perfusão sanguínea da superfície respiratória está relacionada às necessidades dos tecidos para a transferência de gás e para a capacidade do sangue de transportar o gás. Para assegurar que oxigênio suficiente seja liberado à superfície respiratória para saturar o sangue com oxigênio, a taxa de ventilação, $\dot{V}_A$, deve ser ajustada de acordo com a taxa de perfusão, $\dot{Q}$, e o conteúdo de gás dos dois meios de modo que a quantidade de oxigênio liberada para a superfície respiratória se iguale àquela tirada do sangue. O conteúdo de oxigênio do sangue arterial em humanos normalmente é semelhante ao do ar. A taxa $\dot{V}_A/\dot{Q}$, portanto, é cerca de 1 em humanos (Fig. 13.47A). A água, entretanto, contém oxigênio dissolvido correspondente a apenas cerca de 1/30 daquele encontrado em um volume equivalente de ar na mesma P_{O_2} e temperatura. Assim, em peixes, a taxa do fluxo de água, $\dot{V}_G$, sobre a do fluxo de sangue, $\dot{Q}$, através das guelras está entre 10:1 e 20:1 (Fig. 13.47B), muito maior

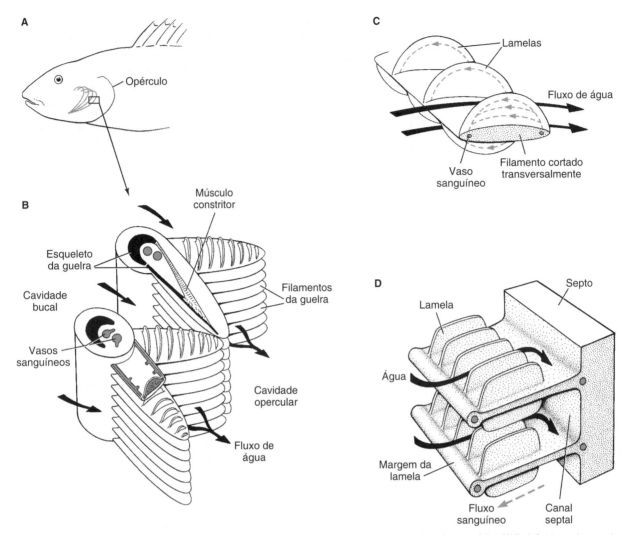

Fig. 13.45 A estrutura geral das guelras é semelhante em todos os peixes, embora variações menores sejam encontradas entre as espécies. **(A)** Posição dos quatro arcos branquiais sob o opérculo no lado esquerdo de um peixe teleósteo. **(B)** Vista ampliada de parte de dois arcos branquiais mostrando os filamentos das fileiras adjacentes tocando-se em suas pontas. Também são mostrados os vasos sanguíneos que transportam o sangue antes e após sua passagem pelas guelras. **(C)** Parte de um único filamento com três dobras secundárias (lamelas) de cada lado. O fluxo de sangue (setas tracejadas) está na direção oposta daquela da água (setas pretas). **(D)** Parte da guelra do cação. Como nos peixes teleósteos, o fluxo de sangue está na direção oposta à da água. (Partes A-C adaptadas de Hughes, 1964; parte D adaptada de Grigg, 1970.)

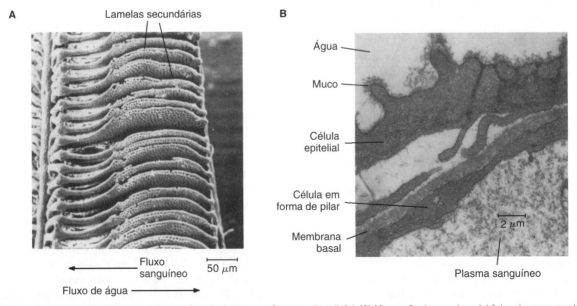

Fig. 13.46 Fluxo de água entre as lamelas branquiais, que são cobertas por uma fina camada epitelial. **(A)** Micrografia de varredura eletrônica de um segmento plástico da vasculatura de um filamento branquial da truta mostrando várias lamelas. **(B)** Secção transversal através da lamela branquial de uma truta mostrando componentes da barreira água-sangue. (Cortesia de B. J. Gannon.)

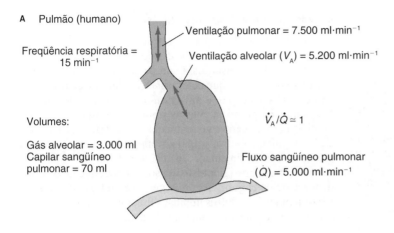

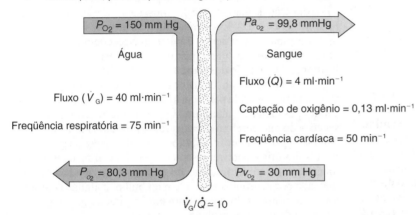

Fig. 13.47 A taxa ventilação-perfusão nas guelras de peixes é muito mais alta do que a do pulmão humano. Aproximações de volumes e fluxos no pulmão humano e na guelra da truta são mostradas; os valores reais podem variar consideravelmente.

do que a taxa $\dot{V}_A/\dot{Q}$ nos mamíferos de respiração aérea. Com base na diferença do conteúdo de oxigênio da água e do ar, a taxa $\dot{V}_G/\dot{Q}$ em peixes poderia ser de 30:1. Entretanto, ela é mais baixa que isso porque a capacidade de oxigenação do sangue dos vertebrados inferiores é freqüentemente metade daquela do sangue de mamíferos.

Qualquer alteração no conteúdo de oxigênio do meio inalante afetará a taxa $\dot{V}_A/\dot{Q}$. Para manter uma dada taxa de captação de oxigênio, diminuição na P_{O_2} do ar inalante ou da água deve ser compensada por aumento na ventilação e portanto aumento na taxa ventilação-perfusão. De modo contrário, aumento na P_{O_2} inalante é acompanhado por diminui-

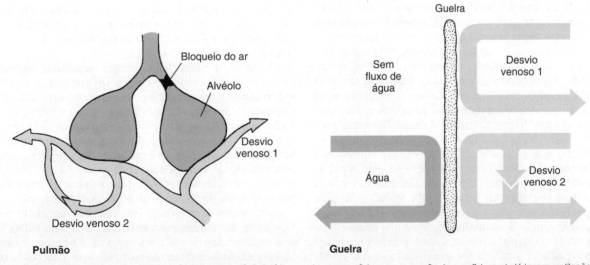

Fig. 13.48 A eficiência da transferência de gás no pulmão e nas guelras é diminuída quando o sangue flui para uma porção da superfície respiratória sem ventilação adequada (desvio 1) ou porque o sangue não flui suficientemente próximo ao epitélio respiratório (desvio 2). O fluxo sangüíneo é regulado para evitar o desenvolvimento de tais desvios venosos no pulmão e nas guelras.

ção na ventilação se a taxa de captação de oxigênio permanece a mesma.

A taxa ventilação-perfusão deve ser mantida sobre cada porção da superfície respiratória bem como sobre toda a superfície. O padrão do fluxo sanguíneo capilar pode variar tanto nas guelras como nos pulmões, mudando a distribuição do sangue sobre a superfície respiratória. A distribuição do ar ou da água deve refletir a distribuição do sangue. A perfusão de um alvéolo sem ventilação é tão inútil quanto a ventilação de um alvéolo sem perfusão sanguínea. Embora seja improvável que tais situações extremas ocorram, a manutenção de fluxo sanguíneo ou a taxa de ventilação muito altos ou muito baixos resultarão em ineficácia energética na transferência de gás por unidade de energia despendida. Para transferência eficaz de gás, a taxa de ventilação-perfusão ótima deveria ser mantida sobre a superfície respiratória inteira. Essa manutenção ótima não exclui taxas diferenciais de perfusão sanguínea sobre a superfície respiratória, mas requer somente que o fluxo de sangue e o meio inalante sejam combinados.

A eficiência das trocas de gás é diminuída se parte do sangue que entra nos pulmões ou nas guelras desvia da superfície respiratória ou perfunde porções da superfície respiratória que são inadequadamente ventiladas (Fig. 13.48). A magnitude de tais *desvios venosos*, expressos com percentagem do fluxo total para o epitélio respiratório, pode ser calculada a partir do conteúdo de O_2 arterial e venoso, assumindo um conteúdo de O_2 arterial ideal. Nos pulmões, por exemplo, o sangue está quase em equilíbrio com as tensões de gás alveolar. Se essas tensões e as curvas de dissociação do sangue são conhecidas, o conteúdo de O_2 ideal esperado do sangue arterial pode ser determinado. Vamos supor que esse conteúdo ideal seja de 20 ml de O_2 por 100 ml de sangue (20 vol%) e os valores medidos para o sangue arterial e venoso sejam 17 e 5 vol%, respectivamente. Essa redução na medida do conteúdo de O_2 arterial da situação ideal pode ser explicada em termos de desvio venoso, sangue arterial oxigenado (20 vol%) misturado com sangue venoso (5 vol%) na taxa de 4:1 para dar um conteúdo de O_2 final de 17 vol%; isto é, 20% do sangue que perfunde o pulmão passa através de um ou mais desvios venosos. Esse é um exemplo extremo para ilustrar um ponto; na maioria dos vasos, os desvios venosos são muito pequenos.

O fluxo de sangue e o meio inalante (ar ou água) são regulados para manter uma taxa ventilação-perfusão próxima do ótimo sobre a superfície do epitélio respiratório sob uma variedade de condições. Em termos gerais, o $\dot{Q}$ é regulado para satisfazer as necessidades dos tecidos; $\dot{V}_A$ e $\dot{V}_G$ são reguladas para manter taxas adequadas de transferência de O_2 e CO_2. Tais mecanismos como a vasoconstrição hipóxica dos vasos sanguíneos ajudam a manter as taxas ótimas de ventilação-perfusão em diferentes partes da superfície respiratória. Como discutido anteriormente, níveis baixos de oxigênio alveolar causam vasoconstrição nos vasos pulmonares, reduzindo portanto o fluxo sanguíneo para as regiões pobremente ventiladas, e portanto hipóxicas, aumentando o fluxo sanguíneo para regiões bem ventiladas da superfície respiratória. A perfusão sanguínea da superfície respiratória tende a ser menos apropriadamente distribuída em animais em repouso. A pressão arterial aumenta com o exercício, e o sangue é distribuído de modo mais uniforme sob essas condições, resultando em taxa de ventilação-perfusão mais equilibrada sobre a superfície respiratória.

Regulação Neural da Respiração

A integração dos movimentos respiratórios em todos os vertebrados de respiração aérea resulta do processamento central de muitos impulsos sensoriais. O processador central consiste em um *gerador padrão*, que determina a profundidade e a amplitude de cada respiração, e um *gerador de ritmo*, que controla a freqüência respiratória. Vários impulsos sensoriais ajustam a ventilação para manter taxas adequadas de transferência de gás e pH sanguíneo. Outros impulsos integram os movimentos respiratórios com a alimentação, a fala, o canto ou outros movimentos do corpo. Certos impulsos sensoriais podem causar reflexos de tosse ou de engolir, que protegem o epitélio respiratório dos riscos ambientais. Outros impulsos funcionam otimizando os padrões respiratórios para minimizar os gastos energéticos.

Centros respiratórios bulbares

Como observado anteriormente, o pulmão de mamífero é ventilado pela ação do diafragma e dos músculos entre as costelas (veja Figs. 13.29 e 13.31). Esses músculos são ativados pelo neurônio motor espinal e pelo nervo frênico, que recebem impulsos dos grupos de neurônios que constituem os **centros respiratórios bulbares**. O controle dos músculos respiratórios pode ser muito preciso, permitindo um controle extremamente fino do fluxo de ar, quando é requerido para ações complexas em humanos quando cantam, assobiam e falam ou simplesmente respiram. Microssecções do talo cerebral de ratos recém-nascidos indicam que o *complexo pré-Botzinger* no bulbo ventral é capaz de gerar o ritmo respiratório e pode representar o gerador central de ritmo que mantém o ritmo respiratório no adulto. A atividade rítmica é realçada por neurônios na ponte e no bulbo, e alguns neurônios logo anteriores ao bulbo promovem inspiração prolongada na ausência de ritmo controlado pela ponte.

Em 1868, Ewald Hering e Josef Breuer observaram que a inflação dos pulmões diminui a freqüência respiratória. (Breuer mais tarde tornou-se o primeiro proponente da psicanálise e colaborou com Sigmund Freud na produção de um livro sobre histeria.) O **reflexo de Hering-Breuer** é abolido cortando-se o nervo vago. A inflação dos pulmões estimula os receptores de estiramento pulmonares nos brônquios e/ou nos bronquíolos, que têm efeito inibitório, por meio do nervo vago, sobre o centro inspiratório bulbar (núcleo do trato solitário) e portanto na inspiração. Assim, o bulbo contém um gerador central de ritmo que controla o padrão gerador dentro do centro respiratório bulbar para promover os movimentos respiratórios. Esse sistema é modificado por impulsos de outras áreas do cérebro e de vários receptores periféricos.

O centro respiratório bulbar contém **neurônios inspiratórios**, cuja atividade coincide com a inspiração, e **neurônios expiratórios**, cuja atividade coincide com a expiração. O ritmo respiratório foi uma vez considerado como proveniente da inibição recíproca entre os neurônios inspiratórios e os expiratórios, com reexcitação e acomodação ocorrendo dentro de cada conjunto de neurônios. Mas diversas linhas de evidência indicam que esse modelo do gerador central de ritmos não é sustentável, e estudos mais recentes sugerem que o ritmo respiratório depende primariamente da atividade de neurônios inspiratórios.

A atividade de neurônios inspiratórios, registrada no nervo frênico ou em alguns neurônios individuais no bulbo, mostra desencadeamento rápido, aumento gradual e então um corte agudo em cada irrompimento da atividade associada com a inspiração. Essa atividade neural resulta em contração dos músculos inspiratórios e diminuição da pressão intrapulmonar (Fig.

13.49A). Níveis de CO_2 sanguíneo aumentados causam aceleração progressiva da atividade inspiratória, aumentando-a mais rapidamente (Fig. 13.49B). Assim, a taxa de aumento da atividade inspiratória é aumentada por impulsos dos quimiorreceptores, resultando em uma fase inspiratória mais eficaz. O "desligamento" dos neurônios inspiratórios ocorre uma vez que a atividade dos neurônios tenha atingido um nível limiar. A expansão dos pulmões estimula os receptores de estiramento pulmonar, cuja atividade reduz o limiar do desligamento da inspiração (Fig. 13.49C). Assim, os receptores de estiramento pulmonar, através da sua ação sobre os neurônios inspiratórios, impedem a expansão excessiva do pulmão.

O intervalo entre respirações é determinado pelo intervalo entre o irrompimento da atividade neuronal inspiratória, que está relacionada ao nível de atividade no irrompimento prévio e nos nervos aferentes dos receptores de estiramento pulmonar. Em geral, quanto maior o nível de atividade inspiratória (*i.e.*, a profundidade da respiração), mais longa é a pausa entre as inspirações. O resultado é que a taxa entre a duração inspiratória e a expiratória permanece constante apesar das alterações na extensão de cada ciclo respiratório. Essa taxa é afetada pelo nível de atividade dos receptores de estiramento pulmonar. Se, por exemplo, o pulmão se esvazia lentamente durante a expiração, os receptores de estiramento pulmonar permanecerão ativos enquanto o pulmão permanecer inflado; a atividade continuada dos receptores de estiramento prolongará a duração da expiração e o aumento no tempo disponível para a expiração. Os mecanismos neuronais que causam ativação fásica dos neurônios inspiratórios são pouco compreendidos, da mesma forma que a natureza do gerador central de ritmo, possivelmente localizado no complexo pré-Botzinger na região bulbar ventral do cérebro.

Freqüentemente a expiração é um grande processo passivo, que não depende da atividade de neurônios expiratórios. Isto é especialmente verdadeiro durante a respiração normal e tranqüila. Os neurônios expiratórios são ativos somente quando os neurônios inspiratórios estão inativos, e então eles mostram um padrão explosivo semelhante ao dos neurônios inspiratórios, mas defasado deles. A atividade neuronal inspiratória inibe a atividade expiratória, mostrando a dominância dos neurônios inspiratórios na geração do ritmo respiratório. Na ausência da atividade inspiratória, os neurônios expiratórios estão continuamente ativos. A atividade neuronal inspiratória, entretanto, impõe um ritmo, através da inibição dos neurônios expiratórios.

Peixes, pássaros e mamíferos acordados geralmente respiram rítmica e continuamente, enquanto que anfíbios e répteis freqüentemente apresentam respiração episódica, com pausas entre os episódios de respiração rítmica. Estudos recentes do talo cerebral da rã-touro mostraram que esses padrões episódicos de respiração são uma propriedade intrínseca do talo cerebral e não dependem de *feedback* sensorial. O *nucleus isthmi* no talo cerebral da rã-touro está envolvido não somente na integração dos impulsos dos quimiorreceptores, mas também parece ser essencial para a manutenção da respiração episódica. Em mamíferos que estão dormindo, a respiração episódica parece ser o resultado da interação entre componentes centrais e periféricos do sistema de controle. Durante o sono, o controle central respiratório é reduzido em mamíferos, e a respiração é mantida por impulsos dos quimiorreceptores periféricos. Um período respiratório aumenta os níveis de oxigênio e diminui os níveis de dióxido de

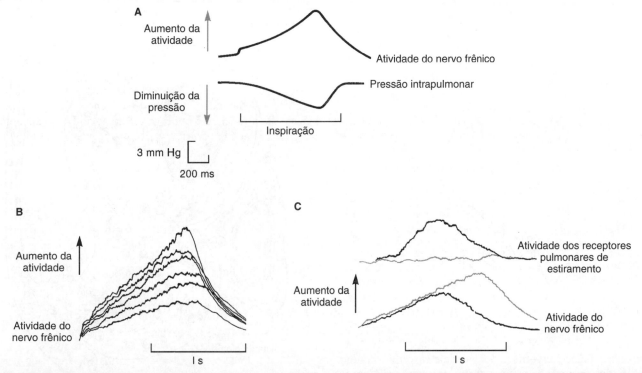

Fig. 13.49 A atividade do nervo frênico, estimulada pelo aumento da P_{CO_2} alveolar, induz a inspiração. **(A)** Relação entre a atividade do nervo frênico e a pressão intrapulmonar durante a inspiração. Note o desencadeamento repentino, o aumento gradual e então o "desligamento", ou término, da atividade inspiratória. **(B)** Efeito do aumento dos níveis da P_{CO_2} alveolar (P_ACO_2) sobre a descarga do nervo frênico. Os registros foram feitos com a P_ACO_2 variando de 28,5 mm Hg (traçado inferior) até 60 mm Hg (traçado superior). Quanto mais alta a P_ACO_2, mais rápido o aumento da atividade do nervo frênico durante a inspiração. **(C)** Efeito do aumento da atividade dos receptores de estiramento pulmonar no nervo frênico. Na ausência de atividade dos receptores de estiramento, o desligamento na atividade do nervo frênico é retardado (traçados claros). Aumento na atividade dos receptores resulta em encerramento antecipado da atividade no nervo frênico, mas não afeta a taxa de aumento na atividade do nervo frênico antes do desligamento (traçados pretos).

carbono no sangue, reduzindo os impulsos dos quimiorreceptores periféricos para os centros respiratórios. A respiração pára até que os níveis de oxigênio caiam o suficiente para aumentar o controle quimiorreceptor o bastante para iniciar a respiração novamente. Isto resulta na respiração periódica típica de muitos mamíferos quando estão dormindo. No mamífero acordado, o controle respiratório central é suficiente para manter a respiração rítmica contínua.

Fatores que afetam a freqüência e a profundidade da respiração
Diversos tipos de receptores respondem a estímulos que influenciam a ventilação, causando alterações reflexas na freqüência e/ou na profundidade da respiração. Entre os estímulos que afetam a ventilação estão alterações no O_2, no CO_2 e no pH; emoções; sono; inflação e desinflação pulmonar; irritação pulmonar; variações na luminosidade e na temperatura; e os requisitos para a fala. Essas influências são integradas pelos centros respiratórios bulbares. A respiração pode também, naturalmente, ser controlada pela vontade consciente.

Na maioria dos animais, senão em todos, alterações no O_2 e no CO_2 resultam em mudanças reflexas na ventilação. Os quimiorreceptores envolvidos foram localizados unicamente em poucos grupos de animais. Os quimiorreceptores monitoram as alterações do O_2 e do CO_2 no sangue arterial nos **corpos carotídeos** e nos **corpos aórticos** dos mamíferos, nos corpos carotídeos de aves e no labirinto carotídeo de anfíbios. Em peixes teleósteos, os quimiorreceptores localizados nas guelras respondem a reduções nos níveis de O_2 na água e no sangue. Em todos os casos, os quimiorreceptores são inervados por ramos do nono (glossofaríngeo) ou décimo (vago) nervo craniano.

Mamíferos e provavelmente outros vertebrados de respiração aérea também têm quimiorreceptores centrais, localizados no bulbo, que controlam a ventilação em resposta à diminuição no pH do líquido cerebroespinal (LCE), geralmente causado por elevações na P_{CO_2}. A estimulação desse sistema é necessária para manter a respiração normal; se a P_{CO_2} corpórea cai ou é mantida em níveis baixos experimentalmente, a respiração cessará. Esses quimiorreceptores centrais têm pouca capacidade de responder a quedas nos níveis de O_2; os quimiorreceptores periféricos têm esse papel e são importantes no aumento da ventilação durante períodos de hipoxia.

Os corpos carotídeos e aórticos de mamíferos recebem um generoso suplemento sanguíneo e têm alta captação de oxigênio por unidade de peso (Fig. 13.50A). Esses quimiorreceptores arteriais consistem em diversos lóbulos, ou "células do glomo", que são envolvidos por capilares convolutos. Os vasos sanguíneos podem ser divididos em capilares pequenos e grandes e desvios arteriovenosos. As arteríolas são inervadas por eferentes pós-ganglionares simpáticos e parassimpáticos. Cada lóbulo consiste em várias células do glomo (tipo I) cobertas por células sustentaculares (tipo II). As células glomosas, que se acredita serem os receptores reais, são células ovóides pequenas com um grande núcleo e muitas vesículas com a parte central densa, ou grânulos (Fig. 13.50B). Essas células são interconectadas por sinapses e freqüentemente possuem processos citoplasmáticos de diferentes comprimentos. Elas são inervadas por fibras afe-

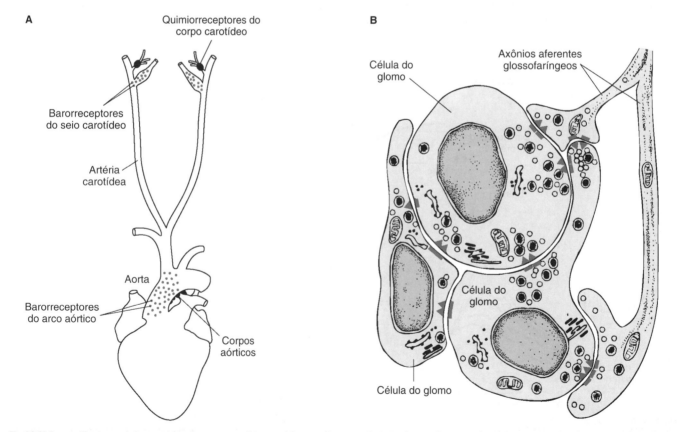

Fig. 13.50 Em mamíferos, os quimiorreceptores nos corpos carotídeos e aórticos monitoram os níveis de gás sanguíneo e o pH. **(A)** Diagrama mostrando a localização dos quimiorreceptores dos corpos carotídeos e aórticos e os barorreceptores do seio carotídeo e do arco aórtico (pontos pequenos) no cão. Os barorreceptores regulam a pressão sanguínea arterial (veja Cap. 12). **(B)** Pequenas porções do corpo carotídeo de rato, que consistem em muitos lóbulos contendo glomos celulares. Estes são conectados por sinapses e inervados por fibras aferentes do glossofaríngeo. Algumas regiões das terminações nervosas aferentes são pré-sinápticas à célula do glomo, algumas são pós-sinápticas e algumas formam sinapses recíprocas. ▲, regiões pré-sinápticas. (Parte A adaptada de Comroe, 1962; parte B adaptada de McDonald e Mitchell, 1975.)

rentes do nervo glossofaríngeo e possivelmente fibras eferentes simpáticas pré-ganglionares. Uma única fibra nervosa pode inervar de 10 a 20 células do glomo. Uma célula do glomo pode ser pré-sináptica e/ou pós-sináptica (recíproca), em relação a uma fibra nervosa. Uma única fibra nervosa pode ser pós-sináptica (aferente) para uma célula do glomo com uma conexão pré-sináptica (eferente) para uma célula do glomo vizinha ou mesmo de outra região da mesma célula do glomo. Muitas células do glomo não têm inervação, mas são sinapticamente conectadas a outras células do glomo no lóbulo. Algumas células do glomo podem ser inervadas por fibras eferentes simpáticas.

Os quimiorreceptores nos corpos carotídeos e aórticos são estimulados por diminuição do O_2 e do pH sanguíneo e por aumento no CO_2 sanguíneo. É possível que a resposta observada no aumento do CO_2 seja decorrente de alterações no pH dentro desses receptores, e não de alterações no CO_2 per se. O resultado da estimulação dos quimiorreceptores é o recrutamento de novas fibras e o aumento na freqüência de disparo nos nervos aferentes que inervam as células do glomo. Os quimiorreceptores adaptam-se a alterações dos níveis do CO_2 arterial. Os quimiorreceptores dos corpos carotídeos apresentam resposta muito maior às variações do pH e/ou do CO_2 do que os quimiorreceptores do corpo aórtico. A estimulação desses quimiorreceptores causa aumento na ventilação pulmonar, mediada pelo centro respiratório bulbar. O aumento real, na resposta a uma dada diminuição na P_{O_2} arterial, depende do nível de CO_2 sanguíneo e vice-versa (Fig. 13.51). A atividade eferente para o corpo carotídeo modula a resposta. O aumento da atividade eferente simpática causa constrição das arteríolas no corpo carotídeo através de mecanismo α-adrenérgico, reduzindo portanto o fluxo sanguíneo, que por sua vez aumenta as descargas dos quimiorreceptores e a ventilação dos pulmões. A atividade das fibras eferentes não-simpáticas nos nervos carotídeos reduz a resposta do corpo carotídeo às variações na P_{O_2} e na P_{CO_2} e/ou no pH do sangue arterial. O aumento da temperatura e da osmolaridade também estimula os quimiorreceptores arteriais, e a estimulação do nervo carotídeo provoca aumento na liberação de ADH. Assim, os quimiorreceptores carotídeos podem desempenhar um papel na osmorregulação bem como no controle da respiração e da circulação.

Como mencionado anteriormente, os mamíferos e possivelmente outros vertebrados de respiração aérea têm quimiorreceptores que são necessários para a respiração normal. Esses receptores sensíveis ao H^+ estão localizados na região do centro respiratório bulbar e são estimulados pela diminuição no pH do LCE.

O LCE de mamíferos, e possivelmente de outros vertebrados, tem concentração baixa de proteínas e é essencialmente uma solução de NaCl e $NaHCO_3$, com níveis baixos de K^+, Mg^{2+}, e Ca^{2+}, mas rigorosamente regulada. O LCE é também pobremente tamponado; portanto, pequenas mudanças na P_{CO_2} têm efeito acentuado no pH do LCE. Como a barreira sangue-cérebro é relativamente impermeável ao H^+, os quimiorreceptores centrais sensíveis ao H^+ são insensíveis a alterações no pH sanguíneo. Entretanto, alterações na P_{CO_2} sanguínea causam alterações correspondentes na P_{CO_2} do LCE, e essa por sua vez resulta em alteração do pH do LCE. Aumento na P_{CO_2} acarreta diminuição no pH do LCE; a estimulação subseqüente dos receptores sensíveis ao H^+ causa aumentos reflexos na respiração (Fig. 13.52). Alterações prolongadas na P_{CO_2} resultam em ajustamento do pH do LCE por alteração dos níveis de HCO_3^-.

Em mamíferos e outros vertebrados de respiração aérea, os níveis de dióxido de carbono, preferencialmente aos de oxigênio, dominam o controle da respiração. Em vertebrados aquáticos, entretanto, o oxigênio é o principal fator no controle da respiração. De fato, peixes expostos a níveis altos de oxigênio reduzirão a respiração a uma extensão na qual há acentuado aumento na P_{CO_2} no sangue. Dois fatores contribuem para essa diferença. Primeiro, a concentração de oxigênio é muito mais variável no meio aquático do que no aéreo. Segundo, na água, o oxigênio é muito menos solúvel que o dióxido de carbono; como resultado, se a ventilação é adequada para liberar oxigênio para as guelras, também será adequada para remover o dióxido de carbono do sangue. Na maioria das condições, a ventilação não limita a excreção de dióxido de carbono nos animais aquáticos. Somente em raras condições de níveis altos de oxigênio na água, a ventilação é reduzida o suficiente para diminuir a excreção de dióxido de carbono em peixes.

Os pulmões contêm diversos tipos de receptores que ajudam a regular a inflação e prevenir irritações na superfície respiratória. Vimos anteriormente que a estimulação dos receptores pulmonares de estiramento impede a inflação excessiva do pulmão. (reflexo de Hering-Breuer). Em mamíferos, níveis de CO_2 aumentados reduzem os efeitos inibitórios desses receptores pulmonares de estiramento sobre o centro respiratório bulbar, portanto aumentando a profundidade da respiração e a ventilação

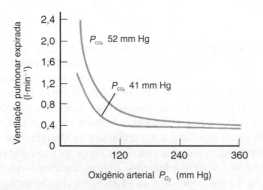

Fig. 13.51 As taxas de ventilação pulmonar aumentam com diminuição na P_{O_2} e aumento na P_{CO_2} arterial. As relações mostradas aqui são de medidas em patos. (De Jones e Purves, 1970.)

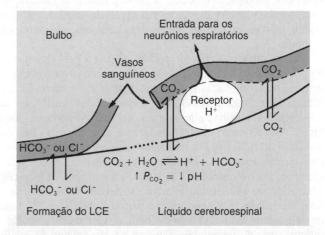

Fig. 13.52 Os receptores centrais sensíveis ao H^+ são influenciados pelo pH do líquido cerebroespinal (LCE) e pela P_{CO_2} arterial. As moléculas de dióxido de carbono difundem-se rapidamente através das paredes dos capilares cerebrais e alteram o pH do LCE, mas há uma barreira para outras moléculas. Aumento na P_{CO_2} causa diminuição no pH do LCE; a estimulação resultante dos receptores de H^+ reflexamente aumenta a respiração. Através de algumas paredes capilares, trocas de HCO_3^- e Cl^- ajudam a manter constante o pH do LCE em face de uma alteração prolongada na P_{CO_2}.

do pulmão. Não está claro se os receptores sensíveis ao CO_2 encontrados nos pulmões de pássaros são quimiorreceptores puros para CO_2 ou mecanorreceptores sensíveis ao CO_2, como observado em mamíferos. O CO_2 aumentado nos pulmões de pássaros, entretanto, tem efeito maior na descarga sensorial do pulmão do que aquele observado em mamíferos.

Além dos receptores de estiramento pulmonar, uma variedade de receptores para irritantes estão presentes no pulmão. A estimulação desses receptores por muco e poeira ou outras partículas irritantes causa *bronquioconstrição* reflexa e tosse. Um terceiro grupo de receptores no pulmão está localizado próximo aos capilares pulmonares nos espaços intersticiais; eles são chamados **receptores capilares justapulmonares**, ou receptores do tipo J. Esses receptores foram previamente denominados "receptores de desinflação", mas seu estímulo natural parece não ser a desinflação do pulmão, mas o aumento no volume intersticial, como visto, por exemplo, durante edema pulmonar. A estimulação dos receptores do tipo J provoca a sensação de falta de ar. Exercícios violentos resultam provavelmente em elevação da pressão capilar e aumento no volume intersticial, que poderia causar estimulação dos receptores do tipo J e portanto falta de ar.

RESPOSTAS RESPIRATÓRIAS A CONDIÇÕES EXTREMAS

Variações nos níveis dos gases respiratórios, mergulho por animais de respiração aérea e exercícios induzem todos respostas respiratórias. Vamos ver como os animais se ajustam a essas condições extremas.

Níveis de Oxigênio Reduzidos (Hipoxia)

Os animais aquáticos são submetidos a alterações mais freqüentes e rápidas nos níveis de oxigênio que os animais de respiração aérea. Tanto a mistura como a difusão são mais rápidas no ar do que na água, de modo que regiões de hipoxia local se desenvolvem mais freqüentemente no meio aquático. Embora a fotossíntese possa causar níveis de oxigênio muito altos durante o dia em alguns meios aquáticos, o consumo de oxigênio pelos processos biológicos e químicos pode produzir regiões hipóxicas localizadas. As alterações nos níveis de oxigênio na água podem ou não ser acompanhadas por alterações no dióxido de carbono.

Vários animais aquáticos podem resistir a períodos muito longos de hipoxia. Alguns peixes (p. ex., a carpa) atravessam o inverno no fundo lodoso dos lagos onde a P_{O_2} é muito baixa. Muitos invertebrados também se enterram na lama com P_{O_2} baixa mas conteúdo nutritivo alto. Alguns parasitas vivem em regiões hipóxicas, tais como o intestino durante uma ou mais fases do seu ciclo de vida. Lapas e moluscos bivalvos fecham suas conchas durante exposição na maré baixa para evitar a dessecação, mas como conseqüência estão sujeitos a períodos de hipoxia. Muitos desses animais utilizam uma variedade de vias metabólicas anaeróbias para sobreviver a períodos de disponibilidade de oxigênio reduzida. Outros também ajustam os sistemas respiratório e cardiovascular para manter o fornecimento de oxigênio em face da reduzida disponibilidade de oxigênio. Por exemplo, a hipoxia aquática causa aumento na ventilação das guelras em muitos peixes, como resultado da estimulação de quimiorreceptores nas guelras. O aumento no fluxo de água compensa a redução no conteúdo de oxigênio e mantém o fornecimento de oxigênio ao peixe. Em peixes, tais como o atum, que ventilam com força suas guelras nadando para a frente com a boca aberta, o tamanho da garganta aumenta com a hipoxia para aumentar o fluxo de água para as guelras.

Comparado com os meios aquáticos, os níveis de oxigênio e dióxido de carbono são relativamente estáveis no ar, e regiões locais de oxigênio baixo ou dióxido de carbono alto são raras e facilmente evitadas. Há, naturalmente, uma redução gradual na P_{O_2} com a altitude, e os animais variam em sua capacidade de subir a altitudes elevadas e resistem à conseqüente redução nos níveis de oxigênio do ambiente. A altura limite de habitação permanente para humanos é cerca de 5.800 m, onde a P_{O_2} é de 80 mm Hg em comparação com os 155 mm Hg do nível do mar. Muitos pássaros migram por longas distâncias em altitudes acima de 6.000 m, onde a pressão atmosférica causaria graves danos respiratórios em muitos mamíferos. Altitudes elevadas estão associadas a baixas temperaturas bem como baixas pressões, o que também tem efeito marcante na distribuição animal.

A redução na P_{O_2} do ar ambiente resulta em diminuição na P_{O_2} sanguínea, que por sua vez estimula os quimiorreceptores carotídeos e aórticos, promovendo aumento na ventilação pulmonar em mamíferos. Esse aumento na ventilação pulmonar causa então aumento na eliminação de CO_2 e diminuição na P_{CO_2} sanguínea. Diminuição na P_{CO_2} sanguínea causa redução na P_{CO_2} e portanto aumento no pH do LCE. Diminuições na P_{CO_2} sanguínea e aumentos no pH do LCE tendem a reduzir a ventilação, atenuando por isso o aumento na ventilação pulmonar induzido pela hipoxia. Se, entretanto, condições de hipoxia forem mantidas, como ocorre quando os animais se movem para altitudes elevadas, o pH do sangue e do LCE voltam aos níveis normais pela excreção de bicarbonato. Esse processo dura cerca de uma semana em humanos. Assim, quando o pH do LCE retorna ao normal, os efeitos reflexos da hipoxia predominam sobre a ventilação; o resultado é um aumento gradual na ventilação quando o animal se aclimatiza à altitude. Essa resposta à hipoxia prolongada pode envolver também uma modulação dos efeitos do CO_2 sobre os corpos carotídeos e aórticos para que esses quimiorreceptores fiquem expostos a um nível menor de CO_2 em altitude elevada.

 Que efeito teria o bloqueio da atividade da anidrase carbônica nos eritrócitos sobre as respostas ventilatórias de humanos observadas em altitudes?

Como mencionado anteriormente, níveis baixos de oxigênio provocam vasoconstrição local nos capilares pulmonares em mamíferos, produzindo elevação na pressão sanguínea arterial pulmonar. Essa resposta normalmente tem alguma importância na redistribuição de sangue para longe das porções dos pulmões pobremente ventiladas e portanto hipóxicas. Quando animais são submetidos a um ambiente de hipoxia generalizada, entretanto, o aumento na resistência ao fluxo através do pulmão pode ter efeitos danosos. Alguns mamíferos que vivem em altitudes elevadas exibem vasoconstrição pulmonar local reduzida em resposta à hipoxia; isto é provavelmente uma aclimatização determinada geneticamente. Humanos que residem em altitudes elevadas têm o tórax pequeno em forma de cilindro, com grandes volumes pulmonares. O desenvolvimento dos pulmões é insensível ao oxigênio, mas o crescimento dos membros é reduzido em condições de hipoxia. A alta proporção pulmão-corpo capacita essas pessoas de manter a captação de oxigênio em condições hipóxicas. As pressões sanguíneas pulmonares são altas, e freqüentemente há hipertrofia do ventrículo direito. Altas pressões pulmonares produzem distribuição mais uniforme do sangue nos pulmões e assim aumentam a capacidade de difusão para o oxigênio.

Adaptações a longo prazo também ocorrem durante a exposição prolongada a hipoxia. A maioria dos vertebrados respondem aumentando o número de células sanguíneas vermelhas e o conteúdo de hemoglobina do sangue — e portanto a capacidade de oxigenação do corpo. A redução nos níveis de oxigênio sanguíneo estimula a produção do hormônio *eritropoetina* nos rins e no fígado. A eritropoetina atua na medula óssea aumentando a produção de células sanguíneas vermelhas (*eritropoese*). Em condições de hipoxia, os níveis de organofosfatos ligados à hemoglobina (p. ex., DPG) se alteram, alterando assim a afinidade da hemoglobina pelo oxigênio. Em humanos, a subida a altitudes elevadas é acompanhada por aumento nos níveis de DPG e redução na afinidade hemoglobina-oxigênio. O aumento dos níveis de DPG compensa os efeitos do pH sanguíneo alto sobre a afinidade hemoglobina-oxigênio. O alto pH sanguíneo resulta de hiperventilação em resposta a baixa disponibilidade de oxigênio.

A hipoxia causada por viagem a altitudes elevadas também resulta em vasodilatação sistêmica e aumento no débito cardíaco. O débito cardíaco mais alto dura somente poucos dias e retorna ao normal ou cai abaixo do normal quando os suprimentos de O_2 para os tecidos são restaurados pelo aumento compensatório na ventilação e nos níveis de hemoglobina sanguínea. A exposição a hipoxia estimula a proliferação de capilares nos tecidos, assegurando-lhes oferta de oxigênio mais adequada. As guelras dos peixes e dos anfíbios são maiores nas espécies expostas a períodos prolongados de hipoxia. Aparentemente, aumentos semelhantes da superfície respiratória não ocorrem em mamíferos. Esses processos aumentam a transferência de oxigênio, seu transporte no sangue e sua liberação para os tecidos, mas eles demandam muitas horas, ou dias, ou semanas para atingir sua conclusão.

Níveis Aumentados de Dióxido de Carbono (Hipercapnia)

Em muitos animais, aumento na P_{CO_2} sanguínea resulta em aumento na ventilação. Em mamíferos, o aumento é proporcional ao nível de CO_2 no sangue. O efeito é mediado pela modulação da atividade de muitos receptores que enviam mensagens ao centro respiratório bulbar. Esses receptores incluem os quimiorreceptores dos corpos carotídeos e aórticos e os mecanorreceptores nos pulmões, mas a resposta é dominada pelos receptores de H^+ (veja Fig. 13.52). A correção do pH do LCE, em face dos níveis alterados de P_{CO_2}, é muito importante no retorno da ventilação ao normal.

Aumento acentuado na ventilação ocorre quase que imediatamente em resposta a elevação do CO_2. O aumento é mantido por longos períodos na presença de CO_2 aumentado, mas a ventilação por fim retorna a um nível levemente acima do volume que preveleceu antes da hipercapnia. Esse retorno ao valor apenas levemente maior que o do nível de ventilação inici-

Quadro 13.2
Reservas totais de oxigênio, média do tempo de mergulho e média da profundidade de mergulho em vertebrados mergulhadores

Espécies	Reservas de O_2 (ml·kg^{-1})	Média do tempo de mergulho (minutos)	Média da profundidade do mergulho (metros)
Tartaruga de couraça flexível	20	11	—
Pingüim*	58	6	100
Foca Weddell	60	15	100
Foca-elefante do nordeste	—	20	400
Humano†	20	2	Superficial

*As reservas de O_2 são para o pingüim-rei; o tempo de mergulho e a profundidade são para o pingüim-imperador.
†Tartarugas de couraça flexível têm reservas de oxigênio semelhantes às dos humanos, mas podem mergulhar por muito mais tempo graças a sua baixa taxa de uso do oxigênio.
Fonte: Adaptado de Kooyman, 1989.

al é relacionado ao aumento nos níveis de bicarbonato plasmático e bicarbonato do LCE, com o resultado de que o pH retorna ao normal mesmo embora os níveis aumentados de CO_2 estejam mantidos.

O Mergulho por Animais de Respiração Aérea

Muitos vertebrados de respiração aérea vivem na água e mergulham por períodos variados de tempo. Golfinhos e baleias sobem à superfície para respirar, mas passam a maior parte da vida submersos. Esse tempo entre as respirações varia com o mergulhador, mas é de cerca de 10-20 minutos para muitos vertebrados mergulhadores (Quadro 13.2). A foca-elefante mergulha regularmente em profundezas de 400 m, submetendo-se a pressão de cerca de 40 atm na parte mais profunda do mergulho. Essas pressões poderiam esmagar a caixa torácica do homem. Há relatos de cachalotes que mergulham a profundidades de aproximadamente 2.000 m e ficam submersos por mais de uma hora. Essas são, naturalmente, estimativas máximas; na maioria, os mergulhos são mais curtos e em menor profundidade.

Mamíferos mergulhadores e pássaros estão, naturalmente, sujeitos a períodos de hipoxia durante a submersão. O sistema nervoso central (SNC) de mamíferos não pode resistir a anoxia e deve ser suprido com oxigênio durante o mergulho. Animais mergulhadores resolvem o problema utilizando reservas de oxigênio dos pulmões, do sangue e dos tecidos (Fig. 13.53). Muitos animais mergulhadores têm altos níveis de hemoglobina e mioglobina, e suas reservas totais de oxigênio geralmente são maiores que aquelas dos animais não-mergulhadores. Para minimizar a depleção de reservas disponíveis, o oxigênio é liberado preferencialmente para o cérebro e o coração durante o mergulho; o fluxo sanguíneo para outros órgãos pode ser reduzido, e esses tecidos podem adotar vias metabólicas anaeróbias. Há acentuada diminuição da freqüência cardíaca (bradicardia) e redução do débito cardíaco durante o mergulho prolongado ou se o animal é forçado a submergir em testes experimentais (veja Fig. 12.47). Animais de respiração aérea que ficam submersos por períodos prolongados no mar devem ter reservas de oxigênio suficientes para manter o metabolismo aeróbio, porque não podem tolerar grandes acúmulos do ácido lático resultante do metabolismo anaeróbio. Durante mergulhos prolongados, as taxas metabólicas e assim as necessidades de oxigênio são freqüentemente reduzidas em tais animais (p. ex., focas-elefantes).

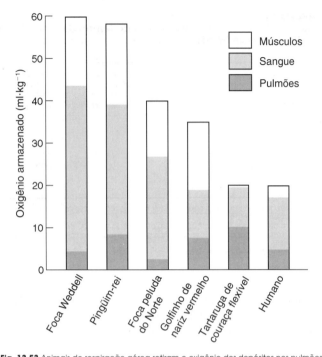

Fig. 13.53 Animais de respiração aérea retiram o oxigênio dos depósitos nos pulmões, no sangue e nos tecidos (especialmente os músculos) quando submersos. Os estoques totais generalizados de oxigênio (expressos em ml de $O_2 \cdot kg^{-1}$ de peso corpóreo) das principais classes de mergulhadores marinhos são comparáveis aos dos humanos. A distribuição dos estoques totais de oxigênio nos pulmões (cinza-escuro), no sangue (cinza-claro) e nos músculos (branco) varia entre as espécies. (Adaptado de Kooyman, 1989.)

Alguns animais mergulhadores, tais como a foca Weddell, expiram antes de mergulhar, reduzindo assim as reservas de oxigênio em seus pulmões. Durante o mergulho profundo, o aumento da pressão hidrostática resulta em compressão dos pulmões. Nos animais que reduzem o volume pulmonar antes de mergulhar, o ar é forçado para fora dos alvéolos assim que os pulmões colapsam e fica contido dentro da traquéia e dos brônquios, que são mais rígidos porém menos permeáveis aos gases. Se os gases permanecessem no alvéolo, eles se difundiriam até o sangue assim que a pressão aumentasse. No final do mergulho, a pressão parcial do nitrogênio no sangue estaria alta, e a ascensão rápida resultaria na formação de bolhas no sangue, o equivalente da doença da descompressão, ou "mal dos mergulhadores" em humanos. Assim a expiração antes do mergulho reduz as chances de ocorrer o "mal dos mergulhadores". Visto que somente cerca de 7% das reservas totais de oxigênio da foca Weddell estão nos pulmões, a expiração pré-mergulho parece ser uma alternativa razoável.

Os receptores que detectam a presença de água e que inibem a inspiração durante o mergulho estão situados próximos à glote, à boca e ao nariz (dependendo da espécie). A diminuição nos níveis de O_2 sanguíneo e o aumento nos níveis de CO_2 que ocorrem durante um mergulho não estimulam a ventilação, porque impulsos dos quimiorreceptores dos corpos carotídeos e aórticos são ignorados pelos neurônios respiratórios enquanto o animal está submerso.

Durante o nascimento, o mamífero emerge de um meio aquoso para o aéreo e sobrevive a um curto período de anoxia entre o momento em que a circulação placentária cessa e o momento em que o ar é inalado pela primeira vez. As respostas respiratórias e circulatórias do feto durante esse período são semelhantes em diversos aspectos àquelas de um mamífero mergulhador.

Exercício

O exercício aumenta a utilização de O_2, a produção de CO_2 e a produção metabólica de ácidos. O débito cardíaco aumenta para satisfazer as maiores demandas dos tecidos. Mesmo embora o tempo de trânsito para o sangue através dos capilares pulmonares seja reduzido, a transferência de gás quase que completa ainda ocorre (Fig. 13.54). O volume ventilatório aumenta para manter as tensões gasosas no sangue arterial em face do fluxo sanguíneo aumentado. O aumento na ventilação em mamíferos é rápido, coincidindo com o início do exercício. Esse aumento inicial repentino no volume ventilatório é seguido por aumento mais gradual até que um estado de equilíbrio é obtido para o volume ventilatório e a captação de oxigênio (Fig. 13.55). Quando o exercício termina, há diminuição repentina na respiração, seguida por declínio gradual no volume ventilatório. Durante o exercício, os níveis de O_2 são reduzidos e os níveis de CO_2 e H^+ aumentados no sangue venoso, mas a P_{O_2} e a P_{CO_2} no sangue arterial não variam marcadamente, exceto durante exercício intenso. A oscilação na P_{O_2} e na P_{CO_2} do sangue arterial associada a cada respiração aumenta em magnitude, embora o nível médio fique inalterado.

O exercício cobre uma variação de movimentos lentos até sua capacidade máxima. A frase *exercício moderado* refere-se ao exercício acima dos níveis de repouso que é aeróbio, apenas com suprimento menor de energia derivada da glicólise anaeróbia. O *exercício intenso* refere-se ao exercício no qual a captação de oxigênio é máxima e suprimentos adicionais de energia são derivados do metabolismo anaeróbio. *Exercício pesado* é um termo usado algumas vezes para denominar o nível de exercício entre o exercício moderado e o intenso.

A execução do exercício envolve muitas alterações na ventilação pulmonar e no sistema cardiovascular, bem como contração muscular. Nos estágios iniciais, durante a transição do repouso para o exercício, o animal não está em equilíbrio e parte do suprimento energético é derivada de processos anaeróbios. Se o nível do exercício é moderado e sustentado, o animal passa para um novo estado de equilíbrio típico daquele nível de exercício, com ventilação pulmonar, débito cardíaco, fluxo sanguíneo para os músculos em exercício e captação de oxigênio aumentados.

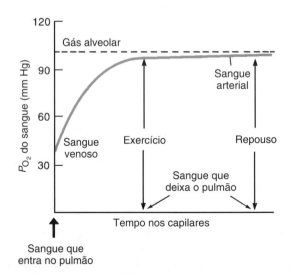

Fig. 13.54 A P_{O_2} sanguínea atinge rapidamente um ponto próximo ao equilíbrio com a P_{O_2} alveolar mesmo durante o exercício. Embora o fluxo sanguíneo aumente, e portanto o sangue leve menos tempo nos capilares pulmonares, durante o exercício a ventilação aumentada permite que ocorra o equilíbrio. (Adaptado de West, 1970.)

A relação entre ventilação pulmonar e consumo de oxigênio é linear durante exercício moderado, e a curva da relação varia com o tipo de exercício.

Diversos sistemas receptores, alguns ainda não identificados, parecem estar envolvidos nas respostas respiratórias ao exercício. Contrações dos músculos estimulam o estiramento, a aceleração e a posição dos mecanorreceptores nos músculos, nas articulações e nos tendões. A atividade nesses receptores estimula reflexamente a ventilação, e esse sistema provavelmente causa as mudanças repentinas na ventilação que ocorrem no início e no final de um período de exercício. O aumento na ventilação varia com o grupo de músculos que estão sendo estimulados. O exercício das pernas, por exemplo, resulta em aumento maior na ventilação do que o exercício dos braços; o mesmo acontece com o exercício na bicicleta em relação ao exercício na esteira. Foi sugerido também que alterações na atividade neural no cérebro e na medula espinal que estimulam a contração muscular podem também afetar o centro respiratório bulbar, promovendo aumento na ventilação.

A contração muscular gera calor e eleva a temperatura, aumentando por isso a ventilação através da ação dos receptores de temperatura no hipotálamo. A resposta exata obtida pela estimulação do hipotálamo depende da temperatura ambiente. O aumento na ventilação é mais pronunciado no ambiente quente. Visto que a elevação e a queda da temperatura após exercício e repouso subseqüente são graduais, poderia parecer que elas contribuem somente para pequenas variações na ventilação durante o exercício.

Na ausência de exercício, grandes variações no dióxido de carbono e no oxigênio são requeridas para produzir alterações equivalentes na ventilação. Parece que os quimiorreceptores nos corpos carotídeos e aórticos e no bulbo provavelmente não estão diretamente envolvidos nas respostas ventilatórias ao exercício, porque os níveis de P_{O_2} e P_{CO_2} médios no sangue arterial não se alteram muito durante o exercício. Entretanto, a sensibilidade desses receptores pode aumentar durante o exercício, de modo que relativamente pequenas alterações nas pressões parciais dos gases podem causar aumento na ventilação. Deste ponto de vista, é significativo que as catecolaminas, que são liberadas em quantidades aumentadas durante o exercício, aumentem a sensibilidade dos receptores bulbares por alterações no dióxido de carbono.

Níveis limiares de dióxido de carbono são requeridos para controlar a ventilação durante o exercício, como em condições de repouso. Carneiros em exercício conectados a um pulmão artificial externo para manter os níveis de P_{CO_2} baixos e os de P_{O_2} altos no sangue não respiram. A ventilação no mamífero intacto aumenta na proporção da liberação de CO_2 para o pulmão, mas a localização de alguns receptores envolvidos é desconhecida. Há alterações químicas no músculo em exercício, e esses podem desempenhar um papel na ventilação estimulada reflexamente através de fibras aferentes musculares.

A ventilação aumenta mais durante exercício intenso que durante exercício moderado, e a relação entre a ventilação e a captação de oxigênio durante o exercício intenso já não é mais linear, mas se torna exponencial. Esse grande aumento na ventilação é provavelmente controlado pelos mesmos mecanismos como no exercício moderado, com a estimulação adicional de uma acidose metabólica marcante e altos níveis de catecolaminas circulantes.

BEXIGAS NATATÓRIAS: ACÚMULO DE OXIGÊNIO CONTRA GRANDES GRADIENTES

Os peixes são mais densos que a água circundante e devem gerar forças hidrodinâmicas para cima se mantidos posicionados em uma coluna de água e não afundarem. Eles podem manter a elevação nadando e usando suas barbatanas e o corpo como nadadeiras. A velocidade mínima abaixo da qual uma elevação adequada não pode ser gerada é cerca de 0,6 m·s⁻¹ para o atum Skipjack; assim, esse peixe deve, e de fato o faz, nadar continuamente para manter a posição na coluna de água. Outro peixe fica suspenso como um helicóptero, usando suas barbatanas peitorais para manter a posição. Em ambos os casos, há um custo energético para manter a posição que pode ser reduzido pela incorporação de um plano de flutuação.

Para evitar gastos de energia com o objetivo de manter a elevação, muitos animais aquáticos mantêm flutuação neutra, compensando a densa estrutura esquelética, pela incorporação de materiais leves em órgãos especializados. Esses "tanques de flutuação" podem ser soluções de NH_4Cl (lulas), camadas de lipídios (muitos animais, incluindo tubarões) ou bexigas natatórias cheias de ar (muitos peixes). As bóias de cloreto de amônio e de lipídios têm a vantagem de ser essencialmente incompressíveis, não alterando o volume com as variações da pressão hidrostática que acompanham o movimento vertical na água. Essas estruturas flutuantes, entretanto, não são muito mais leves do que outros tecidos corpóreos e assim devem ser grandes se o animal consegue a flutuação neutra. As bexigas natatórias são menos densas e podem ser muito menores que as bóias de NH_4Cl e lipídios, mas elas são compressíveis e alteram seu volume, alterando assim a flutuação do animal com mudanças de profundidade.

A pressão hidrostática aumenta aproximadamente 1 atm para cada 10 m de profundidade. Se o peixe está nadando logo abaixo da superfície e de repente mergulha para uma profundidade de 10 m, a pressão total em sua bexiga natatória dobra de 1 para 2 atm e o volume da bexiga é reduzido à metade, aumentando assim a densidade do peixe. O peixe agora continuará a afundar porque é mais denso que a água. De modo semelhante, se o peixe sobe para profundidade mais superficial, sua bexiga natatória se expandirá, diminuindo a densidade do peixe, de modo que ele

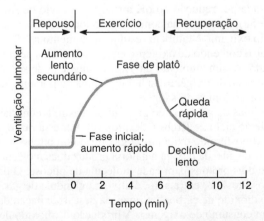

Fig. 13.55 Aumento na ventilação pulmonar é um dos vários ajustes para satisfazer o aumento da demanda de oxigênio durante exercício. Alterações típicas na ventilação pulmonar durante exercício e recuperação em humanos são representadas.

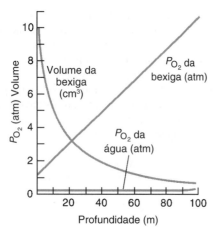

Fig. 13.56 O volume da bexiga natatória diminui e a P_{O_2} da bexiga aumenta à medida que os peixes afundam. A pressão hidrostática aumenta aproximadamente 1 atm a cada 10 m. Neste exemplo, supõe-se que o oxigênio seja o único gás presente e não é adicionado à bexiga nem removido dela. Os peixes podem manter a densidade constante apenas mantendo o volume da bexiga constante, que é obtido pela adição de oxigênio à bexiga à medida que a profundidade aumenta. Note o aumento na diferença da P_{O_2} entre a água e a bexiga com a profundidade. O oxigênio deve ser movido da água até a bexiga natatória contra esse aumento no gradiente da P_{O_2}.

continua a subir. Embora a baixa densidade das bexigas seja uma vantagem, elas são essencialmente instáveis por causa das variações de volume que sofrem com a variação na profundidade. Uma forma de evitar as variações do volume de um gás é removê-lo ou adicioná-lo quando o peixe ascende ou afunda, respectivamente. Muitos peixes têm mecanismos para aumentar ou diminuir a quantidade de gás na bexiga natatória para manter constante o volume por uma larga variação de pressões.

Peixes com bexiga natatória passam a maior parte do tempo nos 200 metros superiores de lagos, mares e oceanos. A pressão na bexiga irá variar de 1 atm na superfície até cerca de 21 atm a 200 m de profundidade. Os gases dissolvidos na água geralmente estão em equilíbrio com o ar, e nem a pressão parcial nem o conteúdo de gás na água irão variar com a profundidade porque a água é virtualmente imcompressível (Fig. 13.56). O gás da bexiga natatória na maioria dos peixes consiste em O_2, mas em algumas espécies a bexiga natatória está cheia de CO_2 ou N_2. Se o peixe mergulha a uma profundidade de 100 m, o O_2 é adicionado à bexiga natatória para manter a flutuação. O meio aquático é a fonte desse O_2, que é removido da água circundante para a bexiga natatória contra uma diferença de pressão — nesse exemplo, a diferença é aproximadamente 10 atm (P_{O_2} da água = 0,228 atm; P_{O_2} da bexiga = 10 atm). Para compreender como isto ocorre, vamos rever a estrutura da bexiga natatória.

 Quais são os problemas do uso da bexiga natatória na flutuação em grandes profundidades? Você esperaria encontrar peixes de mar profundo com bexiga natatória?

A Rede Admirável

A bexiga natatória de teleósteos é uma bolsa do intestino anterior (Fig. 13.57). Em alguns peixes, há um ducto entre o intestino e a bexiga; em outros, o ducto está ausente no adulto. A parede da bexiga é rija e impermeável aos gases, com pouco vazamento mesmo em pressões muito altas, mas a parede se expande facilmente se a pressão dentro da bexiga exceder a pressão em torno do peixe. Os animais capazes de mover o oxigênio dentro da bexiga contra um alto gradiente de pressão possuem uma *rede admirável*, que consiste em vários ramos de capilares (arteriais e venosos) em íntima aposição, de modo que há fluxo sanguíneo contracorrente entre o sangue arterial e o venoso. Foi calculado que a as redes da enguia têm 88.000 capilares venosos e 116.000 capilares arteriais contendo cerca de 0,4 ml de sangue. A área da superfície de contato entre os capilares arteriais e venosos é de cerca de 100 cm². O sangue passa primeiro através de capilares arteriais da rede, então através de um epitélio secretor (glândula de gás) na parede da bexiga e finalmente retorna através dos capilares venosos na rede. O sangue arterial e o sangue venoso na rede são separados por uma distância de cerca de 1,5 μm.

A estrutura da rede permite ao sangue fluir até a parede da bexiga sem grande perda concomitante de gás da bexiga natatória. O sangue que deixa o epitélio secretor com alta P_{O_2} passa até os capilares venosos. A pressão parcial do oxigênio diminui nos capilares arterial e venoso com a distância do epitélio secretor. A diferença de P_{O_2} entre o sangue arterial e o venoso no final da rede distal até a bexiga natatória é pequena comparada com a diferença da P_{O_2} entre o ambiente e a bexiga natatória, reduzindo a perda de oxigênio da bexiga natatória. Pensava-se que a razão para a queda dos níveis de oxigênio na rede era a difusão do oxigênio dos capilares venosos para os arteriais, com a rede atuando como trocador em contracorrente (veja Destaque 14.2). H. Kobayashi, B. Pelster e P. Scheid (1993), entretanto, foram incapazes de detectar alguma transferência significativa de oxigênio através da rede. A P_{O_2} diminui no sangue que sai da glândula de gás porque o oxigênio se liga à hemoglobina, e não em razão de alguma perda de oxigênio do sangue arterial que entra na rede. Será discutido mais tarde exatamente como e por que isto ocorre.

Secreção de Oxigênio

A estrutura da rede reduz a perda de gás da bexiga natatória, mas *de que maneira o oxigênio é secretado na bexiga natatória?* Primeiro, considere a relação entre a P_{O_2}, a solubilidade do oxigênio e o conteúdo de oxigênio. O oxigênio é transportado no sangue ligado à hemoglobina e em solução física. Se o oxigênio for liberado da hemoglobina para a solução física, a P_{O_2} aumentará. A liberação de oxigênio da hemoglobina pode ser causada por redução no pH através do desvio de Root-*off* (Fig. 13.58). Aumento na concentração iônica reduz a solubilidade do oxigênio e também resulta em aumento na P_{O_2}, contanto que o conteúdo de oxigênio em solução física permaneça inalterado. Assim, aumento na P_{O_2} do sangue pode ser obtido pela liberação do oxigênio da hemoglobina ou por aumento na concentração iônica do sangue.

As células da glândula de gás têm poucas mitocôndrias, e a atividade do ciclo de Krebs é desprezível. Por esta razão, mesmo em atmosfera de oxigênio, a glicólise no epitélio secretor (glândula de gás) da bexiga natatória produz duas moléculas de lactato e dois prótons para cada molécula de glicose. O desvio da pentose-fosfato, entretanto, é ativo na glândula de gás, produzindo dióxido de carbono através da descarboxilação da glicose sem consumo de oxigênio. A produção de dióxido de carbono, lactato e prótons pelas células da glândula de gás resulta em (1) diminuição no pH, que causa liberação do oxigênio da

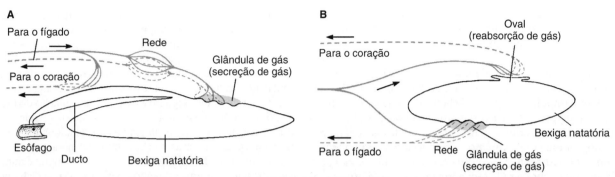

Fig. 13.57 Dois tipos principais de bexiga natatória são encontrados em peixes. **(A)** A bexiga natatória do fisóstomo (p. ex., da enguia, *Anguilla vulgaris*) é conectada do lado de fora do esôfago através de um ducto. **(B)** A bexiga natatória do fisoclisto (p. ex., a perca, *Perca fluviatilis*) não possui ducto. O gás entra e sai da bexiga através do sangue. (Adaptado de Denton, 1961.)

hemoglobina (desvio de Root-*off*), e (2) aumento na concentração iônica e portanto redução na solubilidade do oxigênio (algumas vezes denominado "efeito *salting-out*"). Ambas as alterações fazem com que a P_{O_2} no epitélio secretor aumente mais do que na bexiga natatória, de modo que o oxigênio se difunde do sangue até o espaço gasoso da bexiga natatória (veja Fig. 13.58). O efeito *salting-out* reduzirá também a solubilidade dos outros gases, tais como o nitrogênio e o dióxido de carbono, e pode explicar os níveis altos desses gases observados algumas vezes nas bexigas natatórias.

Vamos voltar agora à situação da rede. Como discutido antes, os eritrócitos não são muito permeáveis aos íons H^+, de modo que uma queda no pH na glândula de gás é transferida até as células vermelhas pelo CO_2, que cruza as membranas das células com facilidade (Fig. 13.59). O ácido produzido na glândula de gás reage com o HCO_3^-, provavelmente captado do plasma, produzindo CO_2. Assim, o sangue que deixa a glândula de gás e entra nos capilares venosos da rede tem alto conteúdo de CO_2. À medida que o sangue venoso rico em CO_2 flui através da rede, o CO_2 se difunde até o sangue

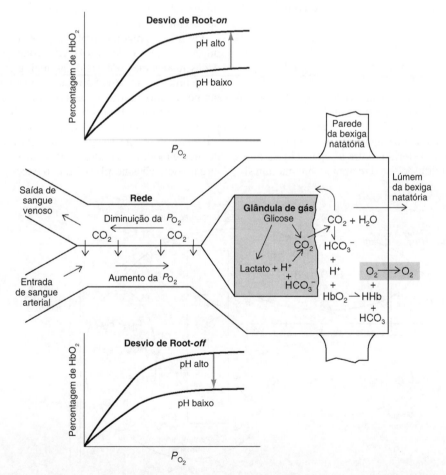

Fig. 13.58 O metabolismo anaeróbio de glicose até lactato e CO_2 na glândula de gás, localizada na parede da bexiga natatória de peixe, resulta em diminuição no pH do eritrócito e liberação de oxigênio da hemoglobina. Como resultado, a P_{O_2} no sangue que flui através da glândula de gás torna-se maior do que a P_{O_2} no lúmen da bexiga natatória, de modo que o oxigênio se difunde até o lúmen. O desvio Root-*off*, que promove aumento na P_{O_2}, ocorre no lado arterial da rede, ao passo que o desvio Root-*on*, que resulta em diminuição na P_{O_2}, ocorre no lado venoso.

arterial que flui em direção à glândula de gás. Isto aumenta o pH do sangue venoso, que por sua vez aumenta a ligação do oxigênio pela hemoglobina (desvio Root-*on*); quanto mais oxigênio é ligado, mais a P_{O_2} no sangue venoso cai à medida que ele flui para longe da glândula de gás (veja Fig. 13.58). No lado arterial da rede, a entrada de CO_2 reduz o pH sanguíneo, que impele o oxigênio da hemoglobina (efeito Root-*off*), elevando portanto a P_{O_2} sanguínea. Assim, as alterações da P_{O_2} na rede resultam do carregamento e descarregamento da hemoglobina com oxigênio, servindo a rede como trocador em contracorrente para o dióxido de carbono, e não para o oxigênio. De fato, a rede tem permeabilidade relativamente baixa ao oxigênio.

A glândula de gás e a rede associada incapacitam o peixe de transferir o oxigênio até a bexiga natatória mesmo embora a bexiga possa conter oxigênio em várias pressões atmosféricas. A parede da bexiga é levemente permeável aos gases, e por isso há perda contínua de gás que aumenta com a profundidade (pressão na bexiga). Os gases, portanto, devem ser secretados continuamente para manter o volume em face dessa perda. As enguias migram em profundidade através dos oceanos aumentando sua rede e glândulas de gás e diminuindo a permeabilidade da parede da bexiga, capacitando-as a manter o volume da bexiga em altas pressões. A permeabilidade da parede da bexiga é diminuída por aumento na sua espessura por meio de deposição aumentada de guanina. As enguias mudam do amarelo para o prateado como resultado desses depósitos de guanina. Isto ocorre quando elas deixam os rios e começam sua migração através dos oceanos.

RESUMO

Em se tratando de mitocôndria, o número de moléculas de oxigênio que um animal extrai do ambiente e utiliza é aproximadamente o mesmo que o número de moléculas de dióxido de carbono que ele produz e libera até o ambiente. Em animais muito pequenos, os gases são transferidos entre a superfície e a mitocôndria unicamente por difusão, mas em grandes animais um sistema circulatório desenvolveu-se para transferir o volume de gases entre a superfície respiratória e os tecidos.

As superfícies respiratórias são caracterizadas por grandes áreas de superfície e pequenas distâncias para difusão entre o meio inalante e o sangue com o objetivo de facilitar a transferência de gás. Os movimentos respiratórios asseguram o suprimento contínuo de oxigênio e evitam a estagnação do meio próximo ao epitélio respiratório. O desenho da superfície respiratória e o mecanismo de respiração estão relacionados à natureza do meio (p. ex., guelras na água, pulmões no ar).

O transporte do volume de O_2 e CO_2 no sangue é aumentado pela presença de um pigmento respiratório (p. ex., hemoglobina). O pigmento não somente aumenta a capacidade de transporte do oxigênio no sangue como também ajuda na captação e na liberação de O_2 e CO_2 nos pulmões e nos tecidos.

A taxa de transferência de gás através da superfície respiratória depende da taxa de ventilação da superfície respiratória relacionada ao fluxo de sangue, V_A/Q, bem como do volume de ventilação absoluto e do débito cardíaco. Esses fatores são intimamente regulados para manter taxas adequadas de transferência de gás para satisfazer as exigências dos tecidos. O sistema de controle, que foi estudado extensivamente somente em mamíferos, consiste em diversos mecanorreceptores e quimiorreceptores que informam uma região integradora central, o centro respiratório bulbar. Esse centro, através de uma variedade de efetores, causa alterações apropriadas na respiração e no fluxo sanguíneo para manter taxas de transferência de O_2 e CO_2 em níveis suficientemente adequados para satisfazer as necessidades do metabolismo.

Os animais regulam o pH corpóreo em face da contínua produção e excreção de íons H^+. A produção de H^+ varia com as necessidades metabólicas do animal; a excreção de H^+ através dos pulmões e dos rins é ajustada para equiparar a produção. Os tampões, particularmente as proteínas e os fosfatos, controlam as oscilações no pH corpóreo decorrentes do equilíbrio entre a produção de ácido e sua excreção. Os tecidos musculares são utilizados como reservatório temporário de íons H^+, protegendo, desse modo, os tecidos mais sensíveis tal como o cérebro de largas oscilações no pH até que o excesso de H^+ possa ser ex-

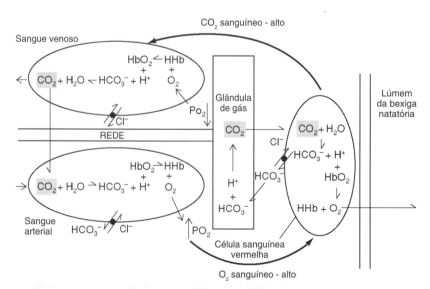

Fig. 13.59 A rede associada à glândula de gás atua como trocador em contracorrente para o dióxido de carbono. O sangue venoso proveniente da glândula de gás é alto em CO_2, que se difunde até o lado arterial da rede, abaixando o pH e causando o desvio Root-*off* (veja Fig. 13.58) e P_{O_2} aumentada no sangue arterial que entra na glândula. O CO_2 é reciclado através da rede, aumentando posteriormente a P_{O_2} no sangue arterial e a diminuindo no sangue venoso.

cretado do corpo. O pH intracelular é ajustado pela modulação dos mecanismos de troca de Na^+/H^+ e HCO_3^-/Cl^- localizados na membrana celular.

Os insetos desenvolveram um sistema traqueal que tem a vantagem da difusão rápida dos gases no ar e evita a necessidade do transporte de gases no sangue. O sistema traqueal consiste em uma série de tubos de paredes delgadas cheios de ar que se estendem através do corpo e servem como via de difusão de O_2 e CO_2 entre o ambiente e as células. Em alguns insetos grandes e ativos, o sistema traqueal é ventilado.

Ovos de pássaros e a bexiga natatória de peixes apresentam problemas interessantes para a transferência de gás. O ovo de pássaro contém um embrião para o qual o oxigênio deve ser transferido através da casca de dimensões fixas, com as necessidades de transferência aumentando milhares de vezes entre a postura e o choco. As tensões dos gases na bexiga natatória do peixe freqüentemente excedem as do sangue por várias ordens de magnitude, mas a disposição do suprimento sanguíneo e da glândula de gás é tal que os gases se movem do sangue até a bexiga natatória.

QUESTÕES DE REVISÃO

1. Calcule a percentagem de alteração no volume quando o ar seco a 20°C é inalado até o pulmão humano (temperatura = 37°C).
2. Defina os termos seguintes: (a) capacidade de oxigenação, (b) conteúdo de oxigênio, (c) percentagem de saturação, (d) metemoglobina, (e) efeito Bohr e (f) efeito Haldane.
3. Descreva o papel da hemoglobina na transferência de oxigênio e dióxido de carbono.
4. Descreva os efeitos da gravidade sobre a distribuição de sangue no pulmão humano. Que efeito tem a pressão alveolar sobre o fluxo sanguíneo pulmonar?
5. Compare e contraste a ventilação do pulmão de mamífero com a do pulmão de pássaro.
6. Qual é o significado funcional da presença do surfactante no pulmão?
7. Como os insetos evitam a necessidade de transportar gases pelo sangue?
8. O número e as dimensões dos poros aéreos na casca dos ovos são constantes para uma dada espécie. Que efeito teria a duplicação do número de poros na transferência de oxigênio, dióxido de carbono e água através da casca do ovo?
9. Discuta o papel da rede admirável na manutenção de altas pressões de gás na bexiga natatória de peixes.
10. Como o oxigênio é transportado até a bexiga natatória dos peixes teleósteos?
11. Descreva as diferenças estrutural e funcional entre as guelras e os pulmões.
12. Por que a taxa ventilação-perfusão é muito maior nos animais de respiração aquática do que nos de respiração aérea?
13. Descreva o papel dos quimiorreceptores no controle da excreção de dióxido de carbono.
14. Qual é a importância do reflexo de Hering-Breuer no controle da respiração?
15. Descreva os processos envolvidos na aclimatação dos mamíferos a altitude elevada.
16. Qual é o efeito dos níveis elevados de NH_4Cl extracelulares sobre o pH intracelular em pH extracelular alto ou baixo?
17. Descreva o papel dos sistemas CO_2-bicarbonato na regulação do pH em mamíferos.
18. Explique as conseqüências da localização da enzima anidrase carbônica dentro da célula sanguínea vermelha e não no plasma.
19. Descreva o possível modo de operação do centro respiratório bulbar.
20. Discuta a interação entre a transferência de gás e a perda de calor e água nos vertebrados de respiração aérea.

LEITURAS SUGERIDAS

Asrtrup, P., and J. W. Severinghaus. 1986. *The History of Blood Gases, Acids and Bases.* Copenhagen: Munksgaard.

Brauner, C. J., and D. J. Randall. 1996. The interaction between oxygen and carbon dioxide movements in fishes. *Comp. Biochem. Physiol.* 113A: 83–90.

Dejours, P. 1988. *Respiration in Water and Air.* Amsterdam: Elsevier.

Diamond, J. 1982. How eggs breathe while avoiding desiccation and drowning. *Nature* 295:10–11.

Evans, D. H. 1993. *The Physiology of Fishes.* Boca Raton, Fla.: CRC Press.

Euler, C. von. 1980. Central pattern generation during breathing. *Trends Neurosci.* 3:275–277.

Heisler, N., ed. 1995. *Mechanisms of Systemic Regulation: Respiration and Circulation.* Advances in Comparative and Environmental Physiology, Vol. 21. Berlin: Springer-Verlag.

Hochachka, P. W., and G. N. Somero. 1983. *Strategies of Biochemical Adaptation.* 2d ed. Princeton, N.J.: Princeton University Press.

Jensen, F. B. 1991. Multiple strategies in oxygen and carbon dioxide transport by haemoglobin. In A. J. Woakes, M. K. Grieshaber, and C. Bridges, eds., *Physiological Strategies for Gas Exchange and Metabolism.* Society of Experimental Biology Seminar Series, Vol. 41. Cambridge: Cambridge University Press.

Kobayashi, H., B. Pelster, and P. Scheid. 1993. Gas exchange in fish swimbladder. In P. Scheid, ed., *Respiration in Health and Disease: Lessons from Comparative Physiology.* Stuttgart: Gustav Fischer.

Krogh, A. 1968. *The Comparative Physiology of Respiratory Mechanisms.* New York: Dover.

Milvaganam, S. E. 1996. Structural basis for the Root effect in haemoglobin. *Nature Struct. Biol.* 3:275–283.

Nikinmaa, M. 1990. Vertebrate red blood cells: adaptations of function to respiratory requirements. In S. D. Bradshaw, W. Burggren, H. C. Heller, S. Ishii, H. Langer, G. Neuweiler, and D. J. Randall, *Zoophysiology,* Vol. 28. New York: Springer-Verlag.

Perutz, M. F. 1996. Cause of the Root effect in fish heamoglobins. *Nature Struct. Biol.* 3:211–212.

Rahn, H. 1966. Aquatic gas exchange theory. *Resp. Physiol.* 1:1–12.

Richter, D. W., K. Ballanyi, and S. Schwarzacher 1992. Mechanism of respiratory rhythm generation. *Curr.*

Opin. Neurobiol. 2:788–793.

Roos, A., and W. F. Boron. 1981. Intracellular pH. *Physiol. Rev.* 61:296–434.

Schmidt-Nielsen, K. 1972. *How Animals Work.* Cambridge: Cambridge University Press.

Weber, R.E. 1992. Molecular strategies in the adaptation of vertebrate hemoglobin function. In S. C. Wood, R. E. Weber, A. R. Hargens, and R. W. Millard, *Physiological Adaptations in Vertebrates: Respiration, Circulation and Metabolism.* New York: Marcel Dekker.

West, J. B. 1974. *Respiratory Physiology: The Essentials.* Baltimore: Williams and Wilkins.

Zhu, X. L., and W. S. Sly. 1990. Carbonic anhydrase IV from human lung. *J. Biol. Chem.* 15:8795–8801.

CAPÍTULO

14

EQUILÍBRIO OSMÓTICO E IÔNICO

As extraordinárias propriedades físicas e químicas da água indubitavelmente desempenharam um papel importante na origem da vida, e todos os processos da vida ocorreram em um meio aquoso (ver Cap. 3). A água é, de fato, indispensável a todos os processos bioquímicos e fisiológicos. Realmente, a natureza físico-química da vida na Terra é, em grande parte, um reflexo das propriedades especiais da água. A presença de água aqui na Terra tornou possível que a vida, como nós conhecemos, se originasse de um mar salgado e escuro vários bilhões de anos atrás. Os líquidos extracelulares que circundam as células vivas nos dias de hoje refletem, de alguma forma, a composição do mar primitivo, no qual a vida evoluiu (Quadro 14.1).

A capacidade de sobreviver em vários meios osmóticos foi adquirida nos grupos de animais mais avançados pela evolução de um meio interno estável, que age para proteger os tecidos internos contra as oscilações do meio externo. Assim, a capacidade de manter um meio interno adequado em face do estresse osmótico (alguma coisa que tende a perturbar a homeostase iônica e osmótica) desempenhou um papel muito importante na evolução animal. Existem duas principais razões para isto. Primeiro, os animais são restringidos às suas distribuições geográficas por fatores ambientais, sendo um dos mais importantes a natureza osmótica do meio. Segundo, a dispersão geográfica seguida pelo isolamento genético é um importante mecanismo para a divergência das espécies no processo evolutivo. Se, por exemplo, os artrópodes e os vertebrados não tivessem desenvolvido mecanismos para regular seus compartimentos extracelulares, eles poderiam não ter tido sucesso na sua invasão nos meios terrestre e de água doce, que lhes eram osmoticamente hostis. Na ausência de competição entre vertebrados e artrópodes terrestres, outros grupos poderiam ter evoluído com maior diversidade para preencher os nichos terrestres vazios, e o mundo vivo poderia ser muito diferente deste que conhecemos.

Neste capítulo, consideraremos o meio osmótico, as trocas osmóticas entre os animais e seus meios e os mecanismos usados por vários animais para enfrentar os extremos osmóticos do ambiente. O movimento de água e solutos através da membrana celular e das camadas epiteliais multicelulares foi tratado, junto com outros mecanismos celulares, no Cap. 4. Aquela discussão forma uma base essencial para a compreensão dos processos osmorregulatórios em órgãos tais como os rins, as brânquias e a glândula de sal, tratados neste capítulo. No final do capítulo, discutiremos o problema intimamente relacionado de eliminação de resíduos tóxicos de nitrogênio durante o metabolismo de aminoácidos e proteínas.

PROBLEMAS DE OSMORREGULAÇÃO

Um dos requerimentos na regulação do meio interno é a retenção de quantidades apropriadas de água. Outro requerimento importante para a sobrevivência da célula é a presença, em concentrações apropriadas, de vários solutos (p. ex., sais e moléculas de nutrientes) nos compartimentos intra- e extracelular (Quadro 14.2). Alguns tecidos requerem um meio iônico extracelular que é semelhante à água do mar — especificamente altas concentrações de sódio e cloreto e concentrações relativamente baixas de outros íons importantes, tais como potássio e cátions divalentes. Para muitos invertebrados marinhos, a água do mar circundante pode agir por si só como o meio extracelular; para a maioria das formas mais complexas, os líquidos internos estão próximos ao equilíbrio iônico com a água do mar. Em contraste, o líquido extracelular de vertebrados, com exceção de peixes-bruxa, tem uma concentração iônica que é cerca de um terço da concentração da água do mar, apresenta uma concentração muito menor de sulfato de magnésio e tem parte dos íons cloretos substituídos por ânions bicarbonato (ver Quadro 14.1). Isto provavelmente reflete a origem de água doce da maioria dos vertebrados, incluindo os peixes teleósteos marinhos. O líquido extracelular dos teleósteos marinhos é muito mais diluído do que a água do mar, e esses peixes mantêm as diferenças osmótica e iônica entre seus líquidos corpóreos e a água do mar. Elasmobrânquios, por outro lado, mantêm uma diferença iônica mas somente pequenas diferenças osmóticas; os altos níveis de uréia no organismo de elasmobrânquios deixam a osmolaridade ligeiramente acima daquela da água do mar.

O meio intracelular da maioria dos animais é baixo em sódio mas é alto em potássio, fosfato e proteínas (Quadro 14.3). Existem apenas diferenças osmóticas pequenas e transitórias entre os líquidos intra- e extracelular dos animais. Assim, a membrana

EQUILÍBRIO OSMÓTICO E IÔNICO

QUADRO 14.1
Composição do líquido extracelular de animais representativos*

	Hábitat*	Osmolaridade (mOsm)	Concentração iônica (mM)							
			Na^+	K^+	Ca^{++}	Mg^{++}	Cl^-	SO_4^{--}	HPO_4^{--}	Uréia
Água do mar		1.000	460	10	10	53	540	27		
Celenterados										
Aurelia (medusa)	AM		454	10,2	9,7	51,0	554	14,6		
Equinodermos										
Asterias (estrela-do-mar)	AM		428	9,5	11,7	49,2	487	26,7		
Anelídeos										
Arenicola (*lugworm*, em inglês)	AM		459	10,1	10,0	52,4	537	24,4		
Lumbricus (minhoca)	Ter.		76	4,0	2,9		43			
Moluscos										
Aplysia (lesma)	AM		492	9,7	13,3	49	543	28,2		
Loligo (lula)	AM		419	20,6	11,3	51,6	522	6,9		
Anodonta (*clam*, em inglês)	AD		15,6	0,49	8,4	0,19	11,7	0,73		
Crustáceos										
Cambarus (lagostim)	AD		146	3,9	8,1	4,3	139			
Homarus (lagosta)	AM		472	10,0	15,6	6,7	470			
Insetos										
Locusta	Ter.		60	12	17	25				
Periplaneta (barata)	Ter.		161	7,9	4,0	5,6	144			
Ciclóstomos										
Eptatretus (peixe-bruxa)	AM	1.002	554	6,8	8,8	23,4	532	1,7	2,1	3
Lampetra (lampreia)	AD	248	120	3,2	1,9	2,1	96	2,7		0,4
Chondrichthyes										
Tubarão *dogfish*	AM	1.075	269	4,3	3,2	1,1	258	1	1,1	376
Carcharhinus	AD		200	8	3	2	180	0,5	4,0	132
Celacanto										
Latimeria	AM		181	51,3	6,9	28,7	199			355
Teleósteos										
Paralichthys (linguado)	AM	337	180	4	3	1	160	0,2		
Carassius (peixinho dourado)	AD	293	142	2	6	3	107			
Anfíbios										
Rana esculenta (rã)	AD	210	92	3	2,3	1,6	70			2
Rana cancrivora	AD	290	125	9			98			40
	80% AM	830	252	14			227			350
Répteis										
Jacaré	AD	278	140	3,6	5,1	3,0	111			
Aves										
Anas (pato)	AD	294	138	3,1	2,4		103		1,6	
Mamíferos										
Homo sapiens	Ter.		142	4,0	5,0	2,0	104	1	2	
Rato de laboratório	Ter.		145	6,2	3,1	1,6	116			

*A osmolaridade e a composição da água do mar variam, e não se pretende que os valores dados aqui sejam absolutos. A composição dos líquidos corporais de osmoconformadores também pode variar, dependendo da composição da água do mar na qual eles são testados.
AM = água do mar; AD = água doce; Ter. = terrestre.
Fontes: Schmidt-Nielsen e Mackay, 1972; Prosser, 1973.

celular mantém diferença iônica, mas não osmótica, entre os líquidos intra- e extracelular, enquanto o epitélio externo freqüentemente mantém as diferenças osmóticas e iônicas entre os animais e seus meios. Normalmente, na maioria dos animais multicelulares, a regulação iônica e osmótica não é realizada pela superfície corpórea inteira; em vez disso, essa regulação é realizada por partes especializadas da superfície corpórea tais como as brânquias de peixes ou algumas estruturas internas como a glândula de sal de elasmobrânquios ou o rim de mamíferos. O resto da superfície corpórea, com exceção do revestimento do trato gastrointestinal, é relativamente impermeável a íons e água.

Os animais requerem nutrientes e oxigênio para manter o metabolismo e, como resultado do metabolismo, eles produzem resíduos que devem ser eliminados. As membranas celulares que são permeáveis ao oxigênio são também permeáveis à água, e a manutenção do equilíbrio osmótico e iônico do animal deve ser feita com gasto de energia. Um animal não pode reduzir os problemas osmóticos e iônicos fechando-se para o meio porque tem de haver aquisição de nutrientes e excreção dos produtos residuais. Alguns animais encistam-se, mas isto é possível somente se a taxa metabólica deles for muito reduzida. A larva de camarão de água salgada, por exemplo, pode sobreviver em estado de atividade reduzida por muitos anos com pouco ou nenhum crescimento; quando neste estado, ela pode ser colocada em água e reviver. Isto é possível somente porque o uso de energia é muito reduzido durante o encistamento, limitando a utilização de nutrientes e a acumulação de produtos residuais. A maioria dos animais, contudo, não se encontra em estado de atividade redu-

QUADRO 14.2
Principais íons inorgânicos dos tecidos

Íon	Distribuição	Principais funções
Na⁺	Principal cátion extracelular	É a maior fonte de pressão osmótica extracelular Fornece energia potencial para o transporte de substâncias através das membranas celulares Origina corrente para o interior da célula para excitação da membrana
K⁺	Principal cátion citossólico	É fonte de pressão osmótica citossólica Estabelece o potencial de membrana Origina corrente para fora para repolarização da membrana
Ca⁺⁺	Baixa concentração nas células	Regula a exocitose e a contração muscular É envolvido na manutenção da união entre células Regula muitas enzimas e outras proteínas celulares; age como segundo mensageiro
Mg⁺⁺	Intra- e extracelular	Age como co-fator para muitas enzimas (p. ex., ATPases)
HPO₄⁻⁻; HCO₃	Intra- e extracelular	Tampona a concentração de H⁺
Cl⁻	Principal ânion extracelular dos tecidos	É um contra-íon para cátions inorgânicos

zida e deve ingerir nutrientes em grande quantidade e enfrentar os problemas iônicos e osmóticos associados.

Os resíduos gerados durante o metabolismo são freqüentemente tóxicos e não podem ser acumulados em grandes quantidades no organismo sem causar sérias conseqüências. Assim, o meio celular deve tornar-se livre desses subprodutos tóxicos do metabolismo. Nos organismos aquáticos menores, essa depuração ocorre simplesmente por difusão dos resíduos na água que os rodeia. Em animais que têm sistema circulatório, o sangue passa através de órgãos excretores, geralmente chamados de *rins*. Em animais terrestres, os rins desempenham não somente um papel importante na remoção de resíduos orgânicos mas também são os órgãos primários de osmorregulação.

O ritmo de recirculação da água é diferente em uma baleia, um homem, um camarão e uma cobra. Como são e por que são diferentes?

Vários mecanismos são empregados para controlar os problemas osmóticos e regular as diferenças entre: (1) os compartimentos intra- e extracelular e (2) o compartimento extracelular e o meio externo. Tais mecanismos são coletivamente chamados de *mecanismos osmorregulatórios*, um termo criado em 1902 por Rudolf Hober para se referir à regulação da pressão osmótica e da concentração iônica no compartimento extracelular do organismo animal. A evolução de mecanismos osmorregulatórios eficientes teve efeitos extraordinários sobre outros aspectos da especificidade e da diversificação animal. Os vários mecanismos fisiológicos e de adaptações desenvolvidos pelos animais para enfrentar os rigores do ambiente osmótico formam exemplos especialmente fascinantes da engenhosidade da adaptação evolucionária. Este é o tema de um excelente livro escrito por Homer Smith intitulado *From Fish to Philosopher*.

Embora existam variações horárias e diárias no equilíbrio osmótico, um animal está geralmente em estado de equilíbrio osmótico durante longos períodos. Isto é, em média, a entrada e a saída de água e de sais durante longos períodos são iguais. A água é obtida pelos animais terrestres através da ingestão do lí-

QUADRO 14.3
Composição eletrolítica dos líquidos corporais humanos

Eletrólitos	Soro (mEq·kg⁻¹ H₂O)	Líquido intersticial (mEq·kg⁻¹ H₂O)	Líquido intracelular (músculo) (mEq·kg⁻¹ H₂O)
Cátions			
Na⁺	142	145	10
K⁺	4	4	156
Ca⁺⁺	5		3
Mg⁺⁺	2		26
Totais	153	149	195
Ânions			
Cl⁻	104	114	2
HCO₃⁻	27	31	8
HPO₄⁻⁻	2		95
SO₄⁻⁻	1		20
Ácidos orgânicos	6		
Proteína	13		55
Totais	153	145	180

Nota: Alguns dos íons contidos dentro das células não são completamente dissolvidos no citossol, mas podem ser parcialmente seqüestrados em organelas citoplasmáticas. Assim, a verdadeira concentração de Ca⁺⁺ livre no citossol está tipicamente abaixo do valor global dado no quadro para Ca⁺⁺ intracelular. A não-igualdade entre os totais de ânions e de cátions reflete uma tabulação incompleta.

quido ou pela ingestão da água que faz parte da composição dos alimentos. Para animais que vivem em um meio de água doce, a água entra para o organismo primariamente através do epitélio respiratório — a superfície das brânquias dos peixes e dos invertebrados e o tegumento de anfíbios e muitos invertebrados. A água deixa o corpo pela urina, pelas fezes e por evaporação através dos pulmões e do tegumento, a superfície externa.

O problema da regulação osmótica não termina com a ingestão e a perda de água. Se assim fosse, a osmorregulação seria um problema relativamente simples. Uma rã em contato com a água doce que é muito mais diluída que seu organismo teria meramente que eliminar a mesma quantidade de água que perde através de sua pele, e um camelo apenas deveria cessar a produção de urina entre oásis. A osmorregulação também envolve a manutenção de concentrações favoráveis de solutos no compartimento extracelular. Assim, a rã imersa em um lago de água hipotônica enfrenta não somente a necessidade de eliminar o excesso de água, mas também o problema de reter sais, que tendem a sair através da pele, porque a pele dos anfíbios é geralmente mais permeável do que a de outras classes de vertebrados.

As trocas osmóticas que ocorrem entre um animal e seu meio podem ser divididas em duas classes (Fig. 14.1):

- *Trocas osmóticas obrigatórias*, que ocorrem principalmente em resposta a fatores físicos sobre os quais os animais têm pouco ou nenhum controle fisiológico.
- *Trocas osmóticas reguladas*, que são fisiologicamente controladas e servem para auxiliar a manutenção da homeostase interna.

As trocas reguladas geralmente servem para compensar as trocas obrigatórias. O fluxo de uma substância através de uma membrana é determinado pelo seu gradiente de concentração, pela área superficial da membrana envolvida, pela espessura da membrana (*i.e.*, a distância de difusão) e pela permeabilidade da membrana. Os mesmos fatores influenciam as trocas reguladas e as trocas obrigatórias. Na próxima seção, consideraremos as trocas obrigatórias e, nas seguintes, vários mecanismos de troca regulada.

TROCA OBRIGATÓRIA DE ÍONS E ÁGUA

O tegumento, a superfície respiratória e outros epitélios em contato com o meio externo agem como barreiras para a troca obrigatória entre um organismo e seu meio. Os vários fatores que contribuem para a troca obrigatória são descritos a seguir.

Gradientes entre o Animal e Seu Meio

Quanto maior a diferença entre a concentração de uma substância no meio externo e sua concentração nos líquidos corporais, maior a tendência para difusão na direção da concentração mais baixa. Assim, uma rã imersa em um lago tende a absorver água de seu meio hipotônico, porém um peixe ósseo na água do mar tende a perder água para o meio hipertônico que o rodeia. Similarmente, um peixe marinho com concentração de NaCl menor que a da água do mar enfrenta uma difusão contínua de sal para seu organismo, enquanto que um peixe de água doce enfrenta uma perda contínua de sal. A taxa de transferência depende do grau do gradiente e da permeabilidade e da área da superfície animal.

Razão Superfície-Volume

O volume de um animal varia com o cubo de sua dimensão linear, mas sua área superficial varia com o quadrado de sua dimensão linear. Portanto, a razão superfície-volume para animais pequenos é maior do que para animais grandes. A relação entre o conteúdo de água e a área superficial da epiderme, através da qual pode haver troca de água ou de soluto com o meio, é maior em animais pequenos comparada aos animais grandes. Isto significa que, para uma dada taxa de troca através da epiderme (em moles por segundo por centímetro quadrado), um animal pequeno desidratará ou hidratará mais rapidamente do que um animal maior com a mesma forma (Fig. 14.2).

Permeabilidade da Epiderme

A epiderme age como barreira entre o compartimento extracelular e o meio. O movimento de água através da epiderme ocorre por meio das células (*transcelular*) e entre células (*paracelular*). Contudo, bicamadas puras de fosfolipídios não são muito permeáveis à água, e o movimento transcelular de água através de membranas biológicas depende da presença de canais de água. Por exemplo, eritrócitos incham ou murcham rapidamente em resposta a variações na intensidade osmótica do líquido extracelular por causa da presença de uma proteína de 28-kDA, apropriadamente chamada de **aquaporina**. Parece que os canais de água nas membranas são formados por um tetrâmero de moléculas idênticas de aquaporina. O papel da aquaporina como um canal de água foi demonstrado em experimentos com ovos e oócitos de rãs, os quais não são muito permeáveis à água e, assim, não incham muito quando são colocados em água de lagos. Quando o RNAm que codifica a proteína aquaporina foi injetado em oócitos de rã, estes se tornaram muito permeáveis à água e incharam quando colocados em água. A permeabilidade da

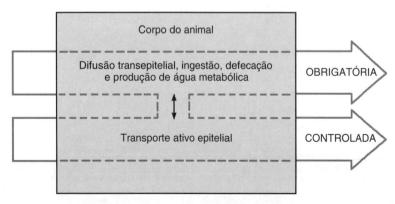

Fig. 14.1 Duas principais classes de trocas osmóticas — obrigatória e controlada — ocorrem entre um animal e seu ambiente. As trocas obrigatórias ocorrem em resposta a fatores físicos sobre os quais o animal tem pequeno controle fisiológico a curto prazo. As trocas controladas são aquelas que o animal pode variar fisiologicamente para manter a homeostase interna. As substâncias podem entrar no organismo animal por uma via e sair por outra.

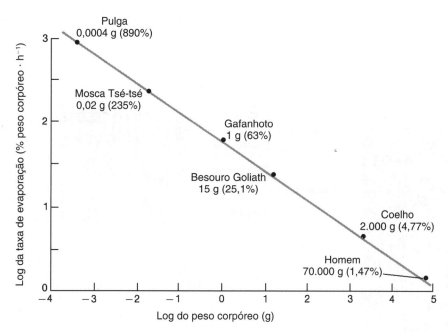

Fig. 14.2 Pequenos animais desidratam mais rapidamente do que grandes animais por causa da alta relação superfície-massa (e, portanto, superfície-volume) que apresentam. Este gráfico log-log mostra a quantidade de água, como percentagem do peso corpóreo, que é perdida por hora em condições quentes de deserto em relação ao peso corpóreo. (Edney e Nagy, 1976.)

membrana à água é presumivelmente relacionada à concentração de canais de água de aquaporina dentro da bicamada de fosfolipídios. As junções firmes entre as células reduzem a permeabilidade da via paracelular à água. A ausência de canais de água de aquaporina na membrana reduz a permeabilidade transcelular à água.

A permeabilidade da epiderme à água e aos solutos varia entre os grupos animais. Anfíbios geralmente têm pele úmida altamente permeável, através da qual eles trocam oxigênio e dióxido de carbono e através da qual a água e os íons podem mover-se por difusão passiva. A pele de anfíbio compensa a perda de eletrólitos por transporte ativo de sais do meio aquático para o animal. As brânquias dos peixes são necessariamente permeáveis, uma vez que são envolvidas na troca de oxigênio e dióxido de carbono entre o sangue e o meio aquoso. As brânquias, como a pele da rã, também são envolvidas no transporte ativo de sais. Tem sido observado que o volume de sangue que perfunde as brânquias dos peixes diminui quando a demanda respiratória cai e aumenta em resposta à necessidade aumentada de oxigênio. Essa redução na perfusão sanguínea das brânquias efetivamente limita a transferência osmótica através do epitélio das brânquias durante os períodos de baixa captação de oxigênio. Assim, quando a transferência de oxigênio aumenta, aumentam também as trocas iônica e osmótica através das brânquias.

Em contraste, répteis, alguns anfíbios do deserto, pássaros e muitos mamíferos têm peles relativamente impermeáveis e, portanto, em geral perdem relativamente pouca água. De fato, a pele de alguns mamíferos (p. ex., couro de vaca) é tão impermeável que pode ser usada para carregar água ou mesmo vinho. A baixa permeabilidade do tegumento de animais terrestres é mantida nas espécies que se tornaram secundariamente marinhas ou aquáticas, tais como insetos de lagos e mamíferos marinhos.

Nem todos vertebrados, contudo, têm a epiderme relativamente impermeável. Muitos anfíbios, bem como mamíferos que perspiram, podem tornar-se desidratados em baixa umidade por causa da perda de água através do tegumento. Animais com pele altamente permeável simplesmente não são capazes de tolerar ambientes secos e muito quentes. A maioria das rãs fica próxima à água. Sapos e salamandras podem arriscar a ir mais longe, mas eles também são limitados às madeiras ou prados úmidos não distantes de poças, riachos ou volumes de água nos quais eles possam repor seu suprimento de água corpórea. Esses animais também minimizam a perda de água por meio de estratégias comportamentais e evitam o ressecamento mantendo-se em microambientes frios e úmidos durante as horas secas e quentes do dia. Os sapos do deserto, *Chiromantis xerampelina* e *Phyllomedusa sauvagii*, têm perda de água evaporativa de sua pele extremamente baixa porque ela é recoberta por uma camada secretada de cera. Esses sapos também excretam ácido úrico em vez de amônia ou uréia (ver a última seção *Excreção de Resíduos Nitrogenados*).

Rãs e sapos são capacitados com um sistema linfático bem desenvolvido e uma enorme bexiga urinária na qual eles estocam água até o necessário. Quando esses animais se afastam de uma porção de água ou durante períodos de pouca chuva, a água se moverá osmoticamente da luz da bexiga para o líquido intersticial parcialmente desidratado e daí para o sangue. O epitélio da bexiga, como a pele dos anfíbios, é capaz de transportar ativamente sódio e cloreto da luz da bexiga para o corpo para compensar a perda de sais que acompanham a hidratação excessiva durante períodos de muita água. Assim, a bexiga dos anuros tem dupla função, de reservatório de água durante períodos de desidratação e como fonte de sais durante períodos de hidratação excessiva. A alta permeabilidade à água da pele de anfíbio é usada com vantagem para absorver água de fontes hiposmóticas tais como poças de água. Muitos anuros têm regiões especializadas da pele do abdome e das coxas, chamadas de *retalho pélvico*, que podem absorver a água na qual a rã está submersa em um ritmo equivalente a três vezes seu peso corpóreo por dia. A permeabilidade da pele do anfíbio é controlada pelo hormônio arginina-vasotocina (AVT), ou mais simplesmente *vasotocina*; da mesma forma que o hormônio de mamíferos vasopressina, ou hormônio antidiurético (ADH), a vasotocina aumenta a permeabilidade à água. As camadas externas da pele do sapo contêm minúsculos canais que retiram água por capilaridade para umedecer a pele, conservando a água interna durante a evaporação cutânea.

Uma vez que os insetos têm uma cutícula de cera que é altamente impermeável à água, sua perda de água por evaporação é

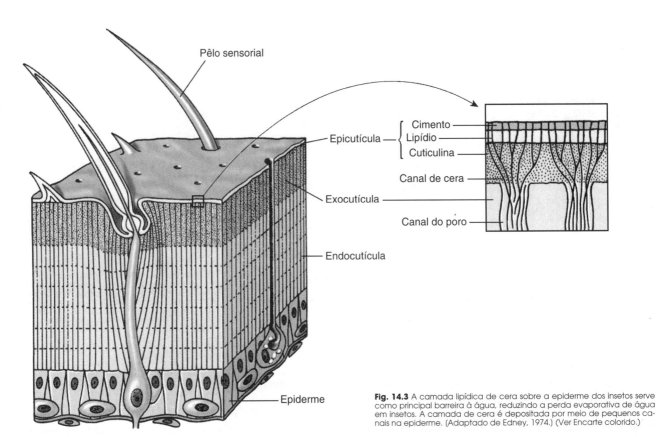

Fig. 14.3 A camada lipídica de cera sobre a epiderme dos insetos serve como principal barreira à água, reduzindo a perda evaporativa de água em insetos. A camada de cera é depositada por meio de pequenos canais na epiderme. (Adaptado de Edney, 1974.) (Ver Encarte colorido.)

muito mais baixa do que em muitos outros grupos animais (Quadro 14.4). A cera é depositada na superfície do exoesqueleto através de finos canais que penetram na cutícula (Fig. 14.3). A importância da camada de cera para a retenção de água pelos insetos foi demonstrada pela avaliação da taxa de perda de água em diferentes temperaturas. Na Fig. 14.4, vemos que há aumento súbito na taxa de perda de água coincidente com o ponto no qual a camada de cera derrete. A principal rota de perda de água em insetos terrestres é pelo sistema traqueal, que consiste em traquéolas cheias de ar que penetram nos tecidos. À medida que as traquéolas são abertas para o ar, o vapor d'água pode difundir-se para fora, enquanto que o oxigênio e o dióxido de carbono se difundem em favor de seus respectivos gradientes. As entradas das traquéolas são guardadas por espiráculos semelhantes a válvulas que são fechados periodicamente por músculos espiraculares, conservando água. A importância deste mecanismo de conservação de água nos insetos foi, contudo, questionada (ver Cap. 13 para outras discussões).

Ingestão de Alimentos, Fatores Metabólicos e Excreção

Água e solutos são obtidos durante a ingestão de alimentos. Os produtos finais da digestão e do metabolismo que não podem ser utilizados pelo organismo devem ser eliminados. O dióxido de carbono difunde-se para o meio a partir das superfícies respiratórias. Embora a água seja outro produto final do metabolismo celular, ela é produzida em quantidades tão pequenas que sua eliminação não é um problema (Quadro 14.5). De fato, esta assim chamada **água metabólica** é a principal fonte de água para muitos moradores do deserto. Problemas osmóticos ocorrem pela inevitável produção de resíduos nitrogenados do metabolismo (p. ex., amônia e uréia) e pela ingestão de sais, porque a água é requerida para a eliminação desses produtos do organismo.

A dieta pode incluir excesso de água ou excesso de sais. Uma foca que ingere invertebrados marinhos com osmolaridade semelhante à da água do mar ingere quantidades relativamente altas de sal em relação à água, mas requer água para excretar a carga de sal. Se a foca comer peixes teleósteos marinhos, que são mais diluídos que a água do mar, a carga de sal ingerida é muito menor. A foca queima gordura para produzir energia e água quan-

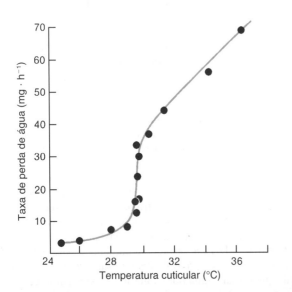

Fig. 14.4 A taxa de perda de água dos insetos é muito maior em temperaturas acima do ponto de fusão da camada de cera que cobre a cutícula. A quebra acentuada deste gráfico de perda de água contra a temperatura cuticular em barata corresponde ao ponto de fusão da cutícula de cera. (De Beament, 1958.)

QUADRO 14.4
Perda de água evaporativa em animais representativos em condições de deserto

Espécie	Perda de água (mg·cm^{-2}·h^{-1})	Observações*
Artrópodes		
Eleodes armata (besouro)	0,20	30°C; 0% u.r.
Hadrurus arizonensis (escorpião)	0,02	30°C; 0% u.r.
Locusta migratoria (gafanhoto)	0,70	30°C; 0% u.r.
Anfíbios		
Cyclorana alboguttatus (rã)	4,90	25°C; 100% u.r.
Répteis		
Gehrydra variegata (lagartixa)	0,22	30°C; ar seco
Uta stansburiana (lagarto)	0,10	30°C
Pássaros		
Amphispiza belli (pardal)	1,48	30°C
Phalaenpitus nutallii (poorwill, em inglês)	0,86	30°C
Mamíferos†		
Peromyscus eremicus (Camundongo cactus)	0,66	30°C
Oryx beisa (Órix africano)	3,24	22°C
Homo sapiens	22,32	70 kg; despido; sentado no sol; 35°C

* u.r. = umidade relativa. Onde não está indicado, os valores não estão disponíveis.
† O camundongo *cactus* e o órix africano são animais do deserto que empregam várias medidas para conservação de água. Assim, a perda de água evaporativa por eles é muito menor que a dos homens.
Fonte: Hadley, 1972.

do come invertebrados marinhos, mas estoca gordura quando come peixe. A queima de gordura produz a água requerida para excretar a carga de sal associada com a ingestão de invertebrados marinhos (ver Quadro 14.5). Assim, a foca torna-se gorda quando come peixe mas fica magra quando come invertebrados marinhos.

Em animais terrestres, a regulação da concentração de íons no plasma e a excreção de resíduos nitrogenados são acompanhadas por inevitável perda de água corpórea. Várias adaptações fisiológicas tendem a minimizar a perda de água associada com essas importantes funções do sistema excretor. Entre os invertebrados terrestres, os insetos são altamente eficientes em conservar água enquanto eliminam resíduos nitrogenados e inorgânicos. A extensão da reabsorção de íons no reto de insetos ou da sua eliminação com as fezes é regulada de acordo com a condição osmótica do inseto. Isto é ilustrado pelo experimento no qual é permitido a gafanhotos ingerir água pura ou uma solução salina concentrada contendo NaCl e KCl (450 mOsm·l^{-1}). A concentração de sal no líquido retal após o inseto beber salina foi várias centenas de vezes mais alta do que após ele beber água pura, enquanto que a concentração de sal da hemolinfa aumentou somente cerca de 50% após a ingestão de salina (Quadro 14.6).

O rim é o principal órgão de osmorregulação e excreção de nitrogênio na maioria dos vertebrados terrestres, especialmente mamíferos, que não têm outro recurso para a excreção de sais ou nitrogênio. Os rins de pássaros e mamíferos utilizam a *multiplicação do mecanismo de contracorrente* para produzir urina **hiperosmótica**, que é mais concentrada do que o plasma. Essa especialização, centrada na **alça de Henle**, que é uma parte em forma de "U" dos túbulos renais, tem sido indubitavelmente de grande importância para permitir às aves e aos mamíferos explorar ambientes terrestres secos. A alça de Henle alcança seu maior grau de especialização em animais do deserto tais como o rato-canguru e o camundongo saltador australiano, que podem produzir urina de até 9.000 mOsm · l^{-1}. Em pássaros, a organização do sistema de contracorrente da alça de Henle é menos eficiente, talvez porque o rim das aves contém uma mistura de túbulos "do tipo répteis", nos quais falta a alça de Henle, e de túbulos "do tipo mamífero", que contêm esta estrutura especializada. A mais alta osmolaridade determinada em urina de aves (no periquito *salt-marsh* Savannah) tem sido em torno de 2.000 mOsm·l^{-1}. Répteis e anfíbios, cujos rins não são organizados para multiplicação por contracorrente, são incapazes de produzir urina hiperosmótica. Como conseqüência adaptativa, alguns anfíbios, quando enfrentam desidratação, são capazes de interromper inteiramente a produção de urina durante o período de estresse osmótico.

Temperatura, Exercício e Respiração

Dado o seu alto calor de vaporização, a água é idealmente adequada para a eliminação do calor corpóreo por evaporação através de superfícies epiteliais. Durante a evaporação, essas molé-

QUADRO 14.5
Produção de água metabólica durante a oxidação dos alimentos

	Alimento		
	Carboidratos	Gorduras	Proteínas
Gramas de água metabólica por grama de alimento	0,56	1,07	0,40
Kilojoules gastos por grama de alimento	17,58	39,94	17,54
Gramas de água metabólica por kilojoules gastos	0,032	0,027	0,023

Fonte: Edney e Nagy, 1976.

QUADRO 14.6
Regulação iônica em gafanhotos*

Líquido	Concentração (valores médios em mEq·l^{-1})		
	Na	K	Cl
Salina para beber	300	150	450
Hemolinfa			
Com água para beber	108	11	5
Com salina para beber	158	19	569
Líquido retal			
Com água para beber	1	22	5
Com salina para beber	405	241	569

* Foi dado a gafanhotos do deserto salina forte ou água pura para beber. Quando eles beberam salina, a concentração iônica na hemolinfa aumentou, mas não no nível da salina. As concentrações iônicas nos líquidos retais dos animais tornaram-se mais altas do que as da salina.
Fonte: Edney e Nagy, 1976.

culas de água com os mais altos conteúdos energéticos entram na fase gasosa e assim levam com elas suas energias térmicas. Como resultado, a água deixada para trás torna-se mais fria. A importância da água na regulação da temperatura resulta em antagonismo e comprometimento entre adaptação fisiológica à temperatura do meio ambiente e estresse osmótico em animais terrestres.

Animais do deserto, enfrentando altas temperaturas e suprimento de água escasso, são especialmente pressionados à medida que devem evitar tornar-se superaquecidos e ainda evitar perder grandes quantidades da água corpórea. Em algumas situações, mamíferos e pássaros do deserto preferem deixar sua temperatura corpórea aumentar acima de 40°C a gastar água para o resfriamento por evaporação. Exercício extenuante gera calor em virtude do metabolismo muscular e deve ser compensado por alto ritmo de dissipação de calor. Essa compensação pode ser mais bem alcançada por resfriamento evaporativo nas superfícies respiratórias (p. ex., os pulmões, as passagens de ar e a língua) ou por perda de água por evaporação através da pele. Em alguns mamíferos muito ativos, a temperatura do corpo aumenta durante o exercício, mas a temperatura do cérebro permanece normal em razão de um trocador de calor por contracorrente na região nasal que resfria o suprimento sanguíneo do cérebro. Mesmo durante condições basais (nenhum exercício além da respiração), a natureza do mecanismo de respiração de muitos animais terrestres causa perda de água através da superfície respiratória. O nariz de mamíferos desempenha um papel importante na redução da perda de água por esta via.

Como notamos, as superfícies respiratórias são, por sua própria natureza, um importante caminho para a perda de água nos animais que respiram ar. A interiorização das superfícies respiratórias em uma cavidade corpórea (*i.e.*, os pulmões) reduz a perda evaporativa em vertebrados terrestres. Mesmo dentro dos pulmões, contudo, a ventilação do epitélio respiratório pelo ar insaturado causará evaporação na superfície epitelial umedecida. Tal perda evaporativa de água é aumentada em pássaros e mamíferos porque suas temperaturas corpóreas são geralmente mais altas do que a temperatura ambiente. O mesmo ocorre em répteis e anfíbios que aumentam suas temperaturas corpóreas por estratégias comportamentais. Nesses animais, o ar expirado mais quente contém maior quantidade de água do que o ar inspirado mais frio uma vez que a capacidade de reter água aumenta com a temperatura (Fig. 14.5).

A perda respiratória de água é minimizada através de um mecanismo, descoberto por Knut Schmidt-Nielsen, que ocorre no nariz de ratos-cangurus que habitam os desertos, *Dipodomys merriami*. Este mecanismo, chamado de *sistema de contracorrente temporal*, retém a maior parte do vapor de água respiratório condensando-o na via nasal resfriada durante a expiração. O ar que entra na via nasal é aquecido a 37-38°C e umidificado pelo calor e pela umidade absorvidos dos tecidos da via nasal, da traquéia e dos brônquios (Fig. 14.6A). As vias nasais são resfriadas por essa perda evaporativa de água e pelo fluxo de ar frio através das vias nasais. A temperatura do tecido é mais baixa na ponta do nariz e aumenta ao longo das vias nasais para os pulmões. O nariz tem grande suprimento sanguíneo para manter a saída de água para umidificar o ar que entra. O suprimento sanguíneo não esquenta o nariz porque ele é arranjado na forma de contracorrente, de modo que o sangue quente que entra na região nasal é resfriado pelo sangue frio que deixa o nariz.

Durante a expiração, o processo de troca de calor entre o ar e o tecido nasal é invertido. O ar quente expirado é resfriado a valores pouco acima daqueles do ambiente quando ele passa através das vias nasais, que tinham sido resfriadas pelo mesmo ar durante a inalação. Quando o ar expirado libera parte de seu calor para os tecidos das vias nasais, a maior parte da umidade adquirida se condensa no epitélio nasal frio (Fig. 14.6B). Mamíferos, incluindo o homem, empregam este mecanismo para umidificar o ar inalante e têm nariz "frio", que pode ser úmido ou mesmo ocasionalmente gotejante. Com a próxima inalação, essa umidade condensada contribui outra vez para a umidificação do ar inspirado, e o ciclo é repetido, sendo a maior parte do vapor reciclado dentro do trato respiratório.

O nariz, portanto, desempenha o importante papel de reduzir a perda de água e calor do corpo. Você pode perceber facilmente a importância do nariz em resfriar o ar expirado colocando a mão em frente ao nariz e à boca e respirando pela boca ou pelo nariz; a diferença de temperatura é usualmente óbvia. Como há pouco resfriamento do ar expirado através da boca, a perda de água e calor é maior quando se respira pela boca (p. ex., quando o nariz está congestionado no frio) em comparação com a expiração através do nariz. Se o fluxo de ar através das vias aéreas é impedido pela colocação de um tubo na traquéia, como durante cirurgias em animais ou no homem, a perda de calor e água pode aumentar, e pacientes cirúrgicos devem receber quantidades maiores de alimento e de água para compensar a perda aumentada de calor. A perda aumentada de água da traquéia pode contribuir para irritação da garganta após cirurgia, um problema comum.

Um mecanismo semelhante para aprisionar a mistura exalada ocorre em numerosos pássaros e lagartos. Quando as glându-

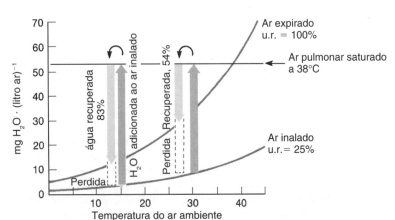

Fig. 14.5 A perda de água associada com a respiração depende da relação entre a temperatura corpórea e a temperatura do ar inalado, bem como da umidade relativa do ar inspirado. Conforme o ar insaturado é aquecido nos pulmões, ele absorve umidade até que seja saturado (barras escuras). Durante a exalação, o ar é resfriado na passagem nasal, de modo que muita água é recuperada (barras claras). Os dados apresentados são para o rato-canguru quando o ar inalado tem umidade relativa (u.r.) de 25% e temperatura de 15°C (barras à esquerda) ou 30°C (barras à direita). Claramente, a quantidade de água recuperada é maior e, portanto, a quantidade perdida é menor quando o ar inalado está em temperatura mais baixa. De fato, em tais condições climáticas, o rato-canguru exala ar em temperatura de 13°C (mais baixa que a do ambiente!). (Adaptado de Schmidt-Nielsen et al., 1970.)

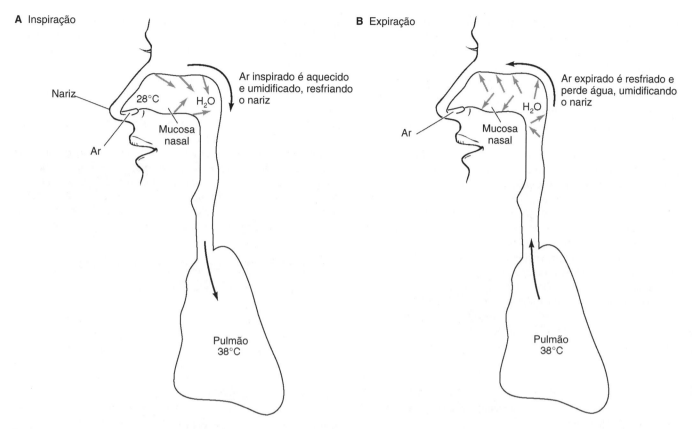

Fig. 14.6 A troca temporal por contracorrente no sistema respiratório de muitos vertebrados conserva o calor do corpo e a água corpórea. **(A)** Durante a inspiração, o ar frio (p. ex., a 28°C) é aquecido e umidificado enquanto vai para os pulmões, removendo o calor e a água das vias nasais. **(B)** Durante a expiração, o mesmo ar perde a maioria da água e do calor que havia ganho inicialmente, à medida que ele deposita água e aquece as vias nasais resfriadas em seu caminho para sair. As setas pequenas indicam a direção do movimento do calor e da água; setas maiores indicam a direção do fluxo de ar.

las de sal drenam para as vias nasais, como ocorre em iguanas, a água da solução de sal excretada passa para o ar que entra durante a inspiração e é largamente conservada por ser condensada durante a exalação. Ocasionalmente, toda a água da solução salina é evaporada, deixando depósitos de sal em torno da narina desses lagartos que bebem água do mar. Isto contudo ocorrerá se a temperatura do animal estiver acima daquela do meio ambiente.

A perda de água pelos pulmões é pequena em mamíferos que vivem em climas úmidos quentes e é grande naqueles que vivem em climas frios e secos. O ritmo de ventilação e o padrão de ventilação (p. ex., respiração através da boca ou do nariz) também afetam a taxa de perda de água pelos pulmões. O problema da perda de água é muito menor em animais com temperatura corpórea semelhante à temperatura do ambiente; neste caso, o ar tem somente de ser umidificado à temperatura ambiente. Um réptil com taxa metabólica baixa, e portanto taxa de ventilação baixa, e com temperatura corpórea igual à do ambiente terá somente perda mínima de água através dos pulmões. Isto dá aos répteis uma vantagem sobre os mamíferos em regiões onde a água é escassa.

 Qual é o efeito do exercício sobre o fluxo de água em teleósteos marinhos e de água doce?

OSMORREGULADORES E OSMOCONFORMADORES

Animais que mantêm osmolaridade interna diferente da do meio no qual eles vivem têm sido chamados de **osmorreguladores**. Um animal que não controla ativamente a condição osmótica de seus líquidos corporais e, em vez disso, se adapta à osmolaridade do meio ambiente é chamado de **osmoconformador**. O Quadro 14.1 revela esses dois extremos de adaptação. A maioria dos vertebrados, com notável exceção dos elasmobrânquios e peixes-bruxa, são osmorreguladores estritos, que mantêm a composição dos líquidos corpóreos dentro de uma faixa osmótica estreita. Embora existam algumas diferenças osmóticas entre as espécies de vertebrados, o sangue dos vertebrados é **hiposmótico** (ou ligeiramente hiperosmótico, como em tubarões) em relação à água do mar e significativamente hiperosmótico em relação à água doce. Isto também é verdade para peixes que migram entre ambientes de água doce e de água salgada; eles empregam mecanismos endócrinos para enfrentar as estressantes variações osmóticas que acompanham a mudança de ambiente.

Muitos invertebrados terrestres também realizam intensamente a osmorregulação. Invertebrados aquáticos, de água salobra e marinhos são, de fato, expostos a várias osmolaridades ambientais. Invertebrados marinhos, como regra, estão em equilíbrio osmótico com a água do mar, e a concentração iônica em seus líquidos corpóreos é geralmente paralela à da água do mar onde a espécie vive. Essa similaridade tem permitido o uso de água do mar como salina fisiológica em estudos de tecidos de espécies marinhas. Por exemplo, alguns neurônios grandes removidos de invertebrados marinhos continuam a funcionar por muitas horas quando colocados em água do mar. As concentrações iônicas nos líquidos corpóreos de invertebrados terrestres e de água doce diferem dos de água do mar; nesses animais, os líquidos corpóreos são invariavelmente mais diluídos do que a água do mar porém consideravelmente mais concentrados do que a água doce.

Alguns invertebrados aquáticos são *osmorreguladores estritos* como os vertebrados, alguns são *osmorreguladores limitados* e outros são *osmoconformadores estritos*. Essas classes são ilustradas na Fig. 14.7, na qual se vê a osmolaridade do compartimento extracelular em relação à osmolaridade do meio aquoso. Quando a osmolaridade do meio varia, a osmolaridade de um osmoconformador estrito varia na mesma intensidade, ficando paralela à linha que descreve a igualdade osmolar interna-externa. Em contraste, um osmorregulador estrito mantém osmolaridade interna constante sobre uma ampla faixa de osmolaridade externa, produzindo uma linha horizontal paralela à abscissa. Osmorreguladores limitados regulam-se dentro de uma faixa limitada de osmolaridades e se adaptam em outras osmolaridades do ambiente.

 Existem realmente osmoconformadores e osmorreguladores estritos?

Os osmoconformadores apresentam alto grau de *tolerância osmótica celular*, enquanto que os osmorreguladores mantêm *homeostase osmótica extracelular* estrita em face das grandes diferenças ambientais na concentração de eletrólitos. Em animais osmorreguladores, os tecidos internos geralmente não são capazes de enfrentar mais do que pequenas variações na osmolaridade extracelular e devem depender inteiramente da regulação osmótica do líquido extracelular para manter o volume celular. As células dos osmoconformadores, por outro lado, podem enfrentar altas osmolaridades plasmáticas aumentando suas osmolaridades intracelulares e assim mantendo o volume celular. Isto é alcançado pelo aumento da concentração de **osmólitos** orgânicos intracelulares, que são substâncias que, presentes em altas concentrações, agem aumentando a osmolaridade intracelular. O uso de tais substâncias reduz a necessidade de manter a pressão osmótica com íons inorgânicos, o que poderia dar origem a outros problemas (p. ex., diminuição da eficiência enzimática). Em alguns vertebrados e invertebrados marinhos, os osmólitos orgânicos também estão presentes no sangue e no líquido intersticial, bem como no interior das células, de modo que as osmolaridades intra- e extracelular estão próximas daquela da água do mar. Os exemplos mais bem conhecidos de tais osmólitos orgânicos são a *uréia* e o *óxido de trimetilamina*, ambos utilizados por vários elasmobrânquios marinhos, o primitivo peixe celacanto *Latimeria* e a rã de água salobra comedora de caranguejo *Rana cancrivora* do Sudeste da Ásia (ver Quadro 14.1).

OSMORREGULAÇÃO EM AMBIENTES AQUÁTICOS E TERRESTRES

Os animais enfrentam problemas osmóticos muito distintos em ambientes aquáticos e terrestres. Nesta seção, será discutida primeiramente a osmorregulação de animais que respiram água e então consideraremos animais que respiram ar. A Fig. 14.8 apresenta uma revisão da troca de sal e água em vários animais que realizam osmorregulação.

Animais que Respiram Água

Muitos animais aquáticos, bem como sua superfície respiratória, se encontram totalmente imersos em água. A osmolaridade dos ambientes aquáticos varia dentro de uma faixa de poucos miliosmoles por litro em lagos de água doce a cerca de 1.000 mOsm·l^{-1} em água do mar comum ou mesmo mais em mares mediterrâneos. Ambientes intermediários, tais como brejos, pântanos e estuários, têm salinidades que variam entre esses extremos. Como regra, os líquidos corpóreos (*i.e.*, líquido intersticial e sangue) tendem a se afastar dos extremos osmóticos ambientais. Animais aquáticos **eurialinos** podem tolerar uma grande variação de salinidades, enquanto que animais **estenoalinos** podem tolerar somente uma faixa osmótica estreita. Nesta seção, consideramos a natureza dos problemas osmóticos que sofrem os animais marinhos e de água doce e seus mecanismos para enfrentá-los.

Animais de água doce
Os líquidos corporais dos animais de água doce, incluindo invertebrados, peixes, anfíbios, répteis e mamíferos, são geralmente hiperosmóticos em relação ao meio aquático que os rodeia (ver Quadro 14.1). Vertebrados de água doce têm osmolaridade sanguínea na faixa de 200 a 300 mOsm·l^{-1}, ao passo que a osmolaridade da água doce é geralmente muito menor que 50 mOsm·l^{-1}. Como eles são hiperosmóticos em relação ao meio aquoso que os rodeia, os animais de água doce enfrentam duas espécies de problemas osmorregulatórios:

- Eles são sujeitos a entrada de água para o interior de seus corpos em razão do gradiente osmótico.
- Eles são sujeitos a uma constante perda de sais corporais para o meio que os rodeia, que tem baixo teor de sal.

Assim, os animais de água doce têm de evitar o ganho de água e a perda de sais, o que eles fazem por diferentes meios.

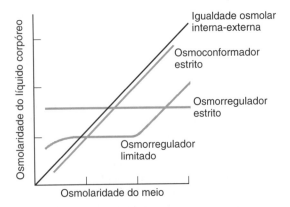

Fig. 14.7 Os animais aquáticos podem ser classificados em três grupos baseados na relação entre a osmolaridade de seus líquidos corporais e a osmolaridade do meio. Nesses gráficos da osmolaridade interna contra a externa, o comportamento de um osmoconformador estrito é paralelo à linha que representa a igualdade da osmolaridade interna-externa.

EQUILÍBRIO OSMÓTICO E IÔNICO   541

Um meio de evitar o ganho de água é a produção de urina diluída. Por exemplo, entre peixes intimamente relacionados, aqueles que vivem em água doce produzem urina muito mais copiosa (*i.e.*, volumosa e conseqüentemente diluída) do que seus parentes da água salgada (ver Fig. 14.8). Os sais úteis são retidos em grande quantidade por reabsorção para o sangue a partir do ultrafiltrado nos túbulos renais, e assim urina diluída é excretada. Contudo, alguns sais saem com a urina, de modo que existe um problema potencial de perda de sais biologicamente importantes tais como KCl, NaCl e $CaCl_2$. Os sais perdidos são repostos, em parte, pelo alimento ingerido. Uma importante especialização para reposição de sais em animais de água doce é o

Tipo do animal	Concentração sanguínea em relação ao meio	Concentração de urina em relação ao sangue	Mecanismos osmorreguladores
Elasmobrânquios marinhos	Isotônica	Isotônica	Não bebe água do mar / NaCl hipertônico pela glândula retal
Teleósteo marinho	Hipotônica	Isotônica	Bebe água do mar / Secreta sal pelas brânquias
Teleósteo de água doce	Hipertônica	Fortemente hipotônica	Não bebe água / Absorve sal com as brânquias
Anfíbio	Hipertônica	Fortemente hipotônica	Absorve sal através da pele
Réptil marinho	Hipotônica	Isotônica	Bebe água do mar / Secreção hipertônica pela glândula de sal
Mamífero do deserto	—	Fortemente hipertônica	Não bebe água / Depende de água metabólica
Mamífero marinho	Hipotônica	Fortemente hipertônica	Não bebe água do mar
Pássaro marinho	—	Fracamente hipertônica	Bebe água do mar / Secreção hipertônica pela glândula de sal / Urina fracamente hipertônica
Pássaro terrestre	—	Fracamente hipertônica	Bebe água doce

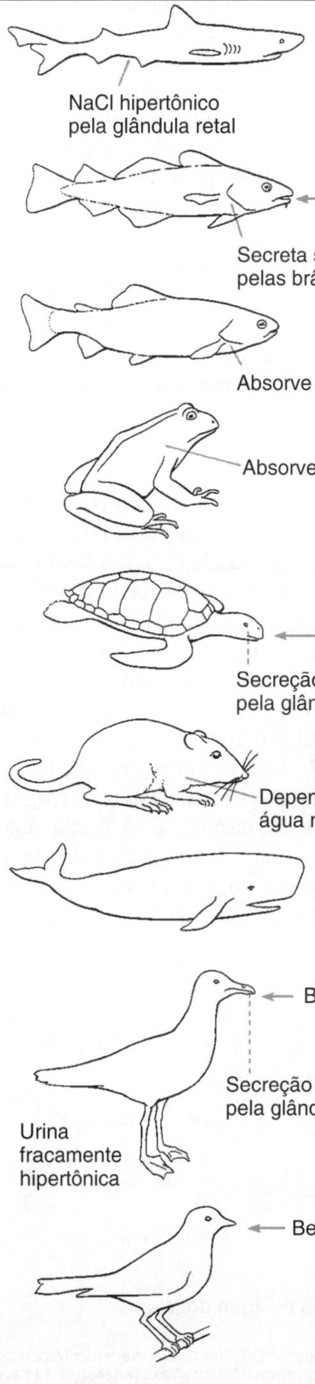

Fig. 14.8 Animais que vivem em diferentes ambientes exibem vários mecanismos osmorreguladores. A troca ativa de água e sal em alguns vertebrados é ilustrada aqui. A perda passiva de água através da pele, dos pulmões e do trato alimentar não é indicada.

transporte ativo de sal do meio externo diluído para o líquido intersticial e o sangue através do epitélio. Essa atividade é realizada por meio de epitélios transportadores tais como aqueles na pele de anfíbios e nas brânquias de peixes. Em peixes e em muitos invertebrados aquáticos, as brânquias agem como o principal órgão osmorregulador, tendo muitas das funções desempenhadas pelos rins de mamíferos.

Animais de água doce têm acentuada capacidade de absorver sais de seu meio diluído. Peixes de água doce são capazes, por exemplo, de extrair com suas brânquias íons Na^+ e Cl^- de água que contém menos de 1 mM de NaCl, mesmo que a concentração de NaCl do plasma exceda 100 mM (Fig. 14.9A). Assim, o transporte ativo de NaCl nas brânquias ocorre contra um gradiente de concentração de 100 vezes. O mecanismo de reabsorção de sódio parece ser similar nas brânquias de peixes de água doce, na pele de rã, na bexiga de tartaruga e no rim de mamífero. Em todos os casos, as células desses epitélios são mantidas juntas por junções firmes. O transporte de Na^+ para dentro destas células é dependente de uma ATPase de prótons eletrogênica, que transporta ativamente prótons das células para seu meio. O mecanismo de reabsorção de sódio será discutido em detalhe mais tarde.

Em alguns animais de água doce, incluindo peixes, répteis, pássaros e mamíferos, a absorção de água e a perda de sal são minimizadas por um epitélio que tem baixa permeabilidade ao sal e à água. Como regra geral, animais que vivem em água doce abstêm-se de beber água, reduzindo a necessidade de expelir o excesso de água.

Animais marinhos

Em geral, os líquidos corpóreos intra- e extracelular de invertebrados marinhos e dos ascidiáceos (cordatos primitivos) estão próximos à água do mar em osmolaridade (**isosmótico**) e na concentração plasmática dos principais sais inorgânicos individuais (ver Quadro 14.1). Tais animais portanto não precisam gastar energia na regulação da osmolaridade de seus líquidos corpóreos. Um raro exemplo de vertebrado cujo plasma é também isosmótico em relação ao meio é o peixe-bruxa. Ele, contudo, difere da maioria dos invertebrados marinhos uma vez que regula a concentração de íons individuais. Em particular, Ca^{++}, Mg^{++}, SO^{--} sanguíneos são mantidos em concentrações significativamente mais baixas do que estão na água salgada, enquanto que Na^+ e Cl^- estão mais altos. Como várias funções dos tecidos excitáveis tais como nervo e músculo dos vertebrados são especialmente sensíveis a concentrações de Ca^{++} e Mg^{++}, a regulação destes cátions divalentes pode ter evoluído para acomodar as exigências da função neuromuscular.

Da mesma forma que o peixe-bruxa, os peixes cartilaginosos tais como tubarões e arraias, bem como o primitivo celacanto *Latimeria*, têm o plasma aproximadamente isosmótico em relação à água do mar. Eles diferem, contudo, na medida em que mantêm concentrações muito mais baixas de eletrólitos (*i.e.*, íons inorgânicos), ao contrário dos osmólitos orgânicos tais como uréia e óxido de trimetilamina (OTMA). Alta concentração de uréia tende a causar quebra de proteínas em suas subunidades constituintes, enquanto que o OTMA tem o efeito oposto, cancelando o efeito da uréia e estabilizando a estrutura da proteína em face de altos níveis de uréia. Nos elasmobrânquios e celacantos, o excesso de eletrólitos inorgânicos tais como NaCl é excretado pelos rins e também por meio de um órgão excretor especial, a *glândula retal*, localizada na extremidade do canal alimentar.

Os líquidos corpóreos de teleósteos marinhos (peixes ósseos modernos), como aqueles da maioria dos vertebrados superiores, são hipotônicos em relação à água do mar, e assim há tendência desses peixes em perder água para o meio, especialmente através do epitélio das brânquias. Para repor o volume perdido de água, eles bebem água do mar. A maior parte da absorção de sal ocorre por ingestão de água do mar, e não por absorção de sal pela superfície corpórea ou pelas brânquias. Através do epitélio intestinal, ocorre absorção para a corrente sanguínea de 70 a 80% da água ingerida e da maior parte do NaCl e da KCl presentes na água do mar. Inicialmente a água do mar ingerida é diluída a 50% por absorção passiva dos sais através do esôfago. No intestino delgado, ocorre absorção ativa secundária na membrana apical, por meio de um co-transportador Na/2Cl/K, seguida de transporte ativo na membrana basolateral pela ATPase de Na^+/K^+. A maioria dos íons divalentes tais como Ca^{++}, Mg^{++} e SO_4^{--} permanece no trato gastrointestinal e é expelida pelo ânus. O excesso de sal absorvido junto com a água é posteriormente eliminado do sangue para a água do mar por transporte ativo de Na^+, Cl^- e K^+ através do epitélio das brânquias e por secreção de sais divalentes pelo rim (ver Fig. 14.9B). A urina é isotônica em relação ao sangue, mas rica em sais que não são secretados pelas brânquias (especialmente Ca^{++}, Mg^{++} e SO_4^{--}). O resultado do trabalho osmótico combinado das brânquias e dos rins no teleósteo marinho é a retenção de água.

As brânquias de teleósteos marinhos, como deve ser esperado, são organizadas diferentemente das de peixes de água doce. Em teleósteos marinhos, o epitélio das brânquias contém célu-

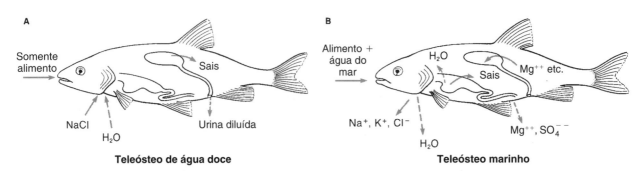

Fig. 14.9 A troca de sal e água ocorre em direção oposta nos teleósteos marinhos e de água doce. **(A)** Teleósteos de água doce impedem o ganho de água e a perda de sal por excreção copiosa de urina diluída da qual é reabsorvida grande quantidade de sal. **(B)** Teleósteos marinhos enfrentam problemas osmóticos opostos, ou seja, evitar a perda de água e o excesso de sal. Eles conseguem isto pela ingestão da água do mar seguida pela eliminação do sal por várias vias. As setas sólidas indicam processos ativos; as setas tracejadas, processos passivos. Note o papel ativo das brânquias no transporte de sal em ambos os grupos. (Adaptado de Prosser, 1973.)

las especializadas, chamadas de **células de cloreto**, por meio das quais ocorre o transporte de NaCl do sangue para a água ao redor. O mecanismo desse transporte, que possibilita que esses peixes vivam em água salgada, é descrito em seção posterior.

 O que é custo energético da osmorregulação e como você poderia estimá-lo? Você esperaria que o custo fosse menor se peixes marinhos e de água doce fossem colocados em uma solução isosmótica?

Algumas espécies de teleósteos — por exemplo, o salmão do Pacífico Noroeste e enguias no leste da América do Norte e da Europa — são capazes de manter a osmolaridade plasmática mais ou menos constante, mesmo quando migram entre ambientes marinhos e de água doce. Tais peixes sofrem uma adaptação fisiológica que os torna capazes de manter uma composição iônica mais ou menos constante em ambos os ambientes. Algumas das variações fisiológicas que ocorrem quando os teleósteos migram da água doce para a água salgada começam antes de o animal entrar na água salgada. Enguias, por exemplo, reduzem a permeabilidade do epitélio, variando do amarelo ao prateado durante o processo. Do mesmo modo, a reorganização das brânquias que caracteriza a adaptação do salmão à água do mar começa quando o peixe migra do rio para o oceano. Nós discutiremos a adaptação dos teleósteos migradores em detalhe mais adiante neste capítulo.

Para resumir, animais de água doce tendem a captar água passivamente e removê-la ativamente através do trabalho osmótico dos rins (vertebrados) ou de órgãos semelhantes aos rins (invertebrados). Eles perdem sais para o meio diluído e os repõem por absorção ativa através da pele, das brânquias ou de outros epitélios que transportam ativamente os íons dos líquidos que os rodeiam. Peixes marinhos, por outro lado, perdem água osmoticamente através das brânquias ou através do epitélio, se ele for permeável. Para repor a água perdida, o peixe marinho bebe água do mar e secreta ativamente para o meio o excesso de sal ingerido com a água. Este processo ocorre através de transporte ativo em órgãos osmorregulatórios extra-renais tais como as brânquias e a glândula retal.

Animais que Respiram Ar

Animais em ambiente terrestre podem ser encarados como animais imersos em um oceano de ar em vez de água. A menos que a umidade do ar seja alta, animais que têm epitélio permeável à água estarão sujeitos a desidratação como se eles fossem imersos em um meio hipertônico como a água do mar. A desidratação seria evitada se todas as superfícies epiteliais expostas ao ar fossem totalmente impermeáveis à água. O processo evolucionário não achou que esta fosse uma solução factível para o problema de ressecamento, pois um epitélio que é impermeável à água (e portanto seco) terá permeabilidade limitada ao oxigênio e ao dióxido de carbono e assim não será adequado às necessidades respiratórias de um animal terrestre. Como conseqüência, animais que respiram ar estão sujeitos a desidratação através de seus epitélios respiratórios. Animais que respiram ar utilizam vários meios para minimizar a perda de água para o ar por esta e por outras vias (ver Fig. 14.8).

Répteis marinhos (p. ex., iguanas, tartarugas estuarinas, crocodilos e cobras do mar) e pássaros marinhos bebem água do mar para obter suprimento de água, mas, como os teleósteos marinhos, são incapazes de produzir urina concentrada que seja significativamente hiperosmótica em relação aos seus líquidos corporais. Em vez disso, eles são capacitados com glândulas especializadas para a secreção de sais em líquidos fortemente hiperosmóticos. Essas glândulas de sal são geralmente localizadas acima da órbita dos olhos nos pássaros e próximas ao nariz ou aos olhos nos lagartos. Durante muito tempo suspeitou-se de que crocodilos de água salobra utilizassem meios extra-renais para excretar sal, e por fim glândulas de sal foram descobertas na língua desses répteis. Embora nem os rins de aves nem os rins de répteis sejam capazes de produzir urina muito hipertônica, as glândulas de sal de répteis e de pássaros marinhos secretam uma solução de sal suficientemente concentrada para capacitá-los a beber água do mar mesmo que seus rins sejam incapazes de produzir urina mais concentrada do que a água do mar (Fig. 14.10A). Nesses grupos, as glândulas de

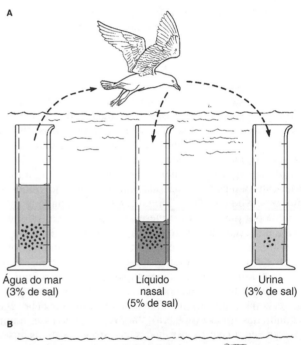

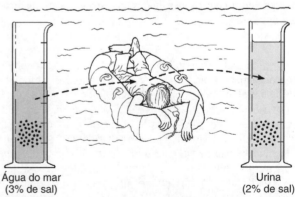

Fig. 14.10 Répteis e pássaros marinhos bebem água do mar para obter água, enquanto que a maioria dos mamíferos tornam-se desidratados se beberem água do mar. **(A)** Quando pássaros marinhos bebem água do mar, eles secretam NaCl pelas glândulas de sal, deste modo eliminando 80% do sal ingerido junto com somente 50% da água ingerida. Como resultado, esses pássaros podem produzir urina hipotônica sem se desidratar. **(B)** Quando o homem e outros mamíferos, que não têm glândula de sal, bebem água do mar, eles não podem concentrar a urina suficientemente para conservar água enquanto eliminam o sal ingerido. Como os mamíferos terrestres, os mamíferos marinhos não podem beber água do mar; esses animais usam vários mecanismos de conservação de água para sobreviver. (De "Salt Glands", por K. Schmidt-Nielsen. Copyright © 1959 de Scientific American, Inc. Todos os direitos reservados.)

sal compensam a incapacidade dos rins de produzir urina que seja fortemente hipertônica em relação aos líquidos corporais. Mamíferos marinhos, que não têm glândulas de sal ou especializações semelhantes, evitam beber água do mar, obtendo sua água inteiramente da comida ingerida e do subseqüente metabolismo e dependem primariamente de seus rins para manter o equilíbrio osmótico.

Seres humanos, como outros mamíferos, não são preparados para beber água do mar. O rim humano pode remover da corrente sanguínea até cerca de 6 g de Na^+ por litro de urina produzida. Como a água do mar contém cerca de 12 g/l^{-1} de Na^+, a ingestão de água do mar por um ser humano causará acúmulo de sal que não será acompanhado por uma quantidade fisiologicamente equivalente de água (Fig. 14.10B). Dizendo de outra forma, para excretar o sal ingerido com um dado volume de água do mar, deve passar mais água pelo rim humano do que o equivalente àquele volume. Isto, de fato, resultará rapidamente em desidratação. Assim, seres humanos mantidos no mar morrerão a menos que tenham acesso à água doce. Eles não podem repor a água perdida bebendo água do mar. Se fizerem isso, somente tornarão o problema ainda pior. O homem requer uma fonte constante de água de beber para excretar sais e restos de produtos do metabolismo acumulados.

Mamíferos não podem beber água do mar, ainda que mamíferos marinhos como pinípedes (p. ex., leões marinhos, focas) e cetáceos (p. ex., botos, baleias) vivam no oceano, mesmo não tendo órgãos secretores de sal extra-renais como as glândulas de sal de pássaros e répteis. Camelos e muitos outros mamíferos podem sobreviver no deserto. Assim, diferentemente do homem, muitos mamíferos podem sobreviver em hábitats onde a água de beber não está disponível. Joseph Priestley (1733-1804), que foi o primeiro a isolar muitos gases, incluindo oxigênio, observou que ele poderia manter um camundongo vivo sem água por três ou quatro meses, em uma gaiola sobre uma estante em cima de um fogão na cozinha de sua casa em Yorkshire, Inglaterra. Isto é, ele observou que o camundongo poderia sobreviver por muitos meses sem beber água. Outro pequeno mamífero, o rato-canguru, *Dipodomys merriami*, nativo do Sudoeste Americano, tornou-se o clássico exemplo da maneira como pequenos mamíferos sobrevivem sem beber água nas condições áridas do deserto. Vamos ver como esses mamíferos, bem como certos artrópodes terrestres, vivem na ausência de água.

Mamíferos que vivem no deserto
As estratégias de sobrevivência praticadas pelo rato-canguru exemplificam a variedade de adaptações osmorregulatórias características de muitos pequenos mamíferos do deserto (Fig. 14.11). O rato-canguru e outros mamíferos do deserto enfrentam duplo risco fisiológico — calor excessivo e água doce praticamente ausente. A regulação da água e a regulação da temperatura são, de fato, intimamente relacionadas, visto que um importante meio de canalizar o excesso de calor do corpo para o meio ambiente é através de resfriamento por evaporação. Como o resfriamento por evaporação está em desacordo com a conservação de água, a maioria dos animais de deserto não pode custear este método e tem de descobrir meios de contorná-lo. O rato-canguru, como muitos mamíferos do deserto, evita grande parte das horas quentes do dia mantendo-se durante a luz do dia em uma toca e saindo somente à noite. Este estilo de vida noturno é uma importante e generalizada adaptação comportamental à vida do deserto. A toca fria não somente reduz a carga de temperatura do animal como reduz a perda de água pela respiração. O mecanismo de contracorrente nasal para conservar a umidade respiratória depende, de fato, da temperatura ambiente da toca ser significativamente mais baixa que os 37 a 40°C característicos de temperatura interna de pássaros e mamíferos. Se o roedor se aventura a sair de sua fria toca para o ar com temperatura próxima à sua, a perda de água respiratória aumentará abruptamente, visto que as propriedades de resfriamento do epitélio nasal serão reduzidas. Mamíferos do deserto geralmente evitam durante o dia exercícios que geram calor, período em que a remoção de calor do corpo é tornada lenta pela temperatura ambiente mais alta. Por causa de seus rins eficientes, o rato-canguru excreta urina altamente concentrada, e a absorção retal de água das fezes resulta em bolos fecais essencialmente ressecados.

Usando todas essas adaptações para a sobrevivência no deserto, o rato-canguru reduz acentuadamente sua potencial perda de água. A despeito desta economia osmótica extrema, a pequena quantidade de água perdida deve, obviamente, ser reposta, ou o animal conseqüentemente secará. Como os ratos-cangurus comem sementes secas que contêm somente traços de água livre, não bebem água e ainda sobrevivem muito bem na ausência quase que total de água livre, eles devem ter uma fonte secreta de água. Esta, revela-se, é a água metabólica notada inicialmente (ver Quadro 14.5). A esquisita conservação de água pelo rato-canguru permite-lhe sobreviver primariamente da água produ-

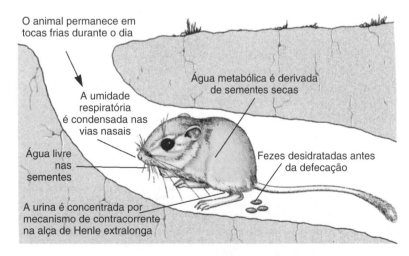

Fig. 14.11 As estratégias conservadoras de água do rato-canguru são características de muitos moradores do deserto.

QUADRO 14.7
Fontes de ganho e perda de água em rato-canguru

Ganhos		Perdas	
Água metabólica	90%	Evaporação + perspiração	70%
Água livre na comida "seca"	10%	Urina	25%
Água ingerida	0%	Fezes	5%
	100%		100%

Fonte: Schmidt-Nielsen, 1972.

zida durante a oxidação dos alimentos, de modo que a longo prazo o ganho de água é igual à sua perda (ver Quadro 14.7).

Diferentemente do rato-canguru, camelos são muito grandes para se esconder do sol quente do deserto em tocas. Quando privados de beber água, os camelos não transpiram, mas permitem que a temperatura de seu corpo aumente em vez de perder água por esfriamento evaporativo durante o calor do dia. Durante a noite mais fria, a temperatura do corpo do camelo cai e aumenta somente vagarosamente no próximo dia em razão da grande massa do corpo do animal e da pele grossa, que agem como isolante de calor. Contudo, a temperatura corpórea de um camelo desidratado pode variar de 35°C à noite a 41°C durante o dia (Fig. 14.12A). Esta estratégia de esquentar durante o dia e esfriar à noite é impossível para pequenos roedores, cuja temperatura corpórea oscila muito mais rapidamente do que nos grandes camelos (Fig. 14.12B). Em virtude do seu pequeno tamanho, os roedores do deserto esquentam rapidamente no sol e devem voltar a suas tocas para resfriar. O camelo também reduz o calor orientando-se no sentido de exposição mínima da superfície à luz solar direta. O camelo, como outros animais do deserto, produz fezes secas e urina concentrada. Quando água não está disponível, o camelo não produz urina mas estoca uréia nos tecidos. O camelo pode tolerar não somente a desidratação mas também altos níveis de uréia no organismo. Quando a água se torna disponível, essas barcas do deserto podem reidratar bebendo 80 litros em 10 minutos.

Mamíferos marinhos

Mamíferos marinhos enfrentam problemas semelhantes aos de animais de deserto porque eles vivem em um meio sem disponibilidade de água de beber. Água, água por todo lado e sem uma gota para beber! As respostas fisiológicas de mamíferos marinhos, embora diferentes em detalhes, são geralmente semelhantes àquelas dos animais do deserto. A ênfase está na conservação de água. Eles são dotados, como outros mamíferos, de rins altamente eficientes capazes de produzir urina muito hipertônica. Focas têm proliferação característica da superfície epitelial das vias nasais, em forma de labirinto, que reduz a perda de água pela respiração. Baleias e golfinhos têm um orifício respiratório em vez de um típico nariz de mamífero. Esses animais têm grande volume corrente pulmonar. A velocidade do fluxo de ar através do orifício respiratório é alta porque a inspiração e a expiração são rápidas e grandes volumes de gás são movidos com cada respiração. É possível que a expansão do ar que passa pelo orifício respiratório de uma baleia também resfrie o ar, resultando em condensação da água na região do orifício respiratório que pode ser usada para umedecer o ar inspirado. Isto poderia reduzir a perda de água por ventilação.

Quais são os problemas osmorregulatórios enfrentados por camelos e baleias jovens? Você pode sugerir soluções possíveis para esses problemas?

Um exemplo extraordinário de retenção de água em um mamífero que enfrenta problemas de conservação de água do tipo de deserto ocorre em uma foca-elefante recém-desmamada. Após ser abandonada por sua mãe, a foca bebê fica por 8 a 10 sema-

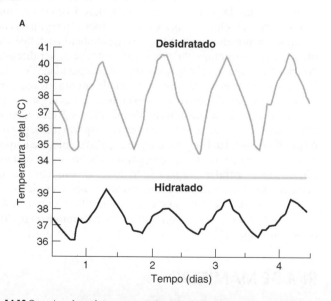
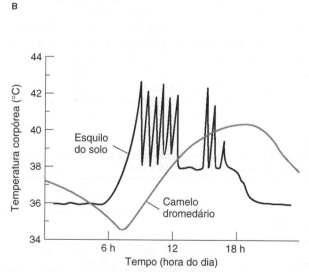

Fig. 14.12 Quando a água é escassa, grandes animais do deserto como o camelo exibem um aumento grande, mas lento, da temperatura corpórea durante o dia, enquanto que animais menores se aquecem rapidamente quando expostos ao sol. **(A)** Flutuação da temperatura diária em um camelo bem hidratado e em um desidratado. Quando o camelo está privado de beber água, a flutuação diária pode aumentar até 7°C. Isto tem grande influência sobre a utilização da água para a regulação da temperatura. **(B)** Representação diagramática dos padrões diários da temperatura corpórea em um mamífero grande e em um pequeno submetidos ao estresse do calor em condições de deserto. Pequenos animais devem entrar periodicamente em tocas para evitar o superaquecimento. (Parte A de Schmidt-Nielsen, 1963; parte B de Bartholomew, 1964.)

nas sem alimento ou água. Durante esse tempo, a única fonte de água da foca bebê é a água derivada da oxidação de sua gordura corpórea. Ela pesa cerca de 140 kg na época do desmame e perde somente cerca de 800 g de água por dia, dos quais menos de 500 g são perdidos através da respiração. Essa economia é atribuída ao mecanismo trocador de calor por contracorrente nasal e à diminuição da taxa metabólica, que permite à foca parar de respirar por 40 minutos e então alternar com 5 minutos de respiração profunda. De fato, a capacidade de suspender a respiração não é rara em mamíferos marinhos tais como a foca-elefante, que pode mergulhar por períodos prolongados. A capacidade de conservar água é também vista em focas-elefantes adultas. Os machos maiores ficam até três meses na praia e quando estão em terra não bebem nem comem. As fêmeas amamentam seus filhotes por cerca de quatro semanas na praia, e então a cria é abandonada quando a fêmea volta para o mar durante quatro meses. Ela volta por cerca de um mês para o acasalamento e então vai para o mar por outros seis meses. Quando no mar, a foca-elefante fêmea não bebe água, mas conta com a água dos peixes de sua dieta e com a água metabólica para manter seu requerimento de água.

Artrópodes terrestres

Certos artrópodes terrestres têm a capacidade de extrair vapor de água diretamente do ar, mesmo, para algumas espécies, quando a umidade relativa do ar é tão baixa quanto 50% (Quadro 14.8). Esta capacidade, que até agora é tão pobremente entendida, foi demonstrada somente em certos aracnídeos (carrapatos, ácaros) e em várias formas de insetos sem asas, primariamente larvas. Tais espécies que exibem esta capacidade vivem em hábitats desprovidos ou quase que desprovidos de água livre. A remoção de água do ar é a aptidão mais notável desses artrópodes porque ela acontece normalmente mesmo quando a pressão de vapor da hemolinfa excede a do ar, o que ocorre em todos os valores de umidade relativa abaixo de 99%.

A pressão de vapor da água associada a uma solução diminui quando o conteúdo iônico aumenta, de modo que soluções altamente concentradas de sais absorverão água do ar. Insetos conseguem uma vantagem nisto por criar soluções muito concentradas que podem absorver água do ar. Em insetos que extraem água do ar, o lugar de entrada é freqüentemente o reto, que reduz o conteúdo de água do bolo fecal para níveis acentuadamente baixos. Quando a água é removida, as fezes podem retirar água nova do ar, se a pressão de vapor de água for alta o bastante e se o ar tiver acesso à luz do reto. Os tecidos da boca de carrapatos têm sido envolvidos na absorção de vapor de água. Neste caso, parece que as glândulas salivares secretam uma solução altamente concentrada de KCl que, por sua vez, absorve água do ar.

QUADRO 14.8
Umidade essencial de equilíbrio para alguns artrópodes que podem extrair água da fase de vapor

	Umidade relativa
Aracnídeos	
Ixodes ricinus	92,0
Rhipicephalus sanguineus	84,0-90,0
Insetos	
Thermobia domestica	45,0
Tenebrio molitar larvae	88,0

Nota: Em umidades relativas abaixo da essencial, o animal é incapaz de extrair umidade do ar.
Fonte: Edney e Nagy, 1976.

ÓRGÃOS OSMORREGULADORES

A capacidade osmorreguladora de metazoários depende, em grande extensão, das propriedades do *epitélio de transporte* localizado nas brânquias, na pele, nos rins e no trato gastrointestinal. A célula epitelial altamente especializada que compõe esses epitélios difere de todos os outros tipos de células por ser anatômica e funcionalmente *polarizada*. A *superfície apical* de uma célula epitelial (algumas vezes chamada de superfície mucosa ou luminal) é voltada para um espaço que é contínuo com o mundo externo (o mar, o lago, a luz do trato gastrointestinal, a luz de um túbulo renal etc.). O outro lado da célula epitelial, a *superfície basal* (algumas vezes chamada superfície serosa) geralmente possui fendas basais profundas e fica em contato com o compartimento interno que contém líquido extracelular. Esse compartimento interno contém todas as outras células dos outros tecidos do organismo. Elas existem, por assim dizer, em seu "lago" privado, composto de líquido extracelular no qual elas são banhadas. A composição desse lago interno depende do trabalho osmorregulador e das funções de barreira desempenhadas pelas células epiteliais.

A excreção de resíduos nitrogenados varia entre espécies dependendo da disponibilidade de água. A natureza desses produtos finais nitrogenados varia, e muitos órgãos diferentes são envolvidos na excreção de amônia, uréia e/ou ácido úrico. Em peixes de água doce, por exemplo, a amônia é usualmente o principal produto final nitrogenado e as brânquias são os principais locais de excreção. Em mamíferos, pelo contrário, o principal produto final nitrogenado é a uréia, e os rins são os locais de excreção. Uma vez que a excreção de produtos nitrogenados é variável e não específica de órgão, ela será discutida no final deste capítulo.

Os mecanismos para transportar substâncias através de epitélios foram discutidos no Cap. 4, e a mesma maquinaria celular enzimática básica é usada em todos órgãos excretores ou osmorreguladores. Por exemplo, células semelhantes que excretam sal são encontradas nas glândulas nasais de pássaros e répteis, no rim de mamífero, na glândula retal de elasmobrânquios e nas brânquias de peixes teleósteos marinhos. Estas células não são somente semelhantes mas suas atividades são reguladas por arranjos hormonais semelhantes. O funcionamento detalhado de órgãos com estruturas celulares semelhantes pode ser diferente por causa da organização geral do órgão. A capacidade do epitélio de transporte é amplamente aumentada em órgãos osmorreguladores em face da organização anatômica desses órgãos, como é claramente evidenciado nos rins de mamíferos. Neles, além do alto grau de diferenciação celular para transporte transepitelial, o epitélio é organizado em túbulos arranjados de modo a aumentar a eficiência de transporte do epitélio tubular. Esta combinação de função celular e organização do tecido produziu um órgão excretor e osmorregulador maravilhosamente eficiente. As próximas seções descrevem e comparam o funcionamento de vários tipos de órgãos osmorreguladores encontrados em diferentes animais.

RIM DE MAMÍFERO

O rim dos mamíferos é o órgão osmorregulador do qual nós temos o mais completo entendimento, graças à pesquisa científica durante as últimas quatro a cinco décadas. O rim de mamífero desempenha certas funções que em outros invertebrados inferiores são realizadas por outros órgãos tais como a pele e a bexiga de anfíbios, as brânquias dos peixes e as glândulas de sal de répteis e pássaros. Assim, o rim dos mamíferos não é representativo de todos os rins de vertebrados, os quais são organizados um pouco diferentemente em diversos grupos de vertebrados.

Anatomia do Rim de Mamífero

A anatomia macroscópica do rim de mamífero é mostrada na Fig. 14.13. Cada indivíduo normalmente tem dois rins, situados um de cada lado contra a superfície interna do dorso inferior, fora do peritônio. Em vista de seu pequeno tamanho (cerca de 1% do peso corpóreo total no homem), os rins recebem fluxo de sangue extraordinariamente grande, equivalente a cerca de 20 a 25% do débito cardíaco total. O rim filtra o equivalente do volume sanguíneo a cada 4 a 5 minutos. A camada funcional externa, o córtex, é coberta por uma cápsula resistente de tecido conjuntivo. A camada funcional interna, a medula, possui papilas que se projetam para a pelve. A pelve dá origem aos **ureteres**, que esvaziam na bexiga. A urina deixa a bexiga durante a **micção** pela **uretra**, que termina na extremidade do pênis em machos e na vulva nas fêmeas.

Um homem adulto produz cerca de um litro de urina ligeiramente ácida (pH de aproximadamente 6,0) por dia. O ritmo de produção de urina varia ao longo do dia, sendo mais alto durante o dia e baixo à noite, refletindo o período de tempo de ingestão de água e de produção de água metabólica. A urina contém água e outros subprodutos do metabolismo, tais como uréia, NaCl, KCl, fosfato e outras substâncias que estão presentes em concentrações que excedem as exigências corpóreas. O objetivo é manter a composição do corpo mais ou menos constante; deste modo, o volume e a composição da urina refletem o volume de líquido tomado e a quantidade e a composição do alimento ingerido. O volume real de urina produzido é determinado pelo volume de água ingerido mais a água produzida durante o metabolismo menos a perda de água por evaporação por meio dos pulmões e do suor e, em menor extensão, aquela perdida com as fezes. A urina eliminada é normalmente clara e transparente, mas após uma refeição farta a urina pode tornar-se alcalina e ligeiramente turva. O cheiro e a cor da urina são determinados pela dieta. Por exemplo, o consumo de azul de metileno dará à urina, que é tipicamente amarela, uma cor azul diferente, e o consumo de aspargos mudará o odor mais usual ligeiramente aromático da urina.

A liberação de urina é acompanhada pela ocorrência simultânea de contração do músculo liso da parede da bexiga e do relaxamento do esfíncter muscular estriado em torno da abertura da bexiga. À medida que a parede da bexiga é estirada por enchimento gradual do órgão, receptores de estiramento na parede da bexiga geram impulsos nervosos que são transmitidos por neurônios sensoriais à medula espinal e ao cérebro, produzindo sensação de enchimento. O esfíncter pode então ser relaxado por inibição de impulsos motores, que permite ao músculo liso da parede da bexiga contrair-se sob controle autonômico e esvaziar o conteúdo. A presença da bexiga permite a liberação controlada da urina estocada em vez de um gotejamento contínuo acompanhando o fluxo de urina do rim para a bexiga. Tal liberação controlada é usada por alguns animais para marcar território.

A unidade funcional do rim de mamíferos é o **néfron** (Fig. 14.14), um tubo epitelial intrincado que é fechado em sua extremidade inicial mas aberto em sua extremidade distal. Cada rim contém numerosos néfrons, que se esvaziam em **ductos coletores**. Esses ductos combinam-se para formar ductos papilares, que por fim se esvaziam na pelve renal. Na extremidade fechada, o néfron é expandido — semelhante a um balão que tenha sido apertado no pescoço — para formar a **cápsula de Bowman** em forma de xícara. A luz da cápsula é contínua com a luz estreita que se estende através do túbulo renal. Um tufo de capilares dentro da cápsula de Bowman forma o **glomérulo** renal. Esta estrutura surpreendente é responsável pelo primeiro passo na formação da urina. Um **ultrafiltrado** de sangue passa através da parede capilar formada de uma camada única de célula, em seguida por uma membrana basal e finalmente através de uma outra camada única de célula do epitélio que forma a parede da cápsula de Bowman. O ultrafiltrado acumula-se na luz da cápsula para começar sua viagem através de vários segmentos do túbulo renal, descendo finalmente para o ducto coletor e daí para a pelve renal.

A parede do túbulo renal é uma camada grossa de célula; esse epitélio separa a luz, que contém o ultrafiltrado, do líquido intersticial. Em algumas porções do néfron, essas células epiteliais são morfologicamente especializadas em transporte, apresentando um denso tufo de microvilosidades em sua superfície luminal ou apical e profundas invaginações de sua membrana basal (Fig. 14.15). As células epiteliais são mantidas juntas por junções fechadas relativamente permeáveis, que permitem difusão paracelular limitada entre a luz e o espaço intersticial em torno do túbulo renal.

O néfron pode ser dividido em três regiões principais: o néfron proximal, a alça de Henle e o néfron distal. O néfron proximal consiste na cápsula de Bowman e no **túbulo proximal**. A alça de Henle compreende um ramo descendente e um ramo ascendente. Este último desemboca em um **túbulo distal**, que se junta a um túbulo coletor que serve a vários néfrons. O número de néfrons por rim varia de várias centenas em vertebrados inferi-

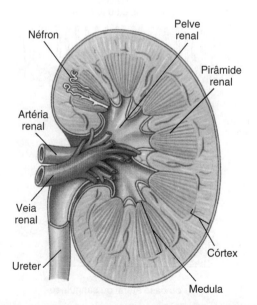

Fig. 14.13 As unidades funcionais do rim de mamíferos, chamadas de néfrons, são arranjadas de forma radiada dentro das pirâmides renais. A extremidade distal de cada néfron dentro da pirâmide esvazia-se em um ducto coletor, que passa por uma papila e vai para o cálice. Os cálices renais drenam para uma cavidade central chamada de pelve renal. A urina passa da pelve para o ureter, que a leva para a bexiga. Neste desenho, de secção transversa, somente um néfron é mostrado, embora cada pirâmide contenha muitos néfrons. (ver Encarte colorido).

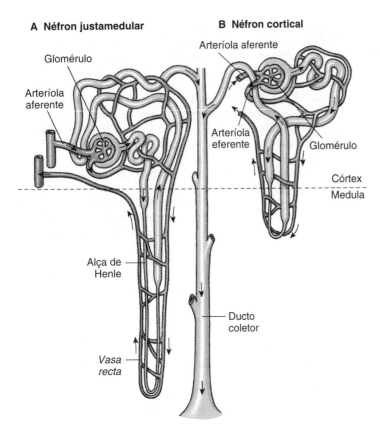

Fig. 14.14 O néfron de mamífero é uma longa estrutura tubular, que é fechada no seu início na cápsula de Bowman mas aberta no seu término, onde se esvazia em um ducto coletor. O túbulo renal e o ducto coletor são mostrados em amarelo; os elementos vasculares, em vermelho ou azul. Os néfrons justamedulares **(A)** têm alça de Henle longa, que passa profundamente na medula renal e é associada com os *vasa recta*. O sangue passa primeiro pelos capilares dos glomérulos e então flui pelas alças dos *vasa recta*, que mergulham na medula do rim junto com a alça de Henle. Os néfrons corticais mais comuns **(B)** têm alça de Henle curta, somente pequena porção da alça entra na medula e os *vasa recta* estão ausentes. Nesses néfrons, o sangue passa da arteríola aferente para os capilares glomerulares e então deixa o néfron pela arteríola eferente. (Ver Encarte colorido.)

res a muitos milhares em pequenos mamíferos e a um milhão ou mais no homem e em outras espécies grandes.

A alça de Henle, encontrada somente em rins de pássaros de mamíferos, é considerada de importância central na concentração da urina. Vertebrados que não possuem alça de Henle são incapazes de produzir urina hiperosmótica em relação ao sangue. Em mamíferos, o néfron é orientado de tal forma que a alça de Henle e o ducto coletor são paralelos entre si (ver Fig. 14.14). Os glomérulos são encontrados no córtex renal e as alças de Henle alcançam a papila da medula; assim, os néfrons são arranjados de forma radiada dentro do rim (ver Fig. 14.13). Os néfrons podem ser divididos em dois grupos:

- *Néfrons justamedulares*, que têm seus glomérulos na parte interna do córtex e alças de Henle longas que mergulham profundamente na medula (ver Fig. 14.14A).
- *Néfrons corticais*, que têm seus glomérulos no córtex externo e alças de Henle relativamente curtas que penetram somente a curta distância na medula (ver Fig. 14.14B).

A anatomia do sistema circulatório renal é importante na função do néfron. A artéria renal subdivide-se para formar uma série de *arteríolas aferentes* curtas, uma das quais suprindo cada néfron (ver Fig. 14.14). Os capilares glomerulares dentro da cápsula de Bowman são submetidos a pressões ligeiramente mais altas do que outros capilares por causa da baixa resistência na via de entrada e da alta resistência na via de saída (Fig. 14.16). Os capilares dos glomérulos juntam-se novamente para formar uma *arteríola eferente*. Diferentemente da maioria de outros vasos, que se juntam para formar veias, a arteríola eferente nos néfrons justamedulares se subdivide outra vez para formar uma segunda série de capilares que rodeiam a alça de Henle. Assim, o sangue, ao deixar o glomérulo localizado no córtex, entra na arteríola eferente e é levado para a medula através de alças capilares descendentes e ascendentes que se anastomosam (interconectam) antes de deixar o rim por uma veia. As alças capilares, que são paralelas às alças de Henle dos né-

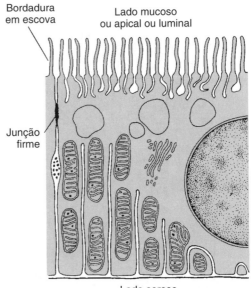

Fig. 14.15 As células do túbulo proximal são especializadas para o transporte de sal e outras substâncias do lado luminal (apical) para o lado seroso (sangue). A membrana apical, em contato com o lúmen, apresenta projeções semelhantes a dedos (microvilosidades) que aumentam amplamente sua área superficial. Esta superfície é referida como bordadura em escova. As mitocôndrias são concentradas próximas à superfície basolateral (serosa), que apresenta profundas fendas basais. Tais características permitem a concentração de sais no interstício renal por transporte ativo de sais através da membrana basal.

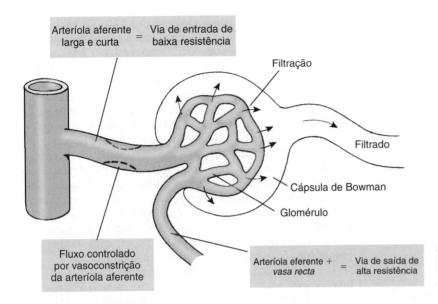

Fig. 14.16 A pressão arterial no glomérulo renal é alta por causa da baixa resistência da via de entrada (arteríola aferente) e da alta resistência da via de saída. A regulação da pressão arterial glomerular, que influencia a taxa de filtração, está consideravelmente ligada à modulação do diâmetro da arteríola aferente.

frons justamedulares, são referidas como **vasa recta** (ver Fig. 14.14A). O fluxo na arteríola eferente é menor do que na arteríola aferente porque cerca de 10% do sangue é filtrado através da cápsula de Bowman. No homem, cerca de um litro de filtrado é formado a cada 10 minutos. O fluxo urinário é muito menor, uma vez que grande parte do filtrado inicial formado na cápsula de Bowman é reabsorvida para o sangue que passa pelo túbulo renal.

Produção de Urina

Três processos principais contribuem para a composição final da urina (Fig. 14.17):

- *Filtração glomerular* do plasma para formar um ultrafiltrado na luz da cápsula de Bowman.
- *Reabsorção tubular* de aproximadamente 99% da água e da maioria de sais do ultrafiltrado remanescentes e concentração dos produtos de excreção tais como uréia.
- *Secreção tubular* de várias substâncias principalmente por transporte ativo.

A formação do ultrafiltrado é a etapa inicial na produção de urina; reabsorção e secreção ocorrem ao longo da extensão do túbulo renal. Além desses processos, a excreção de resíduos nitrogenados, discutidos no fim deste capítulo, envolve a síntese de certos produtos excretados pelas células e pela luz dos túbulos.

Filtração glomerular
O ultrafiltrado glomerular contém essencialmente todos os constituintes do sangue exceto as células sanguíneas e a maioria das proteínas sanguíneas. A filtração no glomérulo é tão intensa que 15 a 25% da água e dos solutos são removidos do plasma que flui através dele. O ultrafiltrado glomerular é produzido na taxa de 125 ml·min^{-1}, ou cerca de 180 l·dia^{-1}, em rins humanos. Quando este número é comparado com a ingestão normal de água, fica evidente que o corpo seria rapidamente desidratado se a maior parte do ultrafiltrado glomerular não fosse reabsorvida para a corrente sanguínea, e portanto pode-se concluir que grande quantidade do ultrafiltrado deve ser reabsorvida.

 Qual é a vantagem de filtrar um volume equivalente ao volume sanguíneo a cada 4 ou 5 minutos e então reabsorver a maior parte de sais e água? Por que não excretar simplesmente os resíduos tóxicos por um processo de secreção?

O processo de ultrafiltração no glomérulo (Fig. 14.18) depende de três fatores: (1) a diferença resultante de pressão hidrostática entre a luz do capilar e a luz da cápsula de Bowman, que favorece a filtração; (2) a pressão coloidosmótica, que se opõe à

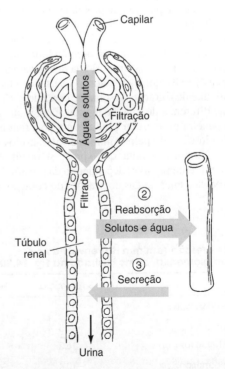

Fig. 14.17 A formação de urina no néfron de mamífero envolve três processos principais. Filtração, a primeira etapa, que ocorre na cápsula de Bowman, seguida por reabsorção e secreção, que ocorrem ao longo do túbulo renal. O produto final desses processos é urina hipertônica, cuja composição difere daquela do sangue.

550 EQUILÍBRIO OSMÓTICO E IÔNICO

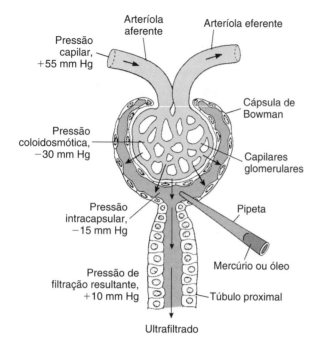

Fig. 14.18 A pressão hidrostática que afeta a filtração glomerular é determinada pela soma de várias forças indicadas à esquerda. Amostras do filtrado glomerular podem ser obtidas por inserção de uma micropipeta, como mostrado à direita. O mercúrio da pipeta é empurrado para a ponta por pressão antes da penetração da cápsula. Uma amostra é então aspirada na ponta calibrada para subseqüente microanálise. (Adaptado de Hoar, 1975.)

filtração; e (3) a permeabilidade hidráulica (propriedade do tipo peneira) das três camadas de tecido que separam esses dois compartimentos. O gradiente resultante de pressão provém da soma da diferença da pressão hidrostática entre os dois compartimentos com a diferença da pressão coloidosmótica. Esta última se origina por causa da separação de proteínas durante o processo de filtração. No homem, as proteínas que permanecem no plasma capilar produzem uma diferença de pressão osmótica de cerca de -30 mm Hg, e a diferença de pressão hidrostática (pressão do sangue capilar menos a pressão na luz da cápsula de Bowman) é cerca de $+40$ mm Hg (Quadro 14.9). O resultado é uma pressão resultante de filtração de somente cerca de $+10$ mm Hg. Esta pequena diferença de pressão agindo sobre a alta permeabilidade da peneira glomerular produz uma taxa fenomenal de formação de ultrafiltrado pelos milhões de glomérulos em cada rim humano. É importante notar que o processo de ultrafiltração no rim é inteiramente passivo, dependendo da pressão hidrostática que deriva sua energia das contrações do coração. Em ver-

tebrados inferiores tais como a salamandra, a pressão sanguínea nos capilares glomerulares é muito menor do que a pressão nos rins humanos, mas a pressão de filtração resultante não é muito menor do que aquela no homem em virtude de pressões intracapsular e osmótica menores na salamandra (ver Quadro 14.9).

O líquido filtrado do sangue para a cápsula de Bowman deve cruzar a parede do capilar, a membrana basal e finalmente a camada mais interna da cápsula. O glomérulo consiste em capilares fenestrados, que contêm muitos poros grandes e são cerca de 100 vezes mais permeáveis que os capilares contínuos encontrados em outras partes do corpo (ver Fig. 12.37). A membrana basal contém colágeno com propósitos estruturais e glicoproteínas carregadas negativamente que repelem a albumina e outras proteínas carregadas negativamente. As propriedades hidráulicas do aparelho glomerular dependem primariamente das propriedades semelhantes a peneira das *fendas de filtração*, formadas por um conjunto de finos processos celulares chamados *pedicelos*. Estes se estendem de processos maiores chamados *podócitos* ("células de pés"), as células que compõem a camada visceral da cápsula de Bowman (Fig. 14.19A). Os pedicelos são alinhados em um arranjo que recobre o endotélio (epitélio vascular) dos capilares glomerulares. Esses processos semelhantes a dedos se interdigitam de modo a deixar espaços muito pequenos, as fendas de filtração, entre eles (Fig. 14.19B). O filtrado, impelido pela queda de pressão resultante através do endotélio, passa pelos poros formados nas paredes dos capilares glomerulares e, então, através das fendas de filtração. A membrana de três camadas que separa a luz do capilar da luz da cápsula de Bowman age como uma peneira molecular, excluindo quase todas as proteínas do ultrafiltrado com base principalmente no tamanho molecular, mas também na forma e na carga (Quadro 14.10). Existe um fluxo de água através da peneira que carrega com ele íons, glicose, uréia e muitas outras moléculas pequenas.

Os rins são perfundidos por 500 a 600 ml de plasma por minuto, ou 20 a 25% do débito cardíaco, o que constitui menos que 1% do peso corpóreo. Essa perfusão preferencial ocorre dentro do rim em um leito vascular de resistência relativamente baixa. Pressão sanguínea renal alta é o resultado de suprimento arterial relativamente direto; como as artérias e as arteríolas têm diâmetro grande e comprimento curto, a perda de pressão por fricção é minimizada. As arteríolas eferentes (aquelas que levam o sangue para fora do glomérulo) possuem diâmetros menores e junto com os capilares dos **vasa recta** constituem a principal resistência do leito vascular renal, assegurando altas pressões dentro do glomérulo.

Como já notado, a taxa de filtração glomerular depende amplamente da pressão de filtração e da permeabilidade da cápsula de Bowman. A pressão de filtração depende da pressão sanguínea (pressão capilar glomerular), da pressão intracapsular e da pressão coloidosmótica do plasma sanguíneo (ver Quadro 14.9). Em condições normais, a pressão coloidosmótica e a pressão intracapsular não variam. A pressão coloidosmótica do plasma pode estar elevada durante desidratação e a pressão intracapsular pode estar aumentada pela presença de cálculos renais obstruindo os túbulos renais; em ambos os casos, a taxa de filtração glomerular estará reduzida. Em contraste, a exsudação do plasma através da pele queimada pode diminuir a pressão coloidosmótica do plasma, o que, por sua vez, pode aumentar a taxa de filtração glomerular. Esses exemplos, contudo, são exceções, e não a regra.

Embora a pressão sanguínea e o débito cardíaco aumentem normalmente durante o exercício, essas variações têm pouco efei-

QUADRO 14.9
Equilíbrio de pressão (em mm Hg) envolvido na ultrafiltração glomerular como ilustrado na Fig. 14.20

	Salamandra	Homem
Pressão glomerular capilar	17,7	55
Pressão intracapsular	$-1,5$	-15
Pressão hidrostática resultante	16,2	40
Pressão coloidosmótica	$-10,4$	-30
Pressão de filtração resultante	5,8	10

Fonte: Pitts, 1968; Brenner et al., 1971.

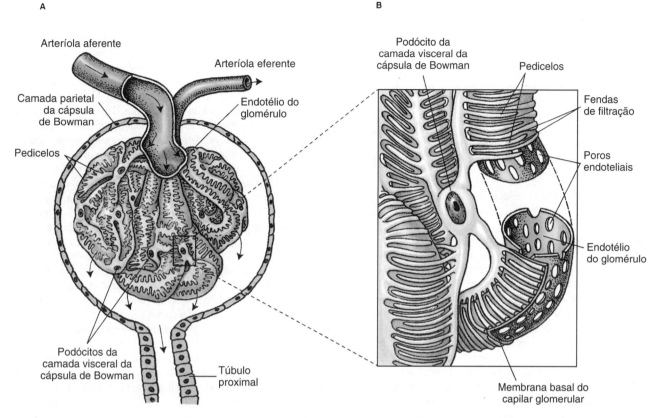

Fig. 14.19 A superfície interna (visceral) da cápsula de Bowman é especializada na filtração do sangue nos capilares glomerulares. **(A)** Visão geral do glomérulo. Os podócitos que compõem a camada visceral têm longas projeções, chamadas pedicelos, que cobrem o epitélio vascular. **(B)** Maior aumento da parte A mostrado em um quadro. Substâncias vindas do sangue passam pelos poros endoteliais, cruzam a membrana basal e então passam pelas fendas de filtração entre os pedicelos. (Ver Encarte colorido.)

to sobre a taxa de filtração glomerular em mamíferos em virtude do processo regulador que controla o fluxo sanguíneo para os rins. Essa regulação é alcançada pela modulação da resistência ao fluxo na arteríola aferente que se dirige para cada néfron e depende de vários mecanismos inter-relacionados que envolvem tanto as secreções parácrinas e endócrinas como o controle neural.

Vários mecanismos intrínsecos são envolvidos na auto-regulação da taxa de filtração glomerular. Primeiro, aumento na pressão sanguínea tende a estirar a arteríola aferente, o que deveria aumentar o fluxo para o glomérulo. A parede da arteríola aferente, contudo, responde ao estiramento com contração, deste modo reduzindo o diâmetro da arteríola e portanto aumentando a resistência ao fluxo. Assim, este mecanismo miogênico reduz as variações no fluxo para o glomérulo frente às oscilações na pressão sanguínea. Segundo, as células no **aparelho justaglomerular (AJG)**, localizadas onde o túbulo distal passa próximo

QUADRO 14.10
Relação entre o tamanho molecular de uma substância e a razão de sua concentração no filtrado que aparece na cápsula de Bowman para sua concentração no plasma (filtrado)/(filtrando)

Substância	Peso molecular	Raio do coeficiente de difusão	Dimensões da difração de raio X	(filtrado)/(filtrando)
Água	18	0,11		1,0
Uréia	6	0,16		1,0
Glicose	180	0,36		1,0
Sacarose	342	0,44	⊢54⊣ ⫯8	1,0
Insulina	5.500	1,48	⊢54⊣ ⫯22	0,98
Mioglobina	17.000	1,95	⊢88⊣ ⫯22	0,75
Albumina do ovo	43.500	2,85	⊢54⊣ ⫯32	0,22
Hemoglobina	68.000	3,25	⊢54⊣ ⫯32	0,03
Albumina do soro	69.000	3,55	⊢150⊣ ⫯36	<0,01

Fonte: Pitts, 1968.

à cápsula de Bowman entre as arteríolas aferente e eferente, secretam substâncias que modulam o fluxo renal.

O aparelho justaglomerular é composto de três tipos de células (Fig. 14.20):

- Células modificadas do túbulo distal, que formam a *mácula densa* e que podem monitorar a osmolaridade e o fluxo de líquido no túbulo distal.
- Células vasculares especializadas, chamadas *células granulares*, localizadas entre as arteríolas aferente e eferente.
- *Células justaglomerulares* secretoras, que são células musculares lisas modificadas localizadas primariamente na parede da arteríola aferente.

Em certas condições, as células justaglomerulares liberam o hormônio **renina**, que afeta indiretamente a pressão arterial e, portanto, o fluxo renal como descrito adiante. O aparelho justaglomerular também libera várias substâncias que agem de forma parácrina para causar vasoconstrição ou vasodilatação da arteríola aferente em resposta, respectivamente, a aumento ou diminuição de fluxo através do túbulo distal. Assim, os mecanismos de controle miogênico e de *feedback* tubuloglomerular trabalham juntos para auto-regular a taxa de filtração glomerular dentro de uma ampla faixa de pressão arterial.

Além desses mecanismos auto-reguladores, a taxa de filtração glomerular está sujeita a controle neural extrínseco. As arteríolas aferentes são inervadas pelo sistema nervoso simpático. A ativação simpática causa vasodilatação das arteríolas aferentes e redução na filtração glomerular. Esta resposta, que sobrepuja qualquer auto-regulação, ocorre quando há queda brusca na pressão arterial, por exemplo como resultado de extensiva perda de sangue. A redução na taxa de filtração ajuda a trazer o volume e a pressão arterial para o normal. Pelo contrário, elevação na pressão arterial reduz a vasoconstrição simpática e aumenta a filtração glomerular, diminuindo o volume e a pressão arterial.

A ativação simpática também pode causar contração de elementos dentro do glomérulo, ocluindo porções dos capilares que filtram e reduzindo efetivamente a área disponível para filtração. Os podócitos também são contráteis, e quando contraem o número de fendas de filtração diminui. Assim, a contração de um ou de ambos os elementos pode reduzir efetivamente a permeabilidade hidráulica da cápsula de Bowman. No passado, acreditava-se que a permeabilidade hidráulica da membrana glomerular variasse somente em casos de doenças que tornavam a membrana mais permeável. Acredita-se agora que a regulação normal da taxa de filtração glomerular pode envolver variações na permeabilidade hidráulica da membrana glomerular.

A redução na pressão sanguínea renal, a queda na liberação de soluto para o túbulo distal e/ou a ativação da inervação simpática induzem a liberação do hormônio renina das células secretórias justaglomerulares localizadas na parede da arteríola aferente que transporta o sangue para os capilares glomerulares da cápsula de Bowman. A renina é uma enzima proteolítica cuja liberação causa aumento dos níveis de **angiotensina II** no sangue. Este hormônio tem várias ações, uma das quais é causar vasoconstrição geral (constrição das arteríolas), que aumenta a pressão arterial, deste modo aumentando o fluxo sanguíneo renal e a taxa de filtração glomerular. Angiotensina II pode também causar constrição das arteríolas eferentes, aumentando a pressão sanguínea glomerular e a filtração. A angiotensina II também estimula a liberação do esteróide aldosterona do córtex adrenal e de vasopressina da hipófise posterior. O papel desses hormônios na reabsorção de sais e água será discutido posteriormente.

Reabsorção tubular

A composição original do filtrado glomerular, durante sua passagem pelo néfron, é rapidamente modificada pela reabsorção de vários metabólitos, íons e água. Os rins humanos produzem

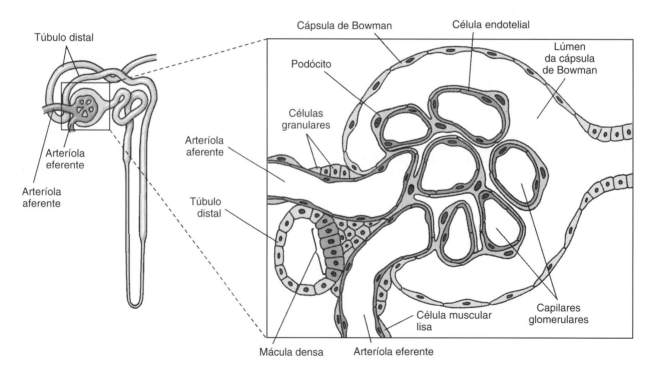

Fig. 14.20 O aparelho justamedular desempenha um papel chave no controle do fluxo de sangue através do glomérulo. Esta estrutura é composta de vários tipos de células incluindo células modificadas do túbulo distal, que constituem a mácula densa, células secretoras justaglomerulares na parede da arteríola aferente e células granulares. (Adaptado de Sherwood, 1993.) (Ver Encarte colorido.)

cerca de 180 litros de filtrado por dia, mas o volume final de urina é somente cerca de 1 litro. Assim, mais de 99% da água é reabsorvida. Dos 1.800 g de NaCl que tipicamente ocorrem no filtrado original, somente 10 g (ou menos de 1%) aparecem na urina de pessoas que consomem 10 g de NaCl por dia. Quantidades variáveis de muitos outros solutos filtrados são também reabsorvidas da luz tubular. Ademais, algumas substâncias são secretadas no líquido tubular. A **depuração renal** de uma substância é a medida da extensão de sua reabsorção ou secreção nos rins, como explicado no Destaque 14.1.

Para compreender a relação entre depuração e reabsorção, vamos considerar a glicose. Um mamífero saudável mostra depuração de glicose plasmática de 0 ml·min^{-1}. Isto é, mesmo a molécula de glicose sendo pequena e livremente filtrada no glomérulo, em geral ela é completamente reabsorvida pelo epitélio do túbulo renal (Fig. 14.21). A glicose é totalmente reabsorvida porque sua perda na urina significaria a perda de energia química para o organismo. Usualmente a glicose aparece na urina somente quando sua concentração no plasma sanguíneo e, portanto, no filtrado glomerular é muito alta. A Fig. 14.21 mostra que existe uma taxa máxima (miligramas por minuto) na qual a glicose pode ser removida da urina tubular por reabsorção. Esta transferência máxima, ou Tm, é cerca de 320 mg·min^{-1} no homem. Em níveis de glicose plasmática abaixo de 1,8 mg·ml^{-1}, toda a glicose que aparece no filtrado glomerular é reabsorvida. Com cerca de 3,0 mg·ml^{-1}, o mecanismo de carregador é total-

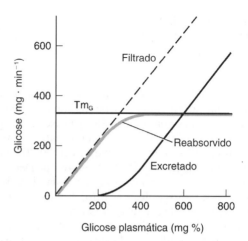

Fig. 14.21 A concentração de glicose no filtrado glomerular (linha tracejada) é proporcional à concentração de glicose plasmática. Os túbulos renais são capazes de reabsorver a glicose por transporte ativo (linha cinza grossa) em taxa de até 320 mg·min^{-1} (Tm$_G$). A glicose que entra no filtrado em taxas maiores que esta é necessariamente excretada pela urina.

mente saturado, de modo que qualquer quantidade adicional de glicose que aparece no filtrado será transferida para a urina. A concentração de glicose no plasma arterial no homem é normalmente mantida em cerca de 1 mg·ml^{-1} por um mecanismo de retroalimentação endócrino envolvendo a insulina. Como esse

---

DESTAQUE 14.1
DEPURAÇÃO RENAL

A **depuração renal** de uma substância plasmática é o volume de plasma sanguíneo do qual aquela substância é depurada (isto é, completamente removida) por unidade de tempo pelos rins. Uma substância que é livremente filtrada no néfron junto com a água, mas que não é nem reabsorvida nem secretada pelo rim, permite o cálculo da **taxa de filtração glomerular** (TFG) meramente pela divisão da quantidade de substância não transportada que aparece na urina pela concentração daquela substância no plasma. Uma delas é a **inulina** (e *não* insulina), um carboidrato pequeno semelhante ao amido (peso molecular de 5.000). Como a molécula de inulina não é nem reabsorvida nem secretada pelo túbulo renal, a *depuração de inulina* é idêntica ao ritmo no qual o filtrado glomerular é produzido — isto é, a TFG, geralmente dada em mililitros por minuto.

Se nós conhecemos a TFG e a concentração de uma substância filtrada livremente no plasma (que corresponde à sua concentração no ultrafiltrado), podemos determinar facilmente se a substância sofre reabsorção ou secreção durante a passagem do ultrafiltrado ao longo do túbulo renal. Assim, se a quantidade de substância que aparece na urina for menor do que a quantidade filtrada no glomérulo, ela deve ter sofrido alguma reabsorção no túbulo. Isto é verdadeiro para água, NaCl, glicose e muitos outros constituintes essenciais do sangue. Se, contudo, a quantidade de uma substância que aparece na urina durante um período de tempo for maior do que a quantidade que passou para o néfron por filtração glomerular, pode ser concluído que esta substância é ativamente secretada no lúmen do túbulo. Infelizmente, a técnica de depuração é de utilidade limitada em estudos de função renal, visto que ela indica somente o débito do rim em relação ao que entrou e não dá esclarecimentos para detalhes fisiológicos.

Nos estudos de depuração renal, uma substância teste tal como a inulina é injetada primeiramente na circulação do indivíduo, aguardando-se o tempo necessário para que ela se misture até que atinja uma concentração uniforme na corrente sanguínea. Uma amostra de sangue é retirada e a concentração plasmática de inulina, P, é determinada a partir da amostra. A taxa de aparecimento de inulina na urina é determinada multiplicando-se a concentração de inulina na urina, U, pelo volume de urina produzido por minuto, V. A quantidade de inulina que aparece na urina por minuto (VU) deve ser igual à taxa de filtração plasmática (TFG) multiplicada pela concentração plasmática de inulina:

$$\frac{VU}{(TFG)P} = \frac{\text{quantidade de inulina que aparece na urina·min}^{-1}}{\text{quantidade de inulina removida do sangue·min}^{-1}} = 1$$

Neste caso especial, a substância usada, inulina, é livremente filtrada e não alterada por absorção ou secreção tubular. Portanto, a TFG e a depuração, D, da substância são iguais. Substituindo-se D por TFG, para inulina, teremos:

$$\frac{VU}{DP} = 1$$

assim, a depuração renal é dada por

$$\frac{VU}{P} = D = \text{depuração renal (ml·min}^{-1})$$

Se a quantidade de uma substância, x, que aparece na urina por minuto desvia da quantidade de x presente no volume de plasma que é filtrado por minuto, isto será refletido no valor de D_x que difere da depuração renal de inulina, D. Por exemplo, se a depuração de inulina de um indivíduo, e portanto a TFG, é 125 ml·min^{-1} e a substância x exibe depuração de 62,5 ml·min^{-1}, então

$$\frac{VU_x}{P_x} = D_x = 62,5 \text{ ml·min}^{-1} = 0,5 \text{ (TFG)}$$

Neste caso, um volume de plasma *equivalente* à metade do filtrado a cada minuto é removido da substância x. Colocando de outra forma, somente metade da quantidade da substância x presente em um volume de plasma sanguíneo igual ao volume filtrado a cada minuto realmente aparece na urina por minuto.

Existem duas razões possíveis para a depuração renal de uma substância ser menor do que a TFG. Primeiro, ela pode não ser filtrada livremente. Por exemplo, a filtração de uma substância pode ser impedida por sua ligação a proteínas séricas, por seu grande tamanho molecular ou por algum outro fator. Segundo, uma substância pode ser livremente filtrada, mas ela pode ser reabsorvida pelos túbulos renais, assim reduzindo a quantidade que aparece na urina. Na verdade, a maioria das moléculas com peso molecular abaixo de 5.000 são filtradas livremente, mas muitas destas são ou parcialmente reabsorvidas ou parcialmente secretadas (ver Quadro 14.10). A extensão da reabsorção ou da secreção pode ser estimada pela depuração renal da substância. A reabsorção reduz a depuração renal para valores menores que a TFG. A secreção tubular, contudo, faz com que a quantidade de uma substância que aparece na urina seja maior do que a quantidade que entra no túbulo por filtração glomerular.

nível está bem abaixo da Tm de glicose, a urina normal essencialmente não contém glicose. Uma vez que os níveis altos de glicose plasmática típicos do *diabetes mellitus* excedem a capacidade de absorção do túbulo renal, diabéticos freqüentemente têm glicose na urina.

Os detalhes da função tubular variam de espécie para espécie. Nosso conhecimento das variações na composição urinária ao longo de diferentes porções do néfron é baseado em grande parte na técnica de micropunção, primeiramente desenvolvida por Alfred Richards e seus colaboradores em 1920. Uma micropipeta de vidro capilar é usada para remover pequenas amostras do líquido tubular da luz do néfron. A osmolaridade da amostra (expressa em miliosmoles por litro) é então determinada medindo-se seu ponto de congelação. Quanto menor o ponto de congelação, maior sua osmolaridade. A técnica de perfusão de *stopped-flow*, uma modificação da técnica original de Richard, pode ser usada para isolar uma porção do lúmen e analisar *in vitro* sua ação sobre amostras injetadas de uma solução conhecida (Fig. 14.22).

Métodos microquímicos são agora usados para determinar individualmente a concentração de espécies de íons nas amostras. Em uma técnica desenvolvida mais recentemente, um dado segmento de túbulo renal é dissecado do rim e perfundido *in vitro* com uma solução teste definida; análises do perfusato dão indicação do movimento de substâncias pelo segmento isolado do túbulo (Fig. 14.23). Os resultados dos numerosos estudos que usam tais técnicas têm detalhado os papéis das várias porções do néfron na reabsorção de sais e água, os quais são resumidos na Fig. 14.24.

O *túbulo proximal*, que inicia o processo de concentração do filtrado glomerular, é mais importante na reabsorção ativa de sais. Nesse segmento, cerca de 70% do Na^+ é removido da luz por transporte ativo e uma quantidade aproximadamente proporcional de água e certos outros solutos, tais como Cl^-, segue passivamente. Assim, cerca de 75% do filtrado é reabsorvido antes que ele alcance a alça de Henle. O resultado é um líquido tubular que é isosmótico com relação ao plasma e ao líquido intersticial. Os experimentos de perfusão por *stopped-flow* revelam que, quando a concentração de NaCl no interior do túbulo diminui, o movimento de água também diminui. Este resultado é exatamente o oposto do que seria esperado se o movimento para fora da água reabsorvida ocorresse por simples difusão osmótica e ele indica que o transporte de água é acoplado ao transporte ativo de sódio (ver Cap. 4). O bombeamento real de Na^+ ocorre na superfície basolateral (serosa) das células epiteliais do túbulo proximal, exatamente como na pele de rã e no epitélio da vesícula biliar. Em anfíbios, esse transporte ativo deixa o lúmen tubular cerca de 20 mV negativo em relação ao líquido que rodeia o néfron. Essa diferença de potencial provavelmente contribui para a difusão passiva de cloreto para fora do túbulo proximal, como o contra-íon para sódio. No túbulo proximal, $NaHCO_3$ é o principal soluto reabsorvido proximalmente e NaCl o principal soluto reabsorvido distalmente.

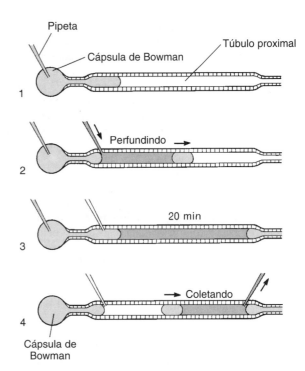

Fig. 14.22 A técnica de perfusão *stopped flow* é usada para estudar *in vitro* a função de várias porções do túbulo renal. Uma micropipeta é inserida na cápsula de Bowman (1) e um óleo (cinza-claro) é então injetado até que ele entre no túbulo proximal. O líquido de perfusão (cinza-escuro) é injetado por meio de uma segunda pipeta na parte média da coluna de óleo, forçando uma gota à frente dele (2). O túbulo está preenchido quando a gota alcança a extremidade distal do túbulo (3). Após cerca de 20 minutos, o líquido de perfusão é coletado pela injeção de um segundo líquido após o óleo que permaneceu próximo ao glomérulo (4). A capacidade do segmento tubular de reabsorver ou secretar substâncias pode ser determinada comparando-se a composição do perfusato antes e após ele ser injetado. (De "Pumps in the Living Cell" por Arthur K. Solomon. Copyright © 1962 por Scientific American, Inc. Todos os direitos reservados.)

Na porção mais distal do túbulo proximal (onde ele se junta com o segmento descendente fino da alça de Henle), o filtrado glomerular já está reduzido a um quarto do seu volume original. Como resultado da redução no volume do líquido tubular, substâncias que não são ativamente transportadas através do túbulo ou que não se difundem passivamente através dele são quatro vezes mais concentradas próximo à extremidade do túbulo proximal do que no filtrado original. A despeito desta grande redução no volume do líquido tubular, o líquido neste ponto é isosmótico em relação ao líquido de fora do néfron, tendo osmolaridade de cerca de 300 $mOsm/l^{-1}$. É interessante notar que o transporte ativo de NaCl sozinho pode contribuir para as principais variações no volume do líquido ao longo do túbulo proximal e para a concentração aumentada de uréia e muitas outras substâncias filtradas.

O túbulo proximal é idealmente estruturado para grande reabsorção de sal e água. Numerosas microvilosidades na superfície luminal das células tubulares epiteliais formam a assim chamada de **bordadura em escova** (ver Fig. 14.15). Essas proje-

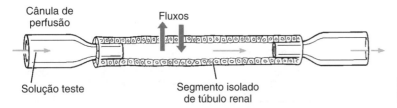

Fig. 14.23 A perfusão de um segmento dissecado de túbulo renal e a análise química do perfusato permitem a determinação do fluxo de íons através da parede tubular *in vitro*.

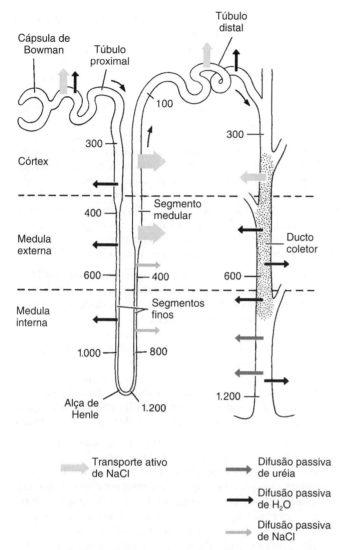

Fig. 14.24 O movimento de íons, água e outras substâncias para dentro e para fora do filtrado ao longo do túbulo renal determina a composição da urina. Neste diagrama esquemático, são mostrados os fluxos de NaCl, água e uréia em diferentes porções do túbulo renal de mamífero. Os números indicam a tonicidade do filtrado em miliosmóis por litro. As taxas relativas de transporte ativo de NaCl são indicadas pelo tamanho das setas. A permeabilidade da porção pontilhada do ducto coletor é regulada pelo hormônio antidiurético (ADH). (Adaptado de Pitts, 1959.)

ções aumentam sobremaneira a área superficial absortiva da membrana, deste modo promovendo difusão de sal e água da luz tubular para a célula epitelial.

Glicose e aminoácidos são também reabsorvidos no túbulo proximal por um mecanismo dependente de sódio e normalmente estão presentes no ultrafiltrado apenas no túbulo proximal. Carregadores na membrana apical co-transportam sódio e glicose ou aminoácidos do ultrafiltrado para a célula. O processo de captação, que é contragradiente para glicose e aminoácido, depende do gradiente eletroquímico do sódio criado pela ATPase de Na^+/K^+ na membrana basolateral da célula tubular. Uma vez na célula tubular, glicose e aminoácidos difundem-se para o sangue.

Fosfatos, íons cálcio e outros eletrólitos normalmente encontrados no sangue são reabsorvidos de acordo com a quantidade requerida pelo corpo, e qualquer excesso é excretado. O hormônio paratireóideo modula a reabsorção de fosfato e cálcio pelo rim. O hormônio paratireóideo estimula a atividade da 1α, 25-hidroxilase renal, que por sua vez estimula a produção de calci-

triol, a forma ativa da vitamina D. O calcitriol liberado no sangue estimula a reabsorção de cálcio e a excreção de fosfato pelos rins, bem como a absorção de cálcio no trato gastrointestinal e a liberação de cálcio do osso (ver Fig. 9.29).

A *alça descendente* e o *segmento delgado da alça ascendente de Henle* são formados por células muito finas contendo poucas mitocôndrias e nenhuma bordadura em escova. Estudos de perfusão *in vitro* têm demonstrado que não há transporte ativo na alça descendente. Este segmento exibe permeabilidade baixa à uréia e muito baixa ao NaCl, mas é permeável à água. Como discutido mais tarde, essa permeabilidade diferencial desempenha um papel importante no sistema de concentração urinária do néfron. Tem sido mostrado por experimentos de perfusão que o segmento fino da alça ascendente não possui transporte ativo de sal, embora seja altamente permeável ao NaCl. Sua permeabilidade é baixa à uréia e muito baixa à água. Mais uma vez, esta diferença na permeabilidade desempenha um papel chave no mecanismo de concentração urinária no néfron.

A *alça ascendente grossa medular* difere do resto da alça de Henle uma vez que exibe transporte ativo de NaCl do lúmen para o espaço intersticial (ver Fig. 14.24). Esta porção, junto com o resto da alça ascendente, tem permeabilidade muito baixa à água. Como resultado da reabsorção de NaCl, o líquido que alcança o túbulo distal é comparativamente hiposmótico em relação ao líquido intersticial. A importância da reabsorção de sal pelo túbulo ascendente grosso é discutida mais tarde na seção do mecanismo de concentração de urina.

O movimento de sal e água através do *túbulo distal* é complexo. O túbulo distal é importante no transporte de K^+, H^+ e NH_3 para a luz e de Na^+, Cl^- e HCO_3^- da luz para o líquido intersticial. Quando os sais são bombeados para fora do túbulo, a água os segue passivamente. O transporte de sais no túbulo distal está sob controle endócrino e se ajusta em resposta às condições osmóticas.

Como o *ducto coletor* é permeável à água, a água flui da urina diluída no ducto para o líquido intersticial mais concentrado na medula renal (ver Fig. 14.24). Este é o passo final na produção de urina hiperosmótica. A permeabilidade à água do ducto é variável e controlada pelo hormônio antidiurético (ADH). Assim, a taxa na qual a água é absorvida está sob delicado controle por retroalimentação. O ducto coletor reabsorve NaCl por transporte ativo de sódio. O segmento medular mais interno do ducto coletor, junto à sua extremidade distal, é altamente permeável à uréia. O significado disto ficará claro a seguir, na discussão do mecanismo de contracorrente que concentra a urina no ducto coletor.

Agora que resumimos o movimento de água, íons e glicose para fora do filtrado tubular, vamos examinar a reabsorção de sódio no néfron mais detalhadamente. No túbulo proximal e no ramo ascendente da alça de Henle, o sódio é transferido através da membrana apical do epitélio tubular por co-transportadores e, então, é ativamente transportado para o sangue por uma ATPase de Na^+/K^+ (Fig. 14.25A). O gradiente eletroquímico para o Na^+ entre o ultrafiltrado e o sangue favorece a difusão de Na^+ do ultrafiltrado para as células tubulares por meio de canais na membrana apical. O sódio também é trocado por um próton, por meio de um trocador Na^+/H^+ eletricamente neutro; neste caso, o movimento do Na^+ para a célula, em favor de gradiente, fornece energia para o movimento contragradiente de H^+ para a luz (Fig. 14.25B). Depois, ao longo do túbulo distal e do ducto coletor, a reabsorção de sódio é acoplada à secreção de prótons para a urina por células secretoras de ácido, que são envolvidas pri-

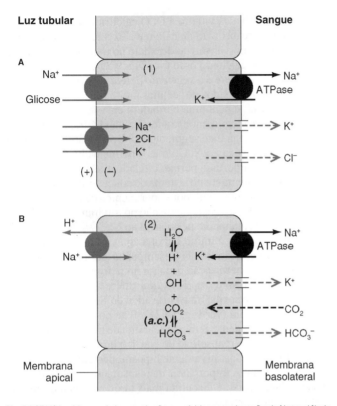

Fig. 14.25 Vários sistemas de transporte são envolvidos na reabsorção de Na⁺ no túbulo proximal e na parte ascendente da alça de Henle no rim de mamífero. **(A)** O sódio cruza passivamente a membrana apical por meio de co-transportadores Na/2Cl/K e glicose/Na⁺. A ATPase de Na⁺/K⁺ na membrana basolateral remove ativamente o Na⁺ da célula para o sangue. K⁺ e Cl⁻ saem por gradiente de concentração por meio de canais de íons. **(B)** O movimento de Na⁺ para dentro da célula em favor de gradiente eletroquímico também fornece energia para o movimento em sentido contrário de prótons por meio de um trocador Na⁺/H⁺ eletricamente neutro. O CO₂ do sangue difunde-se para a célula, onde a anidrase carbônica (a.c.) assegura alta taxa de liberação de prótons para o trocador. Uma bomba de sódio basolateral transporta Na⁺ da célula para o sangue. K⁺ e HCO₃⁻ saem por meio de canais de íons em favor de seu gradiente eletroquímico.

mariamente na regulação do pH. Essas células são descritas em detalhes mais tarde.

O cloreto de sódio representa mais de 90% da atividade osmótica do líquido extracelular. Como a reabsorção de sódio resulta na reabsorção de água, a quantidade de sal no organismo é um determinante importante do volume do líquido extracelular (LEC). Se o volume do LEC é grande, então a pressão arterial tende a aumentar. O inverso é verdadeiro uma vez que ocorre redução no LEC como resultado, por exemplo, de perda sanguínea. Assim, a pressão arterial é uma indicação do volume sanguíneo, que por sua vez é um reflexo do teor de sal no organismo. Quando as células da porção da mácula densa do aparelho justaglomerular sentem diminuição na pressão arterial e/ou transferência de soluto para o túbulo distal, elas estimulam a liberação de renina das células justaglomerulares nas paredes da arteríola aferente (ver Fig. 14.20). Como indicado na Fig. 14.26A, a renina age causando aumento nos níveis de angiotensina II no sangue e, subseqüentemente, de aldosterona; esta promove reabsorção de sódio do filtrado.

A renina, uma enzima proteolítica, quebra o angiotensinogênio, uma molécula de glicoproteína que é produzida no fígado e está presente na fração a_2-globulina das proteínas plasmáticas. A quebra de angiotensinogênio libera um peptídio com 10 resíduos, a angiotensina I. A enzima conversora de angiotensinogênio (ECA) então remove dois aminoácidos adicionais para formar um peptídio com 8 resíduos, a angiotensina II (Fig. 14.26B).

A maior parte da formação de angiotensina II ocorre durante a passagem de sangue pelos pulmões. A angiotensina II estimula a secreção de aldosterona do córtex adrenal e também causa vasoconstrição geral, que aumenta a pressão arterial. A remoção do resíduo amino-terminal ácido aspártico da angiotensina II produz angiotensina III, que também causa secreção de aldosterona a partir do córtex adrenal, mas em menor quantidade que a de angiotensina II.

Como outros hormônios esteróides, a **aldosterona** difunde-se através da membrana celular e se liga aos receptores citoplasmáticos nas células alvos, promovendo aumento na transcrição de genes específicos e por fim síntese de proteínas codificadas (ver Fig. 9.9). A aldosterona age sobre as células do epitélio tubular aumentando a reabsorção de sódio mas sem afetar a permeabilidade à água. Três mecanismos foram propostos para explicar o aumento da reabsorção de sódio através das células epiteliais tubulares induzido pela aldosterona (Fig. 14.27):

1. Hipótese da bomba de sódio: Atividade aumentada da ATPase de Na⁺/K⁺ na membrana basolateral, talvez por variação na estrutura da membrana que aumenta a atividade da ATPase e por síntese aumentada da proteína que funciona como bomba.
2. Hipótese metabólica: Aumento na produção de ATP potencializa a bomba de sódio, talvez em razão de aumento no metabolismo de ácidos graxos estimulado por aldosterona.
3. Hipótese da permease: A permeabilidade aumentada da membrana apical aos íons Na⁺, presumivelmente em conseqüência de aumento no número de canais de sódio na membrana.

Muito possivelmente, todos os três mecanismos operam nas células tubulares estimuladas pela aldosterona.

Níveis circulantes aumentados de angiotensina II também aumentam a síntese de **vasopressina**, também chamado **hormônio antidiurético (ADH)**, no hipotálamo e sua liberação da hipófise posterior (ver Figs. 9.5 e 9.7). A vasopressina age através do AMP cíclico aumentando a permeabilidade à água das células principais no túbulo distal e no ducto coletor, aumentando o número de canais de água na membrana apical e, portanto, promovendo a reabsorção de água. A aldosterona, diferentemente da vasopressina, não age através do AMP cíclico, mas atua com a vasopressina aumentando a reabsorção de água e de sódio pelo rim.

O **peptídio atrial natriurético (PAN)**, liberado do átrio do coração para o sangue em resposta a aumento na pressão venosa, causa aumento na produção de urina e na excreção de sódio. Assim, o efeito sobre os rins é oposto ao do sistema renina-angiotensina. O PAN inibe a liberação de vasopressina e renina e a produção de aldosterona da glândula adrenal. O PAN age diretamente sobre o rim reduzindo a reabsorção de sódio e, portanto, de água (ver Cap. 12).

 Mergulhar em profundidade aumenta a pressão venosa no homem. Que efeito isto pode ter sobre a função renal? Que diferenças podem ser esperadas na regulação da função renal entre o homem e as baleias?

Secreção tubular

O néfron tem muitos sistemas distintos que secretam substâncias transportando-as do plasma para a luz tubular. Os sistemas mais

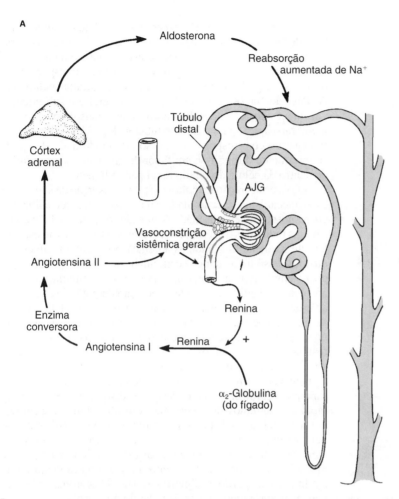

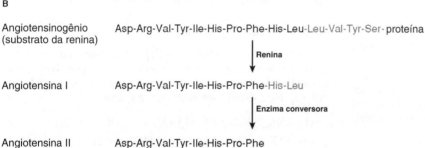

Fig. 14.26 O sistema renina-angiotensina desempenha um papel importante no controle da reabsorção de sódio no rim de mamífero. **(A)** A renina é liberada por células secretoras no aparelho justaglomerular (AJG) em resposta a pressão diminuída na arteríola aferente e a baixa concentração de Na⁺ no túbulo distal. A renina circulante causa aumento nos títulos de angiotensina II e aldosterona. A aldosterona estimula a reabsorção de Na⁺ do filtrado no túbulo renal. **(B)** A renina é uma enzima proteolítica que quebra o angiotensinogênio, uma α_2-globulina, produzindo angiotensina I. Outra enzima proteolítica então remove os dois resíduos carboxila-terminais para formar angiotensina II.

bem pesquisados são os de secreção de K⁺, H⁺, NH₃, ácidos orgânicos e bases orgânicas. Embora a quantidade de mecanismos secretores e de moléculas de transporte deva ser limitada, o néfron é capaz de secretar inúmeras substâncias "novas", incluindo drogas e toxinas, bem como moléculas endógenas que ocorrem naturalmente. Como o néfron é capaz de reconhecer e transportar todas essas diferentes substâncias? A resposta parece residir no papel do fígado dos vertebrados em modificar tais moléculas de modo que elas possam reagir com os sistemas de transporte localizados na parede do néfron. Esses mecanismos secretores são importantes porque eles removem substâncias potencialmente perigosas do sangue. No fígado, muitas dessas substâncias, junto com metabólitos normais, são conjugadas com ácido glicurônico ou seu sulfato. Essas duas classes de moléculas conjugadas são ativamente transportadas pelo sistema que reconhece e secreta ácidos orgânicos. Como são altamente polares, essas moléculas conjugadas, uma vez depositadas no lúmen do néfron pela maquinaria de transporte, não podem difundir-se prontamente de volta através da parede do néfron para o espaço peritubular e daí para o sangue, de modo que tais substâncias são excretadas na urina.

 Poucas espécies de peixes teleósteos têm rins aglomerulares. Qual pode ter sido a força seletiva que atuou na evolução de tais estruturas?

Normalmente, a maioria dos íons potássio, que são livremente filtrados nos glomérulos, são reabsorvidos do filtrado no túbulo

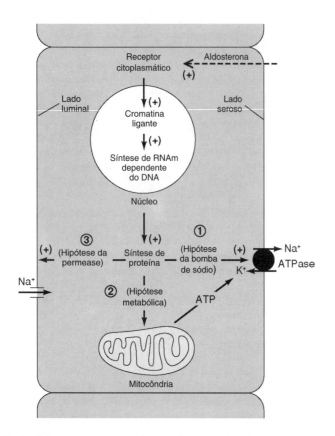

Fig. 14.27 A aldosterona, um hormônio esteróide que estimula a expressão gênica, aumenta a reabsorção de sódio no rim. São mostrados aqui os três mecanismos propostos para explicar o efeito da aldosterona: aumento na atividade da ATPase de Na^+/K^+ diretamente (hipótese da bomba de sódio) ou indiretamente por elevação dos níveis de ATP (hipótese metabólica) e aumento na atividade dos canais de sódio (hipótese da permease). (Adaptado de M.E. Hadley, 1992.)

proximal e na alça de Henle em virtude da presença do sistema de co-transporte Na/2Cl/K na membrana apical e da ATPase de Na^+/K^+ na membrana basal (ver Fig. 14.25A). Os canais de potássio na membrana basal permitem ao potássio ser reciclado através da membrana basal. A taxa de reabsorção ativa no túbulo proximal e na alça de Henle continua invariável mesmo quando os níveis de K^+ no sangue e no filtrado aumentam para níveis altos em resposta à ingestão excessiva deste íon. Contudo, o túbulo distal e o ducto coletor são capazes de secretar K^+ no filtrado tubular para alcançar a homeostasia frente a uma alta carga corpórea de potássio. A secreção de K^+ envolve o transporte ativo de K^+ do líquido intersticial para a célula tubular pela usual ATPase de Na^+/K^+ na membrana basolateral e o subseqüente vazamento do K^+ citossólico através de canais de potássio na membrana apical para o líquido tubular (Fig. 14.28). Este é eletronegativo com respeito ao citosol, de modo que o K^+ pode simplesmente difundir-se em favor de gradiente eletroquímico de dentro da célula do túbulo renal para o lúmen.

A taxa de secreção de potássio (e de reabsorção de sódio) por esses mecanismos é estimulada pela aldosterona, que é liberada em resposta a níveis plasmáticos elevados de potássio bem como a níveis reduzidos de sódio. Níveis elevados de potássio estimulam diretamente as glândulas adrenais, ao passo que níveis reduzidos de sódio no sangue estimulam as adrenais por ativação do sistema renina-angiotensina. Portanto, a estimulação da reabsorção de sódio é acoplada à secreção de potássio através da ação da aldosterona; um não pode ser corrigido sem afetar o outro. A liberação de aldosterona em resposta a níveis baixos de sódio no sangue aumentará a reabsorção de sódio, mas pode também resultar em níveis baixos de potássio além do normal em razão de secreção e excreção aumentadas de potássio.

Uma vez que níveis altos de potássio extracelular podem causar parada cardíaca e convulsões, o excesso de íons K^+ deve ser rapidamente removido do plasma. A insulina é liberada em resposta a níveis altos de potássio e estimula a captação de potássio pelas células, especialmente as células gordurosas. O potássio é então lentamente liberado por essas células e removido por um mecanismo um pouco mais lento do que o mecanismo renal. Assim, a liberação de insulina, como a de aldosterona, pode também acarretar níveis baixos de potássio no plasma.

Regulação de pH pelo Rim

Como discutido em detalhes no Cap. 13, o sistema de tamponamento de dióxido de carbono/bicarbonato é responsável primariamente pela determinação do pH do espaço extracelular de mamíferos. Este sistema envolve três reações:

(1) $CO_2 + H_2O \rightleftharpoons H_2CO_3 \rightleftharpoons HCO_3^- + H^+$

(2) $CO_2 + OH^- + H^+ \rightleftharpoons HCO_3^- + H^+$

(3) $HOH \rightleftharpoons OH^- + H^+$

A reação (1) ocorre muito lentamente em temperaturas corpóreas, mas a reação (2) é catalisada pela enzima anidrase carbônica e, portanto, é rápida. Dois fatores têm grande efeito sobre o sistema CO_2/HCO_3^- em mamíferos: a excreção de CO_2 pelos pulmões e a excreção de ácido pelo rim. A razão entre a ventilação pulmonar e a produção de CO_2 determina, de modo considerável, a concentração de CO_2 no organismo. Por exemplo, quando a ventilação do pulmão é reduzida, os níveis de CO_2 aumentam e o pH do sangue cai à medida que os íons hidrogênio e bicarbonato se acumulam (ver Fig. 13.10). Variações na respiração podem ajustar a excreção de dióxido de carbono e, portanto, modular o pH do organismo em curto tempo (ver Cap. 13). A excreção de ácido (íons H^+) na urina é, por fim, responsável pela manutenção da concentração plasmática de HCO_3^- em mamíferos. A excreção de ácido através da pele de anfíbios ou das brânquias dos peixes suplementa ou assume o papel de excreção de ácido realizada pelos rins nesses animais.

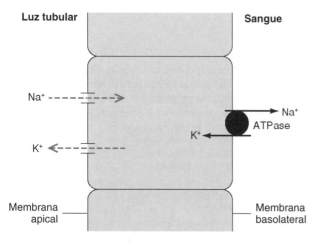

Fig. 14.28 No túbulo distal e no ducto coletor, o K^+ pode ser secretado para o filtrado tubular. Uma ATPase de Na^+/K^+ na membrana basolateral transporta ativamente o K^+ para o epitélio tubular; ele então se move passivamente para o lúmen por meio de canais de potássio e em favor de seu gradiente eletroquímico.

A concentração de HCO_3^- no plasma de mamíferos é de cerca de 25×10^{-3} mol·l^{-1}, ao passo que a concentração de H^+ está em torno de 40×10^{-9} mol·l^{-1}. As concentrações de bicarbonato e de prótons no ultrafiltrado glomerular são semelhantes àquelas do plasma; isto é, o filtrado contém grandes quantidades de bicarbonato mas concentração muito baixa de prótons. Já a urina tem pH de cerca de 6,0 e contém pouco ou nenhum bicarbonato. Assim, ácido é adicionado ao ultrafiltrado e a maioria do bicarbonato (ou todo ele) é removida no processo de formação de urina. Em pH 6, a urina ainda tem concentração muito baixa de prótons, e a variação na concentração de H^+ sozinha, à medida que o filtrado flui pelo túbulo, poderia não ser suficiente para manter o pH do organismo face da contínua produção metabólica de ácido. De fato, a maioria do ácido adicionado à urina é tamponada por fosfato ou por amônia.

Como os prótons são adicionados ao filtrado tubular ao longo do comprimento inteiro do túbulo, o filtrado torna-se progressivamente mais ácido. No túbulo proximal e na alça de Henle, os prótons são secretados por um trocador H^+/Na^+ discutido inicialmente (ver Fig. 14.25B). O túbulo distal e o ducto coletor contêm células, chamadas células do tipo A, que têm uma ATPase de prótons na membrana apical e um sistema de troca cloreto/bicarbonato na membrana basolateral. (Esse trocador de ânion é semelhante à proteína da banda 3 na membrana da célula sanguínea vermelha.) Essas células também contêm altos níveis de anidrase carbônica, de modo que o dióxido de carbono intracelular é rapidamente hidratado formando íons bicarbonato e prótons; os prótons são transportados através da membrana apical e os íons bicarbonato se movem através da membrana basal. Os prótons secretados podem reagir com bicarbonato no ultrafiltrado para formar dióxido de carbono e água, que podem difundir-se de volta para a célula. Assim, a secreção de prótons das células do tipo A pode resultar na captação de bicarbonato pelo sangue através da circulação de dióxido de carbono (Fig. 14.29A). Claramente, a célula do tipo A é uma célula secretora de ácido.

A remoção de prótons da célula do tipo A torna o potencial intracelular mais negativo, deste modo aumentando a reabsorção de sódio do filtrado. O nível de sódio intracelular é mantido baixo pela atividade de uma ATPase de Na^+/K^+ na membrana basolateral, que transporta Na^+ da célula para o líquido extracelular. A membrana basolateral da célula do tipo A também contém canais de K^+, e o K^+ é recirculado através desta membrana pela ATPase de Na^+/K^+. Assim, a acidificação do filtrado pelas células do tipo A é acoplada à reabsorção de sódio.

O túbulo distal e o ducto coletor também contêm células basais secretoras chamadas células do tipo B. Essas células têm um trocador cloreto/bicarbonato na membrana apical; esse trocador difere da proteína da banda do tipo 3 encontrada na membrana basal da célula do tipo A. Como ilustrado na Fig. 14.29B, as células do tipo B contêm anidrase carbônica e secretam bicarbonato no lúmen do túbulo em troca de cloreto. Os prótons e os íons cloreto movem-se através da membrana basolateral através de uma próton-ATPase e de canais de cloreto.

Um mamífero pode regular o pH de seu organismo alterando a atividade destas células do tipo A e do tipo B. A atividade das células do tipo A e, portanto, a secreção de ácido aumenta durante a acidose, enquanto que a atividade da célula do tipo B e a secreção de bicarbonato são associadas com alcalose. Variações na atividade das células do tipo A envolvem alteração na atividade da próton-ATPase de Na membrana apical e o número de trocadores bicarbonato/cloreto presentes na membrana basal.

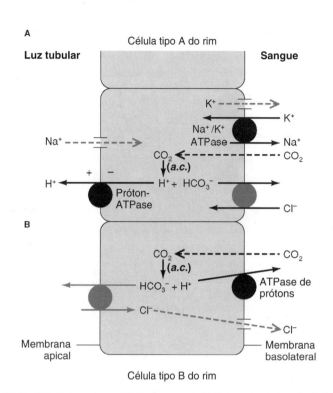

Fig. 14.29 O pH do corpo nos mamíferos pode ser modulado regulando-se a atividade relativa de células secretoras de ácido (do tipo A) e de células secretoras de base (do tipo B) no túbulo distal e no ducto coletor do rim. **(A)** As células do tipo A enviam prótons para o lúmen por meio de uma ATPase de H^+ apical, acidificando o filtrado; o aumento resultante no potencial através da membrana apical favorece a reabsorção de Na^+. **(B)** As células do tipo B usam a ATPase de H^+ na membrana basolateral para a secreção de prótons no sangue, acompanhada pela reabsorção de Cl^-. Ambos os tipos de células contêm anidrase carbônica (a.c.) que rapidamente forma íons H^+ e HCO_3^- a partir do CO_2 difundido do sangue para a célula.

A secreção de prótons pelas células tubulares renais reduz o pH do ultrafiltrado, deste modo aumentando o gradiente contra o qual os prótons são transportados. Assim, a capacidade de secretar prótons diminui com o pH do filtrado; quando o pH do filtrado cai abaixo de 4,5, a secreção ácida cessa. Contudo, se o ultrafiltrado é tamponado, mais prótons podem ser secretados através do epitélio tubular sem queda de pH suficiente para inibir a bomba de prótons. O ultrafiltrado é tamponado por bicarbonato, fosfatos e amônia. O ácido secretado no ultrafiltrado reage com bicarbonato para formar dióxido de carbono, com HPO_4^{2-} para formar $H_2PO_4^-$ ou com NH_3 (amônia) para formar íons NH_4^+ (amônio) (Fig. 14.30). A membrana tubular é essencialmente impermeável aos íons fosfato e amônio. Fosfatos são filtrados do sangue para os glomérulos, enquanto amônia se difunde, através das células tubulares, do sangue para o lúmen, onde é convertida em íons amônio. Os íons fosfato e amônio são retidos no filtrado e então excretados do organismo. Os sistemas de tampão bicarbonato, fosfato e amônia competem pelos prótons secretados no filtrado. Os níveis de fosfato dependem da dieta, sendo o excesso de fosfato filtrado para o ultrafiltrado. Assim, a capacidade do sistema de tampão fosfato (i.e., o número de prótons que ele pode ligar) depende do que o animal come e é independente das exigências ácido-básicas do animal. O pH do organismo geralmente não é regulado pela seleção de alimentos apropriados.

Em condições acidóticas, os níveis de bicarbonato plasmático freqüentemente caem; como resultado, os níveis de bicarbonato no filtrado são reduzidos e menor quantidade se torna disponível para agir como tampão. Em tais condições, a amônia é o

560 EQUILÍBRIO OSMÓTICO E IÔNICO

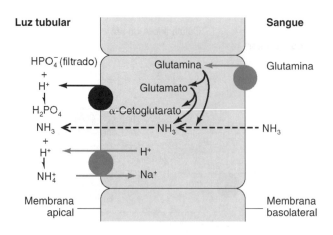

Fig. 14.30 O tamponamento do filtrado renal por HPO_4^- e NH_4^+ permite maior secreção de prótons. Os íons fosfato no lúmen se originam por filtração, enquanto que os íons amônio se originam por difusão passiva de NH_3 a partir do sangue através das células tubulares ou pela quebra intracelular de glutamina. A glutamina (e outros aminoácidos) entra nas células tubulares por meio de transportadores basolaterais e é desaminada, produzindo NH_3, que se difunde através da membrana apical para o lúmen. Como a membrana é bastante impermeável ao $H_2PO_4^-$ e ao NH_4^+, ambos os íons são retidos na urina e excretados.

principal veículo para a eliminação do excesso de ácido. A amônia é produzida dentro das células tubulares renais por desaminação enzimática de aminoácidos, especialmente glutamina (ver Fig. 14.30). Em sua forma não-polar e não-ionizada, a amônia difunde-se livremente através da membrana celular para o lúmen onde ela reage com prótons formando íons NH_4^+. Uma vez que o NH_4^+ altamente polar é impermeável, ele retém os átomos de nitrogênio e os prótons na urina, assim servindo como veículo para a excreção destes produtos. Se as condições acidóticas do organismo continuam por alguns dias, a produção de amônia pelo epitélio tubular, a concentração de NH_4^+ e a excreção de ácido pelo rim aumentam. A secreção de amônia é altamente adaptativa. Mamíferos que tenham entrado em estado de acidose metabólica (excesso de produção de ácido) mostram aumento dramático na produção e na secreção de amônia, uma vez que este é o principal mecanismo adaptativo a longo prazo para corrigir a carga de ácido.

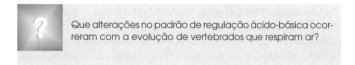

Que alterações no padrão de regulação ácido-básica ocorreram com a evolução de vertebrados que respiram ar?

Mecanismo de Concentração de Urina

A urina de pássaros e de mamíferos torna-se concentrada pela remoção osmótica de água do filtrado nos ductos coletores quando ele passa através da medula renal. Há uma clara correlação entre a arquitetura do rim dos vertebrados e sua capacidade de produzir urina que é hipertônica em relação aos líquidos corpóreos. Todos os rins capazes de produzir urina hipertônica (*i.e.*, os de pássaros e mamíferos) têm néfrons que apresentam alça de Henle. Além disso, a capacidade de um mamífero de concentrar a urina é diretamente relacionada ao comprimento das alças de Henle em seus rins. As alças de Henle são mais longas em habitantes do deserto, tais como o rato-canguru; além disso, es-

sas alças mais longas produzem gradientes maiores em osmolaridade do córtex renal para a medula, assim permitindo extração osmótica mais eficiente de água do ducto coletor. Em geral, quanto maior a alça e mais profunda sua entrada na medula renal, maior o poder de concentração do néfron. Assim, mamíferos do deserto têm as mais longas alças de Henle e a urina mais hipertônica.

Afora esta correlação entre a anatomia e a capacidade de concentração do néfron, a **tonicidade** do líquido intersticial aumenta progressivamente nas regiões mais profundas da medula renal (Fig. 14.31) por razões discutidas posteriormente. Esses achados levaram B. Hargitay e Werner Kuhn a propor, em 1951, que a alça de Henle age como um **multiplicador de contracorrente** (Destaque 14.2). Embora fosse uma hipótese muito atrativa e plausível, foi inicialmente difícil de ser testada dada a dificuldade de se retirar amostras do líquido intratubular da alça delgada

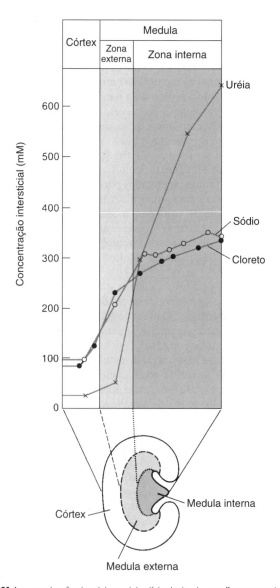

Fig. 14.31 A concentração de solutos no interstício do rim de mamíferos aumenta progressivamente do córtex para a porção mais interna da medula. São mostradas aqui as concentrações intersticiais (em milimoles por litro) de uréia, sódio e cloreto em diferentes profundidades. Note que a maioria do aumento na concentração de uréia ocorre através da medula interna, enquanto que a maioria do aumento da concentração de NaCl ocorre através da medula externa. Como as contribuições osmóticas de Na^+ e Cl^- se somam, as contribuições osmóticas totais de NaCl e de uréia são aproximadamente iguais dentro da medula. (Adaptado de Ulrich et al., 1961.)

DESTAQUE 14.2
SISTEMAS DE CONTRACORRENTE

Em 1944, Lyman C. Craig publicou um método de concentração de compostos químicos baseado no princípio de contracorrente. Este método tem sido útil em muitas aplicações industriais e laboratoriais. Como em muitas outras ocasiões, a inventividade humana mostrou ser um reflexo da inventividade da natureza; os mecanismos de contracorrente foram encontrados operando em vários sistemas biológicos, incluindo o rim de vertebrados, os órgãos secretores de gás das bexigas natatórias e das brânquias de peixes e os membros de muitos pássaros e mamíferos que vivem em climas frios.

O princípio pode ser ilustrado com um multiplicador de contracorrente hipotético que emprega um mecanismo de transporte ativo muito semelhante ao que opera em rim de mamífero. O modelo mostrado na parte A que acompanha a figura consiste em um tubo dobrado em uma alça com uma parede divisória comum entre as duas alças. Uma solução de NaCl flui em uma alça do tubo e então para a outra. Vamos assumir que na parede comum que separa as duas alças do tubo exista um mecanismo que transporta ativamente NaCl da alça de saída para a alça de entrada do tubo, sem ser acompanhado por nenhum movimento de água. À medida que o fluxo carrega o líquido ao longo da alça de entrada, o efeito do transporte de NaCl é cumulativo, e a concentração de sal torna-se progressivamente mais alta. À medida que o líquido chega no fundo cego e começa a fluir pela outra alça, sua concentração de sal cai progressivamente como resultado do efeito cumulativo do transporte de NaCl para fora ao longo do comprimento da alça de saída. Quando o líquido alcança o fim da alça, sua osmolaridade é ligeiramente mais baixa do que aquela do líquido novo que iniciou seu fluxo pela outra alça. Isto estabelece um gradiente de sal ao longo do tubo.

Este exemplo assemelha-se à alça de Henle em princípio mas não em detalhe. A alça de Henle não tem parede comum dividindo as duas partes; contudo, as partes são acopladas funcionalmente através do líquido intersticial, de modo que o NaCl bombeado para fora da alça ascendente pode difundir-se a curta distância para a alça descendente e causar reabsorção osmótica de água daquela alça. Vários pontos importantes devem ser notados acerca dos sistemas de contracorrente tais como a alça de Henle e o modelo simples ilustrado aqui.

Primeiro, o gradiente de concentração mantido nas duas alças é oriundo do movimento contínuo de líquido através do sistema e do efeito cumulativo de transferência da alça de saída para a alça de entrada. O gradiente poderia desaparecer se o movimento de líquido ou o transporte através da membrana fosse interrompido.

Segundo, a diferença na concentração de uma extremidade para a outra de cada uma das duas alças do multiplicador de contracorrente é muito maior do que a diferença através da partição que separa as alças em qualquer ponto (parte B da figura). Como conseqüência, o multiplicador de contracorrente pode produzir maiores variações na concentração do que poderia ser obtido por um simples epitélio de transporte sem a configuração de um sistema de contracorrente. Quanto maior o multiplicador, maior a diferença de concentração que pode ser alcançada.

Terceiro, o sistema multiplicador pode trabalhar somente se contiver uma assimetria. Na parte A do modelo, há um transporte de NaCl em uma direção através de partição que requer energia *ativa*. Um sistema de contracorrente *passivo*, tal como aquele usado para conservar calor, não requer gasto de energia (parte C da figura). Nos membros de pássaros e mamíferos que habitam climas frios, por exemplo, existe uma temperatura diferencial entre o fluxo sanguíneo arterial e o venoso, uma vez que o sangue é resfriado enquanto ele passa pela perna. Como resultado desta assimetria e do arranjo de contracorrente dos vasos, o sangue arterial cede parte de seu calor ao sangue venoso que deixa a perna, portanto reduzindo a quantidade de calor perdido para o meio.

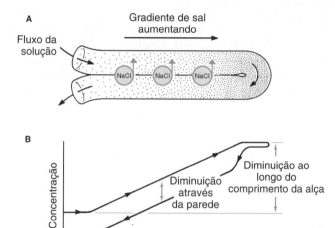

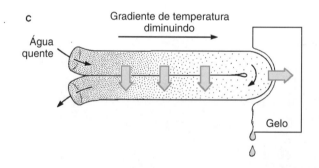

Os sistemas de contracorrente ativos requerem gasto de energia, enquanto que os passivos não. **(A)** Modelo de um sistema ativo no qual uma solução de sal flui através de um tubo em forma de U com uma parede divisória comum. O transporte ativo de NaCl do segmento de influxo para o segmento de efluxo representa uma assimetria necessária para o sistema multiplicador funcionar. **(B)** Um gráfico da concentração de sal nos dois segmentos. Note que a diferença de concentração através da parede em qualquer ponto é pequena em relação à diferença de concentração total ao longo do comprimento da alça. O comprimento da alça bem como a eficiência do transporte através da parede determinará o gradiente de concentração global ao longo do comprimento inteiro da alça. **(C)** Modelo de um sistema passivo no qual a água quente flui pelo segmento de influxo e fornece parte de seu calor para resfriar a água que flui na direção oposta no segmento de efluxo. Algum calor é perdido para o sorvedouro de calor representado pelo gelo, mas muito mais calor é conservado por transferência passiva do segmento de influxo para o de efluxo.

---

de Henle. Determinações do ponto de fusão do líquido em cortes de rim congelado e experimentos subseqüentes de perfusão *in situ* de segmentos da alça forneceram suporte experimental para a hipótese de contracorrente.

Esses estudos mostraram que o líquido que entra na parte descendente da alça de Henle vindo do túbulo proximal é isosmótico em relação ao líquido extracelular naquele ponto (*i.e.*, a porção externa da medula renal), que tem concentração de cerca de 300 mOsm·l^{-1} (ver Fig. 14.24). A concentração do líquido aumenta gradualmente quando ele faz seu caminho pela parte descendente para encontrar a curva fechada da alça, onde sua concentração alcança 1.000-3.000 mOsm·l^{-1} na maioria dos mamíferos. Neste ponto, também, ele é aproximadamente isosmótico com relação ao líquido extracelular que o rodeia na porção mais profunda da medula renal. Esse aumento na osmolaridade do líquido tubular que flui pela parte descendente ocorre porque a parede da parte descendente é relativamente permeável à água, mas muito menos permeável ao NaCl ou à uréia. Assim, a perda osmótica de água permite que o líquido tubular se aproxime do equilíbrio osmótico com o líquido intersticial em torno da curva fechada da alça. À medida que o líquido tubular flui na parte ascendente, ele sofre perda progressiva de NaCl (mas não de água). A maior parte do NaCl é transportada ativamente através da parede do segmento grosso ascendente, ainda que exista alguma perda passiva de NaCl através do segmento fino. Os segmentos fino e grosso do ramo ascendente são relativamente impermeáveis à água.

A assimetria funcional entre as partes ascendente e descendente da alça de Henle, junto com o princípio de contracorrente, contribui para o *gradiente osmótico corticomedular* intersticial de NaCl e uréia observado representado pela faixa cinza na Fig. 14.32. Acredita-se que o gradiente osmótico intersticial seja estabelecido por uma combinação de fatores que incluem o transporte ativo de NaCl do segmento ascendente grosso e a permeabilidade seletiva passiva a água, sal e uréia ao longo dos segmentos específicos do néfron.

Relembre que a parte descendente da alça de Henle tem permeabilidade alta para água e baixa para uréia e sal, ao passo que a parte ascendente tem permeabilidade baixa para água e uréia e alta para sal. Como mostrado na Fig. 14.32 (etapa 1), o NaCl é transportado ativamente para fora do líquido tubular no segmento grosso da parte ascendente da alça de Henle e no túbulo distal. O mecanismo desse transporte ativo de sal é semelhante à secreção de sal na glândula retal de tubarões e nas brânquias de teleósteos de água salgada (discutidos mais adiante) exceto que no rim o sal é transferido da luz tubular para o sangue. A perda de NaCl desses segmentos e sua adição ao interstício resultam em perda osmótica de água (etapa 2) do túbulo distal e da parte descendente impermeável ao sal no córtex e na medula externa.

Em virtude da perda resultante de água e de sal do filtrado na alça de Henle e no túbulo distal, o filtrado que entra no ducto coletor tem alta concentração de uréia. O túbulo renal até este ponto é altamente impermeável à uréia, mas quando o ducto coletor passa para a parte mais interna da medula ele se torna altamente permeável à uréia. Como resultado, a uréia extravasa em favor de seu gradiente de concentração (etapa 3), aumentando a osmolaridade intersticial na medula interna. A alta osmolaridade intersticial resultante retira água da parte descendente da alça de Henle (etapa 4) produzindo uma concentração de soluto intratubular muito alta na base da alça. Conforme o líquido tubular altamente concentrado flui para o segmento fino da parte ascendente da alça, que é altamente permeável ao sal, o NaCl sai (etapa 5) em favor de seu gradiente de concentração. O ducto coletor inferior é a única parte do néfron com alta permeabilidade à uréia. Portanto, a alta osmolaridade do interstício medular interno depende muito da acumulação passiva de uréia pelo mecanismo de contracorrente do néfron. Se a parte descendente fosse permeável à uréia como o é o ducto coletor, esse acúmulo

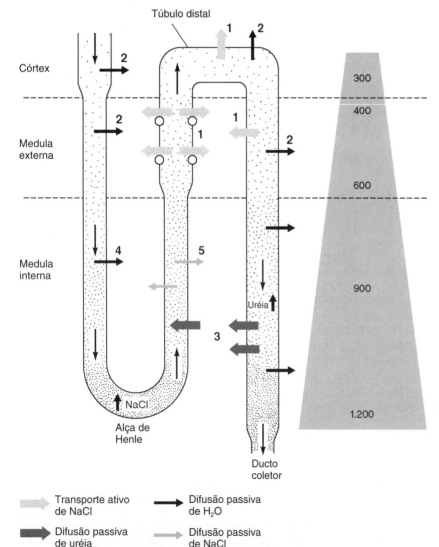

Fig. 14.32 O gradiente osmótico corticomedular em equilíbrio (*steady state*) no interstício renal depende da diferença de permeabilidade e do transporte ativo de sal nas várias partes dos néfrons justaglomerulares, bem como da característica anatômica dos néfrons e de seu suprimento circulatório (os *vasa recta*, não mostrados). A faixa cinza mostra o gradiente osmótico no líquido extracelular com os números pequenos indicando a osmolaridade total. O transporte ativo de NaCl da parte grossa ascendente da alça de Henle e do túbulo distal (etapa 1) é largamente responsável pela osmolaridade intersticial no córtex e na medula externa. A alta osmolaridade da medula interna depende principalmente da difusão passiva de uréia do ducto coletor inferior (etapa 3), a única porção do néfron altamente permeável à uréia. Alguma uréia volta para o filtrado na parte fina da alça de Henle, onde o nível de uréia é relativamente baixo, resultando em recirculação de uréia (seta preta grossa). Ver texto para maiores discussões das várias etapas de transportes mostrados. (Adaptado de Jamison e Maffly, 1976.)

poderia não ocorrer. Se o NaCl não fosse ativamente removido (com a água seguindo passivamente), a uréia não poderia tornar-se concentrada no ducto coletor, e o alto acúmulo medular de uréia também não ocorreria.

É interessante que o gradiente intersticial medular de uréia seja estabelecido principalmente por meios passivos, embora o transporte ativo de NaCl seja um componente essencial do sistema e contribua para a maioria dos gastos de energia metabólica necessária para estabelecer os gradientes de NaCl e uréia. O resultado desta combinação de especialização celular e organização tecidual é o estabelecimento de um gradiente corticomedular de uréia e NaCl no qual a osmolaridade se torna progressivamente mais alta com a distância no interior da medula renal, tanto no interior do túbulo como no interstício peritubular. Esse gradiente é responsável pela perda final osmótica de água dos ductos coletores para o interstício e pela conseqüente produção de urina hiperosmótica.

Uma característica de contracorrente na organização dos *vasa recta*, os vasos sanguíneos em torno do néfron, é essencial na manutenção do estabelecimento do gradiente de concentração no interstício. O sangue desce do córtex para as porções mais profundas da medula em capilares que formam uma rede enovelada em torno de cada néfron justamedular e então sobem junto ao córtex (ver Fig. 14.14A). Nesse circuito, o sangue absorve sal e fornece água osmoticamente conforme o líquido intersticial na redondeza se torna crescentemente hiperosmótico. Assim, a osmolaridade do sangue aumenta quando ele desce pelos *vasa recta* para a parte mais interna da medula (Fig. 14.33). O inverso ocorre quando o sangue volta para o córtex e encontra um interstício de osmolaridade progressivamente mais baixa. Como resultado, há pouca variação na osmolaridade sanguínea durante o circuito através dos *vasa recta*, embora a água e os solutos removidos do filtrado glomerular em sua passagem através do néfron sejam levados pelo sangue. Contudo, isto representa somente pequena percentagem do grande volume de sangue que perfunde o rim.

Uma importante conseqüência da organização de contra corrente dos *vasa recta* é que ela permite alta taxa de fluxo sanguíneo renal (essencial para uma filtração glomerular eficaz) sem alterar o gradiente corticomedular estabelecido de concentração de NaCl e uréia. Quando o sangue deixa o glomérulo e se move para os *vasa recta* na medula, ele aceita passivamente a uréia e o NaCl intersticial conforme encontra osmolaridades intersticiais mais aumentadas. O NaCl e a uréia do sangue alcançam seus picos de concentração à medida que o sangue passa pela curva dos *vasa reta* na porção interna da medula. Na volta ascendente para o córtex, o excesso de NaCl e de uréia difunde-se de volta para o interstício, ficando para trás quando o sangue deixa o rim. Mas, antes de deixar o rim, o sangue, de fato, recebe um pouco da água que ele perdeu durante a filtração glomerular. Isto acontece porque a pressão coloidosmótica do plasma sanguíneo está elevada durante a ultrafiltração.

Controle da Reabsorção de Água

O líquido tubular é concentrado pela remoção osmótica de água quando ele passa pelo ducto coletor nas partes mais internas da medula renal (ver Fig. 14.32). Essa concentração dá condições de regular a quantidade de água que passa para a urina. A taxa na qual a água é osmoticamente levada da urina para o líquido intersticial através da parede do ducto coletor depende da permeabilidade à água da parede do ducto coletor. A vasopressina, também conhecida como hormônio antidiurético (ADH), regula a permeabilidade à água do ducto coletor e deste modo controla a quantidade de água que deixa o animal pela urina. Quanto mais alto o nível de ADH no sangue, mais permeável a parede epitelial do ducto coletor, e assim mais água é retirada da urina quando ela passa pelo ducto em direção à pelve renal. O efeito do ADH sobre a reabsorção de água do ducto é mostrado na Fig. 14.34.

O nível de ADH no sangue é uma função da pressão osmótica do plasma e da pressão arterial. As células neurossecretoras que produzem ADH têm seus corpos celulares no hipotálamo e seus axônios terminais na neuro-hipófise (glândula pituitária posterior). Tais células osmoticamente sensíveis respondem à

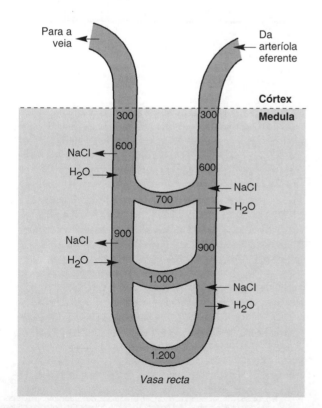

Fig. 14.33 O arranjo de contracorrente dos *vasa recta* ajuda a manter o gradiente osmótico corticomedular intersticial. Este diagrama esquemático dos *vasa recta* indica o fluxo passivo de NaCl e água e a osmolaridade do sangue em vários pontos. Note que a osmolaridade do sangue é a mesma no começo e no fim dos *vasa recta*.

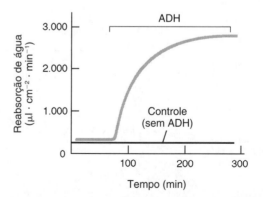

Fig. 14.34 O hormônio antidiurético (ADH) aumenta a permeabilidade à água das porções do ducto coletor (ver Fig. 14.35). Os dados mostrados são de um experimento de perfusão no qual o líquido perfundido no ducto e no banho externo foi mantido constante em 125 mOsm e 290 mOsm, respectivamente. Na ausência de ADH, pouca água foi reabsorvida do perfusato, mas a aplicação de ADH causou aumento dramático na reabsorção. (Adaptado de Grantham, 1971.)

osmolaridade plasmática aumentada elevando a taxa de liberação de ADH de seus axônios terminais para a corrente sanguínea, deste modo aumentando o nível sanguíneo de ADH e a reabsorção de água do ducto coletor (Fig. 14.35). Se, por exemplo, a osmolaridade do sangue é aumentada como resultado de desidratação, a atividade dos neurônios neurossecretores é aumentada, mais ADH é liberado, os ductos coletores tornam-se mais permeáveis e a água é osmoticamente retirada da urina em velocidade mais alta. Este processo resulta na excreção de urina mais concentrada e na conservação da água corpórea.

As células hipotalâmicas que produzem e liberam ADH recebem estímulos inibitórios dos barorreceptores arterial e atrial que respondem ao aumento na pressão arterial. Hemorragia, por exemplo, resulta em queda da pressão arterial, reduzindo a atividade desses barorreceptores (ver Fig. 12.44); a diminuição do estímulo inibitório para as células produtoras de ADH no hipotálamo promove liberação aumentada de ADH e perda reduzida de água na urina, ajudando assim a restaurar o volume sanguíneo. Por outro lado, qualquer fator que aumente a pressão venosa (p. ex., aumento no volume sanguíneo por diluição decorrente de ingestão de água) inibirá as células hipotalâmicas produtoras de ADH, causando perda aumentada de água corpórea pela urina. A ingestão de bebidas contendo álcool etílico inibe a liberação de ADH e portanto resulta em micção copiosa e aumento da osmolaridade plasmática além do nível de ajuste normal. Isto resulta em certo grau de desidratação, que contribui para a sensação desconfortável da ressaca.

A ação do ADH de mamífero e do peptídio relacionado, arginina-vasotocina, de espécies de vertebrados não-mamíferos não é limitada ao rim. Se esses hormônios antidiuréticos são aplicados à pele de rã e à bexiga de sapo, eles aumentam a permeabilidade destes epitélios à água.

Para resumir os mecanismos discutidos, a formação de urina no rim de mamífero começa com a concentração do filtrado glomerular em um líquido hiperosmótico no túbulo proximal. Cerca de 75% do sal e da água são removidos do filtrado em quantidades osmoticamente equivalentes quando ele passa pelo túbulo proximal, deixando uréia e outras substâncias para trás. Conforme o filtrado se move pela alça de Henle e pelo túbulo distal, há pouca variação na osmolaridade, mas o mecanismo de contracorrente estabelece um gradiente de concentração no interstício medular ao longo do comprimento da alça. Esse gradiente fornece a base para a remoção osmótica de água da urina à medida que ela faz seu caminho pelo ducto coletor dentro da medula. Curiosamente, este processo ocorre sem transporte ativo de água em qualquer lugar ao longo do néfron.

Um animal pode experimentar estresse osmótico em face de variações de temperatura ou de salinidade e em conseqüência de ingestão de alimentos e bebidas. Perturbações no estado osmótico dos líquidos corpóreos são minimizadas por meio de mecanismos de retroalimentação pelos quais os órgãos osmorreguladores ajustam suas atividades de modo a manter o equilíbrio interno. Esses mecanismos de controle por retroalimentação podem ser neural, endócrino ou uma combinação dos dois. Em mamíferos, os ajustes no volume e na concentração de urina são as formas primárias para manter a homeostase osmótica. Em resposta ao estresse osmótico e a outros sinais, os mamíferos podem regular vários aspectos da formação de urina incluindo (1) taxa de filtração glomerular (2) taxa de reabsorção de sais e água do lúmen do túbulo renal, (3) secreção de substâncias não desejadas e (4) taxa pela qual a água é osmoticamente retirada da pré-urina no ducto coletor.

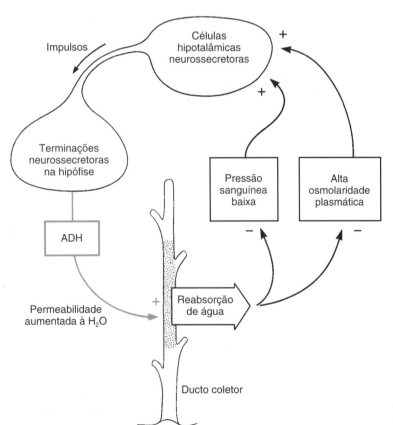

Fig. 14.35 A osmolaridade do sangue é regulada por retroalimentação pela ação do hormônio antidiurético sobre o ducto coletor. O hormônio antidiurético (ADH) aumenta a permeabilidade à água na região pontilhada, aumentando a taxa de remoção osmótica de água da urina. A recuperação aumentada de água age contra as condições que estimulam a secreção de ADH.

RINS DE VERTEBRADOS NÃO-MAMÍFEROS

Nos rins de peixes-bruxa marinhos (classe Cyclostomata), os néfrons possuem glomérulos mas não túbulos, de modo que as cápsulas de Bowman se esvaziam diretamente em ductos coletores. Os rins são largamente utilizados para excretar íons divalentes (p. ex., Ca^{++}, Mg^{++} e SO_4^{--}) e realizam pouca ou nenhuma osmorregulação. Assim, o líquido extracelular do vertebrado vivo mais primitivo, o peixe-bruxa, é relativamente semelhante à água do mar na concentração dos principais sais e seu plasma é essencialmente isotônico em relação à água do mar (ver Quadro 14.1).

Como regra geral, os rins de teleósteos de água doce têm grandes glomérulos, a maioria deles maiores do que os de seus parentes marinhos. Uma vez que seus corpos são hipertônicos em relação ao meio e a água se difunde para seus corpos, os teleósteos de água doce mantêm o equilíbrio de água produzindo grandes volumes de urina diluída. Os néfrons dos rins em certos teleósteos marinhos não têm glomérulo nem cápsula de Bowman. Em tais rins **com ausência de glomérulos**, a urina é formada inteiramente por secreção porque não existe mecanismo especializado para a produção de um filtrado. Esses peixes são hipotônicos com relação ao seu meio e assim perdem água continuamente através da pele e das brânquias. O problema deles é a conservação de água, e eles produzem somente pequenos volumes de urina. Pouca uréia é formada, e a amônia é excretada através das brânquias.

Anfíbios e répteis parecem incapazes de produzir urina hipertônica (*i.e.*, de osmolaridade mais alta do que o plasma), porque eles não têm o sistema de contracorrente da alça de Henle que é necessário para produzir urina de osmolaridade significativamente maior que a do plasma. Sabe-se que somente mamíferos e pássaros têm uma organização de contracorrente renal, e assim somente esses animais, aparentemente, têm seus ductos organizados para permitir multiplicação osmótica de contracorrente. Os rins de aves contêm uma mistura de néfrons do tipo répteis e néfrons do tipo mamífero. Isto é, alguns néfrons das aves não apresentam alça de Henle, e em alguns pássaros a alça é orientada perpendicularmente ao ducto coletor, produzindo um mecanismo de concentração menos eficiente.

Tem sido demonstrado que o elasmobrânquio *Raja erinacea* (uma arraia) possui organização tubular renal complexa que tem os requisitos anatômicos para multiplicação por contracorrente. Contudo, o néfron da arraia é funcionalmente muito diferente do néfron de mamífero. Como vimos, o rim de mamífero excreta uréia e retém água para produzir urina hipertônica. O rim do elasmobrânquio, em contraste, retém uréia (que é usada como osmólito) e não produz urina concentrada. Feixes tubulares constituem o sistema de contracorrente dos rins de elasmobrânquios. Esses feixes tubulares foram descritos em rins de elasmobrânquios marinhos, que têm altos níveis de uréia em seus tecidos e reabsorvem uréia do ultrafiltrado renal. Arraias-lixas de água doce, por outro lado, não reabsorvem a uréia filtrada, e seus rins não têm feixes tubulares, indicando que os feixes são os locais de reabsorção de uréia. Assim, a função da organização de contracorrente do néfron dos elasmobrânquios pode ser a conservação de uréia.

ÓRGÃOS OSMORREGULADORES EXTRA-RENAIS EM VERTEBRADOS

Como indicado na seção anterior, muitos vertebrados dependem de órgãos osmorreguladores extra-renais para manter a homeostase osmótica. Primeiro, vamos considerar as glândulas especializadas na excreção de sal encontradas em alguns animais e então veremos como as brânquias dos peixes são usadas para osmorregulação.

Glândulas de Sal

Elasmobrânquios, pássaros marinhos e alguns répteis possuem glândulas que secretam sal por um mecanismo celular semelhante à reabsorção de sódio no rim de mamíferos.

Glândula retal dos elasmobrânquios

Elasmobrânquios marinhos, embora ligeiramente hipertônicos em relação à água do mar, têm uma quantidade de NaCl muito mais baixa do que a água do mar. Como resultado, há influxo contínuo de NaCl para o organismo do animal. O excesso de sal é removido principalmente pela glândula retal, que produz uma solução concentrada de sal e é o principal (talvez o único) local extra-renal para secreção de excesso de NaCl por elasmobrânquios marinhos. A glândula funciona regulando o volume extracelular pelo controle da quantidade de NaCl no organismo.

A glândula retal consiste em grande número de túbulos de fundo cego que drenam em um ducto, o qual se abre no intestino próximo ao reto. O líquido produzido pela glândula pode ter concentração de sal ligeiramente mais alta do que a água do mar, mas é isosmótico em relação ao plasma do peixe. O sangue dos elasmobrânquios é também ligeiramente hiperosmótico em relação à água do mar, mas tem concentração de sal muito mais baixa, sendo a osmolaridade do sangue ajustada pelas altas concentrações de uréia e de óxido de trimetilamina (OTMA). Os elasmobrânquios são capazes de tolerar altos níveis de uréia, que normalmente causam a dissociação de enzimas multissubunidades, inibindo assim suas atividades. Em contraste, o OTMA promove a associação de subunidades, portanto tendo efeito contrário ao da uréia. Uréia e OTMA não aparecem no líquido da glândula retal — somente NaCl.

A formação do líquido secretado na glândula retal não envolve a filtração do sangue, em vez disso, NaCl é secretado para o lúmen do túbulo, e a água o segue. As células da parede tubular da glândula retal consistem em um tipo único de célula, uma célula secretora de sal semelhante à célula de cloreto encontrada nas brânquias de teleósteos marinhos. Tais células têm uma membrana basolateral muito extensa, pregueada, cuja área superficial é muito maior do que a da membrana apical (mucosa). A membrana basolateral (serosa) contém altas concentrações de ATPase de Na^+/K^+, que envia Na^+ para fora e K^+ para dentro da célula; o K^+, porém, sai outra vez da célula por meio de muitos canais de potássio também presentes na membrana basolateral (Fig. 14.36). A atividade da ATPase de Na^+/K^+ gera um grande gradiente de sódio através da membrana basal, que permite a absorção de NaCl por um sistema de co-transporte Na/2Cl/K também na membrana basolateral. Assim, quando Na^+ e K^+ passam pela membrana basal, o nível de Cl^- no interior da célula aumenta acima daquele da luz tubular; por fim, o Cl^- sai pelos canais de cloreto na membrana apical (mucosa) movendo-se em favor do gradiente de concentração. O efeito global é o movimento de Cl^- do lado seroso (sangue) da parede tubular para a luz. Isto cria um potencial elétrico, com o lado seroso positivo e a luz negativa; o gradiente eletroquímico resultante para sódio permite difusão de Na^+ do lado seroso para a luz através de vias paracelulares. A água segue o transporte de NaCl e é distribuída passivamente através da parede tubular, mas a parede é imper-

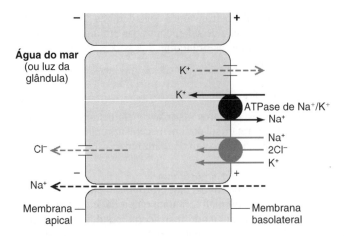

Fig. 14.36 Células secretoras de sal presentes nas glândulas retais de tubarões, nas glândulas nasais de pássaros e répteis e nas brânquias de teleósteos marinhos usam todas o mesmo mecanismo básico para o transporte de sal do sangue. As ações da ATPase de Na^+/K^+ e do co-transportador $Na/2Cl/K$ na membrana basolateral resultam no movimento de Cl^- do sangue para os túbulos da glândula ou para água do mar no caso dos peixes. O potencial transmembrana criado por este movimento aumenta o gradiente eletroquímico de sódio suficientemente para o Na^+ difundir-se por meio dos canais paracelulares mesmo contra um alto gradiente de concentração.

meável à uréia e ao OTMA. Assim, a glândula retal produz uma solução que tem concentração de NaCl muito mais alta do que o sangue, mas é isosmótica em relação ao sangue.

O coração de tubarões *dogfish* contém um hormônio peptídio natriurético que estimula a secreção de cloreto nas glândulas retais perfundidas. Embora os níveis de peptídio natriurético circulante não tenham ainda sido medidos em elasmobrânquios, é possível que peptídios natriuréticos liberados do coração para a circulação estimulem a secreção pela glândula retal, reduzindo o volume extracelular. O estímulo apropriado para a liberação de peptídio natriurético parece ser aumento na pressão venosa, isto é, a pressão de enchimento do coração. De fato, foi verificado que o coração da truta arco-íris, um peixe teleósteo, contém hormônio peptídio natriurético, que é liberado na circulação pela pressão venosa aumentada.

 Você acha que os dinossauros tinham glândulas de sal?

Glândula de sal em pássaros e répteis

Em 1957, Knut Schmidt-Nielsen e seus colaboradores, investigando os meios pelos quais os pássaros marinhos mantêm seu equilíbrio osmótico sem acesso à água doce, descobriram que as glândulas nasais de sal secretam uma solução hipertônica de NaCl. Naqueles estudos iniciais foi verificado que, se a água do mar for injetada, por via endovenosa ou por sonda gástrica, em cormorão ou gaivota, ocorre aumento na concentração de sal no plasma, que promove secreção prolongada de líquido nasal com osmolaridade duas ou três vezes maior que a do plasma. Posteriormente, foram descritas glândulas de sal em muitas espécies de pássaros e répteis, especialmente aqueles submetidos ao estresse osmótico de um meio ambiente marinho ou do deserto. Tais espécies incluem aproximadamente todos os pássaros marinhos, a avestruz, o iguana marinho, as cobras marinhas e as tartarugas marinhas bem como os répteis terrestres. Crocodilianos têm uma glândula secretora de sal semelhante na língua.

As glândulas de sal de pássaros e de alguns répteis ocupam depressões rasas no osso acima dos olhos. Em pássaros, as glândulas de sal apresentam muitos lóbulos de cerca de 1 mm de diâmetro, cada um deles drenando, por túbulos secretores e um canal central, para um ducto que, por sua vez, cursa pelos bicos e se esvazia nas narinas (Fig. 14.37A,B). Ocorre secreção ativa através do epitélio dos túbulos secretores, formados por células características secretoras de sal. Elas têm uma profusão de profundos pregueamentos na membrana basolateral e são fortemente carregadas de mitocôndrias. Como em muitos outros epitélios de transporte, as células adjacentes são mantidas unidas por junções, que impedem a saída de água pelas células, de um lado do epitélio para o outro. Essas junções celulares, contudo, não são tão firmes como as que mantêm as células da pele de rã juntas mas são frouxas que permitem o movimento paracelular de íons, como na glândula retal.

A formação de líquido na glândula nasal, como na glândula retal, não inclui a filtração do sangue. A ausência de filtração pode ser deduzida pelo não aparecimento, no líquido da glândula, de pequenas moléculas que filtram (p. ex., inulina ou sacarose) após serem injetadas na corrente sanguínea. Foram demonstradas altas concentrações de ATPase de Na^+/K^+ na membrana basolateral das células tubulares. A aplicação de ouabaína na superfície basal do epitélio bloqueia o transporte de sal. Como este inibidor não passa através do epitélio e pode bloquear a bomba somente por contato direto com a ATPase, o mecanismo de transporte de sódio parece operar na membrana basal das células epiteliais, como ele faz na glândula retal. A secreção aumentada de sal é associada com atividade aumentada da ATPase de Na^+/K^+ na glândula de sal. A ATPase de Na^+/K^+ também ocorre em alguma extensão na membrana apical da glândula nasal de pássaros. A membrana basal do epitélio da glândula de sal também contém um co-transportador $Na/2Cl/K$ e canais de potássio, e a membrana apical contém canais de cloreto. O resultado é o movimento de NaCl do sangue para o lúmen da glândula de sal, através do epitélio (Fig. 14.37C).

Como vimos anteriormente, a solução de sal produzida pela glândula retal dos elasmobrânquios é isosmótica em relação ao plasma; em contraste, o líquido produzido pela glândula nasal é hiperosmótico em relação ao plasma. Em ambos os casos, o líquido da glândula tem alta concentração de sal, mas a osmolaridade do sangue dos elasmobrânquios é muito mais alta do que a de pássaros e répteis. Não está claro como a solução produzida pelas glândulas nasais de pássaros e répteis é concentrada. É possível que a solução inicial no ápice do túbulo seja isosmótica em relação ao plasma e se torna mais concentrada quando passa pelo túbulo. As células do epitélio secretor de um túbulo isolado tornam-se maiores, com canais paracelulares mais profundos, na base do túbulo, indicando que o líquido pode tornar-se mais concentrado na base do túbulo. Os pássaros que podem produzir soluções de sal mais concentradas têm as maiores células secretoras, com longos canais paracelulares entre as células. Além disso, a glândula de sal das aves e seu fluxo sanguíneo são organizados como um sistema de contracorrente, e isto pode ajudar na concentração da solução de sal. Os capilares são arranjados de modo que o fluxo de sangue seja paralelo aos túbulos secretores e ocorra na direção oposta ao fluxo do líquido secretor (ver Fig. 14.37B). Esse fluxo mantém um gradiente de concentração mínimo entre o sangue e a luz tubular ao longo do comprimento do túbulo; deste modo, ele minimiza o gradiente de concentração para o transporte contragradiente do plasma para o líquido secretor.

EQUILÍBRIO OSMÓTICO E IÔNICO 567

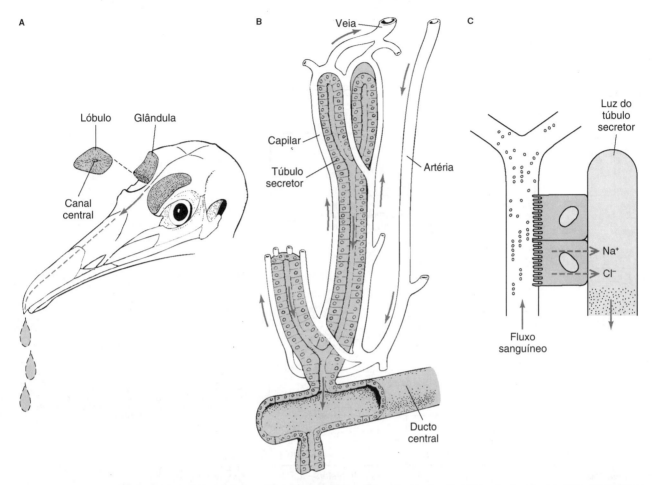

Fig. 14.37 Pássaros marinhos mantêm o equilíbrio osmótico pela excreção de uma solução de sal concentrada pelas glândulas localizadas acima da órbita. **(A)** As glândulas de sal das aves consistem em um arranjo longitudinal com muitos lóbulos, que drenam por um canal central em um ducto que leva a secreção para as vias nasais. **(B)** Cada lóbulo consiste em túbulos e capilares arranjados radialmente em torno de um canal central. Os túbulos são rodeados, individualmente, por capilares nos quais o sangue flui em sentido contrário ao fluxo do líquido secretor no túbulo. Esse fluxo de contracorrente facilita a transferência de sal do sangue para o túbulo, pois o gradiente contrário da concentração de sal entre o capilar e a luz do túbulo é minimizado em cada ponto do comprimento do túbulo. **(C)** As células secretoras que formam a parede tubular transportam NaCl do sangue para o lúmen pelo mecanismo representado na Fig. 14.36. Tais células têm uma bordadura em escova e contêm muitas mitocôndrias. (Parte A adaptada de Schmidt-Nielsen, 1960; parte B de "Salt Glands", por K. Schmidt-Nielsen. Copyright © 1959 por Scientific American, Inc. Todos os direitos reservados.)

A glândula de sal não é sempre ativa mas responde a carga de sal e/ou a expansão do espaço extracelular. Quando os pássaros bebem água do mar, a água difunde-se do corpo para o trato gastrointestinal porque a água do mar tem osmolaridade mais alta do que os líquidos do organismo. Ao mesmo tempo, o NaCl se difunde da água do mar no trato gastrointestinal para o corpo. Assim, o efeito inicial de beber água do mar é a redução do volume extracelular enquanto os níveis de NaCl no líquido extracelular e no sangue aumentam (Fig. 14.38A). Portanto, o nível de sal no trato gastrointestinal diminui por causa da perda de sal para o corpo e da difusão de água do corpo para o trato gastrointestinal. Após certo tempo, a osmolaridade do líquido do trato gastrointestinal será menor que a do corpo, de modo que o movimento de água do corpo para o trato gastrointestinal reverterá, isto é, a água se moverá para o corpo, seguindo o movimento de sal e expandindo o volume extracelular. A redução inicial no volume extracelular inibe a produção de líquido nasal imediatamente após a ingestão de água do mar. A elevação subseqüente do volume extracelular e do teor de sal age como um forte estímulo para a secreção de sal, de modo que existe freqüentemente um curto retardo entre a ingestão de água salgada e a secreção da glândula nasal. Como a solução secretada da glândula nasal é mais concentrada do que a água do mar ingerida, o pássaro acaba ganhando água osmoticamente livre, como ilustrado na Fig. 14.38B.

A regulação da atividade secretora da glândula de sal das aves envolve o controle neural parassimpático e o controle neuroendócrino através da hipófise (Fig. 14.39). Osmorreceptores no hipotálamo respondem a aumento na tonicidade plasmática por meio de uma descarga sensorial. Essa resposta, junto com o estímulo de osmorreceptores extracranianos e/ou receptores de volume, ativa neurônios colinérgicos parassimpáticos que inervam a glândula de sal. A acetilcolina liberada das terminações daqueles neurônios não somente estimula a secreção de sal como também aumenta a secreção causando vasodilatação e, assim, aumentando o fluxo sanguíneo para o tecido secretor. A acetilcolina age sobre receptores muscarínicos nas células secretoras das glândulas, acionando o sistema de sinalização intracelular do inositol-fosfolipídio que promove aumento nos níveis de cálcio no citosol (ver Fig. 9.14). Os níveis aumentados de cálcio intracelular ativam os canais de cloreto e de potássio na membrana plasmática das células secretoras. Uma variedade de outros agentes pode estimular a secreção pelo aumento dos níveis de AMPc, que, por sua vez, ativa os canais de cloreto. O resultado final de um aumento intracelular nos níveis de fosfato de inositol e/ou AMPc é a secreção de sal.

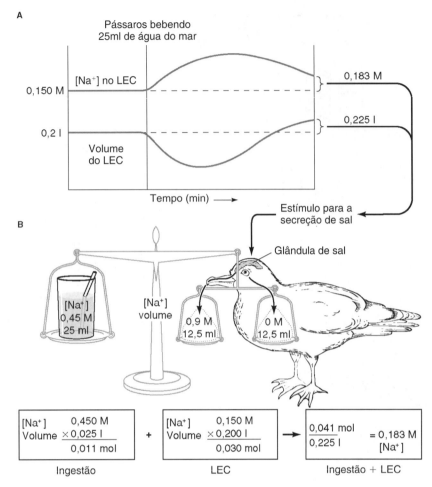

Fig. 14.38 Pássaros que bebem água do mar ganham água osmoticamente livre uma vez que a secreção da glândula de sal é mais concentrada que a água ingerida. Neste exemplo, antes de beber água do mar a gaivota tem o volume do líquido extracelular (LEC) de 0,2 litro e concentração de Na^+ no LEC de 0,15 M; assim, o LEC contém 0,03 mol de Na^+. O pássaro então bebe 0,025 litro de água do mar com (Na^+) de 0,45 M, ingerindo portanto 0,011 mol de Na^+. Inicialmente, o volume do LEC diminui e a (Na^+) no LEC aumenta **(A)** porque o Na^+ se move da água do mar que está no trato gastrointestinal para o LEC (em favor de seu gradiente de concentração), enquanto a água se move para o trato gastrointestinal até que seja estabelecido o equilíbrio osmótico entre o LEC e o trato gastrointestinal. A diminuição inicial no volume do LEC inibe a secreção da glândula de sal. Conforme a (Na^+) no LEC aumenta, a água do trato gastrointestinal volta para o LEC. Quando o volume e a (Na^+) no LEC estão acima de seus valores basais, a glândula de sal é estimulada. **(B)** Se a secreção tem (Na^+) de 0,09 M (duas vezes mais concentrada do que a água do mar ingerida), então a gaivota pode secretar todo o sal ingerido na metade do volume. Neste exemplo, a gaivota tem ganho de 12,5 ml de água osmoticamente livre; essa água pode ser usada para excretar outros íons (e moléculas) pelos rins, que continuam a filtrar ativamente. (Adaptado de material não publicado cortesia do Dr. Maryanne Hughes.)

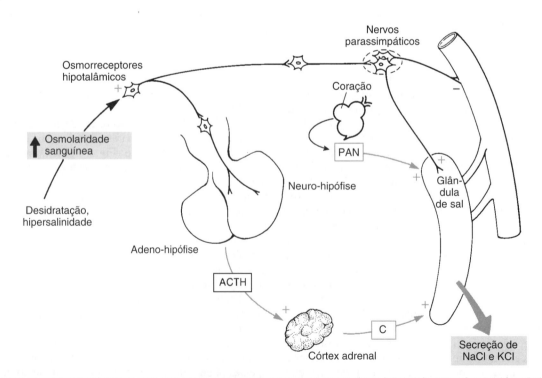

Fig. 14.39 O aumento na secreção da glândula de sal de aves em resposta a aumento da osmolaridade sanguínea e à diminuição na pressão arterial é mediado por mecanismos diretos e indiretos. A estimulação de neurônios osmoticamente sensíveis no hipotálamo e a estimulação sensorial de osmorreceptores periféricos ativam vias parassimpáticas da glândula de sal e dos vasos que a suprem de sangue. O peptídio atrial natriurético (PAN), liberado do coração em resposta à elevação da pressão venosa, também estimula diretamente a secreção. A secreção hipofisária de ACTH em resposta ao aumento da osmolaridade sanguínea promove secreção de sal indiretamente por estímulo da liberação de corticosterona (C) do córtex adrenal. Este hormônio age diretamente sobre a glândula fazendo com que ela responda à tonicidade do sangue.

A secreção é também estimulada por adrenocorticosteróides e por prolactina. Embora o controle neural direto seja mais importante nos ajustes a curto prazo ao estresse osmótico, a corticosterona é requerida para a manutenção da resposta da glândula de sal. Por exemplo, quando o córtex adrenal de um animal, a fonte de corticosteróides, é removido, a infusão de solução de sal de alta tonicidade não é mais eficaz na estimulação da secreção da glândula de sal (Fig. 14.40). Mas, se a corticosterona é então injetada em um animal experimental, a função da glândula de sal persiste. O peptídio atrial natriurético (PAN), secretado pelo coração em resposta a pressão venosa aumentada, também estimula a secreção agindo diretamente nas células secretoras da glândula de sal dos pássaros. Este hormônio causa aumento passageiro na secreção de sal, presumivelmente reduzindo o volume sanguíneo e, portanto, a pressão venosa.

Além disso, a osmolaridade sanguínea aumentada estimula a secreção de AVT, um peptídio neuro-hipofisário semelhante ao ADH. Embora o AVT não tenha efeito sobre a secreção da glândula de sal, ele reduz a filtração glomerular e a excreção de água e sal nos rins de pássaros, que são capazes de produzir urina que é ligeiramente hipertônica em relação ao plasma. A ação do AVT sobre o rim, combinada com a excreção de sal pelas glândulas de sal, resulta em retenção de água pelo corpo e diminuição da osmolaridade do sangue. Como em mamíferos, pressão arterial baixa e/ou saída de soluto para o túbulo distal dos rins de pássaros estimulam a liberação de renina e a formação subseqüente de angiotensina II (ver Fig. 14.26). A angiotensina II inibe a secreção de sal pela glândula nasal por ação sobre o sistema nervoso central, não tendo efeito direto sobre a glândula.

A razão pela qual peixes e répteis podem beber água do mar e sobreviver é porque, diferentemente de mamíferos, eles têm uma glândula nasal que pode excretar soluções hipertônicas de sal. Os mamíferos têm células secretoras de sal localizadas na parte ascendente grossa da alça de Henle que são semelhantes àquelas encontradas na glândula nasal de pássaros e na glândula retal de elasmobrânquios. Ademais, essas células de mamíferos parecem ser controladas pelo mesmo arranjo de hormônios, ou seja, peptídio natriurético e sistema renina-angiotensina. Em mamíferos, contudo, essas células secretoras de sal não são arranjadas de modo a permitir a produção de uma solução hipertônica de sal que pode ser excretada do organismo. Assim, o arranjo no órgão, bem como em nível celular e molecular, é importante na determinação da capacidade do animal de sobreviver em diferentes meios.

Brânquias dos Peixes

A área epitelial superficial das brânquias deve ser grande se for para funcionar como um órgão eficiente para troca respiratória de gás. Embora esta característica dê às brânquias uma responsabilidade osmótica em animais tais como peixes, que estão fora do equilíbrio osmótico com seu meio, ela torna as brânquias adequadas como órgãos para osmorregulação. Assim, as brânquias de numerosas espécies aquáticas, vertebradas e invertebradas, são ativas não somente na troca de gases mas também em diversas funções como transporte de íons, excreção de resíduos nitrogenados e manutenção do equilíbrio ácido-básico. Em peixes teleósteos, por exemplo, as brânquias desempenham um papel central no estresse osmótico.

A estrutura de uma brânquia de teleósteo é ilustrada na Fig. 14.41. O epitélio que separa o sangue da água externa é formado por vários tipos de células incluindo células mucosas, células de cloreto e células pavimentosas (Fig. 14.42). O epitélio das lamelas é formado principalmente por células pavimentosas achatadas com não mais que 3-5μm de espessura, mas contendo algumas mitocôndrias. Estas são claramente mais bem adequadas para troca respiratória, agindo como barreiras mínimas para difusão de gases. O epitélio que recobre os filamentos das brânquias também contém células de cloreto, que têm a forma mais colunar e são várias vezes mais grossas da base para o ápice do que as células pavimentosas. As células de cloreto são profundamente invaginadas por pregas da membrana basolateral e apresentam grande quantidade de mitocôndrias e enzimas relacionadas ao transporte ativo de sal. Células pavimentosas e células de cloreto são ligadas por junções firmes que limitam o movimento paracelular de água e íons.

Secreção de sal na água salgada
As células de cloreto foram primeiro descritas em 1932 por Ancel Keys e Edward Willmer, que atribuíam a elas o transporte de cloreto porque elas exibiam semelhanças histoquímicas com as células que secretam ácido clorídrico no estômago de anfíbios e porque já tinha sido mostrado que as brânquias de teleósteos marinhos é o local de excreção extra-renal de cloreto (e sódio). Estudos histoquímicos subseqüentes confirmaram a presença de níveis altos de cloreto nessas células, especialmente próximo às depressões que aparecem na borda apical (mucosa ou externa) dessas células em peixes que se tenham adaptado a alta salinidade.

O mecanismo de transporte de sal pelas células de cloreto é semelhante ao das células que secretam sal ilustradas na Fig. 14.36. Assim, as células de cloreto têm níveis altos de uma ATPase de Na^+/K^+ associada com co-transportadores Na/2Cl/K na membrana basolateral e um canal de cloreto na membrana apical. Cada

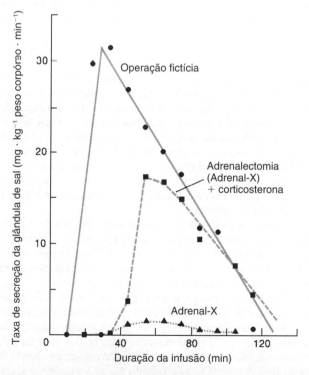

Fig. 14.40 A capacidade de resposta da glândula de sal a alta osmolaridade sanguínea é dependente de corticosterona. Dois dias após adrenalectomia (adrenal-X), 10% de NaCl foi infundido no sangue de animais com terapia de reposição com corticosterona (quadrados pretos) ou sem terapia de reposição (triângulos pretos) (Adaptado de Thomas e Phillips, 1975.)

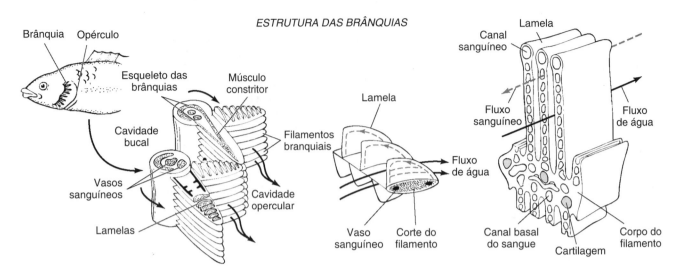

Fig. 14.41 As brânquias dos peixes funcionam como órgãos respiratórios e órgãos osmorreguladores. Esses desenhos mostram a porção das brânquias de teleósteos em aumentos crescentes. Além da troca de gás entre o sangue e a água, o Na⁺ pode mover-se nas lamelas para o sangue ou em sentido contrário. As setas pretas contínuas indicam o fluxo de água; setas e linhas tracejadas indicam o fluxo de sangue.

célula de cloreto é associada com uma célula acessória (distinta da célula pavimentosa) e o Na⁺ se difunde do sangue para a água do mar através de canais paracelulares mais permeáveis entre as células de cloreto e as células acessórias. No caso de teleósteos marinhos, a secreção de sal ocorre contra um gradiente osmótico e não há movimento de água seguindo o movimento de sal. Assim, a glândula retal de tubarões, a glândula nasal das aves, as brânquias de teleósteos de água salgada e a parte ascendente grossa da alça de Henle no túbulo renal de mamíferos parecem conter células secretoras de sal que transportam NaCl pelo mesmo mecanismo básico (ver Figs. 14.25A e 14.36). No rim de mamífero, contudo, a direção do transporte de sal é para o sangue, e não para o meio ambiente, como nos outros casos.

Como as células de cloreto foram primeiro caracterizadas e associadas com o transporte de Cl⁻ através das brânquias de teleósteos marinhos, tem sido verificado que elas também podem mediar a troca de outros íons incluindo o Ca^{++}. Por exemplo, o Ca^{++} da água é capturado através de canais de cálcio na membrana apical das células de cloreto e então é ativamente transportado para o sangue por uma ATPase de Ca^{++} presente em níveis altos na membrana basolateral.

Absorção de sal na água doce
As células pavimentosas nas brânquias de peixes de água doce parecem ter uma ATPase de prótons e canais de sódio na membrana apical. A ATPase de prótons é presumivelmente eletrogênica e bombeia prótons para fora das brânquias, gerando um potencial que puxa Na⁺ para as células, um mecanismo semelhante ao demonstrado na pele de rã e no rim de mamífero (ver Fig. 14.29A). Uma relação clara entre a atividade da bomba de próton e o potencial da membrana apical já foi demonstrada nas brânquias de peixes. Uma ATPase de Na⁺/K⁺ na membrana basolateral bombeia Na⁺ para fora da célula em direção ao sangue, e o K⁺ circula através de canais de potássio na membrana. Assim, uma ATPase de próton parece fornecer energia para a absorção de Na⁺ através da membrana apical, enquanto que uma ATPase de Na⁺/K⁺ movimenta o sódio através da membrana basolateral das brânquias de peixes de água doce.

O epitélio das brânquias de peixes de água doce também possui células de cloreto, que possibilitam a absorção de Ca^{++} da água. Tais células, que diferem das células de cloreto de peixes teleósteos marinhos, têm um transportador de ânion na membrana apical e altos níveis de ATPase de próton dentro da célula. Elas podem estar envolvidas na absorção de Cl⁻, bem como na absorção de Ca^{++}, por peixes de água doce.

Adaptação fisiológica em peixes migrantes
Em espécies que migram regularmente entre o mar e a água doce (p. ex., salmão e enguia), o epitélio das brânquias varia de modo a se adaptar às variações na salinidade do meio. Esses peixes absorvem ativamente NaCl na água doce e o excretam na água salgada pelos mecanismos já descritos. As adaptações fisiológicas das brânquias envolvem a síntese e/ou a destruição de componentes moleculares dos sistemas de transporte epitelial e variações na morfologia e no número das células de cloreto. A adaptação fisiológica ao novo ambiente e a recuperação da homeostasia podem demandar alguns dias quando peixes capazes de tolerar uma ampla variação de salinidade são transferidos da água doce para a água salgada. Sabe-se agora que a adaptação osmorregulatória é mediada por hormônios endócrinos que influenciam a diferenciação epitelial e o metabolismo. O hormônio esteróide cortisol e o hormônio do crescimento estimulam as variações na estrutura das brânquias associadas com a transição da água doce para a água salgada, enquanto que a prolactina estimula as variações na estruturas das brânquias que acompanham a transição reversa.

Primeiro, vamos considerar o que acontece quando o peixe migra da água doce para a água salgada (Quadro 14.11, parte A). Quando os peixes estão na água doce, a ATPase de prótons das células pavimentosas está ativa. Mas, quando eles se movem da água doce para a água salgada, a ATPase de prótons tem sua atividade diminuída porque a absorção de Na⁺ não é mais requerida. O influxo de Na⁺ vindo da água do mar causa aumento dos níveis de Na⁺ no plasma o que, por sua vez, estimula a secreção de cortisol (Fig. 14.43A). O cortisol, junto com o hormônio do crescimento, induz aumento no número de células de cloreto típico da água do mar. Como resultado dessas variações, a secreção de sal e a atividade da ATPase de Na⁺/K⁺ nas brânquias aumentam (Fig. 14.43B). No salmão, a liberação do cortisol começa enquanto o peixe está indo rio abaixo, assim pré-adap-

EQUILÍBRIO OSMÓTICO E IÔNICO 571

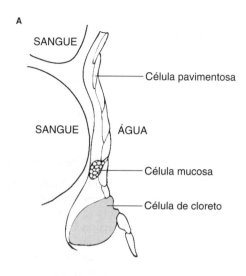

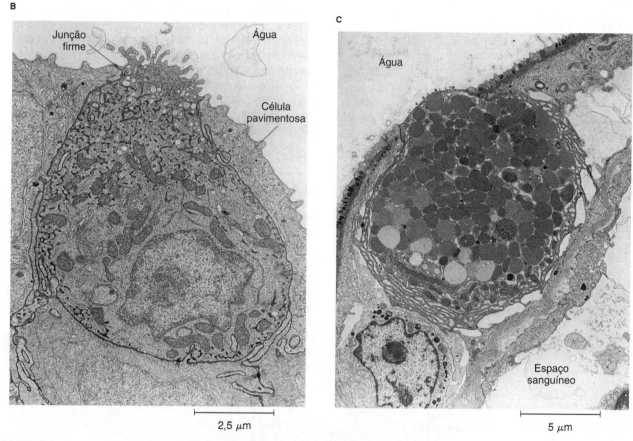

Fig. 14.42 O epitélio das brânquias dos teleósteos é composto em grande parte de células pavimentosas intercaladas com poucas células mucosas e de cloreto. **(A)** Desenho de epitélio lamelar mostrando distribuição típica de células de cloreto, células mucosas e células pavimentosas. As células de cloreto tendem a estar na base das lamelas. **(B)** Microfotografia eletrônica de uma célula de cloreto com células pavimentosas adjacentes de um teleósteo de água doce. **(C)** Microfotografia eletrônica de célula mucosa de brânquia de *dogfish* contendo muitos grânulos mucosos grandes. (Microfotografias por cortesia de Jonathan Wilson.)

tando o peixe para a estadia na água salgada. Este processo é chamado *smolting*, e o produto final é um *smolt*, um peixe pronto para a transferência para a água do mar. O aumento no Na^+ plasmático que ocorre quando o peixe entra na água salgada causa liberação adicional de cortisol e inicia as variações que permitirão ao peixe viver em água do mar. Uma vez no oceano, ocorre demora de cerca de uma semana para os níveis elevados de Na^+ plasmático voltarem ao nível normal, de modo semelhante àqueles do peixe de água doce (ver Fig. 14.43A).

Quando um teleósteo marinho se move da água do mar para a água salgada, variações mais ou menos opostas ocorrem, adaptando o peixe à água com pouco sal (ver Quadro 14.11, parte B). Inicialmente, os espaços paracelulares no epitélio das brânquias se fecham, reduzindo a perda de sal. Aumento no nível de prolactina plasmática estimula as variações nas células de cloreto de modo que a atividade da ATPase de Na^+/K^+ diminui. Finalmente, a ativação da ATPase de prótons permite a absorção de sal necessária para a sobrevivência na água salgada.

QUADRO 14.11
Adaptação fisiológica que acompanha o movimento do peixe para águas de diferentes salinidades

(A) Água doce → água do mar

1. ATPase de prótons que fornece energia para a absorção ativa de NaCl é desativada.
2. O influxo aumentado de Na⁺ eleva o Na⁺ plasmático, estimulando aumento dos níveis de cortisol e de hormônio de crescimento no plasma.
3. Hormônios induzem aumento no número das células de cloreto e elaboração de sua membrana basolateral, resultando em aumento das invaginações.
4. Como resultado, são aumentadas a atividade da ATPase de Na⁺/K⁺ e a secreção de NaCl.
5. Os níveis plasmáticos de Na⁺ voltam ao normal.

(B) Água salgada → água doce

1. Diminuição de sódio externo fecha as fendas paracelulares entre as células de cloreto e as células acessórias, de modo que o efluxo de NaCl cai rapidamente.
2. Os níveis de prolactina plasmática aumentam.
3. O hormônio causa diminuição no número das células de cloreto e as fovéolas apicais desaparecem.
4. Como resultado, a atividade da ATPase de Na⁺/K⁺ diminui.
5. Ativação da ATPase de prótons traz o peixe de volta para a condição de água doce.

Quais são as contradições de características que existem nas brânquias, uma estrutura usada tanto para troca de gás como para a regulação iônica?

ÓRGÃOS OSMORREGULADORES DE INVERTEBRADOS

Em geral, os órgãos osmorreguladores de invertebrados empregam mecanismos de filtração, reabsorção e secreção semelhantes em princípio àqueles do rim de vertebrados para produzir uma urina que é significativamente diferente dos líquidos corporais em osmolaridade e composição. Insetos e possivelmente algumas aranhas são os únicos invertebrados que produzem urina concentrada. Esses mecanismos são usados em variadas extensões em muitos órgãos de diferentes grupos de animais. Esta evolução convergente de mecanismos fisiológicos em órgãos não-homólogos enfatiza a utilidade desses mecanismos.

Sistemas de Filtração e Reabsorção

Várias evidências indicam que a filtração do plasma, semelhante em princípio ao que ocorre na cápsula de Bowman de vertebrados, possibilita a formação da urina primária em moluscos e crustáceos. Por exemplo, quando o polissacarídio não digerível inulina é injetado na corrente sanguínea ou no líquido celômico, ele aparece em alta concentração na urina. (Isto também ocorre em mamíferos.) Como é improvável que tal substância seja ativamente secretada, ela deve entrar na urina durante o processo de filtração no qual todas as moléculas abaixo de um dado tamanho passam através da membrana do tecido que se comporta como um filtro. Durante a reabsorção da água e dos solutos essenciais, esses polímeros permanecem na urina.

Como nos vertebrados, a urina normal de alguns invertebrados contém pouca ou nenhuma glicose, mesmo que a glicose exista em níveis substanciais no sangue. Contudo, estudos com vários moluscos mostraram que aparece glicose na urina quando seu nível no sangue for elevado por meios artificiais (p. ex., por injeção). Em cada espécie, a glicose aparece na urina em concentração limiar de glicose sanguínea característica; a concentração de glicose na urina aumenta linearmente com a concentração de glicose sanguínea além do limiar. Este comportamento é paralelo ao do rim de mamífero (ver Fig. 14.21) e provavelmente resulta da saturação do sistema de transporte pelo qual a glicose filtrada no líquido tubular é reabsorvida do filtrado para o sangue. Uma vez saturado o sistema de transporte, o "excesso" de glicose na urina é proporcional à sua concentração no sangue. Evidências mais conclusivas foram obtidas com a droga florizina, que bloqueia o transporte ativo de glicose. Quando se administra florizina em moluscos e crustáceos, aparece glicose na urina mesmo com níveis normais de glicose no sangue. A explicação mais razoável para este efeito é que a glicose

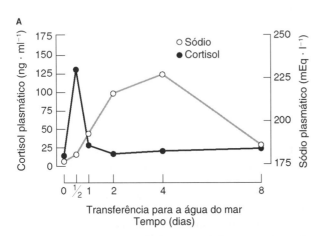
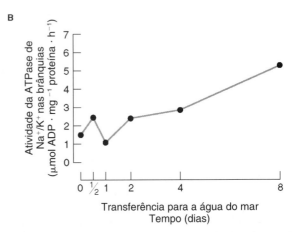

Fig. 14.43 O cortisol desempenha um papel importante na indução da adaptação fisiológica que ocorre quando salmões *coho* são transferidos da água doce para a água do mar. **(A)** Inicialmente, após o peixe mover-se para a água do mar, o nível de sódio plasmático começa a aumentar, estimulando a secreção de cortisol. **(B)** O aumento no nível de cortisol plasmático promove várias alterações nas brânquias incluindo aumento na atividade da ATPase de Na⁺/K⁺ das brânquias. Conforme esta atividade aumenta, a secreção de sódio das brânquias também aumenta; assim, após vários dias na água do mar, o sódio plasmático volta aos valores próximos aos observados no peixe de água doce.

entra na urina como parte de um filtrado e permanece na urina quando o mecanismo de reabsorção é bloqueado com florizina.

Esclarecimentos adicionais dos mecanismos de filtração-reabsorção vêm das análises dos líquidos tubulares próximos a lugares suspeitos de filtração, indicando que sua composição é semelhante à do plasma. Finalmente, foi verificado que a taxa de formação de urina em alguns invertebrados depende da pressão arterial. Esta relação é consistente com um mecanismo de filtração, mas a variação na pressão arterial pode também produzir variação na circulação para o órgão osmorregulador.

Apenas em poucos invertebrados é conhecido o local de formação primária de urina por filtração. Em vários moluscos marinhos e de água doce, a filtração ocorre através da parede do coração para a cavidade pericárdica, e o filtrado é conduzido ao "rim" por meio de um canal especial. Glicose, aminoácidos e eletrólitos essenciais são reabsorvidos no rim. No lagostim, o principal órgão de osmorregulação é a assim chamada *glândula da antena* (Fig. 14.44). Parte do órgão, o celomossaco, assemelha-se em ultra-estrutura ao glomérulo dos vertebrados. Medidas de micropunção mostraram que o líquido excretor que é coletado no celomossaco é produzido por ultrafiltração do sangue. A glândula da antena de Crustacea é claramente envolvida na regulação da concentração de íons (p. ex., Mg^{++}) na hemolinfa.

Como a composição da urina final em moluscos e crustáceos difere daquela do filtrado inicial, deve existir ou secreção de substâncias no filtrado ou reabsorção de substâncias do filtrado. A reabsorção de eletrólitos é bem estabelecida em peixes de água doce, pois a urina final tem concentração de sal menor que a do plasma ou do filtrado. A glicose deve ser reabsorvida, pois ela está presente no plasma e no filtrado mas ausente ou presente em pequena concentração na urina final.

É interessante que o tipo de filtração e reabsorção do sistema osmorregulador aparece em pelo menos 3 filos (Mollusca, Artropoda e Chordata) e talvez mais. Esta espécie de sistema tem a vantagem importante de que todos os constituintes de baixo peso molecular do plasma são filtrados no ultrafiltrado em proporção à sua concentração no plasma. Tais moléculas fisiologicamente importantes como glicose e, em animais de água doce, íons como Na^+, K^+, Cl^- e Ca^{++} são subseqüentemente removidos do filtrado por reabsorção tubular, deixando substâncias tóxicas ou moléculas não importantes para trás para ser excretadas na urina. Este processo evita a necessidade de transporte ativo de metabólitos tóxicos ou de substâncias não-naturais, de natureza neutra ou tóxica, produzidos pelo homem encontradas no meio ambiente para a urina. Assim, a vantagem do sistema de filtração-reabsorção é que ele permite a excreção de substâncias químicas indesejáveis e não conhecidas, absorvidas do ambiente sem a necessidade de um grande número de sistemas de transporte distintos.

Uma desvantagem do sistema osmorregulador de filtração-reabsorção é seu alto custo energético para o organismo. A filtração de grandes quantidades de plasma requer a absorção ativa de grandes quantidades de sal, ou nos próprios órgãos excretores ou em outros órgãos, tais como as brânquias ou a pele. Por exemplo, foi mostrado na pele de rã que na síntese de ATP 1 mol de oxigênio deve ser reduzido para cada 16 a 18 mol de íons sódio transportados. Em marisco de água doce, o custo da manutenção do equilíbrio de sódio é cerca de 20% do total do metabolismo energético. Em invertebrados marinhos, contudo, o sistema de filtração-reabsorção tem custo metabólico menor, visto que a conservação de sal não é um problema.

Sistemas de Secreção-Reabsorção

Insetos podem sobreviver tanto em meios terrestres áridos como em água doce; dadas suas razões superfície-volume freqüentemente grandes, a demanda osmótica imposta a esses insetos pode ser enorme. O gafanhoto, por exemplo, tem grande capacidade de regular a força iônica da hemolinfa (sangue). Durante desidratação, o volume da hemolinfa pode diminuir até mais que 90%, mas sua composição iônica é mantida. Ademais, quando são oferecidas a este inseto soluções para beber cuja força osmótica varia entre a da água do mar e a da água de torneira, a pressão osmótica da hemolinfa varia somente cerca de 30%. Essa capacidade de regular a composição da hemolinfa depende de um sistema osmorregulador do tipo secretor.

Em linhas gerais, o sistema osmorregulador de gafanhotos e de outros insetos consiste em **túbulos de Malpighi** e do intestino distal (íleo, cólon e reto). As extremidades fechadas dos túbulos de Malpighi longos e finos ficam na hemocele (a cavidade corpórea que contém sangue); os túbulos esvaziam-se no canal alimentar na junção entre o intestino médio e intestino distal (Fig. 14.45). A secreção formada nos túbulos passa para o intestino distal, onde é desidratada, passa pelo reto e é eliminada como urina concentrada através do ânus. A presença de um sistema traqueal para respiração nos insetos (descrito no Cap. 13) diminui a importância de um sistema circulatório eficiente. Como conseqüência, os túbulos de Malpighi não recebem suprimento arterial pressurizado direto como ocorre com o néfron de mamíferos. Em vez disso, eles são rodeados por sangue com pressão não essencialmente maior que a pressão dentro dos túbulos. Como não existe uma diferença significativa de pressão através das paredes dos túbulos de Malpighi, a filtração não pode desempenhar um papel na formação de urina em insetos. Em vez disso, a urina deve ser formada inteiramente por secreção, com a

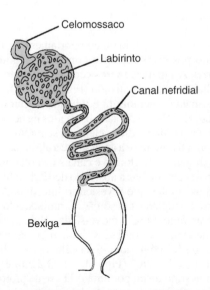

"Glândula" antenal do lagostim

Fig. 14.44 A osmorregulação em alguns invertebrados depende dos órgãos de filtração-reabsorção que diferem estruturalmente dos rins de mamíferos mas que são funcionalmente análogos. Neste diagrama esquemático da glândula da antena de lagosta, os tecidos osmoticamente ativos são mostrados em cinza. A filtração do sangue produz um líquido excretório inicial, que então é modificado pela reabsorção seletiva de várias substâncias. (Adaptado de Phillips, 1975.)

574 EQUILÍBRIO OSMÓTICO E IÔNICO

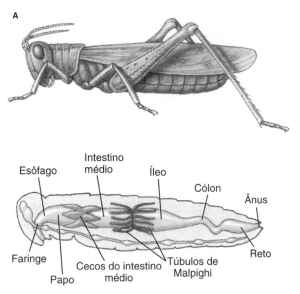
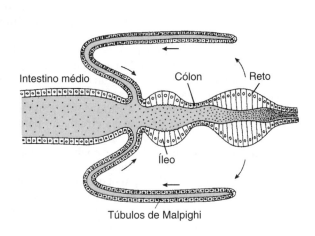

Fig. 14.45 A osmorregulação em insetos envolve um mecanismo de secreção-reabsorção. **(A)** Visão lateral externa e corte longitudinal de um gafanhoto. **(B)** Diagrama simplificado mostrando a relação dos túbulos de Malpighi com o trato gastrointestinal do gafanhoto. A pré-urina é produzida por secreção na luz dos túbulos de Malpighi, que ficam na hemocele que contém sangue. A pré-urina flui para o reto, onde ela é concentrada pela reabsorção de água; embora os íons também sejam reabsorvidos, a urina excretada é hipertônica em relação à hemolinfa. As setas indicam a via circular da água e o movimento de íons. O corpo do inseto contém numerosos túbulos de Malpighi, embora somente dois deles estejam mostrados. (Ver Encarte colorido.)

reabsorção subseqüente de alguns constituintes do líquido secretado. Este processo é análogo à formação de urina por secreção nos rins sem glomérulos de teleósteos marinhos. A superfície serosa dos túbulos de Malpighi exibe uma profusão de microvilosidades e mitocôndrias, uma especialização freqüentemente associada com um epitélio secretor altamente ativo.

 Quais são as limitações existentes no sistema osmorregulador em animais que têm circulação aberta com baixa pressão?

Os detalhes da formação de urina por secreção tubular diferem entre insetos, mas algumas principais características parecem ser comuns entre eles. KCl e, em menor quantidade, NaCl são transportados da hemocele para a luz tubular, junto com produtos restantes do metabolismo de nitrogênio como ácido úrico e alantoína. Parece que o transporte de K^+ é a principal força motriz para a formação da pré-urina nos túbulos de Malpighi, com as outras substâncias seguindo passivamente. Isto foi concluído a partir das seguintes observações:

- A pré-urina é isotônica ou levemente hipertônica em relação à hemolinfa.
- A pré-urina tem alta concentração de K^+ em todos os insetos.
- A taxa de formação de pré-urina é uma função da concentração de K^+ no líquido que rodeia o túbulo, e concentrações mais altas de K^+ produzem acumulação de pré-urina mais rapidamente.
- A formação de pré-urina é amplamente independente da concentração de Na^+ no líquido circundante.

Embora o K^+ seja osmoticamente a substância mais importante transportada ativamente, há evidências de que o transporte ativo desempenha um papel importante na secreção de ácido úrico e outros resíduos nitrogenados.

A pré-urina formada nos túbulos de Malpighi de diferentes espécies possui composição relativamente uniforme, e em cada espécie ela permanece isotônica em relação à hemolinfa por meio de diferentes demandas osmorreguladoras. O líquido formado nos túbulos de Malpighi passa para o intestino posterior, onde ocorrem várias mudanças importantes em sua composição. No intestino posterior, água e íons são removidos em quantidades suficientes para manter a composição própria da hemolinfa. Assim, é no intestino grosso que a composição da urina final é determinada. A água e os íons removidos da urina pelo intestino grosso são transferidos através de conexões íntimas para a luz dos túbulos de Malpighi. Essas substâncias são então retidas e recicladas no circuito formado pelos túbulos de Malpighi e pelo intestino distal (ver Fig. 14.45B).

O mais completo estudo do comportamento osmorregulador do intestino posterior foi feito com o gafanhoto do deserto *Schistocerca*. A superfície serosa do íleo e do reto é um epitélio secretor altamente especializado (Fig. 14.46). Quando uma solução semelhante à hemolinfa é injetada no intestino distal do inseto, água, K^+, Na^+ e Cl^- são absorvidos na hemolinfa circundante. Evidências de medidas elétricas sugerem que os íons são transportados ativamente e a água segue a absorção dos íons. Uma bomba eletrogênica de cloreto e canais de potássio na membrana apical parecem mediar a absorção de KCl da luz do intestino distal para as células que revestem o intestino. A absorção de sódio da luz é acoplada à absorção de aminoácido e/ou à excreção do íon amônio. O KCl move-se da célula para a hemolinfa por meio de canais apropriados na membrana basolateral, enquanto que o sódio é removido da célula para a hemolinfa por uma ATPase de Na^+/K^+ (Fig. 14.47). O ácido é excretado no lúmen do intestino distal por uma ATPase de prótons. O intestino distal de gafanhoto é capaz de remover grande quantidade de íons e água, deixando para trás um excesso de íons e produtos a serem excretados de modo que a urina excretada é hipertônica, com osmolaridade quatro vezes maior que a do sangue.

Na larva do *Tenebrio*, a relação entre a osmolaridade da urina e a do sangue pode ser maior que 10, o que é comparável à

EQUILÍBRIO OSMÓTICO E IÔNICO 575

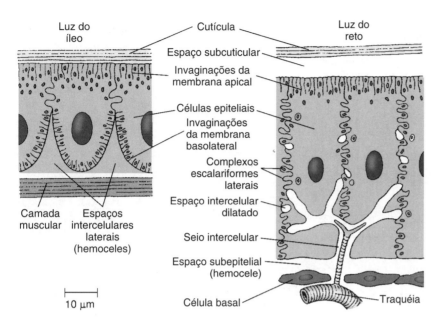

Fig. 14.46 O trato digestivo posterior dos insetos é especializado no transporte de água e íons do lúmen para a hemocele circundante. Aqui são mostradas a organização estrutural e as dimensões macroscópicas do epitélio do íleo e do reto de gafanhoto, ambos envolvidos em reabsorção. Note o pregueamento extensivo da membrana apical os extensos espaços laterais intercelulares. (Adaptado de Irvine et al., 1988.) (Ver Encarte colorido.)

capacidade de concentração nos rins mais eficientes de mamíferos. Foi sugerido que o transporte contragradiente de água em *Tenebrio* e em algumas outras espécies resulta de um arranjo de contracorrente dos túbulos de Mapighi, do espaço perirretal e do reto (Fig. 14.48). A água é retirada osmoticamente do reto para os túbulos de Malpighi por causa do gradiente de KCl produzido por transporte ativo. A direção do fluxo nesses compartimentos é tal que o gradiente osmótico ao longo do comprimento do complexo é maximizado, com a osmolaridade mais alta junto à extremidade anal do reto. Esse gradiente pode permitir que a concentração próxima à extremidade anal exceda várias vezes a da hemolinfa.

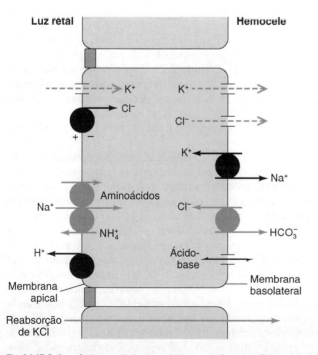

Fig. 14.47 Os íons são transportados para dentro e para fora das células retais dos gafanhotos por numerosos mecanismos. O principal efeito é a reabsorção de KCl e água e a excreção de amônia e ácido.

Há evidências para a regulação por retroalimentação da osmolaridade entre invertebrados, especialmente insetos. O barbeiro *Rhodnius* torna-se inchado após sugar o sangue de um mamífero hospedeiro. Dentro de 2 a 3 minutos, os túbulos de Malpighi aumentam mais de mil vezes sua secreção de líquido, produzindo urina copiosa. Se o inseto em jejum for inchado artificialmente por administração de salina, não ocorre diurese. Tem sido mostrado que os túbulos isolados de Malpighi imersos na hemolinfa de indivíduos não alimentados permanecem quiescentes, mas se imersos na hemolinfa de um *Rhodnius* recentemente alimentado produzem uma secreção copiosa. Um fator que estimula a secreção desses túbulos pode ser extraído do tecido neural que contém os corpos celulares ou axônios de células neurossecretoras, primariamente aquelas dos gânglios metatorácicos. Assim, parece que essas células liberam um hormônio diurético em resposta a um fator presente no sangue ingerido. O único neuro-hormônio identificado que estimula a ação diurética das células neurossecretoras é a serotonina. Achados semelhantes em outras espécies de insetos sugerem que os hormônios diuréticos e antidiuréticos produzidos no sistema nervoso regulam a atividade secretora dos túbulos de Malpighi ou a atividade reabsortiva do reto. Em minhocas, a remoção do gânglio anterior resulta em retenção de água e concomitante diminuição na osmolaridade plasmática. Injeção de tecidos cerebrais homogeneizados reverte tais efeitos, sugerindo um mecanismo humoral.

EXCREÇÃO DE RESÍDUOS NITROGENADOS

Quando aminoácidos são catabolizados, o grupo amina é liberado ou transferido para outra molécula para remoção ou para ser utilizado novamente. Diferentemente dos átomos do esqueleto de carbono dos aminoácidos, que podem ser oxidados em CO_2 e água, o grupo amina deve ser salvo para nova síntese de aminoácidos ou ser excretado dissolvido em água para evitar aumento tóxico na concentração plasmática de resíduos nitrogenados. Níveis elevados de amônia corpórea têm vários efei-

576 EQUILÍBRIO OSMÓTICO E IÔNICO

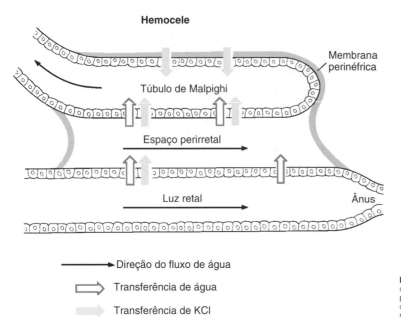

Fig. 14.48 O arranjo de contracorrente do aparelho de extração de água do reto da larva do besouro *Tenebrio* provavelmente contribui para a capacidade de concentração alta de urina deste organismo. A maior parte da água e do KCl que entra no lúmen retal é reciclada nos túbulos de Malpighi. Ver texto para maiores discussões. (Adaptado de Phillips, 1970.)

tos deletérios sobre o metabolismo e o transporte de aminoácidos; também, o NH_4^+ pode substituir o K^+ no mecanismo de troca de íons, resultando em convulsão, coma e finalmente em morte. Assim, na maioria dos animais, há uma íntima ligação entre as funções osmorreguladoras e os processos envolvidos na eliminação do excesso de nitrogênio. Nos animais que enfrentam suprimento limitado de água, esta relação dá origem a um sério problema — isto é, o inevitável conflito entre a conservação de água, por um lado, e o impedimento de acumulação tóxica de resíduos nitrogenados, por outro. Como veremos, os animais desenvolveram estratégias excretoras apropriadas à sua economia de água.

Animais geralmente excretam a maioria do excesso de nitrogênio como *amônia*, *uréia* ou *ácido úrico* (Fig. 14.49). Quantidades menores de nitrogênio são excretadas na forma de outros compostos tais como creatinina, creatina ou óxido de trimetilamina; quantidades muito pequenas de aminoácidos, purinas e pirimidinas também podem ser excretadas. Os três compostos nitrogenados excretórios primários diferem em suas propriedades, de modo que no curso da evolução alguns grupos animais encontraram mais oportunidades para produzir uma ou outra destas formas para propósitos de excreção durante todo o seu ciclo de vida ou em parte dele (Fig. 14.50).

A amônia é mais tóxica do que a uréia ou o ácido úrico e deve ser mantida em níveis baixos no organismo. Uma vez que a excreção de amônia ocorre por difusão, um grande volume de água é requerido para manter a concentração de amônia no líquido excretor abaixo daquela do organismo, o que é necessário para a difusão ocorrer. Isto significa que cerca de 0,5 litro de água é necessário para excretar 1 g de nitrogênio na forma de amônia. A uréia é menos tóxica do que a amônia e requer somente 0,05 litro de água para excretar 1 g de nitrogênio como uréia, isto é, somente 10% da água requerida para excretar a quantidade equivalente de nitrogênio como amônia. A síntese de uréia, entretanto, consome ATP; portanto, se uma quantidade suficiente de água está disponível e os níveis de amônia no organismo podem ser mantidos baixos o bastante, excretar resíduos nitrogenados como amônia economiza energia. Quantidades ainda menores de água são requeridas para excretar ácido úrico, uma vez que somente 0,001 litro é requerido para a excreção de ácido úrico por grama de nitrogênio, ou seja, somente 1% daquela necessária para a excreção de amônia. O ácido úrico é apenas ligeiramente solúvel em água e é excretado como um precipitado pastoso branco, característico de fezes de pássaros. A baixa solubilidade do ácido úrico tem significado adaptativo na medida em que o ácido úrico, em sua forma precipitada, não contribui para a tonicidade da "urina" ou das fezes.

Assim, em geral, a disponibilidade de água normalmente determina a natureza e o padrão da excreção nitrogenada. Animais aquáticos normalmente excretam amônia por meio de suas brânquias, enquanto que animais terrestres normalmente excretam uréia ou ácido úrico pelos seus rins. Isto é, o tipo de excreção é geralmente relacionado ao hábitat: pássaros terrestres excretam cerca de 90% de seus resíduos nitrogenados como ácido úrico e somente 3 a 4% como amônia, mas pássaros semi-aquáticos, tais como patos, excretam somente 50% de seus resíduos nitrogenados como ácido úrico e 30% como amônia. Mamíferos excretam a maior parte dos resíduos como uréia. Girinos de rã são aquáticos e excretam amônia; após a metamorfose para adulto terrestre eles excretam uréia. Embriões de aves produzem amônia no primeiro dia e então mudam para ácido úrico, que é depositado dentro do ovo como um sólido insolúvel e assim não tem efeito sobre a osmolaridade do precioso pouco líquido contido

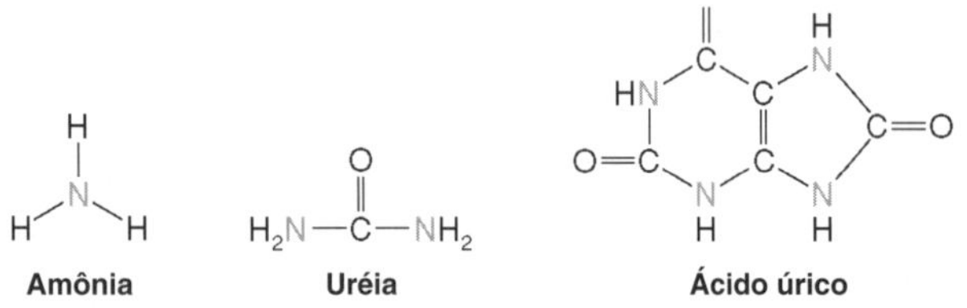

Fig. 14.49 A maior parte do excesso de nitrogênio é eliminada na forma de amônia, uréia ou ácido úrico. Destes produtos comuns de excreção de nitrogênio, a quantidade de água utilizada na excreção de 1 g de nitrogênio é maior para a amônia, que é altamente solúvel, e menor para o ácido úrico, que é relativamente insolúvel. Note as diferenças no número de átomos de nitrogênio por molécula.

EQUILÍBRIO OSMÓTICO E IÔNICO 577

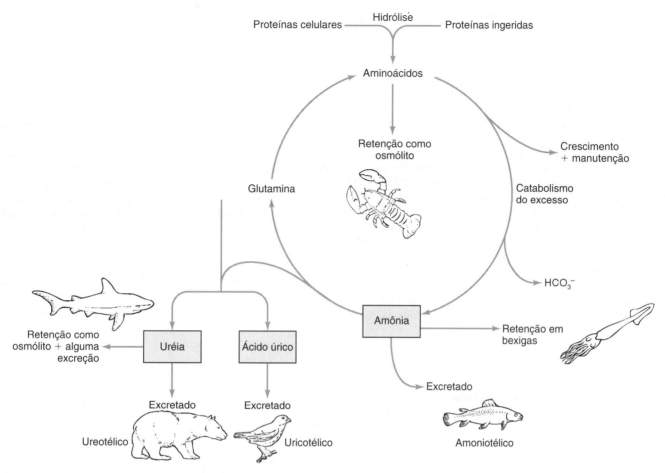

Fig. 14.50 Embora ocorram exceções, a disponibilidade de água é correlacionada com o produto de excreção de nitrogênio predominantemente encontrado nos animais (quadros de cor cinza). Este resumo do metabolismo e da excreção de nitrogênio em animais mostra os pontos nos quais eles diferem. Com base no principal produto de excreção de nitrogênio usado pelo animal, ele pode ser classificado como amoniotélico, ureotélico ou uricotélico. Em alguns animais, certos compostos nitrogenados agem como osmólitos, que são substâncias usadas para ajustar a osmolaridade do organismo. (Adaptado de Wright, 1995.)

no ovo. Lagartos e cobras têm vários esquemas de desenvolvimento para mudar da produção de amônia e uréia para a produção de ácido úrico principalmente. Em espécies que põem ovos em areia úmida, a troca para produção de ácido úrico ocorre mais tarde no desenvolvimento, mas antes do nascimento. A mudança para a produção de ácido úrico é uma espécie de metamorfose bioquímica que prepara o organismo para o hábitat terrestre seco. É evidente, contudo, que existem superposições de diferentes produtos de excreção em animais de ambientes semelhantes.

Animais que Excretam Amônia (Amoniotélicos)

A maioria dos teleósteos e dos invertebrados aquáticos são **amoniotélicos**; isto é, eles eliminam suas excretas nitrogenadas principalmente como amônia, produzindo pouca ou nenhuma uréia. Como já notado, a maioria dos animais terrestres converte resíduos nitrogenados em ácido úrico ou uréia para salvar água. Exceções interessantes são o isópode terrestre (tatuzinho), bem como os caracóis e caranguejos terrestres; esses animais eliminam uma porção significativa de suas excretas nitrogenadas pela volatilização de amônia.

As membranas celulares são geralmente permeáveis à amônia não-ionizada (NH_3) mas não muito permeáveis aos íons amônio (NH_4^+). A excreção de amônia é sobretudo decorrente de difusão passiva de amônia não-ionizada. Quase toda a amônia é excretada como NH_3 na maioria dos teleósteos. A excreção associada de H^+ e dióxido de carbono acidifica a água próxima da superfície das brânquias, retendo NH_3 na forma do altamente impermeável NH_4^+ e aumentando a excreção de amônia. Algumas membranas, contudo, têm baixa permeabilidade ao NH_3, bem como ao NH_4^+. Membranas dos ovos de *Xenopus* e das células da porção ascendente grossa da alça de Henle no rim de mamífero são exemplos de estruturas que têm baixa permeabilidade ao NH_3.

Os grupamentos amino de vários aminoácidos são transferidos, com a ajuda de uma enzima transaminase, para o glutamato, que é então desaminado para formar íons amônio e α-cetoglutarato no fígado, no qual o glutamato é também convertido em **glutamina**, que é muito menos tóxica do que a amônia e cruza a membrana facilmente mas, em geral, não é excretada em nenhuma quantidade. Embora mamíferos excretem a maior parte dos resíduos nitrogenados como uréia, eles excretam pequenas quantidades de amônia na urina. Em vez de amônia, a menos tóxica glutamina é liberada pelo fígado dos mamíferos para o sangue e é captada pelo rim. A glutamina é então desaminada nas células dos túbulos renais e a amônia é liberada no líquido tubular. A amônia excretada pode capturar um próton para formar NH_4^+, que não pode difundir-se de volta para as células tubulares e assim deixa o organismo pela urina (ver Fig. 14.30). Como a amônia nas suas formas livre e ionizada é altamente tóxica, é interessante que a glutamina, que não é tóxica, possa agir como carreador do grupamento amino no sangue e nos tecidos até sua desaminação no rim amoniotélico.

Concentração sanguínea de somente 0,05 mmol·l^{-1} de amônia é tóxica para a maioria dos mamíferos, causando convulsão e morte. Efeitos tóxicos semelhantes foram observados em muitos outros animais, incluindo pássaros, répteis e peixes. Morcegos *guano* mexicanos não são usuais entre mamíferos na medida em que eles resistem a níveis muito elevados de amônia (1.800 ppm) na atmosfera das cavernas onde vivem. Este nível é suficiente para matar seres humanos. Portanto, entre nas cavernas de morcegos *guano* com cuidado! A toxicidade do NH_3 é decorrente em parte da elevação do pH que ele produz, o que causa alterações na estrutura terciária das proteínas. A amônia também interfere em alguns mecanismos de transporte de íons, porque o NH_4^+ substitui o K^+ em alguns casos. A amônia pode ainda afetar o fluxo sanguíneo cerebral e alguns aspectos da transmissão sináptica, particularmente o metabolismo do glutamato.

Quais são os efeitos de variações no pH nos compartimentos do organismo sobre transferência e distribuição de amônia e íons amônio no organismo?

Algumas lulas, camarões e tunicados seqüestram NH_4^+ em alta concentração em câmaras acidificadas especializadas que agem como uma bóia tornando o animal mais flutuante. Nas bóias desses animais marinhos, o NH_4^+ é substituído pelos íons mais pesados Ca^{++}, Mg^{++} e SO_4^{--} (ver Fig. 14.50). Os níveis de íons amônio nas bóias são muito altos e os tecidos que formam a bóia devem ser resistentes às ações tóxicas da amônia. Os níveis de amônia em outras regiões do organismo são relativamente baixos.

Animais que Excretam Uréia (Ureotélicos)

Ureotélicos são animais que excretam a maioria dos resíduos nitrogenados na forma de uréia, que é muito solúvel em água, é

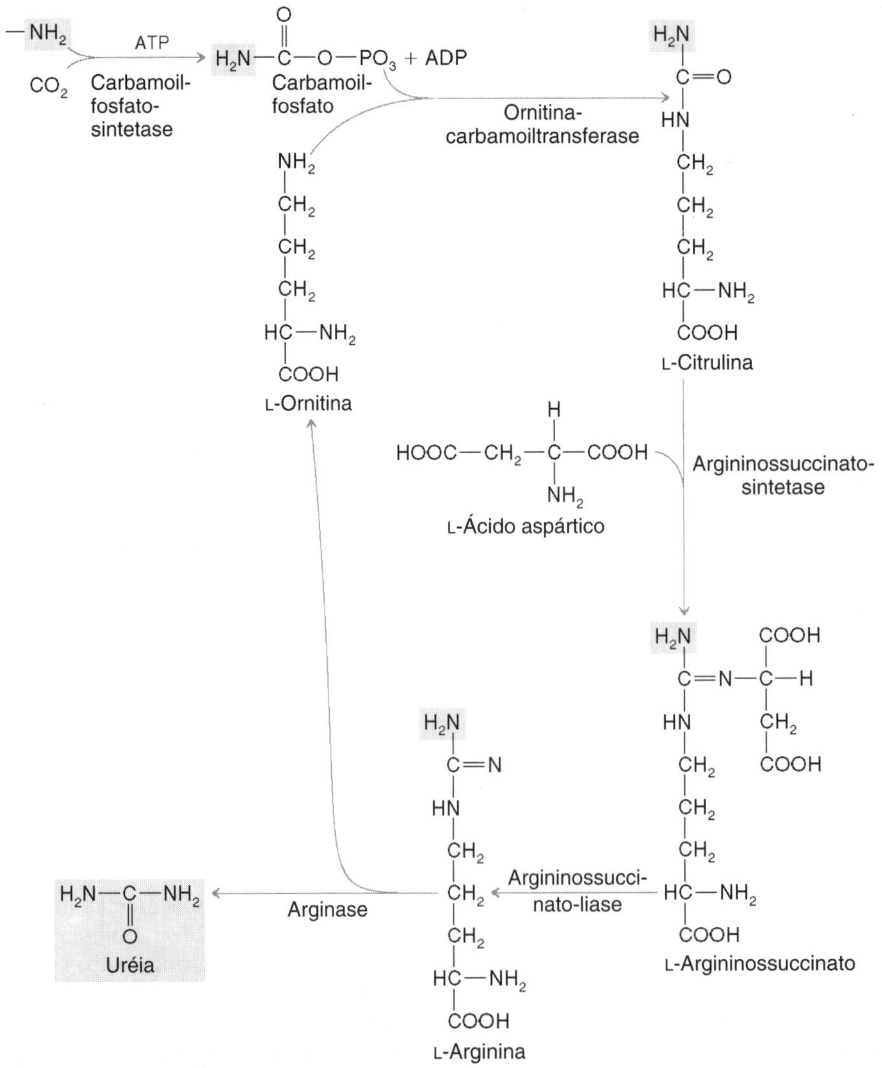

Fig. 14.51 A uréia é formada pelo ciclo uréia-ornitina em todos os vertebrados exceto os teleósteos. Como o ATP é requerido para a primeira etapa, animais ureotélicos consomem mais energia na excreção de nitrogênio do que outros animais.

EQUILÍBRIO OSMÓTICO E IÔNICO 579

muito menos tóxica do que a amônia e requer muito menos água para a excreção. Além disso, a uréia contém dois átomos de nitrogênio por molécula. Animais ureotélicos utilizam um dos dois caminhos para a formação de uréia. Com exceção dos peixes teleósteos, os vertebrados sintetizam uréia primariamente no fígado por meio do **ciclo da uréia-ornitina** (Fig. 14.51). Neste ciclo, dois grupamentos —NH_2 e uma molécula de CO_2 são adicionados à ornitina para formar arginina. A enzima arginase, que está presente em quantidades relativamente grandes nesses animais, catalisa a remoção da molécula de uréia a partir de arginina, regenerando a ornitina.

A tilápia do Lago Magadi, *Oreochromis alcalicus grahami*, é um peixe teleósteo de água doce completamente aquático; diferentemente da maioria dos teleósteos, ele excreta todo o resíduo nitrogenado na forma de uréia. O alto pH do Lago Magadi (cerca de 10) impede a excreção de amônia em uma extensão que causa acúmulo de amônia e morte dos outros peixes. A *Oreochromis alcalicus grahami* pode viver no Lago Magadi porque ela converte amônia em uréia pelo ciclo da uréia-ornitina, evitando a toxicidade da amônia. Peixes elasmobrânquios utilizam a uréia produzida a partir da amônia pelo ciclo da uréia-ornitina para aumentar sua osmolaridade corpórea; eles também excretam a maioria dos resíduos nitrogenados como uréia através de suas brânquias. Assim, nem todos os animais aquáticos excretam amônia.

A maioria dos teleósteos e muitos invertebrados utilizam a assim chamada **via uricolítica** na qual a uréia é produzida a partir do ácido úrico que ou se origina da transaminação pelo aspartato ou é produzido durante o metabolismo do ácido nucleico. Nesta via, o ácido úrico é convertido primeiro em alantoína e ácido alantóico com a ajuda das enzimas uricase e alantoinase, respectivamente, e então em uréia, pela alantoicase (Fig. 14.52). Durante a evolução, a maioria dos mamíferos perderam a capacidade de produzir alantoicase e alantoinase; os primatas hominóides também não podem sintetizar uricase e assim excretam ácido úrico como produto final do metabolismo de ácido nucleico. A excreção de ácido úrico é normalmente cerca de 1% da excreção da uréia no homem. Contudo, se a produção ou a ingestão de ácido úrico aumentar, os níveis de ácido úrico no sangue podem também aumentar por estar a excreção comprometida em face da baixa solubilidade do ácido úrico, especialmente se o volume de urina for pequeno. A baixa solubilidade pode também resultar na precipitação de cristais de ácido úrico quando os níveis de ácido úrico aumentam no sangue, o que por sua vez evolui para a condição dolorosa chamada gota.

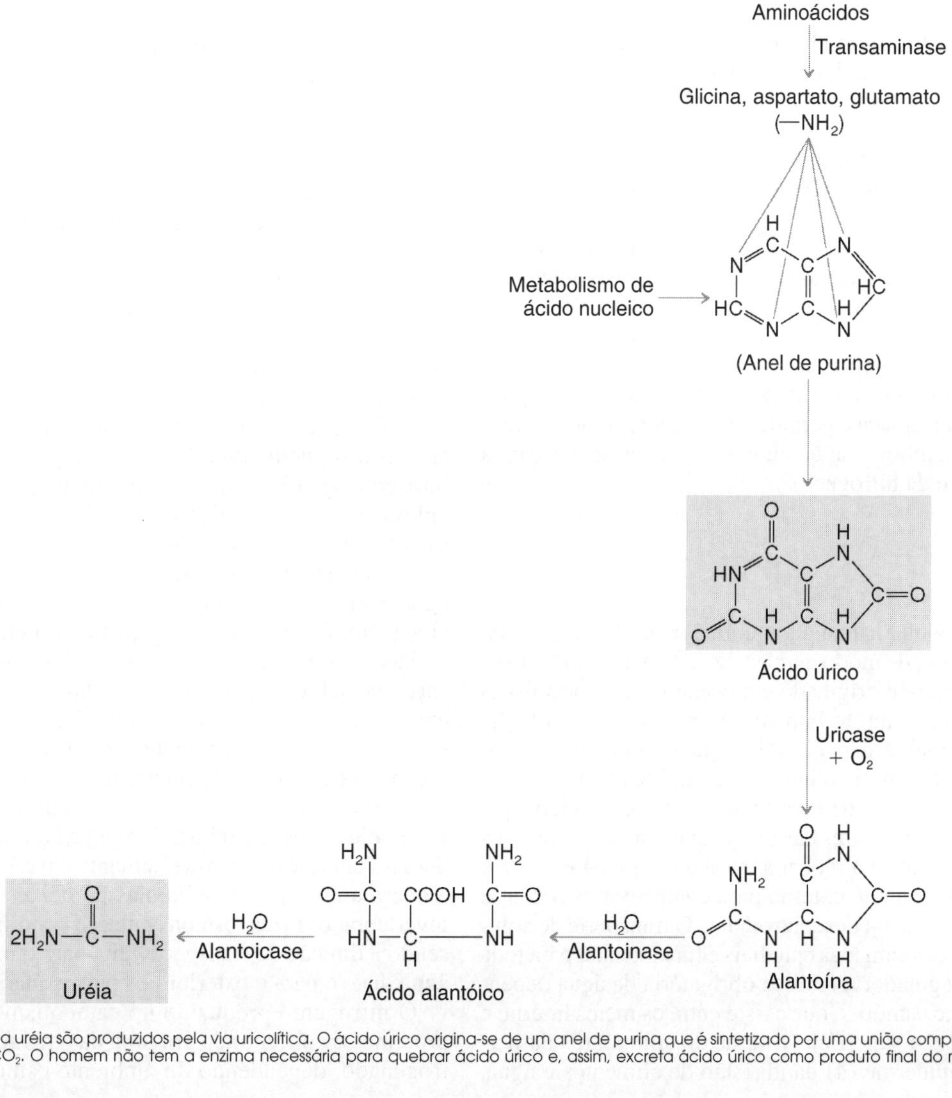

Fig. 14.52 O ácido úrico e a uréia são produzidos pela via uricolítica. O ácido úrico origina-se de um anel de purina que é sintetizado por uma união complexa de ácido aspártico, ácido fórmico, glicina e CO_2. O homem não tem a enzima necessária para quebrar ácido úrico e, assim, excreta ácido úrico como produto final do metabolismo dos ácidos nucleicos.

580 EQUILÍBRIO OSMÓTICO E IÔNICO

A uréia cruza a membrana ou através de poros aquosos ou por transportadores especializados de membrana, uma vez que as membranas lipídicas não são muito permeáveis à uréia. Acredita-se que transportadores específicos de uréia estejam presentes em elasmobrânquios e vários outros vertebrados, incluindo os mamíferos. Os transportadores de uréia são largamente distribuídos e algumas vezes podem estar envolvidos no transporte rápido de uréia para estabilizar o volume celular frente a um choque osmótico.

Animais que Excretam Ácido Úrico (Uricotélicos)

Animais **uricotélicos** — pássaros, répteis e a maioria dos artrópodes terrestres — excretam nitrogênio principalmente na forma de ácido úrico ou do composto intimamente relacionado guanina. Ácido úrico e guanina têm a vantagem de carregar quatro átomos de nitrogênio por molécula. Os átomos de nitrogênio incorporados no ácido úrico originam-se, em última análise, da quebra dos aminoácidos glicina, aspartato e glutamina (ver Fig. 14.52). Uma vez que estes animais não têm uricase, eles não podem quebrar ácido úrico. Assim, a catálise das moléculas nitrogenadas termina em ácido úrico, que se precipita intensamente por causa de sua baixa solubilidade e é excretado como produto final, requerendo pouca água urinária. Em geral, animais uricotélicos são adaptados às condições de disponibilidade limitada de água.

O ácido úrico é transportado do sangue para as células dos túbulos renais por um trocador urato-ânion ou por um transportador de urato. Ele então se move das células para o lúmen do túbulo em favor de um gradiente eletroquímico e é excretado na urina. O transporte de urato compete com o transporte de *para*-aminoipurato nos túbulos renais de pássaros mas não nos répteis.

Dois anfíbios raros são os sapos de terra árida *Chiromantis xerampelina* e *Phyllomedusa sawvagii*. Eles não somente têm perda de água por evaporação de sua pele extremamente baixa mas, como répteis, excretam nitrogênio na forma de ácido úrico e não como amônia ou uréia como a maioria dos outros anfíbios o faz. A baixa solubilidade do ácido úrico causa sua precipitação prontamente na cloaca e permite a tais sapos, como aos répteis e aos pássaros, minimizar o volume de urina necessário para eliminar o excesso de nitrogênio.

RESUMO

O ambiente extracelular para muitos animais marinhos e não-marinhos assemelha-se, de modo geral, à água do mar diluída. Essa semelhança pode ter-se originado em oceanos rasos primitivos que, segundo se acredita, teriam sido o local para a evolução inicial da vida animal. A capacidade de muitos animais de regular a composição de seu meio interno está intimamente relacionada com sua capacidade de ocupar ambientes ecológicos que são osmoticamente diferentes das exigências osmóticas de seus tecidos. A osmorregulação requer a troca de sais e água entre o meio extracelular e o meio externo para compensar as perdas e os ganhos obrigatórios ou descontrolados. O transporte de solutos e água através das camadas epiteliais é fundamental para toda atividade osmorreguladora. A troca obrigatória de água depende de (1) do gradiente osmótico que existe entre os meios interno e externo, (2) da razão superfície-volume do animal, (3) da permeabilidade da epiderme (4) da ingestão de alimentos e água,

(5) da perda evaporativa requerida para a termorregulação e (6) da eliminação de resíduos metabólicos e digestivos na urina e nas fezes.

Animais terrestres e marinhos enfrentam desidratação, enquanto que animais de água doce devem impedir a hidratação por absorção osmótica descontrolada de água. Os pássaros marinhos, os répteis e os teleósteos substituem a água perdida bebendo água do mar e secretando sal ativamente por meio do epitélio secretor. Peixes de água doce não bebem água; eles substituem os sais perdidos por absorção ativa. Pássaros e mamíferos são os únicos vertebrados que secretam urina hipertônica. Além disso, muitas espécies do deserto utilizam mecanismos para minimizar a perda de água na respiração.

A maioria dos rins de vertebrados realiza filtração, reabsorção e secreção para formar a urina. Um mecanismo de contracorrente presente no rim de mamíferos e de aves permite a produção de urina hipertônica. A filtração do plasma nos glomérulos é dependente da pressão arterial. Moléculas orgânicas pequenas e cristalóides são filtradas, deixando as células sanguíneas e as grandes moléculas para trás. Sais e moléculas orgânicas tais como açúcares são parcialmente reabsorvidos do filtrado glomerular nos túbulos renais e certas substâncias são secretadas no líquido tubular. Um sistema multiplicador de contracorrente que inclui o ducto coletor e a alça de Henle estabelece um acentuado gradiente de concentração extracelular de sal e uréia que se estende profundamente na medula do rim de mamífero. A água é retirada osmoticamente do ducto coletor quando ela passa através de altas concentrações medulares de sal e uréia junto à pelve renal. O controle endócrino do ducto coletor determina o volume de água reabsorvida e retida na circulação. A urina final, então, é o produto de filtração, reabsorção e secreção. Esses processos permitem que a composição urinária se afaste fortemente das proporções das substâncias presentes no sangue.

A formação de urina segue o mesmo delineamento principal em todos os vertebrados e invertebrados ou em sua maioria. Uma pré-urina, que contém essencialmente todas as pequenas moléculas e íons encontrados no sangue, é formada. Na maioria dos vertebrados e nos crustáceos e moluscos, essa formação é acompanhada por ultrafiltração; em insetos, é formada pela secreção, através do epitélio dos túbulos de Malpighi, de KCl, NaCl e fosfato, com água e outras pequenas moléculas, tais como aminoácidos e açúcares, seguindo-se passivamente por osmose e difusão em favor de seus gradientes de concentração. A pré-urina é subseqüentemente modificada por reabsorção seletiva de íons e água e, em alguns animais, pela secreção de substâncias de excreção no lúmen do néfron pelo epitélio tubular.

Pássaros e répteis podem beber água do mar, excretando a carga de sal através de uma glândula nasal. Elasmobrânquios excretam sal por uma glândula retal, que é formada por células secretoras de sal semelhantes àquelas encontradas na porção ascendente grossa da alça de Henle no rim de mamífero, na glândula de sal de aves e répteis e nas células de cloreto nas brânquias de teleósteos marinhos. A regulação hormonal da atividade dessas células é também semelhante em tubarões, pássaros, répteis e mamíferos. As brânquias de peixes teleósteos e muitos invertebrados fazem osmorregulação por transporte ativo de sais, sendo a direção do transporte feita para o interior nos peixes de água doce e para o exterior nos peixes marinhos.

O nitrogênio produzido no catabolismo de aminoácidos e proteínas é concentrado em uma das três formas de resíduo nitrogenado, dependendo do ambiente osmótico dos diferentes grupos de animais. A amônia, altamente tóxica e solúvel, requer grandes volumes de água para diluição e subseqüente excreção através das brânquias de teleósteos. O ácido úrico é menos tóxico e muito pouco solúvel; é excretado como uma suspensão semi-sólida pelos rins de pássaros e répteis. A uréia é a menos tóxica, e sua excreção requer uma quantidade moderadamente pequena de água. Os mamíferos convertem a maior parte de seus resíduos nitrogenados em uréia, que é excretada na urina; os elasmobrânquios usam uréia como agente osmótico em seu sangue e excretam a maioria do excesso de nitrogênio através de suas brânquias.

QUESTÕES DE REVISÃO

1. Como o desenvolvimento de mecanismos osmorreguladores afetou a evolução animal?
2. Que fatores influenciam a troca osmótica obrigatória com o ambiente?
3. Explique por que a respiração, a regulação de temperatura e o equilíbrio hídrico em animais terrestres estão intimamente inter-relacionados. Dê exemplos.
4. Descreva três mecanismos anatômicos ou fisiológicos usados por insetos para minimizar a desidratação em ambientes secos.
5. Como os peixes marinhos e de água doce mantêm a homeostase osmótica?
6. Cite e descreva os três principais processos usados pelo rim de vertebrados para alcançar a composição final da urina.
7. Que fatores determinam a taxa de ultrafiltração nos glomérulos?
8. O que se entende por depuração renal de uma substância?
9. Se o líquido intratubular na alça de Henle se mantém aproximadamente isosmótico em relação ao líquido extracelular ao longo de seu caminho e é mesmo levemente hipotônico ao deixar a alça, em que parte a urina final se torna hipertônica no rim de mamífero?
10. Explique por que o consumo de 1 litro de cerveja resultará em produção de urina maior do que igual volume de água.
11. Qual é o papel do rim na regulação da pressão arterial?
12. Discuta o papel do rim no controle do pH do plasma.
13. Como os insetos produzem excrementos e urina concentrados e hipertônicos?
14. No curso da evolução, os organismos terrestres passaram a excretar principalmente ácido úrico e uréia em vez de amônia. Quais são as razões adaptativas para tal variação?
15. Explique por que gaivotas podem beber água do mar e sobreviver mas os homens não.
16. Após a injeção de inulina em um pequeno mamífero, a concentração encontrada de inulina plasmática foi de $1 \, mg \cdot ml^{-1}$, a concentração na urina de $10 \, mg \cdot ml^{-1}$ e a taxa de fluxo de urina no ureter $10 \, ml \cdot h^{-1}$. Qual a taxa de filtração do plasma e de depuração em mililitros por minuto? Qual o volume de água reabsorvido nos túbulos por hora?

17. Que evidências existem de que o néfron de mamíferos emprega secreção tubular como meio de eliminar substâncias na urina?
18. Por que o sistema de contracorrente é mais eficiente no transporte e na transferência físicos do que um sistema no qual os líquidos em vasos opostos fluem na mesma direção?
19. Quais são as semelhanças e as diferenças entre a glândula retal de elasmobrânquios e a glândula de sal dos pássaros?

LEITURAS SUGERIDAS

Braun, E. J., and D. H. Thomas. 1991. *Integrative aspects of osmoregulation in birds.* Symposium 38:2103–2146. Acta XX Congressus Internationalis Ornithologici. New Zealand Ornithological Congress Trust Board.

Gupta, B. L., R. B. Moreton, J. L. Oschman, and B. J. Wall. 1977. *Transport of Ions and Water in Animals.* London: Academic Press.

Krogh, A. 1939. *Osmotic Regulation in Aquatic Animals.* Cambridge: Cambridge University Press.

Kultz, D., K. Jurss, and L. Jonas. 1995. Cellular and epithelial adjustments to altered salinity in the gill and opercular epithelium of a cichlid fish *(Oreochromis mossambicus). Cell. Tissue Res.* 279:65–73.

Larsen, E. H. 1991. Chloride transport by high-resistance heterocellular epithelia. *Physiol. Rev.* 71:235–283.

Pitts, R. F. 1974. *Physiology of the Kidney and Body Fluids.* 3d ed. Chicago: Year Book Medical Publishers.

Phillips, J. E., et al. 1994. Mechanisms of acid-base transport and control in locust excretory system. *Physiol. Zool.* 67:95–119.

Riordan, J. R., B. Forbush, III, and J. W. Hanrahan. 1994. The molecular basis of chloride transport in shark rectal gland. *J. Exp. Biol.* 196:405–418.

Rodriguez-Boulan, E., and W. J. Nelson, eds. 1993. Epithelial and Neuronal Cell Polarity and Differentiation. *J. Cell Sci.* Suppl. 17. Cambridge, UK: Company of Biologists.

Schmidt-Nielsen, K. 1972. *How Animals Work.* Cambridge: Cambridge University Press.

Schmidt-Nielsen, K. 1981. Countercurrent systems in animals. *Sci. Am.* 244:118–128.

Smith, H. W. 1953. *From Fish to Philosopher.* Boston: Little, Brown.

Wood, C. M., and T. J. Shuttleworth, eds. 1995. *Cellular and Molecular Approaches to Fish Ionic Regulation.* San Diego: Academic Press.

Wright, P. A. 1995. Nitrogen excretion: three end products, many physiological roles. *J. Exp. Biol.* 198:273–281.

CAPÍTULO

15

ADQUIRINDO ENERGIA: INGESTÃO DE ALIMENTOS, DIGESTÃO E METABOLISMO

Todos os animais precisam de matéria-prima e energia para crescimento, manutenção e reprodução. A matéria-prima e a energia usadas no metabolismo vêm do alimento, mas o que realmente constitui um item alimentar varia muito entre animais, indo desde moléculas individuais absorvidas através da superfície corpórea até presas vivas deglutidas inteiras. A despeito de sua origem, que pode ser vegetal, animal ou fontes inorgânicas, o alimento é utilizado como material para produção de novos tecidos, para reparo de tecidos existentes e para reprodução. O alimento também serve como fonte de energia para processos dinâmicos, tais como movimento e metabolismo.

A energia química contida no alimento é, em última análise, derivada do sol (ver Fig. 3.3). Plantas contendo clorofila são organismos fotossintéticos **autotróficos** (nutrem a si próprios) que utilizam energia radiante para sintetizar complexos compostos de carbono a partir de precursores simples (CO_2 e H_2O). Estes compostos são armazenadores de energia química que pode ser liberada e utilizada para manter reações nos tecidos vivos que consomem energia. Quase todos os organismos são **heterotróficos**, ou seja, dependem de compostos de carbono produtores de energia que são obtidos pela ingestão de animais ou plantas e, portanto, em última análise, dependem de organismos fotossintetizadores, os quais adquirem energia do sol. A exceção dos relativamente recém-descobertos invertebrados que vivem no fundo do mar e que derivam sua nutrição de águas ricas em minerais somente ilustra que a vida animal depende normalmente da energia solar.

O fluxo de energia que se origina do sol através de um organismo autotrófico fotossintético e vai para uma molécula de ATP em um animal heterotrófico é mostrado na Fig. 15.1. Monossacarídios como a glicose são sintetizados por plantas verdes a partir de CO_2 e H_2O. Esses compostos elementares de carbono situam-se no início da **cadeia alimentar**, que representa uma série de organismos ligados entre si e na qual cada "elo" da cadeia serve como item alimentar para o próximo. Cada grupo de organismos representa um **nível trófico**. Em uma cadeia alimentar curta com somente dois níveis tróficos, plantas verdes são comidas por um grande heterótrofo, tal como um elefante. Este heterótrofo, que não tem nenhum predador natural com exceção do homem, está no fim da cadeia alimentar até que morra e seja consumido por bactérias ou por animais que se alimentam de carcaças. Uma

seqüência representativa de cadeia mais longa, em que o fluxo de nutriente é geralmente mais complexo, seria fitoplâncton > zooplâncton > peixe pequeno > peixe médio > peixe grande (ver Fig. 3.3).

Na passagem de um nível trófico da cadeia alimentar para outro são perdidas substâncias úteis e energia livre. O grão produzido em uma plantação de trigo de 1 hectare (ha: 10.000 m²) contém mais material e energia do que se o mesmo grão for usado como alimento do gado, convertido em bife e então consumido por humanos. Por exemplo, uma plantação de 1 hectare de grãos produz em média 5 vezes mais proteína do que um hectare destinado à produção de carne, enquanto um hectare de legumes produz 10 vezes mais. Uma vaca deve ser alimentada com mais de 20 kg de proteína de planta para produzir 1 kg de proteína para consumo humano. O homem está no nível trófico mais alto desta cadeia alimentar. Em cada nível de alimentação, digestão e incorporação ao longo da cadeia alimentar, há considerável perda de energia decorrente do custo energético de manutenção dos tecidos, da digestão de alimentos e de sua síntese em novas moléculas a serem incorporadas nos tecidos. Conseqüentemente, uma cadeia alimentar mais curta em geral conserva para o consumidor do topo maiores quantidades da energia capturada fotossinteticamente do que uma cadeia mais longa, se considerarmos a eficiência de transferência de cada nível trófico para o próximo aproximadamente igual.

Nós agora consideraremos como vários animais adquirem itens alimentares.

MÉTODOS DE INGESTÃO DE ALIMENTOS

A maioria dos animais ocupa grande parte do comportamento alimentar na obtenção de comida em quantidade e qualidade adequadas. Certamente a morfologia e a fisiologia dos animais são o resultado da seleção natural que favorece a aquisição efetiva de energia do alimento enquanto evita que eles próprios se tornem alimento de outros animais. A complexidade e a sofisticação dos sistemas nervoso e muscular, por exemplo, atestam o poder das forças seletivas que agem sobre os organismos. Como esses sistemas variam, também variam os métodos pelos quais os animais se alimentam. Espécies sésseis (não-móveis) que

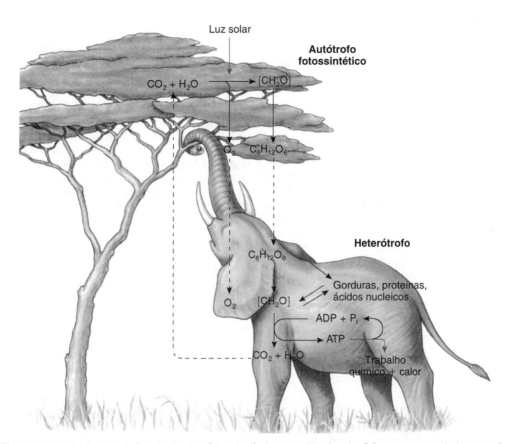

Fig. 15.1 Dois níveis tróficos ocorrem neste diagrama de fluxo de energia química através de uma cadeia alimentar. O fluxo começa em plantas, com a formação fotossintética de moléculas de alta energia (açúcares) a partir de matéria-prima contendo baixa energia (CO_2 e H_2O). A oxidação dos compostos de carbono produz energia livre acoplada à síntese de compostos de alta energia, tais como ATP, usados no metabolismo como moeda energética comum. O conteúdo de energia química está em seu máximo após a produção fotossintética de açúcares. Quando o material vegetal é consumido por um organismo heterotrófico, parte da energia química é convertida em calor e assim deixa de ser uma fonte direta de energia para conduzir os processos biológicos. Essa cadeia alimentar tem somente dois níveis tróficos, mas a maioria das cadeias alimentares tem muitos níveis intercalados.

habitam os fundos de rios e oceanos freqüentemente fazem uso da absorção de superfície, da filtração ou de armadilhas. Animais móveis seguem uma seqüência mais ativa, que pode incluir, como no caso de alguns carnívoros, procura, tocaia, salto sobre a presa, captura e morte.

Absorção de Alimentos Através da Superfície Corpórea Externa

O método de alimentação que é menos dependente de captura e de órgãos digestórios especializados envolve a absorção de nutrientes diretamente através da parede corpórea. Certos protozoários, endoparasitas (animais que vivem dentro de outros animais) e invertebrados aquáticos são capazes de capturar moléculas de nutrientes do meio que os rodeiam diretamente através de suas paredes corpóreas. Endoparasitas tais como protozoários, tênias, fascíolas e certos moluscos e crustáceos são envolvidos por tecidos ou por líquidos do tubo alimentar de seus hospedeiros, os quais são ricos em nutrientes. As tênias, que podem ter muitos metros de comprimento, não possuem nem mesmo um sistema digestório rudimentar. Elas evoluíram de um platelminto primitivo que não apresentava cavidade corpórea (isto é, era acelômico). Porém alguns parasitas parecem ter perdido secundariamente o aparelho digestório que estava presente em seus antecessores. Por exemplo, crustáceos parasitas, que pertencem à classe Cirripidea (grupo das cracas), não têm canal alimentar, mas parecem ter evoluído de antecessores não-parasitas que possuíam trato gastrointestinal.

Alguns invertebrados e protozoários de vida livre obtêm parte de seus nutrientes captando-os do meio que os rodeia diretamente em suas superfícies. Pequenas moléculas como aminoácidos são captadas da solução diluída por mecanismos de transporte (descritos no Cap. 4) contra um gradiente de concentração que pode às vezes ser muito alto. Em alguns desses organismos, moléculas ou partículas maiores são capturadas por processos tais como fagocitose, que será descrito a seguir.

Endocitose

A **endocitose** representa uma forma mais ativa de "ingestão de alimentos" do que a absorção passiva diretamente através da parede corpórea. Ela ocorre na célula, e não no tecido ou no organismo. Endocitose inclui dois processos: fagocitose ("célula que come") e pinocitose ("célula que bebe"). Na **fagocitose**, protuberâncias semelhantes a pseudópodes estendem-se e envolvem partículas nutrientes relativamente grandes. **Pinocitose** ocorre quando uma partícula menor se liga à superfície celular e à membrana plasmática (invagina) sob ela, formando uma **cavidade endocitótica**. Quando capturada por fagocitose ou pinocitose, a partícula é englobada em uma vesícula fechada por uma membrana e retida no fundo da cavidade.

A vesícula (ou **vacúolo alimentar** nos protozoários) funde-se com **lisossomos**, que são organelas que contêm enzimas digestivas intracelulares e, então, passa a se chamar **vacúolo secundário**. Após a digestão, o conteúdo do vacúolo passa através da parede para o citoplasma. O material restante indigerido é excretado externamente por exocitose, que é essencialmente um processo reverso da pinocitose. A ingestão de alimentos por pinocitose e fagocitose é familiar em protozoários tais como *Paramecium*, mas também ocorre na superfície de canais alimentares e em outros tecidos em muitos animais pluricelulares.

Ingestão por Filtração

Muitos animais aquáticos utilizam a **ingestão de alimentos por filtração**, também chamada **ingestão de alimentos por suspensão**, na captura de alimentos. Itens alimentares (usualmente fitoplâncton ou zooplâncton) são transportados por dispositivos especializados localizados na superfície do corpo ou dentro dele.

A maioria dos filtradores marinhos são animais sésseis pequenos, como esponjas, braquiópodes, lamelibrânquios e tunicados. Os itens alimentares são transportados em correntes de água que ocorrem naturalmente ou que são geradas pelos movimentos de partes do corpo, tais como cílios ou flagelos. Os braquiópodes respondem às correntes com um padrão comportamental caracterizado por rotação sobre seus pés, apresentando assim uma orientação hidrodinâmica eficiente para capturar a corrente de água. Vários outros animais sésseis que se encontram em águas movimentadas usam o **efeito de Bernoulli** (isto é, queda na pressão de fluxo quando a velocidade de fluxo aumenta) para aumentar a quantidade de água que flui através dos locais de captura, sem nenhum custo de energia para eles. Um exemplo de ingestão por filtração passivamente realizada é visto em esponjas (Fig. 15.2). O fluxo de água através da grande abertura terminal causa queda na pressão (efeito de Bernoulli) do lado de fora do ósculo. Como resultado, a água é retirada da esponja através do ósculo e penetra na parede corpórea através de numerosos **óstios** (aberturas semelhantes a bocas). A queda de pressão é facilitada pela forma do exterior da esponja, que faz a água que sai pelo ósculo fluir com maior velocidade que a água que entra pelo óstio. As partículas alimentares, que entram pelo óstio das esponjas junto com a água, são englobadas por **coanócitos**, que são células flageladas localizadas na superfície interna da cavidade corpórea. Os flagelos dos coanócitos também criam correntes internas de água dentro do celoma da esponja, a cavidade interna cheia de água. Algumas esponjas que vivem na água em movimento "bombeiam" por dia um volume de água equivalente a até 20.000 vezes seu volume corpóreo.

O **muco**, uma mistura espessa de mucopolissacarídios, freqüentemente desempenha importante papel na ingestão de alimentos por filtração. Microrganismos aquáticos e partículas alimentares são envoltos em uma camada de muco que recobre o epitélio ciliado. O muco é então transportado para a parte oral pelo batimento ciliar. Os cílios de animais sésseis movimentam a água não somente para capturar alimento suspenso mas também para auxiliar na respiração. Isto é ainda mais importante em águas paradas. Em moluscos tais como o mexilhão, *Mytilus*, os cílios da superfície do quitenídeo dirigem uma corrente de água através do sifão inalante, passando a água entre os filamentos das brânquias (Fig. 15.3). Tais cílios são também responsáveis por manter o muco fluindo ao longo dos filamentos (*i.e.*, 90° em relação ao fluxo de água) para a extremidade das brânquias, de onde ele se desloca para a boca por um canal especial sob a força ciliar numa forma semelhante a uma corrente de muco. Areia e outras partículas indigeríveis são separadas e rejeitadas (presumivelmente com base em suas texturas) e saem com a água que deixa o sifão exalante.

Animais não-sésseis usam vários mecanismos em sua alimentação por filtração. Vários peixes são plantívoros e usam brânquias modificadas para separar o alimento do fluxo de água que passa através da boca e sobre as brânquias. Formas juvenis do peixe-espada, *Polyodon spathula*, nadam rápida e continuamente para ventilar suas brânquias e também para filtrar itens alimentares (ver Cap. 16). Alimentação por filtração é também muito comum em larvas de anfíbios. Em *Xenopus laevis*, uma rã sul-africana, as câmaras branquiais contêm brânquias que apresentam placas de filtro que retêm o material orgânico suspenso. O material é preso em muco, que então desliza por meio de cílios para o esôfago para ser deglutido. A respiração branquial e a ingestão de alimentos podem apresentar conflitos funcionais no *Xenopus*. Quando as placas de filtro branquiais estão carregadas com itens alimentares suspensos, a resistência ao fluxo de água

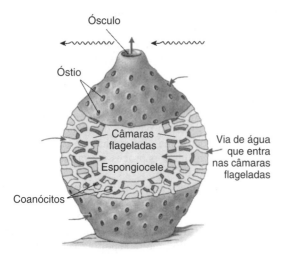

Fig. 15.2 Fluxo de água em uma forma organizada através de esponjas siconóides. Neste corte diagramático, as setas vermelhas indicam o fluxo de água. Uma proporção significativa desse fluxo resulta de redução na pressão hidrostática no ósculo em virtude do efeito de Bernoulli, produzido pelas correntes transversas de água (setas pretas) que fluem sobre o ósculo em alta velocidade. O fluxo de água é também gerado pela atividade de coanócitos flagelados que recobrem as câmaras flageladas (e dão a elas seu nome). Os coanócitos são encontrados nas regiões das câmaras flageladas destacadas em vermelho. A água que entra na esponja através do óstio passa através das câmaras flageladas e vai para a cavidade mais interna, a espongiocele. Os nutrientes são então absorvidos por células individuais através de endocitose. (Adaptado de Hyman, 1940; Vogel, 1978.) (Ver Encarte colorido.)

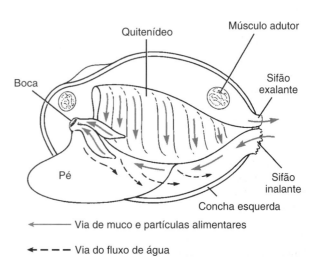

Fig. 15.3 Moluscos lamelibrânquios empregam ingestão ciliar de alimentos. Visão lateral de um lamelibrânquio generalizado com a válvula direita removida. As setas mostram o caminho da água inalada com partículas alimentares no sifão inalante e sobre a superfície das brânquias (quitenídeo). Após passar pelas brânquias, a areia e outras substâncias indigeríveis são eliminadas pelo sifão exalante, enquanto que as partículas alimentares são passadas para a boca pelos cílios.

através das brânquias aumenta rapidamente. De fato, em larvas de *Xenopus*, a ventilação nas brânquias diminui em proporção à densidade de alimento na água aspirada, presumivelmente mantendo um ritmo constante de ingestão de alimentos. Aumento na respiração cutânea e pulmonar pode, aparentemente, compensar a falta de troca de gás nas brânquias quando condições ótimas de ingestão por filtração resultam em fluxo de água branquial reduzido.

Os maiores comedores por filtração são as baleias de barbatanas. As **placas de barbatanas** córneas apresentam uma franja de filamentos de queratina paralelos semelhantes a pêlos que vão da mandíbula superior para a inferior e agem como peneiras análogas às brânquias de peixes e anfíbios (Fig. 15.4A). Essas baleias nadam com as mandíbulas abertas em direção a cardumes de crustáceos tais como *krill*, abocanhando grande quantidade de animais suspensos em toneladas de água. Com as mandíbulas cerradas, a água passa à força através das peneiras da barbatana ajudada pela grande língua, e os crustáceos, deixados para trás dentro da boca, são engolidos. Certamente, comer por filtração pode ser uma forma eficaz de capturar alimento e sustentar um animal de dimensões gigantescas.

Pássaros como os flamingos também usam a filtração para capturar pequenos animais e outras partículas que eles encontram no fundo lamacento de seu hábitat na água doce (Fig. 15.4B). O flamingo e a baleia de barbatana exibem acentuada evolução convergente: ambos têm a mandíbula inferior grande, a extremidade anterior curva, filtros fibrosos em forma de franjas inseridos na mandíbula superior e a língua grande e grossa. Em sua alimentação, ambos preenchem a cavidade bucal com água e então usam a língua como um pistão para forçar a água através dos filtros, retendo partículas alimentares aquáticas.

Ingestão de Líquidos

A ingestão de líquidos envolve uma variedade de estruturas e mecanismos, incluindo o mecanismo de perfurar e sugar ou o de lamber e cortar.

Perfurar e sugar

A ingestão por perfuração de uma presa ou item alimentar e sucção de seus líquidos ocorre entre platelmintos, nematóides, anelídeos e artrópodes. Entre os anelídeos, as sanguessugas são verdadeiros sugadores de sangue que usam um anticoagulante de sua saliva para impedir a coagulação do sangue de suas presas. De fato, o anticoagulante de sanguessugas foi isolado quimicamente e é utilizado em clínica. As próprias sanguessugas são ainda utilizadas com propósitos médicos após certos tipos de cirurgias para reduzir inchaços pela remoção de líquido extracelular. Alguns platelmintos de vida livre captam suas presas invertebradas enrolando-se em torno delas. Eles então penetram a parede do corpo das vítimas com uma faringe que se protrai e sugam suas vísceras e líquidos corpóreos. A penetração com a faringe e a liquefação dos tecidos da vítima são facilitadas pela presença de enzimas proteolíticas secretadas pela faringe muscular.

Grande número de artrópodes se alimentam perfurando e sugando a presa. Os mais familiares e irritantes desses artrópodes para o homem são os pernilongos, as pulgas e os percevejos, que podem ser vetores de doenças. A maioria dos artrópodes que sugam vitimam o animal hospedeiro. Contudo, especialmente entre os Hemiptera (percevejos verdadeiros) estão espécies que perfuram e sugam plantas, das quais retiram a seiva. Insetos que sugam geralmente possuem peças bucais na forma de **probócides** (Fig. 15.5A). Freqüentemente, as duas **maxilas** formam dois

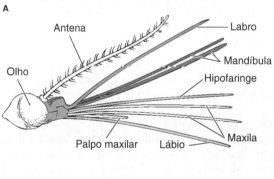

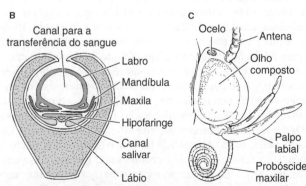

Fig. 15.4 A evolução convergente levou a baleia negra, *Eubalaena glacialis* **(A)**, e o flamingo, *Phoeniconaias minor* **(B)**, ao mecanismo de alimentação por filtração. A barbatana na boca da baleia e a franja ao longo do bico do flamingo agem como peneiras. (Adaptado de Milner, 1981.)

Fig. 15.5 Insetos que sugam usam peças bucais tubulares para a ingestão de alimentos. **(A)** Visão lateral da cabeça de um mosquito, com as partes da boca separadas para identificação. **(B)** Corte transverso das peças bucais de um mosquito, mostrando canais separados para o sangue dirigir-se para a boca (canal superior) e para a saliva dirigir-se para o corte ou lesão (canal inferior). **(C)** Visão lateral da cabeça de uma mariposa, mostrando que as peças bucais que sugam ficam enroladas no período entre refeições. (Adaptado de Rupert e Barnes, 1994.)

canais por onde passa a ponta da probócide (Fig. 15.5B e C). Um deles, o canal dorsal, serve para o transporte do sangue ou da seiva sugados do hospedeiro. O outro, o canal ventral, carrega a saliva, contendo anticoagulante ou enzimas, das glândulas salivares para o hospedeiro. A sucção ocorre pela ação da faringe muscular. Após a ingestão, a maioria dos insetos são capazes de recolher a probóscide.

Espécies que ingerem líquidos como pernilongos ou carrapatos podem ingerir, em um período de tempo relativamente curto, grandes quantidades em relação à sua massa corpórea. Apesar disto representar abundância de alimento, que tipo de alteração fisiológica de curto prazo a ingestão de sangue, seiva e outros líquidos poderia causar nestas espécies?

Cortar e lamber
Numerosos invertebrados e alguns poucos vertebrados se alimentam cortando a parede corpórea de uma presa e então lambendo ou absorvendo os líquidos corpóreos que extravasam pelo corte. O borrachudo e outros insetos semelhantes têm a mandíbula afiada para cortar e um grande lábio semelhante a esponja para transferir o líquido corpóreo (usualmente sangue) para o esôfago. Entre os cordados, alguns peixes filogeneticamente mais antigos (lampréias, peixes-bruxa) usam bocas semelhantes a limas para fazer grandes ferimentos circulares no hospedeiro. Eles se alimentam do sangue dessas feridas. Morcegos vampiros usam seus dentes para fazer feridas em forma de perfuração no gado, lambendo o sangue que extravasa. A saliva desses morcegos contém um anticoagulante e um analgésico que impedem que o hospedeiro sinta os efeitos da mordida, pelo menos até que o morcego tenha terminado sua refeição.

Captura da Presa
Os predadores usam vários tipos de peças bucais e outros apêndices para capturar e mastigar animais e plantas. Freqüentemente utilizam toxinas para imobilizar as presas.

Mandíbulas, dentes e bicos
Embora os invertebrados não tenham dentes verdadeiros, muitos deles apresentam estruturas quitinosas semelhantes a bicos ou semelhantes a dentes, que são utilizadas para morder ou comer. Invertebrados tais como o louva-a-deus e a lagosta também têm membros anteriores modificados para capturar a presa (Fig. 15.6). As aranhas e seus parentes têm peças bucais semelhantes a agulha para a injeção de veneno, enquanto que cefalópodes como o polvo têm um bico agudo e dilacerante. Entre os vertebrados, os peixes-bruxa, os tubarões, os peixes ósseos, os anfíbios e os répteis têm dentes pontiagudos nas mandíbulas ou no palato, que auxiliam na manutenção, na dilaceração e na deglutição da presa.

Os dentes de vertebrados não-mamíferos usualmente não são diferenciados, sendo encontrado um único tipo de dente em toda a boca. Uma notável exceção é encontrada entre as cobras venenosas, tais como víboras, najas e cascavéis, que têm dentes modificados, chamados **presas**, que são utilizados para injetar o veneno (Fig. 15.7). Essas presas são equipadas com um canal que guia o veneno ou são ocas, semelhantes a seringa. Em cascavéis, as presas se dobram para trás contra o assoalho da boca, mas se estendem perpendicularmente quando a boca é aberta para atacar a presa. As mandíbulas das cobras são mantidas juntas por um ligamento elástico que permite que elas se separem durante a deglutição. Isto permite que as cobras comam animais maiores do que o diâmetro de suas cabeças (ver Fig. 15.7). A deglutição de presas inteiras é relativamente comum e é muito evidente na captura e no consumo de alimento por serpentes.

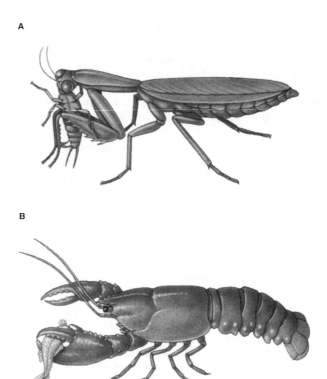
Fig. 15.6 Os membros anteriores dos artrópodes são freqüentemente modificados para capturar a presa e imobilizá-la enquanto que as peças bucais retiram pequenos pedaços para ser deglutidos. **(A)** Um inseto mantispídeo (ordem Neuroptera). **(B)** A lagosta (ordem Decapoda) tem uma quela modificada para cortar e uma modificada para segurar.

Os mamíferos usam seus dentes para segurar e mastigar suas presas. Seus dentes desenvolveram muitas formas diferentes durante a evolução (Fig. 15.8). **Incisivos** semelhantes a cinzel são utilizados para roer, especialmente por roedores e coelhos. Nos elefantes (e, antes deles, nos mamutes), os incisivos são modificados em um par de ***presas***. **Caninos** pontiagudos semelhantes a punhal são usados por carnívoros, insetívoros e primatas para cortar e rasgar o alimento. Em alguns grupos, como o de porcos selvagens e morsas, os caninos são alongados como presas e são usados para prender e lutar. Mais complexos e interessantes em sua forma são os molares de alguns animais herbívoros tais como bois, porcos,* hipopótamos, cavalos e zebras. Esses dentes, que são usados para moer em um movimento látero-lateral, são compostos de camadas de esmalte, cimento e dentina, que possuem resistência e taxa de desgaste diferentes. Como a dentina mais macia se desgasta mais rapidamente, as camadas mais resistentes de cimento e esmalte formam pontas que aumentam a eficiência dos molares para mastigar gramas e outras vegetações. Muitos mamíferos, tais como os gatos (gatos domésticos e gatos maiores, como os leões), usam membros equipados com garras agudas para suplementar os dentes como estruturas de captura de alimentos.

---
*N.R.: Porcos são usualmente classificados como animais onívoros.

ADQUIRINDO ENERGIA: INGESTÃO DE ALIMENTOS, DIGESTÃO E METABOLISMO   587

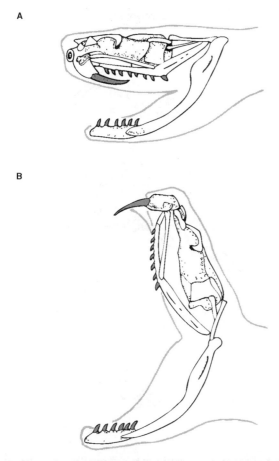

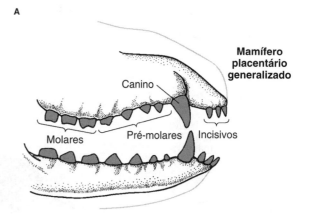

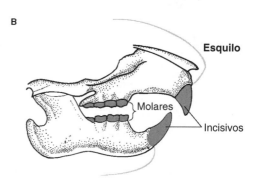

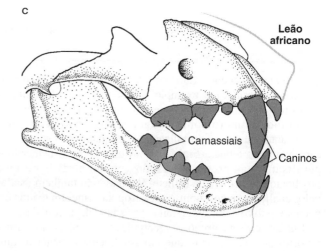

Fig. 15.7 As serpentes têm dentes modificados, chamados *presas*, que são usados para injetar o veneno no animal capturado. Os desenhos mostram: **(A)** uma posição de não-ataque, com as mandíbulas abertas apenas parcialmente e as presas articuladas dobradas no assoalho da boca e **(B)** uma posição de ataque, na qual as mandíbulas mostram grande abertura e as presas são estendidas. A extraordinária flexibilidade da mandíbula inferior permite a deglutição de animais inteiros após terem sofrido a injeção de veneno mortal. (Adaptado de Parker, 1963.)

Em vez de dentes, os pássaros têm bicos córneos, de diferentes formas e tamanhos, que evoluíram para adaptar cada espécie à sua fonte de alimento e aos métodos de obtê-lo. Por exemplo, os bicos podem ter extremidades finamente serrilhadas, podem ser agudos, semelhantes a ganchos, ou adaptados para bicar madeira (Fig. 15.9). Pássaros que comem sementes ingerem seu alimento inteiro (talvez após remover a casca externa), mas podem moer a semente deglutida em um **estômago**,* ou **moela**, muscular, que contém seixos que agem como "pedras que moem". Pássaros raptores (corujas, águias), capacitados com excelente visão e mobilidade de vôo, capturam a presa com suas garras bem como com seus bicos.

Toxinas
Grande número de animais de diferentes filos usa **toxinas** para subjugar a presa ou para afastar os predadores. A maioria dessas toxinas age nas sinapses do sistema nervoso. Animais surpreendentemente simples podem usar arranjos sofisticados de células

---
*N.R.: O autor usa a palavra *crop*, que quer dizer papo, mas deve ter havido engano.

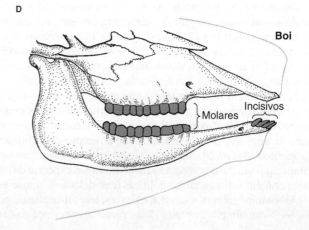

Fig. 15.8 A dentição dos mamíferos é especializada para o tipo de alimento. **(A)** Dentes de um mamífero placentário genérico, mostrando as principais divisões da dentição. **(B)** Dentes de um esquilo, mostrando os incisivos modificados para roer. **(C)** Boca de um leão africano, com dentes carnassiais modificados para romper ossos e tendões. **(D)** Dentição de uma vaca, com numerosos molares para moer o material das plantas. (Adaptado de Romer, 1962; Cornwall, 1956.)

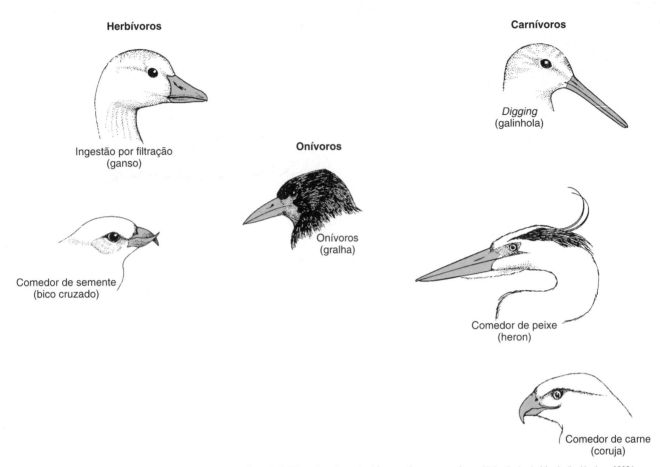

Fig. 15.9 Os bicos dos pássaros são adaptados aos diferentes hábitos alimentares: herbívoro, onívoro ou carnívoro. (Adaptado de Marshall e Hughes, 1980.)

que produzem venenos. Entre os celenterados (hidras, medusas, anêmonas, corais), por exemplo, há uso intensivo de **nematocistos** (células urticantes). Os nematocistos, que se concentram em grande número sobre os tentáculos, injetam toxinas paralisantes na presa, imobilizando-a, enquanto os tentáculos a carregam para a boca (Fig. 15.10). Muitos vermes nemertinos paralisam suas presas injetando veneno através de uma prosbócide semelhante a estilete. Venenos são também usados pelos anelídeos, pelos moluscos gastrópodes (incluindo uma espécie de polvo) e por uma grande variedade de artrópodes.

Entre este último grupo, os escorpiões e as aranhas são os mais notórios por suas toxinas, que são usualmente substâncias químicas altamente específicas que se ligam a determinados tipos de receptores. Após agarrar sua presa com suas grandes quelas (órgãos semelhantes a pinças), um escorpião arca sua cauda e então penetra seu ferrão na presa (Fig. 15.11). O escorpião então injeta na vítima um veneno que contém uma **neurotoxina** que interfere na transmissão do impulso nervoso. O veneno das aranhas também possui neurotoxinas. O veneno da aranha viúva-negra contém uma substância que induz a liberação maciça de neurotransmissor na placa motora do músculo. Uma neurotoxina, **α-bungarotoxina** (ver Destaque 6.3), encontrada no veneno de uma serpente da Índia, liga-se a receptores nicotínicos da acetilcolina (ACh), bloqueando portanto a transmissão neuromuscular em vertebrados. O veneno de várias espécies de cascavel contém substâncias hemolíticas (que destroem hemácias).

As toxinas, embora altamente eficazes, têm alto custo de produção. Normalmente, apenas doses precisamente medidas são liberadas durante uma mordida ou uma ferroada. As toxinas precisam ser cuidadosamente estocadas para evitar auto-envenenamento. Usualmente elas são proteínas e como tal se tornam inofensivas pelas enzimas proteolíticas do sistema digestório do predador quando ele ingere a presa envenenada.

Ingestão de Vegetais e Pastagem para a Coleta de Alimento

Os **herbívoros** freqüentemente têm partes da boca especializadas para a ingestão de plantas. Muitos gastrópodes usam estruturas semelhantes a lixas chamadas **rádula** para raspar algas das superfícies de rochas ou para raspar a vegetação (Fig. 15.12). Herbívoros vertebrados têm placas ósseas (alguns peixes e répteis) ou dentes primariamente na forma de **molares** com grandes superfícies achatadas modificadas para moer material de plantas. As plantas, especialmente algumas pastagens, contêm quantidades relativamente grandes de silicatos e podem ser tremendamente abrasivas. Conseqüentemente, os molares dos herbívoros são freqüentemente recobertos por uma capa especialmente dura de esmalte para resistir ao desgaste. Alternativamente, alguns herbívoros tais como pequenos roedores têm dentes sem raízes e que crescem continuamente.

RESUMO DOS SISTEMAS ALIMENTARES

Os sistemas alimentares desempenham um papel essencial no fornecimento de energia por meio da digestão e da absorção de

ADQUIRINDO ENERGIA: INGESTÃO DE ALIMENTOS, DIGESTÃO E METABOLISMO   589

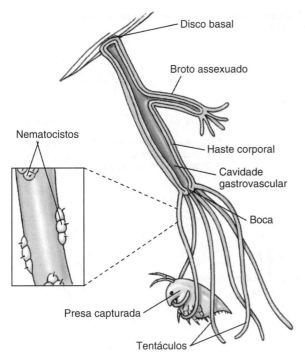

Fig. 15.10 Tentáculos com nematocistos espinhosos pendem da boca da hidra. Pequenas presas (geralmente zooplâncton) são fisgadas, paralisadas e então transferidas para a boca para ser ingeridas. (Adaptado de Rupert e Barnes, 1994.)

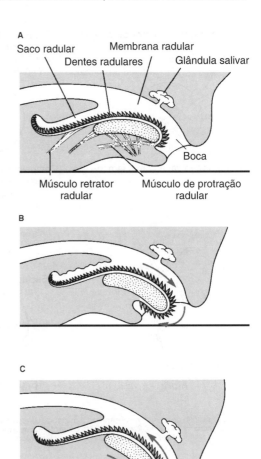

Fig. 15.12 A cabeça de um molusco gastrópode contém uma rádula poderosa. **(A)** A rádula, em corte sagital, é usada para raspar a vegetação. **(B)** Protração da rádula. **(C)** Retração da rádula. (Adaptado de Rupert e Barnes, 1994.)

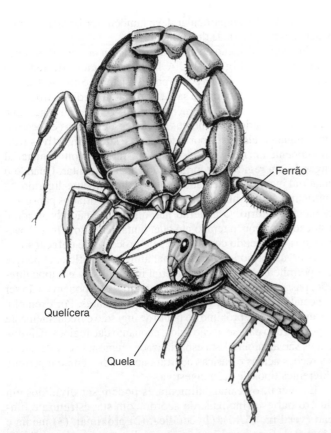

Fig. 15.11 O escorpião *Androctonus* captura a presa e então injeta veneno para subjugá-la. Quando a presa é agarrada pela quela, a cauda é dobrada sobre a cabeça do escorpião para trazer o ferrão para a posição. A presa é espetada pelo ferrão, que injeta rapidamente a toxina. (Adaptado de Jennings, 1972.)

alimentos e na remoção de substâncias indigeríveis e de subprodutos tóxicos da digestão. O "sistema alimentar" mais primitivo é a membrana plasmática de organismos unicelulares, em que partículas alimentares microscópicas são capturadas por endocitose e não digeridas, sendo levadas diretamente para dentro da célula. Uma vez no interior da célula, as partículas alimentares sofrem **digestão intracelular** por ácidos e enzimas. Animais multicelulares mais complexos possuem **digestão extracelular**, realizada por sistemas alimentares verdadeiros.

Do ponto de vista anatômico, existem diferentes tipos de sistemas alimentares. Contudo, de uma perspectiva fisiológica, os sistemas alimentares podem ser classificados em três categorias de acordo com o modo pelo qual eles processam o alimento no "reator", ou local da digestão química. Os assim chamados reatores de porção são tubos ou cavidades fechadas que recebem o alimento e eliminam os resíduos de forma pulsátil; isto é, uma porção de alimento é processada e eliminada antes que a próxima quantidade chegue (Fig. 15.13, *à esquerda*). Os celenterados, por exemplo, têm um tubo ou cavidade cega, o **celenteroma**, que se abre apenas em uma "boca" que serve também para a expulsão do resíduo não digerido. Em todos os filos mais superiores que os platelmintos, o material ingerido passa através de uma cavidade tubular oca — o **canal alimentar** — que se estende ao longo do organismo e se abre nas duas extremidades. O processamento ocorre continuamente, em vez de ser em pulsos, com

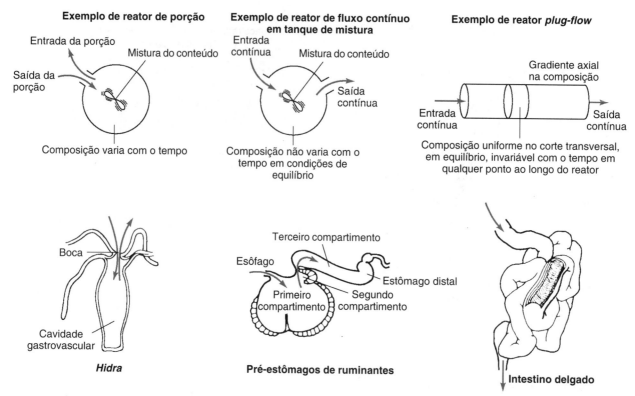

Fig. 15.13 O sistema digestório pode ser funcionalmente classificado de acordo com o tipo de reator químico que ele forma. (*Esquerda*) Reatores de porção são encontrados em organismos simples como a *Hidra*. (*Meio*) Ruminantes têm um reator-tanque de mistura de fluxo contínuo na forma de pré-estômago. (*Direita*) O intestino delgado de muitos vertebrados age como um reator *plug-flow*, que deve funcionar suplementando o estômago. (De Hume, 1989; adaptado de Penry e Jumars, 1987.)

um novo alimento sendo ingerido enquanto o alimento mais velho está sendo processado. Alguns canais alimentares podem ser exemplificados como **modelos de reatores de fluxo contínuo em tanques de mistura**, nos quais o alimento é continuamente adicionado a uma massa homogênea e misturado, sendo os produtos da digestão continuamente eliminados, transbordando do reator (Fig. 15.13, *no meio*). Os pré-estômagos dos ruminantes são exemplos deste tipo de reator. O terceiro modo de processamento de alimento está em um **reator *plug-flow***, no qual o **bolo de alimento** (uma porção ou coleção discreta) é progressivamente digerido enquanto ele circula dentro de um reator digestório longo semelhante a tubo (Fig. 15.13, *à direita*). Diferentemente do reator tanque de mistura, sua composição varia de acordo com sua posição ao longo do tubo reator. O intestino delgado de muitos vertebrados funciona como um reator *plug-flow*. É importante reconhecer que muitos animais combinam características de reatores contínuos e reatores *plug-flow*. Como você verá adiante, em muitos animais a digestão química começa no estômago, configurado como um reator de tanque de mistura com fluxo contínuo, e então continua no intestino delgado, configurado como um reator *plug-flow*.

É essencialmente importante que as características do canal alimentar e dos reatores que ele contém se adeqüem bem com a qualidade do alimento que o animal come rotineiramente. Um alimento de alta qualidade deve liberar no reator digestório quantidades máximas de energia com gasto mínimo de tempo, qualquer que seja o tipo do reator (Fig. 15.14). Um alimento de baixa qualidade, por outro lado, requer maior tempo de digestão para liberar sua energia. Isto por sua vez requer tempo maior no reator e tempo maior de trânsito através do canal alimentar. Como indicado na Fig. 15.14, a quantidade de energia gasta na captura de um alimento em particular deve também ser levada em consideração na qualidade do alimento.

Uma generalização do canal alimentar ou do trato digestório é mostrada na Fig. 15.15. A luz desse canal alimentar é topologicamente externa ao corpo. Esfíncteres e outros dispositivos guardam a entrada e a saída do canal, impedindo troca não controlada entre a luz e o meio externo. O material ingerido é submetido a vários tratamentos mecânicos, químicos e bacterianos enquanto ele passa por este canal, e **sucos digestivos** (primariamente enzimas e ácidos) são misturados com o material ingerido em regiões apropriadas do canal alimentar. Quando o material ingerido é quebrado e então quimicamente digerido, os nutrientes sofrem **absorção** e são então transportados para o sistema circulatório. O material não digerido e não absorvido é estocado por pouco tempo até que, juntamente com restos bacterianos, é expelido como fezes pelo processo de **defecação**.

A organização tubular do canal alimentar é eficiente porque ela permite que o fluxo de material ingerido seja em uma direção, passando através de diferentes regiões que podem então ser especializadas em tarefas digestivas particulares. Por exemplo, o canal alimentar próximo do ponto de ingestão é freqüentemente especializado para secreção ácida, enquanto que regiões mais distantes são alcalinas. Esta especialização regional permite que as secreções ácidas e básicas ocorram ao mesmo tempo e permite diferentes tipos de ação digestiva.

Em geral, os canais alimentares podem ser divididos em quatro partes principais, de acordo com sua estrutura e função (ver Fig. 15.15): (1) cefálica, (2) proximal, (3) média e (4) distal. Essas regiões são especializadas em (1) receber o material ingerido, (2) conduzir, estocar e digerir o material ingerido, (3) digerir e absorver os nutrientes e (4) absorver

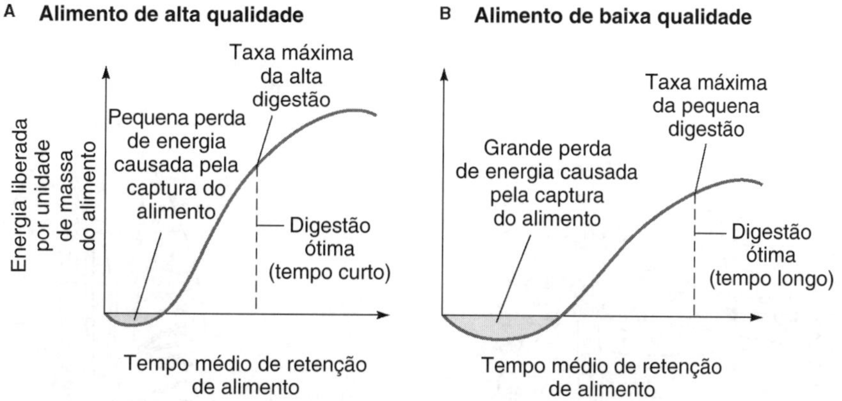

ADQUIRINDO ENERGIA: INGESTÃO DE ALIMENTOS, DIGESTÃO E METABOLISMO

A Alimento de alta qualidade   **B** Alimento de baixa qualidade

Fig. 15.14 A qualidade da comida influencia acentuadamente o tempo requerido para digestão em um reator digestório de fluxo contínuo. **(A)** Um alimento de alta qualidade requer gasto energético mínimo para captura e ingestão e, uma vez ingerido, é rapidamente digerido para liberar grandes quantidades de energia. O ritmo máximo de digestão ocorre no ponto da curva com inclinação mais acentuada. **(B)** Um alimento de baixa qualidade requer considerável energia para captura e ingestão e um período longo de digestão e ainda produz baixa quantidade de energia. (Adaptado de Hume, 1989; Sibly, 1981.)

água e defecar. Nas Figs. 15.16 e 15.17 estão ilustrados canais alimentares representativos de diferentes classes de invertebrados e vertebrados.

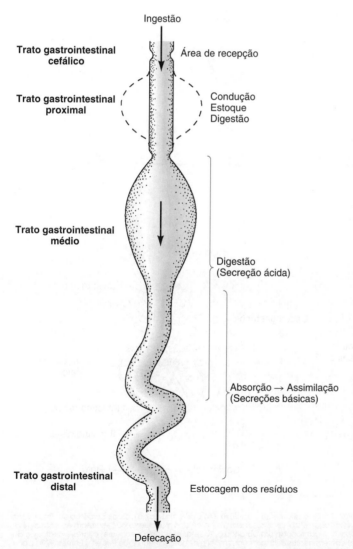

Fig. 15.15 Um trato digestório com passagem unidirecional permite que o alimento seja processado em estágios seqüenciais, com operações simultâneas, e reduz a mistura de substâncias digeridas com outras não digeridas. A linha tracejada representa o "papo", uma região de estoque encontrada em alguns animais.

Trato Digestório Cefálico: Recepção de Alimento

O **trato digestório cefálico** é a região anterior (cranial) do canal alimentar, que apresenta uma abertura externa para a entrada de alimento (ver Fig. 15.15). Consiste em órgãos e estruturas para ingestão de alimentos e deglutição, incluindo boca, faringe e estruturas associadas tais como bicos, dentes, língua e glândulas salivares. Possui ainda um local comum ao canal alimentar e à via que termina no órgão interno de troca de gases (p. ex., traquéia), onde pode haver estruturas adicionais semelhantes a esfíncteres ou válvulas que controlam e direcionam o fluxo de material ou de água ingeridos e do ar inspirado para seus respectivos canais.

Com exceção de animais que se alimentam de pequenas partículas, tais como celenterados, platelmintos e esponjas, o trato digestivo cefálico da maioria dos metazoários tem **glândulas salivares**, cuja secreção auxilia a ingestão e a digestão mecânica (e freqüentemente química) do alimento. A função primária da secreção salivar, a **saliva**, é de lubrificação para ajudar na deglutição. A lubrificação é conseguida em muitos casos pela presença de um muco deslizante que tem como principal constituinte um tipo de mucopolissacarídio chamado **mucina**. A saliva freqüentemente contém agentes adicionais tais como enzimas digestivas, toxinas e anticoagulantes (em animais que sugam ou lambem sangue, tais como morcegos vampiros e sanguessugas). (Ver Cap. 8 para a discussão sobre glândulas salivares.)

A **língua**, uma inovação dos cordados, ajuda na digestão mecânica e na deglutição do alimento. Em alguns animais, a língua é usada para segurar o alimento. Ela também é usada na quimiorrecepção, contendo receptores chamados *botões gustativos* (ver Fig. 7.16A). As cobras usam suas línguas bífidas para obter amostras olfativas do ar e do substrato, retraindo a língua para esfregar as amostras no órgão de Jacobson, que consiste em um par de fossetas quimiossensitivas ricamente inervadas localizadas no assoalho da cavidade bucal. Os órgãos de Jacobson são encontrados em outros répteis e em alguns anfíbios.

Trato Digestório Proximal: Condução, Armazenamento e Digestão do Alimento

Na maioria das espécies o **trato digestório proximal** consiste em **esôfago**, um tubo que vai da região bucal para a região digestiva do canal alimentar, e **estômago** (ver Fig. 15.15).

592 ADQUIRINDO ENERGIA: INGESTÃO DE ALIMENTOS, DIGESTÃO E METABOLISMO

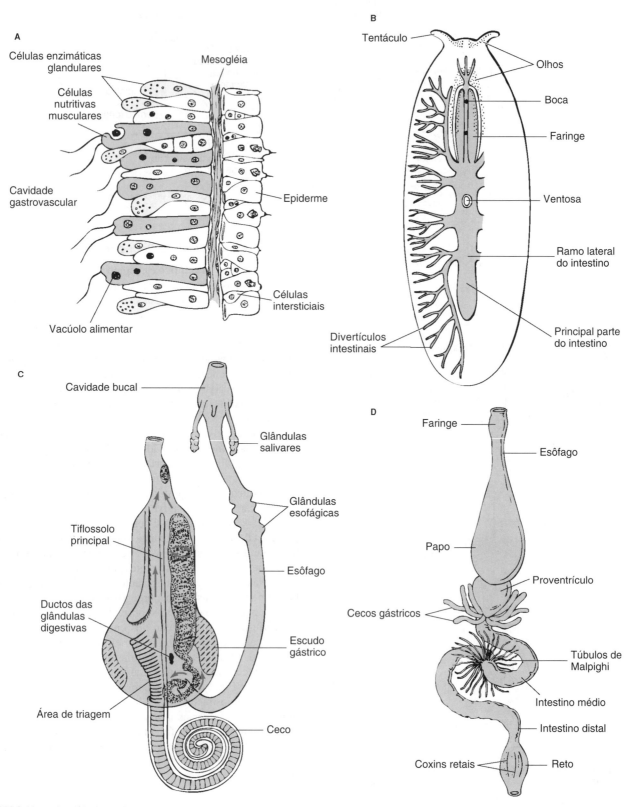

Fig. 15.16 O sistema digestório de invertebrados mostra grande diversificação, variando de simples a altamente complexo. **(A)** Corte através da parede corpórea de uma *Hydra*, um celenterado. O revestimento epitelial do celenterado inclui células fagocitárias (chamadas *células musculares nutritivas*) e células glandulares que secretam enzimas digestivas. **(B)** Sistema digestório de um platelminto policládio. **(C)** Sistema digestório de um molusco gastrópode prosobrânquio. As setas mostram as correntes ciliares e a rotação da massa mucosa. **(D)** Sistema digestório da barata *Periplaneta*. O proventrículo (ou moela) contém dentes quitinosos para moer o alimento. (Parte C de Rupert e Barnes, 1994; parte D de Imms, 1949.)

ADQUIRINDO ENERGIA: INGESTÃO DE ALIMENTOS, DIGESTÃO E METABOLISMO   593

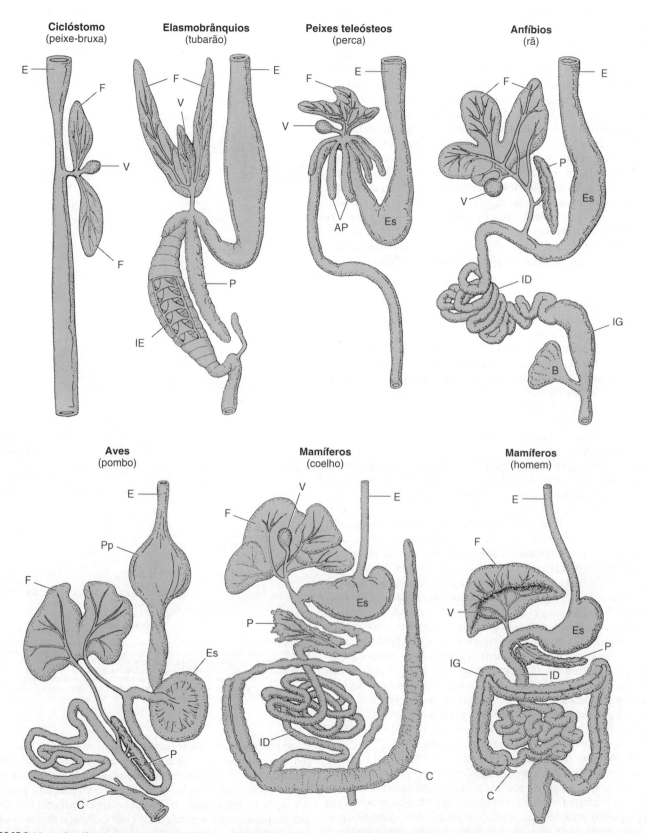

Fig. 15.17 O sistema digestório de vertebrados, semelhante a um tubo, tem um plano organizacional básico, com elementos comuns como esôfago, estômago, intestino e cólon. AP, apêndice pilórico; B, bexiga; C, ceco; E, esôfago; Es, estômago, F, fígado; ID, intestino delgado; IE, intestino espiralado; IG, intestino grosso; P, pâncreas; Pp, papo; V, vesícula biliar. (De Florey, 1966; adaptado de Stempell, 1926.)

Esôfago

O esôfago conduz o alimento do trato digestório cranial para as áreas digestivas, usualmente o estômago (ver adiante). Em cordados e alguns vertebrados, o esôfago conduz o bolo, ou massa alimentar, mastigado e misturado com saliva, por **movimentos peristálticos** (ver Cap. 11) da cavidade bucal ou faringe. Em alguns animais esta região de condução contém um segmento expandido em forma de saco, **o papo**, que é usado para estocar o alimento antes da digestão. A presença de um papo, geralmente encontrado em animais que não se alimentam freqüentemente, permite que quantidades de alimento sejam estocadas para futura digestão. Sanguessugas, por exemplo, se alimentam muito raramente, com intervalos entre refeições de semanas ou meses. Contudo, elas ingerem grandes quantidades de sangue de cada vez e estocam o sangue por muitas semanas, digerindo-o em pequenas quantidades nos períodos entre refeições. Em alguns animais, os papos são também utilizados para fermentar ou digerir alimentos com outros objetivos além de sua imediata digestão. Pássaros regurgitam alimentos assim modificados para alimentar seus filhotes.

Estômago

Em vertebrados e alguns invertebrados, a digestão ocorre inicialmente no estômago e no trato digestório médio. O estômago serve como local para armazenar alimento e, em muitas espécies, para iniciar a digestão. Na maioria dos vertebrados, por exemplo, o estômago inicia a digestão de proteína secretando pepsinogênio (mais tarde convertido em pepsina) e ácido clorídrico, que propicia o meio altamente ácido requerido para ativação da pepsina. A contração da parede muscular do estômago promove a mistura mecânica do alimento com a saliva e as secreções gástricas.

Os estômagos são classificados como monogástricos ou digástricos de acordo com o número de câmaras que eles possuem. O **estômago monogástrico** consiste em um único tubo ou saco muscular forte. Vertebrados carnívoros ou onívoros têm, caracteristicamente, estômago monogástrico (Fig. 15.18). Em vez de um estômago, certos invertebrados, tais como insetos (ver Fig. 15.16D), têm bolsas externas chamadas **cecos gástricos**, que são revestidas com células que secretam enzimas e com células fagocitárias que englobam o alimento parcialmente digerido e continuam o processo de digestão. Nesse sistema alimentar, os processos de digestão e absorção são completados nos cecos, e o restante do canal alimentar é relacionado primariamente com o equilíbrio hídrico e eletrolítico e com a defecação.

Algumas aves têm moela muscular forte ou papo ou ambos (ver Fig. 15.17). Areia, seixos ou pedras são deglutidos e então alojados na moela, onde auxiliam na quebra de sementes e grãos. Os proventrículos de insetos e o estômago de crustáceos decápodes contêm aparatos para moagem do alimento deglutido semelhantes à moela dos pássaros. Alguns peixes tais como a tainha também têm moelas. Por outro lado, certos peixes e larvas de sapos não possuem estômagos, e o conteúdo do esôfago entra diretamente no trato digestório médio.

Estômagos digástricos com muitas câmaras (Fig. 15.19) são encontrados em mamíferos da subordem Ruminantia (veado, alce, girafa, bisão, carneiro, vacas etc.). Estômagos digástricos semelhantes ocorrem fora desta subordem, em particular na subordem Tylopoda (camelo, lhama, alpaca, vicunha). Microrganismos presentes na primeira divisão do estômago fazem **fermentação**, a conversão anaeróbia de compostos orgânicos, produzindo energia como ATP. Todos os grupos recém-mencionados fazem a **ruminação**, na qual o alimento parcialmente digerido é regurgitado (transportado de volta para a boca) para remastigação. Este pro-

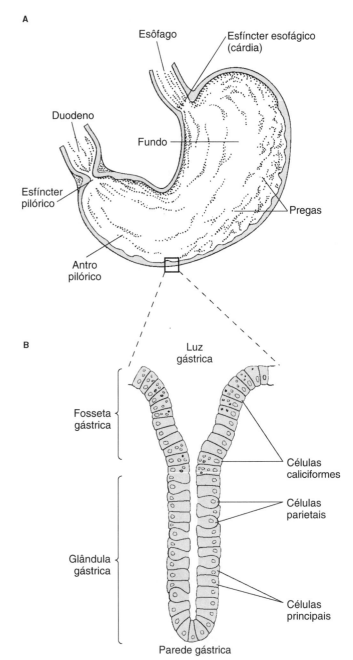

Fig. 15.18 O estômago monogástrico é uma câmara única revestida com epitélio especializado. **(A)** Principais partes do estômago de um mamífero. **(B)** Detalhe das glândulas fúndicas, ou gástricas, em continuidade com uma fosseta gástrica. A camada interna do estômago apresenta milhares de fossetas gástricas nas quais as glândulas gástricas se abrem e liberam seus sucos digestivos. O epitélio da glândula gástrica contém células principais (que secretam pepsinogênio) e células parietais (que secretam HCl) bem como células caliciformes (que secretam muco).

cesso permite ao ruminante (uma gazela em uma savana, por exemplo) deglutir o alimento apressadamente enquanto está pastejando e então mastigá-lo demoradamente mais tarde quando está em repouso num lugar de relativa segurança com relação a predadores. Após ser regurgitado, o alimento é deglutido outra vez. Desta vez ele passa para a segunda divisão do estômago digástrico, e se inicia o segundo estágio da digestão.* Neste estágio, ocorre **hi-**

---

*N.R.: Para outros autores, o alimento remastigado volta para os chamados pré-estômagos e só depois de suficientemente digerido passará para o estômago glandular.

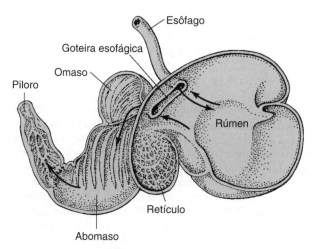

Fig. 15.19 O estômago digástrico de ruminantes tem múltiplas câmaras para estocar e digerir o alimento. Esse estômago de ovelha, característico dos ruminantes, é formado por quatro câmaras. No rúmen e no retículo, ocorre grande atividade fermentativa. No omaso, ocorre uma continuação da fermentação, porém com significado bem pequeno, além de grande absorção de água. O abomaso (estômago verdadeiro) é o local onde se inicia a digestão química.

drólise catalisada por enzimas digestivas secretadas pelas células de revestimento do estômago.

O estômago digástrico dos ruminantes (ver Fig. 15.19) tem quatro câmaras, separadas em duas divisões. A primeira divisão consiste em **rúmen** e **retículo**; a segunda divisão compreende o **omaso** e o **abomaso** (estômago verdadeiro). O rúmen e o retículo recebem a vegetação pastejada e atuam como uma câmara de fermentação. Bactérias e protozoários aí presentes aderem à vegetação causando, por fermentação, desdobramento digestivo extenso de carboidratos em butirato, acetato, lactato e propionato. Estes produtos da fermentação, junto com alguns peptídios, aminoácidos e ácidos graxos de cadeia curta, presentes no rúmen, são absorvidos na corrente sanguínea.* Os microrganismos simbióticos que se desenvolvem no rúmen passam para o omaso (ausente nos Tylopoda) e depois para o abomaso junto com partículas não digeridas. Somente o abomaso, que é homólogo ao estômago monogástrico de não-ruminantes, secreta enzimas digestivas.

A fermentação no estômago não é limitada aos ruminantes. Pode ser encontrada em outros animais nos quais a passagem de alimento pelo estômago é retardada, permitindo o crescimento de microrganismos simbióticos em uma zona anterior ao estômago digestivo, como no canguru e nos pássaros galiformes (semelhantes à galinha).

Trato Digestório Médio: Digestão Química e Absorção

Em vertebrados, o **trato digestório médio** é o principal local para a digestão química de proteínas, gorduras e carboidratos. Uma vez digeridos em seus componentes moleculares, esses materiais são absorvidos no trato digestório médio e transportados do canal alimentar para o sangue. Quando está pronto para sair do estômago dos vertebrados, o alimento é liberado para o trato digestório médio através do **esfíncter pilórico**, que se relaxa quando o movimento peristáltico do estômago pressiona o conteúdo ácido para o duodeno, que é o segmento inicial do **intestino delgado** (ver Fig. 15.18A). A digestão continua no intestino delgado, geralmente em meio alcalino.

---

*N.R.: Peptídios e aminoácidos não são absorvidos no rúmen.

Estrutura geral e função do trato digestório médio

Entre os vertebrados, os animais carnívoros têm o intestino mais curto e mais simples do que o dos herbívoros, refletindo o menor tempo requerido para digerir carne do que vegetais. Por exemplo, um girino, que é quase sempre herbívoro, tem intestino mais longo do que o sapo adulto, que é carnívoro.

O intestino delgado dos vertebrados é classicamente dividido em três segmentos. O primeiro, mais curto, é o **duodeno**, que secreta muco e líquidos e recebe secreções dos ductos originados no **fígado** e no **pâncreas**. O segmento seguinte é o **jejuno**, que também secreta líquidos e está envolvido na digestão e na absorção. O segmento mais distal, o **íleo**, age primariamente para absorver nutrientes digeridos previamente no duodeno e no jejuno, embora alguma secreção possa ocorrer no íleo.

Como pode ser notado, as funções secretoras do epitélio duodenal de vertebrados são suplementadas por secreções do fígado e do pâncreas. As células do fígado produzem **sais biliares**, que são transportados pela **bile** para o duodeno por meio do **ducto biliar**. A bile tem duas funções importantes: emulsifica gordura e ajuda a neutralizar a acidez do duodeno originada pela secreção gástrica. O pâncreas, um importante órgão exócrino descrito no Cap. 9, produz o **suco pancreático**, que contém muitas das proteases, lipases e carboidrases essenciais para a digestão intestinal em vertebrados. O suco pancreático é liberado no **ducto pancreático** e, como a bile, é importante na neutralização do ácido gástrico no intestino.

O intestino da maioria dos animais contém grande número de bactérias, protozoários e fungos, que se multiplicam, contribuem enzimaticamente para a digestão e são também digeridos. Uma importante função destes simbiontes é a síntese de vitaminas essenciais.

O trato digestório médio varia sobremaneira entre diferentes grupos animais não só em estrutura como também em função. Em muitos invertebrados, especialmente aqueles que têm grandes cecos e divertículos (bolsas cegas externas ao canal alimentar), o intestino não possui função digestiva. Em alguns peixes que têm respiração aérea (por exemplo, o *weather loach*, *Misgurnus anguillicaudatus*), o trato digestório médio é modificado como órgão para troca de gases onde o O_2 do ar aspirado é trocado com o CO_2 das células, sendo o gás residual expelido pelo ânus.

Epitélio intestinal

O intestino delgado dos vertebrados tem adaptações em todos os níveis anatômicos, da anatomia macroscópica às organelas de células individuais, todas direcionadas para amplificar a área superficial disponível para absorção de nutrientes. No homem, a luz do intestino delgado tem área superficial cilíndrica de somente cerca de 0,4 m^2 — cerca de 7 a 8 páginas deste livro. No entanto, a presença das estruturas modificadas para absorção faz com que a área real seja aumentada para 200 a 300 m^2, um aumento de pelo menos 500 vezes ou aproximadamente o dobro do tamanho de uma quadra de tênis. Como a taxa de absorção é geralmente proporcional à área da superfície da membrana apical das células que revestem o epitélio, esse grande aumento da área superficial ajuda enormemente a absorção de substâncias digeridas no meio líquido intestinal. Nós agora examinaremos este notável sistema de vales e picos, penínsulas e enseadas.

A organização geral do intestino delgado dos vertebrados é mostrada na Fig. 15.20A. A camada mais externa é a **serosa**, que é formada pelo mesmo tecido que recobre os órgãos viscerais do abdômen. A serosa recobre uma camada mais externa de **mús-**

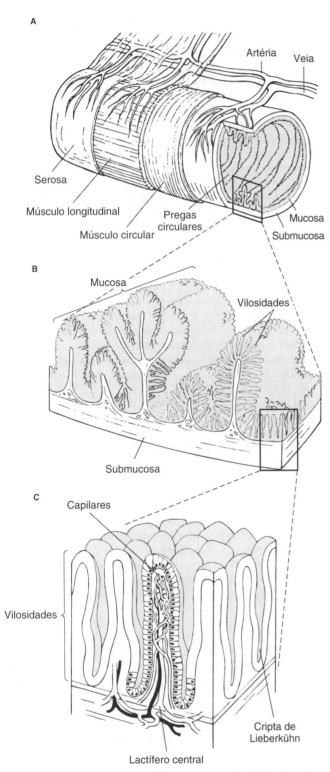

Fig. 15.20 A anatomia do intestino delgado é dominada por especializações para aumentar a superfície absortiva. **(A)** Plano geral. **(B)** As pregas intestinais da mucosa são cobertas por **(C)** vilosidades semelhantes a dedos. (De "The Lining of the Small Intestine, por F. Moog. Copyright © 1981, Scientific American, Inc. Todos os direitos reservados.)

culo liso longitudinal, enquanto que uma camada mais interna de **músculo liso circular** se sobrepõe a uma camada epitelial, que consiste em **submucosa** (uma camada de tecido conjuntivo fibroso) e **mucosa** (ou membrana mucosa). Numerosas pregas da mucosa, chamadas **pregas de Kerckring** ou pregas circula-

res, projetam-se para a luz do intestino delgado (Figs. 15.20A e B). Além de aumentar a área da superfície, essas pregas servem para tornar mais lento o progresso do alimento pelo intestino, permitindo mais tempo para digestão. No próximo nível anatômico podem ser observadas **vilosidades** semelhantes a dedos (Fig. 15.20B e C), que recobrem as pregas e medem cerca de 1 mm de altura. Cada vilosidade está assentada em uma depressão circular conhecida como **cripta de Lieberkühn** (ver Fig. 15.20C). Dentro de cada vilosidade existe uma rede de vasos sanguíneos — arteríolas, capilares e vênulas — e uma rede de vasos linfáticos, sendo o maior deles o **lactífero central**. Os nutrientes absorvidos no intestino são transferidos para os vasos sanguíneos e linfáticos para ser transportados para outros tecidos; o lactífero central permite a absorção de grandes partículas.

As vilosidades são recobertas com as células do **epitélio digestivo**, que representam a real superfície de absorção do intestino delgado (Fig. 15.21). O epitélio consiste em células caliciformes dispersas entre as **células absortivas** colunares (Fig. 15.21A). As células da base das vilosidades proliferam-se e migram para seu ápice, onde são descamadas na taxa de cerca de 2×10^{10} células por dia no intestino humano, o que significa que todo o epitélio do intestino médio é substituído a cada poucos dias.

O próximo nível na hierarquia das adaptações absortivas é encontrado na superfície apical de cada célula absortiva, onde existem estruturas estriadas chamadas **microvilosidades**, que, em conjunto, formam a **bordadura em escova** (Fig. 15.21B e D). Existem até várias centenas de microvilosidades por células (cerca de 2×10^5 por milímetro quadrado), cada uma medindo 0,5 a 1,5 μm de altura e cerca de 0,1 μm de largura. A membrana das microvilosidades é contínua com a membrana plasmática do epitélio e contém filamentos de actina que formam ligações perpendiculares com filamentos de miosina presentes na base de cada microvilosidade (Fig. 15.21C). Interações intermitentes entre actina e miosina produzem movimentos rítmicos das microvilosidades, que podem ajudar a misturar e modificar o **quimo intestinal** (uma massa semilíquida de alimento parcialmente digerido) próximo à superfície absortiva.

As superfícies das microvilosidades são cobertas pelo **glicocálice**, uma rede de até 0,3 μm de espessura formada por mucopolissacarídios e glicoproteínas (Fig. 15.21C). Água e muco são retidos dentro do interstício do glicocálice. O muco é secretado por **células mucosas** (**caliciformes**, assim chamadas pelo seu formato), que são localizadas entre as células absortivas (ver Fig. 15.21A).

Células absortivas adjacentes são mantidas juntas pelos desmossomos (Cap. 4). Próximo ao ápice, a **zona de oclusão** envolve cada célula, fazendo uma junção firme com as células vizinhas (Fig. 15.21B). As junções firmes são especialmente firmes neste epitélio, de modo que as membranas apicais das células absortivas ficam unidas como se fossem uma membrana única contínua sem interrupções. Graças à virtual impermeabilidade das junções firmes, todos os nutrientes devem passar através desta membrana e através do citoplasma das células absortivas para ir da luz do intestino para os vasos sanguíneos ou linfáticos dentro das vilosidades. Ocorre pouca ou nenhuma passagem paracelular.

Intestino Distal: Absorção de Água e de Íons e Defecação

O **intestino distal** serve para estocar os restos do alimento digerido (ver Fig. 15.15). Deste material são absorvidos íons inorgâ-

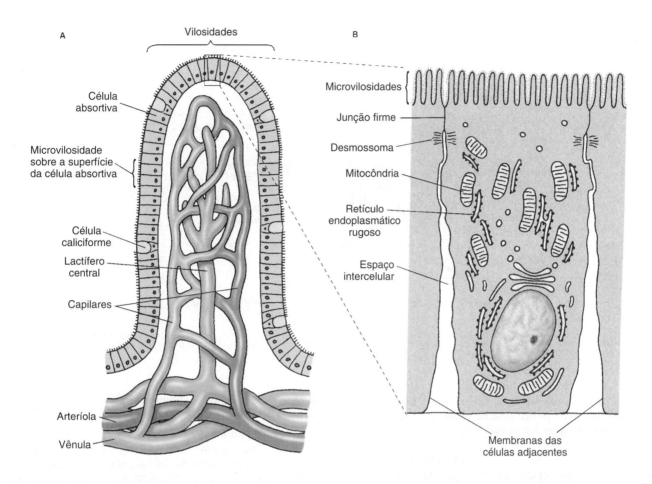
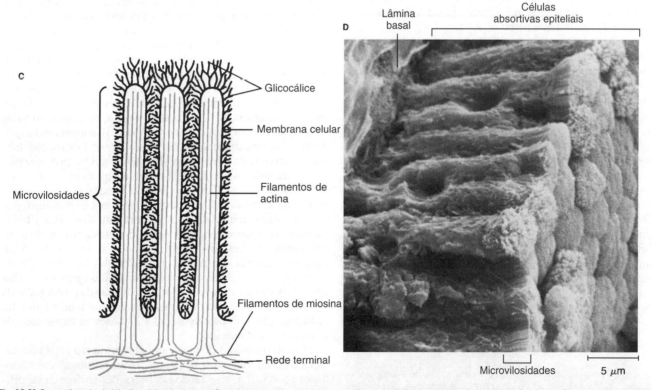

Fig. 15.21 O revestimento do intestino delgado dos mamíferos tem uma microanatomia complexa especializada para secreção e absorção. A superfície luminal é mostrada em cores. **(A)** Uma vilosidade coberta com o epitélio mucoso, que consiste principalmente em células absortivas e células caliciformes ocasionais. **(B)** Uma célula absortiva. A superfície luminal ou apical da célula absortiva apresenta uma bordadura em escova de microvilosidades. **(C)** As microvilosidades consistem em invaginações da membrana superficial que apresentam feixes de filamentos de actina. **(D)** Micrografia, por meio de microscopia eletrônica, de um grupo de células absortivas da luz do intestino delgado, mostrando a bordadura em escova. (Partes A—C de "The Lining of the Small Intestine", por F. Moog. Copyright © 1981 por Scientific American, Inc. Todos os direitos reservados. Parte D de Lodish et al., 1995.) (Ver Encarte colorido.)

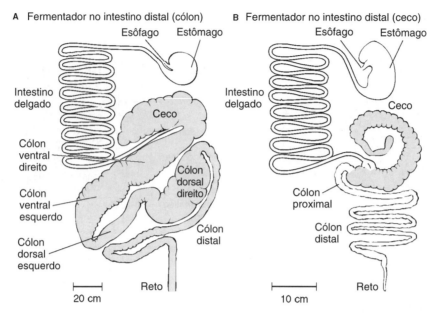

Fig. 15.22 O trato digestório de um fermentador no colônico tem o cólon maior comparado com um fermentador cecal, que tem o ceco maior. **(A)** Trato digestório de um cavalo *Equus caballus*, um fermentador no colônico. O local da fermentação é mostrado em cinza. **(B)** Trato digestório de um coelho *Oryctolagus cuniculus*, um fermentador cecal. (Adaptado de Stevens, 1988.)

nicos e o excesso de água para retornar ao sangue. Em vertebrados, esta função é feita primariamente na última porção do intestino delgado e no intestino grosso. Em alguns insetos, as fezes do reto tornam-se quase que secas por um mecanismo especializado de remoção de água do conteúdo retal (Cap. 14). O intestino distal também funciona como o principal local para a digestão bacteriana do conteúdo intestinal, que é realizada pela flora bacteriana encontrada em répteis e pássaros herbívoros e na maioria dos mamíferos herbívoros.

Em muitas espécies, a formação de **fezes** a partir de material não digerido e de bactérias é feita no intestino distal. As fezes formadas passam para a cloaca ou o reto e são então expelidas através do **ânus** no processo de **defecação** (ver adiante).

O intestino distal é também o local de **fermentação intestinal** em muitos animais (Fig. 15.22). O cólon age como um reator *plug-flow* modificado na maioria dos grandes animais que são fermentadores (p. ex., cavalo, zebra, tapir, sirênio, elefante, rinoceronte e certos marsupiais). Nos fermentadores de menor tamanho (coelhos, muitos roedores, *hyrax*, macaco gritador, coalas e opossuns de cauda escovada e de cauda em anel) o ceco tremendamente aumentado age como um reator de fluxo contínuo.

O intestino distal termina em uma **cloaca** em muitos vertebrados, incluindo peixe-bruxa, peixe pulmonado, *Latimeria*, elasmobrânquios, anfíbios adultos, répteis, pássaros e uns poucos mamíferos (monotremos, marsupiais, alguns insetívoros e uns poucos roedores). A cloaca permite a reabsorção de água e íons da urina nas espécies nas quais os ureteres terminam na cloaca, e não na genitália externa.

 Várias espécies de bagres com respiração aérea engolem o ar e extraem oxigênio da bolha de ar através da parede de um intestino especialmente modificado. Como você esquematizaria um canal alimentar que pode servir aos dois objetivos de troca gasosa e digestão e absorção?

Dinâmica da Estrutura Gastrointestinal — Influência da Dieta

As pesquisas da última década modificaram nossa tradicional visão de que o trato gastrointestinal é um conjunto de tecidos e órgãos relativamente estáticos. De fato, nós agora sabemos que o tamanho e as estruturas do trato gastrointestinal são muito dinâmicos, uma vez que respondem às variações na demanda de energia e na qualidade da comida na maioria dos animais, sejam eles carnívoros ou onívoros. O tamanho global do trato gastrointestinal é que melhor responde a tais variações. Curruíras (*Troglodytes aedon*) induzidos a aumento da ingestão de alimentos através da exposição a baixa temperatura ambiente e exercício forçado por vários meses respondem com aumento de 20% no comprimento do intestino delgado. Essa variação resulta em aumento da absorção de nutrientes. O peso do estômago vazio de esquilos (*Spermophilus tridecemlineatus*) aumenta três a quatro vezes dentro de poucos meses após sair da hibernação. Embora répteis tenham taxa metabólica muito mais baixa do que pássaros e mamíferos (ver Cap. 16), alguns répteis parecem remodelar seu trato digestório em resposta à ingestão de alimentos muito mais rapidamente do que os pássaros e os mamíferos, muitas vezes dentro de poucas horas ou dias. Em jibóias birmanesas (*Python molurus*), o peso do intestino delgado anterior aumentou mais de 40% em relação ao valor de jejum 6 horas após a ingestão de grande quantidade de alimento (25% do peso corpóreo) e alcançou o dobro do peso de jejum dois dias após. Tais variações decorrem principalmente da proliferação da camada mucosa, e não da serosa. A variação morfológica foi acompanhada por aumento de 10 a 24 vezes na capacidade de absorção de aminoácidos.

Mesmo quando o diâmetro e o comprimento total não são afetados pelas variações na dieta, a "microestrutura" das vilosidades pode variar, resultando em alterações na área da superfície absortiva. Tais variações podem causar aumento global na absorção de nutrientes quando a demanda de energia do animal é maior, bem como auxiliar no retardo da velocidade de passagem de alimentos, permitindo maior absorção de nutrientes. Esta última situação é particularmente evidente em animais que fazem fermentação no ceco.

Os ajustes da dieta podem também alterar a constituição celular e molecular do trato gastrointestinal. Estudos realizados nas últimas décadas por alguns pesquisadores, entre eles Jared Diamond e William Karasov, mostraram que a maioria dos transportadores de membrana são regulados pelos níveis de seus substratos na dieta. O nível aumentado de substrato estimula aumento na concentração e/ou na atividade de transportadores de glicose, frutose, alguns aminoácidos essenciais e peptídios. A proliferação de transportadores parece corresponder ao nível de ingestão do nutriente, de modo que a capacidade de absorção não vai além da necessária.

É importante enfatizar que a expansão da área da superfície do trato digestório ou das proteínas transportadoras de nutrientes tem um custo metabólico significativo na manutenção destas macro- ou microestruturas novas. Conseqüentemente, a maioria das variações nas estruturas do trato gastrointestinal parecem ser completamente reversíveis, para reduzir o custo metabólico de manutenção do trato digestório durante períodos nos quais as fontes de alimento são escassas.

MOTILIDADE DO CANAL ALIMENTAR

A capacidade do trato alimentar de se contrair e propelir o material ingerido ao longo de seu comprimento, uma característica chamada **motilidade**, é importante na função digestiva para:

1. Propulsão de alimento ao longo do comprimento inteiro do canal alimentar e expulsão final do material fecal
2. Tratamento mecânico por meio de trituração e compressão do alimento, ajudando a misturá-lo com secreções digestivas e a convertê-lo em uma forma solúvel
3. Mistura do conteúdo de modo a haver renovação contínua do material em contato com a superfície secretora e absortiva do epitélio de revestimento

Motilidade Muscular e Ciliar

A motilidade pode ocorrer por meio de dois diferentes mecanismos — motilidade muscular e motilidade ciliar. A **motilidade muscular**, na qual o transporte é feito por contração muscular das paredes do trato gastrointestinal, é o único mecanismo encontrado em artrópodes e cordados. Em cordados, a motilidade é realizada estritamente por fibras musculares lisas, mas em muitos artrópodes a motilidade é feita por contração de fibras musculares estriadas. O mecanismo muscular permite a manipulação de pedaços de alimentos grandes e duros. A motilidade ciliar, na qual o cílio que reveste o trato digestório gera correntes de líquidos dentro dele, é o único mecanismo usado para o deslocamento de alimento ao longo do canal alimentar de anelídeos, moluscos lamelibrânquios, tunicados e cefalocordados. Contudo, a motilidade ciliar é usada em conjunto com mecanismos musculares em equinodermas e na maioria dos moluscos.

Peristalse

A musculatura do canal alimentar é composta de músculo liso em todos os grupos de animais com exceção de artrópodes, nos quais é composta de músculo estriado. O arranjo da musculatura em vertebrados consiste em uma camada **circular** interna e uma camada **longitudinal** externa (Fig. 15.23; ver também Fig.

15.20A). A contração da camada circular coordenada com o relaxamento da camada longitudinal produz constrição ativa com um alongamento. O encurtamento ativo da camada longitudinal junto com o relaxamento da camada circular produz distensão. **Peristalse** ocorre como uma onda propagada de constrição produzida por contração do músculo circular e é precedida por contração do músculo longitudinal simultânea com o relaxamento do músculo circular (Fig. 15.24). Este padrão de contração "empurra" o conteúdo luminal na direção da onda peristáltica. A mistura do conteúdo luminal é obtida primariamente por um processo chamado **segmentação**, que consiste em contrações rítmicas da camada muscular circular que ocorre assincronicamente em vários pontos ao longo do intestino sem a participação do músculo longitudinal.

A **deglutição** nos vertebrados envolve movimentos integrados de músculos da língua e da faringe, bem como movimentos peristálticos do esôfago, que estão sob controle neural direto do bulbo. Essas ações deslocam o bolo alimentar para o estômago. **Regurgitação** ocorre quando a peristalse acontece na direção inversa, movendo o conteúdo luminal de volta para a cavidade bucal. Os ruminantes usam regularmente a regurgitação para submeter a comida não mastigada a mastigação posterior, e outros vertebrados a usam durante a êmese (vômito).

A peristalse normal no estômago de vertebrados ocorre com o anel de contração apenas parcialmente fechado. Quando o anel de contração parcialmente fechado se move do cárdia para a extremidade pilórica do estômago, há uma ação de mistura na qual a porção central do conteúdo é pressionada para trás (oposto à direção da onda) através do anel parcialmente aberto e da porção periférica para frente na direção da peristalse.

Controle da Motilidade

As contrações coordenadas das camadas musculares lisas circular e longitudinal que promovem a motilidade no canal alimentar nos vertebrados são reguladas por uma combinação de diferentes mecanismos.

Controle intrínseco

O tecido muscular liso da parede do trato alimentar é **miogênico** — isto é, é capaz de produzir um ciclo intrínseco de atividade elétrica que promove contração muscular sem estimulação neural externa. Este ciclo ocorre com despolarizações e repolarizações rítmicas chamadas **ritmo elétrico básico** (REB). Esse ritmo consiste em ondas de despolarizações lentas e espontâneas que progridem lentamente ao longo das camadas musculares lisas (Fig. 15.25). Algumas dessas ondas lentas dão origem a potenciais de ação (PA) produzidos por uma corrente de íons cálcio para o interior das células. Essas "espículas" de cálcio promovem a contração das células musculares lisas nas quais elas ocorrem. A amplitude das ondas lentas do REB é modulada por influências locais tais como estiramento do tecido muscular. Tal estiramento pode ocorrer quando um segmento do canal alimentar é estirado pelo conteúdo em sua luz. Outra influência sobre a contração é o estímulo químico da mucosa por substâncias presentes no quimo.

Controle extrínseco (neural, hormonal)

Os padrões intrínsecos do REB são modulados por **hormônios peptídicos** gastrointestinais liberados localmente (Quadro 15.1; ver também Destaque 9.1). Assim, um estimulante químico no quimo pode causar a liberação de um hormônio local, e este, por sua vez, pode modular a motilidade do tecido muscular.

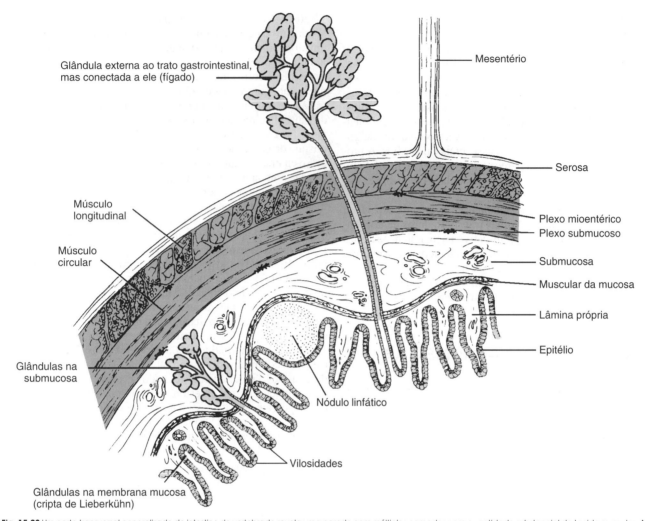

Fig. 15.23 Um corte transversal generalizado do intestino de vertebrado revela uma parede com múltiplas camadas com quantidade substancial de tecido muscular. A parede consiste em quatro camadas: serosa, mais externa (tecido conjuntivo), camadas musculares longitudinal e circular, a submucosa e a mucosa, mais interna. (Adaptado de Ham, 1957.)

Além de estímulos locais, a motilidade intestinal é influenciada por inervação difusa das divisões simpática, parassimpática e peptidérgica (purinérgica) do sistema nervoso autônomo (ver Cap. 9). Os neurônios pós-ganglionares simpáticos e parassimpáticos formam redes dispersas através das camadas de músculos lisos (Fig. 15.26). A rede colinérgica formada por neurônios colinérgicos é dividida em **plexo mioentérico** e **plexo submucoso**. Esses plexos, que recebem seus impulsos parassimpáticos principalmente por ramos do nervo vago, têm como função mediar ações excitatórias do trato digestório (por exemplo, aumento de motilidade e de secreções gastrointestinais). Em contraste, a inervação da divisão simpática é primariamente inibitória. Neurônios pós-ganglionares da divisão simpática inervam diretamente todos os tecidos da parede gastrointestinal bem como neurônios dos plexos mioentérico e submucoso. A atividade desses eferentes simpáticos inibe a motilidade do estômago e do intestino.

As células musculares lisas são inibidas (*i.e.*, são impedidas de desenvolver potenciais de ação) pela noradrenalina, liberada pelas terminações nervosas simpáticas, e são excitadas pela acetilcolina (ACh), liberada em resposta à atividade dos nervos parassimpáticos (Fig. 15.27A). Cada impulso associado com excitação produz aumento de tensão, que diminui após o término do impulso (Fig. 15.27B). Evidência da importância da inervação do músculo liso para a manutenção do tônus pode ser observada na doença de Hirschsprung (também conhecida como *megacólon congênito*), na qual há ausência congênita de células ganglionares na parede do intestino grosso. O cólon torna-se amplamente distendido, o que pode causar impactações fecais recorrentes.

Os movimentos peristálticos descritos na seção anterior são coordenados pelos REB intrínsecos, com a participação local do plexo mioentérico. Isto contrasta com os movimentos peristálticos do reflexo da deglutição, em que os movimentos do esôfago estão sob controle direto do sistema nervoso central.

O músculo liso do canal alimentar dos vertebrados é também regulado por neurônios não-adrenérgicos e não-colinérgicos que liberam uma variedade de peptídios e nucleotídios purínicos. Nas últimas três décadas, têm sido identificados neurônios aminérgicos que liberam ATP, serotonina (5-HT), dopamina, ácido gama-aminobutírico (GABA) e neurônios peptidérgicos que liberam encefalinas, polipeptídio intestinal vasoativo (VIP), substância P, bombesina/fator liberador de gastrina, neurotensina, colecistocinina (CCK) e neuropeptídio Y/polipeptídio pancreático. Esta grande quantidade de substâncias transmissoras permite um controle fino sobre as numerosas funções do canal alimentar.

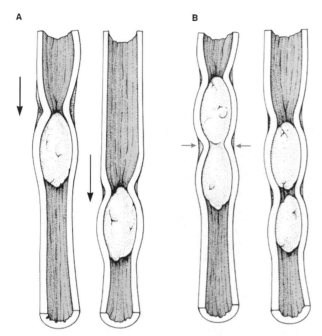

Fig. 15.24 A contração coordenada do trato gastrointestinal desloca o alimento através de sua luz. **(A)** A peristalse ocorre como uma onda propagada de contração do músculo circular precedida por relaxamento. Isto produz movimento longitudinal do bolo alimentar. **(B)** A segmentação ocorre como contrações e relaxamentos alternados, primariamente do músculo liso circular. O resultado é a mistura e o revolvimento do conteúdo intestinal.

SECREÇÕES GASTROINTESTINAIS

O canal alimentar da maioria dos animais produz secreções exócrinas e secreções endócrinas. De fato, o canal alimentar de muitos animais tem sido descrito como "a maior glândula endócrina e exócrina do corpo". Como explicado nos Caps. 8 e 9, os hormônios são produzidos no canal alimentar por células de glândulas endócrinas e são liberados diretamente na corrente sanguínea, agindo como mensageiros para moléculas receptoras em tecidos alvos, que freqüentemente incluem outros tecidos do canal alimentar.

As secreções exócrinas gastrointestinais freqüentemente consistem em uma mistura aquosa de substâncias, e não em uma única espécie de molécula. Os tecidos exócrinos do canal alimentar incluem as glândulas salivares, as células secretoras do epitélio gástrico e intestinal e as células secretoras do fígado e do pâncreas. A **secreção primária** das glândulas exócrinas do canal alimentar entra na luz acinar das glândulas e então é, em geral, modificada secundariamente nos ductos das glândulas secretoras. Essa **modificação secundária** pode envolver o transporte de água para dentro ou para fora dos ductos para produzir a secreção final, como ilustrado na glândula salivar (Fig. 15.28) e descrito em detalhe no Cap. 8.

Secreções Exócrinas do Canal Alimentar

Existe uma grande variação na composição das secreções de diferentes regiões do canal alimentar. Contudo, essas misturas usualmente consistem em alguma combinação de água, íons, muco e enzimas.

Água e eletrólitos
As glândulas exócrinas do canal alimentar secretam grandes quantidades de líquidos aquosos ricos em enzimas e outras substâncias na luz do canal alimentar (Fig. 15.29). A maior parte dessa água é reabsorvida na porção distal do trato gastrointestinal.

Numa solução aquosa, o muco produzido por células caliciformes do estômago e do intestino (ver Figs. 15.18 e 15.21) forma um lubrificante espesso e deslizante que ajuda a prevenir lesões mecânicas e enzimáticas no epitélio de revestimento do trato gastrointestinal. As glândulas salivares e o pâncreas secretam uma solução de muco mais fina.

A secreção de constituintes inorgânicos dos líquidos digestivos geralmente ocorre em duas etapas. Na primeira, água e íons são secretados na luz da glândula por ultrafiltração passiva em virtude do gradiente de pressão hidrostática através do epitélio luminal ou por processos ativos (que requerem energia) a partir do líquido intersticial que banha as porções basais das células acinares. O transporte ativo de íons por essas células é seguido por fluxo osmótico de água para dentro do ácino. Há modificação secundária desse ultrafiltrado por transporte passivo ou ati-

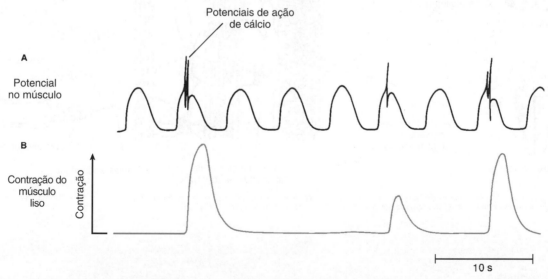

Fig. 15.25 Atividades elétrica e mecânica (contração) coordenadas no jejuno de gato. **(A)** O ritmo elétrico básico lento, evidenciado como uma oscilação no potencial do músculo, ocasionalmente dá origem ao potencial de ação em seus picos. **(B)** Os potenciais de ação provocam contração do músculo liso. (Adaptado de Bortoff, 1985.)

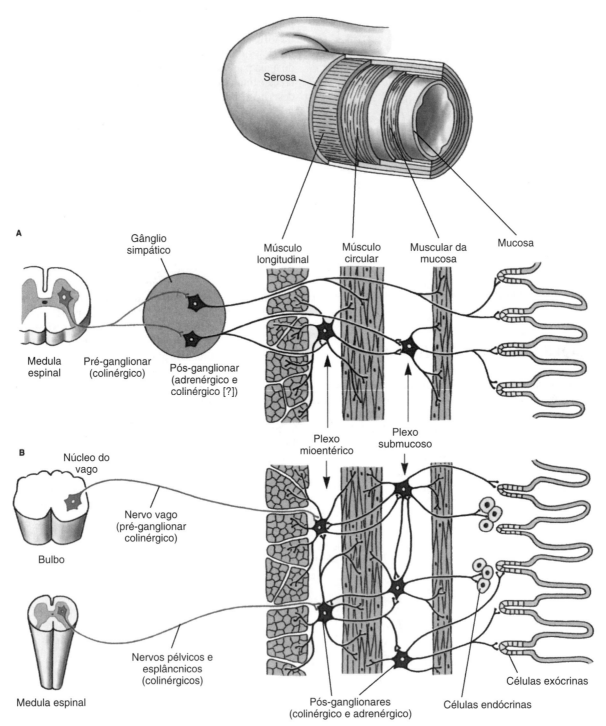

Fig. 15.26 O trato gastrointestinal tem rica inervação simpática e parassimpática. (A) Inervação simpática eferente. (B) Inervação parassimpática. Todas as terminações nervosas nos tecidos alvos gastrointestinais (músculo, glândulas) são pós-ganglionares. (Adaptado de Davenport, 1977.)

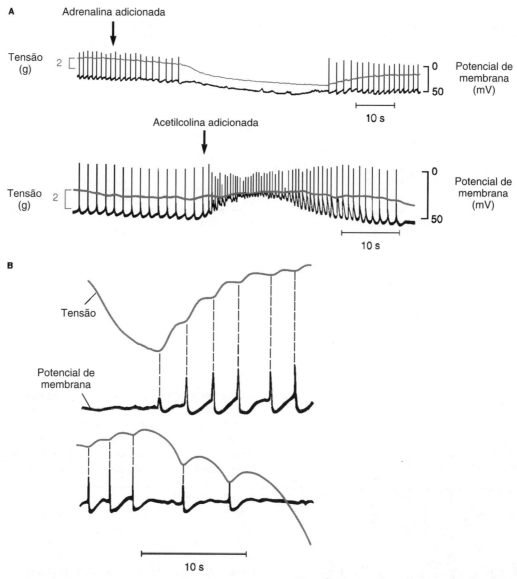

Fig. 15.27 Os potenciais de membrana (espículas) determinam a tensão (linhas) no *tenia coli*, músculo longitudinal do cólon. **(A)** Efeitos da adrenalina e da acetilcolina aplicadas topicamente. **(B)** Correlação de tempo entre potenciais de ação e tensão. (Parte A adaptada de Bülbring e Kuriyama, 1963; parte B adaptada de Bülbring, 1959.)

vo através do epitélio que reveste o ducto à medida que o líquido passa ao longo dos ductos exócrinos para o canal alimentar.

Bile e sais biliares

O fígado de vertebrados não produz enzimas digestivas. Contudo, secreta **bile**, uma secreção essencial para a digestão de gorduras. A bile consiste em água e uma mistura ligeiramente básica de colesterol, lecitina, sais inorgânicos, sais biliares e pigmentos biliares. Os **sais biliares** são sais orgânicos compostos de ácidos biliares produzidos no fígado a partir do colesterol e conjugados com aminoácidos e ligados ao sódio (Fig. 15.30). Os **pigmentos biliares** derivam da biliverdina e da bilirrubina, que são produzidas pela quebra da hemoglobina liberada no plasma, originária de células sanguíneas vermelhas velhas e rompidas. A bile produzida no fígado é transportada pelo ducto hepático para a **vesícula biliar**, onde é estocada e concentrada. A água da bile é removida osmoticamente, seguindo transporte ativo de Na^+ e Cl^- através do epitélio da vesícula biliar.

A bile participa de numerosas funções importantes para a digestão. Primeiro, sua alta alcalinidade é importante nos estágios finais da digestão, uma vez que ela tampona a acidez alta produzida pelo suco gástrico secretado na fase inicial do processo digestivo.

Segundo, os sais biliares facilitam a digestão enzimática de gordura, pois quebram a gordura em gotas microscópicas que coletivamente têm uma área superficial muito maior. A capacidade dos sais biliares de dispersar substâncias gordurosas insolúveis em água deriva de sua natureza anfipática. Isto é, as moléculas de sais biliares contêm um ácido biliar solúvel em lipídio e um aminoácido solúvel em água. Assim, agem como um detergente na emulsificação das gotas de gordura, dipersando-as em solução aquosa, o que permite um ataque mais eficaz das enzimas digestivas. Por fim, os sais biliares são removidos do intestino grosso por um sistema de transporte ativo altamente eficiente e voltam para a corrente sanguínea.*
Os sais biliares então se ligam a proteínas plasmáticas transporta-

---

***N.R.:** A maior parte da absorção ocorre no íleo.

QUADRO 15.1
Ação de algumas enzimas secretadas na boca, no estômago, no pâncreas e no intestino delgado de mamíferos

Enzima	Local de ação	Substrato	Produtos da ação
Boca			
α-amilase salivar	Boca	Amido	Dissacarídios (poucos)
Estômago			
Pepsinogênio → pepsina	Estômago	Proteínas	Peptídios grandes
Pâncreas			
α-amilase pancreática	Intestino delgado	Amido	Dissacarídios
Tripsinogênio → tripsina	Intestino delgado	Proteínas	Peptídios grandes
Quimotripsina	Intestino delgado	Proteínas	Peptídios grandes
Elastase	Intestino delgado	Elastina	Peptídios grandes
Carboxipeptidases	Intestino delgado	Peptídios grandes	Peptídios pequenos (oligopeptídios)
Aminopeptidases	Intestino delgado	Peptídios grandes	Oligopeptídios
Lipase	Intestino delgado	Triglicerídios	Monoglicerídios, ácidos graxos, glicerol
Nucleases	Intestino delgado	Ácidos nucleicos	Nucleotídios
Intestino delgado			
Enterocinase	Intestino delgado	Tripsinogênio	Tripsina
Dissacaridases	Intestino delgado*	Dissacarídios	Monossacarídios
Peptidases	Intestino delgado*	Oligopeptídios	Aminoácidos
Nucleotidases	Intestino delgado*	Nucleotídios	Nucleosidases, ácido fosfórico
Nucleosidases	Intestino delgado*	Nucleosídios	Açúcares, purinas, pirimidinas

*Intracelular.

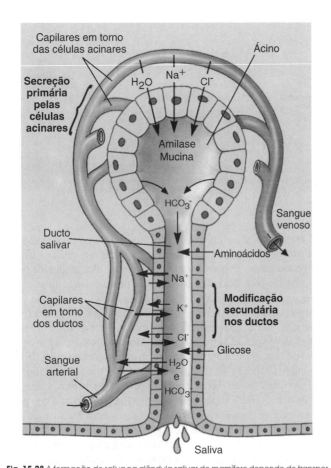

Fig. 15.28 A formação de saliva na glândula salivar de mamífero depende de transporte ativo e de osmose. As células acinares transportam eletrólitos de sua extremidade basal para o ácino e secretam mucina e amilase por exocitose, com água fluindo para a luz por osmose. Quando o líquido salivar percorre o ducto, ele sofre modificações decorrentes do transporte ativo através do epitélio do ducto. (Adaptado de Davenport, 1985.)

doras e voltam ao fígado para ser reciclados. Os sais biliares também auxiliam a absorção de vitaminas lipossolúveis.

Terceiro, a secreção biliar serve como via de excreção para substâncias tais como colesterol, pigmentos da hemoglobina, esteróides e drogas, que são removidas do sangue pelo fígado. Essas substâncias são digeridas ou excretadas nas fezes.

Enzimas digestivas
Um animal deve primeiro digerir o alimento antes que ele possa ser utilizado para a manutenção de tecidos ou para crescimento ou ainda como fonte de energia química. A **digestão** é primariamente um processo químico complexo no qual **enzimas digestivas** especiais catalisam a hidrólise de grandes moléculas de alimentos em compostos mais simples pequenos o bastante para atravessar a membrana celular da barreira intestinal. Por exemplo, o amido, um polissacarídio de cadeia longa, é degradado em dissacarídios muito menores e em monossacarídios; proteínas são hidrolisadas em polipeptídios e então em tripeptídios, dipeptídios e aminoácidos.

Todas as enzimas digestivas fazem hidrólise, adicionando H^+ a um resíduo e OH^- a outro (Fig. 15.31). A hidrólise da ligação anidro libera os resíduos (p. ex., monossacarídios, aminoácidos, monoglicerídios) que formam o polímero, tornando-os pequenos o bastante para que sejam absorvidos no canal alimentar, passem para os líquidos corpóreos circulantes e entrem, subseqüentemente, nas células para ser metabolizados.

As enzimas digestivas, como todas as enzimas, exibem especificidade ao substrato e são sensíveis a temperatura, pH e certos íons (ver Cap. 3). Existem três principais grupos de enzimas digestivas, que correspondem aos três principais tipos de constituintes dos alimentos: proteases, carboidrases e lipases.

Proteases Proteases são enzimas proteolíticas, classificadas como **endopeptidases** ou **exopeptidases**. Ambos os tipos de enzimas atacam ligações peptídicas de proteínas e polipeptídios (Fig. 15.31A, Quadro 15.2). A diferença entre elas é que as

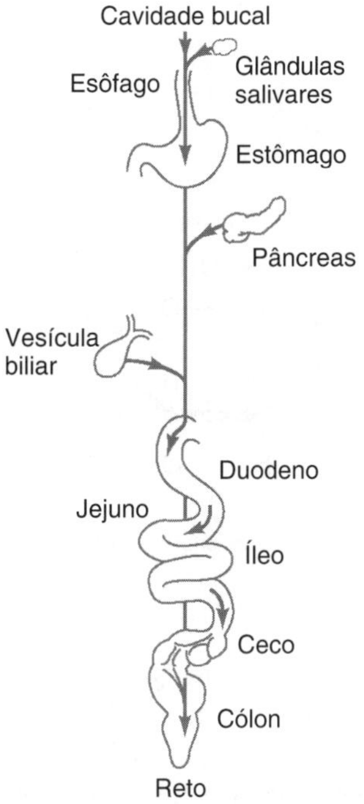

ADQUIRINDO ENERGIA: INGESTÃO DE ALIMENTOS, DIGESTÃO E METABOLISMO | 605

Região	Secreção	Quantidade diária (l)	pH	Composição*
Saliva	1+	6,5	Amilase, bicarbonato
Suco gástrico	1-3	1,5	Pepsinogênio, HCl, renina em crianças, "fator intrínseco"
Suco pancreático	1	7-8	Tripsinogênio, quimotripsinogênio, carboxi- e aminopeptidase, lipase, amilase, maltase, nucleases, bicarbonato
Bile	1	7-8	Gorduras e ácidos graxos, sais biliares e pigmentos, colesterol
"Suco entérico"	1	7-8	Enterocinase, carboxi- e aminopeptidases, maltase, lactase, sacarase, lipase, nucleases

*Excluindo muco e água, que juntos somam até 95% da secreção.

Fig. 15.29 Importantes secreções digestivas ocorrem em todos os pontos ao longo do canal alimentar humano. O volume aproximado e o pH de cada secreção são mostrados à direita.

endopeptidases limitam seu ataque a ligações de dentro (*endo*, dentro) da molécula protéica, quebrando grandes cadeias de peptídios em segmentos de polipeptídios menores. Esses segmentos menores proporcionam um número muito maior de locais para a ação das exopeptidases. As exopeptidases atacam somente ligações peptídicas próximas à extremidade (*exo*, do lado de fora) da cadeia peptídica, promovendo a liberação de aminoácidos, di- e tripeptídios. Algumas proteases exibem especificidade marcada para resíduos particulares de aminoácidos localizados em ambos os lados das ligações que elas atacam. Assim, a endopeptidase **tripsina** atua somente nas ligações peptídicas nas quais o grupo carboxila é formado por arginina ou lisina, a despeito do local que eles ocupam dentro da cadeia peptídica. A endopeptidase **quimotripsina** ataca as ligações peptídicas que contêm o grupo carboxila de tirosina, fenilalanina, triptofano, leucina e metionina.

Em mamíferos, a digestão protéica usualmente começa no estômago pela ação da protease gástrica **pepsina**. Existem diferentes formas desta enzima, mas a forma mais eficiente atua em pH próximo a 2. A ação da pepsina é auxiliada pela secreção de HCl gástrico e resulta na hidrólise de proteínas em polipeptídios e alguns aminoácidos livres. No intestino de mamíferos, várias proteases produzidas pelo pâncreas continuam o processo proteolítico, produzindo uma mistura de aminoácidos livres e peptídios de cadeia curta. Por fim, enzimas proteolíticas intimamente associadas ao epitélio da parede intestinal hidrolisam os polipeptídios em **oligopeptídios**, que consistem em resíduos de dois ou três aminoácidos, que são posteriormente quebrados em aminoácidos individuais.

Carboidrases As carboidrases podem ser divididas funcionalmente em polissacaridases e glicosidases. As **polissacaridases** hidrolisam as ligações glicosídicas de carboidratos de cadeia longa tais como celulose, glicogênio e amido. A mais comum das polissacaridases é a **amilase**, que hidrolisa quase todas as ligações glicosídicas terminais do glicogênio e do

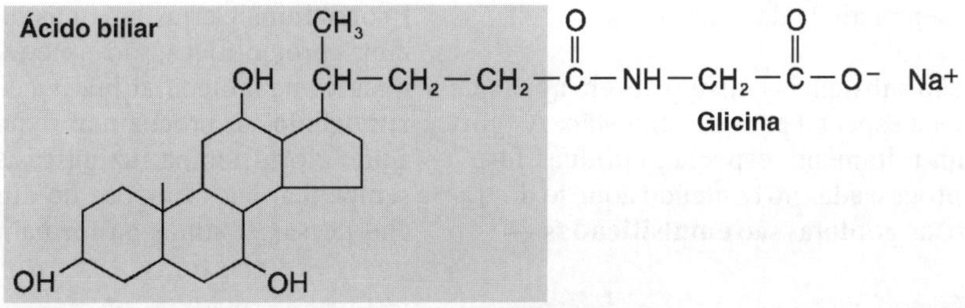

Fig. 15.30 Glicolato de sódio é o principal sal biliar do mamífero. O ácido cólico (área sombreada) é conjugado com o aminoácido glicina e com sódio.

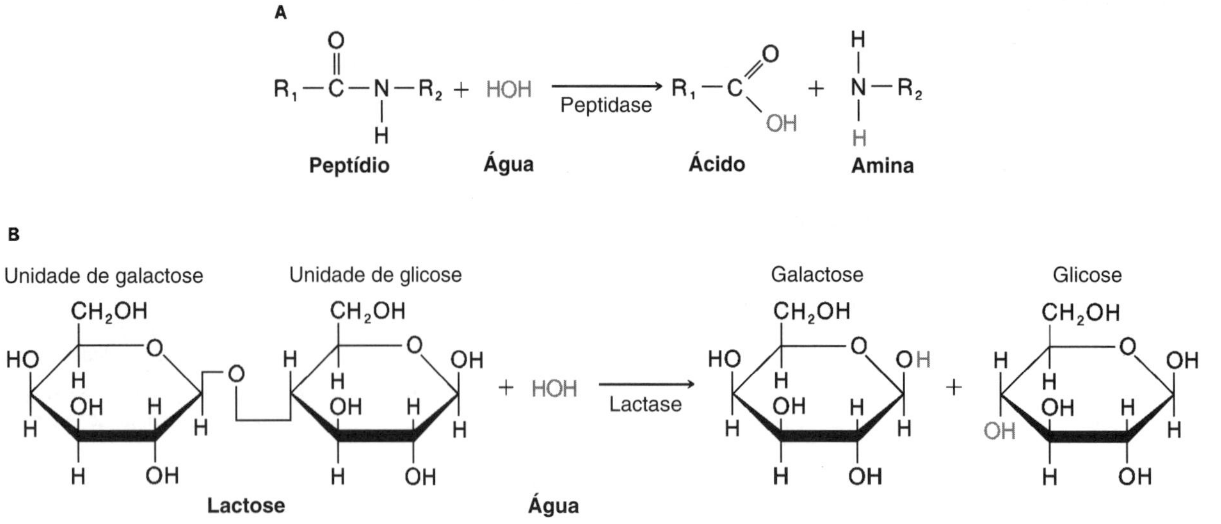

ADQUIRINDO ENERGIA: INGESTÃO DE ALIMENTOS, DIGESTÃO E METABOLISMO

A

B

Fig. 15.31 Peptídios **(A)** e dissacarídios **(B)** são quebrados por hidrólise, sob ação catalítica enzimática. Como mostrado, uma molécula de água é adicionada aos dois resíduos, quebrando a ligação covalente que os mantém juntos.

amido, produzindo dissacarídios e oligossacarídios. As **glicosidases**, que ocorrem no glicocálice ligado à superfície das células absortivas (ver Fig. 15.21C), agem sobre dissacarídios tais como sacarose, frutose,* maltose e lactose hidrolisando ligações alfa-1,6 e alfa-1,4 glicosídicas. Isto quebra esses açúcares em monossacarídios para absorção (ver Fig. 15.31B). Em vertebrados, as amilases são secretadas pelas glândulas salivares e pelo pâncreas e em pequenas quantidades pelo estômago; na maioria dos invertebrados, pelas glândulas salivares e pelo epitélio intestinal. Muitos herbívoros consomem alimentos ricos em paredes celulares, que contêm celulose, hemicelulose e lignina. A celulose, que é a mais abundante, consiste em moléculas de glicose polimerizadas por meio de ligações beta-1,4. A **celulase**, uma enzima que digere a celulose e a hemicelulose, é produzida por microrganismos simbiontes no trato gastrointestinal de animais hospedeiros tão diversos como cupins e bois, que não são capazes de produzir celulase. Em cupins, a celulase é liberada na luz intestinal pelos simbiontes e atua extracelularmente para digerir a madeira ingerida. Em bois, os microrganismos simbiontes captam as moléculas de celulose (do capim ingerido etc.), digerindo-as intracelularmente e passando alguns fragmentos digeridos para o líquido circundante. Essas bactérias simbiontes do trato gastrointestinal, por sua vez, multiplicam-se e elas próprias são digeridas subseqüentemente. Se não fosse por esses microrganismos simbiontes, a celulose (o principal constituinte de capins, feno e folhas) poderia ser inviável como alimento para animais que pastejam e que comem arbustos. Somente uns poucos animais, tais como *Toredo* (um molusco), *Limnoria* (um isópode) e a traça (um inseto), podem secretar celulase sem a ajuda de simbiontes.

Lipases As gorduras são substâncias insolúveis em água que apresentam um problema especial para sua digestão. As gorduras devem sofrer um tratamento especial, em duas fases, antes que possam ser processadas no conteúdo aquoso do trato digestório. Primeiro, as gorduras são **emulsificadas** — isto

é, elas são tornadas solúveis em água por dispersão em pequenas gotas através de agitação mecânica do conteúdo intestinal produzida pela segmentação (ver Fig. 15.24). O processo de emulsificação é auxiliado pela ação química de detergentes tais como sais biliares e o fosfolipídio **lecitina** em pH neutro ou alcalino. Os sais biliares têm uma extremidade hidrofóbica solúvel em gordura e outra extremidade hidrofílica solúvel em água. Os lipídios ligam-se à extremidade hidrofóbica, enquanto a água se liga à extremidade hidrofílica, dipersando a gordura no líquido hidrossolúvel do trato digestório. O efeito global é comparável à fabricação de maionese, na qual o óleo é dipersado no vinagre e na gema de ovo.

A segunda fase que ocorre em vertebrados é a formação de **micelas** (ver Fig. 2.16), com auxílio dos sais biliares. Micelas são estruturas esféricas extremamente pequenas formadas por moléculas que têm um grupo hidrofílico polar em uma extremidade e um grupo hidrofóbico não-polar na outra extremidade e que são reunidas de modo que suas extremidades polares ficam em contato com a solução aquosa. O interior lipídico de cada micela é cerca de 10^{-6} vezes o tamanho original das gotas de gorduras emulsificadas, o que aumenta enormemente a área superficial disponível para a digestão pela lipase pancreática. A degradação enzimática então resulta da ação das lipases intestinais (em invertebrados) ou lipases pancreáticas (em vertebrados), produzindo ácidos graxos mais monoglicerídios e diglicerídios. Na ausência de sais biliares suficientes, a digestão de gordura pela lipase é incompleta, e a gordura não digerida vai para o cólon.

Proenzimas Certas enzimas digestivas, em particular as enzimas proteolíticas, são sintetizadas, estocadas e liberadas em uma forma molecular inativa conhecida como **proenzima** ou **zimogênio**. As proenzimas requerem ativação, usualmente por ácido clorídrico na luz gástrica,* antes que elas possam desempenhar suas funções de digestão. O armazenamento inicial dessas enzimas na forma inativa impede a autodigestão

---

*N.R.: Na verdade, a frutose é um monossacarídio resultante da quebra da sacarose.

*N.R.: Apenas a ativação do pepsinogênio ocorre por ação do ácido clorídrico.

QUADRO 15.2
Alguns hormônios peptídicos gastrointestinais

Hormônio	Tecidos de origem	Tecido alvo	Ação primária	Estímulo para a secreção
Gastrina	Estômago e duodeno	Células secretoras e músculo do estômago	Produção e secreção de HCl; estimulação da motilidade gástrica	Atividade do nervo vago; peptídios e proteínas no estômago
Colecistocinina (CCC)*	Intestino delgado superior	Vesícula biliar	Contração da vesícula biliar	Ácidos graxos e aminoácidos no duodeno
		Pâncreas	Secreção de suco pancreático	
Secretina*	Duodeno	Pâncreas, células secretoras e músculos do estômago	Secreção de água e $NaHCO_3$; inibição da motilidade gástrica	Alimento e ácido forte no estômago e no intestino delgado
Peptídio inibitório gástrico (PIG)	Intestino delgado superior	Mucosa e musculatura gástricas	Inibição da secreção e da motilidade gástrica	Monossacarídios e gorduras no duodeno
Bulbogastrona	Intestino delgado superior	Estômago	Inibição da secreção e da motilidade gástrica	Ácido no duodeno
Peptídio intestinal vasoativo (PIV)*	Duodeno	Estômago, intestino	Aumento do fluxo sanguíneo; secreção pancreática líquida; inibição da secreção gástrica	Gorduras no duodeno
Enteroglucagon	Duodeno	Jejuno, pâncreas	Inibição da motilidade e da secreção	Carboidratos no duodeno
Encefalina*	Intestino delgado	Estômago, pâncreas, intestino	Estimulação da secreção de HCl; inibição da secreção de enzima pancreática e da motilidade intestinal	Condições alcalinas no estômago e duodeno
Somatostatina*	Intestino delgado	Estômago, pâncreas, intestino, arteríolas esplâncnicas	Inibição da secreção de HCl, da secreção pancreática, da motilidade intestinal e do fluxo sanguíneo esplâncnico	Ácido na luz do estômago

*Peptídios marcados com um asterisco são também encontrados como neuropeptídios no sistema nervoso central. Neuropeptídios não listados aqui, mas identificados no cérebro e nos tecidos gastrointestinais, incluem substância P, neurotensina, bombesina, insulina, polipeptídio pancreático e ACTH.

da enzima e dos tecidos que as contêm, enquanto elas ficam estocadas em grânulos de zimogênios. A proenzima é ativada pela remoção de uma porção da molécula pela ação de uma outra enzima específica para este propósito ou ainda através de aumento da acidez ambiente. A tripsina e a quimotripsina são bons exemplos de enzimas que ocorrem primeiramente na forma de proenzimas. A proenzima **tripsinogênio**, um polipeptídio com 249 resíduos, é inerte até que o segmento de 6 resíduos é clivado da porção NH_2-terminal. Essa clivagem ocorre ou pela ação de outra molécula de tripsina ou pela **enteroquinase**, uma enzima proteolítica intestinal. A tripsina também ativa o **quimotripsinogênio** em sua forma hidrolítica ativa, a **quimotripsina**.

Outras enzimas digestivas Além das principais classes de enzimas já descritas, existem outras que desempenham papel menos importante na digestão. **Nucleases, nucleotidases** e **nucleosidases**, como seus nomes implicam, hidrolisam ácidos nucleicos e seus resíduos. **Esterases** hidrolisam ésteres, que incluem aqueles compostos com cheiro característico de frutas maduras. Estas e outras enzimas digestivas menores não são essenciais para a nutrição, mas elas aumentam o aproveitamento do alimento ingerido.

Controle das Secreções Digestivas

Entre os vertebrados, o estímulo primário para a secreção de sucos digestivos em determinada parte do trato gastrointestinal é a presença aí de alimento ou, em algumas vezes, em outro lugar do trato. A presença de moléculas de alimento estimula terminações quimossensoriais, o que resulta em ativação reflexa de eferentes autonômicos que ativam ou inibem a motilidade e a secreção exócrina. Moléculas alimentares apropriadas também estimulam diretamente células endócrinas epiteliais por contato com seus receptores, causando secreção reflexa de hormônios gastrointestinais na circulação local. Esses refle-

xos permitem que órgãos secretores de fora do trato alimentar propriamente dito (o fígado e o pâncreas, por exemplo) sejam apropriadamente coordenados com a necessidade de digestão do alimento que passa ao longo do trato digestório. A secreção gastrointestinal está amplamente sob controle de **hormônios peptídicos gastrointestinais** secretados por células endócrinas das mucosas gástrica e intestinal. Vários desses hormônios são idênticos a neuropeptídios que agem como neurotransmissores no sistema nervoso central. Isto sugere que a maquinaria genética para produzir esses peptídios biologicamente ativos é ativada por células tanto do sistema nervoso central como do trato gastrointestinal. Alguns hormônios gastrointestinais são listados no Quadro 15.2.

O papel da cognição ou do processo consciente no controle da secreção digestiva em animais é freqüentemente ignorado. Influências cefálicas tais como imagens mentais de alimento bem como comportamentos aprendidos também estimulam a secreção digestiva, pelo menos em mamíferos (Destaque 15.1). Contudo, nenhum desses mecanismos neurais ou hormonais que regulam a secreção está sob controle voluntário.

As características das secreções digestivas (velocidade de secreção, quantidade de secreção) dependem de vários fatores que interagem entre si: (1) o controle da secreção é nervoso ou hormonal? (2) em qual local do trato gastrointestinal a secreção ocorre? e (3) que quantidade de alimento está normalmente presente na região que está sendo estimulada? Por exemplo, a secreção salivar é muito rápida e está inteiramente sob controle neural involuntário, a secreção gástrica é regulada tanto por controle hormonal como por controle neural e as secreções intestinais são mais lentas e estão primariamente sob controle hormonal. Como em outros sistemas, o controle neural predomina nas respostas rápidas, enquanto que os mecanismos endócrinos são envolvidos em respostas que se desenvolvem durante minutos ou horas.

DESTAQUE 15.1

CONDICIONAMENTO DO COMPORTAMENTO NA INGESTÃO E NA DIGESTÃO

Os experimentos do fisiologista russo Ivan Pavlov figuram com destaque na história da psicologia e da fisiologia. Pavlov, aproximadamente um século atrás, demonstrou a secreção reflexa de saliva em cães. Imediatamente após um cão receber alimento, foi acionada uma campainha. Normalmente, um cão deve salivar em resposta à visão ou ao gosto do alimento, mas não em resposta a uma campainha. Contudo, após várias apresentações do som da campainha (estímulo condicionado) junto com o alimento (estímulo incondicionado), o som da campainha por si só provocou salivação. Este foi o primeiro reconhecimento de um **reflexo condicionado**. Esses experimentos tornaram-se importantes para o desenvolvimento de teorias de comportamento animal e de psicologia. No contexto deste capítulo, os experimentos de Pavlov demonstraram que algumas secreções do trato digestório estão sob **controle cefálico** (i.e., são controladas pelo cérebro). Assim, em vertebrados, o controle neural das secreções digestivas tem dois componentes. No primeiro, o débito secretomotor das glândulas ocorre em virtude de um reflexo incondicionado provocado diretamente pela comida em contato com quimiorreceptores. No segundo, o débito secretomotor é provocado indiretamente pela **associação** de um estímulo condicionado com um estímulo incondicionado.

Outro exemplo de controle cefálico da secreção é a secreção reflexa de saliva e de suco gástrico provocada pela visão, pelo cheiro ou pela antecipação do alimento. Esta reação é baseada em experiência passada (i.e., aprendizagem associativa). Intimamente relacionada com isto está a descoberta de que alguns animais exibem aprendizagem de esquiva ao alimento nocivo em um único ensaio experimental. Assim, uma refeição poderá ser rejeitada mesmo antes que seja experimentada se ela se parece ou tem cheiro semelhante a uma outra previamente experimentada que foi de fato nociva. Tem sido observado que pássaros que comem insetos evitam uma espécie particular de inseto que tem gosto ruim com base em experiência de uma única vez com aquela presa. Exemplos de esquiva a alimentos nocivos pela aprendizagem foram descritos em vários mamíferos.

Muito pouco é conhecido acerca do controle das secreções digestivas em invertebrados quando comparados com vertebrados. Filtradores evidentemente mantêm uma secreção constante de sucos digestivos uma vez que eles se alimentam continuamente. Outros invertebrados secretam enzimas em resposta à presença de alimento no trato alimentar, mas os mecanismos de controle para isto têm de ser intensivamente estudados. A formidável variedade de invertebrados impede a generalização acerca de seus sistemas digestórios.

Secreções salivar e gástrica

A saliva de mamíferos contém água, eletrólitos, mucina, amilase e agentes antimicrobianos tais como lisozimas e tiocianato (ver Fig. 15.28). Na ausência de alimento, as glândulas salivares produzem um fluxo lento de saliva aquosa. A secreção de saliva é estimulada pela presença de alimento na boca ou por qualquer estimulação mecânica de tecidos da boca, por meio de nervos parassimpáticos colinérgicos que enervam as glândulas salivares. A percepção cognitiva de alimento tem um efeito idêntico (ver Destaque 15.1). A amilase da saliva mistura-se com o alimento durante a mastigação e digere o amido. A mucina e a secreção aquosa envolvem o bolo alimentar para ajudá-lo a deslizar para o estômago durante os movimentos peristálticos do esôfago.

A principal secreção do estômago é o **ácido clorídrico** (HCl), que é produzido por células **parietais**, ou **oxínticas**, localizadas na mucosa gástrica. A secreção de HCl é estimulada por:

- Descarga vagal motora.
- Ação da gastrina, um hormônio gástrico, em conjunto com histamina, um hormônio local com ação parácrina sintetizado nos mastócitos da mucosa gástrica. (Ambos os hormônios são requeridos para secreção de HCl porque eles se ligam a diferentes receptores na membrana da célula parietal, devendo ambos os receptores estar ocupados para que ocorra secreção de HCl.)
- Secretagogos na comida, tais como cafeína, álcool e ingredientes ativos de pimentas.

O HCl secretado ajuda a quebrar as ligações peptídicas de proteínas, ativa algumas enzimas gástricas e mata microrganismos que entram com a comida. Em alguns animais, a quantidade de H^+ usada para produzir HCl é tão grande que o sangue e outros líquidos extracelulares podem realmente tornar-se alcalinos por horas ou dias após a ingestão de uma grande refeição. Esta assim chamada **maré alcalina** pode resultar em aumento do pH sanguíneo de 0,5 ou mesmo 1,0 unidade em crocodilos, cobras e outros predadores que têm ingestões grandes e infreqüentes.

As células parietais produzem uma concentração de íons hidrogênio no suco gástrico que é 10^6 vezes maior do que no plasma (Fig. 15.32). Para isto, contam com a colaboração da enzima **anidrase carbônica**, que catalisa a reação da água com o dióxido de carbono:

$$CO_2 + H_2O \underset{\text{anidrase carbônica}}{\rightleftharpoons} H_2CO_3$$

O HCO_3^- resultante da dissociação do H_2CO_3 é exportado da célula parietal para o plasma em troca de Cl^- por um trocador (*antiporter*) HCO_3^-/Cl^- na membrana basolateral. O Cl^- importado vai para a membrana apical, sai através de um canal de Cl^- e entra na luz da glândula intestinal. O H^+ gerado pela ação da anidrase carbônica é ativamente secretado pela membrana da célula apical para a luz da glândula gástrica. Esses processos de importação e exportação de íons permite que a célula parietal mantenha pH constante ao mesmo tempo que supre o estômago com uma solução altamente ácida.

A pepsina é a principal enzima secretada pelo estômago. Esta enzima proteolítica é secretada na forma da proenzima **pepsinogênio** pelas células exócrinas chamadas **células principais** ou **zimogênicas** (Fig. 15.33). A secreção das células principais está sob controle vagal e é também estimulada pelo hormônio **gastrina**, que se origina na parede gástrica (Fig. 15.34). O pepsinogênio ativo, que existe em várias formas, é convertido em **pepsina** ativa por uma quebra da cadeia peptídica que ocorre em pH baixo. A pepsina, uma endopeptidase, quebra seletivamente ligações peptídicas adjacentes a grupos carboxílicos das grandes moléculas de proteína.

As células caliciformes do epitélio gástrico secretam um muco gástrico que contém vários mucopolissacarídios. O muco recobre o epitélio gástrico, protegendo-o da digestão pela pepsina e pelo HCl. O HCl pode penetrar na camada de muco, mas é neutralizado por eletrólitos alcalinos que ficam retidos dentro do muco.

ADQUIRINDO ENERGIA: INGESTÃO DE ALIMENTOS, DIGESTÃO E METABOLISMO 609

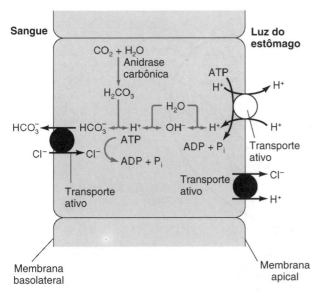

Fig. 15.32 A secreção de ácido clorídrico (HCl) pelas células parietais gástricas envolve o transporte primário de H⁺ produzido pela dissociação do H_2CO_3, formado a partir de H_2O e CO_2. Uma bomba que troca Cl^-/HCO_3^- localiza-se na membrana basolateral e um canal de Cl^- na membrana apical.

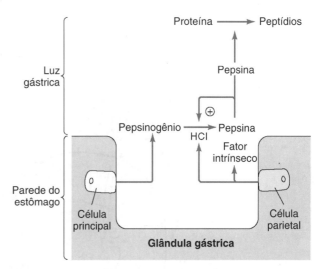

Fig. 15.33 A poderosa enzima proteolítica pepsina é secretada na forma inativa (pepsinogênio), que é então ativada por HCl. A célula principal (zimogênica) secreta pepsinogênio, ao passo que a célula parietal secreta HCl, bem como fator intrínseco.

Em alguns animais jovens, incluindo bezerros (mas não em crianças), o estômago secreta **renina**, uma endopeptidase que coagula o leite por promover a formação de caseinato de cálcio a partir da caseína, uma proteína do leite. O leite coalhado é então digerido por enzimas proteolíticas, incluindo a renina.

A secreção gástrica em mamíferos ocorre em três fases distintas: cefálica, gástrica e intestinal. Na **fase cefálica**, a secreção ocorre em resposta à visão, ao aroma e ao paladar do alimento ou em resposta a reflexos condicionados (ver Destaque 15.1). Esta fase é mediada pelo cérebro (daí o termo fase *cefálica*) e é abolida por secção do nervo vago. Na **fase gástrica**, mediada pelo hormônio gastrina e pelo composto **histamina**,* as secreções de HCl e pepsina são estimuladas pela presença de alimento no estômago, que estimula receptores mecânicos e químicos. A **fase intestinal** é controlada pela gastrina, bem como pelos hormônios **secretina, peptídio intestinal vasoativo** (PIV) e **peptídio inibitório gástrico** (PIG) (ver Quadro 15.2). O PIG, por exemplo, é liberado por células endócrinas na porção superior do intestino delgado em resposta à entrada de gorduras e açúcares no duodeno (ver Quadro 15.2 e Fig. 15.34).

O entendimento da regulação da fase gástrica foi determinado pelo uso da "bolsa de Heidenhain", que é uma bolsa cirurgicamente desnervada construída de parte do estômago do animal. As secreções da bolsa são dirigidas para fora da parede abdominal, de modo que possam ser coletadas e analisadas. O único contato da bolsa com o estômago remanescente é indireto, através da circulação. Tal bolsa não responde à fase cefálica da secreção, uma vez que não é inervada. Porém ela secreta suco gástrico em resposta ao alimento colocado no estômago verdadeiro. Os pesquisadores interpretaram corretamente este achado como evidência de que um mensageiro hormonal é liberado para a corrente sanguínea quando existe alimento no estômago. O hormônio foi chamado *gastrina* (ver Quadro 15.2) e mais tarde verificou-se que era um polipeptídio. A gastrina é secretada pelas células endócrinas da mucosa pilórica do estômago em resposta à proteína contida no quimo gástrico e a distensão do estômago. Ela atua no músculo liso, estimulando a motilidade gástrica, e nas células secretoras da mucosa gástrica, induzindo grande secreção de HCl e secreção moderada de pepsinogênio. Quando o pH do quimo gástrico cai para valores iguais a 3,5 ou menores, a secreção de gastrina diminui, e, quando o pH alcança o valor de 1,5, a secreção cessa. Como já mencionado, a secreção de histamina pela mucosa gástrica também estimula a secreção de HCl, o mesmo ocorrendo com a distensão gástrica.

A fase intestinal da secreção gástrica é mais complexa (ver Fig. 15.34). Quando a comida entra no duodeno, as proteínas parcialmente digeridas no quimo ácido estimulam diretamente a mucosa duodenal a secretar **gastrina entérica** (também chamada **gastrina intestinal**). A gastrina entérica tem a mesma ação da gastrina do estômago, estimulando as glândulas gástricas a aumentar a taxa de secreção. A fase intestinal, pelo menos em seres humanos, tem um papel relativamente pequeno na regulação da secreção gástrica.

A secreção dos sucos gástricos pode ser reduzida pela ausência de fatores estimulantes e por inibição reflexa. O **reflexo enterogástrico**, que inibe a secreção gástrica, é acionado quando o duodeno é estirado pelo quimo liberado pelo estômago e quando esse quimo contém proteína parcialmente digerida ou pH especialmente baixo. A secreção gástrica pode também ser inibida por ativação do sistema nervoso simpático. Potenciais de ação nas terminações de nervos simpáticos que inervam o estômago liberam noradrenalina, que inibe tanto a secreção como o esvaziamento gástricos.

Secreções pancreática e intestinal
O epitélio do intestino delgado de mamíferos secreta **suco intestinal**, ou **suco entérico**, que é uma mistura de dois líquidos. As **glândulas de Brunner**, situadas na primeira parte do duodeno entre o esfíncter pilórico e o ducto pancreático, secretam um líquido viscoso, alcalino, livre de enzimas e rico em muco que permite ao intestino enfrentar o quimo ácido liberado pelo estômago até que ele seja neutralizado pelas secreções pancreática e biliar, que são alcalinas. Uma secreção líquida alcalina e rica em enzimas origina-se nas criptas de Lieberkühn (ver Fig. 15.20) e se mistura com a secreção duodenal. A secreção de suco intesti-

---
*N.R.: Também por reflexos que envolvem o vago e o plexo nervoso intrínseco.

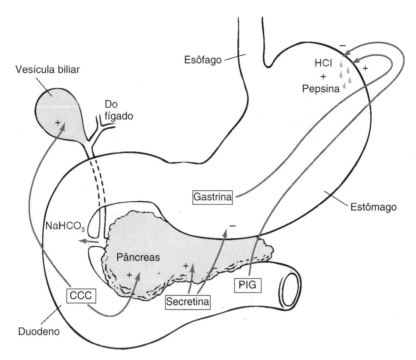

Fig. 15.34 Os hormônios gastrointestinais dos vertebrados influenciam as secreções e as atividades motoras do trato gastrointestinal. A gastrina, originada no estômago distal, estimula o fluxo de HCl e pepsina das células secretoras do estômago bem como a ação de mistura das paredes musculares. A gastrina é secretada em resposta à presença de proteína no estômago, à distensão do estômago e ao estímulo do nervo vago. O peptídio inibitório gástrico (PIG), liberado no intestino delgado em resposta a altos níveis de ácidos graxos, inibe estas atividades. A neutralização e a digestão do quimo são realizadas pela secreção pancreática estimulada pela colecistocinina (CCC), que também provoca contração da vesícula biliar, liberando a bile que emulsifica gordura no intestino delgado. A CCC é secretada em resposta à presença de aminoácidos e ácidos graxos no duodeno. A secretina estimula a secreção pancreática, mas inibe a atividade gástrica. Os sinais de mais e menos indicam estimulação e inibição, respectivamente.

nal é regulada tanto por vários hormônios, tais como secretina, peptídio inibitório gástrico (PIG) e gastrina, e também pelo sistema nervoso. A distensão da parede do intestino delgado provoca um reflexo secretor local. A inervação vagal também estimula a secreção.

O intestino grosso não secreta enzimas. Porém produz uma secreção líquida alcalina que contém íons potássio e bicarbonato, além do muco que mantém o bolo fecal aglutinado.

Além da secreção endócrina de insulina pelas ilhotas de Langerhans (ver Cap. 9), o pâncreas produz, por meio de seu tecido exócrino, várias secreções digestivas que entram no intestino delgado através do ducto pancreático. As enzimas pancreáticas, incluindo alfa-amilase, tripsina, quimotripsina, elastase, carboxipeptidases, aminopeptidases, lipases e nucleases, são liberadas em um líquido alcalino rico em bicarbonato que ajuda a neutralizar o quimo ácido formado no estômago. Esse tamponamento é essencial, pois as enzimas pancreáticas requerem pH neutro ou ligeiramente alcalino para sua atividade ótima.

A secreção exócrina pelo pâncreas é controlada por hormônios peptídios produzidos pelo intestino delgado superior. O quimo ácido que alcança o intestino proveniente do estômago estimula a liberação de secretina e PIV, que são produzidos no intestino delgado superior por células endócrinas (ver Quadro 15.2). Esses peptídios são transportados no sangue, alcançam as células dos ductos pancreáticos e as estimulam a produzir uma secreção líquida de bicarbonato. Entretanto, esses hormônios peptídios estimulam muito pouco a secreção de enzimas pancreáticas. A gastrina, secretada pelo epitélio gástrico, também estimula um pequeno fluxo de suco pancreático em antecipação à chegada do alimento no duodeno.

A secreção de enzimas pancreáticas é estimulada por outro hormônio do intestino delgado superior — o peptídio **colecisto-cinina** (ver Quadro 15.2) — secretado por células endócrinas epiteliais em resposta à presença de ácidos graxos e aminoácidos no quimo intestinal. Sabe-se agora que a colecistocinina é idêntica à pancreozimina, e ambas são atualmente referidas como *colecistocinina (CCC)*. Ela estimula a secreção pancreática de enzimas bem como a contração do músculo liso da vesícula biliar, forçando a bile para o duodeno (ver Fig. 15.34).

Os neuropeptídios somatostatina e encefalina foram também identificados em células endócrinas da mucosa do intestino superior no trato gastrointestinal de vertebrados. Ambos os hormônios têm uma variedade de ações sobre as funções gastrointestinais. A somatostatina, que normalmente age através de efeitos parácrinos, inibe a secreção ácida gástrica, a secreção pancreática, a motilidade e o fluxo sanguíneo intestinal. As encefalinas inibem a secreção ácida gástrica e a motilidade intestinal e estimulam a secreção de enzimas pancreáticas.

Em algumas espécies, a composição da secreção pancreática pode ser modificada pelo conteúdo da dieta. Assim, a manutenção de uma dieta rica em carboidratos por várias semanas resultará em aumento no conteúdo de amilase das enzimas pancreáticas. Correlações semelhantes têm sido verificadas entre proteínas e proteases e também entre gorduras e lipases.

Quais são os efeitos da diminuição do fluxo de secreção pelo ducto pancreático sobre a digestão? Por que o bloqueio do ducto pancreático de mamíferos pode, potencialmente, resultar de imediato em morte?

ABSORÇÃO

Os produtos da digestão (aminoácidos de proteínas, açúcares de carboidratos etc.) são transportados do trato gastrointestinal para células e tecidos dos animais. Em um organismo unicelular, os produtos da digestão deixam o vacúolo alimentar para entrar no citoplasma que os rodeia. Em um animal multicelular, esses produtos devem ser transportados para a circulação através do **epitélio absortivo** e, posteriormente, do sangue para os tecidos.

Os produtos da digestão são absorvidos principalmente pelas microvilosidades da membrana apical da célula absortiva (ver Fig. 15.21). Os mecanismos digestivos e absortivos das microvilosidades incluem o glicocálice, as enzimas digestivas intimamente associadas com a membrana e as proteínas transportadoras específicas na membrana. Nas membranas basolaterais, outros mecanismos transferem as substâncias da célula absortiva para o líquido intersticial e finalmente para a circulação geral.

Absorção de Nutrientes no Intestino

Os filamentos ricos em carboidratos que compõem o glicocálice que recobre as microvilosidades originam-se na superfície da membrana das microvilosidades, sendo contínuos com ela. Os filamentos do glicocálice parecem ser a cadeia lateral de carboidratos das glicoproteínas inseridas na membrana. Além disso, foi observado que a bordadura em escova (microvilosidades mais glicocálice) contém enzimas digestivas para o estágio digestivo final de várias moléculas de alimentos. Essas enzimas são glicoproteínas associadas à membrana cuja cadeia de carboidrato projeta-se para o lúmen. As enzimas associadas à bordadura em escova incluem dissacaridases, aminopeptidases e fosfatases. Assim, alguns dos estágios finais da digestão são realizados na membrana da célula absortiva, próximos aos locais de absorção.

Vários processos de transporte são envolvidos na absorção. Eles incluem difusão passiva, difusão facilitada, co-transporte, contratransporte, transporte ativo (ver Cap. 4) e endocitose. O tipo de mecanismo de transferência depende do tipo de molécula que será transportada durante o processo de absorção.

Difusão simples

Difusão simples pode ocorrer através da bicamada lipídica (quando a substância que está sendo absorvida tem alta solubilidade em lipídios) ou através de poros aquosos. Substâncias que se difundem através da bordadura em escova do intestino incluem ácidos graxos, monoglicerídios, colesterol e outras substâncias lipossolúveis. Substâncias que passam através dos poros aquosos incluem água, certos açúcares, álcoois e outras pequenas moléculas hidrossolúveis. Para não-eletrólitos, a taxa de difusão resultante é proporcional ao seu gradiente de concentração química. Para eletrólitos, é proporcional ao gradiente eletroquímico. Na difusão passiva, a transferência resultante é sempre em favor do gradiente (*downhill*), usando a energia do gradiente de concentração.

Você conseguiria delinear um experimento para comparar o custo metabólico da absorção de um nutriente por transporte ativo com o de absorção passiva?

Transporte mediado por carregador

A absorção de monossacarídeos e aminoácidos apresenta dois problemas. Primeiro, tais moléculas são hidrofílicas em razão de seus grupos — OH ou por causa da carga que elas podem ter ou ainda por causa de ambos. Segundo, elas são muito grandes para passar através dos poros aquosos por dragagem por solvente ou por difusão passiva. Tais problemas são contornados pelo **transporte mediado por carregador** através da membrana da célula absortiva (Fig. 15.35). Por exemplo, açúcares como a frutose são absorvidos em favor do seu gradiente de concentração por difusão facilitada, um processo pelo qual uma substância hidrofílica insolúvel em lipídio se difunde em favor de seu gradiente químico com o auxílio de canais específicos de proteína localizados nas membranas. Este processo é potencializado por acoplamento do transporte de açúcar ao gradiente elétrico e ao gradiente de sódio através da membrana plasmática. SGLT1* é a proteína integral da membrana que acopla o transporte de Na$^+$ com a glicose através da bordadura em escova. Neste modelo, GLUT5 é o transportador de frutose na bordadura em escova e GLUT2 é o transportador na membrana basolateral para frutose, glicose e galactose (não mostrado).

Alguns monossacarídeos são transportados para as células absortivas por um mecanismo semelhante, **transporte por hidrolases**, no qual a glicosidase ligada à membrana hidrolisa o dissacarídio a ela relacionado (p. ex., sacarose, maltose) e age ela própria como o mecanismo de transporte do monossacarídio para dentro da célula absortiva intestinal ou é acoplada a este mecanismo.

---

*N.R.: Foram mantidos como no original, por se tratar dos nomes dos transportadores.

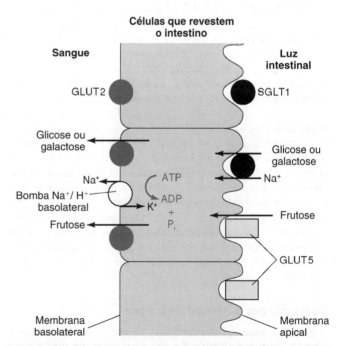

Fig. 15.35 Proteínas responsáveis pelo transporte facilitado (GLUT5, GLUT2) são centrais neste modelo de transporte de açúcar através das células que revestem o intestino delgado. SGLT1 é uma proteína integral de membrana que acopla o transporte de Na$^+$ ao de glicose ou galactose. A frutose passa através da bordadura em escova por meio da proteína transportadora GLUT5. A entrada de glicose na célula é potencializada pelo gradiente elétrico e químico (do Na$^+$) através da membrana. Daí, os açúcares são transportados em favor de gradientes de concentração pelo transportador GLUT2 localizado na membrana basolateral. Uma bomba de Na$^+$/K$^+$ basolateral promove a saída de Na$^+$, criando o gradiente que potencializa o processo todo. (Adaptado de Wright, 1993.)

Após atravessar o epitélio, as moléculas de açúcar e aminoácido difundem-se para os capilares presentes nas vilosidades e daí para a corrente sanguínea. Ao alcançar outros tecidos do organismo, os açúcares e os aminoácidos são transferidos para as células pelos mesmos tipos de mecanismos de transporte ativo e de difusão facilitada.

Transporte ativo
No intestino de mamíferos, o transporte de aminoácidos acoplado ao sódio para o interior da célula absortiva ocorre por meio de quatro sistemas de co-transporte separados e que não competem entre si. Cada sistema transporta apenas um entre os seguintes tipos de aminoácidos:

1. Os três aminoácidos dibásicos (lisina, arginina e histidina), cada um com dois grupos amino básicos
2. Aminoácidos diácidos (glutamato e aspartato), cada um com dois grupos carboxila
3. Uma classe especial que consiste em glicina, prolina e hidroxiprolina
4. Os demais aminoácidos neutros

Existe ainda outro sistema de transporte para di- e tripeptídios. Uma vez dentro da célula, os di- e tripeptídios são divididos em seus aminoácidos constituintes pelas peptidases intracelulares. Isto tem a vantagem de impedir uma concentração crescente de oligopeptídios dentro da célula, de modo que existe sempre um alto gradiente dirigido internamente que promove o transporte desses nutrientes para dentro da célula.

Mecanismo especial dos lipídios
Monoglicerídeos, ácidos graxos e glicerol, produtos da digestão da gordura, difundem-se através da membrana da bordadura em escova e são ressintetizados dentro da célula absortiva em triglicerídios. Eles são agrupados com fosfolipídios e colesterol em minúsculas gotas, de cerca de 150 μm de diâmetro, chamadas **quilomícrons** (Fig. 15.36). Os quilomícrons são recobertos com uma camada de proteína e são contidos frouxamente em vesículas formadas pelo aparelho de Golgi. Eles são posteriormente expelidos por exocitose através da fusão dessas vesículas com a membrana basolateral da célula absortiva.

Endocitose
O transporte de açúcares e aminoácidos através da membrana basolateral ocorre por transporte facilitado, como referido anteriormente. Alguns oligopeptídios entram nas células absortivas por endocitose. Em vários mamíferos recém-nascidos, este processo é responsável pela absorção no intestino de moléculas de imunoglobulinas derivadas do leite da mãe e que escapam da digestão. Uma vez dentro da célula absortiva, os nutrientes passam através da membrana basolateral (ver Fig. 15.36) para o interior das vilosidades e então do líquido intersticial para o sistema circulatório.

Transporte dos Nutrientes no Sangue

A partir do líquido intersticial das vilosidades, os produtos da digestão entram na circulação sanguínea ou na circulação linfática (ver Fig. 15.36). Os vasos linfáticos dos peixes são relativamente simples, mas em outros vertebrados são bastante desenvolvidos. No homem, cerca de 80% dos quilomícrons entram na corrente sanguínea por meio da **linfa**, um ultrafiltrado modificado do plasma, transportado pelo **sistema linfático**. Os quilomícrons restantes entram diretamente no sangue. A via linfática inicia-se nos lactíferos centrais das vilosidades (ver Fig. 15.21A). No homem, a **linfa** volta para a circulação por meio do **ducto linfático torácico**. Os açúcares e os aminoácidos entram inicialmente nos capilares das vilosidades, que são drenados por vênulas que desembocam na **veia porta hepática**. Esta veia leva o sangue do intestino diretamente para o fígado, onde, sob a influência da insulina, a maioria da glicose é absorvida pelos **hepatócitos** e, nestas células, é convertida em grânulos de glicogênio para armazenamento e subseqüente liberação na circulação após ser convertida de novo em glicose. A regulação hormonal da quebra do glicogênio e do metabolismo de açúcares, gorduras e aminoácidos é discutida no Cap. 9.

Equilíbrio de Água e Eletrólitos no Trato Gastrointestinal

Durante os processos de produção e secreção dos sucos digestivos, os tecidos exócrinos do trato digestório e de seus órgãos acessórios secretam grande quantidade de água e eletrólitos para a luz do canal alimentar. No homem, essa quantidade pode ser maior que 8 litros por dia (Fig. 15.37), ou cerca de 1,5 vez o volume sanguíneo total. Obviamente, tal quantidade de água do corpo, sem mencionar os eletrólitos contidos nela, não pode ser perdida nas fezes. De fato, quase toda a água secretada, além da água ingerida, é recuperada pela absorção no intestino. Embora a água seja reabsorvida em todo o intestino, a maioria da reabsorção ocorre na parte inferior do intestino delgado.

As células do canal alimentar responsáveis pela absorção de água são mantidas juntas por ligações firmes próximas às suas bordas apicais (ver Fig. 15.21B), as quais praticamente fecham as vias paracelulares livres. Estudos com traçadores usando óxido de deutério, D_2O, indicam que a água deixa a luz intestinal através de canais nas membranas das células absortivas que ocupam somente 0,1% da superfície epitelial. Estudos de fluxo empregando solutos isotopicamente marcados indicam que esses canais excluem moléculas hidrossolúveis com peso molecular que excede a 200 g·mol^{-1}. Moléculas de solutos menores são transportadas passivamente junto com a água por **dragagem de solvente** à medida que ela flui em favor do gradiente osmótico através dos canais aquosos.

Como a pressão osmótica é a força motora que promove o movimento de água da luz intestinal para o interior das vilosidades, este movimento é inteiramente passivo. De fato, não há evidência de transporte ativo de água em nenhum organismo vivo — animal, planta ou micróbio. O gradiente osmótico que direciona a água da luz para as vilosidades é estabelecido primariamente pelo transporte ativo de substâncias da luz para as vilosidades, em particular pelo transporte de sais, açúcares e aminoácidos. A pressão osmótica elevada dentro das vilosidades que resulta desse transporte ativo, especialmente nas fendas laterais do epitélio (ver Figs. 4.48 e 4.49), retira osmoticamente a água da célula absortiva. Essa água é então reposta pela água que entra osmoticamente através da membrana apical a partir da luz.

A maior parte da absorção de água e eletrólitos através das células absortivas ocorre ou no ápice das vilosidades ou próximo a elas. A maior proporção de absorção de água no ápice das vilosidades resulta da concentração elevada de Na$^+$ próximo à extremidade superior da luz da vilosidade, que diminui com o aumento da distância da extremidade. Existem duas razões para esse gradiente de concentração. Primeiro, a maior parte da absorção ativa de Na$^+$ ocorre através das células absortivas localizadas no ápice das vilosidades. Segue-se a secreção de Cl$^-$, e o acúmulo de NaCl

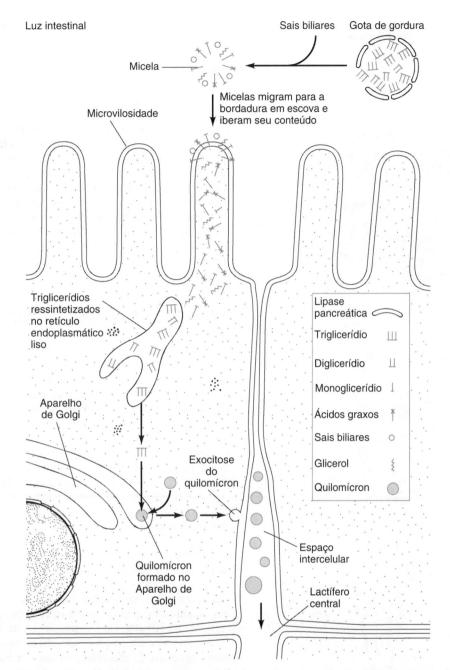

Fig. 15.36 Os lipídios são transportados do lúmen intestinal através das células absortivas e vão para o espaço intersticial. Os produtos da digestão hidrolítica de triglicerídios — monoglicerídios, ácidos graxos e glicerol — formam micelas com os sais biliares em solução. As micelas transportam esses materiais para a bordadura em escova, que entram nas células absortivas por difusão passiva. Dentro das células, no retículo endoplasmático liso, ocorre nova síntese dos triglicerídios, que são posteriormente estocados no aparelho de Golgi, juntamente com pequenas quantidades de fosfolipídios e colesterol, formando assim os quilomícrons — gotículas de cerca de 150 μm de diâmetro. Os quilomícrons deixam as células por exocitose através das membranas basolaterais.

é, portanto, maior na extremidade superior da luz das vilosidades. Segundo, a organização da circulação dentro das vilosidades resulta em concentração de NaCl na extremidade superior da luz das vilosidades por causa de um mecanismo de contracorrente (ver Destaque 12.2). O sangue arterial que flui para o ápice das vilosidades absorve Na^+ e Cl^- do sangue rico em NaCl que deixa a vilosidade por uma vênula descendente. Desta maneira, o NaCl entra em uma corrente de curto-circuito, recirculando e concentrando-se no ápice da vilosidade, promovendo fluxo osmótico de água da luz intestinal para a vilosidade.

A absorção de Na^+ e Cl^- pela vilosidade é aumentada por altas concentrações de glicose e de outros açúcares na luz intestinal, os quais estimulam o co-transporte sódio-açúcar.

Absorção excessiva de água da luz através da parede intestinal resulta em conteúdo luminal excepcionalmente ressecado (e, conseqüentemente, em constipação). Esta situação é normalmente evitada pela ação inibitória de alguns hormônios gastrointestinais sobre a absorção de água e eletrólitos. A gastrina age indiretamente inibindo a absorção de água no intestino delgado, enquanto que a secretina e a CCC reduzem a absorção de Na^+, K^+ e Cl^- no jejuno superior. Os ácidos biliares e os ácidos graxos também inibem a absorção de água e eletrólitos.

Diferentemente da água, o Ca^{++} requer um mecanismo de transporte ativo especial para sua absorção no trato gastrointestinal. O íon cálcio é primeiramente ligado a uma proteína ligadora de cálcio encontrada na membrana das microvilosidades e é en-

614 ADQUIRINDO ENERGIA: INGESTÃO DE ALIMENTOS, DIGESTÃO E METABOLISMO

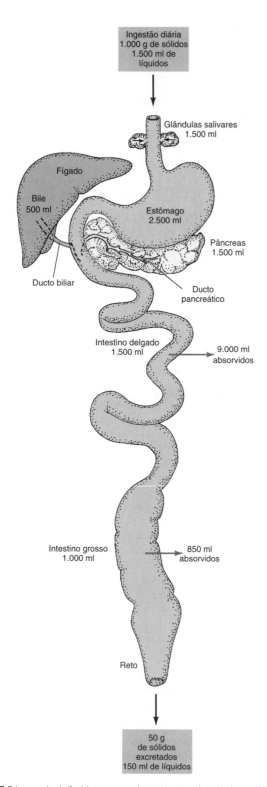

Fig. 15.37 O transporte de líquidos ocorre ao longo do comprimento do canal alimentar humano. O volume varia com a condição e a massa corpórea do indivíduo. Estão indicadas as quantidades, em mililitros, de líquido que entram no trato alimentar e as quantidades reabsorvidas da luz. (Adaptado de Madge, 1975.)

tão transportado como um complexo para as células absortivas por um processo com gasto de energia. O Ca^{++} então passa das células absortivas para o sangue. A presença da proteína ligadora de cálcio é regulada pelo hormônio calcitriol, inicialmente conhecido como *1,25-diidroxi-vitamina D_3*. A liberação de Ca^{++} da célula absortiva para o sangue é acelerada pelo hormônio da paratireóide.

A vitamina B_{12}, que tem peso molecular de 1.357 g·mol^{-1}, é o maior nutriente hidrossolúvel absorvido intacto da luz intestinal na região do íleo distal. Este composto contendo cobalto altamente carregado é associado com a proteína do alimento, à qual se liga como coenzima. No processo de absorção, a vitamina B_{12} é transferida da proteína da dieta para uma mucoproteína conhecida como **fator intrínseco** (ou **fator hemopoético**) que é produzido pelas células parietais do estômago que secretam H^+. Quando a absorção de vitamina B_{12} é impedida por interferência de sua ligação com o fator intrínseco, ocorre **anemia perniciosa**, uma vez que esta vitamina é essencial para a síntese e a maturação das células vermelhas sanguíneas. Algumas tênias "roubam" vitamina B_{12} do intestino do hospedeiro através da produção de um composto que remove o fator intrínseco, tornando-o indisponível para o hospedeiro mas disponível para a tênia.

EXIGÊNCIAS NUTRICIONAIS

Qualquer que seja a forma de captura, ingestão e digestão do alimento, todos os animais devem requerer variedade e quantidade apropriadas de substâncias nutritivas, como consideraremos agora. Os **nutrientes** são substâncias que servem como fonte de energia metabólica e como matéria-prima para crescimento, reparo de tecidos e produção de gametas. Os nutrientes também incluem oligoelementos essenciais tais como iodo, zinco e outros metais que devem ser requeridos em quantidades extremamente pequenas. Existe uma grande variação entre as necessidades nutricionais de diferentes espécies. Dentro de uma espécie, as necessidades nutricionais variam de acordo com diferenças fenotípicas no tamanho e na composição do corpo e também com idade, sexo e estado reprodutivo. Uma fêmea grávida deve requerer mais nutrientes do que um macho, enquanto que um macho que está produzindo esperma pode ter maiores necessidades nutritivas do que outro que não está produzindo esperma. A despeito do estado reprodutivo, um animal pequeno requer para sua energia mais alimento por grama de peso corpóreo do que um animal maior, porque sua taxa metabólica por unidade de peso corpóreo é mais alta. Do mesmo modo, um animal com temperatura corpórea alta requer mais alimentos para satisfazer sua maior necessidade energética do que um animal com temperatura corpórea menor. (A energética da temperatura, o tamanho e outros fatores são discutidos no Cap. 16.)

Equilíbrio Energético

Quando um animal ingere suficientemente todos os nutrientes necessários para a manutenção e o crescimento a longo prazo, diz-se que ele está em **estado nutricional equilibrado**. As exigências nutricionais incluem (1) fonte de energia suficiente para manter todos os processos corpóreos, (2) proteínas e aminoácidos suficientes para manter um equilíbrio de nitrogênio positivo (*i.e.*, para evitar perda de proteínas corpóreas), (3) água e minerais suficientes para compensar suas perdas ou incorporações nos tecidos do organismo e (4) vitaminas e aminoácidos essenciais não sintetizados no organismo.

O **equilíbrio energético**, em pássaros e mamíferos, requer que a ingestão calórica durante um dado período de tempo seja igual ao número de calorias consumidas para manutenção e reparo dos tecidos e para trabalho (metabólico e de outros tipos), mais a produção de calor corpóreo. Assim:

$$\begin{aligned} \text{ingestão calórica} &= \text{produção calórica} \\ &= \text{caloria consumida pelos tecidos} \\ &\quad + \text{calor produzido} \end{aligned}$$

A ingestão insuficiente de calorias pode ser temporariamente compensada pelo uso dos estoques de gordura e carboidratos ou proteínas dos tecidos, mas isto produz perda resultante de peso corpóreo. Por outro lado, a ingestão calórica além da que é requerida para o balanço energético resultará em estoque aumentado de gordura corpórea, como nos grandes estoques de gordura acumulados por pássaros migratórios antes da migração ou por mamíferos antes do começo da hibernação.

Os animais diferem em suas capacidades de sintetizar as substâncias fundamentais para a manutenção e o crescimento. Assim, para uma dada espécie animal, certos co-fatores (Zn, I etc.) ou elementos unitários (aminoácidos etc.) essenciais para reações bioquímicas importantes ou para a produção de moléculas dos tecidos podem ser requeridos das fontes alimentares simplesmente porque tais substâncias não podem ser produzidas pelo animal. Tais itens são conhecidos como **nutrientes essenciais**.

Moléculas Nutrientes

Uma grande variedade de moléculas servem como moléculas nutrientes, incluindo água, proteínas e aminoácidos, carboidratos, gorduras e lipídios, ácidos nucleicos, sais inorgânicos e vitaminas.

Água
De todos os constituintes do tecido animal, nenhum é mais universalmente importante para este tecido do que a água. Esta substância única e maravilhosa pode constituir 95% ou mais do peso de alguns tecidos animais. Ela é reposta na maioria dos animais pelo ato de beber (ver Cap. 12) ou pela ingestão com o alimento. Alguns animais marinhos e de desertos dependem quase que inteiramente da "água metabólica" — água produzida durante a oxidação de gorduras e carboidratos — para substituir a água perdida por evaporação, defecação e micção (ver Cap. 16).

Proteínas e aminoácidos
As proteínas são usadas como componentes estruturais de tecidos e como enzimas. Elas também podem ser utilizadas como fonte de energia após ser degradadas em aminoácidos (ver Cap. 3). As proteínas do tecido animal são compostas de cerca de 20 aminoácidos diferentes. A capacidade de sintetizar aminoácidos difere entre espécies. Os aminoácidos que não podem ser sintetizados por um animal mas que são requeridos para a síntese de proteínas essenciais são chamados **aminoácidos essenciais** para aquele animal. O reconhecimento desta exigência foi de enorme significado econômico na indústria de aves domésticas. Certa vez, a taxa de crescimento de galinhas foi limitada pela pequena quantidade de uns poucos aminoácidos essenciais nos grãos da dieta que era fornecida. A suplementação da dieta com esses aminoácidos permitiu total utilização de outros aminoácidos presentes no alimento, o que aumentou muito a síntese protéica e conseqüentemente a taxa de crescimento e de postura de ovos. Os microbiologistas induzem artificialmente esta condição limitante produzindo, através de engenharia genética, micróbios que requerem um aminoácido específico (p. ex., lisina) que nor-

malmente não é encontrado em seu meio. Assim, os micróbios crescerão somente em um meio enriquecido com o aminoácido, o que serve de salvaguarda para impedir que eles se espalhem na população normal.

Carboidratos
Os carboidratos são usados primariamente como fontes imediatas (glicose 6-fosfato) ou como estoques (glicogênio) de energia química. Porém eles podem também ser convertidos em intermediários metabólicos ou em gorduras (ver Cap. 3). Por outro lado, gorduras e proteínas podem ser convertidas em carboidratos pela maioria dos animais. As principais fontes de carboidratos são açúcares, amidos e celulose encontrados nas plantas e o glicogênio estocado nos tecidos animais.

Lipídios
As moléculas de lipídios (gordura) são especialmente adequadas à reserva concentrada de energia. Cada grama de gordura fornece mais de duas vezes a quantidade de energia calórica que os carboidratos e as proteínas fornecem. Conseqüentemente, os lipídios podem significativamente estocar mais energia química por volume unitário de tecido. A gordura é comumente estocada por animais para períodos de **deficiência calórica**, como durante a hibernação, quando a energia gasta excede a ingestão de energia. Os lipídios são também importantes como componentes de certos tecidos tais como membranas plasmáticas e outras organelas da célula e das bainhas de mielina dos axônios. As moléculas gordurosas, ou lipídios, incluem ácidos graxos, monoglicerídios, triglicerídios, esteróis e fosfolipídios.

Ácidos nucleicos
Embora os ácidos nucleicos sejam essenciais para a maquinaria genética da célula, todas as células animais parecem ser capazes de sintetizá-los a partir de precursores simples. Assim, a ingestão de ácidos nucleicos intactos não é necessária do ponto de vista nutricional.

Sais inorgânicos
Alguns sais como cloreto, sulfato, fosfato e carbonato de metais como cálcio, potássio, sódio e magnésio são importantes constituintes dos líquidos intra- e extracelular. Fosfato de cálcio ocorre como **hidroxiapatita** $[Ca_{10}(PO_4)_6(OH)_2]$, um material cristalino que empresta rigidez e dureza aos ossos de vertebrados e às conchas de moluscos. Ferro, cobre e outros metais são requeridos para reações redox (como cofatores) e para transporte e ligação de oxigênio (hemoglobina, mioglobina). Muitas enzimas requerem átomos de metais específicos para completar suas funções catalíticas. Os tecidos animais necessitam de quantidades moderadas de alguns íons (Ca, P, K, Na, Mg, S e Cl) e quantidades pequenas de outros (Mn, Fe, I, Co, Cu, Zn e Se).

Vitaminas
Vitaminas são um grupo de diversas substâncias orgânicas não relacionadas quimicamente que em geral são requeridas em pequenas quantidades para agir como cofatores para enzimas. Algumas vitaminas importantes para a nutrição humana estão listadas no Quadro 15.3, junto com suas diversas funções. Exigências nutricionais de vitaminas são conhecidas detalhadamente para a produção de carne, ovos ou outros produtos de animais domésticos. Muito pouco é conhecido a respeito das vitaminas envolvidas no metabolismo de animais inferiores e especialmente de invertebrados.

QUADRO 15.3
Algumas vitaminas de mamíferos

Vitamina (designação por letra ou nome)	Principais fontes da dieta; solubilidade*	Absorção; estocagem	Função nos mamíferos†	Sintomas da deficiência
Caroteno (A)	Gema de ovo, vegetais verdes ou amarelos, frutas; LS	Absorvido no trato gastrointestinal com auxílio da bile; estocado no fígado	Formação de pigmentos visuais; manutenção das estruturas epiteliais; importante no desenvolvimento fetal	Cegueira noturna, lesões da pele, defeitos ao nascimento
Calciferol (D$_3$)	Óleo de fígado de peixe; LS	Absorvido no trato gastrointestinal; pequena estocagem	Aumento da absorção de Ca no trato gastrointestinal; formação de ossos e dentes	Raquitismo (deficiência na formação do osso) em crianças; osteomalacia em adultos
Tocoferol (E)	Vegetais de folhas verdes, carne, leite, ovos, manteiga; LS	Absorvido no trato gastrointestinal; estocado nos tecidos adiposo e muscular	No homem, manutenção das células vermelhas; antioxidante. Em outros mamíferos, manutenção da prenhez	Fragilidade aumentada das células vermelhas, distrofia muscular, aborto, desgaste muscular
Naftoquinona (K)	Sintetizada pela flora intestinal; fígado, vegetais de folhas verdes; LS	Absorvida no trato gastrointestinal; pequena estocagem, excretada nas fezes	Possibilita a síntese de protrombina no fígado	Deficiência na coagulação
Tiamina (B$_1$)	Miolo, fígado, rim, coração, grãos inteiros, castanhas, feijão, batatas	Absorvida no trato gastrointestinal; estocada no fígado, cérebro, rim	Formação da enzima co-carboxilase, envolvida na descarboxilação (ciclo de Krebs)	Deficiência no metabolismo do CH_2O em piruvato, beribéri, neurites, insuficiência cardíaca
Riboflavina (B$_2$)	Leite, ovos, carne magra, fígado, grãos inteiros; HS	Absorvida no trato gastrointestinal; estocada no rim, fígado, coração	Flavoproteínas na fosforilação oxidativa	Fotofobia, fissuras na pele
Niacina	Carne magra, fígado, grãos inteiros; HS	Absorvida no trato gastrointestinal; distribuída a todos os tecidos	Coenzimas no transporte de hidrogênio (NAD, NADP)	Pelagra, lesões de pele, distúrbios digestivos, demência
Cianocobalamina (B$_{12}$)	Fígado, rim, miolo, peixe, ovos, síntese bacteriana no trato gastrointestinal; HS	Absorvida no trato gastrointestinal; estocada no fígado, rim, cérebro	Síntese de nucleoproteínas; formação de eritrócitos	Anemia perniciosa, eritrócitos malformados
Ácido fólico (folacina, ácido pteroilglutâmico)	Carnes; HS	Absorvido no trato gastrointestinal; utilizado quando absorvido	Síntese de nucleoproteínas; formação de eritrócitos	Dificuldade de maturação dos eritrócitos, anemia
Piridoxona (B$_6$)	Grãos inteiros, traços em muitos alimentos; HS	Absorvido no trato gastrointestinal; metade aparece na urina	Coenzima para metabolismo de aminoácido e ácido graxo	Dermatites, distúrbios nervosos
Ácido pantotênico	Muitos alimentos; HS	Absorvido no trato gastrointestinal; estocado em todos os tecidos	Constituinte da coenzima A (CoA)	Distúrbios neuromotores e cardiovasculares
Biotina	Gema de ovo, tomates, fígado, síntese bacteriana no trato gastrointestinal; HS	Absorvida no trato gastrointestinal	Síntese de proteína e ácido graxo; fixação do CO_2; transaminação	Dermatite escamosa, dores musculares, fraqueza
Ácido ascórbico	Frutas cítricas; HS	Absorvido no trato gastrointestinal; pequena estocagem	Elemento vital para o colágeno e substância fundamental; antioxidante	Escorbuto (dificuldade para formar tecido conjuntivo)

*LS = lipossolúvel; HS = hidrossolúvel.
†A maioria das vitaminas tem numerosas funções. Estão listadas as mais significativas.

A capacidade de sintetizar diferentes vitaminas difere entre espécies, e as vitaminas essenciais que o animal não pode produzir por si próprio devem ser obtidas de outras fontes, primariamente de plantas mas também da carne da dieta animal ou de micróbios intestinais. O ácido ascórbico (vitamina C) é sintetizado por muitos animais, mas não pelo homem, que pode consegui-lo principalmente em frutas cítricas. O escorbuto, uma condição de deficiência de ácido ascórbico no homem, era comum a bordo de navios antes que o almirantado britânico instituísse o uso de frutos cítricos — especialmente limas — para suplementar a dieta dos marinheiros. O uso de limas por eles levou ao termo geral *limey* para descrever os ingleses. O homem também é incapaz de produzir vitaminas K e B$_{12}$, que são produzidas pelas bactérias intestinais e, posteriormente, absorvidas para distribuição para os tecidos. As vitaminas lipossolúveis como A, D$_3$, E e K são estocadas nos depósitos de gordura do corpo. As vitaminas hidrossolúveis como o ácido ascórbico não são estocadas no corpo e, portanto, devem ser ingeridas ou produzidas continuamente para manter os níveis adequados.

RESUMO

Todos os organismos heterotróficos obtêm compostos de carbono, com conteúdo energético moderado a alto, a partir de tecidos de outras plantas e animais. A energia química contida nesses compostos originada da energia radiante é armazenada em moléculas de açúcar por organismos autotróficos fotossintetizadores. A atividade sintética subseqüente, própria dos organismos autotróficos e heterotróficos, converte esses compostos simples de carbono em carboidratos complexos, gorduras e proteínas.

Os animais obtêm alimento de muitas maneiras, incluindo absorção através da superfície corpórea em algumas espécies marinhas ou aquáticas, endocitose em microrganismos, ingestão por filtração, captura no muco, sucção, mordida e mastigação. Uma vez ingerido, o alimento pode ser temporariamente estocado, como no papo ou no rúmen, ou imediatamente submetido a digestão. A digestão consiste na hidrólise enzimática de grandes moléculas em suas unidades monoméricas. Em animais multicelulares, isto acontece extracelularmente em um canal alimentar. A hidrólise digestiva ocorre somente em ligações de baixa energia, sendo a maior parte da energia química dos alimentos conservada para o metabolismo energético intracelular após a assimilação dos produtos de digestão pelos tecidos dos animais. A oxidação intracelular, por reações acopladas, promove a liberação controlada de energia das ligações químicas e do material para crescimento e funcionamento das células.

A digestão nos vertebrados começa em uma região de baixo pH, o estômago, e continua em uma região de pH mais alto, o intestino delgado. As enzimas proteolíticas são liberadas como proenzimas, ou zimogênios, que são inativas até que uma porção da cadeia peptídica seja removida pela digestão. Este procedimento evita o problema de destruição proteolítica das células produtoras de enzimas que estocam e secretam grânulos de zimogênio que contêm as proenzimas. Outras células exócrinas secretam enzimas digestivas (p. ex., carboidrases e lipases), mucina ou eletrólitos tais como HCl ou $NaHCO_3$.

A motilidade do trato digestório de vertebrados depende da atividade coordenada das camadas de músculo liso circular e longitudinal. Ocorre peristalse quando um anel de contração circular se propaga ao longo do trato gastrointestinal precedido por uma região na qual os músculos circulares estão relaxados. A inervação parassimpática estimula a motilidade enquanto que a inervação simpática inibe a motilidade.

A motilidade do músculo liso bem como a secreção de sucos digestivos estão sob fino controle neural e endócrino. Todos os hormônios gastrointestinais são peptídios, e muitos deles também atuam como neuropeptídios no sistema nervoso central, onde agem como neurotransmissores ou neuro-hormônios de curta duração. Tanto a ativação direta do trato gastrointestinal pela comida como a ativação neural estimulam as células endócrinas da mucosa gastrointestinal que secretam hormônios peptídicos. Tais hormônios são capazes de estimular ou inibir a atividade de vários tipos de células exócrinas no trato gastrointestinal que produzem enzimas e secreções digestivas.

Os produtos da digestão são captados por células absortivas da mucosa intestinal e transferidos para os sistemas circulatório e linfático. A superfície absortiva, que de fato consiste em uma membrana contínua formada pelas membranas apicais de milhares de células absortivas ligadas por junções firmes, tem sua área amplamente aumentada em virtude das microvilosidades, que são invaginações microscópicas da membrana apical. As células absortivas recobrem as vilosidades que estão sobre pregas convolutas e projeções da parede do intestino, que aumentam ainda mais a área superficial.

O processo final da digestão ocorre na bordadura em escova, que recobre a membrana apical e é formada pelas microvilosidades e pelo glicocálice. Nesse local, os peptídios e os açúcares de cadeia curta são hidrolisados em resíduos monoméricos antes que ocorra o transporte pela membrana. O transporte de alguns açúcares pode ocorrer por difusão facilitada, que requer uma proteína de transporte na membrana, mas não requer energia metabólica. A maioria dos açúcares e das proteínas requer gasto de energia para um ritmo adequado de absorção. Um importante mecanismo de transporte para tais substâncias é o co-transporte com Na^+, que utiliza uma proteína de membrana e a energia potencial do gradiente eletroquímico que leva o Na^+ da luz do intestino para o citoplasma das células absortivas. A endocitose desempenha um papel na absorção de pequenos polipeptídios e, raramente, de proteínas maiores, tais como imunoglobulinas em animais recém-nascidos. Substâncias gordurosas entram na célula absortiva por difusão simples através da membrana celular.

Água e eletrólitos entram no canal alimentar como constituintes dos sucos digestivos, mas a quantidade é quase que toda recuperada pela absorção ativa de solutos pela mucosa intestinal. O transporte ativo de solutos da luz intestinal resulta em movimento osmótico passivo de água da luz para as células e por fim de volta para a corrente sanguínea. Sem tal reciclagem de eletrólitos e água, o sistema digestório imporia ao animal uma carga osmótica letal.

QUESTÕES DE REVISÃO

1. Defina os termos *digestão, absorção, assimilação* e *nutrição*.
2. Qual a importância do efeito de Bernoulli para a ingestão de alimentos de uma esponja?
3. Cite dois exemplos não relacionados de proteínas produzidas especificamente para o propósito de obter e utilizar alimento.
4. O que é um aminoácido essencial?
5. Explique por que seria indesejável para o sistema digestório quebrar aminoácidos, açúcares e ácidos graxos em fragmentos moleculares ainda menores, mesmo que com isto a absorção pudesse ser facilitada.
6. Explique por que as enzimas proteolíticas não digerem as células exócrinas nas quais são produzidas e estocadas antes de ser liberadas.
7. Dê vários exemplos de microrganismos simbióticos no canal alimentar e explique como eles beneficiam o hospedeiro.
8. Apresente duas vantagens adaptativas do estômago digástrico. Por que ele é chamado *digástrico* se tem três ou quatro câmaras?
9. Explique como os sais biliares auxiliam o processo digestivo mesmo que contenham pouca ou nenhuma enzima.
10. Esquematize a inervação autonômica da parede intestinal, explicando a organização e as funções da inervação simpática e parassimpática.
11. Como o HCl é produzido e secretado no estômago pelas células parietais?
12. Compare e diferencie os sistemas exócrino e endócrino. O que eles têm em comum?
13. O que se entende por modificação secundária de uma secreção exócrina?
14. Descreva as funções da gastrina, da secretina e da colecistocinina na digestão dos mamíferos.
15. Por que os hormônios gastrointestinais são também classificados como neuropeptídios? Dê exemplos.
16. Explique o que significam fases cefálica, gástrica e intestinal da secreção gástrica. Como elas são reguladas?
17. Como os aminoácidos e alguns açúcares são transportados da luz intestinal para as células epiteliais contra um gradiente de concentração?
18. Por que o princípio de contracorrente é importante na remoção de água da luz intestinal?
19. Como a anemia perniciosa é relacionada com a função intestinal?

LEITURAS SUGERIDAS

Chivers, D. J., and P. Langer. 1994. *The Digestive System in Mammals: Food, Form and Function.* New York: Cambridge University Press.

Davenport, H. W. 1985. *Physiology of the Digestive Tract.* 4th ed. Chicago: Year Book Medical Publishers.

Diamond, J. M. 1991. Evolutionary design of intestinal nutrient absorption: enough but not too much. *News. Physiol. Sci.* 6:92–96.

Johnson, L. R. 1991. *Gastrointestinal Physiology.* 4th ed. St. Louis: Mosby-Year Book.

Karasov, W. H. 1987. Nutrient requirements and the design and function of guts in fish, reptiles, and mammals. In P. Dejours, L. Bolis, C. R. Taylor, and E. R. Weibel, eds., *Comparative Physiology: Life in Water and on Land,* pp. 181–191. Fidia Research Series, IX. Liviana, Padua, Italy.

Karasov, W. H. 1990. Digestion in birds: chemical and physiological determinants and ecological implications. In M. Morrision, C. J. Ralph, J. Verner, and J. R. Jehl, eds., *Studies in Avian Foraging: Theory, Methodology, and Applications. Stud. Avian Biol.* 13:391–415. Kansas: Cooper Ornithological Society.

Mayer, E. A., X. P. Sun, and R. F. Willenbucher. 1992. Contraction coupling in colonic smooth muscle. *Ann. Rev. Physiol.* 54:395–414.

Stevens, C. E. 1988. *Comparative Physiology of the Vertebrate Digestive System.* Cambridge, Eng.: Cambridge University Press.

CAPÍTULO

16

USANDO A ENERGIA: ENFRENTANDO DESAFIOS AMBIENTAIS

Os animais necessitam de alimentos dos quais eles obtêm a energia química para executar trabalho, para manter sua integridade estrutural e, finalmente, para se reproduzir. Nos Caps. 3 e 15, você aprendeu que os animais degradam grandes compostos orgânicos para transferir parte de sua energia química para moléculas especiais de "alta energia" (p. ex., ATP). Estas moléculas são subseqüentemente usadas para promover reações endergônicas. Assim, os animais por fim usam a energia química dos alimentos para produzir gradientes elétricos, iônicos e osmóticos e contração muscular. Quanto mais eficientemente um animal captura e usa as fontes de energia disponíveis em seu ambiente, mais será capaz de competir com outros membros de sua espécie e maior será a capacidade adaptativa da espécie em um sentido evolucionário.

Neste capítulo serão analisados os vários fatores que afetam o gasto de energia pelos animais e serão consideradas em particular as relações entre a taxa metabólica e a temperatura corporal, o tamanho corporal, a locomoção e a reprodução. Em muitos aspectos, ele é apropriadamente o último capítulo do livro, porque integra o animal e sua fisiologia dentro de seu ambiente.

O CONCEITO DE METABOLISMO ENERGÉTICO

O termo *metabolismo*, no seu sentido mais amplo, é a soma total de todas as reações químicas que estão ocorrendo num organismo (ver o Cap. 3). Como a velocidade de uma reação química aumenta com a temperatura, a atividade metabólica de um animal está ligada estreitamente à sua própria temperatura corporal. Temperaturas corporais baixas impedem velocidades metabólicas elevadas em face da dependência térmica das reações enzimáticas. Por outro lado, taxas metabólicas elevadas, com sua grande produção de calor, podem resultar em superaquecimento e ser acompanhadas de efeitos deletérios sobre a função dos tecidos, especialmente nos climas quentes. Nos climas frios, a perda excessiva de calor pode abaixar a temperatura corporal a níveis perigosamente baixos nos quais uma queda maior de temperatura causa redução na produção de calor, em um círculo vicioso

de redução da produção metabólica de calor e resfriamento continuado. Assim, a temperatura corporal é uma variável vital que afeta todos os aspectos da função animal, que têm de ser mantidos na presença de flutuações de temperatura no ambiente. Alguns animais mantêm a temperatura corporal continuamente elevada acima da do ambiente; enquanto que em outros a temperatura corporal é menos estreitamente regulada ou mesmo não regulada.

Os animais (como máquinas) têm eficiência muito menor que 100% em suas conversões energéticas, de modo que uma grande fração da energia metabólica é produzida na forma de calor como subproduto da liberação de energia livre durante as reações exergônicas como as que ocorrem na contração muscular. Esse calor metabólico é comparável à perda de calor produzido por um motor a gasolina na conversão da energia química em trabalho mecânico. Ainda, em muitos animais, o calor não é "perdido" no sentido usual da palavra, pois o calor metabólico produzido é usado para elevar a temperatura dos tecidos do animal a níveis que aumentam significativamente a taxa das reações bioquímicas.

A massa corporal também afeta o gasto energético do animal. Os animais menores tendem a apresentar taxas metabólicas massa-específicas mais elevadas que os animais maiores. Assim, a massa corporal afeta muitos processos fisiológicos diferentes e o desempenho da maioria dos sistemas fisiológicos. A exemplo da massa corporal, a atividade muscular afeta a taxa de gasto energético. O consumo do combustível metabólico em um beija-flor que paira sobre uma flor cheia de néctar é muito maior que o do mesmo pássaro que dorme à noite.

Finalmente, o ato da reprodução pode constituir-se no principal compromisso da energia adquirida e estocada. Em alguns animais, a liberação de gametas resulta em perda relativamente pequena de energia; enquanto que em outros uma imensa percentagem da ingestão de energia anual é usada na produção de ovos ou esperma e no cuidado com a prole.

As vias metabólicas caem dentro de duas categorias:

1. **O anabolismo**, que requer energia e está associado com reparo, regeneração e crescimento, é a reunião de substâncias simples em moléculas mais complexas necessárias para o organismo. Embora seja difícil medir o metabolismo anabólico

quantitativamente, um equilíbrio positivo de nitrogênio (isto é, a incorporação resultante de nitrogênio) em um organismo é um indicador de anabolismo. Isto é, a atividade anabólica resulta em incorporação resultante de moléculas contendo nitrogênio através da síntese protéica, e não em perda resultante por quebra de proteínas.

2. O **catabolismo**, ao contrário, é a quebra de moléculas complexas ricas em energia ou em material em elementos mais simples. No catabolismo, a degradação de moléculas complexas em mais simples é acompanhada pela liberação de energia química. Parte dessa energia é estocada como compostos de fosfato de alta energia, como o ATP, que são usados subseqüentemente para fornecer energia para as atividades celulares (ver a Fig. 3.70). Intermediários metabólicos mais simples, como glicose ou lactato, podem servir como compostos de estoque de energia na medida em que eles são substratos para reações exergônicas adicionais (ver a Fig. 3.79).

Na ausência de trabalho externo ou de armazenagem de energia química, *toda energia liberada durante os processos metabólicos aparece finalmente como calor*. Este fato simples torna possível usar a produção de calor como um índice de *metabolismo energético*, desde que o organismo esteja em um estado térmico estável com o seu ambiente. A conversão da energia química em calor é medida como a *taxa metabólica* — energia térmica liberada por unidade de tempo. Embora a produção de calor seja uma medida útil da taxa metabólica, existem outras medidas comuns e tradicionais como o consumo de oxigênio. Atualmente, a ressonância magnética nuclear (RMN) está sendo usada diretamente (e não invasivamente) para caracterizar o metabolismo dos grupos fosfatos de alta energia que ocorre dentro dos tecidos.

As medidas de taxas metabólicas são úteis não apenas para os fisiologistas, mas também para ecologistas, estudiosos do comportamento animal, biologistas da evolução e muitos outros, porque as taxas metabólicas podem ser usadas para se calcular as necessidades energéticas de um animal. Para sobreviver por longo tempo, um animal deve captar tanta energia na forma de moléculas energéticas dos alimentos quanto o total de energia que ele libera e armazena. As medidas da taxa metabólica em diferentes temperaturas circundantes (ambientais) podem fornecer informações sobre os mecanismos de conservação de calor ou de dissipação de calor de um animal. As medidas da taxa metabólica durante diferentes tipos de exercício ajudam-nos a entender o custo energético de tais atividades. Quão metabolicamente dispendioso é, por exemplo, simplesmente permanecer vivo, ser grande ou pequeno, ou voar, nadar, correr, ou andar certa distância?

A taxa metabólica de um animal varia com os tipos e a intensidade dos processos que estão acontecendo. Esses processos incluem o crescimento e o reparo dos tecidos; o trabalho interno químico, osmótico, elétrico e mecânico; e o trabalho externo para locomoção e comunicação (Fig. 16.1).

Além das temperaturas corporais e ambientais, da massa corporal, da fase reprodutiva e da atividade, outros fatores que afetam a taxa metabólica são a hora do dia, a estação do ano, a idade, o sexo, a forma, o estresse, o tipo de comida que está sendo metabolizada e o estado reprodutivo. Conseqüentemente, as taxas metabólicas de diferentes animais podem ser significativamente comparadas somente com escolha cuidadosa e condições estreitamente controladas, que serão consideradas na seção seguinte.

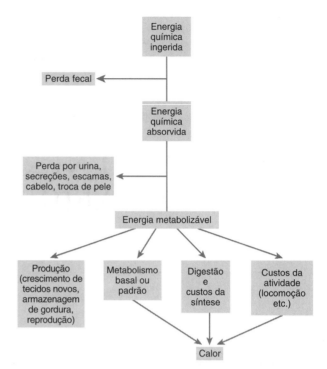

Fig. 16.1 A energia química dos alimentos deve ser tomada e utilizada por um animal. Parte da energia química potencial ingerida não é absorvida e é degradada pela flora intestinal ou eliminada pelas fezes. Da energia química absorvida, parte é perdida pela urina e em outras secreções e parte aparece diretamente como calor resultante de reações metabólicas exergônicas (trabalho químico, elétrico ou mecânico). Toda energia remanescente é conservada como formação anabólica de tecidos.

MEDIDA DA TAXA METABÓLICA

Os fisiologistas que pretendem medir a taxa metabólica devem considerar os vários diferentes níveis metabólicos normais, ou estados, que podem afetar suas medidas.

Taxas Metabólicas Basal e Padrão

A **taxa metabólica basal** (TMB) é a taxa estável do metabolismo energético medida em mamíferos e aves em condições de estresse ambiental e fisiológico mínimo (especificamente, em repouso sem nenhum estresse térmico) e após o jejum ter cessado temporariamente os processos digestivos e absortivos. A temperatura ambiente afeta a temperatura corporal em quase todos os animais exceto as aves e os mamíferos. Como a taxa metabólica mínima varia com a temperatura corporal, é necessário medir o equivalente da taxa metabólica basal em uma temperatura corporal específica controlada na qual o animal não está gastando energia metabólica adicional para se aquecer ou se resfriar. Por esta razão, a **taxa metabólica padrão** (TMP) é definida como o metabolismo do animal em repouso e em jejum *em certa temperatura corporal*. É interessante que a TMP de alguns ectotermos depende do histórico de sua temperatura prévia, em virtude da compensação metabólica ou da aclimatação térmica, que serão descritas mais adiante.

As taxas metabólicas padrão e basal são determinações úteis para comparar taxas metabólicas basais entre e dentro das espécies. Entretanto, elas dão poucas informações a respeito dos custos metabólicos das atividades normais executadas pelos animais, porque as condições sob as quais a TMB e a TMP são medidas diferem muito das condições naturais — isto é, para tais medições o animal está em um estado não natural controlado e quieto. O termo que melhor descreve a taxa metabólica de um animal em seu estado natural é a sua **taxa metabólica de campo** (TMC), que é a taxa *média* da utilização de energia quando o animal executa as suas atividades normais, que podem variar da inatividade completa durante o repouso a um esforço máximo quando está caçando uma presa (ou sendo caçado).

Extensão Metabólica

Os limites das taxas metabólicas de que um animal é capaz são caracterizados como sua **extensão metabólica aeróbia**, definida como a relação entre a taxa metabólica sustentada máxima e a TMB (ou a TMP) determinada em condições controladas e em repouso. Esse número reduzido (p. ex., 5, 7 ou 14) indica o aumento no gasto máximo de energia de um animal (usualmente medido como consumo de oxigênio) acima do que ele gasta em condições de repouso. Usualmente, em muitos animais as taxas metabólicas aumentam 10 a 15 vezes com a atividade. Deve ser notado entretanto que, como a atividade sustentada é normalmente suprida pelo metabolismo aeróbio, este tipo de medição não considera a contribuição dos processos anaeróbios para a atividade; tais processos promovem um débito de oxigênio e portanto não são sustentáveis.

O conceito da extensão metabólica associado com a atividade aplica-se a todos os animais, independentemente do seu modo de locomoção. Em peixes que nadam em tanques de fluxo controlado, por exemplo, a natação mais rápida pode ser estimulada por aumento da velocidade do fluxo da água. Tais experimentos indicam que a extensão metabólica varia com o tamanho corporal. A relação entre o metabolismo ativo e o padrão para o salmão, por exemplo, aumenta de menos de 5 nos espécimes jovens que pesam 5 g a mais de 16 naqueles que pesam 2,5 kg. Essa relação geral é levada em conta quando se fazem comparações entre espécies de animais com diferentes modos de atividade. Embora menores que um salmão larvar de 5 g, os insetos voadores, especialmente aqueles que mantêm temperaturas corporais elevadas durante o vôo, podem exibir relações tão elevadas quanto 100. Essas relações são provavelmente as mais altas dentro do reino animal.

Os estudos da extensão metabólica têm complexidades e armadilhas próprias. Conforme mencionado anteriormente, pode haver uma contribuição significativa do metabolismo anaeróbio, resultando na produção de um **débito de oxigênio**, especialmente durante períodos curtos de esforço (Fig. 16.2). Os músculos brancos em alguns vertebrados são especialmente adaptados para desenvolver um débito de oxigênio pelo metabolismo anaeróbio e são deste modo particularmente adequados para períodos curtos de explosões de intensa atividade. Este componente do metabolismo total pode não ser detectado em medidas metabólicas a curto prazo, porque a quebra aeróbia dos produtos anaeróbios pode ser retardada. Por esta razão, é melhor fazer medidas da extensão metabólica somente durante atividade sustentada em um nível constante de esforço.

Um problema prático adicional em se determinar a extensão metabólica é que o esforço máximo em um esquema projetado por um experimentador pode não produzir o esforço máximo possível de um animal, pelo fato de que a cooperação e a motivação do animal não podem ser maximizadas.

Finalmente, as medidas da extensão metabólica podem ser distorcidas por variações na TMP. TMP muito baixas em condições como o sono e o torpor podem resultar em estimativas muito elevadas de extensões metabólicas.

Teria um aumento fatorial de tamanho semelhante no metabolismo aeróbio durante atividade as mesmas implicações energéticas em um animal com TMB elevada (p. ex., uma ave) e em um com TMP muito baixa (p. ex., uma barata)?

Calorimetria Direta

Se não estiver sendo realizado nenhum trabalho e estiver ocorrendo síntese química, toda a energia química liberada por um animal para desenvolver suas funções metabólicas será emitida pelo animal como calor. Este fato é formalizado na **lei de Hess**

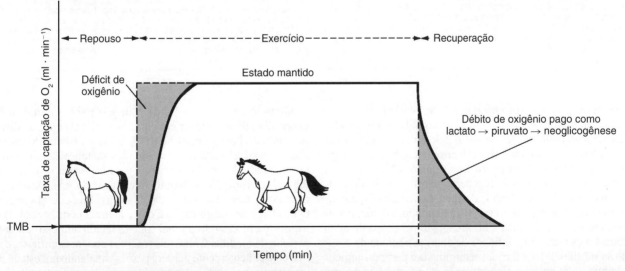

Fig. 16.2 Um déficit de oxigênio desenvolve-se durante um período de atividade intensa mantida. O tecido muscular ativo com capacidades anaeróbias pode acumular um déficit de oxigênio, que será pago subseqüentemente na forma de oxidação posterior de um produto anaeróbio como o ácido láctico. Conseqüentemente, uma taxa metabólica elevada continua após o término da atividade, mas diminui gradualmente com o tempo. O déficit de oxigênio inicial é oriundo do uso de estoques preexistentes de fosfatos de alta energia acumulados durante o repouso. O reabastecimento desses estoques é incluído no pagamento do débito de oxigênio.

(1840), cujo enunciado é o de que a energia total liberada na quebra de um combustível em certo número de produtos finais é sempre a mesma, independentemente das etapas químicas intermediárias ou das vias usadas. A taxa metabólica de um organismo é desse modo efetivamente determinada pela medida da quantidade de energia liberada como calor por certo período. Tais medições são realizadas em um calorímetro, e o método é chamado *calorimetria direta*. O animal, usualmente sem contenção e minimamente perturbado, é colocado em uma câmara bem isolada para a medição. A perda de calor pelo animal é determinada pelo aumento da temperatura em uma massa conhecida de água usada para receber o calor. O primeiro e mais simples calorímetro foi idealizado em 1780 por Antoine Lavoisier e Pierre Laplace, no qual o calor produzido por um animal em uma câmara derretia gelo colocado em volta da câmara. A perda de calor era calculada pela massa da água coletada e pelo calor latente do gelo derretido. Em um tipo de calorímetro moderno, a água flui através de canos espirais de cobre na câmara de medição. A perda total de calor pelo animal de teste é a soma do ganho de calor pela água mais o calor latente presente no vapor de água do ar expirado e da umidade evaporada pela pele. Para se medir esse calor latente, a massa de vapor de água é determinada passando-se o ar por ácido sulfúrico, que absorve a água. A energia contida em cada grama de água absorvida é 2,45 kJ (0,585 kcal), o calor latente de vaporização da água a 20°C. Os resultados são geralmente descritos em calorias ou quilocalorias por hora (ver o Destaque 16.1 para a discussão sobre os numerosos, e algumas vezes confusos, modos pelos quais as unidades de energia são expressas).

Embora simples em princípio, a calorimetria direta pode ser complicada na prática. A técnica pode ser muito imprecisa para animais que têm taxas metabólicas muito baixas, e animais muito grandes requerem uma câmara calorimétrica de dimensões impraticáveis. Conseqüentemente, a calorimetria direta tem sido usada com maior freqüência em pássaros e mamíferos pequenos com taxas metabólicas elevadas. Outra desvantagem da calorimetria direta é que o comportamento de um animal (e desse modo o seu metabolismo) é alterado inevitavelmente em face das restrições impostas pelas condições de medição.

Calorimetria Indireta: Medição através da Ingestão de Alimento e da Perda por Excreção

A taxa metabólica pode ser estimada a partir de uma "folha de balanço", em que a soma do ganho de energia é comparada com a perda de energia. Os organismos vivos obedecem às leis de conservação e transformação de energia que foram inicialmente desenvolvidas para sistemas químicos e físicos (Cap. 3). Desse modo, poderíamos em princípio determinar a taxa metabólica de um animal em uma condição estável de energia usando a seguinte expressão:

taxa de energia química ingerida
− taxa de energia química perdida
= taxa metabólica (produção de calor)   (16.1)

A energia total ingerida por certo período é igual ao conteúdo de energia química nos alimentos ingeridos no mesmo período. A perda de energia é a energia química não absorvida que perma-

DESTAQUE 16.1

UNIDADES DE ENERGIA (OU QUANDO UMA CALORIA NÃO É UMA CALORIA?)

A unidade mais comumente usada para a medida de calor é a *caloria*, abreviada "cal", que é definida como a quantidade de calor necessária para elevar a temperatura de 1 g de água em 1°C. Essa quantidade de calor varia ligeiramente com a temperatura, e desse modo a caloria é mais precisamente a quantidade de calor necessária para elevar a temperatura de 1 g de água de 14,5°C para 15,5°C.

Como a caloria é uma quantidade muito pequena de calor em relação a muitos processos biológicos, uma unidade mais prática de energia térmica é a *quilocaloria* (1 kcal = 1.000 cal). Infelizmente, originou-se uma confusão sobre o uso do termo popular *Caloria* (note o C maiúsculo), o qual designa 1.000 calorias (cal). Na verdade, se o rótulo de um refrigerante afirma que ele contém "125 Calorias", quase que invariavelmente isto significa que ele contém 125 *quilocalorias*. O uso de caloria e quilocaloria mantém-se largamente porque eles são familiares para a maioria das pessoas.

De acordo com o Sistema Internacional de Unidades (Système International d'Unités, SI), o calor é definido em termos de trabalho, e a unidade de medida é o *joule* (J). Novamente, a versão mais utilizada é o *quilojoule* (1 kJ = 1.000 J). Assim, 1 cal = 4,184 J e 1 kcal = 4,184 kJ. Se presumirmos um quociente respiratório (Q_R) de 0,79, que é um valor típico, 1 litro de oxigênio usado na oxidação do substrato liberará 4,8 kcal, ou 20,1 kJ, de energia térmica.

Potência é a quantidade de energia gasta por unidade de tempo e tem as unidades do SI em *watts* (W), sendo 1 W = 1 J · s^{-1}. Quadros de conversão para as unidades de energia são dados no Apêndice 3.

nece nas fezes e na urina produzidas pelo animal no mesmo período. O conteúdo de energia contido na comida ou nos produtos de excreção pode ser determinado pelo calor de combustão desses materiais em uma **bomba calorimétrica**. Neste método, o material a ser testado é primeiro seco e então colocado dentro de uma câmara de combustão recoberta por um envoltório contendo uma quantidade conhecida de água. O material é queimado até as cinzas (sem se usar combustível adicional) com a ajuda do oxigênio. O calor resultante é captado pela capa de água que rodeia a câmara. A quantidade de energia liberada da combustão da substância teste é então determinada a partir do aumento na temperatura da água circunvizinha. A energia liberada do material queimado é equivalente à que seria liberada se todo o material tivesse passado pelas vias metabólicas aeróbias.

Quando se usa a folha de balanço para o metabolismo energético, deve-se levar em conta as variáveis que são difíceis de controlar. Por exemplo, nem toda energia extraída do alimento está disponível para as necessidades metabólicas do animal. Dependendo do tipo de alimento, uma fração variável pode ser digerida e absorvida pelo trato digestivo (Cap. 15). Deve-se corrigir esta fração quando se calcula o total da energia ingerida. Outro fator de complicação é que a energia pode ser obtida dos tecidos de reserva do animal (p. ex., tecido adiposo) durante o período de medida. Como tais reservas podem exaurir-se, o animal conseqüentemente perderá peso, assinalando um estado não-estável (uma violação de uma das premissas desta técnica).

O método de folha de balanço não mede a TMB, a TMP ou a TMR (taxa metabólica de repouso em um animal alimentado, em equilíbrio termorregulatório e inativo), que são mais bem medidas por métodos mais diretos, que serão analisados a seguir.

Medidas Indiretas da Taxa Metabólica

As medidas indiretas da taxa metabólica dependem da medida de algumas variáveis além do calor produzido pela utilização da energia. A energia contida nas moléculas de alimento torna-se disponível para o uso do animal quando tais moléculas ou seus produtos são sujeitos a oxidação, conforme descrito no Cap. 3. Na oxidação aeróbia, a quantidade de calor produzido está relacionada à quantidade de oxigênio consumido. Assim, as medidas da captação de oxigênio (M_{O_2}) e produção de dióxido de carbono (M_{CO_2}), expressas como moles de gás por hora, podem ser usadas para se calcular a taxa metabólica.* **Respirometria** é a medida da troca respiratória de um animal — ou seja, sua M_{O_2} e sua M_{CO_2}. Em um *sistema de respirometria fechado*, um animal é confinado a uma câmara fechada cheia de água ou ar na qual as quantidades de oxigênio consumido e de dióxido de carbono produzido são monitoradas por certo período de tempo. O consumo de oxigênio é revelado por determinações sucessivas das quantidades decrescentes de oxigênio dissolvido na água ou presentes no ar contido na câmara. As medições podem ser obtidas muito convenientemente com o auxílio de um eletrodo de oxigênio e do circuito eletrônico apropriado. A pressão parcial de oxigênio da água ou do ar determina diretamente o sinal produzido no eletrodo. Na fase gasosa (ou seja, um respirômetro cheio de ar), o O_2 pode ser medido por um espectrômetro de massa ou por uma célula eletroquímica com um eletrodo de oxigênio. Na água ou no ar, o CO_2 pode ser determinado com um eletrodo de CO_2, mas a complexa química do CO_2 dissolvido na água (ver o Cap. 13) torna a interpretação destes valores mais complicada. Nos gases, o CO_2 pode ser medido precisamente com um eletrodo de CO_2, um equipamento infravermelho, um cromatógrafo de gás ou um espectrômetro de massa. Geralmente o O_2 é mais fácil de se medir do que o CO_2, de modo que a M_{O_2} é mais comumente descrita do que a M_{CO_2} como medida da taxa metabólica.

Todos estes métodos de análise de gás permitem técnicas analíticas de fluxo de massa em que o fluxo de gás ou água que entra ou sai de uma câmara é monitorado, e a diferença nas concentrações do gás ou nas pressões parciais é usada para calcular as trocas respiratórias. Tais sistemas empregam a respirometria de *fluxo* ou a *aberta*. É importante que as câmaras onde os animais ficam sejam homogeneizadas de modo que o gás existente na câmara esteja em equilíbrio em toda a câmara. A respirometria de sistema aberto também pode ser utilizada em animais com máscaras para a respiração, um método especialmente útil em testes de túneis de vento ou em animais em vôo ou em animais que estão correndo em rodas giratórias.

As respirometrias abertas e fechadas podem ser combinadas em um único experimento, conforme ilustrado na Fig. 16.3. Esta combinação de sistemas é usada freqüentemente no fracionamento da troca total de gás nas localizações pulmonar, branquial e cutânea em animais como larvas de anfíbios e peixes pulmonados que empregam simultaneamente respiração na água e aérea.

---

*A captação de oxigênio e a produção de dióxido de carbono são expressas em geral como volume de gás, $\dot{V}_{O_2}$ e $\dot{V}_{CO_2}$, respectivamente. Isto é menos desejável que expressar os valores em quantidades molares, que por definição são completamente independentes das medidas de temperatura e pressão atmosférica; $\dot{V}_{O_2}$ ou $\dot{V}_{CO_2}$ descritos em um trabalho podem ser convertidos precisamente em outras unidades como $\dot{M}_{O_2}$ ou $\dot{M}_{CO_2}$ somente se o autor mencionar a temperatura e a pressão, o que nem sempre é feito.

A determinação da taxa metabólica pelo consumo de O_2 apóia-se em importantes premissas:

1. As reações químicas relevantes são aeróbias. Esta premissa é verdadeira para a maioria dos animais em repouso, porque a energia disponível através de reações anaeróbias é relativamente pequena exceto durante atividade vigorosa. Entretanto, a anaerobiose é importante em animais que vivem em ambientes pobres em oxigênio, como os parasitas do trato digestivo e os invertebrados que vivem no lodo no fundo de lagos. O consumo de oxigênio seria um índice irreal da taxa metabólica em tais animais e subestimaria a verdadeira taxa metabólica.

2. A quantidade de calor produzida (isto é, a energia liberada) quando um certo volume de O_2 é consumido é presumidamente constante independentemente do substrato metabólico. Essa presunção não é precisamente verdadeira: mais calor é produzido quando 1 litro de O_2 é usado para a quebra dos carboidratos do que quando as gorduras ou as proteínas são o substrato. Entretanto, o erro resultante desta premissa não é maior do que cerca de 10%. Infelizmente, em geral é difícil identificar precisamente o(s) substrato(s) que está(ão) sendo oxidado(s) para a correção das diferenças na produção de calor.

3. Os estoques de O_2 no corpo são pequenos, de modo que o consumo de oxigênio minuto a minuto do ar ou da água que flui pelos órgãos de troca gasosa representa com precisão a taxa metabólica. (Note que a capacidade de estocar CO_2 nos tecidos corporais é muito maior do que a de estocar o O_2, de modo que a eliminação minuto a minuto do CO_2 é muito menos precisa como indicador da taxa metabólica.)

Um último e importante método para se medir a taxa metabólica emprega as *técnicas com isótopos*. Tais técnicas ganharam importância nas medidas dos fluxos de água nos animais: água marcada com deutério ou trítio é injetada no animal, e a atividade específica é determinada em amostras seriadas de sangue ou de outro líquido corporal. O declínio na atividade específica com o tempo indica perda da água marcada e, desse modo, o fluxo de perda de água. O uso de isótopos foi então estendido para se medir a produção de CO_2 como medida da taxa metabólica. Em essência, isótopos de oxigênio e de hidrogênio são injetados no animal. O declínio subseqüente na abundância do isótopo de oxigênio (^{18}O) na água corporal está relacionado com as taxas de perda de CO_2 durante a expiração e através da perda de água, sendo esta estimada pelo desaparecimento da água marcada com deutério ou trítio. Embora as numerosas premissas necessárias tenham de ser validadas para cada arranjo experimental, a grande vantagem da técnica é que ela pode ser empregada em animais intactos que se comportam normalmente. Os diversos estudos de Ken Nagy e seus colaboradores têm mostrado a utilidade desta técnica na medida da *taxa metabólica de campo*.

Quociente Respiratório

Para transformar a quantidade de oxigênio consumido em produção de calor equivalente, devemos conhecer as quantidades relativas de carbono e de hidrogênio oxidados. A oxidação dos átomos de hidrogênio é difícil de se determinar, entretanto, porque a água metabólica (isto é, aquela produzida pela oxidação dos átomos de hidrogênio disponível nos alimentos), juntamente com outros líquidos, é perdida na urina e de vários locais na superfície corporal em uma velocidade que é irregular e deter-

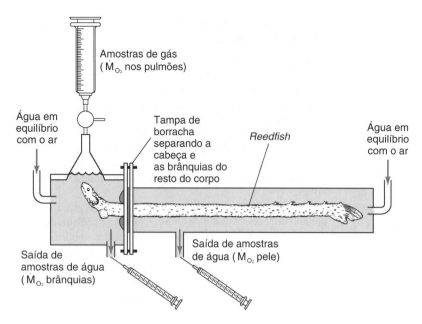

Fig. 16.3 A respirometria aberta e fechada pode ser combinada em um único experimento para medir a distribuição da troca de gases por um animal entre vários locais. Neste experimento com o *reedfish Calamoicthys calabaricus*, dois sistemas abertos independentes são usados para se determinar a captação de oxigênio branquial e cutâneo. Um terceiro sistema de respirometria fechado inclui o ar no funil acima da cabeça, do qual o animal respira o ar. Amostras de gás tiradas após a respiração do ar são usadas para se calcular o consumo de oxigênio aéreo. (Adaptado de Sacca e Burggren, 1982.)

minada por fatores não relacionados (p. ex., estresse osmótico e umidade relativa do ambiente). É mais prático medir, juntamente com o O_2 consumido, a quantidade de carbono convertida em CO_2, conforme explicado anteriormente. Como descrito no Cap. 13, a relação entre o volume de CO_2 produzido e o volume de O_2 removido em certo período é chamada *quociente respiratório* (Q_R):

$$Q_R = \frac{[\text{taxa de produção de } CO_2]}{[\text{taxa de consumo de } O_2]} \quad (16.2)$$

Em condições de repouso e estáveis, o Q_R no Quadro 16.1 é característico para o tipo de molécula catabolizada (carboidrato, gordura ou proteína). Assim, o Q_R reflete as proporções de carbono e hidrogênio nas moléculas de alimentos.

Os seguintes exemplos ilustram como o Q_R dos principais tipos de alimento pode ser calculado a partir de uma formulação de suas reações de oxidação:

- **Carboidratos.** A fórmula geral dos carboidratos é $(CH_2O)_n$. Na oxidação completa dos carboidratos, o oxigênio é usado *efetivamente* apenas para oxidar o carbono para formar CO_2. Na oxidação completa, cada mole de carboidrato produz n moles de H_2O e de CO_2 e consome n moles de O_2. O Q_R para a oxidação dos carboidratos é então 1. O catabolismo geral da glicose, por exemplo, pode ser formulado como

$$C_6H_{12}O_6 + 6\,O_2 \rightleftharpoons 6\,CO_2 + 6\,H_2O$$

$$Q_R = \frac{6 \text{ volumes de } CO_2}{6 \text{ volumes de } O_2} = 1$$

- **Gorduras.** O Q_R característico para a oxidação de uma gordura como a tripalmitina pode ser calculado como se segue:

$$2\,C_{51}H_{98}O_6 + 145\,O_2 \rightleftharpoons 102\,CO_2 + 98\,H_2O$$

$$Q_R = \frac{102 \text{ volumes de } CO_2}{145 \text{ volumes de } O_2} = 0{,}70$$

Como diferentes gorduras contêm diferentes proporções de carbono, hidrogênio e oxigênio, elas diferem levemente em seus Q_Rs.

- **Proteínas.** O Q_R característico do catabolismo protéico apresenta um problema especial porque as proteínas não são completamente partidas pelo metabolismo oxidativo. Parte do oxigênio e do carbono dos resíduos aminoácidos constituintes permanece combinada com nitrogênio e é excretada como metabólitos nitrogenados na urina e nas fezes. Nos mamíferos, o produto final excretado é a uréia, $(NH_2)_2CO$; nas aves, é primariamente ácido úrico, $C_5H_4N_4O_2$. Para se obter o Q_R, é necessário conhecer a quantidade de proteína ingerida bem como a quantidade e o tipo de metabólitos nitrogenados excretados. A oxidação do carbono e do hidrogênio no catabolismo protéico produz tipicamente

QUADRO 16.1
Produção de calor e quociente respiratório para três dos principais tipos de alimentos

	Produção de calor (kJ)			Q_R $\left(\frac{\text{Litro de } CO_2}{\text{Litro de } O_2}\right)$
	Por grama de alimento	Por litro de O_2 consumido	Por litro de CO_2 produzido	
Carboidratos	17,1	21,1	21,1	1,00
Gorduras	38,9	19,8	27,9	0,71
Proteínas (até uréia)	17,6	18,6	23,3	0,80

$$Q_R = \frac{96{,}7 \text{ volumes de } O_2}{77{,}5 \text{ volumes de } CO_2}$$
$$= 0{,}80$$

É presumido rotineiramente ao se fazerem deduções a partir do Q_R que (1) as únicas substâncias metabolizadas são carboidratos, gorduras e proteínas; (2) não ocorre síntese juntamente com a quebra; e (3) a quantidade de CO_2 exalado em um certo tempo é igual ao CO_2 produzido pelos tecidos naquele intervalo. Tais premissas não são inteiramente verdadeiras, de modo que se deve tomar cuidado com o uso dos valores do Q_R em repouso e em estados pós-absortivos (jejum). Em tais condições, a utilização de proteína é desprezível e a utilização de carboidratos é pequena, de modo que se considera que o animal metaboliza primariamente a gordura. Pelo Quadro 16.1, pode ser visto que a oxidação de 1 g de uma mistura de carboidratos libera cerca de 17,1 kJ (4,1 kcal) de calor. Quando 1 litro de O_2 é usado para oxidar os carboidratos, são obtidos 21,1 kJ (5,05 kcal) de calor; o valor para as gorduras é de 19,87 kJ (4,7 kcal) e para as proteínas (metabolizadas em uréia) é 18,6 kJ (4,46 kcal). Um animal em jejum aeróbio que se supõe esteja metabolizando principalmente gordura produz cerca de 20,1 kJ (4,80 kcal) de calor para cada litro de oxigênio consumido.

Um outro termo utilizado freqüentemente para descrever a relação entre a M_{O_2} e a M_{CO_2} é a *relação de troca respiratória* (T_R), que é a medida da relação *instantânea* entre a M_{O_2} e a M_{CO_2} conforme determinada a partir do gás que existe no respirômetro ou na máscara facial. Quando o CO_2, por exemplo, está sendo temporariamente estocado nos tecidos corporais em vez de eliminado do corpo (como durante um período de submersão em um animal que está mergulhando), a $\dot{M}_{CO_2}$ aparente é menor do que existe de verdade nos tecidos. Nestas condições, a T_R será menor do que o Q_R até que um novo nível estável de CO_2 seja alcançado nos tecidos corporais e o CO_2 seja mais uma vez eliminado na mesma velocidade com que é produzido pela respiração celular.

Energia Armazenada

Embora os animais gastem continuamente a energia metabólica, a maioria não ingere alimentos constantemente. Assim, eles não atingem um equilíbrio momento-a-momento entre a ingestão de alimento e o gasto energético. Como a comida é obtida em surtos (isto é, em refeições discretas), as necessidades energéticas imediatas do animal são excedidas. Entretanto, o excesso é armazenado para uso posterior, primariamente como gordura e carboidratos.

A proteína não é um material de armazenagem ideal para as reservas de energia porque é um artigo relativamente escasso e é geralmente o fator limitante no crescimento e na reprodução; seria um desperdício prender o precioso nitrogênio nas reservas de energia. A gordura é a forma mais eficiente de se armazenar energia, porque a oxidação da gordura produz 38,9 kJ·g^{-1} (9,3 kcal·g^{-1}), quase duas vezes a produção de carboidratos ou de proteínas (Quadro 16.1). Essa eficiência é de grande importância para animais como aves que migram ou insetos, para os quais a economia de peso e volume é essencial. Não apenas a energia produzida por grama de carboidrato é menor que a da gordura, mas os carboidratos são estocados em uma forma altamente hidratada, sendo necessários mais do que 4 ou 5 gramas de água por grama de carboidrato, enquanto que a gordura é armazenada em um estado desidratado. Entretanto, parte dos carboidratos é um importante estoque de energia. O glicogênio, um polímero ramificado de carboidrato, semelhante ao amido, é armazenado como grânulos nas fibras musculares esqueléticas e nas células do fígado nos vertebrados. O glicogênio muscular pode ser rapidamente convertido em glicose para a oxidação dentro das células musculares durante atividade intensa, e o glicogênio do fígado é usado para manter os níveis de glicose. O glicogênio é partido diretamente em glicose 6-fosfato, fornecendo energia para o metabolismo de carboidratos mais direta e rapidamente do que a gordura o faz. Assim, os carboidratos tendem a ser usados para fornecer energia para os aumentos rápidos do metabolismo — por exemplo, durante atividade. As gorduras que não podem ser metabolizadas diretamente por vias anaeróbias são metabolizadas aerobiamente em resposta a demandas de energia mais prolongadas e durante o jejum quando os estoques de carboidratos foram depletados.

Ação Dinâmica Específica

Max Rubner descreveu em 1885 que uma elevação marcada do metabolismo acompanhava o processo de digestão e assimilação dos alimentos independentemente de outras atividades. Ele deu a este fenômeno o nome um tanto inadequado de **ação dinâmica específica** (ADE). Desde então, a ADE tem sido documentada em todas as cinco classes de vertebrados, bem como em invertebrados incluindo crustáceos, insetos e moluscos. Geralmente, o consumo de oxigênio por um animal e a produção de calor aumentam dentro de cerca de 1 hora após a refeição ter sido ingerida, alcançando um pico cerca de 3-6 horas mais tarde e permanecendo elevados acima dos valores basais por várias horas (Fig. 16.4). Em peixes, anfíbios e répteis com um valor de ADE equivalente ao dobro ou triplo da taxa metabólica, também ocorrem grandes aumentos de freqüência cardíaca e débito cardíaco e redistribuição temporária do sangue pelo trato digestivo. Alterações cardiovasculares semelhantes de menor magnitude ocorrem em animais com respostas menos proeminentes de ADE (p. ex., em seres humanos).

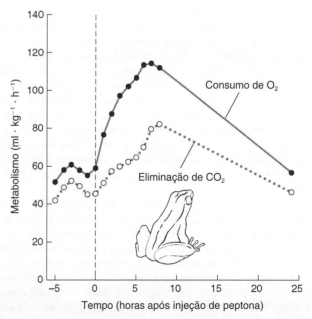

Fig. 16.4 Ação dinâmica específica ocorre após a ingestão de alimento pelo sapo *Bufo marinus*. A ação dinâmica específica foi induzida pela injeção de peptona (uma mistura de aminoácidos produzidos pela proteína de carne digerida quimicamente) no interior do estômago do animal. (Adaptado de Wang et al., 1995.)

626 USANDO A ENERGIA: ENFRENTANDO DESAFIOS AMBIENTAIS

O mecanismo da ADE não é claramente entendido, mas aparentemente o trabalho da digestão (e o concomitante aumento do metabolismo dos tecidos do trato gastrointestinal) é responsável por somente pequena parte do metabolismo elevado. Uma explicação mais plausível para esse aumento na taxa metabólica pode ser a de que certos órgãos, como o fígado, despendam energia extra processando os nutrientes recentemente absorvidos para introduzi-los nas vias metabólicas. A energia extra originada nesses processos é perdida como calor. O aumento na produção de calor difere, dependendo dos componentes do alimento ingerido. A magnitude das taxas metabólicas aumentadas varia de 5 a 10% da energia total dos carboidratos e gorduras ingeridos e de 25 a 30%, da das proteínas.

A ação dinâmica específica provavelmente é responsável por algumas das variações nas taxas metabólicas descritas por diferentes pesquisadores para uma única espécie. Taxas metabólicas muito diferentes podem ser obtidas, dependendo dos animais medidos estarem em um estado pós-absortivo ou em algum ponto da resposta de ADE. Conseqüentemente, o metabolismo basal deve ser medido somente durante o estado pós-absortivo para minimizar qualquer contribuição da ADE.

TAMANHO CORPORAL E TAXA METABÓLICA

O tamanho corporal é uma das características físicas mais importantes que afetam a fisiologia do animal. O estudo da maneira como as características anatômicas e fisiológicas se alteram com a massa corporal é chamado escalonamento. As alterações no tamanho corporal introduzem variações que não são simples e proporcionais (isto é, geométricas). Por exemplo, o dobro do peso de um animal que retém as mesmas proporções corporais é acompanhado de aumento de quatro vezes na área de superfície e de oito vezes no aumento da massa. As conseqüências desse escalonamento não-geométrico para a anatomia funcional e para a fisiologia do animal são imediatamente evidentes. Você pode imaginar um camundongo aumentado de tamanho ao de um elefante retendo as mesmas proporções corporais de um camundongo. O camundongo aumentado na imaginação tem claramente proporções diferentes das de um elefante, e suas pernas relativamente mais finas provavelmente se dobrariam sob o peso desse corpo maciço. Enfim, para cada duplicação do peso do camundongo imaginário, a massa aumentaria por um fator de oito (o peso ao cubo) enquanto que a área de secção transversal do osso da perna aumentaria apenas por um fator de quatro (o peso ao quadrado). Estes mesmos fatores de escalonamento tornam um pequeno camundongo capaz de saltar muitas vezes a altura de seu corpo sem perigo, enquanto que um elefante é essencialmente "preso à terra".

Alterações na massa corporal têm grandes efeitos sobre a taxa metabólica de um animal. Considere, por exemplo, as necessidades respiratórias e metabólicas de um delgado musaranho aquático durante um mergulho comparado com as de uma baleia em submersão. Embora tanto as baleias como os musaranhos aquáticos mergulhem normalmente, uma baleia consegue manter sua respiração e permanecer sob a água por muito mais tempo que um musaranho. A razão está no princípio geral de que *animais pequenos têm de respirar em taxas mais elevadas por unidade de massa corporal do que os animais grandes*. De fato, existe uma relação inversa entre a taxa de consumo de O_2 por grama de massa corporal e a massa total do animal. Assim, um mamífero de 100 g consome muito mais energia por unidade de massa por unidade de tempo do que um mamífero de 1.000 g. A não-proporcionalidade das taxas metabólicas basais dos mamíferos que varia do muito pequeno ao muito grande é ilustrada pela bem conhecida curva "do camundongo-ao-elefante" (Fig. 16.5A). Uma relação semelhante é mantida não apenas para outros grupos de vertebrados, mas por todo o reino animal e vegetal. Poucos princípios biológicos são aplicáveis tão extensamente.

A relação inversa entre a taxa metabólica e a massa corporal aplica-se dentro das espécies bem como entre as espécies. Assim, um pequeno ser humano, uma barata ou um peixe tendem a ter uma taxa metabólica mais elevada por unidade de massa do que um membro maior da mesma espécie. Entretanto, esta relação é freqüentemente difícil de se demonstrar *dentro* de uma mesma espécie, na qual a variação geral da massa corporal pode ser bem pequena comparada com a que existe *entre* as espécies e outros fatores como sexo, nutrição e estação do ano podem exercer efeitos sobrepostos.

A taxa metabólica é uma função potencial da massa corporal, conforme descrito pela relação simples

$$TM = aM^b \qquad (16.3)$$

em que TM é a taxa metabólica basal ou padrão, M é a massa corporal, a é a interseção das retas logarítmicas de regressão (e difere entre as espécies) e b é um expoente determinado empiricamente que expressa a taxa de alteração da TM com a mudança da massa corporal.

Taxa metabólica massa-específica, também chamada *intensidade metabólica*, é a taxa metabólica de uma unidade de massa de tecido (isto é, quantidade de O_2 consumida por quilograma por hora). É determinada pela divisão de ambos os lados da equação 16.3 por M:

$$\frac{TM}{M} = \frac{aM^b}{M} = aM^{(b-1)} \qquad (16.4)$$

A relação descrita na equação 16.3 é mostrada na Fig. 16.5B. Como freqüentemente é mais conveniente trabalhar com uma linha reta do que com curvas plotadas (p. ex., para análise estatística), as equações 16.3 e 16.4 são freqüentemente apresentadas em suas formas logarítmicas. Assim, a equação 16.3 torna-se

$$\log TM = \log a + b\,(\log M) \qquad (16.5)$$

e a equação 16.4 altera-se para

$$\frac{\log TM}{M} = \log a + (b-1)\log M \qquad (16.6)$$

Estas equações logarítmicas são plotadas na Fig. 16.5C. Veja o Apêndice 2 para uma discussão sobre as equações logarítmicas.

Note a diferença no modo como a taxa metabólica do animal como um todo (plotação em preto) e a taxa metabólica massa-específica (plotação em tracejado) variam com as alterações na massa corporal. Estes gráficos mostram que a taxa metabólica geral aumenta com o aumento da massa corporal, enquanto que a taxa metabólica massa-específica (taxa metabólica de uma unidade de massa de tecido) *diminui* com o aumento da massa corporal. Este princípio emergiu inicialmente da plotação camundongo-ao-elefante, na Fig. 16.5A.

O valor do expoente b fica próximo a 0,75 para muitos grupos taxonomicamente diferentes de vertebrados e de invertebrados e pode ser usado mesmo para vários organismos uni-

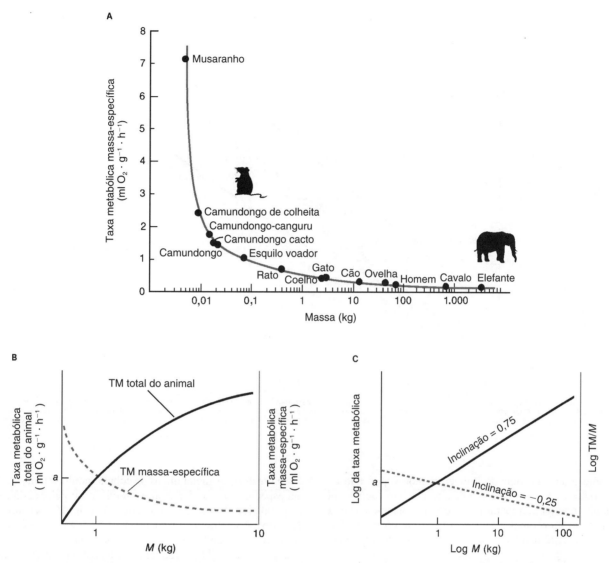

Fig. 16.5 A taxa metabólica (TM) massa-específica nos mamíferos declina à medida que a massa corporal (*M*) aumenta. **(A)** A curva do camundongo-ao-elefante, com a intensidade metabólica (taxa metabólica massa-específica) obtida com o consumo de O_2 por unidade de massa plotado contra a massa corporal. Note a escala logarítmica da massa corporal. **(B)** Relações generalizadas entre a taxa metabólica geral e a massa corporal (curva preta) e entre a intensidade metabólica e a massa corporal (curva tracejada). **(C)** Plotações log-log da parte B. As plotagens de TM e log de TM das partes B e C cruzam-se em *M* = 1kg. (Parte A adaptada de Schmidt-Nielsen, 1975.)

celulares (Fig. 16.6). A relação exponencial entre o tamanho corporal e a taxa metabólica tem atraído a atenção dos fisiologistas desde que foi reconhecida inicialmente há mais de um século. Tem havido muitas tentativas de se dar uma explicação racional para esta relação logarítmica quase universal entre a massa corporal e o metabolismo. Em 1883, Max Rubner propôs uma teoria atrativa conhecida como a *hipótese da superfície*. Rubner raciocinou que a taxa metabólica de aves e mamíferos que mantinham a temperatura corporal mais ou menos constante deveria ser proporcional à área da superfície corporal porque a taxa de transferência de calor entre dois compartimentos (isto é, o corpo do animal quente e o ambiente frio) é proporcional, tudo o mais permanecendo igual, à sua área de contato mútuo (Destaque 16.2). A área de superfície de um objeto de *forma isométrica* (isto é, de proporções invariáveis) e densidade uniforme varia como a potência de 0,67 (ou 2/3) de sua massa. Isto ocorre porque a massa aumenta de acordo com o cubo da dimensão linear, enquanto a área de superfície aumenta apenas com o quadrado. Conforme já visto, esta relação é verdadeira para uma série de animais de diferentes massas somente se as proporções do corpo se mantiverem constantes. Este requisito é em geral satisfeito somente em indivíduos adultos de diferentes tamanhos dentro das espécies, porque eles tendem a obedecer ao princípio da **isometria** — ou seja, a proporcionalidade da forma independentemente do tamanho. Neste caso, segue-se que a área de superfície deve variar em uma potência de 0,67 da massa corporal. Entretanto, o princípio da isometria *não* é seguido em indivíduos de tamanhos diferentes que pertencem a espécies relacionadas porém *diferentes*. Neste caso, eles tendem a seguir o princípio da **alometria** — ou seja, alterações sistemáticas nas proporções corporais com aumento do tamanho da espécie. Um exemplo de alometria foi citado anteriormente quando foram comparadas as proporções de um elefante com as de um camundongo. Em uma comparação das relações de superfície-para-massa em mamíferos de espécies diferentes que variam do camundongo a baleias, encontrou-se que as áreas de superfície são proporcionais a uma potência de 0,63 da massa corporal (Fig. 16.7).

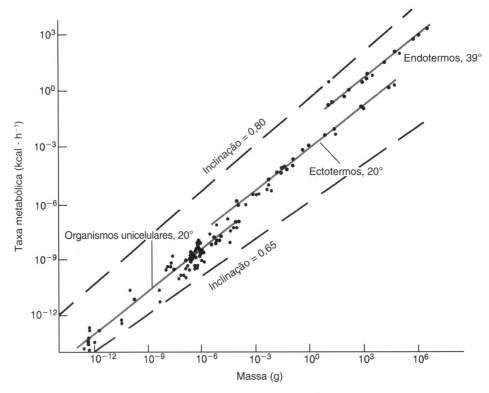

Fig. 16.6 Uma grande variedade de grupos de animais (incluindo organismos unicelulares) mostram a mesma relação geral entre a taxa metabólica e a massa corporal. A taxa metabólica está relacionada à massa corporal por expoentes semelhantes em todos os três grupos para os quais os dados são apresentados aqui. Todas as três linhas sólidas representam inclinações (expoentes na equação alométrica) de 0,75. A posição vertical de cada grupo no gráfico está relacionada ao coeficiente a na equação 16.3. (De Hemmingsen, 1969.)

A hipótese da superfície de Rubner ganhou suporte através dos anos pelos numerosos achados de que a taxa metabólica nos animais que mantêm temperatura corporal constante é *aproximadamente* proporcional à área de superfície corporal. Uma correlação especialmente estreita pode ser vista pela comparação entre as taxas metabólicas de cobaias adultas (todas da mesma espécie), que se determinou serem proporcionais à massa corporal elevada a uma potência de 0,67 (Fig. 16.8A) ou, considerando a isometria de forma, proporcionais à área da superfície do indivíduo. Lembre-se de que a isometria — e, desse modo, uma potência de 0,67, relacionando a área da superfície com a massa corporal — é característica de indivíduos adultos da *mesma* espécie.

Apesar da atração lógica da hipótese da superfície, ela possui falhas. É verdade que a diferença na intensidade metabólica entre os homeotermos grandes e pequenos pode realmente ser uma adaptação para a perda de calor mais rápida por um animal pequeno em face da sua relação volume-superfície, possuindo o animal pequeno área de superfície maior por unidade de massa. Todavia, várias observações contraditórias levantam várias dúvidas sobre a hipótese da superfície. Primeira, quando as taxas metabólicas de indivíduos de espécies *diferentes* de mamíferos são plotadas contra a massa corporal, o expoente relacionando a taxa metabólica à massa corporal é aproximadamente 0,75 (Fig. 16.8B). A potência 0,75 da relação entre a taxa metabólica e a massa corporal foi descoberta inicialmente por Max Kleiber (1932) e é freqüentemente chamada **lei de Kleiber**. O expoente 0,75 é significativamente mais elevado que o previsto pela hipótese da superfície (ver a Fig. 16.8B); lembre-se de que a área de superfície de mamíferos entre as várias espécies de diferentes tamanhos é proporcional à massa corporal elevada a uma potência de 0,63 (ver a Fig. 16.7). Assim, na comparação entre as diferentes espécies, as diferenças nas taxas metabólicas claramente não podem ser previstas simplesmente com base nas diferenças entre as áreas de superfície.

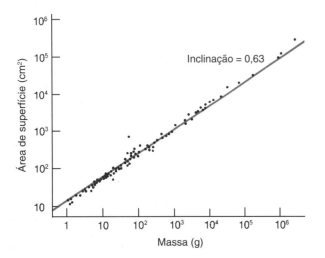

Fig. 16.7 A área da superfície corporal de mamíferos que varia do camundongo às baleias está estreitamente relacionada com a massa corporal. A inclinação da reta dá um expoente de 0,63 em vez dos 0,67 previstos pelo escalonamento isométrico (isto é, proporcional). O escalonamento alométrico (isto é, desproporcional) origina-se do fato de que, com o aumento do tamanho das espécies, ocorre um progressivo fortalecimento relativo das estruturas corporais (isto é, ossos, músculos etc.), de modo que um espécime grande tem relativamente menos área de superfície do que seria previsto por um escalonamento isométrico. Relembre as proporções relativas do camundongo e do elefante. (De McMahon e Bonner, 1983.)

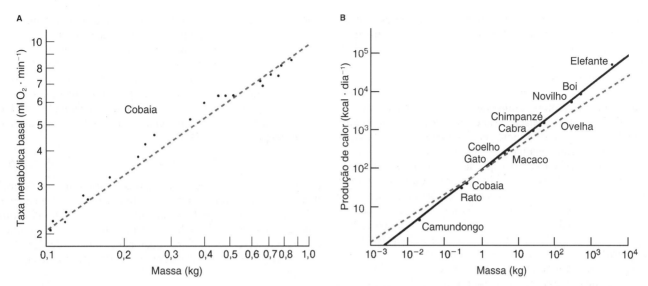

Fig. 16.8 A taxa metabólica basal dos animais é estreitamente correlacionada com a massa corporal. **(A)** Taxa metabólica basal de indivíduos da mesma espécie de vários tamanhos plotada contra a massa corporal individual. A inclinação da reta indica que a taxa metabólica basal é proporcional à massa corporal elevada à potência 0,67. **(B)** Taxa metabólica basal de animais de espécies diferentes plotada contra a massa corporal. A reta em preto pelos pontos tem inclinação de 0,75. A reta tracejada tem inclinação de 0,63 prevista pela lei da superfície. A discrepância é estatisticamente significativa, indicando que a taxa metabólica não está perfeitamente relacionada à área da superfície em mamíferos. (Parte A de Wilkie, 1977; reta em preto na parte B de Kleiber, 1932.)

Outra falha da hipótese da superfície origina-se da simples observação de que as taxas metabólicas de animais cujas temperaturas corporais variam com a do ambiente (como peixes, anfíbios, répteis e a maioria dos invertebrados) exibem aproximadamente a mesma relação com a massa corporal que as taxas metabólicas dos animais que mantêm ativamente temperatura corporal elevada e constante (isto é, aves e mamíferos; ver a Fig. 16.6). Não existe uma razão que mostre a evidência de que as taxas metabólicas de animais com temperaturas corporais variáveis poderiam ser relacionadas causalmente com a perda de calor pela área da superfície. Relativamente pouca ou nenhuma energia metabólica é gasta para aquecer animais quando eles estão em equilíbrio térmico com o ambiente.

DESTAQUE 16.2

O NÚMERO DE REYNOLDS: IMPLICAÇÕES PARA OS ANIMAIS GRANDES E PEQUENOS

A energia gasta para impulsionar um animal através de um meio líquido (água ou ar) depende em parte do *padrão do fluxo* originado no meio. O padrão do fluxo é determinado não apenas pela densidade e pela viscosidade do meio, mas também pelas dimensões e pela velocidade do animal. Osborn Reynolds combinou estes quatro fatores em uma razão dimensional que relaciona as *forças internas* (proporcionais a densidade, tamanho e velocidade) com as *forças da viscosidade*. Este é o chamado **número de Reynolds** (*Re*), calculado como

$$Re = \frac{\rho V L}{\mu}$$

onde ρ é a densidade do meio, V é a velocidade do corpo, L é uma dimensão linear apropriada e μ é a viscosidade do meio. Assim, quando um corpo se move por um líquido como a água ou pelo ar, o padrão de fluxo depende de seu *Re*. Quanto maior um objeto ou quanto maior a sua velocidade na água, maior o seu *Re*. O mesmo objeto movendo-se com a mesma velocidade tanto na água quanto no ar seria caracterizado por *Re* menor no ar (cerca de 15 vezes menor) em razão da densidade muito menor do ar.

Um *Re* abaixo de cerca de 1,0 caracteriza movimentos em que o objeto produz um padrão de fluxo puramente laminar no líquido que passa por sua superfície. Se o *Re* é acima de cerca de 40, a turbulência começa a aparecer na esteira do objeto. Quando o *Re* excede cerca de 10⁵, o líquido em contato com o objeto se torna turbulento. Neste ponto, a energia necessária para aumentar mais a velocidade eleva-se abruptamente. A velocidade na qual a turbulência aparece é maior para um objeto aerodinâmico como um golfinho do que para um objeto que não é aerodinâmico como um mergulhador humano com tanques que se sobressaem e assim por diante. Como o valor para a forma aerodinâmica está em reduzir a turbulência, não existe vantagem para organismos pequenos operarem em números de Reynolds muito baixos, porque tais organismos não desenvolvem turbulência.

Para um organismo pequeno como uma bactéria, um espermatozóide ou um ciliado, o meio aquoso parece ser muito mais viscoso do que o é para um ser humano. A viscosidade encontrada por um paramécio que nada na água tem sido comparada com a viscosidade experimentada por uma pessoa que nada em uma piscina de mel (o que, realmente, é difícil de imaginar). Este é outro exemplo de um efeito de escalonamento alométrico. Os efeitos da viscosidade são proporcionais à área da superfície, que aumenta com o comprimento do animal ao quadrado. Os efeitos inerciais, originados pelo momento do animal em movimento, são proporcionais à massa, que aumenta com o comprimento do animal ao cubo. Assim, os movimentos de organismos pequenos são dominados pelos efeitos da viscosidade, enquanto que os dos animais grandes são dominados pelos efeitos inerciais.

A importância relativa destes dois fatores no "custeio" de objetos de diferentes tamanhos pode ser ilustrada pela comparação de se forçar um delgado palito de dente (*Re* baixo) a flutuar na água a uma certa velocidade, digamos 0,1 m · s⁻¹, e então fazer a mesma coisa com um tronco grande flutuante (*Re* elevado) de proporções físicas semelhantes exceto o tamanho maior. Quando impulsionado, o palito de dente pequeno entra abruptamente em repouso em razão do atrito exercido sobre ele pela viscosidade e pela coesão da água. Em contraste, o tronco maciço desliza por vários segundos após sua impulsão porque seu momento muito mais elevado (com base em sua massa) sobrepuja o atrito (com base em sua área de superfície). De modo semelhante, um paramécio tem uma parada abrupta se ele interromper seu batimento rápido de cílios, enquanto que uma baleia desliza com pouca perda de velocidade entre as impulsões lentas de sua cauda.

Os efeitos de escalonamento são também evidentes na célula. Existe uma correlação entre as diferenças na intensidade metabólica de animais de diferentes tamanhos e o número de mitocôndrias por volume unitário de tecido. As células de um mamífero pequeno contêm mais mitocôndrias e enzimas mitocondriais em um dado volume de tecido do que as células de um mamífero grande. Como as mitocôndrias são o local da respiração oxidativa, esta correlação não é uma surpresa. Entretanto, nós ainda temos a questão sobre como a intensidade metabólica está relacionada funcionalmente ao tamanho corporal.

A questão a respeito de por que animais grandes têm taxas metabólicas por volume de tecido menores do que os animais pequenos e as razões funcionais para as reações alométricas que existem entre a taxa metabólica (bem como outras variáveis) e o tamanho do animal têm sido analisadas extensivamente. Mc-Mahon e Bonner (1983) demonstraram que a *área de secção transversal*, e não a área da superfície do corpo (ou preferencialmente de suas partes), está mais próxima do escalonamento da taxa metabólica à massa corporal, porque a área de secção transversal de qualquer parte do corpo em uma série de animais de tamanho crescente deve ser proporcional à potência de 0,75 da massa corporal, em face dos princípios alométricos que requerem que uma perna de elefante seja proporcionalmente mais grossa que a perna de um camundongo. Lembre-se de que a taxa metabólica usa a mesma relação potencial (0,75) da massa corporal em vasta faixa de animais (ver as Figs. 16.6 e 16.8B).

Embora a alometria da taxa metabólica seja bem-documentada, fisiologistas comparativos têm ainda que "provar" definitivamente por que esta relação existe, e desse modo os experimentos e as sugestões sobre o assunto continuam. Entretanto não existem dúvidas sobre as implicações fisiológicas da alometria para os animais. Animais pequenos com taxas metabólicas proporcionalmente maiores têm de gastar mais tempo procurando fontes de energia e também podem ser mais suscetíveis a diminuições temporárias de substratos metabólicos ou oxigênio.

 Em *Viagens de Gulliver* (escrito por Jonathan Swift, 1667-1745), Gulliver viaja para uma terra povoada por gigantes (Brobdingnagianos) e para uma terra povoada por anões (Lilliputianos). Sabendo o que você sabe a respeito da alometria, que problemas fisiológicos e estruturais deveriam ser encontrados por cada uma das populações que Gulliver visitou?

TEMPERATURA E A ATIVIDADE ANIMAL

Poucos fatores ambientais têm maior influência sobre a atividade animal do que a temperatura. Os animais cujas temperaturas corporais flutuam com a do ambiente estão expostos a alterações correspondentes na taxa metabólica induzidas pela temperatura, enquanto que aqueles que podem manter a temperatura corporal constante em temperaturas ambientais flutuantes têm de gastar energia metabólica para fazê-lo.

Dependência da Temperatura da Taxa Metabólica

As velocidades das reações químicas, especialmente aquelas de reações enzimáticas, são altamente dependentes da temperatura. Desse modo, o metabolismo tecidual e, em última instância, a vida de um organismo dependem da manutenção do ambiente interno em temperaturas compatíveis com as reações metabólicas facilitadas pelas enzimas. Quando consideramos os efeitos da temperatura sobre a velocidade de uma reação, é útil obter um *quociente de temperatura* pela comparação da velocidade em duas temperaturas diferentes. Uma diferença de temperatura de 10 graus centígrados tornou-se um padrão de medida (arbitrário) com o qual se determina a sensibilidade de uma função biológica à temperatura. O assim chamado Q_{10} é calculado usando-se a **equação de van't Hoff**:

$$Q_{10} = (k_2/k_1)^{10/(t_2 - t_1)} \qquad (16.7)$$

onde k_1 e k_2 são as velocidades da reação (constantes de velocidade) em temperaturas t_1 e t_2, respectivamente. A beleza do conceito de Q_{10} é que ele pode ser aplicado a processos simples como reações enzimáticas isoladas e a processos complexos como a corrida e o crescimento. Para relacionar a equação de van't Hoff com a taxa metabólica, considere a seguinte forma da equação de van't Hoff:

$$Q_{10} = (TM_2/TM_1)^{10/(t_2 - t_1)} \qquad (16.8)$$

onde TM_1 e TM_2 são as taxas metabólicas nas temperaturas t_1 e t_2, respectivamente. Para intervalos de temperatura de exatamente 10 graus, a seguinte fórmula mais simples da equação 16.8 pode ser usada:

$$Q_{10} = \frac{TM_{(t+10)}}{TM_t} \qquad (16.9)$$

onde TM_t é a taxa metabólica na temperatura inferior e $TM_{(t+10)}$ é a taxa metabólica na temperatura mais elevada.

O Q_{10} de determinada reação enzimática depende da faixa da temperatura particular considerada, de modo que é importante, quando se cita um valor de Q_{10}, indicar claramente a faixa de temperaturas (isto é, t_1 e t_2) para a qual ele foi determinado. Como regra de indicação, as reações químicas (e os processos fisiológicos como metabolismo, crescimento, locomoção etc.) têm valores de Q_{10} de cerca de 2 a 3, enquanto processos puramente físicos (como a difusão) têm sensibilidades de temperatura menores (isto é, próximas de 1).

O efeito da temperatura sobre as enzimas faz com que a velocidade da taxa metabólica de um animal aumente exponencialmente com a temperatura corporal, conforme descrito pela equação

$$\frac{TM}{M} = k10^{b_1 t} \qquad (16.10)$$

onde TM é a taxa metabólica e M é a massa corporal (fazendo com que TM/M seja a intensidade metabólica em quilocalorias por quilograma por hora), k e b_1 são constantes e t é a temperatura em graus centígrados. Como a ação enzimática é responsável por grande parte da taxa metabólica, podemos olhar essa mesma relação através do efeito da temperatura corporal sobre o consumo de oxigênio nos animais que não mantêm a temperatura corporal em um valor constante (Fig. 16.9A). Novamente, é útil transformar a relação em logarítmica para produzir uma plotação linear. Assim, a equação 16.10 se torna

$$\frac{\log TM}{M} = \log k + b_1 t \qquad (16.11)$$

Agora o coeficiente b_1 dá a inclinação da reta — ou seja, a velocidade de aumento no log de TM/M por grau (Fig. 16.9B).

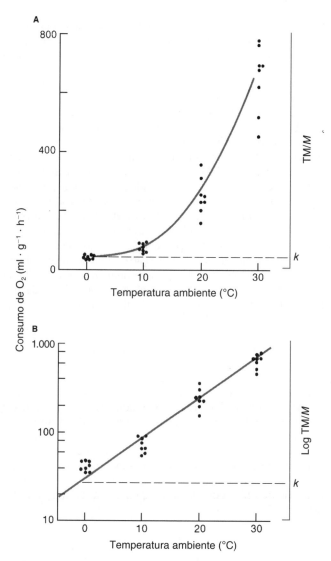

Fig. 16.9 O consumo de oxigênio da lagarta da mariposa-tigre aumenta bruscamente quando sua temperatura corporal aumenta. **(A)** Coordenadas geométricas. **(B)** Coordenadas semilog. As ordenadas generalizadas são mostradas à direita em referência às equações 16.11 e 16.12. A constante *k* é obtida pela extrapolação da taxa metabólica para a temperatura corporal de 0°C e é o fator de proporcionalidade nas equações 16.11 e 16.12. (De Scholander et al., 1953.)

à temperatura com Q_{10} de 1. De outro modo, o "tempo" mantido por esses "relógios" seria completamente dependente da temperatura corporal do animal, e mesmo a febre em um mamífero ou uma ave alteraria seus ritmos corporais.

Aclimatação térmica — mecanismos enzimáticos

O calor ou o frio do ambiente promovem alterações compensatórias na fisiologia e, em alguns casos, na morfologia de muitas espécies. Essas mudanças ajudam um organismo individual a lutar com o estresse térmico. Um animal que não consegue escapar do frio do inverno (p. ex., um peixe teleósteo que vive em um lago) sofrerá gradualmente, no curso de várias semanas, uma completa sucessão de adaptações bioquímicas compensatórias para a baixa temperatura. Conforme descrito no Cap. 1, a alteração geral que o animal experimenta em ajustes naturais é chamada *aclimatização*. Nós abordaremos um conceito mais restrito, a *aclimatação*, que se refere a alteração(ções) fisiológica(s) específica(s) desenvolvida(s) com o tempo no laboratório em resposta à variação de uma única condição ambiental como a temperatura. (Lembre-se de que a *adaptação* evolucionária refere-se às alterações evolutivas em milhares de gerações de uma espécie.)

Aclimatação enzimática

A aclimatação pode ocorrer em tecidos individuais bem como em todo o animal. Por exemplo, em dada temperatura experimental, rãs aclimatadas ao inverno e rãs aclimatadas ao verão têm diferentes propriedades contráteis nos músculos esqueléticos e diferentes freqüências cardíacas. De modo semelhante, a condução nervosa persiste em temperaturas baixas em peixes aclimatados ao frio, mas é bloqueada nas mesmas temperaturas nos que foram aclimatados ao calor. Como isto pode ser explicado? É razoável supor que as reações enzimáticas foram afetadas. Na Fig. 16.10, as plotações do consumo de O_2 contra a temperatura para rãs aclimatadas a 5°C e a 25°C mostram inclinações diferentes. Ou seja, os processos respiratórios resultantes nos dois grupos de aclimatação exibem diferentes Q_{10}, sugerindo que houve modificação na sensibilidade térmica da atividade enzimática. Uma mudança na velocidade das reações controladas enzimaticamente pode indicar alteração na estrutura molecular

As taxas metabólicas na maioria dos animais com temperaturas corporais variáveis aumentam duas a três vezes para cada 10 graus (centígrados) de aumento da temperatura ambiente, de acordo com o que seria previsto para o Q_{10} das enzimas. Mesmo assim, as taxas metabólicas de alguns ectotermos exibem notável independência térmica. Por exemplo, alguns invertebrados costeiros que sofrem grandes oscilações da temperatura ambiente com a maré baixa e alta têm taxas metabólicas com Q_{10} muito próximo de 1,0, de modo que o metabolismo muda muito pouco com as variações de temperatura tão grandes quanto 20 graus. Esses animais parecem possuir sistemas enzimáticos com temperaturas ótimas de largo espectro, o que impede sua inativação durante as oscilações de temperatura. Tais sistemas enzimáticos podem originar-se de variações alternadas da temperatura ótima das enzimas seqüenciais em uma reação, de modo que a queda na velocidade de uma etapa em uma seqüência de reações é "compensada" por aumento na velocidade de outra etapa na seqüência. Os "relógios biológicos" de animais também são insensíveis

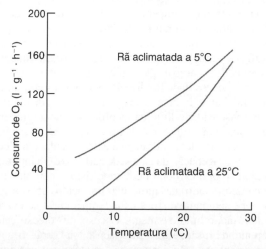

Fig. 16.10 Em qualquer temperatura de medida, o consumo de oxigênio em rãs aclimatadas a 5°C é maior que o consumo de oxigênio de rãs aclimatadas a 25°C. Este fenômeno minimiza o efeito problemático da mudança de temperatura nestes e em outros ectotermos.

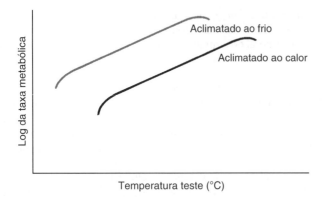

Fig. 16.11 A aclimatação térmica influencia muito os efeitos da temperatura sobre a taxa metabólica. Plotações generalizadas do log da taxa metabólica contra a temperatura teste em um indivíduo aclimatado ao frio e em um aclimatado ao calor. A semelhança da inclinação nas duas plotações indica Q_{10} idênticos.

de uma ou mais enzimas ou em algum outro fator que afete a cinética enzimática.

Em algumas condições de aclimatação, entretanto, a compensação térmica parece resultar simplesmente de mudança na quantidade de uma enzima em vez de em suas características. Isto é indicado em experimentos em que a plotação que relaciona uma função metabólica com a temperatura teste mostra deslocamento sem alteração na inclinação (Fig. 16.11). Como o Q_{10} do processo permanece inalterado mas a atividade é maior a cada temperatura no grupo aclimatado ao frio, a aclimatação parece ter resultado em aumento no número de moléculas da enzima sem nenhuma mudança na cinética das enzimas. O desenvolvimento particular da aclimatação depende da velocidade em que o tipo da enzima ou da concentração pode ser modificado.

Adaptações na viscosidade da membrana

A membrana celular, que é composta em sua maior parte por dupla camada lipídica com proteínas mergulhadas, é muito sensível a alterações de temperatura. Temperaturas baixas podem fazer com que a membrana entre em uma fase semelhante a gel, com uma viscosidade lipídica muito elevada, enquanto que temperaturas elevadas podem fazer com que a membrana se torne "hiperfluida", com muito pouca viscosidade. Ambas as situações podem causar perdas crescentes do equilíbrio das propriedades físicas à medida que a temperatura se move para longe dos valores ótimos para um animal particular. As diversas funções da membrana celular, que variam da formação de uma barreira física a difusão geral dos solutos para facilitar os movimentos de solutos específicos através da membrana, podem ser colocadas em risco se a viscosidade lipídica da membrana se tornar muito alta ou muito baixa. Podemos imaginar os efeitos da temperatura sobre a viscosidade lipídica recordando que a temperatura ambiente fica abaixo do ponto de fusão da banha mas acima do ponto de fusão do óleo. A diferença entre a banha e o óleo está no grau de hidrogenação da cadeia de carbonos. Quanto maior a proporção carbono-carbono insaturado (isto é, com dupla ligação com o hidrogênio) nas moléculas dos ácidos graxos do lipídio, menor o seu ponto de fusão. Em temperaturas acima de seu ponto de fusão, o lipídio é menos viscoso, ou "oleoso"; abaixo de seu ponto de fusão, ele é mais viscoso, ou "céreo".

Parte da aclimatação dos animais ectotérmicos aos ambientes frios ou quentes se deve ao fato de que os lipídios da membrana se tornam mais saturados durante a aclimatação ao calor e menos saturados durante a aclimatação ao frio, ajudando a estabilizar a forma dos lipídios e assim as funções celulares que se originam deles. Este fenômeno é chamado **adaptação homeoviscosa**, referindo-se a adaptações em nível molecular através da seleção natural que ajuda a minimizar as diferenças induzidas pela temperatura sobre a viscosidade.

Infelizmente, não existe uma medida simples para a fluidez da membrana. A mais freqüentemente usada como índice é a anisotropia de fluorescência estável (uma medida da ausência de simetria de uma molécula ou estrutura). Comumente, usa-se 1,6-difenil-1,3,5-hexatrieno (DPH) como teste da fluidez da membrana. Anisotropia de fluorescência elevada indica alto grau de polarização lipídica e organização da membrana correspondente a alta viscosidade da membrana. A Fig. 16.12 mostra alterações na polarização do DPH da membrana basolateral de enterócitos isolados da truta arco-íris. Inicialmente, alterações agudas da temperatura são acompanhadas por mudanças na polarização e na fluidez da membrana. Entretanto, com o tempo, a adaptação homeoviscosa dos lipídios da membrana resulta em polarização lipídica e viscosidade da membrana após a aclimatação a 5°C que são semelhantes àquelas após a aclimatação a 20°C.

Conforme Hazel (1995) discute, a adaptação homeoviscosa é um poderoso exemplo para se explicar a aclimatação e a adaptação dos animais com temperaturas corporais variáveis, mas não pode ser a única explicação. Alguns animais tornam-se completamente aclimatados a mudança de temperatura com moderada ou mesmo com nenhuma adaptação homeoviscosa nas propriedades dos lipídios da membrana. A alteração da expressão das proteínas da membrana e a proliferação de membranas mitocondriais e do retículo sarcoplasmático, juntamente com adaptação homeoviscosa dos lipídios da membrana, mostram um quadro das membranas celulares como estruturas dinâmicas que se alteram de maneiras complexas para manter a sua função apesar das variações de temperatura.

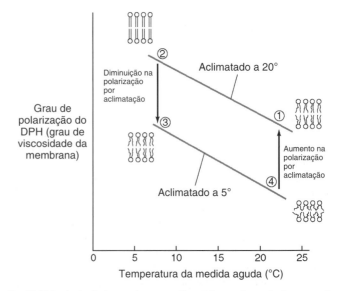

Fig. 16.12 A adaptação homeoviscosa mantém relativamente constantes as propriedades lipídicas nos enterócitos da truta arco-íris. Após uma medição inicial a 25°C (ponto 1), uma truta aclimatada ao calor (20°C) é rapidamente esfriada a 5°C. Inicialmente, as membranas de seus enterócitos tornam-se mais polarizadas e mais viscosas (ponto 2), mas, como ocorre a adaptação homeoviscosa, as membranas lipídicas se tornam menos polarizadas e ganham novamente a fluidez (ponto 3). Similarmente, se uma truta aclimatada ao frio em uma temperatura de medida de 5°C é aquecida rapidamente a 25°C e medida, as membranas lipídicas são no início altamente despolarizadas (ponto 4) mas se tornam mais polarizadas com a aclimatação (ponto 1). (Adaptado de Hazel, 1995.)

Finalmente, também existem diferenças regionais nas propriedades dos lipídios, incluindo o ponto de fusão, em alguns mamíferos. Nos membros, que podem estar sujeitos a temperaturas próximas do ponto de congelamento, os tecidos lipídicos são menos saturados e desse modo têm ponto de fusão mais baixo do que as gorduras no centro do corpo. A 37°C, as gorduras nos membros são muito mais "oleosas" do que as gorduras cerosas das regiões mais aquecidas do corpo. Os óleos de baixa viscosidade extraídos das pernas do gado abatido são anunciados como óleos puros das patas, um preservativo e amaciante de couro com grande capacidade de penetração.

 Animais que vivem nas regiões de marés em climas temperados podem experimentar alterações na temperatura ambiente tão elevadas quanto 50 graus (centígrados) no verão quando eles são alternadamente cobertos pela água fria e então expostos ao sol quente. Como o conceito de aclimatação térmica poderia ser aplicado a estes animais e que tipo de adaptações fisiológicas ou bioquímicas, ou ambas, você esperaria que eles tivessem que os ajudassem a enfrentar esta situação?

Determinantes do Aquecimento e da Temperatura Corporal

A temperatura de um animal depende da quantidade de calor (calorias) contida por unidade de massa de tecido (ver o Destaque 16.2). Como os tecidos consistem primariamente em água, a **capacidade de aquecimento** dos tecidos entre 0°C e 40°C aproxima-se de 1,0 cal · °C^{-1} · g^{-1}. Conseqüentemente, quanto maior o animal, maior seu conteúdo de calor corporal em dada temperatura. A taxa de variação do calor corporal depende (1) da velocidade de *produção de calor* por meios metabólicos, (2) da velocidade de *ganho de calor* externo e (3) da velocidade de *perda de calor* para o ambiente (Fig. 16.13). Podemos afirmar que

Calor corporal = calor produzido + (ganho de calor − perda de calor)
= calor produzido + calor transferido

Assim, o calor corporal, e desse modo a temperatura corporal de um animal, pode ser regulado através de alterações na taxa de produção de calor e de transferência de calor ou troca (isto é, calor ganho menos o calor perdido).

Numerosos fatores afetam a taxa da produção corporal de calor. Mecanismos comportamentais como um simples exercício causam aumento na produção de calor pela elevação do metabolismo. A ativação de mecanismos autonômicos que resultam na liberação de hormônios pode produzir aceleração no metabolismo das reservas de energia. Mecanismos de aclimatização, que são mais lentos que os outros dois processos, freqüentemente causam elevação no metabolismo basal e produção de calor associada.

O conteúdo total de calor de um animal é determinado pela produção metabólica de calor e pelo *fluxo térmico* entre o animal e suas adjacências terrestres, conforme mostrado na Fig. 16.13. A relação entre estes fatores pode ser representada como

$$H_{tot} = H_m + H_c + H_i + H_e + H_a$$

em que o H_{tot} é o aquecimento total, H_m é o calor produzido metabolicamente, H_c é o calor perdido ou ganho por condução e

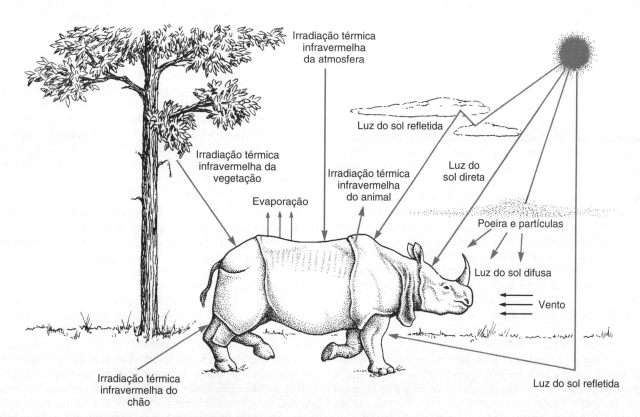

Fig. 16.13 O calor é transferido entre um animal e seu ambiente por vários modos. A irradiação térmica infravermelha e a luz do sol direta ou refletida transferem calor para o animal, enquanto que a irradiação e a evaporação transferem calor para o ambiente. (Adaptado de Porter e Gates, 1969.)

convecção, H_i é o calor resultante transferido por irradiação, H_e é o calor perdido por evaporação e H_a é o calor armazenado no corpo. O calor que deixa o animal tem um valor negativo (−), ao passo que o calor que entra no corpo, proveniente do ambiente, tem valor positivo (+). Os animais podem perder calor por condução, convecção, irradiação e evaporação. Vamos considerar cada um destes termos chaves.

Condução A transferência de calor entre os objetos e as substâncias que estão em contato uns com os outros é a condução. Ela resulta da transferência direta da energia cinética do movimento de molécula para molécula, e o fluxo resultante de energia se dá da região mais quente para a mais fria. A taxa de transferência de calor através de um condutor sólido de propriedades uniformes pode ser expressa como

$$Q = \frac{kA^{(t_2 - t_1)}}{l} \qquad (16.12)$$

em que Q é a taxa de transferência de calor (em joules por centímetro por segundo) por condução; k é a *condutividade térmica* do condutor; A é a área de secção transversal (em centímetros quadrados); e l é a distância (em centímetros) entre os pontos 1 e 2, que estão nas temperaturas t_1 e t_2, respectivamente. A condução não é limitada ao fluxo de calor dentro de uma dada substância; ela pode existir também entre duas fases, como o fluxo de calor da pele para o ar ou a água em contato com a superfície corporal.

Convecção A transferência de calor contido em uma massa de um gás ou de um líquido pelo movimento daquela massa é a *convecção*. A convecção pode resultar de um fluxo imposto externamente (p. ex., o vento) ou de alterações na densidade da massa produzidas por aquecimento ou resfriamento do gás ou do líquido. A convecção pode acelerar a transferência de calor por condução entre um sólido e um líquido, porque a contínua reposição do líquido (p. ex., ar, água ou sangue) em contato com um sólido de temperatura diferente maximiza a diferença de temperatura entre as duas fases e assim facilita a transferência condutiva de calor entre o sólido e o líquido.

Irradiação A transferência de calor pela **irradiação** eletromagnética ocorre sem o contato direto entre os objetos. Todos os corpos físicos em temperatura acima do zero absoluto emitem irradiação eletromagnética em proporção à quarta potência da temperatura absoluta da superfície. Exemplo de como a irradiação trabalha é o fato de que os raios do sol podem aquecer um corpo negro a uma temperatura bem acima da temperatura do ar que rodeia o corpo. Um corpo negro irradia e absorve mais fortemente do que o faz um corpo mais reflexivo que tem menor *emissividade*. Para diferenças de temperatura entre as superfícies dos dois corpos de cerca de 20 graus centígrados ou menos, a troca de calor radiante resultante é aproximadamente proporcional à diferença de temperatura.

Evaporação Cada líquido tem seu próprio *calor latente de vaporização*, que é a quantidade de energia necessária para mudá-lo de líquido para gás de mesma temperatura — ou seja, para evaporá-lo. A energia necessária para converter 1 g de água em vapor de água é relativamente alta, cerca de 585 cal. Muitos animais dissipam calor permitindo a evaporação de água das superfícies corporais.

Armazenagem de calor A armazenagem de calor causa aumento na temperatura da massa que estoca o calor. Quanto maior a massa ou mais elevado seu calor específico, menor o seu aumento na temperatura (em °C) para uma dada quantidade de calor absorvido (em joules). Assim, um animal grande tem relação superfície-massa pequena e tende a se aquecer mais lentamente em resposta a uma carga de calor ambiente do que um animal pequeno que tem relação superfície-massa relativamente elevada. Isto resulta do simples fato de que a troca de calor com o ambiente tem de se realizar pela superfície corporal.

A taxa de transferência de calor (quilocalorias por hora) que entra ou que sai de um animal também depende de vários fatores. A alteração do valor de qualquer um deles altera o fluxo de calor pela superfície corporal na direção do gradiente de temperatura:

- A *área da superfície* por grama de tecido diminui com o aumento na massa corporal, fazendo com que animais pequenos tenham fluxo de calor elevado por unidade de peso corporal (conforme já visto). Os animais podem algumas vezes controlar sua área de superfície exposta por mudança na postura (p. ex., estendendo os membros ou trazendo-os para perto do corpo).
- A *diferença de temperatura* entre o ambiente e o corpo do animal tem grande efeito pela alteração do *gradiente de temperatura* (isto é, mudança na temperatura por unidade de distância) sobre a transferência de calor. Quanto mais próxima a temperatura de um animal estiver da do ambiente, menos calor fluirá para dentro ou para fora de seu corpo.
- A *condutância específica de calor* da superfície do animal varia com a natureza da superfície corporal. Animais que possuem tecidos de superfície com altas condutâncias de calor estão tipicamente mais próximos das temperaturas de seus ambientes, com algumas exceções, como a elevação de temperatura corporal quando o animal se aquece ao sol. Os animais que mantêm temperatura corporal constante ativamente (aves e mamíferos) têm penas, pelagens ou gordura que diminuem a condutância de calor por suas superfícies corporais. Uma característica importante das pelagens e penas é que elas aprisionam e mantêm o ar, que possui condutividade térmica muito baixa e desse modo retarda a transferência de calor. Tais isolamentos espalham a diferença de temperatura entre o centro do corpo e as adjacências de um animal por uma distância de vários milímetros ou centímetros de modo que o gradiente de temperatura é menos acentuado e assim a velocidade de fluxo de calor é reduzida.

A maioria dos animais tem temperaturas corporais semelhantes às de seus ambientes. Os animais de respiração aquática podem manter apenas partes de seu corpo acima da temperatura ambiente porque a transferência de oxigênio é mais lenta que a transferência de calor e a água contém pouco oxigênio mas tem calor específico elevado, e desse modo a transferência de oxigênio para a superfície respiratória inevitavelmente remove todo o calor produzido pelo metabolismo. Os animais de respiração aérea, por outro lado, podem obter uma quantidade suficiente de oxigênio a partir de um pequeno volume de ar e podem aquecer esse ar a uma temperatura elevada. Eles têm calor "disponível" para elevar a temperatura corporal. O ar, diferentemente da água, tem conteúdo elevado de O_2 e calor específico baixo. Assim, os animais de respiração aérea podem elevar a temperatura corporal acima da temperatura ambiente, enquanto que os animais de respiração aquática não podem. Alguns animais podem manter

USANDO A ENERGIA: ENFRENTANDO DESAFIOS AMBIENTAIS 635

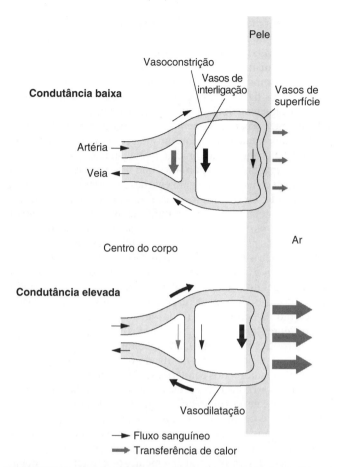

Fig. 16.14 O fluxo sanguíneo para a pele ajuda a regular a condução da superfície corporal. O controle vasomotor das arteríolas periféricas faz a ligação do sangue arterial para a pele ou para longe desta. Em resposta a um ambiente frio, os vasos sanguíneos periféricos sofrem vasoconstrição, desviando o sangue para longe da superfície de um endotermo. Em resposta a temperaturas elevadas, o sangue é desviado para a pele, onde ele se aproxima da temperatura de equilíbrio com o ambiente. Nos ectotermos, o fluxo sanguíneo cutâneo é freqüentemente aumentado através de vasodilatação periférica para absorver calor do ambiente.

partes de seus corpos (p. ex., as pernas dos cães, os pés das aves, os músculos do atum etc.) em temperaturas diferentes por causa das trocas de calor por contracorrente (ver na seção seguinte *Classificação dos animais em relação à temperatura*). Assim, os animais de respiração aquática como o atum podem manter regiões de seus corpos acima da temperatura ambiente; mas, a cada vez que o sangue perfunde a superfície respiratória, sua temperatura aproxima-se da temperatura ambiente porque a perda de calor excede a produção de calor. Os animais de respiração aérea podem ter temperaturas corporais elevadas porque é teoricamente possível que a produção de calor exceda a perda de calor. Para manter temperaturas corporais elevadas, há a necessidade de taxa de produção de calor elevada em virtude da perda obrigatória pela respiração.

Os animais usam vários mecanismos diferentes para regular a troca de calor entre eles próprios e o ambiente:

- O *controle comportamental* inclui movimentação para uma parte do ambiente onde a troca de calor com o ambiente favorece o alcance de temperatura corporal ótima. Por exemplo, o esquilo do deserto retira-se para sua toca durante o calor do meio-dia; um lagarto aquece-se ao sol para ganhar calor por irradiação a partir das adjacências, elevando sua temperatura corporal bem acima da temperatura ambiente. Os animais também controlam a quantidade de área de superfície disponível para as trocas de calor por ajustes de suas posturas.

- O *controle autonômico* do fluxo sanguíneo pela pele dos vertebrados afeta o gradiente de temperatura e, desse modo, o fluxo de calor na superfície corporal (Fig. 16.14). Por exemplo, a ativação dos músculos piloeretores aumenta a extensão de cobertura da pelagem e da plumagem, o que aumenta a eficiência do isolamento através da quantidade de ar aprisionado sem mistura (Fig. 16.15A). A sudorese e a salivação durante o ofego causam resfriamento evaporativo.

- *Aclimatização* inclui alterações a longo prazo na pelagem ou no isolamento pela camada subdérmica de gordura, bem como mudanças na capacidade do controle autonômico da evaporação do calor pela sudorese. A aclimatização também inclui a capacidade para gerar calor metabólico, como nos pintassilgos, por exemplo.

Classificação dos Animais em Relação à Temperatura

Deve estar claro para você agora que os animais lidam com variações nas características térmicas de seus ambientes por uma variedade de meios. O esquema "tradicional" usado pelos fisiologistas comparativos para classificar os processos termorregulatórios dos animais está baseado na estabilidade das temperaturas corporais. Quando expostos a temperaturas variáveis no ar ou na água em laboratório, os **homeotermos** (ou **homoiotermos**) mantêm temperaturas corporais acima das temperaturas do ambi-

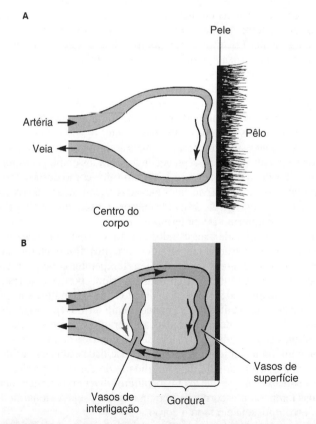

Fig. 16.15 O pêlo e a gordura agem como isolantes de calor. **(A)** O pêlo está fora da pele e da circulação, e suas propriedades de isolamento podem ser alteradas rapidamente apenas por achatamento ou elevação através de controle pilomotor. **(B)** Como a gordura está localizada sob a pele e é suprida por vasos sanguíneos, sua propriedade de isolamento pode ser modificada pelo desvio do sangue através de controle vasomotor para a superfície ou para longe desta abaixo da gordura.

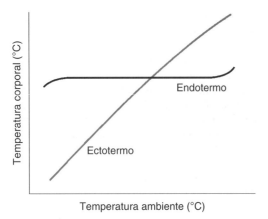

Fig. 16.16 Os homeotermos mantêm a temperatura corporal quando a temperatura ambiente muda, enquanto que a temperatura corporal dos pecilotermos segue mais de perto a temperatura ambiente.

ente e regulam suas temperaturas corporais dentro de limites fisiológicos estreitos pelo controle da produção e da perda de calor (Fig. 16.16). Na maioria dos mamíferos, a faixa fisiológica normal para a temperatura corporal central interna está tipicamente entre 37°C e 38°C; enquanto que em aves está mais próxima dos 40°C. Alguns vertebrados exceto aves e mamíferos e alguns invertebrados também podem controlar sua temperatura corporal desta maneira, embora tal controle seja freqüentemente limitado a períodos de atividade ou crescimento rápido desses organismos.

Pecilotermos são animais nos quais a temperatura corporal tende a flutuar mais ou menos com a temperatura do ambiente quando as temperaturas do ar ou da água são variadas experimentalmente. Os termos coloquiais "sangue quente" para os homeotermos e "sangue frio" para os pecilotermos são insatisfatórios porque muitos pecilotermos podem tornar-se muito quentes. Por exemplo, um gafanhoto mantendo o vôo sob um sol equatorial ou um lagarto correndo através da areia ao meio-dia em um deserto quente podem ter temperaturas sanguíneas que excedem as dos animais de sangue quente.

Os fisiologistas comparativos mais antigos consideravam todos os peixes, anfíbios, répteis e invertebrados como pecilotermos, porque todos estes animais eram tidos como desprovidos das taxas de produção de calor elevadas encontradas nas aves e nos mamíferos. Várias dificuldades com o esquema de classificação homeotermo-peciloterno tornaram-se aparentes com o desenvolvimento de mais estudos de campo (especialmente com o uso de telemetria da temperatura corporal). Por exemplo, alguns peixes de águas profundas têm temperaturas muito mais estáveis do que muitos vertebrados superiores porque esses peixes vivem em ambientes especializados que são muito estáveis termicamente. Muitos dos chamados pecilotermos (p. ex., lagartos) são capazes de regular suas temperaturas corporais muito bem nas suas imediações naturais pelo controle da troca de calor com o seu ambiente, embora tal capacidade esteja em última instância limitada pela disponibilidade de calor no ambiente. Além disso, sabe-se que aves e mamíferos diversos permitem que suas temperaturas corporais variem bastante, seja regionalmente no corpo, seja em todo o corpo.

Essas inconsistências motivaram um esquema de classificação térmica mais amplamente aplicável baseado na *fonte* corporal de calor. Neste esquema, os *animais endotérmicos* geram seu próprio calor e os *animais ectotérmicos* dependem quase inteiramente de fontes de calor ambientais. (Deve ser enfatizado que os conceitos de homeotermia *versus* pecilotermia bem como de endotermia *versus* ectotermia são extremos idealizados, e a maioria dos organismos não está nestes extremos.)

Endotermos são animais que geram seu próprio calor corporal através da produção de calor como subproduto do metabolismo, elevando tipicamente suas temperaturas corporais consideravelmente acima das temperaturas do ambiente. A maioria produz calor metabolicamente em altas taxas, e muitos têm condutividade térmica relativamente baixa em razão do bom isolamento (pelagem, penas, gordura), que lhes permite conservar o calor apesar de um elevado gradiente de temperatura entre o corpo e o ambiente. Os mamíferos e as aves são os exemplos de animais que regulam suas temperaturas dentro de limites relativamente estreitos e são desse modo chamados *endotermos homeotérmicos*. Uns poucos peixes grandes (tubarões e atuns grandes) e alguns insetos voadores são chamados *endotermos heterotérmicos regionais* porque eles mantêm regiões de seu corpo acima da temperatura ambiente, algumas vezes por curtos períodos de tempo em circunstâncias específicas, como os insetos voadores. Como os endotermos (todas as aves e mamíferos e mais muitos répteis terrestres e vários insetos) mantêm suas temperaturas corporais bem acima da temperatura ambiente nos climas frios, eles têm sido capazes de invadir os habitats que são muito frios para a maioria dos ectotermos. Os endotermos mantêm-se aquecidos com considerável custo metabólico: a taxa metabólica de um endotermo em repouso é usualmente cinco vezes a de um ectotermo de mesmo tamanho e temperatura corporal.

Ectotermos produzem calor metabólico em taxas comparativamente menores — taxas normalmente muito baixas para permitir a endotermia. Freqüentemente, os ectotermos têm baixas taxas de produção de calor metabólico e altas **condutâncias térmicas** — isto é, eles são pobremente isolados. Em conseqüência, o calor derivado dos processos metabólicos é rapidamente perdido para as adjacências mais frias. Neste caso, a troca de calor com o ambiente é muito mais importante que a produção metabólica para se determinar a temperatura corporal de um ectotermo. Por outro lado, a elevada condutância térmica permite aos ectotermos absorver calor prontamente de suas adjacências. A *regulação térmica comportamental* é o principal meio pelo qual os ectotermos regulam suas temperaturas corporais. (O fato dos répteis regularem sua temperatura corporal é bem conhecido.) A regulação térmica comportamental pode ser demonstrada em laboratório colocando-se os animais em gradientes térmicos e monitorando as temperaturas corporais preferidas. Alternativamente, os animais podem ser colocados em uma "caixa de trânsito", que consiste em uma câmara que está bem abaixo da temperatura corporal preferida e uma câmara conectada que está bem acima da temperatura corporal preferida. O animal irá "transitar" para um lado e para outro, mantendo a sua temperatura corporal em um nível entre aqueles dois ambientes térmicos.

Observações de campo combinadas com radiotelemetria da temperatura corporal indicam as consideráveis capacidades termorregulatórias de répteis através do comportamento bem como por meios fisiológicos (p. ex., desviando o sangue para a pele para esfriá-lo ou aquecê-lo). Muitos ectotermos quando precisam alterar a temperatura corporal comportam-se de modo a facilitar a absorção de calor do ambiente ou a ajudar ele mesmo a perder calor para o ambiente (ou minimizar a captação de calor do ambiente). Um lagarto ou uma cobra pode tomar sol com seu corpo orientado para o aquecimento máximo até que ele atinja a temperatura adequada para a função muscular eficiente. Peque-

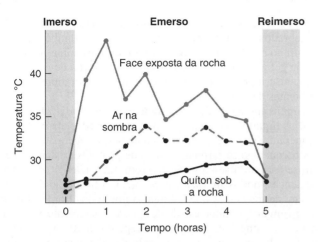

Fig. 16.17 Os microclimas sob as rochas permitem aos ectotermos proteger-se de ambientes térmicos desagradáveis. O quíton tropical *Chiton stokesii* pode viver em uma zona entre as marés que alcançam temperaturas letalmente elevadas durante o dia procurando microclimas mais frios sob as rochas. As temperaturas nesta ilustração foram registradas na face exposta da rocha onde se abrigava o quíton, na sombra e no espaço debaixo do pé de um quíton escondido sob a rocha. (Adaptado de McMahon et al., 1991.)

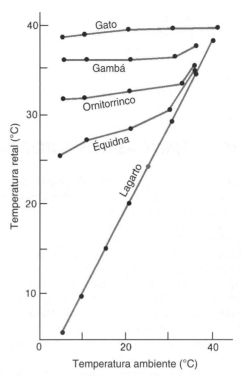

Fig. 16.18 A relação entre a temperatura corporal e a temperatura ambiente difere em vários animais. O gato é estritamente um homeotermo, mantendo a temperatura corporal independente da temperatura ambiente, ao passo que os monotremos (ornitorrinco e équidna) são heterotermos temporais. O lagarto é estritamente um heterotermo. (Adaptado de Marshall e Hughes, 1980.)

nos ectotermos em ambientes quentes (lagartos, formigas) freqüentemente elevam seus corpos na extensão em que suas pernas permitem evitar as temperaturas mais quentes imediatamente adjacentes da areia ou da pedra sobre a qual eles estão em movimento.

Em geral, a ação termorregulatória mais eficiente que um ectotermo pode executar é o movimento para o interior de um **microclima** adequado no ambiente. Uma toca sob uma pedra, por exemplo, é freqüentemente muito mais moderada em temperatura do que a temperatura de superfície (Fig. 16.17). As zonas de maré nos trópicos freqüentemente parecem ser desprovidas de vida de invertebrados durante o calor do dia, mas o mesmo habitat pode tornar-se transbordante de vida à noite quando os animais emergem de seus microclimas sob as pedras e das tocas.

Heterotermos são aqueles animais capazes de variados graus de produção de calor endotérmico, mas eles geralmente não regulam a temperatura corporal dentro de uma faixa estreita. Eles podem ser divididos em dois grupos, heterotermos *regionais* e *temporais*. Os *heterotermos temporais* constituem uma grande categoria de animais cujas temperaturas variam muito com o tempo. Os monotremos (mamíferos que põem ovos) como os équidna são heterotermos temporais (Fig. 16.18), como o são outros mamíferos e aves em torpor ou em hibernação. A heterotermia temporal é também vista em muitos insetos voadores, pítons e em alguns peixes, que podem elevar a sua temperatura corporal (ou de regiões de seus corpos, como nos peixes) bem acima da temperatura ambiente em virtude de calor gerado como subproduto de atividade muscular intensa. Alguns insetos preparam-se para o vôo exercitando seus músculos do vôo por certo tempo para elevar suas temperaturas antes de decolar.

Algumas espécies de pequenos mamíferos e de aves têm mecanismos de controle de temperatura precisos e desse modo são basicamente homeotermos. Porém eles se comportam como heterotermos temporais porque permitem que suas temperaturas corporais sofram flutuações cíclicas diárias, apresentando temperaturas endotérmicas durante períodos de atividade e temperaturas mais baixas durante períodos de repouso. Em ambientes quentes, essa flexibilidade dá a certos animais grandes, como camelos, a capacidade de absorver grandes quantidades de calor durante o dia e perdê-la novamente durante a noite mais fria. Certos endotermos delgados, como um beija-flor, têm de comer freqüentemente para sustentar suas elevadas taxas metabólicas diárias. Para evitar perder estoques energéticos à noite quando eles não podem alimentar-se, eles entram em um estado de **torpor** durante o qual ocorre abaixamento da taxa metabólica e queda na temperatura corporal em direção à temperatura ambiente. Mesmo alguns grandes endotermos lançam mão de um longo torpor no inverno com redução na temperatura corporal para economizar energia (ver *Hibernação e sono de inverno*, mais adiante neste capítulo).

Heterotermos regionais são geralmente ectotermos que podem alcançar *temperaturas centrais* elevadas (isto é, tecidos profundos) por meio de atividade muscular, enquanto seus tecidos periféricos e extremidades se aproximam da temperatura ambiente. Conforme mencionado anteriormente, os exemplos incluem os tubarões, os salmões e muitos insetos voadores. Temperaturas elevadas geralmente permitem taxas metabólicas mais elevadas do que seriam encontradas em temperaturas ambientais circundantes. Os peixes que são heterotermos regionais dependem de *trocadores de calor por contracorrente*. O calor é conservado no centro do corpo por um arranjo paralelo especializado de artérias aferentes e veias eferentes (ver *Relações térmicas dos heterotermos*) que, no caso dos trocadores de calor, facilita a transferência de calor entre os vasos sanguíneos e retém o calor no centro do corpo. Alguns grandes peixes de barbatanas pontudas (p. ex., marlin) usam músculos oculares especializados chamados "tecidos de aquecimento" para elevar a temperatura cerebral (ver *Termogênese*, mais adiante neste capítulo). Outro exemplo especial de heterotermia regional é visto no escroto de alguns mamíferos, incluindo os cães, o gado e os seres humanos, que mantêm os testículos fora do centro do corpo para mantê-los a uma temperatura ligeiramente menor. O escroto encurta-se no ar frio, puxando os testículos de volta para o corpo mais quente, e se alonga quando sua temperatura se eleva. Estas ações regulam a temperatura testicular e em particular previnem o superaquecimento dos testículos, que tem efeito prejudicial sobre a produção de esperma.

RELAÇÕES TÉRMICAS DOS ECTOTERMOS

Os ectotermos ocupam grande variedade de ambientes — tanto frios quanto quentes. Alguns poucos ambientes muito especializados têm temperaturas muito estáveis, variando não mais do que um grau ou dois durante o ano. Os exemplos são as águas marinhas superficiais sob o gelo Ártico e Antártico, as regiões profundas dos mares, o ar no fundo do interior de muitas cavernas e os microambientes dentro de fontes profundas. Normalmente, entretanto, quase todos os ambientes mostram variações significativas na temperatura curtas ou prolongadas. Tais variações são maximizadas em ambientes de temperatura terrestres, alguns dos quais têm dias de verão com temperaturas de superfície próximas dos 40°C e temperaturas noturnas de inverno de -40°C. A maioria dos animais ocupa micro-habitats com flutuações térmicas menos extremas. Entretanto, alguns graus de estresse térmico são inerentes quando se vive na maioria dos ambientes, e uma grande variedade de mecanismos evoluiu pela seleção natural para manter a vida animal.

Ectotermos em Ambientes de Congelamento e Frios

Como a temperatura corporal de muitos ectotermos depende em grau considerável da temperatura ambiente, o congelamento é uma ameaça para aquelas espécies que vivem em ambientes com temperaturas abaixo das de congelamento. A formação de cristais de gelo dentro das células usualmente é letal porque, quando os cristais crescem de tamanho, eles causam rupturas e destroem as células. Não se conhece nenhum animal que sobreviva ao completo congelamento da água de seus tecidos, mas alguns chegam perto. Certos besouros podem resistir a temperaturas de congelamento porque o líquido extracelular contém uma substância que acelera a nucleação (o processo de formação de cristal). Conseqüentemente, o líquido extracelular congela mais rapidamente que o líquido intracelular. Quando o gelo se forma no líquido extracelular, o líquido extracelular não congelado se torna mais concentrado pelos solutos. Este processo arrasta água de dentro das células, baixando o ponto de congelamento intracelular. Quando a temperatura cai ainda mais, o processo continua e produz depressão ainda maior no ponto de congelamento da água intracelular remanescente. A larva de água doce do mosquito *Chironomus*, que sobrevive ao congelamento repetido, mantém algum líquido não congelado em temperaturas tão baixas quanto -32°C. Se se formam e crescem cristais de gelo dentro das células, eles lesam os tecidos por ruptura das células. Por outro lado, os cristais de gelo que se formam fora das células causam pouco dano. Assim, a capacidade adaptativa deste processo está na formação de cristais no espaço extracelular onde eles causam pouco dano no tecido. As hemácias, as leveduras, o esperma e outros tipos celulares também podem evitar lesão do congelamento, contanto que as concentrações iônicas intracelulares não se elevem acima dos níveis que causam a lesão das organelas intracelulares. Conforme verificado por K. B.

Storey e J. M. Storey e seus colaboradores (1992), uns poucos vertebrados, primariamente anuros anfíbios, também podem resistir ao congelamento. São empregados proteínas nucleadoras de gelo que iniciam e controlam a formação de gelo extracelular e crioprotetores ("anticongelantes") para sobreviver aos ambientes de congelamento.

Alguns animais podem desenvolver o *supercongelamento*, no qual os líquidos corporais podem ser resfriados abaixo de sua temperatura de congelamento e ainda permanecer não congelados porque não se formam cristais de gelo. Os cristais de gelo não se formarão se eles não tiverem um núcleo ("sementes" mecânicas, por assim dizer) para iniciar a formação de cristal. Assim, certos peixes que habitam o fundo dos fiordes Árticos vivem em um contínuo estado de supercongelamento e normalmente não congelam. Se eles se esfregarem contra o gelo na superfície da água, entretanto, o gelo se cristaliza rapidamente dentro de seus corpos e eles morrem imediatamente. Assim, a sobrevivência desses peixes depende de sua permanência bem abaixo da superfície onde o gelo está ausente.

Os líquidos corporais de alguns ectotermos climatizados ao frio contêm *substâncias anticongelantes*. Por exemplo, os líquidos corporais de alguns artrópodes, incluindo traças e vários insetos, contêm glicerol, cuja concentração aumenta no inverno. O glicerol, agindo como soluto anticongelante, baixa o ponto de congelamento para até -17°C. Os tecidos das larvas da vespa parasítica *Brachon cephi* podem resistir mesmo a temperaturas mais baixas; eles têm sido supercongelados a -47°C sem formação de cristais de gelo. O sangue do *ice fish* da Antártida *Termatomus* contém uma glicoproteína anticongelante que é de 200 a 500 vezes mais eficaz do que uma concentração equivalente de cloreto de sódio para prevenir a formação de cristais de gelo. A glicoproteína baixa a temperatura na qual os cristais de gelo aumentam, mas não baixa a temperatura em que eles se fundem.

Para muitos animais que vivem em ambientes frios (mas não de congelamento), a sobrevivência requer a manutenção de metabolismo adequado nos níveis muito baixos de atividade enzimática característicos das baixas temperaturas. Muitos animais que vivem em ambientes frios têm enzimas que mostram atividade máxima em temperaturas muitos graus abaixo daquelas das enzimas homólogas dos animais que vivem em ambientes mais quentes. A Fig. 16.19 mostra fortes evidências de adaptação térmica na constante de Michaelis-Menten (K_m) do piruvato para a desidrogenase A_4-lactato. O valor de K_m no *Termatomus centronotus*, um peixe que vive em águas que estão quase sempre a $-1,9$°C, é muito mais elevado do que o de peixes e de outros vertebrados que habitam ambientes euritérmicos. Mesmo dentro de uma única espécie (barracuda), os peixes que habitam águas mais frias têm o K_m para o piruvato mais elevado do que o de indivíduos da mesma espécie que habitam águas mais quentes, permitindo ao peixe mais frio manter metabolismo relativamente mais elevado para a sua temperatura corporal do que o do peixe mais quente.

Ectotermos em Ambientes Tépidos e Quentes

A troca de calor com o ambiente está estreitamente relacionada à área de superfície corporal, de modo que a temperatura de um pequeno ectotermo (que tem área de superfície relativamente maior) aumenta e cai rapidamente quando as temperaturas ambientes sofrem as flutuações diárias. Todos os ectotermos têm **temperatura crítica máxima**, acima da qual não é possível sobrevivência mais prolongada. Geralmente, isto é determinado

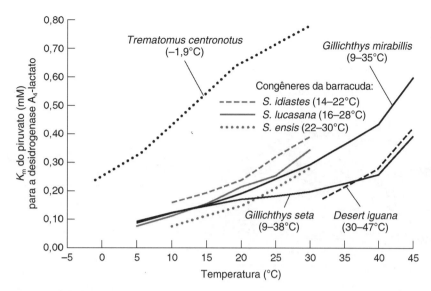

Fig. 16.19 K_m mais elevadas do piruvato para a desidrogenase A_4-lactato foram selecionadas para animais que vivem em ambientes mais frios. Esta relação é mantida entre espécies (*Trematomus* versus *Gillichthys*) e dentro de uma espécie (barracuda). (Adaptado de Somero, 1995.)

pela medida da temperatura na qual ocorre 50% de mortalidade na população.

A temperatura crítica máxima varia enormemente, dependendo do organismo. Algumas bactérias termofílicas podem prosperar em temperaturas acima de 90°C, embora quase todos os metazoários tenham temperatura crítica máxima abaixo de 45°C. As causas fisiológicas para uma temperatura crítica máxima são variadas. Um limite de temperatura extrema é aquele no qual as proteínas são desnaturadas, pois proteínas como as enzimas usualmente perdem a função em níveis bem abaixo da temperatura de desnaturação. Freqüentemente, a temperatura crítica máxima está relacionada à quebra de alguns processos fisiológicos essenciais. Por exemplo, a função da maioria dos tecidos em muitos ectotermos é prejudicada por diminuição da afinidade dos pigmentos respiratórios pelo oxigênio no limite superior da temperatura corporal. A 50°C, o sangue de um lagarto (*Sauromalus*) não consegue atingir mais do que 50% de saturação de O_2 no sangue arterial, o que impede uma atividade vigorosa pelo animal. Em temperaturas ligeiramente mais baixas (47-48°C) que impedem níveis de saturação de oxigênio no sangue arterial mais elevados, o iguana do deserto *Dipsosaurus* continua a ser ativo. Acima de 43°C, o iguana ofega, como um cão o faz, para aumentar a perda de calor por resfriamento evaporativo.

A maioria dos ectotermos nunca enfrenta tais temperaturas extremas. Mesmo assim, em climas temperados, muitos enfrentam temperaturas ambientes que são suficientemente elevadas para exigir respostas ativas para prevenir temperaturas corporais inaceitavelmente elevadas. Muitos ectotermos expõem seus corpos ao sol ou à sombra para absorver mais ou menos calor, respectivamente, do ambiente. A eficiência desta *termorregulação comportamental* é aumentada pela elevada condutância ao calor dos ectotermos. Certos répteis, entretanto, usam adicionalmente processos não-comportamentais (isto é, fisiológicos) para controlar as velocidades com que seus corpos se aquecem ou resfriam. Por exemplo, o iguana marinho mergulhador das Galápagos *Amblyrhynchus* (Fig. 16.20A) pode deixar que sua temperatura corporal se eleve em cerca de duas vezes a velocidade com que ela cai pela regulação da freqüência cardíaca e do fluxo sanguíneo em seus tecidos de superfície. Quando o iguana precisa aquecer-se, ele toma sol e simultaneamente deriva o sangue mais frio para a superfície (ver a Fig. 16.20A). O efeito resultante é uma grande diferença entre a temperatura do corpo e a do ambiente. O aumento do fluxo sanguíneo promove aumento na condutância do calor pela pele e acelera a absorção de calor pelo animal. O aumento do bombeamento de sangue acelera a remoção de calor dos tecidos de superfície para os tecidos mais profundos. Durante a alimentação prolongada do iguana em um mergulho no oceano frio, a perda de calor pelo corpo é diminuída por redução no fluxo sanguíneo para os tecidos da superfície e por lentificação geral da circulação (Fig. 16.20B). Isto é aparente em experimentos que demonstram a histerese (resposta assimétrica) da freqüência cardíaca em relação à temperatura corporal durante aumento e queda da temperatura do corpo (Fig. 16.21). Conceitos físicos essenciais envolvendo esta tática incluem não apenas a diferença entre a velocidade de convecção de calor e a velocidade de condução de calor, mas também as diferentes capacidades térmicas do ar e da água. Em virtude da sua capacidade térmica muito mais elevada, a água pode remover o calor, por condução, da superfície do iguana muito mais rápido do que o ar; assim, é especialmente importante que a circulação para a pele seja lenta durante o mergulho.

Disparidades semelhantes entre as velocidades de aquecimento e resfriamento, que indicam processos regulatórios ativos, têm sido observadas em anfíbios e artrópodes.

Custos e Benefícios da Ectotermia: Uma Comparação com a Endotermia

Os primeiros fisiologistas comparativos presumiam que a ectotermia era inferior à endotermia como modo de vida. Os vertebrados endotérmicos (primariamente as aves e os mamíferos) eram vistos como aquisições mais complexas e recentes da evolução do que os "vertebrados inferiores" primariamente ectotermos (peixes, anfíbios e lagartos). Mais recentemente, entretanto, o termo "vertebrados inferiores" tem-se mostrado pouco apropriado quando se verifica que eles são tão altamente adaptados para os seus modos de vida quanto as aves e os mamíferos para os seus. Realmente, os endotermos e os ectotermos representam

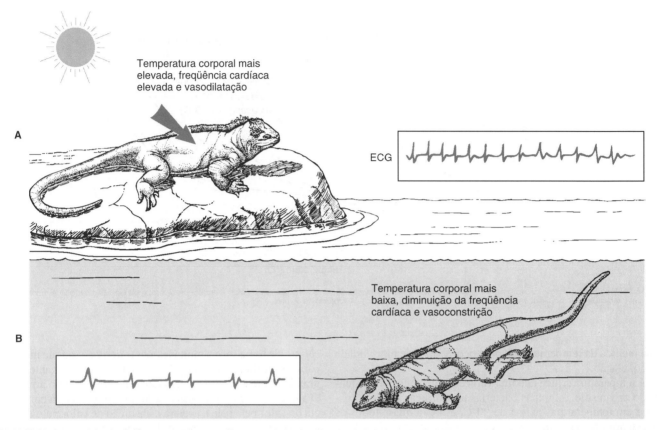

Fig. 16.20 O iguana marinho das Galápagos aquece-se e resfria-se em velocidades diferentes, indicando regulação ativa para a troca de calor com seu ambiente. **(A)** Em terra, o iguana ao tomar sol absorve calor dos raios do sol. A vasodilatação dos vasos sanguíneos cutâneos e o batimento cardíaco rápido (conforme registrado pelo eletrocardiograma, ECG) asseguram o aquecimento do sangue e a circulação eficiente, o que distribui rapidamente o calor por seu corpo. **(B)** A perda de calor sob a água é retardada por lentificação dos batimentos cardíacos e por vasoconstrição dos vasos sanguíneos cutâneos, que minimizam o fluxo sanguíneo para a pele.

diferentes estilos de vida, representando os primeiros um modo de vida rápido e altamente energético e os segundos uma abordagem mais lenta e de baixa energia. Muitas das propriedades anatômicas e funcionais dos vertebrados ectotérmicos são adaptações que facilitam uma vida de necessidades energéticas modestas. Tais necessidades modestas permitem a alguns répteis, anfíbios e peixes, por exemplo, explorar nichos terrestres não disponíveis para aves e mamíferos. Pequenas salamandras com taxas metabólicas baixas vivem em grande abundância nas camadas frias de material orgânico do chão das florestas da Nova Inglaterra. Estima-se que a biomassa total dessas salamandras excede a das aves e dos mamíferos da floresta. O tamanho corporal é freqüentemente um fator essencial para a vantagem da ectotermia em certos ambientes. Como poucos ectotermos elevam suas temperaturas corporais acima das temperaturas do ambiente, eles não passam pela perda aumentada de calor corporal que ocorre com a diminuição do tamanho corporal (resultante do aumento da relação superfície-volume). Assim, os ectotermos podem funcionar com massas corporais muito menores do que os endotermos. Os musaranhos e os beija-flores são endotermos não usualmente pequenos, mas muitos ectotermos, como as rãs e as salamandras e a maioria dos invertebrados, são muito menores.

Assim, considerando os "custos e benefícios" da ectotermia em relação à endotermia para os animais, podem ser feitas as seguintes generalizações:

1. Como suas temperaturas corporais são geralmente mais próximas das temperaturas dos ambientes, os ectotermos geralmente vivem com taxas metabólicas menores. Como conseqüência, os ectotermos podem "investir" uma proporção maior do seu "orçamento de energia" no crescimento e na reprodução. Os ectotermos necessitam de menos comida, e desse modo eles podem passar menos tempo procurando suprimentos e mais tempo quietos evitando predadores. Eles também necessitam de menos água, porque perdem menos por eva-

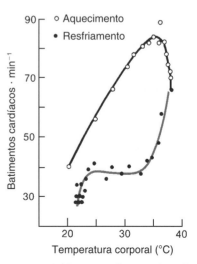

Fig. 16.21 Uma histerese na relação entre a freqüência cardíaca e a temperatura corporal durante o aquecimento e o resfriamento da água pode ser demonstrada no iguana marinho. A freqüência cardíaca aumenta abruptamente durante o aquecimento, mas cai de modo ainda mais abrupto com o resfriamento. (De Bartholomew e Lasiewski, 1965.)

poração de suas superfícies tipicamente mais frias, e não precisam ser maciços com o propósito de reduzir a relação superfície-volume.

2. Os benefícios do item 1 são contrabalançados por certos custos, entre os quais a incapacidade dos ectotermos de regular as suas temperaturas corporais (a menos que seus ambientes permitam a termorregulação comportamental). Por exemplo, um lagarto pode elevar a sua temperatura expondo-se ao sol somente se existir irradiação solar suficiente, o que limita o tempo diário e as estações do ano em que essa atividade é possível. Outros custos da ectotermia baseiam-se na circunstância de que a baixa taxa de metabolismo aeróbio limita a duração dos surtos de atividade elevada, e um débito de oxigênio se desenvolve durante a respiração anaeróbia. Tais fatores têm sido evocados para se perguntar se os grandes dinossauros não teriam sido endotermos.

3. Os custos e benefícios biológicos de ser um endotermo são inversos aos dos de ser um ectotermo. Em razão das suas elevadas taxas de respiração aeróbia e de suas temperaturas elevadas, os endotermos mantêm temperaturas corporais elevadas e podem geralmente manter longos períodos de atividade intensa. Assim, os endotermos podem ser tidos como "grandes gastadores" em termos energéticos comparados com os ectotermos energeticamente mais modestos, que são caracterizados por menor ingestão de energia e menor gasto energético. Outra vantagem da endotermia é que a constância da temperatura corporal permite às enzimas funcionar mais eficientemente numa faixa relativamente mais estreita.

4. Os animais endotérmicos podem realizar certas coisas em uma escala maior, mais rápida, mas eles o fazem a um certo preço. As taxas metabólicas de campo (custos diários de sobrevivência em seus habitats naturais) dos endotermos são tão elevadas quanto 17 vezes as taxas metabólicas de campo dos ectotermos. O preço pago pelos endotermos para suas altas taxas metabólicas inclui a necessidade deles terem de ingerir grandes quantidades de comida e de água diariamente. Assim, um roedor de 300 g necessita de 17 vezes mais comida por dia que um lagarto de 300 g que vive no mesmo habitat e tem a mesma dieta de insetos. A alta velocidade de troca gasosa respiratória torna os endotermos suscetíveis a desidratação no calor em climas secos. A temperatura corporal elevada em relação ao ambiente torna as massas corporais muito pequenas problemáticas em virtude das considerações superfície-volume que fazem com que um animal pequeno perca calor mais rápido que um grande. Dada a alta quantidade de energia consumida por um endotermo para elevar e manter a sua temperatura corporal, somente uma percentagem relativamente pequena da energia pode ser usada para o crescimento e para a reprodução.

É aparente, então, que a ectotermia e a endotermia constituem uma dicotomia metabólica que afeta muito mais do que apenas a temperatura corporal. Realmente, as implicações destes dois tipos de economias energéticas também se estendem a áreas como a atividade, a fisiologia, o comportamento e a evolução. Tanto a ectotermia quanto a endotermia têm suas respectivas vantagens e desvantagens. A ectotermia é sempre mecanisticamente menos complexa que a endotermia. Alguns ectotermos termorreguladores terrestres são capazes de regular as suas temperaturas corporais com precisão e a níveis tão elevados quanto 30 graus centígrados acima da temperatura do ar. Enquanto que os endotermos tipicamente mantêm um ponto de referência de temperatura relativamente constante, alguns ectotermos termorreguladores podem variar o ponto de referência da temperatura, dependendo das necessidades de sua atividade; tal regulação permite que a temperatura corporal caia durante períodos de repouso e aumente antes da atividade, como no comportamento de tomar sol dos lagartos. Isto tem a vantagem da economia de combustível, de modo muito semelhante a se abaixar ou elevar os ajustes da temperatura termostática em uma casa de acordo com as necessidades térmicas de seus habitantes.

A endotermia e a ectotermia também oferecem aos animais diferentes vantagens em diferentes climas. Nos trópicos, os ectotermos como os répteis competem com sucesso ou mesmo superam a competição com mamíferos em abundância de espécies e em números de indivíduos. Esse sucesso competitivo é tido como originário em parte (1) do calor, relativamente constante no clima tropical, permitindo aos répteis expandir-se para ritmos noturnos de atividade, enquanto que os mamíferos dos trópicos tendem a ser noturnos em termos de hábitos e (2) da maior economia de energia desfrutada pelos ectotermos, porque eles não precisam gastar energia para elevar a temperatura corporal. A energia metabólica assim economizada pelos ectotermos dos trópicos pode ser dirigida para a reprodução e para outros processos que promovem a sobrevivência da espécie. Nos climas moderados e frios, os ectotermos são necessariamente mais indolentes, são assim menos competentes como predadores e são geralmente menos abundantes que os mamíferos que estão naqueles climas. Os endotermos têm uma vantagem competitiva significativa sobre os ectotermos no frio porque seus tecidos são mantidos aquecidos. Falando de modo geral, quanto mais distante do equador, maior a prevalência da endotermia terrestre. Nas regiões polares, por exemplo, não existem répteis e quase nenhum inseto, e somente uns poucos gêneros de anfíbios e insetos ocupam ambientes árticos subpolares.

 Quase todos os mamíferos são endotérmicos, com exceção dos hibernantes, dos marsupiais (p. ex., os gambás) e dos monotremos (p. ex., os équidnas), que são heterotérmicos. Sem se preocupar se estes mamíferos heterotérmicos evoluíram de ancestrais endotérmicos ou retiveram a condição ancestral original, que pressões ambientais de seleção levaram à *persistência* da heterotermia nos marsupiais e nos monotremos?

RELAÇÕES TÉRMICAS DOS HETEROTERMOS

Os heterotermos são animais intermediários entre os ectotermos puros e os endotermos. Conforme mencionado anteriormente neste capítulo (em *Classificação dos animais em relação à temperatura*), certos insetos e peixes são heterotermos. Alguns insetos voadores, incluindo gafanhotos, besouros, cigarras e moscas árticas, podem ser considerados heterotermos temporais e regionais porque, quando se preparam para voar, eles elevam a temperatura central do corpo nas suas porções torácicas em níveis mais ou menos regulados. Em temperaturas ambientes moderadas, esses insetos são incapazes de decolar e voar sem um aquecimento prévio porque seus músculos do vôo se contraem muito lentamente para produzir potência suficiente para voar em temperaturas muito abaixo de 40°C. Quando inativos, entretanto, tais insetos comportam-se estritamente como ectotermos. Após um desses insetos estar no alto, seus músculos do vôo produzem calor suficiente para manter temperaturas musculares elevadas, e o inseto emprega até mesmo mecanismos dissipadores de calor para prevenir o superaquecimento. Esses insetos voadores geralmente têm grande massa; e alguns, como as mamangabas, as borboletas e as mariposas, são cobertos por "pêlos" isolantes de calor ou por escamas. Para se aquecer, esses insetos ativam seus grandes músculos do vôo torácicos, que estão entre os tecidos de maior atividade metabólica conhecidos. A ativação é tal que músculos antagônicos trabalham uns contra os outros, produzindo calor sem muito movimento de asas exceto pequenas vibrações rápidas análogas ao *tremor*. O vôo é finalmente iniciado quando a temperatura torácica alcançou valores que são mantidos durante o vôo, cerca de 40°C (Fig. 16.22).

A exemplo dos endotermos em geral, os insetos voadores endotérmicos encontram problemas na regulação de suas temperaturas corporais quando seus ambientes têm gradientes térmicos elevados. Em temperaturas ambientes que se aproximam de 0°C, a perda de calor por convecção é geralmente tão rápida que as temperaturas de vôo não podem ser mantidas. As temperaturas ambientes elevadas, por outro lado, colocam o inseto em perigo de superaquecimento. Assim, em temperaturas ambientes acima de 20°C, a mariposa esfinge *Manduca sexta* em vôo evita o superaquecimento torácico pela regulação do fluxo de sangue aquecido para o abdômen. O fluxo de calor do tórax ativo para o abdômen relativamente inativo e pobremente isolado aumenta a perda de calor para o ambiente através da superfície corporal e do sistema traqueal.

Um exemplo interessante e de algum modo pouco usual de termogênese por tremor verdadeira em um inseto é encontrado nas colmeias de abelhas, onde abelhas individuais regulam a temperatura interna da colmeia através de contração muscular na forma de movimentos de tremor junto com alterações na estrutura do enxame. Em temperaturas ambientes baixas (p. ex., 5°C), o enxame se compacta mais densamente, restringindo o fluxo de ar livre para dentro e para fora do enxame ao necessário para a respiração. Através da atividade de tremor, o centro da colmeia pode ser mantido em temperaturas elevadas como 35°C. Em tempo quente, por outro lado, o enxame se afrouxa, providenciando passagens para o fluxo de ar de modo que a temperatura central exceda a temperatura externa em somente uns poucos graus.

Outro exemplo de calor gerado pelos músculos em uma espécie heterotérmica é encontrado na fêmea da píton indiana em choco quando ela eleva sua temperatura corporal com termogênese por tremor para fornecer aquecimento para o grupo de ovos em volta dos quais ela se enrola. No laboratório, verificou-se que a velocidade de ocorrência de contrações musculares aumenta com o declínio da temperatura ambiente, e o aumento das contrações é acompanhado por aumento na diferença entre as temperaturas ambiente e corporal.

Diferentemente dos vertebrados ectotermos terrestres, que podem tomar sol para se aquecer, os ectotermos marinhos não podem obter energia radiante como fonte de calor sob a água, em face da elevada absorção de infravermelho pela água. Em conseqüência, os peixes podem elevar a temperatura acima do ambiente somente através de atividade metabólica intensa. Muitos teleósteos são estritamente ectotérmicos, operando com temperaturas corporais centrais próximas da do ambiente. Entretanto, conforme já mencionado, alguns peixes, como os atuns, têm especializações para gerar e reter calor suficiente para elevar a temperatura dos músculos do corpo, do cérebro e dos olhos uns 10 graus acima das adjacências. Esses peixes podem desse modo ser classificados como heterotermos regionais. A grande massa (e portanto a pequena relação superfície-volume) de alguns desses peixes ajuda-os a atingir uma temperatura muscular constante. Nesses peixes, a retenção de calor no centro do corpo depende crucialmente da organização do sistema vascular. Diferentemente dos peixes ectotérmicos, que têm uma aorta localizada centralmente e uma veia pós-cardinal (Fig. 16.23A), os peixes heterotérmicos (p. ex., atuns e tubarões laminídeos como o *mako*) têm os vasos sanguíneos principais (artérias e veias cutâneas laterais) localizados sob a pele (Fig. 16.23B). O sangue é liberado para os músculos vermelhos profundos por uma *rete mirabile* (rede admirável) que age como um sistema de troca de calor (Fig. 16.24). O sangue arterial, que é rápida e inevitavelmente resfriado durante a passagem pelo tecido respiratório extensivamente perfundido das brânquias e pelos vasos da superfície, passa da periferia fria para o tecido muscular mais profundo aquecido através de uma rede de artérias finas que se misturam com pequenas veias que trazem o sangue mais quente dos músculos. Este constitui um **sistema de troca de calor por contracorrente** tal que o sangue arterial frio que passa da superfície para o centro do corpo apanha calor do sangue venoso que deixa o tecido muscular e passa para a periferia. Isto permite a retenção de calor no tecido muscular vermelho profundo e minimiza a perda de calor para as adjacências.

Duas características anatômicas permitem aos peixes heterotérmicos manter seus músculos de natação em temperaturas adequadas para a atividade muscular vigorosa enquanto que a temperatura dos tecidos da superfície se aproxima daquela da água adjacente. Primeira, os músculos vermelhos aeróbios da natação (escuros) têm localização relativamente profunda no centro do corpo do peixe. Segunda, o escape do calor produzido durante a atividade muscular para a periferia (pele, brânquias etc.) é retardado pelo arranjo em contracorrente dos vasos que formam a rede. Outro fator importante é que esses heterotermos regionais nadam continuamente, de modo que seus músculos vermelhos

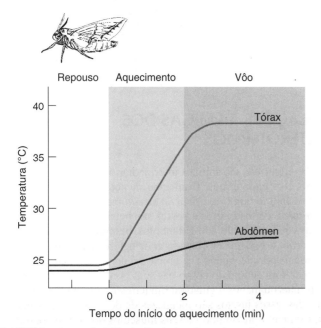

Fig. 16.22 A mariposa-esfinge *Manduca sexta* executa uma termogênese antes do vôo. O tremor dos músculos do vôo torácicos causa aumento rápido na temperatura torácica antes do vôo. (Adaptado de Heinrich, 1974.)

USANDO A ENERGIA: ENFRENTANDO DESAFIOS AMBIENTAIS 643

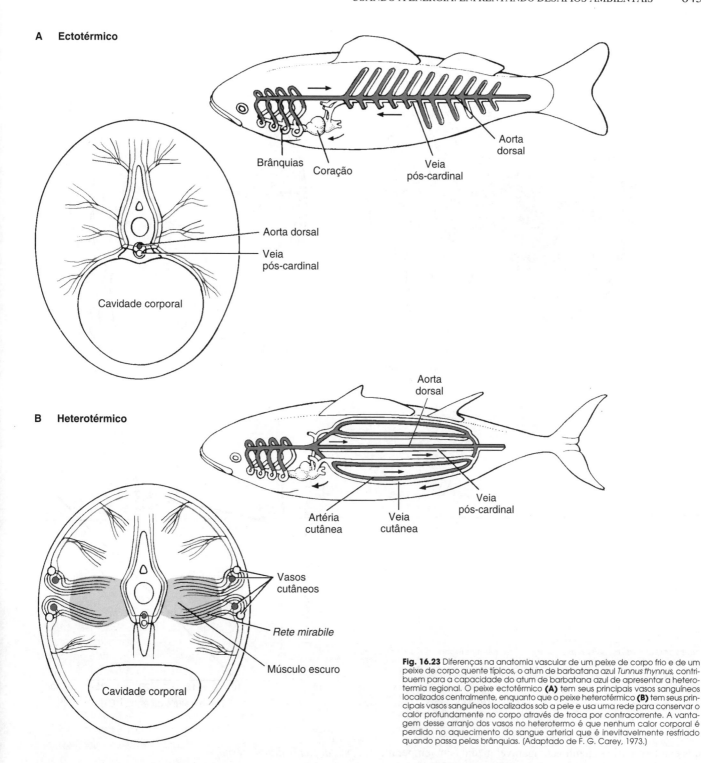

Fig. 16.23 Diferenças na anatomia vascular de um peixe de corpo frio e de um peixe de corpo quente típicos, o atum de barbatana azul *Tunnus thynnus*, contribuem para a capacidade do atum de barbatana azul de apresentar a heterotermia regional. O peixe ectotérmico **(A)** tem seus principais vasos sanguíneos localizados centralmente, enquanto que o peixe heterotérmico **(B)** tem seus principais vasos sanguíneos localizados sob a pele e usa uma rede para conservar o calor profundamente no corpo através de troca por contracorrente. A vantagem desse arranjo dos vasos no heterotermo é que nenhum calor corporal é perdido no aquecimento do sangue arterial que é inevitavelmente resfriado quando passa pelas brânquias. (Adaptado de F. G. Carey, 1973.)

nunca se resfriam até a temperatura ambiente. Uma das implicações da heterotermia regional é a economia de energia nos tecidos frios enquanto que somente a temperatura de certos tecidos, como as dos músculos de natação, está sendo elevada.

RELAÇÕES TÉRMICAS DOS ENDOTERMOS

Nos endotermos homeotérmicos (a maioria dos mamíferos e das aves), a temperatura corporal é regulada estreitamente por mecanismos homeostáticos que regulam as velocidades de produção de calor e de perda de calor de modo a manter temperatura corporal relativamente constante independentemente das temperaturas ambientais. Conforme mencionado anteriormente, as temperaturas corporais centrais são mantidas aproximadamente constantes entre 37°C e 38°C nos mamíferos e em cerca de 40°C nas aves. As temperaturas dos tecidos periféricos e das extremidades são mantidas menos constantes e algumas vezes são deixadas próximas às temperaturas do ambiente. A produção basal de calor para os diferentes homeotermos de determinado tamanho é aproximadamente a mesma, e a taxa metabólica basal pode ser 10 vezes mais elevada que a taxa metabólica basal

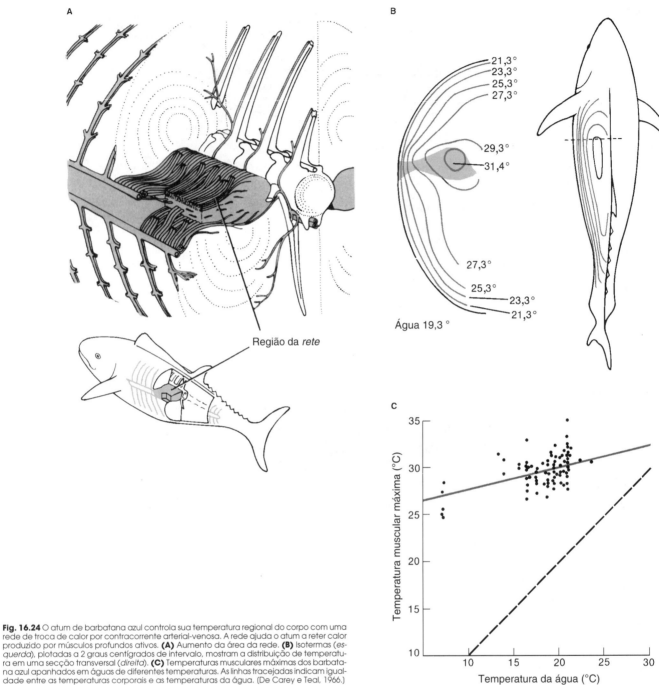

Fig. 16.24 O atum de barbatana azul controla sua temperatura regional do corpo com uma rede de troca de calor por contracorrente arterial-venosa. A rede ajuda o atum a reter calor produzido por músculos profundos ativos. **(A)** Aumento da área da rede. **(B)** Isotermas (*esquerda*), plotadas a 2 graus centígrados de intervalo, mostram a distribuição de temperatura em uma secção transversal (*direita*). **(C)** Temperaturas musculares máximas dos barbatana azul apanhados em águas de diferentes temperaturas. As linhas tracejadas indicam igualdade entre as temperaturas corporais e as temperaturas da água. (De Carey e Teal, 1966.)

dos ectotermos de tamanho comparável medida em temperaturas corporais semelhantes. Esse metabolismo basal elevado, em conjunção com mecanismos de conservação e de dissipação de calor, permite aos homeotermos manter temperaturas corporais constantes tão elevadas quanto 30 graus centígrados acima da temperatura ambiente.

Mecanismos para a Regulação da Temperatura Corporal

Os endotermos usam uma variedade de mecanismos fisiológicos e comportamentais para manter a temperatura corporal dentro de uma faixa estreita. Antes de considerar tais mecanismos, entretanto, deve ser introduzido o conceito de zona de neutralidade térmica.

Zona de neutralidade térmica
O grau de atividade termorregulatória de que os homeotermos precisam para manter temperaturas corporais centrais constantes aumenta com a mudança da temperatura ambiente para os extremos. Em temperaturas moderadas, a taxa basal de produção de calor está em equilíbrio com a perda de calor para o ambiente. Dentro dessa faixa de temperaturas, chamada **zona de neutralidade térmica** (Fig. 16.25), um endotermo não necessita gastar energia para manter sua temperatura corporal; ele pode regular sua temperatura corporal pelo ajuste da velocidade de perda de calor através de alterações na condutância térmica pela superfície corporal. Tais ajustes incluem respostas vasomotoras (ver as Figs. 16.14 e 16.15), mudanças posturais para alterar as

áreas de superfície expostas e regulação da eficiência de isolamento da pelagem por aumento ou diminuição dos pêlos ou das penas. Assim, dentro dessa faixa, os pêlos ou as penas são projetados por músculos piloeretores na pele para fornecer uma camada mais grossa de ar estacionário; na extremidade superior desta faixa, os pêlos ou as penas são mantidos próximos à pele. A "pele de ganso" dos seres humanos é um vestígio do controle pilomotor de uma pelagem perdida há muito tempo.

À medida que a temperatura ambiente diminui, um endotermo irá por fim encontrar sua *temperatura crítica inferior* (TCI; ver a Fig. 16.25), abaixo da qual a taxa metabólica basal se torna insuficiente para equilibrar a perda de calor apesar dos ajustes de muitas vezes na condutância térmica. Abaixo desta temperatura, um endotermo tem de aumentar a produção de calor acima dos níveis basais para compensar a perda de calor (isto é, por termogênese, descrita na próxima subseção). A produção de calor então aumenta linearmente com a diminuição da temperatura abaixo da temperatura crítica, o que se denomina *zona de regulação metabólica* (ver a Fig. 16.25). Se a temperatura ambiente cai abaixo da zona de regulação metabólica, os mecanismos de compensação falham, o corpo se resfria e a taxa metabólica cai. Muitos animais toleram graus variáveis de **hipotermia** durante seu período de repouso normal (incluindo os seres humanos durante o sono). Entretanto, se a temperatura de um animal cai abaixo de seus valores normais, o animal entra em estado de hipotermia (ver a Fig. 16.25). Se tal condição persiste, o animal fica progressivamente mais frio e, como o resfriamento somente abaixa mais a taxa metabólica, o animal logo morre.

A zona de neutralidade térmica fica inteiramente abaixo da temperatura corporal normal, T_c (37-40°C), conforme mostrado na Fig. 16.25. Para entender por que, considere que a perda de calor por mecanismos passivos não pode ser aumentada muito além da *temperatura crítica superior*, porque o isolamento da superfície é mínimo (isto é, ele não pode ser abaixado) naquela temperatura. Qualquer elevação maior na temperatura ambiente, T_a, acima daquela temperatura irá desse modo causar aumento na temperatura corporal, a menos que mecanismos ativos de dissipação de calor como a sudorese ou o ofego sejam postos em ação. Sem a perda de calor evaporativo, temperaturas acima da neutralidade térmica causam **hipertermia**, porque o calor produzido pelo metabolismo basal não pode escapar passivamente do corpo tão rápido quanto está sendo produzido. Independentemente da temperatura ambiente, um animal vivo está continuamente produzindo algum calor, e, a menos que esse calor seja dissipado, a temperatura corporal continua a subir. (Os entusiastas da sauna e da banheira quente devem ter isto em mente.)

Por que a taxa metabólica aumenta linearmente com a temperatura abaixo da temperatura crítica inferior, ao longo de uma reta que ultrapassa o zero em uma temperatura ambiente igual à temperatura do corpo, conforme mostrado na Fig. 16.25? Isto é explicado através da análise da **lei de Fourier do fluxo de calor**:

$$Q = C(T_c - T_a) \qquad (16.13)$$

em que Q é a velocidade da perda de calor pelo corpo (em calorias por minuto) e C é a condutância térmica (ver o Destaque 16.2). Como T_c é constante, Q varia linearmente com a temperatura ambiente. A condutância térmica determina a inclinação da plotação abaixo da zona de neutralidade térmica; quanto melhor o isolamento (isto é, menor C), menor a inclinação e menos calor tem de ser produzido metabolicamente em temperaturas baixas.

A extrapolação passa pelo zero na T_c porque, se $T_a = T_c$, $C(T_c - T_a) = 0$. Com $Q = 0$, não há perda resultante de calor. Nós sabemos que a taxa metabólica normalmente não cai abaixo da taxa metabólica basal. Quando $T_a = T_c$, a temperatura corporal deve estar acima da zona de neutralidade térmica porque não existe gradiente para perda de calor, de modo que o animal tende a se aquecer. O animal deve esfriar-se de algum modo outro que não seja a condução de calor. O único meio de resfriamento quando T_a está acima da temperatura crítica superior é a evaporação.

Termogênese

Quando a temperatura ambiente cai abaixo da temperatura crítica inferior, um animal endotérmico responde gerando grandes quantidades de calor adicional provenientes de estoques energéticos, evitando desse modo diminuição na temperatura corporal. Existem dois processos primários para a produção de calor extra além do exercício: **termogênese** por tremor e sem tremor. Ambos os processos convertem a energia química em calor por um mecanismo normal de conversão de energia que está adaptado para produzir primariamente calor. Essencialmente todas as ligações químicas energéticas neste processo são completamente degradadas em calor, e não em trabalho mecânico ou químico.

O *tremor* é um meio de usar a contração muscular para liberar calor. A termogênese por tremor ocorre em alguns insetos bem como nos vertebrados endotérmicos. O sistema nervoso ativa grupos de músculos esqueléticos antagonistas de modo a haver poucos movimentos resultantes exceto o tremor. A ativação dos músculos causa hidrólise do ATP, fornecendo energia para a contração. Como as contrações musculares são ineficientemente disparadas e mutuamente opostas, elas não produzem trabalho útil, mas a energia química liberada durante a contração aparece como calor.

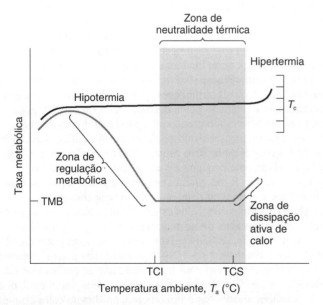

Fig. 16.25 A taxa metabólica de repouso de um homeotermo endotérmico (plotação inferior) é mais elevada nos extremos da temperatura ambiente. A zona de neutralidade térmica estende-se da temperatura crítica inferior (TCI) à superior (TCS). Acima e abaixo desta faixa, a taxa metabólica deve aumentar para elevar a termogênese na zona de regulação metabólica ou aumentar a dissipação ativa de calor por resfriamento evaporativo para se manter a temperatura corporal T_c (plotagem superior) essencialmente constante. Dentro da zona de neutralidade térmica, a temperatura corporal é regulada inteiramente por alterações na condutância de calor pela superfície corporal, o que não requer essencialmente nenhuma alteração no esforço metabólico. Em temperaturas ambientes abaixo da TCI, a termogênese é incapaz de recuperar o calor corporal na velocidade em que ele é perdido para o ambiente, e se estabelece hipotermia. Em temperaturas ambientes acima da TCS, a produção de calor e o ganho excedem a velocidade da perda, e ocorre hipertermia.

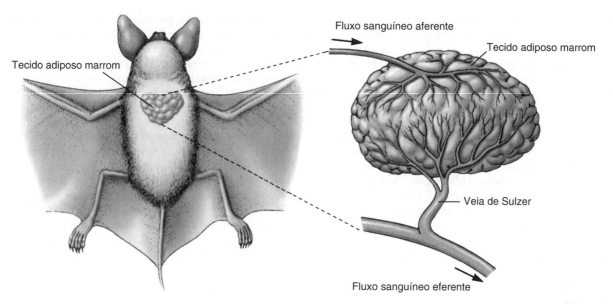

Fig. 16.26 Depósitos de tecido adiposo marrom são encontrados entre as escápulas em morcegos e em muitos outros mamíferos. O detalhe mostra a vascularização especial deste tecido. Durante a oxidação do tecido adiposo marrom, este tecido é detectado como uma região quente por sua emissão infravermelha. (Ver Encarte colorido.)

Na *termogênese sem tremor*, os sistemas enzimáticos para o metabolismo da gordura são ativados pelo corpo, e assim a gordura convencional é quebrada e oxidada para produzir calor. Muito pouco da energia liberada é conservada na forma de ATP sintetizado novamente. Uma especialização encontrada em poucos mamíferos para a energia derivada da gordura para a termogênese é a **gordura marrom**, também chamada *tecido adiposo marrom* (TAM). Geralmente encontrado como um pequeno depósito no pescoço e entre os ombros (Fig. 16.26), a gordura marrom é uma adaptação para a produção de calor rápida e maciça. Essa gordura contém vascularização tão extensa e tantas mitocôndrias que ela é mais marrom (por causa principalmente da citocromo-oxidase mitocondrial) do que branca. Na gordura marrom, a oxidação ocorre dentro das próprias células de gordura, que são ricamente providas de enzimas que metabolizam a gordura. Na gordura corporal usual, os depósitos devem ser primeiro reduzidos em ácidos graxos, que entram na circulação e finalmente são captados por outros tecidos, onde eles são oxidados.

A termogênese sem tremor pela gordura (incluindo a gordura marrom) é ativada pelo sistema nervoso simpático através da liberação de norepinefrina, que se liga aos receptores nas células adiposas do tecido adiposo marrom. Por meio de um mecanismo de segundo mensageiro, descrito no Cap. 9, este sinal conduz à termogênese por dois mecanismos. No primeiro desses mecanismos, a utilização normal do ATP para os processos celulares aumenta nestas células adiposas em resposta ao sinal simpático, sendo responsável por parte do aumento de produção de calor. Através de processos como o bombeamento de íons pela membrana plasmática, o ATP é hidrolisado para produzir trabalho e calor. No segundo mecanismo, a produção de ATP não é acoplada durante a oxidação da cadeia respiratória. A nova síntese de ATP a partir do ADP e do P_i é normalmente acoplada ao movimento de prótons (H^+) em favor de seu gradiente eletroquímico do espaço entre as membranas dentro da mitocôndria através da membrana mitocondrial interna. A termogênese na gordura marrom é caracterizada pelo aparecimento de proteínas desacopladoras na membrana mitocondrial interna, que fornecem vias para que os prótons atravessem esta membrana sem que a energia de seu movimento em favor do gradiente seja atrelada à fosforilação do ADP em ATP. Uma vez dentro da mitocôndria, os prótons oxidam-se produzindo água e calor, ou ainda uma posterior utilização da energia metabólica é usada para o seu bombeamento subseqüente para o interior do espaço entre as membranas e, por fim, para fora das mitocôndrias.

O tecido adiposo marrom aquece-se significativamente durante a termogênese. Esse calor recém-produzido é rapidamente dispersado para outras partes do corpo pelo sangue que flui pela extensa vascularização do tecido adiposo marrom. A termogênese sem tremor é especialmente pronunciada durante o despertar de animais em hibernação ou em torpor, quando ela suplementa o tremor para facilitar o aquecimento rápido. Uma conseqüência da aclimatação ao frio em mamíferos é o aumento dos depósitos de tecido adiposo marrom, o que permite mudança gradual da termogênese por tremor para a termogênese sem tremor em temperaturas ambientes baixas. O aumento da termogênese pelo tecido adiposo marrom na aclimatação é mediado pelos hormônios da tireóide. A gordura marrom também está presente em alguns mamíferos na infância, incluindo as crianças, em que geralmente está localizada na região do pescoço e dos ombros, na espinha e no tórax. Como uma criança é relativamente pequena e inativa ao nascer, os depósitos de gordura marrom fornecem um meio importante e rápido de aquecimento se a criança enfrenta redução de temperatura.

Outro exemplo de tecidos especializados para a produção de calor são os **tecidos de aquecimento** formados por músculos oculares modificados nos peixes com barbatanas pontudas. B. A. Block e colaboradores (1994) pesquisaram extensivamente esses tecidos, que têm enorme capacidade de gerar calor (tão elevada quanto 250 $W \cdot kg^{-1}$). As células de aquecimento, que não possuem miofibrilas e sarcômeros, produzem calor através da liberação de Ca^{++} de estoques internos no citoplasma. Os íons Ca^{++} liberados então estimulam processos catabólicos e a respiração mitocondrial (Fig. 16.27).

Endotermia em ambientes frios

Endotermos adaptados aos ambientes frios desenvolveram necessariamente alguns mecanismos, temporários e permanentes, que os ajudam a reter a temperatura corporal. Por exemplo, um

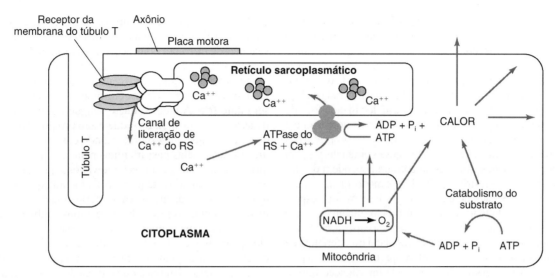

Fig. 16.27 O metabolismo dos tecidos de aquecimento no peixe de barbatanas pontudas é especializado em produção de calor. Este modelo para a termogênese sem tremor no músculo esquelético do tecido de aquecimento do peixe mostra como a liberação de Ca^{++} para o citoplasma estimulada exogenamente atua sobre a respiração mitocondrial e acelera a produção de calor. Após a estimulação, um receptor do túbulo T ativa um canal de Ca^{++} no retículo sarcoplasmático (RS), liberando o Ca^{++} estocado no retículo sarcoplasmático. O aumento dos íons Ca^{++} no citoplasma então dispara a liberação de energia na forma de calor a partir do ATP previamente manufaturado na mitocôndria. (Adaptado de Block, 1994.)

animal sentindo a perda de calor em um lugar com vento arrepiará seus pêlos ou suas penas e mover-se-á para uma área mais abrigada. Isto reduz a convecção e a dissipação do calor corporal pelo vento. Respostas mais duradouras ao frio incluem as grossas camadas isolantes de muitos animais árticos, na forma de gordura subcutânea, ou pelagem ou plumagem mais grossa. A eficiência do isolamento das pelagens nos animais do ártico ou do subártico muda com a estação e com a latitude para combinar as qualidades de isolamento com as necessidades de isolamento. Além disso, animais que vivem em zonas temperadas exibem variações estacionais pela troca de pelagens ou plumagens velhas por uma cobertura nova, fornecendo desse modo um isolamento mais grosso durante o inverno e ainda impedindo o superaquecimento durante o verão.

As condutâncias específicas dos homeotermos variam em uma larga escala e diminuem com o tamanho corporal (Fig. 16.28). Animais maiores têm menor condutância específica ao calor por causa das suas coberturas geralmente mais grossas de pêlos ou penas. Além disso, eles enfrentam menor perda de calor em climas frios em virtude das suas áreas de superfície relativamente menores. Assim, uma adaptação dos endotermos nas latitudes frias foi o aumento no tamanho corporal. À medida que a relação superfície-volume se torna menor, a pelagem se torna mais espessa e a condutância diminui. Com o aumento do isolamento, a temperatura crítica inferior de um homeotermo diminui e a zona de neutralidade térmica se estende para temperaturas mais baixas (Fig. 16.29). Uma exceção é que animais pequenos e animais imaturos freqüentemente apresentam penas ou pêlos que são menos condutivos por unidade de espessura, como é evidente nas penugens dos frangos jovens, por exemplo.

A **gordura**, um tecido adiposo encontrado tipicamente sob a pele nos cetáceos, é bom isolante porque, como o ar, possui condutividade térmica menor do que a água, que é o principal constituinte de tecidos não-gordurosos. Além disso, os tecidos adiposos são metabolicamente muito inativos e requerem pouca perfusão de sangue, que ordinariamente faria com que o calor fosse perdido pela superfície corporal. Nas baleias, as regiões mais externas da camada grossa de gordura estão sempre a uma temperatura próxima à da água circundante.

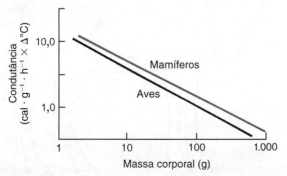

Fig. 16.28 A condutância térmica diminui exponencialmente à medida que a massa corporal aumenta.

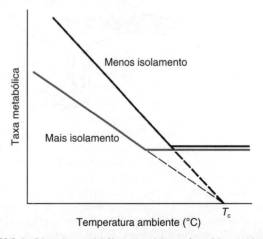

Fig. 16.29 O declínio na taxa metabólica nos endotermos à medida que a temperatura ambiente cai depende da extensão do isolamento do animal. Diminuição no isolamento (isto é, aumento da condutância) eleva a temperatura crítica inferior e faz com que a inclinação do aumento do metabolismo fique mais abrupta. A inclinação, entretanto, continua a ser extrapolada para a temperatura corporal na taxa metabólica zero.

Um meio importante de controle da perda de calor pela superfície é a derivação do fluxo sanguíneo para a pele ou a partir dela (ver a Fig. 16.14). A vasoconstrição das arteríolas que irrigam a pele impede a perda de calor pela perfusão da pele fria e conserva o calor no centro do corpo. Uma vantagem interessante da gordura sobre a pelagem no controle da perda de calor é ilustrada na Fig. 16.15B, que nos relembra que a pelagem está localizada fora do corpo, enquanto que a gordura está contida dentro do corpo e é suprida por vasos sanguíneos. Assim, enquanto as propriedades da pelagem permanecem inalteradas pelos ajustes circulatórios para esta área, as propriedades isolantes da gordura dependem do fluxo para a superfície estar restrito ou não. Desse modo, quanto maior o fluxo sanguíneo desviado do interior da gordura, maior a espessura efetiva da camada isolante. Por outro lado, quanto maior o fluxo sanguíneo no interior da gordura, menor a espessura efetiva da camada isolante. Essa capacidade de regular a transferência de calor pela gordura permite a um mamífero marinho facilitar a perda de aquecimento excessivo do corpo pela interligação de seu sangue que irriga a superfície eficientemente às regiões mais externas da camada isolante de gordura durante os períodos de atividade intensa em águas mais quentes ou quando está na terra exposto ao ar quente.

Troca de calor por contracorrente
A locomoção eficiente requer que os membros dos endotermos não sejam atrapalhados mecanicamente por uma maciça camada de isolamento. As expansões e as barbatanas dos cetáceos e das focas e as pernas das aves pernaltas, dos lobos do ártico, dos caribus e de outros homeotermos de climas frios necessitam de sangue para nutrir o tecido cutâneo e os músculos dos membros usados na locomoção. Os membros bem vascularizados são potencialmente as principais avenidas de perda de calor corporal porque eles são finos e têm grandes áreas de superfície.

A perda excessiva de calor por estas estruturas pode ser reduzida drasticamente pela troca de calor por contracorrente. Os sistemas de troca por contracorrente já foram bem discutidos no contexto da troca de oxigênio e dióxido de carbono (Cap. 13). O sangue arterial, originário do centro do animal, é quente. Por outro lado, o sangue venoso que retorna dos tecidos periféricos pode ser muito frio. À medida que o sangue flui do centro, ele passa pelas artérias dos membros que estão próximas a veias que conduzem o sangue que está retornando das extremidades. Conforme artérias e veias passam umas pelas outras, o sangue arterial quente cede calor para o sangue venoso que retorna e assim se torna progressivamente mais frio à medida que ele entra na extremidade. Quando alcança a periferia, o sangue arterial está pré-resfriado a poucos graus da temperatura ambiente, e pouco calor é perdido. Inversamente, o sangue venoso que retorna é aquecido pelo sangue arterial, de modo que ele está próximo da temperatura central quando ele se aproxima do centro do corpo. A vantagem deste sistema é que a troca de calor com o ambiente é restringida sem redução no fluxo sanguíneo e no oxigênio e nos nutrientes que o sangue traz. Uma situação semelhante foi descrita para os peixes heterotérmicos (ver as Figs. 16.23 e 16.24). Outro exemplo de troca de calor por contracorrente altamente evoluído é encontrado na *mirabile* da barbatana do boto. Aqui, as artérias que conduzem o sangue quente que flui para a extremidade são completamente encapsuladas por um circuito de veias que trazem o sangue frio da extremidade. Aves e mamíferos terrestres do ártico também usam troca por contracorrente para minimizar a perda de calor por suas extremidades nos climas frios, e em certo grau este mecanismo também está presente nas extremidades dos seres humanos. Em conseqüência, as extremidades dos endotermos de climas frios são mantidas em temperaturas muito abaixo da temperatura central e freqüentemente aproximando-se da temperatura ambiente (Fig. 16.30). A eficiência

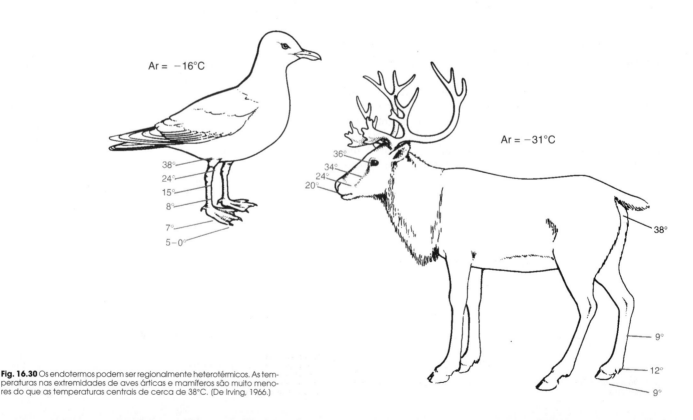

Fig. 16.30 Os endotermos podem ser regionalmente heterotérmicos. As temperaturas nas extremidades de aves árticas e mamíferos são muito menores do que as temperaturas centrais de cerca de 38°C. (De Irving, 1966.)

dos trocadores de calor por contracorrente pode geralmente ser regulada por controle vasomotor em que o fluxo sanguíneo é desviado para passar pela rede trocadora de calor por vasos paralelos.

Endotermia em ambientes quentes — dissipação do calor corporal

Em climas muito quentes e secos, animais grandes possuem as vantagens de ter relação superfície-massa relativamente baixa e grande capacidade térmica. Os camelos, bem conhecidos por sua capacidade de tolerar o calor, têm não apenas grande massa corporal, mas também a pelagem grossa que ajuda a isolá-los do calor externo. A baixa relação área de superfície-volume e a pelagem grossa retardam a absorção de calor das adjacências. Além disso, em razão de sua grande massa e do elevado calor específico da água dos tecidos, o camelo, bem como outros grandes mamíferos, pode absorver relativamente grandes quantidades de calor para uma dada elevação na temperatura corporal. Tais características também resultam em perda lenta de calor durante as horas frias da noite. Assim, a grande massa age como um tampão de calor que, reduzindo as velocidades da absorção e da perda de calor, minimiza flutuações térmicas extremas. Um camelo desidratado também pode tolerar uma elevação de sua temperatura central por vários graus, aumentando ainda mais sua capacidade de absorção de calor. Grandes quantidades de calor acumuladas gradualmente durante as horas do dia são subseqüentemente dissipadas pelo frio da noite. Em preparação para o próximo assalto do calor do dia, o camelo desidratado permite que sua temperatura corporal caia vários graus abaixo do normal durante a noite. Em conseqüência, o camelo começa o dia com um déficit de calor, o que lhe permite absorver uma quantidade equivalente de calor adicional durante a parte quente do dia sem alcançar temperaturas perigosas. Esta prática, chamada **heterotermia limitada**, permite ao camelo tolerar o extremo calor diário do deserto sem usar muita água para resfriamento evaporativo.

A heterotermia temporal limitada é também usada pelo esquilo antílope do campo (*Ammospermophilus leucurus*), um mamífero diurno do deserto. Graças à sua pequena massa, o esquilo não pode ganhar calor continuamente por várias horas no sol quente, e sua pequena relação superfície-massa resultaria em rápida hipertermia. Em vez disso, esse mamífero do deserto expõe-se às elevadas temperaturas ambientais por apenas 8 minutos de cada vez. Ele retorna então à sua toca, onde o calor estocado escapa para o ar subterrâneo mais frio. Deixando sua temperatura cair um pouco abaixo do normal antes de retornar para o quente chão do deserto, ele é capaz de estender sua estada por uns poucos minutos sem um superaquecimento letal.

A temperatura da superfície corporal é um importante fator que afeta a perda de calor para o ambiente, porque ela determina o gradiente térmico, $T_c - T_a$, ao longo do qual o calor irá fluir. O calor pode ser perdido por condução, convecção e irradiação (ver o Destaque 16.2) enquanto a temperatura ambiente estiver abaixo da temperatura da superfície corporal. Quanto mais próxima a temperatura da superfície estiver da temperatura central em um endotermo, maior será a velocidade de perda de calor pela superfície para as adjacências mais frias. O calor é transferido do centro para a superfície primariamente pela circulação; a velocidade de perda de calor para o ambiente é regulada pelo fluxo de sangue pelos vasos da superfície (ver as Figs. 16.14 e 16.15).

Os endotermos assim usam várias "janelas de calor" para regular a perda do calor corporal, abrindo ou fechando-as pela regulação do fluxo sanguíneo. Essas janelas de calor permitem a perda de calor por irradiação, condução e, em alguns casos, resfriamento evaporativo. Um exemplo dessas janelas reguladoras de temperatura pode ser visto nas orelhas finas, membranosas e ligeiramente peludas dos coelhos, com suas arteríolas e vênulas extensivamente interconectadas. Outro exemplo é visto nos chifres de vários mamíferos; em cabras e no gado, os chifres são altamente vascularizados por uma rede de vasos sanguíneos que, em condições de sobrecarga de calor, sofrem vasodilatação e atuam como radiadores de calor. De modo semelhante, as pernas e a tromba, que possuem grande relação superfície-volume, são usadas como janelas térmicas para a dissipação de calor através da regulação da velocidade do fluxo sanguíneo pelas arteríolas que suprem a pele dessas estruturas. Alguns mamíferos que vivem em condições de intensa irradiação solar ou altas temperaturas têm certas áreas da superfície do corpo com pelagem excepcionalmente leve ou mesmo nua para facilitar a perda de calor através de processos irradiadores, evaporativos ou condutivos. Tais áreas geralmente incluem axila (sovaco), virilha, escroto e partes da superfície ventral. Algumas dessas áreas, tais como as mamas e o escroto, possuem sensores térmicos adicionais que são usados para detectar alterações na temperatura do ar com mínima interferência da temperatura central. Por estes meios, o animal pode prever mudanças na quantidade de calor e fazer os ajustes correspondentes antecipadamente.

Variações na postura ou na orientação corporal também podem afetar a velocidade de absorção ou perda de calor. Por exemplo, o lhama, um animal de porte médio semelhante ao camelo e habitante dos Andes, tem o pêlo densamente entrelaçado em suas costas e uma cobertura mais leve de pêlos em sua cabeça e pescoço e nos lados externos de suas pernas. Os lados internos da parte superior das coxas e a barriga são quase desprovidos de pêlos, agindo como janelas térmicas que cobrem cerca de 20% da superfície corporal. Pelo ajuste da postura e pela orientação de seu corpo em relação à irradiação solar e a brisas frias, o lhama pode ajustar o grau com que sua janela térmica está aberta ou fechada, permitindo uma mudança de cinco vezes na condutância térmica. Essa flexibilidade controlada posturalmente no isolamento da superfície permite uma variabilidade na transferência de calor através da superfície dos endotermos que é independente da relação superfície-massa.

Resfriamento evaporativo

A evaporação de 1 g de água requer 2.448 J (585 cal) de energia. Conseqüentemente, a evaporação é o meio mais eficiente de remover o excesso de calor corporal, *presumindo que existe água suficiente disponível* para "gastar" neste processo. Certos répteis e aves e alguns mamíferos usam água corporal disponível (saliva e urina) ou água do ambiente e a espalham em várias áreas do corpo, permitindo a sua evaporação à custa do calor corporal. Animais com a pele naturalmente úmida, como os anfíbios, podem ter temperatura corporal mais baixa que a do ambiente em virtude do resfriamento evaporativo, embora este seja um efeito que não tenha sido escolhido.

Alguns vertebrados usam a sudorese ou o ofego para produzir o resfriamento evaporativo. Na *sudorese*, encontrada em alguns mamíferos, as glândulas sudoríparas na pele liberam água ativamente através de poros na superfície da pele (ver o Cap. 8). A sudorese está sob o controle autonômico. Embora ela seja um mecanismo para o resfriamento evaporativo, a sudorese pode persistir na ausência de evaporação quando a umidade relativa do ar está muito elevada. A água continuará a ser secretada das glândulas sudoríparas mesmo que a umidade esteja muito alta para a evaporação, acompanhando a velocidade da sudorese, o que resulta não apenas em elevação da temperatura corporal, mas também em elevada perda de água (e sais).

No *ofego*, os mamíferos e as aves usam o sistema respiratório para perder calor pelo resfriamento evaporativo (ver também o Cap. 14 sobre osmorregulação em ambientes de deserto). Os mamíferos em ofego respiram pela boca, e não pelo nariz. O calor é conduzido para fora no ar exalado porque as dimensões da boca são tais que o ar exalado retém o calor absorvido nos pulmões. Conforme notado anteriormente, as passagens nasais e sua vascularização são eficazes em muitas espécies de mamíferos na retenção da água e do calor corporal. Os mamíferos também fazem hiperventilação para aumentar a perda de calor. Uma mudança na ventilação alveolar, entretanto, resultará em alteração na P_{CO_2} sanguínea e no pH sanguíneo. Esta situação é evitada durante o ofego por um aumento desproporcional na ventilação do espaço morto (isto é, fluxo pela boca e pela traquéia) *sem* aumento na ventilação da superfície respiratória alveolar (Fig. 16.31). A freqüência respiratória é aumentada, mas o volume corrente é reduzido. O superaquecimento em cães e aves desencadeia o ofego por inalação pelo nariz e exalação pela boca, expondo a língua e outras estruturas bucais para aumentar ainda mais a evaporação de água e, desse modo, a perda de calor (Fig. 16.32). O ofego produz um fluxo de ar de mão única sobre as superfícies não-respiratórias do nariz, da traquéia, dos brônquios e da boca, causando a evaporação sem ocasionar estagnação do ar saturado nestas passagens. A quantidade de trabalho necessário para o ofego é menor do que parece, porque um animal ofegante causa oscilação no sistema respiratório em sua freqüência de ressonância, minimizando desse modo o esforço muscular. O ofego é acompanhado por aumento nas secreções das glândulas salivares e nasais, secreções que estão sob o controle autônomo. A maior parte da água que não é evaporada pelo ofego é deglutida e conservada.

Como a evaporação pela pele ou pelo epitélio respiratório é o meio mais eficaz de lidar com o excesso de calor corporal, exis-

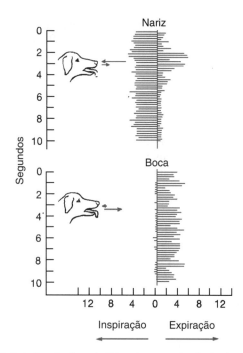

Fig. 16.32 A via de fluxo do gás respiratório varia com a extensão do ofego de um cão. (*Em cima*) Fluxo de ar através do nariz de um cão ofegante. As linhas horizontais que se estendem para a esquerda da linha central vertical indicam inspiração; para a direita, expiração. Os volumes médios inalados e exalados são indicados por vetores colocados adjacentes ao nariz do cão. (*Embaixo*) Fluxo de ar pela boca de um cão ofegante. A inspiração pela boca é virtualmente zero; a expiração pela boca leva a maior parte do ar recebido pelo nariz. (De Schmidt-Nielsen et al., 1970.)

te uma ligação estreita entre o equilíbrio hídrico e o controle da temperatura em ambientes quentes (ver o Cap. 14). Em ambientes desérticos, quentes e secos, os animais podem ser colocados frente a uma escolha entre o superaquecimento e a desidratação. Mamíferos desidratados conservam a água por redução da evaporação causada pelo ofego ou pela sudorese e assim permitem que a temperatura do corpo aumente. Um pequeno mamífero com pouca capacidade de aquecimento exposto ao calor do deserto irá, na ausência da água termorregulatória, sofrer aumento da temperatura que é muito mais rápido e muito mais ameaçador do que seria para um animal maior. Para sobreviver, mamíferos pequenos devem ou beber água ou permanecer fora do calor.

A reciprocidade da conservação de água e da dissipação de calor em um pequeno animal do deserto pode ser ilustrada pela análise do equilíbrio hídrico e do controle térmico no rato-canguru. Para conservar a água, este animal usa um sistema de troca de calor por contracorrente temporal no qual o epitélio nasal é resfriado durante a inspiração pelo ar inalado. Durante a exalação, a maior parte da mistura apanhada pelo ar nas passagens respiratórias quentes e úmidas é conservada pela sua condensação no epitélio nasal mais frio. Entretanto, este mecanismo também recicla o calor corporal e requer que o ar inalado seja mais frio do que a temperatura central do corpo. Em conseqüência, o rato-canguru fica confinado à sua toca mais fria durante as horas quentes do dia. Se o ar inalado estiver à temperatura corporal ou acima desta, a perda da mistura respiratória pelo rato-canguru irá aumentar. Embora a perda evaporativa de água ajude o animal a se manter frio, ela alteraria também seriamente seu equilíbrio hídrico.

A importância da água no controle da temperatura corporal em um grande mamífero do deserto é bastante conhecida, conforme ilustrado pelas simples e agora clássicas observações fei-

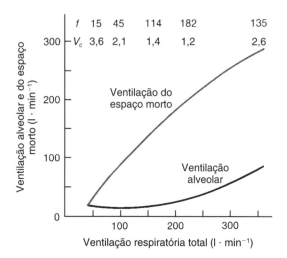

Fig. 16.31 O ofego induz mudança da ventilação alveolar para ventilação alveolar e do espaço morto. À medida que a ventilação respiratória total (*abscissa*) aumenta em um boi ofegante, a ventilação do espaço morto (que flui pela boca e pela traquéia) aumenta progressivamente. A ventilação alveolar, entretanto, não aumenta até que a ventilação total exceda cerca de 200 l·min^{-1}. No ofego extremo, a freqüência respiratória (*f*) diminui conforme o volume corrente (V_c) aumenta (números no alto do gráfico). (Adaptado de Hales, 1966.)

USANDO A ENERGIA: ENFRENTANDO DESAFIOS AMBIENTAIS 651

tas em camelos. Os camelos ou foram deixados beber água livremente ou foram submetidos a períodos de desidratação durante os quais a água foi retirada por vários dias. As temperaturas retais estavam mais elevadas durante o dia e mais baixas durante a noite. Tais flutuações eram mínimas quando os camelos podiam beber livremente, mas continuavam elevadas quando comparadas com as de um ser humano hidratado. As diferenças térmicas tornaram-se ainda mais exageradas durante os períodos de desidratação, quando as reservas de água corporal se reduziam, ficando menores para a estocagem de calor e para a termorregulação pela sudorese.

Regulação Termostática da Temperatura Corporal

Os endotermos homeotérmicos usam um sistema de controle da temperatura corporal que é semelhante ao controle termostático mecanizado encontrado em banhos-maria em laboratórios (ver a Fig. 1.4) ou em um sistema de aquecimento das casas. No banho-maria, um *comparador de temperatura* compara a temperatura da água, T_w, detectada por um sensor de temperatura com uma *temperatura de ajuste**, T_{aj}. Se T_w estiver abaixo de T_{aj}, o *termostato* fecha o circuito que ativa a produção de calor adicional até que $T_w = T_{aj}$, após o que os contatos do termostato se abrem e a produção de calor cessa. O ciclo repete-se quando T_w cai novamente. Esta analogia é especialmente apropriada para a zona de regulação metabólica (ver a Fig. 16.25), na qual a produção de calor aumenta com a diminuição da temperatura ambiente.

Os endotermos homeotérmicos e os ectotermos homeotérmicos também usam processos não-metabólicos para regular a temperatura corporal. A regulação da temperatura corporal, T_c, não é completamente compreendida mesmo após décadas de pesquisa sobre o tópico, mas parece trabalhar através dos princípios da retroalimentação negativa (ver o Destaque 1.1). A maioria dos animais tem não apenas um, mas vários sensores de temperatura em diversas regiões do corpo. Além disso, para manter a T_c próxima da T_{aj}, os animais homeotérmicos podem ativar vários mecanismos produtores de calor e trocadores de calor, de modo que o termostato controla os mecanismos de conservação e de perda de calor bem como a produção de calor. Este processo de controle é análogo ao de aquecimento e resfriamento controlado por microprocessador da futurística "casa inteligente" em que o termostato, além de controlar o aquecimento e o condicionador de ar, controla a posição das sombras das janelas, a abertura e o fechamento das janelas, a condutância das paredes e o isolamento do telhado, e assim por diante. Ademais, o controle da termogênese no homeotermo não é tudo-ou-nada, como ligar ou desligar um aquecimento. Em vez disso, a velocidade de produção de calor por processos metabólicos é graduada de acordo com as necessidades. Quanto mais frios os sensores de temperatura se tornam (dentro de limites), maior a velocidade de termogênese. Os engenheiros chamam a isto de *controle proporcional*, porque a produção e a conservação de calor são mais ou menos proporcionais à diferença $T_c - T_{aj}$.

O hipotálamo — o "termostato" dos mamíferos

A temperatura corporal dos mamíferos pode variar amplamente (tanto quanto 30 graus centígrados) entre a periferia e o centro do corpo, com as extremidades sofrendo variações muito maiores do que o centro. Existem no cérebro, na medula espinal, na pele e em locais no centro do corpo neurônios sensíveis a temperatura e terminações nervosas que fornecem impulsos aferentes aos centros termostáticos no cérebro. Embora um mamífero possa ter vários centros termorreguladores, o mais importante, considerado o "termostato" do corpo, está localizado no hipotálamo (ver a Fig. 9.5). Foi descoberto por Henry G. Barbour, em 1912, no curso de uma série de experimentos nos quais uma pequena sonda controlada por temperatura foi implantada em diferentes partes do cérebro do coelho. A sonda evocava fortes respostas termorregulatórias somente quando era usada para aquecer ou esfriar o hipotálamo. O resfriamento do hipotálamo produzia aumento na taxa metabólica e aumento na T_c, enquanto que o aquecimento provocava ofego e queda na T_c. Este experimento é análogo a se mudar a temperatura de um termostato em sua casa segurando um fósforo aceso por perto. Quando o termostato é aquecido acima de seu ponto de ajuste, ele desliga o aquecimento, permitindo que a temperatura da sala caia abaixo do ponto de ajuste. Um aparelho para controlar a temperatura hipotalâmica e medir as respostas de um homeotermo a alterações nessa temperatura é mostrado na Fig. 16.33.

Procedimentos experimentais como os de Barbour têm demonstrado que o termostato hipotalâmico dos mamíferos é altamente sensível a temperatura. A variação na temperatura cerebral dos mamíferos, de somente alguns graus centígrados, afeta seriamente o funcionamento do cérebro, de modo que não é surpreendente encontrar o principal centro termorregulador dos mamíferos localizado ali. Neurônios que são altamente sensíveis a temperatura estão localizados na porção anterior do termostato hipotalâmico. Alguns desses neurônios mostram aumento abrupto na freqüência de disparos com aumento da temperatura hipotalâmica (Fig. 16.34). Acredita-se que tais neurônios sirvam para ativar respostas de dissipação de calor como vasodilatação e sudorese. Outros mostram diminuição na freqüência de disparos com aumento na temperatura acima de certos valores. Outros ainda aumentam sua freqüência de disparos quando a temperatura cerebral cai abaixo da temperatura de ajuste. Eles parecem controlar a ativação das respostas de produção de calor (p. ex., tremor, termogênese sem tremor, metabolismo do tecido adiposo marrom) e respostas de conservação de calor (p. ex., pilomotoras).

Além da informação de sua própria temperatura gerada por estes neurônios termossensíveis, o hipotálamo recebe impulsos neurais de termorreceptores de outras partes do corpo. Todas essas informações térmicas são integradas e usadas para controlar as eferências do termostato. Vias neurais que deixam o hipotálamo fazem conexão com outras partes do sistema nervoso que regulam a produção de calor e a perda de calor. Algumas destas vias são ativadas por temperaturas elevadas acusadas pelos receptores periféricos e da medula espinal e pelos neurônios hipotalâmicos sensíveis a temperatura. As vias eferentes ativam o aumento da sudorese e o ofego, bem como redução no tônus vasomotor periférico que produz aumento do fluxo sanguíneo na pele. Inversamente, o resfriamento do corpo estimula a termogênese e aumento do tônus vasomotor periférico. Estas mesmas respostas podem ser obtidas sem o resfriamento de todo o corpo por simples resfriamento dos neurônios do hipotálamo. Assim, o abaixamento experimental da temperatura hipotalâmica em um cão causa elevação da produção metabólica de calor pelo tremor. Por outro lado, o aquecimento do hipotálamo do cão promove a resposta de dissipação de calor do ofego.

***N.T.:** No original, *set-point*. Alguns tradutores utilizam os termos "ponto fixo" para estas palavras. Entretanto, preferimos traduzir por "temperatura de ajuste" ou "ponto de ajuste", considerando que é um valor que varia em diversas situações e, portanto, nos parece mais adequado.

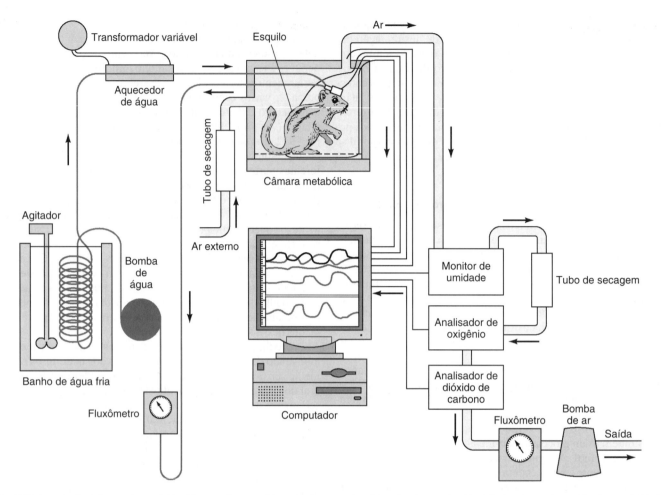

Fig. 16.33 A regulação da temperatura pelo hipotálamo pode ser medida mudando-se experimentalmente a temperatura hipotalâmica. A aparelhagem mede a sensibilidade térmica do hipotálamo e as respostas termorregulatórias frente a alterações na temperatura hipotalâmica, que é modificada por meio de uma sonda perfundida com água implantada no hipotálamo. A taxa metabólica e a perda evaporativa de água são medidas pela análise do conteúdo de O_2 e de CO_2 no ar efluente para a água. A câmara metabólica está em temperatura constante. (De "The Thermostat of Vertebrate Animals" por H. C. Heller, L. I. Crawshaw e H. T. Hammel. Copyright © 1978 de Scientific American, Inc. Todos os direitos reservados.)

Elevação na temperatura do centro do corpo de somente 0,5 grau centígrado na maioria dos mamíferos causa vasodilatação periférica tão extrema que o fluxo sanguíneo para a pele pode aumentar várias vezes acima do normal. Nos seres humanos, esta resposta produz aparência de rubor na pele. O efeito da elevação da temperatura central do corpo sobre a vasodilatação periférica e, desse modo, sobre a temperatura da pele é ilustrado na Fig. 16.35, que mostra que a temperatura da pele da orelha de um coelho aumenta muito bruscamente de menos de 15°C para cerca de 35°C no ponto em que a temperatura do centro do corpo do coelho excedeu 39,4°C. Como a temperatura da orelha atingiu um máximo, pode ser presumido que os vasos da orelha estão completamente dilatados quando a temperatura excede este limite.

O efeito do termostato hipotalâmico sobre tais mecanismos periféricos de troca de calor é cerca de 20 vezes maior em alguns mamíferos do que os ajustes reflexos iniciados pelos sensores de temperatura periféricos. Esta "arbitrariedade" hipotalâmica é significativa à luz da importância de se regular a temperatura cerebral cuidadosamente. Sem o domínio do termostato hipotalâmico, um animal superaquecido internamente exercitando-se em um ambiente frio falharia em ativar o fluxo sanguíneo dissipador de calor para os capilares da superfície, e sua temperatura central continuaria a subir para níveis perigosos.

Em alguns homeotermos, especialmente animais pequenos sujeitos ao resfriamento rápido em temperaturas ambientes baixas, a temperatura de ajuste do termostato hipotalâmico muda com a temperatura ambiente, presumivelmente porque os desvios ambientais são percebidos pelos receptores periféricos. Assim, no rato-canguru, queda súbita na temperatura ambiente é rapidamente seguida por aumento na temperatura de ajuste. Esse aumento causa aumento na produção metabólica de calor em antecipação ao aumento da perda de calor para o ambiente.

As relações entre as respostas termorregulatórias controladas pelos centros hipotalâmicos e aquelas controladas pela temperatura corporal central são ilustradas na Fig. 16.36. Pequenos desvios na temperatura corporal central fora da temperatura de ajuste produzem apenas respostas vasomotoras e pilomotoras periféricas (plotação inferior) que na verdade alteram a condutância térmica do corpo. Esses pequenos desvios na temperatura corporal central resultam usualmente de variações moderadas dentro de uma faixa de temperatura ambiente correspondente à zona de neutralidade térmica (ver a Fig. 16.25). Quando a temperatura corporal central é forçada para fora desta faixa por desvios da tem-

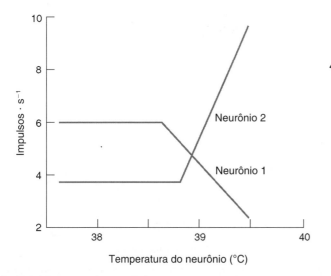

Fig. 16.34 Diferentes neurônios hipotalâmicos mostram diferentes padrões de temperatura-atividade em um coelho. O neurônio 1 exibe decréscimo linear em temperatura acima de 38,4°C, enquanto que o neurônio 2 mostra aumento linear abrupto em temperatura acima de 38,7°C. (Adaptado de Hellon, 1967.)

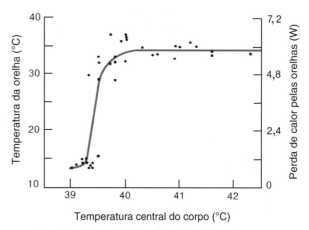

Fig. 16.35 A perda de calor pela orelha aumenta subitamente conforme a temperatura central do corpo se eleva em um coelho, em temperatura ambiente de 10°C. A temperatura central foi elevada forçando-se os coelhos a correr em uma roda giratória. Quando a temperatura aumenta acima de 39,5°C, o fluxo sanguíneo nas orelhas eleva-se, aumentando a temperatura da orelha e a perda de calor (mostrado em watts). (De Kluger, 1979.)

peratura ambiente mais extremos ou pelo exercício, as respostas termorregulatórias passivas não são mais suficientes, e os centros hipotalâmicos tomam providências ativas — isto é, termogênese ou perda de calor por evaporação (plotações superiores na Fig. 16.36).

Centros termorreguladores dos não-mamíferos
O controle termostático da temperatura corporal tem recebido menos atenção nas aves do que nos mamíferos, talvez pelo fato do modo de controle parecer ser mais complexo nas aves. A região do hipotálamo que serve como centro termorregulador em mamíferos é virtualmente insensível a variações de temperatura naquelas aves testadas (principalmente pombos). A medula espinal foi apontada como sendo um centro de sensibilidade térmica central em pombos, pingüins e patos, mas os receptores da região central do corpo fora do sistema nervoso central são os receptores térmicos dominantes nas aves. Os sensores térmicos no centro do corpo provavelmente enviam sinais ao termostato hipotalâmico nas aves, que por sua vez integra os impulsos e ativa os efetores termorreguladores.

Peixes e répteis, como as aves e os mamíferos, têm um centro sensível a temperatura no hipotálamo. O aquecimento do hipotálamo com uma sonda implantada causa hiperventilação no peixe escorpião; o resfriamento resulta em movimentos ventilatórios mais lentos. O resfriamento periférico também produz respostas ventilatórias semelhantes. Como a taxa metabólica do peixe varia com a temperatura corporal, aumento na temperatura resulta em necessidade aumentada de oxigênio. Os ajustes determinados pela temperatura na freqüência respiratória são adaptativos, na medida em que eles antecipam as alterações nas necessidades respiratórias e servem para minimizar as flutuações do oxigênio sanguíneo. A resposta dos répteis ao resfriamento do hipotálamo é a de desencadear o *comportamento termofílico* (isto é, a procura do calor), enquanto que o aquecimento do hipotálamo origina o *comportamento termofóbico* (isto é, a fuga do calor).

As pesquisas de S. C. Wood e seus colaboradores (1991) traçaram algumas ligações intrigantes entre a termorregulação

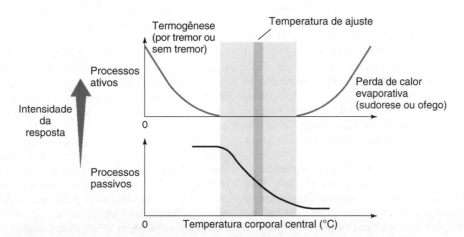

Fig. 16.36 O grau de uma resposta termorregulatória de um animal é mais elevado em temperaturas corporais acima ou abaixo da temperatura corporal central. Dentro de uma faixa (área cinza-claro) por volta da temperatura de ajuste (área cinza-escuro), a regulação da temperatura corporal se dá apenas pelo controle da condutância para o ambiente, pela variação do fluxo sanguíneo periférico ou pela eficiência do isolamento dos pêlos ou das penas (plotação inferior). Acima e abaixo desta faixa, tais providências passivas se esgotam, e termogênese ativa (*esquerda*) ou perda de calor evaporativa (*direita*) se desenvolve (plotações superiores).

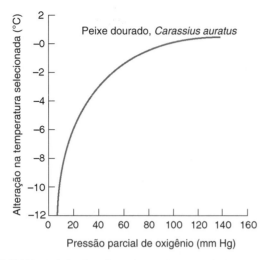 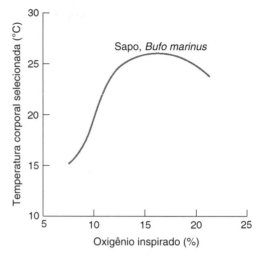

Fig. 16.37 A hipoxia induz alterações na temperatura corporal selecionada no peixe dourado (*Carassius auratus*) e em sapos (*Bufo marinus*). (Adaptado de Wood, 1991.)

comportamental e a exposição a hipoxia. Como uma alternativa para aumentar o suprimento de O_2 para os tecidos pelo aumento da ventilação e do débito cardíaco durante a exposição a hipoxia, uma grande variedade de vertebrados e invertebrados responde à hipoxia com a redução da demanda de oxigênio através da seleção temporária de uma temperatura corporal abaixo da preferida. Assim, vertebrados como camundongos, rãs, peixes e lagartos em um gradiente térmico experimental movem-se para uma região mais fria quando são submetidos a hipoxia (Fig. 16.37). Invertebrados como aranhas e lagostas e mesmo organismos unicelulares como as amebas também respondem deste modo.

Febre

Uma característica interessante do centro termorregulador hipotalâmico é sua sensibilidade a certas substâncias químicas chamadas coletivamente **pirogênios** (substâncias produtoras de febre). Há duas categorias gerais de pirogênios com base em suas origens. Os *pirogênios exógenos* são endotoxinas produzidas por bactérias Gram-negativas. Esses polissacarídeos termoestáveis com alto peso molecular são tão potentes que apenas 10^{-9} g de endotoxina purificada injetada em um grande mamífero causa elevação da temperatura corporal. Os *pirogênios endógenos*, por outro lado, originam-se do próprio tecido do animal e, diferentemente dos de origem bacteriana, são proteínas termolábeis. Os leucócitos liberam pirogênios endógenos em resposta a pirogênios exógenos circulantes produzidos pelas bactérias infecciosas. Assim, parece que o pirogênio exógeno causa aumento na temperatura corporal indiretamente pela estimulação da liberação dos pirogênios endógenos que agem diretamente sobre o centro hipotalâmico. Esta idéia é apoiada pelas evidências de que o hipotálamo é mais sensível à aplicação direta dos pirogênios endógenos do que dos exógenos.

A sensibilização dos neurônios sensíveis a temperatura a tais moléculas pirogênicas causa elevação no ponto de ajuste para uma temperatura mais elevada do que o normal. O resultado é que a temperatura corporal aumenta vários graus, e o animal desenvolve **febre**. Anestésicos e opiáceos como a morfina, em oposição aos pirogênios, causam abaixamento no ponto de ajuste da temperatura e, desse modo, queda na temperatura corporal. A significância adaptativa dos pirogênios endógenos e de sua produção de febre nos homeotermos deve estar relacionada aos efeitos bacteriostáticos da temperatura corporal elevada.

As bactérias pirogênicas elevam a temperatura corporal em alguns ectotermos bem como nos endotermos. Em um experimento clássico de H. A. Bernheim e M. G. Kluger (1976), as temperaturas corporais foram monitoradas em um iguana do deserto em laboratório simulando um ambiente do deserto antes e depois da administração de bactérias pirogênicas (Fig. 16.38). Em resposta às bactérias produtoras de febre, os lagartos posicionaram-se mais freqüentemente em zonas aquecidas por irradiação do ambiente artificial, aumentando de fato suas temperaturas a níveis desusadamente elevados (isto é, febre). Esta resposta comportamental e as temperaturas febris que elas produziram conferiram proteção contra a infecção bacteriana. Tal proteção é tida como tendo duas formas: (1) o agente antiviral e antitumor *interferon* é mais eficaz em temperaturas elevadas e (2) as temperaturas elevadas também diminuem o crescimento de alguns micróbios.

Termorregulação durante a atividade

A eficiência da energia da contração muscular é de apenas 25%. Para cada joule de energia química convertido em trabalho mecânico, 3 J de energia são degradados em calor. Durante o exercício, esse calor extra, adicionado ao calor produzido pelo metabolismo basal, causará aumento na temperatura corporal acima do ponto de ajuste a menos que ele seja dissipado para o ambiente na mesma velocidade com que é produzido. A maior parte do excesso de calor é manejada para ser transferida para o ambiente, mas um aumento na temperatura central de um homeotermo pode ocorrer durante o exercício, indicando remoção incompleta do excesso de calor. O aumento na temperatura é moderadamente útil em dois aspectos: (1) ele aumenta a diferença $T_c - T_a$ e, desse modo, aumenta a eficiência dos processos de perda de calor através de aumento do gradiente para a perda de calor e (2) ele promove aumento na velocidade das reações metabólicas, incluindo as que dão suporte à atividade física. Entretanto, a temperatura central pode subir a níveis perigosamente elevados durante o exercício pesado em ambientes quentes, e esse calor em excesso tem de ser distribuído.

O nível para o qual a temperatura central sobe nos homeotermos é proporcional à taxa de trabalho muscular. Durante exercício leve ou moderado em ambientes frios, a temperatura corpo-

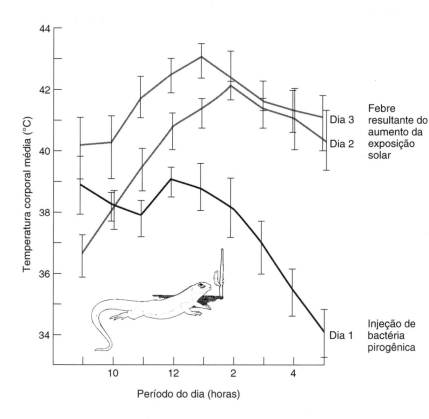

Fig. 16.38 Um ectotermo responde a injeções de bactéria pirogênica com febre. Como outros lagartos, o iguana do deserto, *Dipsosaurus dorsalis*, regula sua temperatura corporal comportamentalmente ajustando o local e sua postura em relação ao calor irradiante do sol ou de objetos quentes como as rochas escuras. Após a infecção pelas bactérias pirogênicas, o lagarto aumenta sua temperatura corporal acima dos níveis normais por aumento comportamental da exposição ao sol. O gráfico mostra o aumento na temperatura corporal em dias sucessivos após a injeção da bactéria. (Adaptado de Bernheim e Kluger, 1976.)

ral aumenta para um novo nível e é regulada nesse nível enquanto o exercício continua. Assim, a temperatura parece permanecer sob controle do termostato corporal. O aumento na temperatura proporcional ao nível de exercício parece ser uma conseqüência primariamente de aumento no sinal de erro, $T_c - T_{aj}$, do controle termostático de retroalimentação pelo hipotálamo. O sinal de erro é a *diferença* entre o ponto de ajuste do termostato e a temperatura central no momento. Quanto maior a diferença (isto é, quanto maior o sinal de erro), maior a ativação de mecanismos de perda de calor. Assim, a velocidade de dissipação de calor aumenta à medida que a temperatura central se eleva acima do ponto de ajuste, e um novo equilíbrio se estabelece entre a produção de calor e a perda de calor. Durante exercício intenso, especialmente nos ambientes quentes, os mecanismos de dissipação de calor não são capazes de equilibrar a produção de calor até que a temperatura corporal aumente vários graus, aumentando a diferença $T_c - T_a$. Assim, elevações de 4 a 5 graus centígrados na temperatura central são comumente observadas em seres humanos após corrida forte e sustentada e em cavalos de corrida, galgos e cães de trenó após exercício.

O aumento na T_c (e no sinal de erro quando a T_c aumenta acima da T_{aj}) é mantido em níveis baixos pela alta sensibilidade do controle de retroalimentação dos mecanismos de dissipação de calor. Por exemplo, um pequeno aumento na T_c acima da temperatura de ajuste produz aumento forte e brusco na taxa de sudorese (Fig. 16.39). A eficiência da perda de calor é afetada pela umidade do ar adjacente — quanto maior a umidade, menor a eficiência da perda de calor (como qualquer pessoa familiarizada com o deserto ou um ambiente com umidade elevada pode testemunhar). Os mecanismos de perda de calor são iniciados pelo exercício vigoroso mesmo antes que a temperatura periférica corporal tenha sofrido qualquer aumento significativo. Por exemplo, em seres humanos, aumento na taxa de sudorese começa dentro de 2 segundos após o início de um trabalho físico pesado, mesmo que não haja aumento detectável na temperatura da pele naquele momento. Entretanto, a temperatura sanguínea central mostra aumento detectável na temperatura dentro de 1 segundo após o início do exercício. Aparente-

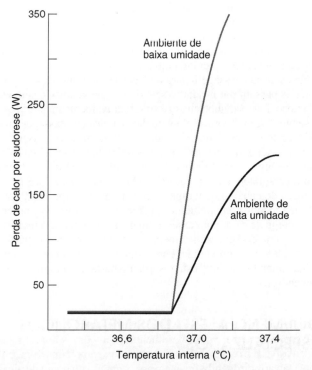

Fig. 16.39 A taxa de sudorese nos seres humanos aumenta bruscamente conforme a temperatura corporal se aproxima de 37°C. A temperatura central foi elevada pelo exercício ou pela elevação da temperatura ambiente. (Adaptado de Benzinger, 1961.)

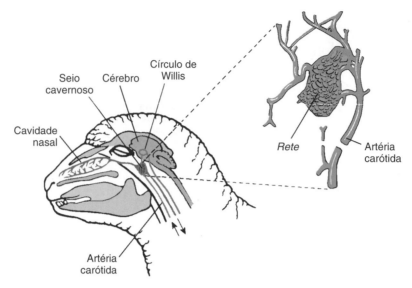

Fig. 16.40 A ovelha tem uma rede carotídea para o resfriamento do sangue da carótida por contracorrente. A rede carotídea, encontrada na ovelha e em alguns outros mamíferos, é mostrada em vermelho. Uma rede de pequenas artérias age como trocador de calor para o suprimento sanguíneo do cérebro. O sangue venoso frio que retorna da cavidade nasal banha a rede carotídea contida em um seio cavernoso, removendo calor do sangue arterial que flui para o círculo de Willis e então para o cérebro. (Adaptado de Hayward e Baker, 1969.) (Ver Encarte colorido.)

mente, o início da sudorese, quase simultâneo com o início da atividade neural que subsidia o exercício, resulta da ativação reflexa da sudorese por receptores centrais de temperatura. Os pontos de ajuste para a perda de calor são mais baixos em atletas bem treinados, especialmente em climas quentes.

Um trocador de calor especial por contracorrente para prevenir o superaquecimento do cérebro durante exercícios enérgicos como a corrida é empregado por certos grupos de mamíferos de casco (p. ex., ovelhas, cabras e gazelas) e carnívoros (p. ex., gatos e cães). Este sistema, a **rede carotídea** (Fig. 16.40), usa sangue venoso frio que retorna das passagens respiratórias para remover o calor do sangue arterial quente que está sendo conduzido para o cérebro. Nesses animais, a maior parte do sangue para o cérebro flui pela artéria carótida externa. Na base da crânio, a carótida anastomosa-se em centenas de pequenas artérias que formam uma rede vascular, cujos vasos confluem imediatamente antes de sua passagem para o cérebro (ver a Fig. 16.40). Tais artérias passam por um largo seio de sangue venoso, o **seio cavernoso**. Esse sangue venoso é significativamente mais frio que o sangue arterial porque ele vem das paredes das passagens nasais, onde foi resfriado pelo fluxo de ar respiratório. Assim, o sangue arterial quente que flui pelas redes doa parte de seu calor para o sangue venoso mais frio antes que ele entre no crânio. Como resultado, a temperatura cerebral pode ser de 2 a 3 graus centígrados abaixo da temperatura central do corpo. Embora a corrida mantida em ambientes quentes inevitavelmente forneça uma carga de calor para esses animais, a conseqüência mais séria e aguda do superaquecimento — função cerebral espástica — é desse modo prevenida. Este sistema de resfriamento é mais eficaz quando o animal está respirando bastante durante exercício enérgico.

DORMÊNCIA: ESTADOS METABÓLICOS ESPECIALIZADOS

Dormência é um termo geral para a redução das atividades corporais, incluindo a taxa metabólica reduzida. Ela freqüentemente abrange a heterotermia. A dormência pode ser classificada de vários modos de acordo com sua profundidade (em relação à capacidade de entrar em alerta e de diminuir a T_c) e sua duração e inclui *sono, torpor, hibernação, sono de inverno* e *estivação*. O sono tem sido o mais investigado (provavelmente porque é o único estado de dormência experimentado pelo homem). As quatro categorias restantes são menos compreendidas do que o sono; entretanto, nos homeotermos, todas parecem ser manifestações de processos fisiológicos relacionados.

Sono

Estudado intensamente nos seres humanos e em outros mamíferos, o sono impõe extensos ajustes na função cerebral. Em mamíferos, o sono de ondas lentas está associado a queda tanto na sensibilidade hipotalâmica à temperatura quanto na temperatura corporal bem como a alterações nos reflexos respiratórios e cardiovasculares. Durante o sono de movimentos oculares rápidos (MOR), o controle hipotalâmico da temperatura é suspenso. Embora possa haver uma variedade de disparadores para o sono, nos mamíferos há evidência de substâncias indutoras do sono que se formam durante o alerta, acumulando-se nos líquidos extracelulares do sistema nervoso central. A identificação e o modo de ação de tais substâncias estão sendo pesquisados. O decurso e a extensão do sono variam muito entre os animais. As focas descansam dormindo em um monte de gelo por apenas uns poucos minutos por vez e logo acordam para examinar o gelo na busca dos ursos polares que podem estar-se aproximando. Os seres humanos e muitos outros mamíferos dormem por horas de cada vez. Muitos dos grandes carnívoros (p. ex., leões e tigres) dormem por tempo tão prolongado quanto 20 horas por dia, especialmente após uma refeição.

Torpor

Quanto mais baixa a T_c, mais baixo o metabolismo basal e menor a velocidade de conversão dos estoques de energia, como o tecido adiposo, em calor corporal. Assim, é geralmente vantajoso permitir que a temperatura corporal diminua durante os períodos que não são de alimentação ou de inatividade. Pequenos endotermos, em virtude das suas taxas metabólicas elevadas, estão sujeitos ao jejum durante períodos de inatividade quando eles não se estão alimentando. Durante tais períodos, alguns animais entram em um estado de **torpor**, no qual a temperatura e a taxa metabólica diminuem. Então, antes do animal se tornar ativo, sua temperatura corporal aumenta em conseqüência de surtos de atividade metabólica, especialmente por meio de tremor e/ou da oxidação de depósitos de tecido adiposo marrom (se for um mamífero). O torpor diário é praticado por muitas aves terrestres. O beija-flor é um exemplo clássico, permitindo que sua temperatura corporal caia de um nível diário de 40°C para um nível noturno tão baixo quanto 13°C (no beija-flor emplumado quando uma baixa temperatura ambiente o permite). Várias espécies de pequenos mamíferos também apresentam torpor (p. ex., musaranhos), mas mamíferos grandes têm muita massa térmica para resfriar rapidamente para os curtos períodos de torpor.

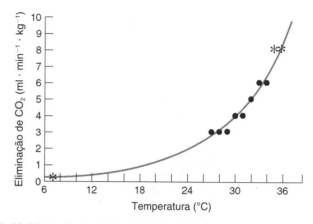

Fig. 16.41 Tanto a hipotermia induzida experimentalmente quanto a hibernação natural reduzem o metabolismo no esquilo manto-dourado. Símbolos fechados, hipotermia induzida experimentalmente; asterisco,** animais não anestesiados acordados e * em hibernação. (De Milsom, 1992.)

Hibernação e Sono de Inverno

Um período de torpor profundo, ou dormência de inverno, a **hibernação** dura por semanas ou mesmo por vários meses em climas frios. Ela se inicia por sono de ondas lentas e não tem o sono de movimentos oculares rápidos. A hibernação é comum em mamíferos das ordens Rodentia, Insectivora e Chiroptera, que podem estocar reservas de energia suficientes para sobreviver aos períodos em que não há alimentação. Muitos hibernantes despertam periodicamente (tão freqüente quanto uma vez por semana ou tão infreqüente quanto a cada 4-6 semanas) para esvaziar suas bexigas ou para defecar.

Durante a hibernação, o termostato hipotalâmico é reajustado a um nível tão baixo quanto 20 graus centígrados ou mais abaixo do normal. Em temperaturas ambientes entre 5°C e 15°C, muitos hibernantes mantêm suas temperaturas tão baixas quanto 1 grau acima da temperatura ambiente. Se a temperatura do ar cai a níveis perigosamente baixos, o animal aumenta sua taxa metabólica para manter T_c constante baixa ou para acordar.

O controle termorregulatório não é suspenso durante o torpor e a hibernação — ele continua meramente com um ponto de ajuste baixo e sensibilidade reduzida (ganho), como no sono de ondas lentas. Na marmota em hibernação, por exemplo, o resfriamento experimental do hipotálamo anterior com uma sonda implantada controlada eletronicamente aumenta a produção metabólica de calor corporal. O aumento na produção de calor é proporcional à diferença entre a temperatura de ajuste e a temperatura hipotalâmica no momento. A temperatura de ajuste cai cerca de 2,5 graus centígrados dentro de um dia ou dois à medida que o animal entra em estado de hibernação mais profundo.

Como poderia ser esperado, as funções corporais são bastante lentificadas com o abaixamento da temperatura corporal característico do torpor ou da hibernação. O efeito da temperatura corporal reduzida sobre a taxa metabólica (expresso como CO_2) do esquilo de manto dourado é mostrado na Fig. 16.41. Em conjunção com a diminuição no metabolismo, o fluxo sanguíneo nos mamíferos hibernantes é tipicamente reduzido a cerca de 10% dos valores pré-hibernação, embora a cabeça e o tecido adiposo marrom recebam fluxo muito maior do que os outros tecidos. O débito cardíaco diminui a somente pequena percentagem da taxa normal. Esse retardo é realizado por uma drástica redução da freqüência cardíaca, com o volume de bombeamento permanecendo em níveis essencialmente inalterados. Em consequência da redução da troca respiratória, o sangue de muitos hibernantes se torna mais ácido. Essa acidose pode baixar ainda mais a atividade enzimática em razão da mudança do pH ótimo para as enzimas metabólicas.

A velocidade para o alerta ao sair da hibernação é freqüentemente muito mais elevada do que para entrar em hibernação. Assim, no esquilo, a transição do estado de torpor é completada em 12 a 18 horas (Fig. 16.42), enquanto que o alerta requer menos de 3 horas. A velocidade com que este mamífero de médio porte desperta depende do aquecimento rápido iniciado pela oxidação intensa da gordura marrom, acompanhada pelo tremor. Isto freqüentemente causa grande elevação na taxa metabólica, conforme evidenciado na Fig. 16.42.

Embora muitos pequenos endotermos passem por ciclos diários de torpor, suas taxas metabólicas elevadas impedem períodos extensos de torpor na forma de hibernação porque, mesmo no estado de hibernação, eles consumiriam rapidamente os estoques de energia, restando pouco para os processos metabolicamente caros do alerta. Todos os verdadeiros hibernantes são mamíferos de tamanho médio que pesam pelo menos várias centenas de gramas e grandes o suficiente para armazenar reservas para a hibernação prolongada. Não existem hibernantes verdadeiros entre os mamíferos grandes. Ursos, que já foram tidos como hibernantes, de fato simplesmente entram em um "sono de inverno" no qual a temperatura corporal cai apenas uns poucos graus e eles permanecem enrolados em um micro-habitat protegido como uma caverna ou um tronco oco. Com sua grande massa corporal e baixa taxa de perda de calor, um urso pode estocar reservas energéticas suficientes para entrar em sono de inverno sem queda da temperatura corporal. Os ursos são capazes de acordar e se tornar ativos rapidamente a qualquer momento durante o inverno — daí ser perigoso encontrar um urso mesmo que ele esteja em sono de inverno. Tipicamente, entretanto, os ursos permanecem em sono de inverno por longos períodos, retendo produtos metabólicos em seus corpos ou mesmo suportando as suas crias. O sono de inverno, com sua temperatura relativamente elevada, não oferece o mesmo grau de economia de energia da hibernação profunda, mas uma queda na temperatura corporal de apenas uns poucos graus já salva energia.

Por que não existem hibernantes grandes? Primeiro, eles têm menos necessidade de economizar energia, porque suas taxas metabólicas basais normais são baixas em relação aos seus estoques de combustível dada a alometria do metabolismo e em ra-

658 USANDO A ENERGIA: ENFRENTANDO DESAFIOS AMBIENTAIS

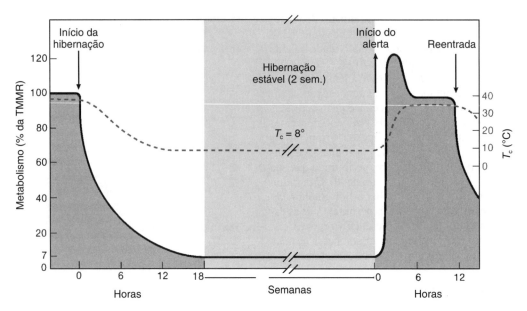

Fig. 16.42 O metabolismo aumenta brevemente durante um episódio de acordar da hibernação em um esquilo. O esquilo foi mantido em uma câmara com a temperatura a 4°C. O período de hibernação estável está sombreado claro, e a temperatura corporal, T_c, está representada pela linha tracejada. O metabolismo está representado pela linha preta. No início da hibernação, o ponto de ajuste para a temperatura corporal está abaixado. O metabolismo diminui, permitindo que a T_c caia para 1-3 graus centígrados acima da T_a durante a hibernação. O alerta ocorre quando a temperatura de ajuste pula para 38°C, e uma forte onda de produção de calor metabólico eleva a T_c ao novo nível de ajuste. Abreviação: TMMR, taxa metabólica média de repouso. (De Swan, 1974.)

zão do estoque de energia. Segundo, por causa de sua grande massa e da relativamente baixa taxa metabólica, seria necessário um esforço metabólico prolongado para elevar a temperatura corporal de um nível baixo próximo ao da temperatura ambiente até a temperatura normal. Tem sido calculado, por exemplo, que um urso grande necessitaria de pelo menos 24-48 horas para aquecer-se a 37°C de uma temperatura de hibernação de 5°C. O aquecimento dessa massa elevada também seria energeticamente muito caro.

Estivação

O termo **estivação**, de definição imprecisa, que também tem sido chamado "sono de verão", refere-se a uma dormência em que algumas espécies de vertebrados e invertebrados entram em resposta a temperaturas ambientes elevadas e/ou a perigo de desidratação. Caramujos terrestres como o *Helix* e o *Otala* tornam-se dormentes durante longos períodos de umidade baixa após selar a entrada da concha pela secreção de um opérculo semelhante a um diafragma que retarda a perda de água por evaporação. Muitos caranguejos terrestres de modo semelhante passam as estações secas em um estado inativo no fundo de suas tocas. Bem conhecidos como estivadores são os peixes pulmonados africanos *Protopterus*. Esses peixes de respiração aérea sobrevivem períodos de estiagem, em seus lagos secos, estivando no fundo semi-seco até que a próxima estação de chuva encharque a área. O peixe pulmonado prende-se em um "casulo", no qual um pequeno tubo liga a boca do peixe ao exterior para permitir a ventilação dos pulmões. É interessante que fatores químicos indutores de estivação no plasma de peixes pulmonados em estivação produzem um estado semelhante ao torpor quando injetados em mamíferos. Alguns mamíferos pequenos, como o esquilo da Colômbia, passam o final quente do verão inativos em sua toca, com sua temperatura central aproximando-se da temperatura ambiente. Este estado é provavelmente semelhante do ponto de vista fisiológico à hibernação, mas ele difere na estação do ano.

 Como você explica o achado de que a injeção de proteínas isoladas do plasma sanguíneo de um peixe pulmonado em estivação induza o sono no camundongo?

ENERGÉTICA DA LOCOMOÇÃO

Anteriormente neste capítulo, nós analisamos a taxa metabólica basal característica do animal em repouso. Energia adicional acima da taxa basal é gasta quando o animal está ativo — isto é, produzindo movimentos com seus músculos. O tipo de atividade muscular mais rapidamente quantificado na maioria dos animais é a simples *locomoção*. Como ela é necessária para encontrar alimento, acasalar e escapar dos predadores, a locomoção é também um dos mais importantes tipos de atividade de rotina. Passemos agora a examinar o custo metabólico da locomoção animal.

Tamanho do Animal, Velocidade e Custo da Locomoção

O *custo metabólico da locomoção* é a quantidade de energia necessária para mover uma unidade de massa do animal a uma unidade de distância e é usualmente expressa em unidades de quilocalorias por quilograma por quilômetro. Essa energia é a que é gasta acima e além da que é usada em condições basais de repouso. Medidas do consumo de O_2 e da produção de CO_2 associadas com a locomoção são geralmente feitas enquanto o animal está correndo em uma roda, nadando em um tanque de fluxo ou voando em um túnel de vento. A taxa de troca do gás medida é então transformada em taxa de conversão de energia.

As relações entre o trabalho *resultante* realizado na locomoção de um animal e o *total* da conversão de energia que propicia a atividade muscular desenvolvida são complicadas por vários fatores, nem todos os quais são suficientemente bem entendidos para ser discutidos aqui. Todavia, sabemos que uma percentagem significativa do esforço muscular durante a locomoção não contribui diretamente para o movimento para a frente. Parte da contração muscular mantém as articulações dos membros em suas posições articulares adequadas. Outra grande percentagem do trabalho muscular é realizada nos músculos que estão sendo estirados para se opor à força da gravidade, para absorver choques e para sintonizar movimentos finos dos membros durante a contração dos antagonistas. O estudo comparativo da energética da locomoção animal é ainda mais complicado pela bem-estabelecida relação inversa entre a força produzida por um músculo que se contrai e a sua velocidade de encurtamento (isto é, comprimento muscular ou comprimento do sarcômero por segundo; ver a Fig. 10.13). Quanto maior a velocidade de ciclagem das pontes cruzadas, maior o custo metabólico para o encurtamento do músculo por certa distância. Animais pequenos exibem velocidades mais altas nos passos de suas pernas, nos batimentos da cauda ou nos movimentos das asas. Assim, animais pequenos empregam freqüências mais altas de encurtamento muscular (e portanto de ciclicidade das pontes cruzadas) para atingir uma dada velocidade de locomoção do que os animais maiores. Por esta razão, eles devem converter quantidades correspondentemente mais altas de energia metabólica para produzir certa quantidade de força por unidade de secção transversal de tecido contrátil no movimento de seus membros.

Várias generalizações podem ser feitas em relação ao custo energético geral da locomoção e ao tamanho e à velocidade de um animal. A locomoção é um processo metabolicamente dispendioso. A taxa de consumo de oxigênio além da taxa metabólica basal aumenta linearmente com a velocidade (Fig. 16.43A). É digno de nota, entretanto, que o aumento na utilização de energia por unidade de peso para um dado incremento de velocidade é menor para os animais maiores do que para os menores. Isto pode ser visto nas diferentes inclinações das retas na Fig. 16.43A. Quando o custo da locomoção é plotado como utilização de energia por grama de tecido por quilômetro contra a massa corporal, fica novamente aparente que *animais maiores gastam menos energia para mover uma dada massa por certa distância* (Fig. 16.43B). A menor eficiência energética dos animais pequenos durante a locomoção pode, em grau limitado, ser oriunda do maior atrito que eles sofrem (a ser rapidamente discutido), mas esta explicação certamente não é suficiente para os animais ter-

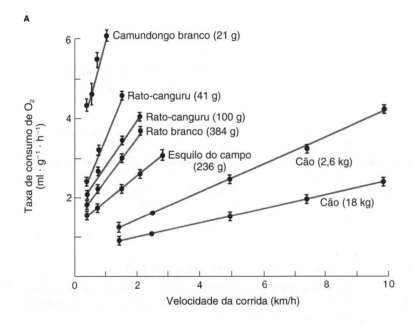

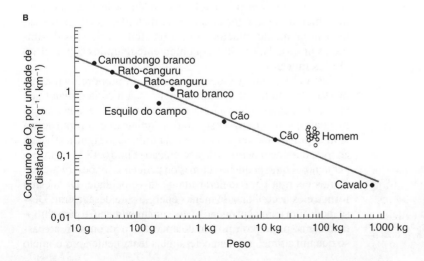

Fig. 16.43 A taxa metabólica durante a locomoção depende do tamanho corporal e da velocidade da corrida. **(A)** Relação entre a taxa de consumo de oxigênio e a velocidade da corrida em mamíferos de diferentes tamanhos. A inclinação de cada plotação representa o custo de transportar uma unidade de massa por uma unidade de distância. **(B)** Plotação log-log do custo metabólico de transportar 1 g a uma distância de 1 km em mamíferos de diferentes tamanhos correndo. O custo do metabolismo basal foi subtraído antes de se plotar os valores. Os dados são das inclinações plotadas na parte A. Os valores para os tetrápodes estão próximos a uma linha reta. (De Taylor et al., 1970.)

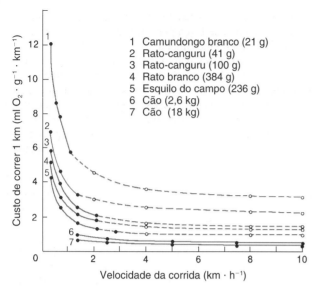

Fig. 16.44 O custo energético do transporte de uma unidade de massa corporal na corrida diminui conforme o tamanho corporal aumenta em mamíferos. O custo de correr 1 km cai, e os níveis se estabilizam com o aumento da velocidade. As proporções em tracejado são extrapoladas. (De Taylor et al., 1970.)

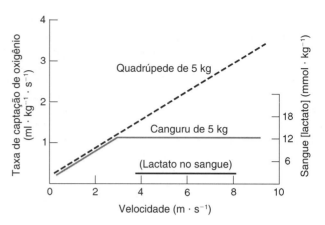

Fig. 16.46 Animais bípedes saltadores como os *wallabys** e os cangurus podem aumentar a velocidade sem aumento no consumo de oxigênio. Quadrúpedes de tamanho semelhante e *wallabys* inicialmente mostram aumento linear no consumo de oxigênio com o aumento da velocidade. Conforme os *wallabys* passam para a locomoção bípede, entretanto, sua taxa de consumo de oxigênio não aumenta com o aumento da velocidade. A estabilidade dos níveis de lactato sanguíneo à medida que a velocidade aumenta indica que as velocidades mais elevadas não são obtidas por aumento no metabolismo anaeróbio. (Adaptado de Baudinette, 1991.) *N. T.: Trata-se de qualquer um dos vários cangurus de pequeno e de médio portes.

restres que se movem em velocidades baixas e moderadas pelo ar, em que a resistência é desprezível. É mais provável que a menor eficiência energética esteja relacionada com menor eficiência dos músculos que se contraem rapidamente.

A relação entre a velocidade e o custo da locomoção é complexa. À medida que a velocidade da corrida aumenta nos mamíferos quadrúpedes, por exemplo, o custo metabólico de percorrer certa distância inicialmente diminui (Fig. 16.44). Isto acontece porque os gastos não-locomotores são responsáveis por uma fração progressivamente menor do total da energia produzida. Entretanto, à medida que a velocidade continua a aumentar, os animais que nadam, voam ou correm começam todos a sofrer aumento nos dispêndios da locomoção à medida que eles se aproximam das velocidades máximas de locomoção. A Fig. 16.45 ilustra este fenômeno nos cefalópodes (p. ex., lulas e polvos), para os quais uma típica curva em forma de U descreve os custos da locomoção em várias velocidades locomotoras. O custo da locomoção inicialmente decai agudamente com o aumento da velocidade mas então começa a aumentar em velocidades maiores.

Uma exceção notada na relação em forma de U do custo-velocidade típica de muitos animais que correm é encontrada nos animais que saltam com duas pernas, especialmente cangurus e pequenos cangurus. Em velocidades lentas, o consumo de oxigênio aumenta linearmente tanto no canguru quanto em um quadrúpede típico de tamanho semelhante (Fig. 16.46). Em velocidades moderadas a elevadas, entretanto, os cangurus aumentam estavelmente a velocidade sem aumento no consumo de oxigênio — um achado aparentemente impossível. Eles o fazem usando suas poderosas pernas traseiras como molas; as pernas traseiras estocam grande parte da energia cinética gasta na elevação da massa corporal do animal durante a extensão da perna.

Fatores Físicos que Afetam a Locomoção

O custo metabólico de se movimentar certa massa de tecido animal por uma dada distância também depende de fatores puramente físicos da inércia e de atrito.

Inércia é a tendência de uma massa em resistir à aceleração, enquanto *momento* se refere à tendência de uma massa em movimento em manter a sua velocidade. Estes conceitos estão estreitamente relacionados, e os efeitos oriundos de ambas as propriedades são freqüentemente reunidos sob o termo **efeitos inerciais**.

Cada objeto possui inércia e momento proporcional à sua massa. Quanto maior o animal, maior sua inércia e maior seu momento quando ele está em movimento. As elevadas forças inerciais que precisam ser superadas durante a aceleração de um animal grande são responsáveis pela utilização significativa da energia durante o período de aceleração (Fig. 16.47A). Animais pequenos, como pequenos carros ou pequenos aviões, requerem menos energia para acelerar até certa velocidade. Da mesma forma, eles necessitam de menos energia para desacelerar. Desse modo, um animal pequeno põe-se em movimento e pára abruptamente no princípio e no fim de um esforço locomotor, ao passo que um animal grande acelera mais lentamente após o início

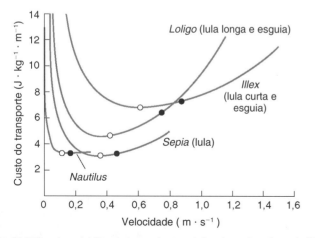

Fig. 16.45 O custo metabólico do transporte em cefalópodes mostra a forma de "U" típica de muitos animais voadores, nadadores e corredores. A locomoção muito lenta e a muito rápida são relativamente dispendiosas. Todos os cefalópodes plotados pesam aproximadamente 0,6 kg. (De O'Dor e Webber, 1991.)

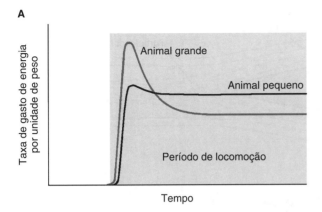

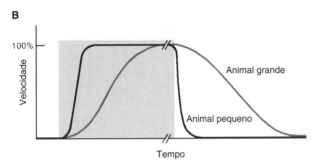

Fig. 16.47 A massa corporal afeta a taxa de gasto energético e a aceleração durante a locomoção. **(A)** Taxa em que a energia é usada por unidade de massa durante o início e a manutenção da locomoção (região sombreada) em um animal grande e em um pequeno de tipo semelhante. **(B)** Velocidade de um animal grande e de um pequeno durante a aceleração e a desaceleração no início e no fim de um período de locomoção (área sombreada).

da locomoção e diminui mais gradualmente conforme a locomoção termina (Fig. 16.47B). De modo semelhante, nos animais terrestres, os membros estão comprometidos com movimentos para a frente e para trás durante a corrida. Os membros estão sujeitos a forças inerciais relacionadas com suas massas à medida que eles aceleram e desaceleram durante a locomoção. As pernas de um animal grande exibem maior inércia e momento do que as pernas de um animal pequeno.

Como os animais não se movem no vácuo, a energética da locomoção sustentada é afetada pelas propriedades físicas do gás ou do líquido através dos quais eles se movem. **Atrito** é a força exercida na direção oposta ao movimento de um animal e é causado pela viscosidade e pela densidade do gás ou do líquido através dos quais o animal se move. O atrito produzido em certo meio depende da velocidade, da área de superfície e da forma de um objeto. Para um objeto com certa forma, o atrito é proporcional à área da superfície. Como os animais maiores têm menor relação área de superfície-massa, eles sofrem menos atrito no líquido por unidade de massa que os animais menores, para os quais o atrito a ser superado é energeticamente mais dispendioso. Uma vez a caminho, um animal maior gasta menos energia por unidade de massa para a sua propulsão em certa velocidade do que um animal menor de tipo semelhante (ver a Fig. 16.47A). O atrito também é proporcional ao *quadrado* da velocidade de um animal, significando que a energia necessária para superar o atrito e propelir o animal a velocidades maiores aumenta com a velocidade.

Tais efeitos são muito mais pronunciados na água do que no ar porque a água, tendo maior viscosidade e densidade, produz muito mais atrito em um objeto em movimento do que o ar. O atrito é da maior importância na natação e no vôo em face da alta viscosidade da água encontrada pelos nadadores e da elevada velocidade desenvolvida pelos voadores. O atrito é de pouca importância na corrida, porque as velocidades atingidas na corrida são baixas, como o é a viscosidade do ar. Tais relações são quantificadas pelo número de Reynolds (ver o Destaque 16.2).

Locomoção Aquática, Aérea e Terrestre

Os animais desenvolveram miríades de modos para se mover na água, na terra e no ar. Apesar dessa diversidade, cada modo de locomoção é semelhantemente limitado pelo ambiente no qual ele é empregado e pelas leis da física.

Natação
Os animais que nadam na água precisam suportar pouco ou nada de seu próprio peso. Muitos têm bexigas de flutuação ou grandes quantidades de gordura corporal que lhes permite suspender-se em dada profundidade com pouco gasto de energia. Entretanto, embora a densidade alta da água lhes permita flutuar neutralmente, ela também produz atrito elevado. Este empecilho para o movimento dos objetos por um líquido resultou numa convergência das formas corporais entre mamíferos marinhos e peixes. A forma corporal aerodinâmica fusiforme é desenvolvida maravilhosamente na maioria dos tubarões, dos peixes teleósteos e dos golfinhos. As razões são suficientemente evidentes por intuição, mas elas podem ser entendidas mais claramente em relação ao padrão de fluxo.

A facilidade com que um objeto se move pela água depende em parte do padrão de fluxo da água. O líquido na superfície imediata do objeto move-se na mesma velocidade que o objeto, ao passo que o líquido a uma grande distância não é perturbado. Se a transição na velocidade do líquido é suavemente contínua à medida que o líquido se afasta da superfície do objeto, então ocorre *fluxo laminar* (Cap. 12) na camada de fronteira — a camada de líquido não misturado imediatamente adjacente à superfície do objeto (Fig. 16.48A). Por outro lado, o *fluxo turbulento* acontece quando existem gradientes abruptos e inconsistências na velocidade do fluxo. Por causa da conservação de energia, a pressão e a velocidade estão relacionadas reciprocamente em um dado sistema líquido, e, quanto maior a velocidade do líquido em um certo local, menor é a pressão. Assim, velocidades de fluxo que diferem fortemente ao redor de um objeto causam correntes turbilhonantes em virtude de padrões de fluxos secundários que ocorrem entre regiões de alta pressão e regiões de baixa pressão. Além disso, quanto mais elevada a viscosidade do meio ou mais elevada a movimentação relativa entre um objeto e o líquido adjacente, maiores as forças de cisalhamento produzidas e, desse modo, maior a tendência para a turbulência. Como a sua produção dissipa a energia como calor, a turbulência retarda a conversão eficiente da energia metabólica em movimento propulsivo.

Formas alongadas e aerodinâmicas promovem o fluxo laminar com formação mínima de correntes turbulentas. Peixes e mamíferos marinhos como focas, toninhas e baleias são admiravelmente aerodinâmicos, exibindo uma passagem quase livre de turbulência pela água mesmo em altas velocidades. As aves que voam são semelhantemente aerodinâmicas no vôo. Um fator adicional que reduz a turbulência nestes animais é a complacência (deformabilidade) da superfície corporal. Complacência corporal elevada diminui pequenas perturbações na pressão da água que flui sobre a superfície corporal e desse modo reduz as vari-

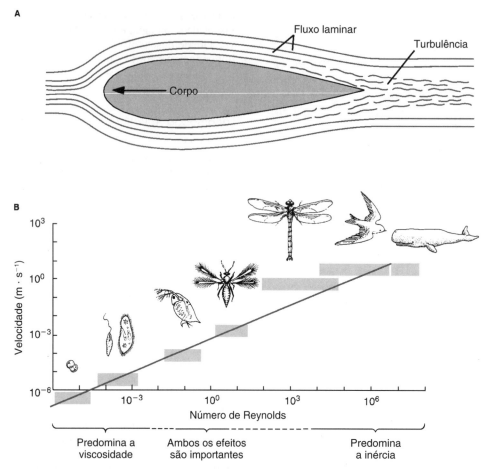

Fig. 16.48 A velocidade e a dinâmica dos líquidos são altamente dependentes da massa corporal em animais que voam e que nadam. **(A)** Fluxo de líquido em volta de um corpo que se move na água. O movimento de um líquido pode criar turbulência em virtude de pressões irregulares do líquido. O fluxo laminar ocorre onde os gradientes de pressão são mínimos. Quanto maior o corpo e menos viscoso o líquido, maior a velocidade antes da turbulência ocorrer. **(B)** Logaritmo do tamanho do animal plotado contra os respectivos números de Reynolds (Re) em velocidade cruzeiro. Os animais pequenos que se movem lentamente têm Re pequenos, porque as forças da viscosidade predominam em pequenas dimensões. Animais maiores movem-se mais rapidamente com Re maiores, porque predominam as forças inerciais em grandes dimensões. (Parte B de Nachtigall, 1977.)

ações locais na pressão da água que dão origem a turbulências dissipadoras de energia.

A velocidade de um animal que nada é proporcional à *relação potência-atrito* (impulso-atrito). A potência desenvolvida pela contração muscular é diretamente proporcional à massa muscular, e, se nós presumirmos que a massa muscular aumenta em proporção à massa corporal total, a potência (impulso) aumenta na proporção da massa corporal. Por outro lado, para um grande animal que nada, o atrito total aumenta, mas o atrito *por unidade de massa* diminui, para uma dada velocidade, à medida que a massa corporal aumenta. Isto acontece porque, se a forma se mantém constante, a superfície e a área de secção transversal (que determinam o atrito) aumentam em função de alguma dimensão linear ao quadrado, enquanto que a massa corporal (que determina a potência disponível) aumenta em função dessa dimensão linear ao cubo. Assim, um animal aquático grande pode desenvolver potência em desproporção à força de atrito; desse modo, ele é capaz de atingir velocidades de natação mais elevadas do que os animais menores de mesma forma. Grandes peixes e mamíferos nadam mais rápido do que seus parceiros menores. Graças às forças de atrito elevadas desenvolvidas na água e ao fato de que o atrito aumenta com o quadrado da velocidade, os animais aquáticos podem alcançar as velocidades das aves em vôo somente se eles forem muito maiores e mais poderosos do que a ave.

Vôo

Diferentemente da água, o ar oferece pouco suporte para flutuação, de modo que todos os voadores devem superar a gravidade utilizando os princípios da *elevação* aerodinâmica. Embora os efeitos do atrito aumentem com a velocidade, há menos necessidade para a aerodinâmica entre as aves do que entre os peixes por causa da baixa densidade do ar. Assim, graças às forças de atrito relativamente mais baixas desenvolvidas, as aves podem atingir velocidades muito maiores que os peixes. A produção de força propulsiva, que faz com que a ave se desloque para a frente e se eleve, mantendo-a no alto, exerce esses efeitos simultaneamente durante o movimento da ave de abaixar a asa (Fig. 16.49). As asas são dirigidas para baixo e para a frente com um ângulo de ataque que empurra o ar para baixo e para trás, criando um *impulso* para cima e para a frente. Os componentes da propulsão ascendente e para a frente superam o peso da ave e o atrito, respectivamente.

As formas do corpo dos peixes e das aves demonstram as grandes diferenças que existem entre as propriedades físicas da água e do ar bem como a divergência biológica que resulta da adaptação a esses meios desiguais. Quando uma ave está planando, suas asas alongadas e estendidas que tomam a forma de um aerofólio produzem excelente ascensão; mas, se a ave estivesse na água, elas obviamente gerariam muito atrito. Assim, as asas dos pingüins são modificadas para servir como uma espé-

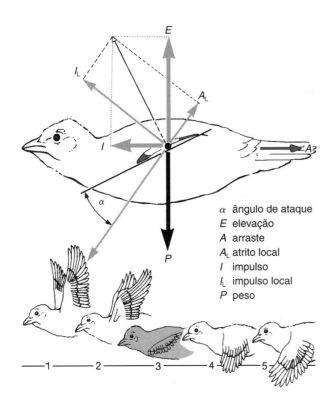

Fig. 16.49 O impulso para baixo da asa de uma ave desenvolve forças em várias direções. (No alto) as asas no estágio 3 do ciclo do vôo mostrado embaixo. As setas cinza ilustram as forças relativas à batida da asa; a seta preta ilustra as forças em relação ao corpo. O atrito induzido iguala-se ao atrito produzido em conseqüência da elevação. O impulso induzido é complementar ao atrito induzido. (De Nachtigall, 1977.)

cie de remo e são dobradas contra o corpo enquanto as aves estão deslizando sob a água. Como as forças de atrito são muito mais elevadas na água do que no ar, somente animais de tamanho médio a grande podem deslizar na água. Em contraste, somente animais voadores muito pequenos, menores do que uma libélula, são incapazes de deslizar (planar) no ar. Insetos pequenos como as moscas e os pernilongos devem bater suas asas continuamente para manter o percurso, porque eles têm muito pouco momento.

Corrida

Quando a natação, o vôo e a corrida são comparados com relação ao custo energético do movimento de certa massa corporal por determinada distância (Fig. 16.50), fica aparente que a locomoção terrestre (isto é, a corrida) é a mais dispendiosa, ao passo que a natação é a menos dispendiosa. Um peixe nadando gasta menos energia na locomoção do que uma ave voando no ar porque, conforme já comentado anteriormente, o peixe está próximo ao equilíbrio de flutuação, ao passo que uma ave precisa gastar energia para se manter no ar. Mas por que correr é menos eficiente que voar ou nadar?

Correr difere de nadar e de voar no modo como os músculos dos membros são usados, e essa diferença é responsável pela baixa eficiência da corrida. Quando um animal bípede ou um quadrúpede corre, seu *centro de massa* (CM) aumenta e diminui ciclicamente com a velocidade do andar. O aumento do CM ocorre quando os extensores do pé e da perna impulsionam o corpo para cima e para a frente, e a queda ocorre quando a gravidade inexoravelmente puxa o corpo, trazendo-o de volta para a terra entre as extensões locomotoras. A eficiência é perdida porque os músculos extensores antigravitários que se contraem para propelir o CM para cima e para a frente também têm de brecar a queda do CM que ocorre antes do próximo passo. Para controlar a queda, os músculos extensores têm de gastar energia para resistir ao estiramento quando eles diminuem a velocidade de descida do corpo em preparação para o próximo ciclo. Essa utilização tecnicamente improdutiva da energia muscular para contrabalançar a força da gravidade é chamada "trabalho negativo". Você deve estar familiarizado com esse trabalho negativo realizado pelos músculos extensores de suas pernas quando *desce* um atalho íngreme.

Em resumo, correr ou andar é menos eficiente que voar, nadar ou andar de bicicleta porque os músculos devem ser usados para a desaceleração (trabalho negativo) bem como para a aceleração (trabalho positivo). Uma razão pela qual uma pessoa que guia uma bicicleta é tão eficiente (e portanto a razão pela qual as pessoas podem circular muitas vezes mais rápido do que elas correm) é a de que o CM não aumenta e diminui, o que significa que mais energia muscular pode ser transferida para a velocidade para a frente.

Armazenagem de energia elástica nos elementos elásticos dos membros parece ser especialmente importante na corrida e no salto dos animais. Considere o salto de um canguru. Quanto maior a altura do salto alcançada durante o pulo, maior é a velocidade de descida e, quando as pernas atingem o chão, mais energia é transferida para os elementos elásticos das pernas e maior a força do recuo elástico dos membros quando eles são estendidos subseqüentemente, no início do próximo salto. Poucos animais terrestres saltam atualmente, mas o conceito da armazenagem de energia elástica é importante quando se consideram as alterações na marcha (p. ex., andar passando para o trote e daí para o galope no caso de um cavalo). Mudando a marcha em velocidades apropriadas, os animais terrestres aumentam sua eficiência locomotora e evitam forças potencialmente prejudiciais nas pernas. Por exemplo, considere um pônei forçado a trotar em uma roda giratória numa velocidade em que ele normalmente galoparia, ou galopando quando ele normalmente trotaria, ou trotando quando ele normalmente andaria. Em todos os casos, ele gasta mais energia do que se a ele fosse permitido mudar sua andadura naturalmente. Andaduras ótimas resultam de quantidades relativas de energia estocada nos elementos elásticos do corpo, como os tendões, quando executando diferentes andaduras. Por exemplo, pouca energia é armazenada quando o animal anda; um pouco mais de energia é armazenada quando ele trota. Quando o animal está galopando, todo o seu tronco está envolvido no armazenamento elástico. Pelo menos metade do trabalho negativo realizado para absorver a energia cinética durante o estiramento de um músculo ativo surge como calor; o restante é armazenado nos elementos elásticos estirados como as pontes cruzadas dos músculos, o retículo sarcoplasmático, as linhas Z das células musculares e os tendões. Somente a energia estocada elasticamente está disponível para a recuperação no rebote, e somente 60 a 80% dela é recuperada quando liberada. A energia convertida em calor não está disponível para a conversão em trabalho mecânico nos tecidos vivos.

Energética locomotora dos *ectotermos* versus *endotermos*

Você poderia pensar que, em simples bases energéticas, os endotermos e os ectotermos terrestres do mesmo tamanho irão gastar a mesma energia metabólica para correr a certa velocidade. Esta presunção razoável é quase, mas não inteiramente, correta. Quando o consumo de O_2 é plotado contra a velocidade da corrida de um lagarto e de um mamífero de tamanho semelhan-

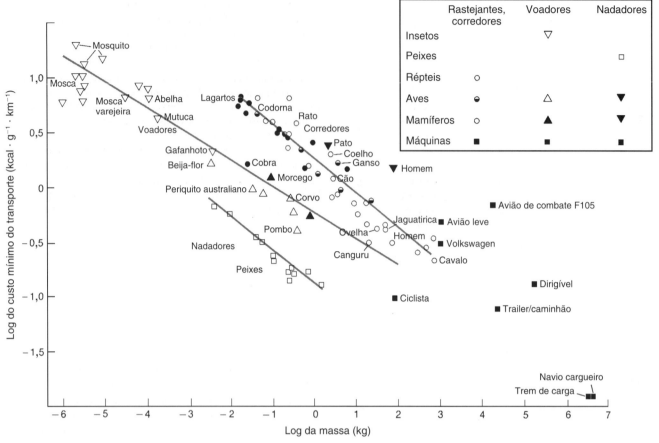

Fig. 16.50 O custo do transporte está mais estreitamente relacionado ao tipo de locomoção do que ao tipo de organismo. O custo é dado em quilocalorias por grama por quilômetro para animais bem como para máquinas. (De Tucker, 1975.)

te, as partes aeróbias para ambos exibem inclinações bem semelhantes. Assim, quando o movimento se inicia, um incremento semelhante no gasto da energia metabólica é necessário para um aumento semelhante na velocidade para o mamífero e o lagarto. A diferença entre os dois animais está na interseção γ inferior da plotação do lagarto em relação à sua taxa metabólica padrão quando em repouso. A razão para as diferenças entre as taxas metabólicas em repouso e a interseção γ não está completamente esclarecida, mas tais diferenças podem representar o "custo postural" da locomoção — sendo esse custo mais elevado para um mamífero do que para um lagarto.

Conforme visto anteriormente, a taxa de consumo de O_2 aumenta linearmente com o aumento da velocidade de locomoção. Esta relação é verdadeira para os ectotermos bem como para os endotermos. Um endotermo de uma dada massa tem tipicamente taxa metabólica basal de cerca de 6 a 10 vezes a de um ectotermo de massa semelhante. Em ambos os grupos, existe uma relação semelhante entre a taxa basal e a taxa metabólica máxima que pode ser obtida com o exercício intenso. Isto é, a *extensão fatorial para a locomoção* para ambos os grupos é aproximadamente a mesma. Assim, em resposta ao exercício intenso, os endotermos podem alcançar a taxa máxima de consumo de O_2 de cerca de dez vezes a de um ectotermo de tamanho semelhante, e desse modo um endotermo de um dado tamanho pode alcançar taxa maior de atividade se ele utiliza o metabolismo aeróbio do que um ectotermo de tamanho semelhante.

A velocidade de locomoção com a qual a taxa máxima de respiração aeróbia é alcançada é chamada **velocidade aeróbia máxima** (VAM). Quando um animal excede sua velocidade aeróbia máxima, a atividade adicional é sustentada inteiramente pelo metabolismo anaeróbio, o que resulta na produção glicolítica de ácido láctico. Quando a produção de ácido láctico aumenta, desenvolve-se um débito de oxigênio (ver *Extensão metabólica*, anteriormente neste capítulo). O metabolismo anaeróbio está também associado com fadiga muscular (por depleção progressiva de estoques de energia química) e acidose metabólica, que se for extrema pode bloquear o metabolismo tecidual. Em face dessas duas conseqüências, o metabolismo anaeróbio é inadequado para a atividade sustentada. Assim, somente a locomoção abaixo da velocidade aeróbia máxima pode ser mantida pelos animais de ambos os grupos. Como os endotermos são capazes de taxas muito mais elevadas de metabolismo aeróbio que os endotermos, eles são geralmente capazes de desenvolver taxas maiores de atividade locomotora prolongada.

Claramente, as implicações para a ectotermia e a endotermia não estão limitadas aos mecanismos de controle da temperatura, mas são também de grande importância para os tipos de atividade que um animal pode desenvolver. As diferenças metabólicas entre os endotermos e os ectotermos determinam, por exemplo, quão longe eles podem chegar. Isto não quer dizer que os ectotermos não podem atingir taxas de atividade e velocidades de locomoção tão elevadas quanto as dos endotermos. Entretanto, como a atividade locomotora acima da velocidade aeróbia máxima é sustentada por taxas prodigiosas de metabolismo anaeróbio, taxas elevadas de locomoção podem ser mantidas pelos ectotermos apenas por períodos curtos. Esta limitação pode ser vista nos vertebrados ectotermos como algumas espécies de lagartos e rãs, nos quais surtos rápidos de atividade, raramente durando mais do que uns poucos segundos, levam o animal rapidamente para um novo local de repouso ou esconderijo quando perturbado. Em alguns peixes, mais de 50% da massa corporal é formada por fibras musculares brancas glicolíticas especializadas para pequenos surtos de atividade locomotora. A desvantagem que os ectotermos têm de manter taxas de atividade elevadas é compensada por suas necessidades energéticas mais modestas, que lhes permitem passar mais tempo escondidos e menos tempo procurando por uma refeição.

 Como podem as pulgas saltar centenas de vezes seu próprio tamanho corporal, enquanto que mamíferos de tamanho médio podem saltar somente umas poucas vezes seu tamanho corporal e mamíferos grandes nem mesmo tentam saltar? Considere as coberturas físicas dos animais e suas próprias constituições estruturais.

RITMOS CORPORAIS E A ENERGIA

A maioria dos animais esforça-se para manter uma certa espécie de constância em seu meio interno. Embora variações na temperatura corporal, na taxa metabólica, no pH intracelular e no conteúdo energético do corpo, por exemplo, possam passar por grandes flutuações em resposta a restrições e demandas do ambiente, a maioria dos animais tem uma faixa preferida para estas e para outras variáveis fisiológicas. Apesar da evolução de mecanismos que ajudam a encontrar esta constância relativa, quase todos os animais também mostram uma variação rítmica inata, usualmente sutil, nestas variáveis. Tais variações ocorrem em forma diária, de maré, lunar ou em outras formas e podem amiúde ser ligadas a uma mudança rítmica no ambiente do animal.

Os experimentos iniciais sobre os ritmos biológicos pelos **cronobiologistas** concentraram-se nos endotermos, em que as variações foram encontradas na temperatura corporal e na taxa metabólica. Sabe-se há séculos, por exemplo, que a temperatura corporal dos seres humanos que vivem em atividade típica-ciclos de sono cai cerca de meio grau durante as primeiras horas da manhã (por volta de 3 às 5:00 horas), aumentando novamente apenas por volta da hora normal de despertar. Na verdade, virtualmente todos os animais e plantas mostram algum tipo de variação rítmica no metabolismo ou em alguma outra variável fisiológica. Os ritmos biológicos são tão inatos nos animais que mesmo células individuais em culturas celulares mostram ritmos na taxa de divisão celular. A célula não tem de ser uma célula particularmente complexa — um ritmo diário ocorre, por exemplo, nas células procarióticas como a cianobactéria fixadora de nitrogênio.

Ritmos Circadianos

Ritmos biológicos que duram de milissegundos (em nível celular) a anos (considerando o animal inteiro) têm sido identificados em uma grande variedade de animais. A maioria dos ritmos (e certamente muitos dos mais proeminentes e bem estudados) está relacionada aos ciclos diários, que recebem o nome de **ritmos circadianos**. Um ritmo circadiano verdadeiro, que é gerado endogenamente, pode ser distinguido de uma variável fisiológica ou de outras variáveis que acontecem apenas para seguir mudanças diárias no ambiente pelo uso de quatro critérios diferentes.

Primeiro, um ritmo circadiano mostra *persistência*, permanecendo por pelo menos vários dias ou semanas em um animal que foi removido de seu ambiente natural e colocado em um laboratório ajustado com condições ambientes constantes (temperatura constante, iluminação constante ou escuridão constante etc.). Um ritmo circadiano verdadeiro persistirá no animal, manifestando-se mais freqüentemente como uma continuação dos ciclos diários normais do animal, sendo o período inato próximo de 24 horas. Embora qualquer uma de uma variedade de características fisiológicas ou comportamentais de um animal possa ser medida, uma das mais freqüentemente medidas é a atividade geral. A Fig. 16.51 mostra um aparelho típico para se medir a atividade locomotora de um roedor. Quando o animal corre em uma roda de exercício, a atividade é registrada, diretamente, em um registrador gráfico ou em um computador. O aparelho pode ser modificado pela substituição da roda de exercício por alguma outra forma de equipamento de registro de atividade para se medir a atividade de aves, peixes ou virtualmente qualquer outro animal. A Fig. 16.52 mostra os níveis de atividade de um pardal doméstico que foi cegado. Nas primeiras duas semanas de registro, o pardal estava em um ciclo de luz-escuro. Embora a ave fosse incapaz de enxergar, seu ritmo circadiano todavia persistiu, com um período de corrida livre vários minutos além de 24 horas.

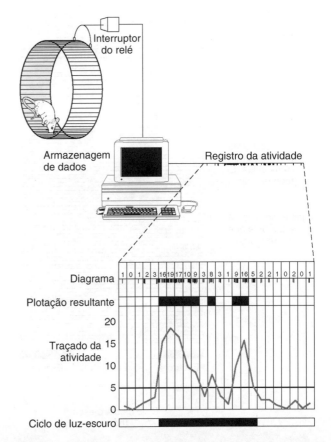

Fig. 16.51 Os ritmos circadianos podem ser registrados pela monitoração da atividade espontânea. Neste exemplo, um roedor corre em uma roda de exercício, que ativa uma chave que fecha um circuito elétrico cada vez que ela gira. O registro elétrico resultante da atividade pode ser escrito diretamente em um registrador ou, mais convenientemente, lançado em um computador para análise posterior.

A segunda característica dos ritmos circadianos é que eles tendem a ser bastante *independentes da temperatura corporal*. Nós já vimos que o metabolismo e os processos fisiológicos que derivam do metabolismo e contribuem para ele têm um quociente térmico, Q_{10}, entre 2 e 3. Contudo, aumento na temperatura causa tipicamente muito pouco ou nenhum aumento na ciclicidade do ritmo circadiano; em alguns animais, o aumento da temperatura corporal pode na verdade lentificar o ritmo circadiano.

Os ritmos circadianos são também caracterizados pelo fato de que eles podem ser tornados *condicionalmente arrítmicos* — isto é, um certo conjunto de temperaturas ambientes, regimes de iluminação, níveis de oxigênio e assim por diante pode romper o ritmo circadiano normal. Freqüentemente existe um nível limiar de temperatura abaixo do qual o ritmo é finalmente rompido. Os efeitos da luz são mais graduados. No mosquito, por exemplo, um ritmo circadiano de atividade é evidente quando a fase iluminada do ciclo de luz-escuro consiste somente em baixa iluminação, mas esse ritmo diminui gradualmente à medida que a intensidade da iluminação aumenta.

Uma característica final dos ritmos circadianos é que eles podem ser *arrastados*. Se um animal é colocado em escuridão total, por exemplo, a duração de seu ritmo circadiano permanece próxima de 24 horas mas é em geral ligeiramente mais curta ou mais longa, resultando em um progressivo "arraste" nos ciclos de atividade que fica bem óbvio em registros da atividade de um animal a longo prazo (ver a Fig. 16.52). Entretanto, se um animal que está na escuridão recebe um novo regime de iluminação com periodicidade ligeiramente mais longa ou mais curta que 24 horas, a atividade do animal será arrastada para o novo regime de iluminação. O arraste de volta não é instantâneo, mas acontece através de uma série de transições que manifestam a incapacidade do relógio interno de ser deslocado mais do que uma certa quantidade a cada ciclo. Através do uso de novos esquemas de iluminação, os ciclos de atividade podem ser avançados ou retardados a ponto de estarem na fase completamente oposta à do ritmo circadiano original. No experimento com o pardal cego (ver a Fig. 16.52), as penas foram removidas do topo de sua cabeça. Isto permitiu que a iluminação penetrasse pelo crânio para o cérebro, que possui porções sensíveis à luz, e a atividade do pardal foi então arrastada pelo ciclo de luz-escuro. Quando as penas cresceram, o arraste começou a ser perdido e o ritmo circadiano se estendeu, mas a remoção das penas por uma segunda vez fez retornar o ritmo de atividade de arraste. Em um experimento final, a injeção de um corante sob o escalpo no topo da cabeça bloqueou a penetração da luz no cérebro, e o ritmo de atividade circadiana começou a se alterar novamente.

A luz é usualmente o ***zeitgeber*** mais eficiente, ou fator ambiental de arraste. Entretanto, a temperatura ambiente, a disponibilidade de alimento e as interações com outros animais da mesma espécie ou de espécies diferentes também podem ser *zeitgebers* que exercem um efeito sobre o metabolismo, a atividade e outras facetas básicas da vida animal.

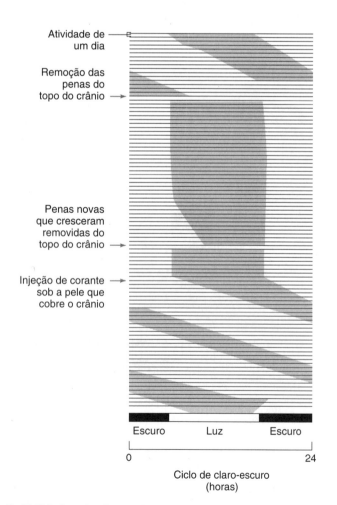

Fig. 16.52 Os ritmos circadianos podem ser arrastados pela luz ou por outros estímulos. Neste experimento com um pardal que foi cegado em um ciclo de claro-escuro, mesmo pequenas quantidades de iluminação que alcançam o cérebro através do topo do crânio são suficientes para arrastar um ritmo de atividade diária. (Adaptado de Menaker, 1968.)

 Se a maioria das reações bioquímicas básicas das células são sensíveis a temperatura, como pode um "relógio biológico" interno que controla os ritmos circadianos ser independente da temperatura?

Ritmos Endógenos Não-circadianos

Com o ritmo circadiano como o "padrão", os ritmos endógenos biológicos podem ser classificados em **ritmos infradianos**, com menos de um dia de duração, e **ritmos ultradianos**, com duração maior do que um dia.

Os ciclos infradianos estão usualmente relacionados a aspectos da função celular. De fato, já foram identificados cerca de 400 ritmos infradianos distintos na função celular até agora. Esses ciclos infradianos afetam a energética do animal, mas os efeitos são mais difíceis de se medir do que as alterações que ocorrem em uma base diária ou mais longa. Muitos ritmos infradianos, como aqueles relacionados a certos aspectos da divisão celular, não foram ainda correlacionados com nenhum tipo de mudança ambiental rítmica. Em alguns casos, o ambiente externo pode ter pouco ou nenhum papel; em outros casos, nós provavelmente falhamos em identificar o fator ambiental que arrasta o ritmo.

Os ritmos ultradianos são muito comuns nos animais. As influências da lua através de sua luz e de sua produção das marés oceânicas afetam muito a fisiologia de muitos animais costeiros. **Ritmos circatidais**, que se correlacionam com os ciclos das marés, têm geralmente 12,4 horas de duração. Muitos animais costeiros mostram tais ritmos, que apresentam muitas das mesmas características (exceto por sua duração) com os ritmos circadianos (Fig. 16.53). Os **ritmos circalunares** correlacionam-se com o ciclo lunar de 29,5 dias e afetam a reprodução de muitos animais. Os **ciclos circanuais** correlacionam-se com os 365 dias do ano e são mais evidentes nos freqüentemente fortes ciclos estacionais que afetam tudo desde a cor do pêlo até a hibernação e a migração de muitos animais. Note que todos os *circ*-ritmos são ritmos endógenos — eles persistem se fatores externos são removidos e são arrastáveis.

Regulação da Temperatura, do Metabolismo e dos Ritmos Biológicos

Muitos animais mostram ritmos circadianos e outros ritmos na temperatura corporal. Nos endotermos, quantidades consideráveis de energia são usadas para manter a temperatura corporal constante, diretamente pela termogênese ou indiretamente pela potencialização dos mecanismos fisiológicos que regulam a perda de calor ou o ganho ou ambos. Nos ectotermos, a temperatura corporal afeta diretamente o metabolismo do animal. Assim, para endotermos e ectotermos, os circadianos e outros ritmos que afetam a temperatura corporal também afetam o metabolismo energético de um animal. Como as conseqüências dos ritmos sobre a regulação da temperatura e do metabolismo são inseparáveis, nós os consideraremos juntos.

Vertebrados endotermos
Ritmos circadianos da temperatura corporal foram identificados na maioria das aves e dos mamíferos. Há um efeito gradativo relativamente forte, e os animais menores mostram variações circadianas sobre a temperatura corporal maiores. Assim, os seres humanos que pesam de 50 a 80 kg mostram variação diária de cerca de 0,6 grau centígrado, enquanto que os musaranhos muito menores, os camundongos e os beija-flores, cada um dos quais com peso de somente poucos gramas, podem mostrar flutuações de temperatura diárias tão elevadas quanto 20 graus. A grande variação diária nestes pequenos endotermos é provavelmente oriunda do fato de que eles freqüentemente entram todas as noites em torpor (ou, em alguns casos, durante o dia). A grande flutuação diária na temperatura corporal relaciona-se provavelmente com o maior custo metabólico para manter a temperatura corporal nos endotermos muito pequenos. Conseqüentemente, quanto menor o animal, maior será a economia de energia quando a temperatura corporal cai vários graus.

Qual é a causa fundamental de um ritmo de temperatura corporal circadiana nos endotermos? Como a temperatura em um endotermo está em função da sua produção de calor e da perda e do ganho de calor do meio ambiente, segue-se que um ou mais destes fatores devem mostrar uma alteração rítmica que contribua para as variações diárias ou para outras variações na temperatura corporal. Relativamente poucos estudos têm examinado a produção total de calor e os processos de condução de calor de um endotermo no contexto dos ritmos circadianos ou de outros ritmos. Entretanto, experimentos em seres humanos têm medido simultaneamente os ritmos circadianos na temperatura corporal, na condutância de calor e na produção de calor. Tais dados mostram que alterações na produção de calor (isto é, mudanças na taxa metabólica) são responsáveis por cerca de um quarto da variação de 0,6 grau que é a flutuação diária da temperatura central do corpo, com cerca de três quartos de mudança resultando de alteração na condutância de calor entre o centro e o ambiente.

Alguns endotermos modificam a amplitude, mas não a periodicidade, do ritmo circadiano da temperatura corporal quando expostos a estresses que variam de extremos de temperatura e/ou a água ou alimentação inadequadas. Um estudo clássico, no final dos anos 50, sobre a termorregulação dos endotermos foi realizado por K. Schmidt-Nielson e seus colaboradores que pesquisaram camelos africanos (*Camelus dromedarius*) no deserto do Saara na Argélia. Camelos bem alimentados e hidratados mostraram ritmo circadiano de temperatura corporal com amplitude de cerca de 2 graus centígrados, que aumentou para cerca de 6 graus quando os camelos ficaram sem água. A temperatura central máxima (no fim da tarde) estava aumentada, enquanto que a temperatura central do corpo mínima (no início da manhã) diminuiu. Tais alterações ocorrem presumivelmente para reduzir a perda de água através de resfriamento evaporativo durante o dia e para diminuir a perda de calor decorrente de um gradien-

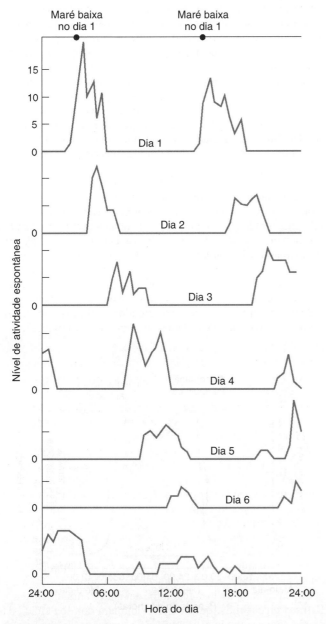

Fig. 16.53 Um caranguejo mantido em escuridão constante sem nenhuma maré contínua a mostrar o ritmo de atividade relativa às marés. Ocorrem duas marés baixas a cada dia, em uma média de 50 minutos mais tarde a cada dia. A atividade do caranguejo continua a coincidir com esses ciclos de maré. (Adaptado de Palmer, 1973.)

te térmico reduzido para as adjacências, mais frias, à noite. Ambas reduzem a necessidade de produção metabólica de calor. Aves como os francelhos e os pombos, que também mostram ritmos circadianos de temperatura corporal, de modo semelhante mostraram maior oscilação diária na temperatura central do corpo, principalmente por causa da temperatura central mais baixa durante a noite.

As observações de campo apenas podem ser insuficientes para identificar os ritmos circadianos na regulação da temperatura corporal porque muitos endotermos também mostram fortes ritmos diários nos níveis de atividade. Dependendo da capacidade do animal de dissipar o calor produzido metabolicamente, um aumento rítmico na temperatura corporal poderia ser apenas o resultado do aumento da atividade locomotora (que por si é uma manifestação de ritmo circadiano). Entretanto, duas linhas de evidência indicam que usualmente há um ritmo intrínseco distinto na temperatura corporal independente da atividade: (1) os ritmos de temperatura persistem em animais no laboratório nos quais os níveis de atividade foram corrigidos ou controlados e (2) os ritmos de temperatura persistem em seres humanos por vários dias de repouso completo na cama. Na realidade, os ritmos circadianos na temperatura corporal são freqüentemente sobrepostos aos ritmos de atividade com um componente de tempo semelhante, amplificando a variação diária de temperatura corporal.

Os ritmos ultradianos na temperatura corporal são mais bem exemplificados pelos hibernantes, que, conforme visto anteriormente, baixam sua temperatura central em 20-35 graus centígrados por períodos de semanas ou meses, pontuados por breves períodos de alerta. Esses ritmos podem persistir por até quatro anos nos esquilos de manto dourado hibernantes (*Citellus*) isolados ao nascimento de qualquer *zeitgeber* de luz ou de temperatura. Nos morcegos em hibernação, os ritmos circadianos da temperatura corporal e do metabolismo podem ser medidos na nova temperatura central média, muito mais baixa, típica da hibernação. Isto enfatiza a natureza geralmente independente dos relógios biológicos da temperatura responsáveis pelos ritmos circadianos. Entretanto, o ritmo circadiano por fim desaparece conforme a hibernação continua. Roedores como o esquilo de 13-listras (*Spermophilus tridecemlineatus*) não mostram evidências da continuação de um ritmo circadiano no consumo de O_2 com o início da hibernação.

Alguns mamíferos mostram pouca ou nenhuma evidência de ritmo circadiano na temperatura corporal ou na taxa metabólica. Tais animais tendem a ser aqueles que vivem em ambientes com condições muito estáveis de temperatura, luz, disponibilidade de alimento, e assim por diante. Esquilos de subterrâneo (habitantes de toca) e toupeiras, por exemplo, vivem em constante escuridão com pouca variação de temperatura e não mostram ritmos circadianos metabólicos. Não se sabe qual a vantagem de um ritmo significativo de temperatura corporal e metabólico para esses animais. Mamíferos como o arganaz, que têm dieta de herbívoro e grande corpulência, alimentam-se quase que constantemente para produzir energia suficiente. Esses animais de modo semelhante também mostram pouca ou nenhuma ritmicidade metabólica.

Vertebrados ectotermos
Todos os ectotermos, por definição, dependem de fontes de calor externas para elevar a temperatura corporal. Entretanto, os ajustes comportamentais e fisiológicos realizados para regular a temperatura corporal são modificados por ritmos circadianos para as temperaturas corporais preferidas. Como a taxa metabólica está estreitamente relacionada à temperatura corporal, os ritmos circadianos no consumo de O_2 e a produção de CO_2 estão estreitamente relacionados com as alterações da temperatura corporal.

Há muito se sabe que os peixes mostram ritmos circadianos de atividade, temperatura corporal e taxa metabólica. Em muitos casos, períodos diários de atividade correspondem a temperaturas corporais e taxas metabólicas mais elevadas. Em um estudo clássico, J. R. Brett (1971) estudou o salmão vermelho (*sockeye*) habitante de lagos, *Oncorhyncus nerka*, monitorando a posição em uma coluna de água (Fig. 16.54). Durante o dia, este salmão ficava na água profunda fria, e presumivelmente a temperatura corporal e o metabolismo refletiam essa baixa temperatura da água. Quando o anoitecer se aproximava, o peixe subia para a superfície para se alimentar, o que o trouxe através do gradiente térmico da água para cerca de 17°C, em que ele permaneceu para um período de alimentação antes de descer para a água fria durante o dia. Este padrão geral de atividade permite ao salmão conservar energia através de um abaixamento da taxa metabólica induzido pelo frio durante os períodos de inatividade. Tal ritmo circadiano de migração vertical associado à alimentação é muito comum nos peixes pelágicos. Quando se colocam os animais em gradientes de temperatura, então a taxa metabólica irá similarmente mostrar variações diárias. Mas existem verdadeiros ritmos circadianos na taxa metabólica ou estão tais alterações refletindo meramente alterações de temperatura corporal? De fato, ritmos diários de consumo de oxigênio persistem em condições de temperatura e iluminação constante em muitas espécies de peixes.

Os estudos sobre os ritmos circadianos na regulação da temperatura e no metabolismo de anfíbios são poucos. Ritmos circadianos de temperaturas corporais preferidas e de atividade têm sido encontrados na salamandra aquática *Necturus maculosus*, mas não no sapo *Bufo boreas*, na larva da rã *Rana cascadae* ou na salamandra *Plethodon cinereus*. Muitas espécies de sapos e rãs mostram pronunciados padrões de atividade relacionados a alimentação, predação etc., mas nós atualmente sabemos muito pouco sobre quantos desses padrões são desencadeados pelo ambiente externo e quantos são oriundos de ritmos circadianos inatos — isto é, são controlados por "relógios biológicos".

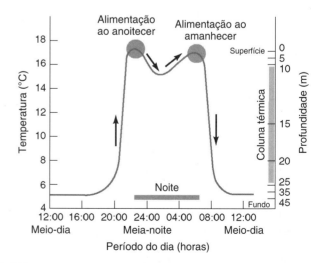

Fig. 16.54 A migração vertical no salmão *sockeye* (*Oncorhynchus nerka*) mostra um forte ritmo diurno. Estes peixes sobem através de uma coluna de água, para se alimentar ao anoitecer. Eles permanecem próximos à superfície para se alimentar até o amanhecer antes de descer para a água profunda mais fria durante o dia. (Adaptado de Brett, 1971.)

Muitos répteis mostram ritmo circadiano de temperatura corporal preferida. Como o metabolismo de repouso acompanha a temperatura corporal nesses animais, a taxa metabólica correspondentemente varia para cima e para baixo no período de 24 horas. Novamente, estabelecer se esses ritmos termorregulatórios e metabólicos são ritmos inatos verdadeiros requer a monitoração dos animais em condições ambientais constantes. De fato, no lagarto *Sceloporus occidentalis* e em outras espécies, um ritmo circadiano de temperatura corporal preferida persiste por vários dias em condições constantes de iluminação no laboratório. De modo semelhante, ritmos circadianos de consumo de oxigênio são encontrados em algumas espécies do lagarto *Lacerta*.

Invertebrados

Invertebrados de muitos filos diferentes têm sido identificados como tendo algum grau de capacidade termorregulatória, primariamente através de meios comportamentais mas também por meios fisiológicos (p. ex., produção de calor metabólico nos insetos voadores conforme considerado anteriormente). Ritmos diários ou outros ritmos de temperaturas preferidas têm sido observados em numerosos artrópodes — entre eles lagosta, camarão e uma variedade de insetos, incluindo a mariposa do bicho-da-seda, a abelha e a vespa. O consumo de oxigênio acompanha a temperatura corporal nestes animais, de modo que a taxa metabólica de modo semelhante mostra ciclos diários se um animal muda sua temperatura corporal. Ritmos diários no consumo de oxigênio também têm sido observados em vermes terrestres, anfípodes, pólipos e moluscos. Animais costeiros podem mostrar combinações de ciclos metabólicos circadianos, das marés e lunares.

Com poucas exceções, não se sabe se tais ritmos diários são endógenos ou são disparados exogenamente. Mariposas do bicho-da-seda americano macho, *Hyalophora cecropia*, mostram ritmos endógenos de aquecimento endotérmico em preparação para o vôo; esses ritmos não são afetados pela temperatura ambiente. Abelhas melíferas (*Apis mellifera*) mostram ritmos circadianos muito evidentes de consumo de oxigênio quando colocadas em escuridão constante, aumentando de 20 a 30 vezes sobre os níveis de repouso durante os períodos que correspondem ao da atividade diária, e aos à procura de forragem. A mosca-das-frutas *Drosophila* mostra também um aumento na taxa metabólica durante o período que corresponde à luz do dia quando colocada em escuridão constante.

Organismos unicelulares

A presença de ritmos circadianos verdadeiros ou de outros ritmos em organismos unicelulares é de particular interesse para os cronobiologistas. Embora o estudo de animais mais complexos tenha implicado o cérebro, a glândula pineal e outros tecidos como os locais de um relógio biológico, a presença de ritmos biológicos verdadeiros em organismos unicelulares indica que todos os componentes necessários para um relógio podem ser encontrados entre as organelas celulares.

Organismos unicelulares exibem ritmos em taxas de fotossíntese, metabolismo oxidativo, bioluminescência, divisão celular, crescimento, fototaxia e migração vertical — para nomear umas poucas variáveis. A primeira demonstração definitiva de um ritmo circadiano inato foi feita em 1948 na alga unicelular *Euglena gracilis*, a qual mostrou ritmos fototáxicos (migração para a luz). Desde aquela época, uma variedade de outras células eucarióticas, incluindo o *Paramecium*, tem mostrado ritmos circadi-

anos verdadeiros que persistem em condições constantes e podem ser arrastados. Mais recentemente, ritmos circadianos foram encontrados em células procarióticas muito mais simples de cianobactérias.

O conhecimento de que células individuais exibem ciclos circadianos na divisão celular tem sido posto em uso para o planejamento de uma quimioterapia mais eficaz para pacientes humanos com câncer. Diferentes agentes quimioterapêuticos agem em diferentes fases do ciclo de divisão celular, que nos seres humanos têm um ritmo circadiano. Acertando o momento da administração da droga com o período vulnerável do ciclo celular (tipicamente, as duas horas da manhã, em vez de durante as horas usuais de trabalho), tem sido encontrado aumento na eficácia tão elevado quanto 10 vezes. Além disso, efeitos colaterais indesejáveis e deletérios do tratamento são também amplamente reduzidos.

ENERGÉTICA DA REPRODUÇÃO

A reprodução é o objetivo final de todos os organismos, e a evolução de virtualmente todas as especializações pode ser ligada direta ou indiretamente ao aperfeiçoamento pelo processo reprodutivo de um animal. Considerando a importância geral da reprodução, não é surpreendente que este processo seja responsável pela utilização de uma considerável proporção da produção de energia de um animal. A proporção exata depende de muitos fatores, incluindo o modo de reprodução, o tamanho corporal, se o animal é ectotérmico ou endotérmico e assim por diante. Nós começaremos por analisar os diferentes padrões de investimento energético na reprodução que foram desenvolvidos.

Padrões de Investimento Energético na Reprodução

A seleção natural das estruturas e dos processos reprodutivos resultou em uma grande variedade de padrões de reprodução. O modo mais favorável para uma espécie é aquele que maximiza o valor reprodutivo da prole, levando o maior número possível até a maturidade sexual. Por volta da metade dos anos 60, vários grupos de ecologistas e biologistas da evolução reconheceram que, coletivamente, os animais haviam desenvolvido um ou dois padrões gerais de investimento energético na reprodução. Isto é, eles reconheceram que certa quantidade de energia para ser investida na produção da prole pode ser distribuída, ou "gasta", de dois modos diferentes. Estes dois padrões foram chamados **seleção r** e **seleção K**, em que as letras *r* e *K* vieram da equação logística que dá o modelo da taxa de crescimento de populações de animais em reprodução contínua. (Consulte um texto de ecologia ou de evolução para maiores detalhes sobre as equações logísticas e o crescimento de populações de animais).

Seleção r — *"menores e mais numerosos"*

No primeiro padrão de investimento energético com a reprodução, conforme demonstrado pelos *animais r-selecionados*, um animal produz uma prole que, no início de seu desenvolvimento, é de tamanho muito pequeno. Em virtude de cada recém-nascido ter consumo de energia muito pequeno (e desse modo pequeno custo energético para os pais), o(s) pai(s) pode(m) produzir um número muito maior de rebentos. As fêmeas de algumas espécies de ouriço-do-mar, por exemplo, liberam um número tão elevado quanto 100.000.000 de ovos em uma desova. Entre os vertebrados, os peixes pelágicos similarmente liberam números gigantescos de ovos fertilizados; por exemplo, a cavala *Scomber scombrus* libera dezenas de milhares de ovos em uma desova. Estes são exemplos extremos, mas a maioria dos invertebrados e muitos vertebrados ectotérmicos produzem dezenas ou mais em suas proles em um único episódio de acasalamento.

A "vantagem" da produção de um grande número de pequenos descendentes é que os pais não precisam fornecer os cuidados parentais para cada um dos muitos animais da prole. A maioria dos animais *r*-selecionados simplesmente libera sua prole no ambiente para se defender sozinhos. Como eles são pequenos e vulneráveis, relativamente poucos sobrevivem para reproduzir. A probabilidade de um ovo de cavala de sobreviver até a idade reprodutiva é de 0,000006.

Seleção K — "maiores e menos numerosos"
O segundo padrão de investimento energético na reprodução é exibido pelos *animais K-selecionados*. Estes animais produzem descendentes de tamanho relativamente grande — prole que tem conteúdo energético elevado e representa grande investimento energético pelos pais. Como conseqüência, o número de recém-nascidos produzidos é muito menor que o produzido pelos animais *r*-selecionados. Mamíferos e aves, por exemplo, tendem a produzir uma prole que, ao nascer ou sair da casca, tem pelo menos certa percentagem da massa corporal da mãe e pode ser muito maior. Os recém-nascidos ou saídos do ovo raramente são em número mais elevado do que 8 ou 10 rebentos, em razão do elevado custo energético de produzi-los. Entretanto, como o número é pequeno, os recém-nascidos são mais manuseáveis, e os animais K-selecionados usualmente investem energia adicional no cuidado parental (ver *Cuidado parental como custo energético da reprodução*, mais adiante neste capítulo). Como a prole dos animais K-selecionados tende a ter tamanho grande e recebe cuidados durante seu desenvolvimento inicial, suas chances de alcançar com sucesso a idade reprodutiva são muito mais elevadas. Compare a chance de seis em um milhão de uma cavala sobreviver com a de uma ave ou mamífero, cujas chances podem aproximar-se dos 50% ou mais.

A classificação dos animais como r- ou K-selecionados, entretanto, não é absoluta, e muitas espécies mostram características de ambas. Por exemplo, muitos peixes ciclídeos produzem centenas de pequenas larvas (uma característica "r"). Entretanto, eles então mostram características "K" investindo gigantescas quantidades de tempo e energia em cuidado parental — as fêmeas podem até parar de se alimentar por semanas para proteger o jovem.

Que população de animais — r-selecionados ou K-selecionados — experimentaria maior proporção de mortalidade juvenil se a disponibilidade de energia na forma de alimento ficasse sobremaneira limitada?

Alometria e o custo energético da reprodução
Como virtualmente todos os outros aspectos da fisiologia animal, os escalonamentos alométricos afetam o custo energético da reprodução. M. Reiss (1989) obteve dados sobre o custo energético da reprodução dentro da taxonomia que variou das aranhas às salamandras e aos mamíferos. Esses dados mostram que, em geral, animais maiores investem relativamente menos energia com sua prole do que os animais menores. O valor do expoente na equação alométrica relacionando o custo energético da reprodução com a massa corporal varia de um nível baixo de 0,52 em patos e gansos a 0,95 nas varejeiras, com os mamíferos mostrando uma faixa de cerca de 0,69-0,83.

Se considerarmos os invertebrados e os vertebrados, *dentro* de uma espécie, fêmeas maiores devotam relativamente mais energia com a reprodução do que as fêmeas menores. Podemos ver isto claramente nos mamíferos: um grande e gordo roedor, felino ou canino produz um recém-nascido maior do que uma fêmea delgada com poucas reservas de energia. Contudo, em espécies com dimorfismo sexual em que os machos são maiores que as fêmeas, os dados sugerem que machos maiores gastam relativamente menos energia na reprodução do que os machos menores.

O "Custo" da Produção de Gametas

A reprodução começa com a produção de gametas (ovos e esperma). O custo energético da produção de gametas varia muito. A produção de gametas é uma atividade cara na maioria dos invertebrados, com metade ou mesmo mais da energia total assimilada sendo distribuída pelos gametas. Usualmente, a fêmea faz o maior gasto energético na produção de ovos com reservas que irão nutrir os embriões em crescimento. A produção de esperma amiúde requer menor gasto energético. Entretanto, alguns machos gastam desproporcionalmente grandes quantidades de energia na produção de esperma. Os testículos e os órgãos acessórios associados no grilo macho (*Acheta domesticus*), por exemplo, são responsáveis por 25% da massa corporal do animal. O espermatóforo (o depósito que contém o esperma que será passado para a fêmea durante a cópula) que produz tem cerca de 2,5% de sua massa corporal, podendo ser produzidos dois ou mais espermatóforos por dia.

Embora o custo energético da produção de gametas possa ser alto, muitos poucos invertebrados gastam energia na proteção e na nutrição de sua prole depois que eles são produzidos. Exceções notáveis são encontradas entre os artrópodes. Escorpiões fêmeas carregam sua prole recém-saída dos ovos em suas costas. Para insetos como formigas e abelhas, a estrutura social inteira está organizada para o cuidado e a nutrição da prole (ver a próxima subseção).

Os vertebrados ectotérmicos, da mesma forma que os invertebrados, gastam grande proporção (tanto quanto a metade) de sua energia total na produção de gametas e na reprodução. A produção de esperma não é relativamente dispendiosa para os machos de todas as espécies, mas a produção de ovos pode ser energeticamente dispendiosa. Conforme já mencionado, muitos peixes produzem grandes quantidades de ovos. Diferentes espécies de anfíbios ovíparos (que põem ovos) produzem uma desova que varia de 4 a 15.000 ovos. As estimativas sobre o custo energético são poucas; mas, na salamandra *Desmognathusochrophaeus*, cerca de 48% da energia da fêmea é usada em uma combinação de produção de ovos e cuidados maternais. No lagarto *Uta stansburiana*, o comportamento reprodutivo dos machos consome 32% de sua energia durante o nascimento, e as fêmeas gastam até 83% de sua energia (26% para os custos metabólicos aumentados e 57% para a produção de ovos) na reprodução. As fêmeas de crocodilo, jacarés e, especialmente, cobras que chocam como a píton similarmente investem grandes quantidades de energia na combinação da produção de ovos e cuidados parentais.

O custo energético da produção de gametas é altamente variável entre os animais endotérmicos. Nas aves, algumas das quais produzem grande número de ovos com gema relativamente grandes, estima-se que o custo da postura varia de menos de 10% a mais de 30% da produção total de energia pelo animal. Galinhas domésticas (*leghorn* branca), que foram submetidas a uma seleção pelo homem para maximizar a eficiência na produção de ovos, gastam cerca de 15 a 20% de sua energia na produção dos ovos. O custo energético de produção do esperma nos galos, entretanto, é desprezível. Similarmente, o custo da produção de esperma em mamíferos é virtualmente desprezível. Quase todos os mamíferos produzem um número muito baixo de ovos muito pequenos e, novamente, o custo energético é desprezível. Entretanto, como veremos a seguir, quase todos os mamíferos investem uma quantidade considerável de energia na proteção do desenvolvimento de sua prole após a fertilização.

Cuidado Parental como Custo Energético da Reprodução

Muitas espécies animais não exibem o cuidado parental mas, naquelas espécies que o fazem, ele pode ser o principal custo energético. Custos parentais caem em duas categorias. Na primeira categoria está o custo da transferência de material de um pai para a cria em desenvolvimento. Um dos melhores exemplos disto é a **lactação** nos mamíferos, em que uma grande quantidade de leite rico em lipídios e carboidratos é secretada para nutrir os recém-nascidos. Tipicamente, os mamíferos em lactação gastam tanto quanto 40% de sua energia na produção de leite. No gado leiteiro, que foi selecionado para uma produção copiosa de leite, até 50% da energia total pode ser usada para a produção de leite. Outros animais à exceção dos mamíferos também produzem secreções para seus rebentos em desenvolvimento. Um ou ambos os pais de muitas espécies de aves regurgitam comida semidigerida dentro da boca de seus filhotes. Embora esta prática não seja energeticamente dispendiosa como a produção da mesma quantidade de leite, é um custo real na medida em que a comida regurgitada deveria de outro modo ser digerida e assimilada pelo próprio corpo dos pais. Pombas produzem o "leite do papo", um líquido viscoso formado pela digestão inicial do material temporariamente armazenado no papo e dado aos seus filhotes. Certas espécies de anfíbios e répteis vivíparos e ovovivíparos produzem secreções uterinas ("leite uterino"), que nutre os embriões até o nascimento. Embriões dos anfíbios vivíparos *caecilian* (*apodan*) usam dentição especializada para arrancar pedaços da parede do oviduto e ingeri-los. A fêmea da rã lança-veneno *Dendrobates pumilio* retorna para os pequenos lagos onde está sua prole larvária e deposita os ovos não fertilizados para suas larvas comerem. Entre os invertebrados, formigas, abelhas e vespas podem gastar grande quantidade de sua energia total reunindo matéria-prima e produzindo mel ou substâncias equivalentes para a nutrição dos animais em desenvolvimento na colônia.

O segundo tipo de custo da reprodução associado com os cuidados parentais é o custo metabólico dos comportamentos especificamente associados com a proteção. Cuidado parental complexo é evidente em numerosos invertebrados, incluindo moluscos (*Octopus*), vermes poliquetas e insetos sociais (formigas, abelhas e vespas), os quais têm comportamentos elaborados de construir ninhos, chocar etc. Entre os vertebrados, o cuidado parental é encontrado em todas as classes e é espalhado entre aves e mamíferos.

Infelizmente, é difícil obter dados precisos sobre o custo do cuidado parental, porque tais comportamentos freqüentemente incluem atividades parentais como chocar, arranjar provisões, tratar do pêlo etc. Embora tais comportamentos necessitem claramente de gasto de energia metabólica por parte dos pais, eles são freqüentemente complexos, não facilmente duplicados em laboratório e não facilmente separados dos custos energéticos de atos não relacionados com o cuidado parental. (Alguns poderiam dizer que os U$ 200.000 que se gastam para criar e educar um filho nos Estados Unidos é um custo indireto dos cuidados parentais humanos.)

ENERGIA, AMBIENTE E EVOLUÇÃO

Na introdução deste livro bem como na introdução desta parte do livro, nós descrevemos a interdependência de numerosos sistemas fisiológicos. Conforme Donald Jackson (1987) comentou ao considerar os problemas encontrados pela interação dos sistemas fisiológicos, "Um desequilíbrio de uma parte reverbera pelo organismo e produz respostas, soluções e adaptações de várias funções". A resolução de conflitos potenciais entre as diferentes demandas da rede de sistemas fisiológicos deve ser feita no contexto de espaço e de tempo. Um conflito entre as demandas de dois sistemas fisiológicos pode ser tolerado por períodos curtos de tempo mas deve por fim ser resolvido por algumas outras ações fisiológicas apropriadas. Além disso, diferentes estresses ambientais trazem com eles sentidos de urgência muito diferentes. A Fig. 16.55 indica quantidades muito diferentes de tempo durante as quais ausência de oxigênio, água e alimento e excesso de calor corporal podem ser tolerados por um organismo. Na maioria dos animais, um conflito fisiológico que nega a um animal comida ou água, por exemplo, pode ser tolerado muito mais tempo do que um conflito fisiológico que nega ao animal o oxigênio. Freqüentemente então, conflitos fisiológicos são resolvidos na base de qual das duas condições resultantes é a menos perigosa para a homeostase. Essas tolerâncias também variam muito entre as espécies: um ser humano pode sobreviver sem oxigênio por apenas alguns minutos; uma tartaruga pode sobreviver por várias horas; e alguns metazoários simples sobrevivem sem oxigênio indefinidamente e podem mesmo ser mortos pelo oxigênio.

O campo da fisiologia animal está apenas começando a focalizar interações entre diferentes sistemas fisiológicos, e não sobre as características isoladas de sistemas individuais. Esta abordagem integrada agrupará necessariamente a fisiologia, a fisiologia ecológica, a fisiologia ambiental e a evolução no que concerne a sistemas.

 Um salmão nadando numa corrente acima e atravessando uma série de quedas está enviando grandes quantidades de sangue através de quase toda a superfície respiratória de suas brânquias na tentativa de adquirir oxigênio e eliminar o dióxido de carbono. Ao mesmo tempo, ele produz enormes quantidades de urina. Por que a produção de urina é tão elevada e que sistemas fisiológicos entraram em conflito?

Este capítulo final integrou o animal e sua fisiologia com o seu ambiente. Restrições ambientais colocam limitações e demandas sobre a estratégia e as funções. Os animais que vivem

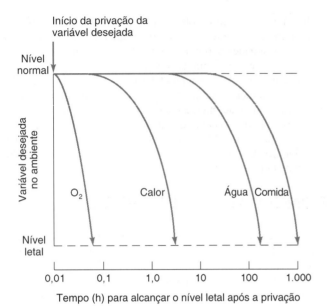

Fig. 16.55 A velocidade de declínio na taxa metabólica celular em direção aos níveis baixos letais difere muito entre as espécies após a remoção abrupta de oxigênio, alimento ou água ou no impedimento de eliminar calor produzido metabolicamente. Note que a escala de tempo é logarítmica (1.000 horas são cerca de 42 dias). Espécies diferentes têm diferentes tolerâncias para privação de oxigênio, jejum e desidratação. Por exemplo, as células cerebrais do ser humano começam a morrer em minutos após privação de oxigênio, enquanto que algumas espécies de tartarugas podem sobreviver por dias ou mesmo meses na ausência completa de oxigênio. (Adaptado de Jackson, 1987.)

na água têm formas muito diferentes daquelas dos animais terrestres. Forças de atrito são muito maiores na água do que no ar, de modo que os animais aquáticos são muito mais aerodinâmicos. Os animais na água possuem densidade que é semelhante à de seu ambiente, mas este não é o caso no ar. A gravidade tem efeito importante sobre a circulação nos animais terrestres não visto nos animais aquáticos. Nos animais terrestres, o sangue tende a se armazenar em veias, e existem mecanismos para assegurar o retorno venoso adequado para o coração. A girafa deve ter a pele forte e fibrosa em volta da parte inferior de seus membros para evitar que o sangue se acumule nas veias de suas pernas. Este problema não acontece nos peixes e em outros animais aquáticos. Entretanto, nestes animais, o movimento resulta em fortes forças sobre a superfície corporal que poderiam interferir no retorno venoso; assim, pelo menos em peixes, as veias mais grossas passam pelo centro do corpo do peixe.

A sobrevivência de um animal individual freqüentemente depende da destinação e da velocidade no uso da energia disponível. Diferentes animais adotam estratégias diferentes. Os mamíferos, por exemplo, têm taxas elevadas de *turnover* de energia que fazem com que eles tenham de buscar alimento continuamente. Os répteis, por outro lado, têm taxas de *turnover* de energia muito mais baixas e podem sobreviver com muito menos energia. Ambientes diferentes favorecem estratégias diferentes em tempos diferentes. Por exemplo, os répteis parecem levar vantagem na escassez de água e de comida no deserto durante o dia, mas os mamíferos parecem predominar durante as noites mais frias. Os mamíferos gastam energia na manutenção de temperaturas corporais elevadas e desse modo precisam de mais comida, mas podem funcionar nas noites frias.

O sucesso em um animal individual pode ser medido pela herança genética deixada pelo animal — isto é, pela sobrevivência para reproduzir. A reprodução ocorre quando o animal está maduro e as condições são favoráveis para a sobrevivência dos jovens. Por exemplo, durante os períodos de decréscimo de disponibilidade de energia, desfavoráveis para a reprodução, o animal deve entrar em um estado de animação suspensa, como a diapausa nos insetos ou a hibernação nos mamíferos. Existe grande redução no gasto energético durante estes períodos. Essencialmente, o animal está cortando seus custos energéticos durante os "tempos ruins" para equilibrar a entrada e a saída de energia. Há aumento marcante no gasto energético durante o exercício. Os animais freqüentemente migram para evitar certos ambientes em que, por exemplo, a alimentação é pouca e as temperaturas são baixas. O custo da migração varia com a natureza do ambiente, sendo o vôo muito menos dispendioso por unidade de distância do que a marcha e a corrida pela terra ou a natação pela água. O resultado do processo da evolução animal nos dá numerosos exemplos de adaptações para a sobrevivência em uma multiplicidade de habitats. Estes exemplos são variações na organização de uma série de partes componentes básicas que formam a vasta colcha de retalhos da vida.

RESUMO

A utilização de energia química no metabolismo do tecido é acompanhada pela inexorável produção de calor como subproduto de baixo grau de energia. A energia total liberada na conversão de um composto de alta energia em um produto final de baixa energia é independente da via química tomada. Além disso, uma certa classe de moléculas de alimento libera consistentemente a mesma quantidade de calor e requer a mesma quantidade de O_2 quando oxidada em H_2O e CO_2. Tais características do metabolismo energético tornam possível usar a taxa de produção de calor ou a taxa de consumo de O_2 (e de produção de CO_2) como medida da taxa metabólica. O quociente respiratório — a relação entre a produção de CO_2 e o consumo de O_2 — é útil para a determinação da proporção de carboidratos, proteínas e gorduras metabolizados, cada um dos quais possuindo diferente energia característica produzida por litro de O_2 consumido.

A taxa metabólica basal e a taxa metabólica padrão estão relacionadas com o tamanho corporal — quanto menor o animal, maior a taxa metabólica por unidade de massa de tecido (chamada intensidade metabólica). Embora exista uma excelente correlação entre a intensidade metabólica e a relação superfície corporal-volume, sugerindo que a taxa metabólica é determinada pelos mecanismos de equilíbrio de calor, esta correlação pode ser casual. Correlações semelhantes são vistas nos ectotermos que estão em equilíbrio térmico com o ambiente e nos endotermos que perdem calor para o ambiente estavelmente.

A dependência das reações enzimáticas e da taxa metabólica para com a temperatura dos tecidos é descrita pelo Q_{10}, a relação entre a taxa metabólica em dada temperatura e a taxa metabólica em temperatura de 10 graus centígrados menor. Esta relação fica tipicamente entre 2 e 3.

Os endotermos são animais que geram a maior parte de sua própria temperatura corporal, que lhes permite elevar suas temperaturas centrais acima da do ambiente. Os ectotermos obtêm a maior parte de sua temperatura corporal das adjacências, e alguns elevam suas temperaturas por vários meios comportamentais, como a exposição ao sol. A peciotermia, a homeotermia e a heterotermia referem-se a graus variados de controle de temperatura corporal.

Os ectotermos mostram uma variedade de métodos de sobrevivência em temperaturas extremas. Algumas espécies enfrentam temperaturas abaixo de zero usando substâncias "anticongelantes" ou pelo supercongelamento sem a formação de cristais de gelo, mas foi mostrado que nenhum animal sobrevive ao congelamento da água dentro das células. Outros ectotermos elevam a temperatura corporal pelo tremor ou pela contração muscular sem tremor em certos momentos ou em certas porções de seus corpos. Tal produção de calor é usada por alguns insetos e por peixes grandes para aquecer os músculos locomotores para temperaturas ótimas de operação. A absorção de calor do ambiente ou a perda de calor para o ambiente é regulada em algumas espécies de ectotermos pela alteração no fluxo sanguíneo para a pele. Deste modo, o calor absorvido dos raios do sol pode ser rapidamente transferido pelo sangue da superfície corporal para a porção central do corpo durante o aquecimento ou, inversamente, o calor central do corpo pode ser conservado em um ambiente frio pela restrição da circulação para a pele.

Os endotermos sujeitos a ambientes frios conservam o calor corporal pelo aumento da eficácia do isolamento de sua superfície. Eles realizam isto por diminuição da circulação periférica, aumento da cobertura de penugem ou de espessura da pelagem ou da plumagem ou por adição de tecido adiposo como isolante. Nos endotermos de clima frio, o calor também é conservado por mecanismos de troca de calor por contracorrente na circulação para as pernas. Dentro da zona de neutralidade térmica de temperaturas ambientes, as alterações na condutância da superfície compensam as mudanças na temperatura ambiente. Abaixo desta zona de temperatura, a termogênese compensa o aumento da perda de calor para o ambiente. A termogênese ocorre por tremor ou por oxidação, sem tremor, dos substratos bem como pelo exercício, pela ação dinâmica específica, pela atividade da ATPase de Na^+-K^+ e por outras atividades.

Em temperaturas ambientes acima da zona de neutralidade térmica, os endotermos dissipam calor ativamente através do resfriamento evaporativo, seja por sudorese ou por ofego. O uso da água trás um problema osmótico para os habitantes do deserto. A maioria dos pequenos habitantes do deserto, sujeitos a rápidas mudanças na temperatura corporal, minimiza essas mudanças usualmente permanecendo em microambientes frios para evitar o calor do dia. Grandes mamíferos do deserto, tamponados contra as mudanças rápidas da temperatura através de uma relação superfície-volume mais favorável e de maior inércia térmica, podem conservar a água que de outro modo eles teriam de usar para esfriar-se por meio de absorção lenta de calor durante o dia sem atingir temperaturas corporais letais; eles podem então usar esse calor durante a noite fria. O cérebro é especialmente protegido contra o superaquecimento em alguns mamíferos por uma rede carotídea altamente desenvolvida na qual o sangue venoso frio do epitélio nasal remove o calor do sangue arterial que se dirige para o cérebro.

A temperatura corporal nos endotermos e em alguns ectotermos é regulada por um termostato neural sensível às diferenças entre a temperatura do momento nos sensores neurais e a temperatura de ajuste termostática. As diferenças resultam em uma eferência neural para os efetores termorregulatórios para a correção através da perda de calor ou do ganho de calor. A febre desenvolve-se quando o ponto de ajuste da temperatura é elevado pela ação celular de pirogênios endógenos, que são moléculas de proteínas liberadas por leucócitos em resposta a pirogênios exógenos produzidos por bactérias infecciosas.

O sono normal, o torpor, a hibernação, o sono de inverno e a estivação são formas de dormência relacionadas neurofisiologicamente e metabolicamente. Durante períodos em que a ingestão de alimentos é necessariamente ausente ou restrita, homeotermos de tamanho pequeno a médio deixam suas temperaturas corporais cair de acordo com um ponto de ajuste de temperatura mais baixo do termostato corporal. Abaixando a temperatura corporal a poucos graus do ar ambiente, o homeotermo conserva os estoques de energia. A oxidação do tecido adiposo marrom e a termogênese por tremor são usadas para produzir aquecimento rápido ao término do torpor ou da hibernação.

A energética da locomoção também está relacionada ao tamanho corporal. Quanto menor o animal, maior o custo metabólico para transportar uma unidade de massa de tecido corporal por certa distância. O número de Reynolds (Re) de um corpo em movimento através de um meio líquido ou gasoso é a razão entre a importância relativa das forças inerciais e a viscosidade no meio. Animais pequenos nadam com Re baixo e animais grandes com um Re elevado porque, com o aumento do tamanho, a viscosidade desempenha um papel menor e a inércia um papel maior.

A taxa de utilização de energia durante diferentes tipos de locomoção aumenta tipicamente com a velocidade. Mudando-se o passo do andar para a corrida, para o salto ou para o trote e assim por diante, os animais terrestres aumentam a eficiência. A eficiência aumentada é conseguida quando a energia da queda ao fim da passada é armazenada elasticamente para ser liberada durante a próxima passada, como no salto de um canguru.

A taxa metabólica em muitos animais mostra ritmos endógenos distintos que podem ser manifestados na atividade locomotora ou em alterações da temperatura corporal (nos ectotermos). Esses ritmos podem ser circadianos (diários), infradianos (mais curtos que um dia) ou ultradianos (mais longos que um dia). Os ritmos circadianos são caracterizados por sua persistência na ausência de impulsos ambientais, são independentes da temperatura, são condicionalmente arrítmicos e são arrastáveis por *zeitgebers* como a luz.

A reprodução requer gasto energético significativo para muitos organismos. Os dois padrões gerais nos quais a energia gasta no esforço reprodutivo pode ser dividida são a seleção r e a seleção K. Os animais r-selecionados produzem grande número de indivíduos muito pequenos em uma prole e não oferecem cuidados parentais. A baixa taxa de sobrevivência é compensada pelo elevado número da prole produzida. Os animais K-selecionados produzem um número pequeno, com tamanho grande, em sua prole. Graças em parte aos cuidados parentais, a sobrevivência é alta. Os custos energéticos da reprodução para os pais incluem a produção de gametas; os dispêndios de fornecer nutrição, como a lactação nos mamíferos; e os custos do comportamento que constitui o cuidado parental.

QUESTÕES DE REVISÃO

1. Defina ectotermo, endotermo, peciloterapia, homeotermo, taxa metabólica basal, taxa metabólica padrão e quociente respiratório.
2. Explique por que a taxa de produção de calor pode ser usada para medir a taxa metabólica com precisão.
3. Por que a troca gasosa respiratória pode ser usada como medida da taxa metabólica?
4. Por que a hipótese da superfície é inadequada como explicação para a elevada intensidade metabólica dos animais pequenos?
5. Por que a locomoção de animais aquáticos pequenos é afetada mais fortemente pela viscosidade do meio do que a de um animal grande?

674 USANDO A ENERGIA: ENFRENTANDO DESAFIOS AMBIENTAIS

6. Que fatores afetam o padrão de fluxo do líquido ao redor de um animal que está nadando? Que fatores minimizam a turbulência?

7. Por que andar de bicicleta por 10 km requer menos energia que correr a mesma distância à mesma velocidade?

8. Por que as formigas gigantes e outros insetos monstros, que foram ampliados fotograficamente nos antigos filmes de ficção científica grau B, são anatomicamente insustentáveis?

9. Dê exemplos do efeito do tamanho corporal sobre o metabolismo e a locomoção dos animais.

10. A potência de alguns medicamentos depende de fatores metabólicos. Explique por que seria um risco dar a uma pessoa de 100 kg 100 vezes a dose de uma droga que se demonstrou ser eficaz em uma cobaia de 1,0 kg.

11. Dê exemplos de adaptações a baixa temperatura de alguns ectotermos e de alguns endotermos.

12. Quais são alguns dos fatores que determinam os limites da zona de neutralidade térmica de um homeotermo?

13. Que mecanismos termorreguladores estão disponíveis para um homeotermo em temperaturas abaixo e acima da zona de neutralidade térmica?

14. Explique as relações que existem entre o equilíbrio da água e a regulação da temperatura em um animal do deserto, dando exemplos.

15. Descreva a integração entre as temperaturas periférica e central no controle termostático da temperatura em um mamífero.

16. Descreva duas situações que ocorrem normalmente nas quais o termostato hipotalâmico é alterado e a temperatura corporal muda correspondentemente.

17. Explique os mecanismos de produção de calor em dois tipos diferentes de termogênese.

18. Qual é o papel da troca de calor por contracorrente na toninha, em mamíferos do ártico, nos atuns e na ovelha?

19. Quais são os dois principais processos de regulação da temperatura torácica na mariposa-esfinge?

20. Que processos o iguana marinho utiliza para apressar o aumento da sua temperatura corporal e depois para retardar o resfriamento durante o mergulho?

21. Como você pode distinguir entre (1) um verdadeiro ritmo circadiano, (2) um ritmo metabólico e (3) um ritmo que é desencadeado por mudanças rítmicas de impulsos ambientais?

22. Compare e cite as diferenças na reprodução de animais *r*- e *K*-selecionados. Quais são as vantagens de cada um?

LEITURAS SUGERIDAS

Blake, R., ed. 1991. *Efficiency and Economy in Animal Physiology.* Cambridge: Cambridge University Press. (This book considers, in an evolutionary framework, the efficiency and metabolic costs of various types of animal locomotion.)

Block, B. A. 1994. Thermogenesis in muscle. *Annu. Rev. Physiol.* 56:535–577. (This comprensive review describes the biochemical and cellular mechanisms behind specialized heater tissues in endothermic animals.)

Carrey, C., ed. 1993. *Life in the Cold: Ecological, Physiological and Molecular Mechanisms.* Boulder: Westview Press. (This book presents a collection of multilevel reviews on hibernation, torpor, and other mechanisms by which animals survive life in the cold.)

Chadwick, D. J., and K. Ackrill, eds. 1995. *Circadian Clocks and Their Adjustment.* New York: Wiley. (Reviews of genetic, molecular, and neural bases of biological clocks controlling circadian rhythms.)

Cossins, A. R., and K. Bowler. 1987. *Temperature Biology of Animals.* London: Chapman and Hall. (This book focuses on the cellular aspects of thermoregulation in animals.)

Edmunds, L. N., Jr. 1988. *Cellular and Molecular Bases of Biological Clocks.* Berlin: Springer-Verlag. (This monograph explores the phenomenon of annual rhythmicity in a wide range of animals and plants.)

Heinrich, B. 1993. *The Hot-Blooded Insects: Strategies and Mechanisms of Thermoregulation.* Cambridge, Mass.: Harvard University Press. (This book explores the physiological and biochemical mechanisms of endothermy among the insects.)

Jones, J. H., and S. L. Lindstedt. 1993. Limits to maximal performance. *Annu. Rev. Physiol.* 55:547–569. (The metabolic and physiological factors that limit animal locomotor performance are the focus of this review.)

McMahon, T. A., and J. T. Bonner. 1983. *On Size and Life.* New York: Scientific American Books. (This delightfully illustrated book examines how scaling and allometry pervade the world around us.)

McNeil, R. A. 1992. *Exploring Biomechanics: Animals in Motion.* New York: Scientific American Library. (McNeil provides a comprehensive treatment of the anatomy and biomechanics of animal locomotion.)

Peters, R. H. 1983. *The Ecological Implications of Body Size.* Cambridge: Cambridge University Press. (This book is valuable not only for its lucid descriptions of allometry, but also for the extensive tabulated data in its numerous appendices.)

Ruben, J. 1995. The evolution of endothermy in mammals and birds: from physiology to fossils. *Annu. Rev. Physiol.* 995:69–95. (In this comprehensive review, Ruben speculates on the evolutionary processes leading to endothermy in vertebrates.)

Schmidt-Nielsen, K. 1983. *Scaling: Why is Animal Size So Important?* New York: Cambridge University Press. (This now-classic book provides a wealth of information on how anatomy and physiology are affected by body size and why physiologists should care.)

Trayhurn, P., and D. G. Nicholls, eds. 1986. *Brown Adipose Tissue.* London: E. Arnold. (Neural control mechanisms, biochemistry, metabolism, physiology, and anatomy of brown fat are all covered in this book.)

Woakes, A. J., and W. A. Foster, eds. 1991. The comparative physiology of exercise. *J. Exp. Biol.* 160. (This entire volume consists of a series of brief review papers describing the physiological implications of, and adapations for, exercise.)

APÊNDICES

Apêndice 1: Unidades do SI*

Unidades básicas do SI

Parâmetro físico	Nome da unidade	Símbolo da unidade
Comprimento	metro	m
Massa	quilograma	kg
Tempo	segundo	s
Corrente elétrica	ampere	A
Temperatura	kelvin	K
Intensidade luminosa	candela	Cd

*N.T.: SI é a abreviação de *Système International*.

Multiplicadores do SI

Multiplicador	Prefixo	Símbolo
10^{12}	tera	T
10^9	giga	G
10^6	mega	M
10^3	quilo	k
10^2	hecto	h
10	decta	da
10^{-1}	deci	d
10^{-2}	centi	c
10^{-3}	mili	m
10^{-6}	micro	μ
10^{-9}	nano	n
10^{-12}	pico	p

Derivados das unidades do SI

Parâmetro físico	Nome da unidade	Símbolo da unidade	Definição da unidade
Aceleração	Metro por segundo ao quadrado	$m \cdot s^{-2}$	
Atividade	1 por segundo	s^{-1}	
Capacitância elétrica	farad	F	$A \cdot s \cdot V^{-1}$
Carga elétrica	coulomb	C	$A \cdot s$
Corrente de luz	lumen	lm	$cd \cdot sr$
Entropia	joule por kelvin	$J \cdot K^{-1}$	
Força	newton	N	$kg \cdot m \cdot s^2$
Força do campo elétrico	volt por metro	$V \cdot m^{-1}$	
Freqüência	hertz	Hz	s^{-1}
Iluminação	lux	lx	$lm \cdot m^{-2}$
Luminância	candela por metro quadrado	$cd \cdot m^{-2}$	
Potência	watt	W	$J \cdot s^{-1}$
Pressão	newton por metro quadrado	$N \cdot m^{-2}$	
Resistência elétrica	ohm	Ω	$V \cdot A^{-1}$
Trabalho, energia, calor	joule	J	$N \cdot m$
Voltagem, diferença de potencial	volt	V	$W \cdot A^{-1}$

Apêndice 2: Logaritmos e Exponenciais

Equações da reta:

Se uma reta descreve uma plotação de *x* por *y*, então *b* é o valor da interseção da linha com a ordenada e *a* é a inclinação da linha. A relação entre *x* e *y* é:

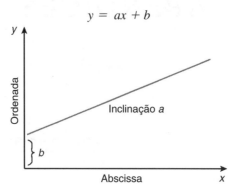

$$y = ax + b$$

Equações exponenciais:

Em sistemas biológicos, existe freqüentemente uma relação exponencial entre valores, descrita pela equação:

$$y = b \cdot a^x$$

A forma logarítmica desta equação é:

$$\log y = \log b + x \log a$$

Usando-se um papel gráfico semilog (abscissa linear), o log *y* pode ser plotado contra *x*, dando uma reta para determinar os valores da inclinação *a* e da interseção *b*.

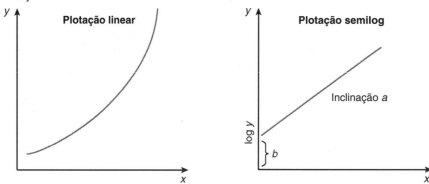

(Exemplos do uso das equações da reta e exponenciais podem ser encontrados neste livro, especialmente nos Caps. 3 e 16.)

Uso de termos logarítmicos:

Na equação $y = 10^x$, *x* é o logaritmo de *y*. Isto é, *x* é a potência à qual 10 deve ser elevado para representar *y*. Por exemplo, o logaritmo de 10 é 1, e o logaritmo de 100 é 2. A equação

$$y = \frac{a}{b}$$

pode ser transformada em uma equação logarítmica:

$$\log y = \log \frac{a}{b} = \log a - \log b$$

assim como uma multiplicação pode ser transformada na soma de logaritmos. Uma identidade conveniente que é útil para se calcular o potencial de equilíbrio usando a equação de Goldman é:

$$\log \frac{a}{b} = - \log \frac{b}{a}$$

Esta identidade é verdadeira porque $\log \frac{a}{b} = \log a - \log b$ e $\log \frac{b}{a} = \log b - \log a$. Note que $\log a - \log b = -(\log b - \log a)$, o que prova a identidade.

APÊNDICES 677

Apêndice 3: Conversões, Fórmulas, Constantes Físicas e Químicas, Definições
Unidades e fatores de conversão

Para converter de	Para	Multiplicar por
angstrons	polegadas	$3,937 \times 10^{-9}$
	metros	1×10^{-10}
	micrômetros (μm)	1×10^{-4}
atmosferas	bars	1,01325
	dinas por centímetro quadrado	$1,01325 \times 10^{6}$
	gramas por centímetro quadrado	1033,23
	torr (= mm Hg; 0 °C)	760
	libras por polegada quadrada	14,696
	pascals	$1,013 \times 10^{5}$
bars	atmosferas	0,9869
	dinas por centímetro quadrado	1×10^{6}
	gramas por centímetro quadrado	1019,716
	libras por polegada quadrada	14,5038
	torr (= mm Hg; 0 °C)	750,062
	pascals	10^{5}
calorias	unidades térmicas britânicas	$3,968 \times 10^{-3}$
	ergs	$4,184 \times 10^{7}$
	pés-libras	3,08596
	quilocalorias	10^{-3}
	cavalos - força – horas	$1,55857 \times 10^{-6}$
	joules	40184
	watts-horas	$1,1622 \times 10^{-3}$
	watts-segundos	4,184
ergs	unidades térmicas britânicas	$9,48451 \times 10^{-11}$
	calorias	$2,39 \times 10^{-8}$
	dinas por centímetro	1
	pés-libras	$7,37562 \times 10^{-8}$
	gramas-centímetros	$1,0197 \times 10^{-3}$
	joules	1×10^{-7}
	watts-segundos	1×10^{-7}
gramas	daltons	$6,024 \times 10^{23}$
	grãos	15,432358
	onças (avdp)	$3,52739 \times 10^{-2}$
	libras (avdp)	$2,2046 \times 10^{-3}$
polegadas	angstrons	$2,54 \times 10^{8}$
	centímetros	2,54
	pés	$8,333 \times 10^{-2}$
	metros	$2,54 \times 10^{-2}$
joules	calorias	0,239
	ergs	1×10^{7}
	pés-libras	0,73756
	watts-horas	$2,777 \times 10^{-4}$
	watts-segundos	1
litros	centímetros cúbicos	10^{3}
	galões (líq., US)	0,2641794
	pints (líq., US)	2,113436
	quartos (líq., US)	1,056718
lumens	velas	$7,9577 \times 10^{-2}$
lux	lumens por metro quadrado	1
metros	angstrons	1×10^{10}
	micrômetros (μm)	1×10^{6}
	centímetros	100
	pés	3,2808
	polegadas	39,37
	quilômetros	1×10^{-3}
	milhas (*statute*)	$6,2137 \times 10^{-4}$
	milímetros	1.000
	jardas	1,0936
newtons	dinas	10^{5}
pascals	bars	10^{-5}
	atmosferas	$9,87 \times 10^{-6}$
	dinas por centímetro quadrado	10
	gramas por centímetro quadrado	$1,0197 \times 10^{-2}$
	torr (= mm Hg; 0°C)	$7,52 \times 10^{-3}$
	libras por polegada quadrada	$1,450 \times 10^{-4}$
watts	unidades térmicas britânicas por segundo	$9,485 \times 10^{-4}$
	calorias por minuto	14,3197
	ergs por segundo	1×10^{7}
	pés-libras por minuto	44,2537
	cavalo-força	$1,341 \times 10^{-3}$
	joules por segundo	1

APÊNDICES

Conversões de temperatura

$°C = 5/9\ (°F - 32)$
$°F = 9/5\ (°C) + 32$
$0\ K = -273,15\ °C = -459,67\ °F + 32$
$0\ °C = 273,15\ K = 32\ °F$

Fórmulas úteis

Potencial elétrico	$E = IR = q/C$	Eletrostático	$F = \dfrac{q_1 q_2}{\varepsilon r^2}$
	E = potencial elétrico (voltagem)	força de atração	r = distância separando q_1 e q_2
	I = corrente		ε = constante dielétrica
	R = resistência		
	q = carga		
	C = capacitância	Energia potencial	$E = mgh$
			h = altura da massa sobre a superfície da Terra
Potência	$p = w/t$		
	w = trabalho	Energia cinética	$E = 1/2 mv^2$
	t = tempo		v = velocidade da massa
Potência elétrica	$p = RI^2 = EI$	Energia de uma carga	$E = 1/2 qV$
	E = potencial elétrico		q = carga
			V = potencial elétrico
Trabalho	$W = RI^2 t = EIt = Pt$		
		Lei dos gases perfeitos	$PV = nRT$
Pressão	P = força (f)/área unitária		P = pressão
			V = volume
Peso	$W = mg$		n = número de moles
	m = massa		R = constante dos gases
	g = aceleração da gravidade		T = temperatura absoluta
Força	$f = ma$	Lei da elasticidade de Hooke	$F = kT$
	m = massa		k = constante de elasticidade
	a = aceleração		F = força
			T = tensão
Lei das pressões parciais de Dalton	$PV = V(p_1 + p_2 + p_3 + ... + p_n)$		
	P = pressão da mistura de gases	Energia de um fóton	$E = h\nu$
	V = volume		h = constante de Planck
	p = pressão de cada gás sozinho		ν = freqüência

Constantes Físicas e Químicas

Número de Avogadro	$N_A = 6,022 \times 10^{23}$
Constante de Faraday	$F = 96.487\ C \cdot mol^{-1}$
Constante dos gases	$R = 8,314\ J \cdot K^{-1} \cdot mol$
	$= 1,98\ cal \cdot K^{-1} \cdot mol$
	$= 0,082\ l \cdot atm \cdot K^{-1} \cdot mol$
Constante de Planck	$h = 6,62 \times 10^{-27}\ ergs \cdot s^{-1}$
	$= 1,58 \times 10^{-34}\ cal \cdot s^{-1}$
Velocidade da luz no vácuo	$c = 2,997 \times 10^{10}\ cm \cdot s^{-1}$
	$= 186.000\ mi \cdot s^{-1}$

Dimensões do plano e de figuras sólidas

Área de um quadrado $= l^2$
Área da superfície de um cubo $= 6l^2$
Volume de um cubo $= l^3$
Circunferência de um círculo $= 2\ \pi r$
Área de um círculo $= \pi r^2$
Área da superfície de uma esfera $= 4\ \pi r^2$
Volume de uma esfera $= 4/3\ \pi r^3$
Área da superfície de um cilindro $= 2\ \pi rh$
Volume de um cilindro $= \pi r^2 h$

Definições químicas

1 mol = a massa em gramas de uma substância igual ao seu peso molecular ou atômico: essa massa contém o número de Avogadro (N_A) de moléculas ou átomos

Volume molar = o volume ocupado por um mol de gás a temperatura e pressão padrões (25 °C, 1 atm) = 22,414 l

1 solução molal = 1 mol por 1.000 g de solvente

1 solução molar = 1 mol de soluto em 1 l de solução

1 equivalente = 1 mol de 1 carga unitária

1 einstein = 1 mol de fotons

REFERÊNCIAS CITADAS

Adams, P. R., S. W. Jones et al. 1986. Slow synaptic transmission in frog sympathetic ganglia. *J. Exp. Biol.* 124:259–285.

Adolph, E. F. 1967. The heart's pacemaker. *Scientific American* 216(3):32–37.

Ahlquist, R.P. 1948. A study of the adrenotropin receptors. *Amer. J. Physiol.* 153:586–600.

Ashley, C. C. 1971. Calcium and the activation of skeletal muscle. *Endeavor* 30:18–25.

Astrup, P., and J. Severinghaus. 1986. *The History of Blood Gases, Acids, and Bases.*

Audesirk, T., and G. Audesirk. 1996. *Biology: Life on Earth.* 4th ed. Upper Saddle River, N.J.: Prentice-Hall, Inc.

Avenet, P., S. C. Kinnamon, and S. D. Roper. 1993. Peripheral transduction mechanisms. In S. A. Simon and S. D. Roper, eds., *Mechanisms of Taste Transduction.* Boca Raton, Fla.: CRC Press.

Baker, J. J. W., and G. E. Allen. 1965. *Matter, Energy, and Life.* Reading, Mass.: Addison-Wesley.

Banko, W. E. 1960. *The Trumpeter Swan.* North American Fauna, No. 63. Washington, D.C.: U.S. Dept. of the Interior, Fish and Wildlife Service.

Bartels, H. 1971. Blood oxygen dissociation curves: mammals. In P. L. Altman and S. W. Dittmer, eds., *Respiration and Circulation.* Bethesda, Md.: Federation of American Societies for Experimental Biology.

Bartholomew, G. A. 1964. *Symposia of the Society for Experimental Biology.* No. 18. New York: Academic Press Inc., pp. 7–29.

Bartholomew, G. A., and R. C. Lasiewski. 1965. Heating and cooling rates, heart rates and simulated diving in the Galapagos marine guana. *Comp. Biochem. Physiol.* 16:573–582.

Baudinette, R. V. 1991. The energetics and cardiorespiratory correlates of mammalian terrestrial locomotion. *J. Exp. Biol.* 160:209–231.

Baylor, D., T. D. Lamb, and K.-W. Yau. 1979. Responses of retinal rods to single photons. *J. Physiol.* 288:613–134.

Beament, J. W. L. 1958. The effect of temperature on the waterproofing mechanism of an insect. *J. Exp. Biol.* 35:494–519.

Bear, M. F., B. W. Connors, and M. A. Paradiso. 1996. *Neuroscience: Exploring the Brain.* Baltimore: Williams and Wilkins.

Beck, W. S. 1971. *Human Design.* New York: Harcourt, Brace, and Jovanovich.

Bell, G. H., J. N. Davidson, and H. Scarborough. 1972. *Textbook of Physiology and Biochemistry.* 8th ed. Edinburgh: Churchill Livingstone.

Bendall, J. R. 1969. *Muscles, Molecules, and Movement.* New York: Elsevier.

Bennett, M.V. L. 1968. Similarities between chemical and electrical mediated transmission. In F. D. Carlson, ed., *Physiological and Biochemical Aspects of Nervous Integration.* Englewood Cliffs, N. J.: Prentice-Hall.

Benzinger, T. H. 1961. The diminution of thermoregulatory sweating during cold reception at the skin. *Proc. Nat. Acad. Sci. USA* 47:1683–1688.

Berg, H. C., and E. M. Purcell. 1977. Physics of chemoreception. *Biophys. J.* 20:193–219.

Bernard, C. 1872. *Physiologie Generale.* Paris: Hachette.

Bernheim, H. A., and M. G. Kluger. 1976. Fever and antipyresis in the lizard *Dipsosaurus dorsalis. Amer. J. Physiol.* 231:198–203.

Berridge, M. 1993. Inositol trisphosphate and calcium signalling. *Nature* 361:315–325.

Berridge, M. J. 1985. The molecular basis of communication within the cell. *Scientific American* 253:124–125.

Berthold, A. A. 1849. Transplantation der hoden. *Arch. Anat. Physiol. Wiss. Med.* 16:42–46.

Biology: An Appreciation of Life. 1972. Del Mar, Calif.: CRM Books.

Block, B., T. Imagawa, K. P. Campbell, and C. Franzini-Armstrong. 1988. Structural evidence for direct interaction between the molecular components of the transverse tubule/sarcoplasmic reticulum junction in skeletal muscle. *J. Cell. Biol.* 107:2587–2600.

Block, B. A. 1994. Thermogenesis in muscle. *Annu. Rev. Physiol.* 56:535–577.

Bortoff, A. 1976. Myogenic control of intestinal motility. *Physiol. Rev.* 56:416–434.

Brand, A. R. 1972. The mechanisms of blood circulation in *Anodonta anatina* L. *(Bivalvia unionidae). J. Exp. Biol.*

56:362–379.

Brenner, B. M., J. L. Troy, and T. M. Daugharty. 1971. The dynamics of glomerular ultrafiltration in the rat. *J. Clin. Invest.* 50:1776–1780.

Bretscher, M. S. 1985. The molecules of the cell membrane. *Scientific American* 86–90.

Brett, J. R. 1971. Role of thermoregulation in salmon physiology and behavior. *Amer. Zool.* 11:99–113.

Brown, K. T. 1974. Physiology of the retina. In V. B. Mountcastle, ed., *Medical Physiology.* 13th ed. St. Louis: Mosby.

Brownell, P., and R. D. Farley. 1979a. Detection of vibrations in sand by tarsal sense organs of the nocturnal scorpion *Paruroctonus mesaensis. J. Comp. Physiol.* 131:23–30.

Brownell, P., and R. D. Farley. 1979b. Orientation to vibrations in sand by the nocturnal scorpion *Paruroctonus mesaensis:* mechanism to target location. *J. Comp. Physiol.* 131:31–38.

Bruns, D., and R. Jahn. 1995. Real-time measurement of transmitter release from single synaptic vesicles. *Nature* 377:62–65.

Bülbring, E. 1959. *Lectures on the Scientific Basis of Medicine.* Vol. 7. London: Athlone.

Bülbring, E., and H. Kuriyama. 1963. Effects of changes in ionic environment on the action of acetylcholine and adrenaline on smooth muscle cells of guinea pig. *J. Physiol.* 166:59–74.

Bullock, T. H., and F. P. J. Diecke. 1956. Properties of an infrared receptor. *J. Physiol.* 134:47–87.

Bullock, T. H., and G. A. Horridge. 1965. *Structure and Function in the Nervous Systems of Invertebrates.* New York: W. H. Freeman and Company.

Burggren, W., and K. Johansen.1982. Ventricular hemodynamics in the monitor lizard, *Varanus exanthematicus:* pulmonary and systemic pressure separation. *J. Exp. Biol.* 96:343–354.

Camhi, J. M. 1984. *Neuroethology.* Sunderland, Mass.: Sinauer Associates, Inc.

Cannon, W. 1929. Organization for physiological homeostatics. *Physiol. Rev.* 9:399–431.

Capecchi, M. R. 1994. Targeted gene replacement. *Scientific American* 270:52–59.

Carey, F. G. 1973. Fishes with warm bodies. *Scientific American* 228:36–44.

Carey, F. G., and J. M. Teal. 1966. Heat conservation in tuna fish muscle. *Proc. Nat. Acad. Sci. USA* 56:1464–1469.

Catania, K. C., and J. H. Kaas. 1996. The unusual nose and brain of the star-nosed mole. *BioScience* 46(8):578–586.

Chen, J-N., and M. Fishman. 1996. Genetic dissection of heart development. In W. Burggren and B. Keller, eds., *Development of Cardiovascular Systems: Molecules to Organisms.* New York: Cambridge University Press.

Chess, A., L. Buck, et al. 1992. Molecular biology of smell: expression of the multigene family encoding putative odorant receptors. *Cold Spring Harbor Symp. Quant. Biol.* 57:505–516.

Cheung, W. Y. 1979. Calmodulin plays a pivotal role in cellular regulation. *Science* 207:17–27.

Cole, K. S., and H. J. Curtis. 1939. Electric impedance of the squid giant axon during activity. *J. Gen. Physiol.* 22:640–670.

Comroe, J. H. 1962. *Physiology of Respiration.* Chicago: Year Book Medical Publishers.

Cordina, J., A. Yatani, et al. 1987. The alpha subunit of the GTP binding protein Gk opens atrial potassium channels. *Science* 236:442–445.

Cornwall, I. W. 1956. *Bones for the Archaeologist.* London:

Phoenix House.

Curran, P. F. 1965. Ion transport in intestine and its coupling to other transport processes. *Federation Proc.* 24:993–999.

Darnell, J., H. Lodish, and D. Baltimore. 1990. *Molecular Cell Biology.* 2d ed. New York: Scientific American Books.

Davenport, H. W. 1974. *The A.B.C. of Acid-Base Chemistry.* 6th rev. ed. Chicago: University of Chicago Press.

Davenport, H. W. 1977. *Physiology of the Digestive Tract.* Chicago: Year Book Medical Publishers.

Davenport, H. W. 1985. *Physiology of the Digestive Tract.* 5th ed. Chicago: Chicago Yearbook Medical Publishers.

Davis, H. 1968. Mechanisms of the inner ear. *Ann. Otol. Rhinol. Laryngol.* 77:644–655.

Del Castillo, J., and B. Katz. 1954. Quantal components of the endplate potential. *J. Physiol.* 124:560–573.

Denton, E. J. 1961. The buoyancy of fish and cephalopods. *Prog. Biophys.* 11:178–234.

Diamond, J., and K. Hammond. 1992. The matches, achieved by natural selection, between biological capacities and their natural loads. *Experientia* 48:551–557.

Diamond, J. M., and J. McD. Tormey. 1966. Studies on the structural basis of water transport across epithelial membranes. *Federation Proc.* 25:1458–1463.

Douglas, W. W. 1974. Mechanism of release of neurohypophyseal hormones: stimulus-secretion coupling. In R.O. Greep, ed., *Handbook of Physiology.* Section 7. *Endocrinology* (Vol. 4, Part 1, Pituitary Gland). Washington, D.C.: American Physiological Society.

Douglas, W. W., J. Nagasawa, and R. Schulz. 1971. Electron microscopic studies on the mechanism of secretion of posterior pituitary hormones and significance of microvesicles ("synaptic vesicles"): evidence of secretion by exocytosis and formation of microvesicles as a by-product of this process. In H. Heller and K. Lederis, eds., *Subcellular Organization and Function in Endocrine Tissues.* Mem. Soc. Endocrinol. No. 19. New York: Cambridge University Press.

Dudel, J., and S. W. Kuffler. 1961. Presynaptic inhibition at the crayfish neuromuscular junction. *J. Physiol.* 155:543–562.

Eakin, R. 1965. Evolution of photoreceptors. *Cold Spring Harbor Symp. Quant. Biol.* 30:363–370.

Ebashi, S. K. Maruyama, and M. Endo, eds. 1980. *Muscle Contraction: Its Regulatory Mechanisms.* New York: Springer-Verlag; pp. 10–62.

Ebashi, S., M. Endo, and I. Ohtsuki. 1969. Control of muscle contraction. *Quart. Rev. Biophys.* 2:351–384.

Eccles, J. C. 1969. Historical introduction to central cholinergic transmission and its behavioral aspects. *Federation Proc.* 28:90–94.

Eckert, R. O. 1961. Reflex relationships of the abdominal stretch receptors of the crayfish. *J. Cell. Comp. Physiol.* 57:149–162.

Eckert, R. 1972. Bioelectric control of ciliary activity. *Science* 176:473–481.

Edgar, W. M. 1992. Saliva: its secretions, compositions and functions. *Br. Ent. J.* 172:305–312.

Edney, E. B. 1974. Desert arthropods. In G. W. Brown, ed., *Desert Biology.* Vol. 2. New York: Academic.

Edney, E. B., and K. A. Nagy. 1976. Water balance and excretion. In J. Bligh, J. L. Cloudsley-Thompson, and A. G. MacDonald, eds., *Environmental Physiology of Animals.* Oxford: Blackwell Scientific Publications.

Eiduson, S. 1967. The biochemistry of behavior. *Science J.* 3:113–117.

Eyzaguirre, C., and S. W. Kuffler. 1955. Processes of excitation in the dendrites and in the soma of single isolated sensory nerve cells of the lobster and crayfish. *J. Gen. Physiol.* 39:87–119.

Farrell, A. P., S. S. Sobin, D. J. Randall, and S. Crosby. 1980. Intralamellar blood flow patterns in fish gills. *Amer. J. Physiol.* 239:R429–R436.

Fatt, P., and B. Katz. 1951. An analysis of the endplate potential recorded with an intracellular electrode. *J. Physiol.* 115:320–370.

Fatt, P., and B. Katz. 1952. Spontaneous subthreshold activity at motor nerve endings. *J. Physiol.* 117:109–128.

Feigl, E. O. 1974. Physics of the cardiovascular system. In T. C. Ruch and H. D. Patton, eds., *Physiology and Biophysics*, 20th ed., Vol. 2. Philadelphia: Saunders.

Fessenden, R. J., and J. S. Fessenden. 1982. *Organic Chemistry.* 2d ed. Boston: Willard Grant Press.

Firestein, S., G. M. Shepherd, and F. S. Werblin. 1990. Time course of the membrane current underlying sensory transduction in salamander olfactory receptor neurones. *J. Physiol.* 430:135–158.

Flock, A. 1967. Ultrastructure and function in the lateral line organs. In Phyllis H. Cahn, ed., *Lateral Line Detectors.* Bloomington: Indiana University Press.

Florey, E. 1966. *General and Comparative Animal Physiology.* Philadelphia: Saunders.

Frieden, E. H., and H. Lipner. 1971. *Biochemical Endocrinology of the Vertebrates.* Englewood Cliffs, N.J.: Prentice-Hall.

Furshpan, E. J., and D. D. Potter. 1959. Transmission at the giant motor synapses of the crayfish. *J. Physiol.* 145:289–325.

Gesteland, R. C. 1966. The mechanics of smell. *Discovery* 27(2). London: Proprietors, Professional and Industrial Publishing Co.

Gilman, A. G. 1987. G proteins: transducers of receptor-generated signals. *Annu. Rev. Biochem* 56:615–649.

Goldberg, N. D. 1975. Cyclic nucleotides and cell function. In G. Weissman and R. Claiborne, eds., *Cell Membranes: Biochemistry, Cell Biology, and Pathology.* New York: Hospital Practice Publishing Co.

Goldman, D. E. 1943. Potential, impedance, and rectification in membranes. *J. Gen. Physiol.* 27:37–60.

Goldsby, R. A. 1967. *Cells and Energy.* New York: Macmillan.

Goodrich, E. S. 1958. *Studies on the Structure and Development of Vertebrates.* Vol. 2. New York: Dover.

Gordon, A. M., A. F. Huxley, and F. J. Julian. 1966. The variation in isometric tension with sarcomere length in vertebrate muscle fibres. *J. Physiol.* 184:170–192.

Gorski, R. A. 1979. Long-term hormonal modulation of neuronal structure and function. In F. O. Schmitt and F. G. Worden, eds., *The Neurosciences: Fourth Study Program.* Cambridge, Mass.: MIT Press.

Gosline, J., and R. E. Shadwick. 1996. The mechanical properties of fin whale arteries are explained by novel connective tissue. *J. Exp. Biol.* 199:985–995.

Grantham, J. J. 1971. Mode of water transport in mammalian renal collecting tubules. *Fed. Proc.* 30:14–21.

Grell, K. G. 1973. *Protozoology.* New York: Springer-Verlag.

Grigg, G. C. 1970. Water flow through the gills of Port Jackson sharks. *J. Exp. Biol.* 52:565–568.

Hadley, M. E. 1992. *Endocrinology.* 3d ed. Englewood Cliffs, N.J.: Prentice-Hall.

Hadley, N. 1972. Desert species and adaptation. *Amer. Sci.* 60:338–347.

Haggis, G. H., D. Michie, et al. 1964. *Introduction to Molecular Biology.* London: Longmans.

Hagins, W. A. 1972. The visual process: Excitatory mechanisms in the primary receptor cells. *Ann. Rev. Biophys. Bioeng.* 1:131–158.

Hales, J. R. S. 1966. The partition of respiratory ventilation of the panting ox. *J. Physiol.* 188:45–68.

Hall, Z. 1992. *An Introduction to Molecular Neurobiology.* Sunderland, Mass.: Sinauer Associates, Inc.

Ham, A. W. 1957. *Histology.* Philadelphia: Lippincott.

Hanamori, T., I. J. Miller, Jr., and D. V. Smith. 1988. Gustatory responsiveness of fibers in the hamster glossopharyngeal nerve. *J. Neurophysiol.* 60:478–498.

Harris, G. G., and A. Flock. 1967. Spontaneous and evoked activity from *Xenopus laevis* lateral line. In P. H. Cahn, ed., *Lateral Line Detectors.* Bloomington: Indiana University Press.

Hartline, H. K. 1934. Intensity and duration in the excitation of single photoreceptor units. *J Cell. Comp. Physiol.* 5:229–274.

Hartline, H. K., H. G. Wanter, and F. Ratliff. 1956. Inhibition in the eye of *Limulus J. Gen. Physiol.* 39:651–673.

Hayward, J. N., and M. A. Baker. 1969. A comparative study of the role of the cerebral arterial blood in the regulation of brain temperature in five mammals. *Brain Res.* 16:417–440.

Hazel, J. R. 1995. Thermal adaptation in biological membranes: is homeoviscous adaptation the explanation? *Annu. Rev. Physiol.* 57:19–42.

Hebb, D. O. 1949. *The Organization of Behaviour.* New York: Wiley.

Heinrich, B. 1974. Thermoregulation in endothermic insects. *Science* 185:747–756.

Heisler, N., P. Neuman, and G. M. O. Maloiy. 1983. The mechanism of intracardiac shunting in the lizard *Varanus exanthematicus. J. Exp. Biol.* 105:15–31.

Hellam, D. C., and R. J. Podolsky. 1967. Force measurements in skinned muscle fibres. *J. Physiol.* 200:807–819.

Heller, H. C., L. I. Crawshaw, and H. T. Hammel. 1978. The thermostat of vertebrate animals. *Scientific American* 239:102–113.

Hellon, R. F. 1967. Thermal stimulation of hypothalamic neurones in unanaesthetized rabbits. *J. Physiol.* 193:381–395.

Hemmingsen, A. M. 1969. Energy metabolism as related to body size and respiratory surfaces, and its evolution. *Rep. Steno. Mem. Hosp. Nordisk Insulinlaboratorium* 9:1–110.

Herkenham, Miles, et al. 1991. Characterization and localization of cannabinoid receptors in rat brain: A quantitative *in vitro* autoradiographic study. *J. Neuroscience* 11(2):563–583.

Hildebrandt, J., and A. C. Young. 1965. Anatomy and physiology of respiration. In T. C. Ruch and H. D. Patton, eds., *Physiology and Biophysics,* 19th ed. Philadelphia: Saunders.

Hill, A. V. 1938. The heat of shortening and the dynamic constants of muscle. *Proc. Roy. Soc. (London) Ser. B.* 126:136–195.

Hill, A. V. 1964. The efficiency of mechanical power development during muscular shortening and its relation to load. *Proc. Roy. Soc. (Lond.) Ser. B.* 159:319–324.

682 REFERÊNCIAS CITADAS

Hille, B. 1992. *Ionic Channels of Excitable Membranes*. 2d ed. Sunderland, Mass.: Sinauer Associates.

Hirakow, R. 1970. Ultrastructural characteristics of the mammalian and sauropsidan heart. *Amer. J. Cardiol.* 25:195–203.

Hoar, W. S. 1975. *General and Comparative Physiology*. 2d ed. Englewood Cliffs, N.J.: Prentice-Hall.

Hodgkin, A. L. 1937. Evidence for electrical transmission in nerve. *J. Physiol.* 90:183–232.

Hodgkin, A. L., and P. Horowicz. 1960. Potassium contractures in single muscle fibres. *J. Physiol.* 153:386–403.

Hodgkin, A. L., and A. F. Huxley. 1939. Action potentials recorded from inside a nerve fibre. *Nature* 144:710–711.

Hodgkin, A. L., and A. F. Huxley. 1952a. Currents carried by sodium and potassium ions through the membrane of the giant axon of *Loligo*. *J. Physiol.* 116:449–472.

Hodgkin, A. L., and A. F. Huxley. 1952b. A quantitative description of membrane current and its application to conduction and excitation in nerve. *J. Physiol.* 117:500–544.

Hodgkin, A. L., and A. F. Huxley. 1952c. Properties of nerve exons: (I) Movement of sodium and potassium ions during nervous activity. *Cold Spring Harbor Symp. Quant. Biol.* 17:43–52.

Hodgkin, A. L., and B. Katz. 1949. The effect of sodium ions on the electrical activity of the giant axon of the squid. *J. Physiol.* 108:37.

Hodgkin, A. L., A. F. Huxley, and B. Katz. 1952. Measurement of current-voltage relations in the membrane of the giant axon of *Loligo*. *J. Physiol.* 116:424–448.

Hoffman, B. F., and P. F. Cranefield. 1960. *Electrophysiolgy of the Heart*. New York: McGraw-Hill.

Hokin, M. R., and L. E. Hokin. 1953. Enzyme secretion and the incorporation of ^{32}P into phospholipids of pancreas slices. *J. Biol. Chem.* 203:967–977.

Holland, R. A. B., and R. E. Forster. 1966. The effect of size of red cells on the kinetics of their oxygen uptake. *J. Gen. Physiol.* 49:727–742.

Horridge, G. A. 1968. *Interneurons*. New York: W. H. Freeman and Company.

Hoyle, G. 1967. Specificity of muscle. In C. A. G. Wiersma, ed., *Invertebrate Nervous Systems*. Chicago: University of Chicago Press.

Hubbard, R., and A. Kropf. 1967. Molecular isomers in vision. *Scientific American* 216(6):64–76. Offprint 1075.

Hubel, D. H. 1963. The visual cortex of the brain. *Scientific American* 209:54–62.

Hubel, D. H. 1995. *Eye, Brain, and Vision*. New York: Scientific American Library Paperbacks.

Hughes, C. M. 1964. How a fish extracts oxygen from water. *New Scientist* 11:346–348.

Hume, I. D. 1989. Optimal digestive strategies in mammalian herbivores. *Physiol. Zool.* 62(6):1145–1163.

Hutter, O. F., and W. Trautwein. 1956. Vagal and sympathetic effects on the pacemaker fibres in the sinus venosus of the heart. *J. Gen. Physiol.* 39:715–733.

Huxley, A. F., and R. Niedergerke. 1954. Structural changes in muscle during contraction: Interference microscopy of living muscle fibres. *Nature* 173:971–973.

Huxley, A. F., and R. M. Simmons. 1971. Proposed mechanism of force generation in striated muscle. *Nature* 233:533–538.

Huxley, H. E. 1963. Electron microscope studies on the structure of material and synthetic protein filaments from striated muscle. *J. Mol. Biol.* 7:281–308.

Huxley, H. E. 1969. The mechanism of muscular contraction. *Science* 164:1356–1365.

Hyman, L. H. 1940. *The Invertebrates: Protozoa through Ctenophora*. New York: McGraw-Hill.

Imms, A. D. 1949. *Outlines of Entomology*. London: Methuen.

Irvine, B., N. Audsley et al. 1988. Transport properties of locust ileum in vitro: effects of cAMP. *J. Exp. Biol.* 137:361–385.

Irving, L. 1966. Adaptations to cold. *Scientific American* 214:94–101.

Ishimatzu, A., and Y. Itazawa. 1993. Difference in blood oxygen levels in the outflow vessels of the heart of an air-breathing fish, *Channa argus*: Do separate bloodstreams exist in teleostean heart? *J. Comp. Physiol.* 149:435.

Jackson, D. C. 1987. Assigning priorities among interacting physiological systems. In M. E. Feder, A. F. Bennett, W. W. Burggren, and R. B. Huey, eds., *New Directions in Ecological Physiology*. New York: Cambridge University Press.

Jamison, R. L., and R. H. Maffly. 1976. The urinary concentrating mechanism. *N. Engl. J. Med.* 295:1059–1067.

Jan, Y. N., and L. Jan. 1983. Coexistence and corelease of cholinergic and peptidergic transmitters in frog sympathetic ganglia. *Federation Proc.* 42:2929–2933.

Jennings, J. B. 1972. *Feeding, Digestion and Assimilation in Animals*. New York: St. Martin's Press.

Jewell, R. R., and J. C. Ruegg. 1966. Oscillatory contraction of insect fibrillar muscle after glycerol extraction. *Proc. Roy. Soc. (London) Ser. B.* 164:428–459.

Jones, D. R. 1995. Crocodialian cardiac dynamics: a half-hearted attempt. Presented at 4th International Congress of Comparative Physiology and Biochemistry, August, 6–11, 1995, Birmingham, United Kingdom. *Physiol. Zool.* 68(4):9–15.

Jones, D. R., and M. J. Purves. 1970. The effect of carotid body denervation upon the respiratory response to hypoxia and hypercapnia in the duck. *J. Physiol.* 211:295–309.

Jones, D. R., and M. J. Purves. 1970a. The carotid body in the duck and the consequences of its denervation upon the cardiac response to immersion. *J. Physiol.* 211:279–294.

Jones, D. R., P. G. Bushnell, B. K. Evans, and J. Baldwin. 1994. Circulation in the Gippsland giant earthworm *Megascolides australis*. *Physiol. Zool.* 67(6):1383–1401.

Jones, D. R., B. L. Langille, D. J. Randall, and G. Shelton. 1974. Blood flow in dorsal and ventral aortas of the cod *Gadus morhua*. *Amer. J. Physiol.* 226:90–95.

Josephson, R. K. 1985. The mechanical power output of a tettigoniid wing muscle during singing and flight. *J. of Exp. Biol.* 117:357–368.

Kampmeier, O. F. 1969. *Evolution and Comparative Morphology of the Lymphatic System*. Springfield, Ill.: Thomas.

Kandel, E. 1976. *Cellular Basis of Behavior*. New York: W. H. Freeman and Company.

Kandel, E. R., T. Abrams et al. 1983. Classical conditioning and sensitization share aspects of the same molecular cascade in *Aplysia*. *Cold Spring Harbor Symp. Quant. Biol.* 48:821–830.

Katz, B., and R. Miledi. 1966. Input-output relation of a single synapse. *Nature* 212:1242–1245.

Katz, B., and R. Miledi. 1967. Tetrodotoxin and neuromuscular transmission. *Proc. Roy. Soc. (London) Ser. B.* 167:8–22.

Katz, B., and R. Miledi. 1968. The role of calcium in neuromuscular facilitation. *J. Physiol.* 195:481–492.

Katz, B., and R. Miledi. 1970. Further study of the role of calcium in synaptic transmission. *J. Physiol.* 207:789–801.

Katz, P.S., P. A. Getting, and W. N. Frost. 1994. Dynamic neuromodulation of synaptic strength intrinsic to a central pattern generator circuit. *Nature* 367:729–731.

Kauer, J. S. 1987. Coding in the olfactory system. In T. E. Finger and W. L. Silver, eds., *Neurobiology of Taste and Smell.* New York: Wiley.

Kenagy, G. J., R. D. Stevenson, and D. Masman. 1989. Energy requirements for lactation and postnatal growth in captive golden-mantle ground squirrels. *Physiol. Zool.* 62(2):470–487.

Kerkut, G. A., and R. C. Thomas. 1964. The effect of anion injection and changes in the external potassium and chloride concentration on the reversal potentials of the IPSP and acetylcholine. *Comp. Physiol. Biochem.* 11:199–213.

Keynes, R. D. 1958. The nerve impulse and the squid. *Scientific American* 199(6):83–90.

Keynes, R. D., and K. J. Aidley. 1981. *Nerve and Muscle.* Cambridge: Cambridge University Press.

Kirschfeld, K. 1971. *Verhandlungen der Gesellschaft Deutscher Naturforscher und Ärtze.* Berlin: Springer-Verlag.

Kleiber, M. 1932. Body size and metabolism. *Hilgardia* 6:315–353.

Kluger, M. J. 1979. *Fever: Its Biology, Evolution, Function.* Princeton, N. J.: Princeton University Press.

Knudsen, E. I. 1981. The hearing of the barn owl. *Scientific American* 245:113–125.

Knudsen, E. I., and M. Konishi. 1978. A neural map of auditory space in the owl. *Science* 200:795–797.

Koefoed-Johnsen, V., and H. H. Ussing. 1958. The nature of frog skin. *Acta Physiol. Scand.* 42:298–308.

Konishi, M. 1993. Listening with two ears. *Scientific American* 268(4):66.

Kooyman, G. L. 1989. Diverse divers: physiology and behaviour. In W. Burggren, D. S. Farner et al., eds., *Zoophysiology,* vol. 23. New York: Springer-Verlag.

Korner, P. I. 1971. Integrative neural cardiovascular control. *Physiol. Revs.* 51(2):312–367.

Kotyk, A., and K. Janáček. 1970. *Cell Membrane Transport.* New York: Plenum.

Krebs, H. A. 1975. The August Krogh principle: "For many problems there is an animal on which it can be most conveniently studied." *J. Exp. Zool.* 194:309–344.

Kuby, J. In press. *Immunology.* 3d ed. New York: W. H. Freeman.

Kuffler, S. W. 1942. Further study on transmission in an isolated nerve-muscle fibre preparation. *J. Neurophysiol.* 6:99–110.

Land, M., and R. Fernald. 1992. The evolution of eyes. *Ann. Rev. Neurosci.,* 15:1–29.

Langille, B. J. 1975. A comparative study of central cardiovascular dynamics in vertebrates. Ph.D. dissertation. University of British Columbia, Vancouver, Canada.

Lehninger, A. L. 1975. *Biochemistry.* 2nd ed. New York: Worth.

Lehninger, A. L., D. L. Nelson, and M. M. Cox. 1993. *Principles of Biochemistry,* 2nd. ed. New York: Worth Publishers.

Lighton, J. R. B. 1994. Discontinuous ventilation in terrestrial insects. *Physiol. Zool.* 67:142–162.

Lindeman, W. 1955. Ueber die Jugendentwicklung beim Luchs (*Lyns l. lynx* Kerr.) und bei der Waldkatze (*Feliss. sylvestris* Schreb). *Behavior* 8:1–45.

Lissman, H. W. 1963. Electric location of fishes. *Scientific American* 208(3):50–59. Offprint 152.

Llinas, R., and C. Nicholson. 1975. Calcium role in depolarization-secretion coupling: an aequorin study in squid giant synapse. *Proc. Nat. Acad. Sci. USA* 72:187–190.

Lodish, H., D. Baltimore, et al. 1995. *Molecular Cell Biology.* 3d ed. New York: Scientific American Books.

Loewi, O. 1921. Uber humoral Ubertragbarkeit der Herznervenwirkung. *Pflugers Arch. Ges. Physiol.* 189:239–242.

Lorenz, K. Z. *Man Meets Dog.* Translated by M. K. Wilson. London: Methuen.

Lorenz, K., and N. Tinbergen. 1938. Taxis und Instinkhandlung in der Eirolbewegung der Graugans. *Z. Tierpsychol.* 2:1–29.

Loumaye, E., J. Thorner, and K.J. Catt. 1982. Yeast mating pheromone activates mammalian gonadotrophs: evolutionary conservation of a reproductive hormone? *Science* 218:1323–1325.

Lowenstein, W. R. 1960. Biological transducers. *Scientific American* 203:98–108.

Lowenstein, W. R. 1971. *Handbook of Sensory Physiology: Principles of Receptor Physiology.* New York: Springer-Verlag.

Lutz, G. J., and L. C. Rome. 1994. Built for jumping: the design of the frog muscular system. *Science* 263:370–372.

Lutz, G. J., and L. C. Rome. 1996. Muscle function during jumping in frogs. I. Sarcomere length change, EMG pattern, and jumping performance. *Am. J. Physiol. (Cell Physiol.)* In press.

Madge, D. S. 1975. *The Mammalian Alimentary System.* London: Arnold.

Marks, W. B. 1965. Visual pigments of single goldfish cones. *J. Physiol.* 178:14–32.

Marshall, P. T., and G. M. Hughes. 1980. *Physiology of Mammals and Other Vertebrates.* 2d ed. Cambridge: Cambridge University Press.

Martini, F., and M. J. Timmons. 1995. *Human Anatomy.* Englewood Cliffs, N.J.: Prentice-Hall.

Matsumoto, A., and S. Ischii, eds. 1992. *Atlas of Endocrine Organs.* Heidelberg: Springer-Verlag.

Mazokhin-Porshnyakov, G. A. 1969. *Insect Vision.* New York: Plenum.

McDonald, D. A. 1960. *Blood Flow in Arteries.* Baltimore: Williams and Wilkins.

McDonald, D. M., and R. A. Mitchell. 1975. The innervation of the glomus cells, ganglion cells, and blood vessels in the rat carotid body: a quantitative ultrastructural analysis. *J. Neurocytol.* 4:177–230.

McGilvery, R. W. 1970. *Biochemistry: A Functional Approach.* Philadelphia: Saunders.

McMahan, U. J., N. C. Spitzer, and K. Peper. 1972. Visual identification of nerve terminals in living isolated skeletal muscle. *Proc. Roy. Soc. (London) Ser. B.* 181:421–430.

McMahon, B. R., W. W. Burggren, A. W. Pinder, and M. G. Wheatly. 1991. Air exposure and physiological compensation in a tropical intertidal chiton, *Chiton stokesii* (Mollusca: Polyplacophora). *Physiol. Zool.* 64(3):728–747.

McMahon, T. A. 1983. *Muscles, Reflexes and Locomotion.* Princeton, N. J.: Princeton University Press.

McMahon, T. A., and Bonner, J. T. 1983. *On Size and Life.* New York: Scientific American Books.

REFERÊNCIAS CITADAS

McNaught, A.B., and R. Callander. 1975. *Illustrated Physiology*. New York: Churchill Livingstone.

Menaker, M. 1968. *Proc. 76th. Annu. Convention American Psychologial Assoc.*, pp. 299–300.

Meyrand, P., J. Simmers, and M. Moulins. 1994. Dynamic construction of a neural network from multiple pattern generators in the lobster stomagastric nervous system. *J. Neurosci.* 14:630–644.

Michael, C. R. 1969. Retinal processing of visual images. *Scientific American* 205:104–114.

Mikiten, T.M. 1967. *Electrically Stimulated Release of Vasopressin from Rat Neurohypophyses in Vitro.* Ph.D. dissertation. Yeshiva University, New York.

Miller, W. H., F. Ratliff, and H. K. Hartline. 1961. How cells receive stimuli. *Scientific American* 205:222–238.

Milner, A. 1981. Flamingos, stilts and whales. *Nature* 289:347.

Milsom, W. K. 1992. Control of breathing in hibernating animals. In S. C. Wood, R. E. Weber, A. R. Hargens, and R. W. Millard, eds., *Physiological Adaptations in Vertebrates.* New York: Marcel Dekker, pp. 119–148.

Moffett, D., S. Moffett, and C. L. Schauf. 1993. *Human Physiology—Foundations and Frontiers.* St. Louis: Mosby.

Montagna, W. 1959. *Comparative Anatomy.* New York: Wiley.

Moog, F. 1981. The lining of the small intestine. *Scientific American* 245:154–176.

Morad, M., and R. Orkand. 1971. Excitation-contraction coupling in frog ventricle: Evidence from voltage clamp studies. *J. Physiol.* 219:167–189.

Morris, J. F., and D. V. Pow. 1988. *J. Exp. Biol.* 139:81–103.

Mountcastle, V. B., and R. J. Baldessarini. 1968. Synaptic transmission. In V. B. Mountcastle, ed., *Medical Physiology.* 13th ed. St. Louis: Mosby.

Muller, K. J. 1979. Synapses between neurones in the central nervous system of the leech. *Biol. Rev.* 54:99–134.

Murrary, J. M., and A. Weber. 1974. The cooperative action of muscle proteins. *Scientific American* 230(2):58–71.

Murray, R. G. 1973. The ultrastructure of taste buds. In I. Friedmann, ed. *The Ultrastructure of Sensory Organs.* New York: Elsevier.

Murray, R., and A. Murray. 1970. *Taste and Smell in Vertebrates.* London: Churchill.

Nachtigall, W. 1977. On the significance of Reynolds number and the fluid mechanical phenomena connected to it in swimming physiology and flight biophysics. In W. Nachtigall, ed., *Physiology of Movement—Biomechanics.* Stuttgart: Fischer Verlag.

Nagy, K. A. 1989. Field bioenergetics: accuracy of models and methods. *Physiol. Zool.* 62:237–252.

Nakajima, S., and K. Onodera. 1969. Membrane properties of the stretch receptor neurones of crayfish with particular reference to mechanisms of sensory adaptations. *Amer. J. Physiol.* 200:161–185.

Nathans, J., and D. S. Hogness. 1984. Isolation and nucleotide sequence of the gene encoding human rhodopsin. *Proc. Nat. Acad. Sci. USA* 81:4851–4855.

Nathans, J., D. Thomas, and D. S. Hogness. 1986. Molecular genetics of human color vision: the genes encoding blue, green, and red pigments. *Science* 232:193–202.

Neal, H. V., and H. W. Rand. 1936. *Comparative Anatomy.* Philadelphia: Blakiston.

Neher, E., and B. Sakmann. 1976. Single channel currents recorded from membrane of denervated frog muscle fibres. *Nature* 260:799–802.

Nickel, E., and L. Potter. 1970. Synaptic vesicles in freeze-etched electric tissue of *Torpedo. Brain Res.* 23:95–100.

Noback, C. R., and R. J. Demarest. 1972. *The Nervous System: Introduction and Reviews.* New York: McGraw-Hill.

O'Dor, R. K., and D. M. Webber. 1991. Invertebrate athletes: trade-offs between transport efficiency and power density in cephalopod evolution. *J. Exp. Biol.* 160:93–112.

O'Mally, B. W., and W. T. Schrader. 1976. The receptors of steroid hormones. *Scientific American* 234(2):32–43.

Palmer, J. 1973. Tidal rhythms: the clock control of the rhythmic physiology of marine organisms. *Biol. Rev. Cambridge Philos. Soc.* 48:377–418.

Parker, H. W. 1963. *Snakes.* London: Hale.

Patlack, J., and R. Horn. 1982. Effect of N-bromoacetamide on single sodium channel currents in excised membrane patches. *J. Gen. Physiol.* 79:333–351.

Peachey, L. D. 1965. Transverse tubules in excitation-contraction coupling. *Federation Proc.* 24:1124–1134.

Pearse, B. 1980. Coated vesicles. *Trends in Biochem. Sci.* 5:131–134.

Penfield, W., and T. Rasmussen. 1950. *The Cerebral Cortex of Man.* New York: Macmillan.

Penry, D. L., and P. A. Jumars. 1986. Chemical reactor analysis and optimal digestion. *BioScience* 36:310–315.

Phillips, G. N., Jr., J. P. Filliers, and C. Cohen. 1986. Tropomyosin cyrstal structure and regulation. *J. Mol. Biol.* 192:111–131.

Phillips, J. E. 1970. Apparent transport of water in insect excretory systems. *Amer. Zool.* 10:416–436.

Phillips, J. G. 1975. *Environmental Physiology.* New York: Wiley.

Pitts, R. F. 1959. *The Physiological Basis of Diuretic Therapy.* Springfield, Ill.: Thomas.

Pitts, R. F. 1968. *Physiology of the Kidney and Body Fluids.* 2d ed. Chicago: Year Book Medical Publishers.

Pitts, R. F. 1974. *Physiology of the Kidney and Body Fluids.* 3d ed. Chicago: Year Book Medical Publishers.

Porter, W. P., and D. M. Gates. 1969. Thermodynamic equilibria of animals with environment. *Ecol. Monogr.* 39:227–244.

Prosser, C. L. 1973. *Comparative Animal Physiology.* Vol. 1. Philadelphia: Saunders.

Rahn, H. 1967. Gas transport from the external environment to the cell. In A. V. S. de Reuck and R. Porter, eds., *Development of the Lung.* London: Churchill.

Randall, D. J. 1968. Functional morphology of the heart in fishes. *Amer. Zool.* 8:179–189.

Randall, D. J. 1970. Gas exchange in fish. In W. S. Hoar and D. J. Randall, eds., *Fish Physiology.* Vol. 4. New York: Academic.

Randall, D. J. 1994. Cardiorespiratory modeling in fishes and the consequences of the evolution of airbreathing. *Cardioscience* 5:167–171.

Randall, D. J., and P. A. Wright. 1989. The interaction between carbon dioxide and ammonia excretion and water pH in fish. *Can. J. Zool.* 67:2936–2942.

Riddiford, L. M., and J. W. Truman. 1978. Biochemistry of insect hormone and insect growth regulators. In Morris Rockstein, ed., *Biochemistry of Insects.* New York: Academic Press.

Romano, L., and H. Passow. 1984. Characterization of anion transport system in trout red blood cell. *Amer. J. Physiol.*

62A:257–271.

Rome, L. C., R. P. Funke, and R. M. Alexander. 1990. The influence of temperature on muscle velocity and sustained performance in swimming carp. *J. Exp. Biol.* 154:163–178.

Rome, L. C., R. P. Funke, R. M. Alexander, et al. 1988. Why animals have different muscle fibre types. *Nature* 355:824–827.

Rome, L. C., and M. J. Kushmerick. 1983. The energetic cost of generating isometric force as a function of temperature in isolated frog muscle. *Amer. J. Physiol.* 244:C100–C109.

Rome, L. C., and A. A. Sosnicki. 1991. Myofilament overlap in swimming carp. II. Sarcomere length changes during swimming. *Amer. J. Physiol. (Cell Physiol.)* 260:C289–C296.

Rome, L. C., D. Swank, and D. Corda. 1993. How fish power swimming. *Science* 261:340–343.

Rome, L. C., D. A. Syme, S. Hollingworth, et al. 1996. The whistle and the rattle: the design of sound producing muscles. *Proc. Nat. Acad. Sci. USA.* In press.

Romer, A. S. 1955. *The Vertebrate Body.* Philadelphia: Saunders.

Romer, A. S. 1962. *The Vertebrate Body.* 3rd ed. Philadelphia: Saunders.

Rosenthal, J. 1969. Post-tetanic potentiation at the neuromuscular junction of the frog. *J. Physiol.* 203:121–133.

Rowell, L. B. 1974. Circulation to skeletal muscle. In T. C. Ruch and H. D. Patton, eds., *Physiology and Biophysics,* 20th ed., Vol. 2. Philadelphia: Saunders.

Rupert, E. W., and R. D. Barnes. 1994. *Invertebrate Zoology.* 6th ed. Philadelphia: Saunders.

Rushmer, R. F. 1965a. The arterial system: arteries and arterioles. In T. C. Ruch and H. D. Patton, eds., *Physiology and Biophysics,* 19th ed. Philadelphia: Saunders.

Rushmer, R. F. 1965b. Control of cardiac output. In T. C. Ruch and H. D. Patton, eds., *Physiology and Biophysics,* 19th ed. Philadelphia: Saunders.

Russell, I. J. 1980. The responses of vertebrate hair cells to mechanical stimulation. In A. Roberts and B. M. Bush, eds., *Neurones Without Impulses.* Cambridge: Cambridge University Press.

Sacca, R., and W. W. Burggren. 1982. Oxygen partitioning between the skin, gills and lungs of the air-breathing reedfish, *Calamoichthys calabaricus. J. Exp. Biol.* 97:179–186.

Sakmann, B. 1992. As described in E. Neher and B. Sakmann. 1992. The patch clamp technique. *Scientific American* 266(3):44–51.

Saudou, F., and R. Hen. 1994. 5-Hydroxytryptamine receptor subtypes in vertebrates and invertebrates. *Neurochem. Int.* 25(6):503–532.

Scheid, P., H. Slama, and J. Piiper. 1972. Mechanisms of unidirectional flow in parabronchi of avian lungs: measurments in duck lung preparations. *Resp. Physiol.* 14:83–95.

Schmidt, R. F. 1971. Möglichkeiten und Grenzen der Hautsinne. *Klin. Wochenschr.* 49:530–540.

Schmidt-Nielsen, B. M., and W. C. Mackay. 1972. Comparative physiology of electrolyte and water regulation, with emphasis on sodium, potassium, chloride, urea, and osmotic pressure. In M. H. Maxwell and C. R. Kleeman, eds., *Clinical Disorders of Fluid and Electrolyte Metabolism.* New York: McGraw-Hill.

Schmidt-Nielsen, K. 1959. Salt Glands. *Scientific American.* 200:109–116.

Schmidt-Nielsen, K. 1960. The salt-secreting gland of marine birds. *Circulation.* 21:955–967.

Schmidt-Nielsen, K. 1964. *Desert Animals: Physiological Problems of Heat and Water.* London: Oxford University Press.

Schmidt-Nielsen, K. 1972. *How Animals Work.* Cambridge: Cambridge University Press.

Schmidt-Nielsen, K. B. 1975. *Animal Physiology, Adaptation and Environment.* New York: Cambridge University Press.

Schmidt-Nielsen, K., W. L. Bretz, and C. R. Taylor. 1970. Panting in dogs: unidirectional air flow over evaporative surfaces. *Science* 169:1102–1104.

Scholander, P. F., W. Flagg, V. Walters, and L. Irving. 1953. Climatic adaptation in arctic and tropical poikilotherms. *Physiol. Zool.* 26:67–92.

Schultz, S. G., and P. F. Curran. 1969. The role of sodium in nonelectrolyte transport across animal cell membranes. *Physiologist* 12:437–452.

Shadwick, R. E. 1992. Circulatory structure and mechanics. In A. A. Biewener, ed., *Biomechanics, Structures and Systems: A Practical Approach.* Oxford, United Kingdom: I. R. L. Press, pp. 233–261.

Shaw, E. A. T. 1974. Transformation of sound pressure level from the free field to the eardrum in the horizontal plane. *J. Acoust. Soc. Am.* 56:1848–1871.

Shelton, G. 1970. The effect of lung ventilation on blood flow to the lungs and body of the amphibian *Xenopus laevis. Resp. Physiol.* 9:183–196.

Shelton, G., and W. Burggren. 1976. Cardiovascular dynamics of the chelonia during apnoea and lung ventilation. *J. Exp. Biol.* 64(2):323–343.

Shephard, G. M. 1994. *Neurobiology,* 3rd edition. New York: Oxford University Press.

Sherrington, C. S. 1906. *The Integrative Activity of the Nervous System.* New Haven, Conn.: Yale University Press.

Sherwood, L. 1993. *Human Physiology, from Cells to Systems.* 2d ed. New York: West Publishing Company.

Sibley, A. P. Strategies of digestion and defecation. In C. R. Townsend and P. Callow, eds., *Physiological Ecology: An Evolutionary Approach to Resource Use.* Sunderland, Mass.: Sinauer Associates, Inc.

Siegelbaum, S. A., J. S. Camardo, and E. R. Kandel. 1982. Serotonin and cyclic AMP close single K^+ channels in *Aplysia* sensory neurones. *Nature* 299:413–417.

Siggaard-Andersen, O. 1963. *The Acid-Base Status of the Blood.* Copenhagen: Munksgaard.

Simmons, J. A., B. M. Fenton, and M. J. O'Farrell. 1979. Ecolocation and pursuit of prey by bats. *Science* 203:16–21.

Smith, D. S. 1965. The flight muscle of insects. *Scientific American* 212(6):76–88.

Smith, E. L., et al. 1983. *Principles of Biochemistry: Mammalian Biochemistry.* 6th ed. New York: McGraw-Hill.

Solomon, A. K. 1962. Pumps in the living cell. *Scientific American.* 207(2):100–108.

Somero, G. N. 1995. Proteins and temperature. *Annu. Rev. Physiol.* 57:43–68.

Sperry, R. W. 1959. The growth of nerve circuits. *Scientific American* 201: 100–108.

Spratt, N. T., Jr. 1971. *Develomental Biology.* Belmont, Calif.: Wadsworth.

Staehelin, L. A. 1974. Structure and function of intercellular junctions. *Int. Rev. Cytol.* 39:191–283.

Starling, E. H. 1908. The chemical control of the body. *Harvey*

Lectures 3:115–131.

Steen, J. B. 1963. The physiology of the swimbladder of the eel *Anguilla vulgaris*. I. The solubility of gases and the buffer capacity of the blood. *Acta Physiol. Scand.* 58:124–137.

Steinbrecht, R. A. 1969. Comparative morphology of olfactory receptors. In C. Pfaffman, ed., *Olfaction and Taste*, Vol. 3. New York: Rockefeller University Press.

Stempell, W. 1926. *Zoologie im Grundriss.* Berlin: G. Borntraeger.

Stent, G. S. 1972. Cellular communication. *Scientific American* 227:42–51.

Stevens, C. E. 1988. *Comparative Physiology of the Vertebrate Digestive System.* Cambridge: Cambridge University Press.

Storey, K. B., and J. M. Storey. 1992. Natural freeze tolerance in ectothermic vertebrates. *Annu. Rev. Physiol.* 54:619–637.

Stryer, L. 1988. *Biochemistry.* 3d ed. New York: W. H. Freeman.

Swan, H. 1974. *Thermoregulation and Bioenergetics.* New York: Elsevier.

Taylor, C. R., K. Schmidt-Nielsen, and J. L. Raab. 1970. Scaling of energy costs of running to body size in mammals. *Amer. J. Physiol.* 219:1104–1107.

Tenney, S. M., and J. E. Temmers. 1963. Comparative quantitative morphology of the mammalian lung: diffusing area. *Nature* 197:54–57.

Thomas, D. H., and J. G. Phillips. 1975. Studies in avian and adrenal steroid function, Pts. 4–5. *Gen. Comp. Endocr.* 26:427–450.

Threadgold, L. J. 1967. *Ultra-structure of the Animal Cell.* New York: Academic.

Thurm, U. 1965. An insect mechanoreceptor. *Cold Spring Harbor Symp. Quant. Biol.* 30:75–82.

Tinbergen, N. 1951. *The Study of Instinct.* Oxford: Clarendon.

Toews, D. P., G. Shelton, and D. J. Randall. 1971. Gas tensions in the lungs and major blood vessels of the urodele amphibian, *Amphiuma tridactylum. J. Exp. Biol.* 55:47–61.

Tomita, T., A. Kaneko, M. Murakami, and E. L. Pautler. 1967. Spectral response curves of single cones in the carp. *Vision Res.* 7:519–531.

Tootell, R. B., M. S. Silverman, E. Switkes, and R. L. DeValois. 1982. Deoxyglucose analysis of retinotopic organization in primate striate cortex. *Science* 218:902–904.

Tsukada, H., and D. M. Blow. 1985. *J. Mol. Biol.* 184:703.

Tucker, V. A. 1975. The energy cost of moving about. *American Scientist* 63:413–419.

Ullrich, K. J., K. Kramer, and J. W. Boyaln. 1961. Present knowledge of the countercurrent system in the mammalian kidney. *Prog. Cardiovasc. Dis.* 3:395–431.

Unwin, N. 1993. Nicotinic acetylcholine receptor at 9 Å resolution. *J. Mol. Biol.* 229:1101–1124.

Van Vliet, B. N., and N. H. West. 1994. Functional characteristics of arterial chemoreceptors in an amphibian *Bufo marinus. Resp. Physiol.* 88:113–127.

Vander, A. J., J. H. Sherman, and D. S. Luciano. 1975. *Human Physiology: The Mechanisms of Body Function.* 2d ed. New York: McGraw-Hill.

Verdugo, P. 1990. Goblet cells secretion and mucogenesis. *Annu. Rev. Physiol.* 52:157–176.

Verdugo, P., M. Aitken, L. Langley, and M. J. Villalon. 1987. Molecular mechanisms of product storage and release in mucin secretion. II. The role of extracellular Ca^{++}. *Biorheology* 24:625–633.

Vogel, S. 1978. Organisms that capture currents. *Scientific American* 239:128–139.

Vollrath, F. 1992. Spider webs and silks. *Scientific American* 266(3):70–76.

von Bekesy, G. 1960. *Experiments in Hearing.* New York: McGraw-Hill.

von Buddenbrock, W. 1956. *The Love of Animals.* London: Muller.

von Euler, U. S., and J. H. Gaddum. 1931. An unidentified depressor substance in certain tissue extracts. *J. Physiol.* 72:74–87.

Wang, T., W. Burggren, and E. Nobrega. 1995. Metabolic, ventilatory and acid-base responses associated with specific dynamic action in the toad, *Bufo marinus. Physiol. Zool.* 68(2):192–205.

Wangensteen, O. D. 1972. Gas exchange by a bird's embryo. *Resp. Physiol.* 14:64–74.

Waterman, T. H., and H. R. Fernández. 1970. E-vector and wavelength discrimination by retinular cells of the crayfish *Procamberus Z. Vergl. Physiol.* 68:157–174.

Weibel, E. R. 1973. Morphological basis of alveolar-capillary gas exchange. *Physiol. Rev.* 53:419–495.

Weiderhielm, C. A., and B. U. Weston. 1973. Microvascular lymphatic and tissue pressures in the unanesthetized mammal. *Amer. J. Physiol.* 225:992–996.

Weiderhielm, C. A., J. W. Woodbury, S. Kirk, and R. F. Rushmer, 1964. Pulsatile pressures in the microcirculation of frog's mesentary. *Amer. J. Physiol.* 207:173–176.

Werblin, F. S., and J. E. Dowling. 1969. Organization of the retina of the mudpuppy, *Necturus maculosus:* II. Intracellular recording. *J. Neurophys.* 32:339–355.

West, E. S. 1964. *Textbook of Biophysical Chemistry.* New York: Macmillan.

West, J. B. 1970. *Ventilation/Blood Flow and Gas Exchange.* 2d ed. Oxford: Blackwell Scientific Publications.

West, N. H., and D. R. Jones. 1975. Breathing movements in the frog *Rana pipiens,* I: the mechanical events associated with lung and buccal ventilation. *Can. J. Zool.* 52:332–334.

White, F. N. 1972. Circulation: environmental correlation. In M. S. Gordon, ed., *Animal Physiology: Principles and Adaptation,* 2d ed. New York: Macmillan.

White, J. G., W. Amos, and M. Fordham. 1987. *J. Cell. Biol.* 104:41–48.

Wiedersheim, R. E. 1907. *Comparative Anatomy of Vertebrates.* London: Macmillan.

Wigglesworth, V. B. 1965. *The Principles of Insect Physiology.* 6th ed. London: Methuen.

Wilkie, D. R. 1977. Metabolism and body size. In T. J. Pedley, ed., *Scale Effects in Animal Locomotion.* New York: Academic.

Williams, P. L., ed. 1995. *Gray's Anatomy.* 38th ed. New York: Churchill Livingstone.

Wilson, D. M. 1964. The origin of the flight-motor command in grasshoppers. In R. F. Reiss, ed., *Neural Theory and Modeling: Proceedings of the 1962 Ojai Symposium.* Stanford, Calif.: Stanford University Press.

Wilson, D. M. 1971. Neural operations in arthropod ganglia. In F. O. Schmitt, ed., *The Neurosciences: Second Study Program.* New York: Rockefeller University Press.

Wine, J. J., and F. B. Krasne. 1972. The organization of the escape behavior in the crayfish. *J. Exp. Biol.* 56:1–18.

Wine, J. J., and F. B. Krasne. 1982. The cellular organization of crayfish escape behavior. In D. E. Bliss, H. Atwood, and D. Sandeman, eds., *The Biology of Crustacea,* Vol. IV. *Neural Integration.* New York: Academic Press.

Winlow, W., and E. Kandel. 1976. The morphology of identified neurons in the abdominal ganglion of *Aplysia californica. Brain Res.* 112:221–249.

Wood, S. C. 1991. Interactions between hypoxia and hypothermia. *Annu. Rev. Physiol.* 53:71–85.

Wright, E. M. 1993. The intestinal Na^+/glucose cotransporter. *Annu. Rev. Physiol.* 55:575–589.

Wright, P. A. 1995. Nitrogen excretion: three end products, many physiological roles. *J. Exp. Biol.* 198:273–281.

Yau, K.-W. 1976. Receptive fields, geometry and conduction block of sensory neurones in the central nervous system of the leech. *J. Physiol.* 263:513–538.

Yau, K.-W., and K. Nakatani. 1985. Light-suppressible, cyclic GMP-sensitive conductance in the plasma membrane of a truncated rod outer segment. *Nature* 317:252–255.

Young, M. 1971. Changes in human hemoglobins with development. In P. L. Altman and D. W. Dittmer, eds., *Respiration and Cirulation.* Bethesda, Md.: Federation of American Societies for Experimental Biology.

Young, R. W. 1970. Visual cells. *Scientific American* 223:80–91.

Zotterman, Y. 1959. Thermal sensations. In H. W. Magoun, ed., *Handbook of Physiology* (Section 1, Neurophysiology, Vol. I). Baltimore: Williams and Wilkins.

GLOSSÁRIO

abomaso O verdadeiro estômago digestivo do estômago digástrico dos ruminantes.

ação dinâmica específica (ADE) Aumento marcado no metabolismo que acompanha a digestão e a assimilação do alimento.

acetilcolina (ACh) Um éster do ácido acético e da colina (CH_3—CO—O—CH_2—CH_2—$N(CH_3)_3$—OH), importante como transmissor sináptico na maioria das espécies e em muitos tipos diferentes de neurônios.

acetilcolinesterase Enzima que hidrolisa a ACh e se localiza na superfície da membrana pós-sináptica.

ácido Doador de prótons.

ácido desoxirribonucleico *Veja* DNA.

ácido gama-aminobutírico (GABA) Transmissor inibitório identificado em sinapses motoras de crustáceos e no sistema nervoso central de vertebrados.

ácido iodoacético Agente que impede a glicólise por inibição da desidrogenase de gliceraldeído-fosfato.

ácido ribonucleico *Veja* RNA.

ácido úrico Produto catabólico cristalino do metabolismo do nitrogênio encontrado nas fezes e na urina de pássaros e répteis; pouco solúvel em água.

ácidos nucleicos Polímeros nucleotídeos de alto peso molecular. *Veja também* DNA; RNA.

acidose Acidez excessiva do organismo.

acidose metabólica Uma diminuição do pH sanguíneo em P_{CO_2} constante, geralmente como resultado do metabolismo ou da função renal.

acidose respiratória Diminuição do pH sanguíneo associada a uma queda da P_{CO_2} do sangue como o resultado de hipoventilação pulmonar.

ácino Pequena bolsa ou alvéolo, algumas vezes forrados com células secretoras exócrinas.

ácinos Plural de ácino. *Veja* ácino.

aclimatação Alteração persistente em uma função específica por exposição prolongada a condições ambientais tais como temperatura alta ou baixa.

aclimatização Gama de alterações persistentes por exposição prolongada a condições ambientais tais como temperatura alta ou baixa.

acomodação Aumento temporário no limiar que se desenvolve durante o curso de um estímulo sublimiar.

acoplamento excitação-contração Em fibras musculares, o processo pelo qual a excitação elétrica da superfície da membrana origina a ativação do processo contrátil.

acoplamento excitação-secreção Seqüência de eventos moleculares responsáveis pela secreção de substâncias químicas por células secretoras ativadas.

acromegalia Hipersecreção do hormônio do crescimento em adultos, causando alargamento das extremidades do esqueleto e das estruturas faciais.

actina Proteína ubíqua que participa da contração muscular e outras formas de motilidade celular. Actina G é o monômero globular que se polimeriza para formar actina F, a espinha dorsal dos filamentos finos do sarcômero muscular.

actomiosina Complexo de proteínas musculares formado quando as pontes cruzadas da miosina se ligam à actina nos filamentos finos.

açúcar dissacarídeo Açúcar duplo formado quando dois monossacarídeos (açúcares simples) são unidos por síntese através de desidratação.

açúcar monossacarídeo Carboidrato não-hidrolisável, um açúcar simples. Tais açúcares são compostos cristalinos descoloridos, adocicados ao paladar, com a fórmula $C_n(H_2O)_n$. *Veja também* sacarídeo.

acuidade Poder de resolução.

adaptação Evolução através da seleção natural originando um organismo que é fisiológica, anatômica e comportamentalmente compatível com as demandas do seu meio ambiente.

adaptação (sensorial) Diminuição na sensibilidade durante a ação sustentada de um estímulo.

adaptação homeoviscosa Nível de adaptação molecular, especialmente das células das membranas, que ajuda a minimizar as diferenças induzidas pela temperatura na viscosidade.

adaptação sensorial Propriedade de sistemas sensoriais de se tornar menos sensíveis a um estímulo durante a estimulação prolongada ou repetida.

adaptativo *Veja* adaptação.

adenilato-ciclase (adenilciclase) Enzima ligada à membrana que catalisa a conversão de ATP em AMPc.

adenina Base 6-aminopurina cristalina, pura, $C_5H_5N_5$; base purínica do DNA e do RNA.

Adeno-hipófise (glândula pituitária anterior; lobo anterior) Lobo anterior glandular da hipófise, constituído por *pars tuberalis*, *pars intermedia* e *pars distalis*.

adenosina-difosfato (ADP) Nucleotídeo formado pela hidrólise do ATP, com liberação de uma ligação de alta energia.

adenosina-trifosfatase *Veja* ATPase.

adenosina-trifosfato (ATP) Um nucleotídeo rico em energia usado como doador comum de energia por todas as células.

adiposo Gorduroso.

ADP *Veja* adenosina-difosfato.

adrenalina Nome comercial da epinefrina.

adrenérgico Relativo a neurônios ou sinapses que liberam epinefrina, norepinefrina ou outras catecolaminas.

adrenorreceptores *Veja* receptores adrenérgicos.

ADS (ação dinâmica específica) Característico aumento no metabolismo que pode ser atribuído a digestão e assimilação de alimento; é mais alto para proteínas.

aequorina Proteína extraída da medusa *Aequorea*; em combinação com o Ca^{++}, emite luz verde-azulada.

aeróbio Utiliza oxigênio molecular.

aferente Transporte ou condução em direção à região central; centrípeto.

agente modulador Aquele que ou aumenta ou diminui a resposta de um tecido a um sinal físico ou químico.

agente quelante Substância química que se liga ao cálcio, ou a outros íons, e o remove da solução.

aglomerular Ausência de glomérulos no rim.

agonista Substância que pode interagir com moléculas receptoras e mimetizar uma molécula sinalizadora endógena.

água metabólica Água proveniente da oxidação celular.

alantoína Produto de excreção do metabolismo das purinas.

alça de Henle Porção do túbulo renal que contém uma curvatura em forma de U e se localiza entre os túbulos proximal e distal.

alcalóides Grande grupo de bases nitrogenadas orgânicas encontradas em tecidos de plantas, muitas das quais são farmacologicamente ativas (p. ex. codeína, morfina).

alcalose Alcalinidade excessiva do organismo.

alcalose metabólica Um aumento no pH sanguíneo em Pco_2 constante como resultado do metabolismo ou da função renal.

alcalose respiratória Aumento no pH sanguíneo associado a um aumento da Pco_2 do sangue como resultado da hiperventilação pulmonar.

aldeídos Grande classe de substâncias derivadas da oxidação de álcoois primários e que contém o grupo —CHO.

aldosterona Mineralocorticóide secretado pelo córtex adrenal; o mais importante esteróide controlador de eletrólitos que age sobre os túbulos renais aumentando a reabsorção de sódio.

α-bungarotoxina Neurotoxina do veneno da naja (uma cobra) que bloqueia a transmissão neuromuscular em vertebrados por ligação aos receptores nicotínicos da acetilcolina (ACh).

alfa-hélice Estrutura helicoidal secundária de muitas proteínas nas quais cada grupo NH é hidrogenado ligado a um grupo CO em distância equivalente a três resíduos de aminoácidos; a hélice faz uma volta completa a cada 3,6 resíduos.

alimentação por filtração *Veja* alimentação por suspensão.

alometria Alteração sistemática nas proporções do corpo com o aumento do tamanho das espécies.

alvéolos Pequenas cavidades, especialmente as cavidades microscópicas que são as unidades funcionais do pulmão.

ambiente Circundante, predominante.

amida Derivado orgânico da amônia no qual um átomo de hidrogênio é substituído por um grupo acil.

amido Polissacarídio de origem vegetal, fórmula $(C_6H_{10}O_5)_n$.

amilase Carboidrases que hidrolisam quase todas as ligações glicosídicas terminais internas do amido e do glicogênio, produzindo dissacarídios e oligossacarídios.

amina Derivado da amônia no qual pelo menos um átomo de hidrogênio é substituído por um grupo orgânico.

amina biogênica Qualquer uma dentre várias moléculas sinalizadoras sintetizadas no organismo a partir de uma molécula de aminoácido.

aminoácidos Classe de compostos orgânicos contendo pelo menos um grupo carboxila e um grupo amino; os alfa-aminoácidos, $RCH(NH_2)COOH$, são constituintes das proteínas.

aminoácidos essenciais Aminoácidos que não podem ser sintetizados pelo animal, mas são requeridos para a síntese de proteínas essenciais.

amônia NH_3, produto de excreção alcalino, tóxico, solúvel em água, da desaminação de aminoácidos e ácido úrico.

amoniotélico Concernente à excreção de nitrogênio na forma de amônia.

AMP cíclico (AMPc) Nucleotídeo cíclico ubíquo (adenosina 3'5'-monofosfato cíclico) produzido a partir do ATP por ação enzimática da adenilato-ciclase; importante agente regulador celular que atua como segundo mensageiro para muitos hormônios e transmissores.

ampère (A) Unidade MKS de corrente elétrica; igual à corrente produzida através de uma resistência de 1 ohm (Ω) por uma diferença de potencial de 1 volt (V); movimento de 1 coulomb (C) de carga por segundo.

anabolismo Síntese, por células vivas, de substâncias complexas a partir de substâncias simples.

anaeróbio Livre de oxigênio.

anastomose Interligação.

andrógenos Hormônios de atividade masculinizante.

aneurisma Dilatação localizada da parede de uma artéria.

anfipático Concernente a moléculas constituídas de grupos com diferentes propriedades, tais como grupos hidrofílicos e hidrofóbicos.

anfotérico Que tem características opostas, comportando-se tanto como ácido quanto como base.

angiotensina Proteína encontrada na corrente sanguínea, convertida a partir do angiotensinogênio pela ação da renina; ela primeiro ocorre como decapeptídio (angiotensina I) que sofre a ação de uma peptidase, que a quebra em um octapeptídio (angiotensina II), potente vasopressor e estimulador da secreção de aldosterona.

angiotensina II *Veja* angiotensina.

anidrase carbônica Enzima que catalisa a interconversão reversível do ácido carbônico em dióxido de carbono e água.

animal transgênico Animal no qual sua constituição genética foi experimentalmente alterada por adição ou substituição de genes de outros animais dessa ou de outras espécies.

ânion Íon carregado negativamente, atraído pelo anodo, ou pólo positivo.

anodo Pólo ou eletrodo positivo para o qual íons carregados negativamente são atraídos.

anoxemia Ausência de oxigênio no sangue.

anoxia Ausência de oxigênio.

antagonistas Agentes que inibem, bloqueiam ou neutralizam um efeito; por exemplo, antagonistas de transmissores sinápticos tipicamente bloqueiam moléculas receptoras pós-sinápticas que ligam o neurotransmissor.

anticorpo Imunoglobulina, uma molécula de quatro cadeias de proteínas de uma seqüência de aminoácidos específicos; o anticorpo interagirá unicamente com o antígeno que ocasionou sua produção ou algum muito parecido com ele.

anticorpo monoclonal Anticorpo homogêneo que é produzido por um clone de células formadoras de anticorpos e que se liga com um único tipo de antígeno.

antígeno Substância capaz de estimular a produção de anticorpos e então reagir com eles especificamente.

antimicina Antibiótico isolado de uma *linhagem de Streptomices*; atua bloqueando o transporte de elétrons do citocromo *b* para o citocromo *c* na cadeia transportadora de elétrons.

antiportes Proteínas transportadoras da membrana que transferem dois solutos, em direções opostas um ao outro.

ânus Abertura do canal alimentar através do qual as fezes são expelidas.

aorta Principal artéria que deixa o coração.

aparelho justaglomerular Células secretoras especializadas situadas nas arteríolas aferentes glomerulares; atuam como receptores que respondem a baixa pressão sanguínea secretando renina, que converte o angiotensinogênio em angiotensina, resultando na estimulação da secreção de aldosterona.

aparelho vestibular Conjunto de órgãos do equilíbrio na orelha interna de vertebrados.

apical Concernente a ápice; oposto a base.

apnéia Suspensão ou ausência de respiração.

apoenzima Parte protéica de uma enzima; a apoenzima e a coenzima formam a holoenzima funcionante.

apólise Liberação; soltar-se de.

aporrepressor Produto gênico repressor que, em combinação com um co-repressor, reduz a atividade de genes estruturais particulares.

aquaporina Proteína de 28kDa, tetrâmeros que formam canais de água na membrana.

arco reflexo Via neuronal que conecta impulsos sensoriais e respostas motoras; consiste em nervos aferentes que chegam a um centro

690 GLOSSÁRIO

nervoso que produz atividade em nervos eferentes para um órgão efetor.

area centralis (**fóvea**) Na retina de mamíferos, a área com a mais alta resolução visual decorrente da pequena divergência e convergência nas vias que ligam os fotorreceptores às células ganglionares; nos primatas, contém apenas cones muito próximos.

arraste pelo solvente Processo no qual pequenas moléculas de soluto são carregadas passivamente pela água e seguem seu gradiente osmótico através de canais hidratados.

arteríola Ramo muito pequeno de uma artéria; em particular, o mais próximo ao capilar.

arteriosclerose Classe de doenças caracterizada por aumento na espessura e redução na elasticidade da parede arterial.

ativação do potássio Aumento na condutância da membrana ao potássio em resposta a despolarização.

ativação dos canais de sódio Condutância aumentada das membranas excitáveis aos íons sódio em resposta a despolarização da membrana; acredita-se que seja o resultado da abertura dos portões associados aos canais de sódio da membrana.

atividade Capacidade de uma substância de reagir com outra; concentração efetiva de um íon em estado livre.

atividade enzimática Medida da potência catalítica de uma enzima: o número de moléculas do substrato que reage por minuto por molécula de enzima.

ATP *Veja* adenosina-trifosfato.

ATPase (adenosina-trifosfatase) Classe de enzimas que catalisa a hidrólise do ATP.

ATPase sódio-potássio (bomba de sódio) Proteína da membrana responsável pela manutenção das concentrações assimétricas dos íons Na^+ e K^+ através da membrana celular; ela ativamente promove a extrusão de Na^+ da célula e a captação de K^+ dos líquidos extracelulares à custa de energia metabólica. Em algumas bombas de sódio, há troca de 3 Na^+ intracelular por 2 K^+ de extracelular.

ATPS Condição ambiental de temperatura, pressão e saturação de vapor de água; refere-se a medidas do volume de gás.

átrio Câmara que se localiza na entrada de outra estrutura ou órgão; comumente usado só para se referir ao átrio do coração.

autócrina Via hormonal caracterizada pela produção, pela célula, de uma substância biologicamente ativa; a substância se liga então a receptores da própria célula para iniciar a resposta celular.

auto-inibição Inibição própria.

auto-radiografia Processo de registro fotográfico das estruturas internas de um tecido utilizando a radiação emitida de material radioativo incorporado.

auto-ritmicidade Geração de atividade rítmica sem controle extrínseco.

autotrófico Concernente à capacidade de sintetizar alimento a partir de substâncias inorgânicas utilizando energia solar ou compostos inorgânicos.

axonema Complexo de microtúbulos e estruturas associadas dentro de uma haste flagelar ou ciliar.

axônio Processo cilíndrico alongado de uma célula nervosa ao longo do qual potenciais de ação são conduzidos; uma fibra nervosa.

axoplasma Citoplasma dentro do axônio.

azida Qualquer composto que apresente o grupo N_3^-.

bainha de mielina Bainha formada por muitas camadas da membrana das células Schwann ou pelas células gliais de oligodendrócitos que são enroladas firmemente em volta de segmentos de axônios em nervos de vertebrados; serve como isolamento elétrico na condução saltatória.

banda A Região de um sarcômero muscular que corresponde aos filamentos grossos de miosina.

banda I Região entre a banda A e o disco Z do sarcômero muscular em repouso; aparece clara quando vista ao microscópio e contém a porção dos filamentos finos de actina que não se sobrepõem aos filamentos de miosina.

barorreceptor Terminação nervosa sensorial que é estimulada por alterações na pressão, como aquelas nas paredes dos vasos sanguíneos.

barorreceptores do seio carotídeo Receptores que detectam a pressão sanguínea arterial; localizados no seio carotídeo, uma dilatação da artéria carótida interna em sua origem.

base Receptor de próton.

bastonetes Classe de células receptoras visuais em vertebrados, sendo os cones a outra classe; muito sensíveis à luz, com base na fisiologia celular e no alto grau de convergência até células de segunda ordem. Na maioria das espécies, há somente uma classe de bastonetes na retina, de modo que bastonetes não podem transmitir informações sobre cores.

bateria iônica Força eletromotriz capaz de dirigir uma corrente iônica através de uma membrana; resulta de concentrações desiguais de uma espécie de íon em dois compartimentos separados por membrana.

beta-ceratina Escleroproteína insolúvel rica em enxofre; constituinte de epiderme, chifre, cabelo, penas, unhas e esmalte dos dentes. *Beta* refere-se à estrutura secundária da proteína, que se dispõe como folhas pregueadas.

bexiga natatória Bexiga cheia de gás usada para flutuação, encontrada em muitos peixes teleósteos.

bicamada lipídica Camada dupla contínua de moléculas de lipídios que forma a estrutura básica da membrana celular.

bigorna Ossículo médio dos três ossículos da orelha média de mamíferos; ele conecta o martelo ao estribo.

bile Líquido alcalino viscoso amarelo ou esverdeado produzido pelo fígado e armazenado na vesícula biliar; contém sais biliares, pigmentos biliares e certos lipídios e é essencial para a digestão de gorduras.

birrefringência Dupla refração; capacidade de passar preferencialmente luz que é polarizada em um plano.

bócio Aumento anormal no tamanho da glândula tireóide, geralmente por ausência de iodo na dieta.

bolus Porção discreta ou reunião de material alimentar movendo-se através do canal alimentar.

bomba Na^+-K^+ *Veja* bomba de sódio-potássio.

bombas da membrana Mecanismos celulares localizados na membrana que transportam ativamente substâncias contra um gradiente.

bombicol Feromona de atração sexual da mariposa fêmea do bicho-da-seda (*Bombyx mori*).

bordadura em escova Superfície livre de células epiteliais que apresenta numerosas microvilosidades.

braços da dineína Projeções do túbulo A de um microtúbulo parelho em direção ao túbulo B do próximo, composto de uma proteína que exibe atividade ATPásica.

bradicardia Redução da freqüência cardíaca a partir de um nível normal.

bradicinina Hormônio formado a partir de um precursor normalmente circulante na corrente sanguínea; vasodilatador cutâneo muito potente.

bronquíolos Pequenos canais de ventilação dos pulmões; ramos dos brônquios.

brônquios Canais de ventilação do pulmão; ramos da traquéia.

BTPS Temperatura corporal, pressão atmosférica, saturadas com vapor de água.

bucal Concernente à cavidade da boca.

bungarotoxina (BuTX) Agente bloqueador constituído de um grupo de neurotoxinas isoladas do veneno de serpentes do gênero *Bungarus* (a naja) da família das cobras; liga-se seletivamente e irreversivelmente aos receptores nicotínicos da acetilcolina.

bursicon Hormônio secretado por células neurossecretoras do sistema nervoso central de insetos; escurece e endurece a cutícula de mudas juvenis de insetos.

cadeia de transporte de elétrons (cadeia respiratória) Série de enzimas que transferem elétrons de moléculas substrato para o oxigênio molecular.

cadeia polipeptídica Arranjo linear de mais de dois resíduos de aminoácidos.

cadeia respiratória *Veja* cadeia transportadora de elétrons.

caixa torácica Compartimento torácico formado por costelas e o diafragma contendo os pulmões e o coração.

GLOSSÁRIO 691

calcitonina (tirocalcitonina) Hormônio protéico secretado pelas células parafoliculares da tireóide de mamíferos em resposta a níveis plasmáticos de cálcio elevados.

calcitriol Composto semelhante ao esteróide produzido a partir da vitamina D ingerida com alguns alimentos e da vitamina D3 ou sintetizado na pele a partir do colesterol. As ações fisiológicas do calcitriol são semelhantes às do hormônio paratireóideo.

caldesmona Proteína reguladora ligada ao cálcio no músculo liso, que desempenha um papel no mecanismo de "trava" de alguns músculos lisos.

calmodulina Proteína reguladora ligada ao cálcio semelhante à troponina encontrada em essencialmente todos os tecidos.

calor Energia na forma de vibrações atômicas ou moleculares que é transferida por condução, convecção e radiação seguindo um gradiente térmico.

calor de ativação Calor produzido durante excitação e ativação do tecido muscular, independentemente do seu encurtamento.

calor de encurtamento A energia térmica associada com a contração muscular; é proporcional à distância que o músculo encurtou.

calor de vaporização Calor necessário por unidade de massa de um dado líquido para convertê-lo em gás no seu ponto de ebulição.

caloria (cal) Quantidade de calor requerida para elevar a temperatura de 1 g de água de 14,5° para 15,5°C; mais comumente usada como quilocaloria (kcal) = 1.000 cal.

calorimetria Medida da produção de calor em um animal.

calseqüestrina Proteína ligada ao cálcio que contribui para a regulação da contração em músculos lisos.

camada plexiforme externa Camada de processos de conexão na retina de vertebrados que se encontra entre as células fotorreceptoras e as células bipolares.

camada plexiforme interna Na retina de vertebrados, a camada de prolongamentos de conexão que fica entre as células bipolares e as células ganglionares.

camadas de elétrons Níveis de energia de elétrons envolvendo o núcleo.

câmara de Ussing São câmaras que permitem a suspensão de tecidos tais como pele de rã para a realização de medidas das propriedades de transporte epitelial.

campo receptivo Área do corpo de um organismo (p. ex., na pele ou na retina) que quando estimulada influencia a atividade de um dado neurônio; é o campo receptivo daquele neurônio.

canal alimentar Canal ou cavidade tubular que se estende através do animal com aberturas em ambas as extremidades; para ingestão, digestão e secreção de materiais alimentares.

canal espinal Cavidade cheia de líquido que se estende longitudinalmente através da coluna espinal; é confluente com os ventrículos cerebrais.

canal iônico ativado por ligante Canal iônico através da membrana celular que se abre quando uma molécula (ou moléculas) se liga à porção extracelular da proteína.

canais iônicos voltagem-dependentes Canais protéicos através da membrana celular que permitem que íons atravessem a membrana quando eles estão abertos. A condutância desses canais depende da diferença de potencial elétrico através da membrana.

canais semicirculares Três dos órgãos de equilíbrio dos vertebrados, que percebem a aceleração do corpo em relação ao campo gravitacional.

caninos Dentes pontudos semelhantes a adagas usados para perfurar e rasgar alimentos.

capacidade Qualidade de um capacitor ou outro corpo que o possibilita armazenar carga elétrica. A unidade de medida é o farad (F), que descreve a proporcionalidade entre a carga armazenada e o potencial para determinada voltagem, $C = q/V$ = coulombs dividido por volts.

capacidade calórica Quantidade de calor requerida para elevar de 1°C 1 g de substância.

capacidade de auto-reparo Qualidade de organelas celulares e membranas de se restabelecer quando perturbadas mecânica ou quimicamente.

capacidade vital Volume máximo de ar que pode ser inalado ou exalado dos pulmões.

capacitância Propriedade de armazenar carga elétrica por meios eletrostáticos.

cápsula de Bowman (cápsula glomerular) Expansão globular no início do túbulo renal envolvendo o glomérulo.

carboidrases Enzimas que especificamente quebram carboidratos.

carboidratos Aldeído ou cetona derivados do álcool; utilizados por células animais para armazenar e suprir energia química; os mais importantes são os açúcares e os amidos.

carbonila Radical orgânico —C=O, que ocorre em compostos tais como aldeídos, cetonas, ácidos carboxílicos e ésteres.

carboxiemoglobina Composto formado quando o monóxido de carbono se combina com a hemoglobina; o monóxido de carbono compete com êxito com o oxigênio na combinação com a hemoglobina, produzindo anoxia no tecido.

carboxilatos R—COO—, sais ou ésteres de ácidos carboxílicos.

carga de superfície Carga elétrica na superfície da membrana, originada de grupos carregados fixados associados com a superfície da membrana.

carga elétrica *(q)* Medida em unidades de coulombs (C). A conversão de 1 equiv.g de peso de um íon monovalente em sua forma elementar (ou vice-versa) requer uma carga de 96.500 C (1 faraday, *F*). Assim, em termos amplos, um coulomb é equivalente a 1/96.500 equiv.g de elétrons. A carga de um elétron é $-1,6 \times 10^{-19}$ C. Se esse valor é multiplicado pelo número de Avogadro, a carga total será 1 *F*, ou -96.487 C·mol^{-1}.

catabolismo Separação de moléculas complexas até suas partes mais simples.

catalisador Substância que aumenta a velocidade de uma reação sem ser esgotada na reação.

catálise Aumento na velocidade de uma reação química promovido por uma substância — o catalisador — não consumida pela reação.

catarata Condição na qual proteínas do cristalino do olho se tornam insolúveis, tornando-o opaco e reduzindo a acuidade visual.

catecolaminas (catecolandos) Grupo de compostos relacionados que exercem uma ação simpatomimética como a do tecido nervoso; exemplos são a epinefrina, a norepinefrina e a dopamina.

cation Íon carregado positivamente; atraído para um eletrodo carregado negativamente.

catodo Eletrodo negativo, assim chamado porque é o eletrodo para o qual os cátions são atraídos.

caudal Referente à extremidade da cauda.

cavidade pleural Cavidade entre os pulmões e a parede do tórax.

cavidades revestidas Depressões revestidas da membrana com receptores que eventualmente formam vesículas revestidas durante o processo de endocitose mediado por receptor.

ceco Uma bolsa de fundo cego no canal alimentar.

ceco gástrico Bolsa externa do canal alimentar de insetos revestida com células que secretam enzimas e células fagocíticas e que serve como estômago.

cefálico Concernente à cabeça.

cefalização Tendência evolucionária dos neurônios de organismos superiores em se concentrar em um cérebro localizado na extremidade anterior do animal.

celenteroma Tubo de fundo cego ou cavidade em celenterados que serve como um "reator *batch*", local para digestão química.

celoma A cavidade do corpo de metazoários superiores, situada entre o intestino e a parede corpórea e revestida por epitélio mesodérmico.

célula basal Célula em um órgão quimiorreceptor que regularmente dá origem a novas células quimiorreceptoras durante a vida adulta.

célula bipolar Neurônio com dois axônios que saem de lados opostos do soma; uma classe desses neurônios é encontrada na retina de vertebrados, onde transmitem sinais das células fotorreceptoras para as células ganglionares da retina.

célula ciliada Célula epitelial mecanorreceptora com estereocílios e, em alguns casos, um cinocílio.

célula de Schwann Célula da neuróglia fora do sistema nervoso central que envolve sua membrana em torno dos axônios durante o de-

692 GLOSSÁRIO

senvolvimento para produzir a bainha de mielina isolante que envolve os axônios periféricos nas regiões entre os nodos de Ranvier.

célula horizontal Célula nervosa cujas fibras se estendem horizontalmente na camada plexiforme externa da retina de vertebrados; interconecta fotorreceptores adjacentes.

célula receptora Célula neural especializada em responder a alguma estimulação sensorial particular.

célula retinular Célula fotorreceptora do olho composto de artrópode.

células alvos Células que preferencialmente se ligam e respondem a hormônios específicos.

células amácrinas Neurônios sem axônios, encontrados na camada plexiforme interna da retina de vertebrados.

células clorídricas Células epiteliais da guelra dos peixes encarregadas do transporte ativo de sais.

células cromafins Células secretoras de epinefrina da medula adrenal; assim chamadas graças a sua alta afinidade por corantes de sal de cromo.

células da glia (neuróglia) Células de sustentação inexcitáveis associadas a neurônios no tecido nervoso.

células de Leydig (células intersticiais) Células dos testículos que são estimuladas pelo hormônio luteinizante para secretar testosterona.

células de Renshaw Pequenos interneurônios inibitórios no corno ventral que são excitados por ramos de axônios de neurônios motores que são recorrentes ao *pool* de neurônios motores.

células do cálice *Veja* células mucosas.

células em colar Células flageladas que revestem as câmaras internas das esponjas (*Porifera*).

células excêntricas Em *Limulus*, o neurônio aferente de cada omatídio; é envolvido por células retinulares fotorreceptivas e recebe informações delas.

células flama Células flageladas na extremidade de túbulos coletores excretórios de vermes chatos e nematóides.

células ganglionares Termo não-específico aplicado a alguns corpos celulares nervosos, especialmente aqueles localizados nos gânglios de invertebrados ou fora do sistema nervoso central em vertebrados.

células ganglionares (da retina) Neurônios aferentes que conduzem informações visuais da retina de vertebrados para centros superiores do cérebro.

células mucosas Células do intestino secretoras de muco.

células neurossecretoras Células nervosas que liberam neuro-hormônios.

células oxínticas (células parietais) Células do forro estomacal secretoras de HCl.

células parafoliculares (células C) Células da tireóide de mamíferos que secretam calcitonina.

células parietais Células do revestimento do estômago que secretam ácido clorídrico. *Veja também* células oxínticas.

células principais (zimogênicas) Células epiteliais do epitélio gástrico que liberam pepsina.

células zimogênicas *Veja* células principais.

celulase Enzima que digere a celulose e a hemicelulose, produzida por microorganismos simbióticos do intestino.

central lacteal Pequeno vaso linfático de fundo cego no centro das vilosidades intestinais para captação de gorduras e algumas vitaminas.

centro cardiovascular bulbar Grupo de neurônios no bulbo envolvido na integração de informações usadas no controle e na regulação da circulação.

centro pneumotáxico Grupo de neurônios na ponte, que se acredita estarem envolvidos na manutenção do ritmo respiratório em mamíferos.

centros respiratórios bulbares Grupos de neurônios no bulbo que controlam a atividade de neurônios motores associados à respiração.

ceratina Proteína estrutural encontrada na pele, nas penas, nas unhas e nos cascos.

cerebelo Parte do cérebro posterior que contribui para a coordenação da eferência motora.

cérebro Parte mais extensa e o centro mais elevado do cérebro de mamíferos; ele evoluiu dos centros olfatórios de vertebrados inferiores.

cetona Qualquer composto que apresente o grupo carbonila (CO) ligado (pelo carbono) a grupos de hidrocarbono.

cianida Composto contendo cianogênio e outro elemento; bloqueia a transferência de elétrons do citocromo terminal a e a_3 para o oxigênio na cadeia respiratória.

cibernética Ciência da informação, da comunicação e do controle em animais e máquinas.

ciclo de Hodgkin A curva regenerativa, ou *feedback* positivo, responsável pela fase ascendente do potencial de ação; a despolarização causa aumento na permeabilidade ao sódio, permitindo influxo aumentado de Na^+, que despolariza ainda mais a membrana.

ciclo de Jacobs-Stewart Ciclo do CO_2 e do HCO_3 entre os compartimentos intracelular e extracelular, que funciona transferindo íons H^+ entre o interior da célula e o líquido extracelular.

ciclo de Krebs *Veja* ciclo dos ácidos tricarboxílicos (TCA) e ciclo do ácido cítrico.

ciclo do ácido cítrico (também ciclo de Krebs, ciclo TCA) Série das oito principais reações que seguem a glicólise, na qual resíduos de acetato são degradados em CO_2 e H_2O.

ciclo do ácido tricarboxílico (ciclo do TCA; ciclo de Krebs; ciclo do ácido cítrico) Ciclo metabólico responsável pela oxidação completa da porção acetil da molécula da acetilcoenzima A.

ciclo estral Episódios periódicos de "calor", ou estro, marcados por receptividade sexual em fêmeas maduras na maioria das espécies de mamíferos.

ciclo menstrual Alterações fisiológicas recorrentes que incluem a menstruação.

ciclo ornitina-uréia Sucessão de reações cíclicas que elimina a amônia e produz a uréia no fígado de organismos ureotélicos.

ciclóstomas Grupo de vertebrados sem mandíbulas, incluindo lampreias e peixe-bruxa.

cílio Organela móvel com uma subestrutura tubular "9 + 2"; quando presente geralmente em grandes números, um pequeno flagelo.

cinética enzimática de primeira ordem Descreve reações enzimáticas, cujas taxas são diretamente proporcionais a uma concentração de reagente (seja substrato ou produto).

cinética enzimática de segunda ordem Descreve reações enzimáticas cujas velocidades são determinadas pela concentração de dois reagentes multiplicados ou de um reagente ao quadrado.

cinéticas de não-saturação Cinéticas que ocorrem quando a velocidade do influxo aumenta em proporção à concentração do soluto no líquido extracelular.

cinéticas de ordem zero Cinéticas nas quais a velocidade da reação é independente da concentração de qualquer um dos seus reagentes. Isto ocorreria se a concentração da enzima fosse o fator limitante.

cininas plasmáticas Hormônios peptídicos formados no sangue após uma lesão — por exemplo, bradicinina.

cininogênio Precursor da bradicinina.

cinocílio Um verdadeiro cílio "9 + 2" ou "9 + 0" presente em células ciliadas sensoriais.

circalunar Referente a biorritmos relacionados a ciclos lunares.

circanual Referente a biorritmos relacionados a ciclos anuais.

circatidal Referente a biorritmos relacionados aos ciclos das marés.

circuito neuronal Conjunto de neurônios interconectados.

cis Configuração com átomos ou grupos semelhantes no mesmo lado da coluna principal molecular.

cisterna terminal Câmaras que constituem parte do retículo sarcoplasmático em ambos os lados da linha Z, em contato íntimo com os túbulos T.

citocalasina Droga que rompe os microfilamentos citoplasmáticos.

citocromos Grupo de proteínas contendo ferro que funcionam na cadeia transportadora de elétrons em células aeróbias; elas recebem e transferem elétrons.

citoplasma Substância semilíquida existente dentro da célula, incluindo organelas com exceção do núcleo.

citosina Oxamino-pirimidina, $C_4H_5N_3O$; componente básico do ácido nucleico.

citossol Fase aquosa não estrutural do citoplasma entre as organelas estruturadas.

cladograma Forma de análise diagramática das relações taxonômicas entre organismos que relaciona animais de acordo com uma série de caracteres comuns.

clampeamento de voltagem Método eletrônico para fixar um potencial de membrana selecionado através de uma membrana por controle de *feedback*.

clatrina Proteína que envolve a superfície citoplasmática de uma membrana de vesícula revestida.

clímax metamórfico O último estágio da metamorfose de anfíbios no qual a forma adulta é atingida.

cloaca Área terminal do intestino posterior de alguns peixes, anfíbios, répteis, pássaros e alguns mamíferos; ajuda na reabsorção de água e íon urinários.

clone População de células geneticamente idênticas derivadas de uma única célula original.

clorocruorina Pigmento respiratório verde encontrado em alguns poliquetas marinhos; semelhante à hemoglobina.

coanócitos Células flageladas que revestem a cavidade do corpo de esponjas.

cóclea Porção da orelha interna, tubo afilado em forma espiral como a concha de um caramujo, contendo receptores celulares ciliados para detecção do som.

coeficiente de atividade Fator de proporcionalidade obtido pela divisão da concentração reativa efetiva de um íon (como indicado pelas suas propriedades em solução) pela sua concentração molar.

coeficiente de difusão Coeficiente que relaciona a taxa do fluxo de difusão com gradiente de concentração, extensão do percurso e área através da qual a difusão ocorre.

coeficiente de partição Taxa de distribuição de uma substância entre duas fases líquidas diferentes (p. ex., óleo e água).

coeficiente de solubilidade de Bunsen A quantidade de um gás em STPD que se dissolverá em um dado volume de líquido por unidade da pressão parcial do gás na fase gasosa. Esse coeficiente é usado unicamente para gases que não reagem quimicamente com o solvente.

coenzima Molécula orgânica que se combina com uma apoenzima para formar uma holoenzima funcionante.

coenzima A (CoA) Derivado do ácido pantotênico ao qual o acetato se liga para formar a acetil-CoA.

co-fator Um átomo, íon ou molécula que se combina com uma enzima para ativá-la.

coito Intercurso sexual.

colaterais Ramos laterais de um nervo ou vaso sanguíneo.

colchicina Agente antimitótico que rompe os microtúbulos interferindo na polimerização dos monômeros da tubulina.

colecistocinina (CCK, pancreozimina; CCK-PZ) Hormônio liberado pela mucosa intestinal superior que induz a contração da vesícula biliar e a liberação de enzimas pancreáticas.

colesterol Esterol natural; precursor dos hormônios esteróides.

colinérgico Relativo à acetilcolina ou a substâncias com ações semelhantes às da ACh.

colóide Sistema no qual partículas sólidas finas estão suspensas em um líquido.

coluna de dominância ocular Conjunto de neurônios dispostos verticalmente através do córtex visual de mamíferos, que recebem informações de um dos dois olhos.

complacência Alteração no comprimento ou no volume por unidade de variação na força aplicada.

componentes elásticos em série (CES) Estruturas elásticas (tais como tendões e outros tecidos conjuntivos) que são dispostas em série com os elementos contráteis no músculo.

comportamento termofílico Comportamento de atração ao calor.

comportamento termofóbico Comportamento de evitar o calor.

conceito de especificidade Idéia de que modalidades sensoriais são determinadas pela sensibilidade dos órgãos sensoriais periféricos aos estímulos e pelas especificidades anatômicas das suas conexões centrais.

condensação Reação entre duas ou mais moléculas orgânicas que resulta na formação de uma grande molécula e na eliminação de uma molécula simples, tal como a água ou o álcool.

condutância elétrica (G) Medida da facilidade com a qual um condutor conduz uma corrente elétrica; a unidade é o siemen (S), o inverso do ohm (Ω).

condutância térmica A quantidade que descreve a facilidade com a qual o calor flui por condução sob um gradiente de temperatura através de uma substância ou de um objeto; capacidade de um material em conduzir calor, que é baixa em materiais isolantes, tais como pêlos ou penas.

condutividade Propriedade intrínseca de uma substância para conduzir corrente elétrica; o inverso da resistividade.

condutor Material que conduz a corrente elétrica.

cone Célula receptora visual de vertebrados que tem um segmento exterior cônico no qual membranas fotossensíveis lamelares permanecem contínuas com a membrana da superfície.

cone axônico Região de transição entre um axônio e o corpo celular do nervo.

conectivo Conjunto de axônios que transportam informações entre centros neuronais, tais como gânglios, em muitos sistemas nervosos de invertebrados.

conformista Animal no qual a condição do líquido interno do corpo tende a se igualar com a do meio ambiente.

constante de comprimento (l) Distância ao longo de uma célula na qual um potencial decai em amplitude por $(1 - 1/e)$, ou 63%.

constante de dissociação $K' = [H] [A-]/[HA]$. Medida empírica do grau de dissociação de um par conjugado ácido-base em solução.

constante de Faraday (F) Carga equivalente de um mole de elétrons, igual a $9,649 \times 10^4$ coulombs (C) por mole de elétrons.

constante de tempo (t) A medida da taxa de acumulação ou declínio em um processo exponencial; tempo requerido por um processo exponencial para atingir 63% de sua conclusão. Em eletricidade, é proporcional ao produto da resistência pela capacitância.

constante dielétrica Medida do grau em que uma substância é capaz de armazenar carga elétrica sob uma voltagem aplicada; a constante dielétrica de um material depende da distribuição da carga dentro das moléculas.

contador de cintilação Instrumento que detecta e conta diminutos lampejos de luz produzidos por partículas emitidas de radioisótopos em um líquido de cintilação.

contador Geiger Instrumento que detecta a presença de radiação ionizante.

conteúdo quântico Número de moléculas de neurotransmissores em uma vesícula sináptica.

contração isométrica Contração durante a qual o músculo não se encurta significativamente.

contração isotônica Contração na qual a força gerada permanece constante enquanto o músculo se encurta.

contralateral Concernente a lado oposto.

contratransporte Transporte contra o gradiente em uma membrana provocado pela difusão em favor do gradiente de outra substância.

contratura Contração mais ou menos sustentada em resposta a estímulos anormais.

cônus Câmaras envoltas com músculo cardíaco e localizadas em série e em seqüência ao ventrículo em elasmobrânquios.

convecção Transferência de calor de uma massa por movimento de massa de um gás ou de um líquido.

convergência Padrão no qual aferências de diferentes neurônios chegam a um único neurônio.

convergência binocular Posicionamento dos olhos de modo que as imagens formadas caem em porções análogas das duas retinas, evitando a dupla visão.

coração linfático Bomba muscular encontrada em peixes e anfíbios que promove o movimento da linfa.

co-repressor Molécula de baixo peso molecular que se une a um aporrepressor para formar uma substância que inibe a síntese de uma enzima.

córnea Superfície transparente dos olhos através da qual a luz passa e entra nos olhos.

corno dorsal Parte dorsal da substância cinzenta na medula espinal de vertebrados; contém os corpos celulares dos neurônios que recebem, processam e transmitem informações sensoriais.

corno ventral Parte ventral da substância cinzenta na coluna vertebral na qual os corpos celulares dos neurônios motores estão situados.

corpo aórtico Nódulo no arco aórtico contendo quimiorreceptores sensíveis à composição química do sangue.

corpo basal (cinetossoma) Estrutura microtubular da qual um cílio ou flagelo se origina; homólogo ao centríolo.

corpo carotídeo Nódulo na artéria occipital logo acima do seio carotídeo, contendo quimiorreceptores que detectam a composição química do sangue arterial.

corpo ciliar Região espessa da túnica vascular anterior do olho; une a coróide e a íris.

corpo geniculado Núcleo talâmico onde as informações sensoriais (auditiva e visual) aferentes para o córtex fazem relé; tem esse nome por causa da forma semelhante a joelho na secção transversal.

corpo geniculado lateral Região do cérebro em aves e mamíferos que processa a informação visual vinda da retina.

corpo lúteo Corpo glandular ovariano amarelo que se origina do folículo maduro que tenha liberado seu óvulo; ele secreta progesterona. Se o óvulo liberado for fertilizado, o corpo lúteo se desenvolve e secreta durante a gestação; se não, ele atrofia e desaparece.

corpora allata **(corpos alados)** Glândulas não-neurais de insetos que ocorrem como órgãos pareados ou grupos de células dorsais e posteriores ao *corpus cardiaca*; os *corpora allata* secretam o hormônio juvenil (JH).

corpora cardiaca **(corpos cardíacos)** Principal órgão neuroemal dos insetos que existe como estruturas pareadas imediatamente posteriores ao cérebro; liberam hormônios cerebrais.

corpos cetônicos Acetona, ácido acetoacético e ácido β-hidroxibutírico; produtos do metabolismo das gorduras e do piruvato formados a partir da acetil-CoA no fígado; oxidados pelo músculo e pelo sistema nervoso central durante o jejum.

corpúsculos de Pacini Receptores de pressão encontrados na pele, nos músculos, nas articulações e no tecido conjuntivo de vertebrados; consistem em uma terminação nervosa envolvida por uma cápsula laminada de tecido conjuntivo.

corrente capacitiva Corrente de entrada e de saída de um capacitor.

corrente de circuito local Corrente que se espalha eletrotonicamente da porção excitada de um axônio durante a condução de um impulso nervoso, fluindo longitudinalmente ao longo do axônio, através da membrana, e de volta à porção excitada.

corrente de escuro Corrente de sódio mantida por sua entrada nas células receptoras visuais de vertebrados no nível do segmento externo. O sódio é bombeado ativamente para fora do segmento interno, completando o circuito. A corrente de escuro é reduzida pela fotoexcitação.

corrente de influxo inicial Corrente de despolarização dos tecidos excitáveis, conduzida por Na^+ ou Ca^{++}; responsável pelo traço ascendente do potencial de ação.

corrente de receptor Alteração induzida por estímulos no movimento de íons através da membrana da célula receptora.

corrente de saída retardada (corrente de saída tardia) Corrente conduzida pelo K^+ através de canais que se abrem com um retardo após o início da despolarização; responsável pela repolarização do potencial de ação.

corrente elétrica Fluxo da carga elétrica. Uma corrente de 1 coulomb (C) por segundo é chamada um ampere (A). Por convenção, a direção do fluxo da corrente é a direção em que a carga positiva se move (*i.e.*, do anodo para o catodo).

corrente sináptica Corrente iônica que flui através da membrana póssináptica, quando canais iônicos se abrem após as moléculas neurotransmissoras se ligarem aos receptores da membrana; o fluxo de íons faz com que o potencial de membrana mude em direção a um potencial de equilíbrio do íon ou íons que fluem através dos canais sinápticos.

correntes unitárias Correntes elétricas que ocorrem por abertura repentina de canais individuais na membrana plasmática.

córtex Camada superficial ou externa de um órgão.

córtex auditivo Regiões do córtex cerebral que estão associadas com a audição.

córtex cerebral Delgada camada de substância cinzenta que cobre o cérebro de mamíferos e provavelmente de aves.

córtex de associação Área do córtex cerebral que não recebe informações sensoriais diretamente nem contribui diretamente para a resposta motora; em vez disso, os neurônios do córtex de associação tipicamente recebem informações de várias modalidades sensoriais e estão extensamente conectados a outras áreas no córtex e a outros centros cerebrais.

córtex de projeção primária Região do córtex cerebral que recebe diretamente sinais sensoriais de centros inferiores; as primeiras células corticais a receber informação sensorial projetada para o cérebro.

córtex motor Parte do córtex cerebral que controla a função motora; situada anteriormente ao sulco central, que separa os lobos frontal e parietal.

córtex somatossensorial Região do córtex cerebral que recebe impulsos sensoriais da superfície do corpo.

córtex visual Córtex cerebral na região occipital do cérebro; relacionado ao processamento da informação visual.

corticotropina Hormônio liberado por células da adeno-hipófise que atua principalmente no córtex adrenal, estimulando o crescimento e a produção e a secreção de corticosteróide neste órgão.

cortisol Hormônio esteróide secretado pelo córtex adrenal.

co-transmissor Molécula neurotransmissora secundária sintetizada e liberada pelo axônio terminal, junto com uma pequena molécula transmissora tal como a acetilcolina ou o GABA.

co-transporte Transporte mediado por carreador no qual duas moléculas diferentes ligadas a dois sítios específicos na molécula do carreador são transportadas na mesma direção.

coulomb (C) Unidade MKS de carga elétrica; igual à quantidade de carga transferida em 1 segundo (s) por uma corrente de 1 ampère (A). *Veja também* carga elétrica.

creatinina Produto residual nitrogenado da creatinina muscular.

cretinismo Condição crônica causada pelo hipotireoidismo na infância; caracterizado pelo não-desenvolvimento físico e mental.

cripta de Lieberkühn Depressão circular em volta da base de cada vilosidade no intestino.

crista Pregas da membrana mitocondrial interna.

cromatografia Técnica geral que utiliza o fato de que diferentes componentes de uma amostra se moverão com velocidades diferentes através de um substrato tais como papel cromatográfico e outras matrizes sólidas porosas.

cromóforo Grupo químico que atribui cor distinta ao composto que o contém.

cronobiologia Estudo dos ritmos biológicos.

cronotrópico Concernente a taxa ou freqüência, especialmente em referência ao batimento cardíaco.

crustecdisona Hormônio esteróide que promove a muda em caranguejos.

cúpula Pequena taça de cabeça para baixo ou cobertura em forma de domo; na linha lateral e nos órgãos de equilíbrio de vertebrados, a cúpula cobre as células ciliadas em uma matriz gelatinosa.

curare (D-tubocurarina) Veneno usado em flechas na América do Sul; bloqueia a transmissão sináptica na placa motora por inibição competitiva dos receptores nicotínicos da acetilcolina.

curvas de dissociação do oxigênio Curvas que descrevem a relação entre a extensão da combinação do oxigênio com o pigmento respiratório e a pressão parcial de oxigênio da fase gasosa.

curvas de Starling Curvas que descrevem a relação entre o trabalho cardíaco e a pressão de enchimento.

cutícula Carapaça externa dura de insetos e crustáceos secretada por uma camada epidérmica, a hipoderme.

D600 Metoxiverapamil; droga orgânica que bloqueia o influxo de cálcio através das membranas celulares.

débito cardíaco Volume total de sangue bombeado pelo coração* por unidade de tempo; o débito cardíaco é igual à freqüência cardíaca vezes o volume sistólico.

---

*N. do R.T.: *Débito cardíaco* é o volume total de sangue bombeado por um ventrículo a cada minuto.

débito de oxigênio Oxigênio extra necessário para oxidar os produtos do metabolismo anaeróbio que se acumulam nos tecidos musculares durante atividade física intensa.

defecação Processo de expelir fezes.

dendritos Estruturas finas de um neurônio geralmente formando a principal área receptiva da célula na qual os contatos sinápticos são feitos.

densitômetro Instrumento que mede a quantidade de exposição de um filme de emulsão produzido por auto-radiografia.

depressão pós-tetânica Resposta pós-sináptica reduzida que segue uma estimulação pré-sináptica prolongada em alta freqüência; acredita-se que seja causada por depleção pré-sináptica do transmissor.

depuração renal (*clearance* renal) Volume de plasma que fica livre de uma determinada substância na unidade de tempo. Depuração renal total é a quantidade de ultrafiltrado produzido pelo rim na unidade de tempo.

descerebração Interrupção experimental da atividade cerebral por secção do tronco cerebral ou por interrupção do suprimento sangüíneo para o cérebro.

descoramento Enfraquecimento da cor do fotopigmento após a absorção de luz.

desidrogenase Enzima que "desprende" o hidrogênio de um substrato em preparação para passagem para outro receptor de hidrogênio.

desidrorretineno Aldeído do desidrorretinol.

3-desidrorretineno Derivado da vitamina A que é encontrado nos pigmentos visuais de peixes de água doce e anfíbios.

desidrorretinol (retinol 2; vitamina A2) Forma de vitamina A que ocorre no fígado e na retina de peixes de água doce, alguns invertebrados e anfíbios.

desinibição Liberação de um neurônio do impulso inibitório quando o próprio neurônio inibitório é inibido sinapticamente.

desmossoma Tipo de junção celular que serve primariamente para manter a ligação estrutural entre células vizinhas.

desnaturação Alteração ou destruição da natureza normal de uma substância por meios químicos ou físicos.

desoxiemoglobina Hemoglobina na qual o oxigênio não está combinado com o Fe_{3+} da metade heme.

2-desoxirribose Açúcar de 5 carbonos que forma o principal componente estrutural do DNA.

despolarização Redução ou inversão da diferença de potencial existente através da membrana celular em repouso.

desvio dos cloretos Movimento dos íons cloretos através da membrana da hemácia para compensar o movimento de íons bicarbonato.

diabete *mellitus* Doença metabólica na qual há perda parcial ou completa da atividade das ilhotas pancreáticas; a concomitante insuficiência de insulina resulta em captação inadequada de glicose pelas células e perda de glicose sangüínea pela urina.

diacilglicerol (DAG) Diglicerídio, presente como constituinte de fosfolipídios celulares; quando liberados desses fosfolipídios por uma fosfolipase ativada por agonistas, essa molécula serve como ativador endógeno da proteína-cinase dependente de calmodulina e cálcio (proteína-cinase C) e é parte de uma importante cascata de sinalização intracelular.

diafragma Músculo em forma abaulada que separa as cavidades abdominal e torácica e funciona como músculo principal da respiração.

diálise Processo pelo qual cristalóides e macromoléculas são separados utilizando-se as diferenças em suas velocidades de difusão através de uma membrana semipermeável.

diástole Fase do batimento cardíaco durante a qual o miocárdio é relaxado e as câmaras se enchem de sangue.

difração de raios X Método para examinar estrutura cristalina que usa o padrão de dispersão dos raios X.

difusão Dispersão de átomos, moléculas ou íons como resultado de um movimento térmico ao acaso.

digestão extracelular Digestão que ocorre fora da célula em um sistema alimentar.

digestão intracelular Quebra de nutrientes ocorrida dentro das células.

1,25-diidroxicolecalciferol Substância em que é convertida a vitamina D no fígado e que aumenta a absorção de Ca^{2+} pelos rins.

dímero Molécula resultante da união de duas moléculas (*i.e.*, monômeros) da mesma espécie.

dineína Proteína ciliar com atividade ATPase ativada por magnésio.

dinitrofenol (DNP) Qualquer um de um grupo de seis isômeros, $C_6H_3(OH)(NO_2)_2$, que atuam como inibidores metabólicos aeróbios em virtude da sua capacidade de desacoplar a oxidação da fosforilação no transporte mitocondrial de elétrons.

dipolo Molécula com regiões separadas de carga resultante positiva e negativa, tanto que uma extremidade atua como pólo positivo e a outra como pólo negativo.

disco intercalado Região juncional entre duas células musculares cardíacas conectadas.

disco Z (linha Z, banda Z) Zona estreita nas extremidades de um sarcômero muscular, consistindo em uma treliça na qual os filamentos finos de actina estão ancorados.

dispnéia Respiração dificultada, laboriosa.

dissociação Separação; resolução por agitação térmica ou solvatação de uma substância até os constituintes mais simples.

distal Mais distante de um ponto de referência na direção centrífuga; *i.e.*, longe do centro.

distância mais curta de aproximação Distância mais curta possível entre os centros de dois átomos.

distribuição de Poisson Descrição teórica da probabilidade de que, ao acaso, eventos independentes baseados em um evento unitário de tamanho particular ocorrerão.

diurese Volume urinário excretado.

diurético Agente que aumenta a excreção urinária.

divalente Carrega uma carga elétrica de duas unidades; valência de 2.

divergência Padrão no qual o axônio de um único neurônio se ramifica, permitindo sinapses com mais de um alvo sináptico.

DNA (ácido desoxirribonucleico) Classe de ácidos nucleicos responsáveis pela transmissão hereditária e pela codificação da seqüência de aminoácidos das proteínas.

DNA recombinante Molécula de DNA produzida resultante de dois organismos diferentes.

dobra juncional Dobra na membrana celular de uma célula pós-sináptica que fica sob a terminação do axônio da célula pré-sináptica. Dobras juncionais são típicas das fibras musculares esqueléticas nas junções neuromusculares.

dobras de Kerckring *Veja plica circularis.*

dopanitina (hidroxitiramina) Produto da descarboxilação da dopa, um intermediário na síntese da norepinefrina; um transmissor do sistema nervoso central.

dormência Termo geral para atividade orgânica reduzida, incluindo sono, torpor, hibernação, "sono do inverno" e estivação.

drag Resistência ao movimento de um objeto através de um meio, que aumenta com a viscosidade e a densidade do meio, a área de superfície e a forma do objeto.

D-tubocurarina *Veja* curare.

ducto arterioso (canal arterial) Vaso que conecta a artéria pulmonar à aorta em fetos de mamíferos.

ducto biliar Ducto que transporta o líquido biliar do fígado para o duodeno.

ducto coletor Porção dos túbulos renais nos quais ocorre a concentração final da urina.

ducto pancreático Ducto que transporta secreções do pâncreas para o intestino delgado.

ducto torácico Ducto que drena o sistema linfático até a veia cardural anterior.

ductos de Müller Ductos embrionários pareados originados do peritônio que se conectam com o seio urogenital e que dão origem ao útero e às trompas de Falópio.

ductos de Wolff Ductos embrionários que estão associados ao rim primordial e que dão origem aos ductos excretórios e reprodutivos no macho.

duodeno Parte inicial do intestino delgado, situado entre o piloro do estômago e o jejuno.

GLOSSÁRIO

ecdise Desprendimento da carapaça externa; muda em artrópode.

ecdisona Hormônio esteróide secretado pela glândula torácica de artrópodes que induz a muda.

ectoplasma Citoplasma em estado de gel que envolve o endoplasma.

ectotermos Refere-se a animais cuja temperatura corpórea é dependente do calor do meio ambiente.

edema Retenção de líquido intersticial em órgãos ou tecidos.

EDTA Ácido etilenodiaminotetracético; agente quelante do magnésio e do cálcio.

efeito de Bernoulli A pressão de um líquido diminui quando a velocidade do líquido aumenta.

efeito de Bohr (desvio de Bohr) Alteração na afinidade oxigênio-hemoglobina por mudança no pH.

efeito de Fahraeus Lindqvist Redução evidente na viscosidade do sangue quando ele flui por pequenas arteríolas.

efeito de Haldane Redução no conteúdo total de CO_2 do sangue em PCO_2 constante quando a hemoglobina é oxigenada.

efeito de Root (desvio de Root) Alteração na capacidade de oxigenação do sangue como resultado de mudança do pH.

eferente (nervo ou neurônio) Centrífugo; neurônio que transporta informações de centros cerebrais superiores para estruturas na periferia.

eferentes gama Axônios motores que inervam fibras musculares intrafusais dos fusos neuromusculares.

efetor Célula, tecido ou órgão que atua mudando as condições de um organismo (p. ex., por contração muscular ou secreção de hormônio) em resposta a sinais hormonais ou neurais.

eficácia sináptica Eficiência de um impulso pré-sináptico em produzir uma mudança no potencial pós-sináptico.

efluxo Movimento de soluto ou solvente para fora da célula através da membrana celular.

EGTA Ácido etilenoglicol-bis(β-aminoetileter)-N,N'-tetracético; agente quelante do cálcio.

eixo óptico Linha reta imaginária que passa através do centro da curvatura de uma lente simples.

elástico Capaz de ser torcido, estirado ou comprimido com retorno espontâneo subseqüente à forma original; flexível.

eletrocardiograma (ECG) Registro dos eventos elétricos associados às contrações do coração; obtido com eletrodos colocados em outros pontos do corpo.

eletrodo Elemento de um circuito elétrico usado para fazer contato com uma solução, um tecido ou o interior de uma célula; usado para medir um potencial ou para conduzir uma corrente.

eletroforese Técnica para separação de proteínas usando a carga positiva ou negativa resultante sobre seus aminoácidos superficiais.

eletrogênico Que gera corrente elétrica ou voltagem.

eletrólito Composto que se dissocia em íons quando dissolvido em água.

eletronegatividade Afinidade por elétrons.

eletro-olfatograma Registro elétrico extracelular da soma das atividades em muitos receptores olfatórios.

eletro-osmose Movimento de água através de uma membrana de carga fixada em resposta a um gradiente potencial.

eletroplaca Órgão em peixes elétricos como o *Torpedo* que produz e libera uma poderosa carga elétrica suficiente para atordoar ou mesmo matar a presa. A eletroplaca é derivada de um músculo embrionário e usa sinapses semelhantes às junções neuromusculares para produzir a carga.

eletrorreceptores Receptores sensoriais que detectam campos elétricos.

eletrorretinograma (ERG) Registro da atividade elétrica extracelular de muitos receptores visuais e outros neurônios da retina feito na superfície do olho.

eminência média Estrutura na base do hipotálamo que é contínua com o pedúnculo hipofisário; contém o plexo capilar primário do sistema porta hipotalâmico-hipofisário.

encefalinas Neuropeptídios endógenos que exibem ações semelhantes às da morfina, encontrados no sistema nervoso central de vertebrados; esses peptídios consistem em cinco resíduos de aminoácidos.

encéfalo O principal centro neuronal dentro do corpo; tipicamente localizado na porção anterior do corpo.

endergônico Caracterizado por absorção concomitante de energia.

endocárdio Revestimento interno da câmara cardíaca.

endocitose Porção de material captado para o interior de uma célula através de envolvimento pela membrana formando vesículas internas.

endocitose mediada por receptor Processo especializado de endocitose que requer que o soluto transportado se ligue temporariamente a moléculas receptoras embutidas na membrana celular antes do seu transporte através da membrana celular.

endócrino Via hormonal caracterizada por produção de substância biologicamente ativa por uma glândula sem ducto; a substância então é transportada através da corrente sanguínea para iniciar a resposta celular em uma célula alvo ou tecido distante.

endógeno Originado dentro do corpo.

endolinfa Líquido aquoso com alta concentração de K^+ e baixa concentração de Na^+ encontrado nos órgãos de equilíbrio de vertebrados e na *escala média* da cóclea.

endométrio Epitélio que reveste o útero.

endopeptidases Enzimas proteolíticas que quebram uma grande cadeia peptídica em segmentos peptídios menores.

endoplasma Citoplasma em estado sol. que se move dentro da célula.

endorfinas Neuropeptídios endógenos que exibem ações semelhantes às da morfina, encontrados no sistema nervoso central de vertebrados; diferentes tipos consistem em 16, 17 ou 31 resíduos de aminoácidos.

endotélio Camada de célula única que forma o revestimento interno dos vasos sanguíneos.

endotérmicos Animais cuja temperatura do corpo é dependente da produção de calor pelo corpo.

energia Capacidade de realizar trabalho.

energia cinética Energia inerente ao deslocamento de uma massa.

energia de ativação Energia requerida para levar moléculas reativas a velocidades suficientemente altas para quebrá-las ou ligá-las quimicamente.

energia livre Energia disponível para realizar um trabalho em dada temperatura e pressão.

energia nervosa específica Termo usado por Johannes Müller em sua hipótese de que a modalidade sensorial de um estímulo é codificada pelos padrões de projeção dos neurônios sensoriais, e não em características particulares da resposta celular nos neurônios estimulados.

energia potencial Energia armazenada que pode ser liberada para realizar trabalho.

energia química Energia contida nas ligações químicas que mantêm as moléculas juntas.

entalpia Calor produzido ou consumido por uma reação química.

enterocinase Enzima proteolítica intestinal.

enterogastrona Hormônio que é secretado pela mucosa duodenal em resposta à ingestão de gordura e que suprime motilidade e secreção gástrica.

entropia Medida da porção de energia não disponível para trabalho em sistemas fechados; medida da desordem molecular. A entropia aumenta com o tempo em todos os processos irreversíveis.

enzima Proteína com propriedades catalíticas.

enzimas digestivas Enzimas secretadas pelo canal alimentar para ajudar na digestão química.

epicárdio Cobertura externa da parede do coração.

epidídimo Ducto comprido como um cordão ao longo do bordo dorsal do testículo; funciona como reservatório de esperma.

epinefrina Nome genérico para a catecolamina liberada da medula adrenal; também conhecida pelo nome comercial de Adrenalina.

epitélio digestivo Epitélio que reveste o intestino delgado.

equação de difusão de Fick Equação que define a taxa de difusão de soluto através do solvente.

equação de Goldman Equação que descreve o potencial de equilíbrio de um sistema no qual mais de uma espécie de íons difusíveis são separados por uma membrana semipermeável; se somente uma espécie pode difundir-se através da membrana, a equação se reduz à equação de Nernst.

GLOSSÁRIO   697

equação de Henderson-Hasselbalch pH = pK + log ([H⁺ receptor]/[H⁺ doador]). Fórmula para o cálculo do pH de uma solução tampão.

equação de Lineweaver-Burk Transformação da equação de Michaelis-Menton em linha reta.

equação de Michaelis-Menton Equação da velocidade para uma reação de substrato catalisada por enzima.

equação de Nernst Equação para cálculo da diferença de potencial elétrico através de uma membrana que equilibrará exatamente o gradiente de concentração de um íon.

equação de van't Hoff Equação usada para calcular o Q_{10} de uma função biológica.

equilíbrio Estado no qual o sistema é balanceado como resultado de ações equivalentes de forças opostas originadas dentro do sistema.

equilíbrio de Donnan Equilíbrio eletroquímico que se desenvolve quando duas soluções são separadas por uma membrana permeável para somente alguns dos íons de uma solução.

equilíbrio eletroquímico Estado no qual o gradiente de concentração de um íon através de uma membrana é precisamente balanceado pelo potencial elétrico através da membrana.

eqüimolar Tem a mesma molaridade.

escala de pH Escala logarítmica negativa (base 10) de concentração de íon hidrogênio de uma solução. PH = − log [H⁺].

escala média Ducto coclear, um labirinto membranoso contendo o órgão de Corti e a membrana tectória; é preenchido por endolinfa.

escala timpânica Câmara coclear conectada com a *escala vestibular* através do helicotrema; é preenchida por perilinfa.

escala vestibular Câmara coclear que se inicia no vestíbulo conectada com a *escala timpânica* através do helicotrema; é preenchida por perilinfa.

escalada Estudo da forma como as características anatômica e fisiológica mudam com a massa do corpo.

eserina (fisostigmina) Alcalóide ($C_{15}H_{21}N_3O_2$) de origem vegetal que bloqueia a enzima colinesterase.

esfíncter Conjunto de fibras musculares dispostas como anel capazes de constringir uma abertura ou um canal.

esfíncter pilórico Esfíncter situado na abertura do estômago no intestino delgado.

esfingolipídio Lipídio formado por um ácido graxo ligado a um átomo de nitrogênio da esfingosina, um aminoálcool oleoso de cadeia longa ($C_{18}H_{37}O_2N$). Os esfingolipídios ocorrem primariamente nas membranas de células nervosas e cerebrais.

esôfago Região do canal alimentar que conduz o alimento da parte anterior do trato digestivo para as áreas digestivas.

espaço morto anatômico Vias condutoras não-respiratórias nos pulmões.

espaço morto fisiológico Porção do ar inalado não envolvido na transferência de gás no pulmão.

especificidade Padrão de processamento de informações no sistema nervoso em que cada neurônio codifica somente um tipo particular de informação (p. ex., estímulo amargo no sistema da gustação), e todos os axônios que transportam aquele tipo de informação se projetam para o mesmo local ou locais.

espectro Registros específicos dos comprimentos de onda de radiações eletromagnéticas produzidas por refração ou difração.

espectro de ação Grau de resposta para diferentes comprimentos de onda de luz incidente.

espectrofotômetro Instrumento que passa um feixe de luz visível ou UV através de um frasco cheio de líquido e mede o comprimento da luz emergente.

espiráculo Abertura do sistema traqueal de insetos para a superfície.

espirometria Medida do *turnover* de O_2 e CO_2 de um animal.

estado ativo No músculo, a condição quando as pontes cruzadas da miosina estão ligadas à actina, fazendo com que as fibras musculares resistam a uma força que as estiraria para um comprimento maior.

estado de equilíbrio (*steady state*) Equilíbrio dinâmico.

estatocisto Órgão sensorial sensível à gravidade constituído de células ciliadas mecanorreceptivas e associadas a partículas denominadas estatólitos.

estatólito (otólitos) Grânulo sólido denso e pequeno encontrado nos estatocistos.

estenoalino Capaz de tolerar unicamente estreita variação de salinidades.

esterases Enzimas que hidrolisam ésteres.

estéreo Concernente ao arranjo espacial de átomos.

estereocílios Projeções repletas de filamentos rígidos das células ciliadas; esses "pêlos" necessitam da estrutura interna "9 + 2" de cílios móveis.

esteróis Grupo de álcoois sólidos policíclicos primariamente insaturados.

estímulo Substância, ação ou outra influência que quando aplicada com intensidade suficiente a um tecido provoca resposta.

estímulo chave (sinal-estímulo) Estímulo que é eficaz na produção de um padrão fixo de ação.

estímulo liberador (estímulo chave) Estímulo que é eficaz na produção de um padrão fixo de ação.

estímulo limiar Intensidade mínima da estimulação necessária para produzir uma resposta detectável ou uma resposta tudo-ou-nada.

estivação Dormência em resposta a ambientes de temperaturas altas e/ou risco de desidratação.

estômago* A principal região digestiva do canal alimentar.

estômago digástrico O estômago de múltiplas câmaras dos ruminantes.

estômago monogástrico Estômago constituído de um único e forte tubo ou saco muscular.

estradiol-17β O mais ativo estrogênio natural.

estria vascular Camada de tecido vascular sobre a parede externa da escala média; secreta endolinfa.

estria visual (estria da retina) Estrutura da retina — encontrada nos olhos de algumas espécies que habitam as planícies — na qual fotorreceptores são reunidos em uma estria horizontal através da retina, fornecendo alta resolução ao longo do horizonte visual. Esse padrão é semelhante à fóvea dos primatas, mas possui forma diferente.

estribo Ossículo auditivo mais interno, que se articula no seu ápice com a bigorna e cuja base está conectada à janela oval.

estricnina Alcalóide venenoso ($C_{21}H_{22}N_2O_2$) que bloqueia a transmissão sináptica inibitória no sistema nervoso central de vertebrados.

estrogênios Família de seis esteróides femininos responsáveis por produzir o estro e as características sexuais secundárias na fêmea; também preparam o sistema reprodutivo para a fertilização e a implantação do ovo; sintetizados primariamente no ovário, embora uma pequena quantidade seja também sintetizada no córtex adrenal e nos testículos do macho.

estrutura primária Seqüência de resíduos de aminoácidos de uma cadeia peptídica.

estrutura quaternária Maneiras características pelas quais subunidades de uma proteína contendo mais de uma cadeia polipeptídica são combinadas.

estrutura secundária Refere-se à configuração reta ou helicoidal das cadeias de polipeptídios.

estrutura terciária Refere-se à maneira em que uma cadeia polipeptídica é dobrada ou curvada para produzir a conformação final da molécula.

éteres Classe de compostos na qual dois grupos orgânicos são unidos por um átomo de oxigênio, R_1—O—R_2.

eupnéia Respiração normal.

eurialino Capaz de tolerar largas variações na salinidade.

excitabilidade Propriedade de alteração da condutância da membrana (e freqüentemente do potencial de membrana) em resposta a estimulação.

excitatório Em neurofisiologia, referente a aumento na probabilidade de gerar um potencial de ação.

exergônico Caracterizado por liberação concomitante de energia calórica.

*****N. do R.T.:** Na maioria dos animais o intestino delgado é a principal região digestiva do canal alimentar.

698 GLOSSÁRIO

exocitose Fusão da vesícula da membrana com a superfície da membrana e subseqüente expulsão do conteúdo da vesícula para o exterior da célula.

exócrina De ou relativo a órgãos ou estruturas que secretam substâncias por um ducto.

exopeptidases Enzimas que atacam somente as ligações peptídicas próximas à extremidade da cadeia peptídica, produzindo aminoácidos, dipeptídios e tripeptídios.

exotérmico *Veja* exergônico.

explantes Pequenos pedaços de tecidos removidos de um animal doador que se mantêm vivos e em crescimento em um frasco cheio de uma mistura apropriada de nutrientes.

extensor Músculo que estende ou endireita um membro ou outra extremidade.

exteroceptores Órgãos sensoriais que detectam estímulos que chegam de longe até a superfície do corpo.

extravasamento Líquido forçado para fora do vaso sanguíneo, usualmente sangue, soro ou linfa.

facilitação Aumento na eficácia de uma sinapse como resultado de ativação prévia daquela sinapse.

facilitação heterossináptica Eficiência aumentada da transmissão sináptica entre dois neurônios que ocorre como resultado de atividade em um terceiro neurônio.

facilitação sináptica Aumento na eficácia sináptica.

fagócito Célula que ingere outras células, microrganismos ou partículas de matéria estranha.

fagocitose Ingestão de partículas, células ou microrganismos por uma célula até seus vacúolos citoplasmáticos.

faixa de fracionamento Padrão no qual receptores dentro de uma modalidade sensorial são ajustados para receber informações dentro de variações de intensidade relativamente estreitas, mas não idênticas, de modo que a faixa dinâmica da modalidade é dividida entre classes diferentes de receptores. Por exemplo, em olhos humanos os bastonetes respondem a pouca luminosidade mas são saturados na luz intensa; os cones são menos sensíveis a pouca luz mas permanecem responsivos à luz brilhante.

faixa dinâmica Faixa de energia na qual um sistema sensorial é responsivo e pode codificar a informação sobre a intensidade do estímulo.

farad (F) Unidade de capacitância elétrica.

faraday Medida de carga elétrica, -96.487 C·mol^{-1}.

fase cefálica Secreção gástrica que ocorre em resposta a visão, olfato e/ou sabor do alimento ou em resposta a reflexos condicionados.

fase folicular Fase do estro e de ciclos menstruais que é caracterizada por formação e secreção dos folículos de Graaf.

fase gástrica Fase secretora da digestão estimulada pela presença de alimento no estômago.

fase intestinal Fase de controle da digestão pela gastrina* e por outros hormônios.

fase lútea Parte do ciclo estral ou menstrual caracterizada por formação e secreção do corpo lúteo.

fásico Transitório.

fator de segurança Fator que relaciona aferência e eferência em um sistema, descrevendo a probabilidade de um sistema falhar; quanto maior o fator de segurança, menor é a probabilidade da transmissão falhar.

fator hematopoético *Veja* fator intrínseco.

fator intrínseco (ou **fator hematopoético**) Mucoproteína produzida pelas células parietais secretoras de H$^+$ do estômago; envolvida na absorção de vitamina B$_{12}$.

febre Elevação da temperatura corporal acima dos níveis normais, induzida por doenças.

feedback (**retroalimentação**) Retorno do impulso para o estímulo de um sistema. No *feedback negativo*, o sinal do impulso é invertido antes de ser retroalimentado pelo estímulo para assim estabilizar o impulso. No *feedback positivo*, o impulso é instável porque é retornado ao estímulo sem um sinal de inversão e então se torna auto-reforçado ou regenerativo.

feixe de His Tecido condutor dentro do septo interventricular do coração de mamíferos.

fenda sináptica Espaço que separa as células numa sinapse.

fendas Espaços laterais intercelulares entre as células no epitélio.

fermentação Decomposição enzimática; transformação anaeróbia de nutrientes sem oxidação ou transferência de elétrons.

fermentação no trato digestivo posterior Digestão fermentativa que ocorre nas porções distais do canal alimentar.

feromona Substância específica das espécies liberada no meio ambiente com o propósito de sinalização entre indivíduos da mesma espécie.

ferritina Grande molécula protéica opaca aos elétrons, usada como marcador na microscopia eletrônica; está presente normalmente no baço como reservatório protéico para o ferro.

fezes Material não digerido e bactérias eliminados do trato digestivo posterior.

fibra aferente (neurônio aferente) Axônio que conduz impulsos do receptor sensorial para o sistema nervoso central.

fibra aferente 1a Axônio com terminações sensoriais periféricas que inervam um fuso neuromuscular e respondem ao estiramento do fuso; seus terminais centrais fazem sinapse diretamente nos neurônios motores alfa para o músculo homônimo.

fibra aferente 1b Axônio cujas terminações sensoriais inervam os tendões do músculo esquelético e respondem à tensão.

fibra muscular Célula muscular esquelética.

fibra sensorial Axônio que transporta informações sensoriais para o sistema nervoso central.

fibras extrafusais Fibras musculares contráteis que formam o músculo esquelético. *Veja também* fibras intrafusais.

fibras intrafusais Fibras musculares dentro de um fuso neuromuscular.

fibroblasto Célula do tecido conjuntivo que pode diferenciar-se em condroblastos, colagenoblastos e osteoblastos.

filamento fino Miofilamento que contém actina e proteínas reguladoras.

filamento grosso Miofilamento constituído de miosina.

filogenia molecular Sistema de relações filogenéticas inferido a partir das semelhanças e diferenças nas seqüências de ácido nucléico codificadas para proteínas identificadas.

fixação de placa Técnica de registro na qual um eletrodo de vidro é colocado em contato com o lado de fora de uma membrana celular e lacrado firmemente contra ela. A corrente é então passada para fixar a diferença de potencial através da membrana em um valor constante, e a magnitude da corrente requerida é registrada. O método pode ser usado para medir correntes iônicas através da membrana de uma célula inteira.

flagelo Organela móvel, parecida com um chicote, semelhante em organização ao cílio porém mais comprida e geralmente presente na célula somente em pequenos números.

flavina-adenina-dinucleotídio (FAD) Coenzima formada pela condensação de fosfato de riboflavina e ácido adenílico; ela realiza importante função no transporte de elétrons e é um grupo prostético de algumas enzimas.

flavoproteínas Proteínas combinadas com grupos prostéticos flavina que são importantes como transportadores intermediários de elétrons entre desidrogenases e citocromos na cadeia respiratória.

flexor Músculo que flexiona ou dobra uma extremidade.

florizina Glicosídio que inibe o transporte ativo de glicose.

fluorescência Propriedade de emitir luz sob excitação molecular por uma luz incidente; a luz emitida é sempre menos energética (tem maior comprimento de onda) que a luz que produz a excitação.

fluxo Taxa de vazão de substância ou energia através de uma unidade de área.

fluxo laminar Fluxo sem turbulência de um líquido em um vaso ou próximo a um objeto em movimento; existe um gradiente de veloci-

---

*N. do R.T.: Na realidade, o papel da gastrina é mais importante na fase gástrica.

dade relativa no qual as camadas de líquido mais próximas à parede têm menor velocidade relativa.

fluxo menstrual Escorrimento do revestimento uterino durante o ciclo menstrual.

fluxo osmótico Fluxo de solvente oriundo da pressão osmótica.

fluxo resultante Somatório do influxo e do efluxo através de uma membrana ou outro material.

fluxo turbulento Padrão de fluxo em que existem gradientes agudos e inconsistências na velocidade e na direção do fluxo do líquido.

folhas pregueadas beta Forma de estrutura protéica secundária na qual duas ou mais cadeias de aminoácidos distintas se colocam lado a lado, mantidas juntas por pontes de hidrogênio.

folículo de Graaf Folículo ovariano maduro no qual o líquido é acumulado.

folículo primário Folículo ovariano imaturo.

fono Quantum de energia sonora.

forame Orifício ou abertura.

força eletromotriz (fem) Diferença de potencial através dos terminais de uma bateria ou de outra fonte de energia elétrica.

forças de van der Waals Atração relativamente fraca, de pequena amplitude, entre átomos e moléculas com propriedades hidrofóbicas.

fosfagênicos Compostos fosfatados de alta energia (p. ex. fosfoarginina e fosfocreatina) que servem como doadores de grupos fosfato para a rápida refosforilação do ADP para ATP.

fosfato de arginina Composto nitrogenado fosforilado encontrado primariamente no músculo; atua como forma de estocagem de fosfato de alta energia para a fosforilação rápida do ADP em ATP.

fosfato de creatina (fosfocreatina) Composto nitrogenado fosforilado encontrado primariamente no músculo; atua como forma de depósito de fosfato de alta energia para a fosforilação rápida do ADP em ATP.

fosfoarginina Composto que tem propriedades fosfogênicas semelhantes às da fosfocreatina e que ocorre nos músculos de alguns invertebrados.

fosfocreatina (fosfato de creatina) Composto nitrogenado fosforilado encontrado primariamente no músculo; contém uma ligação fosfato de alta energia, que pode ser rapidamente transferida para o ADP, regenerando o ATP.

fosfodiesterase Enzima hidrolítica citoplasmática que degrada o AMPc em AMP.

fosfoglicerídios Lipídios da membrana celular baseados na glicerina.

fosfolipídio Lipídio contendo fósforo que hidrolisado resulta em ácidos graxos, glicerina e um composto nitrogenado.

fosforilação Incorporação de um grupo PO^{3-} em uma molécula orgânica.

fosforilação em nível de substrato Mecanismo pelo qual a energia química da oxidação é armazenada na forma de ATP.

fosforilação oxidativa Cadeia de fosforilação respiratória; formação de ligações de fosfatos de alta energia por meio da fosforilação do ADP em ATP, acompanhada por transporte de elétrons para o oxigênio do substrato.

fosforilase *a* Forma ativada (fosforilada) de fosforilase que catalisa a clivagem do glicogênio em glicose 1-fosfato.

fosforilase-cinase Enzima que, quando fosforilada por uma proteínacinase, converte a fosforilase *b* em fosforilase *a* mais ativa.

fóton Quantidade de energia luminosa (a menor quantidade de luz que pode existir a cada comprimento de onda).

fotopigmentos Moléculas de pigmento que mudam o seu estado de energia quando absorvem um ou mais fótons de luz.

fotorreceptor Célula sensorial que é sintonizada para receber energia luminosa.

fototaxia positiva Referente ao movimento de um animal em direção à luz.

fóvea (*area centralis*) Na retina de mamíferos, a área com a mais alta resolução visual decorrente de pequena divergência e convergência nas vias que ligam os fotoceptores às células ganglionares; em primatas, contém cones muito próximos.

freqüência crítica de fusão Número de *flashes* luminosos por segundo no qual a luz é percebida de forma contínua.

freqüência modulada Propriedade de um sinal no qual a informação é codificada por uma variação da freqüência quando a intensidade do sinal se altera.

frutose Uma cetoexose, $C_6H_{12}O_6$, encontrada no mel e em muitas frutas.

fuso neuromuscular (receptor de estiramento) Órgão receptor sensível ao estiramento localizado entre as fibras musculares extrafusais e paralelo a elas; dá origem ao reflexo miotático ou de estiramento dos vertebrados.

gânglio Conjunto anatomicamente distinto de corpos celulares neuronais.

gânglio da raiz dorsal (GRD) Na superfície da raiz dorsal, um conjunto de corpos celulares de neurônios sensoriais que envia prolongamentos até a região do corpo que é inervada por aquele segmento espinal; cada segmento espinal contém bilateralmente um par de GRD.

gânglio espiral Gânglio situado próximo à cóclea que contém o corpo de neurônios cujos axônios transportam as informações auditivas das células ciliadas do órgão de Corti para os centros auditivos do cérebro.

gânglio estomatogástrico Gânglio em Crustacea que contém os neurônios geradores de padrão central que controlam a atividade rítmica do estômago e de órgãos associados.

gânglios Conjunto de corpos celulares neuronais anatomicamente distintos.

ganho Aumento no sinal produzido por amplificação.

gástrico Concernente a estômago.

gastrina Hormônio protéico que é liberado pelas células de gastrina da glândula pilórica e que induz secreção e motilidade gástrica.

gastrina intestinal Hormônio que estimula as glândulas gástricas a aumentar a taxa de secreção.

gel Estado denso de alta viscosidade do citoplasma.

gene Regiões de informações codificadas que carregam as subunidades do DNA que formam os cromossomos.

gene estrutural Gene codificado para uma seqüência de aminoácidos que compõem uma cadeia polipeptídica.

gene operador Gene que regula a atividade sintética de genes estruturais firmemente ligados através da sua associação com um gene regulador.

gene regulador Genes que codificam proteínas repressoras, que suprimem a ação de genes estruturais.

gene repressor (gene regulador) Gene que produz uma substância (repressor) que suspende a atividade do gene estrutural de um operon através de uma interação com o seu gene operador.

gerador de padrão central Grupo de neurônios que produzem e mantêm o padrão rítmico de ações, tais como a respiração, o caminhar, a mastigação ou a natação.

gestação Concernente à gravidez.

gigantismo Crescimento excessivo por hipersecreção de hormônio do crescimento da hipófise após o nascimento.

glândula Agregação de células especializadas que secretam ou excretam substâncias, tais como a glândula pituitária, que produz hormônios, e o baço, que toma parte na produção de sangue.

glândula antenal Órgão osmorregulador do crustáceo.

glândula da próstata Glândula localizada ao redor do istmo entre a bexiga e a uretra em machos e que contribui para o líquido seminal.

glândula exócrina Glândula que secreta um líquido por um ducto.

glândula pituitária (hipófise) Órgão endócrino complexo situado na base do cérebro e conectado ao hipotálamo por um pedúnculo. É de dupla origem: o lobo anterior (adeno-hipófise) é derivado do epitélio bucal embrionário, enquanto o lobo posterior é derivado do diencéfalo.

glândula retal Órgão próximo ao reto de elasmobrânquios que excretam uma solução de NaCl altamente concentrada.

glândulas de Brunner Glândulas exócrinas localizadas na mucosa intestinal e que secretam um líquido mucoso alcalino.

glândulas de sal Órgãos osmorreguladores de muitos pássaros e répteis que vivem no deserto ou em ambientes marinhos. Exsudato

700 GLOSSÁRIO

aquoso hipertônico é formado pela secreção ativa de sal até os túbulos delgados situados acima dos olhos e é excretado pelas narinas.

glândulas endócrinas Órgãos sem ductos ou tecidos que secretam um hormônio na circulação.

glândulas paratireóides Pequenas massas teciduais (geralmente dois pares) próximas da glândula tireóide e que secretam paratormônio (hormônio paratireóideo).

glândulas pró-torácicas Tecidos que secretam ecdisona situados no tórax anterior de insetos.

glândulas salivares Glândulas que secretam a saliva na parte anterior do trato digestivo.

glicocálice Uma malha de ácido mucopolissacarídio e filamentos de glicoproteínas que se origina na membrana que reveste as microvilosidades da bordadura em escova intestinal.

glicocorticóides Esteróides sintetizados no córtex adrenal com um largo campo de atividades metabólicas; incluídos estão cortisona, cortisol, corticosterona e 11-desoxicorticosterona.

glicogênese Síntese de glicogênio.

glicogênio Polímero altamente ramificado da D-glicose encontrado em animais.

glicogênio-sintetase Enzima que catalisa a polimerização da glicose em glicogênio.

glicogenólise Quebra do glicogênio em glicose 6-fosfato.

glicolipídio Lipídio contendo grupos de carboidratos, na maioria dos casos, galactose.

glicólise (via de Embden-Meyerhof) Via metabólica pela qual açúcares hexoses e trioses são quebrados em substâncias mais simples, especialmente piruvato e lactato.

glicose Açúcar com 6 carbonos que compreende o combustível metabólico primário da célula; açúcar sanguíneo.

glicosidases Carboidrases que quebram dissacarídios (sacarose, frutose, maltose, lactose) por hidrólise das ligações alfa-1,6 e alfa-1,4 glicosídicas em seus constituintes monossacarídios para a absorção.

glicosúria Presença de glicose na urina.

globina Proteína da hemoglobina constituída de duas partes iguais cada qual constituída de duas cadeias polipeptídicas.

glomérulo Massa de capilares enrolados.

glucagon Hormônio protéico liberado pelas células alfa das ilhotas pancreáticas; sua secreção é induzida por níveis baixos de açúcar sanguíneo ou pelo hormônio do crescimento; ele estimula a glicogenólise no fígado.

glutamato Um provável transmissor sináptico excitatório no sistema nervoso central de vertebrados e nas junções neuromusculares de artrópodes.

glutamina Aminoácido usado, por ser menos tóxico, para transportar amônia entre o fígado e os rins em mamíferos.

GMP cíclico (GMPc) Nucleotídio cíclico (guanosina 3'5'-monofosfato cíclico) análogo ao AMPc mas presente nas células em concentrações muito inferiores e produzindo respostas nas células alvos que são usualmente opostas às do AMPc.

gonadotropinas Hormônios que atuam nas gônadas.

gordura de baleia Tecido isolante gorduroso tipicamente encontrado sob a pele em cetáceos.

gordura marrom Depósitos de gordura com extensa vascularização, mitocôndrias e sistema enzimático para oxidação. Encontrados em pequenos depósitos específicos em poucos animais e usados para a termogênese sem tremor.

gradiente de concentração Diferença na concentração do soluto através de uma membrana ou entre duas regiões diferentes de uma solução.

gradiente eletroquímico A soma das forças combinadas de um gradiente de concentração e um gradiente elétrico atuando sobre um íon.

grânulos secretores (vesículas secretoras) Grânulos citoplasmáticos envolvidos por membrana contendo produtos secretores da célula.

grupo amino $-NH_2$.

grupo carboxila O radical $-COOH$, que ocorre nos ácidos carboxílicos.

grupo fosfodiéster $-O-P-O-$.

grupo hidroxila (radical) O grupo $-OH^-$.

grupo prostético Composto orgânico essencial para a função enzimática. Grupos prostéticos diferem das coenzimas por serem mais firmemente ligados à proteína enzimática.

grupo sulfidrila O radical $-SH$.

guanilato-ciclase Enzima que converte o GTP em GMP.

guanina 2-amino-6-oxipurina ($C_5H_5N_5O$); base branca e cristalina; produto resultante da quebra de ácidos nucleicos.

guano Produto de excreção branco e pastoso de pássaros e répteis; alto conteúdo de ácido úrico.

guanosina-trifosfato (GTP) Molécula de alta energia semelhante ao ATP que participa de muitos processos que requerem energia, tal como formação das ligações peptídicas.

gustação Sentido do gosto; quimiorrecepção de íons e moléculas em solução por receptores sensoriais epiteliais especializados.

habituação Perda progressiva de probabilidade de resposta comportamental com a repetição de um estímulo.

hálide Composto binário de um halógeno e outro elemento.

halógenos Família de elementos relacionados que formam compostos semelhantes ao sal com a maioria dos metais; eles são fluoretos, cloretos, brometos e iodetos.

hélice Estrutura externa da orelha de mamífero, que pode ser mais ou menos elaborada e que captura e converge o som para a orelha.

helicotrema Abertura que conecta a *escala timpânica* e a *escala vestibular* no ápice coclear.

hematócrito Percentagem do volume sanguíneo total ocupado pelas células sanguíneas vermelhas; em humanos, o hematócrito é normalmente de 40 a 50%.

heme $C_{34}H_{33}O_4N_4FeOH$; porção protoporfirina férrica de muitos pigmentos respiratórios.

hemeritrina Pigmento respiratório de invertebrados que é uma proteína mas não contém o heme.

hemimetábolo Refere-se a insetos, como o besouro, que mostram metamorfose incompleta durante seu ciclo de vida. *Veja também* holometábolo.

hemisférios cerebrais Grandes estruturas pareadas do cérebro, conectadas pelo corpo caloso.

hemocele Espaço entre o ectoderma e o endoderma em muitos invertebrados que contém sangue (hemolinfa).

hemocianina Pigmento respiratório de invertebrados que é uma proteína, contém cobre e é encontrado em moluscos e crustáceos.

hemoglobina Pigmento dos eritrócitos que transporta o oxigênio, formado pelo desenvolvimento do eritrócito na medula óssea. É um complexo protéico composto de quatro grupos heme e quatro cadeias polipeptídicas globínicas. São designadas α (alfa), β (beta), γ (gama) e δ (delta) em um adulto, e cada uma é composta de várias centenas de aminoácidos.

hemolinfa Sangue dos invertebrados com sistema circulatório aberto.

hemopoese (hematopoese) Processo que culmina na produção de células vermelhas.

hepatócito Célula do fígado.

herbívoros Animais que se alimentam somente de vegetais.

hertz (Hz) Ciclos por segundo.

heterodímeros Dímeros constituídos de duas subunidades não-idênticas.

heterotermia limitada Mecanismo de sobrevivência usado por camelos e outros animais normalmente homeotérmicos, nos quais a temperatura corpórea pode aumentar ou diminuir à medida que a temperatura ambiente varia em seus extremos.

heterotérmico Animal que obtém essencialmente todo o seu calor corpóreo do meio ambiente.

heterotrófico Dependência da energia produzida por compostos de carbono provenientes da ingestão de outras plantas ou animais.

hexose Monossacarídio de seis carbonos.

hibernação Período de profundo torpor, ou dormência do inverno, em animais de clima frio, que dura semanas ou meses.

hibridomas Células híbridas que são formadas pela fusão de dois diferentes tipos de células, usadas na produção de anticorpos monoclonais e outros produtos celulares.

hidratação Combinação com a água.

hidreto Composto constituído de um elemento ou radical combinado com hidrogênio.

hidrofílico Que tem afinidade pela água.

hidrofóbico Ausência de afinidade pela água.

hidrófugo Concernente a estruturas com superfícies não-úmidas.

hidrólise Fragmentação ou quebra de um composto por adição de água, em conseqüência da ligação do grupo hidroxila a um fragmento e do átomo de hidrogênio a outro.

hidroxiapatita $Ca_{10}(PO_4)_6(OH)_2$, material cristalino que empresta dureza e rigidez aos ossos de vertebrados e conchas dos moluscos.

hipercalcemia Níveis excessivos de cálcio no plasma.

hipercapnia Níveis aumentados de dióxido de carbono.

hiperemia Fluxo sanguíneo aumentado em um tecido ou órgão.

hiperemia ativa Aumento do fluxo sanguíneo que segue o aumento da atividade em um tecido, particularmente o músculo esquelético.

hiperemia reativa Fluxo sanguíneo maior que o normal que ocorre em seguida a um breve período de isquemia.

hiperglicemia Níveis de glicose sanguínea excessivos.

hiperosmótica Contendo uma concentração de constituintes osmoticamente ativos maior que a solução de referência.

hiperpnéia Ventilação pulmonar aumentada, hiperventilação.

hiperpolarização Aumento na diferença de potencial através de uma membrana, tornando o interior da célula mais negativo do que ele é no repouso.

hipertermia Estado de temperatura corpórea anormalmente alta.

hipertônico Que tem tonicidade superior à da solução de referência.

hipertrofia Crescimento excessivo ou desenvolvimento de um órgão ou tecido.

hiperventilação *Veja* hiperpnéia.

hipófise Glândula pituitária.

hipoglicemia Níveis baixos de glicose sanguínea.

hipopnéia Hipoventilação; diminuição da ventilação pulmonar.

hiposmótico Concernente à concentração de constituintes osmoticamente ativos menor do que na solução de referência.

hipotálamo Parte do diencéfalo que forma o assoalho do terceiro ventrículo do cérebro; seus limites incluem quiasma óptico, corpos mamilares, *tuber cinereum* e infundíbulo; muitas sub-regiões contribuem para a regulação do sistema nervoso autônomo e a função endócrina.

hipotermia Estado de temperatura anormalmente baixa.

hipótese Predição específica que pode então ser testada por experimentos realizados posteriormente.

hipótese da superfície Hipótese de Rubner de que a taxa metabólica de pássaros e mamíferos seria proporcional à área de superfície corporal.

hipótese do gradiente estável Hipótese que descreve o processo do transporte de água acoplado ao soluto, envolvendo o transporte ativo de sal através de porções das membranas celulares epiteliais que faceiam as fendas intercelulares.

hipótese do sódio A deflagração de um potencial de ação decorre da entrada de sódio no sentido do seu gradiente eletroquímico como resultado de aumento transitório na permeabilidade do sódio.

hipótese dos túbulos deslizantes Os movimentos de flexão dos cílios e flagelos são produzidos por deslizamento longitudinal ativo dos microtúbulos axonemais que passam de um para outro.

hipotireoidismo Atividade reduzida da tireóide.

hipotônico Que tem tonicidade ou pressão osmótica menor que a solução de referência.

hipoventilação Ventilação pulmonar reduzida.

hipoxia Níveis de oxigênio reduzidos.

histamina Base formada a partir da histidina por descarboxilação; responsável pela dilatação dos vasos sanguíneos.

histaminérgico Refere-se aos nervos que liberam histamina.

histerese Alterações não-lineares no estado físico de um sistema tal que o estado dependa em parte da história prévia do sistema.

histona Base protéica simples e repetitiva que se combina com o DNA.

holometábolo Refere-se a insetos, como moscas, que mostram completa matamorfose durante seu ciclo de vida. *Veja também* hemimetábolo.

homeostase Condição de estabilidade interna relativa mantida por sistemas de controles fisiológicos.

homeotermo Animal (mamífero, ave) que regula sua própria temperatura interna dentro de um limite estreito, independentemente da temperatura ambiente, por meio de controle de produção e perda de calor.

homônimo Concernente à mesma origem.

hormônio Composto químico sintetizado e secretado por um tecido endócrino até a corrente sanguínea; influencia a atividade de um tecido alvo.

hormônio adrenocorticotrófico (ACTH; adrenocorticotrofina; corticotrofina) Hormônio liberado pelas células da adeno-hipófise que atuam principalmente no córtex adrenal, estimulando o crescimento, a produção e a secreção de corticosteróide naquele órgão.

hormônio antidiurético (ADH, vasopressina) Hormônio sintetizado no hipotálamo e liberado de um depósito na neuro-hipófise; atua no epitélio dos ductos coletores renais estimulando a reabsorção osmótica de água, produzindo portanto urina mais concentrada; também atua como vasopressor.

hormônio cerebral (protoracicotrofina; hormônio ativador) Hormônio sintetizado pelas células neurossecretoras da *pars intercerebralis* e liberado pelos *corpora cardiaca* dos insetos; ativa as glândulas protorácicas a secretarem ecdisona.

hormônio da eclosão Hormônio de inseto que induz a emergência do adulto do estado de pupa.

hormônio do crescimento (GH, somatotrofina) Hormônio protéico que é secretado pela pituitária anterior e que estimula o crescimento; influencia diretamente o metabolismo de proteínas, gorduras e carboidratos e regula a taxa de crescimento.

hormônio estimulante da célula intersticial (ICSH) Idêntico ao hormônio luteinizante, mas no macho.

hormônio estimulante da tireóide (TSH) Hormônio adeno-hipofisário que estimula a atividade secretora da glândula tireóide.

hormônio folículo-estimulante (FSH) Gonadotrofina produzida pela hipófise anterior que estimula o desenvolvimento dos folículos ovarianos em fêmeas e a espermatogênese testicular em machos.

hormônio inibidor do liberador (RIH; fator inibidor do liberador, RIF) Neurossecreção hipotalâmica transportada por vasos portais para a adeno-hipófise, onde restringe a liberação de um hormônio específico.

hormônio juvenil (JH) Classe de hormônios de insetos que são secretados pelos *corpora allata* e que promove a manutenção das características juvenis.

hormônio liberador (RH, fator liberador) Neurossecreção hipotalâmica que estimula a liberação de um hormônio específico da adeno-hipófise.

hormônio luteinizante (LH) Gonadotrofina que é secretada pela adeno-hipófise e que atua com o hormônio folículo-estimulante (FSH) para produzir a liberação do óvulo maduro e de estrógenos do ovário; também influencia a formação do corpo lúteo e estimula o crescimento e a secreção das células de Leydig nos testículos do macho.

hormônio melanócito-estimulante (hormônio melanóforo-estimulante) Hormônio peptídico liberado pela adeno-hipófise que promove a dispersão de melanina em mamíferos e mudanças na cor da pele de peixes, anfíbios e répteis.

hormônio paratireóideo (PTH; paratormônio) Hormônio polipeptídio das glândulas paratireóides secretado em resposta a nível plasmático baixo de cálcio; estimula a liberação de cálcio do osso e a absorção de cálcio pelos intestinos enquanto reduz a excreção de cálcio pelos rins.

hormônio protoracicotrópico (PTTH) Neuro-hormônio produzido pelas células neurossecretoras na *pars intercerebralis* do cérebro. O PTTH ativa a glândula protorácica para sintetizar e secretar hormônios da muda.

hormônios esteróides Derivados de hidrocarbonetos cíclicos sintetizados a partir do colesterol.

hormônios gonadotrópicos (hormônios gonadotróficos; gonadotrofinas) Hormônios que influenciam a atividade das gônadas; em particular, aqueles secretados pela pituitária anterior.

702 GLOSSÁRIO

hormônios liberadores hipotalâmicos Hormônios do hipotálamo que causam a liberação de outros hormônios da hipófise.

hormônios peptídios Hormônios que regulam os ritmos elétricos básicos do canal alimentar.

hormônios peptídios gastrointestinais Hormônios que regulam o ritmo elétrico básico do músculo liso no canal alimentar.

íleo Segmento posterior do intestino delgado.

ilhotas de Langerhans Estruturas endócrinas microscópicas dispersadas através do pâncreas. Elas consistem em três tipos de células: as células alfa, que secretam glucagon; as células beta, que secretam insulina e as células delta, que secretam somatostatina.

impedância Resistência dinâmica ao fluxo de líquidos que se move de maneira pulsátil.

inativação dos canais de sódio Perda da responsividade dos portões dos canais de sódio à despolarização; desenvolve-se com o tempo durante uma despolarização e persiste por um curto período após a repolarização da membrana.

incisivos Dentes como um cinzel usados para roer.

índice de refração Capacidade de refração de um meio comparada com a do ar, designada como 1.

indução enzimática Produção de enzima estimulada por um substrato específico (indutor) daquela enzima ou por uma molécula estruturalmente semelhante ao substrato.

inércia Tendência de uma massa a resistir à aceleração.

inervação multineuronal Inervação de uma fibra muscular por vários neurônios motores, como em muitos invertebrados, especialmente artrópodes.

inervação multiterminal Numerosas sinapses feitas por um único neurônio motor ao longo do comprimento de uma fibra muscular.

influxo Movimento de soluto ou solvente em uma célula através da membrana celular.

infravermelho Radiação térmica; radiação eletromagnética de comprimento de onda maior que $7{,}7 \times 10^{-5}$ cm e menor que 12×10^{-4} cm; região entre a luz vermelha e as ondas de rádio.

inibição competitiva Inibição reversível da atividade enzimática por competição entre o substrato e um inibidor para o sítio ativo da enzima.

inibição lateral Supressão recíproca de excitação pelos neurônios vizinhos em uma rede sensorial; produz aumento no contraste nas fronteiras e aumento na faixa dinâmica.

inibição não-competitiva Inibição enzimática por alteração ou destruição de um sítio ativo.

inibição por produto final (inibição por retroalimentação) Inibição de uma via biossintética por um produto final da via.

inibição pré-sináptica Inibição neuronal resultante da ação de um terminal que chega sobre uma terminação pré-sináptica de uma sinapse excitatória, reduzindo a quantidade de transmissor liberado.

inibição recíproca Inibição dos neurônios motores que inervam um conjunto de músculos durante a excitação reflexa dos seus antagonistas.

inibição sináptica Mudança numa célula pós-sináptica que reduz sua probabilidade de gerar um potencial de ação; produzida por uma substância transmissora que produz uma corrente pós-sináptica com um potencial de inversão mais negativo que o limiar para o potencial de ação.

inibitório Em neurofisiologia, concernente a redução na probabilidade de gerar um potencial de ação.

inotrópico Concernente à força de contração do coração.

insaturado Referente a moléculas de ácidos graxos, indica que algumas das ligações carbono-carbono são duplas. Tem valência livre de elétrons.

instinto Conjunto de comportamentos e respostas não aprendidas próprios de uma espécie.

insulina Hormônio protéico sintetizado e secretado pelas células β das ilhotas pancreáticas; controla a captação celular de carboidratos e influencia no metabolismo de lipídios e aminoácidos.

integração neural Somatório progressivo de todos os impulsos sinápticos sobre as células pós-sinápticas, o que determina se a célula póssináptica produzirá ou não um potencial de ação.

integração neuronal Elaboração de uma resposta baseada no somatório de informações para um neurônio ou uma rede neuronal.

intensidade metabólica Taxa metabólica de uma unidade de massa de um tecido. *Veja também* taxa metabólica massa-específica.

interação isotérica Interação química envolvendo moléculas com o mesmo número de elétrons de valência na mesma configuração, mas formado de diferentes tipos e números de átomos.

interferon Agente antitumor e antiviral produzido por células animais.

intermudas* Estágios entre as mudas no desenvolvimento de insetos.

interneurônio Célula nervosa que está inteiramente contida dentro do sistema nervoso central; o interneurônio tipicamente conecta outros dois ou mais neurônios.

internodo Espaço ao longo de um axônio mielinizado que é coberto por uma célula de mielinização (*i.e.*, coberto pela célula de Schwann ou pelo oligodendrócito).

intersecção Cruzamento de um lado para outro.

intersticial Entre células ou tecidos.

interstício Espaço tecidual entre células.

inulina Amido vegetal indigerível; usado em estudos da função renal porque é filtrado livremente e não é transportado pelas células do néfron.

in vitro "Em vidro"; em um ambiente artificial fora do corpo.

in vivo Dentro de organismos ou tecidos vivos.

íon Átomo carregado de uma carga resultante por perda ou ganho de elétrons.

íon de carga oposta Um íon associado com um íon ou grupo ionizado de uma molécula e de carga oposta a ele.

íon hidrônio (H_3O^+) Íon hidrogênio (H^+) combinado com uma molécula de água; H_2O^+.

íon hidroxila OH^-.

ionização Dissociação de íons de um composto em solução.

ipsilateral Relativo ao mesmo lado.

íris Diafragma circular pigmentado localizado atrás da córnea em olhos de vertebrados.

isoenzimas Formas múltiplas de uma enzima encontradas na mesma espécie animal ou até na mesma célula.

isomerização *cis-trans* Conversão de um isômero cis em um isômero trans.

isômero Composto que tem a mesma fórmula química que outro, mas com um arranjo diferente dos seus átomos.

isometria Proporcionalidade da forma em relação ao tamanho.

isosmótico Que tem a mesma pressão osmótica.

isotônico Que tem tonicidade ou pressão osmótica equivalente à da solução de referência.

isótopo Qualquer uma de duas ou mais formas de um elemento com o mesmo número de prótons (número atômico), mas um número diferente de nêutrons (peso atômico).

isovolúmico Que tem o mesmo volume.

isquemia Ausência de fluxo sanguíneo (para um órgão ou tecido).

janela oval Conexão entre a orelha média e a cóclea; é coberta pela base do estribo.

janela redonda Abertura coberta por membrana, que separa a orelha média e a cóclea, através da qual ondas de pressão são compensadas após viajar através da cóclea.

jejuno Porção do intestino delgado entre o duodeno e o íleo.

joule (J) Unidade de trabalho equivalente a 0,239 caloria (cal).

junção neuromuscular (JNM) Sinapse que conecta um neurônio motor com uma fibra muscular esquelética.

junções abertas Especializações para acoplamento elétrico entre células, em que as membranas celulares estão separadas apenas por cerca de 2 nm e formações tubulares de proteínas conectam as membranas opostas.

junções fechadas Área de fusão da membrana entre células adjacentes; impede a passagem de material extracelular entre células adjacentes; impede a passagem de material extracelular entre as células.

*****N. do R.T.:** *Intermudas* — também encontrado *instars*.

GLOSSÁRIO 703

kelvin (K) *Veja* temperatura absoluta.
knock-outs Animais cuja capacidade de expressar uma função originalmente codificada por um gene está ausente.

lactação Produção de leite pelas glândulas mamárias (mamas).
lactogênio Hormônio que prepara as mamas para a produção do leite.
lactogênio placentário Hormônio da placenta que prepara a mama para a produção do leite.
lagena Estrutura associada às células ciliadas nos órgãos do equilíbrio de vertebrados.
lamela Lâmina delgada ou folha.
larva Estágio de alimentação ativo e imaturo característico de muitos invertebrados.
lecitina Qualquer um do grupo de fosfolipídios encontrados em tecidos de animais ou de plantas; compostos de colina, ácido fosfórico, ácidos graxos e glicerol.
lei de ação das massas A velocidade de uma reação química é proporcional às massas ativas dos reagentes.
lei de Avogadro Volumes iguais de diferentes gases na mesma temperatura e pressão contêm números iguais de moléculas. Um mole (mol) de um gás ideal a 0°C em 1 atmosfera padrão (atm) ocupa 22.414 litros (l). O número de Avogadro é igual a $6,02252 \times 10^{23}$ moléculas/mol.
lei de Boyle Em uma dada temperatura, o produto da pressão pelo volume de uma determinada massa de gás é constante.
lei de Dalton A pressão parcial exercida por um gás em uma mistura é independente dos outros gases presentes. A pressão total é a soma das pressões parciais de todos os gases presentes.
lei de Fourier A taxa do fluxo de calor em um corpo condutor é proporcional a sua condutância térmica e ao gradiente de temperatura.
lei de Gay-Lussac A pressão ou o volume de um gás é diretamente proporcional à temperatura absoluta se a outra for mantida constante.
lei de Graham A taxa de difusão de um gás é proporcional à raiz quadrada de sua densidade.
lei de Henry A quantidade de um gás que se dissolve em um líquido é aproximadamente proporcional à pressão parcial do gás na fase gasosa.
lei de Hess A energia total liberada na quebra de um combustível para um dado conjunto de produtos finais é sempre a mesma, independente das etapas químicas intermediárias ou da via metabólica utilizada.
lei de Kirchhoff *Primeira lei:* A soma das correntes que entram em uma junção em um circuito é igual à soma das correntes que saem da junção. *Segunda lei:* A soma das variações de potenciais que se defrontam em qualquer alça fechada em um circuito é igual a zero.
lei de Kleiber Expoente de 0,75 que relaciona a taxa metabólica à massa corporal.
lei de Laplace A pressão transmural em um tubo de parede delgada é proporcional à tensão na parede dividida pelo raio interno do tubo.
lei de Ohm $I = V/R$. A intensidade de uma corrente elétrica, I, varia diretamente com a voltagem, V, e inversamente com a resistência, R.
lei de Poiseuille No fluxo laminar, o fluxo é diretamente proporcional ao gradiente de pressão e a resistência é independente do fluxo.
lei de Weber-Fechner A sensação aumenta aritmeticamente quando o estímulo aumenta geometricamente; a menor alteração perceptível na intensidade de um estímulo acima de um *background* produz uma proporção constante em relação à intensidade do *background*.
leite do papo Substância rica em nutrientes regurgitada por pombos para alimentar seus filhotes.
lente corneal Estrutura transparente na superfície externa do omatídio; recebe e focaliza a luz que entra no omatídio.
lentes A principal estrutura para focalização da luz no olho de vertebrados.
leucócitos Células sanguíneas brancas.
liberação quântica Liberação de neurotransmissores em "pacotes" distintos que correspondem a vesículas contendo moléculas transmissoras.
liberação sem potencial de ação Liberação de neurotransmissores do neurônio pré-sináptico que ocorre independente de potenciais de ação; tipicamente alterações graduais no potencial de membrana modulam a ativação de canais de Ca^{++} dependentes de voltagem, e as alterações na concentração intracelular de Ca^{++} livre modulam a liberação do transmissor.
ligação covalente Ligação formada pelo uso compartilhado de um par de elétrons entre dois átomos.
ligação iônica Ligação eletrostática.
ligação peptídica Ligação central do grupo —CO—NH—, formado por condensação de aminoácidos em peptídios.
ligações fosfodiéster Ligações que unem nucleotídios individuais em ácidos nucleicos.
linfa Líquido semelhante ao plasma coletado do líquido intersticial e que retorna à corrente sanguínea através do ducto torácico; contém células sanguíneas brancas, mas não vermelhas.
linfócitos Células sanguíneas brancas, produzidas no tecido linfóide, sem grânulos citoplasmáticos mas com um grande núcleo arredondado.
linha M No sarcômero muscular, estrutura densamente corada no meio da banda H.
lipases Enzimas que quebram especificamente os lipídios.
lipídio Qualquer um dos ácidos graxos, gorduras neutras, ceras, esteróides e fosfatídios; lipídios são hidrofóbicos e parecem graxa.
lipofílico Que tem afinidade por lipídios.
lipogênese Formação de gordura a partir de fontes não-lipídicas.
lipoproteína Complexo lipoprotéico da membrana plasmática.
líquido biliar Líquido secretado pelo fígado que emulsifica gorduras e neutraliza conteúdos ácidos intestinais.
líquido cerebroespinal Líquido claro que preenche as cavidades (ventrículos) dentro do cérebro e do canal central da medula espinal em vertebrados; é um filtrado complexo de plasma sanguíneo e é modificado pelas células cerebrais antes de retornar ao sistema venoso.
lisolecitina Lecitina sem um grupo ácido terminal.
lisossomas Organelas minúsculas eletro-opacas que ocorrem em muitos tipos de células, contêm enzimas hidrolíticas e estão normalmente envolvidas na digestão intracelular localizada.
listra retiniana (estria visual) Estrutura da retina — encontrada nos olhos de algumas espécies que habitam planícies — nas quais os fotorreceptores são acumulados em uma estria horizontal através da retina, fornecendo alta resolução ao longo do horizonte visual. Esse padrão é semelhante à fóvea dos primatas, mas tem forma diferente.
lobo occipital Região mais posterior do hemisfério cerebral.
lobo temporal Um lobo do hemisfério cerebral, situado na área lateral inferior, nas têmporas.
locomoção por escopo fatorial Proporção entre a taxa metabólica basal e a taxa metabólica máxima que pode ser obtida com exercício intenso.
lume Interior de uma cavidade ou ducto.
luminosidade Brilho; quantidade relativa de luz refletida ou emitida.
luz Radiação eletromagnética com comprimento de onda entre o dos raios X e o do calor (radiação infravermelha).
luz polarizada em um plano Luz que vibra em um único plano.
luz ultravioleta Luz de comprimento de ondas entre 180 e 390 nm.
luz visível Luz de comprimento de onda entre 390 e 740 nm.

mácula (Termo grego para "mancha") Órgãos do equilíbrio na orelha interna de vertebrados.
magnetita Mineral magnético composto de Fe_3O_4 encontrado em alguns animais; acredita-se que desempenhe um papel na orientação geomagnética.
mapa tonotópico Padrão de projeção auditiva para o cérebro no qual neurônios são dispostos e fazem sinapse com base na freqüência do som ao qual eles respondem.
marca do choco Área da superfície ventral de algumas aves que durante o choco e por ação da prolactina ficam sem penas e recebem um rico suplemento sanguíneo para a incubação dos ovos.
marcapasso Célula ou tecido excitável que dispara espontânea e ritmicamente.
marcapasso ectópico Marcapasso situado fora da área onde ele normalmente é encontrado.

GLOSSÁRIO

marcapasso miogênico Marcapasso que é uma célula muscular especializada.

marcapasso neurogênico Marcapasso que é uma célula nervosa especializada.

maré ácida Acidificação do sangue que se segue a secreção pancreática.

maré alcalina Período em que a alcalinidade urinária e do organismo estão aumentadas em associação com secreção gástrica de HCl excessiva durante a digestão.

martelo Ossículo mais externo dos três ossículos da orelha média de mamíferos; conecta a membrana timpânica com a bigorna.

mastigação Quebra ou trituração do alimento com os dentes.

mecanismo Teoria que propõe que a vida é baseada puramente na ação de leis químicas e físicas.

mecanismo de Frank-Starling Aumento no volume diastólico final (ou pressão de enchimento venoso) leva a um aumento no trabalho mecânico do ventrículo.

mecanorreceptor Receptor sensorial ajustado para responder a distorções mecânicas ou pressões.

medula adrenal Porção central da glândula adrenal.

medula espinal Porção do sistema nervoso central de vertebrados que é encerrada na coluna vertebral, estendendo-se da extremidade caudal do bulbo até a região lombar superior; constituída de um núcleo de massa cinzenta e uma camada externa de massa branca.

medula oblonga (bulbo) Em vertebrados, a massa neural em forma de cone que fica entre a ponte e a medula espinal.

meia-duração Espaço de tempo durante o qual uma variável fisiológica transitória atinge a metade do seu valor máximo ou superior.

meio intracelular Características físico-químicas gerais de dentro da célula.

membrana alantóide Uma das membranas dentro da casca do ovo de pássaros; importante na respiração dos pintainhos ainda não chocados.

membrana basilar Delicada faixa de tecido que sustenta as células ciliares auditivas na cóclea da orelha de vertebrados.

membrana de Reissner Membrana dentro da cóclea de mamíferos.

membrana plasmática Membrana celular; membrana superficial.

membrana semipermeável Membrana que permite que certas moléculas, mas não outras, passem através dela.

membrana tectória Fina lâmina gelatinosa sobre o órgão de Corti em contato com os cílios das células ciliadas cocleares.

membrana timpânica Tímpano.

menarca Início da menstruação durante a puberdade.

menopausa Cessação dos ciclos menstruais na mulher madura.

menstruação Perda do endométrio, um evento que geralmente ocorre na ausência da concepção durante o período fértil da fêmea de certas espécies de primatas, incluindo humanos.

meromiosina leve (MML) Fragmento semelhante a um bastão da molécula de miosina que constitui a maior parte do corpo da molécula.

meromiosina pesada (MMP; meromiosina P) A "cabeça" e o "pescoço" da molécula de miosina, parte da molécula de miosina que tem atividade de ATPase.

mesencephalicus lateralis dorsalis (MLD) Núcleo para o qual as informações auditivas são projetadas na coruja; contribui para a capacidade do pássaro de localizar objetos em seu ambiente com base inteiramente na audição.

metabolismo Totalidade de processos químicos e físicos envolvidos em anabolismo, catabolismo e energética celular.

metabolismo aeróbio Metabolismo que usa oxigênio molecular.

metabolismo anaeróbio Metabolismo que não utiliza oxigênio molecular.

metabolismo energético Conjunto complexo de reações bioquímicas dentro das células que geram ATP e outros compostos de alta energia, que servem como fonte de energia imediata para todos os eventos biológicos.

metacronismo Progressão de uma atividade física como ondas em uma população de organelas, tais como cílios.

metais alcalino-terrosos Grupo de metais branco-acinzentados, metais maleáveis facilmente oxidados pelo ar, compreendendo Be, Mg, Ca, Sr, Ba e Ra.

metamorfose Mudança na morfologia — em particular, de um estágio de desenvolvimento para outro, tal como do juvenil para o adulto.

metarrodopsina Produto da absorção da luz pela rodopsina; decompõe-se em opsina e trans-retineno.

metarteríola Capilar arterial.

metazoário Organismo multicelular.

metemoglobina Hemoglobina na qual o Fe^{3+} do heme é oxidado em Fe^{2+}.

micção Diurese.

micela Partículas microscópicas formadas por uma agregação de moléculas anfipáticas em solução.

microclima Pequeno refúgio (p. ex., toca, fenda em uma casca) que provê proteção das condições climatológicas gerais.

microeletrodos "Agulhas" de vidro muito delgadas inseridas em tecidos ou mesmo em células individuais para registros de dados fisiológicos.

microfilamentos Filamentos de actina dentro da substância citoplasmática; diâmetro de menos que 10 nm.

microfônicos cocleares Sinais elétricos registrados na cóclea, tendo freqüência idêntica à do estímulo sonoro.

micromanipulador Instrumento mecânico que mantém e movimenta microeletrodos gradualmente em três planos diferentes.

microscopia de contraste de fase Técnica microscópica que usa a refração diferencial de luz por diferentes componentes de um espécime para intensificar as imagens observadas.

microscópio de varredura confocal Microscópio que usa um raio de *laser* focalizado para varrer rapidamente diferentes áreas da amostra em um plano único. A luz refletida desse plano é reunida por um computador em uma imagem composta da amostra.

micrótomo Instrumento usado em microscopia para cortar fatias ultrafinas de pequenos blocos de tecido.

microtúbulos Estruturas citoplásmicas cilíndricas feitas de tubulina polimerizada e encontradas em muitas células, especialmente células móveis, como constituintes de fusos mitóticos, cílios e flagelos.

microvilosidades Projeções cilíndricas delgadas na superfície celular que aumentam amplamente a área de superfície; freqüentemente encontradas no epitélio absortivo, mas também em fotorreceptores.

mielinização Formação da bainha de mielina.

mineralocorticóides Hormônios esteróides sintetizados e secretados pelo córtex adrenal e que influenciam o equilíbrio eletrolítico — em particular, pela reabsorção de sódio e cloreto nos túbulos renais. *Veja também* aldosterona.

mioblasto Precursor embrionário das fibras musculares esqueléticas.

miocárdio Músculo do coração.

miofibrila Unidade longitudinal da fibra muscular constituída por sarcômeros e envolvida pelo retículo sarcoplasmático.

miogênico Capaz de produzir um ciclo intrínseco de atividade elétrica.

mioglobina Complexo globina-protoporfirina contendo ferro encontrado no músculo; serve como reservatório de oxigênio e dá a alguns músculos sua cor vermelha ou rosa.

mioplasma O citossol numa célula muscular.

miosina Proteína constituída de filamentos grossos e pontes cruzadas nas fibras musculares; é também encontrada em muitos outros tipos de células e está associada a motilidade celular.

miotubo Fibra muscular em desenvolvimento.

mitocôndria Organela revestida por membrana onde o ATP é produzido durante o metabolismo aeróbio.

mobilidade, elétrica Quantidade proporcional à velocidade de migração de um íon em um campo elétrico.

mobilidade, mecânica Quantidade proporcional à velocidade na qual uma molécula se difundirá em uma fase líquida.

modalidade sensorial Conjunto de estruturas sensoriais que são ajustadas para receber uma classe particular de energia; p. ex., a visão, a audição e o sentido do olfato são três modalidades sensoriais.

modelo mosaico líquido Modelo aceito para a membrana celular, em que proteínas globulares são integradas com uma bicamada de lipídios.

modulação heterossináptica Alteração na eficácia sináptica em uma sinapse que ocorre em virtude da atividade em outra sinapse separada. Na *facilitação heterossináptica*, a eficácia sináptica aumenta. Na *depressão heterossináptica*, a eficácia sináptica diminui.

modulação homossináptica Alteração na eficácia sináptica que ocorre subseqüente à atividade da sinapse. Na *facilitação* sináptica, a eficácia aumenta. Na *depressão* sináptica, a eficácia diminui.

moela *Veja* papo.

molalidade Número de moles do soluto em um quilograma de um solvente puro.

molares Dentes usados no movimento de triturar lado a lado para quebrar o alimento.

molaridade Número de moles do soluto em um litro de solução.

mole Número de Avogadro ($6,023 \times 10^{23}$) de moléculas de um elemento ou um composto; igual ao peso molecular em gramas.

molécula transdutora Molécula intermediária (proteína G) dentro da membrana celular que transmite um sinal iniciado por hormônio a partir da face externa de um receptor hormonal para a parte interna da enzima.

moléculas carreadoras Moléculas solúveis em lipídios que atuam dentro de membranas biológicas como transportadoras de certas moléculas que têm menor mobilidade na membrana.

moléculas mensageiras Hormônios, transmissores sinápticos, e outras substâncias químicas que regulam processos biológicos.

moléculas receptoras Moléculas situadas na superfície externa da membrana celular e que interagem especificamente com moléculas mensageiras, tais como hormônios ou neurotransmissores.

momento do dipolo Força eletrostática requerida para alinhar uma molécula dipolar paralela a um campo eletrostático; a força requerida aumenta quando a separação das cargas moleculares diminui.

monócitos Células sanguíneas brancas sem grânulos citoplasmáticos, mas que apresentam núcleo entalhado ou em forma de ferradura.

monômero Composto capaz de se combinar em unidades repetidas para formar um dímero, trímero ou polímero.

monopolo Objeto ou partícula carregada de uma única carga elétrica não neutralizada, como, por exemplo, um íon.

monossináptico Necessitando de uma única sinapse ou sendo transmitido através dela; p. ex., o reflexo de estiramento dos membros de vertebrados.

monovalente Que tem valência um.

monozigótico Que se origina de um ovo ou zigoto.

motilidade Capacidade do trato alimentar de contrair e transportar o material ingerido ao longo do seu comprimento.

mucina Mucopolissacarídio que constitui o principal lubrificante do muco.

muco Mistura de mucopolissacarídios, viscosa, contendo proteínas, secretada por membranas mucosas especializadas; freqüentemente desempenha um papel importante na alimentação por filtração (invertebrados) ou na lubrificação ou proteção das superfícies internas ou externas.

mucosa Membrana mucosa que reveste uma cavidade ou o exterior do corpo.

mucosal *Veja* mucosa.

multiplicador por contracorrente Par de canais opostos contendo líquidos que fluem em direção oposta e tendo um gradiente energético direcionado transversalmente de um dos canais até o outro. Como a troca oriunda do gradiente é cumulativa com a distância, a troca por unidade de distância será multiplicada, como mencionado, em função da distância total sobre a qual a troca acontece.

muscarínico Concernente à muscarina, toxina derivada dos cogumelos; refere-se a receptores da acetilcolina que respondem à muscarina, mas não à nicotina.

músculo adutor Aquele que traz um membro em direção ao plano médio do corpo.

músculo antagonista Músculo que atua em oposição ao movimento de outro músculo.

músculo assincrônico Tipo de músculo para o vôo encontrado no tórax de alguns insetos; ele se contrai em freqüência que não produz

uma relação de um-para-um com os impulsos motores. *Veja também* músculo fibrilar.

músculo ciliar Músculo do corpo ciliar do olho de vertebrados; influencia o formato das lentes na acomodação visual.

músculo de abalo (músculo rápido) Tipo mais comum de músculo esquelético estriado de vertebrado, geralmente de coloração pálida por causa do seu baixo conteúdo de mioglobina. Tem poucas mitocôndrias, e suas fibras são constituídas de muitas fibrilas claramente definidas. Essas se contraem rapidamente e obtêm a maior parte da sua energia do metabolismo anaeróbio.

músculo de uma só unidade Músculo liso no qual fibras individuais são acopladas através de junções abertas, permitindo que a excitação se espalhe através do músculo independente da atividade neural; a contração nesses músculos é sempre miogênica, controlada por células de marcapasso internas.

músculo esquelético Músculo estriado cuja contração é responsável pelo movimento do corpo dos animais. A contração dessas fibras é neurogênica; isto é, a contração ocorre unicamente quando as fibras são excitadas por impulsos sinápticos dos neurônios motores.

músculo estriado Caracterizado por sarcômeros alinhados em seqüência. O músculo esquelético e o cardíaco são estriados.

músculo fibrilar Músculo oscilatório para o vôo em insetos; também denominado músculo assincrônico porque as contrações não são controladas individualmente por impulsos motores.

músculo liso Músculo sem sarcômeros e portanto sem estriações. Os miofilamentos são distribuídos de maneira não-uniforme dentro das pequenas e alongadas células mononucleadas.

músculo liso circular Camada interna do músculo liso que envolve o intestino delgado.

músculo liso longitudinal Camada externa de músculo liso que se estende ao longo do eixo do intestino delgado.

músculo multiunitário Músculo liso no qual as fibras musculares individuais se contraem somente quando recebem um impulso excitatório dos neurônios; a contração desses músculos é neurogênica.

músculos protagonísticos Músculos cujas contrações cooperam para produzir um movimento.

mutação Alteração transmissível no material genético.

mutagênicos Compostos que produzem mutações na linha de células germinais.

naloxona Análogo da morfina que atua como antagonista opióide.

nanismo Tamanho anormalmente pequeno em humanos, resultado de insuficiência na secreção do hormônio do crescimento durante a infância e a adolescência.

narinas Fossas nasais.

nata plasmática Separação do plasma do sangue dentro da circulação.

néfron Unidade morfológica e funcional dos rins de vertebrados; composto por glomérulos e cápsula de Bowman, túbulos proximais e distais, alça de Henle (aves e mamíferos) e ductos coletores.

nematocistos Células ardentes das hidras, da água-viva e de anêmonas.

neoglicogênese Síntese de carboidratos a partir de fontes não-carboidratos, tais como aminoácidos ou glicerol.

nervo *Como substantivo:* Feixe de axônios mantidos juntos como uma unidade por tecido conjuntivo. *Como adjetivo:* Neuronal.

nervo misto Nervo que contém axônios de neurônios sensoriais e motores.

nervo vago (décimo par de nervos cranianos) Principal nervo craniano que envia fibras sensoriais para a língua, a faringe, a laringe e a orelha; fibras motoras para o esôfago, a laringe e a faringe; e fibras parassimpáticas e aferentes para vísceras das regiões torácica e abdominal.

neurilema Bainha de tecido conjuntivo que reveste um feixe de axônios.

neurites Prolongamentos celulares que se expandem do soma do neurônio.

neurofisinas Proteínas associadas com hormônios neuro-hipofisários depositados em grânulos nos terminais neurossecretórios; separam-se dos hormônios antes da secreção.

neuróglia (glia) Tecido de sustentação inexcitável do sistema nervoso.

GLOSSÁRIO

neuro-hipófise (*pars nervosa*) Reservatório derivado do sistema nervoso para hormônios com ações antidiurética e ocitócica; consiste no lobo neural, que compõe sua principal parte, e no pedúnculo neural, através do qual é conectado ao hipotálamo e por onde passam as neurossecreções para o hipotálamo.

neuro-hormônio Substância que existe dentro dos neurônios do sistema nervoso e exerce efeitos hormonais fora do sistema nervoso.

neuro-humor Transmissores sinápticos e hormônios neurossecretórios.

neuromast Conjunto de células ciliadas incrustadas em uma cúpula na linha lateral mecanorreceptora de vertebrados inferiores.

neuromodulação Alteração na função neural causada por mensageiros químicos (*neuromoduladores*) que são liberados por terminais de axônios, mas que se difundem mais amplamente do que os neurotransmissores típicos; efeitos neuromodulatórios podem ter duração relativamente longa.

neurônio Célula nervosa.

neurônio de segunda ordem Neurônio que recebe o impulso de neurônios sensoriais primários.

neurônio motor (motoneurônio) Célula nervosa que inerva fibras musculares.

neurônio sem potencial de ação Neurônio que recebe e transmite informações sem potenciais de ação; transmissores sinápticos são liberados por esses neurônios em proporção ao seu potencial de membrana, processo chamado *liberação sem potencial de ação*.

neurônios expiratórios Neurônios no bulbo cerebral que controlam a atividade de neurônios motores que inervam os músculos envolvidos na expiração (respiração para fora).

neurônios inspiratórios Neurônios no bulbo cerebral que controlam neurônios motores dos músculos associados com a inspiração.

neurônios motores alfa Grandes neurônios espinais que inervam fibras musculares esqueléticas extrafusais dos vertebrados.

neurônios motores gama Células nervosas da medula espinal ventral que inervam as fibras musculares intrafusais.

neurônios sensoriais primários Neurônios que recebem diretamente a estimulação sensorial.

neuropeptídio Molécula peptídica identificada como substância neurotransmissora.

neuropeptídio Y Peptídio de 36 aminoácidos, co-localizado com a norepinefrina em gânglios simpáticos e nervos adrenérgicos como também em algumas fibras não-adrenérgicas, cujos efeitos fisiológicos incluem a melhoria das ações das catecolaminas no coração de mamíferos e a potencialização das ações das catecolaminas no coração de peixes.

neuropil Massa densa de prolongamentos de células nervosas (axônios colaterais e dendritos) e células gliais, interligados estreitamente em sinapses.

neurotoxina Substância que interfere no disparo normal dos impulsos nervosos.

neurotransmissor Mediador químico liberado por um terminal nervoso pré-sináptico que interage com moléculas receptoras na membrana pós-sináptica. Este processo geralmente induz aumento da permeabilidade a um íon ou íons e desse modo influencia a atividade elétrica da célula pós-sináptica.

nicotinamida-adenina-dinucleotídio (NAD) Coenzima largamente distribuída nos organismos vivos, que participa em muitas reações enzimáticas; constituída de adenina, nicotinamida e duas moléculas de d-ribose e duas de ácido fosfórico.

nicotínico Concernente à nicotina, derivado alcalóide do tabaco; refere-se aos receptores da acetilcolina que respondem à nicotina, mas não à muscarina.

ninfa Estágio de desenvolvimento juvenil em alguns artrópodes; morfologia semelhante à do adulto.

nistatina Molécula de antibiótico em forma de bastão que cria canais através das membranas, permitindo a passagem de moléculas de diâmetros menores que 0,4 nm.

nível de disparo Potencial limiar para a ocorrência de um potencial de ação.

nível trófico Nível individual dentro de uma cadeia alimentar.

nodo atrioventricular Tecido especializado em condução no coração, que se liga ao tecido de Purkinje formando uma ponte de condução elétrica do impulso entre os átrios e os ventrículos.

nodo de Ranvier Interrupção espaçada regularmente (cerca de um milímetro) da bainha de mielina ao longo de um axônio.

nodo sinoatrial Massa de tecido cardíaco especializada que é localizada na junção da veia cava com o átrio direito; ele atua como marcapasso do coração e inicia cada contração cardíaca.

nodo sinusal (nodo sinoatrial, nodo SA) Junção entre o átrio direito e a veia cava; localização do marcapasso.

nodos linfáticos Agregações de tecido linfóide no sistema linfático que produzem linfócitos e filtram o líquido linfático.

norepinefrina (noradrenalina) Neuro-humor secretado pelas terminações periféricas do simpático, por algumas células do sistema nervoso central e pela medula adrenal.

nucleases Enzimas que hidrolisam ácidos nucleicos e seus resíduos.

núcleo *De um átomo:* Massa central carregada positivamente envolvida por uma nuvem de elétrons. *Da célula:* Massa envolta por membrana dentro das células eucarióticas que abriga o material genético da célula. *De células nervosas:* Grupo de neurônios relacionados no sistema nervoso central.

núcleo geniculado lateral O principal núcleo de relé entre a retina e o córtex visual no sistema visual de mamíferos; eles estão localizados no núcleo talâmico.

núcleo paraventricular Grupo de neurônios neurossecretores na região supra-óptica do hipotálamo que enviam seus axônios até a neuro-hipófise.

núcleo supra-óptico Grupo distinto de neurônios no hipotálamo, logo acima do quiasma óptico; suas extremidades neurossecretoras terminam na neuro-hipófise.

nucleosidases Enzimas que hidrolisam ácidos nucleicos e seus resíduos.

nucleotídio Produto da separação enzimática (nuclease) de ácidos nucleicos, constituído por uma base purínica ou pirimidínica, um açúcar ribose ou desoxirribose e um grupo fosfato.

número de Reynolds (*Re*)* Número sem unidade; a tendência do fluxo de um gás ou líquido em se tornar turbulentos é proporcional a sua velocidade e densidade e inversamente proporcional a sua viscosidade. Calculado desses parâmetros, o número de Reynolds indica se o fluxo será turbulento ou laminar em um conjunto de condições particulares.

ocitocina Hormônio octapeptídio liberado pela neuro-hipófise; estimula as contrações uterinas durante o parto e libera o leite das glândulas mamárias.

ohm (Ω) Unidade MKS de resistência elétrica, equivalente à resistência de uma coluna de mercúrio de 1 mm² de área de secção transversal e 106 cm de comprimento.

olfação Sentido do olfato; quimiorrecepção de moléculas suspensas no ar.

olho Órgão de recepção visual que inclui o processamento óptico da luz bem como os neurônios fotorreceptores.

olho composto Olho multifacetado de artrópode; a unidade funcional é o omatídio.

oligodendrócitos Classe de células gliais com poucos prolongamentos. Essas células envolvem axônios no sistema nervoso central, formando bainhas de mielina.

oligopeptídios Resíduos polipeptídicos de dois ou três aminoácidos.

oligossacarídios Carboidratos constituídos de um número pequeno de resíduos de monossacarídios.

omaso Parte do estômago de ruminante que fica entre o rúmen e o abomaso.

omatídio Unidade funcional do olho composto de invertebrados, constituída por estruturas alongadas com uma lente, um cone focalizador e células fotorreceptoras.

***N. do R.T.:** O *Re* é também diretamente proporcional ao diâmetro do tubo. Comumente é representado pela fórmula $Re = (Q.r.\rho)/\eta$ (Q = velocidade; r = raio interno do vaso; ρ = densidade; η = viscosidade), ao contrário da fórmula 12.2 apresentada no texto.

GLOSSÁRIO 707

onda estável Onda ressonante com nodos fixados.

onda P Porção do eletrocardiograma associada à despolarização dos átrios.

onda QRS Porção do eletrocardiograma relacionada à despolarização do ventrículo.

onda T Porção do eletrocardiograma associada à repolarização (e geralmente relaxamento) do ventrículo.

onda viajante Onda que se move através do meio de propagação, como o oposto de uma onda parada, que permanece estacionária.

ondas metacronais Ondas de atividade que se espalham sobre uma população de cílios em movimento.

onóforos Moléculas ou agregados moleculares que promovem a permeação de íons através de membranas; podem ser moléculas transportadoras ou canais da membrana permeável a íon.

oócito Ovo em desenvolvimento.

operon Segmento do DNA constituído de um gene operador e seus genes estruturais associados.

opiáceos Substâncias narcóticas derivadas do ópio.

opióides Substâncias que exercem efeitos semelhantes aos do ópio; algumas são sintetizadas endogenamente por neurônios dentro do sistema nervoso central de vertebrados.

opióides endógenos Moléculas neurotransmissoras ou neuromoduladoras (p. ex., endorfinas e encefalinas) cujos receptores se ligam a drogas opióides, tais como o ópio e a heroína; em algumas partes do sistema nervoso, quando esses transmissores se ligam a suas moléculas receptoras, a conseqüência é a redução na percepção da dor.

opsina Parte protéica dos pigmentos visuais; combina-se com 11-*cis*-retineno para tornar-se um pigmento visual.

órgão de Corti Tecido na cóclea da orelha interna que contém células ciliadas.

órgão fusiforme Receptor de estiramento do músculo esquelético de vertebrados.

órgão neuroemal Órgão para depósito e liberação dos produtos de neurossecreção até o sangue.

órgão respiratório sacular Superfície respiratória das aranhas.

órgãos do equilíbrio Regiões da orelha interna que percebem a posição do corpo em relação à gravidade ou alterações da posição do corpo em relação à gravidade.

órgãos tendinosos de Golgi Terminais nervosos sensíveis à tensão das fibras aferentes tipo Ib encontrados nos tendões musculares.

orientação pelo eco Capacidade de algumas espécies de reconhecer e localizar objetos em seu meio por emissão de sons e recepção do som que é refletido de volta pelos objetos.

osmoconformista* Organismo que exibe pouca ou nenhuma osmorregulação, de modo que a osmolaridade dos seus líquidos orgânicos segue as variações da osmolaridade do ambiente.

osmol Unidade padrão de pressão osmótica.

osmolaridade Pressão osmótica efetiva.

osmólito Substância que tem o propósito especial de aumentar a pressão osmótica ou diminuir o ponto de congelamento de um líquido orgânico.

osmômetro Instrumento para a medida da pressão osmótica de uma solução.

osmorregulação Manutenção da osmolaridade interna com relação ao meio ambiente.

osmorregulador Organismo que controla sua osmolaridade interna frente às mudanças da osmolaridade do meio ambiente.

osmose Movimento do solvente puro de uma solução de uma área de baixa concentração do solvente para uma área de alta concentração através de uma membrana semipermeável que separa as duas soluções.

ossículo auditivo Um dos ossos da orelha média (o martelo, a bigorna e o estribo) que conecta a membrana timpânica à janela oval.

ossículos Ossos pequenos. Ossículos auditivos são os ossos minúsculos (martelo, bigorna e estribo) da orelha média, que transmitem as vibrações sonoras da membrana timpânica para a janela oval.

osso mastóide Processo posterior do osso temporal, situado atrás da orelha e em frente ao osso occipital.

óstios Aberturas pequenas semelhantes à boca na parede do corpo de esponjas.

otólito Partícula de calcário encontrada sobre as células ciliadas nos órgãos de equilíbrio.

ouabaína Glicosídio cardíaco, droga capaz de bloquear algumas bombas de sódio.

ovo Uma célula ovo; célula reprodutiva (gameta) da fêmea.

ovulação Liberação de um óvulo do folículo ovariano.

oxiconformista* Animal que tolera uma queda no consumo de oxigênio quando o oxigênio do ambiente se reduz.

oxidação Perda de elétrons ou aumento na positividade resultante de um átomo ou molécula. Oxidações biológicas são geralmente obtidas por remoção de um par de átomos de hidrogênio de uma molécula.

oxidante Receptor de elétrons em reações que envolvem oxidação e redução.

óxido trimetilamina Produto nitrogenado catabólico, provavelmente resultante da decomposição da colina.

oxiemoglobina Hemoglobina com oxigênio combinado com o átomo de Fe do grupo heme.

oxirregulador Animal que mantém o consumo de oxigênio quando o oxigênio do ambiente se reduz.

padrão fixo de ação Comportamento que é exibido de modo estereotipado em resposta a um estímulo específico.

pâncreas Órgão que produz secreções exócrinas tais como enzimas digestivas, bem como secreções endócrinas, incluindo os hormônios insulina e glucagon.

pancreozimina *Veja* colecistocinina.

papo Órgão muscular na porção superior do canal alimentar de pássaros; recebe os alimentos engolidos e pequenas pedras que são espremidas juntas, para quebrar o alimento em partículas mais digeríveis.

par ácido-básico conjugado Duas substâncias relacionadas por ganho ou perda de um íon H^+ (próton).

parabiose Contato experimental de dois indivíduos para permitir a mistura dos seus líquidos orgânicos.

parabrônquio Vias condutoras de ar no pulmão de pássaros.

parácrina Via hormonal caracterizada pela produção de substância biologicamente ativa que passa por difusão através do espaço extracelular para a célula vizinha onde inicia uma resposta.

par redox Dois compostos, moléculas ou átomos envolvidos em redução e oxidação mútua.

pars intercerebralis Parte dorsal do cérebro de inseto; contém corpos celulares de células neurossecretoras que secretam hormônios cerebrais dos axônios terminais nos corpos cardíacos.

parte anterior do trato digestivo Região superior do canal alimentar envolvida em condução, depósito e digestão de alimento.

parte cranial do trato digestivo Região anterior (cranial) do canal alimentar provida de uma abertura externa para a entrada do alimento.

parte posterior do trato digestivo Região terminal do canal alimentar, responsável por armazenar e depois eliminar os restos dos alimentos digeridos.

parturição Processo de dar à luz.

parvalbumina Proteína ligada ao cálcio encontrada no músculo de vertebrados.

patela Osso da rótula.

peciquilotermo Animal cuja temperatura corporal tende a flutuar mais ou menos com a temperatura ambiente.

penado Semelhante a uma pena, com partes similares dispostas nos lados opostos do eixo.

pentose Açúcar monossacarídio de cinco carbonos.

pepsina Enzima proteolítica secretada pelo revestimento do estômago.

pepsinogênio Proenzima da pepsina.

---

*N. do T.: Também encontrado *osmoconformador*.

*N. do T.: Também encontrado *oxiconformador*.

peptídio Molécula constituída de uma formação linear de resíduos de aminoácidos. Moléculas de proteínas são constituídas de um ou mais peptídios. Cadeias curtas são oligopeptídios; cadeias longas são polipeptídios.

peptídio inibitório gástrico (GIP) Hormônio gastrointestinal liberado pela mucosa duodenal na corrente sanguínea que inibe a secreção e a motilidade gástrica.

peptídio intestinal vasoativo Hormônio peptídio regulador da fase intestinal da secreção gástrica.

peptídio natriurético atrial (PNA) Da família dos hormônios peptídicos, clivado a partir de um peptídio precursor único e produzido nos átrios cardíacos, com efeitos fisiológicos tais como aumento do débito urinário, excreção aumentada de sódio e vasodilatação mediada por receptor, tendo como resultado final a diminuição da pressão arterial.

perfusão Passagem de líquido sobre um órgão, tecido ou célula ou através deles.

pericárdio Saco de tecido conjuntivo que envolve o coração.

perilinfa Solução aquosa, semelhante a outros líquidos do corpo, que está contida dentro da *escala timpânica* e da *escala vestibular* da cóclea.

período de latência Intervalo entre o potencial de ação em uma fibra muscular e o início da contração.

período refratário Período que sucede imediatamente o potencial de ação no qual o limiar da membrana está aumentado. *Período refratário absoluto*: Fase inicial do período refratário quando nenhum PA pode ser gerado. *Período refratário relativo*: Fase final do período refratário quando o limiar está elevado, mas um PA pode ser gerado com um estímulo suficientemente intenso.

peristalse Ondas de constrição que se propagam em um tecido tubular produzidas pela contração do músculo circular.

peritônio Membrana que cobre as cavidades abdominal e pélvica.

permeabilidade Facilidade com a qual substâncias podem passar através de uma membrana.

permeabilidade hidráulica Refere-se à propriedade semelhante a um filtro da cápsula de Bowman nos rins.

peroxidase do rábano Grande molécula protéica opaca ao microscópio eletrônico, usada para traçar vias neurais no sistema nervoso central.

pigmento respiratório Substância que se combina reversivelmente com o oxigênio — por exemplo, hemoglobina.

pigmentos biliares Pigmentos encontrados no líquido biliar derivados de produtos da hemoglobina.

pilomotor Concernente ao controle autônomo do músculo liso para ereção dos pêlos do corpo.

pilórico Concernente à porção caudal do estômago de vertebrados onde ele se junta ao intestino delgado.

piloro Abertura distal do estômago, rodeada por um esfíncter, que libera o conteúdo estomacal até o duodeno.

pinocitose Captação de líquidos pelas células por meio de invaginações da superfície que se fecham formando vacúolos cheios de líquido.

pirimidina Classe de compostos heterocíclicos nitrogenados, $C_4H_4N_2$, cujos derivados (bases pirimidínicas) são encontrados em nucleotídios.

pirogênio Substância que promove um reajuste do termostato corpóreo de homeotermos para um ponto de ajuste mais elevado, produzindo assim a febre.

pK' Logaritmo (base 10) negativo de uma constante de ionização, K'·pk' $= -\log_{10}$K'.

placa motora Nome tradicional da sinapse neuromuscular de vertebrados, onde o axônio motor forma vários ramos terminais finos que terminam sobre um sistema especializado de dobras na membrana pós-sináptica da célula muscular.

placebo Substância fisiologicamente neutra que produz efeitos curativos ou analgésicos, aparentemente através de meios psicológicos.

plasmalema Membrana celular; membrana superficial.

plasticidade Complacência a influências externas.

plasticidade neuronal Modificação da atividade em um circuito neuronal baseada na experiência e em alterações dos impulsos aferentes.

plastrão Casco ventral de uma tartaruga ou tartaruga marinha; também uma película gasosa mantida sob a água por fios hidrófugos, criando uma grande interface ar-água.

pleura Membrana que reveste a cavidade pleural.

plexo coróide Projeções convolutas altamente vascularizadas dentro dos ventrículos cerebrais que secretam líquido cerebroespinhal.

plexo lateral Em olhos compostos de *Limulus*, o conjunto de neurônios que interconectam as células excêntricas aos omatídios, produzindo inibição lateral.

plexo submucoso Plexo neural que atua estimulando a motilidade e a secreção intestinal.

plicae circularis Prega extensa da mucosa que sustenta as vilosidades.

pneumotórax Colapso dos pulmões por perfuração na cavidade pleural da parede do tórax ou do pulmão.

policlonal Derivado de diferentes linhagens ou clones celulares.

poliestro Condição em que ocorrem muitos ciclos estrais durante o ano.

polímero Composto constituído de uma seqüência linear de moléculas simples ou resíduos.

polipnéia Freqüência respiratória aumentada.

polissacaridases Carboidrases que hidrolisam as ligações glicosídicas de carboidratos de cadeia longa (celulose, glicogênio e amido).

polissináptico Referente à transmissão através de sinapses múltiplas em série.

politeno Que tem muitos cordões de cromatina duplicados.

ponte Região do cérebro de vertebrado que repousa sobre a medula oblonga rostral.

ponte de dissulfeto Ligação entre grupos de sulfeto que determina a estrutura terciária de proteínas mantendo juntas porções de cadeias polipeptídicas.

ponte de hidrogênio Atração eletrostática fraca entre um átomo de hidrogênio ligado a um elemento altamente eletronegativo em uma molécula e a outro átomo altamente eletronegativo na mesma ou em outra molécula.

pontes cruzadas Projeções dos filamentos grossos de miosina dispostos em espiral que se ligam a sítios nos filamentos finos durante a contração muscular.

ponto de equilíbrio Em um sistema de *feedback* negativo, o estado para o qual o *feedback* tende a trazer o sistema.

ponto de fusão A menor temperatura na qual um sólido começará a se liquefazer.

ponto isoelétrico O pH de uma solução na qual uma molécula anfótera tem uma carga resultante de zero.

porfirinas Grupo de derivados tetrapirrólicos cíclicos.

porfiropsina Fotopigmento purpúreo, baseado no 11-*cis*-desidroretinal, que está presente nos bastonetes da retina de alguns peixes de água doce.

poro de tamanho equivalente Diâmetro do poro da membrana celular que é considerado para a taxa de difusão de substâncias polares através da membrana.

poros de Kohn Pequenos buracos entre regiões adjacentes do pulmão, permitindo fluxo aéreo colateral.

pós-sináptico Localizado no lado receptor da conexão sináptica.

potenciação de longa duração Aumento na eficácia sináptica que ocorre por um estímulo sináptico sustentado e que se prolonga por tempo relativamente longo — mesmo dias, semanas ou meses.

potenciação pós-tetânica (PPT) Eficácia aumentada da transmissão sináptica que se segue a uma estimulação pré-sináptica de alta freqüência; em geral é seguida pela depressão pós-tetânica.

potenciais de marcapasso Despolarizações espontâneas e rítmicas produzidas pelo tecido marcapasso.

potenciais de placa em miniatura (ppm) Despolarizações minúsculas (geralmente de 1 mV ou menos) da membrana pós-sináptica nas placas motoras; produzidas pela liberação de um único pacote de transmissores.

potenciais pós-sinápticos em miniatura Potenciais produzidos em um neurônio pós-sináptico pela liberação pré-sináptica de uma única vesícula de substância transmissora.

potencial Voltagem acima de zero para o pico do potencial de ação.

potencial de ação (impulso nervoso; potencial em ponta; PA) Inversão transitória tudo-ou-nada de um potencial de membrana produzida por influxo de corrente regenerativa em membranas excitáveis.

potencial de equilíbrio Diferença de voltagem através da membrana na qual um tipo de íon que pode difundir-se através da membrana está em equilíbrio eletroquímico; é dependente do gradiente de concentração dos íons e é descrito pela equação de Nernst.

potencial de inversão Potencial da membrana no qual não há fluxo de corrente através dos canais iônicos da membrana, mesmo que os canais estejam abertos; é igual ao potencial de equilíbrio para o íon ou íons que são conduzidos através dos canais abertos.

potencial de membrana O potencial elétrico medido de dentro da célula em relação ao potencial do líquido extracelular, que é zero por convenção; diferença de potencial entre os lados opostos da membrana.

potencial de placa (pp) Potencial pós-sináptico no músculo da junção neuromuscular (ou placa motora).

potencial de redução Medida da tendência de um redutor em produzir elétrons em uma reação redox, expressa em volts.

potencial de repouso Potencial de membrana não estimulado, normal, de uma célula em repouso.

potencial elétrico Força eletrostática, análoga à pressão da água; uma diferença de potencial (*i.e.*, voltagem) é requerida para o fluxo de corrente elétrica através de uma resistência.

potencial eletroquímico Potencial elétrico desenvolvido através de uma membrana, oriundo de um gradiente de concentração química de um íon que pode difundir-se através da membrana.

potencial eletrotônico Potencial graduado gerado localmente por fluxo de correntes através da membrana; não propagado ativamente e não sendo uma resposta tudo-ou-nada.

potencial excitatório pós-sináptico (peps) Mudança no potencial de membrana de uma célula pós-sináptica que aumenta a probabilidade de ocorrer um potencial de ação na célula.

potencial gerador Alteração no potencial de membrana em regiões receptoras de um neurônio sensorial; sua amplitude é graduada com a intensidade do estímulo, e o potencial é conduzido eletrotonicamente no neurônio. Se o potencial é suficientemente intenso na zona de início do potencial de ação do axônio, serão gerados potenciais de ação.

potencial inibitório pós-sináptico (pips) Alteração no potencial de membrana de uma célula pós-sináptica que reduz a probabilidade de ocorrência de um potencial de ação na célula.

potencial limiar Potencial no qual a resposta (por exemplo, um potencial de ação ou uma contração muscular) é produzida.

potencial receptor Alteração no potencial de membrana provocada em células receptoras sensoriais por estimulação sensorial, que muda o fluxo de corrente iônica através da membrana celular.

potencial receptor imediato Mudança quase instantânea do potencial registrado na retina em resposta a curto lampejo de luz que provavelmente corresponde ao movimento de carga que ocorre com fotopigmento submetido a alteração conformacional.

pré-metamorfose Estágio de desenvolvimento que precede a metamorfose em anfíbios, durante o qual captação de iodo e síntese hormonal ocorrem na glândula tireóide.

presbiopia Tendência dos olhos humanos a se tornar menos capazes de focalizar objetos próximos ("visão que se afasta") com a idade; ocorre quando as lentes se tornam menos elásticas.

pré-sináptico Localizado no lado que transmite o impulso de uma conexão sináptica.

pressão de pulso Diferença entre as pressões sistólica e diastólica.

pressão e temperatura padrão (STP; seco, STPD) 25°C, 1 atmosfera (atm).

pressão hidrostática Força exercida sobre uma área gerada por pressão exercida por um líquido.

pressão oncótica Pressão osmótica exercida por grandes moléculas, especialmente proteínas em solução.

pressão osmótica Pressão que pode potencialmente ser criada pela osmose entre duas soluções separadas por uma membrana semipermeável; a quantidade de pressão necessária para prevenir o fluxo osmótico entre as duas soluções.

pressão transmural Diferença na pressão através da parede de uma estrutura — por exemplo, um vaso sanguíneo.

primeira lei da termodinâmica A energia resultante é conservada em qualquer processo.

probóscide Parte da boca proeminente alongada típica de insetos que sugam.

procaína 2-dietilaminoetil-p-aminobenzoato; anestésico local que interfere em algumas condutâncias iônicas de membranas excitáveis.

processamento paralelo Padrão de processamento de informação no sistema nervoso no qual múltiplas vias conduzem simultaneamente informações sobre um impulso particular de aferência ou de eferência; a informação conduzida em múltiplos canais é sintetizada onde as vias convergem.

processo colateral Ramos de um axônio que terminam em localizações à exceção do alvo principal.

proenzima (zimogênio) Forma inativa de uma enzima antes dela ser ativada pela remoção de um segmento terminal de peptídio.

progesterona Hormônio do corpo lúteo, do córtex adrenal e da placenta que promove o crescimento de um revestimento uterino adequado para implantação e desenvolvimento do ovo fertilizado.

programa motor Eferência motora coordenada endogenamente de origem neural central e independente de retroalimentação sensorial.

projeções radiais Extensões das parelhas periféricas para a bainha central em cílios e flagelos.

prolactina Hormônio adeno-hipofisário que estimula a produção do leite e a lactação após o parto em mamíferos.

pró-metamorfose O primeiro estágio da metamorfose em anfíbios, durante o qual há um desenvolvimento aumentado e maior atividade na glândula tireóide e na eminência média.

pró-peptídio Grande peptídio que contém seqüências de aminoácidos de vários peptídios menores, que são liberados quando o peptídio grande é clivado enzimaticamente.

proporção metabólica aeróbia Proporção entre a taxa metabólica máxima sustentável e o BMR (ou o SMR).

propriedades coligativas Características de uma solução que dependem do número de moléculas em um dado volume.

propriedades de cabo Propriedades elétricas passivas (resistência e capacitância) de uma célula; essas propriedades foram primeiramente determinadas para cabos submarinos.

proprioceptores Receptores sensoriais situados primariamente nos músculos e tendões que transmitem informações sobre a posição e o movimento do corpo.

prostaglandinas Família de ácidos graxos naturais que se originam em uma variedade de tecidos e são capazes de induzir a contração no útero e em outros músculos lisos, diminuir a pressão arterial e modificar a ação de alguns hormônios.

protease Enzimas que quebram ligações peptídicas de proteínas e polipeptídios.

proteína-cinase Qualquer enzima que catalisa a transferência de um grupo fosfato do ATP para a proteína, criando uma fosfoproteína.

proteínas Grandes moléculas compostas de uma ou mais cadeias de resíduos de alfa aminoácidos (*i.e.*, cadeias polipeptídicas).

proteínas de repressão Proteínas que podem se ligar a curtas regiões de DNA precedente de gene(s) estrutural, assim prevenindo a transcrição.

proteínas integrais Proteínas associadas à membrana celular que formam filtros seletivos e sistemas de transporte ativo de modo que nutrientes entrem na célula e produtos celulares e resíduos saiam dela.

proteínas transportadoras da membrana Proteínas integrais que transportam classes particulares de moléculas através das membranas; *veja* transporte ativo.

proteólise Cisão de proteínas por hidrólise das ligações peptídicas.

proteolítico Que hidrolisa proteína.

pseudogravidez Falsa gravidez.

pseudópode Literalmente, pé falso; projeção temporária de uma célula amebóide para englobar alimentos ou para locomoção.

710 GLOSSÁRIO

psicofísica Ramo da psicologia concernente às relações entre estímulos físicos e a percepção.

pulmonar Concernente ou que afeta os pulmões.

pupa Estágio de desenvolvimento de alguns grupos de insetos; entre a larva e o adulto.

pupila Abertura no centro da íris através da qual a luz penetra nos olhos.

purinas Classe de compostos heterocíclicos nitrogenados, $C_5H_4N_4$, cujos derivados (bases purínicas) são encontrados em nucleotídios; são incolores e cristalinos.

purinérgico Referente às terminações nervosas que liberam purinas ou seus derivados como substâncias transmissoras.

Q_{10} Razão entre a velocidade de uma reação em uma dada temperatura e a sua velocidade em uma temperatura 10°C inferior.

qualidade Propriedade que distingue estímulos sensoriais dentro de uma modalidade sensorial; p. ex., cor é uma qualidade de estímulos visuais.

quiasma óptico Intumescência sob o hipotálamo do cérebro de vertebrado onde os dois nervos ópticos se encontram; dependendo da espécie, alguns axônios cruzam a linha média e se projetam para o lado contralateral do cérebro.

quilomícrons Pequenas gotas de triglicerídios, fosfolipídios e colesterol revestidas de proteína formadas dentro de vesículas de células absortivas a partir de monossacarídios, ácidos graxos e glicerol, produtos da digestão de gorduras.

quimera Animal com cópias extras de um gene normal ou uma cópia de um gene mutante.

quimiorreceptor Receptor sensorial especificamente sensível a certas moléculas.

quimiorreceptores centrais Estruturas sensoriais no cérebro que monitoram o pH e iniciam alterações apropriadas na respiração.

quimo Mistura de alimento parcialmente digerido com sucos digestivos encontrada no estômago e no intestino.

quimo intestinal Massa semilíquida de alimentos parcialmente digeridos.

quimotripsina* Enzima proteolítica que age especificamente em ligações peptídicas contendo grupos carboxilas da tirosina, fenilalanina, triptofano, leucina e metionina.

quimotripsinogênio Precursor inativo da quimotripsina.

quitina Polímero estrutural da D-glicosamina que serve como constituinte primário do exoesqueleto de artrópodes.

quociente respiratório (QR) Taxa de produção de CO_2 em relação ao O_2 consumido; depende do tipo de alimento oxidado pelo animal.

rabdoma Estrutura agregada que consiste em uma roseta de rabdômeros localizados axialmente no omatídio.

rabdômero Parte que absorve luz de uma célula retinular que faceia o eixo central de um omatídio; a membrana superficial com fotopigmentos expande-se em microvilosidades muito próximas, aumentando a quantidade de membrana fotossensível.

radiação, térmica Transferência de calor por radiações eletromagnéticas sem contato direto entre os objetos.

radioimunoensaios (RIA) Técnica imunológica para a medida de quantidades diminutas de antígeno ou anticorpo, hormônios, certas drogas e outras substâncias com o uso de reagentes radioativamente marcados.

radioisótopo Isótopo radioativo.

rádula Estrutura semelhante a uma grosa na boca de muitos gastrópodes.

raios gama Radiação eletromagnética de comprimento de onda muito curto (10^{-12} cm) e energia muito alta.

raiz dorsal Tronco nervoso que entra na medula espinal próximo à superfície dorsal; contém unicamente axônios sensoriais.

raiz espinal Grande feixe de axônios que entram na coluna espinal ou a deixam em cada segmento espinal.

raiz ventral Tronco nervoso que deixa a medula espinal próximo a sua superfície ventral; contém unicamente axônios motores.

razão constante (taxa de reação específica) Fator de proporcionalidade pelo qual a concentração de um reagente em uma reação enzimática é relacionada à taxa de reação.

razão sinal-ruído Relação entre um sinal e a atividade fortuita de fundo que aumenta como resultado da energia cinética ou de outros eventos irrelevantes; a teoria da informação tem considerado muito essa relação e gerado regras que descrevem a transferência da informação eficiente e eficaz.

reação de ativação Reação que muda uma enzima inativa para um catalisador ativo.

recepção sensorial Absorção de estímulos energéticos por um neurônio que produz um potencial de receptor em um neurônio e que pode produzir potenciais de ação que viajam para o sistema nervoso central.

receptor Moléculas situadas na membrana e que interagem especificamente com moléculas mensageiras, tais como hormônios ou transmissores.

receptor de estiramento Receptores sensoriais que respondem ao estiramento, tipicamente associados com os pulmões ou com o tecido muscular.

receptores adrenérgicos (adrenorreceptores) Receptores na superfície da célula aos quais se ligam a norepinefrina e a epinefrina; a ligação resulta em respostas mediadas enzimaticamente das células.

receptores α-adrenérgicos Receptores na superfície da célula aos quais se ligam a norepinefrina e, menos efetivamente, a epinefrina; essa ligação causa respostas das células mediadas enzimaticamente.

receptores β-adrenérgicos Sítios de ligação da epinefrina; normalmente acoplados à ativação da adenilato-ciclase.

receptores beta (β) adrenérgicos Classe de receptores adrenérgicos da membrana que são bloqueados pelo propranolol; sua ativação é menos sensível à norepinefrina que a dos receptores alfa.

receptores de capilares justapulmonares Receptores sensoriais encontrados no pulmão que, quando estimulados, dão a sensação de falta de ar.

receptores interoceptivos Receptores sensoriais internos que respondem às alterações de dentro do corpo.

reciclagem da membrana Recuperação e reforma de novas vesículas secretoras da membrana perdidas da membrana celular por exocitose.

recrutamento Padrão no qual neurônios com limiares gradualmente elevados se tornam ativos com o aumento da intensidade. Este padrão pode ocorrer em neurônios sensoriais (faixa de fracionamento) ou em neurônios motores.

rede carotídea Troca de calor do tipo contracorrente na base do crânio que ajuda a prevenir o superaquecimento do cérebro de certos animais de cascos e carnívoros.

rede coróide Um arranjo em contracorrente de arteríolas e vênulas atrás da retina dos olhos de peixes teleósteos.

rede de filtros sensoriais Circuitos neuronais que transmitem seletivamente algumas características dos impulsos sensoriais e ignoram outras características.

rede geradora de padrão central Conjunto de neurônios interconectados cuja atividade coletiva produz comportamento padronizado.

rede nervosa Conjunto de neurônios interconectados que são distribuídos através do corpo, em vez de concentrados em uma localização central; esses sistemas neurais são mais típicos de organismos inferiores, tais como os celenterados.

rede neuronal (circuito neuronal) Sistema de células nervosas interatuantes.

redução Adição de elétrons a uma substância.

redutor Doador de elétrons no estado redox.

reflexo Ação que é gerada sem a participação de centros neuronais mais elevados e portanto não voluntária; resposta motora involuntária mediada por um arco neuronal em resposta a um impulso sensorial.

reflexo condicionado Reflexos aprendidos ou modificados através da repetição comportamental.

reflexo de Hering-Breuer Reflexo no qual a inflação do pulmão ativa receptores de estiramento pulmonares que inibem a seqüência da inspiração durante aquele ciclo; os impulsos dos receptores de estiramento são transportados por fibras do nervo vago.

---

*N. do T.: Quimotripsina — também encontrado quimiotripsina.

GLOSSÁRIO   711

reflexo enterogástrico Reflexo que inibe a secreção gástrica, acionado quando o duodeno é estirado pelo quimo liberado pelo estômago.

reflexo miotático (reflexo de estiramento) Contração reflexa de um músculo em resposta ao seu estiramento.

refração Inclinação dos raios luminosos quando eles passam do meio de uma densidade para um meio de outra densidade.

regenerativo Auto-estimulante; que utiliza *feedback* positivo; autocatalítico.

região de início do impulso (zona de início do potencial de ação) Porção proximal do axônio, que tem um limiar de deflagração do potencial de ação mais baixo do que o do soma ou o dos dendritos.

registro de fixação de placa Método para investigar a transferência de corrente iônica epitelial em regiões muito localizadas das células.

regra da eletroneutralidade Para um potencial resultante zero, as cargas positivas e negativas devem anular-se; a solução deve conter essencialmente tantas cargas aniônicas quantas forem as catiônicas.

regra de Bell-Magendie A raiz dorsal da medula espinal contém unicamente axônios sensoriais, enquanto que a raiz ventral contém unicamente axônios motores.

regulador Animais que usam mecanismos bioquímicos, fisiológicos, comportamentais ou outros para manter a homeostase interna.

regurgitação Movimento reverso do conteúdo luminal intestinal produzido pelo peristaltismo reverso.

renina Enzima proteolítica produzida por células especializadas nas arteríolas renais; converte angiotensinogênio em angiotensina; uma enzima endopeptidase que coagula o leite promovendo a formação de caseinato de cálcio a partir de uma proteína do leite, a caseína; encontrada especialmente no suco gástrico de mamíferos jovens.

reogênico Que produz corrente elétrica.

repolarização Retorno à polaridade de repouso da membrana celular que tinha sido despolarizada.

reserpina Agente tranqüilizante de origem botânica que interfere na captação de catecolaminas do citossol pelas vesículas secretórias; ela depleta o conteúdo de catecolaminas das células adrenérgicas.

resistência (R) Propriedade que dificulta o fluxo da corrente. A unidade é o ohm (Ω), definida como a resistência que permite uma corrente de 1 ampère (A) fluir quando existe uma diferença de potencial de 1 volt (V) através da resistência. É equivalente à resistência de uma coluna de mercúrio de 1 mm^2 de área de secção transversal e 106,3 cm de extensão. $R = \rho \times$ comprimento $\div$ área de secção transversal.

resistência específica (R_m) Resistência por unidade de área de uma membrana em ohms por centímetro quadrado.

resistividade (p) Resistência de um condutor de 1 cm de comprimento e 1 cm^2 de área de secção transversal.

respirometria Medida das trocas respiratórias de um animal.

resposta ao cálcio Despolarização gradual por entrada de corrente de cálcio fracamente regenerativa.

resposta graduada Aquela que aumenta em função da energia aplicada; resposta da membrana que não é tudo-ou-nada.

retardo sináptico Tempo decorrido entre a chegada de um impulso na terminação nervosa pré-sináptica e a mudança no potencial de membrana da célula pós-sináptica.

rete mirabile **(rede admirável)** Extensa rede de capilares arteriais e venosos dispostos de modo contracorrente.

retículo Pequena rede.

retículo sarcoplasmático (RS) Rede lisa limitada por membrana que envolve cada miofibrila. O cálcio é depositado no RS e liberado como Ca^{++} durante o acoplamento excitação-contração muscular.

retina Superfície interna fotossensível do olho de vertebrados.

retineno Aldeído do retinol obtido da clivagem enzimática oxidativa do caroteno; na forma 11-*cis* ele se une à opsina na retina para formar os pigmentos visuais.

retinol Vitamina A ($C_{20}H_{30}O$), álcool de 20 carbonos; convertido reversivelmente para retineno por uma desidrogenação enzimática.

reversão ciliar Mudança na direção da força de deslocamento de um cílio, fazendo-o bater no sentido oposto.

ribose Pentose monossacarídica com fórmula química $HOCH_2$ $(CHOH)_3CHO$; constituinte do RNA.

ribossomo Ribonucleoproteína particulada encontrada no citoplasma; locais de interseção de RNA_m, RNA_t e aminoácidos durante a síntese das cadeias polipeptídicas.

rigor mortis Rigidez que se desenvolve em músculos após a morte quando o ATP vai sendo depletado e as pontes cruzadas permanecem ligadas.

ritmos circadianos Ritmos biológicos com ciclos diários.

ritmos infradianos Ritmos biológicos com periodicidade de menos de um dia de duração.

ritmos ultradianos Ritmos biológicos com periodicidade superior a um dia de duração.

RNA (ácido ribonucleico) Ácido nucleico constituído de adenina, guanina, citosina, uracila, ribose e ácido fosfórico; responsável pela transcrição do DNA e pela translação até proteína.

RNA mensageiro (RNAm) Fração do RNA que é responsável pela transmissão da seqüência básica informacional do DNA para os ribossomos.

RNAm *Veja* RNA mensageiro.

RNAt *Veja* RNA transportador.

RNA transportador (RNAt) Pequena molécula responsável pela transferência de aminoácidos das suas enzimas ativadoras para os ribossomos; há 20 RNAt, um para cada aminoácido.

rodopsina (púrpura visual) Cromoproteína vermelho-púrpura sensível à luz com 11-*cis*-retinal como seu grupo prostético; encontrada em bastonetes e cones da retina; descora para amarelo visual (todos *trans*-retinal) quando absorve luz incidente.

ruído sináptico Alterações irregulares no potencial de membrana de uma célula pós-sináptica, produzidas por um impulso sináptico sublimiar fortuito.

rúmen Câmara de armazenamento e fermentação no estômago digástrico de ruminantes.

ruminação Mastigação de alimentos parcialmente digeridos que refluem por peristaltismo reverso do rúmen em animais ungulados e em outros ruminantes.

sacarídios Família de carboidratos que inclui o açúcar; são agrupados pelo número de grupos de sacarídios ($C_nH_{2n}O_{n-1}$) compreendendo então: mono-, di-, tri- e polissacarídios.

sáculo Um dos órgãos do equilíbrio de vertebrados.

sal biliar Ácido biliar tal como ácido cólico conjugado com glicina ou taurina, que promove a emulsificação e a solubilização das gorduras intestinais.

saliva Líquido semelhante à água secretado na porção mais alta do canal alimentar (parte anterior do trato digestivo); ajuda na digestão mecânica e química.

saltatória (condução) Saltadora; descontínua.

salting out Diminuição no coeficiente de solubilidade de Bunsen como resultado de energia iônica aumentada do solvente.

sarcolema Membrana superficial das fibras musculares.

sarcômero Unidade contrátil de uma miofibrila; é limitada por dois discos Z.

sarcoplasma Citosol de uma célula muscular.

saturado Em referência a moléculas de ácidos graxos, indica que as ligações carbono-carbono são simples, com cada átomo de carbono suportando dois hidrogênios. Sem valência livre de elétrons.

secretagogo Substância que estimula ou promove secreção.

secretina Hormônio polipeptídico secretado pela mucosa duodenal e jejunal em resposta à presença do quimo ácido no intestino; induz a liberação de secreção pancreática no intestino e é quimicamente idêntica à enterogastrona.

segmentação Contrações rítmicas da camada muscular circular do intestino que mistura os conteúdos intestinais.

segmento externo Parte de um fotorreceptor que contém as membranas receptoras pigmentadas; é ligada ao segmento interno por uma ponte delgada que tem microfilamentos arranjados como em um cílio.

segmento inicial Porção do axônio e cone axônico próximo ao primeiro segmento mielinizado; zona que inicia o potencial de ação de muitos neurônios.

GLOSSÁRIO

segmento interno Porção de uma célula fotorreceptora de vertebrados que contém organelas celulares e contatos sinápticos.

segunda lei da termodinâmica Todos os processos espontâneos ou naturais são acompanhados por aumento na entropia.

segundo mensageiro Termo aplicado ao AMPc, ao GMPc, ao Ca^{++} ou a algum outro agente regulador intracelular que está ele mesmo sob o controle de um primeiro mensageiro extracelular, tal como um hormônio.

seio Cavidade ou saco; parte dilatada de um vaso sanguíneo.

seio carotídeo Dilatação da artéria carótida interna com muitos barorreceptores (receptores de pressão) na parede.

seio venoso Câmara membranosa ligada ao coração que recebe sangue venoso em peixes, anfíbios e répteis e o transmite para o átrio.

seleção k Padrão de investimento energético na reprodução em que pequenos números de grandes proles são produzidos, cada uma com alta chance de sobrevivência em razão do intenso cuidado parental.

seleção r Padrão de investimento energético na reprodução no qual grandes números de proles muito pequenas são produzidos, cada uma com baixa chance de sobrevida em razão de ausência de cuidado parental.

sensação Percepção de um estímulo sensorial (como oposto à recepção de um estímulo energético em um receptor sensorial).

sensilo Projeção quitinosa oca semelhante a um pêlo do exoesqueleto de artrópodes que serve como estrutura auxiliar para os neurônios sensoriais.

sensilos Conjunto de receptores sensoriais na periferia do organismo, geralmente em invertebrados; sensilos são tipicamente estruturas muito simples, com ausência de estruturas acessórias.

sensor Dispositivo biológico, elétrico ou mecânico que detecta alterações no seu meio ambiente imediato.

seqüência de afinidade (seqüência de seletividade) Ordem de preferência pela qual um sítio eletrostático se ligará a diferentes espécies de íons contrários.

seqüência de seletividade *Veja* seqüência de afinidade.

serosa Camada mais externa do trato alimentar.

seroso Concernente ao lado de um tecido epitelial que faceia o sangue, oposto ao lado mucoso, que faceia o exterior ou o espaço luminal.

serotonina 5-Hidroxitriptamina, 5-HT; um neurotransmissor, $C_{10}H_{12}N_2O$.

servomecanismo Sistema de controle que utiliza *feedback* negativo para corrigir desvios de um nível selecionado, o ponto de equilíbrio.

***shunt* venoso** Conexão direta entre arteríolas e vênulas, desviando-se da rede capilar.

siemen (S) Unidade elétrica de condutância; oposta do ohm.

simportes Transportadores da membrana acoplados que transferem dois solutos na mesma direção através da membrana celular.

sinal-estímulo Padrão essencial mais básico do impulso sensorial requerido para liberar um padrão instintivo de comportamento.

sinapse Área especializada que conecta duas células nervosas interatuando diretamente; na sinapse, a atividade na célula pré-sináptica (transmissora) influencia a atividade da célula pós-sináptica (receptora).

sinapse elétrica Junção entre duas células na qual um sinal é transportado de uma célula para outra por passagem de partículas carregadas através de junções abertas (*gap junctions*).

sinapse química Junção entre um neurônio e outra célula onde o sinal do neurônio pré-sináptico é transportado através da fenda sináptica por moléculas de neurotransmissores.

sincício Rede de células que são conectadas por vias intracelulares de baixa resistência.

sinérese Contração de uma mistura gelatinosa em que um líquido é espremido para fora dos interstícios moleculares.

sistema da linha lateral Séries de células ciliadas (*veja* **neuromast**) em canais dispostos em toda a extensão da cabeça e do corpo de peixes e de muitos anfíbios; esses canais têm aberturas para fora, e o sistema é sensível ao movimento da água.

sistema de comando Grupo de neurônios que, quando estimulados, produzem um conjunto padrão de movimentos coordenados.

sistema de interligação hipotalâmico-hipofisária Veias portais ligando os capilares da eminência média hipotalâmica com aqueles da adeno-hipófise; transportam neurossecreções hipotalâmicas diretamente para a adeno-hipófise.

sistema fusimotor Neurônios motores gama e as fibras intrafusais que eles inervam.

sistema linfático Conjunto de tubos com extremidades cegas que drenam o líquido extracelular filtrado dos tecidos, retornando-os à circulação sanguínea.

sistema nervoso Conjunto de todos os neurônios do corpo de um animal.

sistema nervoso autônomo Nervos eferentes que controlam as funções viscerais involuntárias; classicamente subdividido em simpático e parassimpático.

sistema nervoso central Conjunto de neurônios e partes de neurônios que estão contidos dentro do cérebro e da medula espinal de vertebrados ou dentro do cérebro, do cordão nervoso ventral e dos principais gânglios em invertebrados.

sistema nervoso parassimpático Parte craniossacral do sistema nervoso autônomo; em geral, a atividade aumentada desses neurônios mantém funções vegetativas tais como a digestão.

sistema nervoso periférico Conjunto de neurônios e partes de neurônios localizados fora do sistema nervoso central.

sistema nervoso simpático Parte toracolombar do sistema nervoso autônomo; a atividade aumentada nos neurônios simpáticos tipicamente fornece suporte metabólico para a atividade física vigorosa, de modo que esse sistema tem sido chamado "sistema de luta ou de fuga".

sistema sarcotubular Retículo sarcoplasmático mais os túbulos transversos.

sistema somático Parte do sistema nervoso que recebe impulsos provenientes do corpo.

sistema traqueal Consiste em túbulos cheios de ar que transportam os gases respiratórios entre os tecidos e o exterior em insetos.

sistêmico Concernente ao corpo ou que o afeta; por exemplo, circulação sistêmica.

sístole Parte do ciclo cardíaco quando o músculo cardíaco está-se contraindo; ela acontece entre o primeiro e o segundo sons cardíacos à medida que o sangue flui através da aorta e da artéria pulmonar.

sítio alostérico Região de uma enzima que liga uma substância que não seja o substrato, alterando tanto a conformação da proteína quanto a eficácia catalítica do sítio ativo.

sítio ativo Região catalítica de uma enzima.

sítio trocador de íon (sítio que liga íons) Sítio carregado eletrostaticamente que atrai íons de carga oposta.

sítios de ligações iônicas Regiões parcialmente ionizadas de proteínas e outras moléculas que interagem eletrostaticamente com íons da solução circundante.

sol Estado de baixa viscosidade do citoplasma.

solução de Ringer Solução salina fisiológica.

solvatação Processo pelo qual um soluto é dissolvido em um solvente; hidratação ou agrupamento de moléculas de água em volta de íons individuais e moléculas polares.

soma Corpo celular da célula nervosa, ou pericário; em geral, o corpo.

somação espacial Integração por um neurônio pós-sináptico de correntes sinápticas simultâneas que se originam das terminações de diferentes neurônios pré-sinápticos.

somação temporal Somação de potenciais de membrana pós-sinápticos que ocorrem próximos uns aos outros no tempo, mas não simultaneamente.

somático Que se refere a tecidos do corpo para distingui-los das células germinativas.

somatostatina Hormônio inibidor do hormônio do crescimento, que inibe a liberação de hormônio do crescimento pela hipófise.

soro Componente claro do plasma sanguíneo.

STP *Veja* temperatura e pressão padrão.

submucosa Camada secundária mais interna do canal alimentar, subjacente à mucosa interna.

substância branca Tecido do sistema nervoso central que consiste principalmente em fibras nervosas mielinizadas.

GLOSSÁRIO 713

substância cinzenta Tecido do sistema nervoso central de vertebrados constituído de corpos celulares, fibras não mielinizadas e células da glia.

substância transmissora Medidor químico liberado de uma terminação pré-sináptica, produzindo uma alteração na condutância ou outra resposta na membrana da célula pós-sináptica.

substâncias tróficas Substâncias químicas que se acredita sejam liberadas das terminações neurais e influenciam as propriedades químicas e funcionais da célula pós-sináptica.

substrato Substância que é influenciada por uma enzima.

suco entérico Suco digestivo secretado pelas glândulas de Lieberkühn no intestino delgado.

suco gástrico Líquido secretado pelas células do epitélio gástrico.

suco intestinal *Veja* suco entérico.

suco pancreático Secreção do pâncreas contendo proteases, lipases e carboidrases essencial para a digestão intestinal.

sulco central Sulco profundo, quase vertical no cérebro, dividindo os lobos frontal e parietal.

super-resfriamento Resfriamento de um líquido abaixo da sua temperatura de congelamento sem seu efetivo congelamento por falha na formação dos cristais de gelo.

surfactante Substância superfície-ativa que tende a reduzir a tensão superficial, por exemplo, no pulmão.

tálamo O principal centro no mesencéfalo de pássaros e mamíferos que recebe e transmite tanto informações sensoriais como motoras.

tampão Sistema químico que estabiliza a concentração de uma substância; sistemas ácido-básicos que servem como tampões do pH, prevenindo grandes variações na concentração do íon hidrogênio.

taquicardia Aumento da freqüência cardíaca acima do nível normal.

taxa de filtração glomerular (TFG) Quantidade de filtrado glomerular total produzida por minuto por todos os néfrons de ambos os rins; igual ao *clearance* de uma substância filtrada livremente e não-reabsorvida tal como a inulina.

taxa metabólica basal (TMB) Taxa de conversão de energia em um homeotermo calmamente em repouso dentro de uma zona de neutralidade térmica sem alimento no intestino.

taxa metabólica de campo (FMR) Taxa média da utilização de energia que o animal usa para suas atividades normais, que pode variar da completa inatividade durante o repouso a um esforço máximo.

taxa metabólica específica da massa Taxa metabólica de uma unidade de massa do tecido.

taxa metabólica padrão (TMP) Semelhante à taxa metabólica basal, mas utilizada para a taxa metabólica de um heterotermo mantido em temperatura corpórea selecionada.

taxia Locomoção que é orientada em relação a um estímulo direcional ou gradiente.

teca interna Camada vascular interna que envolve o folículo ovariano; responsável pela biossíntese e secreção de estrógeno.

tecidos calorigênicos Tecidos especializados na produção de calor, como músculos modificados do olho no peixe-espada.

teleósteo Peixe ósseo, da classe inferior Teleostei.

temperatura absoluta Temperatura medida a partir do zero absoluto, estado de não-agitação térmica atômica ou molecular. A escala absoluta é dividida em unidades kelvin (K), com 1°K tendo o mesmo valor que 1 grau Celsius. Assim, 0°K é igual a $-273,15$°C ou $-459,67$°F.

temperatura crítica inferior (TCI) Temperatura ambiente abaixo da qual a TMB se torna insuficiente para balancear a perda de calor, resultando em queda da temperatura.

temperatura crítica máxima Temperatura acima da qual a sobrevivência por período longo não é possível.

temperatura crítica superior (TCS) Temperatura ambiente acima da qual os mecanismos de perda de calor não podem prevenir aumento na temperatura corporal.

temporal Referente às áreas laterais da cabeça acima do arco zigomático. Também relativo ao tempo; limitado pelo tempo.

tendão Um feixe resistente de tecido conjuntivo fibroso que ancora um músculo esquelético ao esqueleto, permitindo que a contração do músculo mova o corpo de um animal.

tensão superficial Elasticidade da superfície de uma substância (particularmente um líquido), que tende a reduzir a área de superfície em cada interface.

teofilina Alcalóide cristalino ($C_7H_8N_4H_2O$) encontrado no chá; inibe a enzima fosfodiesterase, aumentando o nível de AMPc; também libera Ca^{++} das organelas seqüestradoras de cálcio.

teoria dos filamentos deslizantes Teoria segundo a qual os sarcômeros se encurtam quando os filamentos finos de actina são ativamente puxados em direção ao meio dos filamentos grossos de miosina por ação das pontes cruzadas de miosina.

teoria tricromática Teoria segundo a qual existem três espécies de cones fotorreceptores na retina humana, cada qual com uma característica de sensibilidade máxima para uma porção diferente do espectro colorido.

terminal axônico Parte final do axônio, que tipicamente é o local onde os sinais são passados para outro neurônio ou outra célula.

termogênese Produção de calor corpóreo por meios metabólicos tais como metabolismo do tecido adiposo marrom ou contração muscular durante o tremor.

termogênese sem tremor Processo termogênico no qual sistemas enzimáticos para o metabolismo das gorduras são ativados, quebrando e oxidando gorduras convencionais para produzir energia.

termorreceptor Terminação nervosa sensorial especificamente responsiva a mudanças de temperatura.

testosterona Andrógeno esteróide sintetizado por células intersticiais testiculares do macho; responsável pela produção e manutenção das características sexuais secundárias do macho.

tétano Contração muscular ininterrupta causada por impulsos motores de alta freqüência. É também o nome de uma neurotoxina que é transportada retrogradamente (em direção ao corpo celular) nos axônios e que causa excitação prolongada de fibras musculares, causando contração tetânica.

teto Centro mais elevado para o processamento das informações visuais em peixes e anfíbios.

teto óptico Região do cérebro de peixes e anfíbios, envolvida no processamento das informações visuais provenientes da retina.

tetraetilamônio (TEA) Agente amônio quaternário, $(C_2H_5)_4N$, que pode ser usado para bloquear alguns canais de potássio na membrana.

tetrodotoxina (TTX) Veneno do baiacu, que bloqueia seletivamente os canais de íon sódio voltagem-dependentes nas membranas de células excitáveis.

timina Uma base pirimidínica, 5-metiluracila ($C_5H_6N_2O$), um constituinte do DNA.

tímpano Cavidade da orelha média; abriga os ossículos auditivos.

tirosinas-cinases receptoras (RTK) Moléculas com atividade intrínseca de tirosina-cinase, que se sabe que ligam a insulina a diversos fatores de crescimento. Quando ativadas por sinais de ligação externa, as RTK transferem o grupo fosfato do ATP para o grupo hidroxila no resíduo de tirosina das proteínas selecionadas no citossol. RTK também se fosforilam quando ativadas; essa autofosforilação aumenta a atividade da cinase.

tiroxina Hormônio derivado da tirosina ligado a iodo que é sintetizado e secretado pela glândula tireóide; aumenta a taxa metabólica celular.

tonicidade (hiper-, hipo-, iso-) Pressão osmótica relativa de uma solução em dadas condições (p. ex., seu efeito osmótico em uma célula relativo ao efeito osmótico do plasma na célula).

tônico Constante; adaptação lenta.

tônus Contração sustentada do músculo em repouso, produzida por atividade neuromotora basal.

torpor Estado de inatividade, freqüentemente ligado a baixa temperatura corporal e metabolismo reduzido, em que alguns homeotermos entram com a finalidade de conservar a energia armazenada.

trabalho Força exercida sobre um objeto através de uma distância; força vezes distância.

trago Aba que se estende da borda ventral (anterior) da orelha externa e cobre parcialmente a abertura da orelha.

trans Configuração com átomos ou grupos particulares em lados opostos.

GLOSSÁRIO

transcrição Formação de uma cadeia de RNA de uma seqüência de base complementar a partir de uma seqüência de base informacional de DNA.

transdução Termo geral para a modulação de uma espécie de energia por outra espécie de energia. Assim, órgãos do sentido transduzem estímulos sensoriais em impulsos nervosos.

transducina Proteína G que liga a captura de luz por moléculas de rodopsina com uma alteração na corrente que flui através da membrana de fotorreceptores.

transdutor Mecanismo que transforma energia ou sinais de uma forma em uma espécie diferente de energia ou sinais.

transfosforilação Transferência de grupos fosfato entre moléculas orgânicas, evitando o estágio de fosfato inorgânico.

translação Utilização da seqüência de base de um DNA para a organização linear de resíduos de aminoácidos em um polipeptídio; transportado por um RNAm.

transmissão sináptica Transferência de um sinal entre duas células, usualmente entre um neurônio e outra célula, que poderia ser um neurônio, um músculo ou alguma outra célula efetora tal como uma glândula.

transmissão sináptica quântica Conceito de que o neurotransmissor é liberado em múltiplos "pacotes" distintos. Sabe-se atualmente que "pacotes" quânticos representam vesículas pré-sinápticas individuais.

transmissão sináptica química lenta Transmissão sináptica na sinapse química mediada por neurotransmissores, que se ligam na membrana pós-sináptica a moléculas receptoras que afetam sistemas de segundos mensageiros intracelulares, tipicamente através de proteínas G. A ligação do transmissor ao complexo receptor ativa os segundos mensageiros, que por sua vez modificam o estado dos canais iônicos protéicos.

transmissão sináptica química rápida Transmissão sináptica em uma sinapse química que é mediada por neurotransmissores que se ligam a complexos receptores protéicos da membrana pós-sináptica, cada qual incluindo um canal iônico. A ligação do transmissor ao complexo receptor é suficiente para abrir (ou fechar) o canal iônico.

transporte acoplado Captação de uma substância por uma célula que depende da saída por difusão em favor do gradiente de outra substância.

transporte ativo Translocação dependente de energia de uma substância através da membrana, geralmente contra o seu gradiente de concentração ou eletroquímico. *Transporte primário*: Transporte de uma substância diretamente relacionado à hidrólise do ATP ou outro fosfagênico. *Transporte secundário*: Transporte acoplado de uma substância contra o seu gradiente, utilizando a energia derivada do transporte de outra substância em favor do seu gradiente de concentração.

transporte facilitado (transporte mediado por carreador) Difusão transmembrana em favor do gradiente auxiliado por uma molécula carreadora, que aumenta a mobilidade da substância que se difunde pela membrana.

transporte mediado por carregador Transporte de solutos através da membrana realizado por carregador inserido na membrana (p. ex., difusão facilitada).

transporte por hidrolase Mecanismo pelo qual monossacarídios são captados por células absortivas, usando uma glicosidase ligada à membrana para quebrar e transportar o dissacarídio original através da membrana de células absortivas.

traquéia Grande canal respiratório que conecta a faringe e os bronquíolos nos pulmões de vertebrados.

traquéolas Pequenas subdivisões do sistema traqueal de insetos.

trato corticoespinal Grupo de axônios de neurônios cujos corpos celulares e dendritos estão localizados no córtex motor e cujos axônios terminais fazem sinapse com neurônios motores da medula espinal.

trato digestivo médio Principal local do canal alimentar para a digestão química de proteínas, gorduras e carboidratos.

trato piramidal Feixe de fibras nervosas originadas no córtex motor e que descem pelo tronco cerebral até o bulbo e a medula espinal; responsável pelo controle da mediação dos movimentos dos músculos voluntários.

trem de impulsos Sucessão rápida de potenciais de ação que se propagam por uma fibra nervosa.

trifosfato de inositol (InsP$_3$ ou IP$_3$) Segundo mensageiro intracelular produzido pela ação da fosfolipase C sobre o fosfatidilinositolfosfato da membrana em resposta à estimulação de receptores da superfície celular por fatores de crescimento, hormônios ou neurotransmissores.

triglicerídio Molécula neutra composta de três resíduos de ácidos graxos esterificados em glicerol; formado nos animais a partir de carboidratos.

triglicerol Molécula neutra composta de três resíduos de ácidos graxos esterificados em glicerol; formado nos animais a partir de carboidratos.

3,5,3-triiodotironina Derivado da tirosina ligado a iodo sintetizado e secretado pela glândula tireóide; aumenta a taxa metabólica celular, como o faz a tiroxina.

trímero Composto constituído de três moléculas elementares idênticas.

tripsina Enzima que ataca especificamente as ligações peptídicas que têm arginina ou lisina no grupo carboxila.

tripsinogênio Uma proenzima da tripsina.

trítio Isótopo radioativo do hidrogênio com massa atômica três (H$_3$).

triton X-100 Detergente não-iônico usado em biologia celular para solubilizar lipídios e certas proteínas celulares.

trituração Ação de moer; mastigação.

troca osmótica obrigatória Troca entre um animal e seu meio ambiente que é determinada por fatores físicos além do controle do animal.

troca por difusão Processo pelo qual o movimento de uma molécula através da membrana aumenta o movimento de outra molécula na direção oposta; comumente envolve uma molécula transportadora comum.

trocador de calor por contracorrente Arranjo paralelo especializado de artérias que chegam e veias que saem, formando um trocador de calor que conserva o calor no interior do corpo.

tropomiosina Grande molécula protéica localizada nas sulcos dos filamentos de actina do músculo; inibe a contração muscular pelo bloqueio da interação das pontes cruzadas da miosina com os filamentos de actina.

troponina Complexo de proteínas globulares que ligam o cálcio associado com a actina e a tropomiosina nos filamentos finos do músculo. Quando a troponina se liga ao Ca^{++}, ela sofre uma alteração conformacional, permitindo à tropomiosina descobrir os locais de ligação para a miosina nos filamentos da actina.

tubulina Molécula protéica tubular de 4 nm semelhante à actina, que é a unidade de construção dos microtúbulos.

túbulo distal Porção do túbulo renal localizada no córtex renal situada entre a alça de Henle e o duto coletor.

túbulos de Malpighi Órgãos osmorregulatórios excretórios de insetos responsáveis pela secreção ativa de produtos excretórios e pela formação de urina.

túbulos proximais Porções enroladas dos tubos renais localizadas no córtex renal, iniciando nos glomérulos e derivando (em continuidade com) no ramo descendente da alça de Henle.

túbulos transversos (túbulos T) Ramificações limitadas da membrana; túbulos intercomunicantes que são contínuos com a membrana superficial e estão intimamente justapostos a cisternas terminais do retículo sarcoplasmático.

tudo-ou-nada Descreve a condição na qual a magnitude da resposta celular é independente da intensidade do estímulo acima do seu valor limiar. Se um estímulo atinge o limiar da célula, a amplitude da resposta é máxima; se o estímulo não atinge o limiar, não há resposta.

túnica adventícia Camada fibrosa externa da parede dos vasos sanguíneos arteriais.

túnica íntima Revestimento interno da parede de vasos sanguíneos arteriais.

túnica média Camada média da parede dos vasos sanguíneos arteriais que consiste em músculo liso e tecido elástico.

GLOSSÁRIO 715

turbinados Câmaras da passagem nasal com receptores olfatórios no epitélio da superfície.

turgescência Distensão; inchaço.

ultrafiltração Processo de separação das partículas coloidais ou moleculares por filtração, usando sucção ou pressão, por meio de filtros coloidais ou membrana semipermeável.

ultrafiltrado Produto da ultrafiltração.

ultrapassagem Inversão do potencial de membrana durante um potencial de ação; voltagem acima de zero para o pico do potencial de ação.

unidade de membrana Perfil da membrana biológica semelhante a sanduíche visto em micrografias eletrônicas e que se acredita que represente um folheto bimolecular com uma região central hidrofóbica entre superfícies hidrofílicas.

unidade motora Unidade de atividade motora constituída de um neurônio motor e das fibras musculares que ele inerva.

unidades de resistência periférica (URP) Queda na pressão (em milímetro de mercúrio, mm Hg) ao longo de um leito vascular dividida pelo fluxo médio em milímetros por segundo.

uniportes Proteínas transportadoras que transportam um único soluto de um lado para outro da membrana.

uracila Pirimidina ($C_4H_4O_2N_2$) constituinte do RNA.

uréia (NH_2)$_2$CO, produto catabólito nitrogenado primário encontrado na urina de mamíferos.

ureotélicos Concernente à excreção de nitrogênio na forma de uréia.

ureter Tubo muscular que conduz a urina dos rins até a bexiga.

uretra Canal que conduz a urina da bexiga para fora do organismo.

uricolítico *Veja* uricotélico.

uricotélico Concernente à excreção de nitrogênio na forma de ácido úrico.

utrículo Um dos órgãos de equilíbrio dos vertebrados.

vacúolo Cavidade limitada por membrana encontrada no citoplasma de uma célula.

vacúolo secundário Vacúolo formado quando vacúolos contendo alimento se fundem com lisossomos contendo enzimas.

vacúolos de alimentos Vesículas cheias de enzimas em Protozoa.

valência Número perdido ou extra de elétrons de um átomo ou molécula.

vaporização de calor latente Quantidade de energia requerida para mudar um líquido para sua forma gasosa (vapor) na mesma temperatura.

varicosidades Intumescências ao longo da extensão de um vaso ou fibra.

vas deferens (vasos deferentes) Ducto testicular que se junta ao ducto excretor da vesícula seminal para formar o ducto ejaculatório.

vasa recta (vasos retos) Rede capilar que envolve a alça de Henle nos túbulos renais de mamíferos.

vasa vasorum Diminutas artérias e veias que suprem os nutrientes e removem os produtos residuais dos tecidos nas paredes dos grandes vasos sanguíneos.

vasoconstrição Contração do músculo circular das arteríolas, diminuindo seu volume e aumentando a resistência vascular.

vasodilatação Alargamento do lume, ou espaço interior, dos vasos sanguíneos, aumentando o fluxo sanguíneo.

vasomotor Concernente ao controle autonômico da constricção arteriolar ou dilatação por contração ou relaxamento do músculo circular.

vasopressina *Veja* hormônio antidiurético.

vasopressor Substância que induz a contração do músculo liso capilar e arterial.

vasos porta Vasos sanguíneos que transportam sangue diretamente de um leito capilar para outro.

velocidade aeróbia máxima (VAM) Velocidade locomotora na qual a taxa máxima de respiração aeróbia é atingida.

ventilação Em fisiologia respiratória, o processo de trocas do ar entre os pulmões e o ar ambiente.

ventral Em direção à superfície abdominal.

ventrículo Pequena cavidade. Também, uma câmara do coração de vertebrados.

ventrículos cerebrais Série de cavidades confluentes cheias de líquido dentro do cérebro de vertebrados; o líquido nos ventrículos é o líquido cerebroespinal.

vênula Pequeno vaso que conecta um leito capilar a uma veia.

vesícula biliar Órgão associado com o fígado que concentra e estoca a bile para drená-la no intestino.

vesículas revestidas Vesículas com a superfície citoplasmática revestida com clatrina, formada em processo de endocitose mediado por receptor.

vesículas seminais Sacos pareados ligados à parte posterior da bexiga urinária que têm tubos ligados a *vas deferens* no macho.

vesículas sinápticas Vesículas formadas por membrana contendo moléculas neurotransmissoras; localizadas dentro de terminais axônicos.

vetor Um transportador; animal que transfere uma infecção de hospedeiro para hospedeiro. Também, um termo matemático para uma quantidade com direção, magnitude e sinal.

via de Embden-Meyerhof *Veja* glicólise.

via final comum O conceito de que a soma total da atividade integrativa neuronal expressada na eferência motora é canalizada para os músculos através de neurônios motores.

via metabólica Seqüência de reações enzimáticas envolvidas na alteração de uma substância em outra.

via uricolítica Via através da qual o ácido úrico ou uratos são clivados.

vias paracelulares Vias através do epitélio pelas quais solvente e soluto passam por entre as células, e não através delas.

vias trancelulares Rotas através de uma célula ou em volta dela pela qual substâncias são transportadas ativamente através do epitélio.

vício Estado fisiológico de dependência química no qual a função neuronal se altera de tal modo que experiências individuais intensas — como ameaças à vida — causam angústia, a menos que haja doses regulares de substâncias químicas.

vilosidades Pequenas projeções semelhantes a dedos do epitélio intestinal.

viscosidade Propriedade física dos líquidos que determina a facilidade com que camadas de líquido se movem umas sobre as outras.

viscosidade cinemática Viscosidade dividida pela densidade; gases de igual viscosidade cinemática se tornarão taxas de fluxos iguais turbulentas em vias aéreas idênticas.

vitalismo Teoria que postula que processos biológicos não podem ser explicados adequadamente por processos físicos e químicos, e leis.

volt (V) Unidade MKS de força eletromotriz; força requerida para induzir uma corrente de 1 ampère (A) a fluir através de uma resistência de 1 ohm (Ω).

voltagem (E ou V) Força eletromotriz, ou potencial elétrico, expressa em volts. Quando o trabalho requerido para mover 1 coulomb (C) de carga de um ponto para outro ponto de potencial superior é 1 joule (J), ou 1/4, 184 calorias (cal), a diferença de potencial entre esses dois pontos é de 1 volt (V).

volume corrente Volume de ar que se move para dentro e para fora dos pulmões em cada movimento respiratório.

volume residual Volume de ar que fica nos pulmões após esforço respiratório máximo.

volume sistólico Volume de sangue bombeado por um ventrículo durante um único batimento cardíaco.

volume ventilatório alveolar Volume de ar atmosférico fresco que entra nos alvéolos em cada inspiração.

watt (W) Unidade de energia; trabalho realizado por 1 joule (J) por segundo.

xilocaína Nome comercial para lidocaína, anestésico local relacionado à procaína.

zeitgeber Fatores comportamentais que levam consigo ritmos biológicos.

zigoto Ovo fertilizado antes da primeira clivagem.

zimogênio *Veja* proenzima.

GLOSSÁRIO

zona ativa Região local, dentro da terminação pré-sináptica, na qual vesículas sinápticas ancoram e são preparadas para ser liberadas por exocitose.

zona de início do potencial Região do axônio onde o potencial de ação é iniciado. Em muitos neurônios — mas não em todos —, o cone axônico.

zona de neutralidade térmica (zona termoneutra) Faixa da temperatura ambiente dentro da qual homeotermos podem controlar sua temperatura por meios passivos e sem elevação da taxa metabólica para manter a homeostase térmica.

zona H Zona clara no centro do sarcômero muscular em repouso, onde os filamentos de miosina não se sobrepõem aos filamentos de actina; região entre os filamentos de actina.

zona ventricular Região do cérebro que envolve os ventrículos cerebrais; em embriões de vertebrados, células da zona ventricular permanecem mitóticas e geram os neurônios do cérebro e da medula espinal.

zônula Zona.

zonula adherens Tipo de desmossoma nas células epiteliais que forma um cinto de adesão célula-a-célula sob as junções fechadas.

zonula occludens Junções fechadas entre células epiteliais, geralmente apresentando configuração em forma de anel e que servem para ocluir as passagens transepiteliais extracelulares.

zwitterion* Molécula que transporta tanto os sítios ionizados negativamente e positivamente como os sítios ionizáveis.

---

*N. do T.: *zwitterion* — palavra alemã que significa íon híbrido.

ÍNDICE ALFABÉTICO

A

Abalos e tétano, 346
Abomaso, 595, 688
Absorção de alimentos, 611-614
- através da superfície corpórea externa, 583
Ação dinâmica específica, 625, 688
Acetilcolina, 163, 437, 688
Acetilcolinesterase, 166, 688
Acetilfosfato, 63
Ácido(s), 43
- ascórbico, 616
- aspártico, 53
- cítrico, 80
- clorídrico, 608
- desoxirribonucleico (v. DNA)
- fólico, 616
- fosfoenolpirúvico, 63
- 2-fosfoglicérico, 80
- gama aminobutírico, 688
- glutâmico, 53
- graxos, ponto de fusão, 49
- iodoacético, 688
- láctico, 80
- nucleicos, 49, 55, 615, 688
- oxaloacético, 80
- pirúvico, 80
- ribonucleico, 55, 688
- úrico, animais que excretam, 580, 688
Acidose, 486, 688
- metabólica, 493, 688
- respiratória, 493, 688
Ácinos, 270, 498, 688
Aclimatação, 5, 688
- térmica, 631
Aclimatização, 5, 631, 688
Acomodação, 135, 238, 688
Acoplamento excitação-contração, 339, 688
- potencial de membrana e contração, 339
- retículo sarcoplasmático, 342
- túbulos T, 340
Acromegalia, 310, 688
Actina, 324, 688
- F, 327
- G, 327
Actomiosina, 332, 688
Açúcar(es)
- dissacarídeo, 50, 688
- monossacarídeos, 50, 688
Acuidade visual, 240, 688
Adaptação, 5, 136, 207
- homeoviscosa, 632
- sensorial, 209, 688
- - aumento da sensibilidade, 211
- - controle eferente da sensibilidade do receptor, 212
- - inibição dos receptores por retroalimentação, 213
- - mecanismos de, 210
Adaptativo, processo fisiológico, 5
Adenilato-ciclase, 290
Adenina, 55, 56
Adeno-hipófise, 283
Adenosina-trifosfato, 61
Adiposa, célula, 49
Adrenocorticotropina, 284
Adrenorreceptores, 268
Aequorina, 298, 342
Aeróbio, metabolismo, 74
Aferência-eferência, relações de, 207
Aferentes, 380
Agentes farmacológicos nas sinapses, 167
Agonistas, 179
Agrícolas, aplicações da fisiologia, 4

Água, 38, 615
- absorção de, 596
- animais que respiram, 540
- aquecimento pelos pulmões, 508
- como solvente, 39
- de hidratação, 40
- do canal alimentar, 601
- do mar, composição
- - do líquido extracelular, 532
- - química, 36
- doce, animais de, 540
- equilíbrio no trato gastrointestinal, 612
- evaportaiva, perda de, 537
- hormônios que regulam a, 310
- metabólica, 536
- molécula de, 38
- perda pelos pulmões, 508
- propriedades da, 39
- reabsorção de, controle da, 563
- transporte de, 112
- troca obrigatória de, 534-539
Alanina, 53
Alça de Henle, 537
Alcalose, 486
- metabólica, 493
- respiratória, 493
Aldosterona, 263, 305, 311, 556
Alfa-bungarotoxina, 588
Alfa-ceratinas, 53
Alfa-hélice, 52
Alimentos
- condução, armazenamento e digestão do, 591
- energia, adquirindo através dos, 582-617
- - absorção, 611-614
- - exigências nutricionais, 614
- - ingestão, métodos, 582-599
- - motilidade do canal alimentar, 599
- - resumo, 616
- - secreções gastrointestinais, 601-610
- ingestão, 536
- oxidação dos, produção de água metabólica durante a, 537
- recepção de, 591
Alometria, 627, 670
Alvéolos, 498
Ambiente, energia e, 671
Amblyhynchus, 639
Amido, 50
Amilase, 605
Aminas, 279
- biogênicas, 164
Aminoácidos, 615
- essenciais, 615
Ammospermosphilus leucurus, 649
Amônia, animais que excretam, 577
Amoniotélicos, 577
AMP cíclico, 289
- amplificação do sinal na via do, 290
- diversidade das respostas mediadas por, 293
Ampères, 46, 127
Amphiiuma, 501
Amphispiza belli, 537
Amplificação por cascatas enzimáticas, 298
Anabolismo, 619
Anaeróbio, metabolismo, 74
Análise
- bioquímica, 26
- estrutural de células, 2
Andrógenos, 312
Androstenediona, 305
Anelídeos, 532
Anemia perniciosa, 614
Aneurisma, 458

Anfíbios
- composição do líquido extracelular, 532
- coração dos, 448
- osmorreguladores, 541
- perda de água evaporativa, 537
- sistema digestório, 593
Anfipáticos, 40, 87
Anfótera, 43
Angiotensina II, 474, 552
Angiotensinogênio plasmático, 263
Angstrons, 677
Anguilla rostrata, 399
Anidrase carbônica, 489, 608
Animais
- de água doce, 540
- marinhos, 542
- que excretam ácido úrico, 580
- que excretam amônia, 577
- que excretam uréia, 578
- transgênicos, 19
Ânions, 39
Anisotrópica, banda, 324
Anódico, 128
Anodo, 46
Anodonta, 532
Anoxia, 476
Antagonistas, 179
Anticorpos monoclonais, 16, 264
- determinação de moléculas com, 16
Antígenos, 467
Antiportes, 100, 104
Ânus, 598
Aparelho
- justaglomerular, 551
- vestibular, 220
Aphelocheirus, 512
Apis mellifera, 669
Aplysia, 378
- composição do líquido extracelular, 532
Apnéia, 477, 500
Apoenzima, 66
Apólise, 319
Apopressor, 71
Aporrepressor, 71
Aprendizagem, 375, 384
Aquaporina, 534
Aquecimento, determinantes do, 633
- armazenamento de calor, 634
- condução, 634
- convecção, 634
- evaporação, 634
- irradiação, 634
Ar, animais que respiram, 543
Araneus diadematus, 273
Aranhas, 272
Arapaima, 446, 486
Arco(s)
- branquiais, 514
- reflexo, 374
- - monossináptico, 374
Area centralis, 240, 406
Arenícola, 532
Arginina, 53
Arginina-vasopressina, 287
Arginina-vasotocina, 287
Armazenamento
- do calor, 634
- do material secretado, 254, 259
Arteríolas, 463
- aferentes, 548
- eferentes, 548
Artrópodes

718 ÍNDICE ALFABÉTICO

- controle motor, 365
- perda de água evaporativa, 537
- terrestres, 546
Asparagina, 53
Asterias, 9
- composição do líquido extracelular, 532
Ativação enzimática, 72
Atividade, 42
- elétrica do coração, 437
- enzimática, 65
- - controle, 71
- temperatura e, 630
Atmosferas, 677
Átomos, 35
- número de elétrons nos, 36
ATP, 61
- produção metabólica do, 72-83
- regeneração durante a atividade muscular, 348
- uso pela ATPase da miosina e pelas bombas de cálcio, 348
Átrios, 436
- direito, 436
- esquerdo, 436
Atrito, 661
Audição, órgãos da, 223
August Krogh, princípio de, 14
Aurelia, 532
Ausência de glomérulos, 565
Auto-inibição, 213
Autônomo, termo, 380
Auto-radiografia, 16
Autotróficos, 582
Aves, 532
- sistema digestório, 593
Axônios, 117
- diâmetro do, 159
- gigantes, 138
- mielínicos, condução rápida saltatória em, 158
- velocidade de condução, 159

B

Bainha de mielina, 119
Baleias assassinas, 14
Banda
- A, 324
- I, 324
Baratas, 394
- composição do líquido extracelular, 532
Barbatanas, placas de, 585
Barorreceptores, 468
- arteriais, 469
Bars, 677
Bases, ácidos e, 43
Bastonetes, 209, 239
Bem-estar animal, 12
Berílio, 37
Besouro, 537
Beta-ceratinas, 54
Bexigas natatórias
- acúmulo de oxigênio contra grandes gradientes, 525
- - rede admirável, 526
- - secreção de oxigênio, 526
- do peixe-sapo, 358
Bicamada
- artificial, 99
- lipídica, 86
Bicos, estruturas quitinosas, 586
Bigorna, 225
Bile, 595, 603
Biotina, 616
Bloqueio atrioventricular, 440
Blotting, 27
Boca, enzimas secretadas na, 604
Bócio, 306
Bolo alimentar, 590
Bomba(s)
- calorimétrica, 622
- de membrana, 101
- de Na$^+$/K$^+$, 101
- de sódio, 133
- toracoabdominal, 503
Bombicol, 214, 253
Bombyx mori, 214, 271
Bordadura em escova, 554, 596
Botões gustativos, 591
Brachon cephi, 638
Bradicardia, 449

Bradicinina, 472
Brânquias dos peixes, 569
- absorção de sal na água doce, 570
- adaptação fisiológica em peixes migrantes, 570
- secreção de sal na água salgada, 569
Bronquioconstrição, 522
Bronquíolos, 498
Brônquios, 498
- dorsais, 504-505
- ventrais, 505
Bufo boreas, 668
Bulbo, 384
- olfatório, 384
Bulbogastrona, 607
Bulbus cordis, 447
Bursicon, neuro-hormônio, 317
Butoxamina, 269

C

Ca^{++}
- como segundo mensageiro, 299
- modulação da concentração intracelular de, 297
- proteínas ligadas ao, 299
- sistemas sinalizadores de, 297
Cadeia(s)
- alimentar, 582
- polipeptídicas, 51
- respiratória, 76
- simpática, 389
- transportadora de elétrons, 75
Caenorhabditis elegans, 374
Caixa torácica, 504
Calciferol, 616
Cálcio na ligação das pontes cruzadas, 337
Calcitonina, 311
Calcitriol, 311
Cálculo do potencial de inversão, 170
Caldesmona, 370
Calmodulina, 299, 370
Calor
- armazenamento de, 634
- de evaporação, 39
- perda de, 633
- produção de, 633
Calorias, 39, 622, 677
Calorimetria
- direta, 621
- indireta, 622
Calseqüestrina, 342
Camada plexiforme externa, 407
Câmara de Ussing, 110
Cambarus, 532
Camelus dromedarius, 667
Campo(s)
- em barril, 387
- receptivo, 406
Camundongo nocaute, 19
Canal(ais)
- alimentar, 589
- - motilidade do, 599
- - - controle, 599
- - - muscular e ciliar, 599
- - - peristalse, 599
- - secreções exócrinas do, 601
- arterial, 450
- auditivo, 225
- de potássio voltagem-dependentes, 145
- de sódio voltagem-dependentes, 141
- espinal, 382
- iônicos
- - ligante-dependentes, 120
- - papel dos, 126, 132
- - voltagem-dependentes, 119
- - - estrutura molecular, 145
- pericardioperitoneal, 444
- semicirculares, 220
Cancer magister, 486
Caninos, 586
Capacidade, 46
- de aquecimento, 633
- de auto-reparo, 87
- vital, 500
Capacitância, 46, 126, 128
Capilares, 433, 462
- fenestrados, 465
- linfáticos, 466
- sinusoidais, 465

Cápsula de Bowman, 547
Captura da presa, 586
- bicos, 586
- dentes, 586
- mandíbulas, 586
- toxinas, 587
Caranguejo, 404, 486
Carassius, 532
Carboidrases, 605
Carboidratos, 49, 50, 615, 624
Carbono, 37
Carboxiemoglobina, 483
Carcharhinus, 532
Carga elétrica, 46
Caroteno, 616
Carregador comum, 104
Cascavel, produção do som da, 361
Catabolismo, 620
Catalisadores, 63
Catálise por enzimas, 65
Catarata, 243
Catecolaminas, 265, 303
- circulantes, estimulação simpática e, 473
- efeitos, 268
- liberação de, 267
- regulação, 268
- síntese de, 265
Cátions, 39
Catódico, 128
Catodo, 46
Caudado-putâmen, 15
Cavidade(s)
- endocitótica, 583
- pleural, 504
- revestidas, 106
Cavum
- *arteriosum*, 449
- *pulmonale*, 448-449
- *venosum*, 449
Cecos gástricos, 594
Cefalização, 378
Cegueira
- de cores, 248
- noturna, 245
Celacanto, 53
Celenterado
- célula da rede nervosa, 118
- composição do líquido extracelular, 532
Celenteroma, 589
Célula(s), 19-26
- absortivas, 596
- amácrinas, 406
- análise estrutural de, 21
- bipolar da retina de um vertebrado, 118
- bipolares, 405
- caliciformes, 254
- ciliadas, 220
- colunares, 515
- cromafins, 265
- cultura celular, 25
- da rede nervosa de um celenterado, 118
- de associação do tálamo de mamífero, 118
- de cloreto, 543
- de Leydig, 312
- de primeira ordem, 406
- de Purkinje do cerebelo de mamífero, 118
- de Renshaw, 402
- de Schwann, 121, 159
- de segunda ordem, 406
- de terceira ordem, 406
- efetora, 374
- ganglionares, 239, 405
- gliais, 117, 150
- gradiente de íons como fonte de energia para, 102
- horizontais, 406
- junções entre, 108
- microinjetando substâncias em, 21
- mucosas, 596
- neurossecretoras, 281
- paracelular, 534
- pericitos, 463
- principais, 608
- propriedades osmóticas das, 94
- receptoras, 200, 201, 374
- - visuais dos vertebrados, 238
- retinulares, 235
- transcelular, 534
- uso de microeletrodos e micropipetas, 20
- zimogênicas, 608

ÍNDICE ALFABÉTICO   719

Celulase, 606
Centro(s)
- cardiovascular medular, 468
- respiratórios bulbares, 518
- termorreguladores dos não-mamíferos, 653
Cerebelo, 384
Cérebro, 378, 383
- de coruja, mapa auditivo, 415
- dos vertebrados, 384
- - desenvolvimento, 385
Channa argus, 447
Chiromantis xerampelina, 535, 580
Chondrichthyes, 532
Cianocobalamina, 616
Ciclo
- da uréia-ornitina, 579
- de contração-relaxamento, 344
- de Hodgkin, 143
- de Jacobs-Stewart, 494
- de Krebs, 81
- de ventilação descontínua, 510
- do ácido cítrico, 80
- menstrual, regulação do, 314
Ciclóstomo, 532, 593
Cinética
- de não-saturação, 98
- enzimática, 66
- - de ordem zero, 67
- - de primeira ordem, 67
- - de segunda ordem, 67
Cininas plasmáticas, 474
Cinocílio, 220
Circuito neuronal, 119, 150
- propriedades dos, 400-429
- redes
- - motoras, 418-426
- - sensoriais, 402-418
Circulação, 433-478
- aberta, 433
- bronquial, 501
- coronária, 440
- e a resposta imune, 467
- fechada, 435
- hemodinâmica, 452-456
- periférica, 456-466
- - capilares, 462
- - microcirculação, 462
- - sistema
- - - arterial, 456-461
- - - venoso, 461
- pulmonar, 435, 501
- regulação da, 468-475
- - controle da microcirculação, 473
- - controle do sistema cardiovascular central, 468
- respostas a condições extremas, 475
- - exercício, 475
- - hemorragia, 477
- - mergulho, 476
- - resumo, 477
- sistema circulatório, plano geral, 433
- sistema linfático, 466
- sistêmica, 435
- *v.* Coração
Cisteína, 53, 55
Cisternas cis, 257
Cistina, 55
Citellus, 668
Citocalasina, 107
Citocinas, 467
Citocromos, 77
- oxidase, 77
Citoplasma, 85
Citosina, 55, 56
Citossol, 72, 85
Cladogramas, 4
Clatrina, 106
Cloaca, 598
Clonagem
- de DNA, 18
- de gene, 18
- vetor de, 188
Clone, 17
Clonidina, 269
Cloretos, desvio dos, 489
Cloro, 36
Clorocruorina, 483
Clostridium botulinum, 73
Co-fatores, 66
Co-repressor, 70

Co-transmissor, 181
Coanócitos, 584
Cóclea, 225
- análise da freqüência pela, 228
- excitação das células ciliadas da, 227
Codificar as intensidades dos estímulos, 206
Coeficiente
- de atividade, 42
- de difusão, 90, 91
- de partição, 97
- de solubilidade de Bunsen, 482
Coenzima(s), 66
- A, 80
- transferidoras de elétrons, 75
Colchicina, 107
Colecistocinina, 286, 607, 610
Coleoptera, 317
Colesterol, 89, 305
Colículo inferior, 418
Coloração do anticorpo, 16
Coluna
- cortical, 413
- de dominância ocular, 413-414
Comercial, aplicação da fisiologia, 4
Comissura anterior, 384
Complacência, 228
- no sistema circulatório, 456
Complexo(s)
- enzima-substrato, 65
- pré-Botzinger, 518
Componente elástico em série, 345
Comportamento animal, 29, 374-429
- circuitos neuronais, propriedades dos, 400-426
- conceitos básicos, 391
- exemplos de, 393
- métodos de pesquisa em, 30
- navegação, 397
- orientação, 393
- - pelo eco, 395
- poder de experimentos sobre o, 29
- que não possuem sistema nervoso, 376
- resumo, 426
- sistema nervoso, 377-391
Composição da membrana, 86
Condução, 634
- saltatória, 159
Condutância, 46, 126
- térmica, 636
Condutividade, 45, 46
Conectivos, 378
Cone(s), 209, 444
- axônico, 119
Conformistas, animais chamados, 9
Constante
- de comprimento, 153
- de Michaelis-Menten, 68
- de permeabilidade, 91
- de tempo, 67, 129
- de velocidade, 67
- dielétrica, 39, 128
- física, 678
- química, 678
Contador
- de cintilação, 16
- de Geiger, 16
Conteúdo quântico, 175
Contração muscular, 323
- bases estruturais, 323-334
- controle neuronal, 364
- - motor em artrópodes, 365
- - motor nos vertebrados, 364
- dos sarcômeros, 327
- efeito das pontes cruzadas sobre a relação força-velocidade, 335
- energética da, 347
- - regeneração do ATP durante a atividade muscular, 348
- - uso de ATP pela ATPase da miosina e pelas bombas de cálcio, 348
- isométrica, 334
- isotônica, 334
- mecânica da, 334-337
- pontes cruzadas e a produção de força, 331
- regulação da, 337-345
- - acoplamento excitação-contração, 339
- - cálcio na ligação das pontes cruzadas, 337
- - ciclo de contração-relaxamento, 344
- - relação entre a força e a velocidade de encurtamento, 334
- substrutura do miofilamento, 326
Contralateral, resposta motora, 394

Contratura, 39
Controle
- cefálico, 608
- da atividade enzimática, 71
- da microcirculação, 473
- da síntese enzimática, 70
- do sistema cardiovascular central, 468-473
Convecção, 510, 634
Convenções elétricas, 46
Convergência, 401
- binocular, 238
Copépodo *Pontella*, 234
Coração, 263, 436-452
- anatomia, 436
- atividade elétrica, 437
- - marcapassos miogênicos e neurogênicos, 437
- - potenciais de ação cardíacos, 438
- - potenciais dos marcapassos, 437
- - transmissão da excitação, 439
- átrios, 436
- circulação coronária, 440
- contração do, 452
- de vertebrados, 445
- débito cardíaco, 441
- dos anfíbios, 448
- dos mamíferos, 450
- dos pássaros, 450
- dos peixes, 446
- dos répteis
- - crocodilianos, 449
- - não-crocodilianos, 448
- efeito da gravidade e da posição do corpo sobre a pressão e o fluxo, 460
- endocárdio, 440
- epicárdio, 440
- feixe de His, 440
- fluxo sangüíneo, 453
- - laminar, 453
- - turbulento, 453
- linfático, 467
- mecanismo de Frank-Starling, 441
- miocárdio, 437
- nódulo
- - atrioventricular, 440
- - sinoatrial, 437
- pericárdio, 444
- potencial de marcapasso, 437
- propriedades mecânicas do, 441
- relação entre pressão e fluxo, 454
- seio venoso, 437
- trabalho realizado pelo, 443
- velocidade do fluxo sangüíneo arterial, 461
- ventrículos, 436
- volume sistólico, 441
Córnea, 238
Corno
- dorsal, 382
- ventral, 382
Corpo(s)
- aórticos, 520
- caloso, 384
- carotídeos, 520
- cetônicos, 307
- geniculado lateral, 405
- humano, composição química, 36
- lúteo, 316
Corpora
- *allata*, 317
- *cardiaca*, 317
Corpus
- *allatum*, 319
- *cardiacum*, 319
Corpúsculo de Pacini, 210
Corrente
- de capacitância, 128
- de comporta, 143
- de escuro, 241
- de receptor, 204
- elétrica, 46
- em solução aquosa, 45
- sinápticas, 167
Corrida, 663
Cortar a presa, 586
Córtex
- auditivo, 387
- cerebral dos mamíferos, 385
- de associação, 385
- de projeção primário, 386
- motor, 387

720 ÍNDICE ALFABÉTICO

- visual, 387
- - primário, 410
- - processamento da informação no, 410
- visual, 405
Cortisol, 263, 305
Corujas, mapa auditivo de um cérebro de, 415
Cranianos, nervos, 381
Cretinismo, 306
Cribellum, 273
Cripta de Lieberkühn, 596
Cristas, 74
Cromatografia, 27
- de coluna, 27
- de papel, 27
- por afinidade, 27
Cromograninas, 265
Cronobiologistas, 665
Crosta terrestre, composição química, 36
Crustáceos
- composição do líquido extracelular, 532
- pericárdio dos, 444
Cultura celular, 25
Cúpula, 223
Curva
- de força-velocidade, 334, 335
- de Starling, 441
- de titulação, 45
Custo metabólico da locomoção, 658
Cutícula, 319
Cyclorana alboguttatus, 537

D

Débito(s)
- cardíaco, 441
- de oxigênio, 74, 82, 621
Defecação, 590, 596, 598
Deficiência calórica, 615
Definições químicas, 678
Deglutição, 599
Dendritos, 117
Densitômetro, 16
Dentes, 586
Depuração renal, 553
Desidrogenases, 75
3-desidrorretineno, 244
Desinibição, 401
Deslizamento dos filamentos, 328
Desmossomo, 109
Desnaturação, 55
Desoxiemoglobina, 483
2-desoxirribose, 50
Despolarização, 125
Desvio dos cloretos, 489
Detectores de coincidência, 418
Diabetes mellitus, 307
Diacilglicerol, 295
Diafragma, 504
Diástole, 437
Dictyoptera, 317
Dieta, 598
Diferença de potencial química, 130
1,3-difosfoglicerato, 80
Difusão, 90
- através de canais da membrana, 99
- coeficiente de, 91
- simples através da bicamada de lipídio, 96
Digestão, 595, 604
- condicionamento do comportamento na, 608
- extracelular, 589
- intracelular, 589
Diidroxiacetona-fosfato, 80
Dióxido de carbono, 37, 480
- níveis aumentados (hipercapnia), 523
- transporte no sangue, 487
Dipodomys merriami, 538, 544
Dipolo, 38
Dipsosaurus, 639
Diptera, 317
Direitos do animal, 12
Disco(s)
- intercalados, 439
- Z, 324
Dispnéia, 500
Distribuição de Poisson, 175
Divergência, 401
DNA, ácido desoxirribonucleico, 7
- clonagem de, 18

- endógeno, 56
- isolamento do, 55
- recombinante, 18
- *v.* Ácido desoxirribonucleico
Dobras junctionais, 165
Dormência, 656
Dragagem de solvente, 612
Drosophila, 145, 246, 302
Ducto
- biliar, 595
- coletor, 547, 555
- linfático torácico, 612
- pancreático, 595
- torácico, 466
Duodeno, 595
Dytiscus, 510-511

E

Ecdise, 319
Ecdisona, 317
Eco, orientação pelo, 395
Ectotermia, 639
Ectotermos, 636
- em ambientes de congelamento e frios, 638
- em ambientes tépidos e quentes, 638
- relações térmicas dos, 638-641
Edema, 466
Efeito(s)
- Bohr, 485
- cronotrópico
- - negativo, 440
- - positivo, 440
- de Bernoulli, 584
- dromotrópico positivo, 440
- Haldane, 490
- inerciais, 660
- Root, 486
- *salting-out*, 527
Eferência neuronal, 204
Eferentes, 380
Eficácia sináptica, 174
Efluxo, 91
Elasmobrônquios, 446
- glândula retal dos, 565
- marinhos, 541
- sistema digestório, 593
Elefantíase, 467
Elementos transicionais, 257
Eleodes armata, 537
Elétrica, recepção, 229
Eletricidade animal, 122
Eletrocardiograma, 438
Eletrodo
- de corrente, 125
- de referência, 124
Eletroforese, 27
Eletrogênica, 101, 133
Eletrólitos, 39
- canal alimentar e, 601
- coeficientes de atividade de, 42
- equilíbrio no trato gastrointestinal, 612
- fortes, 42
- fracos, 42
- seletividade a, 105
Eletromiograma, 353
Eletronegatividade, 38
Elétrons, 35
- cadeia transportadora de, 75
- de valência, 37
- número no átomo, 36
Eletroolfatograma, 219
Eletroplacas, 183
Eletrorreceptores, 201
Eletrorretinograma, 242, 243
Embrião de pássaro, 452
Eminência média, 282
Emulsificadas, 606
Encefalinas, 181, 607
Endergônica, 60
Endocárdio, 440
Endocitose, 106, 583, 612
- mecanismo de, 106
- mediada por receptor, 106
Endolinfa, 223, 226
Endométrio, 316
Endopeptidases, 604
Endorfinas, 181

Endotelinas, 474
Endotélio, 456
- compostos produzidos pelo, 474
Endotermia em ambientes
- frios, 646
- quentes, 649
Endotermos, 636
- relações térmicas dos, 643
Energética
- da contração muscular, 347
- das células vivas, 56-64
- gasto de, 619-673
- - ambiente e evolução, 671
- - dormência, 656
- - locomoção, 658
- - medida da taxa metabólica, 620
- - metabolismo energético, 619
- - relações térmicas
- - - dos ectotermos, 638
- - - dos endotermos, 643
- - - dos heterotermos, 641
- - reprodução, 669
- - resumo, 672
- - ritmos corporais, 665
- - tamanho corporal e taxa metabólica, 626-630
- - temperatura e a atividade animal, 630
Energia, 58
- adquirir, 582-617
- - absorção de alimentos, 611-614
- - exigências nutricionais, 614
- - ingestão de alimentos, 582-599
- - motilidade do canal alimentar, 599
- - resumo, 616
- - secreções gastrointestinais, 601-610
- cinética, 58, 454
- de ativação, 62
- fosforilação de, 74
- leis da termodinâmica, 58
- livre, 59
- nervosas específicas, 400
- oxidação de, 74
- potencial, 58
- química, 58
- - transferência por reações acopladas, 60
- transdução quimiosmótica de, 102
- transferência de, 74
Engenharia genética, 18
Enguia Americana, 399
Ensaios colorimétricos, 26
Enteroglucagon, 607
Enteroquinase, 607
Entropia, 58
Enzimas, 52, 63-70
- cinética, 66
- co-fatores, 66
- digestivas, 604
- efeito da temperatura e do pH sobre as reações, 65
- especificidade, 64
- inibição, 68
- mecanismo de catálise por, 65
- proteolítica, 64
- sítios ativos, 64
Epicárdio, 440
Epiderme, permeabilidade da, 534
Epífise, 384
Epinefrina, 265
- respostas fisiológicas, 270
Epitélio
- absortivo, 611
- digestivo, 596
- intestinal, 595
- respiratório, 480
- transporte ativo de sal pelo, 109
Eptatretus, 532
Equação(ões)
- da reta, 676
- de difusão de Fick, 90
- de Goldman, 131
- de Henderson-Hasselbalch, 44, 45, 493
- de Lineweaver-Burk, 68
- de Michaelis-Menten, 68
- de Nernst, 130
- de van't Hoff, 630
- exponenciais, 676
Equilíbrio
- ácido-básico, trocas gasosas e, 480-528
- de Donnan, 93
- dinâmico, 95

ÍNDICE ALFABÉTICO 721

- eletroquímico, 130
- energético, 614
- órgãos de, 223
- osmótico e iônico, 531-581
Equinodermos, 532
Ergs, 677
Eritropoese, 523
Eritropoetina, 523
Escala
- de pH, 43
- média, 226
- timpânica, 226
- vestibular, 226
Escherichia coli, 18
Escorpião, 537
Esfíncter
- pilórico, 595
- pré-capilares, 463
Esfingolipídios, 87
Esôfago, 594
Espaço morto fisiológico, 500
Espectro de ação, 246
Espectrofotômetro, 26
Espectrômetro de massa, 28
Espiráculos, 507, 510
Espuma de plasma, 455
Estado
- ativo, 345
- de equilíbrio iônico, 94
- fisiológico, 31
- nutricional equilibrado, 614
Estatocistos, 223
Estatólito, 223
Estenoalinos, 540
Esterases, 607
Estereocílios, 220
Esteróis, 49, 87
Estimulação
- parassimpática, 474
- simpática e catecolaminas circulantes, 473
Estímulo(s)
- chaves, 392
- do ambiente, recepção de, 200-250
- - células receptoras, propriedades das, 201
- - codificando as intensidades dos, 206
- - elétrica, 229
- - eletrorretinograma, 243
- - faixa de fracionamento, 208
- - fotorrespostas primárias, 237
- - gustação, 213-220
- - luz, pintura e visão colorida, 246
- - mecanorrecepção, 220-229
- - olfação, 213-220
- - propriedades gerais, 201-213
- - relações de aferência-eferência, 207
- - resumo, 249
- - sensibilidade sensorial, controle da, 209
- - sensorial, limitações, 248
- - térmica, 231
- - transdução à eferência neuronal, 204
- - transdução sensorial, mecanismos e moléculas, 202
- - visão, 232
Estivação, 658
Estômago, 587, 594
- digástrico, 594
- enzimas secretadas no, 604
- monogástrico, 594
Estradiol, 305
Estrelas-do-mar, 532
Estribo, 225
Estrógenos, 312
Estrona, 305
Estrutura
- atômica, 35
- primária, 51
- quaternária, 52
- secundária, 51
- terciária, 52
Etológica, 391
Eupnéia, 499
Eurialinos, 540
Evaporação, 634
Evolução, energia e, 671
Excitabilidade animal, 122
Excitação
- contração, acoplamento, 339
- da membrana, 122-126
- - canais iônicos, 126
- - características elétricas passiva e ativa, 124

- - medição dos potenciais, 123
- das células ciliadas da cóclea, 227
- pós-sinápticas, 170
- transmissão por todo o coração, 439
Excreção
- calorimetria indireta, 622
- de resíduos nitrogenados, 575-580
- - de ácido úrico, 580
- - de amônia, 577
- - de uréia, 578
- do íon hidrogênio, 492
Exercício
- coração e, 475
- intenso, 524
- moderado, 524
- perda de água, 537
- pesado, 524
- respostas respiratórias ao, 524
Exergônica, 60
Exocitose, 106, 256
- mecanismos de, 106
Exopeptidases, 604
Experimentação animal em fisiologia, 12
Extensão metabólica, 621
Extravasamento, 467

F

Facilitação
- heterossináptica, 197
- sináptica, 194
Fagócitos, 467
Fagocitose, 106, 467, 583
Fahraeus-Lindqvist, efeito de, 455
Faixa
- de fracionamento, 208
- dinâmica, 207
- visual, 239
Farads, 46, 128
Fase
- celíaca, 609
- de platô, 438
- folicular, 315
- gástrica, 609
- intestinal, 609
- lútea, 316
Fator
- de segurança, 154
- intrínseco, 614
Febre, 654
Feedback, 7, 11
- de alça curta, 280
- de alça longa, 280
- negativo, 8, 11
- positivo, 11, 280
Feedforward, 279
Feixe de His, 436, 440
Fendas, 112
Fenilalanina, 53
Fenilefrina, 269
Fenoxibenzamina, 391
Fentolamina, 269
Fermentação, 594
- intestinal, 598
Feromonas, 253
Feto de mamífero, 450
Fezes, 598
Fibra(s)
- aferente, 119
- aferentes do músculo esquelético, 472
- do músculo esquelético dos vertebrados, 349
- - classificação, 349
- - controle funcional, 350
- extrafusais, 421
- glicolíticas de abalo rápido, 350
- intrafusais, 421
- musculares, 323
- - nuas, 333
- nervosas, 117
- oxidativas de abalo rápido, 350
Fígado, 595
Filamentos
- finos, 324
- grossos, 324
Filogenia molecular, 377
Filtração
- glomerular, 549
- ingestão por, 584

- sistemas de, 572
Fisiologia, 1
- ambiental, 4
- animal, 1-13
- - aclimatação, 5
- - aclimatização, 5
- - adaptação, 5
- - conformidade, 9
- - estudo da, 4
- - experimentação, 12
- - homeostasia, 7
- - literatura das ciências da, 9
- - regulação, 9
- - relações estrutura-função, 4
- - resumo, 12
- - sistemas de controle de feedback, 7
- - subdisciplinas, 3
- - temas centrais, 4
- comparada, 3
- evolutiva, 4
- métodos experimentais para pesquisa em, 14-33
Fixação
- de placa, 141
- de voltagem, 139, 140
Flavina-adenina-dinucleotídio, 75
Fluidez da membrana, 89
Flúor, 36
Fluxo
- capilar, 465
- laminar, 453
- na membrana, 90
- osmótico, 92
- resultante, 91
- sangüíneo do coração, 452
- - arterial, 461
- - venoso, 461
- turbulento, 453
Foca Weddell, 524
Folha beta pregueada, 53
Folículos, 259
Forame de Panizzae, 449
Força(s)
- de van der Waals, 54, 87
- eletromotriz, 128
- pontes cruzadas e a produção de, 331
- transitória, produção de, 345
- - abalos e tétano, 346
- - componente elástico em série, 345
- - estado ativo, 345
- - velocidade, relação entre, 334
Fórmulas, 678
Fosfato de creatina, 348
Fosfoarginina, 62, 63
Fosfocreatina, 62, 63, 348
Fosfoenolpiruvato, 80
Fosfogênico, 62
Fosfoglicerídios, 87
Fosfolipase, 295
Fosfolipídios, 40, 50
- de inositol, 290
Fosforilação, 61
- de energia, 74
- em nível de substrato, 80
- oxidativa, 78
Fosforilase cinase, 293
Fósforo, 36
Fotopigmento, 232
Fotoquímica dos pigmentos visuais, 243, 247
Fotorrecepção, 242
Fotorreceptores, 126, 201
Fotorrespostas primárias, 237
Fototaxia
- negativa, 394
- positiva, 394
Fóvea, 240, 406
Frank-Starling, mecanismo de, 441
Freqüência
- cardíaca, 441
- modulada, 396
Fusos neuromusculares, 421

G

Gafanhoto, 537, 573
- regulação iônica, 537
Gametas, produção de, 670
Gânglios, 120, 377
- celíaco, 389

722 ÍNDICE ALFABÉTICO

- da raiz dorsal, 382
- espiral, 228
- estomatogástrico, 426
- paravertebral, 389
Ganho de calor, 633
Gás(es)
- lei dos, 483
- medição de concentração de, 20
- transferência do sangue e para o sangue, 488
- transferência na água de, 512-515
- - anatomia funcional das guelras, 514
- - fluxo e trocas gasosas através das guelras, 512
- transferência no ar de, 497-512
- - anatomia funcional do pulmão, 497
- - aquecimento e perda de água através dos pulmões, 508
- - circulação pulmonar, 501
- - em ovos de pássaros, 509
- - sistema traqueal de insetos, 509
- - surfactantes pulmonares, 507
- - ventilação do pulmão, 504
- transferência, regulação, 515
Gastrina, 607-609
- entérica, 609
- intestinal, 609
Gehydra variegata, 537
Géis de polímeros, 255
Gene(s), 55
- estruturais, 70
- regulador, 70
Gigantismo, 310
Girafa, 460
Glândula(s), 252-276
- adrenal, 263
- apócrina, 270
- custo energético da atividade das, 273-276
- da antena, 573
- da seda de invertebrados, 271
- de Brunner, 609
- de sal, 565
- - em pássaros, 566
- - em répteis, 566
- de vertebrados, 263
- écrina, 270
- endócrinas, 261, 263
- exócrinas, 261, 270
- fiandeiras, 272
- paratireóides, 263
- pituitária, 263, 283
- - anterior
- - - controle hipotalâmico, 282
- - - hormônios glandulares liberados da, 283
- - - hormônios trópicos, 284
- - posterior, neuro-hormônios liberados da, 285
- resumo, 276
- retal dos elasmobrânquios, 565
- salivar, 591
- - vertebrados, 270
- secreções, 260-273
- - celulares, 252-260
- timo, 263
- tireóide, 263
Gliceraldeído 3-fosfato, 80
Glicerol, 37
- 3-fosfato, 63
Glicina, 53
Glicocálice, 254, 596
Glicocorticóides, 303, 304
Glicogênese, 293
Glicogênio, 50
Glicogenólise, 293
Glicólise, 78
Glicose, 50
- 1-fosfato, 63
- 6-fosfato, 63
Glicosidase, 606
Glicosúria, 307
Glomérulo, 547
- ausência de, 565
Glucagon, 304, 307, 308
Glumitocina, 287
Glutamina, 53, 577
GMP cíclico, 294
GnRH, 286
Gola facial, 416
Gonadotropinas, 283
Gordura(s), 49, 647
- marrom, 646
- produção de calor, 624
- quociente respiratório, 624

Gradiente
- de concentração, 86
- de íons como fonte de energia para célula, 102
- eletroquímico, 93
- entre o animal e seu meio ambiente, 534
- osmótico corticomedular, 562
- papel dos, 132
- químico, 130
Gramas, 677
Grânulos secretores, 255
Gravidade, coração e, 460
Grupo amida, 5, 51
Guanina, 55, 56
Guanosina-trifosfato, 62
Guelras
- fluxo e troca gasosas através das, 512
- traqueais, 511
Gustação, 213-220
- recepção da, 214

H

Habituação, 426
Hadrurus arizonensis, 537
Hamster, 215
Hélice, 225
Helicotrema, 226
Hélio, 36
Hematócrito, 453-454
Heme, 77, 482
Hemeritrina, 483
Hemimetabólicos, 317
Hemiptera, 317
Hemisfério cerebral, 384
Hemocele, 433
Hemocianina, 483
Hemoglobina, 482
Hemolinfa, 433
Hemorragia, coração e, 477
Hepatócitos, 612
Herbívoros, 588
Heterotermia limitada, 649
Heterotermos, 637
- regionais, 637
- relações térmicas dos, 641
- temporais, 637
Heterotróficos, 582
Hexoses, 50
Hibernação, 657
Hibridomas, 17
Hidratação, 39
Hidrofílica, 40
Hidrofóbica, 40
Hidrofobicidade, 27
Hidrogênio, 36, 37
- pontes de, 38
Hidrólise, 594
Hidroxiapatita, 615
Hipercapnia, 523
Hiperemia, 475
- ativa, 475
- reativa, 475
Hiperglicemia, 307
Hiperosmótica, 92, 537
Hiperpnéia, 499
Hiperpolarização, 125
Hipertermia, 645
Hipertônica, 92
Hiperventilação, 499
Hipófise, 281, 384
Hipoglicemia, 308
Hiposmótico, 92, 539
Hipotálamo, 281, 384, 385, 651
Hipotermia, 645
Hipóteses, 14
- de Starling, 465
- do gradiente standing, 112
Hipotônica, 92
Hipoventilação, 499
Hipoxia, 441, 522
Histamina, 474, 609
Histidina, 53
Holometabólicos, 317
Homarus, 532
Homeostase, 278
- osmótica extracelular, 540
Homeostasia, 7
Homeotermos, 635
Homo sapiens, 374

- composição do líquido extracelular, 532
- perda de água evaporativa, 537
Homoiotermos, 635
Homúnculo sensorial, 386
Hoplerythrinus, 447
Hormônio(s), 278-322
- ação, mecanismos celulares, 287
- adeno-hipofisários, 283
- adrenocorticotrópico, 283
- antidiurético, 285, 310, 556
- da eclosão, 317
- do crescimento, 308
- do desenvolvimento, 303
- de insetos, 318
- efeitos fisiológicos dos, 303-316
- em invertebrados, 316
- esteróides, 279
- estimulante da tireóide, 284
- folículo-estimulante, 284
- funções gerais, 279
- glandulares liberados da glândula pituitária anterior, 283
- hipotalâmicos, 283
- inibidor
- - da prolactina, 283
- - de MSH, 283
- inibidores da liberação, 282
- juvenil, 317
- liberadores, 282
- - de corticotropina, 283
- - de gonadotropina, 283
- - de TSH, 283
- - do GH, 283
- lipoinsolúvel, 288
- lipossolúvel, 288
- luteinizante, 284
- metabólicos, 303
- mobilização de glicose estimulada por, 293
- na lactação, 316
- neuro-hipofisários, 285
- no parto, 316
- não-peptídicos neuro-hipofisários, 287
- paratireóideo, 311
- peptídeos, 279, 286
- peptídicos, 599
- - gastrointestinais, 607
- pró-toracicotrópico, 317
- que regulam a água e o equilíbrio eletrolítico, 310
- regulação da secreção dos, 279
- reprodutivos, 312
- - de mamíferos, 313
- resumo, 320
- sexuais esteróides
- - em fêmeas, 314
- - em machos, 312
- sistemas
- - endócrinos, 279
- - neuroendócrinos, 281
- tipos químicos, 279
- tireóideos, 305
- trópicos da glândula pituitária anterior, 284
Horseradish-peroxidase, 107
Hyalophora cecropia, 320, 669
Hydra, 279, 374

I

Íleo, 595
Ilhotas de Langerhans, 307
Immunoblotting, 27
Impulsos nervosos, 119, 134
- sinais extracelulares da condução do, 157
Imune, circulação e a resposta, 467
Incisivos, 586
Incompatibilidade de impedância acústica, 225
Indução enzimática, 70
Indutor, 70
Inércia, 660
Inflamatórios, 474
Influências elétricas sobre a distribuição iônica, 93
Influxo, 91
Infravermelho, 243
Ingestão de alimentos, 536, 582-599
- através da superfície corpórea externa, 583
- calometria indireta, 622
- captura da presa, 586
- condicionamento do comportamento na, 608
- de líquidos, 585
- de vegetais, 588
- endocitose, 583

ÍNDICE ALFABÉTICO   723

- pastagem, 588
- por filtração, 584
- por suspensão, 584
Inibição
- enzimática, 68
- - competitiva, 69
- - não-competitiva, 69
- lateral, 213, 403
- pelo produto final, 71
- pós-sinápticas, 170
- pré-sináptica, 173
Inositol-trifosfato, 295
Insaturado, 49
Inseto
- composição do líquido extracelular, 532
- hormônios do desenvolvimento dos, 318
- ouvido do, 229
- sistema traqueal de, 509
Insulina, 304, 307
Integração nas sinapses, 189
Intensidades dos estímulos, 206
Intermuda, 317
Interneurônios, 119, 120
Internodos, 159
Intestino
- absorção de nutrientes no, 611
- - difusão simples, 611
- - endocitose, 612
- - mecanismo especial dos lipídios, 612
- - transporte ativo, 612
- - transporte mediado por carregador, 611
- delgado, 595, 604
- distal, 596
Intracelulares, mensageiros, 278
Inulina, 553
Inversão, cálculo do potencial de, 170
Invertebrados
- ação hormonal em, 316
- glândula da seda, 271
- regulação da temperatura, 669
- ventilação pulmonar, 507
Íon(s), 117
- absorção de, 596
- de carga oposta, 129
- hidrogênio
- - distribuição entre os compartimentos, 493
- - excreção, 492
- - produção, 492
- hidrônio, 42
- hidroxila, 42
- ligação a macromoléculas, 47
- medição da concentração de, 20
- metálicos que funcionam como co-fatores, 66
- orgânicos dos tecidos, 533
- sítios ligadores de, 47
- troca obrigatória de, 534-539
Ionização da água, 42
Ipsilateral, resposta motora, 394
Irradiação, 634
Isoleucina, 53
Isometria, 627
Isométrica, contração ventricular, 443
Isoproterenol, 269, 391
Isosmótica, solução, 92
Isosmótico, 542
Isotocina, 287
Isotônica, solução, 92
Isotrópica, banda, 324
Isquemia, 475

J

Jacaré, 532
Janela
- oval, 225
- redonda, 225
Jejuno, 595
Joules, 677
Junção(ões)
- abertas, 161, 439
- entre células, 108
- - abertas, 108
- - fechadas, 109
- neuromusculares, 161

K

Kerckring, pregas de, 596
Kohn, poros de, 498

Krebs, ciclo de, 81

L

Lactação, 671
- hormônios na, 316
Lácteo central, 466
Lactífero central, 596
Lactrodectus mactans, 272
Lacusta migratória, 537
Lagartixa, 537
Lagarto, 537
Lagena, 227
Lagosta, 426
- composição do líquido extracelular, 532
Lagostim, 532
Lamber a presa, 586
Lamelas, 514
Lampetra, 532
Larva, 317
- do Tenebrio, 574
Latimeria, 532, 540
Lecitina, 606
Lei(s)
- da termodinâmica, 58
- das energias nervosas específicas, 206
- de ação das massas, 43
- de Avogadro, 483
- de Fourier do fluxo de calor, 645
- de Gay-Lussac, 483
- de Graham, 481
- de Hess, 621
- de Kleiber, 628
- de Laplace, 444
- de Ohm, 46, 127
- de Poiseuille, 454
- de Weber-Fechner, 208
- dos gases, 483
Leitos microcirculatórios, 463
Lente corneal, 235
Lepidoptera, 317
Leptograspus variegatus, 515
Lesma, 434
- composição do líquido extracelular, 532
Leu-encefalina, 286
Leucina, 53
Leucócitos, 467
Liberação
- pré-sináptica de neurotransmissores, 174-178
- transcitótica, 259
Liberadores, 392
Ligação(ões)
- covalentes polares, 38
- fosfodiésteres, 56
- peptídicas, 51
Limiar de detecção, 202
Limnoria, 606
Limulus, olhos do, 234, 404
Linfa, 466, 612
Linfócitos, 467
Linfonodos, 467
Língua, 591
Linha(s)
- de células, 26
- H, 324
- M, 324
- Z, 324
Linhagem de células, 25
Lipases, 606
Lipídios, 49, 615
- difusão simples através da bicamada de, 96
- mecanismo especial dos, 612
- moléculas de, 34
Lipofílica, 50
Lipoproteína, 86
Líquido(s)
- cerebroespinal, 382
- corporais humanos, composição eletrolítica, 533
- extracelular, composição do, 532
- ingestão de, 585
- - cortar e lamber, 586
- - perfurar e sugar, 585
Lisina, 53
Lisina-vasopressina, 287
Lisolecitina, 107
Lisossomos, 583
Listra retiniana, 415
Lítio, 37

Litros, 677
Lobo
- inferior, 384
- occipital, 384
- olfatório, 384
- óptico, 384
Localização pelo eco, 395
Locomoção, energética da, 658-665
- aérea, 661
- aquática, 661
- custo da, 658
- fatores físicos, 660
- tamanho do animal, 658
- terrestre, 661
- velocidade, 658
Locusta, 532
Loligo, 532
Lulas, 435
- composição do líquido extracelular, 532
Lumbricus, 532
Lumens, 677
Lux, 677
Luz, 246
- microscopia de, 21
- polarizada, plano da, 236
- respostas a alterações na intensidade da, 238
Lycosa tarantula, 272

M

Macromoléculas, 35
- ligação dos íons a, 47
Máculas, 223
Magnetita, 399
Mamíferos
- composição do líquido extracelular, 532
- coração dos, 450
- córtex cerebral dos, 385
- feto de, 450
- marinhos, 545
- osmorreguladores, 541
- ouvidos dos, 223, 225
- perda de água evaporativa, 537
- que vivem no deserto, 544
- rim de, 546-564
- - anatomia, 547
- - controle da reabsorção de água, 563
- - depuração renal, 553
- - mecanismo de concentração de urina, 560
- - produção de urina, 549
- - regulação de pH, 558
- - sistema digestório, 593
- - ventilação pulmonar dos, 504
Mandíbulas, 586
Mapa
- auditivo de um cérebro de coruja, 415
- tonotópico, 415
Mapeamento retinotópico, 387
Marcapassos, 437
- miogênicos, 437
- neurogênicos, 437
- potenciais dos, 437
Maré
- ácida, 493
- alcalina, 493, 608
Mariposa, 214
Martelo, 225
Maxilas, 585
Mecânica do coração, 441
Mecanismo(s)
- osmorregulatórios, 533
- pós-sinápticos, 183-189
Mecanorrecepção, 220
- células ciliadas, 220
- órgãos de equilíbrio, 223
- ouvido
- - de um inseto, 229
- - dos vertebrados, 223
Mecanorreceptores, 126, 201, 220, 468
Medição
- da pressão sangüínea e intracelular, 20
- das concentrações de íons e gás, 20
- das propriedades elétricas, 20
Medida da taxa metabólica, 620
Medula
- adrenal de mamíferos, 265
- espinal, 120, 381
- oblonga, 384

ÍNDICE ALFABÉTICO

Medusa, 532
Megacólon congênito, 600
Megascolides australis, 433
Meia duração, 359
Meio intracelular, 86
Melanina, 283
Melolontha, 510
Membrana(s), 85-113
- atravessar a, 90
- basilar, 226
- bicamadas artificiais, 99
- bombas de, 101
- composição da, 86
- condutância da, 126
- conteúdo de lipídio das, 90
- contração e, 339
- corioalantóide, 452
- de bicamada lipídica, 90
- de mosaico líquido, 88
- de Reissner, 226
- difusão, 90, 96, 99
- endocitose, 106
- equilíbrio de Donnan, 93
- estrutura, 85
- excitação da, 122-126
- exocitose, 106
- fluidez da, 89
- fluxo na, 90
- forma, variação, 90
- heterogeneidade das proteínas integrais da, 89
- influências elétricas sobre a distribuição iônica, 93
- junções entre células, 108
- movimentos passivos através da, 96
- organização, 85
- osmolaridade, 92
- osmose, 91
- plasmática, 85
- propriedades
- - elétricas passiva e ativa, 124, 126
- - osmóticas das células, 94
- resistência da, 126
- resumo, 113
- seletividade da, 105
- - a eletrólitos, 105
- - a não-eletrólitos, 105
- semipermeável, 91
- separação de cargas através das, 131
- tectória, 227
- timpânica, 225
- tonicidade, 92
- transporte
- - ativo, 100-105
- - epitelial, 109-113
- - facilitado através da, 100
Memória, 376
Menarca, 315
Menopausa, 315
Mensageiros químicos e reguladores, 278
Menstruação, 316
Mergulho
- coração e, 476
- por animais de respiração aérea, 523
Meroniosina
- leve, 327
- pesada, 327
Mesencephalicus lateralis dorsalis, 418
Mesobrônquio, 505
Mesotocina, 287
Metabolismo, 57, 619
- aeróbio, 74
- anaeróbio, 74
- energético, 619
- - eficiência, 81
Metamorfose, 317
Metarrodopsina II, 244
Metarteríolas, 463
Metazoários, 278
Metemoglobina, 483
Metionina, 53
Metros, 677
Micção, 547
Micela, 40, 606
Microcirculação, 462
- controle da, 473
Microclima, 637
Microeletrodo(s), 20
- de registro, 124
Microespectrofotometria, 246
Microinjetando substâncias em células, 21

Micromanipulador, 20
Micropipetas, 20
Microscopia
- de campo brilhante, 23
- de campo escuro, 23
- de contraste
- - de fase, 23
- - de interferência diferencial, 23
- de fluorescência, 22
- de imunofluorescência, 22
- de luz, 21
- eletrônica, 23
- - de transmissão, 24
- Nomarski, 23
Microscópio
- confocal de varredura, 23
- eletrônico de varredura, 25
Micrótomo, 22
Microvilosidades, 235, 596
Mielina, 158
Milieu interieur, 278
Mineralocorticóides, 311
Minhoca, 532
Mioblastos, 323
Miocárdio, 437
Miofibrilas, 323
Miofilamento, 326
Miogênico, 5995
Mioglobina, 350, 482
Mioplasma, 340
Miosina, 324
Miotubos, 323
Misgurnus anguillicaudatus, 595
Mitocôndrias, 74
Mobilidade elétrica, 46
Modalidades sensoriais, 200
Modelo(s)
- de mosaico líquido, 88
- de reatores de fluxo contínuo em tanques de mistura, 590
Modulação
- heterossináptica, 194, 196
- homossináptica, 194
Moela, 587
Molalidade, 40
Molares, 588
Molaridade, 40
Molécula(s), 34-84
- água, 38
- átomos, ligações e, 35
- ATP, produção metabólica do, 72-83
- biológicas, 49-56
- bioquímicas chaves, origem, 34
- carbono e, 37
- carregadora, 96
- da transdução sensorial, 202
- de água, 38
- de ATP, 61
- de fotopigmento, 240
- determinação
- - com anticorpos monoclonais, 16
- - com radioisótopos, 15
- energética das células vivas, 56-64
- enzimas, 64-70
- hidrogênio e, 37
- mensageiras, 279
- nitrogênio e, 37
- nutrientes, 615
- oxigênio e, 37
- propriedades das soluções, 40-49
- regulação das reações metabólicas, 70
- resumo, 83
- técnicas, 15
Moles, 40
Molusco(s), 378
- composição do líquido extracelular, 532
- moluscos, 378
- nudibrânquio *Tritonia*, 424
Momento dipolo, 38
Monopolos, 37
Morcegos, 396, 578
Mosaico, 89
Motilidade do canal alimentar, 599
- controle da, 599
- muscular e ciliar, 599
- peristalse, 599
Motoneurônio, 117
Movimento(s)
- do animal, 323-373
- - adaptação dos músculos para o, 351-364

- - contração muscular, 323-345, 347, 364
- - fibras musculares, 349
- - músculo
- - - cardíaco, 367
- - - liso, 369
- - produção de força transitória, 345
- - resumo, 371
- peristálticos, 594
Mucina, 591
Muco, 216, 254, 584
Mucoproteínas, 254
Mucosa, 109, 596
Mucoso, termo, 252
Multiplicador de contracorrente, 560
Muscarínicos, 391
Músculos, 323-373
- adaptação para várias atividades, 351
- - natação, 354
- - para a potência, 351
- - velocidade, 358
- - vôo, 362
- assincrônicos, 362
- brancos, 354
- cardíaco, 367
- contração dos, 323-334
- controle neuronal, 364
- energética, 347
- mecânica da, 334-337
- pontes cruzadas e a produção de força, 331
- regulação, 337-345
- sarcômeros, 327
- subestrutura do miofilamento, 326
- de uma só unidade, 369
- esquelético dos vertebrados, fibras dos, 349, 472
- estriado, 323
- fibras nuas, 333
- fibrilares, 362
- geometria dos, 329
- liso, 323, 369
- - circular, 596
- - longitudinal, 596
- multiunitários, 369
- papilar, 436
- produção de força transitória, 345
- - abalos e tétano, 346
- - componente elástico em série, 345
- - estado ativo, 345
- - resumo, 371
- vermelhos, 350, 354
Mutações, 19
Mutantes encomendados, 9
Mytilus, 584

N

Naftoquinona, 616
Nanismo, 310
Natação, 661
- nos peixes, adaptação muscular, 354
- - cinética da ativação e do relaxamento, 356
- - relação comprimento-tensão, 354
- - valor de $V/V_{máx}$, 355
Navegação animal, 397
Necturus, 215, 491, 668
Néfron, 547
- corticais, 548
- justamedulares, 548
Nematocistos, 588
Neoglicogênese, 293
Nervos, 118
- aferentes, 380
- cranianos, 381
- eferentes, 380
- mistos, 380
- parassimpáticos, 469
- simpáticos, 469
- vestibulococlear, 228
Neuro-hipófise, 285
Neuro-hormônios, 279
Neuroetológica, 391
Neurofisinas, 286
Neuróglia, 117, 150
Neuromodulação, 187
Neuromoduladores, 178
Neurônio(s), 117-148
- aferentes, 200
- comunicação dos, 150-198
- conexões, 414

ÍNDICE ALFABÉTICO 725

- de insetos, 118
- de segunda ordem, 206
- diâmetro do axônio e velocidade de condução, 159
- eferentes, 119, 200
- eletricidade animal, 122
- estrutura, 117
- excitação da membrana, 122
- expiratórios, 518
- função, 117
- inspiratórios, 518
- interações, 414
- liberação pré-sináptica de neurotransmissores, 174-178
- magnocelulares, 410
- mecanismos pós-sinápticos, 183-189
- motor, 117
- motor da medula espinal de um vertebrado, 118
- motores, 120
- natureza química dos neurotransmissores, 178
- organização, 117
- parvocelulares, 410
- plasticidade sináptica, 194
- pós-ganglionar, 389
- pós-sináptico, 151
- potenciais
- - de ação, 134-147
- - de repouso, 132
- - eletroquímico, 129-132
- pré-ganglionar, 389
- pré-sináptico, 151
- propriedades dos circuitos dos, 400-427
- - redes
- - - motoras, 418
- - - sensoriais, 402-418
- PS, 426
- resposta plotada contra os parâmetros de um estímulo, 404
- sem potenciais de ação, 153
- sensorial, 119, 120
- - primária, 206
- sinais extracelulares da condução do impuslo, 157
- sinapses, 160-174
- - integração nas, 189-193
- transmissão
- - da informação por um único neurônio, 152
- - de sinais no sistema nervoso, 150
- transmissão de sinais, 118, 119
Neuropeptídeos, 164
- Y, 473
Neurópilo, 377
Neurotoxina, 588
Neurotransmissores, 120, 151
- liberação pré-sináptica de, 174-178
- - acoplamento despolarização-liberação, 175
- - quântica, 174
- - sem potencial de ação, 178
- natureza química dos, 178-183
Nêutrons, 35
Newtons, 677
Niacina, 616
Nicotinamida-adenina-dinucleotídio, 66
Nicotínicos, 391
Ninfa, 317
Nitrogênio, 37
Nível trófico, 582
Nodo(s)
- atrioventricular, 436
- de Ranvier, 159
- sinoatrial, 436
Nódulo(s)
- atrioventricular, 440
- sinoatrial, 437
Noradrenalina, 304
Norepinefrina, 265
- respostas fisiológicas, 270
Northern blotting, 27
Notonecta, 511
Nucleases, 607
Nucleosidases, 607
Nucleotidases, 607
Nucleotídios, 55
- cíclicos, 290
Nucleus isthmi, 519
Nudibrânquios, 378
Número(s)
- de Reynolds, 453, 629
- de Turnover, 65
Nutrientes, 614
- absorção no intestino, 611
- - disfusão simples, 611
- - endocitose, 612

- - mecanismo especial dos lipídios, 612
- - transporte
- - - ativo, 612
- - - mediado por carregador, 611
- ácidos nucleicos, 615
- água, 615
- aminoácidos, 615
- carboidratos, 615
- equilíbrio energético, 614
- essenciais, 615
- lipídios, 615
- moléculas, 615
- proteínas, 615
- sais inorgânicos, 615
- transporte no sangue, 612
- vitaminas, 615

O

Ocitocina, 285, 287
Octopus, 241
Ofego, 650
Ohms, 127
Olfação, 213-220
- recepção da, 216
Olhos, 232
- compostos, 234
- do Limulus, 234
- dos vertebrados, 236
Oligodendrócitos, 121, 159
Oligopeptídios, 605
Omaso, 595
Omatídio, 234
Oncorhyncus nerka, 668
Ondas viajantes, 228
Oócitos, 315
Operador, 70
Opérculo, 514
Operon, 70
Opiáceos, 181
Opióides endógenos, 181
Opistobrânquios, 378
Opsinas, 202
Orelha
- externa, 225
- média, 225
Oreochromis alcalicus grahami, 579
Organelas, 35
Organismos unicelulares, 669
Órgãos
- da audição, 223
- de Corti, 225
- de equilíbrio, 220, 223
- - dos vertebrados, 223
- experimentos com, 28
- neuro-hemal, 282
- osmorreguladores, 546
- - de invertebrados, 572-575
- - extra-renais em vertebrados, 565-572
- - - brânquias dos peixes, 569
- - - glândulas de sal, 565
- propulsivo, 433
Orientação do animal, 393
- pelo eco, 395
Orthoptera, 317
Oryx beisa, 537
Osmoconformadores, 539
Osmoconformistas, 9
Osmolaridade, 92
Osmólitos, 540
Osmorregulação, 531-534
- em ambientes aquáticos e terrestres, 540-546
Osmorregulador(es), 9, 539
- estritos, 540
- limitados, 540
Osmose, 91
Ossículos auditivos, 225
Óstios, 584
Otólitos, 223
Ouvido(s)
- de um inseto, 229
- dos mamíferos, 225
- dos vertebrados, 223
Ovário, 263
Ovo, 315
- de pássaros, transferência de gás em, 509
Oxiconformistas, 9
Oxidação, 38

- de energia, 74
- dos alimentos, 537
Oxidante, 75
Óxido
- de trimetilamina, 540
- nítrico, 474
Oxiemoglobina, 483
Oxigênio, 36, 37, 480
- débito de, 74, 82
- e dióxido de carbono no sangue, 482-491
- níveis reduzidos (hipoxia), 522
- secreção de, 526
Oxínticas, 608
Oxirreguladores, 9

P

Padrões fixos de ação, 392
Pâncreas, 263, 595
- enzimas secretadas no, 604
Par redox, 75
Parabiose, 317
Parabrônquios, 504
Paralichthys, 532
Paramecium, 584
Parassimpático, neurônios, 380
Paratormônio, 311
Pardal, 537
Parede(s)
- capilares, material transferido através das, 464
- traqueolares, trocas gasosas através das, 511
Parietais, 608
Pars
- distalis, 283
- intermedia, 283
- tuberalis, 283
Parto, hormônios no, 316
Pascais, 677
Pássaros
- coração dos, 450
- glândulas de sal, 566
- osmorreguladores, 541
- perda de água evaporativa, 537
- transferência de gás em ovos de, 509
- ventilação pulmonar dos, 504
Pastagem, 588
Patch clamping, 20
Patela, 421
Pecilotermos, 508, 636
Pedicelos, 550
Peer review, 9
Peixe(s)
- brânquias dos, 569
- - absorção de sal na água doce, 570
- - adaptação fisiológica em peixes migrantes, 570
- - secreção de sal na água salgada, 569
- bruxa, 532
- coração dos, 446
- sapo, produção de som do, 358
- sistema digestório, 593
Pentoses, 50
Pepsina, 608
Pepsinogênio, 608
Peptídeo
- atrial natriurético, 311, 556
- inibitório gástrico, 607, 609
- intestinal vasoativo, 286, 607, 609
- natriurético atrial, 472
Perda de calor, 633
Pericárdio, 444
- complacente, 444
- de elasmobrônquios, 444
- dos crustáceos, 444
- dos moluscos, 444
Perilinfa, 226
Período
- de latência, 345
- refratário
- - absoluto, 135, 145
- - relativo, 135, 145
Periplaneta, 532
Peristalse, 599
Permeabilidade, 91
- constante de, 91
- da epiderme, 534
Peromyscus eremicus, 537
Pesquisa em fisiologia, métodos experimentais para, 14-33
- análise bioquímica, 26

726 ÍNDICE ALFABÉTICO

- com órgãos isolados e sistemas de órgãos, 28
- comportamento animal, 29
- formulando e testando hipóteses, 14
- importância do estado fisiológico, 31
- resumo, 32
- técnicas
- - celulares, 19-26
- - moleculares, 15-19
pH
- corpóreo, regulação do, 492-497
- - distribuição dos íons hidrogênio entre os compartimentos, 493
- - fatores que influenciam, 495, 496
- - produção e excreção do íon hidrogênio, 492
- escala de, 43
- importância biológica do, 44
- reações enzimáticas e, 65
- regulação pelo rim, 558
Phalaenpitus nutalli, 537
Phyllomedusa sauvegii, 535, 580
Pigmento(s)
- biliares, 603
- respiratórios, 482
- visuais, 243
- - fotoquímica dos, 243, 247
Pinhole eye, 234
Pinocitose, 106, 583
Pintura, 246
Pirimidina, 55
Pirogênios, 654
- endógenos, 654
- exógenos, 654
Placas
- de barbatanas, 585
- motoras, 164
Placebo, 182
Plasmídeos bacterianos, 18
Plasticidade, 374
- sináptica, 188, 194
Plastrão, 512
Plethodon cinereus, 668
Plexo
- lateral, 404
- mioentérico, 600
- submucoso, 600
pN, 43
Pneumotórax, 504
Podócitos, 550
Polegadas, 677
Policlonal, 16
Polímeros, 50
Polipnéia, 500
Polvos, 378, 435
Polyodon spathula, 584
Ponte(s)
- cruzadas, 325
- - cálcio, papel do, 337
- - e a produção de força, 331
- - - química, 332
- - - transdução de energia, 332
- - força-velocidade e, 335
- de dissulfeto, 54
- de hidrogênio, 38
- nos mamíferos, 384
Ponto
- de ebulição, 39
- de equilíbrio, 8
- de fusão, 39
- isoelétrico, 44
Populações de clones, 18
Porfirina, 77
Porfiropsinas, 248
Poros de Kohn, 498
Pós-sináptico, 120
Potência, adaptação muscular, 351
Potenciação de longa duração, 197
Potencial(is)
- de ação, 119, 134-147, 437
- - bases iônicas do, 136
- - cardíacos, 438
- - propagação, 153
- - propriedades gerais, 134
- - variações na concentração iônica durante a excitação, 145
- de equilíbrio, 93, 130
- de inversão, 168, 169
- - e contratura, 339
- de membrana, 123

- de placa, 166
- - em miniatura, 174
- de redução, 75
- de repouso, 124, 132
- do marcapasso cardíaco, 437
- eletroquímicos, 129-132
- eletrotônico, 128
- excitatório pós-sináptico, 170
- gerador, 206
- inibitório pós-sináptico, 170
- limiar, 125
- pós-sinápticos, 151, 166
- pós-tetânica, 195
- receptor, 204
- sinápticos, 166
Practolol, 269
Pré-sináptico, 119
Pregas de Kerckring, 596
Prenalterol, 269
Presas, 586
- captura da, 586
- cortar e, 586
- lamber a, 586
- perfuração da, 585
Presbiopia, 238
Pressão
- arterial, 459
- capilar, 465
- cardíaca, 442
- de pulso, 459
- intracelular, medição, 20
- oncótica, 94
- osmótica, 92
- sangüínea, medição, 20
- transmural, 444
Primeira lei
- da termodinâmica, 58
- de Kirchhoff, 153
Princípio de August Krogh, 14
Pró-peptídeos, 181
Probócides, 585
Processamento paralelo, 411
Processos
- colaterais, 377
- fisiológicos, 115
Produção
- de calor, 633
- de sinais elétricos, 102
- do íon hidrogênio, 492
Proenzimas, 606
Progesterona, 305, 312
Prolactina, 283
Prolina, 53
Propranolol, 391
Propriedade(s)
- coligativas, 41
- de cabo, 152
- elétricas, medição, 20
Proprioceptores, 200
Prostaglandinas, 279, 316
Proteases, 604
Proteínas, 49, 50, 615
- armazenadas, 52
- contráteis, 52
- estrutura, 51
- G, 186
- G transdutoras, 290
- integrais, 86
- ligadas ao Ca^{++}, 299
- níveis mais altos da estrutura, 51
- quociente respiratório e, 624
- reguladoras, 52
- repressora, 70
- secretoras e de membrana, 257
- transportadoras, 259
- - de membrana, 100
- transporte de, 52
Prótons, 35
Protopterus, 447, 658
Pulmão, 497
- anatomia funcional, 497
- aquecimento e perda de água através dos, 508
- circulação, 435, 501
- surfactantes, 507
- ventilação, 504
- - das rãs, 506
- - dos invertebrados, 507
- - dos mamíferos, 504
- - dos pássaros, 504

- - dos répteis, 506
- volumes, 502
Pupa, 317
Pupila, 238
Purina, 55
Purinérgicos, 474
Python molurus, 598

Q

Qualidades, características, 200
Quiasma óptico, 384, 410
Quilomícrons, 612
Química das pontes cruzadas, 332
Quimiorreceptores, 201, 213, 468
- arteriais, 470
Quimo intestinal, 596
Quimotripsina, 605, 607
Quimotripsinogênio, 607
Quitina, 50
Quociente
- respiratório, 490, 623, 630

R

Rabdômero, 235
RACH
- muscarínicos, 183
- nicotínico, 183
Radioimunoensaios, 264
Radioisótopos, 16
- determinando moléculas com, 15
Rádula, 588
Raízes espinais, 382
Raja erinacea, 565
Rana
- *cancrivora*, 532, 540
- *esculenta*, 532
Rato
- canguru, ganho e perda de água, 545
- de laboratório, 532
Razão superfície-volume, 534
Reabsorção
- de água, controle da, 563
- sistemas de, 572
- tubular, 552
Reação(ões)
- metabólicas, regulação, 70
- temperatura, 62
- velocidades de, 62
Reator *plug-flow*, 590
Recepção de estímulos do ambiente, 200-251
Receptor(es), 278
- adrenérgicos, 268
- atriais, 471
- capilares justapulmonares, 522
- cardíacos, 471
- de diidropiridina, 344
- de estiramento, 204
- de membrana nas tríades, 343
- fásico, 205
- final de elétron, 75
- interoceptivos, 200
- sensoriais, 203
- tirosina-cinases, 299
- tônico, 205
- ventriculares, 472
Reciclagem de membrana, 107
Recrutamento, 208
Rede(s)
- admirável, 526
- carotídea, 656
- de deglutição, 426
- de filtro sensorial, 401
- de segundos mensageiros, 301
- geradoras de padrão central, 401
- motoras, 418
- - níveis de controle motor, 421
- - reflexos simples, 421
- - ritmos motores gerados centralmente, 422
- - sistemas de comando central, 424
- nervosas, 377
- neuronais, 374
- sensoriais, 402
- - inibição lateral, 403
- - mapa auditivo de um cérebro de coruja, 415
- - processamento da informação
- - - na retina dos vertebrados, 405

ÍNDICE ALFABÉTICO 727

- - - no córtex visual, 410
- trans-Golgi, 257
Redução, 75
Redutor, 75
Reflexo
- arco, 374
- condicionado, 608
- de estiramento, 383
- de Hering-Breuer, 518
- de retirada, 383
- enterogástrico, 609
- miotático, 421
- muscular de estiramento, 421
- pupilar, 238
- simples, 421
Refratariedade, 135
Regra de Bell-Magendie, 382
Regulação
- da circulação, 468
- - controle
- - - da microcirculação, 473
- - - do sistema cardiovascular central, 468
- da contração muscular, 337-345
- da temperatura corporal, 644-651
- - dissipação do calor, 649
- - endotermia em ambientes frios, 646
- - resfriamento evaporativo, 649
- - termogênese, 645
- - termostática, 651
- - troca de calor por contracorrente, 648
- - zona de neutralidade térmica, 644
- do metabolismo, 667
- do pH corpóreo, 492-497
- dos ritmos biológicos, 667
- neural da respiração, 518
Reguladores, 9
Regurgitação, 599
Relações de aferência-eferência, 207
Relógio biológico, 398
Renina, 552, 609
Reogênica, 101
Reprodução, energética da, 669
- alometria e, 670
- cuidado parenteral como custo da, 671
- custo da produção de gametas, 670
- padrões de investimento, 669
Répteis
- composição do líquido extracelular, 532
- coração dos, 448, 449
- glândulas de sal, 566
- osmorreguladores, 541
- perda de água evaporativa, 537
- ventilação pulmonar, 506
Reserpina, 259
Resfriamento evaporativo, 649
Resistência, 46, 126
- aferente, 127
- específica, 127
Respiração
- animais que respiram água, 540
- animais que respiram ar, 543
- dos peixes
- - aérea, 446
- - aquática, 446
- fatores que afetam a freqüência e a profundidade da, 520
- perda de água, 537
- respostas a condições extremas, 522
- - exercício, 524
- - hipercapnia, 523
- - hipoxia, 522
- - mergulho por animais de respiração aérea, 523
Respirometria, 623
Resposta imune, circulação e, 467
Ressistividade, 46
Retalho pélvico, 535
Retículo, 595
- endoplasmático rugoso, 257
- sarcoplasmático, 342
Retina, 234
- dos vertebrados, processamento da informação na, 405
Retineno, 244
Revistas científicas, 10
Rhodnius, 510, 575
Riboflavina, 616
Ribose, 50
Rigor mortis, 332
Rim, 263
- com ausência de glomérulos, 565
- de mamífero, 546-564

- - anatomia, 547
- - controle da reabsorção de água, 563
- - mecanismo de concentração de urina, 560
- - produção de urina, 549
- - regulação de pH, 558
- de vertebrados não-mamíferos, 565
Ritmo(s)
- circadianos, 665
- circalunares, 667
- circanuais, 667
- circatidais, 666
- corporais e a energia, 665
- elétrico básico, 599
- endógenos não-circadianos, 666
- infradianos, 666
- motores gerados centralmente, 422
- ultradianos, 666
RNA mensageiro, 56
Rodopsina, 202, 244
Ruído sináptico, 193
Rúmen, 595
Ruminação, 594
Rãs
- perda de água evaporativa, 537
- ventilação pulmonar, 5065

S

Sáculo, 223
Sais
- biliares, 595, 603
- inorgânicos, 615
Sal
- absorção na água doce, 570
- glândulas de, 565
- secreção na água salgada, 569
Salamandras das cavernas, 399
Salbutamol, 269
Saliva, 270, 608
- constituintes inorgânicos, 271
- deglutição e, 591
- fluxo da, 270
- formação da, 271
- funções, 270
Salto de rãs, adaptação muscular, 351
- estado de ativação, 353
- relação comprimento-tensão, 351
- valor de $V/V_{máx}$, 352
Sangue
- distribuição em veias, 462
- fetal, 452
- oxigênio e dióxido de carbono no, 482-491
- - pigmentos respiratórios, 482
- - transferência de gases do sangue e para o sangue, 488
- - transporte, 483-488
- transporte dos nutrientes no, 612
- viscosidade do, 455
Sarcômeros, 323
- contração, 327
Saturado, 49
Schistocerca, 574
Sea robin, 15
Secreção(ões)
- apócrina, 259
- armazenamento e transporte do material secretado, 254-259
- autócrina, 252
- celulares, 252-260
- de hormônios, regulação, 279
- de oxigênio, 526
- de superfície, 254
- endócrina, 252
- exócrina, 253
- gástrica, 608
- gastrointestinais, 601-610
- - controle, 607
- - exócrinas do canal alimentar, 601
- glandulares, 260-273
- holócrina, 260
- intestinal, 609
- mecanismos de, 259
- merócrina, 259
- pancreáticas, 609
- parácrina, 252
- reabsorção, sistemas de, 573
- salivar, 608
- tubular, 556
Secretagogo, 260
Secretina, 279, 607, 609

Seda de aranha, 272
- produção de, 273
Segmentação, 599
Segmento
- externo, 240
- interno, 240
Segunda lei da termodinâmica, 58
Segundos mensageiros, 279
- Ca^{++}, 299
- redes de, 301
Seio
- carotídeo, 469
- cavernoso, 656
- venoso, 437
Seletividade da membrana, 105
- a eletrólitos, 105
- a não-eletrólitos, 105
Sensações, 200
Sensibilidade sensorial, controle da, 209
- adaptação, mecanismos de, 210
- aumento, mecanismos de, 211
- do receptor, controle eferente, 212
Sensilos, 214
Sensorial, recepção, 248
Septo ventricular, 436
Seqüência
- de afinidade, 48
- de seletividade, 48
Serina, 53
Serosa, 109
Serotonina, 301, 474
SI, unidades do, 675
Siemens, 127
Sifão hidrófugo, 511
Silício, 37
Simorfose, 481
Simpático, neurônios, 380
Simportes, transportadores, 100, 103
Sinais
- elétricos
- - produção de, 102
- - propagação passiva dos, 152
- estímulos, 392
Sinapses, 119-174
- agentes farmacológicos, 167
- elétricas, 160, 161
- integração nas, 189-193
- químicas, 160, 163
- - rápidas, 164
- - - características estruturais, 165
- - - correntes sinápticas, 167
- - - potenciais sinápticos, 166
Síndrome da angústia respiratória do recém-nascido, 508
Síntese enzimática, controle da, 70
Sistema(s)
- alimentares, 588-599
- arterial, 433, 456
- autônomo, 380
- cardiovascular central, controle do, 468
- - barorreceptores arteriais, 469
- - fibras aferentes do músculo esquelético, 472
- - quimiorreceptores arteriais, 470
- - receptores cardíacos, 471
- circulatório, 433
- da linha lateral, 220
- de comando, 424
- - motor, 401
- de contracorrente temporal, 538
- de controle de feedback, 7
- de troca de calor por contracorrente, 642
- de válvulas aerodinâmico, 506
- endócrino, 115
- linfático, 435, 466, 612
- nervoso, 115, 117
- - autônomo, 388
- - central, 380
- - - divisões, 381
- - comportamento em animais que não possuem o, 376
- - dos vertebrados, organização, 380
- - evolução, 377
- - organização do, 120
- - periférico, 380
- - transmissão de sinais, 150
- neuroendócrinos, 281-287
- somático, 380
- tampões, 45
- traqueais modificados, 511
- traqueal de insetos, 509

728 ÍNDICE ALFABÉTICO

- venoso, 433, 436, 461
- - distribuição de sangue em veias, 462
- - fluxo sangüíneo venoso, 461
- - trocadores contracorrentes, 462
- voluntário, 380
Sistêmica, circulação, 435
Sítio(s)
- alostérico, 71
- ativo, 64
- ligadores de íons, 47
Smolting, 571
Soluções, propriedades das, 40-49
- ácidos, 43
- atividade, 40
- bases, 43
- coligativas, 40
- concentração, 40
- corrente elétrica em solução aquosa, 45
- equação de Henderson-Hasselbalch, 44
- importância biológica do pH, 44
- ionização da água, 42
- ligação dos íons a macromoléculas, 47
- sistemas tampões, 45
Solvatação, 39
Solvente
- água como, 39
- dragagem de, 612
Som(ns)
- dos morcegos, 396
- músculos produtores de, 358
- - da cascavel, 361
- - do peixe-sapo, 358
- ultra-sônicos, 396
Soma, 117
Somação
- espacial, 192
- temporal, 192
Somático, 380
Somatostatina, 283, 286, 607
Sono, 656
- de inverno, 657
Southern blotting, 27
Spermophilus tridecemlineatus, 598, 668
Sphoeroides rubripes, 141
Subdisciplinas da fisiologia animal, 3
Subestrutura do miofilamento, 326
Submucosa, 596
Substância(s)
- anticongelantes, 638
- branca, 382
- cinzenta, 382
- similares secretadas por diferentes organismos, 255
Substrato, 64
Suco(s)
- digestivos, 590
- entérico, 609
- intestinal, 609
- pancreático, 595
Sudorese, 649
Sugar presas, 585
Surfactantes pulmonares, 507

T

Tabela periódica dos elementos, 35
Tálamo, 384, 385
Tamanho equivalente do poro, 99
Tampões, 45
Tarso, 423
Taxa(s)
- de filtração glomerular, 553
- de ventilação-perfusão, 515
- metabólica
- - massa-específica, 626
- - medida da, 620
- - - ação dinâmica específica, 625
- - - basal, 620
- - - energia armazenada, 625
- - - extensão, 621
- - - indiretas, 623
- - - padrão, 620
- - - quociente respiratório, 623
- - tamanho corporal e, 626
Taxia, 394
Tecidos, 108
- adiposo marrom, 646
- de aquecimento, 646
- endócrino, 264

Teias de aranha, 272
Telencéfalo, 385
Teleósteos, 446
- composição do líquido extracelular, 532
- de água doce, 541
- marinho, 541
Temperatura
- classificação dos animais em relação à, 635
- - ectotermos, 636
- - endotermos, 636
- - heterotermos, 637
- - homeotermos, 635
- - peciloteros, 636
- conversões de, 678
- crítica máxima, 638
- da taxa metabólica, dependência da, 630
- de reações, 62, 65
- determinantes da, 633
- e atividade animal, 630
- perda de água, 537
- regulação da, 644-654
Tendão, 323
Tensão superficial, 39
Teoria
- do deslizamento dos filamentos, 327
- tricromática, 246
Terapia genética, 18
Térmica, recepção, 231
Terminal(ais)
- axônico, 119
- motores, 164
Terminologia elétrica, 46
Termodinâmico, leis da, 58
Termofílico, comportamento, 653
Termofóbico, comportamento, 653
Termogênese, 645
- sem calor, 646
Termorreceptores, 201, 231, 468
Termorregulação
- comportamental, 639
- durante a atividade, 654
Termos logarítmicos, 676
Testículos, 263
Testosterona, 305, 312
Tétano, 346
Teto, 384
Tetrodotoxina, 141
Tiamina, 37, 616
Timina, 55, 56
Tímpano, 229
Tirosina, 53
Tiroxina, 304
Tocoferol, 616
Tolerância osmótica celular, 540
Tonicidade, 92, 560
Tônus vasodilatador mediado por óxido nítrico, 474
Torpor, 637, 656
Toupeira *star-nosed*, 387
Toxinas, 587
- para os canais, 167
- para os receptores pós-sinápticos, 167
- pré-sinápticas, 167
Trabalho, 58
- do coração, 443
Trago, 225
Transcrição, 56
Transducina, 204, 244
Transdução
- à eferência neuronal, 204
- de energia pelas pontes cruzadas, 332
- quimiosmótica de energia, 102
- sensorial, 202
Transferência
- de energia, 74
- de gás na água, 512-515
- de gás no ar, 497-512
Translação, 56
Transmissão
- de sinais no sistema nervoso, 150
- eletrotônica passiva, 151
- sináptica, 150
- - química lenta, 163
- - química rápida, 163
Transportadores acoplados, 100
Transporte
- acoplado, 103
- ativo, 100-105
- - de sal através do epitélio, 109
- - papel do, 133

- de água, 112
- de dióxido de carbono no sangue, 487
- de oxigênio no sangue, 483
- de proteínas, 52
- do material secretado, 254
- epitelial, 109
- facilitado através das membranas, 100
- mediado por carregador, 96, 611
- por hidrolases, 611
Traquéias, 229, 498
Traquéolas, 510
Trato
- corticoespinal, 388
- digestório
- - cefálico, 591
- - de invertebrados, 592
- - de vertebrados, 593
- - médio, 595
- - - epitélio intestinal, 595
- - - estrutura geral, 595
- - - função, 595
- - proximal, 591
- - - esôfago, 594
- - - estômago, 594
- - gastrointestinal, 263
- - equilíbrio de água e eletrólitos no, 612
- - estrutura, 598
- olfatório, 384
- óptico, 384
Tremor, 645
Treonina, 53
TRH, 286
Triglicerídios, 49
Triose, 80
Tripsina, 605
Tripsinogênio, 607
Triptofano, 53
Troca(s)
- de calor por contracorrente, 648
- gasosas e equilíbrio ácido-básico, 480-529
- - bexigas natatórias, 525
- - considerações gerais, 480
- - oxigênio e dióxido de carbono no sangue, 482-491
- - primeiros experimentos, 481
- - regulação da transferência de gás e da respiração, 515-522
- - respostas respiratórias a condições extremas, 522-525
- - resumo, 528
- - transferência de gás
- - - na água, 512-515
- - - no ar, 497-512
- - osmóticas, 534
Trocadores contracorrentes, 462
Troglodytes aedon, 598
Tropomiosina, 327
Troponina, 327
Tubarões
- composição do líquido extracelular, 532
- coração dos, 566
- pericárdio dos, 444
Tubo neural, 385
Túbulo(s)
- de Malpighi, 573
- distal, 547, 555
- proximal, 547, 554
- T, 340
Túnica
- adventícia, 456
- íntima, 456
- média, 456
Turbinados, 216

U

Ultrafiltração, 435
Ultrafiltrado, 547
Ultravioleta, 243
Unidade(s)
- de resistência periférica, 455
- do SI, 675
- motora, 364
Uniportes, transportes, 100
Uracila, 55
Uréia, 34
- animais que excretam, 578
Ureotélicos, 578
Ureteres, 547
Uretra, 547
Uricotélicos, 580

ÍNDICE ALFABÉTICO

Urina
- concentração de, 560
- produção de, 549
- - filtração glomerular, 549
- - reabsorção tubular, 552
- - secreção tubular, 556
Uta stansburina, 537
Utrículo, 223

V

Vacúolo(s)
- alimentar, 583
- condensados, 257
- secundário, 583
Valência, 37
Valina, 37, 53
Válvula
- bicúspide, 436
- em forma de bolsa, 461
- tricúspide, 436
Vasa
- *recta*, 549, 550
- *vasorum*, 456
Vasoconstrição, 460
Vasodilatação, 460
Vasopressina, 310, 556
Vasotocina, 535
Vegetais, ingestão de, 588
Veia(s)
- cava
- - inferior, 436
- - superior, 436
- distribuição de sangue em, 462
- porta hepática, 612
- pulmonares esquerdas, 436
Velocidade(s)
- adaptação muscular, 358
- aeróbia máxima, 664
- constante de, 67
- de propagação, 156
- de reações, 62
- do fluxo sangüíneo arterial, 461
Ventilação, 486
- do pulmão, 504
- traqueal, 510
Ventrículos, 436

- cerebrais, 382
- direito, 436
- esquerdo, 436
Vênulas, 462
Vertebrado
- célula bipolar da retina de um, 118
- cérebro dos, 384
- - desenvolvimento, 385
- controle motor, 364
- coração dos, 445
- endotermos, 667
- glândulas de, 263
- - salivar de, 270
- neurônio motor da medula espinal de um, 118
- não-mamíferos, rins de, 565
- olhos dos, 236
- órgãos de equilíbrio dos, 223
- órgãos osmorreguladores extra-renais em, 565
- - brânquias dos peixes, 569
- - glândulas de sal, 565
- ouvidos dos, 223
- processamento da informação na retina dos, 405
- sistema nervoso dos, 380
Vesícula
- biliar, 603
- revestida, 106
- secretoras, 255
- sináptica, 163
Vetor de clonagem, 18
Via(s)
- de Embden-Meyerhof, 78
- marcada de codificação, 216
- metabólicas, 57
- paracelular, 109
- polissinápticas, 374
- transcelular, 109
- uricolítica, 579
Vício, 182
Vilosidades, 596
Viscosidade do sangue, 455
Visão, 232
- colorida, 246
- fotorrecepção, 242
- mecanismos ópticos, 233
- olhos
- - compostos, 234
- - dos vertebrados, 236

Vitaminas, 37, 615, 616
Volt, 124
Voltagem, 46
Volume
- celular, 95
- corrente, 500
- de ventilação alveolar, 500
- do espaço morto anatômico, 500
- pulmonares, 502
- residual, 500
- sistólico, 441
Vômito, 599
Vôo, 662
- músculos assincrônicos do, 362

W

Warblers, 398
Watts, 677
Western blotting, 27, 28
World Wide Web, 11

X

Xenopus, 145, 503, 584

Y

Y, neuropeptídeo, 473

Z

Zebrafish, 19
Zeitgeber, 666
Zimogênio, 606
Zona
- de disparo do potencial de ação, 119
- de neutralidade térmica, 644
- de oclusão, 596
- H, 324
- ventricular, 385
Zonula, 238
- *adherens*, 109
- *occludens*, 109
Zwitterion, 44

Pré-impressão, impressão e acabamento

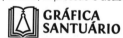

grafica@editorasantuario.com.br
www.graficasantuario.com.br
Aparecida-SP